복합다장기
중환자간호

중환자전문간호교육과정협의회 옮김

군자출판사

복합다장기 중환자간호

CRITICAL CARE NURSING: A Holistic Approach 8th ed

첫째판 1쇄 인쇄 | 2009년 8월 25일
첫째판 1쇄 발행 | 2009년 9월 5일

지 은 이 Patricia Gonce Morton, Dorrie K. Fontaine, Carolyn M. Hudak, Barbara M. Gallo
옮 긴 이 중환자전문간호교육과정협의회
발 행 인 장주연
편집디자인 박미희
표지디자인 이지선
발 행 처 군자출판사
등 록 제 4-139호(1991. 6. 24)

본 사 (110-717) 서울특별시 종로구 인의동 112-1 동원회관 BD 3층
Tel. (02) 762-9194/5 Fax. (02) 764-0209
대구지점 Tel. (053) 428-2748 Fax. (053) 428-2749
광주지점 Tel. (062) 228-0252 Fax. (062) 228-0251
부산지점 Tel. (051) 893-8989 Fax. (051) 893-8986

www.koonja.co.kr

ISBN 978-89-6278-159-5

정가 45,000원

역자 소개

편집위원 : 김금순 서울대학교 간호대학
김복자 울산대학교 임상전문간호학
이영희 성균관대학교 임상간호대학원
고진강 서울대학교 간호대학
강지연 동아대학교 간호학과
박진희 아주대학교 간호대학
황선경 부산대학교 간호대학

강인순 부산대학교 간호대학
구미지 부산대학교병원
김나현 계명대학교 간호대학
김순희 서울아산병원
김진아 서울대학교 간호과학연구소
김춘자 아주대학교 간호대학
박상연 경북대학교 간호대학
서민정 삼성서울병원
서연옥 순천향대학교 간호학과
손연정 순천향대학교 간호학과
신나미 고려대학교 간호대학
이숙자 고려대학교 간호대학
이순행 서울아산병원
이윤미 인제대학교 간호대학
정영선 서울아산병원
채선미 아주대학교 간호대학
최은옥 인제대학교 간호대학
허혜경 연대 원주의과대학 간호학부

서문

오늘날 의학과 기술의 발달로 인해 중환자간호가 훨씬 복잡해짐에 따라 질적인 간호의 중요성이 더욱 강조되고 있는 상황입니다. 중환자간호는 생명을 위협하는 실제적, 잠재적 건강문제를 가진 중환자를 위해 지속적이며 집중적인 최상의 간호를 수행하는 과정으로 이런 시대적 요구에 부합하기 위해서는 과거 그 어느 때 보다 중환자간호사는 훨씬 더 전문적인 지식과 기술을 갖추고 전문직 책임을 다하여야 할 것입니다.

이에 중환자전문간호사 교육기관의 교수들로 구성된 본 중환자전문간호교육과정협의회에서는 중환자간호에 필요한 지식을 제공함과 더불어 간호전문인 교육을 위한 교재를 개발하기 위해 2007년 발간된 순환 · 호흡기계 중환자간호와 신경계 중환자간호에 이어 이 책을 발간하게 되었습니다.

이 책은 Morton, Fontaine, Hudak과 Gallo의 Critical Care Nursing: A Holistic Approach(제8판) 내용 중 순환기계, 호흡기계 및 신경계를 제외한 나머지 부분을 번역한 것으로 독자들에게 실제 적용할 수 있는 이론과 원리를 제공함으로써 중환자간호에 필요한 자신감과 능력을 갖추는데 도움이 되리라 생각됩니다. 내용은 크게 두 부분으로 구분하여 각각 중환자간호 전반에 대한 설명과 각 기관별 중환자간호에 대한 설명으로 구성하였으며 각 기관별로는 구조와 기능, 사정, 관리 및 관련 질환에 대해 설명하였습니다. 가능한 본문을 완역하였고, 필요하거나 부득이한 경우에는 외국어를 그대로 사용하여 내용의 이해를 돕고자 하였습니다.

아직 미비한 부분이 없지 않으나 순환 · 호흡기계 중환자간호와 신경계 중환자간호에 이어 또 한 권의 지침서가 마무리됨에 따라 보다 우수한 중환자간호교육이 이루어지는데 보탬이 되길 바라며, 더불어 임상실무에도 두루 활용되어지기를 바랍니다. 이 책이 나오기까지 아낌없이 수고하신 여러 역자 분들과 출판에 큰 도움을 주신 군자출판사 여러분들께 진심으로 감사를 드립니다.

2009년 8월

중환자전문간호교육과정협의회 역자 일동

목차

단원 1 서론

단원 2 **기관별 중환자간호**

단원 1 서론

1장

중환자간호 실무: 통합적 접근

중환자간호 실무: 통합적 접근

근거중심 중환자간호 실무
비판적 사고
자격증과 중환자간호 실무
시너지 모델
- 협동
- 가족, 중환자 및 최신 근거
- 영성, 중환자실 입원시 간호와 임종간호

전문직 조직과 자원
- 미국 중환자간호사협회: 수월성을 향한 몰입

중환자간호의 미래

학습목표

- 중환자간호에 있어 근거중심 간호의 중요성을 설명할 수 있다.
- 중환자간호에 있어 비판적 사고의 중요성을 논의할 수 있다.
- 자격증의 중요성을 설명할 수 있다.
- 시너지 모델이 환자의 긍정적 결과를 어떻게 증진시키는가에 대한 예를 제시할 수 있다.
- 중환자간호에 있어 협동적 실무의 중요성을 논의할 수 있다.
- 미국 중환자간호사협회 회원의 장점을 나열할 수 있다.
- 중환자간호 실무에서 부딪칠 수 있는 향후 문제점을 논의할 수 있다.

보건의료전달 체계의 계속적인 발전과 함께 간호와 중환자간호 역시 발전하게 되었으며, 오늘날 중환자간호는 병원의 중환자실이라는 "전형적" 현장에서 뿐만 아니라 아급성 요양시설, 지역사회, 가정, 회복실, 내 · 외과 병동에서도 존재한다. 1960년대 말 중환자실이 처음 생긴 이래, 중환자간호는 지식의 폭발과 함께 대단한 기술의 발전을 이루어 왔고 결과적으로 21세기의 중환자간호사는 복합적인 중환자를 일상적으로 간호하게 되었다. 중환자간호사는 중환자에게 동반되는 심리사회적 과제와 윤리적 갈등에 복잡한 기술을 통합시키는 동시에 가족 구성원과 환자의 삶에 중요한 의미를 가지는 사람들의 요구와 관심에도 전념해야 한다.

중환자간호사는 발전하는 시대적 요구에 맞추어 환자와 가족 및 중요한 인척들의 요구를 옹호하고 있다. 중환자간호사들은 중환자에게 생리적 변화뿐만 아니라 심리사회적, 발달적, 영적인 변화도 진행되며, 중환자는 개인과 가족에게도 위협이 됨을 확인해 왔다. 보건의료가 점차 기술적으로 발전하면서 동시에 인간 중심 간호에 대한 요구가 더 증가하였고, "인간 중심" 보건의료에 대한 요구에 대하여 근거중심 중재를 제공해야 한다.

1. 근거중심 중환자간호 실무

오늘날의 보건의료 체계는 점차 비용이 많이 들고 복잡해졌으며, 이러한 시장 중심의 의료전달 체계에서는 결과, 비용 효율성 및 고객의 만족을 더욱 강조한다. 이러한 압력은 신속한 정보 교환, 기술적 진보 및 간호사의 작업량 증가를 초래하게 되었다. 간호사들은 임상 능력을 유지하고, 그들의 간호가 환자의 결과에 미치는 긍정적 효과를 입증하고, 임상적 의사 결정과 간호실무 향상에 적극 참여해야 하는 도전을 받아 왔다. 뿐만 아니라 시간 및 자원의 활용으로 효율성과 비용 효과성, 결과에 대한 이들의 부가 가치적 영향력을 계속해서 입증해야 하며, 이는 간호실무가 근거중심 모형을 따라야 하는 강력한 이론적 근거이기도 하다.

중환자간호와 간호 전반에서 간호사들이 가능한 최선의 중재를 하였는지 또는 최상의 환자 결과를 얻기 위해 최고의 제품을 이용하였는지 여부가 궁금한 예는 아주 많다. “우리는 항상 이런 식으로 해 왔어요”, “이것은 우리가 간호대학에서 배운 것인데요” 또는 “나는 이런 방식으로 하는 것이 더 나아요”와 같은 반응을 흔히 접할 수 있는데 불행하게도 이러한 일상적인 언급은 간호사들이 활용하는 복잡한 지식기반이나 경험적 실무 기반을 반영하지 못한다.

근거중심 실무(Evidence based practice)는 환자 간호에 대한 의사결정 시 체계적 연구에서 얻은 최상의 임상적 근거를 활용하는 것이다. 이는 간호사들이 보건의료에 관한 의사결정을 할 때 임상전문가와 함께 최상의 그리고 가장 시기 적절한 과학적 근거를 통합하기 위해 사용하는 하나의 과정이다. 이 방법들은 캐나다에서 하나의 파라다임과 방법으로 개발된 근거중심 의학에서 비롯되었다. 근거중심 실무는 환자를 관리하는 최상의 방법을 결정하고 환자 결과에 영향을 미치기 위한 간호 정책과 절차에 관한 의사결정을 하게 하는 하나의 틀이다.

근거중심 실무는 간호사들이 환자 간호와 결과를 가장 효과적으로 추구하고자 하는 노력에서 임상적 의사결정의 근거로 활용하는 방법이다. 임상 실무 지침, 표준 및 프로토콜은 간호사들이 간호를 제공하고 그 결과를 평가해야 하는 무작위적 임상적 시행에서 나온 근거를 토대로 이끌어 내야 한다는 주장을 단언하는 것이다. 메타 분석 결과, 근거중심 중재와 간호 중재를 받은 환자가 전형적인 간호를 받은 환자보다 더 좋은 결과를 보였다는 것이 입증되었다. 또한 간호사들은 근거중심 실무에서 제공되는 간호에 대한 법적 책임이 있다. 따라서 간호사들은 실무를 위한 연구 기반을 알아야 하고 비판과 적용을 근거로 가장 최상의 중재를 결정해야 할 책임도 있다. 표 1-1에서는 근거 중심 중환자간호 실무에 대한 개괄적 기본 단계를 제시하였다.

2. 비판적 사고

중환자와 가족에게 최상의 간호를 제공하기 위해 근거중심 중환자간호 중재의 활용 외에 강력한 지식 기반과 비판적 사고 기술이 필요하다. 비판적 사고 기술은 환자에 대한 분석, 임상에서 도출되는 문제 평가 및 임상문제 해결을 위한 적합한 중재에 대한 결정을 통해 간호사가 환자에 대한 “개괄적인 파악”을 할 수 있게 한다. 비판적 사고는 간호사가 예시한 어떤 특정 치료나 모든 치료에 대하여 비용 효과적 분석을 가능하게 하는 동시에 간호에 대한 대안 전략의 실행 가능성을 철저히 조사하게

표 1-1
근거중심 중환자간호 실무단계

1. 간호는 전통이나 이전에 사용한 교육보다는 근거중심의 당위성과 함께 보건의료는 발전하고 있다는 사실을 수용한다.
2. 바람직하지 못한 환자 결과를 조사하여 실무 변화의 필요성을 확인한다: 환자, 가족 그리고 직원 등의 불만, 간호 측면에서 강력한 새로운 근거가 존재하는 상황. 실무 변경의 표적은 고위험, 고용량 또는 고비용 절차와 중재가 될 수 있다.
3. 임상 질문을 구성하고, 주제에 관한 근거를 마련하기 위해 문헌을 조사한다.
4. 현 연구 자료와 증거를 수집한 후, 과학적 장점과 질, 적용 가능성에 대한 근거를 평가한다. 이 과정에서는 결과가 반복되었는지, 결과는 제시된 임상 질문에 적절(적용 가능)한지, 그리고 확인된 자료는 최상의 증거를 이루는지 여부를 결정할 필요가 있다.
5. 실무 변화를 지지할 수 있는 증거의 장점을 결정할 수 있도록 종합한다.
6. 최신 실무 지침과 연구를 비교한다.
7. 실무 변화를 제안할 충분한 근거가 있고, 실무 변화의 비용, 직원 기술 및 필요한 자원에서 볼 때 실용성이 있다면, 이 근거의 실무 적용은 가능한 것이다. 근거의 수행에 포함되는 것은 변화에 대한 두려움, 정보의 필요성, 직원 훈련, 리더쉽 및 변화에 대한 지속적인 평가이다.
8. 간호의 과학성을 증진시키기 위해서는 지속적이고 체계적인 검토를 통해 근거를 계속 평가해야 한다.

한다. 임상 상황에서 대한 간호사들의 비판적 사고 기술이 유능한 간호 실무의 핵심임을 인정하고, 교육에서도 간호의 필수 과정으로 비판적 사고에 초점을 두고 있는 실정이다.

1995~1998년 까지 9개국과 미국을 대표하는 전문간호사국제위원회에서는 비판적 사고의 10가지 정의적 요소(생각의 습관)와 7가지 인지 기술을 확인하고 정의하였다. 정의적 구성 요소에는 자신감, 맥락적 관점, 창의성, 융통성, 호기심, 지적 능력, 직관력, 개방성, 인내력 및 반영성이 포함된다. 비판적 사고를 구성하는 인지적 기술에는 분석, 표준 적용, 변별, 정보 추구, 논리적 추론, 예측 및 지식 전환이 포함된다.

이러한 구성 요소 모두 중환자들에게 질적 간호를 제공하기 위한 핵심 요소이다. 간호사들은 복잡하고 다중적인 문제가 있는 환자를 간호하는 것처럼 임상적 의사결정과 문제 해결을 할 때 포괄적인 기술을 활용할 수 있어야 한다. 비판적 사고 기술의 가치는 절차 변경과 기술적 진보를 포함한 보건의료 환경의 급속한 변화에 직면했을 때 점차 중요해지고 있다. 비판적 사고의 개발은 학문적 및 임상적 측면에서 간호 교육자들이 부딪치게 되는 주요 난제로 강의, 발표 자료 및 관찰 같은 전형적인 교수 방법으로는 촉진시키지 못한다. 따라서 이론적 지식을 환자에게 적용할 수 있도록 촉진하기 위해서는 보완적 교수 방법이 필요하다.

비판적 사고 기술의 증대를 위한 활용 전략으로는 사례 연구, 모의 연구, 비디오테이프를 활용한 장면, 역할 연기, 게임 및 임상 질문 등이 포함된다. 임상 프리셉터, 관리자, 임상 교육자 및 임상 간호 전문가 등은 동료 간호사들과 함께 새로운 중환자간호사를 위한 비판적 사고를 실행할 수 있는 환경을 만들어야 한다. 조언과 역할 모델을 통해 경험이 많은 중환자간호사들은 창의적으로 문제를 해결하도록 격려하고, 열린 대화를 촉진하며 임상 문제를 논의할 수 있는 동시에 초보자에서 전문가로의 변화를 촉진시킬 수 있다. 신규 중환자간호사뿐만 아니라 경력 중환자간호사도 실무와 관련된 근본적인 신념에 이의를 제기하고 간호를 위한 대안 전략을 평가할 필요가 있다. 비판적 사고 기술은 실무를 평가하고 근거중심 실무 모델을 활용하여 최적의 환자 결과를 위해 필요하다.

근거중심 실무와 마찬가지로 비판적 사고 기술

의 적용은 임상 결과를 향상시키고, 오류와 감시해야 하는 사건을 감소시켰다. 비판적 사고의 개발과 적용을 통해 중환자간호사의 능력 수준은 향상될 것이고 환자의 질적 결과도 호전될 것이다. 임상 분야에서 시간과 경험, 그리고 비판적 사고 기술 자체는 비판적 사고 개발에 기여한다. 이 외에 개방성 존중 신뢰의 문화을 형성하는데 기본이 되는데 이를 위해 초보자 뿐만 아니라 경험이 많은 중환자간호사도 질문을 하고, 정보를 추구하며 핵심적으로 실무를 분석해야 한다.

3. 자격증과 중환자간호 실무

1975년 미국 중환자간호사협회(AACN)에서는 자격인증 협의회를 설립하였으며, 이의 목적은 중환자간호 등록 간호사(CCRN) 자격시험 프로그램을 개발하는 것이었다. 자격증의 정의와 일치하는 자격인증 과정의 목적은 중환자간호 실무에 대한 질적 기준을 개발하고 유지 및 증진시키는 수단을 마련하는 것이다. 최종 목표는 역동적인 보건환경에서 중환자와 가족들에게 최상의 간호를 제공하는 것이다.

중환자간호 등록 간호사 자격인증서는 간호사가 중환자간호 실무에 필수적인 기본지식을 갖추는 것은 물론 환자 간호를 위해 이러한 지식을 종합하고, 해석하고 적용할 수 있는 능력을 인정하는 것이다. 현재까지 전세계에 5만 명의 간호사들이 성인, 아동 및 신생아 중환자간호 분야에서 중환자간호 등록 간호사 자격증을 받았다. 이 자격증은 환자, 동료 및 병원 관리자들에게 중환자간호에 있어 해당 간호사의 적격성과 탁월한 수행을 보증한다.

4. 시너지 모델

1999년 8월 미국 중환자간호사협회에서는 자격을 갖춘 실무를 임상 결과에 연결하는 시너지 모델을 제시하였다. 시너지 효과는 개인이 공통의 목표를 향해 상호 증대되는 방식으로 다른 이들과 함께 작업할 때 일어나는 전개 현상이다. 시너지 모델에서는 질병과 치료 양상이라는 측면에서 보다는 환자의 요구와 특징을 근거로 간호실무를 설명한다. 시너지 모델의 근본적인 전제는 환자와 가족의 특징이 간호사의 특성과 능력에 영향을 미치고 발휘하게 한다는 것이다. 각 환자들이 임상 상황에서 일련의 독특한 특징을 나타내기 때문에 간호사들은 그들 자신의 독특한 특성과 능력을 수용해야만 한다. 환자의 특징과 간호사의 능력이 일치되어 공동으로 작용할 때, 최상의 환자 결과를 얻을 수 있다.

시너지 모델의 두 가지 중요한 신념은 환자의 특징이 간호사의 관심이 되는 것이며, 간호사의 능력이 환자에게 중요하다는 것이다. 각 환자와 가족이 고유하다 하더라도 모든 환자는 비슷한 요구를 가지고 있고, 이들 요구는 낮은 것부터 높은 것까지 연속선을 넘나들면서 변화한다. 환자가 더 많을 것을 받아들일수록 이들의 요구는 더 복잡해진다.

간호 실무는 환자와 그 가족들의 요구에 따라 결정된다. 간호는 환자와 그 가족들의 요구를 충족시키는데 필요한 지식, 기술 및 경험의 통합을 반영한다. 시너지 모델은 환자 간호에 대한 간호의 독특한 기여에 초점을 두고 전문직 간호사의 역할을 강조한다. 8개의 환자의 특성과 간호사의 능력을 표 1-2에 나열하고 정의하였다. 8개의 간호사 능력 또한 유능함에서 부터 숙련까지 연속 선상에 있다. 그림 1-1에서는 시너지 모델, 환자와 가족 간의 상

표 1-2
시너지 모델로 설명된 환자의 특성과 간호사의 능력

환자의 특성

- **회복력**: 보상적 대응 기전을 활용하여 기능의 회복 수준을 되돌려 놓는 능력; 상해 후 재빨리 되돌아가는 능력
- **취약성**: 환자의 결과에 역효과를 낼 수도 있는 실제적이거나 잠재적인 스트레스원에 대한 민감성
- **안정성**: 안정된 평형 상태를 유지하는 능력
- **복잡성**: 둘 이상의 체계가 복잡하게 얽힌 상황(예: 신체, 가족, 치료법)
- **자료 활용성**: 환자, 가족 및 지역사회의 자료를 임상 상황으로 끌어옴(예: 기술적, 재정적, 개인적, 심리적, 사회적)
- **간호 참여**: 환자와 가족이 수행하는 간호의 정도
- **의사결정 참여**: 환자와 가족이 의사결정을 하는 정도
- **예측성**: 병의 특정 진행 경로를 예측하게 하는 종합적 특징

간호사의 능력

- **임상적 판단**: 임상적 의사결정, 비판적 사고 및 상황의 전체적 파악을 포함하는 임상적 추론은 형식적, 경험적 지식을 통합하는 과정을 통해 획득한 간호 기술과 결합된다.
- **옹호자/도덕적 대리인**: 다른 이들을 이익을 위해 일하고 환자, 가족 그리고 지역사회의 관심사를 옹호한다; 중환자 상황에서 윤리적, 임상적 관심사를 확인하고 해결하고 해결을 돕는 도덕적 대리인 역할을 한다.
- **간호 실무** : 환자와 가족의 독특성에 반응하는 간호활동, 편안감 증진과 고통 예방이라는 목적과 함께 온정적이고 치료적인 환경을 조성하는 간호 활동의 총체로서, 이러한 간호 실무를 포함하지만 그러나 경계, 관심과 반응에 국한하지는 않는다.
- **협력**: 최상의 현실적 환자 목표 달성을 위해 각자의 기여를 촉진시키고 격려하는 방식으로 다른 사람들(예: 환자, 가족, 보건 제공자)과 함께 일하는 것
- **체계적 사고** : 간호사들이 보건의료 제도 내에 그리고 보건의료 제도를 넘어 존재하는 전체적인 상호관계를 인식하는 측면에서 간호 환경을 평가할 수 있게 하는 지식체와 도구
- **다양성에 대한 반응**: 간호 제공에 있어서의 차이점을 인식하고, 평가하며 통합할 수 있는 민감성; 차이에는 가족의 형태, 생활습관, 사회경제적 상태, 연령별 가치 및 환자, 가족, 보건의료 팀 요원과 관련된 대체의학 등이 포함되지만 이에 국한되지는 않는다.
- **임상적 탐구 또는 개혁자/평가자**: 실무를 탐구하고 평가하며 정보를 제공한 실무를 제공하고, 연구와 경험 학습을 통해 혁신하는 지속적인 과정으로 간호사는 최상의 환자 결과를 촉진하기 위해 임상 지식 개발을 수행한다.
- **학습 촉진자**: 환자, 간호사, 의사 및 기타 보건의료 분야의 회원들의 학습을 촉진시키는 능력; 공식적 및 비공식적 학습 촉진이 포함된다.

호 관계, 그리고 환자 및 간호사 특징을 도식으로 표현하였다.

시너지 모델을 사용하여 결과를 평가하는 것에는 세 가지 관점, 즉 환자, 간호사 및 보건의료 체계에서 파생된 결과가 있다. 최상의 결과는 환자가 중요한 것으로 규정한 것에 기반을 두고 있으며 기능적 변화, 행동적 변화, 신뢰, 만족, 위안 및 삶의 질 등이 포함될 수 있다. 간호사에게서 파생된 결과에는 생리적 변화, 합병증의 유무, 치료 목적을 달성한 정도 등이 포함될 수 있다. 보건의료 제도에서 파생된 결과에는 재발, 비용 및 자료 활용성 등이 있다.

시너지 모델이 임상 실무에 활용될 수 있는 한 가지 방법으로는 환자 간호 배정에 관한 것이다. 전형적으로 간호의 연속성을 증진시키려는 노력으로 환자의 배정은 전날 환자를 간호하였던 사람을 근거로 환자를 배정한다. 시너지 모델을 사용하여 그 시간에 환자 요구와 일치되는 능력을 보여주는 간호사를 배정하는 것이 가장 적합할 수 있다. 예를 들어, 모델의 정의를 근거로 볼 때 환자는 안

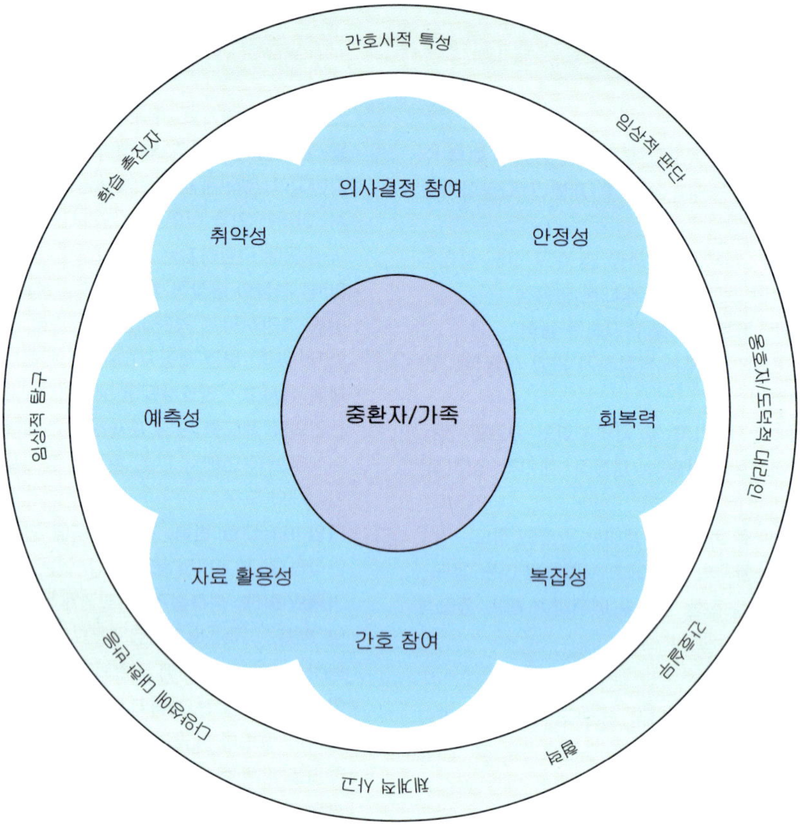

그림 1-1 시너지 모델에서 환자/가족과 간호사 사이의 관계

정된 상태이고 예측은 불가능하며, 탄력이 거의 없고, 취약한 상태라면 임상적 판단과 간호 실무에 능한 간호사가 이 환자에게는 이상적일 것이다. 환자가 취약하고 의사 결정에의 참여가 불가능하며 자료 활용을 잘 하지 못한다면, 일차적인 능력은 옹호자/도덕적 대리인, 협력 및 제도적 사고에 초점을 둔다.

시너지 모델은 간호사가 환자의 요구를 근거로 그들의 실무를 정의하였는지, 환자의 특성이 치료를 받는 이들의 전체 범주를 정확하게 설명하는지, 그리고 환자-간호사의 시너지 효과가 달성되었을 때 환자가 최상의 결과를 경험하였는지를 평가하기 위하여 사용된다.

1) 협동

시너지 모델에서 미국 중환자간호사협회는 협동을 "최상의 현실적 목표 달성을 위해 각자의 기여를 촉진하고 격려하는 방식으로 다른 사람들(예: 의사, 가족, 보건 제공자)과 함께 일하는 것으로 동료들과의 학문 내, 학문간 작업이 포함된다"고 정의하였다. 1992년 건강에 대한 국가 문건이 공포된 이래로, 협동적 실무는 건강 서비스 개혁을 주도해 왔다. 복합적이고 다중체계적인 문제를 안고 있는 중환자와 그 가족들의 요구를 충족시키기 위한 효과적인 치료 계획시 적절한 시간에, 최상의 결과를 얻기 위해서는 다학제적 접근법이 필요하다. 보건의료 요구를 충족시키는 것 외에, 협동적 실무는 한정된 연방 자금이 좀 더 효율적으로 쓰일 수 있도록 하기 위해 권장되었다.

중환자실 치료 상황에서 간호사와 의사 사이의 협동적 업무 관계의 가치를 뒷받침하는 실증적 자료들이 있다. 협동적 관계는 간호사의 높은 직무 만족도와 낮은 이직률, 높은 수준의 환자 만족도 그리고 예상보다 낮은 환자 사망률, 짧은 입원 기간과 관련이 있다.

선도적 조직에서는 다학제간 노력을 권장하고 전문가들이 학문간 협력이 최상의 환자 결과를 초래하는데 중요하다는데 동의함에도 불구하고, 협력적 업무를 적용하는 데 주저해 왔다. 이 문제를 언급하는 이유 중 하나는 의학 및 간호 학생들에게 협력적 기술 개발을 위한 기회가 부족하기 때문이다. 효과적인 협력을 방해하는 장벽에는 보상, 지역주의 및 보건 팀과 일반 대중의 역할 혼선 등이 포함되기도 한다.

한 연구에서는 간호사가 해결되지 않는 환자 문제에 대한 이론적 근거로 환자에 대한 일차 진료 서비스와 전문의사 사이에 "힘 겨루기"가 있고 "이 사례에 해당하는 의사가 너무 많다"고 보고하였다. 동일한 연구에서 일차 진료를 하는 한 의사는 의사와는 다른 의학적 견해를 가진 간호사와는 함께 일하기가 어려움을 느꼈다. 또 다른 일차 진료 의사는 간호사가 자신들의 환자에게 적절한 중재라고 생각되는 처방을 받지 못한 경우 치료를 위해 자신들에게 그러한 처방을 줄 수 있는 의사를 찾기 위해 여러 병원을 전전하며 의사를 찾는 의사 쇼핑을 한다고 느꼈다.

협동이 직무 기술의 고유한 업무로서 전문화된 하나의 간호 분야가 전문간호사(NP)이다. 협동적 실무 계약은 협력적, 보완적 업무 관계에 있어 의사와 전문간호사가 공동으로 수행하는 실무를 정의하는 서면진술서이다. 여기에는 최상의 환자 결과를 위한 각 전문가의 책임과 이들 각자의 상호협력적 노력에 관한 내용이 포함된다. 의사와 전문간호사는 최상의 결과를 얻기 위하여 성공적이고 보완적이며 통합된 방식으로 함께 근무해야 한다.

제 31차 중환자의학회(SCCM)의 기조 연설에서 Maureen Harvey는 "보이지 않는 수월성"을 설명하였다. 이 개념의 고유한 의미는 자지않고 조심스럽게 환자를 관찰하고, 환자의 임상 상태의 미묘한 변화를 인식하며, 중환자전문 치료사와 협동하여 중증 사고가 발생하지 않도록 하는 중환자간호사의 역할에 대한 것이다. 간호사-의사의 협력뿐만 아니라 임상 영양사, 임상 약학자, 호흡 치료사, 물리 치료사, 작업 요법사 및 목사와의 협력 또한 최상의 환자 결과를 얻는데 필수적이다. 이러한 결과는 모든 분야에 의해 이루어진 각 분야의 기여를 반영한다. 또한 연구자와 실무자 간의 협동 역시 과학적 근거를 개발하는데 필수적이다.

2) 가족, 중환자 및 최신 근거

과거에는 중환자실에 입원한 환자의 가족들이 간호에 참여한다는 것은 많은 중환자실에서 방문시간이 제한되어 있고 엄격하기 때문에 거의 상상할 수 없는 것이었다. 또한 아이들, 동물이나 법적으로는 인정되지 않지만 환자에게는 중요한 사람들이 중환자실을 방문해서는 안 된다고 생각했었다. 최근에는 이러한 "과거의 습관"에 이의가 제기되었고, 고객 불만족과 최근의 근거를 기반으로 방문 정책이 변경되었다. 공개적 방문이 모든 중환자실에서의 표준 정책은 아니지만, 많은 중환자실에서는 직계 가족의 방문 뿐만 아니라 환자에게 중요한 사람, 아이들, 친구 및 일부에는 애완동물까지도 방문하게 하는 것으로 방문 방침을 변경하였다. 방문의 확대는 환자의 정신적 회복을 촉진시키고, 취약한 중환자를 일상생활에서 만나게 되는 중요한 사람들과 연결되게 하였다. 동시에 중환자간호사는 환자와 그의 중요한 사람들의 방문에 대한 생리적, 심리적 상태에 대한 효과를 평가하기 위한 임상적 판단을 활용하는 동시에 간호와 의사결정에의 참여를 촉진시켜야 한다.

중환자실이 닫힌 공간에서 열린 공간으로 바뀜에 따라 새로운 임상적 논쟁이 나올 것이고 이들은 의료 탐구 및 연구를 통해 평가되어야 할 것이다. 향후 중환자간호사가 부딪치게 될 2가지 난제는 외상이나 심폐소생술(CPR) 동안 가족의 참여와역할, 그리고 중환자간호 환경에서 대상자와 가족, 그리고 친지들의 역할에 관한 것이다.

3) 영성, 중환자실 입원시 간호와 임종간호

의학 기술과 치료적 중재의 혁신적인 발달에도 불구하고, 환자들은 여전히 중환자실에서 삶으로부터 죽음으로 이동하고 있다. 말기암이나 영구적 호흡기 제거의 결과로 예측된 것이나 외상이나 수술 후 합병증으로 인해 예측하지 못했던 것이나 사망은 대부분의 경우 간호실무를 제대로 하지 못했던 것으로 보여질 수 있다. 임종 시 영적 고통 문제, 죽을 운명, 가족 기능 상실, 슬픔, 희망이 없음, 무력함 그리고 많은 기타 느낌과 감정들은 개개 환자, 환자의 가족이나 중요한 사람들 및 의료진들의 대처 기전의 일부로 나타날 수도 있다.

취약성, 뜻하지 않은 입원, 그리고 환자-가족 및 중요한 사람과의 분리 등은 모두 질병을 앓고 있는 동안 스트레스를 받게 할 수 있는 원인이 된다. 취약성 결과가 불확실한 중환을 앓고 있는 동안, 시너지 모델에서 설명한 간호사의 능력은 매우 중요하다. 이는 특히 결과 예측이 불확실하고 환자의 안정성이 희박하거나 악화되었으며, 간호 복합성이 점차 증가하는 상황에서 더욱 더 사실로 나타난다. 이와 마찬가지로 희망이 없고, 무력하며 심적 고통이 나타나는 임종 시에는 고통을 완화시키는 돌봄의 간호중재가 필수이다. 이러한 중재는 옹호와 협력 및 체계적 사고를 통한 의사결정과 환자와 가족의 참여를 강조한다.

5. 전문직 조직과 자원

1) 미국 중환자간호사협회

미국 중환자간호사협회는 중환자실에서 근무하는 간호사들의 교육을 돕기 위해 1969년에 설립되었으며 현재, 미국 및 전세계 회원이 65,000명이 넘는 간호 분야에서는 가장 큰 전문 조직이다. 미국 중환자간호사협회는 중환자와 그 가족들의 건강을 돌보고 향상시키기 위한 간호사의 기여를 최대화시키기 위해 최고의 질적 자원을 제공하는 것을 목적으로 회원들이 최상의 환자 간호를 할 수 있도록 돕는데 필요한 지식과 자원을 회원들에게 제공하는데 전념하고 있다.

2) 미국 중환자간호사협회 온라인

미국 중환자간호사협회 온라인은 포괄적인 중환자간호에 관한 인터넷 웹사이트이다. 여기에서는 임상 실무, 보수 교육과 전문성 개발을 위한 가장 최근의 자료를 회원들에게 제공하고 있다.

3) 실무 자원 네트워크

실무 자원 네트워크(PRN)에서는 회원들에게 전문직 동료들과의 네트워크를 형성할 기회를 제공한다. 미국 중환자간호사협회 웹사이트에서 실무지원 네트워크를 접속하게 되면, 회원들은 추가 정보가 될만한 32가지 주제 중 1가지를 선택하여 시작하게 된다. 이 주제들에는 모든 신체 체계, 몇 가지 특수 응급 간호, 교육 내용, 정보 과학, 행정/규제 정보, 윤리적/법적 문제 및 실무를 위한 표준과 지침 등이 포함된다.

4) 교육 자료

미국 중환자간호사협회에는 임상 실무, 연구, 리더쉽, 윤리 및 전문직 개발 등을 포함한 여러 분야에서 활용 가능한 교육 자료가 있다.

5) 출간물

미국 중환자간호사협회의 회원들은 격월로 발행하는 잡지인 "The American Journal of Critical Care"와 "Critical Care Nurse"라는 두개의 학술지를 발행한다.

6) 한국의 중환자간호 관련 단체

국내에는 현재 중환자간호 관련 단체로 중환자간호사회와 중환자간호학회가 있다. 중환자간호학회는 2008년 1월 창립되어 중환자간호학을 연구하는 동료들과 네트워크를 형성하고, 지부 활동에 참여하게 되고, 제공되는 교육 프로그램에 참여할 기회를 제공하며, 이를 통해 전문성 개발을 증대시킬 수 있는 기회를 제공한다. 한국중환자간호학회는 "중환자간호학회지"를 발간하여 회원들의 적극적인 참여를 기다리고 있다.

6. 중환자간호의 미래

보건의료가 계속해서 발전과 함께 중환자간호 또한 발전해야 한다. 지난 몇 년간 설명해왔듯이 중환자간호는 입원환자전문 중환자간호 병실만이 아닌 외래 환자와 가정간호 그리고 내과, 외과, 종양 및 스탭 다운 병동에서도 계속해서 제공될 것이다. 결과적으로 유능하고 지식이 있고 기술 있는 중환자간호사의 간호에 대한 요구는 지속될 것이다.

"베이비 붐" 세대가 나이를 먹어감에 따라 전형적인 중환자실의 확장과 함께 중환자간호사에 대한 요구는 계속해서 증가될 것이다. 전문 중환자간호사에 대한 요구의 증가에 동반되는 것이 간호 인력 부족 시대에서 전문의료인을 모집, 개발 및 고용에 대한 것이다. 간호 인력 부족의 지속적이고 주기적인 특성은 미국 전역에 걸쳐 중환자실에 직접적인 영향을 미쳤다. Needleman과 동료들에 따르면, 직접 간호를 제공할 수 있도록 훈련된 등록간호사의 부족은 환자 간호의 질에 직접적 영향을 미쳤으며, 결과적으로 조직의 효과와 결과에도 영향을 미쳤다. 간호사, 특히 중환자간호사의 증가 필요성에 대한 반응으로 많은 조직에서는 유능하고 지식있는 중환자간호사를 보충 요원으로 계속 활용하고 있다. 중환자간호사가 조직의 한 직원이거나 보충 요원이거나 간에 병원, 고객, 의료보험회사에서는 이들에게 능력과 근거중심 실무, 비용 효율성 및 질적 결과에서 유도된 입증된 중재를 요구할 것이다.

향후 중환자실은 기술적으로 좀 더 도전을 받게 될 것이다. 그러므로 미래의 중환자간호사는 기술적으로 능숙할 뿐만 아니라 환자, 가족과 환자에게 중요한 사람들 그리고 보건의료 팀의 다른 구성원들과 성공적으로 상호작용하게 되는 심리사회적,

발달적, 영적간호 영역에서 유능해야 한다. 근거중심 실무를 통해 발견된 새로운 중재와 기술의 발전과 함께 더 많은 환자들이 그들의 삶의 질을 유지하고 향상시킬 수 있는 중재를 제공받을 것이다.

기술상의 진보와 함께 유능하고 지식있는 중환자간호사에 대한 요구는 지속될 것이다. 이들 간호사들은 환자의 옹호자 역할을 하고, 다학제간 협력을 촉진시키며, 복잡한 전달 및 보상 체계를 조정하며 학습을 촉진시키는 동시에 복잡한 요구로 인해 취약한 다양한 지역사회에 반응할 것이다. 이러한 것들은 중환자간호사들이 기대하는 흥분되는 도전이며, 이 도전을 중환자간호사들은 공약, 헌신과 품위로 극복할 수 있을 것이라 기대해 본다.

임상적 적용

자가학습: 비판적 사고

1. 시너지 모델의 이용을 예시하는 환자 간호 상황을 서술하시오.
2. 변화될 필요가 있는 실무 분야 문제를 간호의 과학적 문헌을 근거로 확인하시오.
3. 보건의료 팀의 다른 구성원과의 협력이 환자의 결과를 증진시킨 상황을 설명하시오.

학습문제

1. 근거기반 중환자간호의 첫 번째 단계는?
   a. 임상적 관찰을 근거로 한 임상적 질문을 형성한다.
   b. 문헌을 조사하고 근거를 평가한다.
   c. 중환자간호사의 욕구 사정을 수행한다.
   d. 보건의료는 지속적으로 발전된다는 사실을 수용한다.
2. 시너지 모델에 의하면 다음의 특징 중 체계적 사고에 대한 간호사의 능력은?
   a. 지속적인 질문 과정과 실무에 대한 평가
   b. 간호 제공 시 차이를 인정하고 올바르게 평가하며 통합시킬 수 있는 민감성
   c. 포괄적 상호 관련성을 인식하는 관점에서 간호 환경을 올바르게 평가할 수 있는 능력
   d. 최상의 실제적 환자 목표를 촉진시키는 방법으로 다른 사람의 업무를 촉진시키면서 다른 사람의 학습을 촉진시킬 수 있는 능력
3. 중환자의 가정 내 동거인이 피부 간호를 제공하는 방법에 대한 관심을 보였다. 시너지 모델에 따라 이는 다음의 환자 특성과 간호사의 능력 중 어느 것을 나타내는가?
   a. 의사결정과 간호실무에 대한 참여
   b. 간호에의 참여와 다양성에 대한 반응
   c. 자원 활용 가능성과 옹호자/윤리적 대행
   d. 안정과 학습 촉진자
4. 심혈관계 저산소증 치료제로 승인을 받은 신약이 있다. 임상 실무에 그 약을 소개하기 전에 중환자간호사는 약물의 용량과 부작용, 그리고 관련 간호중재에 관한 내용을 조사하였다. 이는 무엇을 나타내는 예인가?
   a. 간호실무
   b. 임상적 호기심
   c. 학습 촉진자
   d. 협력
5. 자격 인증을 받은 간호사가 임상적으로 탁월한 개인적 실무를 유지하기 위해 학술지를 읽거나 사례 연구 분석을 활용한다. 이러한 활동은 무엇의 근본 요소인가?
   a. 비판적 사고
   b. 근거 기반적 실무

c. 간호 실무
d. 옹호자/윤리적 대행

2장 중환자와 가족의 경험

중환자의 경험

중증질환에 대한 지각
- 환자의 경험

불안
- 불안의 원인
- 불안 반응
- 적응 양상

간호사정

간호중재
- 치유적 환경 조성
- 신뢰의 강화
- 정보 제공
- 통제감 제공
- 문화적 민감성
- 함께 함과 확신
- 인지기법
- 유도심상요법과 이완훈련
- 심호흡
- 음악요법
- 유머
- 마사지와 치료적 접촉
- 경락요법
- 동물보조 요법

중환자의 억제대 사용
- 신체 억제대
- 화학 억제대
- 억제대 사용에 대한 대안

상실과 상실에 대한 반응
- 충격과 불신
- 인식
- 회복
- 해결

영성과 치유

임종 시 간호
- 바람직한 죽음
- 간호에 대한 장애 요인
- 간호중재

학습목표

- 스트레스, 질병에 대한 반응, 불안과의 관계를 탐색할 수 있다.
- 질병에 대한 환자의 적응을 도와 줄 수 있는 간호중재를 수립할 수 있다.
- 환자와 가족의 스트레스와 불안 관리 기법을 대조하고 비교할 수 있다.
- 중환자실에서의 신체적 억제대 사용에 대한 대안을 논의할 수 있다.
- 상실의 단계를 설명하고, 각 단계에 따른 구체적 간호중재를 서술할 수 있다.
- 자신의 개인적 영성에서 힘을 끌어내는 환자의 능력을 촉진하는 간호중재를 개발할 수 있다.
- 임종 시 환자와 가족을 위한 간호전략을 개발할 수 있다.

중환자실에서 환자의 경험은 환자와 그 가족 그리고 환자에게 중요한 사람에게도 의미가 오래 지속된다. 고통스러운 기억들은 투약과 잊고자 하는 마음으로 흐려지지만, 생존에 대한 본성(살고자 하는 의지)으로 가득 차 있다. 이러한 태도가 간호사, 의사, 보건 의료인 그리고 생명 자체의 취약성에 대한 환자의 신념을 형성하고 규정한다.

이 장에서는 중환이라는 스트레스와 질병에 대한 적응, 죽음 또는 건강의 회복 과정에서 환자와 가족의 지지를 위해 간호사가 사용하는 구체적인 방법에 대해 설명하고자 한다.

1. 중증질환에 대한 지각

중환자실로의 입원은 환자에게 자신의 생명과 안녕을 위협받을 수 있다는 신호일 수 있다. 중환자 간호사는 중환자실을 언제 꺼질지 모르는 연약한 생명들을 24시간 면밀히 살피며 간호하고, 보존하는 장소로 인식하고 있다. 그러나 환자와 그 가족은 자신들의 과거 경험이나 다른 사람의 경험에 근거하여 중환자실에의 입원을 임박한 죽음의 징후로 인식한다. 환자가 중환자간호를 어떻게 인식하고 있는가를 아는 것은 간호사가 자신의 환자를 간호할 때 도움이 될 수 있을 것이다. 그러나 중환자와의 효과적인 의사소통은 대부분 어려운 도전이고 좌절감을 느끼게 한다. 의사소통의 장벽은 환자의 신체적 상태, 기관 내 삽관(환자의 언어적 의사소통을 방해), 투약 또는 인지기능의 변화를 야기하는 그 외의 상태와 관련이 있을 수 있다.

1) 환자의 경험

많은 연구자들이 중환자실 입원과 관련된 환자의 경험에 대한 연구를 수행하였다. 26개 연구에 대한 고찰에서 Stein-Parbury와 McKinley는 조사 대상이 된 환자의 30~100%가 중환자실에 입원했던 것을 부분적으로나 모두 기억하고 있었음을 강조하였다. 많은 환자가 떠올리는 중환자실 경험은 대부분 부정적인 것이었지만, 중립적이고 긍정적인 경험도 있었다. 부정적인 경험으로는 두려움, 불안, 수면장애, 인지부전 그리고 통증이나 불편감 등이었고, 긍정적인 경험은 안심할 수 있고 안전하다는 느낌이었다. 이러한 긍정적인 느낌은 간호사가 제공해 주는 간호때문이었다. 안전감과 신뢰감을 증진시켜준 것은 간호사의 기술적 능력과 효과적인 대인관계 기법이었다.

(1) 스트레스

스트레스는 한 유기체가 어떤 자극에 직면했을 때 신체적 기능과 정신적 기능 사이의 불균형을 초래하는 상황이다. 스트레스로 인해 신체 내의 모든 호르몬 수치가 변화될 수 있다. 극심한 스트레스는 사람의 조직을 손상시키고 적응반응을 방해할 수도 있다. 만약 적응 행위가 효과적이라면, 에너지는 자유로운 흐름을 보이고 치유가 될 것이다. 그러나 적응행위가 실패했거나 비효과적이라면 긴장상태가 증가하는데, 이는 에너지에 대한 요구가 증가하는 것이다(그림 2-1-1).

(2) 스트레스 반응

질병으로 야기되는 제한에 대한 특징적 적응 문제는 질병에 대한 신체적 반응과 정신사회적 반응과의 관계를 탐색해 봄으로써 알 수 있다. 질병의 신체적 발병과 그것에 대한 정서적 인식 사이에는

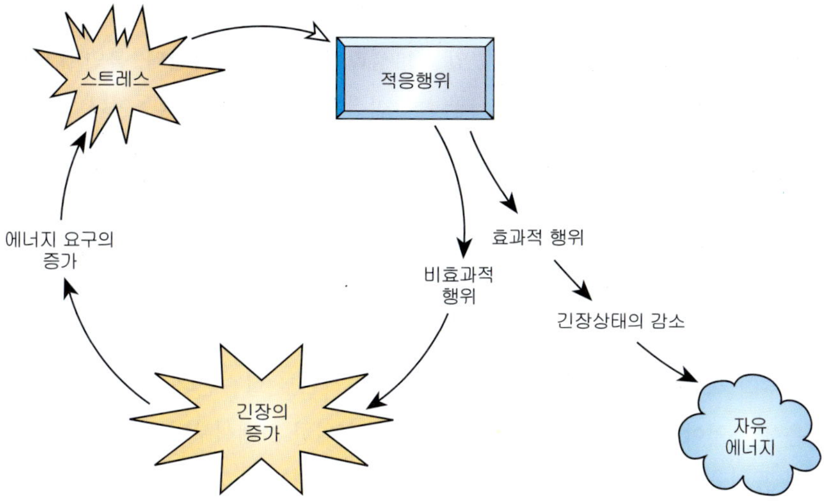

그림 2-1-1 스트레스와 대처

상당한 지연현상이 있다. 즉, 환자는 질병을 정서적 수준에서 충분히 인식하기 전에 질병으로 인한 신체적 불능상태를 경험한다. 부정은 이런 지연현상의 한 사례이다. 마찬가지로 환자는 신체적 건강상태가 안정되고 나서도 급성 질병과 관련된 걱정과 두려움을 경험한다. 이러한 이유로 환자는 독립하지 않으려는 것처럼 보이고 활동이나 자가간호가 증가될 것이라는 기대에 부응하지 않는 것 처럼 보일 수 있다. 건강회복을 위한 준비, 활동 증가를 위한 관심에 대한 인식, 주의 깊은 확신은 환자의 경과가 진행되면서 불안을 감소시킬 수 있다.

질병에 대한 환자 반응의 차이를 그래프 상에 점으로 나타낼 수 있는데, 공통적 특성과 개인적 특성차 모두를 반영한다. 신체 · 사회심리적 반응을 나타내는 시기와 조화는 매우 다양하지만, 발생하는 단계는 예측할 수 있다. 심장의 전격적인 사건과 마찬가지로 적응이거나 부적응 모두 질병에 대한 반응을 예측할 수 있다. 간호사들에게는 다음과 같은 여러 가지 의무가 있다:

- 질병에 대한 반응을 예측하고 사정하고 모니터한다.
- 효과적인 행동을 인식하고 지지한다.
- 비효과적인 행동은 최소화시키고, 수정하도록 한다.

2. 불안

1) 불안의 원인

개인의 전인감, 억제력, 안전과 통제감을 위협하는 스트레스는 모두 불안을 야기한다. 질병도 이러한 스트레스 중의 하나이다. 불안의 가장 흔한 원인은 소외감이다. 낯선 사람들과 사교를 하는 중에도 사람은 홀로일 수 있다. 활동적이고 바쁜 사람들에 둘러싸여 있는 아픈 사람도 이와 비슷한 상황이지만 이용 가능한 약간의 자원을 가지고 있으면 소외감을 감소시킬 수 있다. 환자의 존재감을 무시하는 병원 직원은 환자에게 소외감을 초래할 수 있으며, 당황스러운 순간에 안심시키는 접촉을 제공하거나 치료에 관한 대화에 환자를 참여시키는 것은 소외감을 감소시킬 수 있다.

중환과 임종에 대한 두려움은 환자를 가족으로부터 소외시킨다. 낯선 사람과 의존적이며 친밀한 관계를 개발할 필요가 있다. 흔히 사용하는 "잘 될 거예요" 같은 상투적 확신은 환자와의 거리감을 강화시키고, 다음에 무엇이 올 것인가에 대한 두려움과 의문에 대한 표현을 차단할 뿐이다.

불안을 야기하는 또 다른 자극에는 환자의 안전감을 위협하는 것들이 포함된다. ① 중환자실 입원은 환자와 가족에게 극적인 확신을 준다. ② 중환자실에 입원 후 그들의 안전이 심하게 위협받고 있다는 환자의 첫 불안감은 의심할 여지없이 생명 그 자체에 대한 염려이다. 그 후에는 입원 기간, 직장에의 복귀 가능성, 경제적 어려움, 가족의 안녕과 영구적인 장애 여부와 같은 문제에 대한 의문점이다. 환자의 불안감은 입원기간 동안 계속되기 때문에 이에 대해 민감하게 고려해야 한다.

불안은 개인이 다음과 같은 경험을 할 때 일어난다.

- 무기력
- 통제감의 상실
- 기능과 자존감의 상실감
- 이전 방어기전의 실패
- 고립감
- 죽음에 대한 두려움

2) 불안 반응

(1) 생리적 반응

환자가 불안하면 빠른 맥박, 혈압 상승, 호흡수 증가, 동공 확대, 구강 건조, 말초혈관 수축과 같은 생리적 반응이 나타난다. 불안에 대한 이러한 자율신경계 반응은 흔히 행동이나 언어적 반응이 상황과 일치되지 않을 때, 불안의 정도에 대한 가장 신뢰할만한 지표가 될 수 있다.

(2) 사회심리적 반응

불안의 지표가 되는 행동적 반응은 가족으로부터 문화적으로 학습된다. 이는 재앙에 부딪쳐서도 아주 침착한 것에서부터 해가 없는 곤충을 보고 공황상태가 되는 것 까지 다양하다. 극단적인 통제나 공황은 개인의 에너지를 이용한다. 이러한 에너지가 스트레스 요인을 제거하거나 스트레스에 적응하도록 이용되지 않는다면 긴장상태의 불편감과 함께 건강문제를 초래할 수 있다. 간호목표는 항상 생리적, 정서적 평형상태를 증진시키는 것이다.

3) 적응 양상

그림 2-1-2는 질병의 여러 단계에 대한 적응 양상을 보여 준다. 스트레스가 있는 동안 환자는 에너지를 보존하고자 퇴행된다. 급성악화나 기대감이 증대되거나 또는 어떠한 중대한 변화가 있는 동안 초기 반응은 좀 더 어린 시절의 정서적 안정감이 있는 시기로 퇴행한다. 호흡기의 제거, 모니터 연결선의 제거, 활동 증가, 투약의 감소는 불안과 퇴행을 자극한다. 이러한 퇴행은 의존성의 증가, 우울, 분노를 유발할 수 있다. 환자는 마음대로 행동할 수 있었던 상태까지 퇴행하여 편안감을 느낄 수 있는 것이다. 이 시기의 행동은 간호사에게는 특별하고 불합리할 수 있다. 간호사들은 환자의 퇴행에 실망스럽고 불안하며 분노를 느끼고, 도망치고 싶을 수도 있다. 그러나 퇴행이 불가피함을 인식하고 초기 단계에 적절한 중재로 환자를 지지해

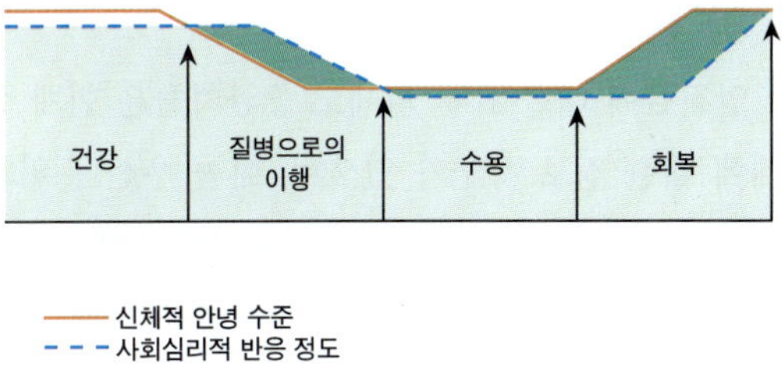

그림 2-1-2 질병의 여러 단계에서의 적응 양상
검은 음영 부분은 질병이 없는 상태에서 질병이 있는 상태로의 이행을 나타내며 실제의 건강과 대상자의 건강에 대한 지각 사이의 격차를 보여주는 것이다. 질병으로의 이행 단계에서는, 부정이 존재한다. 수용 단계에서는 신체적과 정신적 안녕이 일치한다. 그러나 회복 단계에서는 신체적과 정서적 안녕 사이의 정서적 지연이 존재한다.

주는 것이 도움이 된다. 간호사는 환자에게 정서적 시간 차 현상을 설명함으로서 환자가 어떤 사건이 일어났는가를 이해하도록 도와야 한다.

3. 간호사정

불안을 야기하는 자극을 간단하게 제거하는 것은 불가능하다. 불안한 상황에서 간호사는 환자가 취하는 행동의 효과를 사정하고 이를 지지하거나, 환자가 그러한 행동을 변화시키도록 돕거나 새로운 행동을 가르쳐야 한다. 이 때 환자의 높은 불안 상태는 부가적 대처 반응을 요구하는 스트레스가 된다. 대처 행동의 효과를 사정한 후, 간호사는 다음과 같은 몇 가지 선택 방안을 가질 수 있다.

- 행동 지지하기
- 환자의 행동수정 돕기
- 새로운 행동 가르치기

대처 행위는 질병의 스트레스를 제거하거나, 불안 상태 그 자체를 제거하고자 할 수 있다. 간호사는 이러한 대처 행위가 환자로 하여금 안정된 상태를 회복하도록 돕는 것인지 아닌지를 평가해야 한다. 안정된 상태로의 회복을 증진시키는 행위라면 지지하고 격려해야 하며, 항상성을 파괴하거나 위협하는 행위는 수정하거나 새로운 대처 방법을 찾을 수 있도록 해야 한다. 또한 평형상태를 촉진시키고 건강을 증진시킬 수 있는 새로운 행동을 소개해야 한다.

중환이나 손상 시 동반되는 간호진단 사례를 표 2-1-1에 제시하였다.

4. 간호중재

중환자들을 위해 스트레스는 감소시키거나 제거되어야 한다. 이렇게 된다면 환자의 문제는 빨리 해결될 것이고, 평형상태를 회복하게 된다. 그러나 일반적으로 스트레스가 그렇게 쉽게 없어지지는 않는데 그 이유는 근원적 문제를 해결하고자 시도할 때 더 많은 다른 스트레스원이 야기될 수 있기

표 2-1-1
중환이나 손상 환자를 위한 협력적 문제와 간호진단의 예

- 예기된 슬픔
- 불안
- 신체상 장애
- 언어적 의사소통 장애
- 비효율적 부정
- 공포
- 외로움의 위험성
- 무력감
- 자존감 장애
- 영적 고통
- 영적 안녕 고양의 가능성

때문이다. 만약 대처 행위가 효과적이라면, 불안은 감소되고 에너지는 안정과 치유를 지향하게 될 것이다. 중환자들의 불안 감소와 적응 증진을 위해 많은 간호중재가 사용될 수 있으며, 이들은 병행하여 사용되고 있다.

1) 치유적 환경 조성

플로렌스 나이팅게일은 근대 간호의 창시자로, 주로 치유를 촉진하는 환경 조성에 있어서의 간호사의 역할에 대한 글을 썼다. 그녀는 간호의 전인성 즉 전체 인간에 대한 간호를 강조하였다. 첨단기술 문명시대인 오늘날 중환자간호사는 치유환경을 만드는데 어려움을 겪고 있다. 이러한 환경은 중환자들의 신체적 요구뿐만 아니라 정신적인 요구도 충족시켜 줄 수 있어야 한다. 치유적 환경이 조성되기 위해서는 적절한 수면과 휴식, 통증 완화 약물 투여, 음악 연주나 심호흡 운동에 대한 교육이 시기 적절하게 제공되어야 한다.

2) 신뢰의 강화

중환자실에 있는 모든 간호사들은 개개 환자뿐만 아니라 그 가족들과 특별한 관계를 형성한다. 그들은 중환자실에서의 신뢰 관계 발달에 대한 특별한 상황을 설명할 수 있고, 환자의 회복이나 심지어 존엄한 죽음에서의 신뢰관계는 중요한 역할을 한다. 반대로 환자들은 자신을 간호하는 간호 제공자를 불신할 때 더 불안해하고 간호사들의 행동을 더 면밀하게 주시하게 되고, 안전감이나 안정감의 결여를 느끼는 것으로 나타났다. 따라서 우리의 목표는 자신있는 돌봄의 태도를 보여주고, 기술적으로 유능함을 보여주고, 신뢰관계를 한 층 더 발전 시켜주는 효과적인 의사소통 기법을 발달시키는 것이다.

3) 정보 제공

안전감에 대한 요구 외에도 중환자들은 현재 상태에 대한 정보 욕구가 있으며, 이는 우선 순위가 매우 높다. 정보 욕구는 환자가 자신에게 행해지고 있는 치료의 모든 부분에 대해 알고자 하는 것이다. 환자들은 지금 이 순간 무슨 일이 일어나는지, 자신에게 앞으로 어떤 일이 일어날 것인지, 그들이 어떻게 하고 있는 것인지, 그들이 예상하고 있는 것은 무엇인지에 대해 알고 싶어한다. 많은 환자들은 자신에게 무슨 일이 일어나고 있는지에 대해 자주 설명 듣기를 원한다. 이러한 설명은 환자를 재인식시키고, 사건에 대한 일련의 순서를 정돈하고, 꿈이나 환각과 실제 현실을 구분할 수 있게 해준다. 환자의 불안은 간단한 설명만으로도 완화될 수 있다. 예를 들어, 인공호흡기가 제거되고 있는 한 환자를 생각해 보자. 이 환자는 그가 숨을 쉬지 못하면 기계가 그를 위해 숨을 쉴 수 있도록 해 준다는 확신이 꼭 필요했던 환자이다. 가족 역시 정보에 대한 욕구가 매우 높았던 것으로 확인되었다. 희망이 있기를 바라는 욕구 다음으로 높은 욕구였다. 대부분의 가족들은 의사를 1차 정보처로 간주한다. 간호사들은 환자의 비밀스러운 의료 정보를 가족에게 알릴 때에는 환자의 허락을 먼저 받아야 한다. 만약 환자의 상태 때문에 허락을 받는 것이 불가능하다면, 이런 비밀스러운 정보를 전해 들어도 되는 가족대표가 누구인지를 확인해야 한다. 이런 정보에 대해서는 환자의 의무기록카드에 기록해 두어야 한다.

4) 통제감 제공

통제감을 강화시키는 간호활동은 환자의 자율성을 증진시키고, 통제감 상실에 대한 위압감을 완화시키는데 도움이 된다. 간호사는 다음과 같은 방법

으로 환자자신을 둘러싸고 있는 환경에 대해 환자가 좀 더 많은 통제감을 느낄 수 있도록 도와줄 수 있다:

- 일상적인 일의 순서와 예측 가능성을 제공
- 예상되는 지침 이용하기
- 가능하다면 언제나 환자가 선택하도록 허용
- 의사결정 시 환자 참여
- 정보를 제공하고 절차에 대해 설명

환자에게 일상적인 일의 순서와 예측 가능성을 제공하는 것은 다음에 무슨 일이 일어나는지 예상하고 준비할 수 있게 한다. 이는 환자로 하여금 스스로 통제하고 있다는 환상을 심어 줄 수도 있지만, 예상적 지침은 환자가 부주의한 상황에 놓이는 것을 막아주고 대처기전의 작동을 가능하게 한다.

환자가 기꺼이 하고자 하고 환경에 대한 통제감을 증가시킬 준비가 되어 있다면 조그마한 선택이라도 환자에게 허용한다. 환자가 왼쪽으로 눕는 것을 좋아하는지? 혹은 오른쪽으로 눕는 것을 더 좋아하는지? 두 팔 중 어느 쪽에 정맥수액이 주입되기를 바라는지? 침상 머리는 어느 정도 올리는 것을 좋아하는지? 환자는 기침을 진통제 복용 후 즉시 하고자 하는지, 또는 20분 후에 하고자 하는지? 자신의 상황에 대해 작은 통제감이나 예측가능성을 느낄 수 있는 결정을 스스로 한다는 것은 환자에게는 아주 중요하다. 이런 작은 선택들은 선택의 여지가 전혀 없는 치료시술 동안 통제감의 결여를 환자가 수용하도록 돕는 역할도 한다.

5) 문화적 민감성

개개 환자에 대한 중재는 반드시 전 · 후 상황에 바탕을 두고 문화적으로 민감해야 한다. 횡문화적 간호와 간호실무는 개인의 문화적 신념, 가치관, 생활양식과 조화되는 간호의 제공에 초점을 두고 있다. 문화적 사정에는 환자의 문화적 규범, 신념 그리고 세계관 뿐만 아니라 질병에 대한 환자의 일반적인 반응도 포함된다. 개인의 반응과 가치관은 같은 문화 내에서도 다를 수 있기 때문에 환자를 사정할 때는 문화적 상황 안에서 살아가고 있는 개인으로 인식해야 한다. 중환자실 입원이라는 사건의 의미에 대한 환자의 인식을 파악하는데 가족이나 친지가 단서를 제공할 수 있다. 또한 간호사는 환자가 입원해 있는 동안 환자가 동일시하고 있는 특정 민족이나 종교 집단, 개인적 가치나 규범 등 간호 제공 시 고려해야 할 사항이 있는지 물어 볼 수 있다. 각성과 수용은 문화적 자질과 능력의 핵심이다.

6) 함께 함과 확신

환자와 함께 함(presencing)은 중환자들의 고통이나 불안을 완화하는데 그 자체로 의미 있는 방법이 된다. 옆에 있어주기는 간호제공자가 자신을 치료적으로 사용하는 것으로, 돌봄의 태도를 보이고, 환자 개개인의 요구에 주의를 기울이는 것이다. 그러나 옆에 있어주기는 단순히 몸만 옆에 있어 주는 것 이상의 의미를 내포하고 있으며, 한 사람에게 모든 주의를 다 기울이고, 그 사람에게 집중하고, 적극적 경청을 한다는 것을 의미한다. 간호사가 환자 옆에 있어주기를 할 때의 핵심은 자기가 해야 할 일이나 의무적인 생각을 해서는 안 된다는 것이다. 옆에 있는 간호사의 에너지와 주의력을 환자 자신이나 그의 요구, 그의 느낌에 두어야 한다는 것이다. Snyder와 그 동료들은 옆에 있어주기의 좀 더 고차원적 수준을 초월적 옆에 있어주기라 했는데, 이는 간호사와 환자 사이의 영적 특성을 가진 에너지의 교환이라는 의미를 가지고 있다. Quinn은 치유자로서 자아 사용의 발달에서 의도성이라는 개념을 설명하였다. 이는 눈, 목소리, 에너지 그리고 접촉과 같은 개인이 가진 모든 능력을 좀 더 의도적인 치유방법으로 이용하기 위해 의식적으로 노력하는 것을 의미한다. 환자 곁에 함께 있어주고, 돌봄의 접촉 형태로 환자에게 안심을 제공할 수 있다. 안심시키기 또한 언어적 활동이다. 말로 환자를 안심시키는 것은 현실적인 격려와 환자가 잘못 알고 있는 사실을 명확하게 해주는데 사용이 된다면 환자에게 효과적일 수 있다. 그러나 안심시키는 말이 환자가 자신의 감정을 표현하는 것을 막는다거나 추후 대화의 필요성을 억누른다면 그렇게 가치 있는 방법은 아니다. 안심시키기는 두려움과 불안을 감소시키고 좀 더 평온하고 수동적인 반응을 불러 일으키고자 하는 것이다. 안심시키기는 환자가 비현실적이거나 필요 이상으로 두려움을 표현할 때 가장 좋은 방법이다.

7) 인지기법

인지기법은 인지 학습이론에서 발전되었다. 인지기법은 환자가 시작할 수 있고, 자신의 심리적 요소에 대한 복잡한 통찰력이나 많은 이해가 크게 필요하지는 않다. 인지기법은 또한 환자의 사생활을 묻지 않으면서 불안을 감소시키기 위해 사용 될 수 있다. 뿐만 아니라 환자의 친구와 가족 구성원들 역시 자신을 돕고 환자의 긴장을 감소시킬 수 있는 이러한 기법을 배울 수 있다.

(1) 내적 대화

불안이 높은 사람은 대부분 자신의 불안 수준을 더 증가시키거나 영속시키는 메시지를 스스로에게 보내는 경향이 있다. 이러한 메시지는 끊임없는 "혼잣말"이나 내적 대화를 통해 전달이 된다. 중환자실에 있는 환자는 "여기서는 조금도 견딜 수가 없으므로 나가야 한다"와 같은 말을 소리 없이 할지도 모른다. 그 외에도 "나는 지금 이 통증을 어떤 방법으로도 조절 할 수가 없어"와 같은 생각도 할 것이다. 환자에게 이런 내적 대화에서 무슨 일이 일어나고 있는지를 서로 알기 위해 큰 소리로 말하게 함으로써 간호사는 환자 스스로의 메시지들이 환자로 하여금 안정과 이완을 방해 한다는 사실을 인식할 수 있다. 간호사는 이런 것을 대체할 수 있는 다른 메시지를 환자에게 전해 주어야 한다. 환자에게 스스로의 메시지를 없애는 것 보다는 다른 것으로 대체하도록 하는 것이 중요한데, 그 이유는 환자의 의지가 그것을 없애려고 할지라도 내적 대화는 끊임없이 작동되고 잘 없어지지 않기 때문이다. 그러므로 환자에게 건설적이고 자신감을 갖게 하는 말로 대체하도록 하는 것이 환자의 긴장수준을 보다 유의하게 감소시켜 준다. "이 통증을 잘 조절할 수 있을 거야" 또는 "전에 이런 힘든 경험을 했었어. 이번에도 난 잘해 낼 수 있을 거야" 와 같은 말들은 자동적으로 불안을 감소시키고, 대처 행동을 잘 형성할 수 있도록 돕는다. 어떤 메시지들은 환자의 자신감, 통제감, 희망을 한층 더 강화시키고, 환자를 수동적인 희생자의 역할보다는 긍정적이고 적극적인 역할을 하도록 이끌기도 하는데 이 경우 환자의 대처감과 안녕이 향상될 것이다.

간호사는 환자가 자기안의 내적 대화를 하게 함으로서 다음과 같은 것을 증가시키도록 돕는다.

- 자신감
- 통제감
- 대처능력
- 낙관주의
- 희망

(2) 외부와의 대화

내적 대화와 비슷한 방법을 다른 사람들과 나누는 외부와의 대화에 적용할 수 있을 것이다. 자신에 대해 다른 사람에게 정확하게 말하도록 요구함으로써 동일한 목표를 이룰 수 있다. 예를 들어 "내 스스로는 아무것도 할 수 없어"와 같이 말하는 환자에게는 자신의 몸을 들어 올리고, 옆으로 돌아눕고, 예쁜 미소로 간호사가 좋은 기분을 느끼도록 하거나 지금 어떤 상황인지를 가족들이 잘 이해하도록 돕는 것과 같이 그들이 할 수 있는 것을 정확하게 알 수 있도록 질문해야 한다. 허약한 환자의 아주 작은 움직임조차도 환자가 알 수 있도록 하고 말하도록 해야 한다. 이러한 방법은 환자가 자신에 대해 가지고 있는 잘못된 생각을 바로 잡아 주고 다른 사람들이 그들을 보는 방식을 바로 잡는데 도움이 된다. 이는 환자의 무기력을 감소시켜 주고 불안을 완화시켜 준다.

(3) 인지 재평가

이 방법은 환자가 특정 스트레스원을 알아내도록 하기 위해 질문하고, 그 스트레스원에 대한 환자의 반응을 수정하도록 하는 것이다. 즉, 환자가 좀 더 긍정적인 관점으로 자신의 스트레스원을 재구성하여 그 자극을 더 이상 위협으로 보지 않도록 하는 것이다. 환자에게 그 자극에 대한 반응을 개인적으로 통제하도록 하는 것이다. 이러한 방법은 유도적 심상요법, 이완 훈련과 병행할 수 있다.

8) 유도심상요법과 이완훈련

이는 긴장을 감소시키기 위해 환자에게 교육할 수 있는 유용한 방법이다. 간호사는 환자에게 아주 즐거웠던 장소에 있거나 매우 즐거운 경험을 하고 있다고 상상하도록 격려한다. 환자는 그 즐거웠던 상황의 감각에 집중하고 음미하도록 한다. 예를 들어 환자에게 "지금 당신이 보고 있는 색깔은 무엇인가요?" "무슨 소리가 들리나요?" "숨 쉬고 있는 공기의 냄새는 어떤가요?" "피부에 와 닿는 감촉은 어떤가요?" "부드러운 산들바람이 불고 있나요?" 등과 같은 질문은 환자의 심상을 고양시키게 되고, 그 결과 정신의 휴식과 안정을 통해 이완이 증진된다.

유도심상요법은 또한 우울, 불안 그리고 분노와 같은 불유쾌한 감정을 감소시키도록 돕기 위해 사용될 수 있다. 걷기, 식사하기와 같이 삶의 유지를 위해 필요한 과제를 재학습해야 하는 환자가 스스로 직면하고 있는 어려움을 성공적으로 극복해내기 위한 정신적 준비과정으로 유도심상요법을 사용 할 수 있다. 이 경우 과제와 그 과제를 성공적으로 완수하는 자신을 스스로 마음속에 구체화하는 것을 가르쳐야 한다. 이러한 방법이 환자에게 하찮고 바보스럽게 보인다면, 이 방법 역시 집중과 기술이 필요한 방법이고, 일반적으로 운동선수들의 수행능력을 향상시키고 중요한 경기 전에 정신적으로 준비하기 위해 흔히 사용되는 방법임을 환자에게 주지시킬 수 있다. 유도 심상 요법은 환자의 생각을 의도적으로 다른 곳으로 전환하고, 집중하도록 하는 방법으로 환자에게 힘을 부여하고 만족감과 안녕감을 증진시켜 준다.

간호사는 환자의 불안을 감소시키기 위해 심부근육의 이완요법을 사용할 수 있다. 심부근육이완은 정온제와 진정제의 사용을 감소시키거나 아예 필요 없도록 만든다. 점진적 이완은 환자에게 우선 가능한 한 가장 편한 자세를 취하도록 하고, 심호흡을 몇 번 들이마셨다가 천천히 내쉬도록 한다. 다음으로 환자에게 가능한 한 주먹을 꽉 쥐거나 발가락을 구부리도록 하고는 그 자세를 몇 초간 유지하도록 한다. 그리고 나서 자신의 근육이 이완되는 느낌에 집중하면서 근육을 이완시키도록 한다. 환자에게 이러한 방법을 발가락에서부터 시작하여 몸의 다른 부분(발, 종아리, 허벅지, 복부, 흉부 등)을 거쳐 위로 올라가면서 이완을 시키도록 한다. 이 절차는 환자가 각각의 근육들이 이완 상태에 도달했다는 것을 알리는 비언어적 신호(손가락을 까딱하는 것 등)를 보내면서 천천히 시행하도록 한다. 많은 사람들이 평소에 이 부분의 신체적 긴장을 경험하기 때문에 등, 어깨, 목, 두피, 이마와 같은 곳에서는 여분의 시간과 관심을 기울이도록 해야 한다.

이완 상태가 되면, 간호사는 환자에게 심상을 하게하거나 원한다면 깊은 잠을 자도록 할 수 있다. 특히 죽음에 대한 두려움이 환자의 마음속을 아주 크게 차지하고 있다면 환자가 이완과 수면의 깊이를 선택하고 조절하도록 해야 한다. 보통 정도의 어두운 방과 부드러운 목소리는 이완을 촉진한다.

환자에게 이완을 요구하는 것이 몸의 근육을 적극적으로 풀어 주고 긴장을 흘려 내보내고, 신체에서 긴장이 빠져 나가고 매트리스 아래로 깊이 가라앉는 것을 상상하도록 지도하는 것과 비교해 볼때 때로는 비생산적일 수 있다. 이때 간호사는 조심스럽게 언어를 사용하여 환자가 단순히 수동적으로 따라하는 역할을 하기 보다는 적극적인 역할을 하도록 돕는다.

9) 심호흡

심하게 불안하면 환자의 호흡 양상이 변화할 수 있는데, 주로 숨을 참게 된다. 이는 신체적으로 정신적으로 나쁜 영향을 미친다. 복식호흡이라고도 하는 횡격막호흡을 환자에게 가르치면 전환요법과 대처기전으로 효과적일 것이다. 횡격막 호흡은 수술 전 환자나 급성 공포나 불안을 겪고 있는 환자들이 빨리 그리고 쉽게 배울 수 있다. 환자에게 손을 복부에 놓고 코를 통해 깊이 숨을 들이 쉬게 해서, 잠시 숨을 참도록 하고, 오무린 입술을 통해 내쉬게 한다. 이 방법의 목적은 환자가 자기의 손을 밖으로 밀게 하여 심호흡 한다는 것을 실제로 보일 수 있게 하는 것이다. 간호사는 이 방법을 먼저 환자에게 시범을 보이고, 환자가 이 방법을 시행함으로써 편안해하고 통제감을 가지게 될 때까지 환자와 함께 하도록 한다. 기계적 환기 상태(인공호흡기)에 있는 환자는 호흡에 집중하고 손을 밖으로 밀어 내게 하는 방식으로 변경시켜 적용할 수 있다. 그러나 기계적 환기 상태에 있는 환자가 심한 흥분을 경험하는 상황이라면 이 방식에 잘 반응할 수 없을 것이다.

10) 음악요법

음악요법은 환자의 불안을 감소시키고, 기분 전환을 제공하고 이완과 휴식, 수면을 증진시키기 위한 전략으로 중환자 치료 환경에서 사용되어 왔다. 환자에게 특별히 선택한 오디오 테이프와 헤드폰을 제공한다. 보통 음악요법은 한 회에 20~90분 정도 하루에 한번 내지 두 번 시행한다. 음악 선곡은 개인의 취향에 따라 매우 다양하지만, 가장 일반적으로 선곡되는 음악은 60-70비트 정도 템포의 단순하고 직접적인 리듬의 현악기로 구성된 저음의 곡들이다. 대부분의 환자들은 자신에게 친숙한 음악을 선호한다.

11) 유머

배를 잡고 웃는 것은 신체적, 정신적으로 긍정적인 영향을 미친다. 웃으면 엔돌핀 수치가 상승하고 신체의 자연적 통증완화 인자가 상승하는데, 이러한 물질들은 혈류로 유리된다. 웃는 사람은 긴장과 불안이 완화되고 근육이 이완된다. 중환자실의 간호사가 유머를 사용하면, 절차와 관련된 환자의 불안이 감소하고 관심이 다른 곳으로 전환될 수 있다. 중요한 점은 유머를 반드시 상황과 환자의 문화적 관점에 맞게 사용해야 한다는 것이다. 많은 간호사들이 환자에 대한 유머는 환자와 친밀한 관계가 형성된 후 사용해야 한다고 보고하고 있다. 또한 간호사들은 유머를 적절하게 사용하기 위해 환자와 방문객들에게서 단서를 얻을 수 있었다고 하였다. 환자는 유머감각이 뛰어난 간호사의 경우 좀 더 다가가거나 말을 건네기도 쉬웠다고 보고하였다. 유머의 긍정적 효과를 의료 환경 안으로 통합시키고자 한 노력의 일환으로 몇몇 기관들은 유머 자료방이나 이동용 유머 카트를 개발하기도 하였다. 이러한 것들은 마음을 밝게 하는 다양한 읽을 거리, 비디오테이프 그리고 오디오 테이프 등을 환자에게 제공해준다. 또한 이 카트에는 게임기, 퍼즐놀이, 마술용품 등이 들어 있기도 하다. 어떤 간호사들은 자기가 독창적으로 치료적 목적의 이동용 유머 상자를 만들기도 한다. 유머의 사용은 환자로 하여금 자신의 불안을 재구성하고, 자신들의 에너지가 더 나은 기분이 되도록 하는 통로역할을 한다. 적절한 유머의 사용은 상당한 경제적 압박과 함께 복잡하고 늘 도전적인 상황이 가득 찬 환경에서 일하는 중환자실 간호사의 스트레스도 완화시킬 수 있다.

12) 마사지와 치료적 접촉

마사지는 안위 제공과 이완 증진을 목적으로 근육을 두드리고 주무르는 활동이다. 간호사는 오래전부터 등을 문지르는 방법을 사용해왔다. 경찰법은 천천히 율동적으로 등이나 사지와 같은 긴 근육의 원위부에서 근위부 쪽으로 문지르는 방법이다. 일정하게 그리고 유연하게 손 전체에 압력을 적용해서 시행한다. 마찰 감소와 수분 보충을 위해 로션을 사용하기도 한다. 마사지는 불안 감소와 이완 증진에 효과적이다. 치료적 중재로 활용할 때는 환자의 선택이 중요하다. 예를 들어, 혈역동학적으로 불안정한 환자는 마사지에 적합하지 않다. 또한, 간호사가 중환자를 위한 간호중재로 유날법이나 압점과 같이 보다 전문적인 마사지술을 효과적으로 적용하기 위해서는 추가 훈련을 받아야 한다.

치료적 접촉은 환자의 에너지장의 균형을 다시 회복시키기 위해 체계적인 방법으로 환자의 몸 위에 시술자의 손을 움직여 나가는 기술을 말한다. 치료적 접촉의 중요한 요소는 치유자의 역할에 대한 온정적 열의이다. 보완대체요법으로의 치료적 접촉은 불안 감소와 안녕감 증진을 위해 급성기 치료 상황에서 사용되어 왔다. 치료적 접촉은 치유적 접촉의 기본이 되는 기술로, 치유적 접촉에는 에너지장의 균형과 치유 촉진을 위해 신체 전체에 적용하는 방법과 신체 일부에 적용하는 방법이 있다. 치유적 접촉 치료를 수행하는 공식적인 치유자 양성 교육프로그램이 있으며, 이의 잠정적 이점에 대해서는 현재 적극적으로 연구 중에 있다.

13) 경락요법

보완대체의학은 비전통적 치유 방법을 포괄하는 용어이다. 경락요법(Meridian therapy)은 침술, 지압 그리고 전기자극과 저강도의 레이저로 어떤 특정 신체 부분을 활성화시키는 행위로 경혈 등이 포함된다. 경락요법은 중의학의 전통에서 유래되었다. 경락은 복잡한 에너지 통로이며, 복잡한 패턴으로 통합되어 있다. 이러한 통로는 민감한 에너지 점을 가지고 있으며, 이 에너지 점은 다양한 신체 기능에 영향을 미치는 폐색을 완화시키도록 자극을 가할 수 있는 곳이다. 여러 연구에서 통증 완화, 수술 후 오심, 그리고 다른 기능의 회복에 대한 경락요법의 효과를 입증하고 있다. 최근에는 경혈부위를 타당화 하기 위한 연구가 수행되고 있다. 경락요법은 특별 교육과 수련을 받은 전문가들만이 수행 할 수 있다.

14) 동물 보조 요법

인간과 동물의 결속은 많이 입증되고 있다. 애완동물과의 유대감은 높은 자존감과 신체적 건강 수준과 관련이 있다. 애완동물 요법(또는 좀 더 범위를 넓혀 동물보조 요법)은 학령기 어린이와 요양원에 있는 환자들에게 상당한 효과가 있었다. 최근에는 급성기 환자와 중환자 치료에도 긍정적인 효과가 있는 것으로 소개되었다. 한 캘리포니아 병원에는 애완동물 주인인 자원봉사자와 애완동물 팀이 병원의 여러 병동 환자들을 방문하도록 하는 공식 프로그램을 시행하였다. 소규모의 예비 연구에서 Cole과 Gawlinski(2000)는 환자들이 심장이식 수술을 기다리는 동안 그들의 병실에 물고기 어항을 통해 기쁨을 느낀다고 보고하였다.

5. 중환자의 억제대 사용

1) 신체 억제대

신체 억제대는 기관 삽관, 생명 유지를 위한 정맥주입, 기타 침습적 치료 장치의 갑작스러운 제거로 발생할 수 있는 심각한 장애를 예방하기 위해 중환자실 환자들에게 사용되어 왔다. 억제대를 사용하는 또 다른 이유로는 낙상 방지, 행동 통제, 환자 손상에 따른 법적 소송을 피하기 위해서이다. 그러나 억제대 사용과 관련된 연구, 특히 노인환자들을 대상으로 한 연구에서는 이런 이유가 좋은 의도이기는 하지만, 타당하지 않음을 보여주었다. 억제대를 적용했던 환자들은 자유를 제한하는 억제장치에 "대항"함으로써 낙상은 발생하지 않지만, 오히려 더 심각한 2차적 손상을 입을 수 있음을 보여 주었다. 또한 억제대를 사용하지 않아 입게 되는 손상보다도 부적절한 억제대의 사용과 관련한 법적 소송이 더 많았음을 보고하였다.

환자를 억제함으로써 야기되는 강제적 부동은 피부 장애, 근육 긴장도 상실, 순환 부전, 신경 손상, 폐렴과 같은 문제를 초래해서 환자의 재원기간을 훨씬 더 연장 시킬 수 있다. 억제대는 주로 환자의 흥분 상태를 가속화시켜 골절이나 괴사손상과 같은 결과를 야기할 때 적용되어 왔었다.

신체 억제대는 어떤 기구나 장치를 이용하는 것으로 대부분 환자의 움직임과 자기 몸을 함부로 만지지 않게하기 위해 적용되고 있다. 억제대의 종류로는 사지 억제대, 끈으로 이어져 있는 벙어리장갑, 조끼나 허리 억제대, 노인용 의자 그리고 침상난간 등이 포함된다. 침상 난간은 환자를 일으켜 세우거나 도울 때보다는 환자가 침대 바깥으로 나오려고 할 때 환자의 기동 능력을 제한하기 위해 고려하고 있다.

미국의 경우 억제대 사용에 관한 표준을 관련 기관(JCAHO)에서 규정하고 감시하고 있다. 이 표준 지침은 표 2-1-2에 잘 설명이 되어 있다. 많은 병원들이 관련 기관이 규정하고 있는 가장 최근의 억제대 적용 기준 즉, 2001년 1월의 기준에 부합하는 기준을 마련하기 위해 억제대 사용에 관한 자신들의 방침, 시술 그리고 기록들을 개정해 가고 있다.

2) 화학 억제대

화학 억제대는 환자의 방해 행동을 통제하거나

표 2-1-2
신체적 억제대에 대한 간호표준의 요약

억제대의 시작

- 억제대는 자격을 가진 독자적 전문간호사의 처방을 필요로 하며, 특정 시기에 있는 환자를 한 인간으로 보고 · 평가해야 한다.
- 억제대는 응급 수단 혹은 대안이 되는 치료방법이 실패하였을 때에만(대안이 되는 치료방법과 환자 반응을 기록한다) 사용한다.
- 억제대는 안전하게 억제대를 사용할 수 있는 능력이 있고, 훈련된 직원에 의해서 시행된다(포괄적인 훈련과 감시 프로그램이 제시되어야 한다).
- 억제대 처방은 시간-제한이 있어야 한다(환자를 24시간 이상 억제된 상태로 두어서는 안되며, 보다 자주 억제대가 계속 필요한지에 대해 재사정하고 기록해야 한다).
- 환자와 가족에게 억제대 사용의 합리성과 이유에 대해 정보를 제공해야 한다.

억제대를 하고 있는 환자의 관찰

- 환자의 권리, 존엄 그리고 안녕은 보호되어야 한다.
- 환자는 훈련되고 유능한 직원에 의해서 매 15분마다 사정되어야 한다.
- 사정과 기록은 적절한 영양, 수분 공급, 위생, 배설, 활력징후, 순환, 관절운동범위, 억제로 인한 손상, 신체적, 정신적 편안함, 억제대 중단을 위한 준비를 포함해야 한다.

제한하고자 환자에게 약물을 투여하는 것을 의미한다. 행동의 제한을 위해서가 아니라, 행동을 통제하기 위하여 사용되어 온 약물에는 할로페리돌과 같은 향정신성 약물, 벤조다이아제핀계(예: 로라제팜, 미다졸람)와 같은 진정제, 또는 항 콜린성, 항히스타민, diphenhydramine 등이 포함된다. 환자의 의학적 상태를 치료하기 위해 투여되는 약물은 이러한 정의에 적용되지 않는다. 진정제, 진통제, 불안 완화제의 사용은 중환자 치료에 있어 중요한 보조치료제 들이다. 이런 약물의 사용에 관한 기록에는 그 약을 투여하는 상황, 그리고 그 약에 대한 환자의 반응을 반드시 기록해야 한다.

섬망은 중환자실 환자들에게 흔히 나타나는 현상이며 수면장애, 환자의 근본적인 의학적 상태, 낯선 환경, 약물의 부작용, 또는 이 모든 요인들이 복합적으로 서로 결합되어 나타날 수 있을 것이다. 노인 환자들은 특히 섬망에 취약하다. 섬망은 혼돈, 부적절한 행동, 주의 집중력의 감소, 단기 기억력 상실, 그리고 인지 능력의 변화와 관련된 가역적 인지 장애를 말한다. 그러나 치매는 일반적으로 경증에서 중증의 인지부전과 관련된 점진적 질환으로 정의되고 있다.

생명을 위협하는 질병과 여러 유해한 중재활동을 경험하는 환자들에게 간호는 반드시 적절한 안위를 제공해 주어야 한다. 환자의 치료 목적을 달성하기 위해 가능하면 최소한의 약을 쓰는 것이 바람직한데, 그 이유는 모든 약이 부작용과 역작용을 일으킬 수 있기 때문이다. 약을 적용하기 전에 환자의 안위 정도가 적절한지를 지속적으로 사정해야 한다. 통증을 나타내는 것처럼 보이는 행위도 실제로는 환자의 신체 상태의 변화를 의미하기도 한다. 예를 들어, 흥분과 안절부절은 저산소증의 징후이기도 한다. 통증을 완화시키고 안위를 증진시키기 위해 필요시(prn) 약을 사용할 때는 주의를 기울여야 한다. 환자사정, 목표설정, 중재에 일관성이 없으면, prn으로 투여하는 약의 용량은 중환자에게 필요보다 많은, 혹은 필요보다 부족한 약물이 투여 될 수 있다. 또한 이러한 약들을 갑작스럽게 끊게 되면 반동효과가 나타날 수 있다. 진통제나 진정제의 투여 중단은 인공호흡기 치료 중단과 같이 중요하다. 중환자 치료에서는 환자의 안위를 위해 매일의 간호기록지에 통증사정 도구를 포함시키고 있다.

3) 억제대 사용에 대한 대안

환자가 혼돈이나 섬망 때문에 자신의 생명유지 장치나 튜브를 빼려고 할 때 선의의 간호사란 무엇을 하는 간호사인가? 신체적 억제대는 환자가 그 자신이나 타인을 위험에 빠뜨릴 때, 그리고 다른 방법이 실패 했을 때에만 사용하는 마지막 수단이어야 함을 기억해야 한다. 억제대는 오히려 위험한 행동을 더 가능하게 할 수도 있다. 따라서 간호사는 환자가 무엇을 느끼는지, 어떤 것을 경험하는지를 알아내려고 애써야 한다. 드러나는 행동 뒤에 어떤 의미가 숨어 있을까? 추운가? 가려운가? 통증이 있는가? 환자는 지금 자신이 어디에 있는지, 왜 여기에 있는지 아는가? 때때로 환자의 요구나 근심을 강조하고, 환자에게는 안정이 가장 중요한 것이라는 것을 재교육시켜야 한다. 그 외의 중재 활동으로는 환자의 환경을 교정하기, 주의를 딴대로 돌리게 하는 전환 행동 제공하기, 환자의 조절과 선택 허용하기, 그리고 적절한 수면과 휴식을 증진시키는 것 등이 포함된다(표 2-1-3).

표 2-1-3
신체적 억제대에 대한 대안

환자 환경의 조절
- 침대는 가장 낮은 위치로 유지하라.
- 체위변경이 필요할 때 침대난간의 사용을 최소화하라.
- 병실 조명은 적당하게 하라.
- 어디서든 이용할 수 있는 알람이 있는 침대와 의자를 작동시켜라.
- 불필요한 가구나 장비를 제거하라.
- 침대 바퀴가 고정되었는지를 확인하라.
- 무선 호출기 신호는 쉽게 손이 닿는 범위 내에 두어라.

치료의 조절
- 치료의 필요성을 자주 사정하고 튜브나 카테터를 최대한으로 빨리 중지시킨다.
- 환자가 자주 용변을 보게 하라.
- 만약 가능하다면 치료방법을 위장하라(예; 환자의 시야 범위 뒤쪽으로 정맥 수액 백을 두고, 정맥 주사 부위 위에 긴 소매의 가운이나 헐렁한 옷을 입혀라).
- 신체적 요구와 안위 요구를 충족시켜라(예; 피부간호, 통증 관리, 체위 고정, 저산소혈증 관리).
- 가능하면 환자가 손으로 튜브나 장치를 찾아 쥐도록 인도하고, 튜브나 장치의 목적, 경로, 그리고 경과보고에 대해 설명하라.
- 가능한 많이 환자를 움직이게 하라(예; 물리 치료에 대한 상담을 고려하고, 지팡이나 보행보조기, 안락의자, 혹은 침상 옆 이동식 변기의 필요성)

환자와 가족의 참여
- 가능한 한 환자가 선택하고 통제하게 하라.
- 가족 구성원들이나 자원봉사자들은 단체 활동이나 전환 활동을 제공할 수 있다.
- 혼자서 할 수 있는 전환 활동을 고려하라(예; 음악, 비디오나 텔레비전, 녹음테이프로 된 책들).
- 환자가 안경과 청력보조기가 필요한지 확인하라.

치료적 자기 사용
- 편안하고 안심시키는 목소리 톤을 사용하라.
- 당신을 소개하고 환자가 그들 자신이 안전하다는 것을 알게 하라.
- 기도 내 삽관을 하고 있거나, 말을 할 수 없는 환자와 의사소통하는데 적합한 방법을 찾아라.
- 치료법, 장치들, 간호 계획들, 활동들, 익숙하지 않은 소리들, 소음들, 혹은 경고음 등을 자주 설명해 주어 환자를 재교육하라.

6. 상실과 상실에 대한 반응

질병의 위협은 상실과 관련된 대응 행동을 촉진시킨다. 환자는 건강이나 사지의 상실, 자아개념에 대한 타격이나 생활양식의 변화 필요성에 적응해야만 한다. 임종환자들은 삶의 상실에 적응해야 한다. 이런 모든 사건들-익숙하던 자아상의 상실, 변경된 자아상으로의 대치 등-에는 변화가 요구된다. 모든 상실에는 적어도 일시적 단계의 자존감의 저하를 경험하게 된다. 상실의 본질과 상관없이 슬픔의 역동성은 그 자체로 어떤 형태를 나타낸다. 상실에 대한 반응은 다음 4단계로 설명 될 수 있다.

- 충격과 불신
- 인식
- 회복
- 해결

각 단계에는 특징적이고 예상 가능한 행위가 포함되어 있으며, 예상 할 수 없는 방식으로 변동한다. 행동에 대한 인식과 사정 그리고 기저의 역동성을 이해함으로서 간호사는 치유과정을 지지하는 중재를 계획할 수 있다.

1) 충격과 불신

상실에 대한 반응의 첫 번째 단계에서 환자는 부정의 행동 특성을 보인다. 그들은 진단의 합리적 의미와 정서적 영향을 이해하고 경험하지 못한다. 진단명은 더 이상 정서적 의미가 아니기 때문에 환자는 종종 경계활동을 수행하는데 실패한다. 예를 들어, 환자는 의사의 충고와는 반대로 침대에서 내려오려고 시도하거나 처방된 식이나 섭생을 벗어나려 하고, "나는 여기 쉬러 왔소."라고 할 수 있다. 부정은 심지어는 환자가 의료기기의 오작동으로, 잘못 나온 임상병리검사 결과로, 또는 의사와 간호사들의 전적인 무능으로 어려움을 투사하게 할 수 있다.

명백한 부정은 섬세한 정신 기전인 합리적 문제해결 방식으로는 통제되지 않는다는 특징이 있다. 부정은 환자의 자원이 큰 충격으로 인해 순간적으로 차단되는 시기에 나타날 수 있는 것으로, 앞으로의 싸움을 위해 환자의 자원을 재 조직화 할 수 있다. 그러므로 부정을 없앤다는 것은 환자를 무기력하게 할 수 있다. 또한 부정이 명백한 위험성을 가지고 있기는 하지만, 심근경색 발작 후 높은 생존율과 관련이 있다는 보고도 있다.

간호중재: 중재의 원칙은 부정이라는 방어기전을 없애는 것이 아니라 간호를 통해 환자를 지지하고 현 상황을 인식하도록 하는 것이다. 간호사는 환자의 드레싱을 교환하고, 모니터 장치를 주시하면서 환자의 질병을 인식하고 받아들이게 한다. 간호사는 목소리의 고저, 얼굴 표정, 그리고 접촉을 통해 환자를 수용하고 있다는 것을 전달한다. 간호사는 반드시 환자가 표현하는 부정의 말들을 다시 환자에게 해주고 환자가 그 말을 스스로 주의 깊게 듣고 궁극적으로는 그들의 부조화를 검증하고 현실에 적용하도록 해야 한다. 예를 들어 간호사는 "어떤 면에서 심장 발작이 당신에게 도움이 될 것이라고 생각하나요?"와 같이 말 할 수도 있다. 간호사는 또한 "침대에만 하루 종일 있는 것이 힘들어 보이는 군요."와 같은 말을 함으로써 움직임의 제한으로 환자가 겪는 어려움을 간호사가 잘 인식하고 있다는 것을 보여줄 수 있다. 환자가 표현하는 것을 말해 줌으로서 간호사는 부드럽게 환자의 행동과 대면하지만, 비난하고 판단하는 행위를 하지 않음으로써 환자의 불안과 분노를 불러 일으키지 않는다. 이 단계에서 간호사는 부정의 방어기제를 허용하는 것으로 지지해 주지만, 영속되지 않도록 해야, 환자의 새로운 상황을 인식하고 수용하고 반영해야 한다.

환자가 부정 상태에 있을 때, 간호사는 다음의 몇 가지 방식으로 환자를 수용하고 있다는 것을 나타내 보인다.

- 목소리의 고저
- 진실된 얼굴 표정
- 접촉의 사용
- 환자의 부정확한 말들을 반추하기
- 심각한 주제에 대해 환자와 농담하지 않기

2) 인식

두 번째인 슬픔의 단계에서 환자의 행동은 특징적으로 분노와 죄책감과 관련되어 있다. 분노는 공공연히 표현되기도 하며 태만, 느린 업무 수행, 사소한 부주의 등을 빌미로 의료인들에게 향하기도 한다. 이 단계에서 현실의 취약함이 영향을 미치게 되는 것이다. 다른 사람에게로 분노를 치환시키는 것은 환자에 대한 현실의 영향을 완화시키도록 돕는다. 분노의 표현은 환자에게 희망이 없어 보이는 상황에서 자신에게 힘이 있다는 느낌을 준다. 요구하는 태도와 투덜대는 목소리의 고저는 주로 이 단계의 특징이며, 상실된 것으로 보이는 통제감을 다시 얻기 위한 환자의 원초적 노력을 의미한다. 그러나 이와 같은 행동은 종종 간호사와 다른 의료인과의 관계를 소원하게 만들기도 한다. 요구하지도 투덜대지도 않은 환자는 우울로 빠져들 가능성이 높은데, 그 이유는 분노가 타인이 아닌 자기에게로 향하기 때문이다. 이런 환자는 언어와 운동 기능의 지체 현상을 나타낼 수 있으며, 수면장애가 있을 수 있고 혼자 있는 것을 더 좋아할 수도 있다.

이 단계 동안 간호사는 불합리한 죄책감의 표현을 들을 수 있다. 환자는 "왜 내가?" 와 같은 의문에 답을 찾고자 한다. 이들은 자신의 인간적 결함과 분리해서, 그들 자신이나 그들의 과거 행동을 질병의 원인으로 귀인 시키고자 한다. 환자와 그 가족들은 비난할 만한 대상이나 사람을 찾는다.

자신의 질병과 관련한 죄책감은 그 사람이 가지고 있는 죄책감의 근본적인 역동성을 탐색하지 않는 한 이해하기 힘들다. 죄책감은 자존감의 저하나 자아개념의 손상 시 나타난다. 간호사는 죄책감 표현의 이면에 있는 의미가 자아개념을 부정적으로 변화시킨다는 것을 이해한다. '비난하기' 는 견딜 수 없는 죄책감의 투사 그 이상도 그 이하도 아니다.

간호중재: 환자의 인식이 발달 하는 동안, 간호중재는 환자의 기본적인 자기 가치감을 지지하고 분노의 직접적인 표현을 허용하고 격려한다. 환자의 자기 가치감을 지지해주는 간호 활동은 많은데, 환자의 이름 부르기, 낯선 사람 소개시켜 주기, 특히 환자를 검사하는 사람이라면 환자에 관해 이야기하기보다는 환자와 이야기하기, 그리고 가장 중요한 환자의 프라이버시와 존엄성에 대한 요구를 제공해주고 존중해 준다. 간호사는 동정의 언어적, 비언어적 표현에 주의를 기울여야 한다. 환자의 현재 상태보다는 환자의 구체적이고 일시적인 분노감, 슬픔, 그리고 죄책감을 강조하는 것이 좀 더 생산적이고 건설적인 방법이다.

간호사는 환자의 말을 경청하고 의사, 병원, 또는 자신의 치료에 따른 행동을 환자 앞에서 방어하지 않음으로써 환자 분노의 방출구를 만들 수 있다. 비 방어적이고 수용적인 태도는 환자의 죄의식을 감소시키고, 분노 감정의 표현에 대한 격려는 나타날 수 있는 우울을 막을 수 있다. 후에 환자가 자신의 비이성적 분노행위에 대해 사과한다면 간호사는 이것이 재활과 건강을 위해 필요한 단계임을 설명한다.

3) 회복

이 단계에서 슬픔에 빠져 있던 환자는 분노와 저항을 한 곳으로 빗겨놓고, 상실에 대해 건설적으로 대응하기 시작한다. 환자는 자신의 한계에 맞는 새로운 행동을 시도한다. 이때 나타나는 정서적 수준은 슬픔이며 울면서 시간을 보내는 것이 도움이 되기도 한다. 환자가 새로운 신체상에 적응하면서 상실에 맞는 의미 있는 기억을 떠올리는데 상당한 시간을 보내게 된다. 이 단계에 나타나는 행동은 미래에 대한 두려움을 말로 표현하는 것이다. 주로 이러한 행위는 잘 표현되지 않으며, 잘 감지 할 수도 없는데 그 이유는 가족들에게 이러한 말을 들려주고 싶지 않기 때문이다. 또한 신체 일부의 상실이나 흉터, 감각 상실이 초래 될 수 있는 심각한 외상 후 환자는 자신의 성적 능력에 대해 의문을 가지게 된다. 환자들은 자신의 변화된 신체에 배우자가 어떻게 반응 할 것인가를 염려한다. 환자는 가족 내에서의 자신의 새로운 역할에 의문을 가질 수도 있다. 대부분 환자들은 자신의 생활양식에 대한 구체적인 여러 가지 걱정을 한다. 따라서 비탄과정에서 추억에 잠기기, 울기, 질문하기, 두려움을 표현하기, 그리고 새로운 행동을 시도하기와 같은 행동은 환자가 과거의 자신의 자아개념을 변화시키도록 돕고 변화된 자아개념에 잘 적응해서 생활을 시작하도록 한다.

간호중재: 회복의 시기 동안 간호는 환자가 적응할 수 있도록 지지적이어야 한다. 장시간 동안 환자의 말에 대한 경청이 필요하다. 환자가 두려움과 미래에 대한 의문을 말로 표현한다면 환자는 자신의 불안을 규정하고, 새로운 문제를 해결하는 능력을 더 잘 발휘할 수 있을 것이다. 또한 자신의 두려움에 대해 혼잣말 하는 것을, 스스로 듣는 것은 자신에 대해 좀 더 합리적이고 이성적인 관점을 가지도록 돕는다. 환자는 사생활, 수용적인 태도, 우는 것을 격려하는 것과 같은 행위가 필요할 수 있는데 이러한 행위들이 환자가 슬픔을 잠시라도 잊도록 해주고 있다.

이 시기동안 간호사는 잘 적응하고 있는, 비슷한 처지에 있는 사람과의 만남을 고려할 수 있다. 이 방법은 새로운 동일시를 가정함으로서 환자에게 역할 모델을 제공하는데, 주로 위기 후에 나타난다. 모든 종류의 질환과 손상에서 회복되는 많은 지지 집단들은 환자와 그 가족들에게 지지와 역할 모델상을 제공해 줄 것이다.

간호사로부터 적절한 지지를 받고 있는 환자는 질병에 대한 적응으로 나타나는 변화를 인식하고 지각한다. 관계는 변화될 수 있고 또 변화한다. 친구들은 영구적 장애로 고통스러워하는 환자에게 지금까지와는 다르게 반응할 수 있고, 환자가 다른 사람의 태도와 느낌이 손상이나 질병 때문에 변화되었다고 믿게 한다.

이 시기동안, 가족도 환자와 비슷한 과정을 경험한다. 이들 역시 충격, 불신, 분노, 슬픔을 경험한다. 이들은 자신들의 문제를 해결하기 위한 준비를 한 후, 현재 환자의 상태가 가족과의 상호관계와 자신들의 생활양식에 얼마나 영향을 미칠 것인가를 생각한다. 가족들은 또한 혼란과 불확실성과 관련된 아픔을 경험한다. 간호사들은 가족도 도와주어야 한다. 가족들이 그들의 반발심과 두려움을 표현하도록 허용하고, 이러한 기분을 수용하는 태도를 보여줌으로써, 가족이 환자에게 좀 더 도움이 되고 환자를 수용하도록 도와 줄 수 있다. 간호사는 심도 깊은 경청을 통해 중간 매개자의 역할을 하고 가족 구성원들에게 환자가 표현하는 말을 다시 전달해 주어 그들이 서로 지지를 주고받을 수 있도록 한다. 바람직하지 못한 감정도 정상이라는 주장은 죄책감과 남에 대한 비난을 줄여주고, 미래를 수용하는 마음을 갖도록 돕는다.

4) 해결

해결은 정체성 변화의 단계이다. 처음에 환자들은 자신을 아주 병약한 존재로 지나치게 과소평가할 수 있다. 환자들은 자신의 신체를 차별할 수도 있다. 환자들이 사용하는 또 다른 방법은 외상의 근원(예: 장루, 보철물, 흉터 또는 마비가 된 다리 등)에 이름을 붙이거나 멀리 소외시키는 동시에 다정하게 대하는 방법으로 그러한 외상의 근원으로부터 정서적으로 스스로를 분리시키고자 한다. 환자들은 자신의 신체에 대한 의료인들의 반응에 민감하다. 환자는 간호사의 수용 정도를 시험하기 위해 부정적인 말을 하기도 한다. 환자를 비난하거나 다른 사람들도 문제를 가지고 있다고 말하는 것은 환자를 지속적으로 돌보아 주고, 환자와 함께 이야기 나누면서 환자를 수용해 주고 느낌을 인정해 주는 것보다 도움이 되지 못한다.

시간이 지나면서 환자는 적응하게 되고, 아픈 상처는 희미해지고 "절름발이" 또는 "쓸모없는 존재"라기보다는 질병 때문에 어떤 제한이 있는 존재로써 자기 정체성을 가지게 될 것이다. 환자는 더 이상 자신의 정체성의 근거로 결함을 이용하지 않을 것이다. 해결 단계에 이르면 필요할 때 다른 사람에게 기대거나, 자신의 인내심 이상으로 밀어붙이거나, 신체적 부적절함이나 제한에 대해 지나치게 보호해서는 안 된다. 종종 환자는 자신이 겪은 위기를 성장이나 성숙의 시간으로 반추하기도 한다. 환자가 이러한 어려운 적응과정을 이루어 낸 것에 대해 자부심을 가지게 되고, 어떤 불편한 감정 없이 자신이 이룬 성취와 실망에 대해 현실적으로 뒤돌아 볼 수 있을 것이다. 이 시기에 환자는 정체성의 위기를 겪으면서 복구단계에 있는 다른 환자들의 역할 모델이 되어 줌으로써 다른 환자를 도와 줄 수 있다는 것에 만족해하고, 다른 사람을 돕는 것이 유용하다는 것을 알게 된다.

불행하게도 중환자간호사는 성공적인 해결 단계의 결과를 잘 볼 수가 없다(이 단계 전에 중환자실에서 나가기 때문). 그러나 특히 환자가 가장 자기 비난 상태에 있을 때 환자에게 희망적 태도를 전하고 환자를 돌보아 주기 위해서는 이 과정을 이해하는 것이 도움이 된다.

간호중재: 문제 해결 단계 동안 간호목표는 정체성 수정을 위해 환자가 자존감을 가질 수 있도록 돕는 것이다. 간호중재는 환자에게 필요하고 우리가 인정할 수 있는 의존 정도를 환자가 알 수 있도록 하는데 초점을 둔다. 간호사는 환자에게 독립성과 의존성 사이에 동요가 일어날 수 있는 시기가 있음을 인식하고 받아들여야 한다. 간호사는 변화된 의존성 상태에 환자가 긍정적인 정서적 반응을 하도록 격려해야 한다. 분명히 간호사는 재활 과정에서 환자의 자긍심이 충전되도록 지지하고 강화시켜 줄 수 있다. 한 환자와 이런 일련의 과정을 통해 성공적인 간호 경험을 가지고 있는 간호사는 이러한 도전은 큰 문제가 아니며, 환자들이 그들에게 의존하는 것을 예방할 수 있다.

사례연구 ■ 슬픔과 상실

중환자실에 입원한 53세 박씨는, 의식은 있었지만 언어적 자극에는 반응이 없었다. 사고기록에 의하면 대형 트럭이 빙판길에서 미끄러져 사고가 나서 박씨의 부인은 사망하였고, 그는 크게 다쳤다. 현재 흉부 상처와 혈액소실을 관찰하고 치료하기 위해 입원 중이다. 박씨의 다리는 30년 전 참전한 베트남 전쟁에서 입은 손상으로 왼쪽 무릎 위가 절단된 상태이다.

박씨 가족들과 연락하는 동안 간호사는 환자의 어머니가 약 1년 전에 암으로 사망했고, 3개월 뒤에는 우울로 고생하던 아버지도 자살한 사실을 알게 되었다. 환자에게는 누나가 한사람 있는데, 지금 환자를 보기 위해 비행기로 오고 있다고 한다.

이 환자의 1차적 간호 문제는 환기와 활력상태 유지, 통증 조절, 그리고 부동으로 인한 문제이다. 박씨는 눈물을 흘리고 있기는 하지만 말을 하지 못하는 상태이다. 그가 말을 하게 되었을 때 절망감을 표현하면서 죽고 싶다고 말했다. 그는 "하느님, 왜 저인가요? 내가 무엇을 잘못해서 이런 벌을 받아야 하나요?"라고 호소하였다. 김씨의 정신적 문제에 대한 협력적 간호지침에 대해서는 표 2-1-4에 잘 설명되어 있다.

7. 영성과 치유

간호활동에는 인간의 영적 본성을 인식하고 지지하는 것이 포함된다. 영성은 우리들의 사고와 행동에 영향을 미친다. 영성에는 종교적 신념이나 신앙뿐만 아니라 그 이상을 초월하는 것 모두가 포함된다. 사람들이 시간과 신체적 존재를 초월한 어떤 힘과 영향력을 느낄 때, 그들은 영성의 형이상학적인 면을 경험했었다고 이야기 한다.

영성에는 한 개인의 신념과 가치 체계가 포함된다. 직관과 무조건적인 사랑, 소속감의 알 수 없는 근원에서 얻어진 지식은 영적 힘의 전형으로 간주된다. 초월적 실재와의 유대감, 개인적 임파워먼트, 생명에 대한 외경 또한 영성에 속한다. 이러한 요소들이 영성의 장점이라고 볼 수 있다. 영성에는 일반적으로 다음과 같은 것이 포함된다:

- 종교
- 신념과 가치관
- 직관
- 알 수 없는 곳으로 부터의 지식
- 무조건적인 사랑
- 소속감
- 우주적 실재와의 유대감, 일체감
- 생명에 대한 외경
- 개인적 임파워먼트

중환자와 그 가족들은 일반적으로 기적적인 회복을 위해 기도한다. 믿는 자가 경험하는 치유의 기적은 좌절 시기에 일어날 수 있는 정상적인 치유 과정으로 볼 수 있다. 영성과 관련된 간호목표에는 환자 힘의 영적 근원에 대한 인식과 증진이 포함된다. 어떠한 모순적 감정 없이 우주적 실재에 대한 신념을 공유하도록 환자를 인정하고 지지 함으로써 간호사는 환자가 자신의 영적 용기에 대한 근원을 인식하고 이끌어내도록 도와준다. 개개 환자 고유의 영적 본성에 대한 인식은 개인적 임파워먼트와 치유를 돕는다고 생각된다.

종교에서 자신의 영적 가치를 찾은 간호사도 무종교인 역시 삶의 힘으로써 영적일 수 있으며, 영적 경험을 할 수 있음을 인식하고 존중해야 한다. 개인적 관점과 상관없이 간호사는 환자가 가지고 있는 영적 신념 체계를 사정하고, 환자들이 이미 가지고 있는 환자의 신념과 가치를 그들을 위해 이끌어내고 인식하도록 도움을 주어야 한다.

또한 중병은 이미 있는 영성을 더 깊게 하기도 하고 반대로 의심하게 만들기도 한다. 이 시기 동안 환자가 자신의 중환 경험을 의미있는 것으로 만드는데 도움을 주기 위해 영적/종교 지도자, 원목, 사목에게 의뢰하는 것이 환자와 가족에게는 도움이 될 수 있다.

8. 임종 시 간호

매년 미국에서 사망하는 200만 명의 환자 중 절반이 병원에서 사망하고 있다. 이들 중 대부분은 노인들이며, 특히 중환자실에서의 사망률이 높은데 약 69%로 추산되고 있다. 중환자 치료의 목표가 생명을 지키고 회복하는 것이지만, 중환자실

표 2-1-4
슬픔과 상실을 경험하는 환자를 위한 협력적 간호지침

결과	중재
인지된 슬픔	
• 언어적 그리고 비언어적으로 슬픔을 표현할 것이다. • 상실이 주는 의미를 설명할 것이다. • 아주 가깝게 지낸 다른 사람과 함께 슬픔을 공유할 것이다.	• 환자의 감정에 대해 질문하라. • 경청하고, 반영하고 그리고 환자와 함께 조용히 앉아라. • 환자의 반응이 여러 번의 중대한 상실에 대한 정상적이고, 예기된 반응임을 인식하라. • 상실에 대한 자신의 감정을 인식하고, 상실을 객관적으로 보고, 환자가 과도하게 동일시하지 않도록 하기 위해 환자로부터의 분리를 확인하라. • 간호사와 환자를 위한 자원으로 활동할 수 있는 다른 직원의 협력을 구하라. • 부모의 사망, 다리의 상실, 그리고 베트남에서의 경험과 관련된 슬픔의 단계를 사정하라. • 충분한 결정을 내릴 수 있는 능력과 관련된 환자의 슬픔 단계를 사정하라(예; 퇴원 후 정신과 추후 방문). • 상실의 정도를 지각하는데 있어서 환자가 자신만의 속도로 움직여 갈 수 있게 필요하다면 부정을 지지하라. • 적절하게 슬픔을 처리하고 대처하는 것을 도울 수 있는 정신사회적 연결이 가능한 간호사와 영적 상담자에게 조언을 구하라. • 잘못된 확신으로 통증을 감소시키고자 유혹하지 않는다. • 상실의 깊이와 넓이를 인식하라. • 시간이 통증의 정도를 경감시켜 줄 것이라는 것을 환자가 알도록 희망을 제공하라. • 환자는 사고와 기타 상실을 견디어냄으로써 이미 대단한 개인적 강인함이 입증되었음을 인식하라. • 미래에 대해 이야기함으로써 그가 회복될 것이라는 희망을 주어라. • 울거나 슬픔을 나타내는 행동에 대해 긍정적인 강화를 주어라(“우는 것에 대해 사과하지 말아요; 당신이 우는 것은 당신이 슬픔을 표현하는 것만큼 아주 중요합니다.”)
무력감의 극복	
• 건전한 결정을 내림으로써 자신의 삶을 통제한다는 느낌을 입증할 것이다. • 의견 충돌에 대한 죄책감의 감소를 경험할 것이다.	• 가능한 환자에게 많은 선택을 허용하라. 선택의 중요성을 인식하라. • 잘못된 선택에 대해서는 예민한 방법으로 질문하라(예; “포기하는 것이 일어난 일에 대해 더 좋게 느끼는데 다소 도움이 될 것이라고 믿는군요.”) • 비합리적인 사고를 표현하게 하라(예; “이를 보상하기 위해서는 내가 아주, 아주 나쁜 짓을 했어야만 했어요.”) • 그릇된 논리가 강조하는 진술을 다시 반영하라(예; “당신이 좀 더 훌륭한 사람이었다면, 당신은 누군가 다른 사람들이 운전하는 것과 날씨도 통제할 수 있었겠다고 믿고 있군요.”)

표 2-1-4
슬픔과 상실을 경험하는 환자를 위한 공동 간호 지침 (계속)

결과	중재
	• 슬픔의 단계에 대해 환자를 교육하고 건강에 대한 그것의 필요성을 강조하라. • 정신건강의 추후 간호와 지지를 위해 환자를 의뢰하라.
영적 고통의 경감	
• 간호사와 함께 영적 신념 체계를 공유할 것이다. • 이전에 영적 힘을 부여해 주었던 자원들을 다시 모으도록 하라. (예; 기도, 묵주, 성화).	• 환자에게 종교 또는 영적 신념들을 공유할 수 있도록 한다. • 적합한 종교적 지도자나 영적지도자와 만나라(목사님, 신부님). • 환자에게 영적 고통과 고통의 결과에 대한 그 외의 예를 공유하게 한다. • 환자 가까이에 의미 있는 영적 혹은 종교적 물건들을 놓아라. • 환자가 원하면 환자와 함께 성경이나 불경을 읽어라. 이 활동에 친구나 가족 구성원을 참여하게 할 수도 있다. • 자살에 대한 생각과 충동 조절을 위해 환자를 사정하고 자주 관찰하라.

간호사는 임종 시 환자를 위한 간호도 제공해야 한다.

중환자실에서는 환자의 죽음을 지속적으로 경험할 수 있다. 때로는 죽음을 예상하기도 하고 예측하기까지도 한다. 이런 경우 치료 목표는 시간이 흐르면서 적극적인 완치를 위한 치료를 제공해주기보다 안위에 중점을 둔 간호계획으로 변화 될 수도 있다. 이런 안위 제공을 위한 간호계획에는 특수한 치료의 중단이나 보류 등이 포함 된다. 간호의 연속선상에서 환자와 그 가족, 의사와 간호사들이 임종환자 간호를 가장 효과적으로 하기 위해서는 함께 협력해야 한다.

1) 바람직한 죽음

말기 환자를 간호하는 중환자간호사의 경험에 관한 연구에서 간호사들은 "바람직한" 죽음의 첫 번째 조건으로 가능한 한 환자가 통증이 없는 상태로 존엄성과 안위가 유지되는 상태에서 사망하는 것으로 설명하였다. 기타 중요한 요소로는 가족이 옆에 있으며 치료에 만족하면서 죽는 것이다. 임종 시 환자 간호에서 간호사는 의사소통과 간호의 연속성에서의 그들의 중요한 역할을 인식해야 한다. 간호에 대한 환자(또는 가족)의 바램과 실제적으로 제공된 간호 수준 사이의 일치 또한 바람직한 죽음의 결정 요인이다.

2) 간호에 대한 장애 요인

치료의 성과와 위험성에 대한 예후와 선택을 이해하는데 길잡이가 되는 연구에서는 입원하고 있는 중환자에게 제공되는 치료의 몇 가지 단점을 밝혀냈다. 구체적으로 임종 시 의식이 있었던 환자 1/2의 가족들은 환자가 마지막 며칠 동안 보통에서 심한 정도의 통증을 겪으면서 지냈었다고 보고하였다. 또한 간호계획의 이행을 시사하는 "소생술을 하지 말 것"이라는 처방은 대부분 사망 이틀 전에서야 서면으로 내려졌다고 한다. 이 연구의 1단계에서 4,000명 이상의 환자 중 절반이 원하지 않는 상태 – 즉, 혼수상태이거나 기계적 환기 상태로 – 로 병원에서 최후의 순간을 보냈다. 연구의 2단계에서는 임종환자 간호의 질을 증진시키기 위한 구체적인 중재들이 시행되었다. 이러한 중재들은 환자와 의사의 상호작용을 위한 기회를 보다 더 강화시키고자 하였지만, 성과를 향상시키지는 못했다. 연구자들은 병원에 입원한 임종 환자들의 간호를 증진시키기 위해 더 많은 개인적, 사회적 참여를 제안하였다.

환자의 바램, 경과, 목표 그리고 치료 중재 활동에 대한 의사소통은 임종 환자 간호제공에 중요한 장애요인으로 남아 있다. 미국인의 겨우 10% 정도만 사전의사결정서를 작성한다. 자신의 바램에 대해 말할 수 있는 능력이 없는 환자들의 가치, 신념, 과거 경험이나 침습적 치료, 생명 보조치료에 관한 환자의 의견을 알 수 있게 하는 언어적 표현에 대한 확인을 도와 줄 수 있도록 환자의 법적 대리인에게 의존해야 한다.

적절한 통증 완화의 어려움이 또 다른 장벽을 만든다. 중환자실에 근무하는 대부분의 간호사는 이중 효과의 원리를 잘 알고 있다. 이 원리는 죽어가는 환자에게 안위나 진통제를 제공하는 것이 죽음의 시간을 오히려 앞당기는 부작용이 있다고 인식하고 있으나, 이는 환자를 통증과 고통 상태에 있게 하는 것이다. 통증관리 계획 시 근무교대 간호사들 사이에 일관된 간호계획을 수행하는 것이 중요하다. 통증전문의는 추후치료 권고사항과 관리방법을 위해 환자를 평가할 수 있다. 통증은 또한 정서적 · 영적 고통의 증상 일 수도 있다. 그러므로 중재는 통증과 고통의 원인을 관리하도록 해야 하며, 환자의 문화적 배경을 고려해야 한다.

3) 간호중재

(1) 온정

대부분의 간호사는 임종 환자에게 질적 간호를 제공하는 핵심요소로 온정과 신뢰관계 형성의 중요성을 인식하고 있다. Benner는 죽음을 인간의 통과 의례로 설명하였으며, 간호사는 작별의식을 촉진하고 의사 결정과 간호에 가족을 참여시킴으로서 환자와 가족을 도울 수 있다고 하였다. 죽어가는 환자의 간호에서 지지와 온정을 보여주기 위해 간호사는 함께 있어 주기, 배려가 담긴 접촉, 문화적 민감성, 환자 옹호와 같은 자신이 가진 모든 기법들을 사용한다.

(2) 안위

중환자실에서의 임종환자 간호는 적극적으로 관리를 해야 하는 중환자를 돌보아야 하는 것이므로 많은 시간과 에너지가 요구되는 일이다. 일반적으로 안위를 제공해주는 방법에는 체위변경, 피부/구강간호, 통증과 불안 관리, 상대방과의 의사소통과 영적 간호 등이 있다. Campbell(1998)은 임종이 가까운 입원 환자 간호에 도움이 되는 유용한 매뉴얼을 제공하였다. 이는 불행한 소식을 환자와 가족에게 전하기, 환자의 정서적 요구 관리하기, 그리고 생명유지 치료를 그만하게 하기 등과 같은 실질적인 정보를 제공해준다.

(3) 의사소통

중환자 간호사들은 치료 결정과 간호목표에 관한 환자-가족-의사들의 토론에 참여해야 한다. 가끔 의사들은 치료 중단이나 보류에 대한 결정과 같은 치료 방안에 대해 호소자가 없는 상태에서 논의할 것이다. 간호사는 환자와의 밀접한 관계를 근거로 환자의 바램을 이해하고 해석하는 위치에 있을 수 있다. 또한 경과에 대한 메시지를 반복할 수 있고, 이 토론에 참여해서 알고 있는 사실을 근거로 환자와 가족의 질문에 대답해 줄 수 있을 것이다. 일관되고 일치된 메시지는 환자와 가족의 신뢰를 유지하고, 간호에 대한 만족도를 최대화시키는데 중요하다.

잘 들어 주는 것은 효과적인 의사소통의 기본이다. 우리는 환자와 가족들이 간호에 대해 현실적인 기대를 가지기를 바라지만, 우리는 그들로부터 그들의 희망을 빼앗기를 원하지는 않는다. 임종 환자 간호에 영적 상담자를 참여시키는 것은 임박한 죽음과 싸우고 있는 환자와 가족에게 매우 도움이 된다. 어떤 환자들은 자신들이 가지고 있는 희망을 없애 버릴 수 있다는 이유로 죽음에 대해 이야기하는 것을 원하지 않는 사람도 있다. 또 어떤 환자들은 죽음을 상징적인 방식으로 다룬다. 그들은 "가을" "겨울" 그리고 종말을 상징하는 다른 주제로 죽음을 언급하는데, 이것은 말기 단계에 있는 사람에게 효과적인 방법이다. 환자가 사용하는 단어를 해석할 필요는 없다.

의사소통은 또한 간호사의 태도에 의해 표현된다. 공감과 관심이 낙담스러운 태도로 표현되어서는 안 된다. 심지어 죽어가는 사람이라도 쾌활한 간호사에 의해 간호받기를 원한다. 기분 좋은 농담이나 미소는 죽어가는 환자에게 고마울 수 있다. 환자 기분에 대해 민감하게 반응하는 것과 시기적으로 적절한 감각은 가볍고 편안한 마음에 대한 환자의 감수성을 평가하는데 유용하다.

(4) 갈등해결/결과보고

우리들의 최선의 의도와 노력에도 불구하고, 환자, 가족, 임종 환자를 돌보는 돌봄 제공자들 사이에는 갈등이 있을 수 있다. 많은 의료기관은 윤리위원회를 구성하고 있거나 상담활동을 할 수 있는 윤리 · 완화 간호전문가를 보유하고 있다. 이러한 전문가들은 사전에 갈등 해결을 돕기 위해 상담하고 치료의 질적 수준 향상을 위해 사례들을 고찰하는 역할을 담당한다. 중환자실에서 환자 사망 후 결과보고는 간호사들 서로를 지지하고, 앞으로의 간호에서 개선 할 부분을 규명하는데 유용한 방법이 되기도 한다.

임상적 적용

자가학습: 비판적 사고

1. 오늘 아침 심혈관조영술을 받기로 예정되어 있는 환자를 간호하고 있다. 담당간호사는 환자가 "하루 종일 소란스러웠다 - 울고 매우 감정적이었다" 고 보고하였다. 환자의 행동 이면에 숨어 있는 의미를 탐색하고 활동계획을 세우도록 하시오. 필요할 수도 있는 부가적 자료를 포함해서 간호계획을 세우시오.
2. 할머니 한 분이 성경책을 가슴에 꼭 끌어 안고 눈을 꼭 감은 채 있는 것이 보였다. 할머니는 몰입하는 기도자처럼 입술을 중얼거리고 있었다. 이 환자에게 영적 지지를 제공해주기 위한 간호계획을 세우시오.

가족의 경험

학습목표

- 질병과 중환자간호 환경이 가족에게 미치는 영향을 설명한다.
- 가족 구성원 개개인의 요구를 사정하는 방법을 설명한다.
- 가족이 위기에 잘 대처하도록 도울 수 있는 간호행위를 설명한다.
- 가족의 요구를 반영하는 간호계획을 세운다.
- 가족이 위기에 잘 대응하도록 돕는 간호행위를 설명한다.
- 가족의 요구를 반영하는 간호계획을 세운다.
- 가족에게 영향을 미치는 중환자간호 환경에서의 임종 시 문제를 논의한다.
- 임종 환자와 그 가족에 대한 간호목표와 간호행위를 확인한다.

"폭넓고 기나긴 나의 실제 경험에 근거하여, 나는 좀 더 강력하게 말할 수 있다. 아픈 사람을 지켜보면서 느끼는 고통과 그 병이 주는 영향은 실로 지대하다..... 친구들, 방문객들 그리고 다른 모든 사람들이 현 상태에 대해서는 훨씬 경미한 것으로 말하고, 반대로 회복의 가능성은 엄청나게 과장함으로써 아픈 환자에게 기운을 북돋아 주는 것을 보고 깊이 감동을 받았다."

1859년 나이팅게일은 자신의 저서 『Notes on Nursing』에서 방문객, 가족 그리고 친구들이 급성 질환에 걸린 환자에게 미치는 심오한 영향을 강조하였다. 전인적 관점으로 중환자간호를 수행하기 위해서는 환자 가족을 반드시 고려해야 한다.

중환자간호 환경에서 가족/지지체계와 환자 사이의 상호작용, 그리고 이 상호작용에서 야기된 요구들은 현재 중환자를 간호하는 간호사들이 해결해야 하는 문제와 책임으로 남아 있다. 옥스포드 *영어 사전*에서는 가족을 "실제적으로 함께 살거나 그렇지 않은 부모와 자녀들로 이루어져 있는 인간 집단을 말하며 보다 넓은 의미로는 혈연과 사랑으로 구성된 단위"로 정의한다. 이장에서 "가족"은 중환자와 친밀함을 나누고, 매일의 일상생활을 함께 영위하는 사람을 의미한다. 환자의 정상적인 일상생활에서 의미 있는 한 부분을 차지하고 있는 누군가도 가족이라 한다. "가족"이라는 용어는 환자가 중환에 걸리거나 손상을 받게 되면 사회적 항상성과 안녕이 영향을 받는 사람을 의미한다. 이 장에서는 위기에 처해 있는 가족, 중환자 치료환경에서의 스트레스원, 대처기전 그리고 가족과 간호과정에 대해 설명할 것이다. 또한 죽음과 임종에 대해서도 논의하고, 환자와 가족 모두에게 있어서의 임종 시 문제에 초점을 두어 논의할 것이다.

1. 스트레스와 중증질환이 가족에 미치는 영향

중환은 환자와 가족 모두에게 갑작스럽고 예기치 않게 닥치며, 흔히 생명을 위협하는 사건으로 가족집단이 일상적으로 유지하던 내적 평형의 안정된 상태를 위협한다. 이는 급성질환이나 외상, 만성질환의 급성 악화, 또는 이전에는 알지 못했던 문제의 급성 에피소드가 될 수 있다. 사랑하는 사람의 삶과 죽음의 과정에 관여하는 참여자로서 가족구성원의 경험은 가족의 안녕을 위협하고, 환자와 가족 모두에게 스트레스 반응을 유발할 수 있다. 가족은 결과를 예상할 수 없는 예기치 않았던 이런 질병상태에 처하면서, 흔히 의사결정자로의 역할에 처하게 된다. 중환자간호사는 환자와 가족들이 나타내는 두려움과 불안을 인식하고, 이는 스트레스 반응으로 인한 예상된 결과이고, 스트레스원에 대한 반응 시 신경내분비계에 의해 야기되는 일종의 자기 보호적 적응기전임을 알아야 한다.

1956년 Selye의 연구에서 처음 시작된 스트레스는 비특이적으로 유도되는 일반적 적응 증후군으로 정의하고 있다. Selye는 스트레스원의 역할을 언급하였으며 자극은 긴장을 유발하며, 불균형 상태를 초래할 수 있다고 하였다. 스트레스원은 생리적(손상, 생화학적, 환경적), 심리적(정서적, 직업적, 사회적 또는 문화적)일 수 있다. 중환자간호 환경에는 환자와 가족의 안녕 상태를 위협하는 생리적, 심리사회적 스트레스원이 아주 많다. 스트레스원에 대한 반응에서 "도전과 회피(fight-or-flight)" 기전이 작동되는데, 이때 교감신경계의 작용을 통해 카테콜라민과 노르에피네프린, 에피네프린이 유리된다. 이들 호르몬은 Selye가 설명하는 스트레스에 대한 일반적 적응 증후군의 초기단계인 "경계 단계"의 생리적 반응을 나타내는 심박동의 증가, 혈압 상승, 혈관 수축의 원인이 된다. 경계단계 후에는 스트레스에 대한 신체의 저항을 유지하고자 하는 "저항 단계"가 온다. Selye의 이론에 따르면 모든 사람들이 처음 두 단계를 여러 번 거침으로 해서 일상적인 삶 속에서 부딪치는 스트레스원에 적응하게 된다. 개인이 적응에 성공하지 못하거나 스트레스원이 너무 크거나 장기화되면 경계와 저항 단계는 죽음에 이르게 할 수 있는 "소진 단계"가 오게 되며 이는 신체가 지쳐서 오는 결과이다. 이러한 스트레스 반응 동안 중환자간호 환경에 적응하도록 환자와 그의 가족 모두를 도와주는 것이 중환자간호사가 해야 할 일이다. 위기 반응을 해결하고 안전하게 위기를 넘기도록 함으로써 성공적인 대처를 촉진시키는 것이 이 시대의 중환자간호사의 능력이다.

가족들은 환자가 죽을 수도 있다는 사실에 대한 두려움과 불안 외에 책임감과 역할 수행의 변화, 중환자 치료실의 일상적 치료 환경에 대한 낯설음,

그리고 질병 과정과 그 결과에 대한 지식 부족 등을 경험한다. 이러한 문제들은 중환자실에 환자가 입원하고 있는 동안 발생하고 중환자실을 나올 때까지 계속 된다.

이전부터 있어 왔던 가족의 각자 책임 외에도 다른 책임과 부담들이 가중된다. 그중에서도 경제적인 문제가 가장 주된 부담이며, 또한 이전에는 아무런 문제가 없었던 매일의 일상활동들이 점차로 중요해지며 관리가 어려워진다. 수입과 지출에 관한 계획세우기, 세차하기, 시장보기와 같은 가정의 집안일들이 점차로 두드러진 문제가 될 수 있다. 이런 역할을 다하고 있었던 환자의 책임이 이제 다른 가족의 책임이 된다.

가족 내에서 환자가 수행하고 있었던 사회적 역할이 질병시기 동안 사라진다. 위안자, 기획자, 중재자, 연인, 친구 그리고 훈육자와 같은 역할들은 정상적인 가족 기능 하에서 환자가 담당하고 있던 중요한 역할사례들이다. 이런 역할기능을 다하지 못할 때 개인은 낭패감과 슬픔을 경험한다.

환자가 가지고 있는 질병 특성과 관련된 환경 또한 가족에게 스트레스원이 될 수 있다. 갑자기 둔기외상을 입거나, 급성 심근경색증과 같은 예기치 못한 사건이 발생하면 가족의 삶(생활)이 일정기간 중단될 수 있다. 이런 일에 대해 준비할 시간이 부족하거나, 전혀 없으면 가족은 통제 불가능한 엄청난 스트레스에 압도 당하게 되고, 가족을 위기 상황에 빠뜨릴 수 있다. 대부분 일반인들에게 낯선 병원의 중환실이 점차 가족들에게 삶의 중심이 된다. 이런 스트레스는 종종 돌봄제공자 자신을 향한 분노로 표출될 수 있다.

다른 사례에서 중환자 상황은 만성질환의 갑작스러운 악화로 생명을 위협하는 질환이 되기도 한다. 이런 상황은 앞의 것과는 다른 스트레스원을 초래하는데, 가족은 과거에 경험했던 유사한 상황에서 느꼈던 어려움과 고통스러웠던 시간을 떠올리게 된다. 중환상태가 길어지게 되면 가족들에게 정서적 어려움이 나타날 수 있고, 이것은 위기의 가능성을 더 증가시킨다.

1) 대처기전

대처기전은 환경 변화에 대한 개인의 반응으로 정의되는데 이는 긍정적일수도, 부정적일수도 있다. 환자와 가족 모두를 간호하는 돌봄 제공자로서 중환자간호사는 가족이 균형과 안정을 유지하기 위한 수단으로 사용하는 대처기전에 대해 인식해야 할 필요가 있다. 공포감, 공황, 쇼크 또는 불신감 등은 때로 비이성적인 행동, 요구 위축, 고집 그리고 실신과 같은 형태로 나타난다. 가족은 이런 상황에서 어떤 통제감을 얻기 위해 노력하는데 주로 환자 곁을 떠나지 않고 꼭 붙어 있거나, 대안적으로 환자의 질병상태를 애써 최소화하려하는 것 등으로 표출된다. 위기에 대한 반응은 대처양상, 성격, 가족의 스트레스 관리 기법 등이 제각기 다르기 때문에 범주화하기가 어렵다. 간호사는 위기 상황에서 사람이 경험하는 감정을 해석할 수 있어야 하는데, 특히 문제를 인식하지 못하고, 자신이나 타인에 대한 감정을 알지 못할 때 더욱 그러하다. 다음은 위기의 4가지 일반적 특성이다:

- 위기 상황 동안 강력한 도움을 받는다면, 위기의 결과에 그 사람의 성격이 큰 영향을 미치지는 못한다.
- 위기가 실제로 닥치면 사람들은 타인이 주는 조언과 도움에 훨씬 더 개방적이 된다.
- 위기의 시작과 함께 과거에 경험했던 위기에 대한 기억이 떠오른다. 만약 이전 상황에서 그 위기를 다루기 위해 부적응적 행동을 하였다

면 새로운 위기 상황에 직면했을 때에도 옛날에 했던 행동을 할 가능성이 높다.

- 위기에서 살아남을 수 있는 근본적인 방법은 그 위기를 인식하는 것이다.

2. 가족과 간호과정

1) 간호사정

중환자간호사가 수행하는 간호사정은 환자에 대한 조사활동 그 이상을 의미한다. 또한 환자에게 전인 간호를 제공하기 위해 사정활동에 환자들을 포함시켜야 한다. 간호사정은 환자 간호와 가족 지지에 관한 기초 자료의 역할을 한다. 여기에는 대상자의 신체반응 뿐만 아니라 정신심리적, 사회적, 환경적, 문화적, 경제적 그리고 영적 반응들, 그리고 언어적, 비언어적 행위 모두가 포함 되며, 더 나아가 이런 활동을 수행하기 위한 임상적 능력이 포함된다. 간호사정 활동을 통해 간호진단이 결정된다. 미국 중환자간호사협회의 실무표준은 가족에 대한 사정의 중요성을 강조하고, 지지하고 있으며, 환자의 간호에 계속적으로 가족을 포함시키도록 하고 있다.

가족 사정의 중요한 한 부분은 가족력이다. 가족력에 환자에 대한 설명이 포함되는가? 모든 환자들이 가족에 속하지만 가족은 반드시 혈연관계로만 이루어진 것이 아닐 수도 있으며, 반대로 혈연관계로만 제한될 때도 있다. 환자의 질병에 대해 누가 가장 화가 나 있는가? 가족 집단 내에 공식적, 비공식적인 리더가 있는가? 이것은 동의서 작성과 같은 법적 문제뿐만 아니라 의사결정 과정에서 의료진이 가족과 의사소통해야 할 때 점차 중요한 문제가 된다.

가족의 대처양상은 어떠한가? 가족은 이전에 중병을 경험한 적이 있는가? 가족간의 관계는 어떠한가? 가족들은 서로 얼마나 친밀하며 가까운가? 가족력은 가족이 스트레스를 어떻게 다루는지, 그들의 대처기전이 환자에게 어떤 영향을 미치는지, 그리고 환자의 질병에 가족이 어떻게 적응하는지를 아는데 도움을 준다. 가족 사정의 4가지 기본적인 원칙은 다음과 같다:

- 인간적이고 배려하는 마음으로 함께하기
- 여러 가지 관점이 있음을 인식하기
- 다양성을 존중하기
- 가족이라는 상황 내에서 각 개인의 가치를 인정하기

가족들이 직면하고 있는 문제와 요구사항을 판단하는데 도움을 주기 위한 목적으로 수많은 사정도구들이 사용되고 있다. 초기 사정 도구 중 하나는 1979년 Molter가 개발하였는데, 이 도구에는 사정에 필요한 45개 문항이 포함되어 있으며, 주로 중환자 가족 구성원의 요구를 설명하기 위한 목적으로 사용되고 있다. Leske가 Molter의 이 도구에 개방형 질문을 덧붙여 수정해서 사용한 도구가 중환자 가족의 요구에 관한 도구(Critical Care Family Needs Inventory, CCFNI)이다. 중환자 가족의 요구에 관한 도구는 오늘날 중환자를 간호하고 있는 가족의 요구에 대한 간호연구에서 지속적으로 사용되고 있다. Medonca와 Warren(1998)은 가족의 요구와 중환자실에 성인 환자가 입원 한 후, 첫 18~24시간 동안에 이들의 요구가 얼마나 중요한지를 조사하기 위해 사용하였다.

이 도구들을 이용해서 수행한 간호연구에서는 환자 사정활동 시 가족 사정 부문에 다음과 같은 영역을 반드시 포함시켜야 한다고 주장하였는데,

그 영역은 다음과 같다:

- 제공되는 간호에 대한 가족의 만족도
- 가족이 이해할 수 있는 쉽고 단순한 설명
- 환자 상태에 대한 정직한 정보
- 왜 이러한 일이 일어났는지에 대한 이해
- 가족의 행동에 대해 의료인들이 따뜻한 태도와 관심을 보이는 것
- 환자에게 일어난 변화를 누군가가 가족에게 연락해 줄 것이라는 확신

이 도구들은 또한 보호자대기실에서 가족들이 얼마나 안정 상태에 있는가를 평가하고, 어떤 것이 가족들에게 더 나은지를 질문하고 제안하고 있다. 중환자간호사는 환자와 가족에 대한 걱정과 배려의 분위기뿐만 아니라 강한 의사소통 능력을 가지고 있어야 주관적, 객관적인 사정 자료를 수집하고 가족에게 적합한 간호진단을 내릴 수 있다. 중환자 가족에게 적합한 간호진단 사례는 Box 2-2-1에 잘 나타나 있다. 간호진단은 간호목표를 수립하는데 있어 간호사와 가족 모두를 이끄는 역할을 한다. 가족들이 알고 싶어 하는 정보를 진술하는 것은 중환에 대한 가족 적응의 한 부분임을 반영하는 것이다. 간호중재는 인지적, 정서적 그리고 행위적 영역 모두를 진술해야 한다.

2) 간호중재

중환자간호사가 환자 가족과 함께 할 수 있는 시간은 환자의 신체적 · 정신사회적 요구 때문에 매우 제한적이다. 그러므로 가족과 이루어지는 모든 상호작용이 유용하고 치료적이 될 수 있도록 하는 것이 중요한다. 간호중재는 다음과 같은 목적으로 계획되어야 한다:

- 가족이 위기경험으로부터 배우고 적응하는 방향으로 나아가도록 돕기 위해
- 평형상태를 다시 유지하도록 돕기 위해
- 지연되어 나타나는 우울을 피하도록 하고, 지금의 위기로 인해 앞으로 정서적으로 성장할 수 있도록 위기와 관련된 정상적인(그러나 고통스러운) 감정을 경험하도록 돕는다. 위기상황에 있는 가족을 위한 간호중재로 권장되는 활동에 대해서는 Box 2-2-2에 잘 설명되어 있다. 또한 아동환자와 노인환자 간호 시 고려해야 할 사항에 대해서는 Box 2-2-3, Box 2-2-4에 각각 제시되어 있다.

Box 2-2-1
중환이나 손상이 있는 가족에게 가능한 간호진단

- 역할수행의 변화
- 가족과정의 변화
- 부모로서의 지위 변화
- 돌봄 제공자 역할 긴장
- 부정
- 영적 고통
- 비효과적인 개인/가족 대처기능
- 비효과적인 부정
- 의사결정 갈등
- 건강유지 능력의 변화
- 수면양상의 장애
- 절망감
- 무력감
- 지식부족
- 기억력 장애, 예상되는 슬픔
- 불안
- 두려움

3) 가족의 중환자실 방문

면회시간 제공과 관련된 사안은 간호사와 환자 가족 사이에 논란이 되고, 잘못 오해되고 있는 주제이다. 환자의 안정, 조용함, 방해받지 않는 환경

Box 2-2-2
위기상황에 있는 가족에게 제공할 수 있는 간호중재

- 가족이 현재 문제를 규정하도록 이끌어 준다.
- 가족의 장점과 지지 자원을 규명하도록 돕는다.
- 중환자실 환경, 특히 환자가 부착하고 있는 기계 장치와 그 목적에 대해 알려주어 가족이 낯선 환경에 대비하도록 도와 준다.
- 환자의 질병에 대해 환자와 가족에게 개방적으로 이야기한다.
- 현재의 위기에 대해 염려하고 있음을 나타내고, 처음 관계에서 간호사가 도움을 줄 수 있는 능력이 있음을 보여 준다.
- 상황에 대해 현실적이 되고, 정직하도록 한다. 거짓 안심을 주지 않도록 한다.
- 이 상황을 가족이 잘 다룰 수 있을 것이라고 가족에게 희망과 자신감을 전달해 준다.
- 위기 상황에서 가족이 느끼는 감정을 인식하도록 노력한다.
- 감정을 규명하고 그것에 초점을 두도록 한다.
- 위기 상황에서 목표가 무엇인지 판단하고, 어떤 간호중재를 제공해 주어야 할지 결정해서 가족을 돕는다.
- 환자와 그 가족에게 선택할 수 있는 기회를 제공하고, 무력감과 절망감을 느끼지 않도록 한다.
- 환자와 의사소통하는 방법을 찾도록 가족을 돕는다.
- 모든 환자를 똑같이 일반화하는 오류를 피하고 고유성과 관련된 모든 이슈를 논의한다.
- 변화과정과 긍정적인 결과를 직접 눈으로 볼 수 있도록 가족이 단기목표를 설정하도록 돕는다.
- 환자의 상태와 관련되어 나타나는 모든 의미 있는 변화에 대해 정보를 제공해 준다.
- 병동 상황이 허락한다면 가족의 요구와 부합되도록 면회시간을 조정한다.
- 병원 안 병동 가까이에 사용가능한 공간이 있다면, 가족이 혼자 있을 수 있고 사생활을 가질 수 있는 장소가 필요한지 알아본다.

Box 2-2-3
아동환자를 위한 간호

- 치료하는 동안 부모에게 정확하고, 명백하며, 정직한 최신 정보와 설명을 제공해 준다.
- 아동환자의 간호와 안정에 가족을 지속적으로 참여시킨다.
- 가족이 간호계획 수립에 적극적으로 참여하도록 한다.
- 부모에게 사적인 시간뿐만 아니라 방문 시간을 개방적으로 허용한다.
- 아이의 치료기간 동안 부모가 긍정적 행동을 하도록 한다.
- 부모가 아이의 치료 선택에 대한 결정을 바꿀 때 그런 결정을 한 부모의 권리를 존중한다.
- 아동환자 간호와 안정을 제공해 주는데 간호사가 책임을 다하고 있다는 모습을 보여준다.
- 가족에게 의료팀 전체를 공개한다. 특히 의사결정을 할 때 더욱 그러하다.

Box 2-2-4
노인환자를 위한 간호

- 환자의 존엄성, 사생활, 지성 그리고 원숙함을 언제나 존중한다.
- 가능하면 오랜 기간 동안 환자가 의사결정 능력을 유지하도록 한다.
- 환자간호에서 가부장적이고, 위압적인 태도를 보이지 않는다.
- 환자사정과 간호제공 시 노화에 따른 신체적, 인지적 변화를 총체적으로 고려해서 수행한다.
- 가족이 노인환자의 간호에 함께 참여하도록 허용한다.
- 환자와 가족이 간호에 적극적으로 참여하도록 하고, 통제감을 느낄 수 있도록 도와준다.
- 환자가 간호의 초점이 되게 하고, 환자에게 도움이 되는 중재행위를 수행한다.
- 의학적 간호중재가 환자의 삶의 질과 안녕감에 미치는 영향을 사정한다.
- 가족의 부담을 알아본다.

이 모두 치료적 간호중재의 요소라는 사실에 근거하여 중환자실 면회시간은 오랜 동안 제한적인 상태로 유지되어 오고 있다. 가족들은 이러한 제한을 사랑하는 사람에 대한 접근을 병원이 막는 것으로 해석하기도 한다.

1978년에 Dracup과 Breu는 보호자 면회시간 제한을 완화하는 것과 환자의 배우자와 의사소통하는 것으로 환자 가족의 요구를 충족시켜줄 수 있다고 보고하였다. 가족의 면회시간을 늘이는 것은 대처기법을 향상시키고, 간호사와 환자 가족 사이의 관계를 강화시켜 주는 것으로 간주되고 있다. 최근 많은 간호단위에서는 제한이 없는 자유로운 면회시간 방침을 시행하기 시작하였다. 이런 활동들은 가족 기능에서의 위기 상황에 대한 적응을 강화시킬 뿐만 아니라, 가족과 의료제공자 사이의 관계를 강화시켜 주고자 계획되었다. 간호연구에 의하면, 환자의 침대 곁에 가족이 함께 있어주는 것은 환자의 두개내압을 저하시킬 뿐만 아니라 환자와 가족의 불안을 감소시키고, 환자에 대한 사회적 지지를 증가시키고, 환자에게 상황에 대한 통제감을 제공하는 것으로 나타났다. 이러한 연구결과는 환자와 가족들에게 보다 덜 억제적이고 개별화된 면회 방침이 필요하다는 사실을 지지하고 있다. 환자에게 가장 최선이 무엇인지에 초점을 두어야지 이전까지의 관례나 간호사가 선호하는 방식을 강조해서는 안 될 것이다.

중환자간호사는 환자와 가족의 요구를 만족시키기 위해 면회시간 변경에 대한 책임을 가지고 있어야 한다. 병원에서 덜 제한적인 방침을 채택하고 있을 때에는 간호단위의 물리적 위치와 배치를 고려해야 한다. 규모가 작은 간호단위들은 면회객 수나 면회시간을 제한하는 것이 적합할 수 있을 것이다. 면회시간을 변화시킴으로써 얻는 효과는 반드시 평가해야 한다. 그 외에 다른 간호연구를 통해 환자와 가족의 요구에 근거한 면회시간의 변경이 미치는 영향에 대해 알아보아야 할 것이다.

가족구성원들이 중환자실이라는 생소한 환경에 압도될 수 있으므로, 첫 면회 시에는 미리 준비를 해야 한다. 각종 모니터장치들, 정맥 수액들, 인공호흡기, 기타 다른 의료 기기들 뿐만 아니라 각종 기계에서 울리고 있는 경고음의 의미와 같은 것을 가족면회 전에, 또는 면회 동안에 설명해 주어야 한다. 모든 중환자실 의료팀의 이름, 맡고 있는 일, 역할에 대해서도 환자와 가족에게 밝혀야 한다. 이러한 사례들을 통해 간호사는 가족들과의 의사소통과 접촉의 가치를 보여줄 수 있다. 가족이 관심을 가진다면, 환자에게 직접적인 간호를 제공하도록 격려하는데, 이러한 행위가 가족의 불안을 감소시켜 주고, 통제감을 제공해 줄 수 있다. 가족이 제공해 줄 수 있는 직접 간호 활동에는 양치시키기, 머리빗기기, 식사 돕기 또는 목욕시켜 주기와 같은 것이 포함된다.

아이들이 중환자실에 면회 올 경우 간호사는 특별한 계획을 세워야 한다. 면회 때 아이가 걱정하는 환자의 상태에 대해 짧고 간단하게 설명해 준다. 아이의 질문에 대답해 주는 과정은 현재 상황에 대한 아이의 이해를 돕고, 나타날 수 있는 불안을 감소시키는 역할을 한다. 중환자실로 아이를 데려오는 사람은 환자들이 가지고 있는 침습적 모니터장치와 다른 의료기기들이 어린 아이들에게 두려움을 심어줄 수 있다는 사실을 잘 인식해야 한다. 병원 방침 상 아이의 면회가 금지되어 있다면, 전화로 면회할 수 있도록 계획을 재조정 할 수 있을 것이다.

4) 간호사와 가족의 관계

위기상황 동안에는 가족과 의미 있는 관계를 수립하는 것이 다른 때에 비해 더 쉬운 경향이 있다. 위기상황에 처한 사람은 그 문제에 관심을 가지고 있고, 배려하고 공감해주는 조력자에게 매우 수용적이 된다. 환자 가족들과 처음 대면을 할 때 간호사는 반드시 도움을 제공해 주겠다는 의지와 자신의 능력을 보여주어야 한다. 도움은 시기와 가족의 요구에 맞게 독특하고 구체적이어야 하며, 간호사가 그 문제에 관심을 가지고 있다는 것을 보여주는 것이다. 환자의 상태에 대한 보고와 전화로 가족들과 적절하게 연락하는 일 등은 간호사에게 지나치게 과중한 업무가 될 수 있다. 위기중재의 초기에 우선순위가 무엇인지를 즉각적으로 판단하는 것이 무엇보다도 중요하다.

이처럼 적시에 업무를 수행하는 간호사를 보면서 가족은 간호사의 판단을 신뢰하고 의지하게 될 것이다. 그리고 이러한 과정은 가족들 앞에 있는 문제가 무엇이든지 간에, 이에 대한 가족의 대처능력에 대해 간호사가 희망감과 자신감을 전달할 때 가족들은 간호사를 신뢰하게 된다. 거짓 위안과 안심을 주지 않는 것이 중요하다. 그 보다는 현재 상황에 대해 친절하고 지지적인 방법으로 설명해주어야 한다.

5) 가족의 문제 해결

간호사와 가족 사이의 관계가 발전해감에 따라 간호사는 가족이 직면하고 있는 문제의 역동성에 대해 이해하기 시작한다. 가족과 함께 문제를 해결할 때에는 다음과 같은 사항들을 고려한다. 가족들이 이 질병에 부여하고 있는 의미, 가족들과 잘 대처해 나가는 기타 위기들, 스트레스 시기에 예전에 사용하였던 적응적·부적응적 대처행동, 가족의 정상적인 지지체계에는 친구, 이웃, 성직자 그리고 동료들이 포함된다. 간호사는 사정자료를 이용하여 가족이 스트레스를 해결하도록 도울 수 있다. 중재에 포함되어야 하는 것은 문제를 규명하고, 지지체계를 확인하여 감정에 초점을 두고, 중재단계를 규명하는 것이다.

(1) 문제를 규명하기

문제해결 과정의 가장 근본적인 부분은 가족이 문제를 즉각적으로 명확하게 진술하도록 돕는 것이다. 사람들은 위기상황에서 급성 스트레스로 야기되는 막연한 불안이나 공포에 압도되고, 꼼짝할 수 없게 된다. 문제가 내포하고 있는 의미의 어려움이나 위협과는 상관없이 문제의 진술은 가족들에게 일어날 일에 대한 지식을 가질 수 있다는 인식을 줌으로써 이들의 불안을 감소시켜줄 수 있다. 문제를 정의하는 것은 그것의 매개변수와 한계점을 명확히 인식하게 한다.

문제를 규명하고 재정의하는 과정은 문제가 해결되기 전에 여러 차례 발생할 수 있다. 문제를 명확하게 진술하는 것은 가족이 우선순위를 정하고, 행동을 바로 할 수 있도록 돕는다. 목표 지향적인 활동은 불안을 감소시킨다.

(2) 지지를 확인하기

스트레스가 높은 상황에서 어떤 사람들은 스스로 이제까지와는 다르게 반응하기를 기대한다. 그들이 매일 사용하는 자원을 바꾸려 하기보다는 점차 그러한 자원을 사용하지 않으려 한다. 그들이 혼란 상태에 있을 때 필요한 사람이 누구인지 질문하고, 그 사람으로부터 도움을 받을 수 있도록 격려하고, 스트레스가 심한 문제를 다루기 위해 가족이 정상적인 대응기전을 갖도록 격려한다. 정말로 아무런 지지자원이 없는 가족은 거의 없다. 그보다는 단지 그들은 그것을 인식하고 도움을 요청하는데 실패하는 것일 뿐이다.

문제를 정의하고 재정의하는 것은 또 다른 관점으로 그 문제를 볼 수 있도록 한다. 가족문제를 다른 관점으로 보도록 가족을 돕는 과정을 재구성이라고 한다.

간호사는 가족이 고유하게 가지고 있는 내재적인 힘을 불러내도록 돕는다. 가족으로써 가장 최선의 일은 무엇인가? 이전에 이 가족은 스트레스를 어떻게 해결하였는가? 가족단위로써 자신들의 힘을 이용하도록 가족을 격려하는 것이 무엇보다도 중요한 일이다.

(3) 감정에 초점 두기

선택과 대안을 강조하는 문제해결 기법은 가족들이 자신들의 삶에 대해 통제감을 가질 수 있도록 돕는다. 또한 그것을 떠 올리고, 명확히 하고, 궁극적으로 그 사건을 다루는데 책임이 있으며, 그들이 내린 결정의 결과와 더불어 살아가게 될 것이다.

가족이 자신의 강점에 초점을 두도록 돕는 것은 미래에 나타날 수 있는 슬픔과 우울에 빠지지 않도록 하는데 매우 중요하다. 감정의 반추나 적극적인 경청은 이 시기동안 필수적인 사항이다. 자기의 강점을 밖으로 표현하는 것은 알코올이나 과도한 수면과 같은 건강하지 못한 대처기전을 사용하지 않도록 가족을 돕는 효과가 있다. 힘든 슬픔의 시기동안, 중환자간호사는 가족에게 어떤 확신을 가지고 희망의 징후를 약속할 수 있는데, 이러한 행위들이 그 시기가 보다 쉽게 지나가도록 할 것이다. 적응에는 시간이 걸린다.

환자가 심각한 질병으로 어려운 시기를 보내는 동안 가족은 점차 의료전문직의 판단에 의존하게 된다. 가족은 다른 사람의 판단을 받아들이고, 수용하는데 도움이 되는 것이 무엇인지 확인하는 것에 어려움을 가질 수도 있다. 간호사가 가족의 강점을 인식하고, 그 문제의 복잡성을 지각하는 것이 중요하다. 각 가족 구성원들의 책임을 강조하면서, 그 가족들 역시 자신들만의 감정, 행동방식 그리고 의사결정과 관련된 의견이 있음을 인식한다.

(4) 단계를 규명하기

문제가 규명되고 나면 가족은 목표지향적인 행동을 시작하고 간호사는 가족들이 꼭 해야 하는 행동단계를 확인하기 위해 질문을 한다. 이런 활동들은 가족들의 불안을 감소시킨다. 그러나 간호사는 건강과 안전에 필수적인 지시가 필요한 순간을 잘 인식해야 한다. 그리고 나서 가족에게 지시하는데, 예를 들어, 휴식을 위해 보호자가 집으로 돌아가서 쉬도록 하는 것 등이 있다. 이러한 사항은 환자의 건강 상태, 가족의 의지를 알아봄으로써 판단할 수 있다. 단계 규명이 좀 더 의미 있고, 치료적인 것이 되도록 하기위해 간호사는 위기 상황에 초점을 두어야 하고, 장기간의 만성적인 문제로 빠지지 않도록 유의해야 한다.

6) 협동적 관리

가족들의 요구사항을 가장 빈번하게 직접대면하게 되는 의료제공자는 일반적으로 간호사와 의사이다. 그 외 필요한 다른 도움은 서면화된 자료, 다른 가족 구성원들, 환자 그리고 다른 병원 직원들을 통해 받을 수 있다. 몇몇 사례에서 간호사가 중심이 된 병원자원봉사 프로그램들이 효과적임이 확인되었다. 이러한 프로그램들은 그 병원에서 근무하고 있는 간호사들이 교육하는 내부서비스 프로그램으로 이루어져 있으며, 자원봉사자들에게 지도 간호사를 지정해서 교육이 행해지고 있다. 어떤 가족들은 임상 정신건강 전문가, 사회복지사, 심리학자 또는 성직자들에게 의뢰함으로써 도움을 받을 수 있다. 간호사는 문제의 어려움과 복잡성을 인식하여 다른 사람에게서 도움을 받을 수 있도록 가족을 격려하고, 관련자의 이름과 전화번호를 알려 준다. 이러한 활동은 첫 번째 만남에서 간호사가 계획하는 것이 적합하고, 가족과 상담가 사이에 다음 만남을 조정하도록 돕기도 한다. 많은 중환자실에서는 즉각적인 중재가 이루어지도록 24시간 이런 자원들을 보유하고 있다. 중환경험으로 얻게 되는 객관적인 전문성, 그리고 그러한 질병이 가족에게 미치는 영향은 훌륭한 자원이 될 수 있다.

3. 중환자간호에서의 임종간호

오랫동안 중환자실의 목표는 생명을 위협하는 생리적 과정에서 살아남을 수 있도록 개인을 도와주는 것으로 생각해 왔다. 중환자실에서 이들의 생명을 돌보고 있는 간호사는 보다 전문적인 사정활동을 돕고 다양한 약물요법, 그리고 정교하고 첨단화된 기술을 통합하여 환자와 가족에 대한 간호를 지시한다. 물론 치유가 궁극적인 목표이지만, 현실적으로 생의 마지막 6개월 동안에 중환자실에 입원하는 환자의 총 비율은 약 9~47%이다. 중환자실에 입원한 환자의 약 10%는 그곳에서 사망하고, 20%는 중환자실을 떠나지만, 퇴원하지 못하고 병원에서 사망한다. 65세 이상 노인들에게서 만성질환이 악화되어 중환자실에 입원하는 비율이 점차로 많아지고 있으며, 이러한 현상이 오늘날 중환자실의 치유 모형에 변화를 야기하였다. 그 때문에 오랫동안 치료적 의료에 초점을 두어 온 중환자간호사로부터 고통완화 처치에도 능숙한 중환자간호사가 필요하게 되었다. 중환자실에서 치료를 받고 있는 말기 환자에게 영향을 미치는 4가지 문화적 요인은 다음과 같다:

- 노인과 죽음을 이해하기 위한 주요한 개념틀로써의 생의학적 지식(죽음은 치료되어야 할 또 다른 질병으로 인식되고 있다)
- 사건 파악에 중요한 첨단 기술의 힘
- 상황과 의학지식의 부조화
- 말기 간호목표에 모순되는 이중적 감정

가족들은 자기가 보고 있는 상황과 듣고 있는 말에 대해 전혀 준비가 되어있지 않다. 이들은 자신들이 해야만 하는 의사결정에 혼란스러워하고, 그 상황에 압도되어 있으며, 더구나 의료인들이 자신들에게 말했던 의학용어를 적당한 일상용어로 바꾸어 이해 할 능력도 없다. 중환자실 간호사들은 이러한 문제를 잘 인식하여야 한다.

고통 경감치료의 중요한 한 요소는 의사결정 시, 그리고 치료제공시 가족을 참여시키는 것이다. 가족들은 말기 단계에서 복잡한 결정을 해야 하는 순간과 대면하게 되는데, 이러한 어려운 결정은 언제나 낯선 중환자실에서 해야만 한다. 그러나 간호사가 의사결정 과정을 촉진하고, 이끌어주면 보다 쉽게 결정을 내릴 수 있다. 말기 환자 간호의 대상은 가족전체이어야 한다. 그러나 이것은 현실적으로 중환자실의 시간과 공간적 제약 때문에 어렵다. 이전에 가족 중 누군가의 죽음을 경험한 간호사 개인의 문제들은 말기 환자의 사정과 중재활동을 강화할 수도, 반대로 어렵게 할 가능성도 있다.

1) 임종 시 간호중재

오늘날의 중환자실 간호는 말기 치료를 향상시키는 중요한 요소이다. Miller와 그 동료들은 말기 환자 간호에 영향을 미치는 문화적 이슈와 의사결정, 간호계획에 있어 중환자간호사의 제한적 역할에 대한 요인을 탐구하였다. 간호실무를 변화시키기 위해 그들이 제안한 사항은 다음과 같다.:

- 통증, 다른 징후와 증상에 대한 분석적 관리
- 가족 구성원의 참여와 지지정도에 대한 평가
- 생명유지 장치의 중단을 위한 프로토콜의 평가
- 가족 구성원을 간호계획에 참여시키기 위한 전략의 개발
- 죽음에 대한 환자와 가족의 준비 정도에 대한 분석

말기 환자를 간호하는 기술들은 일생을 배워야 하는 것이기는 하지만 경청기법의 증진, 말기상황에 대한 논의에 적합한 환경조성, 그리고 말기 상황에 대한 논의를 촉진하고자 하는 자세 같은 것은 매우 중요한 지표들이다.

앞서 진술했듯이, 개방적 면회 체계는 중환자실에서 효과가 있었는데, 특히 말기 환자에게 더욱 효과적이었다. 비록 제한적인 면회시간이 소음을 줄이고 환자의 안정을 보장해주지만, 연구에서는 대부분의 간호사들이 가족들의 면회를 제한하지 않는 것으로 나타났으며 심지어 제한적인 곳에서도 상황에 맞게 적절하게 조정해서 시행하고 있었다.

임종과정 동안 환자 가족을 위한 간호의 3가지 주요 영역은 접근성, 정보와 지지 그리고 돌봄 활동에의 참여이다. 사랑하는 사람이 죽어가고 있는 상황에 처한 가족에게는 보다 자유로운 면회시간을 허용해야 하고, 면회객의 수도 엄격하게 제한할 필요가 없다. 죽어가는 환자를 가족과 함께 있도록 하는 것이 평안의 원천이 될 수 있을 것이다. 정보는 가족의 대처에서 중요한 요인으로 규명되었으며, 간호사의 간호행위 형태에서 지지는 환자와 가족 모두에게 중환자간호 경험의 형성에 영향을 미

임상적 연구에 관한 통찰

연구 목적 : 사랑하는 가족이 심폐소생술 상황 또는 침습적 시술 시 그 보호자를 환자 옆에 머무르게 하는 행위의 효과를 알아보는 것이다. 39명의 가족과 96명의 의료제공자를 대상으로 연구를 수행하였다.

양적 연구 결과 : 가족들은 환자 면회를 긍정적인 경험으로 인식하고 있었으며, 환자 면회를 자신들의 권리로 여기고 있음을 보여주었다. 가족이 환자 곁에 머무는 것은 스스로가 환자치료 과정에 적극적인 참여자인 것처럼 느낄 수 있도록 돕는다고 하였다. 참여하는 모든 가족들은 환자 면회가 그들에게 매우 도움이 되었다고 느꼈으며 다시 하고 싶다고 하였다.

의료제공자들은 이에 대해 서로 다르게 보았다. 수련의보다 간호사와 주치의가 좀 더 가족이 환자 곁에 있는 것을 지지하였다. 조사 대상자인 의료제공자의 88%가 이를 지지하였지만, 38%는 가족이 환자 곁에 있음으로 해서 야기될 수 있는 부작용에 대해 우려를 표현하였다.

질적 연구 결과에서는 7가지의 주제가 규명되었다. 이 중 3개가 긍정적인 효과와 관련이 있었는데, 가족이 환자 곁에 있어 주는 것, 환자에게 평안함을 주고, 도움을 제공해 주고, 그리고 환자의 개인적인 기억을 떠올리도록 돕는 것 등이었다.

비록 연구자들이 이 주제에 대해 추후 연구수행을 제안하고 있지만, 가족이 환자 곁에 있어 주는 것은 몇몇 단점과 부작용이 있었지만 명백하게 환자, 가족, 치료 제공자에게 많은 이점을 제공해 주는 것으로 나타났다. 이러한 연구결과를 바탕으로 병원에서는 심폐소생술과 침습적인 시술을 시행할 때 가족이 환자 곁에 있도록 하는 중재 프로토콜을 광범위하게 시행해야 할 것이다.

친다. 정직함과 진실성은 정서적으로 어려운 이 시기에 중요한 기술이다. 마지막으로 간호에 대한 가족의 참여(환자 곁에 함께 있어주는 것과 같은 단순한 행위에서 부터 임종 후 간호를 돕는 것까지)는 가족들이 자신들의 슬픔을 이겨내도록 돕는 역할을 하는데, 환자 간호에 가족이 참여하도록 격려하는 것도 실제적인 간호중재 활동이다.

2) 사후 간호중재

가족에게 환자의 사망 소식을 알리는 방법도 가족의 슬픔 반응에 깊은 영향을 미친다. 가족들을 조용하고 환자 가까이에 있으며, 출입이 제한적인 방으로 인도하는데, 이 장소는 다른 가족들도 쉽게 찾을 수 있는 곳이어야 한다. 이 시기의 가족에 대한 정서적 지지는 매우 중요하다. 구체적인 정보를 지속적으로 가족들에게 제공해주어야 한다. 이러한 준비과정에 의해 가족들은 사랑하는 사람의 죽음을 잘 받아들이게 된다. 환자의 사망 통보에 있어서도 상대에 대한 배려와 공감이 요구된다. 두 사람의 의료팀 요원이 가족에게 가서, 한 사람은 가족에게 환자의 죽음을 알려주고 다른 한 사람은 슬픔에 빠져 있는 가족을 위로하고 지지해 준다. "죽음"이라는 확실한 용어를 사용하는 것이 중요하다. 그렇지 않고 보다 추상적인 용어를 사용하면 가족을 불안과 혼란에 빠뜨릴 수 있다. 따뜻하고 온정적이며 정직한 목소리로 말해야 하며, 사망 사실을 반복해서 알려주어야 한다.

간호사는 가족들이 성직자와 만날 수 있도록 주선해 줄 수 있다. 환자의 영성에 대해 인식하는 것이 중요하며, 필요하다면 영적 조언자와 만날 수 있도록 한다. 환자의 죽음 이후 가족이 어떤 특별한 사람의 방문이나 문화적, 종교적 의식을 요구한다면 허용하고 인정해준다.

사망 환자의 시신을 보는 것은 많은 가족에게 가장 어려운 시간이다. 그러나 가족이 시신을 직접 보는 것으로 인한 장점도 있다. 그로 인해 가족들은 죽음을 현실로 받아들이고, 작별인사를 하고 갑작스러운 죽음의 경우 어떤 의문이나 혼란을 없애주는 역할도 한다. 가족구성원에게 죽은 환자의 시신을 볼 것인지에 대한 선택권을 주어야 하며, 가족은 자신의 판단기준에 따라 볼 것인지를 결정한다. 질문을 할 때는 여러 번 물어보는 것이 중요하다. 그 이유는 가족이 거절을 한 후에 자신의 마음을 바꿀 수도 있기 때문이다.

간호사는 환자의 시신을 가족에게 보여주기 전에 미리 시신 준비를 해두어야 하며 몸에 난 상처, 드레싱, 삽입되어 있는 튜브에 대해 설명해준다. 환자 곁에 머무는 시간은 그들이 충분하다고 느낄 때까지 허락하고 환자의 침상 곁에 머무를 수 있도록 한다. 때로 극심하고 격렬한 정서적 반응이 나타날 수 있고, 문화적 배경에 따라 슬픔의 표현방식이 다를 수도 있다. 이런 행동이 나타나면 간호사는 온정적인 태도로 대하고, 평정을 되찾을 때까지 조용한 방으로 인도해서 한동안 머물도록 한다.

가족들이 환자의 시신을 본 후, 의료팀 요원은 가족 옆에 머물면서 관련 서류를 작성할 수 있도록 도와주고, 환자의 죽음에 관한 질문에 대답해 주며, 슬픔에 대한 간단한 상담을 제공한다. 가족을 사별가족 지지 그룹에 의뢰하여 그곳에서 도움을 받을 수 있도록 할 수 있다. 가능하다면, 가족을 병원 바깥까지 인도해주어야 한다. 그리고 나서 간호사 중 한 사람은 환자가 사망한 지 24~48시간 후 추후 전화를 해주어야 한다.

4. 문화적 고려

중환자를 위한 간호중재에는 각 개인의 고유한 문화적 배경을 인식하고 이해하는 것도 포함된다. 오늘날처럼, 다양성이 공존하는 사회에서 문화는 환자 간호에 여러 방식으로 영향을 미친다(통증조절과 환자 면회에서부터 사망 후 시신 처리에 이르기까지). 중환자간호사는 각 개인의 고유성을 인식해야 하고, 그런 고유성이 가족의 요구에 어떻게 영향을 미치는지 알 필요가 있다.

서구의학에서 보건의료 제공자는 종종 질병과정으로써 환자의 신체증상, 장기의 병리 또는 신체 일부의 손상에 초점을 두고 중환을 진술한다. 서로 다른 문화적 관점을 가진 환자와 가족들은 질병을 좀 더 정신생리학적, 신체적, 정신적, 개인적 또는 문화적 부분에 초점을 두어 볼 수도 있다.

간호하는 모든 중환자들의 각기 다른 관습과 신념체계를 간호사가 모두 알아야 한다고 예상하는 것은 비현실적이다. 그러나 어느 정도의 문화적 자질을 간호사에게 기대하는 것은 그렇게 비합리적인 것은 아니다. Glass와 그 동료들(2001)은 환자 자신의 자민족 우월사상을 인정하라고 제안하였다. 질병과 치료에 대한 가족의 신념을 사정한다. 지속적으로 존중을 표현한다. 환자 개인의 기호를 물어본다. 개인적 공간과 접촉에 대한 문화적 차이를 존중한다. 적절한 대체 보완의학의 사용이 가능한지 알아보고 허용한다. 환자의 문화적 치유 활동을 간호계획에 통합시킨다. 통역에 대한 환자의 요구에 민감해야 한다. 언어, 가치관, 행동규범, 식이 그리고 질병 예방에 대한 태도, 죽음, 임종과 같은 문화적 특징과 질병의 관리방법은 문화마다 매우 다양하다. 중병에 대해 가족은 종교적이거나 영적인 관점으로 보기도 한다. 중환자간호사의 역할에 대한 통찰력과 민감성은 첨단기술에 대한 믿음, 질병 중심의 보건의료체계가 민간의학, 의식, 종교적 치유의식 그리고 치유사와 같은 문화적 신념들이 서로 충돌하지 않도록 할 것이다.

5. 결론

중환자간호 환경의 특성은 간호사로 하여금 반복적인 활동과 상실에 노출시킨다. 그러므로 중환자실에 근무하는 간호사들은 서로를 지지해 주는 것이 필수적이다. 특히 동료 간호사의 견딜 수 없고 받아들일 수 없는 감정의 표현을 잘 경청할 수 있어야 한다. 중환자간호에는 걱정하는 마음, 온정, 배려 그리고 빠른 의사결정 능력이 요구된다. 이런 많은 재능들은 직업적 성숙함과 특수한 교육기회에서 뿐만 아니라 적절한 역할모델을 지켜보면서 획득할 수 있다. 중환자간호에서 간호사에게 요구되는 정서의 강도와 참여가 극심하기 때문에 중환자실 간호사들은 특히 "소진"증후군에 취약하다. 스트레스 하에서 가족들에게 간호사가 제공해 주는 위기 중재는 예방적 정신건강 기능에 중요하다. 문제에 대한 간호사의 지식, 그리고 근접성이 간호사로 하여금 의료인 중 가장 먼저 전문가로서의 역할을 하도록 한다. 환자의 옹호자로서 간호사의 역할은 가족에게 정신적 위기를 다루는 법을 인식하고 지지하는 것인데, 이러한 간호사의 능력이 환자의 회복과 안녕에 크게 영향을 미치고, 가족단위에서 앞으로 나타날 불균형의 기회를 감소시킨다.

임상적 적용

자가학습: 비판적 사고

1. 최씨는 다발성 외상을 입고 심각한 상태로 입원했다. 환자는 사고로 입은 외상에서 살 수 있을 것 같지 않았다. 최씨의 남편, 6살, 10살 된 두 아이들과 부모가 병동에 막 도착했다. 간호계획을 세울 때 말기상태와 관련된 이슈를 반영하였는데, 이것은 앞으로 닥칠지 모르는 죽음과 대면하게 될 최씨 가족을 도울 수 있다.
2. 김씨는 73세로 심폐소생술(CPR) 후 입원했다. 그는 오랫동안 심장질환을 앓아 오던 중, 집에서 생명을 위협하는 심장 박동장애가 발생해 심장마비가 일어났다. 그가 심폐소생술을 받기는 하였지만, 응급구조팀이 도착하기 전 10분 동안 무의식 상태에 있었다. 그의 큰 딸은 인공호흡기 유지를 반대하였다. 이 어려운 시기에 환자의 딸을 어떻게 도울 수 있을지 토론하시오.
3. 박씨 부부는 입원한 중환자의 부모로, 부인은 인도인이어서 한국말을 거의 하지 못한다. 이들의 스트레스와 불안수준을 사정하기 위해 당신이 사용할 수 있는 분류범주에 대해 설명한다. 박씨 가족의 문화적 요구를 어떻게 확인 할 것이며, 이들의 자녀가 병원에 입원하고 있든 동안 이들의 요구를 만족시킬 수 있을지 설명하시오.

학습문제

중환자의 경험

1. 환자가 다음과 같은 상태에서 불안이 발생하였다. 정상적인 반응이라고 생각되는 것은?
   a. 내적 대화에 몰두할 때
   b. 간호사에게 지나치게 의존할 때
   c. 긴 회복 기간이 소요될 때
   d. 자신의 안녕이 위협받는다고 인식할 때
2. 환자가 불안을 조절할 수 있도록 도울 수 있는 가장 좋은 방법은?
   a. 가능한 최선의 치료를 받을 수 있을 것이라고 환자를 안심시킨다.
   b. 자신의 불안과 두려움에 대해 말하도록 돕는다.
   c. 환자를 직접적이고 정직한 태도로 대한다.
   d. 환자를 찾아온 면회객의 시간을 제한한다.
3. 다음 중 간호사가 환자에게 통제감 제공을 도와 줄 수 있는 방법은?
   a. 처방과 예측가능성을 제공한다.
   b. 가능한 한 많은 선택 기회를 제공한다.
   c. 의사결정 과정에 참여시킨다.
   d. 이상 모두
4. 인지재평가는 환자에게 무엇을 할 수 있도록 하는 기법인가?
   a. 스트레스원을 확인하고 그것에 대한 반응을 변경시킨다.
   b. 위협이 되는 자극을 무시한다.
   c. 유도 심상과 점진적 근이완을 이용하게 한다.
   d. 이상 모두
5. 다음 중 웃음의 긍정적 효과는?
   a. 심리적 안녕감
   b. 근 이완
   c. 긴장 감소
   d. 이상 모두
6. 안심(확신)이 환자에게 효과가 없는 경우는?
   a. 과도한 두려움이 진정됨
   b. 정서적 표현이 중단됨

c. 호흡률이 감소됨
d. 함께 있어주기와 병행함

7. 부정이란 어떤 반응인가?
a. 슬픔의 초기 단계에서는 정상으로 본다.
b. 환자가 선행 문제를 해결할 수 있도록 정서적 자원을 모으도록 돕는다.
c. 간호사가 제거해서는 안 되는 방어기제이다.
d. 이상 모두

가족의 경험

1. 가족의 통제감을 발달시키기 위해 간호사는?
a. 환자가 가능한 최고의 치료를 받을 수 있을 것이라고 안심시킨다.
b. 가족들의 슬픔을 상대해 줄 수 있는 성직자에게 가족을 의뢰한다.
c. 언제든 가족에게 선택권을 제공해 준다.
d. 이상 모두

2. 가족의 위기와 관련된 문제를 정의하고 진술하도록 돕는 것은 매우 유용한 일이다. 그 이유는?
a. 문제에 대해 이해하고 있다는 느낌을 감소시키기 때문이다.
b. 그 문제의 매개변수나 한계를 알 수 있게 하기 때문이다.
c. 가족의 인지적 지배감을 부정하기 때문이다.
d. 이상 모두

3. 가족이 심각한 상황하에서 위기 상태에 처했다. 가족이 위기에 처할 가능성을 더욱 높이는 경우는?
a. 그 사건이 가족에게 계속 지속될 때
b. 가족의 문제 해결능력이 부적절할 때
c. 가족의 균형상태가 무너질 때
d. 이상 모두

3장

중환자간호 환경

중환자간호 환경

의료체계와 중환자실의 환경
- 중환자실: 물리적 특성
- 중환자실: 정서적 특성

환자-환경 접점의 사정
- 불안 사정
- 수면 사정
- 섬망 사정
- 악순환: 불안, 통증, 불면

치유적인 중환자실 환경
- 소음과 조명 통제
- 비약물적 치료 이용
- 수면 증진
- 가족 방문
- 임종시 가족이 함께 함

목적

- 중환자실 환경에 영향하는 현재 의료의 추세를 규명할 수 있다.
- 중환자실을 신체적이고 정서적인 측면에서 설명할 수 있다.
- 치유를 도모하기 위해 환경을 조절하는 데 있어서의 간호사의 역할을 설명할 수 있다.
- 중환자실의 소음과 조명 및 잦은 간섭을 줄이기 위한 5가지 중재법을 규명할 수 있다.
- 환자의 불안감을 감소하기 위한 중재법으로 음악의 사용을 설명할 수 있다.
- 환자와 가족을 위한 치유환경을 만들기 위한 비약물적 중재법을 지지하는 근거들을 구사할 수 있다.
- 환자들의 수면을 증진하기 위한 전략들을 서술할 수 있다.
- 환자의 임종 동안 가족들이 침상 곁을 지키는 허용과정을 규명할 수 있다.

중환자실은 병원 벽 안쪽에서 가장 아픈 사람들을 가까이서 관찰하기 위하여 세워졌다. 이런 가까운 관찰은 종종 간호사 가까이에서 간호를 받는 환자들에게는 소음, 조명 및 잦은 간섭이 흔히 일어나는 환경적 영향도 포함하였다. 환자에게 미치는 영향 중 어떤 것은 긍정적으로, 어떤 것은 부정적인 요소로 보고 되어왔다. 이 장은 이들 요소를 검토하고 긍정적인 요소는 강조하고 부정적인 요소는 제한하는 전략들을 제안한다. 간호사는 환경과 중환자실의 신체적이고 정서적인 상태를 책임지며, 환자들이 안심할 수 있는 환경을 만드는 것이 주목적이다.

1. 의료체계와 중환자실의 환경

중환자실은 병원들이 과거보다 더 나이 많고 더 아픈 환자들로 급속히 채워져 가면서 의료환경의 주요요소가 되고 있다. 이렇게 늘어나는 환자의 수요로 인한 중환자간호의 확대의 한 예로, 점진적 간호병동의 증식을 들 수 있다. 지식의 폭발과 과학기술 및 의사소통의 도전들 모두 중환자간호의 전달되는 방법에 영향을 준다. 입원기간이 단축되어가는데도 환자와 가족들이 갖는 중환자간호의 결과에 대한 기대는 증가되어 왔다. 환자와 가족들을 위한 최선의 증거에 근거하는 간호를 기대함에 따라, 과학의 진보는 치료선택의 지식을 확대하는 병원의 모든 의료진에게 영향을 끼친다. 과학기술을 통한 의료진들과 환자간의 의사소통은 치료를 개선하고, 간호에 "가상적 중환자실"이나 "e-중환자실"을 포함한 새로운 도전을 가져올 것이다.

환경적 측면에서는 노인환자들의 증가만 아니라 노동인구 부족의 증가도 포함된다. 급성환자 치료를 담당하는 간호사들의 부족은 간호관리자들로 하여금 보상이 더 많은 근무환경을 만들어가게 하고, 일선에서 경력있는 간호사들을 환자 곁에 머물도록 하는데 있어서 자극이 된다. 과학기술이 근무일정 짜기와 투약과 임상결정지원 및 인체공학의 효율성을 도움으로써 간호사 인력부족으로 인한 영향을 제한하도록 도울 수 있다. 새로운 과학 기술은 간호사가 환자 이동을 좀 더 쉽게 하고, 상해를 예방해야 한다. 영상과 로봇공학과 유전학의 진보는 미래의 중환자간호사가 교육과 예방에 좀 더 치중하게 할 수 있다. 개인휴대정보 단말기(PDAs)의 사용은 간호사에게도 당연한 것이 되고 있다. 중환자실 환경에서 정보는 증가할 것이고, 간호사는 복잡한 정보를 통합하는 중대한 의사결정자로 기능해야 한다. 보다 안전한 의료체계를 보장하기 위하여, 환자와 가족과 간호사 및 다른 의료진들간의 강한 협력은 중요하게 지속될 것이다.

E-중환자실의 경우, 중환자의사와 간호사들은 통제센터에서 벗어나 먼 거리에 있는 중환자실 환자들을 자세히 관찰하기 위하여 실시간 오디오와 비디오를 사용한다. 환자의 침상 곁의 중환자실 간호사들은 그들의 e-중환자실 동료들과 전화와 카메라를 사용하여 상호 교류할 수 있다. 2000년도에 이런 시나리오는 첫 e-중환자실이 현실이 되었다. 장점은 입원기간의 감소 뿐만 아니라 사망률과 이환률의 감소도 포함한다. E-중환자실에서의 간호사의 역할은 발전할 것이고, 임상 지혜가 많은 연륜있는 간호사들을 노동력 인구에서 지켜갈 가능성을 가지고 있다.

중환자간호는 그 어느 때보다 비용이 많이 발생하는 과학기술을 이용하는 환경에서 이루어진다. 2002년 미국의 6천 개 중환자실을 위한 연간 투자액으로 1800억 달러가 추정되었다. 새로운 기계적 환기, 최근의 심장모니터기 혹은 대동맥내 풍선펌프(IABP)와 종말 일호흡 이산화탄소 모니터는 중환자실간호의 전체비용을 올리는 과학기술의 몇 예일 뿐이다. 과학기술주도형 중환자실 간호는 생명을 구해내지만 비용이 많이 든다. 누가 비싼 중환자간호를 받아야 하는지에 관한 토론이 전체 사회에 계속될 것이다. 고가의 간호가 늘 최상의 간호나 효율적이고 효과적인 간호와 동일한 것은 아니기 때문에 중환자실 간호의 질은 검사되어야 한다. 환자안전에 대한 염려는 중환자실 간호에 일어날 변화의 여러 주도요인들의 하나가 될 것이다. 이들 염려는 다른 향상들과 함께, 투약과 처방전 기입 및 기록의 향상된 체계를 만들 것이다. 간호 환경에 변함없이 남게 될 것은 고령화되는 노동력을 대신 할, 경력이 있거나 초보이든지 간에, 간호사 인력과 다른 의료인들의 안정된 공급에 대한 요구이다. 중환자실의 간호를 표준화할 최선의 근거를 통합하기 위하여 의료진을 고무시키는 갖춰진 간호지도력은 비용효과가 높은 의료체계의 또 다른 필수적 요소가 될 것이다.

1) 중환자실: 물리적 특성

중환자실에서는 다음과 같은 외견상의 특징들을 흔히 발견할 것이다: 깜박거리는 모니터들, 기계환기들, 정맥펌프들, 침상에서 들려오는 장비의 소음과 많은 전공별 전문가들의 대화소음, 눈부신 조명 그리고 밀집한 공간 안에 들어 닥치는 속도감. 대동맥내 풍선펌프와 체외막 산소기계들(ECMO) 및 기타 복잡한 과학기술들이 점점 평범한 것이 되고 있다. 중환자간호학은 매우 중환자이거나 다친 자들이 생존을 높이기 위하여 집중적인 간호를 받는 이런 환경에서 번성하도록 창안되었다.

1950년대 초창기의 중환자실 간호사들은 제한된 개방된 공간에서 환자들을 돌보는 한편, 매일 통증과 고통과 죽음에 직면하였다. 50년 전, 중환자실은 가장 아픈 환자들을 한 곳에 모으고자 종종 오래된 병원내의 병동들을 모아서 만든 몇몇의 침상에 불과했다. 첫 중환자실의 가장 두드러지는 특색은 간호의 이런 집중이었고, 중환자간호라는 전문성의 탄생이었다. 중환자실의 디자인은 수십 년에 걸쳐 변화되었고, 환자와 가족을 위한 간호요구들 또한 왜 발전해왔는지에 대한 근거를 제공한다. 병원이 지닌 치유적 환경의 개념은 환경이야말로 환자가 얼마나 빨리 회복하는지에 차이를 가져올 수 있는 장소임을 알렸다.

표 3-1은 1950년대부터 미래에 이르는 중환자실의 주요 디자인 특징들을 정리하고 있다. 이들 모두의 디자인에 있어 공통된 것은 가까운 곳에서의 관찰과 신속한 중재에 대한 인식이다. 계속되는 면밀한 관찰을 통해 환자의 요구를 충족하는 것은 모든 중환자간호의 특징이다. 하지만, 가까운 관찰은 환자가 소음과 밤낮이 없는 조명과 수면과 휴식을 방해하는 잦은 간섭에 대해 불평하게 만들었다. 중환자실 침대들은 종종 옆자리 침대와 너무 가까이에 있어서 환자들이 옆 침대의 위중한 환자에게 일어나는 모든 것을 들을 수 있었다. 개인공간의 결여와 우연히 듣게 되는 병동 내 시술과 대화와 관련된 두려움은 약한 환자들에게 과도한 불안과 생리적인 불안정이 가능하게 만들었다.

중환자실의 발달은 가족중심적 간호의 증가를 보여준다. 초기의 전형적인 중환자실은 방문한 가족을 위한 공간이 없었고, 방문도 권하지 않았었다. 중환자실의 구조와 기능이 어떻게 바뀌어졌는지에 대한 좋은 예는 가족중심적 간호로의 전환이다. 오늘날의 중점은 중요한 생명연장의 과학기술에도 불구하고 중환자실의 디자인이 어떻게 환자와 가족들의 요구를 가장 잘 만족시키는가에 있다. 비록 중환자실 방문객 제한에 대한 과학적인 근거는 없지만, 제한적인 정책이 과거에는 일반이었고 많은 병원에서 여전히 불필요하게 그리고 잔인하게 제한적으로 남아 있다고 보여진다. 침대 곁에 가족들이 머물 수 있도록 권장하는 가구(예: 침대로 전환될 수 있는 의자)를 비치하는 디자인은 가족들을 그냥 방문객이 아니라, 치유의 주요 협력자로 환영하는 뜻이기도 하다.

중환자실의 가족들과 방문객을 환영하는 표시는 종종 병원의 철학과 병동의 문화를 나타낸다. 출입문에 "멈추시오. 들어오지 마시오"라는 표시가 있는가 아니면 "중환자실에 오신 것을 환영합니다"라는 표시가 있는가? 중환자실에서 방문객들을 환영할 수록, 환경은 간호와 지지의 치유적 문화에 더욱 개방적이다.

환자들은 자연채광과 자연적 요소들, 편안한 색깔들, 뜻있고 다양한 자극들, 평화로운 소리들, 그리고 쾌적한 시야를 합한 환경에서 긍정적인 결과를 경험한다. 실제 연구들은 아늑한 환경에서 진통제가 덜 필요하고 더 빠른 회복이 일어나는 것을

표 3-1 중환자실 디자인들

	1세대(1950년대)	2세대(1970년대)	3세대(1980년대-현재)	4세대 (미래)
특징	병동 개방. 커튼이나 스크린을 제외한 칸막이로 나누어 분할구역 없음. 간호사실/중앙에 책상이 있거나 환자침대 발치에 병동의 조명 통제는 종종 한 개의 스위치에 달림.	개인 병실이나 벽으로 막은 작은 침실들. 병실들은 종종 개방된 간호사실을 포함하는 복도 양쪽에 배열하거나 (정사각형 구조에서) 병동 삼사면에 위치한 개방된 간호사실이 병실을 둘러싼 배열. 중앙식 감독. 어떤 병동은 병실에 외부로 난 창문 없음(섬망의 증가). 병실조명은 간호사실과 별개의 스위치로 통제. 병실에 달력과 시계 비치	개인 병실들. 접거나 미끄러지는 유리문. 병실들은 종종 중앙에 위치한 간호사실을 둘러싸는 식으로 배열. 어떤 병동은 분산화된 간호사실로 설정됨. 외부 경관이나 채광이 되는 병실의 창문. 증가된 병실조명 수준 조절.	개인 병실들. 프라이버시용 커튼/블라인드가 있는 접거나 미끄러지는 유리문들. 원형/유선형 평면도. 소음 감소를 위한 디자인 증가. 실외 경치(자연적 혹은 인공적)를 볼 수 있는 병실 창문. 환자가 조절하는 조명과 채광. 병실 안에 가족을 위한 계획된 공간. 벽과 바닥과 천장커버에 색과 질감 사용 증가
장점	환자에 간호사의 근접이 증대됨	환자의 개인공간 증가, 조명과 소음과 감염의 통제의 개선	고강도의 활동동안 증가된 간호의 접근	집 같은 간호환경과 고기술 간호의 이용 가능
단점	개인공간 결여. 소음이나 조명 통제 불능. 감염통제의 문제	직접적인 환자 접근/관찰 감소. 최적의 소음과 조명통제에는 미달	유리문은 환자의 개인공간을 감소시킨다.	

보여준다. 창조적인 디자인 요소들과 함께 가족중심적 간호에 중점을 두는 병원들이야말로 회복을 위한 치료적 공간을 창조하는 리더들이다.

(1) 소음

삼 세대 병동 디자인과 건축에도 불구하고, 소음과 눈부신 조명의 문제는 남아 있다. 시끄러운 기계와 장비들로 둘러싸인 침대는 중환자실의 환자와 가족과 신규간호사에게는 위협적이기도 하다. 소음은 환자에게 불편을 주는 환경적 위험요소다. 시끄러운 환경의 결과에 수면장애와 상처치유의 손상 및 교감신경계의 활성화가 포함된다. 중등도의 소음 수치는 혈관수축을 생산한다. 소음으로 인한 지나친 각성은 중환자실에 장기간 머무는 환자에게는 며칠에서 몇 주까지도 일어날 수 있다.

환자들의 불평에는 두들기는 소음, 항상 울리는 경고음, 물소리, 문 여닫는 소리를 듣는 것이 포함된다. 소음의 출처에는 기계장비, 경고음, 전화, 텔레비전, 기계적 환기, 직원들의 대화가 포함된다. 의료진은 종종 그들 말소리의 소음과 그 소리가 환자의 심중에 일으키는 짜증을 인식하지 못하곤 한다. 짜증스럽게 여겨지는 소음의 인식은 개인마다 다르기에 환경에 대한 객관적인 사정이 간호사에 의하여 시행되어야 한다.

소음은 데시벨로 측정한다. 10데시벨의 증가는 소리를 두 배나 시끄럽게 만든다. 수면은 35데시벨 이하에서 가장 잘 이뤄진다. 환경보호국(EPA)은 중환자실의 소음 정도를 낮에는 45, 밤에는 35데시벨 미만으로 추천한다. 중환자실의 소음을 측정한 수많은 연구들은 80에서 90데시벨 정도로 높고 일관된 상승을 보여 준다. 비록 여러 제조사들이 전체 병동의 음량을 낮추는 장비를 제공하려고 하지만, 새로운 과학기술은 소음을 추가하는 출처가 될 수 있다.

수십 년간 연구들이 계속해서 중환자실 환경의 주요부분으로 소음을 지적해왔다. 두 곳 중환자실의 소음을 환자 침상 머리맡에 장치한 음량측정계를 이용하여 측정하였다. 환경 내 소음의 약 50% 이상이 사람으로 인해 일어나며, 내과 중환자실의 평균 소음 수치는 84데시벨이었다. 텔레비전과 말소리는 환자들에게 가장 자주 방해가 되는 소리들이었다. 중환자실에서 퇴원할 때 설문지를 작성한 203명 환자들의 인식을 조사한 연구는 말소리와 경고음이 수면을 가장 방해하였다고 밝혔다. 80데시벨보다도 높은 소리들은 중환자실에서는 흔하며, 잠에서 깨어나게 하는 것과 직접적인 연관이 있다. 중환자실의 소음 수치는 병동 디자인의 발전에도 불구하고 아직도 바뀌지 않은 채 남아 있다.

(2) 조명과 색

조명은 정상적 수면과 각성의 일주기성 생리주기를 향상시킴으로써 수면 훈련을 돕는 강력한 시보 혹은 환경적 동시발광장치다. 많은 중환자실은 더 많은 자연채광과 정상 수면시간 동안에 조명을 낮춤으로써 유익함이 있었다. 자연채광에 추가해서 환자가 천장이나 병원커튼 대신에 바라볼 수 있는 아늑한 경관을 제공하는 것도 회복을 장려한다. 한 고전 연구에서 환자가 벽돌로 된 벽을 바라보는 대신 자연적 경관과 실외를 볼 수 있을 때 진통제가 덜 사용되고 입원기간도 단축되는 것을 발견하였다. 다른 연구들은 인지기능 손상이 창문 있는 병동보다 창문 없는 병동에서 더 자주 발생하는 것을 보여주었다.

병원에서 인공조명은 형광등이나 전구로 공급된다. 이런 조명은 가리지 않으면 눈을 피로하게 하고 두통을 야기하기도 한다. 눈부심은 빛이 유리나 반짝이는 금속이나 거울 그리고 에나멜이나 광택을 낸 가공물의 환경적 표면에 비추일 때 발생할 수 있다. 어떤 눈부심도 노인들에게는 특별히 성가실 수 있다. 눈부신 조명은 직접적인 환자 간호가 완수된 후에도 중환자실에 수시간 켜져 있기도 한다. 중환자실 환자의 인공 조명에 대한 통제력 상실은 좌절감의 자원이 되기도 한다.

채광-어둠 형태에 대한 방해는 정상적인 생리적 과정을 교란시킨다. 예를 들면, 정상 수면주기 동안의 20분 정도 인공조명에의 노출은 멜라토닌 수치의 저하를 야기했다. 추가로, 일정한 조명과 고강도의 조명은 정상적 멜라토닌 집중 리듬에 완벽한 장애를 야기할 수 있다. 멜라토닌이 수면을 촉진하고 부신피질 호르몬과 갑상선 호르몬 수치를 조절하기 때문에 이는 중환자실에서는 중요한 암시를 준다.

미래에는 이상적인 중환자실에는 자연적 경관과 아늑한 예술품과 차분한 색과 함께 창문을 두게 될 것이다. 환자는 소음으로부터 보호되는 한편, 간호사와 다른 의료진은 작업실과 컴퓨터 공간 안에 관찰을 용이하게 하도록 환자 가까이에 방음 장치가 된 칸막이방을 이용하게 될 것이다. 소음수치가 낮은 장비들이 선택되고, 불필요한 소음에서 생기는 스트레스와 조명은 환자와 가족과 직원들의 유익을 위하여 감소될 것이다. 이 비전은 이미 몇몇 기관에서는 현실화되었다. 예를 들면, 베이지와 파랑과 녹색이 미네소타 병원의 전인간호병동을 디자인할 때 사용되었다. 벽면의 미술은 많은 다양한 문화와 자연의 평화를 묘사한다. 더 평화롭고 치유적인 중환자실 환경에 대한 이들 목표는 달성 가능하다.

2) 중환자실: 정서적 특성

중환자실의 정서적 특색은 신체적 요소들만큼 중요하며, 환자의 결과에는 더욱 중요하다. 중환자실과 같이 스트레스가 많은 병동에서는 간호제공자의 의사소통 형태뿐만 아니라 중환자실에서 일어나는 환자의 증상들도 포함한다. 중환자실에 단 한번 방문해도 이 장소가 주는 벅찬 느낌은 두려움을 유발할 수 있다. 중환자실 환경은 신체 및 정서적 의존, 정보의 결여, 두려움 및 불안감을 확대하는 비인간화된 간호 때문에 쇠약감을 느끼게 한다.

(1) 중환자실에 대한 환자의 회상

환자가 중환자실에서 겪은 경험들을 다룬 26개 연구들의 검토는 손상된 인지 기능, 수면, 통증 및 불안감으로 인한 문제들을 부정적 요소로 보고한 반면, 안전감과 간호사에 의한 보호감 향상은 긍정적 요소로 나타났다. 환자들은 개인공간의 결여와 외로움, 두려움 및 불확실성을 보고했다. 통증은 강력한 진통제와 항소염제의 조합으로 통제할 수 있음에도 불구하고 가장 위중한 환자들이 흔히 겪는 경험이다. 환경 통제의 결여는 "단지 잠잘 필요"가 있다고 종종 불평하는 환자들에게 있어서는 주요 스트레스이다. 사실상 통증과 두려움은 수면결핍을 증대시키고, 수면결핍은 더한 불면을 야기하는 불안감과 함께 인지되는 통증을 악화시키는 악순환이 발전된다. McKinley 등은 과거 중환자실에 입원했었던 14명의 환자들과 가진 면담결과 분석에서 수면과 휴식의 결핍은 환자에게 있는 두려움과 불안감에 기여한다고 말한다. 쇠약함은 환자가 중환자실에 있는 동안 일어나는 일에 대해 계속 정보를 주고 환자 개인의 요구에 맞추어 간호를 받을 때, 그리고 환자의 가족이 함께 할 때에 감소되었다.

중환자실 환자가 지적한 환경의 주요 스트레스 요인 가운데 하나는 바로 기관내관과 기계적 환기이다. Rotondi 등은 48시간 이상 기계적 환기에 의존했었던 150명 환자들의 스트레스가 많았던 경험들을 연구하였다. 많은 이들이 그 경험들을 기억하지는 못했지만 기억하는 자들이 떠올린 최고의 스트레스들은 말하기의 어려움, 갈증, 긴장감, 통제력 상실, 연하곤란, 외로움 및 악몽들이었다. 다른 연구들은 기계적 환기를 단 환자들이 흡입술 동안 통증과 인후염과 질식할 것 같은 느낌들을 불평했다고 보고한다. 기관내관이나 기관절개관 때문에 의사소통의 어려움을 경험한 환자들은 무엇이 필요한지, 누군가에게 말할 기본적 능력이 없을 때(가령, "숨을 못 쉬겠어요") 특별한 두려움을 가진다. 간호사와 환자간에 의사소통이 가능할 때조차도 환자는 예후나 회복이나 장애에 대한 두려움에 관한 토론없이 종종 대화를 필수적인 것(예: "아파요")에 제한한다. 과학 기술에도 불구하고 이런 인간적 수준에서 환자와 연결되려는 능력은 중환자간호임상의 탁월함의 기준이 된다. 간호사는 Patricia Benner가 "과학기술을 길들인다"고 인용한 여기에서 특별한 역할을 지니고 있다. 기계적 환기에 의존한 채 31일을 보낸 한 의사가 자신의 중환자실 입원기간에 대한 회상을 보고한 연구에서는 간호사의 중요성을 강조하였다: "환자는 매우 제한된 세계 속에서 산다. 따라서, 환자의 하루 속으로 들어오는 모든 이는 확대된 역할을 지니고 있다. 문자 그대로 하루를 살아내는 환자에게 있어서 그는 바로 간호사이며 모든 이들 중에 정말로 가장 중요한 사람이다." 비록 기술적인 능력도 필수이나 침상 가에서 이뤄지는 간호사의 돌봄은 치유에 최고라고 그와 다른 이들은 보고하였다. 중환자실의 환자들이 경험하는 괴로운 증상들을 사정하고 치료하거나 예방하는 것은 중환자간호의 이유이다.

정서적 양상과 중환자실 환경에 대한 반응을 규명하는 것은 간호중재로 많은 것들이 수정 가능하기에 매우 중요하다. 첫 단계는 중환자실 환경에 있는 모순에 대한 인식과 이해이다. 적대적인 환경은 환자와 가족과 간호사에게 치유의 장소로 변해야 한다. 간호사는 환경과 혼란의 가능성이 환자의 이미 악화된 생리적 감정적 상태에 영향을 준다는 것에 대한 바른 이해를 가져야 할 필요가 있다. 잠정적으로 적대적인 환경을 치유적인 것으로 바꾸는 것은 모든 중환자실 간호사에게는 도전이 된다.

(2) 협동과 의사소통

환경의 감정적 분위기는 전체의료팀에 의해 드러나는 동료간 협력관계와 협동과 서로에 대한 배려의 정도에 의해 정해진다. 환자들은 문자 그대로 의사와 간호사 사이에 이뤄지는 환자에 대한 의사소통의 정도에 따라 살고 죽는다. 병동의 공동 지도자로서의 의사와 간호사간의 이런 협동과 동등한 동료관계를 장려하는 조직적 구조에 대한 관심은 필수적이다. 모든 의료진들간에 상호존중의 대화가 일어나는 문화를 만드는 것은 치유의 모든 환경에 필수적 구성요소인 탁월함의 기준이 된다. 신규 간호사는 중환자실의 임상 회진 동안에 환자를 대변하는 기술을 배우고 연습할 필요가 있다. 가족이 간호에 있어 전적인 동료로 대우 받고 존중되는 방법은 중환자실의 정서적 분위기와 긍정적 문화의 주요 측정도구가 된다.

2. 환자-환경 접점의 사정

중환자실 환경과 환자의 심각한 질병은 불안감, 혼동, 흥분, 통증 및 불면의 반응들을 함께 만들어낸다. 이들 고통스런 환자의 반응에 대한 적절한 기대와 정확한 사정없이, 관리전략들은 고안될 수 없다. 간호사는 환경에 익숙해져 있어야 하며, 환자를 사정해야 한다. 간호사는 간단한 것(예: 병실을 환자가 너무 춥거나 덥게 느끼는가?)에서부터 복잡한 것(예: 환자가 자동차사고로 인한 다발성 골절 때문에 신체적 통증이 있는 상태에서 어떻게 하면 수면을 잘 취하면서 동시에 사고에서 처자식을 잃은 감정적 통증을 잘 견뎌 낼 수 있는가?)에 이르는 요소들을 사정한다. 이 예들은 간호사가 간호시작 전에 준비해야 할 중요한 사항들이다.

1) 불안 사정

불안감은 스트레스 반응이 일어났음을 알리는 심리병리학적 신호이다. 강한 불안감은 연약한 환자들에게서는 그 이상의 질병을 일으킬 수 있기에, 불안감을 사정하는 능력은 중요하다. 질병이 중환자실 환경과 접한 결과로, 환자는 불안을 경험한다. 중환자실 환자들의 70% 이상이 불안을 겪는다. 미국 중환자간호사협회(American Association of Critical-Care Nurses, AACN)의 회원 2,500명에게 행한 설문조사에 의하면, 불안의 가장 중요한 임상척도 5가지는 흥분, 혈압과 맥박 상승, 환자의 구두표현 및 안절부절이다. 생리적, 행동적 증상들은 불안의 정도를 과소평가할 수 있기에 문제가 된다. 불안은 불편한 감정으로, 바깥으로 드러나는 이들 증상들에 앞선다. 종합적 불안사정도구를 개발하려는 노력이 현재 진행 중이다. 최선의 사정방법은 환자의 불안과 두려움에 대한 구체적인 질문을 환자에게 묻는 것이다. 예로, 비록 아무도 질문조차 하지 않고 도와주지 않아도 환자는 죽는 것을 두려워할 수 있다. 알 수 없는 두려움은 불안을 만들기에 대화를 나누고 튼튼한 관계를 세워가는 것은 필수다. 불안은 종종 휴식을 위한 수면을 막는다.

2) 수면 사정

수면은 빠른 눈 운동(REM) 수면과 빠르지 않은 눈 운동(non-REM) 수면이라는 두 개의 매우 뚜렷한 뇌활동으로 구성된다. 이들 수면의 단계적 묘사는 Box 3-1에 정리되어 있다. 환자들은 구체적인 순서로 가벼운 단계에서 보다 깊은 단계로, 90분 주기로 수면을 단계적으로 진행한다. 빠른 눈 운동수면은 대부분 사람들의 정상적 야간수면 형태의 후반에 증가한다.

비록 수면형태가 매우 개인적이긴 하지만, 대부분의 환자들은 그들이 언제 충분히 쉬었고 언제 "밤잠을 잘 잤는지" 말할 수 있다. 불행히도, 이런 경우는 병원에서 드물다. 수면은 한때 조용한 상태로 생각되었었지만 실제로 뇌와 신체가 스스로 원기를 회복하는 동안의 생리적 활동을 포함한다. 수면은 종종 잃어버렸을 때만 중요하게 인식되며, 수면을 환자들을 위한 우선순위에 두지 않는 의료진들에 의해 수면은 그저 당연한 것으로 여겨지곤 했었다.

Box 3-1
수면단계와 그 특징

1. 각성과 수면간의 전환기:
   주위환경을 다소 인식하는 이완된 상태
   사람을 깨울 수도 있는 무의식적인 근육의 경련
   정상적으로 몇 분간만 지속
   쉽게 깨어남
   전체 수면의 약 5% 차지
2. 수면의 시작:
   비교적 쉽게 일어남
   수면의 50~55%에 해당
3. 수면의 깊이가 증가되고, 각성이 점차 어려워짐:
   수면의 약 10% 차지
4. 수면의 가장 깊은 상태(델타 수면):
   잠에서 깨어나기 어려움
   신체에 일어나는 생리적 변화
   – 느린 뇌파
   ; 맥박과 호흡수의 저하; 혈압저하
   ; 이완된 근육; 느려진 대사와 저 체온
   수면의 약 10%에 해당
5. 수면 중 생생한 꿈(REM):
   빠른 눈 운동수면의 기간이 매 주기마다 평균 20분씩 증가됨

중환자실 환자에게 있는 수면박탈은 인지변화, 혼동, 손상된 상처치유 및 근육의 피로를 야기하고 이산화탄소의 축적 때문에 호흡기 떼어내는 것을 어렵게 한다. 따라서 환자를 위한 수면의 향상은 인도주의적 중재만이 아닌 생명연장의 중재 또한 될 수 있다.

수면을 가능하게 하는 복잡한 뇌 생물학은 완전히 밝혀지지 않았다. 트립토판에서 합성된 멜라토닌은 송과선에 의해 분비되고, 이것은 빛에 의해 차단되며 어둠에 의해 자극된다. 멜라토닌 분비가 중환자실 환경에서 정상적 리듬으로부터 어떻게 벗어날 수 있는지 보는 것은 쉽다. 사실상, 중환자실의 패혈증 환자는 정상적인 일주기성 형태와 관

련없는 멜라토닌 분비장애를 갖기 쉽다.

중환자의 수면은 심하게 중단된다. 중환자실의 환자들이 자주 깨고, REM수면이 없거나 거의 없으며, 집에서보다 전체 취침시간이 더 짧고, 수면의 질도 낮다고 연구들이 삼십 년 넘게 보고되었다. 이런 형편없는 수면형태는 노인에서 소아환자에 이르기까지, 모든 연령대에서 실제로 일어난다. 수면장애가 중환자실 환자들의 임상결과에 미치는 영향에 관해서는 완전히 알려지진 않았다. 하지만, 환자들은 수면장애가 그들의 질병에 있어서 가장 불쾌한 부분이라고 종종 보고한다.

수면의 질에 대한 환자자신의 보고는 수면적당량을 측정하는데 가장 적합하다. 통증 사정과 유사하게도, 본인만이 사정할 수 있다: "잠을 잘 잤다 혹은 잘 못 잤다." Polysomnography에 의한 뇌파 관찰은 환자의 수면을 측정하는 표준이지만, 중환자실에서 측정할 수 있는 표준으로는 가능하지 않다. 수면의 자가보고를 구할 수 없는 경우, 환자에 대한 간호사들의 전체적인 관찰이 검증되고 믿을 만하게 보여져 왔다. 추가로, 시각적 상사척도는 장기간의 중환자실 입원으로 고위험 수면장애를 사정하는데 추천된다.

임상적 연구에 관한 통찰

Olson DM, Borel CO, Laskowitz DT 등. 조용한 시간: 신경계중환자실에서의 수면의 향상을 위한 간호중재. Am J Crit Care 10(2):74-78, 2001.

듀크 대학 병원센터의 간호사들은 간호가 수면증진에 미치는 효과를 보기 원했다. 그래서 그들은 조용한 시간을 위해 하루에 2회 모든 조명을 끄고 환자들이 어둡고 조용한 환경에서 간섭받지 않고 시간을 보낼 수 있도록 간호를 조정했다.

이 연구는 신경계 중환자병동에서의 조용한 시간이 환자들이 수면을 취하도록 돕는지 보기 위하여 조용한 시간을 위한 규례를 시험해보았다. 전체 239명의 환자 중 118명의 환자들은 비교군에 속했고, 121명은 중재를 받았다. 중재는 환경적 소음과 조명을 2AM과 4AM 사이에 그리고 2PM과 4PM 사이에 감소시키는 "조용한 시간"의 시행이었다. 수면과 조명과 소음 수치에 대한 자료가 Glasgow 혼수척도를 이용한 점수로 10이상을 받은 모든 환자들에게서 2:45AM, 3:30AM, 2:45PM, 3:30PM에 수집되었다.

결과는, 관찰된 수면 중의 환자들의 수가 비교기간보다 "조용한 시간"을 시행한 실험기간 동안 상당히 높았음을 보여주었다. 때때로 있는 환경적 자극을 감소하기 위한 간호사들의 집중된 노력은 이 환자들에게서 수면의 가능성을 확실히 증가시켰다고 결론지어졌다.

의견: 연구에 참여한 간호사에 의하면, "당신은 진짜로 일해야 하고 조용한 시간 전후의 당신의 근무시간을 계획해야 합니다. 우선순위를 짜고 계획해야 합니다. 분위기는 '내 업무를 완수해야 한다'는 쪽으로 가고 있지만, 그러나 지금 우리는 환자에게 더욱 초점을 맞추고 있고 보다 환자 중심적인 간호를 제공하려고 시도하고 있습니다. 그렇게 단순한 생각이 너무 혁명적으로 보일 수 있다니 이상합니다."(Green MA: Shhhhh! It's quiet time. Inside DUMC 8[1]:1999.)

3) 섬망 사정

섬망은 중환자간호의 미처 인식하지 못한 뇌기능 이상이다. 이 증후군은 기동을 제한하고 수면박탈과 뜻있는 구두나 인지적 자극의 결여를 지닌 감각에 과중한 부담을 생산하는 중환자실 환경이나 질병에 의해 촉진될 수 있다. 섬망은 환자의 행동에 근거한 임상적 진단이다. Box 3-2는 위중한 환자에게 있는 흥분에서부터 혼동, 섬망 및 치매에 이르는 많은 심리적 증후들간의 주요 차이점을 규명하고 있다. 흥분은 기계적 환기에 의존하는 환자들에게서 흔히 일어나며, 적절히 사정하여 치료하지 않을 때, 환자는 기구를 제거하거나 기관내관을 뽑아버릴 수도 있다. 한 연구에 의하면, 환자가 스스로 관과 기구를 제거하기 2시간 전에 상당한 환자의 흥분이 기록되어 있었다. 10명의 환자들이

Box 3-2
인지 증후군

불안: 실제적으로나 인식한 위협에 대한 반응으로 걱정이 지속되는 상태; 교감신경활동 증가와 경계심 증가.

섬망(정신착란): 가역적인 기질성 정신적 증후군으로 여러 내과적 질병에서 비롯되는 전체적인 정신적 손상. 목적없는 움직임이나 단편적인 사고 과정 혹은 둘 다의 양상을 보이기도 함. 몇 분만에 심각한 정도가 오르내리기도 하고 밤에 더 심해지기도 함. 생각할 점: 급속한 발병, 의식변화, 당황하거나 혼미함, 곧잘 변동되고 밤에 더 심함.

흥분: 내부 긴장과 관련된 과도한 목적없는 운동성 활동; 불안, 공포, 우울, 망상과 병행

정신이상: 집요하고 괴상하나 종종 잘 조직되고 일관된 사고과정으로 기질적 이유는 없다. 생각할 점: 환청, 망상, 손상된 현실검사, 부적절한 기분과 충동자제, 의식변화는 없음.

혼동: 의식상태의 변경을 초래하는 섬망, 주의력과 기억 및 실행기능의 결핍 같은 특징이 있음. 생각할 점: 사람과 장소와 시간에 관한 지남력의 장애.

치매: 이미 성취한 지적 능력의 퇴화가 있는 전반적인 인지적 결핍상태. 보통 여러 주와 여러 달에 걸쳐 발전됨. 생각할 점: 점진적인 발병, 지적 능력 손상, 기억력 장애, 성격과 기분 변화, 의식변화는 없음.

입원기간 동안에 총 42개의 기구를 제거했는데, 이는 흥분이 환자와 의료진에게 괴로움을 주는 증상임을 보여주는 것이다.

섬망 사정도구인 중환자실용 혼동사정방법(Confusion Assessment Method for the ICU, CAM-ICU)은 다양한 환자들에게 나타나는 이 복잡한 증후군을 정확하게 사정하는 방법이다. 일단 사정이 정확히 완성되면, 적절한 안정제가 제공될 수 있다.

"중환자실 정신이상"이란 용어는 더 이상 사용되어서는 안 된다. 전문가들은 두 가지 이유에서 이 용어 사용에 반대하며 주의를 준다. 첫째, 흥분이나 섬망은 정신이상이란 말이 보통 뜻하는 바, 그런 정신이상이 아니다. 둘째, 중환자실에 이런 증상들이 있는 게 아니라 환자가 있는 것이다.

4) 악순환: 불안, 통증, 불면

환자들은 중환자실에서 겪는 불안에 대해 여러 이유들을 갖고 있다. 환자들은 진단과 예후와 치료 계획과 재정과 외로움, 혹은 꿈자리가 나빠서 걱정할 수 있다. 통증은 불안과 불안정한 수면을 야기한다. 수면은 또한 소음과 자연적 빛과 어둠의 리듬을 교란하는 눈부신 조명과 같은 환경적 요인들에 의해 장애를 받기도 한다. 불면은 통증의 인식을 더욱 악화시킬 수도 있다. 간호사는 이런 주기와 치유의 해결을 중재하고 향상시키는 능력이 있기에 이런 주기를 인식하는 것은 중요하다. 불면은 환자의 연약함을 높인다. 중환자실에 있는 종양을 가진 환자들은 가라앉지 않거나 극심한 통증과 불안 및 수면 장애를 포함하는 복합적인 괴로운 증세들을 보고했다.

3. 치유적인 중환자실 환경

중환자실의 간호사는 "환경활동가"와 "과학기술의 조련사"로 인용된다. 가족중심의 간호를 위한 긍정적이고 치유적인 환경을 만들기 위해서 환경적 자극들을 감소시키고 환자와 가족일원의 편안함을 보장하며, 협동과 대화를 장려하는 쪽으로 향하는 전략들이 추구되어야 한다. 환경과 과학기술은 "길들여" 질 수 있다.

지나친 소음과 조명을 통제함으로, 불안정감을 위한 비약물적 접근을 제공함으로, 그리고 수면을 향상함으로, 간호사는 간호와 연민을 보여준다. 시

끄러운 기구를 환자의 귀에서 멀리 해놓고, 조명의 밝기를 낮추고, 등을 마사지하거나 환자의 가족일원을 위해 침대 곁으로 의자를 가까이 끌어오는 것과 같은 행동들은 환자와 가족에게, "당신이 바로 이 병동이 존재하는 이유입니다; 우리는 당신의 치유를 돕는 동반자입니다" 라고 암시해준다. 과학적 증거들은 이 접근들이 그저 "해주기에 좋은" 것 이상임을 보여주며, 환자의 향상된 결과를 제공하기 위하여 도움이 될 것임을 점점 더 보여주고 있다. 두 가지 좋은 예로, 등 마사지를 제공하는 것과 조용한 시간을 설정하는 것이 있는데, 두 가지 모두 중환자실 환자들의 수면을 증가시킨다.

1) 소음과 조명 통제

소음은 중환자실 환경의 가장 혐오스런 것이기에 이를 제한하려는 노력이 필요하다. 의료진들의 행동에 주의를 집중하는 것이 소음통제의 열쇠다. 행동수정 프로그램은 중환자실의 환경소음과 관련된 직원의 일상 변경에 긍정적인 효과를 가져왔다. 환자를 위한 헤드폰 사용과 소음측정기를 통한 주기적 소음사정과 중환자실에 소음흡수용 표면 덮개의 선택은 권장되는 중재법들이다. 가장 간단한 중재들의 하나는 바로 사용하지 않는 장비는 꺼놓는 것이다.

자연채광은 바람직하지만 환자를 불편하게 할 만큼 너무 강해서는 안 된다. 약간 색을 입히거나 반사적인 유리의 사용은 눈부심과 자연 햇빛으로부터의 열 생산을 효과적으로 감소시킬 수 있다. 창문의 수직적 블라인드와 기타 창문 장식들은 간호사로 하여금 환자가 바라는 대로 조명의 강도를 조절할 수 있게 해준다. 자연채광의 방해와 관련된 부정적 효과를 제거하려는 중재에는 환자병실과 주변의 창문과 천정의 창등이 포함된다. 밤에 사용되는 조명의 최대 강도는 지속적인 조명의 경우에 6.5피트 촉광이며, 단기간 사용되는 조명은 19피트 촉광이다. 다시 말하면 가장 간단한 중재는 환자를 직접 관찰하는데 사용되지 않는 조명들을 끄는 것이다. 환자에게 선호하는 조명에 대해 묻는 것도 또 다른 중요한 전략이다.

2) 비약물적 치료 이용

보완대체 치료에 대한 관심은 모든 미국인의 삼분의 일 이상이 주치의에게 말하지 않은 채 이들 치료나 다른 치료들(척추 지압요법 중재와 침술과 같은)을 이용한다는 1993년의 보고로 인해 증가해 왔다. 십 년 후, 이 비율은 두 배가 되었고 수십억 달러가 매년 보완대체 치료에 소비되었다. 이들 치료법의 사용으로 말미암은 긍정적 결과들이 점차 건강한 사람들과 질병이나 상해를 입은 사람들에게 흔해졌기 때문에, 간호사는 환자가 준비되었는지 사정하고, 보완대체요법을 사용할 기회를 제공한다.

비록 환자를 진정제로 치료하는 것이 중환자실에서는 종종 있지만, 모든 환자에게 행하는 첫 선택이 될 필요는 없다. 이완요법과 음악치료와 같은 보완치료는 다른 치료법들(진정제와 같은)을 "보완" 하고 또한 약물의 필요를 무효로 하거나 요구 용량을 줄여주기도 한다. 환자를 개인적으로 아는 것과 입원 전에 스트레스를 어떻게 다루었는지 사정하는 것은 간호사에게 이 환자가 대체치료 이용에 좋은 후보일지 아닐 지에 관한 단서를 줄 수 있다. 환자들이 심하게 아프게 될 때, 그들은 스트레스 감소의 차원에서 과거에 효과가 있었던 것들을 계속 사용해야 한다.

음악치료는 환자들의 스트레스와 불안을 감소하려는 비약물적 치료의 한 예이다. 음악치료란 환자의 안녕을 증진하기 위한 치료적 방법으로 음악을 사용하는 것으로 정의된다. 음악의 사용은 급성 심근경색증을 겪은 환자들과 심장수술에서 회복되는 환자들 및 기계적 환기에 의존하는 환자들에게 있어, 심혈관 변수들에 의해 증거된 대로 스트레스와 불안을 감소시킨다. 음악요법을 사용하기 위하여 이어폰과 환자들이 선택할 다양한 이완용 테이프들과 오디오 혹은 CD 플레이어를 포함한 장비들을 갖추어야 한다. 신체리듬이 음악에 익숙해짐에 따라 음악은 환자를 편안히 풀어 준다. 심박수와 혈압과 호흡양상의 감소는 이완을 성취하는데 있어서 음악의 효율성을 암시한다. 음악치료는 그저 환자의 라디오를 틀어주고 병실을 떠나는 게 아니다. 음악치료는 환자와 사려깊게 일하는 것으로, 환자가 어두운 방에서 방해받지 않고 헤드폰으로 음악을 듣게끔 제안하는 것은 이완반응을 촉진시킬 수 있다.

3) 수면 증진

환자들이 왜 중환자실에서 잠을 못 자는지에 대한 이유들에 관한 30년간의 연구에도 불구하고, 환자들에게 곧잘 우선순위 1위인 수면 증진을 위해서 해본 것은 거의 없다. Box 3-3은 수면 증진을 위하여 자주 권장하는 전략들을 정리하였다. 도전적인 환경은 간호사가 환자의 요구에 가장 먼저 민감하고 환경에 익숙하며 그 다음, 수면을 돕기 위해 새롭고 오랜 생각 모두를 시도해 볼 도구와 자원을 가져야 한다고 명한다. 오랜 생각의 한 예로 5분간의 등 마사지가 있다.

수면을 돕기 위해 환자들을 편안하게 하는 등 마사지 제공은 최근까지 전체적으로 연구되지는 않았다. 중환자실에 있는 69명의 환자를 대상으로 한 연구는 5분간의 느린 등 마사지가 취침시간을 1시간 연장시킴으로 수면을 향상시켰다고 밝혔다. 만일 등 마사지가 최면제였다면, 중환자실 환자들을 위해 일상적으로 처방되었을 것이다. 효과적인 등 마사지는 환자를 측위로 눕힌 자세에서 다른 한

Box 3-3
수면증진을 위한 간호중재

- 큰 시계와 달력을 제공한다.
- 수면시간을 차단한다.
- 조용한 시간을 제공한다.
- 환자가 귀마개를 사용하게 한다.
- 가능할 때, 환자에게 질문함으로써 수면시간과 수면의 질을 사정한다.
- 음악치료를 위한 기회를 제공한다.
- 취침 전 5분간 등 마사지를 제공한다.
- 백색소음과 바다 소리의 이용을 고려한다.
- 통증을 제거한다.
- 베개를 사용하여 환자를 편안한 자세로 눕힌다.
- 간호사의 편의를 위해 한밤중에 환자를 목욕시키는 일은 중지한다.
- 환경소음을 조절한다: 조명을 낮추고 경고음을 낮추고 텔레비전과 말소리로 인한 소음을 줄인다.
- 간호로 인한 방해를 평가한다.
- 취침 시, 불안을 낮추는 정보를 제공한다. 환자의 하루를 검토해주고 환자에게 회복을 향해 성취한 경과를 상기시킨 다음, 다음 날 무엇을 기대할 것인지 추가한다.
- "오후간호"를 설정하고 "취침" 전 양치질과 세수 등의 기본간호를 시행한다.
- 가족이 환자와 있는 것을 허락한다.
- 이완요법과 심상요법을 이용한다.
- 환자의 프라이버시를 유지하기 위해 문을 닫거나 커튼을 쳐준다.
- 정한 시간에 표시판을 붙여 놓는다: "환자는 취침 중"

손으로 차가운 로션을 바르거나 빨리 한 손으로 행하는 마사지가 아니다. 이 마사지는 달래는 듯 느리면서도 가볍게 두드리는 마사지에서 비롯된 것으로 간호사는 환자와 진정으로 함께 있기 위하여 먼저 자신에게 집중한다.

또 다른 중재 하나는 수면의 중요성을 제도화하고, 수면시간을 방해받지 않게 하고, 환경을 진정으로 통제하기 위한 수면규약을 이용하는 것이다. 환자의 수면시간을 보호하기 위한 문지기로서의 간호사의 역할은 환자-간호사의 비율이 상승함에 따라 실현하기가 더 어려워질 것이다. 위중한 성인환자를 위한 진정제와 진통제 사용을 위하여 의사, 약사 및 간호사로 구성된 여러 전문가 팀에 의해 쓰여진 임상실기지침서 2002에 의하면, 수면향상은 환경의 최적화와 최면술의 부분적 사용과 함께 완화를 향상하기 위한 비약물적 방법들을 포함해야 한다고 말한다.

의료진의 수면 또한 중환자실의 치유적 양자관계에 있어서 중요한 부분이다. 밤번 간호사는 일상적으로 수면이 부족하고, 집에 돌볼 자녀가 있기도 하며 다음날 학교에 출석하기도 한다. 밤근무를 위한 해결방법은 수면주기를 앞당겨 근무시간 짜기(예: 낮에서 저녁으로, 그 다음은 밤 순서로), 건강한 간식 먹기, 근무 중에 밝은 조명은 환자병실과 떨어진 곳에서 사용하기, 규칙적인 운동을 포함한다. 연민어린 간호는 환자들과 가족들과 동료들의 요구를 더 잘 충족하고자 자기자신을 돌보는 것을 포함한다.

4) 가족 방문

중환자의 가족은 중환자실의 환경에 주된 영향을 끼친다. 환자와 가족의 요구는 가족의 환자에 대한 접근을 귀히 여기는 중환자실이 고안된 이후로 수 십 년에 걸쳐 안정적으로 유지되어 왔다. 방문객들을 단순히 제한하는 과학적 근거는 존재하지 않는다. 하지만, 간호사들은 가족방문에 대하여 다양한 철학들을 가지고 있고, 환자가 가장 위중할 때 가족을 환자와 침상 곁에서 멀리 두려고 간호사가 노력한다면 간호의 붕괴는 쉽게 일어날 수 있다. 각각의 중환자실은 환자와 함께 하면서 간호사와 같이 치유 팀의 동료로 활동할 권리를 갖고 있는 가족들을 수용하는 병동문화를 발전시켜야 한다. 간호사가 환자와 가족들의 요구에 따라 방문을 조정하도록 허가하는 일관된 방문방침은 환자와 가족과 간호사의 만족을 위한 최상의 기회를 제공한다. 융통성 없는 방문 규칙은 "좋은 간호사/나쁜 간호사" 시나리오를 고정시키며 가족들에게는 자신감의 상실을, 간호사에게는 근무 불만족을 초래할 수 있다. 가족의 임재는 환자의 연약함을 감소시키고 편안함을 증가시킨다. Kirchhoff에 따르면 이번 방문이 "최후의 방문"이 될 수도 있기에, 이런 방문의 융통성을 임종 때까지 연장하는 것은 필수라고 하였다.

5) 임종시 가족이 함께 함

중환자실에서 임종이 가까운 환자와 함께 하는 선택권을, 특히 심폐소생술이 진행되는 동안에 가족일원에게 제공하는 것은 대중들의 요구뿐만 아니라, 응급간호사 협회(Emergency Nurses' Association, ENA)와 중환자간호사협회(AACN)와 같은 전문간호 단체의 요구 때문에도 점점 더 많이 수용되고 있다. ENA는 심폐소생술이 진행되는 동안 가족일원들을 침대 곁으로 데려오기 위한 규범과 절차를 분명하게 설명한 지침서를—AACN에 의하여 공인된—발간했다. 모든 간호사들의 5% 미만이 이들 지침서가 존재하는 것을 알고 있다. 가족일원들과 간호사와 의사의 대부분은 가족이 함께 함을 지지한다. 가족의 함께 함에 대한 저해요인에는 의사와 간호사의 저항과 ENA 지침서에 대한 지식의 결여가 포함된다.

가족이 함께 함은 직원들로부터 강한 느낌을 주기 때문에 가족이 함께 함을 위한 방침을 논의하고 수용하는 결정이 권장되고 있다. 분만실은 수십 년 전에는 아빠들에게 닫혀 있었지만, 이제 아빠가 없는 산과영역은 없다. 이와 같이 가족들은 어쩌면 마지막이 될 수도 있는 방문을 위해, 사랑하는 자와 함께 있는 선택의 기회를 가져야 한다. 소아 소생술에서는 심폐소생술이 진행되는 동안 부모가 자녀와 함께 하는 것을 허락하려는 움직임이 강력하며 80%가 넘는 부모들이 이 선택권을 바랄 정도다. 중환자실이 치유적이고 인도적인 환경이 되도록 만드는 것은 가족이 함께 함이 선택일 수 있는 문화를 세워가는 것을 뜻한다.

임상적 적용

자가학습: 비판적 사고

1. 중환자실 환경을 사정한다. 당신이 근무하는 중환자실을 생각하고, 소음과 조명 및 속도를 조심스럽게 주목한다. 병동에 앉아 눈을 감고 들어본다. 환자가 듣고 냄새 맡을 것들에 주목한다. 만일 당신이 환자라면 이 병동에서 얼마나 잘 수면할 수 있는지 생각해보고 몇 명의 가족 일원들이 환자들을 방문하고 있는지 생각해 보시오.
2. 음악치료 중재로 얻을 효과를 생각해보고, 이 치료를 개시하는 것에 대하여 생각해 보시오.
3. 밤에 환자를 목욕시키는 것에 대한 태도를 바꾸는 데 있어 간호관리자가 당신에게 도울 것을 요구한다. 그녀는 환자가 불평하기 때문에 이것을 중단하고 싶어한다. 다른 간호사들이 동의하도록 하려면 당신은 어떻게 할 것인지 생각해 보시오.

학습문제

1. 중환자실의 환자들은 많은 요구들을 가지고 있다. 다음 요구 중 가장 압도적인 것은?
   a. 안전하게 느끼게 해주는 것
   b. 2시간의 수면기간을 성취하게 하는 것
   c. 가족 일원들이 하루에 두 번씩 방문하게 하는 것
   d. 통증을 위해 마약진통제를 받게 하는 것
2. 불안을 감소시키는 비약물적 요법인 음악요의 효과는 다음중 무엇에 의해 나타나는가?
   a. 심박수와 혈압을 감소시키고자 교감신경계를 흥분시킴으로써
   b. 구체적인 음악리듬으로 호흡을 훈련함으로써
   c. 신체와 마음을 풀어줌으로써
   d. 진통제가 필요하지 않도록 환자의 주의를 딴 데로 돌림으로써
3. 중환자들에게 있는 수면 박탈의 가장 흔한 원인은?
   a. 저녁시간에 행해지는 침상 목욕
   b. 치료받지 않은 통증과 불안
   c. 가족들의 방문
   d. 변경된 멜라토닌 수치
4. 중환자실의 디자인은 다음 중 어느 것을 고려해야 하는가?
   a. 밝은 머리 위 조명
   b. 가족일원들을 환자 병실에서 떼어 놓는 대

기실
c. 소음을 감싸는 두꺼운 카펫트
d. 부드럽고 차분한 색들

4장

중환자 및 가족 교육

중환자 및 가족 교육

학습저해 요인

- 중환과 스트레스
- 장기화된 질환과 스트레스
- 환경적 스트레스
- 문화와 언어적 장애

교육과 학습

- 학습의 세 영역
- 성인 학습의 원칙

성인 교육과정

- 위기시의 학습요구 사정
- 중재: 중환자간호에서 효과적인 교육 전략
- 학습과정 평가

환자와 가족 교육의 표준

학습목표

- 중환자실 간호상황에 특이한 학습저해요인들을 설명할 수 있다.
- 교육과 학습과의 개념 차이를 설명할 수 있다.
- 성인 학습의 6가지 원칙을 규명할 수 있다.
- 학습의 3 영역을 규명할 수 있다.

환자와 가족을 위한 교육은 간호의 중추적 요소이다. 위중한 상황에서는 생명을 위협하는 위중한 질환의 특성 때문에 환자와 가족의 교육적 요구를 충족시키는 것이 언제나 부담이 된다. 간호사는 학습에 적절하지 않은 환경에서도 어려운 개념들을 교육하는 한편, 위중한 진단명에 담긴 불안과 두려움을 다루어야 한다. 즉각적인 간호사-환자의 관계를 넘어서서 국제적 추세는 환자교육을 포함한 간호의 모든 차원을 재정비하는 의료서비스에 영향을 미치고 있다.

의료서비스는 더 이상 임상적 의사결정의 차원에서만 정의하지 않고 자원의 신중한 사용과 재정적 책임도 포함한다. 보험회사는 환자 간호시의 모든 상호작용에 가치관이 담긴 요소에 대해서도 의문을 던지고 있다. 이런 의료계 기후의 변화는 간호에 대한 분명한 정의와 간호서비스의 분량화를 필요로 한다. 의료관리의 재정적 압박은 입원기간을 감소시키고, 환자와 가족들이 학습되기도 전에 종종 퇴원시키는 결과를 초래했다. 환자가 중환자실에서 집으로 퇴원하는 것은 집에서 강도 높은 간호를 제공할 환자와 가족들에게 더 많은 책임을 지우는 것으로, 드문 일이 아니다. 중환자실 간호사는 중증 질환에 곧잘 동반되는 혈류역학적 불안정을 관리하는 것만 아니라, 집으로의 조기퇴원의 가능성에 대해 환자와 가족을 준비시키기도 한다.

동시에 병원들은 중환자실 간호사들의 부족에

직면하고 있다. 이전에는 경력이 가장 많은 간호사들로 채워졌던 중환자실이 이제 갓 졸업한 간호사들을 위한 훈련장소가 되고 있다. 신규간호사는 다장기 질환을 병태생리학적으로 이해하고 중환자를 간호하는데 사용되는 수많은 기계장비를 관리하는 방법을 배우는데 집중하지만, 이들이 환자와 가족들의 교육요구를 파악하는 본질적인 간호의 임무 이상까지 나아간다는 것은 매우 어려울 수 있다. 또한 간호사의 공백을 채우기 위한 시간제 간호사 활용의 확대는 환자와 가족교육에 부정적인 영향을 줄 수 있다. 일주일에 한 두 번만 일하는 시간제 간호사는 환자 및 가족들과 관계형성을 못하거나, 추후 관리나 학습한 바를 검증하지 못할 수 있다. 학습요구를 사정하고 교육을 향상하려는 간호의 연속성이 적거나 없을 때는 어려움이 가중된다. 간호의 분산화는 환자교육을 저해하는 수많은 방해물이며 장애물들이다.

1. 학습저해 요인

1) 중환과 스트레스

전형적으로 환자와 가족은 갑작스러운 생명위협적인 사건으로 중환자실에 입원한다. 질병의 발생은 관련된 모든 이들의 신체적이고 감정적인 위기의 시작을 알려준다. 대사반응의 변화, 전신마취, 심폐우회술의 사용, 저산소증, 수면결핍들은 중환자에게는 흔한 사건들이다. 이들 요소들의 각각은 정신적 정확성을 악화시키고, 개인의 학습역량과 기억력을 감소시킨다. 게다가 중환과의 투병은 환자가 지닌 에너지의 대부분을 소모하게 함으로써 학습능력을 제한시킨다.

환자는 질병과정과 관련된 신체적 효과만이 아니라 감정적이고 영적인 침체도 겪게 된다. 환자는 심각한 질병에 직면할 때 무력감, 통제력의 상실, 죽음에의 공포를 표현한다. 이를 지켜보는 중환자실 간호사는 환자의 불안과 두려움을 인식하고 낯선 질병의 치료와 회복과정을 안내해간다. 중환의 극심한 스트레스에도 불구하고 이들 질병과 치료와 회복의 과정은 환자교육에는 특별한 기회가 된다. 하지만 중환자실에서는 교육의 초점이 환자로부터 가족일원의 학습요구에 맞추기 위해 재빨리 옮겨져 궤도수정을 하게 되는 것은 드물지 않은 일이다.

감정적이고 신체적인 어려움은 환자가 중환자실에 입원한지 72시간 이내에 최고에 이르는 스트레스로 중환자의 가족들에게 작용한다. Halm등의 연구는 가족들이 중환자의 위기에 대처하는 동안 흡연, OTC 약물복용, 음주 및 처방된 약물사용이 증가하고 수면과 식사유형에도 변화가 있음을 보여준다. 그 외 두려움과 불안의 증상으로 과민함, 잦은 방문이나 전화, 반복적인 질문들과 정보 기억불능을 포함한다. 중증의 불안과 죽음에 대한 공포는 가족들로 하여금 그들에게 주어진 정보의 많은 부분을 잊게 하기도 한다. 가족들의 두려움을 감소시키고, 중병과정 내내 가족들을 지지하는 것에 목표를 둔 간호중재는 학습의 저해요인들을 감소시킨다. 다음의 사례는 중환자실 간호사의 중재가 위기를 맞은 가족에게 교육적이고 감정적인 요구를 지지하는데 어떻게 사용되는지 보여준다.

사례연구 ■ 위기에 처한 환자와 가족

심혈관계 중환자실로 통하는 전기 자동문이 활짝 열리고, 최씨 부부는 40세인 딸의 방으로 들어온다. 최양은 승모판 치환과 삼천판 복구수술을 마치고 심혈관계 중환자실로 방금 돌아왔다. 불행히도 판막교체가 복잡해져서 환자는 장시간 심폐우회술에 처해 있었다. 최양의 심장은 수술 전에 꽤 약했었고, 이제 그녀는 심박출량을 돕는 intraaortic balloon pump와 여러 약물을 필요로 하고 있다. 그녀는 장시간의 심폐우회술 사용과 관련된 응고병이 생겼고, 출혈이 계속되고 있다. 활력징후는 안정적이지만 흉관으로 흘러 나오는 혈액손실을 보완하기 위하여 지속적인 수혈을 필요로 하고 있다.

최씨 부부는 딸의 모습에 심한 충격을 받았다. 최양의 창백하고 부은 얼굴과 생기 없는 표정은 분명 그들이 보게 되리라 기대했던 모습이 아니었다. 그곳에는 자신들이 사랑하는 딸의 모습은 거의 없었다. 기계들이 딸의 침대를 둘러싼 채 모든 신체기능을 보조하고 있었다. 최씨 부부는 떠는게 보일 만큼, 판막수술이 딸을 어떻게 이렇게 만들었는지 궁금해하며 눈물이 글썽인 채 서로를 바라보았다.

최양을 돌보는 중환자실 간호사는 최씨 부부를 반기며 최양의 모습에 대하여 말하였다. 그녀가 최양을 돌보면서 조심스럽게 침상 곁의 모든 장비의 목적을 설명해주었다. 간호사는 걱정하는 부모에게 최양이 무엇을 하고 있고, 왜 그러한 시술을 시행하는지 말해주었는데, 이것이 바로 딸의 회복을 소망하게 하는 간호사의 침착한 간호적 접근이다. 최씨 부부는 긴장을 조금 풀기 시작하고, 두어 시간이 지난 후에는 자신들이 무엇을 기대할 수 있는지에 대해 질문하기 시작하였다.

이 짧은 사례는 질병의 예측불허와 위기가 얼마나 빨리 일어날 수 있는지를 조명해준다. 이 시나리오에서 침상 가의 간호사는 환자상태에 대한 알기 쉬운 대화를 통해 가족교육을 시작한다. 가족일원들과 갖는 처음의 상호작용은 간호사와 가족간의 신뢰와 존경의 기초를 형성하도록 돕기 때문에 지극히 중요하다. 부모와의 대화 중에도 간호사는 계속해서 그들의 학습요구를 사정하고, 그들의 대처방식에 대한 이해를 꾀한다. 간호사는 그들이 사랑하는 딸의 상황에 대한 일관성 있고 정확한 정보를 제공함으로써 이 질병의 위기단계에 직면한 가족을 돕고 있다. 중병에 대처하는 가족일원들에게는 최신의 정보가 가장 우선시된다는 연구보고가 있다. 중환자실 간호사는 질병의 병태생리와 시행된 진단검사와 행해질 치료계획에 대하여 가족들을 가르친다. 가족을 위한 주요교육 목표는 그들이 사랑하는 자를 위해 할 수 있는 모든 것을 배우게 하는 것이다.

2) 장기화된 질환과 스트레스

질병기간은 최초의 위기단계를 지나 자주 연장되고, 환자와 가족들에게 부가적인 부담을 지운다. 가족들은 집과 근무일정과 병원서 보내는 시간 간에 균형을 갖기 위해 애쓴다. 시간이 지나면 가족들이 의료진에게서 정보와 환자상태 보고를 구하는 것이 점점 어려워질 수도 있다. 의사들의 일정은 종종 예측하기 어렵고, 가족의 방문시간과 맞물리지 않는다. 이는 가족에게 연결고리가 되는 중환자실 간호사의 주된 역할을 더욱 강조한다. 중환이 연장되면 많은 가족들이 곧잘 확대가족에게도 대화의 선을 열어놓기 위해 애쓰곤 하는데 이는 갈등과 잘못된 정보의 기회를 낳기도 한다.

환자와 가족의 옹호자로서 간호사는 정확한 정보를 주고 가족과 함께 간호계획을 세운다. 환자간호위원회나 윤리위원회 소집과 같은 추가적 중재는 전체 의료진과 함께 환자의 경우에 대해 의논할 수 있는 기회를 가족에게 주고자 중환자실 간호사에 의해 마련되기도 한다. 환자간호위원회는 가족들에게 열린 대화를 부여하고 또한 환자의 경과에 대한 잘못된 정보나 잘못된 인식을 없애기 위한 치료적 방법이 되기도 한다. 분명히 중환자간호사는 입원에서 퇴원에 이르기까지 교육을 제공함으로써 중환의 위기에 대처하는 환자와 가족을 돕는데 있어 중추적 역할을 담당한다.

3) 환경적 스트레스

전화 벨소리, 간호사나 의사를 찾는 호출기, 안내방송, 기계의 경고음, 직원들의 대화소음, 쾅쾅 열고 닫히는 자동문과 압축공기관들의 소음은 전형적으로 중환자실의 대기를 채우는 소음들의 몇몇 예일뿐이다. 이 소음들은 근무환경의 주된 부분이기에 간호사들이 이들 친숙한 소음들에 무감각해지는 것은 쉬운 일이다. 하지만 환자의 침대에서 이 배경소음을 귀 기울여 잠시 듣다 보면, 이 소음이 얼마나 스트레스가 될 수 있는지 이내 기억날것이다. 환자들과 가족들은 중환자실에 정상적으로 있는 소음에 익숙하지 않은데도, 간호사들은 이 환경을 배우라고 요구하고 있다.

최적의 학습환경은 토론을 최대화하도록 마련된 편안한 의자에 앉아서 가능하면 시청각 자료사용과 함께 환자와 가족과 함께 보내는 조용한 순간들이다. 이것은 전형적인 중환자실의 환경으로 볼 수는 없다. 하지만 환경적 스트레스를 줄이고 학습의 성공을 강화하도록 돕는 흔한 방법들이 있다. 환자의 병실 문을 닫거나 침대 옆에 안락의자를 놓는 간단한 행동은 배경소음을 충분히 줄이고 학습자의 주의력을 증대시킬 수 있다.

간호사가 환자나 가족과 대화하는 동안 침상 곁 기계의 경고음을 줄여 놓는 것도 소음으로 인한 중단을 최소화하여 가르치는 분야의 주제에 대한 학습자의 집중력을 높여 준다. 민감하고 비밀스런 정보를 나누는 동안에 신변을 보장하는 것도 환자나 가족일원의 불안을 눈에 띄게 감소시켜 준다. 외부인들은 사랑하는 사람의 질병으로 인해 괴로워하는 가족들의 감정의 폭발이나 친밀함의 교류를 종종 목격하게 된다. 의료진들은 환자의 질병에 대한 비밀스런 세부사항을 의논할 때 주변을 언제나 염두에 두지는 않는다. 중환자실 간호사는 환자에 대한 구체적인 사항을 의논할 때는 신변보장을 제공하기 위해 의료진과 가족들을 일반 대기실에서 멀리 떨어진 조용한 방으로 안내할 수 있다.

이런 배려는 중환자실의 복도에서 열리는 교수회진이나 환자회진에도 적용할 수 있다. 환자들은 존중되고 회진 때 자신의 침대 곁에서 진행되는 자신의 사례발표에 환자본인도 포함되기를 종종 바란다. 연구된 바에 의하면 환자들은 의료팀에 소개되어지기를 선호하고, 그들의 토론과 사례발표에 사용되는 의학용어들에 대한 설명을 기대하고 있다고 한다. 회진할 때마다 전체 의료팀이 모든 환자의 침상 곁에 앉는 것이 늘 실질적이지는 않겠지만, 환자에게는 가능한 언제든지 자신의 간호에 대한 토론에 참여할 수 있는 선택권이 주어져야 한다.

4) 문화와 언어적 장애

미국의 인구가 변화함에 따라 병원과 중환자실에서 간호사가 돌보는 환자들과 가족들도 점차로 다양해지고 있다. 미국 국립보건통계청은 2050년이 되면 소수민족이 전체 인구의 50%가 될 것이라고 추정하고 있다. 건강과 질병에 대한 인식은 문화권에 깊이 뿌리내리고 있다. 환자개인과 가족이 진단명이나 권유된 치료와 교육에 대해 반응하는 것은 그들의 가치관과 속한 문화권에 의해 강하게 영향 받기도 한다. 간호학 문헌이 문화적으로 민감한 간호제공의 중요성을 알리고 있다 해도, 실제 임상에서 매일 이루어지는 간호사와 환자와 가족들간의 상호작용가운데 간호사가 갖는 문화권에 대한 인식의 증거는 거의 없다 하겠다. 문화적으로 갖추어진 간호란 문화, 인종, 성별, 성 주체성, 사회계층과 경제적 상황에 관련된 문제들에 민감해있는 상태라고 정의된다. 추가로 문화적으로 갖추어진 간호는 환자와 관련된 가족구조와 성별 역할 또한 고려한다. 한 예로, 아시아문화권에서는 중요한 건강의사결정은 가족과 함께 의논되어야 하고, 그들에게 가족이란 가장 작은 의사결정 단위이기 때문에 한 개인이 독단적인 결정을 내릴 수는 없다.

문화적으로 다양한 환자와 가족들을 위한 성공적인 교육은 인종에 관한 기본지식 이상을 요구한다. 중환자간호사들은 자신들의 인종적 편견을 인식해야 하고, 의료와 간호서비스에 대한 개인적 가치관과 신념을 검토해야 한다. 우리의 건강신념의 많은 부분이 개인주의에 대한 신념, 설명된 동의에 대한 신념 그리고 가장 강력한 존재로서의 하나님께 대한 믿음과 같은 주로 유럽형 미국식 가치관에 근거하고 있다. 그 외 기술과 과학이 전반적인 인간의 상황을 개선시킬 것이라는 믿음 같은 공감된 신념들 또한 존재한다. 이들 유럽형 미국식 가치관이 다른 문화권에 지우는 부담은 간호사와 환자간 의사소통에 장애를 주거나 교육과정을 방해하기도 한다. 비록 중환자실 간호사들이 꼼꼼한 문화적 사정을 완수할 시간을 갖고 있지 않다 해도 몇 가지 주요 정보는 얻어져야 한다. 이들 정보는 Box 4-1에 정리되어 있다.

언어장벽 또한 환자와 가족교육에 있어 특히 스트레스가 심한 중환자실 환경에서는 주요 장애물이 되고 있다. 환자와 가족을 위해 정보를 번역할 통역가를 제공하기 위하여 모든 노력을 기울여야 한다. 편의상 의료진들은 일반인에게 생소한 복잡한 의학정보나 용어를 환자에게 통역해 줄 가족일원이나 친구에게 전적으로 맡기기도 한다. 하지만, 가족일원이나 친구가 개인적 편견이 대화내용에 개입되지 않도록 자제하는 것은 어려울 수도 있다. 게다가 의료진과 환자간에 오가는 정보가 환자자신이나 전달해야 할 가족일원에게는 개인적이거나 당황스러울 수도 있다. Box 4-2는 통역가에게서 환자 및 가족과 의사소통을 할 때의 몇 가지 제안사항을 담고 있다. 문서화된 지침사항도 통역가가 함께 있을 때 번역되고 검토하면 어떤 질문도 즉각적으로 답해질 수 있다.

Box 4-1
문화사정에서 얻어야 할 주요 정보

- 출생지
- 이 나라에 거주한 기간
- 인종적 관계와 민족적 주체성
  - 같은 민족이 모여사는 지역사회에서 살고 있는가?
  - 환자의 주요 후원자들은 누구인가?
- 모국어와 이차 언어(말하기와 읽기 능력)
- 종교적 활동
- 건강과 질병에 관한 신념과 활동
- 대화 소통술(구두와 비구두)
- 환자와 가족의 관점에서 의사결정이 어떻게 만들어지는가?

2. 교육과 학습

교육과 학습을 분별하는 것은 중요하다. 많은 경우, 이들 두 용어는 바꿔 사용하기도 하나 개념에는 차이가 있다. 교육이란 한 명 이상의 사람에 의해 개시되는 활동, 즉 개인들, 단체들, 혹은 지역사회들이 지닌 지식과 기술과 태도의 변화에 영향하

Box 4-2
통역자를 이용한 의사소통을 위한 안내

- 배경정보를 주고, 모임의 목적을 설명하기 위하여 삼자모임 전에 통역가를 만난다.
- 가능하면 환자와 가족이 필요로 하는 정보의 깊이를 계획하기 위하여 통역자들이 사전에 이들을 만나 교육수준, 건강관리 신념, 그리고 건강간호 태도를 알아보게 한다.
- 짧게 말하고 긴 설명이나 의학적 상투어와 약어와 구어체 사용은 피한다.
- 환자와 가족들과 대화할 때 통역자가 아닌 환자와 가족들을 직시한다. 그들의 몸짓과 비언어적 의사소통 반응을 관찰한다.
- 인내심을 가져라. 통역을 통한 면담은 마치기까지 오래 걸리기도 하고 환자에게 피곤해지기도 한다.
- 환자와 가족들이 주어진 지시사항이나 내용을 이해하는지 명확히 하기 위하여 그들이 통역자를 통해 주어진 정보를 확인하게 한다.

도록 고안된 활동으로 정의된다. 교육은 학습을 활성화하는 사람을 강조하는 반면, 학습 그 자체는 내부변화에 대한 현상으로서 정의된다. 학습자는 행동변화를 초래하는 통찰력의 순간을 체험한다. 학습의 주요 개념은 새로운 상태의 사고적 마음으로 변화하는 것이다. 초점이 교육자의 역할에서 변화를 경험하는 개인의 역할로 옮겨진다.

1) 학습의 세 영역

교육계획을 개발할 때 고려해야 할 인간행동이나 학습의 세가지 영역에는 인지적 영역, 정서적 영역 그리고 정신운동적 영역이 있다. 교육안을 사정하고 개발하는 동안, 이들 영역을 마음에 간직하는 것은 간호사가 적절한 교육방법을 선택하도록 도울 수 있다.

학습의 인지적 영역은 행동의 근거나 안내를 제공하는 통찰력과 이해력의 발달을 포함한다. 이 영역에서는 지식이 확대되고 교수-학습 자료가 간단한 것에서부터 복잡한 것으로 조직된다. 학습은 정보가 사전지식 위에 세워질 때 증대된다. 그러므로 기억하기 어려운 사실들을 가르치려고 시도하기 전에 기초지식이 잘 도입되어야 한다. 한 예로, 인지적 학습은 가족일원이 상처의 치유를 사정하는 것을 배울 때 일어난다. 중환자실 간호사는 정상적 치유과정과 건강한 절개모양에 대한 기본 정보를 제공한다. 일단 가족일원이 치유된 절개부위가 어떻게 보이는지를 이해하면 간호사는 감염의 증상과 징후 및 언제 의사에게 전화해야 하는지 설명할 수 있다. 일단 준비되면 이 가족일원은 환자를 위한 적절한 가정간호를 제공하기 위하여 배운 원칙들을 적용할 수 있어야 한다.

정서적 영역은 환자의 가치관과 태도와 감정을 둘러싸기에 학습의 모든 영역에 침투해있다. 태도나 정서적 반응을 변화시키려는 시도에는 환자와 간호사 간에 안전하고 믿음이 가는 관계가 요구된다. 교육계획안을 세울 때 간호사는 환자가 배워야 할 만큼 충분히 중요하다고 여기는 것이 무엇인지 사정하기 위하여 비위협적으로 접근해야 한다. 도움이 될만한 교육전략이 금연교실에서 전형적으로 사용하는 상호작용적인 단체학습일수도 있다. 이런 상황에서 교사는 학습자가 모방하기 원하는 행동을 시범 보이고, 참여자들이 금연하도록 격려하기 위하여 그들에게 긍정적인 피드백을 제공한다. 만일 학습경험이 만족스럽고 환자가 긍정적인 감정을 이 경험에 수반하게 되면, 이는 행동변화에 영향을 줄 수 있다.

정신운동적 영역은 학습되어야 하는 동작의 연속적 순서로 구성된 운동기술을 포함한다. 특별한 기술을 배우기 위하여 환자는 동작의 정신적 형상을 그릴 수 있는 기술과 능력을 행할 수 있는 신경 근육계를 가지고 있어야 한다. 정신적 형상은 교사가 임무를 성공적으로 완수하기 위해 요구되는 관련된 단계들을 지적하는 동안 학습자가 시범을 지켜볼 때 만들어 진다. 기술을 시범 보이고 환자가 질문하는 것을 허락하는 동안 간호사는 문서화된 단계별 안내문을 참고자료로 사용할 수도 있다. 환자나 가족일원이 임무를 수행하는데 능숙해지기까지는 연습을 필요로 할 것이다. 많은 어른들은 새로운 기술을 배우는 것에 당황하므로 간호사가 매번 교육시간마다 칭찬하고 격려하는 것은 중요하다. 인슐린 주사를 배우는 것은 정신운동적 학습의 한 예이다.

교육 방법은 그림 4-1에 보여지는 대로 학습의 세 영역에 근거한다.

2) 성인 학습의 원칙

성인학습의 원칙은 발달심리학, 사회학, 철학, 교육학과 같은 많은 다른 학문에서 유래한 여러 학습이론에 근거하고 있다. 성인학습은 아동기학습과 교육에 뿌리를 둔 기초원리를 가진 비교적 새로운(약 40년 된) 분야이다. 성인교육학적 모델(andragogical model)로 알려져 있는 새로운 개념구조가 성인학습자들의 독특한 특징들을 규명해 낸 연구조사들로부터 부상하고 있다. 성인학습의 성인교육학적 모델의 핵심 원칙들은 다음과 같다.

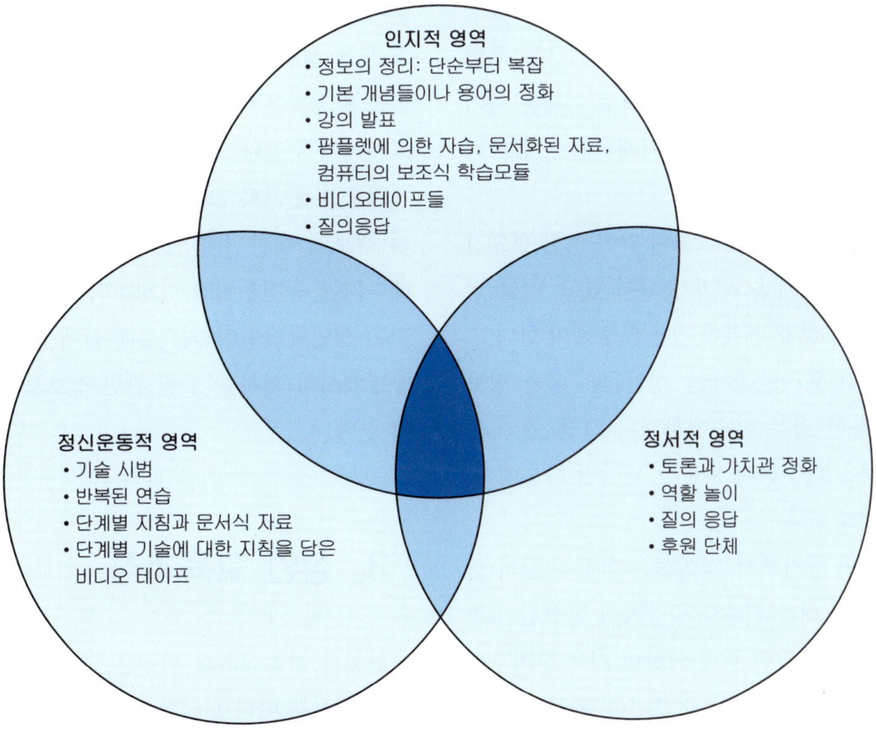

그림 4-1 학습영역에 근거한 교육방법

1. 알아야 할 필요: 성인들은 배우기 위하여 기꺼이 힘과 시간을 들이기 전에 왜 배워야 하는지 이해할 필요가 있다. 학습자들이 이해하고 "알아야 할 필요"를 인식하는 것은 중요하다. 학습자의 인식도를 높이기 위하여 중재자는 학습자가 지식의 부족을 발견하도록 돕는 실제 경험이나 모의경험 사용을 필요로 할 수 있다.
2. 학습자의 자아개념: 성인은 스스로 주도해가며, 자신의 의사결정에 책임을 진다. 일반적으로 성인들은 타인이 자신들을 위해 선택하는 것을 불쾌해한다. 성인교육자들은 자아주도형이고 독립적인 학습상황을 만들 필요가 있다.
3. 학습자의 삶의 경험: 성인은 아동들보다 오래 살았고 더 많은 삶의 경험을 축적해왔다. 삶의 체험은 성인의 믿음과 가치관과 태도를 정의하고 빚어낸다. 성인교육의 방법은 사례방법과 모의체험과 문제해결연습과 같은 경험적인 요령들을 강조한다. 추가로 이들은 자기 또래에게서 잘 배우므로 단체학습은 효과적인 교수방법이 된다.
4. 배울 준비: 성인들은 그들이 알아야 할 필요가 있는 것들을 배울 준비가 되어 있고, 이들 정보는 실제 생활 형편에 적용 가능해야 한다.
5. 학습에의 오리엔테이션: 성인들은 이들 정보가 유용한 임무를 수행하거나 그들 삶 속의 문제들을 다루는데 도움이 된다면 학습에 동기부여가 된다.
6. 학습에의 동기부여: 성인들은 향상된 삶의 질과 직장에 대한 만족도의 증가와 향상된 자존심과 같은 내적인 힘에 의하여 더욱 동기부여가 된다. 직장에서의 승진이나 봉급 인상과 같은 외적인 요소들이 학습을 지속할 가능성은 더 적다.

중환자실 간호사가 성인학습의 원리들을 임상환경에서 어떻게 사용할 수 있는지에 대한 실례는 다음의 시나리오에서 보고된다. 조씨는 관상동맥 우회술을 이틀 전에 받았다. 그는 모든 콜레스테롤이 많은 음식은 피하라고 들어 왔고, 달걀에는 많은 콜레스테롤이 포함되어 있다고 설명하면서 스크램블 된 계란과 햄을 담은 아침식단에 대해서 간호사에게 질문한다. 간호사는 스크램블 된 계란은 달걀을 대신하는 음식으로 실제로 심장을 건강하게 하는 식단의 부분이라고 답해주었다. 이 때에 조씨는 배우려는 준비성을 보이고 있고, 그의 식사습관을 바꿔보기 위하여 새로운 지식을 적용하고자 시도하고 있다. 그의 학습동기 부여는 이제 그의 전반적인 삶의 질과 건강을 향상하는 것에 초점을 맞춘 변화하고자 하는 내적 바램에서 생겨난 것이다. 그의 질문은 회복기 동안에 그가 안녕을 성취하도록 도울 생활양식의 변화와 기타 심장을 건강하게 하는 활동들에 대해서도 토론할 수 있는 기회를 간호사에게 주었다.

위중한 환자와 가족들은 생명을 위협하는 사건이 정보에 대한 강한 필요를 유발시켰기 때문에, 배우려는 동기부여가 상당하다. 성공적인 교수계획은 성인학습원리들을 실제 삶에 쉽게 적용하고, 중병에서의 회복을 도울 관련 정보들과 통합시켜야 한다.

3. 성인 교육과정

환자와 가족교육의 과정은 그저 교육자료를 주거나 강의용 비디오 테이프를 켜주는 것 이상을 수반한다. 교육과정은 사정, 진단, 목표, 중재 그리고 평가의 기초적 단계를 사용하는 치료적 관계에 근거한 상호작용적 과정이다. 교육은 일상의 간호와 가족의 상호작용 안에 상당히 융화되었기 때문에 간호과정이 중환자실 간호사에 의해 사용되곤 한다. 환자를 돌보는 간호사가 위중한 질병에 종종 동반되는 혈류역학적 불안정을 인식하고, 치료하기 위해 임상적 판단력을 사용하듯이 그 간호사는 환자와 가족의 학습요구들을 충족시키기 위하여 또한 진단하고 중재한다. 간호사가 임상에 있어 진보될수록 학습사정은 더욱 정제되고 교육목표를 이루는데 초점을 맞추게 된다. 매 학습시간은 환자와 가족의 지식을 강화하고 간호사에게는 그가 가르쳤었던 바의 성공이나 실패를 평가할 기회를 부여한다.

이 장의 초점이 비록 성인 환자를 교육하는데 있지만 사정, 중재 그리고 평가의 원리는 환자의 나이와 상관없이 유효하다. 소아과 환자들을 가르칠 때의 특별한 고려사항들은 Box 4-3 안에 열거되어 있다.

Box 4-3
소아환자교육을 위한 안내

- 어린이들은 부모에게서 더 쉽게 배운다: 교육하는 동안 부모를 가능한 자주 이용한다.
- 부모가 실제교육을 할 수 없다면, 질문에 답하거나 아이에게 자신감을 주기 위해 자리에 있어줘야 한다.
- 어린이들은 놀이를 통해 배운다(게임, 장난감, 역할 놀이)
- 교육은 가정에서의 일상과 관련된다면 더욱 효과적일 수 있다.
- 교육은 아동의 인생경험과 관련되어져야 한다(발달수준 혹은 개인적).
- 질문에 대한 답은 어린이가 이해하는 언어로 즉시 해줘야 한다.
- 신뢰는 교육에 중요하다. 만일 간호사가 어떤 시술이 아프지 않을 거라고 말했는데 아프다면, 아이는 그 간호사를 믿지 않을 것이다.
- 학습은 아이가 이해했는지 확인하기 위하여 자주 평가되어야 한다.
- 간호사는 아이를 자주 칭찬해주거나 상을 주어야 한다.
- 학령기 아동들은 보통 배우려고 든다.
- 학령기 아동들은 원인과 결과를 이해할 수 있다.
- 아동들은 계획을 세우고, 목표를 정하는 일에 참여되어야 한다.
- 더 어린 아동들은 집중력이 짧다(약 10분). 학령기 아동은 보통 30분 이내의 학습과목을 견딜 수 있다. 청소년들은 45~50분 되는 시간 동안의 학습이 가능하다.

1) 위기시의 학습요구 사정

중환자실 간호사는 중환자실에 입원할 때 동반되는 불안에 대해 매우 민감해야 한다. 불안은 환자와 가족의 집중력을 크게 저하시킨다. 그러므로 간호사는 긴 설명이나 지루한 질문들은 피해야 한다. 사정과정의 첫 단계는 환자와 가족을 알아가는 것이다. 이것은 종종 간단한 인사로 시작된다. 가족들의 이름과 그들과 환자간의 관계를 알기 위해 몇 분이라도 쓰는 것은 가족에 대한 존중을 의미하는 것이며, 치료적이고 믿음이 가는 관계를 세워가는 시작이 된다. 이것은 간호사로 하여금 환자와 가족에게 중환자실에 대한 오리엔테이션을 주는 기회가 되기도 한다.

환자들과 가족들의 학습요구를 이해하는 데는 긴 시간의 면담이나 건강철학과 학습 스타일에 대해 묻는 지나치게 지루한 질문들로 채워진 정식 사정도구의 사용을 필요로 하지 않는다. "알아야 할 필요"를 세우기 위해서는 간호사와 가족들간에 비형식적이고 열린 대화의 사용이 차라리 낫다. "당신 어머니의 상태에 대해서 무엇을 알고 있나요?" 라든가 "그 수술에 대해서 의사가 뭐라고 말했나요?" 와 같은 열린 질문의 사용은 간호사에게 가족을 교육할 시작점을 알려주게 된다. 또한 이는 환자나 가족일원이 의료진가운데 다른 사람에게서 받은 사전의 설명을 분명하게 이해하고 있는지 아닌지를 검증해주기도 한다.

비형식적인 사정은 종종 간호사에게 개인의 읽고 쓸 줄 아는 능력에 대한 기본평가와 교육수준을 알려준다. 읽기에 어려움을 가진 대부분의 성인들은 평생 이를 감추려 하기 때문에 문맹에 대한 사정은 매우 어려워서 섬세함을 필요로 한다. 가령, "새로운 정보를 배울 때 책자를 읽는 것을 선호하나요 아니면 텔레비전 프로그램을 시청하는 방법을 선호하나요?" 같은 비위협적인 질문들은 환자나 가족일원의 문맹 정도를 알 수 있게 해주기도 한다. 미국인구의 약 20%가 기능적으로 글자를 모르는 것으로 사려되기에 환자들이나 가족들에게 주어지는 교육용 소책자나 수술동의서가 그들의 읽기 능력을 초과할 가능성은 매우 높다. 매일 중환자실 간호사는 환자나 가족일원에게 읽으라고 준 동의서가 서명된 채 제출되거나 별 질문이 없으면 이들이 분명히 이해하고 있을 거라고 추측한다. 문서화된 교육자료는 5~8학년생의 읽기 수준으로 능동태로 쓰여져야 한다. 더불어 간호사는 환자나 가족들이 문서를 읽지 못하거나, 이 사실을 받아들이기 너무 당혹스러워 할 경우를 생각해서, 문서화된 모든 자료는 소리 내어 검토해줘야 한다.

사정은 중환자간호사에게 있어 중병과 관련된 스트레스와 불안에 대처하는 환자들과 가족들을 도울 수 있는 많은 기회를 제공하는 반면에, 그들의 학습요구를 만족시키는 역학적이고 끊임없는 과정이다. 사정은 환자나 가족이 배울 수 없는 때를 알게도 해준다.

예를 들면, 통증을 겪는 환자는 먼저 적절한 통증관리없이 인슐린 투여 같은 새로운 기술을 배우는 것에 집중할 수 없을 것이다. 사랑하는 가족이 심장마비를 겪었음을 방금 알게 된 가족 일원이 심근허혈같은 복잡한 세부사항을 소화해낼 수 있는 가능성은 적다. 비현실적 교육목표를 세운다는 것은 학습을 저해하고 간호사와 학습자 모두를 좌절시킨다. 교육계획은 지속적으로 평가되어야 하고, 비효과적이거나 시기 적절하지 못하거나 혹은 학습자의 요구를 충족하지 못한다면 변경되어야 한다.

2) 중재: 중환자실에서의 효과적인 교육 전략

(1) 가르칠 수 있는 순간

가르칠 수 있는 순간들이란 간호사와 학습자 모두가 교육의 필요성을 깨닫거나 학습자가 정보를 듣고자 열려 있는 경우들이다. 생명을 위협하는 질환은 종종 건강하지 않은 생활형태의 변화를 자극한 다음, 환자가 배우는 데 있어서의 관심에 불을 붙인다. 중병에서 회복되고 있는 환자에게 요구되는 학습의 대부분은 생활양식의 변경을 요구하는 행동의 변화를 포함한다. 금연, 식이 제한 그리고 활동의 제한들은 환자들이 곧잘 달성하고 유지하는데 어려움을 겪는 생활형태 변화의 종류들이다. 가르칠 수 있는 순간들이란 종종 일상적인 환자간호의 과정에서도 일어난다. 그러므로, 간호사는 간호를 제공하면서도 교육을 통합할 준비가 되어 있어야 한다. 예를 들면, 간호사는 수술 후 피부사정을 시행하면서도 절개부위에 대한 간호를 짧은 학습시간에 검토해줄 수 있다. 검토에는 감염의 증상과 증후, 적절한 상처소독 그리고 건강한 절개부위의 치유에 대한 설명을 포함한다. 환자에게 약물을 투여하는 동안에 그 약물의 적용 경우나 부작용에 대한 정보에 적합한 교육은 학습을 강화해주는 또 다른 방법이다. 이들 두 가지 예는, 특히 중병에서 회복하는 환자에게 전형적이라고 할 수 있는 그들의 제한된 집중범위를 고려하여 하나의 개념에 초점을 맞추는 중요성을 강조하고 있다. 학습은 전달하는 내용이 일관되고 지식이 단순한 것으로부터 보다 복잡한 개념들로 진전할 때 가장 잘 성취된다.

(2) 가족의 유대

중환자실 간호사는 환자의 정보이해 능력에 한계가 있음을 인식하면 지시사항을 전하고자 종종 가족을 찾게된다. 환자들이 병원에서 받은 정보의 약 50%만을 보유한다는 사실은 잘 알려져 있다. 따라서 중환자들의 정보 보유력은 훨씬 낮기 쉽다. 그러므로, 가족들의 교육시간 참여는 교육계획의 성공을 보장하는데 도움이 된다. 추가로, 환자가 병원에서 퇴원한 후에 검토할 수 있도록 문서화된 자료를 제공해주는 것은 이 보유의 차이를 줄이는데 도움이 된다. Box 4-4에는 노인환자들에게 적절한 교육자료 인쇄물 개발을 위한 안내사항이 정리되어 있다.

성인학습에 효과적인 또 다른 교육전략은 단체학습이다. 예로, 심장수술 이후의 환자들은 퇴원 후 간호에 대한 교실에서 많은 혜택을 받을 수 있다. 단체교육시간은 환자들에게 그들이 겪은 공통된 경험들과 회복에 따른 고민들을 서로 나눌 수 있는 기회를 준다. 이 단체모임에 가족들을 포함시키는 것은 질문들을 촉발하고 그들로 하여금 생길 수 있는 합병증에 대한 염려와 집에서 사랑하는 가족을 돌보는 것에 대한 두려움에 대하여 표현할 수 있게 해준다. 많은 경우 가족들은 생사의 기로에서 회복된 사랑하는 가족을 돌보는 것을 두려워한다. 가족들은 자신들이 중요한 증상을 놓치거나 뭔가 잘못되어 사랑하는 가족이 다시 병들어 죽게될 것 같아 두려워한다. 중환자실 간호사는 가족들의 이런 감정들을 알아 차리고 가정에서 안전한 간호를 제공하도록 도구와 정보를 주는 한편, 가족들에게 감정적 지원을 제공함으로써 불안을 달래주어야 한다. 가족간의 상호작용 또한 간호사에게 잠정적인 가정 건강관리 요구를 사정할 기회를 제공한다. 가정 건강관리 상담은 깊이 있는 교육을 의미하며, 새로 학습한 기술의 강화는 병원에서 가정으로의 안전한 전이과정을 촉진하는데 필요함이 명백해지고 있다.

Box 4-4
교육자료 인쇄물을 위한 안내사항

- 글자 크기는 12 이상은 되어야 한다.
- 필기체나 스타일체는 피한다.
- 본문에 대문자만 사용하는 것은 피한다.
- 문장길이는 12.5cm(5인치)를 넘지 않아야 한다.
- 광택지는 읽기에 불편하므로 피하고 대신 광택없는 종이를 사용한다.
- 흰 종이 바탕에 검정 잉크로 인쇄된 것이 읽기에 좋다.
- 디자인이 들어 있거나 상업적 배경이 깔린 종이에 인쇄하는 것은 피한다.

3) 학습과정 평가

평가는 교육계획안에 세워진 주요 학습요소의 측정이다. 평가는 환자의 성취도나 더 나아져야 할 기술에 대한 증거를 제시한다. 또한 평가는 학습자의 측면에서는 바른 행동을 강화시켜주고 교사의 입장에서는 행한 교육이 적절했는지를 결정할 수 있게 도와준다. 질문들은 교사와 학습자에게 즉각적인 피드백을 주고, 학습자가 이해한 제시된 정보를 검증해준다. 간호사는 원하는 대답을 얻기 위해 유도하는 질문의 사용을 피해야 한다. 진정한 평가는 학습자의 반응에 근거하며, 이는 주요 개념에 대한 추가적인 강화가 필요한지 아닌지를 나타낸다. 새로 배운 기술이나 절차에 대한 직접적인 관찰도 평가의 일부분이 되어야 한다. 성인들은 임무를 수행할 때 어색하거나 서투르게 보이는 것을 원하지 않기 때문에 환자나 가족일원에게 새 임무나 기술을 해보라고 요구하기 전에 교사와 학생이 좋은 관계를 가질 수 있는 편안하고 긍정적인 학습환경을 갖추는 것이 중요하다. 학습자는 교육계획안에 제시된 모든 주요 요소들의 94%를 성공적으로 대답하거나 수행할 수 있어야 한다. 종종 환자와 가족교육의 성공과 실패는 퇴원교육에도 영향을 끼친다. 새로운 임무를 제대로 수행할 수 없는 환자는 새로운 기술을 배우기 위하여 감독과 더 많은 실습을 필요로 할 것이다. 따라서 학습과정의 적절한 평가는 건강간호연속의 필수요소이다.

환자와 가족교육 계획안 개발에는 많은 방법들이 있다. 환자가 동질집단이라고 한다면, 표준화된 환자교육 계획안과 기록들이 사용될 수 있다. 계획안은 대부분의 환자들에게 필수적인 정보를 포함해야 하지만, 개인별 요구를 맞추어줄 수 있도록 융통성이 충분히 있어야 한다. 교육계획안에는 간호진단과 결과와 중재가 포함된다.

간호진단은 간호사가 가르쳐야 할 적절한 내용을 규명하도록 돕는다. 간호진단은 또한 환자와 가족의 경과와 교육계획안의 효과를 평가하는데 사용될 결과를 작성하도록 돕는다. 결과는 측정 가능한 용어로 기술되어야 하며, 교육은 논리적 순서로 윤곽이 잡혀야 한다. 각각의 간호중재는 교육할 내용과 방법과 교육매개체를 포함해야 한다. 추가로, 환자의 학습 장애요인을 규명하여 간호중재가 이들 개인적 요구를 충족하는 것을 목표로 해야 한다. 중환자실에서는 환자의 제한된 학습능력 때문에 가족들이 곧잘 교육계획안에 포함된다.

사례연구 ■ 환자교육

장씨는 직장에서 흉통 후 병원에 입원한 50세의 기혼 동양계 남성이다. 흉통이 발생한지 두 시간 이내에 심장효소에 약간의 상승이 있어 심도자실로 이송되었다. 심장전문의는 두 개의 동맥이 50% 정도 막혀 있는것을 발견했다. 그는 관상동맥 형성술을 시행하여 막힌 혈관에 스텐트를 삽입하고, 상한 심근으로 가는 혈류를 성공적으로 회복시킬 수 있었다. 시술 후 다음날 아침, 심장재활 간호사는 장씨와 만나 심장의 위험인자들을 검토해주었다. 장씨는 정상 체중보다 13kg이 더 나가고, 콜레스테롤이 250mg/dL이며, 하루에 담배 두 갑을 피우는 것에 주목했다. 관상동맥형성술 이후, 장씨는 자신이 심장마비에 걸릴 위험을 줄이기 위한 방법들을 배우고 싶어한다. Box 4-5에 정리된 협동적 간호안내지침은 장씨를 위한 교육계획안 예문이다.

4. 환자와 가족 교육의 표준

Joint Commission on Accreditation of Healthcare Organizations(JCAHO)의 환자간호 표준에서 유래한 환자와 가족 교육은 대단히 강조되고 있다. 이 기준들은 건강관련 관리조직에서의 전반적인 환자간호의 질을 향상시키는데 쓰인다. 병원들은 제공된 환자간호가 제시된 표준들을 충족하는지 혹은 초과하는지 확실히 하기 위하여 이 JCAHO 설문조사에 자발적으로 참여하고 있다. 환자와 가족교육에 관련되는 JCAHO 표준들의 몇 가지 예에는 다음이 포함된다:

- "병원은 환자와 가족 교육을 위한 활동과 자원을 계획해주고 후원하며 조정해준다."

Box 4-5
심근경색증에 대해 환자를 교육하기 위한 협동적 간호 지침

결과	중재
환자는 가르친 내용을 말할 수 있을 것이다.	• 교육시간은 최소한의 방해를 받는 시간으로 계획한다. • 환자의 아내와 가족을 교육에 포함한다. • 구두로 전한 정보를 강화하기 위해 문서로 정보를 준다. • 심근경색증 진단과 치료를 복습한다. • 환자 개인에 따른 심혈관 위험인자들을 검토하고 조절할 수 있는 위험인자들을 규명해준다. • 체중감량와 식사준비를 위해 영양사에게 자문을 구한다. • 아시아요리와 관련된 음식물의 소금함유량에 대해 토론한다. • 심근경색의 위험을 감소하기 위해 필요한 콜레스테롤 목표수치, 약물과 식이변화에 대해 논의한다. • 심근 산소요구와 니코틴의 혈관확장 효과와 관련하여 흡연에 대해 논의한다. • 금연프로그램과 가능한 약물요법에 대한 정보를 제공한다. • 퇴원 후에 환자를 심장재활프로그램으로 보낸다.
환자는 체중감량, 흡연량감소와 콜레스테롤 수치저하를 위한 목표설정을 하고 개인의 목표대로, 운동프로그램에 참여하며 체중과 흡연을 줄이고 콜레스테롤치를 낮출 것이다.	• 체중감량, 흡연감소와 콜레스테롤 수치 저하를 위한 계획을 환자와 함께 세우고 목표설정을 한다. • 환자에게 체중감량을 위한 적절한 메뉴선택과 섭취량 조절을 알게한다. • 환자에게 흡연을 자극하는 요인과 자신에게 도움이 되는 흡연감소나 금연에 도움이 되는 단계들을 규명하게 한다. • 환자를 체중감량과 금연 후원단체에 연결시켜준다. • 환자에게 심근경색 후 할 수 있는 적절한 운동을 알게 한다.
환자는 효과적인 대처기전을 보이기 시작할 것이다.	• 다양한 생활양식의 변화와 심근경색 진단에 대한 환자의 느낌에 대해 논의한다. • 체중감량과 금연프로그램 모두에 참여하는 것에 대한 환자의 느낌에 대해 논의한다. • 후원해 줄만한 환자의 자원을 동원시킨다. • 환자가 체중감량과 금연과 콜레스테롤 수치 저하의 경과를 짚어보는데 사용할 도표를 디자인하는 것을 돕는다. • 환자가 표현하는 모든 뜻있는 질문들과 고민들에 대해 알고 있음을 알려준다.

• "환자는 병원이 제공하는 간호와 서비스에 적절한대로 자신에게 필요하다고 사정된 요구, 능력, 학습선호와 학습 준비성에 맞추어 구체적인 교육과 훈련을 받는다."

이들 교육기준들의 목표는 환자와 의료진들 모두가 교육과 학습에 책임을 지는 환경을 창조해가기 위해 병원을 안내해주는데 있다. 의무기록은 입원기간 내내 환자교육을 향한 통합된 학문적 접근을 반영해야 한다. 이는 환자의 사회경제적 상태,

문화종교적 규범, 학습에 대한 동기부여와 능력, 가족의 후원과 현재의 지식 수준을 근거로 환자의 현재 건강문제에 대한 최초의 사정이 이루어지는 입원 당시에 시작된다. JCAHO 교육사정 안내사항들은 Box 4-6에 자세히 나와 있다. 교육기록은 가르친 정보에 대한 문서와 이것이 구체적인 질병, 약물, 안전하고 효과적인 의료장비의 사용, 억제/격리, 진통 관리 그리고 이용 가능한 지역사회 자원들에 어떻게 관련되는지를 설명해야 한다.

마지막으로 교육기록은 환자와 가족이 정보를 얼마나 잘 소화했는지에 대한 평가도 반영해야 한다. 교육기록 문서의 세부사항은 Box 4-7에 정리되어 있다. 환자 교육기록의 보기가 그림 4-2에 나타나 있다.

이들 표준들은 중환자실의 환자교육에 어떻게 영향을 끼치는가? 중환자의 상태는 매우 불안정하고, 단지 생리적 기능을 유지하기 위하여 옆에서 내내 지켜보아야 하기에 중환자실 간호사가 교육계획안과 통합학문적 학습의 견지에서 생각해보는 것은 어려울 수 있다. 하지만, 환자교육의 대부분은 비형식적이며 처음에는 명백하게 드러나지 않을 수 있음을 기억하라. 간호사는 환자에게 시술, 약물, 중재나 진단적 검사들을 미리 설명해주라고 배운다. 이것이 바로 환자교육이다. 예를 들면, 간호사는 환자의 복부상처 감염을 치료하기 위하여 정맥 투약하려고 들고 있는 약이 항생제라고 설명하는데 이것이 바로 교육이다. 하지만 많은 간호사들이 이런 행동을 환자교육이라고 인식하고 있지 않으며 이것을 교육으로 기록해두지도 않는다. 그럼에도 불구하고, 이런 비형식적인 설명도 JCAHO의 환자교육을 위한 기준을 충족하고 있다. 중환자실 간호사는 환자와 가족들을 일상적으로 가르치지만, "가르칠 충분한 시간이 없다"는 이유로 환자 교육기록은 종종 빈칸으로 남겨져 있다. 만일 중환자실 간호사들이 비형식적으로 이루어진 각각의 교육시간을 적어놓는 것을 기억한다면, 환자의 교육기록들은 중환자실에서 하루만 지나도 곧 채워질 것이다.

Box 4-6
환자와 가족교육사정을 위한 JCAHO의 안내서

- 문화적 배경
- 종교적 신념과 가치관
- 가족들의 후원
- 읽고 쓸 줄 아는 능력
- 정보를 읽고 이해하는 능력
- 학습 장애요인
- 시력 손상이나 청각 손상과 같은 신체 장애
- 정서적 장애물
- 선호하는 학습방법들
- 배우고자 하는 동기 부여

Box 4-7
교육기록의 요소들

- 참가자들 (누가 배웠는가?)
- 내용 (무엇을 가르쳤는가?)
- 날짜와 시간 (언제 가르쳤나?)
- 환자 상태 (그 때에 환자의 상태는 어떠했나?)
- 학습 평가 (정보가 얼마나 잘 소화되었는가?)
- 교육 방법 (환자는 어떻게 배웠는가?)
- 추후 관리와 교육 평가 (교육이 끝나지 않았다면 그 이유는 무엇인가? 환자는 어떤 추가적인 교육 요구를 가지고 있는가?)

KEY

학습의 저해요인들	학습자들	도구들/방법	학습수준
1. 없음 2. 언어/의사소통/문맹 3. 문화/종교적 관습 4. 인지/감각 손상 5. 질병의 중증도/통증 6. 동기유발 7. 신체적 한계	P=환자 F=가족 O=기타	C =수업/단체 D =시범 A =시청각 L =문헌 T =통역 TV=비디오/교육채널 M = 모델 1:1 일대일	8. 강화를 필요로 함 9. 부분적 기술이나 지식을 보임 10. 최소의 도움으로 기술을 보임 11. 충분한 기술과 지식을 보임

교육	내용	날짜	장애	학습자	도구	학습수준	서명
결과 분류 관리의 퇴원계획 질병과정 규명 원인 증상과 증후군 위험요인들 예방							
약물/음식과 약물간의 상호작용 약의 목적규명 약의 부작용 설명 약물 투여방법시범 음식-약물간의 상호작용 검토							
활동 퇴원후의 제한해야 할 활동을 설명 필요시 보조 장비에 대한 요구규명 안전사항 규명							
장비 목적 설명 장비의 바른 사용 시범 안전사용법 규명							
치료 치료목적 설명 바른 기술 시범 의료진에 보고되어야 할 문제점 규명							
추후 관리와 지역사회 자원							

그림 4-2 환자 교육기록의 보기(죠지타운 대학병원: 통합학문적 환자교육. 워싱톤디씨, 저자.2000.)

임상적 적용

자가학습: 비판적 사고

1. 당신이 직면한 임상 상황에서 환자와 가족들의 불안감을 효과적으로 감소시킬 수 있는 간호중재들에 대해서 논의하시오.
2. 언제 환자와 가족들의 불안감이 모든 학습을 막아버리는지 토론하시오.

학습문제

1. 어떤 요소들이 위중한 환자의 집중 범위와 집중력을 감소시키는가?
   a. 침대 경보음 같은 배경소음
   b. 중간에 깨는 수면 형태
   c. 불충분한 프라이버시
   d. 이상 모두
2. 다음 성인학습의 원칙들 가운데 어떤 것을 중환자실 간호사가 사정해야 하는가?
   a. 알아야 할 필요
   b. 배울 준비
   c. 배우고자 하는 동기부여
   d. 이상 모두

5장 중환자간호 윤리와 법적 쟁점

중환자간호의 윤리적 쟁점

중환자간호의 법적 쟁점

중환자간호의 유전적 쟁점

중환자간호의 윤리적 쟁점

윤리와 간호사
윤리의 도구
- 윤리에 대한 접근 방법
- 생명윤리학의 원칙과 의료 윤리

간호과정 모델에서의 윤리적 의사 결정
- 관련 사실들의 수집
- 문제 파악
- 윤리적 원칙과 규칙을 이용한 문제 분석
- 대안과 법률 분석
- 평가와 반영

생명윤리학 자원과 서비스
- 윤리위원회과 컨설턴트 서비스
- 전문 간호 기관

학습목표

- 도덕적 문제을 해결하는데 있어서 윤리가 의료인을 어떻게 도울 수 있는지를 설명할 수 있다.
- 임상 윤리에서 가장 빈번하게 다뤄지는 윤리적 원칙을 열거하고 설명할 수 있다.
- 윤리적 의사 결정 과정의 단계을 설명할 수 있다.
- 윤리적 딜레마을 해결하게 위해 간호사에게 이용가능한 자원을 파악할 수 있다.
- 중환자실 간호사가 업무 수행에서 직면하는 윤리적 쟁점과 윤리적 원칙의 적용이 문제해결에 어떻게 도움이 되는지를 논할 수 있다.
- 대한간호협회의 간호사 윤리 강령의 일상 업무에서의 적용 가능성을 인식할 수 있다.

신장 기능을 기계로 대체하는 것은 한 때 과학적 공상일 뿐이었다. 하지만 지금은 투석을 통해 신장의 기계적 기능을 대체하며, 이식을 통해 신장 자체를 교체하기도 한다.

또한 유전학적으로 누가 신부전의 위험을 갖고 있는지 예측하기도 한다. 발달된 기술을 임상 영역에 도입함으로써 삶과 죽음에 관한 간단한 문제들이 더욱 복잡해지고 있다. 의학의 발전 및 많은 정보는 칼의 양날과 같다. 비록 가능한 기술을 사용하고 많은 정보를 수집하는 것은 논쟁의 여지가 없이 이익을 가져다주지만, 거기에는 윤리적, 법률적, 경제적 및 사회적 도전들과 딜레마들이 있다.

환자 치료에 있어서 기술과 정보의 적절한 이용에 관한 질문들은 근본적인 것들이며, 특히 중환자 진료에 있어서는 더욱 그러하다. 중환자실은 복잡한 시술들이 이루어지고 있으며, 생명과 건강에 관한 중대한 결정들이 매우 빈번하고 다급하게 내려지는 곳이다. 또한 중환자실에 있는 환자들은 과거에 비해 더 고령화 되었고, 더 급성의 질병 상태에 있는 경향이 있다. 또한 간호사들과 다른 의료 서비스 제공자들이 일상의 업무 수행에서 지속적으로 도덕적 선택을 하게 되며, 그와 같은 선택들은 어렵고 불확실하여 갈등을 일으키게 된다. 윤리의 기능은 도덕적 이슈들과 의무들을 명확히 조명하는데 도움을 주며 해결책에 도달하기 위한 체계적인 방법들을 제공하는 것이다.

도덕적 딜레마는 둘 이상의 서로 갈등되는 원칙들 또는 대안들이 존재하며, 이들 중 하나를 선택할 때 그것이 다른 것을 위반하거나 손상시킬 때 생긴다. 도덕적 고민은 도덕적 갈등과 그것을 해결할 수 있는 올바른 조치를 명확히 알지만 제도적 프로토콜, 의료팀 구성원들 사이의 의견 차이, 정부의 전문 규칙들 또는 노선들이 도덕적으로 절절한 조치를 취할 수 없도록 할 때 생긴다.

윤리 교육, 분야간 대화, 협력, 커뮤니케이션, 기관 윤리 위원회와의 협의, 제도적 윤리 정책들의 이용, 전문인 윤리 강령 등이 간호사들로 하여금 임상에서 도덕적 갈등을 해결하기 위한 판단에 도움을 줄 수 있다. 임상에서 윤리적 분석의 주요 목적은 상황에 연관된 도덕적 이슈들과 원칙들을 명확히 하며, 책임과 의무를 검토하며, 결정 또는 조치를 위해 윤리적으로 적합한 근거를 제공하는 것이다. 본 장은 윤리에 대한 개관, 간호윤리를 위한 몇 가지 원칙들과 지침들 그리고 이것들을 임상적으로 적용하는 과정을 제시한다.

1. 윤리와 간호사

"윤리는 간호업무의 근본을 이루는 필수적인 부분이다" 라고 할 수 있다. 윤리란 정확히 무엇인가? 그리고 어떻게 그것이 간호의 근본의 일부를 구성하는가? 도덕과 윤리는 같은 것인가? 간호 직업은 의료 직업과 다른 고유의 윤리 영역을 갖고 있는가? 간호윤리의 원칙들은 무엇에 기초를 두고 있는가?

도덕은 행동에 관한 사회적 기대로부터 도출되는 개인의 또는 강령화된 행동 표준들이다. 이것들은 우리의 사회 구성원으로서 준수해야 할 행동 표준들이며 가치관들이다. 보다 공식적인 용어인 윤리는 이러한 표준들과 가치들에 대한 체계적인 학문을 의미한다. 윤리적 탐구는 일종의 철학적 또는 신학적 연구로서 우리에게 도덕적 행동의 차원들에 대해 이성적으로 생각하고, 질문하고 비판하며, 궁극적으로 이해할 수 있도록 한다. 특히 윤리는 특정한 상황에서 무엇이 옳거나 좋으며, 무엇을 해야 하는지, 그리고 우리는 어떤 종류의 사람이? 어떤 종류의 간호사가? 되어야 하는지 그리고 왜 그런 사람이 되어야 하는지? 등의 질문에 우리가 답할 수 있도록 도와준다.

대부분의 전문직 집단들은 그들의 구성원들을 위한 공식적인 윤리 강령들을 갖고 있다. Box 5-1-1은 미국 간호사협회의 간호사를 위한 윤리 강령을 제시하고 있다.

간호윤리의 특정한 관심 사항들은 간호사의 의무와 책임이 무엇인가, 좋은 간호사는 어떻게 만들어지는가, 간호가 추구해야 하는 목적들이 무엇인가 등을 포함한다. 이러한 질문에 대한 답들이 간호사의 업무 수행에 지침이 된다. 직업 윤리 강령, 생명윤리학적 원칙 및 윤리학 이론들은 모두 간호사들에게 이러한 문제들에 대한 지침들을 제공한다. 특정한 임상적 상황에서 그리고 개별 사례들에 대해 판단을 내릴 때 적용되어야 할 직업적 행동에 관한 일반적인 지침들이다.

Box 5-1-1
미국 간호사협회(ANA)의 간호사를 위한 윤리 강령

1. 간호사는 모든 직업적 관계에서 사회적 또는 경제적, 개인적 특징들 또는 건강 문제들의 성격과 관계없이 모든 개인의 생득적 존엄성, 가치 및 독특성에 대한 동정심과 존경심을 갖고 업무를 수행한다.
2. 간호사의 일차적 책무는 그것이 개인이든, 가족이든, 집단이든 또는 공동체이든 환자에게 있다.
3. 간호사는 환자의 건강, 안전 및 권리를 촉진하고, 지지하고, 보호하기 위해 노력한다.
4. 간호사는 개별 간호 업무 수행에 대한 책임을 지며, 환자에게 최적의 치료 서비스를 제공할 간호사의 의무와 합치하는 방식으로 적절한 과업 위임을 결정한다.
5. 간호사는 무결성과 안전을 보전하고, 능력을 유지하고, 개인적 및 직업적 성장을 계속할 책임을 포함하여 자신 및 타인에 대해 동일한 의무를 진다.
6. 간호사는 개인 및 집단 행동을 통해 양질의 의료 서비스 제공에 기여하며 직업 가치들과 합치하는 방식으로 의료 환경과 고용 조건을 확립하고, 유지하고 개선하는 일에 참여한다.
7. 간호사는 업무 수행, 교육, 행정 및 지식 개발에 기여함으로써 그 직업을 진보시키는 일에 참여한다.
8. 간호사는 의료적 필요를 충족시키기 위한 지역 사회, 국가적 및 국제적 노력을 촉진하는데 있어서 다른 의료 전문가들 및 대중들과 협력한다.
9. 협회들과 그들의 멤버들에 의해 대표되는 간호 직업은 간호 가치들을 설명하고, 이 직업 및 그 수행 업무의 무결성을 유지하고, 사회 정책 결정에 기여할 책임이 있다.

2. 윤리의 도구

우리가 도덕적 갈등에 빠졌을 때, 그 해결이 매우 어렵게 느껴질 때가 있다. 그러나 윤리적 도구들, 기본적인 도덕적 원칙들 및 간호 업무 지침들을 체계적으로 적용함으로써 우리는 용이하게 우리의 윤리적 의무들을 식별하고 그러한 의무들을 수행하는데 도움이 되는 "올바른" 행동들을 결정할 수 있다. 체계적인 의사 결정 과정은 우리가 이슈들을 식별하고 그것들을 주의 깊고 올바르게 해결하는데 도움을 줄 수 있다. 여러 분야에 걸친 협력과 대화, 그리고 때로는 윤리 위원회 또는 전문가와의 상담 등이 문제해결을 위해 중요할 수 있다.

그러나 윤리적 의사 결정이라고 해서 절대적인 답은 아닐 수 있다. 윤리적 딜레마는 둘 또는 그 이상의 서로 반대되는 조치를 취해야 하는 불가피한 이유들이 존재하기 때문에 말 그대로 딜레마이다. 어떤 행동을 취해야 할 것인지에 관한 결정들은 이후에 논의될 생명윤리학적 원칙들과 같은 지침들을 이용하여 분석되고 정당화되어야 한다. 세심한 윤리적 숙고와 분석이 이성적인 사람들이 서로 의견을 달리할 가능성을 배제하지는 않는다. 그러나 윤리적 판단을 내리는데 있어서 사려 깊은 논쟁과 숙고의 가치는 아무리 강조해도 지나치지 않다.

1) 윤리에 대한 접근 방법

무엇이 옳고 그른지를 판단하는 방법에는 여러 가지가 있을 수 있다. 윤리에 대한 접근 방법 중 한 접근 방법인 결과주의는 행동의 옳고 그름을 그것의 결과를 기초로 결정하는 이론들을 포함한다. 공리주의는 일반적인 형태의 결과주의로서, 올바른 행동은 그 결정에 영향을 받은 모든 사람들에 대해 최소한의 부담으로 최대한의 이익을 제공하는 것이라고 주장한다. 둘째 접근 방법은 의무론적 또는 비결과론적 접근 방법으로 행동의 옳고 그름을 결과 대신 그 행동의 특성을 기초로 판단하는 이론들을 포함한다. 이것은 대개 도덕적 규칙을 따랐는가를 기초로 한다. 공리주의적 및 의무론적 이론들은 비록 다른 이유이기는 하지만, 모두 원칙과 법칙을 중요시 한다. 특정 상황의 윤리를 파악하고, 논의하고, 분석하는데 사용되는 특정한 세트의 원칙들에 의존하는 접근 방법인 원리론은 생명윤리학에 널리 사용되고 있다. 또 하나의 접근 방법인 덕 윤리학은 행위 주체가 무엇을 하며 그들의 행동이 어떻게 그들의 덕을 반영하는지를 강조한다. 윤리적 문제와 직면하여, 덕 윤리학은 무엇이 최선인가를 결정하는데 있어서 규칙을 적용하거나 결과를 계산하기보다는 훌륭한 인격과 판단력을 가진 사람을 찾는다. 의료 윤리 접근 방법은 올바른 행동을 결정하는 필수 요소로서 사람들 사이의 보호 관계의 현저함과 특징을 강조한다. 동정심, 연민, 신뢰, 충실 및 식별력 등이 규칙이나 원칙보다 더 강조된다.

윤리적 이론들과 더불어 일반적인 도덕적 원칙들, 직업적 지침들, 개인의 가치들, 감정 및 판단 등이 간호사들이 특정한 상황에서 취할 행동들과 결정들을 지도하는데 도움이 된다. 우리가 어떤 이슈에 대해 어떻게 느끼는지는 무시할 수 없는 우리의 도덕적 확신의 표현이다. 그럼에도 불구하고, 이성이 감정을 진정시키고 감정이 이성을 지도함으로써 윤리적 결정들에 도달할 수 있도록 노력해야 한다. 비록 간호가 서비스라는 개념에 기초한 도덕적 노력이지만, 간호사들은 환자의 존엄성을 유지하는 동시에 의료 서비스 수행자의 자존감을 유지하는 방식으로 업무를 수행할 수 있도록 허용되어야 한다.

특정한 상황에 기본적인 도덕적 원칙들을 적용할 때, 우리는 또한 우리의 윤리적 판단을 특징짓는 직업적 가치들과 의무들을 인식하고 있어야 한다. 직업적 의무와 개인적 의무 사이의 차이에 대한 인식은 직업간 또는 개인간 윤리적 갈등의 원천에 대한 통찰력을 제공할 수 있다. 상이한 개인적, 직업적 및 기관의 가치들은 도덕적 갈등을 심화시킬 수 있다. 그러나 모든 것들이 다 고려되어야 한다. 결국, 서로 경쟁하는 가치들의 중요성을 평가하고, 윤리적 규범들에 비추어 우선순위를 결정해야한다.

2) 생명윤리학의 원칙과 의료 윤리

네 가지 널리 받아 들여지는 생명윤리학적 원칙이 자주 의료에서의 윤리적 문제들에 적용된다. 이 원칙들은 간호사들이 직면하는 도덕적 선택들과 갈등들을 분석하는데 유용한 것들로서 악행금지, 선행, 자율성 존중 및 정의(Box 5-1-2)를 포함한다. 간호 업무 수행과 관련하여 자주 인용되는 다른 두 원칙들은 충실과 진실성이다. 충실은 환자들에 대해 성실하며 약속을 지키며 계약을 수행하고 책무들을 이행해야 하는 의무이다. 이것은 관계에 있어서 개인들 사이의 도덕적 약속이다. 진실성은 참된 것을 말하며 다른 사람에게 거짓을 말하거나 속이지 않을 의무를 말한다. 이 모든 원칙들은 명백한 의무들을 명시한다. 명백한 의무란 그것이 다른 동등하거나 더 강력하게 요구되는 의무와 충돌하지 않을 경우 구속력을 갖는다.

Box 5-1-2
생명윤리 원칙들

악행 금지의 원칙: 다른 사람에게 고의로 해를 가하지 않을 의무

선행의 원칙: 다른 사람의 복지를 촉진하고, 이익을 극대화하고, 해를 최소화할 의무

자율성 존중의 원칙: 자율적 개인(즉 자기 결정 능력이 있는 개인)의 선택과 행동을 존중하고 이를 간섭하지 않을 의무

정의의 원칙: 부담과 이익의 분배에 있어서 그리고 의료 또는 간호 서비스와 같은 사회적 재화의 분배에 있어서 공정할 의무

윤리적 문제 해결을 위한 원칙에 기초한 접근 방법은 때로 복잡한 실제 사례들을 반영하기에 너무 추상적이기 때문에, "돌봄 윤리"는 특히 간호 영역에서 중요한 부분이다. 돌봄 윤리는 개인들은 모두 독특하며 관계들과 그들의 가치는 도덕적 사고에 중요하며 감정과 성격 특성이 도덕적 판단에 어떤 역할을 한다는 이해에 기초한다. 돌봄은 간호사 환자 관계에서 오랜 동안 가치 있게 여겨진 간호 역할에 필수적인 것이다. 간호사의 돌봄은 환자들의 건강과 복지 보호와 직접적인 관련이 있으며, 인간 존엄성의 보호와 건강 보존에 대한 책무를 나타낸다.

(1) 악행금지와 선행의 원칙

악행금지의 원칙은 우리가 해나 악을 끼치지 않을 윤리적 의무가 있음을 말한다. 이것이 우리 사회 의료 서비스의 기초이다. 다시 말해서, 다른 사람들에게 해를 끼치지 않을 의무는 다른 사람들에게 이익을 주는 의무보다 더 중대하다. 히포크라테스와 플로렌스 나이팅게일은 해를 끼치는 행위를 피하는 것이 선을 행하는 것보다 더 중요하다고 주장했다.

선행은 다른 사람에게 이익을 주기 위해 계획적인 단계를 밟는 것이다. Beauchamp와 Childress는 이 의무가 해를 예방하고 제거함으로써 이익을 제공하며, 어떤 치료 행위에서 약물의 부작용을 평가하는 것과 같이 위험 · 이익 분석을 수행함으로써 이익과 손해 사이의 균형을 맞추도록 한다고 말했다.

악행 금지 또는 해를 끼치지 않는다는 것은 강하고 명백한 원칙이다(다른 원칙들에 비해 더 높은 중요성을 가짐을 의미한다).

(2) 자율성 존중의 원칙

자율성 존중은 개인의 자기 결정 능력에 대한 존중을 말한다. 즉, 행동과 생명 선택에 관해 숙고하며 다른 사람들의 간섭 없이 이러한 숙고에 기초하여 행동할 수 있는 능력이다. 정보제공 후 동의는 의료 환경에서 자율성 존중 원칙을 적용하는 것이다. 정보제공 후 동의에 관한 간호사의 의무는 그 환자가 적절하게 정보를 제공받았는지, 가능한 옵션들을 이해하는 능력이 있는지, 그리고 의료 결정을 숙고하고 내릴 수 있는지 등을 보는 것이다. 자율성 존중을 추구하는 것은 환자와 가족에 대해 정직하며, 환자의 사생활과 비밀을 보호하며, 환자가 중요한 결정들을 내리도록 돕는 것 등을 포함한다.

만일 환자가 치료 또는 중재에 관해 정보에 기초한 결정을 내릴 능력이 없을 경우, 대리인이 그 환자를 대신하여 동의를 하도록 할 수 있다. 대리인은 가능한 경우 그 환자가 원할 것으로 예상되는 가장 근접한 결정을 내려야하며, 아니면 환자의 최선의 의료적 이해에 맞게 결정을 내려야한다. 대리인은 대개 배우자, 부모, 성인 자녀 또는 이전에 환자에 의해 미리 지정된 의료에 관한 위임장을 소유한 자가 된다. 가장 중요한 것은 가능한 경우 대리인이 치료 내용들에 관해 그 환자의 선호와 관심을 알고 이를 대변하는 사람이 되어야 한다는 것이다.

충분한 정보 숙지를 위해, 환자 또는 대리인은 "이성적인 사람"이 특정한 결정을 내리기 위해 필요한 모든 정보를 필요로 한다. 때로는 연령, 신체적 상태, 교육 수준, 지위, 언어, 문화, 정서적 스트레스 또는 다른 요인들로 인해 의료팀이 정보를 제공하고 환자 또는 대리인이 이해했는지를 확인하기 위해 추가적인 시간과 노력을 들여야 할 필요가 있을 수 있다. 서비스 제공자들은 항상 이해가 가능하고 지각할 수 있는 방식으로 정보를 제시하고 환자 또는 대리인의 이해를 평가할 책임이 있다.

중환자실 환자들에게 있어서 중대한 질환과 그것의 관리 때문에 자율성 및 의사 결정 능력이 손상을 입는 것은 드문 일이 아니다. 비록 모든 의료적 상호 작용에서 중요한 일이기는 하지만, 중환자실의 개인들이 치료 내용들을 이해하고 결정을 내릴 수 있는 능력을 평가하는 것은 빈번하게 일어나며 또한 주의 깊게 실시되어야 한다. 환자의 자율성에 대한 존중은 대리 의사 결정자 또는 사전 의사 결정을 통해 표명될 수 있다. 개인에 대한 존중은 자율성 존중이 포함되는 최우선의 원칙이다.

① 말기환자의 치료 보류 및 중단

삶의 말기에 있는 환자나 대리인이 "치료의 보류" 또는 "치료의 중단"의 결정을 이해해야 하는가? "보류"란 치료를 시작하지 않은 상태를 말하며, "중단"이란 일단 시작된 치료를 중단하는 것을 의미한다. 치료를 시작하지 않은 것과 중단하는 것 사이의 차이 자체는 윤리적으로 의미가 있는 것이 아니다; 문제가 되는 것은 그 결정이 환자의 관심과 선호와 일치하는가 여부이다. 건전한 도덕적 이유로 인한 치료의 종료는 직업적 의무를 위반하지 않는다. 의료 전문가들은 처음부터 치료를 보류하는 것보다 시작된 치료를 중단하는 것이 심적으로 더 어려움이 있다는 것을 알 수 있다. 한편, 자주 진단이 확인될 때까지 또는 환자 또는 가족이 상황에 대해 고려하고 대개는 어려운 결정을 내릴 시간을 갖기까지 주어진 상황에 특정 치료가 효과가 있는지를 평가하기 위해 치료를 시작하는 것이 중요하다. 죽어가는 상태에서의 생명 유지 치료의 종료에 관한 지침들은 "어떤 경우 치료를 중단하는 것이 치료를 시작하지 않는 것보다 선호되는 중요한 이유가 있다. 제안된 치료의 효능 또는 그 치료가 환자에게 가져다 주는 부담과 이익에 대한 판단은 매우 어려운 부분이다. 치료가 효과적이라면 중단하는 것이 두려워 치료를 시작하지 않는 것보다는 치료를 시작했다가 나중에 중단하는 것이 더 낫다."

환자 또는 대리인이 제안된 치료가 부담스러워 그 치료를 거부하기로 선의의 결정을 했을 때, 의료진들은 그 결정을 존중하는 것이 도덕적으로 옳다. 만일 그 환자 또는 대리인이 진행중인 치료와 그것을 유지시켜주는 것이 환자에게 지나치게 짐이 된다고 결정할 경우, 그 치료는 중단될 수 있다. 환자의 희망들에 반하여 해롭거나 무용한 치료를 행하는 것은 자율적 환자의 자기 결정권을 침해하는 것이며, 심지어 환자의 희망들이 알려지지 않은 상태에서도 비자율적 환자의 최선의 이익을 침해할 수 있다. 치료의 중단은 환자가 치료를 거부하고 자신에게 있어 "이익"이 되는 것을 결정하는 자율적 권리가 있음을 인정하는 것이다. 이것은 또한 악행금지 원칙 또는 환자에게 원치 않는 고통스러운 또는 무의미한 치료를 강요함으로써 환자의 존엄성과 삶의 질을 해치는 것을 금지하는 원칙을 인정하는 것이다. 치료의 중단은 간호사와 의사 및 의료팀의 다른 구성원들에게 어려운 감정적 활동이 될 수 있기 때문에 커뮤니케이션과 상호 지지가 매우 중요하다.

치료 보류 결정의 한 예는 심폐정지 시 심폐소생술(CPR) 시도를 하지 않기로 결정하는 것으로, "심폐소생술 금지(DNR)" 명령이라고 기록된다. CPR의 원래 의도는 특정한 유형의 돌연 심장 또는 폐정지를 겪고 있는 환자를 소생시키는 것이다: 대개 익사, 감전, 약물의 부작용, 마취 사고, 심장 차단, 급성 심근경색증 등으로 인한 환자들이다. 현재

CPR은 원인 질환 과정과 상관 없이 심장 또는 폐 정지를 겪는 거의 모든 환자들에게 확대 적용되는 일반적인 의료적 중재이다. 비록 CPR이 특정 집단의 환자들에게 매우 효과적인 것으로 판명되었지만, 다른 많은 사람들에게는 별로 도움이 되지 않기도 한다.

환자의 자기 결정 존중과 치료 거부 기회를 위해, 이상적으로는 환자가 깨어 있으며 합리적으로 분명한 지각을 갖고 있을 때, CPR의 선호에 관해 논의를 해야 한다. CPR를 수락하거나 거부하는 자발적이고 정보에 기초한 결정을 내리기 전에 그 환자 또는 대리인은 CPR이 무엇이며 그것이 질병 과정과 장래의 삶의 질에 어떤 영향을 미칠 가능성이 있는지를 이해해야 한다. 이 과정은 생명 유지 치료를 포함한 모든 치료들의 고려에 적용된다.

중환자실 간호사들은 생애 말기 치료에 대한 어떤 결정들에서 오직 제한적인 역할을 가질 수도 있다. 어떤 경우, 간호사들은 어떤 결정에 반하는 개인적인 도덕적 확신을 갖고 있을 수도 있으며, 또는 어떤 결정이 환자의 최선의 이익이나 희망에 반한다고 믿을 수도 있다. 간호사는 환자에 대한 치료를 보류하거나 중단하는 일에 참여하기를 거부하는 것이 도덕적으로 허용된다.

② 치료에 대한 제한들

환자들이 치료를 원하지 않지만 의료진들은 치료하기를 원하는 경우가 있고, 반대로 환자 또는 대리인이 치료를 원하지만 의사 또는 다른 의료진들이 그 치료를 부적절하다고 느끼는 경우도 있다.

윤리학자들, 의료 전문가들 및 환자 권리 단체들은 어떤 조건 하에서 의료진이 어떤 근거로 환자의 치료 요청을 거부할 수 있는가에 관한 많은 논란이 있어 왔다. 무의미한 치료의 정의 또는 기준에 관한 공감대가 부족한 것과 더불어, 의료 서비스 제공자들이 이러한 결정을 내리기에 충분히 객관적일 수 있는지에 대한 우려가 있다. 사실, 무의미한 치료 이슈들과 관련되어 가장 널리 알려진 법정 사례들에서 법정의 결정들은 단지 누가 치료에 대한 결정을 내릴 권리가 있는가에 초점을 맞추고 있으며 가족 구성원들의 자율성을 지지해왔다. 윤리학자들은 환자들 자신들이 어느 누구보다 더 자신들에게 유익하게 판단을 내릴 수 있다고 주장하며, 의사들은 무용함과 같은 주관적인 문제에 관해 결정을 내릴 수 있는 전문 지식을 갖추지 못했다" 고 지적한다. Council on Ethical and Judicial Affairs of the American Medical Association은 기관들이 중재의 무용함을 판단함에 있어서 "공정한 과정 접근 방법"을 따르는 정책을 채택하도록 권장하고 있다. 그와 같은 정책들 대부분은 의사의 일방적인 결정보다는 윤리 위원회와 같이 여러 분야의 전문가들이 모인 위원회에 의한 심사를 요구하며, 환자의 치료를 수행할 진정성 있는 시도를 요구한다.

무의미한 치료의 이슈는 CPR의 사용과 관련하여 발생한다. 앞에서 언급한 바와 같이 CPR은 대개 DNR 명령이 없을 때 시도된다. 그러나 어떤 경우, CPR은 유익하기보다 더 해로울 수 있다. 환자들은 특히 사망이 임박했거나 불가피할 경우, 그들에게 심폐 소생을 시도하지 않도록 또는 다른 공격적이며 무용하거나 해로울 수 있는 노력을 중지할 것을 요구할 수 있다. 대부분의 DNR 명령들은 환자 또는 대리인의 요청 또는 동의에 따라 서면으로 작성된다. 그러나, 환자 또는 가족 구성원이 심폐 소생을 원하지만 의사 또는 의료팀이 CPR이 부적절하다고 판단할 경우, 어떤 기관들에서는 의사와 다른 사람들과의 협의 후 환자 또는 가족의 동의 없이 DNR 명령을 작성하는 것이 가능할 수 있다.

간호사들과 다른 의료 전문가들은 그들의 환자들의 최선의 이익을 위해 행동하며, 그들의 자율성을 존중하며, 그들을 지지할 것을 약속한다. 환자들 및 그들과 중요하게 관계된 사람들과의 정직한 의사 소통, 치료에 관한 그들의 희망들에 관해 논의하고 존중함, 필요한 경우 모든 관련 당사자들이 모이는 환자 치료에 관한 회의 개최, 사전진료계획 논의와 사전의사결정의 사용 촉진 등은 모두 이러한 의무들을 수행하는 중요한 방법들이다.

(3) 정의의 원칙

정의는 공정성의 원칙이다. 의료적 맥락에서 가장 빈번하게 제기되는 문제는 분배적 정의이다. 즉 부담과 이익의 공정한 또는 공평한 분배를 요구하는 것이다. 정의의 원칙은 사회에서 의료 서비스들이 어떻게 분배되어야 하는지; 사람들이 그들의 지불 능력과 관계없이 의료 서비스를 받을 권리가 있는지; 그들이 동일한 양의 의료 서비스를 받아야 하는지 등에 문제와 관련이 있다. 공정함이란 의료의 분배가 도덕적으로 유의한 특징들에 기초해야 함을 의미한다. 따라서, 예를 들어 의료 분배는 인종, 민족, 성, 사회적 지위 또는 종교적 신념과 같은 요인들에 기초해서는 안 된다. 의료 서비스와 같은 사회적 재화들에 대한 분배 결정에 유용하다고 생각되는 여러 현실적인 기준들이 제안되었다. 이러한 것들은 모든 사람들이 의료 서비스에 동등한 접근 권한을 가져야 한다는 것 또는 의료 서비스는 필요, 기여도 또는 자유 시장 교환에 따라 분배되어야 한다는 것 등을 포함한다.

① 이식을 위한 장기의 분배

신장, 심장, 췌장과 같은 장기의 이식에서의 대단한 기술적 성공에도 불구하고 장기의 수요는 가용한 장기의 수를 초과한다. 이것의 주된 이유들 중 하나는 사람들이 장기를 기증할 수 있음에도 불구하고 그렇게 하지 않기 때문이다. 중환자간호사들은 장기 획득에 관해 가족들과 논의가 시작될 때 뇌사 환자의 침상 곁에 있을 수 있다. 대개, 가장 가까운 장기구득기관(Organ Procurement Organization, OPO)에서 온 획득 조정자가 병원 직원과 협력하여 환자의 가족과 장기 기증의 옵션에 관해 논의한다. 장기 공급이 매우 적기 때문에 누가 장기를 받을 것인가에 관해서도 어려운 결정이 내려져야 한다.

② 중환자실 병상의 분배

때로 환자들이 중환자실의 치료를 요하는데 모든 침대가 이미 위중한 환자들로 만원이거나 또는 중환자실 인력 부족으로 인해 새로운 환자를 받아들이는 것이 기존의 환자들 치료를 위협하는 경우가 있다. 중환자실 환자의 입원 및 퇴원에 관한 결정은 자주 자원들의 효과적 및 효율적 사용을 극대화하기 위한 어떤 종류의 우선순위를 포함한다. 우선순위의 결정들은 대개 의학적 효율성을 고려한다. 즉, 개별 환자들에 대한 중환자실 치료의 성공 가능성에 관한 비교 판단이 중요하게 작용한다.

중환자실 치료와 같은 의료 서비스들과 자원들의 분배에 관한 결정들은 환자들을 돌보는 간호사들의 수에 의해 영향을 받고 있다. 현재 많은 병원들에서 나타나는 간호사 부족과 인력 감축을 볼 때, 이 문제는 계속 심각해질 것이다. 연구들에 따르면 보다 높은 환자 대 간호사의 비율은 수술 환자들 가운데 보다 높은 사망률과 더 빈번한 합병증들, 그리고 간호사들 가운데 더 심한 피로와 직무 불만족과 관련이 있다.

Joint Commission on Accreditation of Healthcare

Organizations(JCAHO)의 요구사항들을 따르기 위해서 병원들과 다른 의료 기관들은 입원, 치료, 퇴원 및 치료비 부과에 대한 공정하고, 평등한 표준들을 보장하는 정책들과 절차들을 갖추어야 한다. 기관의 업무 수행들 일부에 적용되는 윤리적 원칙들은 의료 기관이 환자들의 윤리적 치료 의무를 수행하는 동시에 업무로서의 의무를 충족시키는데 중요한 도움이 된다. 간호사들은 여러 분야 전문가들로 구성된 팀의 일원으로서 그리고 필수적이지만 부족한 자원으로서 이러한 기관들과 사회적 정책들을 개발하는데 귀중하고 중대한 시각을 갖고 있다.

3. 간호과정 모델에서의 윤리적 의사 결정

의료 상황에서 발생하는 윤리적 결정들은 환자의 이익, 의료 전문가들의 직업적 및 개인적 가치들, 기관의 가치들, 개인적 느낌들, 도덕적 원칙들 및 법률적 이슈들을 고려해야 한다. 언뜻 이러한 것들을 상호 갈등하는 가능한 행동들의 앞뒤가 맞지 않는 덩어리가 아닌 어떤 것으로 통합하는 것은 불가능하게 보인다. 그러나 세심한 숙고와 검토를 통해 합당한 해결이 달성될 수 있다. ANA 간호사를 위한 윤리 강령은 "간호사들이 간호업무 수행의 범위와 표준들, 변하는 이슈들, 관심들, 논쟁들 및 윤리와 관련된 지식을 갖출 것이 요구된다"고 말한다.

윤리적 의사 결정 모델은 갈등을 체계적이고 신중하게 검토하기 위한 과정을 제공하여, 참가자들이 조치를 취하기 전에 상황의 모든 중요한 측면들을 고려할 수 있도록 도와준다. 윤리적 분석과 평가의 단계들은 간호과정 단계들과 매우 유사하며, 학습할 수 있는 기술이다. 이 둘은 문제들에 대한 질서 있는 접근 방법을 제공한다. 임상적 환경에서 윤리적 문제의 해결은 대개 다섯 단계를 거친다 (Box 5-1-3).

1) 관련 사실들의 수집

첫째 단계는 상황을 완전히 이해하는데 필요한 정보를 파악하는 것이다. 의학적 사실들(예: 진단, 예후, 치료 대안들)은 무엇인가? 누가 관련된 주요 행위자들인가? 누가 의사 결정자들이며 이해관계자들인가? 환자 치료를 위한 가치들과 목표들은 분명한가? 관련된 다른 사람들의 가치들, 이익들 및 관계들이 이 문제에 어떻게 영향을 미치는가? 이 사례와 관련된 문화적, 종교적 또는 다른 측면들이 있는가? 생리학적, 심리적 및 법률적 차원들을 포함하여 상황의 다양한 맥락을 이해하는 것이 중요하다. 고려해야 할 법률적인 관련 문제들, 기관의 정책들 또는 경제적 요인들이 있는가?

Box 5-1-3
윤리적 의사 결정을 위한 모델

임상적 환경에서의 윤리적 문제 분석은 대개 다음과 같은 다섯 단계를 따른다:

1. 관련된 사실들을 수집하고, 의사결정자(들)와 이해 관계자들을 확인한다.
2. 윤리적 문제(들)를 확인한다. 이 과정에 다른 사람들을 참여시키고, 적절한 상담 자원들을 이용한다.
3. 윤리적 지침들과 자원들을 이용하여 그 문제를 분석한다.
4. 지침에 비추어 행동 대안들을 검토한다. 그 중 하나를 선택하고 그 선택을 정당화한다.
5. 평가하고 반영한다.

2) 문제 파악

다음 단계는 윤리적 문제들을 파악하는 것이다. 이것이 진정으로 윤리적 원칙들 또는 가치들 사이의 문제 또는 갈등을 수반하는 문제인가? 또는 이 문제가 일차적으로 법률적 또는 조직적 또는 커뮤니케이션 문제인가? 커뮤니케이션 문제들과 법률적 제약들은 자주 윤리적 문제들의 일부이다; 그러나 어떤 문제들은 윤리적 분석 없이 단순히 더 나은 커뮤니케이션 또는 법률적 상담을 통해 해결될 수도 있다.

3) 윤리적 원칙과 규칙을 이용한 문제 분석

책임과 권한을 가진 사람을 정하는 것이 필수적이다. 환자에게 선택을 할 수 있는 능력이 있는지, 충분한 정보가 주어졌는지, 자율성은 존중되었는지 파악해야 한다. 만일 혼수상태 환자라면 최선의 이익을 대변할 수 있는 가족 구성원이 있는지(선행) 또는 환자의 희망들을 그 요구를 그대로 반영해 줄 지정된 종신 위임장이 존재 하는지, 가족들은 어떻게 관련되어 있는지, 고려해야 할 권리들이 있는지를 생각해야 한다.

그리고 윤리적 원칙들을 고려해야 한다. 해를 피하거나 최소화하는가? 이익이 무엇이며, 누가 그 이익을 누리는가? 해는 무엇이며, 누가 그 해를 당하는가? 권리들은 보호되는가? 환자의 희망사항들과 이익들이 설명이 되었는가? 공정성이 고려되었는가? 이 사례에 어떤 원칙들이 가장 적용 가능한가? 특정한 상황에서의 지침을 제공하기 위해 원칙들을 어떻게 명시할 수 있는가?를 꼭 파악해야 한다. 모두가 합당하고 정당하지만 서로 경쟁이 되는 주장들과 원칙들 사이의 갈등이 있을 수 있다. 또한 원칙들과 법률적 또는 제도적 요구 사항들 사이에 갈등이 있을 수 있다. 이러한 것들이 명확히 설명되어야 한다.

4) 대안과 법률 분석

모든 가능하고 합당한 대안들을 파악하고, 이들 각각의 원칙들과 법칙들에 대한 순응도와 환자 치료 및 동정심과의 양립성을 평가한다. 어떤 선택이 환자의 자율성을 가장 존중하는가? 각 제안된 조치들과 그것의 결과가 관련된 사람들에게 어떤 이익 또는 해를 끼치는가? 가능한 대안들 중 어떤 것이 과정, 결과 또는 두 측면 모두에서 가장 공정한가? 그 조치가 환자와 전문가의 유대를 강화시키는가? 또는 위협하는가? 그리고 의료 전문가들에 대한 사회의 기대를 재확인하는가? 숙고와 세심한 추론 후, 간호사들과 다른 의료 전문가들은 건전한 윤리적 분석과 개인적인 도덕적 신념과 가장 일치하는 옵션을 채택하고 이에 따른 조치를 취해야 한다.

대안들을 고려함에 있어서, 간호사들은 해당 사례에서의 그들의 위치와 참여를 평가해야 한다. 간호사들은 일차 의사 결정자가 아닐 수도 있다. 그러나 간호사는 의료팀의 중요한 일원이기 때문에 대화에 참여하고, 커뮤니케이션을 원활히 하고, 관련된 개인들의 견해들과 가치들을 설명하고, 조치의 시행에 협력하는 것이 중요하다. 간호사의 역할은 또한 여러 분야 전문가들의 회의를 계획하거나 윤리 상담을 위한 준비 등을 포함할 수도 있다.

5) 평가와 반영

조치를 취한 후, 그 해결 과정 및 결과의 윤리적 문제를 추가로 분석해야 한다. 결과는 반드시 예상했거나 의도했던 것과 비교해야 한다. 앞으로 어떻게 유사한 상황을 더 높은 민감성과 지혜로 다룰 수 있는가? 평가는 특히 반영과 건설적 변화를 유도하는 판단적이지 않고 위협적이지 않은 분위기에서 이루어질 때 도움이 된다.

4. 생명윤리학 자원과 서비스

지식을 갖춘 임상의들과 분명한 기관의 정책 및 지원은 의료 기관의 윤리적 딜레마들을 예방하고 해결하는데 도움이 된다. 또한 대부분의 의료 기관들은 윤리위원회 또는 윤리 상담 서비스 또는 프로그램과 일관성이 있는 윤리 서비스들을 갖추고 있다. 서비스들은 대개 환자 치료에서 발생하는 윤리적 문제들과 관련된 교육, 정책 개발, 상담 등을 포함한다.

1) 윤리위원회와 컨설턴트 서비스

기관의 윤리위원회는 여러 분야의 전문가들로 구성되며, 대개 환자 치료에 관련된 직업과 학문 분야의 대표자들을 포함한다(예: 의학, 사회 복지, 영적 치유). 또한 많은 위원회들이 한 명 이상의 지역 사회 구성원들, 법률가, 윤리학자 또는 목회자들을 위원회 멤버로 또는 특별 컨설턴트로 포함하고 있다.

윤리위원회 멤버들은 임상 윤리와 관련된 이슈들에 관한 자기 교육 및 전문 직원과 지역 사회 교육에 참여한다. 윤리위원회는 윤리적 이슈들에 관련된 정책 연구와 기관의 정책 수립을 위한 자원들로서의 역할을 할 수도 있다. JCAHO는 윤리적 이슈들을 다루는 과정, 정보 제공 후 동의, 대리 의사 결정자들의 이용, 삶의 말기에서의 치료에 관한 결정들, 정보의 기밀 유지 등과 같은 여러 임상적 이슈들에 관한 정책 기술 및 지침들을 요구한다. 이러한 유형들의 이슈에 관한 잘 설계된 명확한 정책들은 어려운 상황에 있는 임상의에게 유용한 지침을 제공한다. 복잡한 문제로 인하여 의사 결정자들 사이에 갈등이 있을 때, 전체 윤리위원회에 의한 상담이 보다 적절할 수 있다. 숙고 후, 어떤 위원회는 해당 윤리적 문제의 해결을 위한 단일 권고안을 작성함을 목표로 하는 반면에 어떤 위원회는 도덕적으로 받아들일만한 옵션들을 구성하고, 핵심 의사 결정자들이 이들 중 하나를 선택하도록 돕는 것을 목표로 한다. 상담을 구하는데 있어서 각 기관에서 가용한 생명윤리 서비스에 구조, 과정 및 접근 방법을 명확히 하는 것이 유용하다. 제한적인 데이터는 의사들과 간호사들이 어려운 상황에서 윤리 상담이 도움이 되고 있음을 보여준다.

윤리 위원회 또는 생명윤리 컨설턴트 서비스가 제공하는 서비스들과 더불어, 간호사들은 다른 자원들을 이용할 수 있다. 어떤 기관은 간호 윤리위원회를 갖추고 있는데, 이것은 비록 기존의 윤리위원회와 함께 움직이기는 하더라도 자주 기능적으로 독립되어 있다. 이러한 위원회들은 파업의 거부, 임용 패턴, 병상 분배 등과 같이 간호 특이적인 교육을 제공하고 이슈들을 다룸으로써 기관 내에 있는 간호사들의 필요를 충족시키도록 설계되어 있다. 어떤 기관들은 정기적인 윤리 관련 행사를 지원하는데 이런 행사들은 전체적이거나, 병동 단위로 또는 간호사들만을 위해 실시될 수 있으며, 주로 교육적 기능을 수행한다. 목회적 돌봄, 품질 보증 및 동료 지지 활동들은 윤리적 문제의 해결을 촉진하는 기관의 자원의 다른 예들이다.

2) 전문 간호 기관

전문 간호 기관 또한 간호 업무 수행과 관련된 윤리적 이슈들을 다룬다. ANA는 미국 내 모든 간호사들에게 공통적인 직업적 이슈들과 도덕적 딜

Box 5-1-4
대한간호협회(KNA)의 한국간호사 윤리강령

제 정 1972. 5. 12
개 정 1983. 7. 21
1995. 5. 25
2006. 2. 23

간호의 근본이념은 인간의 존엄성과 생명의 기본권을 존중하는 것이다. 간호사의 임무는 출생으로부터 죽음에 이르는 인간의 삶에서 건강을 증진하고, 질병을 예방하며, 건강을 회복시키고, 고통을 경감하는 것이다.

간호사는 개인, 가족, 지역사회를 대상으로 전인적 간호중재와 상담, 교육 등을 수행함으로써 대상자의 지식을 증진하여 스스로 건강을 증진하기 위한 최선의 선택을 할 수 있도록 돕는다.

이에 대한간호협회는 우리 사회의 건강과 안녕에 이바지하고, 전문인으로서 도덕적 의무를 수행하기 위하여 이 윤리강령을 제정한다.

I. 간호사와 대상자

1. 평등한 간호 제공
간호사는 대상자의 국적, 인종, 종교, 사상, 연령, 성별, 사회적 질병과 장애의 종류를 불문하고 차별 없는 간호를 제공한다.

2. 개별적 요구 존중
간호사는 대상자 개개인의 요구를 존중하며, 각 상황에 맞는 간호를 제공한다.

3. 비밀 유지
간호사는 대상자의 사생활을 존중하고, 간호에 필요한 정보 공유만을 원칙으로 하며, 대상자 개인의 비밀을 공개하지 않는다.

4. 알 권리 및 자율성 존중
간호사는 대상자가 정확한 정보 제공과 설명에 의해 의사결정을 하도록 돕고, 대상자가 간호행위를 선택하거나 거부할 권리가 있음을 존중한다.

5. 대상자 참여 존중
간호사는 대상자를 간호의 동반자로 인정하고, 간호의 전 과정에 그들을 참여시킨다.

6. 취약 계층 보호
간호사는 노인, 여성, 아동, 장애인 등 취약 계층 대상자를 옹호하고 돌본다.

7. 건강 환경 구현
간호사는 대상자를 환경오염, 빈곤, 재해로부터 보호하고, 건강한 환경을 유지함을 사회적 책무로 수용한다.

II. 전문가로서의 간호사 의무

8. 책무
간호사는 모든 업무를 대한간호협회 업무 표준에 따라 수행하고 간호활동에 대한 판단과 행위에 책임을 진다.

9. 교육과 연구
간호사는 간호의 질을 향상시키기 위해 교육과 연구 활동에 적극적, 능동적으로 참여한다.

10. 전문적 활동
간호사는 전문가로서의 활동을 통해 간호정책과 제도의 발전 및 확립에 참여한다.

11. 윤리적 간호 제공
간호사는 윤리적으로 온당하지 못한 의료 및 간호 행위에 참여하지 않는다.

12. 건강 및 품위 유지
간호사는 자신의 건강을 보호하고, 품위를 유지하기 위해 노력한다.

III. 간호사와 협력자

13. 협력
간호사는 대상자의 간호와 관련된 사람들의 고유한 역할을 존중하며 협력한다.

14. 대상자 보호
간호사는 협력자에 의해 대상자의 건강과 안전에 위협이 예상될 때 적절한 조치를 취한다.

15. 생명 과학 기술과 존엄성 보호
간호사는 협력자가 생명과학기술과 관련된 부적절한 시술을 시행하고자 할 때에 대상자의 안전과 존엄성 보호를 최우선으로 한다.

레마들을 다룬다. 앞에서 언급한 ANA 간호사를 위한 윤리 강령과 더불어, ANA의 Center for Ethics and Human Rights는 간호사들이 윤리적 안내를 구하는 많은 이슈들에 관한 입장 진술서들과 지침들을 발표하고 있다. AACN은 또한 활동적인 윤리위원회를 갖고 있는데 이는 중환자간호사들을 위해 윤리적 행동과 의사 결정에 대한 표준들을 설정하는 정책과 논문을 쏟아내고 있다. AACN의 윤리위원회는 다른 전문 간호 기관들과 긴밀하게 협력하며, Society of Critical Care Medicine(SCCM)과 같은 다른 전문 기관들과 함께 해당 직업들이 공유하는 이슈들을 연구하고 있다.

적절한 정보, 여러 시각들, 신중한 생각, 윤리적 원칙과 지침들 및 조직적 지원은 임상의들이 직업적 판단을 내리며 건전한 결정을 내리게 하는데 지극히 중요하다. 적절한 자원들로부터 조언과 상담을 구하는 것은 자주 이 과정에 도움이 된다.

우리나라 대한간호협회에서는 1972년에 제정한 간호사 윤리강령을 2006년에 개정 발표하였고 또한 윤리위원회를 두어 전국 병원의 윤리적 이슈들에 대해 해석하고 많은 회원들과 공유하려고 노력하고 윤리사례집을 출간하여 간호사들이 각자의 간호현장에서 제대로 된 결정을 내릴 수 있도록 돕고 있다(Box 5-1-4).

중환자간호의 법적 쟁점

주요 법률에 대한 개관
- 행정법
- 민법
- 형법

중환자간호에서의 간호태만
- 의무 및 의무의 위반
- 인과관계
- 손상
- 대위 책임
- 프로토콜들의 수립
- 의문의 여지가 있는 의사 오더
- 동의의 필요성

생명유지 조치와 관련된 이슈들
- 심폐소생술 금지명령
- 종교적 이유들로 인한 치료 거부
- 사전의사결정: 사전유언과 위임장
- 환자 자기결정권 법령
- 생명유지 조치의 제거
- 뇌사
- 장기 기증

학습목표

- 중환자 간호 업무 수행에 영향을 미치는 주요 법률 영역들을 설명할 수 있다.
- 의료 과오(직업적 태만)의 네 요소들을 정의할 수 있다.
- 간호사들에 대해 자주 가해지는 비난을 서술할 수 있다.
- 대위 책임의 유형을 설명할 수 있다.
- 사전 의사 결정의 지식을 환자 치료 상황에 적용할 수 있다.

사회가 전에 비해 더욱 법적 소송을 자주 이용하기 때문에, 중환자 진료와 관련된 법률적 이슈들에 대한 관심이 높아지고 있다. 간호사들이 고발되거나 연루된 의료 과오 소송의 수가 증가하고 있다. 치료의 거부 및 종료와 같은 이슈들은 문헌에서 널리 논의되고 다루어졌다. 심지어 입법자들도 그들의 관할 영역에서 소위 "사망 선택 유언 법률"들을 시행함으로써 관련되어 왔다.

1. 주요 법률에 대한 개관

중환자간호사의 업무 수행에 영향을 미치는 세 가지 법률 분야가 있다: 행정법, 민법 및 형법이다.

1) 행정법

판례법에 따르면 간호사의 면허는 개인의 생계에 도움을 주기 때문에 일종의 재산이다. 따라서 간호 면허에 정당한 절차에 대한 권리가 따르기 때문에 국가가 간호 면허를 취소하거나, 문책을 가하거나, 조건을 부과하기 전에 어떤 정당한 요구 사항들이 있어야만 한다. 첫째, 간호사는 그의 면허에 관해 소송을 제기했음을 통보 받을 권리가 있다. 다음으로 이 간호사에게 어떤 혐의에 대해 해명할 기회가 주어져야 한다. 대개 해당 간호사는 모든 권리들이 존중되는지를 확인하기 위해 변호사와 함께 이 심리에 참여하기를 원할 것이다.

모든 심리에서 조사자들은 제기된 불만과 실시된 조사결과들을 제시한다. 간호사는 사건과 관련된 사실들에 관한 지식을 갖고 있는 증인들을 호출할 수 있다. 이러한 증인들은 그 불만을 제기한 사람, 그 사건의 목격자들 그리고 그 간호사를 감독하고 있는 개인들이 포함될 수 있다. 이러한 심리에서 간호사는 혐의를 부인하기 위해 직접 또는 법률 변호사를 통해 증인에게 질문하고 증거 또는 증언을 제시할 수 있다. 이러한 제시물들을 기초로 심리 담당부서는 합당한 간호 서비스가 시행되었는지 여부와 필요한 경우 어떤 징계 조치를 취할 것인지를 결정한다.

2) 민법

민법은 간호 업무에 영향을 미치는 둘째 법률 분야이다. 민법의 한 부분인 불법행위법은 간호사들이 관련된 모든 민사 소송들의 기본이 된다. 불법행위들은 민사적 위반이다. 이 장의 뒷부분은 태만, 의료과오, 공격 및 구타 등의 불법 행위를 다룬다. 대위 책임과 제조물 책임의 민법적 개념에 대해서도 논한다.

3) 형법

간호 업무와 관련된 셋째 법률 분야는 형법이다. 개인 당사자들이 서로를 고발하는 민법과는 달리, 형법은 정부가 간호사에 대해 소송을 제기하는 사건들을 포함한다. 형법 사건들은 범죄적 공격과 구타, 과실치사, 살인 등을 포함한다. 간호 상황에서 형법 사건은 매우 드물다.

2. 중환자간호에서의 간호태만

중환자실 간호사의 법률적 책임은 병동 간호사의 법률적 책임과 다르지 않다. 간호사들과 그들의 고용주들에 대한 가장 흔한 법적 소송은 업무상 과실로 이는 의료 과오라는 법률적 개념에 기초한 것이다.

1) 의무 및 의무의 위반

의무는 둘 이상의 당사자들 사이의 법률적 관계이다. 여러 다른 종류의 상황들이 이런 유형의 의무를 야기할 수 있다. 대부분의 간호 사례들에서 의무는 환자와 의료 시설 사이의 계약 관계로부터 비롯된다. 즉, 환자가 의료 서비스를 받을 때, 암묵적인 계약이 발생한다. 환자, 그의 보험자 또는 양측 모두 환자가 받는 어떤 의료 서비스들에 대해 비용을 지불할 것에 동의한다 이에 대한 보상으로 의료 시설은 "합당한 치료"를 제공할 것에 동의한다. 환자를 돌보는 간호사는 법적으로 주어진 상황에서 합당한 간호를 제공할 책임이 있다. 주어진 환경에서 합당한 간호를 제공하는데 실패한 간호사는 환자에 대한 그의 의무를 위반한 것이다.

사건 발생 시 간호 표준을 간호사가 준수했는지 여부를 판단하기 위해 여러 방법들이 사용된다. 다음의 요인들은 중환자간호사의 서비스가 합당했는지 여부를 판단하는데 사용될 수 있다.

- 중환자 진료 전문가의 증언

- 기관의 절차와 프로토콜 매뉴얼
- 간호 업무 매뉴얼
- 간호 문서, 전문 저널, 의학책
- 전문 기관의 표준(Advanced Cardiac Life Support [ACLS] 및 Certified Critical Care Registered Nurse [CCRN] 표준들)
- 장비 제조업체의 사용방법들

태만은 간호사의 행동을 간호 표준과 비교함으로써 확인하거나 반박될 수 있다. 일반적으로 태만은 일상적 수준의 태만이거나 중대한 수준의 태만일 수도 있다. 일상적 수준의 태만은 직업적 부주의를 의미하는 반면, 중대한 태만은 간호사가 환자에게 해를 줄 수 있는 위험을 의도적이고 의식적으로 무시했음을 의미한다. 대부분의 경우는 일상적 태만이지만 간호사가 건전한 간호 조언을 무시했거나 또는 약물이나 알코올의 영향 하에 있는 환자에게 해를 가했을 경우 중대한 태만으로 간주될 수 있다.

2) 인과관계

의료 과오는 또한 중환자간호사의 행위와 환자에 대한 손상 사이에 인과 관계를 요구한다. 또한 환자가 겪는 손상이 이성적으로 예측 가능해야 한다. 예를 들어, 중환자실간호사가 심박률이 30회/분 인 심장병 환자에게 digoxin을 투약하여 심장 정지가 일어났다면, 이 간호사가 환자의 심장 정지를 일으킨 것으로 볼 수 있다. 즉, digoxin의 잘못된 처치가 그 심장 정지의 "가장 근접한 원인"으로 간주될 것이다. 그러나 만일 환자의 심박률이 70회/분일 때 digoxin이 사용되었고, 환자가 전혀 예상치 못한 심장 정지가 일어났다면 아마도 그 간호사가 그 심정 정지를 일으키지 않은 것으로 볼 것이다. 이 경우, 심장 정지는 digoxin으로 인한 것이 아니었고, 심장 정지가 digoxin 투약의 예상되는 합병증이 아니기 때문에 그 간호사는 혐의를 벗을 것이다.

3) 손상

유감스럽게도 지속성이 있는 손상들은 원래 상태로 돌이킬 수 없게 된다. 따라서 대부분의 법정 보상은 원고가 겪는 부상들에 대해 금전적 보상을 시도하게 된다.

의료 과오 소송에서 원고는 간호사의 조치 또는 조치 불이행의 결과로 어떤 유형의 손상 또는 해가 발생했음을 보여야 한다. 이 법은 여러 다른 유형의 금전적 손해들을 끼치게 된다. 손해라 함은 경제적 및 비경제적 손해라는 포괄적으로 분류되어 있다.

경제적 손해는 확실성에 근거하여 계산될 수 있다. 의료비 지출 및 수입 손실이 두 대표적인 종류의 경제적 손실이다. 변호사들은 보험 회계사(actuary)라고 하는 특별한 유형의 회계사를 갖고 있는데, 이들은 부상당한 환자가 평균 수명 내에 얼마만큼의 수입을 올릴 수 있는지 그리고 그 부상이 그 수입 능력에 어떻게 영향을 미치는지를 예측한다. 이 금전적 액수는 보상금 중 "수입 손실"부분이라 마찬가지로 보험 회계사는 원고가 현재 및 장래에 얼마의 의료비를 지출해야 하는지를 예측하기 위해 과거의 수치 및 인플레이션 요인 등을 사용할 수 있다.

비경제적 손해들은 계산하기 매우 어렵다. 이러한 손해들은 의료 과오의 결과로 발생한 통증, 불편함, 공동체 서비스의 상실 등을 포함한다. 미국의 많은 주 정부들 및 연방 정부는 배심원이 정한 보상 액수와 관계 없이 환자가 통증과 어려움에 대해 받을 수 있는 금전적 보상 액수를 제한하고 있다. 공동체의 상실피해는 환자가 가사일을 할 수 있는 능력의 상실, 결혼 관계의 상실 등을 포함한다.

여러 경우들에서 환자의 배우자와 미성년 자녀들 또한 환자의 손상의 결과, 그들이 겪고 있는 경제적 및 비경제적 손해로부터 회복될 수 있다. 미성년 아동이 원고일 경우 그 부모들이 그 자녀의 사회적 손실로 인한 비경제적 피해들에 대해 소송을 제기하는 경우가 드물지 않다. 경제적인 측면에서 부모는 자녀를 돌보아야 하므로, 잃게 되는 수입에 대해 소송을 제기할 수 있다.

중환자간호사들에 대해 여러 유형의 의료 과오 불만들이 제기된다. 다음의 사례들은 의료 과오 소송에서 자주 간호사들이 고발되는 이유들을 보여주고 있다.

4) 대위 책임

어떤 경우, 한 사람 또는 기관이 다른 사람의 행동에 대해 책임을 져야 할 수도 있다. 이것을 대위 책임이라고 한다. 다양한 유형의 대위 책임이 있는데 상급자 책임, 기업의 책임, 태만한 감독 및 개인 책임 등을 포함한다.

(1) 상급자 책임

상급자 책임 이론은 "하인의 죄에 대해 주인이 책임을 지도록 한다"고 번역된다. 이것은 병원들이 그들의 피고인들의 태만에 대해 책임을 지는 근거가 되는 주요한 법률 이론이다. 상급자 책임은 공공 정책 유형의 법률 이론이다. 상급자 책임 이면의 철학은 병원이 일반적으로 환자 치료를 통해 이익을 올리기 때문에 태만이 발생할 경우 병원이 그 병원 직원이 초래한 손해의 일부를 지불해야 한다는 것이다. 이 이론은 단지 병원 피고용인들이 그들의 고용 범위 내에서 한 행위들에 대해서만 적용된다.

어떤 상황에서는 상급자 책임이 적용 불가능하다. 예를 들어, 병원들은 대개 임시적인 에이전시 인력에 대해 책임을 지지 않는다. 이는 이들이 대개 그 병원이 아닌 에이전시의 피고용인들이기 때문이다. 의사들은 병원에 의해 고용되어 있지 않는 한, 대개 이 이론의 영역 내에 포함되지 않는다. 그들의 고용 범위 밖에서 의료 과오를 초래한 병원 간호사들에 의한 행위들은 거의 상급자 책임 범주에 들지 않는다.

병원은 그들의 피고용인에 의한 간호 활동에 대해 책임을 질 수도 있기 때문에 이들은 그들의 피고용인의 활동에 대한 직업적 책임 보험을 든다. 대개, 병원은 의료 과오 사건으로 고발된 간호사를 변호할 것이다. 그러나 많은 간호사들 또한 자신들의 직무 외 간호 활동에 대해, 그리고 고발을 당할 경우 독자적인 법률적 도움을 받기 위해 의료 과오 보험을 든다.

(2) 기업의 책임

또 다른 유형의 대위 책임은 기업의 책임이다. 기업의 책임은 병원이 그 자신의 부당한 행위에 대해 책임을 지는 것이다. 예를 들어, 어떤 병동이 만성적인 인력 부족을 겪고 있으며 이로 인해 환자들이 손해를 입고 있다면 그 병원은 그 손해에 대한 책임을 질 수 있다. 어떤 병원이든 그 중환자실 또는 응급실이 적절한 인력 또는 병상을 갖추도록 또는 입원 환자들을 줄이도록 사전 조치를 취할 것으로 기대하는 것이 합리적이다. 적절한 수준의 인력 유지에 실패할 경우, 기업의 책임 이론 하에서 금전적 손해에 대한 보상을 할 수도 있다.

기업의 책임은 또한 "유동적" 상황에서도 발생할 수 있다. 중환자 진료 환경에서 일하는 간호사는 즉각적인 간호 판단과 이러한 결정들을 수행할 능력을 갖추어야 한다. 만일 간호사가 중환자 간호사에게 요구되는 지식과 기술을 보유하지 못했다면, 그는 중환자간호에 참여해서는 안 된다. 중환자간호를 잘 알지 못하는 간호사는 책임 간호사 또는 간호 감독자에게 이 사실을 통보해야 한다. 간호사는 그가 어떤 간호 활동을 할 수 있고, 할 수 없는지를 명확하게 진술할 필요가 있다. 감독자와 책임 간호사는 남은 간호 업무들을 다른 적절한 교육, 훈련 및 경험을 받은 간호사에게 위임해야 한다.

(3) 감독 태만

셋째 유형의 대위 책임은 태만한 감독이다. 태만한 감독은 감독자가 그의 지휘 하에 있는 사람들을 합당하게 감독하지 못했을 때 발생한다. 예를 들어, 간호사가 잘 알지 못하는 병동에 배치되어 책임 간호사에 중환자 진료를 위해 일한 적이 없음을 알렸을 때, 그 책임 간호사가 그 간호사에게 침습적 감시를 하도록 요구하는 것은 부당할 수 있다. 만일 책임 간호사가 그와 같은 업무들을 부적격한 간호사에게 배정하고, 이로 인해 환자에게 손상이 발생한 경우 그 책임 간호사는 태만한 감독으로 그 환자에 대해 책임을 져야 할 수도 있다.

(4) 배의 선장 이론

마지막으로, 넷째 유형의 대위 책임은 배의 선장 이론이라고 알려져 있다. 한 때 의사는 배의 선장으로 인식되었다. 따라서 간호사는 의사의 지시를 수행하도록 기대되었다. 이 이론은 대체로 개인 책임 법칙이라는 법률적 개념으로 대체되었다. 이것은 특별한 교육, 훈련 및 경험을 가진 간호사들은 건전한 결정을 내릴 것으로 기대된다. 만일 그들이 의사의 지시의 적절함에 대해 의심을 갖고 있다면 이들은 의사로부터, 또는 필요한 경우, 그들의 감독자로부터 이를 확인할 필요가 있다.

5) 프로토콜들의 수립

만일 중환자간호사가 어떤 의료적 행위를 수행해야 하며, 이것이 의사의 직접적이고 즉각적인 감독 하에 있지 않을 경우, 이러한 활동들은 수립된 프로토콜들을 따라야 한다. 이러한 프로토콜들은 의료 및 간호 부서에 의해 정의되어야 한다. 이것은 의료 전문가들에 의해 자주 재검토되어 현재의 치료 및 간호 표준을 반영하는지 여부를 판단해야 한다. 의료 과오 소송에서 중환자간호 프로토콜과 절차는 적용 가능한 의료 표준 수립에 도움이 되어야 한다. 하지만 프로토콜들이 방향을 제공하는데 중요하지만, 지나치게 세부적인 내용은 적절한 행동 방향을 정하는데 있어서 중환자간호사의 융통성을 제한할 수 있다.

6) 의문의 여지가 있는 의사 오더

프로토콜들과 더불어 "의문의 여지가 있는" 의사 오더를 해결하는 방식을 설명하는 정책이 있어야 한다(절차나 지시의 형태로). 이것은 모든 의사 오더가 중요하지만, 특히 중환자들에게 내려지는 오더들은 더 중요하기 때문이다. 또한 중환자들에게 비정상적인 용량의 투약이 빈번하게 지시되기 때문이기도 하다. 특정한 지시에 대해 의문을 갖는 간호사는 그러한 의문에 대한 이유를 그 지시 의사에게 표현해야 한다. 병원들은 의문의 여지가 있는 지시들에 대해 서비스의 책임자와 협의하도록 하는 정책을 갖고 있어야 한다. 이러한 선택이 가능하지 않을 경우, 중환자실 간호사와 병동 간호사는 투약을 거절할 수 있다.

7) 동의의 필요성

대부분의 사례에서 법률은 치료 전에 환자가 정보에 기초한 현명한 결정을 내리기 위해 충분한 정보를 환자에게 제공할 것을 요구한다. 그러나, 어떤 상황에서는 그와 같은 동의가 필요하지 않다. 예를 들어, 응급 상황은 정보 제공 후 동의를 요구할 수 없는 상황일 수 있고, 환자는 제안된 치료 또는 절차에 관한 정보를 원하지 않는다고 진술함으로써 정보 제공 후 동의를 포기할 수 있다. 또한, 정보 제공이 환자에게 해를 끼칠 수 있는 경우 의사가 정보를 모두 공개하지 않아도 된다. 이러한 예외는 "치료적 특권"이라고 알려져 있다.

대개, 환자 또는 그 가족으로부터 정보 제공 후 동의를 얻는 것은 의사의 책임이지만 간호사 또한 빈번하게 동의에 관해 증언을 하도록 요구를 받는다. 이런 경우, 간호사는 동의 양식 상의 서명이 그 환자 또는 그 가족 구성원의 것임을 증언하게 된다. 간호사가 제안된 치료의 성격에 관한 의사의 설명, 그 치료의 위험과 이익, 대안적 치료들 및 잠재적 결과들에 대해 증언을 할 경우, 환자가 아무것도 하지 않기로 결정하게 되면, 간호사는 동의 양식 상에 또는 간호사의 노트에 "동의 절차 입회"를 기록하기를 원할 수도 있다. 이러한 정보는 환자 또는 그 가족이 정보 제공 후 동의 미비로 의사를 고발하는 드문 경우에 매우 중대할 수 있다.

3. 생명유지 조치와 관련된 이슈들

1) 심폐소생술 금지 명령

병원 치료에서 CPR의 성공률은 매우 다양하며, 환자의 환경 및 심폐소생 요인들의 영향을 받는다. 그러나 CPR이 심폐 정지를 경험하는 모든 환자들에게 항상 적절한 것은 아니다. 왜냐 하면 이것이 매우 침습적이며 "개인의 존엄하게 죽을 권리에 대한 위반"이 될 수도 있기 때문이다. 더 나아가 말기질환이거나 불가역적인 상태의 환자에게 아무런 이익이 되지 않을 때 CPR이 필요없을 수도 있다.

환자에게 심폐소생술을 실시할 것인지 여부는 주치의, 환자 및 가족들이 내려야 하는 결정이다. 비록 간호사들도 자주 이 결정에 상당한 영향을 미치지만 말이다. 그러나 일반적으로 DNR 명령이 내려질 때 결정 능력이 있는 환자의 동의가 필요하다. 만일 환자에게 능력이 없을 경우, 주치의와 가족 구성원들이 결정을 내린다. 상황이 더욱 복잡할 수 있으며 의사와 가족 또는 환자 사이에 의견 불일치가 있을 수 있다.

일단 DNR 결정이 내려지면, 이 명령은 책임 있는 의사에 의해 기록되고, 서명되고 그리고 날짜가 기입되어야 한다. 이것은 주기적으로 재검토되어야 한다. 병원 정책들은 매 24~72시간 주기로 검토를 요구할 수 있다.

2) 종교적 이유들로 인한 치료 거부

16세 소년인 환자는 자동차 사고로 심각한 부상을 입었다. 병원에 입원했을 때 그는 여호와의 증인으로서의 그의 종교적 신념에 반하기 때문에 수혈을 하지 말아달라고 병원 직원에게 말했다. 정형외과 수술 동안 그는 상당량의 피를 흘렸다. 병원 직원은 수혈 없이는 이 환자가 사망할 것을 확신했다. 병원은 소송을 위한 후견인이 수혈이 환자의 최선의 이익인지 여부를 결정해주도록 법원에 청원했다. 판사는 긴급 심리를 열고 환자와 부모들의 요구 사항에 반하여 수혈을 명령했다. 환자는 수혈을 받았고, 이에 따라 그와 그 부모들은 종교의 자유를 위반했다는 주장을 했다. 이 재판과 항소심 법정들은 병원과 그 직원들이 헌법의 권리를 위반하지 않았다고 판시했다.

법정들은 수혈이 환자 또는 그 가족의 종교적 권리를 위반하는지 여부에 관해 이견이 있다. 결과적으로 ICU 간호사들은 이러한 종류의 법률적 이슈들을 올바로 다루기 위해 그와 같은 상황에서 병원의 윤리위원회와 협의할 필요가 있다.

3) 사전의사결정: 사전유언과 위임장

사전유언은 법적 능력이 있는 환자가 자신의 요구를 표현할 수 없는 때를 대비하여 자신의 요구를 가족 및 의료진에게 서면으로 남기는 것이다. 사전유언은 환자가 말기 질환 상태이거나 영구적인 혼수상태에 빠졌을 때 효력을 발휘한다. 결과적으로 환자가 위중하게 아프거나 일시적으로 의료 결정들을 할 수 없을 때는 사망 선택 유언이 효력이 없다.

보다 폭 넓은 적용을 위해, 많은 환자들이 치료에 대한 위임장을 채택한다. 위임장은 환자가 법정대리인이라고 알려진 대리 의사 결정자를 지명하도록 허용한다. 법정대리인은 환자가 그렇게 할 수 없는 상황이 될 때 치료 및 의사 결정을 내릴 권한을 갖는다. 이런 유형의 문서는 환자가 의료 결정들을 내릴 수 없을 때 믿을 수 있는 친구나 친척이 "환자의 입장에 설 수 있도록" 한다.

많은 환자들이 치료에 관한 사전유언과 위임장을 결합해서 한 문서로 만드는데 이것을 보통 사전의사결정이라고 부른다. 사전의사결정은 환자가 말기 질환 또는 영구적 혼수 상태에 있을 경우 그의 요구사항을 전달할 수 있도록 한다. 이것은 또한 의사 결정을 돕는 대리인을 지명한다. 많은 사전의사결정들이 법정 대리인에게 건강 관련 문제들에 관한 특정한 지시들을 제공한다. 예를 들어, 사전의사결정은 인공 영양 공급 및 수분 공급에 관한 지시를 제공할 수 있으며, 또는 지정된 상황 하에서 "DNR" 지시와 같은 특수한 치료들을 결정할 수 있게 해준다.

4) 환자 자기결정권 법령

환자 자기결정권 볍령은 병원, 간호 시설, 가정의료 서비스, 호스피스 프로그램 및 특정 건강 유지 기관들(HMO)이 성인들에게 의사 결정에 관한 그들의 권리에 관한 정보를 제공할 것을 요구한다. 병원에 있어서, 이 정보는 진단명에 관계없이 그리고 Medicare 적격 여부와 관계없이 모든 입원 중인 성인들에게 제공되어야 한다. 제공되는 자료들은 합법적인 사전의사결정에 관한 정보를 포함해야 한다. 환자가 이 정보를 받았음을 증명하는 문서가 의무 기록에 포함되어야 한다. 만일 환자가 입원 시 회복불능상태에 빠져 있을 경우, 정보를 환자의 가족에게 제공해야 한다. 그러나 이러한 조치가 병원으로 하여금 환자가 불능 상태에서 회복되었을 때 그 환자에게 정보를 제공할 의무를 없애는 것은 아니다.

5) 생명유지 조치의 제거

어떤 장치가 생명을 유지시키며, 언제 이런 장치를 사용하여야 하며, 언제 이런 장치들이 종료될 수 있는지 등은 많은 법정 사례들에서 제기되는 이슈들이다.

의료 시설들이 정기적으로 생명 유지에 관한 결정을 내려야 함을 고려할 때, 1976년의 카렌 퀸란 사건이 "죽을 권리" 논쟁에 관한 세계적 관심을 모은 최초의 사건이었다는 사실이다. 지속적인 식물 상태에 있던 21세의 여성인 카렌 퀸란의 경우

New Jersey 법정은 치료에 관한 결정이 병원 윤리 위원회의 자문을 받는 환자의 보호자에게 있다고 판시했다. 그러나 Massachusetts는 의사들과 가족 구성원들이 내린 결정들에 대한 사법적 재심리에 유리하도록, New Jersey 접근 방법을 거부했다. 그 후 인공호흡기를 제거할 수 있었다.

6) 뇌사

미국에서 1968년 뇌사를 판정하기 위해 Harvard 기준이 수립되었다. 이 기준은 매우 믿을만한 것으로 판명되었다.

법률이 “생의학적 지식의 진보 및 기술의 개선과 함께 변화될 의학적 기준들과 실험들보다는 일반적인 생리학적 표준”을 근거로 할 것을 권장했다.

뇌사 상태의 환자는 법률적으로 사망한 것이며, 따라서 이러한 환자를 계속해서 치료할 법률적 의무가 없다. 뇌사 환자의 생명 유지 장치를 제거하기 위해 법적인 승인을 받을 필요가 없다. 또한, 뇌사 환자의 치료를 종료하기 위해 가족의 허락을 받는 것이 바람직할 수 있지만 법적인 요구 사항은 아니다. 그러나 생명 유지 장치를 제거하기 전에 의사와 간호사는 장기가 이식을 위한 것이 아님을 확인해야 한다.

7) 장기 기증

장기기증 관련 법률들은 개인과 그 가족들에 의한 장기 기증의 합법성과 장기 기증 절차들을 규정하고 있다. 미국에서는 운전면허증에 사람들이 장기 기증 내용을 표시할 수 있도록 하고 있다. 이러한 법률들은 병원 직원들이 환자 가족들에게 환자 사망 시 장기 기증에 관해 묻도록 요구함으로써 이식을 위한 장기 공급 증가를 목적으로 한다.

중환자간호의 유전적 쟁점

학습목표

- 기본 유전학의 용어와 개념을 설명할 수 있다.
- 유전 질환을 분류하고 서술할 수 있다.
- 질병 발생에 대한 환경과 유전의 상호작용을 이해할 수 있다.
- 중환자간호에서 간호사의 가능한 역할을 확인할 수 있다.
- 간호실무에서 약물유전학의 적용에 대하여 토의할 수 있다.

1. 인간 유전체 연구

1980년대 중반에 제안된 인간 유전체 연구는,2003년에 전체 인간 유전체의 DNA 서열을 규명하기에 이르렀다. 인간 유전체 연구는 인간 유전정보의 총합을 의미하는 인간 유전체의 내용을 완벽하게 파악하고자 시작한 국제적 노력으로 많은 질환에 대해서 이해의 폭을 넓히고, 새로운 기술의 발달을 가져오게 하였다.

2. 간호에서의 중요성

간호사는 유전학에 대한 이해와 유전학이 실무에 미치는 영향이 증가하도록 하는 것이 중요하다. 유전자에 대한 지식 증가는 건강 전문직의 여러 영역에 영향을 미치고 있다. 한 예로 보인자(carrier) 스크리닝과 뒤시엔트 근위축증(Duchenne muscular dystrophy), 낭성섬유증(cystic fibrosis), 다운증후군을 포함한 여러 질환에 대한 산전 진단

검사가 실시되고 있다. 헌팅톤병(Huntington' s disease), 가족성 유방암, 가족성 대장암과 같은 성인에 발생하는 다양한 유전질환에 진단적 유전학 검사가 사용된다. 또한 맞춤 유전 의학의 한 부분으로 약물유전학이 출현되어 개인의 유전형에 따라 약물을 맞추어 약물의 효과를 증진시키고 부작용을 줄이기 위해 사용되고 있다.

1) 유전학에서 건강전문직들에게 필요한 핵심 능력

미국에서는 간호 전문직들이 National Coalition for Health Professional Education in Genetics (NCHPEG, Box 5-3-1)에서 정한 유전학에의 핵심능력을 갖도록 한다. 간호사는 스크리닝 용어, 질병기전, 좋은 간호를 제공하기 위해 관련된 치료를 이해해야 한다. 그리고 간호사는 유전검사와 유전 상담과 관련된 사회적, 윤리적 논점들을 파악해야 한다. 유전학에 대한 간호 지식의 발전은 새로운 유전학의 시대의 도전에 대비하고, 환자에게 가능한 최상의 간호를 제공하기 위한 준비를 위해서도 중요하다.

3. 간호사의 역할

인간 유전학은 건강과 질병의 상태에서 나타나는 다양성을 결정한다. 수정에서부터 제시되는 인간의 유전적 구성은 일생을 통하여 인간의 건강과 발달에 영향을 미치며 변화하는 환경과 항상 상호작용한다. 대부분 질병은 유전적 요소를 갖는다. 감염 질병과 같이 알려진 원인이 있는 경우에서도 감염에 대한 개인의 감수성과 면역의 성질은 유전적으로 결정된다.

인간유전체 연구 결과를 통해서 인간 질병의 변이에 대한 유전자의 영향을 더욱 이해하게 되었다. 현재 노력은 특별한 질병에 대한 소인을 가진 개인, 위험을 가지고 있는 환자, 환경 요인의 영향에 대한 유전적 요인을 규명하고 있다.

연구 결과들은 성인 환자들에게 빠르게 적용되고 있다. 많은 환자들이 특별한 유전자에 대해 스크리닝과 검사를 받았으며, 개인 유전자 타입에 맞는 약물을 가지고 치료를 받고 있다. 성인 중환자 간호에서 유전 진단과 검사가 최근에 사용되기 시작했으며 앞으로 빠르게 진전될 것이다.

간호사는 대상자에게 유전학 발달과 관련된 검사와 관련 지식에 대한 인식을 높이고, 유전 질환 위험 감소에 도움을 주며 스크리닝 검사에 협조하는 일을 해야 한다.

간호사는 대상자에게 필요한 유전적 정보를 교육하기 위해서 예방 영역에 대한 전문적 기술을 확장시켜야 한다. 복잡한 질환과 관련된 특별한 변이에 대한 정보가 많아짐에 따라 간호사는 특별한 유전 질환이 생길 수 있는 위험을 가진 개인을 스크리닝 할 수 있다. 그러한 개인을 찾아내므로서 예방적 치료가 증상이 생기기 전에 사용될 수 있을 것이다. 질환 발병의 위험이 높은 개인을 위한 개별화된 위험 감소 전략들 속에 개인의 행동 수정에 대한 적절한 교육들을 포함할 수 있다. 중환자간호에서 성인 환자들은 흔히 다요인적 장애를 나타내기 때문에 간호사들은 질병 발달에서의 유전자의 역할과 생활 스타일이나 식사, 운동, 돌연변이 요인의 노출, 스트레스와 같은 환경 요인과 유전적 소인과의 관계를 이해하는 것이 필요하다. 행동수정은 질병의 더 나은 관리나 질병의 진전을 중단시키기 위해 교육되고 강조될 수 있다.

간호사는 유전 검사를 위한 검체 수집을 해야 한다. 대상자는 특별한 검사 목적에 대한 교육이 필

Box 5-3-1
건강전문직을 위한 유전학에서의 핵심 능력

지식

모든 전문직들은 다음을 이해해야 한다.

1.1 기본 인간 유전학 용어
1.2 가족 내, 집단 내의 생물학적 유전과 변이의 기본 패턴
1.3 질병 관련 유전학 변이의 발견이 예방, 진단, 치료 선택의 발달을 촉진시키는 방법
1.4 질병 소인을 알기 위한 가족력(최소한 3대)의 중요성
1.5 건강과 질병 예방에서의 유전 요인의 역할
1.6 질병의 임상 진단과 질병 소인과의 차이(유전적 변이와 질병 발생과 완전한 상관관계가 있는 것은 아님)
1.7 질병 증상에 대한 유전적 요인의 영향이나 유전 요인을 수정하기 위한 행동적, 사회적, 환경적 요인의(생활스타일, 사회경제적 요인, 오염 등) 역할
1.8 유전적 질환의 성향이나 진단에 대한 종족 문화적, 경제적 영향
1.9 대상자의 유전 정보와 서비스 이용 능력에 있어서 종족, 문화, 관련된 건강신념, 경제의 영향
1.10 개인, 가족, 지역사회 각 수준에서의 유전 정보에 대한 가능한 물리적, 사회심리적 이익, 제한점, 위험
1.11 질병 치료에 대한 유전학 접근의 범위(예방, 약물유전학/개인의 유전 정보에 맞는 약물의 처방, 유전자에 기초한 약물, 유전자 치료)
1.12 유전 정보와 서비스를 찾는 대상자를 돕는데 사용되는 자원 유전학 전문가와 그들의 다양한 책임
1.13 유전 상담 과정의 요소와 유전학 전문가에게 의뢰 기준들
1.14 유전자 검사 또는 유전자에 기초한 중재의 기준
1.15 유전자 검사와 유전 정보 기록과 관련된 윤리적, 법적, 사회적 쟁점들(예: 사생활보호, 건강보험과 고용에서의 유전적 차별 가능성)
1.16 인간 유전자 정보의 오용의 역사
1.17 유전 서비스, 추후관리, 서비스의 질 관리에 대한 의뢰에 있어서 자신의 전문직의 역할

기술

2.1 적절한 다세대를 포함하여 유전적 가족력 수집
2.2 유전 서비스로부터 이익을 받게 될 대상자 구별
2.3 질병의 확률과 질병의 민감성의 기본 개념, 건강유지와 질병발달에서 유전학의 영향 설명
2.4 적절한 유전학 전문가와 지지 자원으로 부터 도움을 받게 하고 의뢰
2.5 자신, 대상자, 동료를 위해 유전학에 대한 신뢰할만한 현재 정보 획득
2.6 유전학에 대한 현재 정보를 얻기 위해 효과적으로 새로운 정보 기술들을 이용
2.7 대상자 중심의 정책 이슈들을 다른 사람들에게 교육
2.8 유전학에 대한 전문가와 대중 교육에 참여

「2.9~2.17은 유전 상담과정으로 모든 전문직에게 필요한 것은 아니다. 그러나 건강전문직은 유전상담을 촉진해야 하며, 대상자와 가족을 준비시켜야 한다. 즉 기대하는 것, 유전학 팀에 대한 적절한 정보를 의사소통, 서비스를 제공받은 후에 추후 관리. 유전 상담을 제공하기로 결정한 전문직들은 2.9~2.17를 수행 해야만 한다.」

2.9 유전학 검사와 실무에서 흔히 볼 수 있는 상태를 위한 치료에 대해 대상자에게 교육
2.10 유전학 검사의 가능한 위험, 이익, 제한점에 대한 적절한 정보 제공
2.11 유전학 검사의 결정과정을 촉진하기 위한 적절한 정보제공 후 동의(informed concent) 제공
2.12 유전학 개념에 대한 정보를 전달하기 위해 대상자에게 익숙한 자료 제공
2.13 대상자와 가족들이 유전 정보를 받게 되므로서 경험하는 정서들을 교육
2.14 유전자 치료의 가능한 물리적, 사회심리적 효과와 제한점 설명
2.15 유전 서비스 비용, 유전 서비스에 대한 건강보험 사용의 이익과 위험, 차별의 위험성 토의
2.16 대상자의 유전 정보에 대한 사생활 보호와 비밀유지
2.17 유전 정보의 사생활 보호와 비밀유지의 제한점에 대한 정보제공

태도

3.1 유전 정보와 서비스 이용의 영향에 대한 철학적, 신학적, 문화적, 윤리적 관점의 지각
3.2 유전 정보의 민감성과 사생활 보호와 비밀유지의 이해
3.3 유전 교육의 실시와 개인적 편견이나 집착이 없는 공평하고 정확한 상담의 중요성 인식

Box 5-3-1
건강전문직을 위한 유전학에서의 핵심 능력 (계속)

3.4 개인의 문화와 지식과 언어 수준에 따른 맞춤 정보와 서비스 제공의 중요성 인식
3.5 건강전문직 간에 협력과 협동
3.6 정보제공 후 의사결정과 자율적 행동에 대한 대상자의 권리를 무시하는 문제들을 이슈화 함
3.7 자신의 영역의 유전 전문가의 제한점 인식
3.8 최신의 유전 정보 취득하려는 의지
3.9 개인의 가치관과 윤리, 종족, 사회, 종교적 쟁점과 관련된 편견이 대상자에게 제공되는 간호를 간섭하거나 영향을 미치는지를 인식
3.10 대상자 중심의 정책을 지지

요하다. 검사는 환자의 질병 위험을 추측하는 유전자 돌연변이를 찾아내거나 특정환 환자에게 향상된 약물의 선택을 돕기 위한 유전자 표식자를 찾아내기 위해 사용될 것이다. 약물 유전학 영역에서 개인의 유전 정보는 약물의 개별화된 반응을 예측하고 적절한 약물을 개인과 맞게 하여 치료효과를 높이고 부작용을 최소화한다. 간호사는 유전자 치료나 유전적 손상을 일시적으로 교정하기 위해 환자에게 인간 유전자의 치료적 전달에 대한 것 즉 주입 방법, 작용 기전, 치료 가능성, 부작용 위험, 성공률에 대한 것을 배워야 할 것이다.

4. 유전학의 개념

1) 세포 속에 DNA

인간은 수십억 개의 세포로 구성되어 있다. 각 세포는 한 개의 핵을 가지고 있으며 핵은 염색체에 배열되어 있는 디오리보핵산, DNA를 포함하고 있다. 특별한 DNA 단락을 유전자라고 부르며 유전자는 단백질을 코드화한다. 단백질은 필요한 세포 기능을 수행한다. 실제로 신체의 모든 세포는 정확하게 같은 완전 세트 유전자를 포함한다.

다양한 세포형태와 기능 때문에, 몇몇 세포는 어떤 유전자를 기능하게 하고 다른 세포는 그 유전자 기능을 꺼 놓는다. 실제로 세포가 같은 유전자를 가지고 있더라도 어떤 유전자는 특정 시기에만 특정 세포에서 표현된다. 모든 유전자가 항상 모든 조직에서 나타나며 표현되는 것은 아니다. 주어진 세포 형태가 때때로 어떤 유전자를 표현하는데 필요하며 다른 유전자 세트는 다른 시기에 필요하다.

세포는 어떤 유전자가 특정한 시기에 표현되기 때문에 다양한 단백질 생성의 패턴을 보인다. 유전자 표현에서의 다양성은 세포나 조직에서 수행되는 다른 기능을 하게 한다. 또한 유전자 표현의 변화는 발달하는 동안 단백질 생성의 변화와 신체에 다른 조직 형태를 만들게 한다. 정상 인간 발달 동안 다른 세포들은 정확하게 조절된 형태에서 다른 종류의 유전자 세트를 표현한다. 이것은 배아가 정상적으로 구성된 인간으로 발달할 수 있게 한다. 때때로 발달의 문제는 유전자 표현의 오류가 원인이 된다.

정자와 난자로부터 오는 생식세포인 배선(germline) 세포를 제외한 대부분의 세포는 체세포이다. 각 체세포는 46개의 염색체를 가지고 있으며, 22쌍의 상염색체(autosome)와 한 쌍의 성염색체(sex chromosome, XX 또는 XY)로 구성된다. 핵형(karyotype)은 한 개인의 표준 염색세트 또는 어

떤 종의 표준 염색체 세트를 의미하는 말로 한 체세포의 염색체 그림을 말한다. 체세포는 23쌍의 염색체를 가지기 때문에 이배체세포(diploid)라 불린다. 생식세포는 23개의 염색체를 한 세트로 가지기 때문에 반수세포(haploid)라고 한다

세포분열은 유사분열과 감수분열로 나뉜다. 핵분열은 유사분열이라 부르며, 세포 주기에 주의 깊게 프로그램화 된 과정이다. 정자와 난자는 23개 염색체만을 가지기 때문에 체세포와 다른 형태의 분열을 하며 딸세포에서 반수세포를 유지해야 한다. 각 세포는 그들 부모세포와 같은 형태와 수의 새로운 세포를 만든다. 유사분열에서 딸세포는 그들의 부모와 유전적으로 동일시되지만 감수분열에서의 유전적 재조합(교차)은 생식세포에 유전적 변이의 근원이 되는 것으로 소개되고 있다.

2) 염색체 속에 DNA

모든 유전질환의 기초는 염색체에 배열되어 있는 DNA의 변화에서 생긴다. 각 염색체는 단백질과 DNA로 구성된다. 사람의 염색체는 하나의 연속적인 DNA 이중나선구조로 구성된다. 즉 핵 내에 위치하는 각 염색체는 하나의 긴 이중 나선 구조의 DNA 분자이다. 염색체를 단단하게 포장하는 물질을 히스톤(histones)이라고 부르며, DNA와 히스톤 중심의 결합체를 뉴클레오좀(nucleosome)이라 부른다(염색체의 어느 부분은 히스톤에 둘러싸여 있지 않다).

3) DNA 구획 - 유전자

각 DNA 나선은 수천 개의 유전자를 포함한다. 유전자는 긴 DNA 분자의 작은 일부 구간이며, 인간은 약 25,000개의 유전자가 존재한다. 유전자는 기능을 암호화한 세포 정보를 가지고 있으며 단백질이라 불리는 큰 분자세포를 결합한다. 유전자는 수정 동안에 정자나 난자 DNA가 전달되기 때문에 유전의 기본 단위이다. 그러므로 유전자는 새로 발달되는 배아에 의해서 유전된다.

DNA는 3가지 성분으로 구성된 핵산 복합체(뉴클레오티드)이다. 하나는 5탄당인 데오시리보스이며, 두 번째는 질소를 함유한 염기, 그리고 세 번째는 인산이다. DNA 선구조의 한쪽 끝을 3' (3 프라임), 그리고 다른 쪽 끝을 5' (5 프라임)이라 부른다. 각 염색체에 DNA는 이중 나선 구조의 폴리뉴클레오티드 사슬로 되어 있으며, 수십억개의 뉴클레오티드 쌍으로 구성된다. 인산은 3' 과 5' 수소그룹에 에스터 결합으로 부착되어 있다. 염기의 4가지 종류는 아데닌(A), 티민(T), 시토신(C), 구아닌(G)이다. 모든 염기는 질소를 포함하며 당의 링의 1' (1 프라임)에 부착된다. 시토신과 티민은 피리미딘이라 부르고, 아데닌과 구아닌은 퓨린이라 부른다. 이러한 염기들은 이중 나선 구조에 반복된다(그림 5-3-1).

각 DNA 분자는 많은 유전자를 포함하며 단백질을 코드화한 특정 부위의 DNA를 가지고 있다. 유

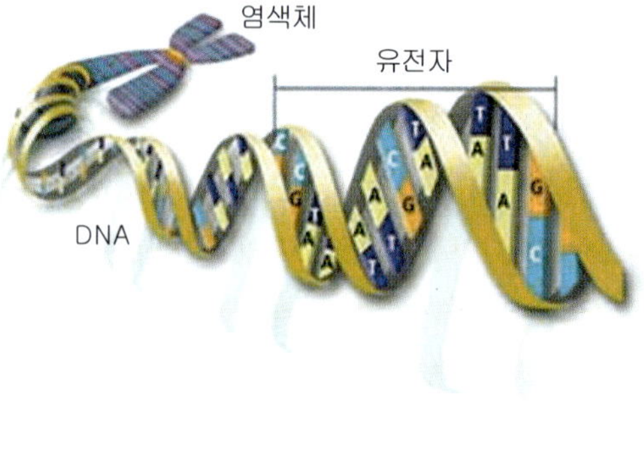

그림 5-3-1 DNA는 가닥을 따라 특별히 배열된 염기의 연속이다(즉 ATTCCGGA). 염기의 배열순서는 자신 고유의 특성을 갖는 특정 생물체를 창조하기 위해 필요한 정확한 지시들을 판독한다.

전자는 DNA 선의 일부분이기 때문에 유전자는 염기 서열로 구성된다. 이것이 실제 코드(code)이다. 두 개의 나선 구조는 염기 쌍, 즉, 한 선의 염기 A는 다른 선의 T와 결합되고, 염기 C는 G와 수소 결합에 의해 약하게 연결되어 있다. 이것은 상보적 염기 쌍(complementary base pairing)이라 부른다. DNA 두 가닥의 상보적 특성 때문에 한쪽 가닥의 뉴클레오티드 염기서열을 알면 자동적으로 반대쪽 가닥의 서열을 정할 수 있다(예: 한쪽 가닥이 5'-ATGCCAG-3이면 다른 쪽 가닥은 3' -TACGGTC-5' 이다). DNA 두 가닥은 서로 반대 방향으로 평행하기 때문에 한쪽 선의 3' 끝은 다른 선의 5' 끝이 온다.

4) 유전자의 단백질 암호

DNA 구조는 많은 양의 정보를 저장하고 코드화의 수단을 제공한다. 이 정보는 염기의 순서에 기초한다. 세포 분열 전에 DNA는 자신의 정보를 복제하여 모든 세포가 같은 코드를 가질 수 있게 한다. 이것을 DNA 복제(또는 합성)라고 부른다. 각 염색체의 이중 나선 구조의 DNA가 분리되고 각 선의 염기 서열에 맞는 DNA의 4개의 선이 복제된다. 그리고 각 쌍은 다시 이중 나선의 DNA 세트로 결합된다.

각 선은 DNA 분자의 전체 정보를 포함하며, 다른 상보적 선의 합성을 위한 템플릿으로 사용된다. 상보적 선은 손상이나 상실된 한 선의 염기가 복사를 위해 상보적 선을 사용하여 대치될 수 있기 때문에 DNA 손상으로 정보를 잃는 것에 대한 보호 역할을 한다. 이것은 세포가 자신의 손상을 복구하기 위한 유일한 방법의 예로서 잘못된 코드의 침투와 그로 인한 질병의 가능성을 예방한다.

DNA에 암호(유전 암호)로 저장된 유전정보는 단백질을 결정한다. 유전 암호상의 인접한 염기 서열은 폴리펩티드로 부호화되는 아미노산 서열을 결정짓는다. 유전 정보는 mRNA로 전사되고 mRNA는 단백질로 바뀐다. RNA는 DNA와 비슷하나 단순 가닥이며 당이 다르고, 피리미딘 염기에서 티민 대신에 우라실(U)로 대치된다. mRNA와 단백질은 유전자 표현 물질이다.

전사(transcription). RNA는 전사라는 과정을 통해서 DNA로 부터 합성된다. 그 다음 RNA는 암호화된 정보를 mRNA에 담아서 핵으로부터 세포질로 이동하고, 여기서 RNA 서열은 해독 또는 번역되어 합성될 단백질의 아미노산 서열을 결정짓는다. 단백질 암호화 유전자의 전사는 5' 말단에서 시작된다. 일차 RNA 전사물의 합성은 5' 에서 3' 방향으로 진행되므로 유전자의 전사되는 가닥과 RNA 주행으로 사용되는 가닥은 DNA 골격을 기준으로 볼 때는 실제로 3' 에서 5 ' 방향으로 읽힌다. DNA는 센스 가닥과 비센스 가닥으로 나누고 mRNA가 5' 에서 3' 방향으로 합성되고, 그에 대응되는 5' 에서 3' 방향의 DNA 가닥을(센스 가닥) 가진다.

세포질에서 mRNA는 주형을 따라 정확한 아미노산을 정확한 위치에 운반하는 일을 한다. 이 과정을 번역(translation)이라고 한다. 리보좀 RNA(rRNA)와 tRNA의 도움을 받아 다양한 작용에 의해 아미노산과 효소를 합성한다. 유전자 코드는 mRNA의 염기서열이 아미노산으로 번역되는 것으로 정의된다(그림 5-3-2). mRNA를 따라 인접한 3개의 염기의 조합이 아미노산을 연관 짖는 암호이며, 3개의 염기의 각 세트를 코돈이라 부른다. 어느 한 위치에서 A, T, C, G가 위치할 네 가지 가능성이 있으며 세 개의 염기에 대해서 4^3 즉 64개의 삼중 조합(코돈)이 가능하여 64개 코돈이 유전 암

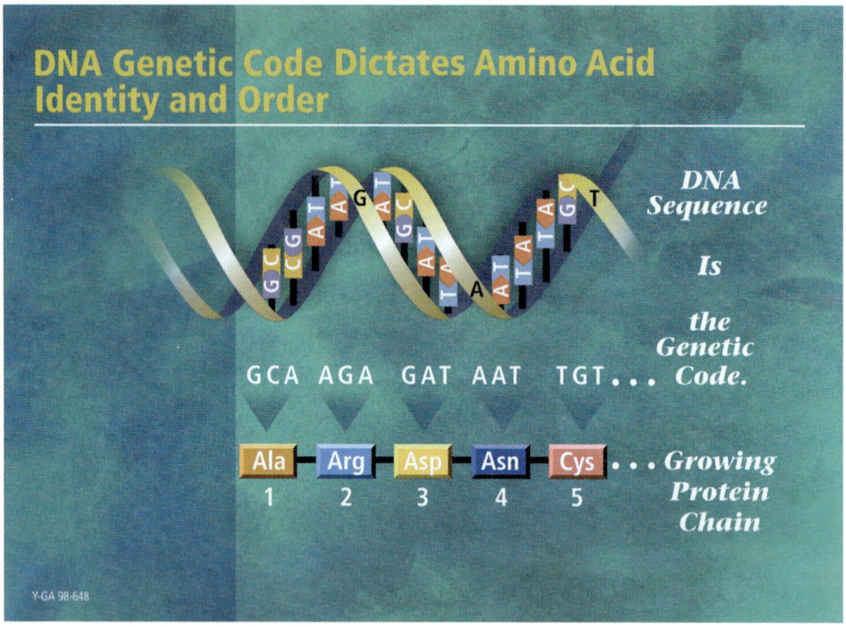

그림 5-3-2 유전자 내에 DNA의 3개의 염기배열(코돈)은 단백질 체인이 만들어지기 위해 특정한 아미노산이 연결되도록 세포의 단백질을 합성하는 구조들에게 지시한다.

호(genetic code)를 구성한다. 암호는 중복되어 사용되기 때문에 여러 개의 코돈이 한 개의 아미노산을 생성 한다(예: UUA, UUG, CUU, CUC, CUA, CUG는 leucine 아미노산을 구성한다). 코돈 중에 3개(UUA, UAG, UGA)는 그 지점에서 mRNA의 전사가 종결되도록 지정되어 있으므로, 정지 또는 넌센스 코돈이라고 불린다. 번역이 완료되면 mRNA는 빨리 파괴된다.

DNA 가닥 위에 유전자들만이 단백질을 위한 암호이다. 유전자가 영향을 미치기 위해서는 단백질을 만들어야 한다. 단백질은 세포질에서 만들어진다. 화학결합으로 연결된 아미노산들이 선으로 배열되며 20개의 아미노산의 다양한 결합으로 구성된다. 그러므로 20개의 아미노산만이 신체의 모든 단백질을 구성한다. 한 개의 유전자가 한 개의 단백질만으로 암호화하는 것으로 믿어 왔으나, 인간 유전체 연구 결과 25,000개의 유전자가 100,000개 이상의 단백질을 만들 수 있다는 것을 알게 되었다. 64개의 코돈과 20개의 아미노산이 있기 때문에 한 개 이상의 코돈이 하나의 아미노산을 암호화할 수 있는 방법이 분명하게 되었다.

단백질은 인체에서 일어나는 과정에 원인이 되며 여러 형태와 기능이 있다. 몇 예를 보면 듀블린, 케라틴, 콜라겐, 생화학 반응을 촉매하는 효소, 인체의 화학 메신저, 면역계의 항체들을 구성하는 면역글로브린과 같은 구조적 단백질이 있다. 각 아미노산은 단백질의 최종 구조와 기능을 결정하는데 도움이 되는 생화학 특성들의 일정한 세트를 가진다. 단백질의 기능은 아미노산 순서와 삼차원 구조에 의해서 결정된다.

DNA 유전자 코드가 아미노산 인식과 순서를 명령한다.

5) 돌연변이와 질병

염색체상의 유전자 위치를 유전자 자리(locus)라고 한다. 유전자의 다른 이형(alternative variation)을 대립유전자(allele)라고 한다. 대다수 사람에게 나타나는 개개의 우세한 대립 유전자가 있으며, 이들 유전자는 야생(wild-type) 또는 공통 대립 유전자라고 부른다. 야생형 대립 유전자와 다른 형(version)의 유전자를 변이 또는 돌연변이체(mutant) 대립유전자라고 한다. 왜냐하면 DNA의 뉴클레오티드의 서열이나 배열이 영구적으로 바뀐 돌연변이(mutation)가 있기 때문이다. 변이 대립유전자는 야생형 대립 유전자의 순서의 변화 또는 돌연변이이다. 돌연변이는 유전학적 변이을 가리키거나 또는 단지 질병을 유발하는 돌연변이 대립유전자를 가리킨다. 새로운 돌연변이는 분자 수준에서 다양한 형태로 생길 수 있다. 생식세포의 돌연변이가 인간의 모든 조직에 존재하는 것이 아니기 때문에 이러한 돌연변이는 세대를 통해서 내려간다.

유전형(genotype)은 모든 유전자자리 또는 단일 유전자자리에서 총체적으로 그 사람의 유전적 체질을 형성하는 대립유전자들의 세트를 언급한다. 표현형(phenotype)은 유전형과 환경과의 상호작용을 보이는 것으로 유전형의 표현(expression)이다. 한 개의 유전자나 유전자들은 눈 색깔 또는 생화학적 구성과 같은 요인을 포함하는 관찰할 수 있는 표현을 한다. 만일 한 유전자자리에서 동일한 대립유전자 쌍을 가지고 있다면 그 사람은 동형접합(homozygus) 상태라고 부르고, 서로 다른 대립유전자를 가지고 있으면 이형접합(hetrozygus) 상태 또는 보인자(carrier)라고 부른다.

우성과 열성은 유전자가 아니라 특성(traits) 또는 표현형을 언급한다. 표현형이 우성(dominant)은 이형접합체 또한 한 쌍의 염색체에서 오직 한 염색체만이 돌연변이 대립유전자를 가지고 있고, 다른 쪽 염색체는 그 유전자자리에 정상의 대립유전자를 가지고 있을 때 발현하는 것이다. 표현형 열성(recessive)은 동종접합체 또는 한 쌍의 염색체에서 양쪽 염색체 모두 어떤 유전자자리에 돌연변이 대립유전자를 가지고 있을 때 발현된다. 유전자의 유전자자리의 염색체 위치가 상염체(1번에서 22번)에 있던지 또는 성염색체(X 또는 Y)에 있던지 두 가지이다. 비정상 유전자가 상염색체에 있는지 또는 X 연관성인자에 따라 질병의 임상적 표현에 큰 영향을 끼친다. 비정상 유전자가 부모로부터 자녀에게, 부모 중 한사람의 X 염색체에 의해서 전달되면 X-연관성(X-linked)이라고 한다. X 연관성은 우성일수도 열성일 수도 있으나 어느 것이든 몇몇 경우에는 치명적이다. 이 개념은 단일 유전자 손상에서 중요하며 또한 멘델 장애로 알려져 있다.

돌연변이와 표현형 사이의 관계는 복잡하다. 때때로 다른 유전자에 돌연변이는 같은 질병으로 명명되어 비슷한 증상을 가진 분리된 유전 질환을 초래하는 동일한 표현형을 보일 수 있다(예: 골다공증은 한 가족에서는 상염색체 우성으로 다른 가족에서는 열성으로 나타날 수 있다). 돌연변이는 유전자 구조를 영구적으로 변화시켜 정보적 내용과 표현을 변화시킨다. 다른 말로 하면 DNA 손상은 미래의 모든 후손에게 영구적 서열 변화를 일으킨다.

변화된 유전자는 새로운 단백질을 생성할 수 있거나 단백질 생성을 멈출 수 있다. 단백질 생성의 암호화에 실패한 돌연변이 유전자는 유전 질환을 일으킨다. 이것은 영구적이며 단백질을 암호화하는 능력에 유전적 변화를 일으킨다. 손상된 유전자 그 자체가 질병의 원인이 되는 것이 아니라 단백질 생성이 문제가 된다. DNA 합성, 전사, 번역이 일어나는 동안 오류의 탐지나 복구를 위해 여러 가지 만들어진 기전들이 있다. 그러나 돌연변이가 항상 인식되는 것은 아니다.

질병은 과정의 유전자의 오류에서부터 단백질 수준에 이르기까지 모든 단계에서 문제가 비롯될 수 있다. 유전자들은 잘못 켜질 수도 있고, 꺼질 수도 있다. 단백질 생성이 없거나 잘못되었거나 지나칠 수 있다. 그리고 돌연변이들이 천 개 이상의 유전자에서 발견되었으며 만일 그것들이 실제로 일어난다면 거의 모든 인간 유전자는 질병을 일으킬 것이다.

6) 미토콘드리아 DNA

세포의 DNA 대부분이 핵에 존재하지만 유전자의 중요한 일부분이 미토콘드리아에 존재한다. 미토콘드리아는 자기 기관의 기능에 필요한 염색체, DNA, 유전자를 가지고 있다. 미토콘드리아는 세포에서 에너지 생성 기관이다. 난자는 풍부한 미토콘드리아를 가지고 있고, 정자는 아니다. 결과적으로 미토콘드리아 DNA는 모성 유전이 된다. 유전자와 변이로 인한 질병은 모계 유전을 보이며, 핵 유전자에서 보이는 것과 다른 패턴을 보인다. 미토콘드리아 DNA의 돌연변이는 엄마로부터 유전된다. 미토콘드리아 장애에 대한 것이 잘 알려져 있지 않으나 시력, 청력, 근육 기능, 뇌를 포함하는 다기관 장애를 포함하고 있다.

5. 유전 질환

1) 염색체 질병

염색체가 속한 세포질 장애는 성인에서 드물게 진단된다. 이것은 전체 염색체나 염색체의 일부가 더해지거나 제거되어서 발생한다. 각 염색체는 수만개의 유전자를 가지고 있기 때문에 이러한 변화는 개인에게 중요한 영향을 미칠 수 있다. 이러한 장애의 대부분은 성장이나 정신 지연 또는 다양한 체세포의 비정상으로 특징지어 지며 대부분 성인보다는 아동기에 나타난다. 잘 알려진 세포질 장애의 예로는 다운증후군이 있다.

2) 단일 유전자 장애

우리가 멘델 질환이라고 불렀던 단일 유전자 상태는 단일 돌연변이 유전자의 결과들이다. 만일 돌연변이가 유전자의 단일 뉴클레오티드에만 존재한다면 SNP(single nucleotide polymorphism , snip, 스닙)라고 부른다. SNP에 의한 유전적 임상 질환의 예는 sick cell 빈혈이 있다. 이것의 질병 표현형은 단순 뉴클레오티드에 돌연변이로부터 일어난다. 단일 유전자 상태는 SNP, 또는 단순 유전자에 여러 개의 뉴클레오티드 변화 또는 DNA의 일부 구간에 변화로 생길 수 있다.

단일 유전자 장애는 표현형에 큰 영향을 미치고 흔히 멘델 유전 법칙에 의해 단순 패턴으로 유전된다. 이런 형태의 수천가지 장애가 있으며, 어떤 것은 드물고 어떤 것은 흔하다. 어떤 돌연변이는 유전자를 비활성화시켜서 기능을 잃게 하고 어떤 것은 기능을 자극하여 질병을 일으킨다. 단일 유전자 장애의 주요 영향은 신생아기와 아동 초기 사이에 일어나지만 성인 생활에서도 질병의 중요성이 분명히 나타난다.

성인에 발생하는 질병의 예들은 낭성섬유증, 근위축증, 상염색체 우성 다낭포성 질환, 알파 안티트립신 부족으로 생기는 만성폐쇄성 폐질환, 가족성 유방암과 전립선암, 유전성 대장암, 조기 알츠하이머병, 헌팅톤병이 있다. BRCA1(염색체 17번),

BRCA2(염색체 13번)는 유방암의 상염색체 우성 형태의 잘 알려진 예로 미국 유방암의 5%를 차지한다. 단일 유전자 질환은 미토콘드리아 염색체의 돌연변이로서도 일어날 수도 있다. 다른 단일 유전자 질환에 대해서 온라인상에서 멘델유전성 형태에 대한 OMIM(On-line Mendelian Inheritance in Man)의 검색으로 찾아볼 수 있다.

여러 단일 유전자 장애의 유전 패턴은 특성들이 가족에서 전달되는 것을 관찰하므로 이해되었다. 이것은 가계도를 만들어 분석하므로 가능하다. 가계도는 표준화된 용어와 기호를 사용하며, 유전의 형태를 나타낸다. 단순 유전자 장애는 상염색체 우성, 상염색체 열성 또는 X-연관성으로 일차 표현된다.

상염색체 질환은 상염색체 22개 염색체에 있는 유전자에 문제가 있는 것이다. 성인에 발생하는 많은 질환이 한 쌍의 유전자의 하나의 돌연변이에 의해서 발생하기 때문에 상염색체 우성이다. 인생의 후기에 나타나는 상염색체 우성 질환의 예는 헌팅톤병과 다낭포성 질환이다. 상염색체 우성 다낭포성 질환은 주로 30대와 40대에 증상 및 징후가 가장 빈번하게 나타난다. 환자는 비뇨기계 감염증과 혈뇨, 요로 폐쇄(응괴나 신결석증), 야뇨, 신장 낭포의 출혈이나 비대해진 신장의 부피 효과로 인해 측복부 통증을 호소한다. 성인 환자의 75% 정도와 아이들의 20~30%가 고혈압을 나타낸다. 헌팅톤병은 35세까지 전형적인 증상 즉, 무도병(불수의적 운동장애)과 치매와 같은 신경장애 증상들이 나타난다.

다요인적 질병처럼 단순 유전자 장애도 돌연변이가 존재한다고 항상 표현되는 것은 아니다. 침투도(penetrate)는 돌연변이 유전자가 어떤 표현형의 발생을 보일 수 있는 가능성이다. 돌연변이를 가진 개인 모두에게 증상이 표현되면 완전 침투도라고 하며 몇몇은 보인자(carrier)를 가진다면 불완전 침투도라고 한다.

'하나의 유전자, 하나의 단백질, 하나의 질환' 이라는 과거의 틀은 더 이상 타당한 개념이 아니다. 하나의 유전자에 여러 형태의 돌연변이는 다양한 질병을 일으킨다. X 염색체의 디스트로핀(dystrophin) 유전자의 다른 돌연변이는 뒤시엔느 근위축증 또는 베커 근위축증을 일으킨다. 몇몇 돌연변이는 환경의 영향이나 다른 중요한 유전자와의 상호작용에 의해 표현에 변화를 보인다. 이러한 돌연변이를 가진 개인은 발생하는 나이와 임상적 증상이 다를 수 있으며, 때때로 같은 가족의 영향을 받는 가족원 간에도 다르게 나타날 수 있다. 몇몇 유전자는 다른 요인의 존재 유, 무에 따라 우성과 열성 둘 다 표현될 수 있다.

3) 다 인자성 장애

이 질환은 다유전자 효과(polygenic)로 서술되며 한 가지 유전자와 환경요인 사이의 상호작용에 기인한다고 본다. 주어진 유전자 세트와 질병 사이에 원인과 결과가 분명하지 않다. 개인의 일생을 통한 환경요인이 질병의 표현에 중요하게 영향을 미치기 때문이다. 이런 경우 개인이 알려진 유전자를 가졌다면 특정 질병에 대한 유전적 소인을 가졌다고 하거나 민감성이 높아진 것으로 말할 수 있다. 간호사는 이러한 환자들에게 환경을 수정하기 위한 생활 스타일의 변화를 강조하므로서 질병 증상의 출현을 예방하는데 중요한 영향을 미칠 수 있다.

가장 일반적인 유전 질환들이나 가장 적게 이해되고 있다. 간호사는 증상이 조기에 진단되지 않은 환자들을 보거나 그들이 성인의 어느 단계에서 다인자성 질병의 새로운 증상과 징후를 가지는 것을 보게 된다. 성인에서 나타나는 여러 장애들은 증상을 보이는데 몇 년이 걸리며 그래서 환자는 성인 초기, 중기, 후기에 모두 존재할 수 있다. 이러한 장애들은 환자가 위험 요인을 가지고 있거나 증상의 초기 단계를 보이고 있는 경우에는 예방 가능성이 있다. 이러한 장애들은 다양한 유전자들이 특별한 환경적 요인들의 존재 하에서 질병이 발생하는 상호작용을 이해하는 데 중요한 도전을 준다. 개인의 유전형과 환경과의 상호작용에 반영되더라도 몇몇 질병은 표현형이 되기 위해서 손상된 대립인자의 정해진 수가 있어야 한다.

다인자성 유전은 질병의 소인이나 민감성과 같은 임상적으로 중요한 인간의 기질에 기초한다. 유전자와 환경과의 상호작용의 예로 알파 안티트립신 유전자의 돌연변이는 비흡연자보다는 흡연자에서 폐기종의 조기 진단을 일으키는 효소 부족을 일으킨다. 고혈압, 죽상경화증, 만성폐쇄성 폐질환, 관상동맥질환, 당뇨, 뇌졸중, 골다공증, 일부 유방암, 대장암, 후천성 면역결핍증, 결핵, 파킨슨씨병, 일부 알츠하이머병, 정신분열증, 정서장애, 알콜리즘, 비만과 같은 것이 성인에서 나타나는 다인자성 유전 질환들이다. 아동은 구순열, 구개열, 신경관 결손, 선천성 심장질환이 포함된다. 다인자성 유전질환의 진단은 가족력, 다기관 침범 또는 다인자의 존재가 있을 때 의심된다. 다인자의 존재의 예로 가족성 선종 폴립증은 여러 개의 폴립들이 대장의 여러 곳에서 발견된다.

다인자성 유전은 4가지 일반 규칙에 의해서 정의된다. 첫째는 특정 기질이 가족을 따라 내려간다. 질병을 포함한 이러한 기질들이 한 가족 내에서 상염색체 우성이나 열성과 같은 패턴이 분명하게 보이지 않는다. 그러나 손상 받은 가족원은 일반 사람들보다 질병 발생 위험이 더 크다. 손상 받은 개인의 직계 가족(부모, 형제, 자손)들이 확대가족보다 질병 발생 위험이 훨씬 높다.

두 번째는 한 가족원이 손상 받은 것 보다 여러 명의 가족원이 손상을 받았을 때 위험이 더 높아진다. 다인자성 기질의 표현이 손상된 대립형질의 존재의 수에 영향을 받기 때문에 이러한 대립형질이 축적된 가족은 가족원의 위험이 더 높을 것으로 추측한다. 이러한 위험은 근친결혼의 자녀나 혹은 유전적으로 연관이 있는 개인 간의 결혼으로 인한 자녀인 경우에 더 높아진다.

세 번째는 질환의 표현이 특별이 심한 경우라면 손상 받은 개인의 친척에서 기질이 더 잘 일어난다. 이것은 표현형의 심각성은 손상된 대립형질을 가지고 있는 보인자들의 수와 직접적으로 비례하기 때문이다.

마지막으로 다인자성 유전은 일란성 쌍둥이 연구로부터 얻은 유전적 정보를 반영한다. 일란성 쌍둥이는 이론적으로 동일한 유전정보와 유전된 돌연변이를 가지기 때문에 유전적으로 정해진 같은 질병을 가질 확률을 보일 것이다. 그러나 이것은 다인자성 질환에서 항상 적합하지는 않다. 일란성 쌍둥이 연구들은 주어진 기질들에 대해서 일관성 있는 결과를 보이지 않고 있어 기질의 표현에서 알려지지 않은 비유전적 요인들이 포함되어 있다는 것을 보여준다. 환경적 노출은 자궁에서부터 시작되고 일생을 통해서 개인에게 압력으로 작용한다.

4) 체세포 질병

지금까지 살펴본 세포질, 단일유전자, 다인자적 유전 질병은 모두 생식세포를 포함한 인간의 모든 세포의 DNA에서 유전적 비정상이 발견될 수 있다. 정자와 난자에 포함된 돌연변이는 인간 수정 시에 전달된다. 그러나 체세포 장애는 개인의 일생 동안에 성 세포가 아닌 특정한 체세포에서만 일어난다. 체세포 장애의 주요 예는 성인에서 발생하는 암이다. 그러나 일부 암은 멘델의 유전 법칙이나 가족 성향을 보이기도 한다.

암은 하나의 체세포가 세포 분열의 정상 조절을 초과하므로서 일어나는 병이다. 암은 유전자의 한 종인 원종양 유전자(proto-oncogene)라 불리는 정상 유전자의 돌연변이로 촉진된다. 이러한 유전자들은 세포 증식을 자극하는 단백질을 생성하는 암호를 가지고 있다. 악성은 세포 성장을 조절하는 유전자의 돌연변이의 연속이다. 돌연변이의 근원은 방사선, 화학물질 노출, 바이러스와 그 외에 알려지지 않은 환경 요인들이 있다.

5) 미토콘드리아 질병

비정상적 미토콘드리아 기능은 많은 성인 질환의 원인이 된다. 비정상 미토콘드리아는 미토콘드리아가 에너지 생성에 책임이 있기 때문에 개인을 전체적으로 황폐화시킨다. 미토콘드리아 질병은 모든 기관에 영향을 미칠 수 있으며 일생을 통하여 언제든지 나타날 수 있다.

미토콘드리아 DNA는 핵 DNA와 많이 다르며 돌연변이가 생길 확률이 높다. 미토콘드리아 기능은 핵과 미토콘드리아 DNA에 의해 암호화된 단백질에 의존한다. 이 기관은 DNA 복제, 전사, 이동에 있어서 복구 기전을 위한 핵 유전자에 의존한다. 미토콘드리아 DNA는 산화 스트레스에 취약하며 그래서 핵 DNA보다 더 빨리 돌연변이가 될 수 있다. 그리고 미토콘드리아 DNA는 인트론(intron)을 포함하지 않기 때문에 돌연변이가 암호화된 영역에서 더 많이 일어난다. 유전자들이 연속적으로 암호화하는 서열로 존재하다가 중간에 암호화하지 않은 지역에 의해서 단절되는데 이것을 인트론이라고 한다. 대부분의 유전자들은 최소한 한 개 이상, 대부분 여러 개의 인트론을 가진다.

미토콘드리아 역기능은 운동 내인성, 노화, 대사에서 중요한 역할을 한다. 질병은 심혈관계, 중추신경계, 내분비, 위 장계, 신장, 호흡계를 포함한 전체 시스템에 심하게 영향을 미칠 수 있다. 심한 폐 증상은 저산소증, 폐혈증, 젖산 산독증, 호흡부전, 신경이나 심장의 기형, 설명되는 않는 호흡곤란, 근 허약, 수면 무호흡증과 같은 것이 중환자실에서 나타날 수 있다. 미토콘드리아의 병리적 변화는 세포 기능에 필요한 ATP를 고갈시킨다. 심장, 뇌, 근골격계와 같은 높은 대사율로 기능하는 세포들이 특별히 취약하다. ATP 부족은 선택적 대사 통로를 찾게 하며 이것은 해로운 젖산을 축적시킨다.

미토콘드리아는 흔히 모성유전이다. 연관된 질병들은 상염색체 우성이나 열성과 같은 방법으로 표현될 수 있으며 또는 자연적으로 일어날 수 있다. 환경이나 약물 노출에 의해서도 생길 수 있다. 돌연변이가 이행상태일 수도 있고, 개인의 일생 동안 돌연변이가 축적 될 수도 있다. 한 엄마의 여성 자손들은 난자가 여러 번 복제되고 미토콘드리아 DNA의 농도가 무작위이기 때문에 미토콘드리아 질병 표현에 다양한 변이를 보인다. 이러한 변이는 이 질병을 인식하고 진단하고 치료하는 것을 어렵게 만든다.

6. 약물 유전학

약물 유전학 또는 약물 유전체학이라는 용어는 흔히 같은 의미로 사용한다. 그러나 이 둘은 연구 분야에서는 약간 다르다. 약물 유전체학의 연구는 비교적 새롭게 출현하는 분야로서 약물유전학을 유전체 전체 관점에서 접근하며 약물반응에 영향을 미치는 전체 유전자들의 유전적 변이들에 대해서 관심을 가지는 학문이다. 이는 약물의 바람직한 결과와 부작용의 감소를 얻기 위한 목표 달성을 위해 진보된 유전 기술들을 적용하는 것으로, 약동학 및 약역학 단계에서 영향을 미치는 개별 유전자와 그들의 변이를 연구하기 보다는 유전적 다형성을 보이는 수많은 유전자 부위에서의 대립유전형 세트가 안전하고 효과적인 동일 약물요법 후 어떻게 약물반응의 다양한 개인차를 유발하게 되는지를 주로 분석하게 된다. 분자 유전학의 진보된 기술은 연구자들이 개인의 유전형을 결정하고, 약물 반응의 차이를 모니터링 할 수 있게 하였다.

약물 유전체학은 세 가지 영역이 있다. 하나는 유전 표식자로서 SNP를 연구하여 약물 반응에 대한 프로필을 저장한다. SNPs는 흔히 일어나는 유전자 변이 형태의 한 형태이며 어떤 것은 다른 집단보다 어느 한 집단에서 더 공통적이다. 특별히 암호나 조절 유전자 영역에 있는 SNPs들은 연속성 변이와 약물대사 사이에 상관관계를 보여준다. 유전형의 차이가 약동학의 차이를 일으킬 뿐 아니라 SNPs들도 유전자 반응에 영향을 미친다. 유전자의 한 그룹에 있는 여러 SNPs들이 단백질 표현의 변화 또는 약물 결합 부위의 수정을 일으킬 때, 약물 상호작용에 협력적으로 영향을 미친다.

약물 유전체학의 두 번째 영역은 약물들이 유전자 표현 변화에 대한 역할과 그로 인한 약물의 전체적인 효과를 측정하는 연구들이다.

세 번째 측면은 약물 개발이다. 질병의 위험을 증가시키는 특정 DNA 서열과 단백질의 발견은 그 부위를 목표로 하는 약물을 창조할 수 있게 하며, SNPs가 흔하게 일어나기 때문에 약물 유전체학은 작은 돌연변이에 관계없이 여전히 효과적인 약을 디자인하는 시도를 하고 있다.

사람들은 같은 약물에 다른 반응을 할 수 있다. 약물 유전학은 약물 반응의 두 가지 개인 차이를 다룬다. 첫째는 약동학적 변이로서 체내 약물 또는 약물 대사체의 흡수, 분포, 대사, 배설 등 약물의 체내 동태를 다룬다. 두 번째는 약물반응의 약력학 단계에서 개인차를 초래하는 변이로서 수용체, 효소, 대사경로와 같은 약물 반응의 약물작용 부위 단백질들의 유전자 변이에 기인한 약물반응의 다양성을 보는 것이다. 약을 개발할 때 연구자들은 약물의 결합부위와의 상호작용, 구성의 유사성, 순환, 배설 등과 같은 것을 고려한다. 유전자 돌연변이는 약물의 치료적 효과를 비활성화시켜서 독성 수준을 올려 부작용을 초래하게 할 수 있다. 돌연변이는 화학물질의 조기배출을 이끌 수도 있으며 약물을 비효과적으로 만든다. 각 사람은 유전자 프로파일과 환경이 독특하기 때문에 어떤 사람에게 도움이 되는 약이 다른 사람에게는 비효과적이나 해로울 수 있다. 정해진 용량은 한 사람에게는 이상적이지만 다른 사람에게는 독성 수준이 될 수도 있다.

약물 대사는 화학물의 활성화와 변형을 조절하는 효소와 단백질에 의해 결정된다. 효소들은 유전적으로 정해지기 때문에 사람들 간에 약물 대사에 변이가 있다. 같은 약물의 대사 수준들이 사람들 사이에 다양할 수 있다. 야생형, 감소형, 소실형, 증가형 대립유전자의 다양한 조합을 통해서 개개인 별 약물의 대사 능력에 정량적 차이를 보인다. 일반적으로 개인의 대사 능력에 따라 extensive (normal) metbolizer(EM), poor metabolizer(PM), ultraextensive(ultrafast) metabolizer(UEM)의 세 가지 표현형으로 구분한다. 약물을 처방하기 전에 환자의 대사능력을 검사하는 것이 올바른 용량을 선택하게 하며 시행착오에 의한 해로운 용량의 선택을 배제시켜 준다. PM은 상용량의 약물을 투여해도 독성 유발 농도까지 약물이 축적될 위험성이 상대적으로 크며 UEM은 동일한 용법의 약물 투여 후에 치료농도, 범위의 혈중약물농도를 유지하지 못하여 치료효과를 얻지 못할 확률이 높다

인체 시토크롬 p450(cytochrome p450)으로 알려진 특별한 효소 군이 약물 대사에 광범위하게 참여되기 때문에 집중적으로 연구되어 왔다. 약물들은 산화과정에 의해 흔히 대사되는데, 시토크롬 p450은 간에서 대부분 약물의 산화반응을 촉매한다. 어떤 개인은 p450 체계를 통하여 약물을 효과적으로 대사할 수 없으며, 다른 사람은 낮은 반응을 하거나 독성 부산물을 축적하기도 한다. 환자의 유전적으로 암호화된 효소에 기초한 적절한 약물의 선택은 원하지 않는 부작용을 감소시키며 약물의 효율성을 촉진시킨다.

유전검사는 건강전문인들이 각 개인의 유전적 구성에 기초해서 환자에게 맞는 가장 효과적이고 안전한 약물을 결정하도록 할 것이다. 가까운 미래에 간호사는 유전검사에 대한 책임과 약물에 대한 개인의 반응을 예측하고 특별히 유전자에 기초한 약물 치료를 환자에게 교육하는 것을 기대 받을 것이다. 현재는 유전형 검사로 부터 얻은 정보가 많이 제한된다. 첫째 약물 대사의 대부분은 한 효소에 의존하지 않고 여러 효소에 의해서 조절된다. 다른 제한점은 유전자 표현의 분석은 표본 조직을 얻어야 하는데 이것을 이용할 만큼 준비되지 않았다. 또한 같은 양의 유전자 표현을 조절하는 조절 기전의 연속선들이 개인마다 다르다.

유전 스크리닝은 미래에 긍정적으로 적용될 것이다. 아포E(apolipoprotein E) 유전자는 유전적 또는 자발적 알츠하이머병과 상관이 있는 유전자 중 하나이다. 모든 사람은 두 개의 복사된 유전자를 가지고 있다. 아포E의 대립유전형질인 아포E-4가 두 개인 경우 조기 자발성 알츠하이머병의 위험을 증가시키는 것으로 생각된다. 아포E-4를 가진 개인은 타크린 약물에 긍정적 반응을 하지 않고, 아포E-4가 없는 환자들은 잘 반응하기 때문에 약물유전학이 환자가 질병을 가진 상황에서 유용할 수 있다.

약물유전학은 암 환자의 개별화된 약물치료를 가능하게 한다. 한 개인이 다른 사람보다 특정한 화학치료에 좀 더 심한 부작용을 가질 수 있다. 특별한 개인에게 바람직하지 않은 복합물들은 암세포를 파괴하는 요소들은 남겨두면서 바람직하지 않은 부분만 없앨 수 있을 것이다. 이러한 예로 디하이드로 피리미딘 탈수소 효소 결핍(DPD) 환자에게 흔히 사용되는 화학치료제인 5FU는 DPD를 가진 사람들에게 신경독성을 일으킨다. 그러므로 5FU를 포함하지 않은 화학치료제가 환자에게 이익이며 부작용을 만들지 않는다. 다른 예는 HER2로 유방암 발생과 관련이 있는 유전자이다. 유방암을 가진 몇 환자는 HER2가 과다 표현된다. 헐세핀은 HER2 표현을 막는 단클론 항체이다. HER2 유전자가 과다 표현되지 않은 유방암 환자에게는 이 약이 이익이 되지 않는다. 유전 스크리닝은 환자들에게 약물의 적합성 구분을 도와줄 것이다.

임상적 적용

자가학습: 비판적 사고

1. NCHPEG에서 건강전문직을 위한 유전학에 대한 핵심 능력으로 규정한 것이 아닌 것은?
   a. 기본 유전학에 대한 용어와 과학에 대한 지식

b. 유전적 요인이 건강을 유지하고 질병을 예방하는데 있어서의 역할 이해
c. 유전적 질병을 진단할 수 있는 능력
d. 유전 정보의 민감성과 사생활보호와 비밀보장의 요구 이해

2. 전사의 마지막 산물은?
a. 유전자라 불리는 DNA 구획(segments)
b. 단백질로 조합되는 아미노산
c. 세포
d. messenger RNA

3. 돌연변이에 대한 옳은 진술은?
a. 모든 돌연변이는 질병의 원인이다.
b. 대부분 돌연변이는 잠행성이며 질병의 원인이 되지 않는다.
c. 모든 돌연변이는 유전된다.
d. 돌연변이는 전혀 유전되지 않는다.

4. 성인에서 가장 일반적으로 유전적 영향을 받는 질병은?
a. 다인자적 질병
b. 세포질(염색체) 질병
c. 단일 유전자 질병
d. 미토콘드리아 질병

6장

중환자간호 실무 모형

중환자간호 실무 모형

간호 우수성의 정의	학습목표
가치	■ 간호 우수성을 토의할 수 있다.
비전	■ 전문직 발달을 위한 특징을 인식할 수 있다.
마스터리(mastery)	■ 중환자간호의 우수성 전문직 실무 모델을 형성하기 위한 개인 특성과 전문직의 특성을 탐색할 수 있다.
열정	
행동	
균형	
결론	

오늘날 빠르게 변하고 있는 중환자간호 환경에서 간호사들은 질병, 외상, 통증으로 혼란과 놀라움에 있는 환자들과 가족들의 요구에 반응한다. 흔히 전문직의 성장 시기에 발견되는 것은 도전이다. 전문직 실무의 우수성 형성은 환자와 가족의 삶에 심오하게 영향을 미칠 수 있는 '열정'을 요구하며 또한 근거중심 실무(evidence based practice, EBP)를 통한 향상된 중환자간호와 최상의 실무 모델을 요구한다. 이 과에서는 가치, 비전, 마스터리, 열정, 행동, 균형의 속성들의 개념적 틀을 가지고 중환자간호에서 우수성 실무 모델 형성에 대해 토의하였다.

1. 간호 우수성의 정의

우수성(excellence)이라는 용어는 최선의 실무(best practice) 표현으로 비슷하게 잘못 명명될 수 있다. 모든 사람을 위한 우수성의 존재를 표현하기 위한 단순한 정의는 없다. 몇몇에게는 간호의 우수성을 서술하기 위해 '보여진(seen)', '들게 된(heard)', '느껴진(felt)' 무엇인가가 있다. 예를 들어 중환자간호사가 임상검사 수치나 혈역동학적 숫자들에 앞서 환자가 잠자는 것을 관찰하는 것이 우수성의 증거가 될 수 있다.

웨스톤과 동료(1998)들은 간호 우수성을 계속적으로 재정의되고, 재강화되는 역동적 과정으로 정의했다. 이들이 정의한 상급 실무 간호의 여섯 가지 특징은 가치, 비전, 마스터리, 열정, 행동, 균형이다. 이러한 특징들이 중환자간호 실무 모델을 제시하기 위해 채택되어 졌다(그림 6-1). 이 모델의 기초는 강한 가치와 비전으로 구성된다. 모델의 지지구조는 마스터리, 열정, 행동, 균형이다. 모델의 상단 구조의 핵심은 중환자간호의 우수성이다. 전

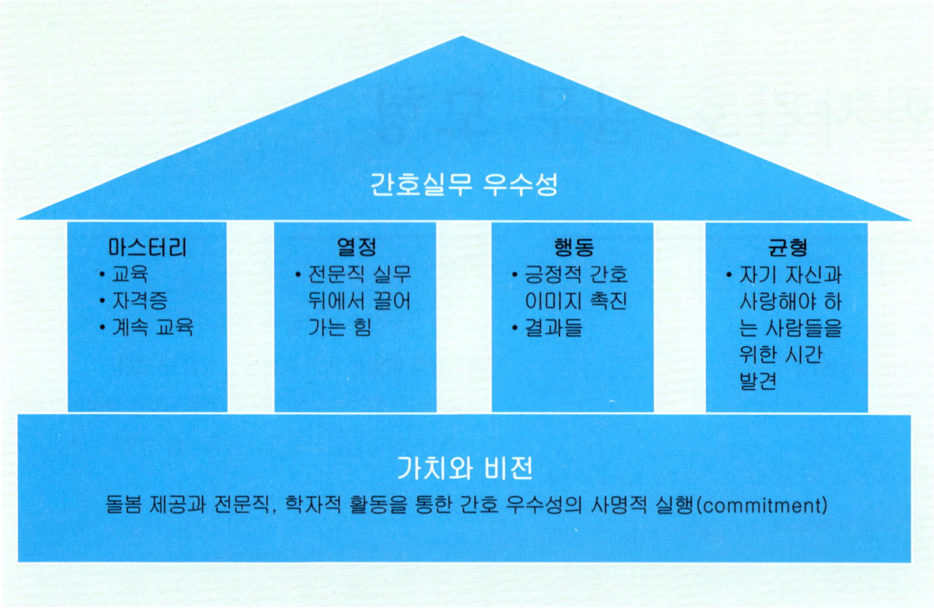

그림 6-1 중환자간호를 위한 전문직 실무 모델

문직 실무 모델의 각 구조는 계속적인 자기성찰(reflection)을 위한 도구적 규정적 특징을 가진다. 자기성찰은 중환자간호의 우수성을 발전시키고 수행하는데 필수적이다.

1) 가치

"다른 사람을 위해 사는 인생만이 살 만한 가치가 있다."

알버트 아인스타인

중환자간호 우수성에서 '가치'의 진정한 순간

케로린은 52세로 응급실에서 심장마비 후 중환자실에 입원하였다. 그녀는 성공적으로 살아났으나 6주 동안 삶과 죽음의 문턱을 넘어 다녔다. 그녀의 가족은 그녀를 위한 간호에 신뢰감을 가지고 있었다. 케로린의 마지막 가장 큰 장애는 심한 우울증과 정신증 이었다. 그녀의 가족은 그녀에게 무엇인가 도움이 필요하다는 것을 알고 있었다. 가족들은 내가 그녀를 위한 적절한 도움을 줄 것이라고 믿고 있었다. 적절한 의뢰와 치료 후에 케로린은 일주일 후에 재활 센타로 이동하였다. 그러나 불행하게도 그녀는 재활 센타에서 집으로 퇴원한 지 3일 만에 죽었다. 그들의 가족은 케로린이 죽었다고 말하려고 전화했으며 그녀의 장례식에 초대했다. 내가 누군가의 인생에 차이를 만들 수 있는 한 순간을 회고할 때 더 풍부해 짐을 느낀다. 중환자간호사로서 그러한 종류의 영향을 줄 수 있는 기회가 얼마나 많은 지를 생각해 봐야 한다. 내가 임상 우수성(excellence)의 수행을 성취하기 위해 꼭 가지고 있어야 하는 힘(power), 열정과 희망을 매일매일 새롭게 한다.

Judy N. Nichols, RN, CCRN
2000년 AACN Circle of Excellence 수상

진정한 우수성은 전문직들이 그들의 핵심 가치를 반영할 때 보여진다. 하나의 전문직의 가치, 그

전문직이 속한 단체의 가치, 개인의 가치는 우수성을 위한 전문직 실무를 안내하는 행동들이다. 중환자간호사가 환자의 침상 옆에서 수행한 특별한 헌신은 돌봄의 내적 핵심을 반영(reflection)한다. 간호(nursing)라는 단어는 라틴어 *nutrire*, 즉 '영양분을 주어 기르다' 라는 뜻을 의미하는 것에서 나왔다. 양육하다는 또 다른 것을 위해 유지하고 제공하는 돌봄을 할 수 있다는 것을 함축한다. 중환자간호사는 환자들의 삶에서 가장 취약하고 개인적인 시간 동안 돌봄을 제공하는 특권을 가진다. 중환자간호사는 매일 실무에서 'high tech' 와 'high touch' 를 창조적으로 연결하는 능력을 가지므로 이타주의의 가치를 경험한다.

중환자간호의 매일의 '바쁨' 은 강한 노동이되지만 '진정한 순간' 은 환자와 가족과 함께 기쁨과 고통과 눈물의 경험을 나누는 시간이며, 이것이 중환자 간호존재의 핵심이다. 간호의 예술성은 대중에게 간호이미지를 향상시키는 요소이다. 미국 중환자간호협회(AACN)에서 내 놓은 개인적 전문직업적 핵심 가치들은 중환자간호의 우수성을 위한 헌신과 비전의 지침이 된다(Box 6-1).

2) 비전

"우리의 미래를 보기 위해서는 우리의 과거를 껴안아야 한다."

페트리시아 도나후 RN, PhD, FAAN

중환자간호 우수성에서 '비전' 의 진정한 순간

바다의 계속적인 파도가 일 그램의 모래를 움직이게 하는 풍경을 만드는 것처럼, 중환자간호사들은 한 순간에 한 생명에게 작은 차이를 만든다. 이 말은 실무에 영향을 미치기 위한 용기를 가지는 것이 '파도를 만든다' 는 것이다. 용기라는 단어는 프랑스 용어 '심장' 에서 왔다. 따라서 용기를 실천하는 것은 심장을 운동시키는 활동을 하는 것이다. 용기는 우리를 안내할 수 있으며 우리의 추구를 강하게 할 수 있다. 단순한 영웅적 행동을 넘어서 용기는 매일 매일 우리의 심장에서부터 우리의 핵심 가치로부터 일어나는 것이다. 용기는 위험을 감수하고 그 상태를 넘기고 어려움과 실패 가능성에 직면하는 것이다. 종종 'taking heart' 은 우리를 따르는 다른 사람에게 영감을 불러 일으키고 동기화시키는 것이며 매일의 용기 있는 행동을 하므로서 비전과 통합성을 인식하게 하는 것이다.

Denise Thornby, RN, MS, CCRN
2000-2001 AACN 회장

핵심 가치에 기초한 분명한 비전은 중환자간호의 우수성을 위한 전문직 실무 모델을 세우는데 필수적이다. 미래의 가능성을 비전화하고, 현실성 있는 비전을 만드는 도전을 받아들이는 것이 필요하다.

3) 마스터리

"교육은 오늘을 준비하는 사람들에게 속한 내일을 위한 미래의 여권(passport) 이다"

말콤 X

중환자간호 우수성에서 '마스터리' 의 진정한 순간

새벽 3시, 제인은 오리엔테이션을 마친 후에, 첫 밤번 근무를 하고 있다. 그녀는 몇 시간 전에 수술실에서 나온 심장 수술 환자를 간호하고 있다. 제인은 오후 7시가 되었을 때 사정과 혈역학적 모니터링을 자주 체크하고, 추후 임상검사 결과와 흉관 배액량 체크 등을 잘하고 있었다. 새벽 3시 30분에 환자가 심실 빈맥을 보였다. 그녀는 모니터를 시작했고, 일 초도 안 된 시간에 수백만 가지 생각이 스쳐갔다. 오늘밤까지 그녀는 그녀의 프리셉터, 교육자 또는 전문간호사에게 돌아갈 수 있고, 그

들이 그녀와 함께 문제를 해결할 수 있을 것이다. 지금 그녀는 혼자 환자 옆에 있으며, 심전도 알람이 울리고 있다. 그녀는 생각을 어떻게 조직 할 것인가, 그녀의 프리셉터가 가르쳐 준 것과 지난 4개월 동안 중환자간호 과정에서 배운 것에 대한 정보는? 이 시기에 심전도 과정에서 배운 이론, 환자 사정 지표들, 상급심폐소생술 원리, 약리학, 수술 후 환자의 급성 관리, 이 모든 것이 통합되고 적절한 간호를 수행하는데 적용되어야만 한다. 제인은 비판적으로 생각하고 환자를 돕기 위해 적절하게 기능해야만 한다. 이렇게 분 초를 다투는 상황에서 충분한 비판적 사고는 필수적이다.

Carol Rauren MS, RN, CCRN

Senge는 '높은 수준의 마스터리를 가진 사람들은 자신들이 진정으로 추구하는 인생의 결과를 창조하기 위한 능력을 계속적으로 확대하고 있다' 고 믿었다(1990, p 80). 평생 학습의 가치와 개인적 마스터리를 위한 비전을 갖는 것은 중환자간호 우수성을 위한 전문직 실무 모델에 필수적이다(그림 6-1). 개인적 마스터리를 위한 여러 방법들이 있다. 웨스턴과 동료들(1998)은 자기 향상에 대한 피드백과 동료 평가를 찾는 것이 마스터리를 형성하기 위한 가장 좋은 방법 중의 하나라고 믿었다. 개인 마스터리의 다른 방법은 상급 학교 진학, 계속 교육에 참여, 자격증 취득과 같은 것이 포함된다. 흔히 마스터리에 대한 보상은 이러한 방법들 이상의 것이 된다. 마스터리는 리더쉽을 가진 전문가의 전문직 기술, 인간관계, 조직적 유능성과 결합되고 모두가 선망하는 역할과 멘토링의 역할을 하도록 만든다.

마스터리의 증거는 "초심자에서 전문가까지" 의 베너 모델에서 처럼 간호경험이 전문가가 되기까지 다섯 단계를 통해 진보하는 것에서 나타날 수 있다. Wojner(2000)는 전문가 멘토들의 지지, 평생 학습 수행, 자신의 영역 범위와 제한점을 인식하는 겸손, 변화에 대한 접근성과 의지를 포함하는 수년간의 학습을 통해서만이 전문가가 얻어진다고 했다.

Box 6-1
핵심 가치 : 미국 중환자간호협회 (American Association of Critical-Care Nurses, AACN)

- **의무감** 윤리적 가치와 원리에 기초한 일치되는 행동들과 이러한 것을 가지고 있어야 하는 의무감
- **지지자** 환자와 가족의 요구에서 나온 조직적 결정을 지지
- **통합적 행동** 개방성과 정직성을 가지고 의사소통하고, 약속을 지키며 명예롭게 행동하고 모든 관계에서 충성심을 촉진시킴
- **협력** 공동의 관심과 가치를 나누는 것을 촉진시키기 위해 협력 관계를 창조하므로서 모든 필수적인 일들을 맡은 사람들과 협력
- **리더쉽 제공** 생각을 바꾸고 구조화하며 기회와 도전을 말하는 과정들
- **스튜어드쉽(일에 대한 책무성) 나타냄** 공평성과 책임 있는 관리
- **평생 학습** 질문을 가지는 것, 비판적 사고
- **질적인 수행과 우수성**
- **혁신 촉진** 창조성과 계산된 위험을 감수
- **헌신과 열정의 창조**

4) 열정

"지속적인 낙관주의는 강력한 증폭제(multiplier)이다."

콜린 파월 장군

중환자간호 우수성에서 '열정' 의 진정한 순간

1996년 12월 6일 사람면역결핍바이러스(HIV) 고위험 환자의 오염된 바늘에 찔렸다. 환자는 무의식이었고 가족을 찾지 못했다. 법에 따르면 HIV 검사를 할 수가 없

었고, 나는 6주 동안 예방적으로 두 가지 프로테오즈 억제제와 zidovudine(AZT)을 복용해야만 했다. 약들이 나를 매우 아프게 만들었다. 병원은 검사를 책임질 수 있는 후견인을 지정하기 위해 유언(遺言) 재판소로 이 문제를 가져갔다. 법원은 법령에 근거해서 이 요구를 거절했다. 나는 내게 일어난 일에 관해 상원의원과 하원의원과 접촉했고, 그들에게 주(state)의 건강과 안전관련 법률을 보여주었다. 나를 위해 주 상원의원에서 1998년 1월 SB-1385가 입법되었다. 나는 상원의원과 하원의원에서 4번이나 증언했고, 법안 지지에 대한 수백 명의 서명을 받았다.

1998년 7월 SB-1385가 의회에 통과되었으며, 1998년 12월 13일 주지사가 이 법안에 서명하였다. SB-1385에 기초하여 법에 HIV 노출에 대한 담당의사의 서명, 가족이나 대표자를 찾으려는 충분한 노력에 대한 서류들을 가지고 HIV 검사를 할 수 있도록 서술되었다. 내 사례의 환자는 죽었고, HIV 검사를 실시하였다. 나는 건강관련종사자로서 제한된 권리와 보호를 가졌기 때문에 법의 변화가 필요하다고 이해했다. 나는 차이를 만들 수 있었고 그리고 이 법이 다른 주의 건강관련 종사자들에게 이미 도움이 되어왔기 때문에 매우 자랑스럽다.

Diana B. Mertrude, RN
2000년 AACN Circle of Execllence 수상

열정은 우리 자신에게와 우리가 서비스를 제공하는 사람들을 위해 최상의 것을 향해 혼신을 다한 노력을 포함한다. Thornby(2000)는 간호사에게 마치 간호사들이 제공하는 환자 간호의 질을 결정하는 것보다 더욱 강력한 힘이 있는 것처럼 때때로 느끼도록 한다. 그는 간호사들이 환자에게 필요한 것을 알아서 그들과 개인적 관계를 갖고 강력한 치유효과가 있는 단순한 돌봄을 제공하는 것이 새로운 약물과 최신의 의료기술보다 더 힘이 있는 것을 제공한다는 것을 강조한다. 그는 중환자간호사 실무에 영향을 미칠 수 있는 Staub의 저서 '7가지 용기 있는 행동' 을 인용했다. 7가지 행동은 꿈에 대한 용기, 현실을 보는 용기, 직면하는 용기, 배우고 성장하는 용기, 취약하게 되는 용기, 사랑하는 용기 그리고 행동으로 옮기는 용기를 포함한다.

이 외에도 목적을 가지는 것과 헌신은 열정의 요소에 필수적이다. 웨스톤과 동료들은 '열정은 최선을 향한 노력을 포함하며 이것은 반복적인 노력이 지루하고 또는 지나치게 노력하는 것처럼 보일 때에도 해야 한다.' 고 하였다. 중환자간호사의 진정한 열정은 환자와 가족에게 제공할 수 있는 최상의 질적 간호보다 낮은 수준의 간호를 제공하는 것에 만족하지 않을 것이며 이러한 목표를 달성하기 위해서는 8시간 또는, 12시간 근무 이상을 요구한다.

중환자간호 우수성을 위한 열정 행동들은 환자의 직접간호에 대한 최근 연구결과들을 가져오고 병동의 정책과 가장 최신의 절차들로 지침서들을 수정하고 환자와 가족들을 위한 최상의 결과들을 얻기 위해 함께 일하는 동료들에게 가장 효과적인 치료법들을 교육하는 것에서 볼 수 있다.

'열정' 은 중환자간호에서 침상 옆의 간호뿐 아니라 전문직 전반에 대해 느낄 수 있는 에너지이다. 중환자간호 지도자들은 간호사 부족, 강제적 초과 근무, 일터에서의 상처, 고용, 정체와 같은 쟁점들을 해결하기 위해 의원들과 대화하고 다학제 그룹들과 파트너를 만든다. 무엇인가에 대해 열정을 가지는 것은 시간, 에너지, 헌신을 요구한다.

5) 행동

"우리는 반복적으로 행해야 할 것이 있다. 그리고 우수성은 행동이 아니라 습관이다."

아리스토텔레스

중환자간호 우수성에서 '행동'의 진정한 순간

아침 뉴스는 내 등골을 오싹하게 했다. 전신의 65% 화상을 입은 34세 남자가 지금 내가 중환자전문간호사로 일하는 외상 센타에 입원했다. 나는 화상간호 팀과 함께 일하면서 간호계획을 세웠다. 짐의 진행과정은 세균성 쇼크, 신부전, 위장관출혈, 급성호흡기 감염으로 매우 복잡했다. 피부가 99%까지 치유되었고, 마약성 진통제와 진정제를 투여하고 있었다. 짐은 깨어나지 않았다. 신경과 의사는 냉혹한 예후를 내놓았다. 나는 문헌을 찾고 뇌병변의 원인을 발견하기 위해 새로운 검사들과 함께 책임의사와 철저한 사례 분석을 하였다. 짐의 부인 엔은 나의 충고를 따랐다. 신경과 의사는 생명 연장 기계들을 제거 할 것을 권하고 있었으나 엔은 나와 함께 짐이 돌아오기를 바라는 소망을 나누었다. 나는 좀 더 시간을 주자고 했다. 2주 후에 짐은 깨어났다. 그는 점차적으로 운동 기능을 회복했으며, 지금 집에서 그녀의 딸이 자라는 것을 기쁘게 보고 있다. 그는 걸을 수 있고 인생을 즐길 수 있다. 신경과 의사는 짐이 방문했을때 '당신은 당신의 부인에게 생명을 빚지고 있다. 부인이 우리가 당신을 계속 치료하도록 주장했다. 당신이 살아 있는 동안 그녀에게 감사해야 한다고' 고 말했다. 나는 그저 미소를 짓고 있을 뿐이다.

Jane Cunneen, RN, MSN, CCRN

플로렌스 나이팅게일은 "사람들은 느낌들을 말로 소비하여 버린다. 그러나 감정들은 성과(outcomes)를 가져오기 위한 행동으로 연결되어야 한다". 다른 말로 하면 중환자간호의 전문직 특성은 'to walk the talk' 이다. 가치, 비전, 마스터리, 열정처럼 행동의 속성도 우리의 목소리를 듣게 만드는 또 다른 통로이다. 오늘날 간호 전문직 행동의 책임은 전문적이며 열광적인 이미지를 만들어 낸다. 이것을 이루는 한 방법은 간호사들이 환자와 가족의 결과에 영향을 나타내는 것이다. 점진적으로 중환자간호사들은 연구 결과들을 통해서 변화에 영향을 미치고 있다. 실무에 대한 질문을 갖는 것은 간호의 질 향상과 최선의 실무 모델을 위한 과정의 시작이 된다. 간호연구 결과들은 기관지 내관의 흡인을 위해 생리식염수를 사용할 필요가 없으며, 새벽 4시 30분에 관상동맥 우회수술 후 환자를 목욕시킬 필요가 없으며, 중환자실 방문을 제한할 필요가 없다는 것을 보여주고 있다.

결과 중심 실무(outcome based practice)에서는 실제 연구를 하고, 연구결과를 환자간호에 확산시키거나 연구결과를 보고하는 것을 모든 간호사의 책임으로 한다. 그리고 어떤 전문간호분야가 지식체를 제공하는가에 관계없이 좋은 간호결과들을 축하하고 많이 홍보하는 것이 모든 간호사에게 중요하다. Mundinger와 동료들(2001)의 연구는 상급전문간호사가 책임을 진 팀에 의해서 완성되었으며, 권위있는 의학 잡지에 보고되었다. 그들의 연구는 여러 영역에서 간호실무자가 관리한 사례관리(nurse practitioner-managed practice)와 의사가 관리한 사례관리에서 환자의 건강 상태, 천식환자의 최고 호기속도, 당화혈색소(HbA_1c), 고혈압 관리과 같은 결과 지표들이 같다는 것을 밝혔다.

수행 결과들은 간호사가 행한 것의 인식을 증가시키기 위해 보고되어야 한다. 중환자간호사들의 긍정적 간호결과들은 'high tech' 'high touch' 의 강력한 이미지를 향상시키기 위한 기회를 제공한다.

6) 균형

"균형은 혹은 또는 아니다가 아니라 그리고(AND) 이다."

스티븐 코비

중환자간호 우수성에서 '균형' 의 진정한 순간

찰리가 간호학에 입문했을 때 21세 였다. 그녀는 오랫동안 간호사가 되기를 원했었다. 20년 이상 찰리는 중환자간호의 아름다움을 간호의 예술과 과학이 인간 돌봄 간호와 합해지는 것으로 예를 들어왔다. 그러나 찰리는 최근에 유방암으로 죽었다. 그녀는 여러분들에게 다음의 메세지를 전하고자 하였다.

"삶은 가장 훌륭한 선물이며, 많은 다른 사람의 삶을 터치하는 간호사가 된 것 또한 선물이다. 당신은 지구상에서 귀중한 작은 시간만을 가지며 여러분이 간호사가 된 것은 우연이 아니다. 불만과 분노로 여러분의 시간을 허비하지 말아라. 함께 끌어주고 어려운 시기에 서로 지지하며 우리 모두 환자 돌봄에 초점을 맞추어 머무르자. 당신은 매일 하는 일을 자랑스럽게 여겨야만 한다."

Anne Wojner, RN, PhDc, CCRN

균형은 중환자간호 우수성을 위한 전문직 모델의 마지막 요소이다(그림 6-1). 균형은 우리의 정신을 새롭게 하며 우리의 소모성 삶을 깨뜨린다. DeAngelis(1994)는 "어제는 역사, 내일은 신비, 오늘은 선물: 이것이 우리가 현재를 'present' 라고 부르는 이유이다." 우리 자신을 돌보기 위한 시간을 갖는 것은 균형에서 신체와 마음을 유지하는데 필수적이다. 그렇지 않으면 우리는 전망을 분명하게 유지하기가 어려울 것이다. 오늘날 간호사들은 가정과 직장, 직장과 여가활동 사이를 분명하게 하지 않고 있다. 의사소통 라인들이 호출기, 핸드폰, 팩스기, 이메일, 보이스메일의 증가로 계속적으로 열려있다. '슈퍼 간호사' '슈퍼 엄마 또는 슈퍼 아빠' 는 '아니오(No)' 라고 말할 시기이며, 자기 자신을 돌보아야 한다. 우리가 다른 사람의 요구를 우리 자신의 요구 위에 계속적으로 두는 것은 환자, 가족 우리 자신에게도 좋지 않다. 중환자간호사는 하루 24시간 주 7일을 환자와 가족의 소리를 듣는다.

제임스는 긴장이 마음과 심장을 얼마나 닫히게 하는지를 서술하였다. 우리가 기대하지 않았거나 잘 배출하지 못해서 스트레스를 받을 때 이타주의의 능력이 빠져나간다. 우리는 직장에서 근무 번을 끝낼 때를 제외하고는 페이저 소리, 알람, 전화를 멈출 수가 없다. 우리는 텔리비젼을 끌 수 있고, 아이들과 책을 읽을 수 있고, 애완동물과 걷거나 삶의 소리를 들으며 조용히 앉아 있을 수 있다. 우리의 마음과 심장은 중환자와 가족을 돌보는 다음 날을 위해 새롭게 하고 재충전을 위한 시간이 필요하다. 우리가 균형이 잡혔을 때 직장이나 가정에 많은 냉소와 욕구 불만을 갖지 않는다. 진실로 몰입하고 에너지를 갖기 위해서 우리 스스로를 먼저 훈련하는 것이 필요하며 그리고 나면 다른 사람에게 힘을 복 돋아 줄 수 있다. 오늘 여러분의 병실을 둘러보고 여러분 자신에게 질문을 던져 보아라. 대부분을 다른 사람과 접촉하고 있는 중환자간호사는 누구인가? 대부분을 웃고 있는 중환자간호사는 누구인가? 대부분을 감사하다고 말하고 찬사를 보내고 있는 중환자간호사는 누구인가? 당신은 당신의 대답에서 인생에서 '균형의 진정한 순간' 을 창조하는 기쁨을 발견하는 내적 여행을 하고 있는 간호사들이 있는 것을 발견할 것이다.

2. 결론

우수성은 우리 각각의 내적인 핵심의 깊은 내면으로 부터 온다. 중환자간호 우수성의 기대와 수행은 자신의 전문직 실무에서의 가치, 비전, 마스터리, 열정, 행동, 균형에 대한 자기 성찰(reflection)을 필요로 한다(그림 6-1). 또한 내적 핵심에 대한 일반인의 인식이 향상되어야 하며 중환자간호 우수성이라 불리는 '우리가 행한 일들' 의 본질이 합해져야 한다. 간호사는 중환자와 그들의 가족에게 제공된 질적인 간호에 차이를 만들기 위해 매일 실무에서 '침묵에서부터 소리내기' 로 움직여 가야만 한다.

Buresh와 Gordon은 소리 내는 기관(agency)을 "행동을 위한 능력 또는 힘을 낼 수 있는 조건" 으로 정의했다. 가장 큰 건강 전문직단체로서 간호는 '소리 내는 기관' 이 되기에 충분이 크고 충분한 영향력을 가지고 있다. 중환자간호사는 소리내는 기관에 가장 영향력 있는 매개체이다. 우수성을 위한 전문직 실무 모델의 형성은 그들의 생각을 통합하는데 필요한 자신감을 중환자간호사에게 주며 자신의 역할에 대한 가치를 말할 수 있도록 돕는다. 기관의 단체 소리가 창조되고 유지되면 간호사들은 간호사를 위한 3가지 목표, 3R 즉 Recognition(인식), Respect(존경), Rewards(보상)을 깨달을 것이다.

중환자간호사는 질병, 외상, 통증으로 혼란스럽고 두려운 상황에 접하게 되는 환자와 가족들에게 제공하는 간호의 질을 향상시키는데 중요한 공헌을 하기 위해 그들의 소리와 존재를 사용할 수 있다. 오늘의 환경 변화에 가장 빠르게 보조를 맞추는 중환자간호 환경에서도 전문직의 성장을 위한 시기의 발견은 도전이 되나 필수적이다. 중환자간호 전문직의 발전을 위해서 우리 각자는 중환자와 가족을 돌보기 위한 최상의 실무 모델 제공에 필요한 기술을 획득하기 위한 방법을 발견해야 한다. 병원 위원회에 참여하거나 중환자간호에 젊은 간호사의 고용과 같은 끊임없는 기회들이 우수성을 가진 전문직 간호 실무를 만드는데 필요하다. 중환자간호사들이 매일 그들의 실무에서 성취한 우수성의 사례들이 많이 보고되면서, 침묵하고 알려지지 않은 단체로 인식된 간호전문직의 시대는 끝날 것이다.

임상적 적용

자가학습: 비판적 사고

1. 만일 더 많은 중환자간호사들이 학사 수준이나 그 이상 수준으로 준비된다면 전문직에 어떠한 영향을 줄 것인지 설명하시오.
2. 중환자 간호를 위한 '의무적' 자격증을 요구하는 것이 전문직에 어떠한 영향을 미치는지 설명하시오.
3. 중환자간호사로서 차이를 만들기 위해 여러분의 "소리"를 사용할 수 있는 간호나 보건학의 쟁점은 무엇인지 설명하시오.

학습문제

1. 중환자간호 우수성을 위한 전문직 실무 모델 형성에 도움이 되는 속성은?
   a. 가치와 비전
   b. 마스터리와 열정
   c. 행동과 균형
   d. 이상 모두
2. 중환자간호 전문직이 발전하기 위한 방법은?
   a. 근거 중심 실무와 최상의 실무 모델을 통하여 매일 전달되는 간호의 예술성(high-touch)과 과학성(high-tech)에 대해 듣도록 '소리를 내도록' 한다.
   b. 할 것이 아무것도 없다. 전문직 그 자체로 좋다.
   c. 변화되어야 할 필요가 없다. 건강전달체계

에서 침묵의 부분으로 계속 존재한다.

d. 이상 모두 아님

3. 우수성 전문직 실무 모델을 따르는 중환자간호사를 가장 잘 보여주는 것은?

a. 자격화 된 자

b. 학사 학위나 그 이상으로 교육 받은 자

c. 간호연구를 수행한 자

d. 환자, 가족, 전문직에 대한 최상의 중환자간호 수행을 하기 위하여 내적 핵심 가치에 대하여 계속적으로 자기 사정(self-assessing)을 하는 자

7장 특수 대상자 중환자간호

아동

임산부

노인

마취 후 대상자

아동

해부학적, 생리적 차이점과 의미
- 활력징후
- 신경계
- 심혈관계
- 호흡기계
- 위장관계
- 신장계
- 내분비계

선택적 소아 문제
- 환기 문제
- 약물 투여
- 통증 관리

아동 및 그 가족과의 상호작용

학습목표

- 신체사정 요소와 중재 기술에서 영아와 아동의 해부학적, 생리적 차이점을 분석할 수 있다.
- 중환아의 환기요법과 투약에 대한 특별한 주의점을 기술할 수 있다.
- 중환아에게 사용될 수 있는 통증사정 도구를 평가할 수 있다.
- 중재를 향상시킬 수 있는 중환아와 그 가족과의 상호작용의 중요한 측면을 조사할 수 있다.

대부분의 성인 중환자관리 임상 실무자들은 성인 중환자실이나 응급실, 처치실, 회복실에서 아동을 관리하는 것에 대해 잘 준비되어 있지 않다. 최적의 중환아간호를 촉진하기 위해서는 소아 환자를 포함한 성인 중환자간호 실무의 수정이 필요하다. 이 장은 중환아의 해부학적, 생리적 차이점과 관련 의미, 장비의 선택, 호흡곤란 아동의 인식 그리고 중환자관리에서 소아 환자를 간호하는데 있어서의 문제 등을 중점적으로 다룰 것이다.

1. 해부학적, 생리적 차이점과 의미

1) 활력징후

영아와 나이 어린 아동은 연령에 적합하지만, 성인보다는 심박수와 호흡수가 빠르다. 빠른 심박수와 호흡수는 적은 일회 박출량과 높은 대사율에도 불구하고 높은 심박출량 요구도를 충족시키는데 이바지한다. 아동의 혈압은 성인보다 낮다. 활력징후(표 7-1-1)는 중요한 요인이기는 하지만, 일회 측정으로만 평가되어서는 안되고 그 경향을 파악해야 한다.

표 7-1-1 아동의 활력징후

나이	심박수(회/분)	호흡수(회/분)	수축기 혈압(mmHg)
신생아	100-160	30-60	50-70
생후 1-6주	100-160	30-60	70-95
생후 6개월	90-120	25-40	80-100
1세	90-120	20-30	80-100
3세	80-120	20-30	80-110
6세	70-110	18-25	80-110
10세	60-90	15-20	90-120
14세	60-90	15-20	90-130

빈맥은 불안, 발열, 쇼크, 저산소혈증 등과 같은 다양한 요인에 대한 비특이적 반응이다. 아동은 서맥의 경향이 있지만 내성은 불량하다. 심박출량이 심박수에 의존적이기 때문에 지속적인 서맥은 관류에 심각한 변화를 초래한다. 서맥은 대체로 저산소혈증에 의해 유발되지만 흡인이나 비위관 삽입, 배변과 같은 미주신경 자극이 서맥을 유발하기도 한다.

영아나 아동은 증가된 산소 요구량을 보상하기 위해 호흡수가 증가한다. 빠른 호흡은 호흡곤란증의 첫번째 징후이며, 느린 호흡수는 호흡정지가 급박함을 암시한다. 열이나 경련과 같이 대사율을 증가시키는 관련 상태 또한 산소 요구량을 증가시킨다.

성인과 달리 아동의 혈압은 쇼크 발생시 마지막으로 저하되는 요소이다. 아동은 수축기압이 떨어지기 전에 최대 25% 혈액 손실을 보상할 수 있다. 혈압이 정상이라고 해서 순환기능 상실의 아동을 위한 중재를 중단해서는 안된다. 맥박압(pulse pressure)은 관류의 적절성을 사정하는데 신뢰성 있는 지표이다. 고혈압은 아동이 신장질환을 가지고 있지 않는 한 흔하지 않다.

2) 신경계

뇌의 성장은 생후 첫 수년 동안 빠르게 발생하므로 아동이 2세 될 때까지 두위의 측정은 중요하다. 아동의 두위는 두개내 용량과 관련되며 뇌의 성장 속도를 예측하게 한다.

아동의 두개 봉합선은 생후 18~24개월까지 완전 융합되지 않는다. 후천문은 생후 3개월에, 전천문은 생후 9~18개월에 폐쇄된다. 천문은 영아 사정의 유용한 지표로 두개내압 상승이나 수화 상태를 사정하는데 사용된다. 천문의 융기는 두개내압 상승이나 수액 과부하를 의심하며 천문의 함몰은 수액 결핍에서 나타날 수 있다.

성인과 같이 영아와 아동은 보호반사(예: 기침이나 구역반사)를 가지고 있다. 또한 성인과 달리 신생아 반사(예: 모로 반사, 포유반사, 파악반사, 바빈스키 반사)도 있다. 예를 들어 바빈스키 반사는 생후 9~12개월 또는 아동이 걷기 시작할 때까지 존재한다. 양성의 바빈스키 반사(발바닥의 측면을 자극했을 때 엄지발가락은 발등 쪽으로 굽고, 나머지 발가락을 활짝 펴는 반응)는 영아에서는 예상되지만 나이 든 아동이나 성인에게는 비정상 반응으로 간주된다.

영아나 아동의 정신상태는 성인처럼 의식수준, 환경과의 상호작용, 연령에 적합한 행동 등을 확인함으로 사정한다. 의식수준은 아동이 깨어 있고, 지남력이 있는지를 관찰함으로 사정한다. 이는 자발적인 각성을 관찰하거나 언어적 또는 촉각적으로 불쾌한 자극을 제공함으로 이루어진다.

영아와 나이 어린 아동은 성숙과 환경의 다양한 요인 때문에 비효과적인 체온조절의 위험성이 높아 생리적 불안정을 초래한다. 체온을 정기적으로 측정하고 체온에 영향을 미치는 외적 요인들은 통제되어야 한다.

3) 심혈관계

피부로의 관류 감소는 쇼크의 조기 징후이다. 아동의 피부는 성인보다 얇기 때문에 관류의 변화에 빠르고 쉽게 반응한다. 피부의 색, 결, 체온, 모세혈관 충만은 아동의 검진에 중요하다. 피부를 사정하기 전에 방의 온도를 확인하는 것이 중요한데, 이는 일부 결과들은 환경에 대한 정상 반응이기 때문이다. 예를 들어 통풍이 잘되는 수술실에서 피부가 얼룩덜룩해 지는 것(mottling)은 정상이다. 그러나 꼭 감싼 영아나 따뜻한 환경에서 피부가 얼룩덜룩해 지는 것은 심도 있는 조사의 필요성을 나타낸다. 피부 온도 그리고 수족의 차가움과 몸의 따뜻함 사이의 경계선을 사정해야 한다. 차가움 또는 몸통 쪽으로 점진적으로 차가와지는 것은 관류 감소의 징후일 수 있다.

신생아에게 말초 청색증은 정상이나 나이 어린 아동이나 성인에게는 비정상이다. 중심 청색증(입 주위)은 항상 비정상적이다. 말초혈관 충만시간은 초로 기록하며, 정상적으로 2초 이하다. 혈액량은 연령에 따라 다르다. 아동의 체중 1Kg 당 높은 용량에도 불구하고, 전체 총 순환량은 적다. 혈액 손실의 양이 적을지라도 아동에게 중요한 영향을 미칠 수 있다.

4) 호흡기계

영아나 아동의 신체 크기에 비해 큰 머리, 허약하고 미발달된 목 근육 그리고 기도지지 연골의 부족은 기도폐쇄를 쉽게 초래한다. 기도가 쉽게 쇠약해지기 때문에 이들의 목을 과도 신장하거나 과도 굴곡하는 것을 피해야 한다. 머리와 목의 자세 만으로 기도 개방성을 유지할 수 있다. 호흡곤란 아동을 위한 이상적인 자세는 중립자세("킁킁거리는 자세")이며, 작은 수건을 말아 어깨 아래에 수평으로 대어 주므로써 유지된다(그림 7-1-1). 생후 6개월까지 영아는 코로 숨을 쉬므로 비강의 폐쇄는 심각한 기도 폐쇄와 호흡곤란을 초래한다. 분비물과 부종, 염증, 부적절하게 고정된 비위관, 코삽입관의 폐쇄는 영아의 비강 폐쇄를 유발할 수 있다. 영아와 나이 어린 아동의 기도는 직경과 길이가 작아서, 작은 크기의 기도 유지기(artificial airway)가 필요하다. 대략 8세 아동까지 아동의 기도 중 가장 좁은 부분은 윤상연골륜(criocoid ring)이다.

나이 어린 아동의 얇고 순응적인 흉벽은 공기가

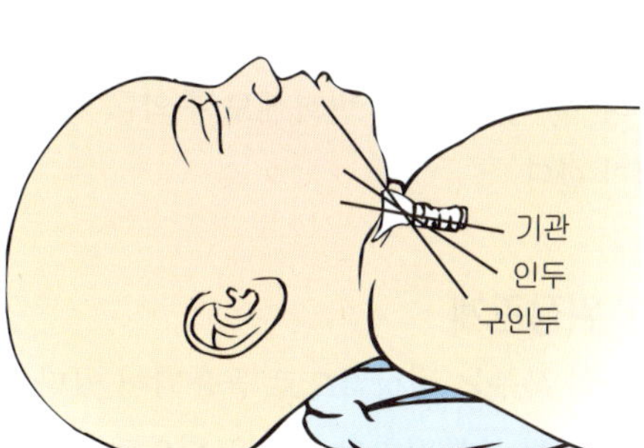

그림 7-1-1 중립 ("킁킁거리는") 자세는 아동의 구인두와 인두, 기관을 구강과 일직선 상에 위치하게 함으로 호흡곤란 아동에게 공기의 흐름을 증가시킬 수 있다.

폐로 들어가는 것을 용이하게 한다. 공기의 흡입은 적절한 환기 노력과 함께 흉곽이 오르고 내리는 것을 관찰함으로써 사정한다. 비대칭적인 흉곽의 움직임은 기흉이나 무기폐 뿐 아니라 기도내 삽관의 폐쇄나 우측 주기관지로의 전위도 의심하게 한다. 아동의 유연한 늑골곽과 발달이 미숙한 늑간근은 흉벽에 안정성을 제공하지 못해서 호흡곤란 시 흉골상, 흉골, 늑골간, 늑골하 견축이 나타난다. 견축의 유무와 위치를 사정한다. 부속근 또한 잘 발달되어 있지 않아 영아나 아동은 복근을 이용하여 호흡을 보조한다. 이는 흉부와 복부 움직임의 모순인 시소 호흡 양상을 나타낸다. 시소 호흡은 호흡곤란 시 더 악화된다. 아동 호흡의 주된 근육은 성인처럼 횡격막이나 아동이 성인보다 더 횡격막에 의존적이다.

얇은 흉벽 때문에 호흡음이 성인보다 더 잘 들린다. 또한 폐쇄된 기도는 사정 시 호흡음을 쉽게 들리게 한다. 호기 시 그르렁거림이나 흡기와 호기 시 협착음, 천명음을 들을 수 있다. 호기 시 그르렁거림은 생리적인 호기말 양압을 증가하여 작은 기도와 폐포의 파괴를 방지하기 위한 노력 하에 만들어지는 소리이다. 실재로 호흡음이 폐의 다른 부분에서 전달될 때 영아와 아동의 얇은 흉벽은 문제가 있는 부위에서 호흡음을 청진할 수 있게 한다. 호흡음의 유무뿐 아니라 변화에도 주의를 기울여 청진해야 한다.

5) 위장관계

아동의 복부는 정상적으로 돌출되어 있다. 그러나 비정상적 복부팽창의 원인은 다양하다. 비위관이나 구위관은 팽만의 위험을 최소화하기 위해 초기에 삽입한다. 복부팽만은 호흡운동을 방해하고 호흡정지까지 야기할 수 있다. 관을 삽입하여 공기배출을 유도하는 것으로 복부팽만이 해결되지 않으면 주사기를 이용하여 적극적으로 공기를 제거하는 것이 필요하다. 그리고 복부팽만에 대한 염려가 있으면 복위를 매 교대 시 또는 더 자주 측정한다.

위의 용적은 아동의 연령에 따라 다르다. 신생아의 위 용적은 90mL이며, 생후 1개월 영아는 150mL, 생후 12개월 영아는 360mL, 성인은 2,000~3,000mL이다. 위 용적이 적기 때문에 분유나 수액이 복부로 주입될 때 주의해야 한다. Bolus feeding의 양은 아동의 위 용적에 적절해야 한다.

영아와 나이 어린 아동의 위가 비워지는 시간은 $2\frac{1}{2}$~3시간이고, 나이 많은 아동은 3~6시간이다. 분유 흡수에 필요한 시간은 잔여량 측정을 통해 알 수 있다. 아동이 흉부 물리요법을 받고 있다면 치료와 식사 사이 시간을 고려하거나 위 내용물을 조사하여 역류나 흡인의 문제를 피한다.

6) 신장계

영아는 소변을 농축할 수 있는 능력이 적으며, 정상 소변 배출량은 2mL/kg/h이다. 아동과 청소년의 정상 소변 배출량은 각각 1mL/kg/h, 0.5mL/kg/h이다. 영아는 소변 농축 능력이 제한되어 있으므로 낮은 뇨비중이 수화의 적절함을 의미하는 것은 아니다. 신장 기능의 미성숙은 수액을 효율적으로 처리하지 못하고, 갑작스런 과량의 수액을 관리하지 못해서 수액 과부하를 초래할 수 있다.

영아와 나이 어린 아동은 체중에 비해 체표면적이 크다. 유지 수분 요구량(maintenance fluid requirements)은 체중에 근거하여 산출된다(표 7-1-2). 아동은 성인에 비해 총 체내 수분의 비율이 높으며, 이들 대부분은 세포외액을 구성한다. 세포외액은 성인의 경우 체중의 20%에 해당하나 영아

표 7-1-2 체액 유지를 위한 수액 용량 계산

체중(Kg)	1일 당 수액 요구량	시간 당 수액 요구량
<10	100mL/kg	4mL/kg
10-20	1,000mL/kg + 10kg 초과시 매kg마다 50mL/kg	10kg 초과시 매 kg마다 2mL/kg
>20	1,500mL/kg + 20kg 초과시 매kg마다 20mL/kg	20kg 초과시 매 kg마다 1mL/kg

는 체중의 50%를 차지한다. 그리고 아동은 높은 기초대사율과 빠른 호흡수, 넓은 체표면적 때문에 불감성 수분 손실이 크다. 아동의 총 체내 수분의 높은 비율과 높은 불감성 수분 손실은 탈수의 위험을 높인다. 갑작스런 체중 감소나 증가는 수분의 불균형을 의미할 수 있다. 동일한 체중계를 이용하여 같은 시간에 매일 체중을 측정해야 한다.

탈수의 징후는 건조한 점막, 소변양 감소, 소변 농축 증가, 천문과 눈의 함몰, 피부 긴장도 저하이다(표 7-1-3). 탈수의 심각성은 탈수 정도와 아동의 수분과 전해질 상태에 따라 다르다. 순환적 보상(circulatory compromise)은 중증의 탈수에 동반된다. 수분 과부하는 천문의 융기, 팽팽한 피부, 부종(대개 눈 주위와 천골 부위), 간 비대, 울혈성 심부전의 다른 징후들로 특징된다.

7) 내분비계

영아와 나이 어린 아동은 신체 크기에 비해 큰 뇌 때문에 글리코겐 저장양이 적고, 글루코스 요구량은 높아 저혈당증을 유발할 수 있다. 따라서 혈당치의 관찰이 필요하며, 특히 구강섭취가 어렵거나 다양한 영양보조 방법 사용시에는 더 주의한다.

2. 선택적 소아 문제

1) 환기 문제

아동 심폐정지의 가장 흔한 원인은 호흡의 문제이다. 따라서 호흡곤란과 호흡부전은 조기에 인식되어야 하며, 기도관리 중재가 즉각적으로 이루어져야 한다(표 7-1-4). 호흡 대상부전(respiratory decompensation)의 징후는 의식수준의 저하, 빠른 호흡, 호흡 시 최소한의 흉곽 움직임이나 흉곽 움직임의 부재, 퇴축을 동반한 호흡곤란, 시소 호흡, 청진 시 최소한의 공기교환이나 공기교환 없음, 비익호흡, 그르렁거림, 협착음, 쌕쌕거림 등이다.

호흡 대상부전의 초기 중재는 기도 개방을 위해 아동의 자세를 취하는 것이다. 아동이 혼자서 자세를 취하지 못하면 bag-mask를 이용하여 100% 산소 공급을 하는 수동적 환기를 시작한다. 소아용 수동 소생 백(bag)의 정확한 사이즈는 아동의 일회 호흡량에 의해 결정되며, 백이 아동의 일회 호흡량의 1.5배를 전달할 수 있는지를 확인한다. 수동 소생 호흡 동안 전달되는 적절한 양의 일회 호흡량은 아동의 흉곽을 오르내리게 하는 정도의 양이다.

Bag-mask 환기가 아동의 환기 상태를 복귀하는데 성공적이지 않으면, 기관내 삽관이 요구된다. 기관내관의 정확한 크기의 측정을 위해 아동의 새끼 손가락 크기나 아래의 공식을 이용한다:

표 7-1-3 탈수 정도에 따른 임상 증상

	경증 탈수	중정도 탈수	중증 탈수
신체 전반적인 모습			
영아와 나이어린 아동	갈증, 각성상태, 안절부절	갈증이나 안절부절, 기면상태 그러나 만지면 과민반응 또는 졸림	졸림, 지침, 차가움, 발한, 청색증의 사지, 혼수일 수도 있음
나이 많은 아동과 성인	갈증, 각성상태, 안절부절	갈증, 각성상태, 체위 저혈압	대개 의식있음, 불안, 차가움, 발한, 청색증의 사지, 손가락과 발가락의 주름진 피부, 근육 경련
요골 맥박	정상 속도와 강도	빠르고 약함	빠르고, 약하고 때로는 촉진 불가능
호흡	정상	깊음, 빠를 수 있음	깊고 빠름
대천문	정상	함몰	깊게 함몰
수축기 혈압	정상	정상 또는 낮음	낮음, 기록 불가능 할 수 있음
피부 탄력성	꼬집으면 즉시 퇴축함	꼬집으면 천천히 퇴축함	꼬집으면 매우 천천히 퇴축함 (>2초)
눈	정상	함몰 (발견 가능)	점진적 함몰
눈물	존재	부재	부재
점막	촉촉함	건조	매우 건조
소변양	정상	감소, 진한 색	수시간동안 소변 배출 없음, 빈 방광
체중 소실 (%)	3-5	6-9	≥10
수분 결핍 예측치 (mL/kg)	30-50	60-90	≥100

기관내관의 내경 = (16 + 나이(년)) / 4

이는 기관내관 크기에 대한 추정치이므로, 1/2 크기 작은 것과 큰 것을 함께 준비해야 한다. 표 7-1-5는 기관내관의 크기와 다른 준비 물품에 대한 정보를 나타낸다. 대체로 커프가 없는 기관내관은 8세 이하 아동에게 사용되는데, 이는 윤상연골이 좁아 해부학적 커프를 제공하기 때문이다. 커프가 달린 소아용 기관내관은 환기가 어려운 경직된 폐에서 유용하게 사용된다.

삽관 동안 환자를 모니터하여 탈포화 상태(desaturation)나 서맥을 사정한다. 삽관이 완료되면 흉곽의 움직임 관찰과 청진을 통해 올바른 위치

표 7-1-4 건강한 아동과 호흡곤란 아동의 비교

사정	건강한 아동	호흡곤란 아동
기도		
개방성	중재 필요 없음; 말할 수 있고 삼키거나 기침 가능하고, 최토반사 있음	아동 스스로 자세 잡고, 머리 자세 취하기, 흡인, 기도유지기와 같은 중재 필요함
호흡		
호흡수	연령에 적절한 범위 내에서 호흡	연령에 적합한 기준보다 빠르거나 느린 호흡. **주의**: 위험 지표: >60회/분
흉부 움직임(존재)	매 호흡시마다 흉부가 대칭적으로 그리고 복부와 동시에 오르내림	호흡시 흉부의 움직임이 최소화하거나 없음
흉부 움직임(질)	조용하고 자연스러운 호흡	견축과 함께 힘든 호흡을 보임, 호흡시 흉부와 복부가 따로 움직임(시소)
공기의 움직임 (존재)	폐의 모든 엽에서 공기교환이 양측에서 들림	흉부 움직임에도 불구하고, 청진시 공기교환이 최소로 들리거나 들리지 않음
공기의 움직임(질)	정상 강도와 기간의 호흡음	비익호흡, 그르렁거림, 협착음, 천명음
순환		
호흡수(존재)	심첨부 박동 존재하며 연령에 적합한 범위내에 있음	심박수 부재, 연령에 적합한 범위와 비교시 빈맥 또는 서맥* **주의**: 위험 지표: 영아: <80회/분 아동 <5세: >180회/분 아동 >5세: >150회/분
심박수(질)	정상 동방결절 리듬의 규칙적인 심박수	불규칙적이거나 느리거나 매우 빠른 심박수; 흔한 부정맥으로 상실성 빈맥(supraventricular tachycardia), 서맥부정맥 (bradyarrhythmias), 심장무수축(asystole)이 있음
피부	사지가 따뜻하고 분홍빛이며 모세혈관 충전 ≤2초임; 말초맥박이 정상 강도로 양측에서 존재함	창백하고 청색증의 얼룩덜룩한 피부 색깔과 차가운 사지, 모세혈관충전 시간 ≥2초, 말초 맥박이 약하거나 부재, 약한 중심 맥박
뇌 관류	주위환경에 민첩하고, 부모나 의미있는 타인을 인식하고, 공포와 통증에 반응하며, 정상 근 긴장도를 가짐	불안정하고 기면상태, 둔하거나 혼수상태, 통증에 대해 최소한의 반응이나 무반응, 근 긴장도 저하(흐느적거림)
혈압	연령에 적합한 범위 내에 있음	연령에 적합한 범위보다 낮음* 호흡곤란의 후기 징후 **주의**: 수축기 혈압의 10mmHg 감소, 낮은 수축기 혈압 범위 영아 ≤1개월, 60mmHg 영아 ≤1세, 70mmHg 아동, 70 + (2 x 나이(세))

* 모든 활력징후는 연령과 임상상태, 발열과 같은 다른 외적 요인들의 고려하여 해석된다.

표 7-1-5 영아와 아동의 소생 도구

	아동의 체중						
	4-8kg	8-11kg	11-14kg	14-18kg	18-24kg	24-32kg	32+kg
산소 마스크	신생아	소아	소아	소아	소아	성인	성인
구강 기도	영아	작은 아동	아동	아동	아동	작은 성인	작은 성인
소생bag	영아	아동	아동	아동	아동	성인	성인
후두경날	0-1 곧은것	1 곧은것	2 곧은것 또는 굽은것	2 곧은것 또는 굽은것	2 곧은것 또는 굽은것	2-3 곧은것 또는 굽은것	3 곧은것 또는 굽은것
기도내관 (mm)	2.5 미숙아; 3.0-3.5 만삭아	4.0 커프 없는 것	4.5 커프 없는 것	5.0 커프 없는 것	5.5 커프 없는 것	6.0 커프 있는 것	6.5 커프 있는 것
기도내관(관 끝에서의 cm)	10-10.5	11-12	12.5-13.5	14-15	15.5-16.5	17-18	18.5-19.5
속침(stylet)	소	소	소	소	대	대	대
흡인 카데타	6-8	8	8-10	10	10	10-12	12-14
비위관(F)	5-8	8-10	10	10-12	12-14	14-18	18
배뇨관	5-8	8-10	10	10-12	10-12	12	12
흉관(F)	10-12	16-20	20-24	20-24	24-32	28-32	32-40
혈압계 커프	신생아 또는 영아	영아 또는 아동	아동	아동	아동	아동 또는 성인	성인
정맥내 카데타(G)	22-24	22-24	20-22	18-22	18-20	18-20	16-20
나비모양 카데타	23-25	23-25	21-23	21-23	21-23	20-22	18-21
혈관 카데타	3.0F 5-12cm	3.0-4.09F 5-12cm	3.0-4.0F 5-12cm	4.0-5.0F 5-25cm	4.0-5.0F 5-25cm	4.0-5.0F 5-25cm	5.0-8.0F 5-30cm
유도 철사 (mm)	0.46	0.46-0.53	0.53-0.89	0.53-0.89	0.53-0.89	0.53-0.89	0.89

에 삽입되었는지를 확인한다. X선을 이용하여 정확한 위치를 확인한다. 위치 확인 후 관 위치의 이동을 방지하기 위해 테이프로 잘 고정한다. 그리고 아동이 관 제거하는 것을 예방하기 위해 부드러운 억제대를 사용한다. 삽관되어 있는 동안 아동의 안위 증진과 불안 관리를 위해 적절한 진정과 마취가 이루어진다.

2) 약물 투여

각 아동의 체중이 같은 연령대의 평균 아동의 체중과 크게 차이가 날 수 있기 때문에 약물은 연령에따른 표준용량보다는 체중 Kg 당 microgram, milligram, miliequivalent로 처방되어야 한다. 따라서 체중의 확인이 중요하다. 입원기간 동안 체중의 변화가 심하지 않으면 전체 기간 동안 동일한 체중을 사용해야 한다.

약물 투여 시 중요한 점은 단일 용량 체계(single-dose system)를 따르는 것이다. 단일 용량 체계는 주사기 하나에 하나의 처방 약물 투여용량만을 준비하는 것이다. 주사기에는 반드시 약물의 이름과 용량을 정확하게 라벨을 부착한다. 단일 용량 체계는 과다 또는 과소 투여의 문제를 예방할 수 있다.

3) 통증 관리

환경과 치료 관련 절차들로 인해 중환아는 통증의 고위험에 있다. 아동의 통증을 사정하는 첫번째 단계는 통증에 대한 아동의 반응을 이해하는 것이다. 이는 아동의 발달수준, 과거와 현재의 통증 경험, 문화, 성격, 부모의 존재, 연령 그리고 질병이나 상해의 성질 등 다양한 요인들에 기초한다.

통증 사정은 다차원적이다. 통증 사정은 간호사의 교육 수준, 기술, 경험, 개인적인 믿음, 사정 시 사용하는 다양한 전략 등과 같은 요인들에 의해 영향을 받는다. 최근 연구에 따르면 중환아 통증 사정 시 간호사는 주로 생리적 요소들을 사용하며, 그 다음으로 행동지표를 사용한다. 또한 중증 영아 담당 간호사가 가장 흔히 사용하는 통증과 불안의 지표는 간호사와 부모의 판단과 기록, 환경, 영아

A

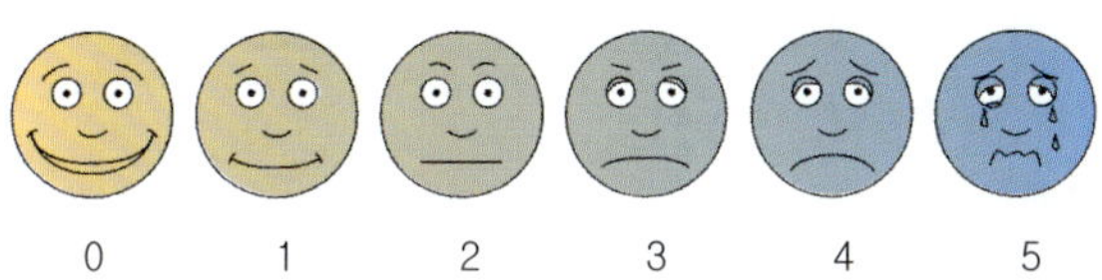

	0	1	2
얼굴(Face)	특별한 표현 없거나 미소	때로 찌푸리거나 위축되고 무관심함	자주 또는 항상 찌푸림, 턱을 악물거나 떰
다리(Legs)	정상 자세나 이완됨	불편하거나 불안정, 긴장됨	발로 차거나 다리를 끌어올림
움직임(Activity)	조용히 누워있음, 정상자세, 편안하게 움직임	꿈틀거림, 앞뒤로 이동함, 긴장	활처럼 휘어짐, 경직, 떨림
울음(Cry)	울음 없음 (깨있거나 수면)	끙끙거리거나 훌쩍거림, 간혹 불평함	계속 울음, 소리지르거나 흐느껴 움, 자주 불평함
안정성 (Consolability)	만족함, 이완됨	간혹 만지거나 안아주거나 얘기하는 것에 의해 안정됨, 주의산만	안정시키는 것이 어려움

B

그림 7-1-2 아동의 통증사정 도구. (A) 얼굴 척도. 이 척도는 3세 이상의 아동에게 사용될 수 있다. FACE 0은 통증이 없어서 매우 행복한 얼굴이다. FACE 1은 아주 약간 아픈 정도이다. FACE 2는 좀 더 아프고, FACE 3은 더 아프다. FACE 4는 아주 아프고, FACE 5는 매우 많이 아파 통증 때문에 울 수 있다. 아동에게 자신이 느끼는 통증을 가장 잘 표현하는 얼굴을 선택하게 한다. (B) FLACC(Face, Legs, Activity, Cry, Consolability) 척도. 이 척도는 3세 미만 아동에게 사용될 수 있다. 이 척도를 사용하기 위해 아동을 각 항목별로 사정하여, 0-2점의 점수를 배정한다. 점수를 모두 합하고 총점을 0-10 통증 척도를 사용하여 평가한다.

의 신호라는 연구결과도 있다. 의학 진단명이 통증 확인에 가장 흔히 사용되었다.

통증 사정 시 사용되는 생리적 요소들은 심박수, 호흡수, 혈압, 산소 포화도이다. 발한, 근육 긴장도의 증가, 피부색의 변화도 포함된다. 이 요소들은 생리적 적응이 이루어지면 정상으로 회복된다. 적응은 실제적으로 수분 내에 발생한다. 신체적 징후가 통증에 특이적이지 않으나, 중환아를 간호하는 간호사가 이용할 수 있는 유일한 요소이다.

행동 반응은 통증 사정에 도움이 된다. 특히 의사소통을 하지 못하는 아동에게 유용하다. 통증 사정의 또 다른 방법은 자가보고이다. 다양한 도구가 이용 가능하나, 아동이 상호작용하거나 자신의 손을 사용할 수 있어야 한다. 숫자 척도, 얼굴 척도(그림 7-1-2), 색깔 척도가 이에 해당한다. 아동이 스스로 보고할 수 없거나 그렇게 하고자 하지 않으면 통증에 대한 부모의 보고가 도움이 된다. COMFORT, Modified Motor Activity Assessment, FLACC(Face, Legs, Activity, Cry, Consolability) (그림 7-1-2) 등의 다차원적 척도는 행동과 생리적 어려움의 측면을 통합하여 상호작용이나 손의 이용을 요구하지 않는다.

통증 관리는 비약물적, 약물적 접근을 포함한 중재이다. 약물적 중재가 적절하다면 약물사용을 보류해서는 안된다. 아편제(opiods)는 중환아의 통증 관리에 처음 사용할 수 있는 약물이다. 약물의 선택은 아동의 반응과 의료진의 선호도에 따라 결정된다. 간호사는 아동의 약물에 대한 요구를 사정하고, 정확한 용량을 투여하고 아동의 반응을 관찰해야 한다.

통증 관리의 다른 방법은 정맥 내 자가조절 진통(patient-controlled analgesia, PCA)과 경막외 진통(epidural analgesia)이다. PCA는 아동이 지속적으로 통증 완화의 상태를 유지하도록 돕고, 아동에게 통증을 관리할 수 있는 약간의 통제력을 부여한다. 경막외 마약은 선택적 진통 효과를 제공하나 호흡 억제나 오심, 구토, 소양증, 뇨 정체증과 같은 관련 부작용이 없다.

약물요법과 더불어 주의 전환이나 이완, 마사지, 최면 등과 같은 비약물적 방법을 사용할 수 있다. 이러한 방법은 연령에 적합해야 하며, 부모가 함께 있어야 한다. 어떤 방법을 사용하든지 그 효과성에 대한 판단은 아동의 반응이다.

3. 아동 및 그 가족과의 상호작용

아동과의 상호작용은 이들의 발달 능력과 심리적 요구에 친숙해야 함을 요한다. 연령과 상관없이 모든 아동이 가지고 있는 공통된 공포를 인지하는 것이 도움이 된다. 이러한 공포로는 통제력의 상실, 분리 위협, 고통스런 절차, 불안의 전달이 있다.

성인 환자와는 달리 나이 어린 아동은 의식적으로 행동하거나 말하지 않는다. 나이 어린 아동은 언어적, 비언어적(몸짓, 행동), 추상적(놀이, 그림 그리기, 이야기 말하기) 신호를 통해 행동하여 잠재적으로 의사소통을 한다. 대체로 아동의 행동은 성인보다 더 활동 중심적이고 더 정서적이다. 아동 행동의 질은 평균의 건강한 아동의 기준으로서 기대되어야 하며, 중환아의 행동에 대조되는 요인으로 사용되어질 수 있다(표 7-1-6).

행동 반응은 통증이나 안위감 사정에 특히 도움이 된다. 영아나 아동은 경직과 같은 최소한의 움직임에서부터 때리고 발로 차는 것 같은 고도의 활동까지의 전체 활동 연속선 상에서 신체 움직임을

표 7-1-6 건강한 아동과 중환아의 대조적인 비언어적 행동의 신호 비교

건강한 아동	중환아
자세	
움직임, 굴곡됨	느슨하고 흐느적거림
	태아 자세나 편안한 자세 선호함
몸짓	
친숙한 목소리에 반응함	친숙한 목소리에 천천히 반응함
움직임	
목적을 갖고 움직임	최소한의 움직임을 보임, 기면상태
새롭고 즐거운 물건을 향해 움직임	증가된 움직임 보임, 불안정(심폐기능 또는
위협을 주는 물건이나 사람을 피해 움직임	신경계 보상이나 통증, 수면 박탈을 의미할 수 있음)
반응/극복 유형	
부모가 오고 떠나는 것에 반응함	부모의 존재와 부재에 최소한의 반응 보임
환경과 도구에 반응함	과도기적 물건의 존재와 부재에 최소한의 반응 보임
침습적 절차에 저항하고 울음	최소의 방어적 반응 나타냄
얼굴 표현	
얼굴을 바라보고 눈 맞춤을 함	얼굴이나 물건을 따라가지 않음
상호작용에 반응하여 얼굴표정 변화함	눈 맞춤을 피하거나 상호작용에 최소 반응함
세안에 부정적으로 반응함	세안시 최소로 얼굴 표정 변함
자극에 눈깜빡거림으로 반응함	눈 깜빡거림이 증가 또는 감소함
공포시 눈을 크게 뜸	눈 맞춤 피함
자기 입에 매혹됨	구강 자극을 피하거나 싫어함
곧 움직일 수 있도록 입이 준비된 상태임	침 흘리거나 느슨한 구강 근육을 보임
	간간이 빨거나 빨기가 약함

표현할 수 있다. 다양한 행동 반응(예: 몸짓, 자세, 움직임, 얼굴표정 등)을 사정하고 이러한 반응들 사이의 일치성을 조사하는 것이 특히 도움이 된다.

소아 환자와 그 가족과의 상호작용은 또한 아동의 의미있는 타인에 대한 이해에 의해 촉진된다. 가족 중심의 간호에 대한 철학은 최적의 소아 환자 간호에 중요하다. 가족중심 간호는 아동의 간호에 있어서 가족을 존중하고 인식하고, 지지하는 것이다. 가족은 아동의 생에 불변의 것이며 아동의 정서적, 사회적, 발달적, 신체적, 건강관리 요구에 반응하는데 궁극적으로 책임이 있다. 부모의 적절한 지지와 협조는 아동에게 중환자실 환경의 위협을 완충시킬 수 있다. 부모는 아동의 환경, 개인, 사건에 대한 인지적 평가에 영향을 미치거나 도움을 줄 수 있다. 아동은 부모의 반응을 기준으로 삼아 다양한 사건을 해석한다.

소아 환자와 그 가족에게 접근하는 방식이 중요하다. 불안의 전달이란 부모나 건강관리팀원 또는 양쪽 모두에 의해 아동에게 전달되는 불안한 감정을 말한다. 부모와 건강관리팀원의 불안을 완화시키는 중재는 아동의 안녕에 직접적인 영향을 미칠 것이다. 중재로는 부모와 건강관리팀원을 보조하여 치료와 질병에 대한 아동의 반응을 예상하고, 부모와 건강관리팀원이 치료적 의사소통 기술을 획득하도록 하는 것을 포함한다.

중환자실내 아동 환자를 위한 간호진단과 협조적인 문제의 예는 Box 7-1-1과 같다.

사례연구 ■ 아동 환자의 호흡곤란

철수는 15Kg의 3세 남아로 천식지속상태 (status asthmaticus)로 입원하였다. 입원 시 이 아동의 활력징후는 심박수 150회/분, 호흡수 48회/분, 혈압 100/60mmHg, 액와 체온 38℃, 산소포화도 94%이다.

신체검진에서 철수는 초조하고 불안정하며 울고 있었으며, 늑간근과 흉골하 견축과 비익호흡이 관찰되었다. 방안에서 호기 시 천명음을 들을 수 있었고 철수의 임상 상태에 빈호흡이 예상되기는 하지만 호흡수는 철수의 연령에 비해 약간 높았다. 미열이 있으며 불안해 보이며 빈호흡이 있다. 불안, 초조, 호흡노력의 증가는 산소 요구량을 증가시키며 동시에 하부기도 폐쇄는 산소 이동을 감소시킨다. 경증의 빈호흡과 비익호흡, 견축, 천명음의 위험 지표는 호흡부전 발달의 위험성이 있는 호흡곤란을 암시한다.

초기 중재의 우선 순위는 아동이 편안한 자세를 취하게 하고 산소를 공급하며 그에 대한 아동의 반응을 사정하는 것이다. 흡입식 β_2 작용제인 Albuterol이 투여된다. 중재 후 철수의 활력징후는 심박수 150회/분, 호흡수 42회/분, 혈압 105/62mmHg, 얼굴 마스크를 통한 40% 산소 공급 시 산소 포화

Box 7-1-1
중환아의 간호진단과 협조적 문제의 예

- 기도 폐쇄와 관련된 기도 개방 유지 불능
- 환경과 관련된 불안
- 체온 조절 장애 위험성
- 가족 구성원의 건강상태 변화와 관련된 가족기능 장애
- 적극적인 체액양 손실, 조절기전의 장애와 관련된 체액 부족
- 의미있는 타인으로 부터의 분리와 관련된 성장발달 지연

■■■ 임상 연구에 관한 통찰

crain N, Dilton H, Slanim A: End of life care for children: Bridging the gap. Crit Care Med 29(3):695-697, 2001.

죽어가는 아동과 그 가족의 문제가 성인 부모에게 영향을 미치는 문제들과 여러가지 면에서 비슷하지만, 의사결정하는 가족 구성원의 역할은 아동간호에 독특한 상황의 원인이 된다. 이 연구는 설문지 방법을 사용하여 생의 말에 있는 아동을 간호하는 소아 중환 담당 의사와 간호사의 태도와 인지된 실무를 조사하였다. 그 결과 실무자의 대부분은 생의 말에 관하여 제공된 합의문에 동의하였다. 동의하지 않은 실무자들의 유일한 의미있는 특징은 적은 년수의 경험이었다. 다른 차이점은 생의 말에 대한 간호사의 태도와 간호사와 의사간의 의사결정에 영향을 미치는 요소와 우선순위의 차이점이었다. 윤리적 문제가 건강관리팀 구성원 간에 그리고 팀과 가족간에 충분히 논의되지 않았다는 것에 대해 간호사가 의사보다 동의하는 경향이 낮았다.
생의 말 간호는 중환아 간호의 중요한 요소이다. 그러나 이 연구를 비롯한 다른 선행 연구들은 이론과 실무의 차이, 다양한 영역의 실무자들간의 차이, 그리고 다양한 경험수준의 실무자들간의 차이를 지적한다. 따라서 아동과 그 가족을 위해 생의 말 문제를 다룰 수 있는 접근법을 향상하고 표준화해야 할 필요가 있다.

도 98%이다.

1시간 후 철수의 심박수는 100회/분, 호흡수 20회/분, 혈압 98/58mmHg, 산호 포화도 90%를 나타냈다. 견축은 더 현저하고 천명음은 청진 시 들리지 않는다. 철수는 극도의 기면 상태에 있다. 동맥혈 가스 검사 결과, FiO_2 0.5 에서 pH 7.25, $PaCO_2$ 56mmHg, PaO_2 80mmHg, HCO_3- 27mEq/L을 나타냈다. 철수는 피로와 호흡부전의 징후를 보이고 있다. 위험 지표는 기도유지의 어려움, 느린 호흡, 견축의 악화, 기면 상태, 공기의 이동 없음(천명음의 부재)이다. 이 시점에서 관리의 우선 순위는 bag-mask 환기와 삽관이다.

치료는 산소화와 환기를 확보하여 기관지 연축에서 회복하는 것이다. 약물로는 흡입식 기관지 확장제, 항콜린제, 코르티코 스테로이드, 정맥 내 황산 마그네슘이 있다. 기계적 환기 또한 철수가 동맥혈 가스 검사와 활력징후, 임상 증상에서 호전을 보일 때까지 제공된다.

임상적 적용

자가학습: 비판적 사고

1. 상기 철수의 사례에서 급박한 호흡 부전의 징후는 무엇인가?
2. 급박한 호흡 부전의 징후를 가진 아동을 위한 관리의 우선 순위를 설명하시오.

임산부

학습목표

- 임신 중 발생하는 심혈관계, 호흡기계, 신장계, 혈액계의 정상 생리적 변화를 요약할 수 있다.
- 자간전증과 중증의 자간전증의 증상과 징후를 구별할 수 있다.
- 중증의 자간전증의 병태생리를 설명할 수 있다.
- 중증의 자간전증 환자에게 정맥 내 황산 마그네슘 주입 시 간호사정의 요소를 설명할 수 있다.
- 여성에게 파종성 혈관 내 응고 증후군을 발생하게 하는 3가지 산과적 요인을 명명할 수 있다.
- 중환자실 내 산과 환자에게 필요한 사회심리적 지지를 요약할 수 있다.
- 산과 외상 환자와 비산과 외상 환자의 간호를 비교, 대조할 수 있다 .

많은 여성들이 정상 임신을 경험하지만, 일부 여성은 임신 자체로 인해 또는 이미 가지고 있는 상태로 인해 생명 위협의 합병증을 경험한다. 이러한 중증 임신 여성은 특별한 간호를 필요로 한다.

중증 임신부의 진단과 관리의 일반적인 원칙은 다른 중환자실의 원칙과 유사하다. 그러나 이환률과 사망률을 감소시키기 위해 임신으로 인해 발생하는 생리적인 변화를 고려해야 한다. 간호사는 임신 중 발생하는 생리적 변화를 비정상적 반응에서 구별되는 정상반응으로 이해해야 한다(표 7-2-1).

1. 임신 중 생리적 변화

1) 심혈관계 변화

임신 중 발생하는 정상 심혈관계 변화는 맥박, 혈압, 심박출량, 혈액 용량에 영향을 미친다(표 7-2-1). 모체의 혈액량은 기초 수준보다 40~50% 증가한다. 이러한 증가는 대부분 혈장이며, 임신 제 1 삼분기에 시작되고 임신기간 동안 지속된다. 이는 자궁과 태아, 변화하는 모체 조직에 적절한 혈류를 제공하는데 필요하며 또한 분만 시 혈액양 손실을 조절하게 돕는다. 적혈구 양은 20% 증가하나, 혈장 증가와 균형되지 않아 모체의 생리적 빈혈을 초래한다. 심박수는 임신 7주에 10~15회/분

표 7-2-1 임신 중 생리적 변화

	변화	임신 중 수준
심혈관계 변화		
혈액 용량	>40%-50%	1,260-1,625mL
적혈구	>20%	250-450mL
혈압		
수축기압	<5-12mmHg	
이완기압	<10-20mmHg	
심박출량	>30%-50%	6-7L/min
심박수	>10%-30%	15-20회/분까지 증가
전체 혈관 저항	<20%-30%	1,210±266dynes/sec/cm^{-5}
폐혈관 저항	<34%	78±22dynes/sec/cm^{-5}
교질성 삼투압	<10%-14%	<22.4±0.5
호흡기계 변화		
기능적 잔기용량	<10%-21%	1343-1530
일회 호흡량	>30%-35%	600mL
신장계 변화		
신 혈류	>25%-50%	1,500-1,750mL/min
사구체 여과율	>50%	140-170mL/min
크레아틴 청소율	>50%	100-150mL/min

증가하며 산후 6주에 임신 전 수준으로 회복된다. 혈액량과 심박수의 변화는 임신 중 심박출량 30~60% 증가 (6-7L/분)로 이어진다. 심박출량은 분만 시 태반과 태아로부터 혈액 shunt의 결과로 약간 더 증가한다. 분만 직후 빈 자궁이 수축하고, 약 1,000mL의 혈액이 전신 순환으로 돌아가게 되면서 심박출량의 대량 증가(59~80%)가 발생한다(표 7-2-2). 질 분만 시 대략 500mL의 혈액이 손실되며 제왕절개 시는 1,000mL이 손실된다.

태반의 발달은 증가된 혈액량에 낮은 저항을 제공하여 심장 후부하를 감소시킨다. 폐혈관 저항 또는 우측 후부하는 증가된 혈액량과 혈관 확장에 반응하여 감소한다. 호르몬의 영향으로 평활근과 혈관상(vascular beds)은 이완되어 전신 혈관 저항을 감소한다. 혈압은 임신 제 1삼분기와 2삼분기 동안 감소하며, 제 3 삼분기에 임신 전 수준으로 회복된다. 임신 중 혈압은 비임신 시보다 모체의 자세에 의해 영향을 더 받는다. 앙와위 저혈압은 모체가 똑바로 누워있을 때 발생한다. 측위를 추천하나 앙와위를 해야만 한다면 엉덩이 아래에 쐐기 모양의 지지대를 대 주어 자궁이 하대정맥에서 멀리 기울어지게 해야 한다.

2) 호흡기계 변화

호흡기계 변화가 증대된 자궁과 모체와 태아의 산소요구량 증가 조절을 위해 이루어진다(표 7-2-

표 7-2-2 임신, 진통과 분만 중 심박출량 변화

임신, 진통, 분만의 단계	심박출량
임신 8주까지	22-30% 증가
임신 20주까지	50% 증가
앙와위에서 좌측위로 자세변경	21% 증가
진통의 1단계 초기(<3cm 개대)	13-17% 증가
진통의 1단계 말기(4-7cm 개대)	23% 증가
진통의 2단계(>8cm 개대)	34% 증가
매 수축 동안	11-15% 증가
분만 후 즉시(10분)	59-80% 증가(마취 종류에 따라)
분만 1시간 이내	49% 증가

1). 횡격막이 위로 이동하여 기능적 잔류용량이 감소되고, 흉곽용적의 이동으로 일회 호흡량이 30~50% 증가된다. 기도 점막의 변화는 충혈, 과다분비, 파쇄성 증가, 부종을 포함한다. 이 때문에 비위관이나 비기도 관을 삽입 시 비출혈의 위험이 높다. 일부 임신 여성이 간혹 빈호흡이나 호흡곤란을 경험하지만, 호흡수는 변하지 않는다. 호흡곤란의 정확한 원인은 알려지지 않았으나 과다환기나 산소소비량의 증가, 동맥혈 내 이산화탄소 분압의 감소($PaCO_2$)와 관련되리라 생각된다.

산소소비량은 임신 중 15~20% 증가하며, 분만 시 300% 증가한다. 이는 동맥 내 산소 분압(PaO_2)이 104~108mmHg로 증가하기 때문이다. $PaCO_2$는 27~32mmHg로 감소하며 태아로부터 모체로 이산화탄소 확산의 증가를 가져온다. 중탄산염의 신장 배출은 모체 pH의 소량 증가를 가져오며, 이는 대체로 무의미하다.

3) 신장계 변화

신장 기능의 변화는 표 7-2-1에서와 같이 임신 시 대사와 순환 요구량의 증가를 조절한다. 신장 혈류는 30% 증가하며, 사구체 여과율은 50% 증가한다. 이러한 증가는 크레아티닌과 요소 같은 여러 물질의 제거율을 증가하게 하고, 혈청 수준을 감소하게 한다.

4) 위장관계와 대사의 변화

임신 중 위장관계의 변화는 자궁 크기의 증가로 인한 결과이다. 식도 괄약근의 흉곽강 내 이동은 위 내용물이 식도로 수동적으로 이동하게 하여 흡인의 경향이 있으며, 특히 전신 마취나 무의식의 상태에 있을 때 더 하다. 호르몬의 영향은 임신 제 3 삼분기 동안, 위 배출 지연과 위산 분비 증가를 초래한다. 평활근 이완은 오심, 가슴앓이, 변비를 가져온다. 임신 시 인슐린 저항이 증가하고, 고인슐린 혈증이 발생하므로 임신은 당뇨병 발생 상태를 유발한다. 간과 모체의 금식 시 혈당 수준은 태아로의 지속적인 당분 이동으로 인해 감소한다. 임신 여성이 12시간 이상 금식하면 태아는 케톤혈증의 위험에 빠진다.

5) 혈액계 변화

적혈구 용적율(hematocrit)은 혈장 증가로 인한 혈액 희석 때문에 감소한다. 정상 적혈구 용적율은 임신 중 32~40%이다. 백혈구 수치는 정상 수준의

5,000~10,000/mm³에서 6,000~16,000/mm³으로 증가한다. 응고요인 VII부터 X까지의 증가와 XI과 XIII의 감소로 응고 억제가 나타난다. 피브리노겐은 300~600mg/dL로 증가한다. 출혈과 응고 시간, 혈소판 수치는 임신 시 동일하게 유지된다.

6) 태아와 태반의 발달

임신 여성과 태아에 대한 모든 치료의 결정은 그 효과와 위험성의 균형을 고려해야 한다. 모체 순환과 영양 그리고 기형 유발 물질에의 노출은 배아와 태아의 발달에 영향을 미친다. 태아 발달은 3단계이다: 배아 전 단계(첫 14일), 배아 단계 (15일~8주), 태아 단계(8-40주/분만). 배아 단계 동안 심장과 뇌와 같은 중요 기관이 발달하며, 태아가 기형 유발 물질에 가장 취약한 시기이다(그림 7-2-1).

중증 임신 여성을 치료하는데 사용하는 일부 약물은 태반을 통과하여 태아에게 기형을 유발할 수 있는 효과를 가지고 있다. 따라서 약물 요법의 위험성과 효과에 대해 잘 인지해야 한다. 1998년 미국 식약청(The U.S. Food and Drug Administration, FDA)은 임신 중 약물사용 분류를 위해 5가지 위험 범주를 수정하였다(표 7-2-3).

태반은 임신 여성과 태아 사이의 산소, 영양, 노폐물 제거의 대사 교환을 담당하는 기관이다. 임신 초기 태반은 임신 유지에 필요한 4가지 호르몬을 생산한다. 인체 융모 성선 자극호르몬(human chorionic gonadotropin, hCG)은 임신 검사의 기본이며 황체 기능을 보존한다. 또 다른 호르몬인

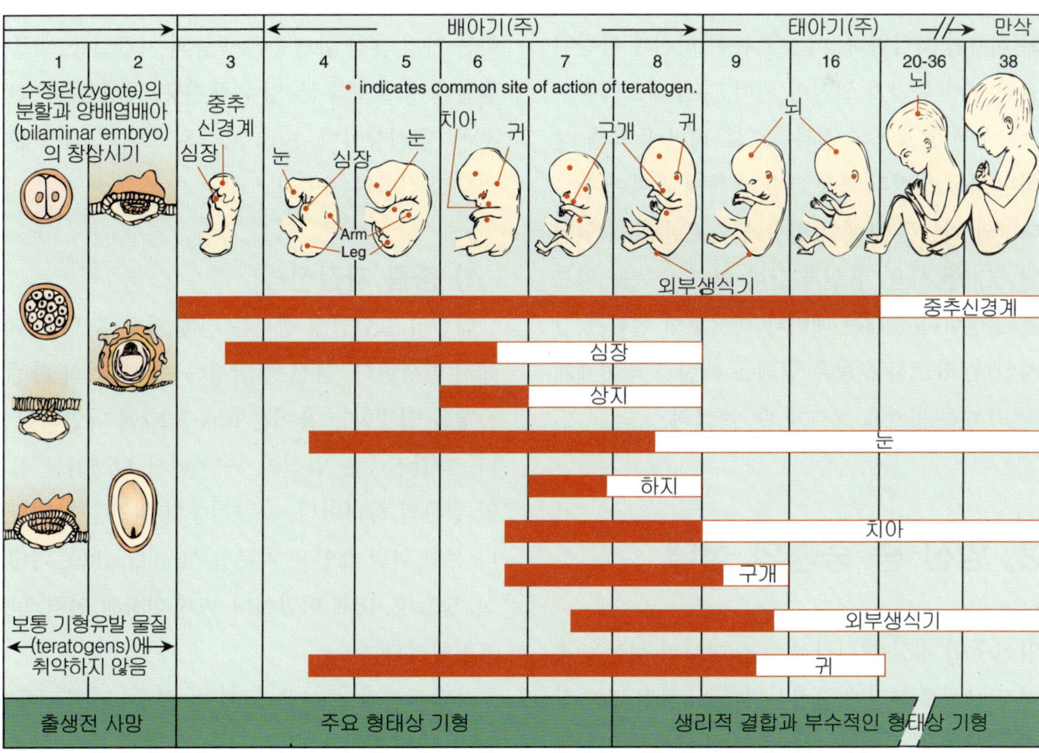

그림 7-2-1 태아 발달에 따른 기형 발생 위험시기(매우 민감한 시기)

표 7-2-3 기형유발 약물의 위험 분류

분류	설명
A	임신 여성에 대한 적절한 연구가 임신 1삼분기 태아의 위험을 나타내지 않았고, 이후 위험의 증거도 없다.
B	동물 연구가 태아의 위험을 나타내지 않았으나, 임신 여성에 대한 적절한 연구가 없다. 또는 동물 연구에서 유해 효과가 나타났으나, 임신 여성에 대한 적절한 연구가 임신 1삼분기 태아의 위험을 나타내지 않았고 그 이후의 위험 증거도 없다.
C	동물 연구가 태아의 부작용을 나타냈으나, 인간에 대한 적절한 연구가 없다. 임신 여성의 약물 사용으로 인한 유익이 잠재적인 위험에도 불구하고 받아들일 수 있다. 또는 동물 생식 연구가 없고 인간에 대한 적절한 연구가 없다.
D	인간 태아 위험의 증거가 있으나 임신 여성의 약물사용으로 인한 잠재적인 유익이 잠재적 위험에도 불구하고 받아들일 수 있다.
X	동물이나 인간의 연구가 태아의 이상을 나타낸다. 또는 부작용으로 태아 위험의 증거를 보인다. 임신 여성의 이용 위험은 명백히 어떠한 가능한 유익성도 초과한다.

태반 유선 자극 호르몬(human placental lactogen, hPL)은 태아 성장에 필요한 영양소를 공급하는 모체의 대사를 자극한다. 이 호르몬은 임신과 관련된 인슐린 저항 증가의 원인이 된다. 프로게스테론과 에스트로겐 호르몬은 결과적으로 태반에 의해 생산되며 자궁 성장과 자궁 태반 혈류에 관여한다.

태반의 기능은 모체의 혈류에 의존한다. 고혈압이나 코카인 사용, 흡연과 같이 혈관 수축을 일으키는 질병이나 상태는 태반과 태아로의 혈류를 감소시킨다. 과도한 운동은 혈액을 태반과 태아에게서 멀리 다른 곳으로 흐르게 할 수 있다.

2. 임신 중 중증의 상태

임신 동안 정상 생리적 변화는 태아의 성장을 촉진하고 모체를 분만에 준비시킨다. 내과적 또는 산과적 합병증은 이러한 적응을 변화시키고 비합병증적 임신 상태를 중증의 상황으로 변화시킨다. 임신의 1~3%는 혈류역학적 불안정과 호흡 부전으로 중환자실 입원을 필요로 한다. 중환자실 입원을 요하는 가장 흔한 합병증은 중증의 자간전증, 파종성 혈관내 응고 증후군, 양수 색전증, 급성호흡곤란증후군 및 외상이다. Box 7-2-1은 고위험 임신 환자의 간호진단의 예이다.

1) 중증 자간전증

임신의 고혈압성 질환은 전체 임신 중 약 3~10%에서 발생한다. 임신 중 발생하는 고혈압의 다양한 유형을 설명하는 용어는 Box 7-2-2에 나열되어 있다. 자간전증은 임신의 5~7%에서 발생하는 고혈압 질환의 하나이다. 자간전증의 원인은 불명확하나 선행 위험 요인은 미분만부(nulliparity), 다태임신, 당뇨병, 18세 미만이나 35세 이상의 연령, 만성 고혈압이다.

자간전증의 증상은 고혈압, 부종, 단백뇨이다. 임신 시 고혈압은 140/90mmHg 보다 높은 혈압으로 정의된다. 임신 전 혈압을 알 수 없다면 동일 자

Box 7-2-1
중증 임신 환자를 위한 간호진단과 협조적 문제의 예

- 불량 또는 불확실한 임신 결과와 관련된 불안, 스트레스
- 자신에 대한 위협과 관련되어 예상하고 하는 애도
- 태아 안녕과 관련된 공포
- 감염과 관련된 잠재적 손상
- 입원과 관련된 가족 대처 변화
- 흉강내압 증가(기계적 환기 치료를 받는 환자)와 관련된 심박출량 감소
- 모체의 자세 또는 혈액 손실, 태반 외상과 관련된 태아 산소 이동 장애

Box 7-2-2
임상 용어: 임신 중 고혈압 질환

- **임신성 고혈압**: 임신 20주 이후 고혈압 시작
- **자간전증**: 단백뇨로 이르는 신장문제를 동반한 임신 20주 이후 고혈압 발달
- **자간증**: 경련을 일으키는 중추신경계 문제를 동반한 자간전증
- **HELLP 증후군**: 간과 혈액계 증상을 동반한 임신 20주 이후의 고혈압 발달
- **만성 고혈압**: 임신 20주 이전에 발달된 고혈압

세와 동일한 팔을 사용하여 6시간 간격으로 두 번 측정하여 혈압이 140/90mmHg이면 자간전증으로 진단 내릴 수 있다. 중증의 자간전증은 수축기압이 160mmHg 이상, 이완기압이 110mmHg 이상이다. 부종이 전신적으로 나타날 수 있으나 손과 얼굴에 더 현저하다. 단백뇨는 24시간 소변 채취물에서 5g 이상의 단백질 농도에 의해 진단된다. 핍뇨가 발생할 수 있으며, 소변 배출량이 30mL/h 미만이거나 500mL/24시간으로 정의된다. 중증 자간전증의 다른 증상으로는 흐린 시각, 두통과 같은 시각과 뇌 기능 장애, 심와부 통증, 간 기능 장애, 혈소판 감소증, 폐 부종 등이 있다.

(1) 생리학적 원리

중증의 자간전증은 동맥혈관 경련과 혈관수축으로 인해 발생하는 혈관내피의 손상과 관련된다. 동맥순환은 수축과 이완 부위를 변화함으로써 방해를 받는다. 내피의 손상은 혈장의 혈관 외 공간으로의 유출을 유발하고 혈소판 응집을 가져온다. 교질성 삼투압은 단백질이 혈관외강으로 들어갈 때 감소하며, 저혈량증과 조직관류와 산소화의 변화 위험에 빠지게 된다. 심인성 또는 비심인성 폐 부종이 발생할 수 있다. 비심인성 폐 부종은 폐 모세혈관의 투과성이 높아지고, 체액의 누출에 취약해지기 때문에 발생한다. 심인성 폐 부종은 폐 모세혈관 내 수압의 증가가 원인이다. 폐 부종의 증상은 기침, 호흡곤란, 흉통, 빈맥, 청색증, 분홍빛의 거품 나는 객담 등이다.

동맥 혈관경련과 내피의 손상은 또한 신장으로의 관류를 감소시킨다. 감소된 신장 관류는 사구체율을 저하시키고 핍뇨로 이어진다. 핍뇨는 혈량 저하증의 징후가 아닐 수도 있으므로 이뇨제로 치료해서는 안된다. 사구체 모세혈관 내피 손상은 단백질이 모세혈관 막을 통과하여 소변으로 누출되어 단백뇨와 BUN의 증가, 혈청 크레아틴의 증가를 가져온다. 혈관 경련과 과다 응고가 오랫동안 지속되면 사구체 허혈이 발생한다. 신장 기능의 완전 회복은 대개 분만 후 이루어진다.

간 또한 다장기 혈관경련과 내피 손상에 영향을 받는다. 간으로의 관류 감소는 허혈과 괴사를 초래할 수 있다. 염증성 침윤물과 혈류 폐쇄의 결과 간 부종이 발생할 수도 있다. 간 손상은 혈청 내 aspartate aminotransferase(AST), lactate dehyfogenase(LDH), alanine aminotransferase

(ALT)와 같은 간 기능 검사 결과의 상승에서 나타난다.

신경학적 결과로 경련, 뇌 부종, 뇌출혈이 나타날 수 있다. 신경학적 진행과 관련된 증상은 두통, 흐린 시력, 과다 반사와 클로누스(clonus), 의식수준의 변화이다. 두개내압의 상승과 관류 저하는 저산소증, 혼수, 사망으로 이르게 할 수 있다.

(2) 의학적 관리

중증 자간전증의 단 한가지 치료법은 태아의 분만이다. 대개 이러한 환자들은 침습적 혈류역학적 모니터와 잦은 혈압 측정, 엄격한 섭취, 배설양 측정, 검사결과 확인, 적극적인 항경련제와 항고혈압제 사용, 비분만시 태아의 관찰 등을 필요로 한다. 관리의 초점은 경련과 호흡기 합병증 예방과 심혈관 상태 모니터, 체액상태 유지이다. 분만을 하지 않은 경우 태아 모니터는 필수적이다.

혈류역학적 모니터는 심박출량과 체액량 상태에 대한 정확한 사정을 요한다. 임신 시 정상 혈류역학적 수치는 표 7-2-4와 같다. 폐동맥 쐐기압(pulmonary artery wedge pressure, PAWP)과 폐동맥압(pulmonary artery pressure, PAP)의 상승은 과다혈량을 의미하며, 따라서 심인성 폐 부종의 위험을 가져온다. 전부하를 감소하는 중재는 정맥 내 수액 제한, 측위로의 자세, 과부하나 폐부종 시 이뇨제 사용이다. 중심정맥압(central venous pressure, CVP), PAP, PAWP의 감소는 저혈량을 의미한다.

약물치료는 경련과 고혈압 위기 예방에 중점을 둔다. 중증 자간전증에서 모체 경련 예방을 위해 정맥 내 황산 마그네슘을 투여한다(Box 7-2-3). 황산 마그네슘은 신경말단 시냅스에서 아세틸콜린의 재흡수를 억제하고 평활근을 이완시킨다. 부작용은 졸리움, 홍조, 발한, 반사 저하, 저칼슘혈증, 호흡 마비이다. 치료적 혈청 수준 4~7mg/dL은 시간 당 1~3g의 지속 주입을 통해 유지된다. 15mg/dL 이상은 호흡마비를 일으킬 수 있다.

표 7-2-4 비임신부와 임신부의 혈류역학적 수치

	비임신부	임신부
중심정맥압	5-10mmHg	1.1-6.1mmHg
폐 동맥압		
수축기압	20-30mmHg	18-30mmHg
이완기압	8-15mmHg	6-10mmHg
평균압	10-20mmHg	11-15mmHg
PAWP	6-12mmHg	5.7-9.3mmHg
심박출량	4.3-6.0L/min	5.2-7.2L/min

Box 7-2-3
황산 마그네슘 투여

용량 농축: 생리 식염수 500mL에 20g이나 D5W = 2g/50mL
부하 용량(loading dose): 10-20분 동안 4-6g 정맥 내 일시 투여
유지 용량: 2-3g/시간으로 정맥 내 주입

Hydralazine hydrochloride은 임신 중 가장 흔히 사용하는 항고혈압제이다. 이는 동맥의 혈관 확장을 유발하고, 평균 동맥압과 전신 혈관 저항을 감소시킨다. 이 약물은 심박출량과 심박수, 신장 혈류를 증가시킨다. 만족할 만한 혈압의 감소가 달성될 때까지 매 20분마다 5~10mg씩 일시적으로 정맥 내로 투여된다. 하이드랄라진 치료가 실패했을 때 nitroprusside, nifedipine, labetalol hydrochloride 등의 항고혈압제를 사용할 수 있다.

(3) 간호중재

신경계 증상을 확인하여 경련 위험성을 사정한다. 경련의 위험성을 감소하기 위해 빛과 소음 자

극을 감소하고, 최적의 휴식 기간을 제공한다. 경련이 발생하면 환자를 손상으로부터 보호하며, 기도 개방과 적절한 산소화를 유지하고, 흡인의 가능성을 평가한다. 환자를 안정시킨 후 자궁과 태아 활동을 신속하게 사정한다. 대부분의 경우 태아의 즉각적인 분만이 지시된다.

환자가 황산 마그네슘 치료를 받고 있으면, 지속적으로 마그네슘의 독성 증상을 사정한다. 마그네슘은 소변을 통해 배설되며 핍뇨는 혈액 내 마그네슘을 독성 수준으로 축적한다.

분만 후 황산 마그네슘 치료는 24시간 동안 지속되어야 한다. 자궁 출혈을 사정한다. 자궁은 분만 후 단단해야 하며, 만일 그렇지 않으면 자궁 마사지와 옥시토신 치료가 필요하다. Box 7-2-4는 중증 자간전증을 가진 환자의 주요 간호중재를 요약하고 있다.

사례연구 ■ 자간전증

분만력 1-0-0-1(과거 1회의 만삭 분만, 한명의 생존아)을 가진 31세 박씨는 임신 30^{+6}주로 자간전증이 의심되어 분만실로 입원하였다. 혈압은 144~167/77~98mmHg이고, 4+의 단백뇨가 나타났다. 두통이나 시력의 변화, 우상복부의 통증, 오심이나 구토는 없다. 태아의 움직임은 양호하다고 한다. 초기 검사결과 24시간 소변의 단백질 21.7g과 크레아티닌 청소율 129mL/분, 백혈구 6.4/mm^3, 헤모글로빈 10.8g/dL, 적혈구 용적율 32.3%, 혈소판 180,000/mm3, ALT 28U/L, AST 23U/L, LDH 183 IU/mL, 요산 6.2mg/dL이 보고되었다.

신체검진 결과는 다음과 같다: 폐 청진시 깨끗하며 호흡수는 20회/분이고 머리와 눈, 귀, 코, 인두는 정상이며, 맥박수는 84회/분이고 규칙적이다. 복부는 부드럽고 압통이 없으며, 사지는 약간 부종

Box 7-2-4
중증의 자간전증을 위한 간호중재

좌측위의 절대 침상 안정
- 이론적 근거와 기대되는 유익성을 설명한다.
- 가족과 친구를 방문하도록 격려하여 지루함을 예방하는 활동을 제공한다.
- 경련 지침을 설명한다.

투약
- 황산 마그네슘이나 하이드랄라진과 같은 약물의 작용을 설명한다.
- 검사와 활력징후 측정, 소변양 측정의 빈도를 설명한다.

태아 감시
- 태아의 안녕을 모니터하기 위해 사용하는 외부 태아 모니터링과 검사 즉 비수축검사, 생물리학 계수, 도플러 검사, 태아 맥박산소 측정기 등을 설명한다.
- 적절한 자궁-태반 기능을 확인하는데 사용하는 근거를 설명한다.

분만
- 제왕절개 분만의 가능성에 대해 준비시킨다.
- 분만의 필요성에 대한 근거를 설명한다.
- 환자가 신체적으로 신생아 집중치료실 견학이 어려우면 신생아 집중치료실에 대해 설명한다.
- 미숙아이거나 신생아 중환자실에 입원할 예정이라면 신생아의학 의사와 논의할 수 있는 시간을 마련한다.

이 있고 반사는 2-3+이며, 체중은 62.7kg이다. 진통은 없었고 태아의 심박수는 140회/분이었다. 정맥주입이 시작되었으며, 환자는 좌측위로 절대 침상안정이 취해졌으며, 외부 태아 모니터기를 연결하였다.

관찰 수시간 후 박씨는 중증의 두통과 흐린 시력, 눈 앞에 검고 녹색의 점이 보인다고 호소하기 시작했다. 황산 마그네슘 6g을 정맥내로 일시 주사하였고, 시간 당 2g을 유지하였다.

반복 검사 결과는 다음과 같다; 헤모글로빈 11.8g/dL, 적혈구 용적율 35.0%, 혈소판 207,000/mm³, BUN 14mg/100mL, 크레아티닌 0.5mg/dL, ALT 22U/L, AST 29U/L, LDH 280 IU/mL. 대상자의 혈압의 범위는 100~150/50~80mmHg이고, 소변 배설양은 20~100mL/시간이었다. 24시간 소변 검사물이 반복 수집되었고, 그 결과는 단백질 5,643g, 크레아티닌 청소율 101.9mL/분이었다. 태아 심박수 추적이 요구되었고, 분만실에서의 관찰이 지속되었다.

입원 4일째, 박씨의 혈압은 170/102mmHg, 5시간 동안 소변양은 50mL이었다. 박씨는 구토를 하였고 상복부 통증을 호소하였다. 보다 나은 정맥 접근을 위해 중심정맥선(central line)이 확보되었다. 혈액검사 결과는 헤모글로빈 11.7g/dL, 헤마토크릿 35.7%, 혈소판 151,000/mm³, BUN 20mg/100mL, 크레아티닌 0.6mg/dL, ALT 81U/L, AST 116U/L, LDH 280IU/mL, 요산 6.9mg/dL이다. 초음파상 태아는 둔위이었으며, 박씨는 제왕절개를 위해 수술실로 이동하였다. 1,140g 아기가 분만되었고 신생아 중환자실로 이송되었다.

추정 혈액 손실양은 1,000mL이었고, 소변양은 0mL, 정맥내 주입양은 3,700mL이었다. 수술동안 박씨의 혈압은 150~160/100~115mmHg이었다. 수술 후 혈액검사 결과는 헤모글로빈 6.4g/dL, 적혈구 용적율 19.3%, 혈소판 69,000/mm³, BUN 24mg/100mL, 크레아티닌 1.4g/dL, ALT 140U/L, AST 23U/L, LDH 143 IU/mL, 요산 6.7mg/dL이었다. 황산 마그네슘 주입이 지속되었으며 농축 적혈구 2 units이 수혈되었다. 소변양은 없었다. 정맥내 히드랄라진이 혈압 조절을 위해 투여되기 시작되었다. Swan-Ganz catheter가 삽입되었다. 박씨의 혈류역할적 수치는 다음과 같다; CVP 6mmHg, PAWP 12mmHG, 평균 동맥압 110mmHg, 일회 심박출량 12L/분. 혈액검사 결과는 헤모글로빈 8.57g/dL, 적혈구 용적율 25.4%, 혈소판 19,000/mm³, BUN 36mg/100mL, 크레아티닌 3.0mg/dL, ALT 516U/L, AST 942U/L, LDH 6,190IU/mL, 요산 7.9mg/dL이다. 박씨는 보다 집중적인 모니터와 사정을 지속하기 위해 중환자실로 이송되었다.

추후 혈류역학적 모니터 결과는 다음과 같다; 혈압 138~165/81~92mmHg, CVP 4~8mmHg, PAWP 11~15mmHg, 일회 심박출량 12L/분, 전신 혈관 저항(systemic vascular resistance, SVR) 700dynes/cm/초. 핍뇨는 지속되었다. 혈소판 총 10units이 수혈되었고, Shiley catheter가 혈액 투석을 위해 삽입되었다. 수술 후 11일, 혈압은 120/60mmHg, 소변양은 50mL/시간, CVP 3-6mmHg, PAWP 7-9mmHg, 일회 심박출량 9L/분, SVR 900dynes/cm/초. 혈액검사 결과는 다음과 같다; 헤모글로빈 8.1g/dL, 적혈구 용적율 24.0%, 혈소판 121,000/mm³, BUN 22mg/100mL, 크레아티닌 2.1mg/dL, ALT 15U/L, AST 34U/L, LDH 923IU/mL, 요산 6.6mg/dL.

박씨는 산욕병동으로 이동되었다. 14일째 혈액투석이 중단되었다. 박씨의 상태는 계속적으로 호전되었으며 퇴원하였다.

2) HELLP 증후군

HELLP(Hemolysis, Elevated Liver enzymes, Low Platelets) 증후군-용혈, 간 효소의 증가, 혈소판 저하-은 10~30%에서 중증의 자간전증/자간증을 동반한다. 모체 사망률은 30%로 높다. 중증 자간전증의 변화의 하나라고 간주된다. HELLP 증후군을 가진 여성은 대체로 27세 이상, 백인, 경산부이다. HELLP 증후군 대상자는 신부전, 폐부종, DIC, 태반 박리, 급성호흡곤란증후군, 간 혈종/파열과 같은 합병증의 위험이 높다.

HELLP 증후군의 증상과 징후는 중증의 자간전증과 유사하며, 상복부 통증과 오심, 피로, 우상복부 압통을 포함한다. 검사상 혈소판 감소 (<100,000/mm^3)와 간 효소 증가가 나타난다.

(1) 생리학적 원리

적혈구가 혈관경련성 혈관을 통과할 때 유극 적혈구(burr cells)나 분열 적혈구(schistocytes)를 생성하는 용혈이 발생한다. 간 효소는 혈관경련으로 인한 허혈의 결과 발생하는 간 손상 시 증가한다. 혈관경련의 지연은 간 괴사에 이르게 한다. 혈소판은 내피 손상 부위에 응집되어 소모된다.

(2) 관리

중증의 자간전증처럼 분만이 HELLP 증후군의 치료를 위한 선택이다. 그러나 분만의 시간은 논의의 여지가 있다. 분만하지 않을 경우 관리는 침상안정과 잦은 혈압 사정, 잦은 간 기능과 응고 상태 검사, 집중적인 태아 감시이다. 중증 자간전증과 같은 방법으로 관리되며 황산 마그네슘과 항고혈압제가 필요 시 투여된다. 혈액 성분이 응고 이상을 교정하기 위해 투여될 수도 있다.

HELLP 증후군은 다른 질병들을 모방할 수 있어, 다음과 같은 질환에 대한 감별진단이 필요하다; 자가 면역성 혈소판 감소 자반증, 만성 신질환, 신우신염, 담낭염, 위장관염, 간염, 췌장염, 혈전성 혈소판 감소 자반증, 용혈성 요독 증후군, 임신성 급성 지방간.

활력징후와 출혈, 통증, 검사결과의 변화에 대한 모니터를 실시한다. 태아 심박수와 태반 박리의 증상, 징후에 대한 사정도 중요하다. HELLP 증후군 환자에게 발생 가능한 합병증에 대한 인지가 필요하다. 악화되는 통증이나 혈관 허탈, 쇼크 등의 징후는 간 혈종이나 파열을 의미할 수 있다. 섭취량과 배설양에 대한 정확한 모니터가 신장 상태 사정을 위해 지속되어야 한다.

3) 파종성 혈관내 응고

자간전증, 태반박리, 양수 색전증, 태아 사망, 패혈증과 같은 다양한 상황이 응고와 섬유소 용해 체계 변화를 초래하여 임신 여성에게 파종성 혈관내 응고(Disseminated Intravascular Coagulation, DIC)를 유발한다. 패혈증의 발생율이 항생제 치료로 인해 감소하였지만 미국 내 모성 사망의 3~8%를 차지한다. 임신 중 패혈증은 자궁강 내 박테리아 침입의 결과이다. 면역 억제는 임신의 정상적인 반응이며 태아가 모체의 면역계에 의해 거절되지 않도록 하기 위해 발생하는 것이라 생각된다. 이러한 변화는 감염의 취약성을 증가시키고, 감염 저항력을 감소시킨다. 패혈성 쇼크는 수일 또는 수 시간 내에 발생할 수 있다. 패혈성 쇼크의 증상은 빈맥, 빈호흡, 체온 불안정, 일회 심박출량 증가, 말초 저항의 감소이다.

태반박리는 자궁 벽에서 태반의 조기 분리이며, 파종성 혈관내 응고의 가장 흔한 원인이다. 혈액이 자궁과 태반 사이에 축적되어, 응고 인자가 소모된다. 태반은 고농도의 트롬보플라스틴을 포함한다. 태반이 조기에 분리되면 신체의 응고와 섬유소 용해 체계를 활성화하여 트롬보플라스틴이 전신적으로 방출되게 된다. 섬유소 용해 체계의 활성화와 함께 지혈계가 분리 부위에서 혈전 형성을 시작한다. 태반박리의 임상 징후는 급성 복통, 자궁압통, 조기진통, 질 출혈이다. 박리는 발견하기 어려울 수도 있고 혈액이 보이지 않을 수도 있다.

자궁 내 태아 사망 또한 DIC로 이르게 한다. 조직의 트롬보플라스틴은 사망한 태아로부터 모체의 순환으로 방출되어 응고 체계를 활성화한다. 응고병증은 진행성이며, 만성의 저등급(low-grade) DIC와 일치한다.

(1) 관리

DIC 환자의 관리는 근본 상태에 대한 확인과 적절한 치료의 시작, 혈액항상성을 보존하기 위한 응고체계의 평가와 모니터, 추가 출혈과 응고의 예방을 포함한다. 패혈증으로 인한 파종성 혈관내 응고의 관리는 태아의 즉각적인 분만과 광범위 항생제의 정맥내 투여이다. 태반박리의 경우 즉각적인 태아의 분만이 추가적인 출혈을 조절하는데 필요하다.

간호의 초점은 추가적인 출혈의 예방, 응고 검사에 대한 모니터, 다장기 침범과 조직관류의 변화, 체액결핍에 대한 사정이다. 간호는 호흡상태 모니터, 저혈증 예방을 위한 정맥내 수액 투여, 혈류역학적 검사 결과 사정, 항생제와 혈액 대체물, 해열제의 투여와 평가를 포함한다.

4) 양수 색전증

양수 색전증은 제왕절개나 자궁파열 시 또는 질 분만 시 자궁경관 내 정맥의 작은 파손으로 인해 양수가 모체의 순환 내로 들어갈 때 발생한다. 양수가 모체 순환으로 진입하면 폐 혈관계로 빠르게 이동되어 폐 색전증을 유발한다. 양수 색전증(Amniotic Fluid Embolism, AFE)에 대한 폐의 반응은 혈관경련으로, 일시적인 폐 고혈압과 심각한 저산소증을 야기한다. 모체는 아나필락시스 쇼크처럼, PAP 증가와 좌심실 부전과 함께 혈류역학적으로 보상된다. 양수 색전증의 선행요인은 자간전증, 다태아 임신, 양수과다증, 낮은 태반부착 부위, 만기 후 임신(post-term pregnancy), 분만 시 과다긴장성 진통, 태반박리, 자궁파열, 모체 경련, 제대탈출 등이다. 양수 색전증의 임상 증상은 갑작스런 호흡곤란, 청색증, 저혈압, 심폐정지이다.

(1) 관리

양수 색전증의 관리는 좌심실 박출량과 적절한 기도의 유지이다. 중재는 삽관과 100% 산소 환기, 혈관수축제와 정질액(crystalloid fluids)의 정맥 내 투여, 심폐 소생술, 혈액성분 투여, 폐 동맥 카데타 삽입이다. 극심한 경우 extracorporal membrane oxygenation(ECMO)이 양수 색전증의 치료 동안 적절한 산소화와 환기 지지를 제공하기 위해 사용될 수 있다. 잠재적인 결과로는 급성 폐부종, 호흡곤란, DIC, 출혈, 다장기 부전이 있다.

간호사는 양수 색전증이 의심되면, 즉시 반응해야 한다. 기본적인 ABC(Airway, Breathing, Circulation) 후에 그 상황에서 필요로 하는 중재를 우선 순위화 한다. 환자가 삽관되어 있지 않으면 얼굴 마스크로 산소를 투여하고, 맥박산소측정기를 이용하여 산소 포화도를 사정해야 한다. 삽관 후 소생 백이나 기계적 환기가 필요할 수도 있다. 정맥 귀환을 최대화하기 위해 환자를 측위로 눕히거나 쐐기형 지지대를 엉덩이 아래에 받쳐준다. 정맥 내 수액과 수혈을 주입하고, 저혈압 교정을 위해 큰 바늘을 이용한 정맥 주입선이 필요하다. 심혈관계, 폐, 혈액계, 신경계에 초점을 둔 사정이 필요하다.

5) 급성호흡곤란증후군

급성호흡곤란증후군(Acute respiratory distress syndrome, ARDS)의 특징은 진행성 호흡곤란, 중증의 저산소혈증, 낮은 폐 탄성(lung compliance), 비심인성 폐 부종, 흉부 X선 상 광범위한 침윤물이다. 임신과 관련된 ARDS의 선행요인은 태반박리, 중증의 자간전증, 신우신염, 파종성 혈관내 응고, 패혈증, 양수 색전증, 흡인, 전신 감염, 자궁 내 태아 사망이다. 모체의 저산소혈증은 자연 진통과 태아 저산소증, 산증, 사망을 초래할 수 있으므로 집중적인 관리가 필요하다. 사망률과 이환율 감소를 위해 태아와 주요 기관으로의 관류를 유지한다.

(1) 관리

ARDS의 임신부는 심혈관계 지지와 호기말 양압을 이용한 기계적 환기를 요한다. 혈류역학적 모니터는 중심 혈량저하증과 비심인성 폐 부종과 같은 ARDS와 관련된 변화를 평가하는데 필수적이다. 인공호흡기는 12회/분, 일회호흡량 12~15mL/kg, 100% 산소, PEEP 5cmH_2O로 세팅한다.

간호는 우선 지지적이어야 한다. 조직으로의 산소 이동을 최대화하고, 폐 모세혈관의 강도를 유지하는 방향으로 중재가 이루어져야 한다. 맥박산소측정기를 이용한 동맥 내 산소 포화도 측정, 호흡수와 특성, 호흡 시 노력의 관찰, 폐의 청진을 포함한 완전한 호흡기 사정을 한다. 비심인성 폐 부종의 증상이 심인성 폐 부종의 증상(빈호흡, 빈맥, 나음, 호흡곤란)과 유사하지만, 간호사는 PAWP와 PAP의 저하(표 7-2-4)가 비심인성 폐 부종을 의미함을 인식해야 한다. 산과 환자의 비심인성 폐 부종은 위 내용물의 흡인, 패혈증, 수혈의 부작용, 파종성 혈관내 응고, 양수 색전증에 의해 유발될 수 있다. 자궁태반간 혈류를 증가하기 위한 간호중재는 환자를 측위로 눕히고 적절한 양의 체액을 유지하는 것이다.

기계적 환기를 하는 여성을 위한 간호는 불안과 공포, 가족으로부터 분리를 완화시킬 수 있도록 돕기 위한 심리사회적 지지를 포함한다. 간호사는 환자와 가족간의 의사소통을 촉진하고, 모체와 태아 상태에 대해 지속적으로 정보를 제공해야 한다.

산후 극심한 ARDS의 경우, ECMO를 사용하여 적절한 산소화와 환기 지지를 제공한다.

6) 외상

사고로 인한 손상은 전체 임신의 6~7%에 해당하며 자연유산, 조산, 태반박리, 태아 사망과 관련된다. 흔한 유형의 외상은 자동차 사고로 인한 둔기 외상, 낙상, 가정 폭력, 자창과 총상으로 인한 관통상이다. 태아의 생존은 모체의 생존에 의존하므로 임신부에 대한 즉각적인 간호와 안정화가 필수적이다.

임신 중 정상적인 심혈관계의 생리적 변화 때문에 혈류역학적 불안정은 초기에 두드러지지 않을 수 있다. 임신부는 혈류역학적으로 불안정해지기 전에 혈액 2,000mL을 손실할 수 있다.

(1) 관리

외상의 관리는 즉각적인 안정화와 간호이다. 모든 외상 환자의 즉각적인 간호는 소생술의 ABC를 적용하는 것이다. 첫번째 기도를 유지하고, 산소는 PaO_2 60mmHg 이상의 수준을 유지하기 위해 10-12L/분의 속도로 공급한다. 비위관을 삽입하여 흡인을 예방해야 한다.

심폐소생술이 필요하면 임신의 해부학적, 생리적 변화를 고려하여야 한다. 자궁이 주요 복부 혈관을 압박하고, 복강 내 기관의 위치를 이동시켜 흉부 순응을 감소시킨다. 우측 엉덩이 아래에 쐐기 모양의 지지대를 대주면 자궁을 이동시켜 혈관 압박을 해소할 수 있다. 제세동과 약물 사용을 포함한 표준화된 ACLS(Advanced Cardiac Life Support) 절차가 이용된다. 혈압상승제의 투여는 피해야 하는데, 이는 혈관수축 반응이 자궁태반 관류를 방해할 수 있기 때문이다. Medical antishock trouser(MAST) 또는 pneumatic antishock garment (PASG)와 같은 기구가 사용될 수 있으나, 복부 부위는 팽창시켜서는 안된다.

큰 구경의 카데터를 이용한 정맥 접근이 필요하며, 일회 박출량을 증가시키고, 심박출량을 유지하도록 집중적인 정맥주입이 이루어져야 한다. 출혈이 발생하면 출혈을 조절해야 한다. 동맥압의 감소는 자궁태반계의 낮은 저항 때문에 혈량저하증의 지표가 아닐 수 있다. 30~35% 손실은 저혈압이 인식되기 전에 태아에게 심각한 결과를 초래할 수 있다. 수액보충요법이 빠른 속도로 제공되어야 한다.

임신부가 안정화되면 신경계 상태를 사정해야 한다. 이 사정 후 생존 결정을 포함한 태아 사정이 이루어진다. 태아의 심박수는 태아 청진기, 청진기, 태아 도플러, 초음파를 이용하여 청진할 수 있다. 병원이나 외상센타에 도착 시 심전도, 완전한 신체검진, 그리고 동맥혈 가스 검사(표 7-2-5), 전혈구수, 혈소판 수, 전해질, 혈액혈과 교차시험, Kleihauer-Betke 검사와 같은 혈액검사 등의 추가적인 사정이 이루어질 수 있다. Kleihauer-Betke 검사는 모체의 순환계에 진입한 태아의 적혈구를 확인하고 태아-모체 출혈을 정량화한다. 규칙적인 자궁수축의 시작시기, 질 출혈, 질에서의 액체 누출과 같은 요인들의 사정이 이루어져야 한다.

표 7-2-5 비임신부와 임신부의 동맥혈 가스 수치

	비임신부	임신부
PaO_2	80-100mmHg	87-106mmHg
$PaCO_2$	36-44mmHg	27-32mmHg
pH	7.35-7.45	7.40-7.47
HCO_3^-	24-30mEq/L	18-21mEq/L

3. 정서적 지지 제공

정서적 지지는 중증 임신부와 그 가족에게 매우 중요하다. 임신부가 중환자실에서 진통을 하면 남편이나 다른 의미있는 타인이 침상 옆에 있도록 허용한다. 분만 시 가능하면 모유 수유와 애착을 격려한다. 분만 후 신생아가 옆에 있을 수 없으면 신생아에 대한 잦은 정보 제공이 중요하다. Box 7-2-5는 고위험 임신의 정서적 안녕을 증진하기 위한 전략을 요약하고 있다.

태아가 사망하면 애도 지지가 필요하다. 간호사는 분만실 직원, 정신과 간호사, 사회사업가, 심리학자, 정신과 의사, 비서 등과 협조하여 어머니와 가족에게 정서적 지지를 제공할 수 있다.

4. 결론

중증의 임신부 간호를 위해 중환자실 간호사는 임신 기간 중 발생하는 생리적 변화를 이해해야 한

Box 7-2-5
고위험 임신의 정서적 안녕 증진을 위한 전략

- 건강관리팀에서 가족 중심의 간호로 관심을 전환한다.
- 문화적 가치를 환경에 통합한다.
- 임신부와 그 가족의 역할을 이해하고, 가족 기능의 최적화를 위해 그들의 과업을 보조한다.
- 가족 지지 집단의 이름을 제공한다.
- 가족 구성원에게 정보와 교육을 제공한다.
- 가족이 잘 극복하도록 격려한다.
- 가족의 정서를 확인한다.

다. 이러한 지식은 미세한 변화를 인식하여 사망률과 이환율을 감소시키는데 도움을 준다. 산과 팀과 중환자 간호팀의 협력은 어머니와 태아의 적절한 관리를 촉진한다. 분만은 정서적 경험이며 간호는 이러한 환자들의 심리사회적 요구를 이해해야 한다. 지지적이며 가족 중심적인 환경의 제공이 중증의 임신부 간호에 필수적이다.

임상적 적용

자가학습: 비판적 사고

1. 중증의 자간전증 환자에서 사정해야 할 필요가 있는 요소들을 비교하고, HELLP 증후군의 진단이 명백하게 될 때를 결정하시오.
2. 앞서 기술된 바일씨의 사례에서 이 환자의 심박출량의 수치를 합병증 없이 임신한 여성과 비임신 여성의 심박출량 수치와 비교하시오.
3. 영아 애착 증진을 포함한 바일씨의 간호계획을 세우시오.
4. 1~4일, 4~14일, 14일~퇴원일의 박씨 간호의 우선순위를 나열하시오.

노인

노화의 정상 정신생물학적 특성
- 생물학적 이슈
- 사회심리적 이슈

신체적 변화
- 청각 변화
- 시각 변화
- 기타 감각의 변화
- 수면 변화
- 피부 변화
- 심혈관계 변화
- 호흡기계 변화
- 신장계 변화
- 위장관계 변화
- 근골격계 변화
- 내분비계 변화
- 면역계 변화

심리적 변화
- 인지 변화
- 노인 학대
- 알코올 남용

약물 사용의 변화
- 약물 흡수
- 약물 분포
- 약물 대사
- 약물 배설

학습목표
- 정상 노화과정의 결과로 발생하는 신체적 변화를 설명할 수 있다.
- 노인의 발달과업을 기술할 수 있다.
- 노인의 주요 신체기관에 영향을 미치는 일반적인 상태에 대해 논의할 수 있다.
- 노인에게 발생 가능한 인지적 변화를 설명할 수 있다.
- 노인의 섬망과 치매를 비교하고 대조할 수 있다.
- 노인의 잠재적인 학대나 방치의 사정 지표를 서술할 수 있다.
- 약물의 흡수, 분포, 대사, 배설의 측면에서 노인 환자에게 '저용량으로 시작하고 천천히 진행한다' 는 원칙의 중요성을 설명할 수 있다.

노인 인구의 비율은 지속적으로 증가하는 추세이다. 대체로 좋은 건강상태를 즐기는 노인들도 있으나, 많은 노인들이 신체적 장애를 가지고 있다. 만성 질환은 노인 장애의 주된 원인이다. 노인은 기존 질환이 갑작스럽게 악화되면 흔히 중환자실에 입원하게 된다. 그러므로 중환자 담당 간호사는 노화로 인해 정상적으로 발생하는 연령 관련된 생리적 변화를 이해해야 한다. 나이 듦에 따라 나타나는 생리적 변화는 대체로 점진적이며 두드러지거나 병리적이지 않다.

그러나 나이와 관련된 변화는 중증 노인 환자를 합병증의 고위험에 놓이게 한다. 따라서 잠재적 문제의 예방에 초점을 두고 중재를 수행해야 한다.

노인 환자 사망의 주된 원인은 심장병, 악성 신생물, 뇌졸중, 독감, 만성 폐쇄성 폐 질환이다. 만성 질환이 노인들에게 많이 나타난다. 수명 기간의 연장이 다수의 만성 및 급성 질환을 가진 노인 환자 증가의 가장 중요한 원인이다.

1. 노화의 정상 정신생물학적 특성

1) 생물학적 이슈

내인성 노화(intrinsic aging)는 모든 노인에게 보편적으로 발생하는 특징과 과정을 의미한다. 외인성 노화(extrinsic aging)는 개별 사람에게 다양하게 나타나는 노화에 영향을 미치는 요인을 포함한다. 외인성 요인은 생활 패턴, 환경 영향요인의 노출 등이다. 정상 노화는 내인성 노화, 외인성 노화 그리고 각 개인에게 특정한 특이성 또는 개별적 유전 요인의 합으로 정의된다.

대부분의 생물학적 체계에서 정상 노화과정은 질병이 없고, 휴식의 상태에서 유의한 장애나 기능부전을 초래하지 않는다. 다음은 내인성 연령 변화의 예이다:

- 스트레스에 대한 저항 감소
- 시상하부와 피부 변화로 인한 극도의 열과 냉에 대한 내인성 부족
- 감각 지각의 저하
- 혈액 pH의 큰 변동

하나의 기관이나 전신의 노화는 실제 시간 상 연령과 관련되어 빠를 수도 또는 지연될 수도 있다. 세포 조직 노화의 효과는 비대칭적이다. 예를 들어 뇌와 뼈, 심혈관계, 폐 조직들의 노화로 인한 변화는 매우 명백할 수 있지만 간이나 췌장, 위장관, 근육의 조직들에 영향을 미치는 변화는 뚜렷하지 않다. 노화로 인한 일부 기관의 변화는 Box 7-3-1에 요약되어 있다.

2) 사회심리적 이슈

노화의 신체적 징후 외에도 아픈 노인을 돌보는 간호사는 노인의 정상 발달과업과 이들의 특별한 꿈이나 소망을 인지해야 한다. 노인의 발달 과업은 Box 7-3-2에 나열되어 있다.

지지와 의미있는 관계에 대한 요구는 삶을 통해 지속된다. 지지는 소속감 또는 주위 세계에 적극적으로 참여한다는 믿음으로 기술되어질 수 있다. 타인과 상호작용하는 느낌은 힘을 주고, 고립감을 감소시킨다. 가족과 친구, 지역사회의 지지는 노인에게 높은 안정감과 안전감을 제공한다.

Box 7-3-1
노화에 따른 기관의 변화

- 결합조직과 콜라겐 조직 양이 증가한다.
- 신경계와 근육, 다른 주요 기관의 세포 요소가 사라진다.
- 정상적으로 기능하는 세포의 수가 감소한다.
- 지방의 양이 증가한다.
- 산소 이용이 감소한다.
- 휴식 시 박출된 혈액의 양이 감소한다.
- 폐를 통해 배출되는 공기가 적다.
- 호르몬 분비가 감소한다.
- 감각과 지각 활동이 저하된다.
- 지방, 단백질, 탄수화물의 흡수가 감소한다.
- 노인성 식도(presbyesophagus)가 발생한다.
- 동맥의 내강이 두꺼워진다.

Box 7-3-2
노인의 발달과업

- 남은 기간을 어떻게 어디서 살 것인가를 결정한다.
- 배우자와 가족, 친구와 지지적이며 친밀하고 만족스러운 관계를 유지한다.
- 건강과 경제적 상태에 관하여 적절하고 만족스런 가정 환경을 유지한다.
- 충분한 소득을 제공한다.
- 최고 수준의 건강을 유지한다.
- 종합적인 건강과 치과 치료를 확보한다.
- 개인 위생을 유지한다.
- 가족과 친구와의 의사소통과 적절한 접촉을 유지한다.
- 사회, 지역사회, 정치 참여를 유지한다.
- 과거의 활동 외에도 상태를 증가하는 새로운 관심을 시도한다.
- 자신이 필요하다는 것을 인식하고 느낀다.
- 은퇴 후 그리고 자신이나 배우자의 질병, 배우자나 사랑하는 사람의 죽음에 접했을 때 삶의 의미를 발견한다; 사랑하는 사람의 사망에 적응한다.
- 삶의 유의미한 철학을 개발하고, 철학이나 종교에서 안위감을 찾는다.

자기가치와 안녕감의 인지는 노인에게 대체로 일치하는 감정이다. 안녕감은 자신의 삶의 목표 달성에 대한 만족감에서 발생하며, 자신의 삶에 대한 내적 만족이다. 자기 가치감은 안녕감에서 뿐만 아니라 자기 이미지에 대한 만족 또는 타인에 의한 수용에서 발생한다. 자기 가치감은 또한 가족과 친구와의 상호작용의 질을 반영한다.

노인 환자가 중환자실에 입원하면 가족 응집과 적응의 문제가 종종 표면화된다. 가족은 즉각적으로 역할 변화에 직면하여 자녀가 노인 가족을 위한 간호제공자로서의 역할을 담당하게 된다. 가족은 예전과는 아주 다른 요구에 갑작스럽게 적응해야 한다. 잦은 병원 방문, 간호사 · 의사 · 사회사업가와의 대화, 환자와의 의사소통과 지지 노력은 일차적인 과업이다. 이러한 활동 가운데 가족 구성원은 즉각적이며 장기적인 간호에 대한 결정에 대해 압박감을 느끼게 된다. 이러한 시점에서 개인의 생의 말기 간호 선호도와 수행 능력, 치료 결정에 참여할 수 있는 능력에 대한 문제점이 나타날 수 있다. 노인과의 효과적인 의사소통 그리고 노인의 소망을 존중하고 경청하려는 의지가 가장 중요하다. 이것이 성취되면 모든 가족 구성원의 간호계획 수용이 증가하기 때문에 가족의 스트레스는 감소하게 된다.

2. 신체적 변화

한 기관의 만성 변화는 다른 기관의 변화와 관련된다. 더욱이 연령 관련된 변화는 개인에 따라 다르다. 그러므로 각 개인은 특정 연령에 대한 정상적인 변화보다는 실제 현존하는 각자의 연령 관련 변화에 기초하여 평가되어야 한다.

연령 관련 변화와 만성 또는 급성 질환과 연관된 변화를 구별하는 것이 중요하며 동시에 어떤 변화가 질병에 의해 야기되었을 때 그 결과를 연령에 성급히 적용하는 것을 피해야 한다. 연령 관련된 변화와 임상 증상은 표 7-3-1에 요약되어 있다.

1) 청각 변화

연령과 함께 귀 모양의 변화가 나타나는데 이개가 길어지고 넓어지며, 연골은 탄력성과 유연성이 줄어들고, 통풍결정(tophi)이 이개에 나타난다. 외이도의 털은 더 길어지고 거칠어지며, 고막은 두꺼워지고 더 고정되며, 귀지선이 감소하여 두껍고 건조한 귀지가 만들어진다. 와우에서 털세포와 뉴론 지지 세포, 신경절 세포, 섬유가 감소하여 청각과 균형감각이 감소하게 된다. 노화 과정은 2가지 측

표 7-3-1 연령 관련된 변화, 임상 결과, 주요 간호중재

신체 계통	임상 결과	주요 간호중재
심혈관계		
• 심내막을 이루는 근섬유의 위축 • 혈관의 죽상동맥경화증 • 수축기 혈압의 증가 • 좌심실의 탄성 감소 • 압력 수용기의 민감도 감소	• 혈압 증가 • S4 청진과 심방 수축에 대한 강조 증가 • 부정맥 증가 • 자세변경에 따른 저혈압 위험 증가 • Valsalva 조작에 의한 혈압 하강 • 운동 내성 감소	• 체위성 저혈압과 관련된 낙상을 예방하기 위해 천천히 자세변경하고 보행하기 전에 기다림
신경계		
• 신경세포의 수 감소와 신경아교 세포의 크기와 수 증가 • 신경과 신경섬유의 감소 • 뇌의 위축과 두개내 사강의 증가 • 척수의 연수막 두꺼워짐	• 신경계 문제 위험성 증가: 뇌졸중, 파킨슨병 • 시냅스를 통과하는 섬유 전도 느려짐 • 단기 기억력의 중등도 저하 • 보행유형의 변화: 기저면 넓고, 짧은 걸음, 앞으로 굽은 자세 • 증상 발현 전 출혈의 위험성 증가	• 단기 기억력 저하를 보상하기 위해 기억력과 관련된 과업을 완성하도록 좀 더 많은 시간을 제공함
호흡기계		
• 폐조직의 탄력성 감소 • 흉벽의 석회화 • 섬모 위축 • 호흡근력의 감소 • 동맥내 산소 분압의 감소	• 환기 교환 능력의 감소 • 감염과 무기폐 위험 증가 • 흡인 위험 증가 • 저산소증과 고탄산혈증에 대한 환기 반응 감소 • 마약에 대한 민감도 증가	• 감염과 무기폐 예방위해 심호흡과 기침 격려함
피부계		
• 진피와 표피의 두께 감소 • 유두(papillae)가 평평해짐 • 한선의 위축 • 혈관분포 감소 • 콜라겐 교차 결합 • 탄력소(elastin) 퇴행 • 피하지방의 손실 • 멜라닌 세포 감소 • 섬유모세포 증식 감소	• 피부가 얇아지고 쉽게 찢어짐 • 건조와 소양감 • 땀과 신체 열 조절 능력의 감소 • 피부의 주름과 이완 증가 • 뼈 보호하는 지방층 감소와 그에 따른 통증 • 햇빛으로부터 보호 필요성 증가 • 상처치유 시간 증가	• 취약한 피부에 손상을 예방하기 위해 비트는 힘을 피함 • 건조에 대한 반대작용으로 피부를 매일 물에 담그고 피부연화제를 바름 • 통증을 최소화하기 위해 얇아진 부위에 패드를 댐 (예: 발에 양말 추가) • 썬크림 사용 격려함

표 7-3-1 연령 관련된 변화, 임상 결과, 주요 간호중재 (계속)

신체 계통	임상 결과	주요 간호중재
위장관계		
• 간 크기 감소 • 콜레스테롤 안정화와 흡수의 효율성 저하 • 타액선의 섬유화와 위축 • 장의 근 긴장도 저하 • 미뢰의 수 감소와 위축 • 식도 배출 시간의 연장 • 염산 분비 감소 • 위산 분비 감소 • 칼슘 흡수 저하	• 식욕저하로 인한 섭취의 변화 음식 통과 지연으로 인한 식후 불편감 • 칼슘과 철분의 흡수 감소 • 약의 효과성 변화 • 변비, 식도 경련, 게실병의 위험성 증가	• 불편감을 피하고 섭취를 향상시키기 위해 적은 양의 잦은 식사 격려함 • 장 기능 증진을 위해 수분과 섬유질 섭취 격려함
비뇨기계		
• 신장 질량의 감소 • 사구체 소실 • 기능적 신경세포의 수 감소 • 소혈관 벽의 변화 • 방광 근 긴장도 저하	• 사구체 여과율 감소 • 나트륨 보존 능력 저하 • 크레아티닌 청소율 감소 • BUN 증가 • 약 제거율 변화 • 소변 희석 능력의 감소 • 방광 용적 감소와 잔류 소변 증가 • 요의 절박성 증가	• 약물요법의 합병증 예방을 위해 약의 제거율을 모니터하고 필요에 따라 용량을 변화함 • 요도염에 대한 모니터
생식기계		
• 자궁 경부와 자궁벽의 위축과 섬유화 • 질의 탄력성과 윤활성 감소 • 호르몬 감소와 난자 감소 • 정세관의 감소 • 간질과 선 조직의 증식 • 유선 조직의 퇴화	• 질 건조와 성교시 통증과 작열감 • 정액양과 사정력의 감소 • 고환 상승의 감소 • 전립선 비대 • 유방의 결합조직이 지방조직으로 대치되어 유방검진이 용이해짐	• 질 건조감이나 통증을 보상하기 위해 윤활 크림이나 에스트로겐크림 또는 두가지 함께 사용하도록 격려함 • 남성의 경우 소변 정체 여부를 관찰함
근골격계		
• 근육 양의 감소 • Myosin adenosine triphosphatase 작용의 감소 • 관절 연골의 황폐와 건조 • 골 질량과 골모세포 작용의 감소	• 근력의 감소 • 골밀도 감소 • 신장 감소 • 관절통과 강직 • 골절 위험성 증가 • 걸음걸이와 자세의 변화	• 근력 저하를 보완하기 위한 저항운동을 격려함 • 운동과 칼슘, 비타민 D의 섭취 격려함 • 활동과 운동 격려함

표 7-3-1 연령 관련된 변화, 임상 결과, 주요 간호중재 (계속)

신체 계통	임상 결과	주요 간호중재
감각계		
시각		
• 시세포의 기능 저하 • 색소 침착 • 안구 운동 속도 저하 • 안내압 증가 • 모양채근 위축 • 수정체 크기 증가와 수정체가 누렇게 됨 • 눈물 분비 감소	• 시력, 시야, 빛과 어둠 적응의 감소 • 눈부심에 대한 민감도 증가 • 녹내장 발생율 증가 • 낙상 증가와 깊이 지각 왜곡 • 푸른색, 녹색, 자주색 구분의 어려움 • 안구 건조증과 자극 증가	• 큰 활자의 자료 제공 눈부심이 없는 적절한 밝기가 제공되는지 확인함 • 인쇄물의 경우 대조색을 이용함
청각		
• 청각 신경세포의 손실 • 고주파에서 저주파까지의 청각 손실 • 귀지 증가 • 귀의 혈관 경화	• 청각 감소와 고립 (특히 자음 청취 능력 감소) 청력의 어려움, 특히 주위에 소음이 있거나 말이 빠를 때 • 귀지 축적이 청각 손실을 야기할 수 있음	• 얼굴을 마주봄; 의사소통 촉진을 위해 접촉과 시각적 신호를 사용함 • 귀지 확인하고 필요시 제거함
후각		
• 후각 신경 섬유의 수 감소	• 나쁜 냄새를 맡지 못함 • 음식 섭취 감소	
미각		
• 달거나 짠 음식의 맛보는 능력의 변화, 쓰고 신 맛의 감각은 유지함		• 다양한 양념을 사용함
촉각		
• 감각의 감소	• 환경내 위험 감지와 관련된 안전 위험성: 뜨거운 물, 화재경보, 걸려 넘어질 수 있는 작은 물건	• 흐트러진 환경을 피함

표 7-3-1 연령 관련된 변화, 임상 결과, 주요 간호중재 (계속)

신체 계통	임상 결과	주요 간호중재
내분비계		
• 테스토스테론, 성장호르몬, 인슐린, 부신의 안드로겐, 알도스테론, 갑상선 호르몬의 감소 • 체온 조절 저하 • 발열 반응 저하 • 갑상선의 소결절 형성과 섬유화 증가 • 기초대사율 감소	• 수술과 같은 스트레스원 인내 능력 감소 • 발한과 오한, 체온 조절 감소 • 기초 체온의 저하; 감염이 체온 상승을 야기하지 않을 수 있음 • 인슐린 반응과 포도당 내성 감소 • 항이뇨 호르몬에 대한 신세뇨관의 민감성 감소 • 체중 증가 • 갑상선 질환의 발생율 증가	• 방의 온도 확인 환자를 따뜻하게 유지할 적절한 의복과 담요 제공 • 당뇨병 환자의 혈당치에 대한 주의 깊은 모니터

면 즉, 역치 민감도의 감소와 말하기 이해 능력의 감소로 청력에 영향을 미친다. 8,000에서 20,000Hz 사이에 발생하는 역치 상승은 일반 청각 검사에서는 발견하기 어렵다. 그러므로 노화나 다른 요인에 의한 청각 손실은 주파수가 8,000Hz 이하로 나타날 때까지는 임상적으로 보고되어지지 않는다.

노인성 난청은 감각신경성 청각 손실로 정의되며, 노인 청각손실의 가장 흔한 유형이다. 노인성 난청은 점진적이며 진행성의 양측성, 대칭적, 고주파의 감각신경 청각 손실과 언어 분별의 부족을 특징으로 한다. 감각신경성 청각손실은 와우와 제 8 뇌신경(청신경), 중추신경계의 신경 수용기의 퇴화나 변화 때문이다. 치료는 단순한 귀지의 제거에서부터 청신경 종양의 외과적 제거까지 다양하다. 전도성 청각 손실은 외이에서 중이의 고막과 작은 뼈들로의 소리 전달의 차단에 의해 생긴다. 노인성 난청처럼 전도성 청각손실은 노인에게 자주 나타나며 감각신경성과 전도성 청각 손실을 함께 갖는 것이 노인에게 이례적인 것이 아니다.

신체검진 결과와 관리

노인의 이도는 정기적으로 평가되어야 하는데 이는 귀지가 이도를 폐쇄하고 청각에 영향을 미칠 정도로 두꺼워지고 건조해지는 경향이 있기 때문이다. 노인은 순수한 음조를 들을 수 있는 능력을 유지하지만, 순수한 음조가 단어를 형성하여 모여지게 되면 이러한 소리를 지적인 언어로서 인지하고 이해하는 능력을 잃을 수 있다. 이러한 손실을 구별 능력 장애라고 한다. 시끄러운 환경은 특정 소리 청취 능력을 더 방해한다. 그러므로 질문에 부적절하게 반응하거나 위축되고, 질문을 다시 반복하기를 자주 요청하게 된다. 주위의 소음을 제거하고 보다 낮고 크게 말하고, 정보 얻는 다양한 방법을 사용하는 것이 의사소통을 촉진시킬 수 있다. 이러한 노인들은 이동하는 동안 균형의 문제가 나타나 자주 넘어지는 것을 경험한다. 활동과 운동

■■■ 임상 연구에 관한 통찰

미국의 노인의 수가 증가함에 따라 외상을 경험하고 외과적 시술을 받는 노인의 수 또한 증가할 것이다. 미국에서 중환자실의 노인의 비율은 42-48%이다. 집중적인 간호를 필요로 하는 노인의 수 증가와 더불어 장기간의 기계적 환기의 사용이 증가하였다. 이 연구에서는 장기간의 기계적 환기에 대한 정의를 3일 이상의 기계적 환기 사용으로 정하였다. 이 예비 연구는 3일 이상의 기계적 환기를 필요로 하는 60세 이후 10명의 외상/수술 환자를 대상으로 하였다. 이 연구의 목적은 장기간의 환기요법을 받고 있는 중증 노인의 임상적 보조환기 이탈 과정(weaning)을 기술하여 보조환기를 이탈할 수 있는 환자와 그렇지 않은 환자 사이의 차이점 그리고 이러한 차이점에서 신체요인(연령)이 어떠한 역할을 하는지를 확인하고자 함이다.

참가자들은 24시간 동안 성공적으로 보조환기에서 이탈될 때까지 매일 관찰하였다. 임상적 자료는 매일 수집되었고, 이러한 자료와 Burns Weaning Assessment Program(BWAP)을 이용하여 보조환기 이탈에 대한 결정이 내려졌다. BWAP는 보조환기 이탈을 위한 준비도를 사정하는 체크리스트로 일반적, 호흡기적 요인 26개 문항으로 구성되었다. 이 예비연구의 결과에 의하면, 환기보조에서 이탈할 수 있었던 6명의 환자는 이탈할 수 없었던 4명의 환자(평균 연령 76세, 정위수 80세, 범위 63-82세)보다 연령(평균 연령 70세, 정위수 71.5세, 범위 60-80세)이 유의하게 적었다. 이탈할 수 있었던 환자들은 중환자실 입원 11일째에 준비되었고, 이탈할 수 없었던 환자들은 17일째까지 준비되지 않았다.

이 연구의 결과는 놀라운 것이 아니며 다른 노인 대상 연구 결과들을 지지한다. 중증의 노인 환자는 항상성을 재 획득하기 위해서는 손상 스트레스원에 대해 거대한 적응 반응을 생산해야만 한다. 노인은 호흡근육의 허약, 저산소혈증에 대한 둔화된 환기 반응, 계면활성제 생산 감소로 인한 무기폐 증가, 감염 취약성 증가를 포함하여, 기계적 환기를 지연할 수 있는 많은 위험 요인을 가지고 있다. 이러한 요인들의 기계적 환기에서의 이탈에 대한 다차원적이고 상호작용적인 효과는 젊은 환자보다는 노인 환자에게 더 문제가 될 수 있다.

중재는 근육과 뼈를 강화하고 균형을 향상하기 위해 가능한 빨리 수행해야 한다.

2) 시각 변화

눈 또한 노화에 영향을 받아 구조적, 기능적 변화가 천천히 점진적으로 발생한다. 시각 지각은 서로 다른 속도로 노화하는 다양한 신경감각계와 구조의 통합에 좌우된다.

노화와 관련된 정상 변화는 안검의 탄력성 소실과 이로 인한 주름, 안검하수증, 안검 피부 아래 조직의 변화로 인한 눈 밑 주머니 형성 그리고 이로 인한 지방 조직의 형성과 축적이다. 결막은 노랗거나 색이 변화될 수 있고, 먼지와 오염물질에의 노출과 같은 환경적 유해요인으로 인해 두꺼워질 수 있다. 각막과 공막 결합부 주위에 하얗거나 회색의 고리모양의 노인환(arcus senilis)은 연령 증가로 인한 혈액 내 고농도의 지방 물질축적과 관련될 수 있다. 연령 증가와 함께 눈물의 양 감소가 있지만, 누관 체계의 배출 장애로 인해 과잉의 눈물이 나타날 수도 있다.

홍채는 빛과 어두움에 빠르게 조정하는 능력을 잃고, 빛의 요구가 증가하게 된다. 동공은 더 작아지고 고정된다. 수정체는 근시와 원시에 대한 완전한 조절이 줄어 들어 유연하지 않게 되며, 백내장 형성의 부위가 된다. 수정체 뒤의 유리체액은 망막을 끌어 당겨 구멍을 내거나 파열될 수 있어 노인은 망막 박리의 경향이 높게 나타난다. 모양체근은 경직되어 거리 조절의 문제를 야기한다. 노안은

60세까지 발생한다. 노안은 촛점을 먼 곳에서 가까운 곳으로 이동할 수 없다. 이러한 변화는 나이 들고 노화된 수정체는 유연성이 떨어져 쉽게 모양을 변화할 수 없기 때문이다. 어두움과 빛의 적응은 동공 반응이 느리고 망막간체가 퇴화함에 따라 느려진다. 수정체가 나이 증가와 함께 노랗게 됨에 따라 색 구별의 정확성이 저하되는데, 특히 푸른색과 녹색조에서 두드러진다. 주변시는 외안근의 강도 저하로 인해 감소될 수 있으며 깊이 지각은 수정체가 두꺼워져 감소될 수 있다. 그러므로 노인이 어두움과 빛의 환경 사이에서 이동할 때 그리고 침대에서 나올 때 적응하도록 시간이 충분히 제공되어야 한다.

정상적인 시력의 변화 외에도 백내장과 녹내장, 노인성 황반 퇴화, 당뇨병성 망막병변증의 발생율이 높아진다. 백내장은 정상적으로 맑고 투명한 수정체가 혼탁해진 것이다. 백내장이 빛이 망막으로 전달되는 것을 방해하면 시각의 손실이 발생한다. 노인은 눈부심에 대한 민감도 증가와 흐릿한 시력, 할로 이미지, 혼탁함, 시력 감소, 대비감각의 감소를 호소한다. 백내장의 위험 요인은 당뇨병, 유전, 자외선-B 방사선 노출, 흡연, 코르티코 스테로이드 약물, 알코올 사용, 항산화성 비타민의 불충분한 섭취 등이다. 시력의 변화는 완전 시력 손실로 진행될 수 있다.

녹내장은 실명의 주요 원인 중 하나이며, 특히 노인에게 흔히 발생한다. 녹내장의 원인은 안압 상승이다. 이 압력은 눈의 시신경을 압박하고 제 2뇌신경(시신경)에 손상을 초래한다. 그 결과 말초 시력과 시력의 손실이 나타난다. 녹내장의 위험요인은 흑인, 녹내장의 가족력, 고안압증(ocular hypertension), 고령, 근시, 망막 혈관 장애, 코르티코 스테로이드 약물 사용, 당뇨병, 혈관 위기(혈압의 상승)이다. Schlemm관의 연령과 관련된 변화, 감염, 손상, 종창성 백내장, 종양 또한 녹내장의 병인론적 요인이다. 녹내장은 전방 각도가 개방되어 있는지 아니면 좁은지에 따라 분류되며, 일차성 또는 이차성으로 분류되기도 한다. 일차성 개방 각도 녹내장은 노인에게 가장 흔한 유형이며, 점진적으로 진행된다. 협각 폐쇄성 일차성 녹내장은 흔하지 않으며 안압의 갑작스런 증가와 함께 눈의 통증과 충혈, 두통, 오심이나 구토, 각막 부종, 시력 감소를 동반한다. 이차성 녹내장은 유출관의 해부학적 또는 기능적 폐쇄에 의해 나타난다. 이는 개방각 또는 폐쇄각일 수 있다. 치료를 빨리 시작하면 질병 조절이 보다 쉽기 때문에 조기 진단이 중요하다.

망막 퇴행 또는 황반 퇴행은 노인의 시각 장애의 3번째 주요 문제이다. 황반 퇴행은 작은 출혈로 인해 발생하는 망막의 황반 부위의 색소 변화이다. 시각 부위의 중심에 회색빛 그림자가 보이나, 바깥쪽 경계는 잘 볼 수 있다. 이 상태는 완전한 실명을 거의 가져오지 않으나 시력 손실은 법적인 실명으로 진전할 수 있다. 조기 증상으로 약간 시력이 흐릿해져 후에 맹점이 나타난다. 보상 방법은 선글라스를 착용하거나 측면으로 보고 돋보기를 사용하는 것이다.

당뇨성 망막병변증은 실명의 주요 원인으로 망막에 영양을 공급하는 혈관의 황폐화로 인해 발생한다. 눈의 미세동맥류와 작은 출혈은 체액이나 혈액을 유출하고 망막의 부종을 야기할 수 있다. 이러한 유출은 망막을 손상시킬 수 있으며, 뇌로 전달되는 이미지가 흐릿해지고 결과적으로 실명에 이르게 할 수 있다.

신체검진 결과와 관리

노인은 작은 동공과 시력 감소, 깊이 지각의 어려움, 주변시의 감소, 눈의 건조를 나타내는 경향이 있다. 외반증과 내반증은 연령 증가와 함께 흔히 나타난다. 외반증은 안검(대개 하안검)의 외번으로, 안검이 노출되어 두꺼워지고 각질화되며 만성적으로 자극을 받게 된다. 내반증은 안검의 내번으로 속눈썹이 각막을 긁게 한다. 내반증은 각막의 외상과 상처를 가져와 결국에는 시력 감소를 초래한다. 백내장이 있으면 수정체의 혼탁이 있고, 적색반사가 나타나지 않는다. 백내장을 가진 노인은 침침한 시력으로 모든 것이 뿌옇게 보인다고 호소한다. 녹내장을 가진 노인은 흐린 시력과 빛 주위의 테두리, 주변시의 저하를 호소한다. 검안경 검진 결과 시신경 유두 함몰, 시신경 위축이 나타난다. 좋은 조명과 눈부심 제거, 대조되는 색의 사용으로 시력을 촉진한다. 시력 장애자를 위한 간호중재는 Box 7-3-3과 같다.

3) 기타 감각의 변화

청각과 시각의 변화가 노인에게 발생하는 가장 흔한 감각 변화이지만 다른 감각 또한 저하된다. 미뢰 수는 연령 증가와 함께 감소하여, 맛 보는 능력이 감소된다. 달고 짠 물질은 나이가 들어감에 따라 구별하기 어려워져 많은 노인들이 음식이 쓰거나 시다고 호소한다. 후각 기관의 위축과 비공내털의 증가로 냄새 감각의 저하가 발생한다고 여겨진다. 미각과 후각의 손실은 음식을 확인하고 냄새를 구별하는 노인의 능력에 영향을 미친다.

접촉의 역치는 자극된 신체 부위에 따라 다양하다. 개인적으로 다르지만 연령이 증가함에 따라 접촉 감각의 감소가 있다. 노인은 한 자세로 오랫동안 누워있는 것을 느끼지 못할 수 있다. 따라서 움직이지 못하는 노인의 자세를 다양하게 변화하는 것이 중요하다. 노인은 또한 공간 내에서 자신의 신체를 인지하는 운동감각(kinesthetic sense)이 저하된다. 운동감각의 저하는 자세의 불안정과 공간 내에서 신체 변화에 반응 어려움을 초래한다.

Box 7-3-3
시각장애 환자를 위한 간호중재

- 접근 시 자신을 소개한다
- 시각 장애 환자의 앞에서 접근한다
- 입원 동안과 퇴원 후 시각장애의 영향과 환자의 적응력에 대해 사정한다.
- 스트레스의 증가는 녹내장 환자에게 안약의 용량을 증가시키므로 스트레스 수준을 사정한다.
- 눈에 부작용을 가져올 수 있는 약물에 대해 주의한다 (즉 항히스타민이나 카페인, 아트로핀과 같은 물질 함유 약물)
- 안구 건조 시 안구 윤활제를 제공한다.
- 모든 처방약을 점적한다.

신체검진 결과와 관리

연령 증가와 함께 입술이 얇고 창백해지며 구강 점막의 조직은 더 얇고 창백하고 탄력성이 감소하게 된다. 작은 노란색의 피지선이 구강 점막에서 보일 수 있다. 혀의 등과 가장자리는 유두의 수와 크기가 감소되며, 희고 하얀 막으로 덮혀 있기도 하다. 혀의 등쪽은 균열이 증가하는 반면에, 아래쪽 표면은 매끄럽고 정맥염주(varicosity)의 증가로 인해 푸르고 보라빛의 색상을 나타낸다. 미뢰와 상악하선, 뇌하수체선, 이하선이 위축된다. 잇몸은 더 얇아지고 수축되며, 치아 에나멜의 감소와 건조하고 투명도가 저하된 상아질, 치아속질의 감소, 잇몸으로의 관류와 민감도 감소가 있다. 미각 민감도의 저하와 음식 연하 곤란증의 증가는 노인의 체중감소를 야기한다. 미각을 촉진하고 구강 섭취를 향상하기 위해 간호사는 자주 구강간호를 수행하고, 미각 자극을 위해 충분한 양념을 사용하며, 즐거운 분위기에서 음식을 제공하고, 설탕이 제거된 사탕과 같은 침 분비 자극 중재 방법을 이용한다.

감각 저하 노인은 단추 채우기나 물건 뽑기와 같은 미세운동 활동 수행의 어려움이 증가함을 호소하기도 한다. 또한 욕창과 균형 저하가 생길 수도 있다. 노인 환자의 잦은 자세 변경이 필수적이며 매 30분마다 시행해야 한다.

4) 수면 변화

수면 장애는 65세 이상 노인의 1/2 이상에서 발생하는 것으로 본다. 수면 사정 시 중요하게 평가해야 하는 것은 수면 문제가 정상 노화의 결과인지 아니면 수면 장애질환 또는 환경변화로 인한 수면 장애 때문인지를 확인하는 것이다.

연령과 관련된 수면 양상의 변화는 노화의 정상 결과이지만, 중증의 수면 장애의 발생과 잠재력은 임상적 인지와 평가를 요구한다. 습관적인 코골이, 자주 깸, 야간성 발한, 불안으로 인해 깨어남과 같은 호소는 진정한 수면 장애의 징후이다.

뇌의 뉴론 손실은 수면 주기의 정상적인 연령 변화를 설명할 수 있다. 이에 해당하는 것은 다음과 같다:

- 잠 드는데 걸리는 시간의 증가
- 가벼운 수면의 단계(1, 2단계)에 소비되는 시간의 증가
- 깊은 수면의 단계(3, 4단계)와 REM(rapid eye movement) 수면에 소비되는 시간의 감소
- 증가되고 짧아진 수면 주기의 반복

각 개인에게 필요한 수면의 양은 연령에 따라 변화하지 않는다. 그러나 노인의 경우 밤에 잠을 덜 자고, 낮 늦게까지 또는 이른 저녁까지 졸립고 아침 일찍 깨는 경향이 높다. 이를 전진성 수면위상 증후군(advanced sleep phase syndrome)이라 한다. 노인은 또한 수면 잠복기가 짧아, 낮 시간 동안 낮잠을 자게 된다. 낮잠은 밤 동안의 수면을 감소하기 때문에 문제를 더 복잡하게 만든다. 불안이나 질식으로 인한 각성, 두통, 야간 발한, 야뇨증, 코골기와 같은 흔한 호소들이 연령 관련된 정상 변화는 아니며, 더 철저하게 사정해야 할 필요가 있다.

수면 무호흡은 가장 흔히 발생하는 심각한 연령과 관련된 수면 장애이다. 수면 무호흡은 순환 장애와 연관성이 있다. 또한 남은 수명의 감소와도 관계가 있다.

신체검진 결과와 관리

수면 장애를 가진 노인은 잠들기의 어려움이나 수면 유지의 어려움 또는 두가지 모두를 나타낸다. 낮잠을 자거나 활동 중 잠드는 경우도 있다. 반대로 정신상태의 변화와 함께 수면 박탈을 나타내기도 한다. 여러 번의 무호흡-저호흡과 함께 크게 코고는 것은 수면 무호흡을 의미한다. 이러한 사람들은 야간 수면 양상의 장애로 인해 주간 과도졸음, 피로, 불안정, 인지기능의 저하를 나타낼 수 있다.

정상적인 노화, 만성질환, 약물치료는 노인의 불면증에 대한 감수성을 증가한다. 치료는 문제에 따라 결정된다. 약물치료가 고려되기 전에 불량한 수면 위생 습관을 확인해야 한다. 양호한 수면 위생은 다음과 같다:

- 30분 이상의 주간 낮잠을 피한다.
- 잠자리에 드는 시간과 일어나는 시간을 규칙적으로 유지한다.
- 과다한 저녁식사와 다량의 수분이나 알코올, 카페인 섭취를 피한다.
- 침대 밖에 장시간 동안 앉아 있는 것처럼 단순하다 할지라도 주간 활동을 증가시킨다.

• 수면 환경을 조용하고 어둡게 편안한 온도와 안전하게 유지한다.

행동 수정은 수면 문제 중재에 효과적이다. 약물의 이용은 좀 더 심각한 수면 장애와 수면의 주기적 이동, 치매질환에 적용된다. 약물 치료는 수면 위생 향상과 수면의 연령관련 변화에 대한 환자 교육과 병행 시 최고의 효과를 가져온다.

수면 무호흡의 위험 요인을 가진 사람에게 진정-수면제를 처방할 때는 주의를 요한다. 간호중재로 호흡장애를 가진 노인은 측위로 수면을 취하게 하고, 비만이면 체중을 감소하도록 격려하는 것이다. 또한 만성 폐질환이나 저환기로 인한 저산소혈증이 있으면 산소를 투여한다.

5) 피부 변화

다양한 피부 변화가 연령과 관계 있지만, 일부의 피부 변화는 정상 또는 내인성 연령 요인 때문에 발생하며, 그 외의 변화는 만성적으로 햇빛에 노출됨으로 인한다. 광노화(photoaging)는 반복적인 태양 노출과 내인성 노화의 복합적인 결과이다. 연령이 증가하면 피부가 얇아지고 피부의 유연성이 감소하여, 비트는 힘에 의해 표피가 찢어지는 결과를 초래한다. 또한 탄력성의 감소는 미세한 주름, 느슨해지고 늘어지는 결과를 가져온다. 시간이 경과함에 따라 피부 혈관의 수가 감소하고 이 혈관들은 더 얇아지고 더 취약해진다. 이러한 변화는 노인에게 노인성 자반증과 같은 출혈을 가져와 체온 유지와 상처 치유의 장애와 국소 치료제의 흡수 저하를 나타낸다. 연령이 증가하면서 소한선과 대한선의 농도와 활동이 감소하고 피지 생산이 저하된다. 더욱이 노인의 피부 변화로 인해 피부 장벽의 파괴 촉진과 피부 통합성의 회복 지연 경향을 나타낸다. 피부 통합성을 유지하기 위한 일반적인 중재는 Box 7-3-4와 같다.

신체검진 결과와 관리

노인의 피부는 늘어지는 경향이 있는데, 특히 손이나 전박에서 더하다. 창백해 보일 수 있으며 표면 온도를 정확히 인지할 수 없을 수도 있다. 모발은 회색빛이 되며 더 거칠어지고, 손톱은 부러질 수 있고 더 취약해진다. 모발이 눈썹이나 코, 귀에 추가적으로 발달한다. 상처 치유가 지연되며 피부 민감도의 증가 때문에 접촉성 피부염의 위험이 증가한다. 건조증은 노인에게 흔한 문제이며 이들에게 소양증을 유발하는 가장 흔한 원인이다. 건조한 피부의 치료는 건조의 주 원인인 수분 대체에 초점을 둔다. 노인에게 다음 사항을 격려한다:

• 구강으로 충분한 수분 섭취를 유지한다. 대략 2,000mL/일.
• 목욕시간을 증가하여 전신을 32.2~40.5℃의 물에 매일 10분씩 담근다.
• 비누의 사용을 금한다.
• 목욕 후 피부 연화제를 사용한다.

피부 병변은 노인에게 더 흔하며, 피부 성장의 변화나 일정기간 동안 치유되지 않는 병변은 악성

Box 7-3-4
노인의 피부 통합성 유지를 위한 간호중재

• 환자를 돌릴 때 비트는 힘을 피한다.
• 환자의 자세를 자주 변경한다.
• 환자를 따뜻하게 유지하기 위해 적절하게 감싸준다.
• 매일 32.2–40.5℃ 온도의 물에 전신을 담그고 목욕시킨다.
• 목욕 후 환자의 피부에 유성의 피부 연화제를 바른다.
• 경피용 약물의 반응을 관찰한다.
• 상처 치유와 감염의 증상, 징후를 자세히 관찰한다.

을 의심해야 한다. 악성 병변은 태양 노출 부위에 발생하는 경향이 있으나 다른 부위에서도 나타날 수 있다.

6) 심혈관계 변화

수많은 심혈관계 변화가 연령 증가와 함께 발생한다(표 7-3-1). 연령과 관련된 변화, 심혈관 질환, 신체활동의 저하는 모두 노인의 심혈관 기능에 영향을 미친다. 연령의 증가와 더불어 좌, 우 심실의 핵당 근육세포 용량의 점진적인 증가와 함께 근육세포의 감소가 있다. 또한 연령의 증가로 동방결절의 박동조율기 세포의 수가 점차 감소하여, 20세 세포수의 10%만이 75세에 남아 있게 된다. 심장의 노화 변화는 후부하, 전부하, 수축성, 이완기 기능, 운동에 대한 심혈관 반응에 영향을 미친다.

후부하는 좌심실에 의한 혈액의 배출에 대한 저항이다. 이는 말초 혈관 저항과 대동맥 저항으로 구성된다. 연령의 증가로 큰 탄력적인 동맥이 이완되고 순응도는 감소된다. 대동맥의 중막과 내막이 점진적으로 두꺼워지는 것은 대동맥 증대와 관련된다. 동맥 중막의 변화로 인한 동맥경직이 연령과 관련되어 증가한다(예: 평활근 층의 두꺼워짐, 탄력소 분절의 증가, 콜라겐의 양과 특성의 증가, 석회화의 증가). 이러한 구조적 변화는 맥박파의 속도 증가와 함께 대동맥 경직의 증가로 인한 대동맥 확장성의 감소와 관련된다. 동맥 순응도의 감소는 말초 혈관 상(peripeheral vascularbed)의 손상 보다는 후부하의 연령관련 증가의 원인이 된다.

혈관 순응도의 감소는 동맥에 영향을 미친다. 그 결과 혈관 내 용량의 작은 증가도 대동맥압의 증가를 가져올 수 있어 압력 생산 심실 비대로 이를 수 있다.

카테콜라민의 순환양은 연령과 함께 증가하며 특히 스트레스와 관련된다. 특별히 β아드레날린성 혈관 확장은 연령과 함께 감소하며, α아드레날린성 혈관 감소는 연령에 따라 변화하지 않는다. 연령 증가에 따른 β아드레날린성 자극에 대한 혈관 확장 반응의 장애는 특히 운동하는 동안 중요하다.

연령이 증가하면서 수축기압의 증가와 맥압의 확대가 나타난다. 약간의 이완기압의 감소는 60세 후에 나타난다. 수축기압의 증가는 여러 요인들의 상호작용에 의해 발생하는 것이며, 연령은 단지 다양한 요인들 중 하나일 뿐이다.

좌심실 후부의 벽 두께는 연령이 증가하면서 증가하며, 이는 수축기압의 증가에 의해 조정된다. 이러한 비대는 심근세포의 수가 아닌 용량에 의한 것이다. 섬유모세포는 증식을 하게 되고, 콜라겐은 심근의 간질에 침착된다. 후부하의 증가는 좌심실의 수축기 스트레스와 근육원 섬유마디의 증가를 가져온다. 이러한 변화는 좌심실 벽 두께의 증가와 정상 또는 저하된 좌심실의 크기, 관련된 벽의 두께 증가를 유발한다.

전부하는 좌심실의 충만 용량으로, 심장으로 돌아오는 혈액에 영향을 미치는 다양한 요인에 의해 결정된다. 좌심실 초기 이완 충만이 연령 증가에 따라 감소하지만, 휴식 시 전부하는 연령의 증가에 따라 변하지 않는다. 연령이 증가하면서 좌심실 경직이 증가하며 좌심실 순응도는 감소하고, 좌심실 벽의 두께는 증가하며, 좌심실 이완은 부전되고, 좌심실 이완기 충만은 감소한다. 또한 수축기압의 연령 관련된 증가는 좌심실의 초기 이완 충만을 방해하여 전부하가 감소되면 저혈압에 이르게 된다. 이러한 연령 관련 감소에도 불구하고 전부하는 유지되는데 이는 좌심방 수축이 더 강해지고 따라서 좌심실의 후기 이완 충만이 증가하기 때문이다.

심방벽 스트레스의 증가로 인한 연령과 관련된

좌심방 크기의 증가는 노화와 함께 감소된 좌측 심실탄성의 효과를 방해한다. 좌심방 수축은 탄성이 저조한 좌 심실에서 좌 심실 충만의 50%까지 기여할 수 있다. 결과적으로 노인의 경우 좌심실의 이완기 후기 충만에 좌심방의 기여 상실 때문에 심방세동이 심박출량의 현저한 감소를 초래할 수 있다.

노인은 수축과 이완의 기간이 지연되지만 힘을 생성하는 심장의 내재적 능력은 연령과 함께 변화하지 않는다. 건강한 노인에게 휴식 시 좌심실 박출율의 감소나 주위 섬유의 단축은 없다.

노화는 등용적 이완기(isovolumic relaxation time)의 연장, 좌심실의 이완기 초기 충만의 감소, 좌심실의 이완기 후기 충만의 증가와 관련된다. 또한 노화와 함께 심근의 흥분 후 칼슘이 근육세포질세망(sarcoplasmic reticulum)에 들어가는 속도가 지연되고, 좌심실의 이완이 결과적으로 감소하게 된다. 또한 노화와 함께 발생하는 산화성 인산화(oxidative phosphorylation)와 누적 사립체 과산화(cumulative mitochondrial perosidation)의 감소가 좌심실의 이완기 기능을 방해할 수도 있다.

최대 산소 섭취량(VO_2 max)은 연령과 함께 감소하나, 산소 섭취의 감소 정도는 신체적 조건, 무증상의 관상동맥 질환, 흡연, 체중에 의해 영향을 받는다. 운동과 함께 노인은 심박수, 심장박출지수, 좌심실 박출율의 감소가 나타나고, 좌심실의 이완기말과 수축기말 부피지수를 증가시킨다.

신체검진 결과와 관리

노인 환자의 경우, 동맥경화증의 가능성이 높다. 혈관이 좁아지고 탄성의 감소가 동반되면 조직의 허혈이 발생할 수 있다. 이러한 변화는 침상안정이 추가되면 조직 손상과 욕창을 초래한다.

노화로 인한 혈관경직의 증가는 동맥 맥박의 상승을 평소보다 더 활발하게하여 대동맥 협착의 경동맥 맥박이 서서히 상승하는 것을 잠재적으로 가리게 된다. 노인은 흔히 대동맥 협착의 초기에 최고에 달하는 기초 수축기성 잡음이 나타나는데 감소된 심실 탄성의 증거로 심첨부에서 S4음과 동반된다. 이러한 사람들은 신체활동에 대한 내성이 제한되며, 또한 감소된 근육양과 부족한 정맥귀환으로 인해 하지에 많은 양의 저류(pooling)가 발생한다. 이런 환자가 침상안정을 하고 있으면 수액의 저류가 재 분포되고 심혈관계의 과부하를 야기할 수도 있다.

또 다른 고려해야 할 요인은 환자가 침상안정 후 일어날 때의 수액의 이동이다. 갑작스런 수액의 하지로의 이동과 침상안정에서 야기된 수액양의 저하는 극심한 어지러움증을 유발할 수 있다. 이는 연령과 함께 압력수용기의 민감도 저하에 의해 더 복잡하게 된다. 환자를 앉거나 서는 자세로 움직이기 전에 머리를 올리고 다리를 침상 밖으로 내려놓는 자세(dangling)로 서서히 진행하는 것이 현기증과 낙상에서 발생 가능한 손상을 예방한다.

흉부의 압력은 노인의 전형적인 협심증 증상이지만, 무증상 허혈의 발생율도 높다. 협심증이나 심근 경색증이 의심되면 종합적인 과거력, 활력징후, 심전도를 시행하고 심장 효소를 포함한 혈액검사가 이루어진다. 가능하다면 비교를 위해 과거 심전도 결과를 수집하는 것이 중요하다.

전체 노인의 50% 정도가 휴식 시 심전도의 이상을 가지고 있는데, 가장 흔한 것은 PR과 QT 간격의 연장과 심실간 전도 이상, QRS 전압의 감소, QRS 축 전면(frontal plane)의 좌측 이동이다. 연령과 관련된 심전도의 변화는 표 7-3-2와 같다. 노인 남성은 노인 여성에 비해 주요 심전도 이상이 더 자주 발생하며, 이러한 이상은 연령과 함께 증가한다.

표 7-3-2 심전도에서 나타나는 흔한 연령과 관련된 변화

심전도 변수	연령			
	<30세	30-39세	40-49세	>49세
R파 진폭(mm)	10.4	10.5	9.0	9.3
S파 진폭(mm)	15.2	14.2	12.2	12.4
관상면 축(도)	48.9	48.1	36.5	38.8
PR 지속시간(msec)	15.9	16.2	16.0	16.2
QRS 기간(msec)	7.6	7.5	7.4	8.0
QT 기간(msec)	37.8	37.5	37.9	39.6
T파 진폭(msec)	5.2	4.6	4.3	4.4

7) 호흡기계 변화

연령과 관련된 폐의 구조와 기능의 변화를 질병으로 인한 변화와 구별하기는 어려운데, 이는 폐가 지속적으로 환경적 스트레스원에 노출되기 때문이다. 그러나 생리적 노화와 관련된 폐의 변화는 폐포의 확장, 공기 공간의 확대, 교환 표면 영역의 감소, 말초 기도의 지지 조직 손실이다. 이러한 변화는 폐의 정적 탄성 반동의 감소와 잔기량(Residual volume, RV)과 기능적 잔기용량(Functional residual capacity, FRC)의 감소를 초래한다. 흉벽 탄성은 감소하고 이에 따라 노인의 호흡을 위한 노력은 증가한다. 기도에서 가장 중요한 연령과 관련된 변화는 선상피 세포 수의 감소이다. 이는 보호 점막의 생산을 감소하고 호흡기 감염에 대한 저항에 장애를 초래한다. 기관지에 약간의 변화가 있지만 폐포 영역이 감소하고 폐포와 폐포관이 확장된다. FRC와 RV가 증가하고 탄성은 감소한다. 폐맥관과 폐포중격에 아밀로이드가 침착되나 이것의 유의성은 명백하지 않다. 작은 기도에서는 폐포관과 공기 공간이 확장되고, 호기시 작은 기도가 허탈되는 경향이 증가하는 변화가 생긴다. 폐포 표면 영역의 20% 정도의 감소가 나타나고, 결과적으로 호흡 예비량의 감소가 발생한다. 호흡근육의 주요한 연령과 관련된 변화는 II A 유형 섬유 비율의 감소와 그 결과로 인한 힘과 지구력의 장애이다.

폐의 용적은 연령과 함께 점진적으로 줄어든다. 특히 1초 내 강제 호기량(Forced expiratory volume in 1 second, FEV_1)과 강제 폐활량(Forced vital capacity, FVC)의 비율은 매년 거의 0.2%씩 감소한다. FEV_1과 FVC의 비율은 노인 남성보다 노인 여성에게 더 빠르게 감소하며, 최대 호기량과 최대수의 환기량은 남성에서 더 빠르게 감소한다. 환기-관류 비율의 이질성이 증가하며 일산화탄소 이송 또한 연령과 함께 감소한다.

노화하는 호흡기의 가장 임상적으로 중요한 기능적 변화는 다음과 같다:

- 호기 시 작은 기도의 빠르게 허탈하려는 경향의 증가
- 호흡근의 힘과 지구력의 감소
- 호흡 모니터와 조절의 변화

노인은 환기의 조절과 모니터에 있어서 상대적으로 비능률적인 경향이 있는데, 이는 특히 휴식 시 저산소증과 고탄산혈증에 대한 반응과 관련되

어서 나타난다. 노인은 운동 유발 이산화탄소 생산에 대한 환기 반응이 증가하는 경향이 있다.

VO_2 max는 환기-관류 부조화와 더불어 확산 능력과 폐포 모세혈관 용적의 감소로 인해 연령과 함께 감소한다. 기침 반사가 노화에 의해 영향 받지 않는다는 증거가 일부 있지만, 점액섬모 청소율은 연령과 함께 감소한다. 그러나 노인은 좀 더 자주 그리고 중증의 박테리아성, 바이러스성, 진균성 감염에 이환되기 쉬우나 이는 이미 확인된 기능적, 구조적 변화 뿐 아니라 이들에게 흔히 나타나는 병리적 과정과 다른 신체 체계의 변화 때문이다.

건강한 노인의 폐 기능 검사는 RV의 증가와 총폐용량의 감소를 나타낸다. FVC와 최대 호기량의 실제적인 감소는 폐 조직의 변화보다는 체중과 힘의 변화에 더 기인한다. 연령과 함께 동맥내 이산화탄소 분압이 증가하고, 동맥내 산소분압이 감소하는 경향이 있다. 동맥내 산소분압의 점차적인 감소는 탄력 반성의 소실과 그로 인한 기도 구경의 감소와 조기 기도 폐쇄, 환기의 불균형 배분에 의해 야기된다.

그러나 이러한 모든 변화에도 불구하고, 호흡기계는 전 생애를 통해 휴식 시와 운동시 적절한 가스 교환을 유지하는 능력을 지속한다. 노화는 급성 질환의 경우 호흡기계의 예비력 감소를 초래할 수 있다. 특히 저산소증이나 고탄산혈증에 대한 호흡중추의 민감도 감소는 심부전이나 감염, 악화된 기도 폐쇄의 상황에서 환기 반응을 감소하는 결과를 초래한다. 더욱이 기관지 수축에 대한 지각 감소와 신체활동의 저하는 질병에 대한 인지를 낮추고, 진단을 지연시킬 수 있다.

신체검진 결과와 관리

노인은 흔히 술통형 흉곽을 가지고 있어 흉벽의 탄성뿐 아니라 외모상 중요한 영향을 미치며, 폐음이 더 멀리에서 들리고 구별하기 어렵다. 두드러진 늑골을 가진 노인은 청진 시 소아용 청진기의 판형을 사용하는 것이 도움이 된다. 이는 청진기를 흉벽에 단단하게 댈 수 있게 해 준다.

호흡곤란은 매우 흔한 호소이며, 그 원인은 심인성, 폐, 대사성, 기계적 또는 혈액성이며 상태 악화 때문일 수도 있다. 폐음의 증가가 흔하며 울혈성 심부전과 같은 급성 질환이라기 보다는 연령과 관련된 섬유성 변화와 상태 악화 때문일 수 있다.

폐 감염은 연령 증가와 더불어 더 자주 나타난다. 그러나 노인이 뱉어낸 검사물은 인두의 집락화 때문에 신뢰도가 떨어진다. 감염을 예방하기 위해, 충분한 열량과 단백질, 수분 섭취가 필요하다. 또한 잦은 체위 변경은 분비물 제거와 폐의 환기와 관류를 돕는다.

8) 신장계 변화

연령과 연관된 신장의 변화는 해부학적 또는 기능적으로 분류할 수 있다. 해부학적 변화는 신사구체의 소실, 신장 크기의 감소, 신 세뇨관의 변화, 신 혈관의 변화를 포함한다. Box 7-3-5는 신장의 기능적 변화를 나타내고 있다. 전체 사구체의 수는 80세까지 30~40% 감소한다. 신장 관류의 감소와 더불어 사구체의 소실은 사구체 여과율의 감소를 가져온다. 신장의 변화는 생활습관 요인과 그와 관련된 만성질환의 결합 때문에 발생할 수 있다. 여과율의 감소는 정상적으로 배출되는 물질의 청소율 감소를 유발할 수 있다. 혈액요소질소(blood urea nitrogen, BUN)나 크레아티닌의 증가는 사구체 여과율이 감소된 정도를 암시할 수 있다. 그러나 근육 파괴로 인한 크레아티닌 수준은 젊은 환자보다는 덜하며, 크레아티닌 상승을 가릴 수 있다.

Box 7-3-5
연령 관련된 신장의 기능적 변화

- 사구체 여과율의 감소
- 평균 크레아티닌 청소율의 감소
- 평균 크레아티닌 농도의 증가
- 신장을 통한 혈류의 감소
- 세뇨관 운반 능력 감소
- 기능적 네프론의 감소
- 농축 능력의 감소
- 희석 능력의 감소
- 혈장 레닌 작용의 감소
- 나트륨 보존 장애

크레아티닌 청소율은 노인의 신기능 측정에 보다 정확하다. 환자가 신장으로 정상 배설되는 약을 복용하고 있다면 신 기능의 평가가 중요하다. 표 7-3-3은 신장 기능을 포함하여 정상 검사 수치와 연령에 따른 변화를 보여준다.

연령과 함께 신 혈류의 감소와 세뇨관 기능의 감소, 소변 농축 능력의 감소가 있다. 기초 레닌은 노인의 경우 30~50%까지 감소한다. 레닌의 변화와 다른 신장의 변화는 나트륨과 수분의 균형을 유지하는 노인의 능력을 감소시킨다. 항이뇨 호르몬에 대한 반응도 감소하여 소변 농축의 능력이 감소되며 이로 인해 나트륨과 칼륨, 수분이 손실됨에 따라 수분과 전해질 균형의 문제를 가져올 수 있다. 수소 이온의 손실은 또한 산-염기 균형을 유지하기 어렵게 만들 수 있다.

신체검진 결과와 관리

노인은 갈증 감각이 감소하여 수분을 적게 섭취하게 된다. 이는 노인이 탈수에 취약하게 만드는데, 특히 이뇨제 복용 시 더하다. 신장의 손상을 예방하기 위해 입원한 노인이 구강이나 장관 또는 비경구적 경로를 통해 적절한 수분을 섭취하도록 하는 것이 중요하다. 또한 전해질 균형의 유지가 중요하다. 전해질 불균형의 노인에게 혼돈과 부정맥, 혼수, 사망이 빠르게 발생할 수 있다.

방광 근육의 긴장도를 손실하면 불완전한 배출과 정체가 요도 감염을 유발하여 신장으로 상승하게 되어 신장 감염을 초래할 수 있다. 전립선 비대 또한 노인 남성의 요도감염의 위험을 일으킬 수 있는데, 이는 증대된 전립선이 소변의 흐름을 방해하기 때문이다. 근 긴장도의 소실과 과잉팽창과 정체, 괄약근 조절 소실은 실금을 유발한다.

중환자실 입원 동안 노인 환자에게 어떤 형태의 실금이나 정체가 발생하면 그 문제의 원인이 무엇인지 종합적인 평가를 해야만 한다. 특히 약물, 대사, 신경학적 문제, 방광염증을 잠재적인 원인으로 간주해야 한다(표 7-3-4). 정체 도뇨관의 조기 제거는 방광 기능의 악화와 요도감염을 예방할 수 있다.

9) 위장관계 변화

위장관계는 연령과 관련하여 많은 변화를 초래한다(표 7-3-1). 구강에서 시작하는 소화의 기계적, 화학적 과정은 치아 손실과 위생불량, 침 분비 감소 때문에 손상될 수 있다. 많은 노인들은 미각과 후각의 감소를 경험하며, 이는 유식 섭취 감소에 이르게 할 수도 있다.

위 점막의 편평화와 분비의 변화는 정상 노인에게 나타난다. 이는 칼슘과 철분, 비타민 B_{12}의 흡수를 위한 능동 수송 기전에 영향을 미친다. 노인은 위장관액의 pH, 위 배출 시간, 장 전이율, 위장관 혈류, 표면적 모두가 변화한다.

연동운동의 지연은 연하와 위 배출, 장 통과를 방해할 수 있다. 염산과 소화효소, 담즙의 감소는 영양소의 불완전 소화를 가져올 수 있다. 일부 노

표 7-3-3 정상 검사 결과 수치와 연령 관련된 변화

검사명	정상 수치	연령 관련된 변화
소변검사		
단백질	0-5mg/100mL	서서히 증가
포도당	0-15mg/100mL	혈장내 포도당 수준 증가 후 당뇨가 나타나며, 신뢰성은 낮음
비중	1.005-1.020	1.016-1.022의 최저치
적혈구 침강속도	남자 0-20mm/hr 여자 0-30mm/hr	연령과 함께 증가; 임상적 의미 없음
철분	50-60μg/dL	약간 감소
철분 결합	230-410μg/dL	감소
헤모글로빈	남자 13-18g/100mL 여자 12-16g/100mL	연령에 따른 정상적 감소 없음
헤마토크릿	남자 45-52% 여자 37-48%	연령에 따른 정상적 감소 없음
백혈구	4,300-10,800/mm^3	연령에 따른 정상적 감소 없음
임파구	500-2,400 T cells/mm^3 50-200 B cells/mm^3	T세포와 B세포의 수준 감소
혈소판	150,000-350,000/mm^3	연령에 따른 변화 없음
알부민	3.5-5.0g/100mL	간 크기와 효소의 저하로 인한 감소
글로불린	2.3-3.5g/100mL	약간 상승
혈청 단백질	6.0-8.4g/100mL	연령에 따른 변화 없음
BUN	남자 10-25mg/100mL 여자 8-20mg/100mL	연령과 함께 증가할 수 있음
크레아티닌	0.6-1.5mg/100mL	탈지방체중(lean body mass)과 관련되지만 증가
크레아티닌 청소율	104-124mL/min	40세 이후 10년 마다 10% 감소
혈당	<200mg/dL 금식	30세 이후 10년 마다 10mg/dL의 포도당 내성의 경미한 증가
중성지방	40-150mg/100mL	20-2000mg/100mL
콜레스테롤	120-2220mg/100mL	연령과 함께 증가, 여성이 남성보다 더 증가
티록신(T_4)	4.5-13.5μg/100mL	변화 없음
삼요드티로닌(T_3)	90-220ng/100mL	25% 감소
갑상선 자극 호르몬(TSH)	0.5-5.0ng/mL	연령과 함께 의미있는 변화 없음
알칼리성 인산염(AP)	13-39IU/L	20% 이상의 상승이 질병 때문일 수 있지만 8-10IU/L 증가
전립선 특이 항원	4ng/mL	수치 상승이 비악성 질환에서도 나타나지만 연령과 함께 변화하지 않음
요산	남자 44-76mg/L 여자 23-66mg/L	연령과 함께 약간 상승

표 7-3-4 실금의 원인

원인	설명
약물의 부작용	
이뇨제	긴박뇨
카페인과 알코올	이뇨제 효과와 자극
진정제	배뇨 억제, 기능적 변화
항콜린작용 약물	폐쇄 유발 변비
칼슘 통로 차단제	폐쇄 유발 변비, 평활근 이완
비스테로이드성 항염증성 약물	수축력 감소를 유발하는 프로스타글란딘 수용기의 차단
생리적 변화	
저산소혈증	뇌의 기능 저하
섬망	뇌의 기능 저하
고혈당증	당뇨의 이뇨 효과
고칼슘혈증	고칼슘뇨증의 이뇨 효과
기능적 장애	제때 화장실 사용의 어려움
방광 염증	
감염	비억제성 방광 수축력
위축성 질염	비억제성 방광 수축력

인의 경우 내인성 요인의 감소와 비타민 B_{12} 합성 감소가 악성 빈혈을 유발할 수 있다.

대장의 운동 감소가 활동적인 성인의 변비 발생에 충분한 원인이 되지 않는다. 그러나 침상안정 중이고, 음식과 수분의 섭취가 감소되었고, 여러 약물에 노출된 노인은 변비와 분변매복을 경험할 수 있다. 과거력 수집 시 완화제 의존 또는 오용여부를 반드시 사정해야 하는데, 이는 변비와 장 기능 관리를 더 악화할 수 있기 때문이다.

신체검진 결과와 관리

노인의 구강 검진은 치아 법랑질의 마모와 치은(gum)의 퇴축을 보이며, 이에 따라 치아가 더 많이 노출되어 충치의 가능성이 높아진다. 구강점막은 매우 건조하여 식사를 어렵게 한다. 연하장애가 흔하며 이는 구강, 인후, 식도의 연하 단계의 기능적 이상으로 인해 발생한다.

노인은 변비를 흔히 호소하며, 대장에서 변을 촉진할 수 있다. 복부 검진 외에 직장 검진을 실시하여 변의 굳기와 항문 긴장도를 사정하고 적합한 치료 계획을 세워야 한다. 흉통으로 표현되기도 하는 가슴앓이 또한 흔한 호소 중의 하나이며, 종종 상복부 압통과 관련된다. 대동맥류는 노인에게 더 흔하며 복부에서 박동이 있는 덩어리로 촉진된다.

노인 급성 복통의 원인은 게실염에서부터 장폐색, 충수돌기염, 췌장 질환, 경색증, 암까지 다양하다. 급성 복부 문제를 가진 노인을 확인하는 것이 어려운데, 이는 노인들이 흔히 통증이나 급성 문제의 증상과 징후를 나타내지 않기 때문이다. 노인의 복부에 대한 주의 깊은 평가가 급성 변화를 모니터하는데 필수적이다.

위장관 변화에 대한 간호중재는 과거력 수집에서 시작한다. 식습관 즉 음식 섭취의 시간과 빈도, 음식 선호도, 평상시 섭취, 식품 불내성, 미각과 후각의 변화 등을 사정한다. 완화제, 관장, 비타민 보충제의 사용 또한 확인해야 한다. 치아와 치은의 평가는 얼마나 음식을 기계적으로 잘 처리하는지를 확인하는데 도움이 된다.

간호를 계획할 때 간호사는 침상안정이 연동작용을 감소시키고, 운동성과 관련되어 이미 존재하는 상황을 악화시킨다는 것을 고려해야 한다. 적절한 수분 섭취와 덩어리 식이, 자연 완화제의 사용(예: 자두 쥬스, 따뜻한 액체), 환자에게 허용 가능한 만큼의 최대한의 능동적, 수동적 운동은 장의 정상적인 운동을 유지하도록 도울 수 있다. 변 연화제와 경한 완화제도 필요할 수 있다.

입원 환자의 연령에 상관없이 급성 질환으로 인한 스트레스와 에너지 요구량의 증가, 영양결핍은 인 영양부족의 상태를 빠르게 유발할 수 있다. 그러므로 영양 위험의 지표를 관찰하는 것이 중요하다. 그 지표로는 최근 체중 감소의 과거력, 단백질과 열량이 부족한 식이, <3.5g/dL의 알부민 수치, <1,500/mm^{3}의 임파구수 등이 있다. 경증에서 중등도의 영양부족 상태의 노인은 빠르게 중증의 영양부족으로 발전될 수 있다. 영양부족의 상태는 면역반응을 위협하고, 감염의 발생율과 중증도를 증가한다. 그러므로 중증 노인이 적절한 영양 섭취를 유지하는 것이 중요하다.

10) 근골격계 변화

노인의 운동성 제한은 근력의 손실과 관련될 수 있다. 근섬유 수와 크기의 감소 또는 결합조직의 증가로 인해 근육량이 감소될 수 있다. 이러한 변화는 근 긴장도의 감소와 수축력의 저하를 초래한다. 탈지방 근육량(lean muscle mass)의 감소와 탄력성 손실은 유연성의 손실과 경직의 증가를 가져온다.

뼈의 칼슘 소실은 보편적으로 노화에 수반되며, 파골성 새 뼈 형성, 파골성 뼈 흡수와 함께 골 재형성의 불균형을 반영한다. 최고 골격 양이 형성되는 약 30세 이후, 흡수가 뼈의 칼슘 손실과 골밀도 감소를 능가하기 시작한다. 골 손실율은 60세 이후 매년 대략 0.5~1%이다. 뼈의 변화는 정상적인 연령 관련된 변화 외에도 운동 부족, 영양 불량, 칼슘 흡수 장애 등 다양한 요인에 기인한다. 뼈 항상성에 영향을 미치는 요인의 연령과 관련된 변화는 칼슘과 비타민 D, 성선 호르몬 상태에서 발생한다. 부적절한 햇빛 노출의 결과인 비타민 D_2의 섭취 감소와 7-dehydrocholesterol의 피부 흡수 감소 또한 연령과 함께 비타민 D 결핍의 원인이 된다. 침상 안정하는 환자는 골 무기질 농도가 빠르게 감소하게 된다. 발꿈치 뼈와 척추가 가장 민감하며 매주 약 1%씩 감소한다. 이러한 손실은 체중부하의 결핍과 관련된다.

근골격계 기능은 주로 수축하는 근육양의 크기에 의해 좌우되며 관절 주위의 합조직과 신경동원, 전도 속도, 피로의 변화에 의해 일부 영향을 받는다. 좌식을 하는 사람은 시간 흐름에 따라 대량의 근육양을 손실한다. 운동하는 성인이 규칙적으로 유산소 운동을 하더라도 불행히도 근육양은 노년기에는 유지할 수 없다. 무게를 들어 올리는 운동의 근육 부하만이 노인의 근육양 손실과 근력을 번복하는 것으로 나타났다. 또한 연령과 함께 산화와 해당효소 능력의 감소, 근섬유의 총수의 감소, 2형 섬유(신속 연축)의 선택적 위축, 조직 탄력성의 감소와 함께 건과 인대의 단축이 있다. 골다공증에서 나타나듯이 뼈의 변화는 키의 감소와 척추 후만증, 척추 측만증과 함께 나타난다.

신체검진 결과와 관리

골다공증을 가진 노인은 침대에서 움직일 때 발생하는 자연 골절을 경험할 수 있다. 일반적으로 노인은 전체 근력의 감소와 근육 경련의 경향이 높다. 관절의 운동범위 시 마찰음과 통증이 흔하며, 특히 체중 부하 관절에서 두드러진다. 걸음걸이와 자세의 변화가 자주 나타나며, 노인은 느리고 발을 질질 끄는 걸음걸이와 구부정한 자세를 가지고 있는 경향이 있다.

병원에 입원한 중환자의 강제 금식은 이화작용과 포도당 신합성을 통해 근육 손실을 가속화할 수 있다. 침상 안정의 부담 추가는 노인의 운동성과 힘, 에너지의 빠른 손실로 이르게 한다. 영양을 유지하고 자세를 자주 변경하고 능동적, 수동적 운동을 시행하고 상황이 허락하는 한 많이 침상 밖으로 움직이는 것은 힘과 에너지, 골량을 보존하는데 필수적이다. 환자가 혼수상태이거나 기능을 상실하였으면 적절한 자세와 부목교정이 영구손상을 예방하는데 도움이 될 수 있다.

11) 내분비계 변화

주요 호르몬의 평형 농도는 연령에 따라 변화하지 않는다. 그러나 노인의 경우 호르몬 평형에 어떻게 도달하는지의 변화는 있을 수 있다. 그러므로 연령이 증가함에 따라 호르몬 생산과 대사, 작용의 변화가 일부 발견된다. 뇌하수체 역학, 부신의 생리, 갑상선 기능의 미세한 변화가 있다. 그러나 포도당 항상성, 생식기능, 칼슘 대사의 변화는 보다 더 현저하다.

시상하부에 있는 주요 신경-내분비 핵은 교차상핵(suprachiasmatic nucleus)의 형태 통합성의 손실이 약간 있지만 노년기에는 구조적으로 완전하다. 세포 기능 활동의 증가와 관련된 형태 측량(mor-phometric) 변수가 여러 개의 시상하부 핵에서 측정되어야 한다. 인간의 뇌실곁핵의 일부 신경원이 활성화된 듯이 보이며, arginine vasopressin (AVP)를 생산하는 신경원은 크기가 증가하고, AVP와 corticotrophin-releasing hormone(CRH)를 표현하는 신경원의 수는 연령과 함께 증가한다.

뇌하수체 전엽은 표적 호르몬의 말초 수준이 감소하지만, 자극 호르몬의 배출에는 변화가 없다. 예를 들어, 주간과 야간의 갑상선 자극 호르몬과 성장 호르몬의 순환 수준은 노년기에 크게 감소하였다. 반대로 프로락틴과 멜라토닌은 밤에만 감소하였다. 연령과 관련된 호르몬 수준의 감소는 보조 맥박의 빈도가 아닌 진폭의 감소와 관련되었다.

연령과 함께 성장 호르몬의 감소는 노년기에 흔히 나타나는 탈지방 체중(lean body mass)의 감소, 체지방의 증가(특히 내장과 복부 부위), 지질단백의 유해 변화, 유산소 능력의 감소와 관련되는 것으로 생각되어 진다. 건강한 노인의 성장 호르몬의 대치가 이러한 변화를 역전시킬 수 있을지에 대한 연구가 진행 중이다.

정상적인 노화는 인슐린 저항과 베타 세포 기능의 감소와 관련된다. 그러나 전구 인슐린(proinsulin), 전구 인슐린과 면역반응 인슐린의 비율(proinsulin /immunoreactive insulin ratio)이 베타 세포 기능의 감소와 관련되는지에 대해서는 알려지지 않았다. 포도당 내성은 연령과 함께 감소한다. 200mg/dL까지 혈당의 증가는 70세 이후 노인의 약 50%에서 발생한다. 포도당 불내성에 대한 해석은 당뇨병에 대한 부적절한 진단과 치료를 피하기 위해 연령 교정된 지표의 사용을 요구한다. HbA_{1c}나 glycosylated albumin을 평가하는 것은 혈당치가 높은 노인의 당뇨병 진단에 도움이 된다. 신장의 포도당 재흡수 역치는 연령과 함께 증가하기 때문에 포도당이 소변 내로 배출되기 전에 고도의 과혈당증이 존재하게 된다. 그러므로 소변 검사와 더불어 과혈당증을 모니터 하는 것을 피해야 한다.

일생을 통해 부신 피질은 중요한 구조 발생적, 스테로이드 합성적 변화를 보인다. 연령 증가와 함께알도스테론의 저하와 코티솔의 상승이 나타난다. 그러나 부신의 안드로젠 dehydroepiandrosterone(DHEA)와 dehydroepiandrosterone sulfate(DHEAS)은 폐경과 비슷한 과정에서 저하된다.

갑상선은 노화와 함께 그 크기가 점진적으로 감소한다. 노인의 혈액 내 갑상선 호르몬의 농도는 다양하며 질병에 영향을 받는다. 그러나 표적 조직의 반응의 변화가 있을 수 있다. 특히 호르몬 수치의 감소에 대한 반응으로 수용체의 수를 증가하는 노화 조직의 능력 감소가 있을 수 있다.

신체검진 결과와 관리

연령 증가에 따른 갑상선 호르몬 수치의 감소는 콜레스테롤 대사와 심박수, 심박출량, 심장 수축력의 변화, 기초대사율과 체온 조절의 변화와 같은 다양한 생리적, 병리적 결과를 가져온다. 무감동과 허약감, 체중 감소와 같은 갑상선병의 증상은 노인에게는 젊은 층에서처럼 두드러지지 않을 수 있다. 더욱이 이러한 증상은 갑상선 기능항진증이나 갑상선 기능저하증보다는 흔히 노년에 기인한다. 갑상선 기능항진증을 가진 노인은 심방의 빈맥이 나타나기 쉽고, 과식증보다는 식욕부진의 가능성이 더 높다. 이러한 사람들은 대체로 열 불내성(heat intolerance)을 경험하지 않는다. 갑상선 기능저하증의 노인은 추위에 노출되면 저체온증의 위험이 높고, 인지기능의 변화, 피로, 어지러움, 낙상의 경향이 있다. 문제가 확인되면 갑상선 호르몬을 대체하거나 갑상선 대체 용량을 변화함으로써 불균형을 쉽게 교정할 수 있다.

당뇨병의 종말 기관 손상은 뇌졸중, 심근경색, 신장 기능의 감소, 말초혈관 질환의 요인이다. 오래 지속되는 비 인슐린 의존성 당뇨병은 환자가 뇌졸중이나 급성 심근경색을 나타낼 때에만 진단되기도 한다. 그러므로 노화의 포도당 내성의 장애와 급성 질환과 관련된 포도당의 일시적 상승, 당뇨병의 질병 과정을 구별하는 것이 중요하다.

당뇨병과 종말 기관의 손상을 인식하는 것은 급성 질환의 과정을 변화시킬 수 있다. 예를 들어 심근경색 후 울혈성 심부전의 발생이 비당뇨병 환자보다 당뇨병 환자에게 더 높은 것을 알면 간호사가 수분 정체의 조기 징후에 주의를 기울일 수 있다.

당뇨병을 가진 노인은 대체로 인슐린 의존성이 아니다. 그러므로 매우 높은 혈당치를 가지고 있다 할지라도 케톤산증의 가능성은 희박하다. 실제로 이 연령군에서의 혼수(HHNK coma)는 과혈당성(hyperglycemic), 고삼투압성(hyperosmolar), 비케톤성(nonketotic)이다. 이 상태를 관리하는 것은 광범위한 뇌 부종과 사망을 예방하기 위해 수화 균형 유지와 혈당의 빠른 감소를 요한다. 중환자 담당 간호사는 HHNK 혼수가 급성 질환이나 수술에 의해 자극될 수 있음을 인지해야 한다. 당뇨병을 가진 노인의 흔한 문제와 이러한 문제 예방을 위한 간호중재는 Box 7-3-6에서 나타난 바와 같다.

12) 면역계 변화

연령과 함께 면역 기능의 감소가 나타난다. 특히 세포매개면역에 대한 극적인 효과와 함께 T세포와 B세포 기능의 감소가 나타난다. B세포 기능의 저

Box 7-3-6
당뇨병을 가진 노인의 문제 예방을 위한 간호중재

피부 변화
- 순환 감소와 피부 파괴에 대한 관찰
- 피부 통합성 유지를 위한 발 간호 제공 발을 매일 세척하고 피부 연화제 바름

고혈당증
- 조절된 식이 유지
- 혈당 수준 관찰

수화 상태
- 수화 상태 관찰
- 매일 2,000mL의 수분 섭취 격려

종말 기관 질병
- 신장 기능 관찰
- 시각 변화 관찰(예: 흐리거나 저하된 시력)

하는 T세포 기능의 저하와 간접적으로 관련될 수 있다. 면역 글로불린 G를 분비하는 B세포의 수 감소는 전체적으로 불량한 체액성 면역반응을 초래한 노화와 더불어 흉선은 퇴축되고, 흉선 호르몬 수준의 감소와 자가면역 항체 수의 증가가 발생한다.

신체검진 결과와 관리

감염의 일반적인 증상인 오한, 발열, 백혈구 증가증, 빈맥 등은 노인에게 결여되거나 두드러지지 않을 수 있다. 그 대신 인지와 기능, 행동의 급성 변화가 나타날 수 있다. 예를 들어, 섬망은 노인의 비뇨기계 감염의 유일한 증상 또는 징후이다. 노인의 가장 흔한 감염 부위는 호흡기계와 비뇨기계, 피부이며 노인에게 경미한 변화가 나타날 때 이 부위들에 대한 고려가 이루어져야 한다.

3. 심리적 변화

1) 인지 변화

인지(cognition)는 정보를 수집하고 저장하고 회수하고 사용하는 과정을 말한다. 인지 변화에 대한 신경해부학적, 신경생리적 설명은 명확하지 않다. 젊은 사람들이 노인에 비해 뇌실의 용량이 더 크고, 회색질과 백질의 용량이 더 작다고 한다. 또한 노인과 비교 시 젊은 층에서 기억회수(memory retrieval) 동안 배측방 영역에서 전전두엽 피질의 활동이 더 크다. 이러한 변화는 정상 노화와 함께 작동 기억의 변화와 실행 능력을 설명하는 것으로 생각되어 진다. 연령 증가와 더불어 지각적 운동 기술, 개념 형성, 복합성 기억 과업, 빠른 결정 과업의 저하가 발생한다.

입원 시 인지 기능을 사정해야 하며 시간이 지남에 따라 규칙적으로 그리고 환자의 상태가 변화할 때 모니터 해야 한다. 중환자실 입원 동안 인지기능을 사정할 때 생리적 결핍, 투약, 내 · 외적 스트레스가 인지 기술에 영향을 미친다는 것을 기억해야 한다. 노인의 경우 급성 신체 변화는 흔히 초기에 인지 상태의 변화로 나타난다. 예를 들어 폐렴을 가진 노인은 발열이나 기침과 같은 증상을 나타내지 않을 수 있다. 대신 인지 상태의 변화가 나타날 수 있다.

간이정신상태 검사(Folstein Mini-Mental State Examination, MMSE)와 같은 정신상태 설문지는 체계적으로 인지 기능을 사정하는데 사용될 수 있다. MMSE는 지남력, 집중력, 기억력, 인지, 사고과정에 대한 정보를 제공하는 11개의 질문으로 구성되어 있다. 이 도구를 마치는데 5~10분이 소요되며 환자는 말과 글로써 반응을 할 수 있어야 한다. 일관성 있는 사정도구를 사용하는 것이 간호사가

시간의 경과에 따라 반응을 비교하고 결과들을 모니터할 수 있게 돕는다.

일부 흔한 질병들이 치매와 섬망, 우울을 포함한 인지 장애를 야기한다. 치매는 기억력의 장애와 다음 중 최소 하나에 기초한다; 인격 변화 또는 추상적 사고나 판단 고급 피질 기능의 장애. 섬망은 의식 혼탁의 갑작스런 발현이며, 의학적 응급상황이다. 표 7-3-5는 치매와 섬망을 구별하는 요인들을 설명한다. 치매와 섬망의 가역적 원인은 Box 7-3-7에 나열되어 있다.

(1) 학습

노인은 새로운 것에 반응하고 적응하는데 시간이 좀 더 소요될 수 있다. 또한 이들은 새로운 과업에 도전하는데 주저할 수 있다. 새로운 것을 배우는 측면에서 동기화는 중요하다. 관련성이 적거나 의미가 없는 것이라면 동기화는 감소되고 이는 학습을 위한 무능력으로 해석된다. 감각능력과 인지는 노인 환자를 교육하는데 사용된다. 정보를 제공할 때 다양한 자극 즉 접촉, 시각, 청각, 글쓰기 등을 사용하고 작은 부분으로 나누어 전달하는 것이 필요하다. 움직임이 느리면 장비를 조작하거나 운동을 실행하는 것과 같이 운동 과업을 완수하는데 소요되는 시간을 충분히 허용한다.

Box 7-3-7
치매와 섬망의 가역성 원인

Ⓓrug 약물
Ⓔmotional illness(including depression)
정서적 질환 (우울 포함)
Ⓜetabolic/endocrine disorders
대사성/내분비성 질환
Ⓔye/ear/environment 눈/귀/환경
Ⓝutritional/neurological disorders
영양/신경학적 질환
Ⓣumors/trauma 종양/외상
Ⓘnfection 감염
Ⓐlcoholism/anemia/atherosclerosis
알코올리즘/빈혈/동맥죽상경화증

(2) 기억력

노인의 기억력 감퇴는 장기와 과거 기억보다는 단기 기억에서 나타난다. 과거의 기억을 회상하는 것은 가장 적게 손상된다. 과거 기억의 회상은 노인 환자에게 긍정적인 치료적 전략일 수 있다. 회상은 적응기전으로 간호사가 환자를 이해하도록 돕고, 자기 가치감 증가의 느낌과 환자에 대한 능력에 도움이 된다.

(3) 우울

우울 장애는 노인의 가장 흔한 호소 중 하나이며, 인생 후기 자살의 주된 원인이다. 우울의 증상은 Box 7-3-8에 나열되어 있다. 주요 우울증의 진단 기준에 기초하여 이 증상 중 최소 5가지가 매일 적어도 2주 동안 발생해야 한다. 노인의 이러한 우울 증상은 정상적인 연령 관련된 변화나 질병 상태

Box 7-3-8
우울의 증상

- 우울한 기분
- 활동에 대한 관심의 저하
- 체중 변화
- 수면 변화
- 정신운동의 변화
- 피로
- 무가치감이나 죄책감
- 집중력 감소
- 자살 생각

표 7-3-5 치매와 섬망의 차이 요약

	치매		섬망
	알쯔하이머병	**다발경색 치매**	
원인	가족성(유전적 [염색체 14, 19, 21]) 산발성	심혈관 질환 뇌혈관 질환 고혈압	약물 독성과 상호작용; 급성 질환; 외상; 만성 질환의 악화 수분, 전해질 장애
위험요인	고령, 유전적 요인	기존의 심혈관 질환	기존의 인지장애
발생율	치매의 50-60%	치매의 20%	입원 노인의 20%
발현	천천히	종종 갑작스럽게 뇌졸중이나 일과성 허혈성 발작 후에 나타남	빠르고, 급성 발현 급성 의학질환의 예고
발현 연령	조기 발현: 30대-65세 후기 발현: 65세 이후 가장 흔함: 85세 이후	가장 흔히 50-70세	어느 연령이나 발생하나 노인에게 우세함
성별	남과 여 동등	남성에게 우세함	남과 여 동등
과정	만성, 회복불능, 진행성, 규칙적, 쇠퇴	만성, 회복불능 유동적, 단계적 진행	급성
기간	2-20년	다양; 수년	1일-1개월까지 지속
증상 진행	잠행성 발현 초기-경하고 미세함 중기와 후기-강화됨 사망으로 진행 (감염 또는 영양실조)	경색 부위와 치료의 성공 여부에 따라 다름; 선행 심혈관 질환으로 인한 사망	적절한 치료로 완전 가역성 증상; 선행 상태가 무시될 경우 만성화나 사망으로 진행될 수 있음
기분	초기 우울 (30%)	불안정; 기분의 빠르고 극심한 변화	다양함
말하기/언어	말하기는 질병 후기까지 완벽하게 남음 초기-경한 명칭언어 상실증, 말하기가 의미를 결핍할 때까지 장애가 진전됨, 단어와 소리를 따라 반복함, 무언증	병변의 부위에 따라 언어장애/언어상실증 있을 수 있음	유동적, 말할때 충분히 오래 집중할 수 없음

표 7-3-5 치매와 섬망의 차이 요약 (계속)

	치매	섬망
신체적 징후	초기-운동결핍 없음 병변의 위치에 따라 중기-실행증(70%) 국소적 신경학적 (목적있는 움직임 수행할 징후, 경련 수 없음) 후기-말더듬증 말기- 모든 자발적인 활동의 손실, 양성의 신경 징후	선행 질환의 증상과 징후
지남력	친숙한 장소에서 길을 잃음(국소 지남력 장애) 3차원 물건 그리기 어려움(시각적 공간적 지남력 장애) 질병의 진행에 따라 시간, 장소, 사람에 대한 지남력 장애	시간, 장소, 사람에 대한 명료함과 완전한 지남력 장애 사이에서 계속 변화함
기억력	손실은 치매의 조기 징후임, 최근 기억력의 손실 후 곧 최근과 과거 기억력의 점진적인 저하가 나타남	최근과 과거 기억력의 장애, 명료함과 혼동 사이에서 계속 변화함
인격	무감동, 무관심, 불안정 초기 질환-완벽한 사회적 행동, 인지적 장애 감춤 진행된 질환-활동과 관계에서 자유로워짐, 의심스러움, 기억력 상실로 인한 편집망상, 공격적, 파국적 반응	유동적, 대화에 주의집중 하지 못함, 명료할 때 증상에 의해 놀람, 환각, 편집증
기능적 상태, 일상생활 능력	매일 활동에서의 잘못된 판단, 돈을 관리하거나 전화 사용, 가정이나 직장에서의 기능 능력의 점진적인 저하	손상
주의집중 시간	주의산만, 짧은 주의집중 시간	손상 심함, 관심을 유지하거나 변화시킬 수 없음
정신운동 활동	배회함, 과다행동, 왔다갔다함, 안절부절 못함, 초조	다양함, 고도의 초조와 과다행동, 안절부절못함, 졸음 사이에서 변화함
수면 각성 주기	흔히 손상됨, 밤에 배회하거나 초조함	낮과 밤 동안 짧은 낮잠 취함

에 의해 가려질 수 있다. 예를 들어 수면의 어려움, 이른 아침 각성, 기면은 정상 노화 과정의 사람에게 흔한 신체적 호소이다. 대신 노인의 우울은 가성 건강염려증, 과거 생활 사건에 몰두, 인지 능력의 변화와 함께 더 흔히 나타날 수 있다. 일부 환자는 우세한 정서적 기분이 슬픔이 아니고 분노 또는 불안, 불안정일 수 있다.

우울의 원인은 다양하며 노화, 기존의 질병 또는 약물에 관련된 복합적 상실을 포함한다. Box 7-3-9는 우울을 야기할 수 있는 약물을 기술하고 있다. Box 7-3-10의 노인우울척도(Geriatric Depression Scale)와 같은 선별도구는 우울한 사람을 확인하는데 유용하다. 우울이 확인되면 약물요법과 행동수정, 상담을 포함한 적절한 중재가 필요하다.

간호사는 삼환계 항우울제(tricyclic antidepressive drugs)의 심혈관계 부작용에 주의해야 한다. 심전도상 ST 분절과 T파의 변화가 뚜렷하나, 심근 손상을 의미하는 것은 아니다. 심실 부정맥과 심전도의 장애는 일부 항우울제의 심각한 부작용으로 간주되어 약물의 감소나 중단을 가져올 수 있다. 노인은 또한 항우울제와 함께 수면, 식욕, 혈압과 관련된 변화를 경험할 수도 있다. 특히 알쯔하이머 질병이나 양성의 전립선 비대, CAD을 가진 환자에게 항콜린성 효과가 나타날 수도 있다.

치료하지 않은 우울은 자살로 이어질 수 있으며 이는 노인의 심각한 문제이다. 간호사는 우울의 증상과 징후를 가정하고 우울의 원인을 탐색하고, 치료를 증진하고 자살 시도나 위험 신호에 주의를 기울이도록 한다.

Box 7-3-9
노인에게 우울을 야기할 수 있는 약물 집단

- 진통제/항염증제
- 항경련제
- 항히스타민제
- 항고혈압제
- 항균제
- 항파킨슨제
- 호르몬
- 면역억제제
- 신경안정제

2) 노인 학대

노인 학대는 가정이나 기관에서 발생하며, 다양한 형태로 나타난다. 학대는 노골적이거나 미묘할 수 있다. 또한 신체적, 심리적, 물질적일 수 있다. 학대는 방치, 착취, 유기를 포함한다. 학대받은 노인은 신체적 또는 정신적으로 허약하며, 학대 상황을 보고할 수 없다. 또한 정서적으로 지적으로 안정적이지만 가해자에게 재정적 또는 정서적으로 의존하기 때문에 학대를 멈추게 하거나 보고할 수 없는 노인에게도 발생할 수 있다.

학대는 노인과 동거 또는 비동거자에 의해 발생한다. 학대는 노인의 기초 요구에 대한 지식 결핍, 도움을 줄 수 있는 자원의 부족, 상속 보호의 요구 때문에 발생할 수 있다. 학대는 극도로 스트레스를 받은 간호제공자에 의해 발생할 수 있으며, 학대받은 노인이 그 간호제공자일 수도 있다.

간호사는 Box 7-3-11의 노인 학대의 증상과 징후에 민감해야 한다. 환자나 가족이 가정에서 무엇인가 잘 되지 않고 있다고 진술하면 주의 깊게 사정해야 한다. 환자가 제공한 내용과 가족이 제공한 내용을 비교해야 한다. 마찬가지로 간호제공자가 그들이 느끼기에 필요한 간호을 제공할 수 있었는지를 간호제공자에게 묻는 것이 도움이 된다. 환자가 점점 귀찮은 존재가 되어 간다는 것은 환자가 잘못 관리되고 있거나 간호제공자에게 지지나 보

Box 7-3-10
한국형 노인우울척도(Korean Geriatrid Depression Screening Scale, KGDS)
(답변: 예, 아니오)

1. 쓸데 없는 생각들이 자꾸 떠올라 괴롭다.
2. 아무 것도 할 수 없을 것처럼 무기력하게 느낀다.
3. 안절 부절하고 초조할 때가 자주 있다.
4. 밖에 나가기 보다는 주로 집에 있으려 한다.
5. 앞날에 대해 걱정할 때가 많다.
6. 지금 내가 살아있다는 것이 기쁘다.
7. 인생은 즐거운 것이다.
8. 아침에 기분 좋게 일어난다.
9. 전처럼 정신이 맑다.
10. 건강에 대해서 걱정하는 일이 별로 없다.
11. 내 판단력은 여전히 좋다.
12. 내 나이의 다른 사람들 못지않게 건강하다.
13. 사람들과 잘 어울린다.
14. 정말 자신이 없다.
15. 즐겁고 행복하다.
16. 내 기억력은 괜찮은 것 같다.
17. 미쳐버리지나 않을까 걱정된다.
18. 별일없이 얼굴이 화끈거리고 진땀이 날 때가 있다.
19. 농담을 들어도 재미가 없다.
20. 전에 좋아하던 일들을 여전히 즐긴다.
21. 기분이 좋은 편이다.
22. 앞날에 대해 희망적으로 느낀다.
23. 사람들이 나를 싫어한다고 느낀다.
24. 나의 잘못에 대하여 항상 나 자신을 탓한다.
25. 전보다 화가 나고 짜증이 날 때가 많다.
26. 전보다 내모습(용모)이 추해졌다고 생각한다.
27. 어떤 일을 시작하려면 전보다 힘이 많이 든다.
28. 무슨 일을 하든지 곧 피곤해진다.
29. 요즈음 몸무게가 많이 줄었다.
30. 이성에 대해 여전히 관심이 있다.

<채점방법>

1~5, 14, 17~19, 23~29 : '예' 에 1점씩

6~13, 15~16, 20~22, 30번 : '아니오' 에 1점씩

<평가기준>

14~18점 : 우울증

19~21점 : 중간 정도의 우울증

22점 이상 : 심한 우울증

출처 : 정인과 외(1997), 한국형 노인우울검사 표준화 연구

Box 7-3-11
노인 학대의 증상과 징후

- 건강문제 관리의 결핍
- 골절이나 좌상, 열상과 같은 설명되지 않는 외상
- 화상
- 불량한 개인 위생 불량
- 성병
- 기분 변화
- 우울
- 성장 장애(수화 부족, 영양 장애)
- 피부통합성 손상/진균성 발진

조가 필요하다는 것을 의미하는 것일 수 있다. 간호사를 포함한 건강관리제공자는 노인 학대를 보고할 의무가 있다.

3) 알코올 남용

알코올 남용은 노인 인구에서 발생하나, 유병율에 대한 기록은 드물다. 노인은 적은 양의 알코올도 큰 문제를 야기하며, 또한 알코올로 인한 질병에 더 취약하다. 노인의 알코올 대사의 차이, 적은 신체 내 수분 용량, 탈지방 체조직의 감소는 알코

올리즘이나 알코올 문제의 경향을 높인다. 노인은 또한 정신 작용 약물을 많이 사용하여 약물과 알코올의 상호작용의 위험에 있다.

간호중재는 알코올 사용 노인의 선별을 포함한다. Box 7-3-12의 HEAT 선별 방법은 선별 목적을 위해서 유용하다. 알코올 남용이 의심될 때 알코올 금단 증상에 대한 생리적, 심리적 반응을 안정화하고, 알코올 남용의 영향을 확인하고, 가능한 빨리 환자를 사회사업가나 정신과 간호사, 알코올 상담가에게 의뢰해야 한다.

4. 약물 사용의 변화

노인에게 치료적 약물을 투여하는 원칙은 저용량으로 시작하고 천천히 진행한다는 것이다. 즉 다시 말하면 인내심을 필요로 한다. 노화와 관련된 변화는 약물 반응에 큰 영향을 미칠 수 있다. 신장 기능과 위장관 분비와 운동의 변화, 세포 수용기와 공존하는 질병 상태가 약의 흡수와 분포, 배설을 변화할 수 있다. 이러한 변화는 표 7-3-6에 요약되어 있다.

중환자실에 입원하기 전, 노인 환자는 비타민이나 완화제, 강장제, 제산제, 진통제와 같은 비처방 약물을 포함하여 여러 다양한 약물을 복용하였을 수 있다. 또한 다량의 알코올 섭취의 과거력을 가지고 있을 수도 있다. 이러한 상황은 병원에서 투여하는 약물과 혼합 시 문제를 야기할 수 있다.

간호사는 환자와 가족으로부터 약물 사용에 대한 자세한 과거력을 수집할 필요가 있다. 가족에게 환자가 복용하였던 모든 약물을 가져오도록 지시할 수 있다.

노인에게 약물 투여 시 특별히 고려해야 할 사항은 환자가 그 동안 복용해 왔던 약을 알고, 신장과 간, 내분비, 소화기계를 사정하고, 탈지방 체중을 측정하는 것이다. 신체 계통의 손상은 약의 흡수와 대사, 배설에 영향을 줄 수 있다. 이 외 부가적인 고려 사항은 Box 7-3-13에 기술되어 있다. 탈지방 체중의 감소와 총 체지방의 증가는 체내에서 약의 분포를 변화시킬 수 있다.

Box 7-3-12
알코올 남용 징후에 대한 HEAT 선별 방법

- 알코올을 사용합니까? (**H**ow)
- 과도하게 알코올을 사용했다고 생각한 적이 있습니까? (**E**xcess)
- 주위 사람이 당신이 너무 알코올을 많이 사용한다고 생각한 적이 있습니까? (**A**nyone)
- 알코올 사용으로 인해 어떤 문제를 경험한 적이 있습니까? (**T**rouble)

Box 7-3-13
노인에게 약물 사용시 고려할 점

- 약물 용량 지침은 대체로 젊은층을 대상으로 한 연구에 기초하여 여기서 추천한 성인 용량은 노인에게 적절하지 않을 수 있다.
- 노인은 처방약을 여러가지 복용할 뿐 아니라, 오래된 약물 또는 비처방된 약물을 자가 투여할 수 도 있다.
- 알코올 사용의 효과를 고려해야 한다.
- 약의 흡수, 분포, 대상, 분비에 대한 노화의 영향 때문에 약물 상호작용과 부작용의 잠재력이 증가한다.
- 노인의 약물 독성은 젊은층의 독성과 다르다. 증상이 적게 나타나거나 천천히 나타나나, 일단 증상이 나타나면 더 현저하다.
- 행동상 부작용이 노인에게 더 흔하다. 왜냐하면 노인의 혈액-뇌 장벽의 효과성이 저하되기 때문이다. 정신상태의 급성 변화가 나타나면 투약이 반드시 그 원인으로서 고려되어야 한다.

표 7-3-6 노인의 변화된 약물 반응

연령 관련된 변화	연령 관련된 변화의 영향	적용 약물
흡수		
위산의 감소, pH 증가 (산도 저하)	약물 흡수율 지연가능	
위장관 운동 감소, 위 배출 지연	약물 흡수 정도 영향받지 않음	
분포		
알부민 위치 감소	혈장 단백질과의 약물 결합력의 심각한 변화(비결합 약물은 약리학적 반응을 나타냄), 단백질 결합도가 높은 약물은 결합부가 적으므로 효과 증가와 대사작용과 분비가 가속화됨	단백질 결합도 높은 약물: 구강용 항응고제(warfarin) 구강용 저혈당제(sulfonylureas) Barbiturates 칼슘 통로 차단제 비스테로이드성 항염증제 Sulfonamides Quinidine Phenytoin(dilantin)
심박출량의 감소	많은 신체기관의 관류 감소	
말초 혈류의 장애	관류 감소	
체지방 비율 증가	연령과 함께 체지방 비율 증가하여 신체가 지용성 약물을 저장할 수 있는 능력이 증가됨, 이는 약물 축적과 저장지연, 배설 지연을 야기함	지용성 약물: Barbiturates Diazepam(valium) Lidocaine Phenothiazines(항정신병제)
지방 뺀 체중감소	신체용량의 감소는 약물의 최고 수준을 높일 수 있음	에탄올 모르핀
대사		
심박출량의 감소와 간의 관류 감소	대사감소와 약물의 파괴 지연으로 약물 작용기간과 축적, 독성의 지연 야기됨	간에서 대사되는 모든 약물
분비		
신 혈류의 감소, 기능적 네프론의 손실, 신장의 효능성 감소	배설율 감소와 작용기간 증가 축적과 약물 독성의 위험성	지속성 약제: 아미노글리코사이드 항생제 cimetidine(Tagamet) chlorpromaide(Dabinase) digoxin lithium procainamide

1) 약물 흡수

약물 흡수는 위산의 감소, 위장관 운동의 저하, 위 혈류의 감소, 위장관 융모의 변화, 직장 내 혈류와 체온의 감소 등 연령 관련된 변화에 의해 영향을 받는다. 위 분비물의 pH 증가와 위 배출 시간의 지연은 약 분해를 변화시켜 결국에는 약의 흡수 변화를 가져온다. 산성 배지에서 안정적이지 않은 약이 장기간 위에 머무른다면 생체이용율(bioavailability)이 크게 감소될 수 있다. 소장에서 활동하도록 개발된 약은 노화되고 있는 위의 높은 pH에 의해 영향 받을 수 있다. Erythromycin과 같이 pH에 민감한 코팅된 약은 위에서 코팅이 벗겨져 소장의 흡수 부위에 도달하기 전에 감소될 수 있다. 코팅된 위 자극제는 코팅이 제거되고 출혈이나 오심, 구토를 야기할 수 있다.

일부 약물은 일차 통과 대사(first-pass metabolism)라 불리는 과정에 의해 전신 순환에 들어가기 전에 신체로부터 제거된다. 대체로 이 일차통과 효과에 원인이 되는 효소는 노인에게 저하되어 고농도의 간 추출 약물(high-hepatic-extraction drug)의 생체 이용율이 연령과 함께 증가할 수도 있다. 이 약물은 노인에게 용량 감소를 요한다.

2) 약물 분포

체내 약의 분포는 탈지방 체중의 감소, 총 체지방의 증가, 총 체액의 감소에 영향을 받을 수 있으며 이 모든 것은 노화와 동반되어질 수 있다. 근육과 결합하는 약물(예: digoxin)은 탈지방 체중이 감소하여 독성의 위험이 증가할 때 생체 이용율이 더 높아진다. 지용성 약물(예: flurasepam[Dalmane], chlorpromazine[Thorazine], Phenobarbital)은 지방에 축적되고 과잉 진정의 효과를 초래할 수 있다. 체액량 결핍시 수용성 약물(예: gentamicin [Garamycin])은 농축이 증가하고 빨리 독성 수준에 도달하게 된다.

3) 약물 대사

간은 약물의 생체변화와 해독의 주요 기관이다. 약물 대사 반응은 I단계 반응과 II단계 또는 접합반응으로 분류된다. I단계는 수용성을 증가하기 위해 극성 화학기(polar chemical group)를 추가하거나 제거하는 것을 말하며, II단계는 약물을 포도당이나 아세트산염, 황산염과 같은 다른 분자에 연결하는 것을 포함한다. 노인은 흔히 I단계 대사가 손상받는 반면 II단계 대사는 영향을 받지 않는다. 노인 환자는 변화를 위한 간 효소를 필요로 하는 약물의 대사가 감소될 수도 있다. 이는 약물의 혈장 수준의 증가와 반감기의 연장을 초래한다. 예를 들어 benzodiazepines(예: diazepam[Valium], flurazepam)은 노인 환자의 경우 반감기가 20~90시간 증가한다. 이 약물의 간 산화는 간에서 알코올성 변화에 의해 더 영향을 받을 수 있다. 간헐적 알코올 사용시 약 대사의 저하가 있을 수 있다. 그러나 만성 알코올 사용시에는 약 대사가 증가하고 배설이 가속화된다.

4) 약물 배설

신장은 약을 제거하는 일차 배설 기관이다. 변화되지 않은 채로 배설되는 약(예: digoxin, cimetidine, 항생제)이나 신장으로 활성 대사물질을 배설하는 약은 노인에게 축적과 독성을 피하기 위해 용량 감소를 필요로 한다. 혈청 크레아티닌만으로는 노인의 신장 기능을 판단할 수 없다. 크레아티닌 청소율 검사는 약 제거에 대한 좀 더 정확한 측정치를 반영한다.

사례연구 ■ 수술 후 섬망

90세의 백인 Hannum 여사는 외과 중환자실에 입원하고 있으며, 고관절 골절로 인해 국소 마취하에 개방성 골절 교정과 내부 고정을 하였다. 수술 후 자가혈액 1unit을 수혈 받았으며, 정맥의 혈전색전증 예방을 위해 enoxaparin(Lovenox 30 units, 피하) 투여 중이다. 수술 36시간 후 가족이 방문하였고 환자가 가족을 알아보지 못하고 최근 사건이나 날짜를 기억할 수 없고, 자신이 어디에 있는지 왜 그곳에 있는지를 모른다는 것을 확인하였다. 환자의 간이정신상태 검사 수치는 29/30이었다.

환자는 불분명한 오심을 호소하였으나 흉통과 호흡곤란, 어지러움증은 부정하였다. 수술 후 비뇨기계 증상 없이 쉽게 배뇨하였다. 수화를 위해 시간당 70mL 속도로 수액(D_5W와 half-normal saline)을 정맥내로 주입하고 있었다. 활력징후는 혈압 152/70mmHg, 규칙적인 심박수 78회/분으로 안정적이었다. 열은 없었다. 신체검진 결과 복부는 부드러우며 정상 장음이 청진되고, 덩어리나 압통은 없었다. 폐음은 나음이나 건성 수포음, 천명음없이 정상 폐포 호흡음이었다. 사지는 손상받지 않은 부위인 좌측에 부종이 없었다. 우측 하지에 서혜부까지 1+의 부종이 있었으나, 장딴지는 부드럽고 압통이 없었다. 절개 부위는 장액혈액성 배액이 배출되며 봉합은 완전하고 홍반이 보이지 않았다. 절개선 주위 테이프로 인해 작은 수포가 있었다.

환자의 과거 병력은 고혈압, 수회의 수술을 거친 코와 얼굴의 피부암, 위식도 역류 질환을 포함한다. 환자에게 투여되는 약물은 hydrochlorothiazide (25mg, 매일), amlodipine(Norvasc 5mg, 매일), Metamucil, ranitidine(Zantac 150mg, 매일 밤)이다. 환자는 매일 저녁 식사 전 2~3온스의 위스키를 마시며, 저녁식사와 함께 포도주 한잔(약 6온스)을 마신다.

가족이 환자의 혼돈에 대해 염려를 표현한 이후 환자를 재사정하였다. 이 때 환자의 활력징후는 앙와위 혈압 155/72mmHg, 구강 체온 36.2℃, S_3나 S_4, 잡음 없는 규칙적인 심박수 72회/분이었다. 폐에서는 나음이나 건성 수포음, 천명음 없이 정상 폐포 호흡음이 청진되었다. 복부는 부드럽고 정상 장음이 청진되고 덩어리나 압통, 기관비대는 없다. 전체적으로 완전한 운동 가동범위와 5/5 근력을 나타냈다(우측 하지는 검사하지 않음). 간이정신상태 점수는 21/30이다.

전혈구수 검사는 정상 범위에 있고, 전해질은 나트륨 135mEq/L, 칼륨 3.5mEq/L, 염소 84mEq/L이었다. 적혈구 용적율은 자가혈액 수혈 후 36.2%이었고, 백혈구 수는 7,300/mm^{3}로 정상 범위에 있었다.

임상적 적용

자가학습: 비판적 사고

1. Hannum 여사의 행동에 있어서 즉각적으로 관심을 갖게 하는 것에 대해 설명하시오.
2. 섬망의 측면에서 의원성(iatrogenic) 합병증을 예방하고 환자를 안전하게 유지할 수 있도록 하기 위한 방법을 설명하시오.
3. 섬망 관리를 위해 유용한 대안들에 대해 설명하시오.
4. 이 상황에서 어떻게 가족을 지지하고 도울 것인지에 대해 설명하시오.
5. 기능적 능력을 유지하고 회복하는데 어떤 간호중재가 필요한지 설명하시오.

6. 최근의 인지상태와 관련해서 적절한 간호중재에 대해 설명하시오.
7. 낙상 예방과 관련해서 수행할 수 있는 간호중재에 대해 설명하시오.
8. 수술 후 합병증의 위험성을 어떻게 감소시킬 것인지에 대해 설명하시오.

마취 후 대상자

학습목표

- 수술에 사용하는 마취의 종류를 비교하고 대조할 수 있다.
- 마취 종류에 따른 의식수준의 차이와 마취 약물들을 구별할 수 있다.
- 마취 직후에 발생하는 5가지 잠재적 문제를 요약할 수 있다.
- 마취로부터 회복되는 대상자를 위한 간호중재를 설명할 수 있다.

수술이 끝난 직후에 대상자들은 회복실이나 중환자실에서 간호를 받는데, 이때가 마취에서 회복하는데 있어서 가장 중요한 시기이다. 수술 후 대부분의 대상자들은 회복실로 옮겨져 자격을 갖춘 간호사의 세밀한 관찰과 간호를 받는다. 일부 대상자들은 바로 중환자실로 옮겨져 중환자간호사로부터 마취 후 간호를 제공받는다. 수술 직후에 일어나는 대상자의 생리적 상태의 변화가 이 장에서 다룰 가장 중요한 부분이다.

1. 마취의사와 간호사와의 협력

마취의사는 수술 전에 대상자를 사정하여 수술에 사용할 마취를 선택하고 대안을 결정한다. 마취는 대상자의 전신상태, 연령, 수술력, 마취력, 질병과정, 수술 방법, 수술 체위를 고려하여 결정한다. 마취제의 선택은 의식을 유지하는 최소한의 마취제 사용, 국소적 또는 정맥제로부터 무의식상태를 유발하는 정맥주사제나 흡입제까지 다양하다. 마취와 마취제의 종류가 그림 7-4-1과 7-4-2에 제시되어 있다.

수술실에서 일어나는 일은 대상자의 수술 후 간호와 전반적 회복에 영향을 미친다. 수술실에서 일어난 일들을 알려주기 위하여 마취의사는 수술 후 간호를 책임지는 간호사에게 자세한 정보를 주어야 한다. 이 보고에 포함되는 내용은 Box 7-4-1에 들어 있다.

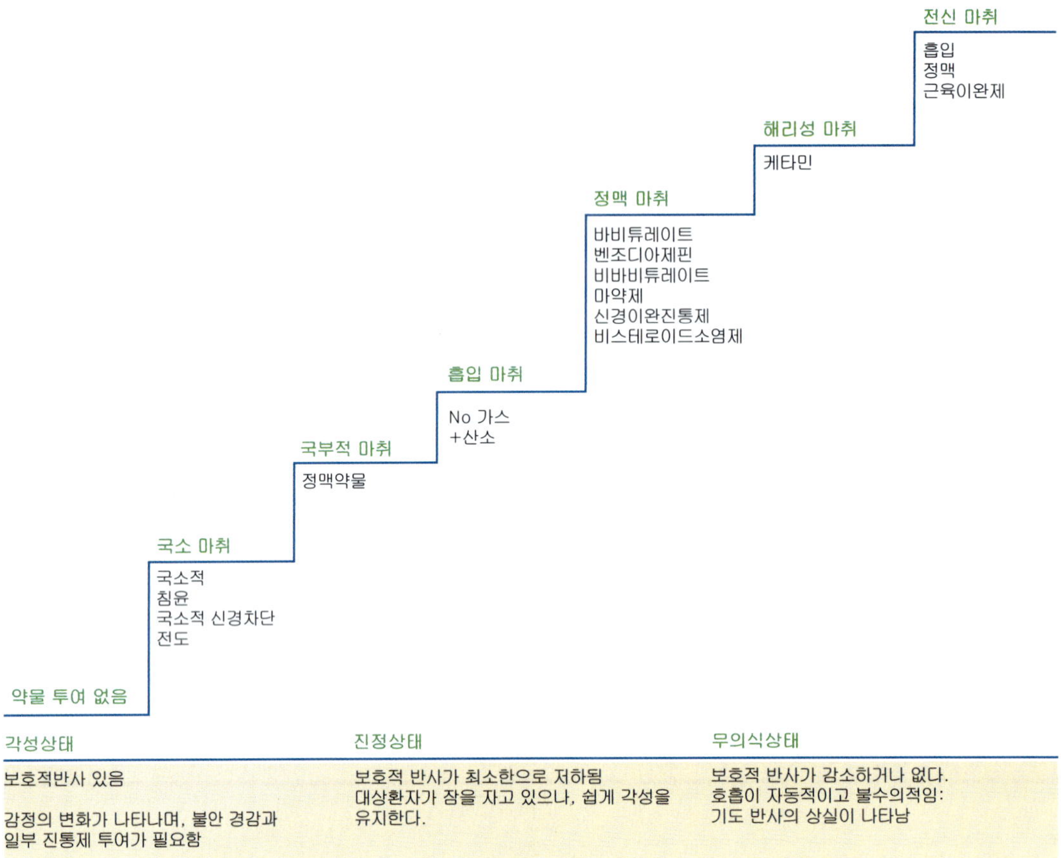

NSA

그림 7-4-1 마취종류에 따른 의식수준

간호사는 마취의사로부터 정보를 받으면서 동시에 대상자의 상태를 사정하고 개별화된 간호계획을 세운다. 마취의사에게서 보고 받는 초기사정자료들은 활력징후, 산소포화도, 의식수준, 심장 감시, 혈역학적 수치 그리고 시간당 소변량 등이다. 활력징후는 환자의 상태가 안정될 때까지 15분마다 또는 더 자주 측정한다. Box 7-4-2는 마취 후 환자간호를 위한 협력적 간호지침이다.

2. 적절한 진정

1) 중등도의 진정

중등도의 진정은 약물로 유도하는 의식의 저하 상태이다. 가벼운 촉각 자극이 있거나 없는 상태에서 언어자극에 대해 목적적으로 반응한다. 약간의 정서장애, 기면 때로는 진통상태가 나타나고 보호적 반사는 정상으로 유지된다. 기도유지나 기계적 환기와 관련된 중재는 요구되지 않으며 심혈관계 기능도 유지된다. 중등도의 진정은 다음 3가지 주요 기준을 따른다. 즉, 대상자가 독립적으로 기도

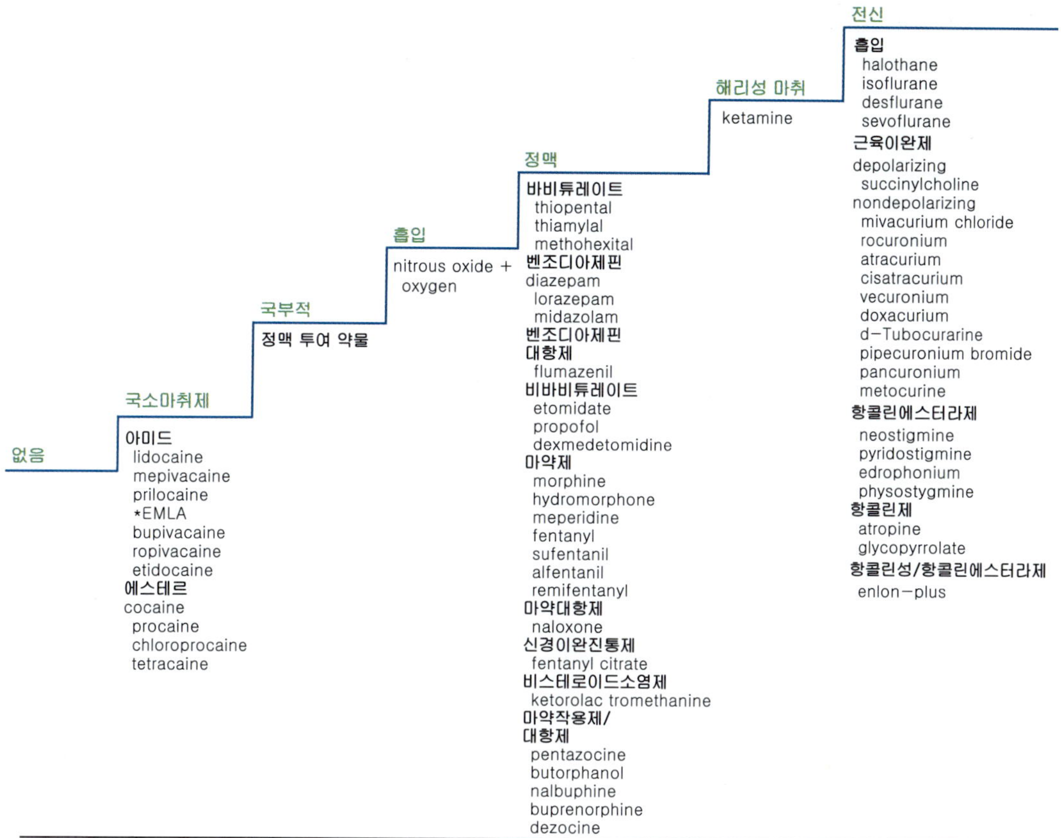

* EMLA, Eutectic mixture local anesthetics

그림 7-4-2 마취종류에 따른 약물

를 유지하고, 보호적 기도반사를 보유하며 언어와 신체적 자극에 반응해야 한다. 이 3가지 요인이 충족되지 않으면 중등도 진정상태가 아니다.

중등도 진정의 이점은 의료진의 언어지시와 신체적 자극에 따라 대상자가 반응할 수 있다는 점이다. 중등도의 진정은 외과적, 치료적 또는 진단적 절차 시 사용된다. 처방에는 보통 아편제, 기억상실제, 진정제 그리고 국소마취제가 포함된다.

중등도 진정의 목적은 첫째, 대상자의 불안을 경감시키는 것이다. 또한 진정과 안위상태를 유지하기 위하여 최소한의 약물을 주입하고, 대상자의 협조를 유도하며 활력징후를 안정시키고, 통증역치를 높이는 동시에 빠른 회복을 도모하는 것이다.

정맥투약을 통하여 중등도 진정상태를 유지하는 대상자를 간호하기 위해서는 다음의 지식과 내용을 알아야 한다.

- 중등도 진정에 사용되는 약물과 관련된 해부, 생리, 약리, 심장리듬, 합병증에 관한 지식
- 중등도 진정과 회복기간 동안의 대상자 요구사정, 생리적 자료에는 호흡수, 산소포화도, 혈압, 심박동과 리듬 그리고 대상자의 의식수준 포함

Box 7-4-1
마취의사가 간호사에게 전달해야 할 정보

- 대상자 이름
- 수술 절차
- 마취의 종류(마취제와 마취를 역전시키는 약물)
- 출혈 추정량/수분 소실량
- 수액/혈액 보충량
- 활력징후-의미있는 문제들
- 마취나 수술의 합병증
- 수술 전 상태(예: 당뇨병, 고혈압, 알레르기)
- 수술 직후에 고려할 점
(통증관리, 환원제, 인공호흡기설정)
- 언어장애
- 원칙적으로 마취의사는 간호사가 환자의 기도와 즉각적인 상태를 확인할 때까지 기다려야 한다.

- 산소 전달방법, 호흡생리, 전달과 흡수에 대한 이해와 산소공급기구의 사용 능력
- 주입되는 약물유형과 관련하여 정맥을 통한 중등도 진정의 잠재적 합병증을 예상하고 대비
- 합병증이나 원하지 않은 결과 발생 시 사정하고 진단하여 중재를 할 수 있는 지식과 기술 그리고 지시(표준지시 포함) 수행과 기관의 프로토콜이나 지침을 따르는데 있어서 간호중재에 적용하는 지식과 기술의 소유
- 기도관리와 소생술
- 생명을 위협하는 합병증 발생 시 간호사의 책임과 의무를 포함하는 법적인 측면의 지식

중등도의 진정의 주요특징은 대상자 스스로 기도를 유지하고 외과적/수술적 절차를 대상자를 일정시간 무의식이나 무호흡상태로 만들 수도 있다. 정맥약물은 외과의사가 주입하는 국소마취제와 동시에 사용된다. 중등도 진정 대상자도 일반마취 후 대상자와 유사한 간호를 제공받는다.

3. 마취 후 대상자에게 발생하는 문제

1) 저산소증

저산소혈증(hypoxemia)은 수술 직후에 흔히 발생한다. 동맥혈산소분압(PaO_2)이 생명을 위협할 수 있다. 과소환기는 저산소증(hypoxia)을 유도하는 복합적인 현상으로 진단하기가 매우 어렵다. 저산소증의 임상증상은 저혈압이나 고혈압, 빈맥이나 서맥, 심장리듬장애, 호흡곤란, 빈호흡, 과소환기, 지남력장애, 흥분, 탄산가스분압하강 그리고 청색증 등이다.

마취제와 관련하여 저산소혈증의 원인을 조사할 때 특히 마취제가 적절히 역전되지 못했다면 간호사는 척추마취나 경막하 차단마취에서 마취 부위가 너무 높은 수준까지 미치지 않았는지의 여부, 마약제 사용, 심한 진정, 흡입제 그리고 근신경차단제의 효과를 고려해야 한다. 확산저산소증은 아산화질소를 사용할 때 발생할 수 있다. 그러나 아산화질소 주입 후 3~4분 동안 100% 산소를 주입하면 확산저산소증을 예방할 수 있다. 보통 확산저산소증은 회복실 환자에게는 나타나지 않는다.

전신마취나 진정상태에 있는 모든 대상자는 수술 직후에 추가적 산소요법을 받는데, 산소포화도를 측정하면서 산소농도를 점차 감소시킨다.

간호사는 수술 후 대상자의 저산소혈증을 예방하기 위하여 심호흡, 기침, 침대에서 움직임을 격려하고 권장한다.

대상자에게 근육이완제와 벤조디아제핀, 아편계약물의 효과가 지속되고 있다면 환원제가 필요할 수도 있다. 환원제를 투약할 때에는 세심한 관찰이 필요하다. 환원제 투약 이후에도 환원제보다 근육이완제와 벤조디아제핀, 아편계약물의 효과가 더

Box 7-4-2
마취 후 대상자를 위한 협력적 간호지침

목표	중재
산소/환기	
기관내삽관 제거 후 호흡의 깊이와 호흡수가 정상이다. 동맥혈가스 결과가 수술 전과 같이 정상범위 내에 있다.	• 호흡률과 호흡양상을 15분 단위 또는 수시로 관찰한다. • 기관내삽관을 제거하기 전에 관련검사와 대상자 상태를 사정한다. • 호기말탄산가스 분압과 맥박산소포화도를 모니터한다. • 기침과 심호흡을 권장한다. • 금기사항이 아니면 침상머리를 올린다.
정상적인 방어반사와 함께 기도가 유지된다.	• 기도를 확보하기 위해 턱을 앞으로 당기고, 머리를 젖히며, 구인두나 비인두 기도를 삽입한다. • 몇 분 단위로 환자를 자극한다(예: 이름을 부르거나 환자를 만지거나) • 진토제를 처방대로 투약한다.
흡인의 징후가 없다.	• 환자가 토할 경우 머리를 옆으로 하고 흡인하며 기도를 유지한다.
순환/관류	
심박동수와 혈압이 마취 후 1~2시간 내에 수술 전 수준으로 돌아온다.	• 15분 단위 또는 수시로 활력징후를 모니터한다. • 맥박의 특징과 규칙정도를 사정한다. • 부정맥을 관찰한다. • 출혈과 관련된 저혈압을 평가한다. • 가온 및 혈관확장과 관련된 저혈압을 평가한다. • 처방된 대로 IV 용액과 혈액제제를 투여한다. • 저체온증을 예상하여 가온장치 이용이 가능하도록 준비한다.
체온이 정상범위 내에 있다.	• 정상범위가 될 때까지 수시로 체온을 측정하고, 시간당 1~2℃까지만 체온을 올린다. • 악성 고체온을 감시하고, 0.5℃ 이상의 체온증가를 즉시 마취의사에게 보고한다.
악성 고체온의 징후 없다.	• dantrolene을 투약하고, 체온하강을 위한 중재를 시작한다. • 악성 고체온 관리지침을 따른다.
체액/전해질	
혈압과 심박동수가 안정적이다. 소변량은 0.5~2mL/kg/h를 유지한다. 혈량과다 또는 혈량저하의 징후가 없다.	• 정맥로를 유지한다. • 섭취량과 배설량을 모니터한다. • 저혈량증의 징후로 피부와 점막을 사정한다. • 만약 필요하다면 요비중을 측정한다. • 혈량과다증의 징후를 사정한다(예: 폐 악설음, 경정맥 확장 등). • 필요하다면 혈청 전해질을 검사한다.
기동성/안전성	
쉽게 깨어나고 지시에 적절하게 반응한다. 정상적 근력을 가지고 사지를 잘 움직인다.	• 15분 단위 또는 수시로 의식을 사정한다. • 신경근육차단의 역전을 평가하기 위해 운동감각기능을 관찰한다. • 국소차단, 경막외마취, 척추마취 수준을 평가한다.

Box 7-4-2
마취 후 대상자를 위한 협력적 간호지침 (계속)

목표	중재
피부 통합성	
정상적인 피부상태를 유지한다.	• 수술 후 즉시 피부상태를 사정한다.
영양	
오심과 구토없이 정상적인 영양상태를 유지한다.	• 장음이 돌아오면 경관영양을 시작한다. • 기도반사가 돌아오면 구강섭취를 시작한다.
안위/통증 조절	
통증 점수가 4보다 작다.	• 통증의 위치, 특징과 강도를 사정한다. • 필요하다면 아편유사제를 투여한다. • 진통제에 대한 반응을 관찰한다. • 비약리적 통증완화기법과 안위기법을 적용한다. • 수술 후 통증관리요법으로 정맥내 또는 경막외 자가조절 진통장치를 사용한다.
정신사회적 측면	
불안을 줄이기 위해 개인적 지지시스템을 사용한다.	• 수술 직후 대상자에게 영향을 주는 사람의 방문을 권장한다. • 수술과 질병에 대해 대상자에게 영향을 주는 다른 사람의 이해를 확인한다. • 사회사업과, 성직자 등에 의뢰한다.
교육/퇴원계획	
회복실에서 1~2시간 내에 퇴실한다. 수술 후 폐의 합병증을 예방하기 위한 운동을 시범 보인다. 대상자나 가족들이 수술절차와 수술결과를 이해한다.	• 대상자에게 자주 시간과 환경에 대해 인식시킨다. • 처치와 통증관리 치료계획을 설명한다. • 기침, 심호흡, 보장성폐활량계의 사용법을 교육한다. • 조기 이상을 교육한다. • 통증조절방법을 교육한다. • 처치에 관한 정보를 제공하고, 가능한 결과를 논의한다.

오래 지속될 수도 있는데, 이 경우 저환기증이 지속될 수 있다. 간호사는 환원제의 투약시기, 지속시간과 사용되는 약에 대해 알고 있어야 한다. 이러한 지식은 대상자의 상태가 변할 때 적절한 중재를 제공할 수 있게 해준다.

2) 저환기증

고탄산혈증을 야기하는 저환기증은 다음과 같은 상황에서 발생할 수 있다.

- 남아있는 마취제의 효과로 인한 호흡 부족(예: 아편계약물, 진정제, 흡입제)
- 호흡근의 기능 저하(통증이나 신경근육계의 불충분한 기능 환원으로 인해 폐가 충분히 움직일 수 없는 경우)
- 수술 후 환기를 지지해 주어야 하는 내인성 폐질환(예: 만성 폐쇄성 폐질환)
- 즉시 발견되고 치료되어야 하는 후두경련과 기도폐쇄

특히 아편제약물이나 진정제가 수술 중 사용되었다면 간호사는 수술 직후부터 대상를 자극하기 시작한다. 또한 신경근육차단제를 역전시키기 위해 환원제 투약을 고려해야 한다. 불충분한 환기, 5초 동안 머리를 들지 못하는 것, 가슴과 복부근육의 부적절한 사용, 불안, 빈맥은 마비상태가 계속됨을 알리는 신호다. 신경근육차단제는 Box 7-4-3에 요약되어 있다. 다양한 신경근육차단제와 이들의 작용시작과 지속기간 등의 비교는 표 7-4-1에 제시되어 있다.

저체온증은 비탈분극성 근육이완제와 관련된 신경근육 차단을 지연시킬 수 있다. 따라서 환자의 체온을 반드시 모니터해야 한다.

3) 저혈압

수술 후 나타나는 가장 흔한 심혈관계 부작용은 저혈압이다. 저혈압은 순환하는 혈액량이 감소할 때 발생한다. 저혈압은 수축기 혈압의 25~30% 감소로 정의된다. 30% 이상 혈압이 감소되면 중재를 적용해야 한다. 마취 후 저혈압의 위험요인은 Box 7-4-4에 열거되어 있다.

마취제는 여러 가지 방법으로 혈압에 영향을 미칠 수 있다. Bupivacaine과 tetracaine 같은 국소마취제는 교감신경의 차단과 혈관확장에 의해 혈압을 감소시킬 수 있다. 아편계약물을 포함한 정맥주사제는 혈관확장과 히스타민 방출을 야기하면서 결과적으로 혈압을 낮추게 된다. 특히 droperidol과 chlorpromazine hydrochloride와 같은 신경안정제는 교감신경을 차단하여 혈압을 낮춘다.

수면진정제는 isoflurane, enflurane, halothane, sevoflurane, desflurane과 같은 흡입제와 같이 심근기능을 약화시킨다. 근육이완제는 신경절 차단과 히스타민 방출에 의해 저혈압을 초래할 수 있다.

Box 7-4-3 신경근육차단제

근육이완제

- 약리학적으로 신경근육차단제는 대상자를 마비시키나 진정이나 진통효과를 제공하지는 않는다.
- 신경근육차단제는 기관내삽관을 용이하게 하고, 외과적 처치를 위해 근육을 이완시키고, 후두경련을 종료시키고, 흉벽 경직을 제거하고, 기계적 환기를 용이하게 한다.
- 근육이완제는 탈분극성과 비탈분극성의 두가지 종류가 있는데, 근신경 접합부에 화학적 전달물질인 아세틸콜린에 영향을 미친다.

탈분극성 약제

- Succinycholine 근신경 접합부에서의 아세틸콜린 수용체로 결합하고, 아세틸콜린의 작용을 방해한다.
- 작용은 1~2분에 시작되고, 작용기간은 4~6분이다.
- 가성 콜린에스터라제 효소는 succinylcholine을 혈장으로부터 제거하기 때문에 가성 콜린에스터라제가 감소되는 상황에서는 succinylcholine의 작용시간이 증가하고 마비상태가 오래 유지된다.
- 가성 콜린에스터라제 효소의 증가는 임신, 간질환, 영양실조상태, 중증빈혈, 암, quinidine, phospholine 점안제, propranolol과 같은 약물로 인해 발생할 수 있다.

비탈분극성 약제

- Atacurium, cisatracurium, mivacurium chloride, pipecuronium bromide, vecuronium, d-tubocurarine, pancuronium, doxacurium, rocuronium 근신경 접합부에서 아세틸콜린과 경쟁적으로 작용한다.
- 작용은 2~3분 이내에 시작되고, 작용기간은 약물과 용량에 따라 20분에서 2시간이다.
- 항콜린에스터라제 약물(neostigmine, pyridostigmine, edrophnium)에 의해 약리학적으로 역전될 수 있다. 항콜린에스터라제의 작용기간은 짧기 때문에, 대상자의 근 쇠약이나 호흡기능저하가 계속될 수 있다. 항콜린에스터라제는 서맥, 눈물, 배변, 타액과 기관지분비물의 증가를 포함하는 무스카린 부작용을 유발할 수 있다. 이러한 부작용은 항콜린작용약물(atropine, glycopyrrolate)의 투여로 인해 발생한다.

정맥귀환의 감소는 저혈량증과 심근기능의 약화와 더불어 발생하기 때문에 간호사는 혈량 보충의 적절성, 혈액손실, 과잉이뇨 등을 고려해야 한다. 간호사는 기립성저혈압을 평가하기 위해 앙와위 때 환자의 활력징후와 침상머리를 60° 올리고 난 후(외과적 처치 또는 환자의 상태에 따라 금기사항이 아닐 경우)의 활력징후를 측정한다. 심부정맥은 특히 상대정맥 빈맥과 현저한 서맥을 동반하여 심박출량이 감소할 때 저혈압을 야기할 수 있다. 수술 후 저혈압의 다른 원인에는 패혈증, 폐동맥색전증, 수혈반응과 통증 등이 있다.

혈압을 낮추는 기법은 경부의 신경외과적 중재, 어깨 관절경수술, 일부 종양 수술과 같은 특별한 시술에서 종종 사용한다. 이 기법의 장점은 혈량 감소와 수혈에 대한 필요를 최소화하고, 모세혈관 출혈과 혈종생성을 감소시킨다는 것이다.

저혈압의 치료는 근본적인 원인을 찾는 것이다. 수술에 사용된 기법이나 발생한 사건을 포함한 마취의사의 완전한 보고서는 간호사가 근본적인 원인을 확인하는 것을 돕는다.

다양한 중재가 저혈압을 치료하는 데 사용될 수 있다. 우선 혈압을 사정하면서 적절한 산소화와 환기를 확인한다. 항콜린에스터라제와 항콜린성 약물로 근육이완제를 역전시키고, 날록손으로 마취제를 역전하고, flumazenil로 벤조디아제핀제를 역전시킬 필요가 있을 수 있다. 혈압상승 약물이 혈압을 높이기 위해 사용될 수 있다. 혈액제제, 혈장증량제, 정질액을 포함한 정맥제제가 투입될 수 있다. 출혈의 징후를 관찰하기 위해 드레싱, 배액관, 수술 부위를 자주 사정해야 한다.

저혈압 환자를 사정하고 치료할 때 중요한 것은 생리적인 문제보다 기술적인 문제를 고려하는 것이다. 혈압계 커프는 적절한 크기이고, 정확하게 위치하는가? 청진기는 제대로 놓여져 있는가? 환자의 체위는 어떠한가? 동맥관이 있다면 환자의 말초혈관이 수축하였거나, 말초혈관 질환이 존재하는가? 변환기는 균형이 잡히고 정확히 보정되었는가? 잘못의 시정과 사정은 동시에 이루어져야 한다.

4) 고혈압

고혈압은 중증도에 따라 분류된다. 경한 고혈압은 이완기 혈압이 90~104mmHg이고, 심한 고혈압은 이완기 혈압이 105~120mmHg, 악성 고혈압은 이완기 혈압이 120mmHg 이상이다.

수술 후 고혈압의 가장 흔한 두 가지 원인은 고혈압의 병력과 통증이다. 고혈압은 말초혈관의 수축이나 떨림과 관련될 수 있다. 흡입 마취제와 정맥마취제는 카테콜라민을 방출하고, 혈압을 높여 결과적으로 저산소증과 고탄산혈증을 야기할 수 있다. 마취에 사용되는 해리성 약물인 케타민은 교감신경계를 자극해서 빈맥과 고혈압을 야기할 수 있다. 또한 날록손을 너무 빨리 주입할 경우 고혈압을 초래하여 폐부종이나 뇌출혈을 야기할 수 있다. 고혈압의 다른 원인으로 고체온, 불안, 방광확장, 체액과다, 통증, 너무 좁은 혈압계 커프, 수술 전 항고혈압 치료의 지연 등이 있다.

일시적 고혈압은 마취시작 시, 삽관이나 체위변경 시, 수술절개 시, 마취 후에 발생할 수 있다. 일시적 고혈압은 주의 깊은 마취의사에 의해 예방될 수 있다.

치료는 먼저 고혈압의 원인을 찾아야 한다. 금기사항이 아니면 환자는 수술절차가 시행되기 직전까지 항고혈압제를 복용해야 한다. 항고혈압제는 고혈압의 중증도에 따라 처방될 수 있다. hydralazine과 nifedipine 같은 단기 작용성 말초혈관확장제가 사용될 수 있다. 혈압을 정상범위로 유

표 7-4-1 근육이완제의 비교

약물	작용시작	작용기간	용량	대사 · 제거	히스타민	부작용	장점
탈분극성							
succinylcholine	1~2분	4~6분	1.5~2mg/kg	혈장콜린 에스테라제 신장, 담즙	가능	맥박감소, 다발형성 부정맥 과칼륨혈증 ICP 증가 IOP 증가	단기 작용성
비탈분극성							
mivacurium chloride (mivacron)	2~2.5분	10~15분	0.1~0.25mg/kg	혈장콜린 에스테라제 신장, 담즙	유	홍조 저혈압 부정맥 발진 근육경련 기관지경련	단기 작용성 심혈관계 효과 최소
atracurium (tracrium)	2분 이내	30~45분	0.4~0.5mg/kg	호프만제거 에스테르 가수분해	약간		중간 작용성 심혈관계 효과 없음 쉬운 역전 빠른 차단
vecuronium (nocuron)	3분 이내	30~45분	0.06~0.1mg/kg	간, 신장	아주 약간		중간 작용성
rocuronium (zemuron)	1~1.5분	20~40분	0.45~1.2mg/kg	신장, 담즙	낮음	말초혈관저항 증가	심혈관계 효과없거나 약간 쉬운 역전 중간 작용성

표 7-4-1 근육이완제의 비교

약물	작용시작	작용기간	용량	대사 · 제거	히스타민	부작용	장점
cisatracurium (nimbex)	2~3분	40~60분	0.15~0.2mg/kg	호프만제거 신장, 간	없음		심혈관계 효과 최소 중간 작용성 혈역학안정
d-tubocurarine (curare)	3분 이내	45~60분	0.6mg/kg까지	신장, 간	유	저혈압	지속성
pancuronium (pavulon)	4분 이내	1~1.5시간	0.04~0.1mg/kg	신장, 간, 담즙	격리된 경우	히스타민과 같은 반응 금기사항:근무력증, 신장질환, 브로마이드 과민반응 관상동맥질환	지속성
doxacurium (nuromax)	4~6분	100~160분	0.05~0.08mg/kg	신장	없음	halothane같은 흡입제에 의해 가능 노인에 있어 회복지연	지속성
pipecuronium (arduan)	3~5분	60~120분	0.14mg/kg	신장, 담즙	없음	저혈당증, 고칼륨혈증 중추신경계억제, 호흡기	지속성 심혈관계 효과 없음

Box 7-4-4
마취 후 저혈압의 위험요인

마취 제재
- 국소마취제
- 아편계약물
- 신경안정제
- 수면진정제
- 근육이완제
- 흡입제

정맥귀환의 감소
- 저혈량증(불충분한 대체, 계속적인 혈액 손실)
- 저체온증
- 심근기능 저하
- 체액이동
- 패혈증
- 수혈 반응
- 꽉 조이는 복부 드레싱
- 흉곽 압력 증가

심장
- 부정맥(supraventricular tachycardia)
- 심근경색
- 울혈성 심부전

폐
- 저산소증
- 산독증
- 폐색전증
- 기흉

혈관미주신경 반응
- 서맥
- 통증
- 방광/복부 팽만

기술적 문제
- 혈압계 커프 크기와 위치
- 변환기(transducer)의 균형과 보정
- 청진기 위치

5) 부정맥

수술 후 심부정맥에는 많은 원인들이 있다. 가장 흔한 원인은 마취제의 잔여, 항콜린에스터라제 약물, 저산소혈증, 저환기증, 저혈량증, 체액과다, 고체온증, 저체온증과 통증이다(Box 7-4-5).

6) 저체온증

체온이 35℃(95°F) 이하인 저체온증은 수술 중 근육이완제를 투약한 후 떨지 않을 때 줄어든 기초대사로 인하여 이차적으로 발생한다. 또한 흡입마취제에 의한 혈관확장은 운동신경, 감각신경, 교감신경을 차단하여 저체온증을 초래한다. 다른 수술 중 원인에는 체표면의 장시간 노출, 젖은 수술 방포에 누워있는 것(특히, 장시간 수술 시), 소독제, 차가운 세척용액과 정맥주사제의 사용, 대류와 전도를 통한 열손실이 포함된다. 노령의 쇠약한 대상자와 신생아는 체온변화에 취약하므로 저체온증에 더 잘 걸리는 경향이 있다. 모자와 보온담요 같은 보온기구를 사용하면 저체온증을 예방할 수 있다.

혈관수축과 초기 혈압증가와 함께 저체온증은 수술 후 기간 동안 특별한 주의를 필요로 한다. 너지하기 위해 sodium nitroprusside이나 nitroglycerine과 같은 혈관확장제가 안전한 범위 내에서 지속적으로 사용된다. 고혈압이 섬망을 동반할 때는 아편계약물 또는 physostigmine, 항콜린에스터라제가 필요할 수도 있다. 환자의 불안으로 인해 고혈압이 발생했을 경우에는 diazepam, midazolam, lorazepam과 같은 신경안정제를 사용한다. 수술 중 체액과다로 인한 고혈압일 경우 도뇨관 삽입과 furosemide와 같은 이뇨제를 이용하여 적극적으로 치료한다.

Box 7-4-5
부정맥을 촉진시키는 위험요인

- 저산소혈증(동성서맥, 동성빈맥, 심실조기수축, 상성빈맥)
- 저환기/탄산과잉증(동성빈맥, 심실조기수축, 동성서맥)
- 저혈량증(동성빈맥)
- 체액과다(상실상성빈맥, 심실/심방기외수축, 심방세동/조동)
- 고체온증(동성빈맥, 심실기외수축)
- 저체온증(동성서맥, 심방세동, 방실결절의 차단)
- 통증(동성빈맥, 심실조기수축)

무 빠른 가온은 혈압저하와 다른 심각한 문제를 초래할 수 있으므로 주의해야 한다.

7) 고체온증

고체온증은 39℃(102.2°F)보다 더 높은 체온을 말한다. 고체온증은 마취 상태의 대상자에게 수술용 방포로부터의 절연과 흡입마취제에 의해 이차적으로 발생할 수 있다. 항콜린성 약물은 약리학적 체온 조절을 다른 수술 후 고체온증의 원인으로는 혈액과 약물에 대한 알러지 반응, 중추신경계질환, 감염 등이 있다.

8) 악성 고체온증

수술 직후 생길 수 있는 가장 파국적 사건 중의 하나가 악성 고체온증이다. 악성 고체온증은 대부분 수술실에서 전신마취동안 발생하지만 전신마취 후 12시간 역시 가장 위험한 시간이다. 악성 고체온증은 succinylcholine과 할로겐 흡입마취제 같이 일반적으로 사용하는 마취제에 감수성이 예민한 환자에게 유발될 수 있는 과잉대사증후군이다. 악성 고체온증으로부터 안전한 마취제는 이산화질소, 국소마취제, 아편유사제, propofol, sodium thiopental과 비탈분극성 근육이완제가 있다.

악성 고체온증의 정확한 기전은 밝혀지지 않았지만 연구 결과, 근육수축장애가 원인인 것으로 보고되고 있다. 체온증 유발인자는 근육내 저장장소로부터 칼슘의 방출을 촉진하고, 칼슘의 농도를 올리게 된다. 이러한 고농도의 칼슘은 대사를 증가시키고 근육을 수축시키며 경직시키게 된다. 이러한 과정은 고체온증과 산-염기 불균형, 근육세포파괴를 초래한다.

악성 고체온증은 근위축을 포함하는 근육장애와 관련되어 있으나 명확하지는 않다. 대부분의 전문가들은 카페인이나 스트레스가 악성 고체온증을 야기한다고는 믿지 않는다. 악성 고체온증의 정확한 발병률은 알려져 있지 않으나, 1/5,000에서 드물게는 1/65,000 까지로 추정되고 있다.

임상증상에는 마취시작 후 15분마다 0.5℃나 그 이상씩 체온이 증가하여 46℃까지 이르는 체온증가, 근육경직, 고탄산혈증, 설명되지 않는 빈맥, 발한, 불안정한 혈압이 포함된다. Succinylcholine 투여 후 교근경직은 악성 고체온증의 첫 번째 징후이다. 체온증가는 매우 극적이나 첫 번째 징후는 아니다. 대상자의 체온이 빠르게 상승하는데 마취제 투여가 계속되고 즉각적인 치료가 시작되지 않는다면 사망할 수도 있다.

악성 고체온증은 dantrolene sodium, 100% 산소 투여, 산-염기 불균형의 교정, 유발인자 제거로 치료된다. 얼음이나 차가운 수액 등 체온을 낮추는 요법이 사용된다. 증상과 징후를 조절하기 위해 dantrolene sodium 2.5mg/kg을 정맥투여하고, 필요하면 반복해서 10mg/kg까지 투여한다. dantrolene sodium은 방부제가 없는 멸균수에 마취를 시행하는 대부분의 병원은 수술실에 악성 고체온증 키트를 구비하고 있다.

악성 고체온증의 급성기 이후의 간호에는 최소한 24시간동안 중환자실에서의 관찰, 24시간에서 48시간동안 매 6시간마다 dantrolene sodium 1mg/kg 투약이 포함된다. 경구 dantrolene은 동맥혈가스분석, 소변검사, 크레아티닌키나제, 포타슘, 칼슘, 혈청미오글로빈과 응고검사를 6시간마다 모니터링하면서 사용할 수 있다.

9) 오심과 구토

오심과 구토는 수술 직후에 자주 발생하고 마취제를 사용한 결과일 수 있다. 오심은 구토를 일으

표 7-4-2 마취 종류와 관련된 부정맥

마취 종류	부정맥
에피네프린 국소마취	빈맥
척추마취와 경막외마취	서맥 제2급의 미주신경 반응; 심실조기수축, 심방조기외수축, 상대정맥 빈맥, 심방세동 제2급의 교감신경 자극; 심박조율기와 제2급의 심장차단이 미주신경을 증가시킴
바비튜레이트	
pentothal	서맥, 방실 해리, 일시적인 심실조기수축
비바비튜레이트 에토미데이트	동성빈맥
아편계약물	
morphine sulfate	일시적 서맥
meperidine hydrochloride	일시적 서맥
fentanyl	서맥
아편계약물 억제제	심실조기수축, 심실빈맥, 일시적 심실세동
신경이완진통제(droperidol 성분)	빈맥
해리성제제	심근기능 저하, 심실성 기외수축, 빈맥
흡입제제	
halothane	방실 해리, 고탄산혈증 시 심실부정맥 발생
halothane plus aminophyline, cocaine, iidocaine	서맥
halothane plus pancuronium	심방조기수축과 심실조기수축
isoflurane	빈맥
enflurane	방실 해리
근육이완제	
succinylcholine	동성서맥, 방실접합부율동, 심실조기수축 화상, 외상, 하반신마비, ST 간격 저하, T파 정점, 넓은 QRS 복합체, 심실빈맥, 심실세동, 무수축
pipecuronium bromide	심방세동, 심실조기수축
pancuronium	빈맥, 방실 결절리듬
d-tubocurarine	빈맥
항콜린에스터라제	서맥, 느린 방실전도, 심실조기수축
항콜린성 약물	빈맥

키는 주관적이고 불쾌한 경험이다. 비록 생명을 위협하지는 않더라도 수술 후 오심과 구토는 환자에게 지속되는 불쾌한 기억을 남기며, 향후 수술과 마취의 결정에 영향을 끼칠 수 있다. 수술 후 오심과 구토는 당일 수술 후 입원을 하게 만드는 주요 합병증이다. 흔한 원인으로는 수술 전과 수술 중의 아편유사제의 사용, 위 분비물의 증가, 일부 마취기법(특히 척추마취), 안근육과 복근, 비뇨생식기계 근육의 조작을 포함하는 수술 등이 있다. 복강경 수술과 유방을 포함하는 수술 절차 또한 수술 후 오심과 구토를 증가시킨다.

구토는 대뇌수질에 위치하는 구토중추에 의해 조절된다. 한번 자극이 되면 원심성 흥분이 5번, 7번, 9번, 10번, 12번 뇌신경과 척수신경, 횡격막신경에 의해 횡격막과 식도, 위로 보내진다. 구토중추는 위장관, 화학수용체 자극기, 미로 장치(멀미), 다양한 피질과 시각적 자극으로부터 직접 자극을 받는다.

중환자실 간호사는 모든 마취 후 대상자가 역류와 흡인의 위험이 있다는 사실을 인식하고 있어야 한다. 역류가 수동적인데 반해서 구토는 적극적인 반응이다. 무의식 대상자의 적절한 체위는 필수적이다. 이상적인 체위는 머리와 목을 신전시켜 옆으로 누이는 것이다. 외과적 처치로 인해 대상자를 옆으로 돌리지 못하거나 대상자가 이행할 수 없는 경우에도 대상자가 의식을 되찾을 때까지 대상자를 방치해서는 안된다.

진토제는 수술 직후 자주 처방된다. 간호사는 많은 진토제가 다른 약물들, 특히 아편유사제의 효과를 강화시킨다는 것을 인지하고 있어야 한다. 그러므로 진통제를 투약할 때에는 아편유사제의 용량을 감소해야 한다.

위의 팽창, 저혈압, 아편유사제 같은 유발인자를 규명하고 적절한 중재를 제공함으로써 오심과 구토를 경감할 수 있다.

10) 수술 후 통증

수술이 끝났을 때 대상자는 보통 통증을 느끼는데 통증의 발생과 그 심각한 정도는 개인에 따라 다르다. 따라서 수술 직후의 통증사정은 개별적이어야 한다. 수술 부위, 환자의 정신적인 상태, 사용된 마취요법 등 다양한 인자들이 통증의 정도에 영향을 미친다.

만일 선택된 마취가 아편유사제, 국소마취제의 사용없이 흡입마취였을 경우, 대상자는 수술 중 다른 마취를 받은 대상자보다 통증을 더 많이 느낄 것이다. 시술 동안 진통제를 투여 받고, 그 후 마지막에 날록손을 투여 받은 환자는 심한 통증을 느낄 수 있는데, 그 이유는 날록손이 그 전에 받은 약물의 효과를 역전시키기 때문이다. 이러한 날록손의 마약을 역전시키는 특성 때문에 진통제 투약은 날록손 투여 후 15~45분을 기다려야 한다.

마취 후 수술 통증에 영향을 미치는 요인들은 다음과 같다.

1) 외과적 시술: 부위와 수술의 특성
2) 불안수준: 수술에 대한 공포, 손상, 죽음, 통제감의 상실
3) 환자의 기대: 수술 전 교육의 효과, 결과에 대한 충분한 준비
4) 통증에 대한 내성: 진통제와 개인차를 포함하는 이전 약물의 사용
5) 마취기법: 수술 중 사용된 진통제, 날록손의 사용

(1) 정맥주사

수술 직후 아편유사제의 정맥투여는 가장 빠르

고 효과적인 통증 완화방법이다. 대상자의 기초대사율이 수술 동안 감소하기 때문에 근육내 약물의 흡수는 예측하기 어렵다.

(2) 근육주사

수술 중 투약된 ketorolac tromethamine(toradol) 근육주사는 수술 후 통증 관리에 효과적이라고 입증되었다. Ketorolac tromethamine은 진통 효과, 항염증, 해열작용을 나타내는 비스테로이드성 소염제(NSAID)이다. 최고의 무통효과는 근육이나 정맥주사 후 45~60분에 나타나고, 진통효과는 6~8시간동안 지속된다. 이 약물은 5일 이상이나 30mg 이상 사용하면 안된다. 또한 소화성 궤양, 최근의 위장관 출혈, 신부전 환자에게는 금해야 한다.

(3) 자가조절진통제와 경막외 약물

수술 후 통증관리의 최신경향에는 자가조절진통제(PCA) 장치의 사용과 경막외 마취가 포함된다. 자가조절진통제 장치의 사용은 최근 현저하게 증가하였고, 환자가 통증완화를 위해 아편유사제를 직접 조절하며 투약할 때 통증을 덜 느낀다고 한다.

경막외 진통제는 수술 후 급성 통증을 치료할 때 효과적인 것으로 입증되었다. 경막외로 아편유사제를 투여받은 환자는 조기에 걸을 수 있었고, 호흡기능도 향상되었다. 경막외 마취는 일시주사나 지속적 주입으로 투여된다. 지속적 주입으로 투여할 때 주입펌프를 사용해야 한다. 안전한 경막외 투여를 위해서는 방부제가 없는 약물을 사용하고, 주사가능한 주입구가 없는 주입세트를 사용하고, 주입펌프와 수액백, 튜브에 '경막외' 라는 표시를 해야 한다. 이렇게 하는 이유는 혈관확장제, 화학요법 약물, 항생제와 방부제를 경막외로 주입하면 영구적으로 신경조직을 파괴시키고, 대상자를 마비시키며 사망을 초래할 수 있기 때문이다.

자주 사용되는 방부제가 없는 경막외 마취제로 morphine, hydromorphone, meperidine, fentanyl 등이 있다. 진통효과는 투약된 아편유사제에 따라 다르다. 지용성이 많을 경우 경막을 빨리 통과하고 척수와 지주막하 공간으로 더 빨리 확산되며 작용기간이 짧아진다. 작용시간이 알려진 경막외 마취에 가장 흔히 사용되는 아편유사제로는 평균 2~24시간의 작용기간을 가진 morphine, 평균 작용기간이 10~14시간인 hydromorphone, 평균 작용기간이 6~8시간인 meperidine, 평균 4~6시간의 작용기간을 가진 fentanyl 등이 있다.

희석된 국소마취제 용액은 이전에 언급된 아편유사제와 같이 사용되거나 독자적으로 사용된다. 국소마취제에는 lidocaine, mepivacaine, prilocaine, bupivacaine, etidocaine 등이 있다. 경막외 주입에 가장 흔히 사용되는 국소마취제는 bupivacaine이다. 국소마취제는 빠르게 작용하고 아편유사제는 작용기간을 길게하므로 국소마취제와 아편유사제를 혼합하여 빠른 작용시작 시간과 긴 진통기간을 기대할 수 있다. 경막외 공간에 아편유사제와 마취용액을 같이 사용할 경우 부작용이 발생할 수도 있다. 간호사는 경막외 마취를 받는 대상자를 간호할 때 Box 7-4-6에 나열된 것과 같은 부작용을 이해하고 예방할 일차적 책임을 갖는다. 수술 후 적절한 통증 완화는 대상자가 기침하고 심호흡하고 조기이상하게 함으로써 합병증을 예방할 수 있게 한다.

(4) 기타 약물 요법

통증관리의 다른 약물 요법으로 수막내, 흉막내 요법, 경피패치, 비강점막내 분무요법이 있다. 수막내 진통제는 대개 일회성으로 지주막하 공간의 뇌척수액으로 직접 투여된다. 흉막내 요법은 흉막

Box 7-4-6
경막외 마취의 부작용

요정체
- 필요한 경우 도뇨

체위성 저혈압
- 수액 보충
- 처방대로 epinephrine 5mg 정맥주사

소양증(얼굴, 머리, 목의 가려움증)
- Benadryl 25mg 구강, 근육내, 정맥내 투여
- Naloxone 0.1mg 정맥주사
- Propofol 10mg 정맥주사

오심과 구토
- Metoclopromide 10mg 정맥주사
- Scopolamine 패치
- Ondansteron 4mg 정맥주사
- Dolasetron 12.5mg 정맥주사

호흡억제(연령에 따라 위험이 증가)
- 의식수준 저하와 같은 초기 징후를 사정
- 아편유사제 투약 후 24시간까지 관찰하고 문제가 발생하면 naloxone 0.1mg씩 0.4mg까지 정맥주사
- Naloxone의 작용기간은 30분에 불과하므로 지속적으로 관찰한다.
- 경막외로 아편유사제나 진통제를 투여 받는 대상자의 침상가에 naloxone과 epinephrine을 준비해 놓는다.

사이 공간으로 국소마취제를 투여하는 것이다. 수술 중에 일련의 주사가 주어지거나 카테터가 삽입되기도 하나, 경우에 따라서는 수술 후에 투여되기도 한다. 지속적 주입과 일회성 주사가 모두 가능하다.

Fentanyl 경피패치와 비강점막내 분무요법은 시도 중에 있다. Fentanyl 경피패치는 구강 투여가 불가능하거나 금기시될 때 morphine의 훌륭한 대체요법이다. 패치는 미세막과 유착성 고분자에 의해 피부와 분리되어 약물 저장소로 작용한다. 가장 주요한 단점은 느린 작용시작 시간과 필요에 따라 빨리 아편유사제의 용량을 빨리 바꾸지 못하는 것이다. 구강점막 fentanyl citrate는 소아용 진정제로 승인되었다. 진정작용의 시작 시간은 5~10분 이내로 경구 투약 후 60분 이내에 완전히 회복상태가 된다. 환자가 스틱모양의 정제를 빨기 시작하면 바로 혈장 수치가 올라간다. 이러한 경구약은 일대일로 호흡기능의 관찰이 가능한 병원에서만 사용되어져야 한다. 구강점막 fentanyl citrate의 부작용은 오심, 구토, 안면 소양증 등이다.

임상적 적용

자가학습: 비판적 사고

1. 탈분극성 근육이완제와 비탈분극성 근육이완제를 비교하고, 이러한 약물을 역전시키기 위해 사용되는 약물을 확인하시오.
2. 악성 고체온증의 가족력을 가진 환자를 위한 간호계획을 개발하시오.
3. 마취된 환자에서 나타나는 부정맥을 환자의 임상적 상태와 관련하여 해석하시오.
4. 수술 후 환자 입원 시 병동에 도착 직후 제공되어야 할 간호를 중요한 순서로 자세히 토론하시오.
5. 전신마취환자에서 통증조절을 위하여 아편계 마약제의 정맥사용과 경막외 카테터 사용에 대하여 비교하시오.
6. 수술 후 오한을 가진 환자를 위해 회복실에서 제공해야 할 간호계획을 세우시오.

학습문제

아동

1. 아동 쇼크의 조기 징후는?

a. 모세혈관 충전 시간 증가
b. 서맥
c. 저혈압
d. 맥압의 감소

2. 삽관이 필요한 8세 아동을 간호하고 있다. 이 아동의 체중은 25kg이다. 필요한 기도내관의 크기는?
   a. 5.0mm
   b. 5.5mm
   c. 6.0mm
   d. 6.5mm

3. 3세의 체중 15kg 아동이 그르렁거림과 비익 호흡, 견축을 나타낸다. 또한 흡기와 호기 시 천명음이 나타난다. 산소 포화도는 실내 공기에서 91%이다. 초기 중재로 적절한 것은?
   a. 산소 공급
   b. 흡입식 기관지 확장제 투여 시작
   c. 삽관
   d. terbutaline 주입 시작

임산부

1. 임신 중 혈류역학적 모니터를 위한 적응증은?
   a. 체액 변화에 대한 반응으로의 핍뇨
   b. 핍뇨와 폐부종을 동반한 중증의 자간전증
   c. 조기 진통
   d. HELLP 증후군 진단

2. 모체 외상 시 태아에게 제공되는 초기 소생술은?
   a. 즉각적인 제왕절개 분만
   b. 태아 모니터링, 산소, 양수천자
   c. 모체의 기도관리, 산소화, 체액 소생
   d. 이상 모두

3. 다음의 합병증 중 양수 색전증과 관련되는 것은?
   a. 출혈, 폐부종, 심정지
   b. 출혈, 고혈압, 핍뇨
   c. 심박출량 증가, 우심부전
   d. 의식 손실, 혈소판 감소, 간효소 증가

4. 중증의 자간전증 환자가 정맥내 황산 마그네슘 치료를 받고 있다. 검사 결과 마그네슘 수준이 9.3mg/dL이다. 간호사는 어떤 마그네슘 독성의 증상과 징후를 관찰해야 하는가?
   a. 140회/분 이상의 심박수, 저혈압, 근수축
   b. 심부건 반사 소실, 호흡수 10회/분 미만, 졸리움
   c. 소변량 증가, 상복부 통증, 간효소 증가
   d. 과다반사, 고혈압, 서맥

노인

1. 다음 중 정상 노화 과정에서 나타나는 신체적 변화가 아닌 것은?
   a. 감각 지각 활동의 저하
   b. 사구체 여과율의 감소
   c. 결합조직과 콜라겐 조직 양의 감소
   d. 헤모글로빈과 헤마토크릿의 저하

2. 노인의 약물 흡수에 영향을 미치는 요인이 아닌 것은?
   a. 위장관 pH의 증가
   b. 알부민 수치의 변화
   c. 위장관 융모의 변화
   d. 위장관 운동성의 변화

3. 입원한 노인의 골 손실을 악화시키는 상황이 아닌 것은?
   a. 탈수
   b. 침상안정
   c. 감염

d. 섬망

4. 노인 우울의 전형적인 징후는 무엇인가?
   a. 슬픔과 울적함
   b. 급성 신체 문제
   c. 갑작스런 인지의 변화
   d. 위건강염려증

5. 백내장을 가진 노인이 전형적으로 호소하는 증상은 무엇인가?
   a. 이마로 방사되는 급성 통증
   b. 눈에서의 배액
   c. 말초 시야의 감소
   d. 흐릿한 시력

6. 노인의 감염이 가장 흔히 발생하는 상황은 다음 중 어느 때인가?
   a. 인지나 기능, 행동의 변화시
   b. 발열과 오한시
   c. 백혈구 증가증시
   d. 수면 양상의 변화시

마취 후 대상자

1. 악성고열증이 의심되는 환자를 위해 준비되어야 할 약물은 무엇인가?
   a. Dantrolene sodium
   b. Calcium chloride
   c. Succinylcholine
   d. Dextrose 70%

2. 수술 후 오심과 구토 발생에 가장 관련이 없는 약물은?
   a. Thiopental
   b. Etomidate
   c. Ketamine
   d. Propofol

3. 수술 후 저산소증의 가장 주요한 원인은 무엇인가?
   a. 높은 흡입산소농도
   b. 과환기
   c. 저체온
   d. 무기폐

4. 회복실에 도착한 환자에게 가장 먼저 부착해야 할 감시도구는 무엇인가?
   a. 맥박산소측정기
   b. 심장모니터
   c. 비침습적 혈압 측정기
   d. 체온측정기

5. 회복실에서 수술 후 환자를 위한 기관내관 발관의 객관적인 기준은 무엇인가?
   a. Negative inspiratory force가 -20cm H2O 이상
   b. 폐활량이 5mL/kg 이상
   c. 환자의 의식이 명료함
   d. 분당 심박동수가 110회 이상

6. 경골골절접합 수술을 받은 환자에게 회복실에서 산소를 보충하기 위해 사용할 수 있는 가장 적합한 산소투여 방법은 무엇인가?
   a. 단순안면마스크
   b. 호흡낭-밸브-마스크
   c. 벤츄리 마스크
   d. 코산소주입관

8장

중환자 이송

중환자 이송

이송 유형
중환자의 공중 이송
이송 지침과 법적 적용
이송 단계

1단계: 이송 병원에 통보 후 수락 확인
2단계: 이송팀의 환자 이송 준비
3단계: 이송 과정
4단계: 이송 병원에 환자 임상 정보 인계
5단계: 이송 후 위한 사정

목적

- 중환자의 의료기관 간 이송의 적응증에 대하여 기술할 수 있다.
- 공중 대 지상 간의 이송에 대한 이점과 단점을 비교하고 대조할 수 있다.
- 공중 이송을 간호하는데 있어서 특별히 고려할 점을 설명할 수 있다.
- 적절한 병원 간의 이송을 위한 Emergency Medical Transfer Active Labor Act(EMTALA)의 요구사항에 대하여 설명할 수 있다.
- 효과적인 기관 간 이송 계획에 필요한 주요 요소를 기술할 수 있다.
- 중환자의 기관 이송의 5단계에 있어서, 간호사의 역할을 분석할 수 있다.

1. 이송 유형

환자의 이송 결정 즉시, 이송 유형을 고려한다. 기관 간의 기본적인 이송 유형으로 지상과 공중을 이용한 방법 두 가지가 있다. 지상 이송은 앰블란스와 앰블란스 내에 설치한 이동식 중환자간호 단위(mobile intensive care unit) 개념을 포함하며, 공중 이송은 헬리콥터나 비행기를 이용하는 방법이다. 이송 유형이 결정되면 다음의 요인들을 고려한다.

- 거리
- 이송 환경의 안정성
- 환자 이송 기간(병원 외부에서 소비하는 시간)
- 환자 상태와 잠재적 합병증
- 위급하거나 즉각적 중재를 필요로 하는 상태 (예: 심폐소생술, 혈관성형술)
- 교통 상황
- 날씨 상황

표 8-1에서 지상 이송과 공중 이송의 장점과 단점을 제시하였다.

2. 중환자의 공중 이송

담당 간호사는 공중 이송에 대해 이해해야 한

표 8-1 지상 이송 대 공중 이송의 장점과 단점

이송 유형	장점	단점
지상	인력과 장비를 위한 적절한 공간이 있다. 기계를 통한 환자 감시가 효율적이다. 무게에 제한이 없다. 적절한 조명이 있다. 날씨에 관계없이 이송할 수 있다.	이송 시간이 길다. 도로 상황이 좋지 않으면 이송 시 환자에게 불편감이 있다. 움직이는 차량 안에서 수행하기 어려운 중재가 있을 수 있다. 지역사회 내에서 앰뷸런스가 부족할 수 있다.
공중	이송 시간을 줄일 수 있다. 일반적으로 승무원은 숙달된 간호제공자이다. 의사 소통이 향상될 수 있다. 지상 이송 수단은 지역 사회 환자를 위해 활용할 수 있다.	날씨 상황이 비행기를 운항하는데 장애가 된다. 비용이 더 비싸다. 공간이 제한적이다.(예: 헬리콥터) 무게가 제한적이다. 환자와 승무원에게 생리적 영향을 준다. 환자에게 심리적 영향을 준다. (예: 비행공포증)

다. 공중 이송 담당팀이 도착하기 전에 환자 이송 준비를 마치고, 담당팀 도착 즉시 환자를 이송하는데 어려움 없이 원만히 진행될 수 있도록 한다. 표 8-2는 공중 이송을 위해 특별히 고려할 점이다.

환자의 이송 환경은 병원 상황과는 아주 다르다. 비행기는 고도 상승으로 기압이 하강하므로, 저산소증이 발생하기 쉽다. 그러므로 공중 이송을 하는 대부분의 환자에게 부가적으로 산소공급을 제공해야 한다. 이송팀은 환자의 임상상태와 고도에 근거하여 적절한 양의 산소를 투여하게 된다. 가능하다면 출발 전에 환자와 보호자에게 산소의 필요성을 설명하는 것이 환자의 불안을 감소시키는 데 많은 도움이 된다.

위나 폐와 같은 공기로 차 있는 기관이나, 공기가 차있는 기구(공기 고정대나 유리 정맥수액병)는 기압 변화에 쉽게 영향을 받는다. 기압의 변화로 일어나는 공기의 팽창 현상이 일어날 수 있으므로 공기의 양, 위치 그리고 기압의 변화 정도에 따라 환자를 면밀히 사정하고 중재하지 않으면 기압 변화에 따라 치명적인 결과를 가질 수 있다.

이송팀은 환자를 안전하게 이송하기 위해 예방적 간호를 수행한다. 그러므로 잠재적 문제를 인식하고 있는 이송간호사의 동승의 중요성은 절대적이다.

이송 중 환자에게 영향을 미치는 환경적 요소는 온도 · 습도 변화, 소음과 진동이다. 환경적 요소의 정도는 운송 수단에 따라 다르므로 승무원은 이 요인들이 환자에게 미치는 영향을 예방하고 줄이기 위해 적절한 중재를 실시해야 한다.

만일 환자가 깨어 있거나 공중 이송의 요구를 알고 있다면 이송 간호사는 비행기 탑승에 대한 공포나 불안, 비행 관련 멀미가 있는지 사정한다. 탑승 동안에 항 불안제나 항 구토제의 투여가 도움이 되므로 이송 의사와의 의사소통이 필요하다.

표 8-2 공중 이송 시 고려할 점

스트레스원	효과	간호중재
고도변화	저산소증의 발생 원인 부분 산소 분압 감소 폐포막을 통한 산소 분자의 확산 경사의 감소 사용 가능한 산소량의 감소	산소공급 산소포화도 측정장치와 호흡 시 탄산가스 감시장치 사용
대기압변화	고도가 올라감에 따라 기압이 낮아지고, 가스 팽창이 일어남 가스 팽창은 고막, 부비동, 위장관, 늑막, 공기가 차있는 기관에 영향을 주며, 공기팽창은 공기고정대, 압력주머니나 커프, 기관내관의 공기커프, 정맥수액 주머니와 병 등에 영향을 줌	위장내의 감압을 위해 비위관 삽입 가능하면 커프를 공기보다는 물이나 생리 식염수로 채움 기계를 감시하고 고도에서는 압력을 낮춤 유리병은 공기가 배출될 수 있도록 하고 파손에 대비하여 싸놓음 정맥 수액 주머니에 압력 커프 적용
체온변화	고도가 상승하면 체온 하강 신체가 보온을 유지하기 위해 산소요구도 증가	환자 보온을 위해 담요를 덮어줌
습도변화	공기 온도가 하강하면, 습도가 떨어지고 점막의 건조화 발생	산소공급 시 가습 적용 수액섭취를 적절하게 함
중력변화	중력변화는 감속과 가속 힘에 영향을 줌 정맥귀환의 일시적인 증가는 비행기의 뒤쪽으로 머리를 향한 체위에서 발생 멀미 발생	체액 과잉이나 두개내압 상승 환자는 머리를 앞으로 구부리는 자세를 취해줌 멀미 방지를 위해 산소를 공급하고 얼굴에 찬 수건이나 찬 공기 적용 항구토제 투약
소음	혈압, 호흡음, 기관내관의 공기 누출을 감시하기 어려움	소음 설명 도플러를 사용하여 혈압 측정 지속적인 기도사정 귀마개나 해드셋 사용
진동	진동은 감시 기계를 통한 결과해석을 부정확하게 하고, 기구를 헐겁게 하거나 움직이게 함	모든 기구의 고정 기구의 기능 점검

3. 이송 지침과 법적 적용

미국 응급의학회는 안전한 환자 이송을 위한 지침을 개발하였으며, 관련 원칙을 Box 8-1에 제시하였다.

이송: 지침, 규제, 환자 이송에 대한 법칙은 관련법으로 제정되어 있다.

1985년에 제정한 The Consolidated Omnibus

Box 8-1
환자 이송의 원칙

- 환자의 이송을 고려할 때 환자의 건강과 안녕이 가장 중요하게 고려되어야 한다.
- 응급 의사와 병원 직원은 환자 이송에 관하여 주와 연방 정부의 법을 준수해야 한다. 의학 선별 검사는 의사나 서면규정과 절차에 따라 잘 훈련된 보조인력이 수행한다.
- 환자는 의학적 평가를 한 후, 환자 상태가 안정될 때 다른 기관으로 이송한다.
- 의사는 환자나 책임있는 사람에게 이송하는 이유, 이송의 위험과 이득을 통지하고 이것을 의료기록에 꼭 기록하여야 한다.
- 병원과 의료인은 이송 결정에 책임있는 사람을 규명하고, 분명하게 환자 이송 과정에 관한 책임을 알려주어야 한다.
- 환자는 적당한 공간과 인적 자원이 가능한 환자의 의학적 요구에 적합한 곳으로 이송되어야 한다.
- 환자를 받는 병원에서는 의사나 책임있는 사람이 이송 전에 환자를 받을 것을 동의해야만 한다.
- 환자 이송은 의학적으로 적응증이 되고, 이송 받는 병원이 환자 간호를 제공할 책임과 능력이 되면 거부해서는 안 된다.
- 이송 병원과 수락 병원은 이송 전에 임상정보 교환을 위한 의사소통이 이루어져야 한다.
- 적당한 의학적 상황요약과 기록이 수락 병원에 환자와 함께 보내져야 한다.
- 환자는 자격있는 직원이 동승하고, 적절한 기구가 구비되어 있는 구급차로 이송한다.
- 이송이 특수한 의료기관에서 환자에게 최적의 간호를 제공하기 위한 국소적 계획의 일부일 때는 서면으로 이송 절차가 있고, 기관 간 동의가 있어야 한다.

Reconciliation Act(COBRA)에서는 병원 간 이송에 관한 조항을 포함한다. 이 법률의 목적은 응급실로 이송하는 환자의 불안전한 이송을 예방하려는 것이다.

4. 이송 단계

이송은 5단계로 구성되어 있다.

1단계: 이송 병원에 통보 후 수락 확인
2단계: 이송팀의 환자 이송 준비
3단계: 이송 과정
4단계: 이송 병원에 환자 임상정보 인계
5단계: 이송 후 건강 증진을 위한 사정

이송을 성공적으로 수행하기 위해서는 포괄적 사정, 적절한 이송 결정, 협동, 의사소통, 평가 그리고 인적 자원의 교육이 필수적이다(Box 8-2).

1) 1단계: 이송 병원에 통보 후 수락 확인

제 1단계에서는 환자를 받을 의향을 확인하기 위해서 받을 병원에게 통지하고 이송 방법을 결정한다. 의사 소통은 이 단계의 필수적인 요소이다. 환자를 보내고 받는 과정에 관련된 의료진들은 이송을 결정하는데 필요한 정보를 가지고 있어야 한다. 표준화된 치료와 업무 지침이 사전에 확인되어야 하며, 이로써 이송 결정과 이송 과정이 조직적인 방법으로 이루어질 수 있다. 이송 체크 리스트가 있어 이송 시 빠뜨리는 것이 없도록 확인해야 한다. 추가로 이 영역에서 사용하는 이송기관의 규정과 절차를 확인하는 것은 매끄러운 이송 과정을 위하여 필요하다.

일단 다른 기관으로의 이송이 결정되면 받는 병원에서 담당 의사 및 병실 가능 여부를 확인하게 된다.

도착 시와 이송 과정 동안에 상담을 위해 연락

Box 8-2
효과적인 이송 계획을 위한 주요인

사정
- 가능한 자원을 사정하고 결정한다(지방 기술의 질과 적합성).
- 의학, 간호 그리고 보조 인력의 전문성을 평가한다.
- 환자의 이득 대 이송의 위험을 사정한다.
- 이송의 적절성과 수락센터의 적절성

협동과 의사소통
- 중환자의 질적 환자치료를 담당하고, 적절한 이송을 위한 다학제간팀을 구성한다.
- 이송 결과를 향상시키기 위한 기관 간 의사소통을 장려한다.

평가와 교육
- 특수지식과 능력을 요구하는 과정으로 중환자의 이송을 접근한다.
- 적절한 인력의 필수적인 이송 지식과 기술을 감시하고 갱신한다.
- 포괄적인 질 향상 프로그램을 개발하여 문제해결과 환자 이송 결과를 평가하고 기록한다.

을 취할 사람이 필요하므로 책임의사를 확인해야 한다. 미국 응급의학회는 기관 간 이송 시, 책임을 공유해야 한다고 기술하였다. 이송을 보내는 의사는 이송팀이 환자의 요구에 부합되는 의료팀으로 구성되어 있는지의 여부와 이송을 위한 적절한 장비와 구급차가 있는지 확인해야 한다.

응급간호사회(Emergency Nurses Association, ENA)는 다른 기관으로 이송하는 환자는 응급부서에서 필요로 하는 것과 같은 수준의 간호를 받으면서 이송해야 한다고 하였다. 이송팀은 이송 과정 도중에 응급중앙센터의 의사와 접촉하지 못할 수도 있으므로 표준 지시와 프로토콜을 가지고 있어야 한다.

현 규정은 환자나 법적으로 인정을 받은 대리인에게 이송에 대한 사전 동의서를 받아야 함을 명시한다. 만일 사전 동의서를 받지 못할 경우, 이송의 적응증에 대한 기록, 동의서를 받지 못한 이유를 의무 기록화해야 한다.

이송이 결정된 후에는 환자를 받는 병원은 환자를 받을 것에 동의하고 이송 방법을 선정한다. 그런 후에 자격을 갖춘 이송팀에게 통지한다. 이송기관에게 주어야 할 정보로는 환자의 성명, 진단명, 이송을 하는 이유, 활력징후, 정맥 수액, 특수 모니터 장비, 지속적으로 투여하는 정맥약물, 산소화 또는 환기 상태 등이 있다.

이 정보는 이송팀의 구성, 필요한 기구와 약물을 결정하는데 도움이 된다. 미국 중환자간호사회(The American Association of Critical Care Nurses, AACN), 미국 중환자의학회 그리고 중환자의사회는 기관 간 이송에 동반하는 사람에 대하여 지침을 만들었다.

자격을 갖춘 이송팀이 매끄럽게 환자 간호를 담당한다는 것을 확실히 하기 위해 동반하는 팀원들의 자격을 확실히 해야 한다.

- 구급차 운전기사를 포함하여 적어도 2사람 이상은 환자와 동승해야 한다.
- 적어도 동반하는 한 사람은 면허 간호사, 의사 또는 고급응급전문 기사이어야 한다.
- 의사가 환자와 동승하지 못한다면 환자의 상태가 변화하거나 추가 지시를 얻으려고 할 때 의사 소통이 가능한 방법이 있어야 한다. 또한 심폐소생술을 수행 할 인증된 의학적 지시가 수립되어야 한다.

각 주는 기관 간 이송에 참여하는 간호사의 역할을 규정하였다. 어떤 주는 병원 전 세팅, 기관 간 이송 장소 또는 두 곳 모두에서 일하는 간호사를 위한 특별법을 요약해 놓았다.

이 특별법의 예로는 기관내 삽관, 심실 제세동기, 인공 심박동기, 환기관리, 주사바늘을 이용한 흉부감압, 경정맥관 삽입, 동맥 내 풍선펌프관리, 폐모세관쐐기동맥압력, 심장 율동전환 등이 있다. 이러한 실무수준을 위해 충족해야 할 조건을 규명해야 한다. 만일 간호사가 이송을 돕기 위하여 입원 병동으로부터 업무를 할당 받았다면 간호사는 고도로 특수화된 환경에서 간호실무를 관장하는 규정에 대해 알고 있어야 한다. 주 규정은 사전에 환자를 돌보는데 있어서 역할과 책임의 지식 없이 환자와 동행하는 것을 피하기 위하여 미리 조사하여야 한다.

미국 중환자간호사회와 중환자의사회는 동반직원을 위하여 이송 교과 과정과 능력을 개발하였다.

2) 2단계: 이송팀의 환자 이송 준비

2단계는 이송팀이 이송을 의뢰하는 기관에 도착해서부터 시작된다. 환자에 대한 완전한 인계는 환자를 성공적으로 이송하는 중요한 첫 걸음이 된다. 적절한 인계를 해주지 못하면 환자를 위험에 빠지게 한다. 보고에는 주 호소, 알레르기, 병력, 이송 이유, 환자 연령, 활력징후, 이미 수행한 치료와 결과 등을 포함한다. 병록 기록과 모든 X선 촬영의 사본 또한 환자와 함께 보낸다. 결과의 중복을 피하기 위하여 이송 간호사와 수락 간호사는 수락 병원에 환자에 관한 모든 내용을 보내는 것을 결정해야 한다. 만일 수락 간호사가 환자에 대한 보고서를 요청하면 이송 간호사는 수락 간호사를 위해 필요한 자료를 확인한다. 특히 환자가 장기간 치료를 요하거나 합병증이 있는 입원이라면 꼭 필요한 절차일 것이다.

이송팀이 사정한 결과들이 중재에 기여를 하게 된다. 만일 중재가 이송 전에 필요하다면 이송팀과 의뢰 기관의 인력은 중재의 책임자를 결정해야 한다.

이송을 위한 환자와 가족의 심리사회적 준비는 이송이 이루어지기 전의 중요한 단계이다. 이송 간호사는 환자와 가족이 이송의 이유, 이송 양상, 이송 시간, 이송 목적지를 이해하고 있는 지 확실히 해야 한다. 이 시점에서 가족에 대한 의사소통을 수행해야 하고, 수락 병원을 가는데 있어서 가족대변인을 규정하고 가족을 위한 계획을 포함시켜야 한다. 만일 이송팀이 환자의 가족과 만날 수 없다면 이송 간호사는 어떻게 가족과 접촉할 것인지에 대해 정보를 제공해야 한다.

다음으로 환자의 신체적 준비가 안전한 이송을 위하여 중요한 단계이다. 기도유지, 호흡, 순환(ABC)이 간호의 최우선 순위이다. 적절한 산소와 환기가 이송 전에 확인되어야 한다. 기관내삽관이 보다 예측적인 환경에서 수행되고, 기관내삽관이 안전하게 위치하기 위해서 이송 기관을 떠나기 전에 인공기도에 대한 요구를 결정해야 한다. 대부분의 기관내 삽관을 한 환자는 기관내 삽관이 우발적으로 빠지는 것을 예방하고, 이송 중에 불편감과 공포를 감소시키기 위해 진정시켜야 한다. 기관내 삽관과 함께 기도내로 위액이 역류되는 것을 방지하기 위하여 비위관을 삽입한다. 호흡음은 일상적인 방법으로는 들을 수 없기 때문에 호흡상태를 감시하기 위하여 종말일회용 탄산가스 수준(end tidal carbon dioxide)과 산소포화도 측정장치를 사용한다. 만일 기관내 삽관이 적응증이 아니라면 적절한 기도유지를 위해 추가 산소를 준비해야 한다.

환자의 순환상태와 혈역학적 상태는 이송 전에 안정되어야 한다. 출혈의 경우 조절되어야 하며, 정맥 수액관은 안전하게 고정해야 한다. 환자의 용량상태가 불안정할 경우는 14G 주사 바늘로 정맥선이 유지되어야 한다. 환자가 정맥주입을 이미 하고 있었다면, 이송팀은 그들의 장비와 정맥수액 혼합액으로 변경한다. 환자의 순환 상태는 이송 전 과정 동안 심전도 모니터링을 통하여 지속적으로 사정한다. 심폐소생술 관련 약물과 심실제세동기는 손닿는 곳에 두어 바로 접근이 가능하도록 한다.

기존의 또는 잠재적인 척추 손상이 있는 환자는 이송을 하기 전에 목과 척추에 고정기구를 설치한다. 골격 골절이 있는 환자는 통증과 더 이상의 손상을 막기 위해 이송 전에 골절된 부분을 고정한 후에 이송하도록 한다.

이송 도중에 통증 조절 또한 명시되어야 한다. 이송 환자의 통증 조절을 위한 가장 좋은 약물은 작용이 빠르게 나타나지만, 효과가 단기이고 주입이나 보관이 용이한 약물이어야 한다.

3) 3단계: 이송 과정

실질적인 환자 이송 단계에서 환자의 안정과 이송을 위한 주의 깊은 계획은 이송 과정을 용이하게 한다. 구급차는 중환자를 이송하는데 필요한 필수장비를 꼭 포함하고 있어야 한다.

이송에 필수적인 최소한 장비는 다음과 같다.

- 기도와 환기관리
  소생기구와 환자에게 꼭 맞는 적절한 크기의 마스크
  개구기, 후두경 그리고 환자에게 꼭 맞는 적절한 크기의 기관내관
  적어도 1시간 이상 산소 투여를 할 수 있는 충분한 양의 산소
  흡인기구와 카테터
- 심장감시기구/심실제세동기/ 박동 조율기
- 혈압계와 청진기
- 정맥주입기구와 주입속도조절장치
- 약물
  심폐소생술 관련 약물
  급성 생리적 교란을 교정하는 약물
  환자의 특수요구 충족을 위한 약물
- 척추고정용 장치
- 의사소통기구

지속적인 ABC 간호가 이송팀의 주요 초점이다. 이송팀의 단원들은 사정, 계획, 중재에서의 각자 역할들을 분명하게 이해해야 한다. 전 이송 과정을 통틀어 실제 이송 단계는 스트레스 상황이므로, 환자에게 설명을 잘하고 심리적 확신을 주어야 한다. 이송팀은 이송 동안에 제공한 신체적 및 심리적 간호를 기술하고, 간호에 대한 환자의 반응을 잘 기술하도록 해야 한다.

수락 병원에 도착 전에 이송 간호사는 보고서에 수락 병원에 추정 도착시간을 명기해야 한다. 또한 간호사는 특수요구로 환자 상태, 검사 결과 등을 수락 간호사와 의사 소통한다.

4) 4단계: 이송 병원에 환자 임상정보 인계

구급차와 중환자실 사이에서 일시적으로 상태가 나빠진 환자를 다루는 법에 대한 추가적 계획이 규명되어야 한다. 이 계획은 환자상태를 안정화시키기 위해 응급실에 머무는 것을 포함한다. 일단 환자가 안전하게 수락 병동에 도착하면 이송

팀과 수락 병동직원은 수락 병원직원이 책임을 맡을 때를 결정한다. 최종 구두 갱신자료와 모든 의학적 기록이 수락 병원직원에게 주어지고, 이송에 대한 서면 보고서 기록을 완료한다.

5) 5단계: 이송 후 건강증진을 위한 사정

이송의 마지막 단계는 건강의 지속적인 질적 향상을 포함하므로 매우 중요하다. 이상적으로는 의뢰 기간, 이송팀 그리고 수락 병원은 이 검토 과정에 모두 참여한다. 질적 향상 감시 과정의 첫 단계는 현재 이송에 대한 평가를 포함한다. 평가지표는 이송 기관에서 개발하고 이 지표들은 이송의 적절성, 동반자의 적절성, 환자의 결과, 합병증 관리 그리고 이송 결과가 포함된다. 지속적 질적 향상의 감시의 두 번째 단계는 이송 체계의 지속적 평가이다. 지속적 평가는 체계기능에 초점을 두고 합병증, 이송 시 사망, 이송 후 사망을 포함한다.

지속적 질적 향상의 감시를 위한 복합적인 접근, 환자간호 문제에 대한 해결책을 규명하고 올바른 활동을 취하고 이러한 활동이 이송 과정에 모두 포함되도록 한다.

임상적 적용

자가학습: 비판적 사고

1. 급성 간호기관에서 기관 간 이송을 위한 규정과 절차를 분석한다. 규정과 절차의 장점과 단점을 규명하고 변화를 위한 조언을 개발하시오.
2. 기관 간 이송을 위한 Emergency Medical Transfer Active Labor Act(EMTALA)의 요구조건을 평가하고 환자, 이송기관 그리고 수락 기관의 잠재적 위험영역을 규명하시오.
3. 공중 이송의 준비를 위한 특수 임상상황과 그것의 적용을 분석하시오.

학습문제

1. 이송 기관에 체류하고 있는 동안 환자는 추가적인 상태 안정화와 치료가 요구된다. 이송기관은 이러한 요구에 대한 중재를 제공할 수 있다면 환자의 상태를 안정시키기 위해 가장 적절한 장소는?
   a. 이송 기관
   b. 수락 기관
   c. 특수이송팀에 의해 환자를 이송하는 동안
   d. 정답 없음

단원 2

기관별 중환자간호

9장 신장계 중환자간호

신장의 구조와 기능

신장계 사정

신장계 간호관리

신부전

신장의 구조와 기능

신장계통의 육안적 구조
신장계통의 현미경적 구조와 정상 신장의 생리
- 사구체 옆 장치
- 사구체
- 세뇨관

호르몬의 영향
- 항이뇨 호르몬
- 레닌
- 알도스테론

신장계통의 기능
- 신장 청소율
- 조절
- 전해질 농도
- 기타 신장 기능

목적

- 네프론을 구성하는 사구체, 근위세뇨관, 헨레고리관, 원위세뇨관, 집합관 등의 구조를 이해할 수 있다.
- 신장의 기능 중 원심성 · 구심성 혈액 공급의 영향을 이해할 수 있다.
- 사구체 여과, 수동 · 능동적 이동, 세뇨관 분비, 청소율 등의 네프론 기능들을 구별할 수 있다.
- 네프론의 정상 정수압이 사구체 여과율에 미치는 영향을 이해할 수 있다.
- 신장에서 수분을 조절하는 항이뇨 호르몬, 레닌, 알도스테론 등의 상호 관계를 설명할 수 있다.
- 신장의 항상성 유지 기전을 이해할 수 있다.
- 주요 전해질의 생리적 역할을 이해할 수 있다.

신장은 심장 수축 시, 전체 심박출량의 20~25%를 공급 받는다. 이는 분당 약 1.2L의 혈액이 신장을 통과하고, 신체 전체 혈액량이 신장을 통해 매일 340회 여과되는 것을 의미한다. 신장의 주요 역할은 여과와 대사 작용으로 구분할 수 있다. 신장의 주요 역할과 관련해서 신장은 압력의 요구가 많은 반면, 산소 요구량은 적다. 신장은 대사 물질이 과도하게 생산되어 체내에 쌓이는 것을 방지하고, 적은 양이나 정상 수치에 있는 물질들은 보존한다.

1. 신장계통의 육안적 구조

신장은 후 복막강 내 척추의 양 측면에 하나씩 놓여 있는 콩 모양의 기관이다(그림 9-1-1). 신장은 12번째 늑골에 의해 보호되며, 우측 신장은 간보다 아래에 위치하여 왼쪽 신장보다 약간 낮은 위치에 있다.

성인의 신장은 길이 12cm, 너비 6cm, 두께 2.5cm이고, 무게는 남성의 경우 125~170g이고, 여성의 경우 115~155g이다. 신장의 크기와 무게는 초음파 검사에서 신부전 여부를 진단하는 중요한

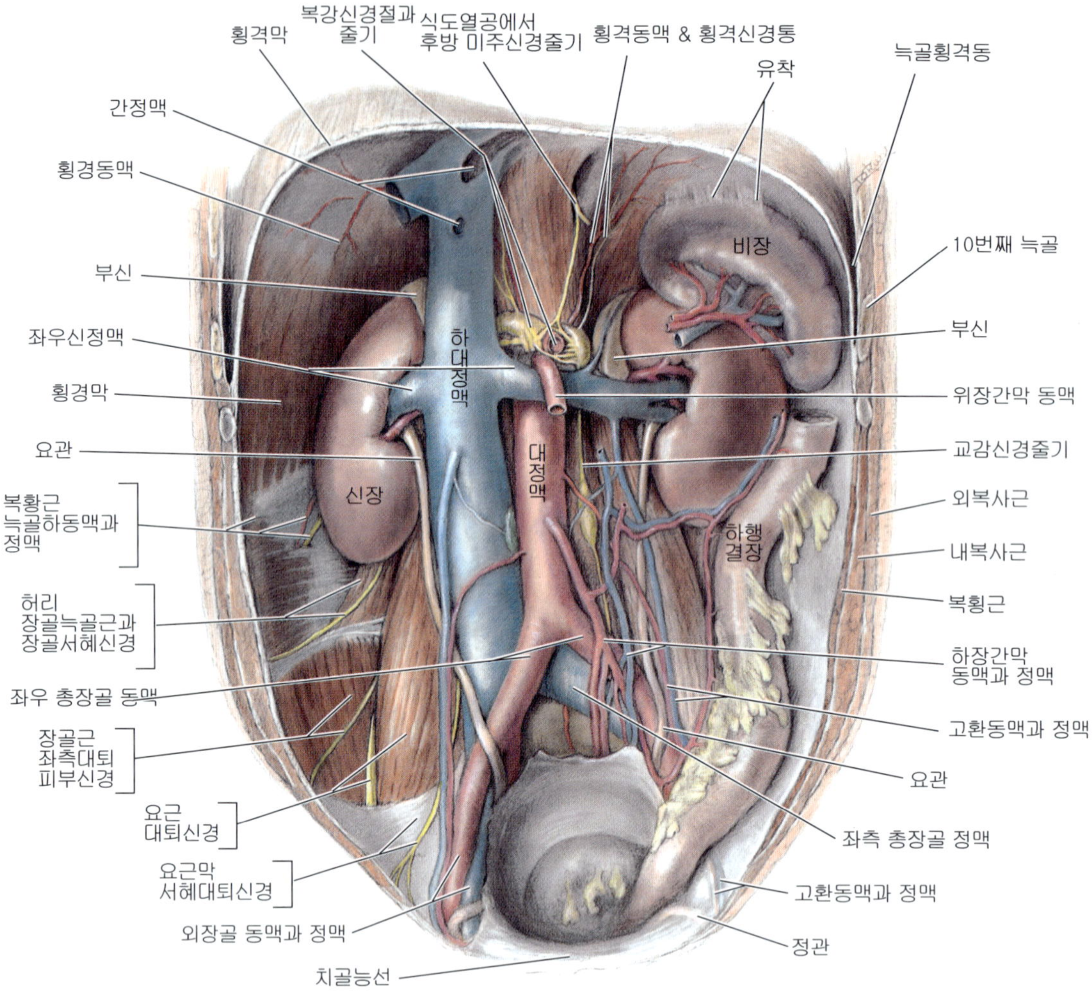

그림 9-1-1 신장 및 요로계의 구조

지표이다.

신장은 신피질과 신수질 두개의 층으로 구성되어 있다(그림 9-1-2). 신피질은 신장의 외층으로 피질과 수질 옆으로 크게 분류되며 사구체, 근위세뇨관, 헨레고리관, 원위세뇨관, 집합관으로 구성된다.

반면 안쪽 층인 신수질은 피질 구조 외에 신추체로 이루어져 있고, 신추체는 수질의 헨레고리관과 집합관의 수질 부분으로 나뉘며, 소신배와 연결된다. 소신배가 모여서 대신배를 형성하고, 신장의 신배들이 모여서 요관으로 소변이 흐른다.

소변은 섬유근 구조인 요관을 통해 신장을 통과한다. 요관은 방광의 방광 삼각 부위로 들어가는데, 방광 삼각은 좌우 요관과 요도 사이의 삼각형 모양 때문에 붙여진 이름이다. 요관의 연동 운동

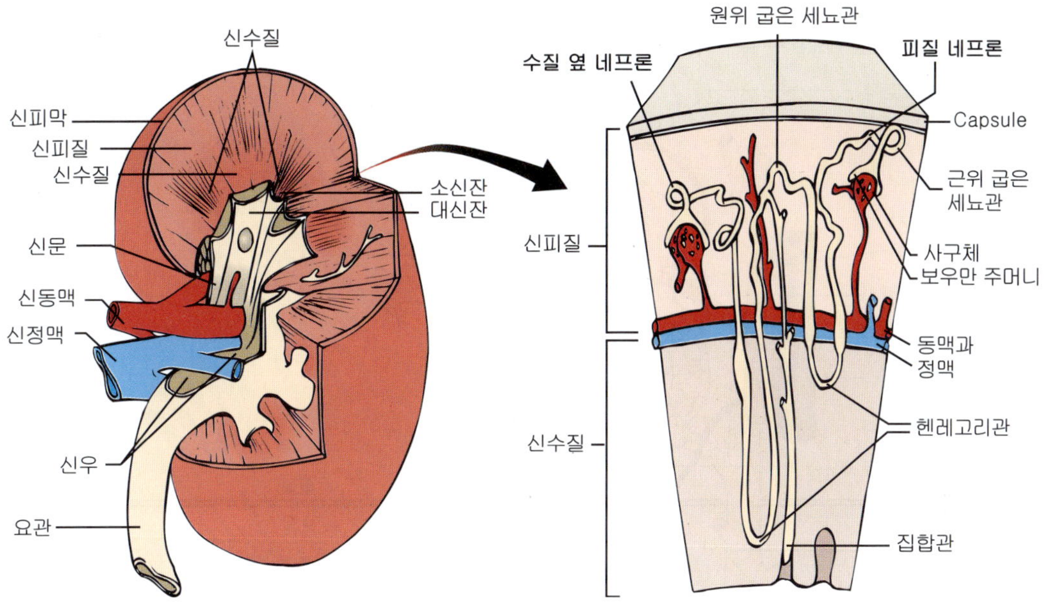

그림 9-1-2 신장의 육안적 해부

과 방광 입구의 각도는 소변의 역류를 예방하도록 돕는다. 남성의 요도는 약 20cm, 여성의 요도는 약 3~5cm이다.

양쪽 신장의 중간 부분에는 신경이 드나드는 톱니 모양의 신문이 있는데, 이곳으로 신동맥과 신경이 들어가며 신정맥, 림프관, 요관이 통과한다(그림 9-1-2).

신장은 하행 대동맥에서 분지된 신동맥으로 부터 혈액을 공급받는다. 신동맥은 엽간 동맥인 몇 개의 작은 가지로 분지된다(그림 9-1-3). 분지된 가지들은 수많은 구심성 소동맥을 만들고, 사구체인 모세혈관 다발을 형성해 혈액을 여과한다. 사구체를 통과하면 원심성 소동맥으로 이동하며, 이 원심성 소동맥은 세뇨관 주위 모세혈관인 2차 모세혈관계를 형성한다(그림 9-1-3). 헨레고리관을 둘러싸고 있는 세뇨관 주위 모세혈관을 통해 항상성에 필요한 양보다 많은 물과 용질이 신정맥을 통해 중심 순환으로 되돌아 간다.

신장은 여과 시 정수압의 영향 때문에 전신 혈압의 항상성을 유지한다고 알려져 왔다. 그러나 사구체 여과율이 광범위한 동맥 혈압보다 안정되어있는 것은 혈압과 관련하여 구심성 소동맥의 직경이 조정되기 때문이다. 혈압이 떨어지면 구심성 소동맥의 평활근은 이완하고, 이것이 소동맥을 이완시켜서 사구체의 관류를 증가시키고, 사구체 여과율을 정상비율로 유지한다. 반대로 혈압이 증가하면 혈관들을 수축시킨다. 그러나 자동 조절 기전에는 한계가 있어 평균 동맥압 이하인 90mmHg와 평균 동맥압 이상인 250mmHg에서 사구체 여과율은 관류 압력과 비례하여 쇼크 등으로 전신 혈압이 크게 떨어질 경우, 사구체 여과율이 떨어져서 이로 인해 무뇨증이 발생한다.

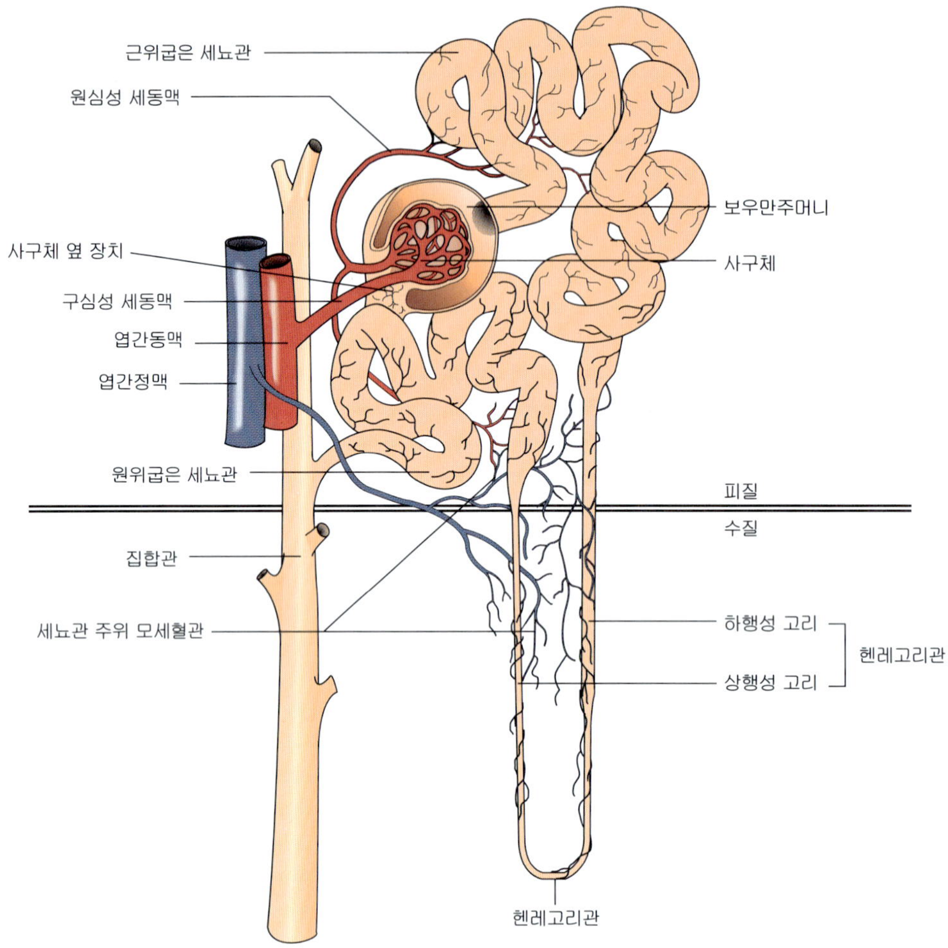

그림 9-1-3 신혈류

2. 신장계통의 현미경적 구조와 정상 신장의 생리

소변은 혈액이 신장의 가장 작은 단위인 네프론을 통과해 생성된다(그림 9-1-3). 신장은 약 백만 개의 네프론으로 이루어져 있으며, 각각의 기능이 동일하므로 신장의 기능은 한 개 네프론의 기능으로 설명할 수 있다(표 9-1-1).

네프론은 사구체, 근위세뇨관, 헨레고리관, 원위세뇨관으로 이루어져 있다. 여과의 약 80%는 근위세뇨관에서 재흡수되어 혈액으로 되돌아 간다.

건강한 사람의 경우 여과된 포도당, 아미노산, 요산과 요소들은 근위세뇨관에서 재흡수된다. 근위세뇨관의 세포는 여과를 통해 일부 약물, 유기산, 유기 염기들과 같은 물질을 분비한다.

헨레고리관은 얇은 벽의 하행부와 두꺼운 벽의

상행부로 이루어져 있으며, 소변을 진하게 농축시키는 기능을 한다. 수질 옆 네프론에 속해 있는 헨레고리관은 신장의 수질 부분으로 하강하는데, 이 부분은 높은 농도의 간질액을 포함하고 있다. 간질액의 높은 농도에 의한 삼투 현상에 의해 소변에서 간질액으로 수분이 이동하고, 고리의 상행 가지에 이르러 소변은 더욱 진하게 농축된다.

두꺼운 벽의 상행 가지에서는 물이 불투과성이지만, 이온 전달 물질이 소변에서 염소 이온을 활발하게 제거하여 소변에서 양전하를 띤 소디움 이온을 제거하는 전기 화학적 변화를 띠도록 한다.

원위세뇨관에서 소디움은 능동 이동으로 재흡수되어 세뇨관의 분비로 수소, 포타슘, 요산이 소변에 포함되어 배설된다.

집합관은 원위세뇨관으로부터 소변을 받아 더 이상 전해질의 재흡수나 분비가 일어나지 않고, 수화 상태가 좋은 경우 수분의 재흡수도 발생하지 않는다. 전해질을 제외한 수분만의 재흡수는 항이뇨 호르몬의 분비를 자극할 수 있다.

표 9-1-1 네프론의 기능

네프론 구조		기능	여과액의 농도
사구체		• 여과액을 형성하기 위해 보우만주머니를 통한 혈액의 자유 여과 정수압과 삼투압 힘이 여과력 형성	등장성
근위세뇨관		• 능동 이동에 의한 소디움, 포타슘, 칼슘, 포도당, 케톤체, 아미노산의 재흡수 • 전기력에 의한 염소와 이산화탄소의 재흡수 • 삼투에 의한 수분의 재흡수 • 확산에 의한 요소의 재흡수	
헨레고리관	얇은 하행 가지	• 능동 이동에 의한 소디움 재흡수 • 전기력에 의한 염소의 재흡수 • 삼투에 의한 수분의 재흡수 • 확산에 의한 요소의 재흡수	등장성
	두꺼운 상행 가지	• 능동 이동에 의한 염소와 소디움의 재흡수 • 두꺼운 상행 가지에서 물의 재흡수 차단 • 전기력에 의한 이산화탄소의 재흡수	저삼투성
원위세뇨관		• 알도스테론과 능동 이동에 의한 소디움의 재흡수 • 삼투에 의한 물의 재흡수 • 전기적인 힘에 의한 인, 염소, 이산화탄소의 재흡수	저삼투성
집합관		• 항이뇨 호르몬(ADH)이 물의 선택적 재흡수 유발 • PH 유지 위해 이산화탄소, 수소의 재흡수/분비 • 신체 요구 또는 약물의 효과에 따라 포타슘과 수소의 분비 • 크레아틴 분비 • 포타슘의 활발한 재흡수	신체 요구량에 의존

1) 사구체 옆 장치

네프론의 원위세뇨관 시작 부분은 원심성 및 구심성 소동맥의 인접 부위에 위치하고 있으며, 사구체에 밀접하게 위치한다. 원위세뇨관의 치밀반점 세포(macula densa cell)들은 구심성 소동맥 벽의 사구체 옆 세포에 근접하게 위치한다. 사구체 옆 기관 및 치밀반 세포와 일부 결합조직세포는 사구체 옆 장치를 구성한다(그림 9-1-4). 사구체 근접 세포의 주요 기능은 레닌 분비이며, 이것에 의해 레닌-안지오텐신-알도스테론 체계가 시작된다. 치밀반점 세포가 네프론 내 혈류 속도를 조절하여 자동 조절을 한다고 알려져 있다. NaCl의 농도가 감소하면 치밀반점 세포는 구심성 소동맥의 긴장을 감소시키고(구심성 소동맥의 정수압을 증가), 사구체 옆 세포에서 레닌의 분비 증가를 유도한다. 이런 방식으로 사구체 옆 장치는 사구체 여과를 유지, 증진한다.

2) 사구체

사구체는 보우만 주머니로 둘러싸여 있으며, 구심성 소동맥에서 공급된 모세혈관 덩어리로 이루어져 원심성 소동맥으로 나가게 된다.

구심성 소동맥의 높은 정수압으로 빠른 여과가 일어나 모세혈관에서 여과되어 보우만 주머니로 온 수분은 세뇨관으로 흘러가고, 이는 근위 세뇨관, 헨레고리관, 원위세뇨관, 집합관으로 이루어져

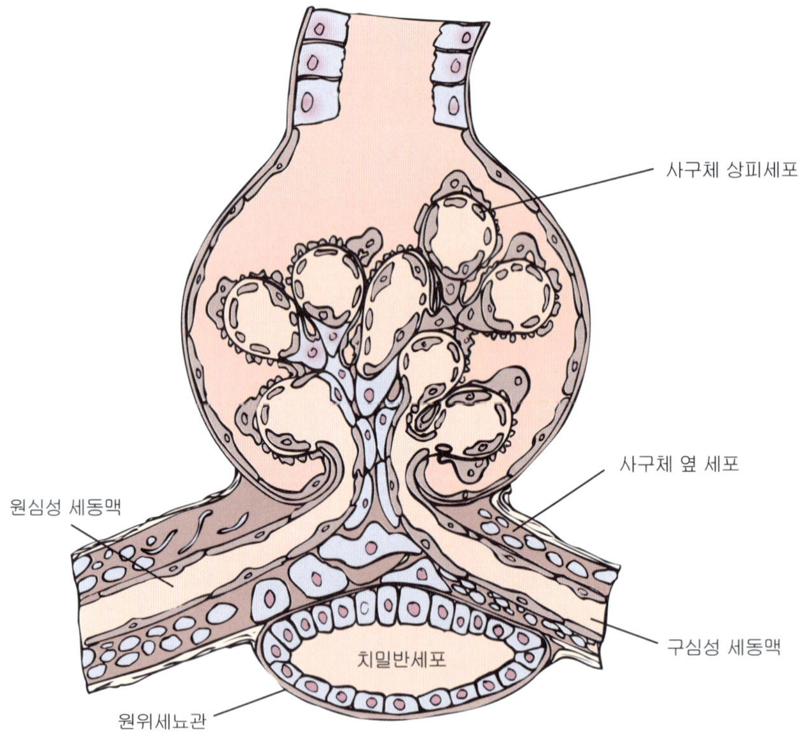

그림 9-1-4 사구체 옆 장치

있다(그림 9-1-3).

원심성 순환 시 낮은 정수압으로 인해 재흡수가 가능하다. 대부분의 수분과 전해질은 세뇨관 주변 모세혈관을 통해 혈액으로 재흡수되며, 세뇨관에 남아 있는 최종 대사 물질들은 소변으로 배설된다.

사구체 여과는 순 여과압에 의해 결정되며, 정수압과 삼투압이 주된 요소이다.

정수압은 추진력 또는 "미는" 압력이며, 삼투압은 반투과성막을 통과할 수 없을 정도로 분자 입자를 더 많이 포함하고 있는 곳으로 수분 또는 일부 용매들이 반투과성막에 미치는 압력이라고 정의된다.

사구체 모세혈관의 작은 구멍은 작은 분자나 수분은 통과시키고, 혈장 단백질 같은 큰 분자 덩어리는 통과시키지 않는 반투과성막을 형성한다. 단백질 농도는 삼투압을 결정하는 가장 큰 요소이며, 교질 삼투압(colloid osmotic pressure)이라고 한다.

순 여과를 결정하는 네 가지 힘은 다음과 같다:

1. 사구체의 정수압은 여과를 촉진한다.
2. 보우만 주머니의 정수압은 여과를 방해한다
3. 사구체의 교질 삼투압은 여과를 방해한다.
4. 보우만 주머니의 교질 삼투압은 여과를 촉진한다.

평형 상태에서 보우만 주머니 안의 단백질 농도는 매우 낮아 순 여과압 방정식에 고려하지 않는다(그림 9-1-5). 사구체 정수압은 약 60mmHg이며, 보우만 주머니의 여과 정수압은 약 18mmHg이다. 보우만 주머니의 여과로 나타나고, 혈액의 정수압과 반대이다. 혈액 내의 단백질 농도에 의해 생기는 사구체 삼투압은 약 32mmHg이며, 여과도 무시해도 좋을 정도의 삼투압을 만든다. 이 압력들이 합쳐진 것이 혈액에서 보우만 주머니로 여과를 촉진시키는 순 변화도(net gradient)이다.

사구체 여과율은 건강한 사람의 경우, 분당 125mL이다. 사구체 여과율에 영향을 주는 요소는 혈액의 정수압과 여과 삼투압이다. 기아 상태와 같은 저단백혈증에서는 여과 삼투압이 떨어지고, 사구체 여과율이 증가한다. 사구체 여과율은 자동 조절 기능이 상실되었을 때, 혈액 정수압의 하강으로 인한 심각한 저혈압시 감소된다. 정수압을 감소시키는(사구체 여과율을 감소시키는) 다른 요소는 구심성 세동맥 수축과 신동맥 경화이다.

휴식 상태의 성인은 신장으로 가는 심박출량의 20~25%에서 매분 125mL의 여과물이 생성된다. 이는 일일 180L에 달하며, 신체 수분 총량의 4.5배에 이른다. 이러한 여과물이 모두 소변으로 배출되는 것은 아니며, 보우만 주머니에서 네프론의 나머지를 통과하면 약 1.5L/일은 혈류로 되돌아온다. 혈장 포도당 수치가 200mg/dL 이하이거나, 여과물이 집합관으로 재흡수될 때 여과된 포도당은 소변에서 발견되지 않는다.

소변량과 농도는 세뇨관 재흡수와 세뇨관 분비의 결과로 인한 것이다.

3) 세뇨관

(1) 세뇨관 재흡수

재흡수는 능동 이동, 삼투, 확산을 통해 이루어지며, 세뇨관에서 세뇨관 주변 모세혈관으로 이동하는 물질처럼 모든 네프론에서 일어난다.

① 능동 이동

능동 이동(active transport)은 물질의 분자를 결합하는 운반자를 포함하여 분자를 막의 한쪽에서 그 물질의 농도 차이에 반대되는 다른 곳으로 이동시킨다. 능동 이동은 분자들이 확산과 반대되는

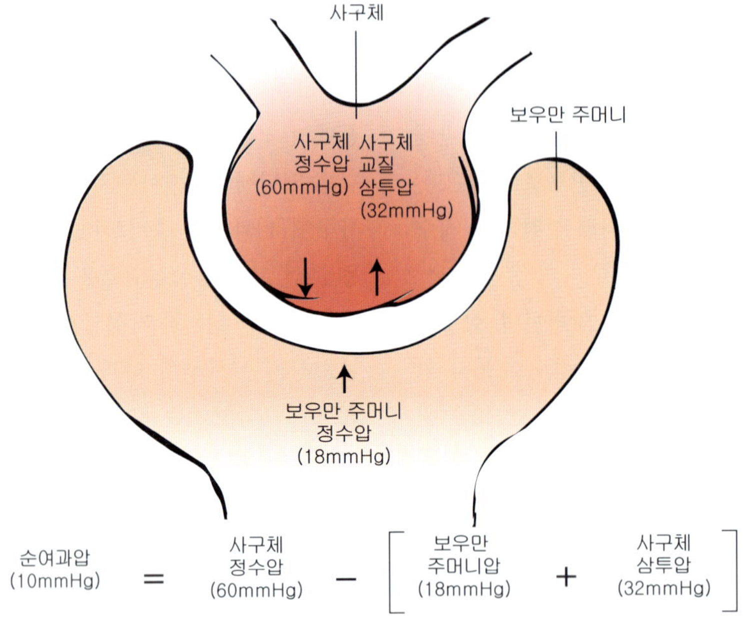

그림 9-1-5 사구체여과의 정수압과 삼투압의 상호작용

방향으로 이동하도록 펌프를 통해 일어난다. 즉 능동 이동의 많은 과정들은 Na-K 펌프에서 일어나며, 신장의 산소요구량이 적은 것은 네프론에서 일어나는 능동 이동 과정과 밀접한 연관이 있다.

세뇨관 세포에서 운반자는 세뇨관 주변 모세혈관에 가장 가까운 세포막에 위치하여, 세뇨관 세포 외의 물질들을 세뇨관 주변 액으로 이동시킨다. 분자의 유형에 대한 세포 내 농도를 낮추며, 이때의 농도 감소는 소변에서 세뇨관 세포로 분자들이 효과적으로 확산되도록 한다. 분자들은 능동 이동으로 세포 밖으로 이동하여 세뇨관 주변 액으로 들어간다. 분자의 이동은 분자의 세뇨관 주변 액 농도를 증가시켜 세뇨관 주변 모세혈관으로 분자가 확산되도록 자극한다. 네프론에서 능동 이동에 의한 재흡수로 인해 소변에서 혈액으로 들어오는 분자가 제거된다.

능동 이동이 운반 분자와 에너지 교환을 하기 때문에 한번에 이동할 수 있는 물질의 분자수의 상한선이 있다. 이러한 재흡수율의 최대 한도를 T_{max}라고 부른다. 포도당은 혈액과 동일한 농도로 나타나는 분자의 형태이다. 혈장 포도당이 증가하면 포도당 여과도 증가한다. 신 세뇨관은 이 분자의 능동 이동 기전이 모두 이용될 때까지 더 빠른 속도로 여과된 포도당을 재흡수한다. 이 T_{max}에서 재흡수할 수 있는 것보다 더 많은 포도당이 여과되면 포도당은 소변으로 배출된다. 소변으로 포도당이 배출되는 것은 T_{max}보다 혈장 수치가 높음을 의미한다.

② 삼투

Na^+의 능동 이동은 근위세뇨관(후반에는 원위세뇨관)에서 여과된 물의 삼투(osmosis)성 재흡수를 담당한다. Na^+이 활발하게 세포 밖과 세뇨관 주변액으로 이동하여 세포 또는 세뇨관 액의 삼투압보다 세뇨관 주변액의 삼투압이 높아진다. 수분은 세뇨관 액을 끌어 당기고, 수분과 소디움은 세뇨관 주변 모세혈관으로 확산되어 혈류로 되돌아간다. 이러한 양전하 Na^+ 이온의 이동은 음전하 이온(특히 염화물) 세뇨관액에서 나와서 혈류로 되돌아가는 전기 화학적 경사도를 형성한다.

③ 확산

요소는 확산(diffusion)으로 재흡수되며, 사구체 모세 혈관이 높은 압력 상태에 있을 때 여과된다. 세뇨관에서 요소는 단순 확산에 의해 이동하며, 요소가 혈류로 들어오는 것을 막는 선택적 투과도 없고, 이동 기전도 필요하지 않다. 요소의 재흡수율은 여과된 량의 40~60%이며, 전체적으로 수분 재흡수율에 의해 좌우된다.

④ 세뇨관 분비

분비(tubular secretion)는 능동 이동에 의해 원위세뇨관 세포에서만 이루어진다. 세뇨관 세포를 통하여 세뇨관 주변 모세혈관에서 물질들이 여과된다. 신체 내 대사 결과 물질들은 요산, K^+, H^+ 등이다.

원위세뇨관에서 Na+의 능동 이동은 H^+와 K^+ 이온의 세뇨관 분비에 관련된 운반체계를 이용한다(그림 9-1-6). 이 관계에서 운반자는 Na+을 세뇨관 액외로 이동시키고, H^+이나 K^+은 세뇨관 액내로 운반한다. 따라서 모든 Na^+이 재흡수 될 경우 H^+, K^+이 분비되어야 한다. 분비되는 양이온의 종류는 H^+, K^+ 같은 이온의 세포 외액 농도에 좌우된다.

원위세뇨관에서 양이온 교환 체계에 대한 지식은 이 전해질들이 서로에게 어떤 관계에 있는지를 설명하는데 도움이 된다. 예를 들어, 알도스테론 차단제가 고칼륨혈증을 유발하는 것이 확실하다. 알도스테론 차단제는 소디움의 재흡수를 감소시킨다. 소디움의 재흡수가 감소되면, 수소나 포타슘의 세뇨관 분비가 감소된다. 과도한 수소는 완충할 수 있지만 포타슘이 정상 수치 이상으로 쉽게 올라가면 고칼륨혈증이 된다. 양이온 교환 체계는 심각한 산독증을 치료적으로 교정할때 혈장 포타슘이 초기에 감소되는 이유를 설명하는데 도움이 된다. 심각한 산독증에서 네프론은 수소 이온 분비를 증가시켜 보상을 시도한다. 중탄산염을 투여하여 산독증이 교정되면 포타슘 이온이 분비된다. 다른 하나는 세포내로의 포타슘 이동이다. 수소 이온이 더 이상 분비될 필요가 없으면 포타슘 이온은 소디움 이온과 단독으로 교환되어 혈장 포타슘이 감소된다.

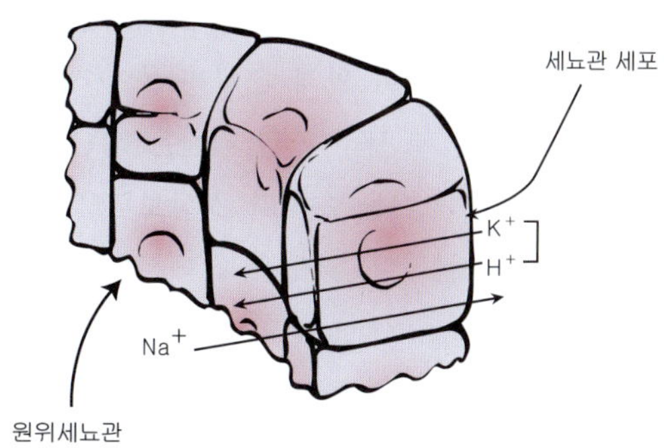

그림 9-1-6 원위세뇨관의 이온교환

3. 호르몬의 영향

Na+의 재흡수, 수분과 전해질의 수동 이동을 통해 혈액과 동일한 삼투질 농도의 소변 생성이 가능하다. 그러나 탈수상태에서 소변이 농축되는 것과 달리, 수분의 많은 양이 소비되면 소변은 혈액보다 더 희석된다. 이러한 소변의 양과 농도 조절(혈장 삼투질 농도와 용량)은 항이뇨 호르몬(ADH), 레닌, 알도스테론의 영향을 받는다.

1) 항이뇨 호르몬

시상 하부의 삼투압 수용체는 혈장 삼투질 농도에 반응한다. 탈수상태에서 혈장 삼투질 농도가 증가하면 시상하부에 있는 삼투압 수용체는 ADH 분비를 위해 시상하부를 자극하여, 수분에 대한 집합관 세포의 투과성이 증가된다. 이는 전해질을 제외한 수분 재흡수만을 허용하여 세포외액의 농도가 감소된다. 음성 피드백 고리가 항이뇨 호르몬 분비를 조절한다. 이는 세포외액의 농도가 정상으로 회복되는 것을 의미하며, 항이뇨 호르몬 분비 자극이 없어지고, 항이뇨 호르몬 분비가 중단되는 것이다.

2) 레닌

소변 농도에 영향을 주는 또 다른 호르몬은 레닌(renin)이다. 탈수나 혈액 손실 때문에 사구체 여과율이 떨어질 때 사구체 옆 기관은 레닌을 분비한다. 소변의 소디움 수치가 정상보다 낮으면 레닌 분비가 자극된다. 레닌은 간에서 분비되는 angiotensin을 angiotensin I 으로 전환시킨다. 폐 모세혈관 세포는 angiotensin I 을 angiotensin II 로 전환시킨다.

3) 알도스테론

Angiotensin II 는 세동맥 주변의 평활근을 수축시켜서 혈압을 상승시키고, 사구체 여과율을 증가시킨다. Angiotensin II 는 또한 부신피질에서 알도스테론(aldosterone)의 분비를 자극한다. 알도스테론은 소변 삼투질 농도에 영향을 주는 호르몬으로써 원위세뇨관 세포에서의 소디움 재흡수 증가로 신장에서 수분 재흡수를 증가시킨다. 이로 인해 혈압이 증가되고, 혈장 삼투질 농도가 감소된다. 동시에 포타슘은 소디움의 재흡수와 교환되어 소변으로 배설된다. 따라서 알도스테론은 정상보다 낮은 혈장 소디움과 증가된 포타슘 수치에 따라 분비된다.

4. 신장계통의 기능

1) 신장 청소율

네프론을 따라 여과가 진행됨에 따라 네프론이 가지고 있는 최종 대사 산물은 혈액에서 제거되고, 소변을 통해 몸 밖으로 배출된다. 실제로 분당 사구체 여과량은 125mL이며, 여과량의 절반인 60mL는 요소없이 혈액으로 되돌아오고, 나머지 절반은 요소와 함께 배출된다. 다시 말해 정상적으로 기능하는 신장은 혈장의 60mL가 매분 요소 청소가 된다. 125mL의 혈장은 매분 크레아티닌, 요산 12mL, 포타슘 12mL, 황산염 25mL, 인산염 25mL이 청소된다.

신장 청소율은 소변과 혈장을 동시에 검사해야 가능하다. 혈장 1mL에서 나온 물질의 양을 소변에서 나온 양으로 나누어서 계산할 수 있다. 이 방법은 신장 기능을 검사하는 방법이다.

신기능을 사정하는 다른 방법은 여과만 되거나,

여과와 분비가 모두 되는 화학물질을 확인하는 것이다. 인슐린 청소율은 사구체 여과를 측정하는 방법이다. Mannitol을 이용할수 있다. Para-aminohippurate sodium(PAH) 또는 iodopyracet (diodrast)는 여과와 분비가 되는 약물이다. 이 약물의 청소율은 신장을 통과하는 혈장 흐름의 지표가 된다. 소변에서 소디움 농도는 특정 상황에서 세뇨관 건강의 지표가 된다. 예를 들어, 급성 신부전에서 소디움의 청소율 증가는 급성 세뇨관 괴사(ATN)를 의미한다. 따라서 크레아티닌과 다른 질소 산물의 혈중 수치가 정상보다 높으면 사구체 여과와 네프론의 건강 상태가 나빠진 것을 나타낸다.

2) 조절

신장은 요소 및 기타 대사산물과 같은 질소산물을 배설하는 기능 외에 전해질 농도와 세포외액(혈액과 간질액)의 PH 조절을 돕는다.

3) 전해질 농도

전해질은 수분에 있으면 해리되고, 전극을 띠는 물질이다. 전극을 띠면 용액은 전류를 운반할 수 있다. 대부분의 전해질은 체액에서 용해되지만, 일부는 단백질과 결합하거나 뼈와 치아를 구성하는 고체 형태로 침전된다.

전해질은 항상성을 유지하는 네 가지 기능이 있다.

1. 세포 대사와 신체 구조에 대한 기여
2. 신체 구획간의 수분 이동 촉진
3. 산-염기 균형의 유지를 도움
4. 신경과 근육 세포에서 막전압의 유지와 생산

전해질의 기능은(표 9-1-2)에 제시되었다. 전해질 농도는 주의 깊게 유지되어야 한다. Adenosine triphosphate(ATP) 형태인 에너지는 전해질 균형을 유지하기 위해 필요하다. 신장은 전해질 균형에서 중요한 역할을 한다. 소변으로 손실되는 것 외에 전해질은 위장관을 통해 대변으로 소실되고, 피부를 통해 땀으로 소실된다.

① 소디움

정상 성인의 소디움 수치는 세포외액에서 약 142mEq/L이다. 세포외 전해질에서 가장 많은 소디움은 세포외의 삼투성을 유지하여 체액의 이동을 조절한다. 소디움은 능동 이동과 Na-K 펌프를 통해 신경충동에 작용한다. 신장에서 소디움의 균형은 알도스테론과 항이뇨 호르몬(ADH)의 영향으로 조절되고, 알도스테론에 의해 근위세뇨관에서 주로 재흡수 또는 분비가 일어나 조절된다.

② 포타슘

포타슘은 세포내 전해질의 대부분을 차지하며, 혈장농도는 4.5mEq/L이다. 포타슘은 심장에서의 신경과 자극 전도의 유지에 중요하다. 낮은 혈장농도로 인하여 포타슘은 삼투 조절 역할이 거의 없다. 일부 포타슘이 땀과 대변으로 소실되지만, 신장은 인체에서 소실되는 포타슘의 약 80~90%을 분비한다. 저칼륨혈증의 경우 알도스테론이 유리되어 포타슘 분비를 증가시킨다. 포타슘은 또한 세포의 수소이온 교환으로 산-염기 조절을 돕는다.

③ 염화물

염화물은 세포외 이온의 가장 많은 비중을 차지하는 음이온이다. 음전하를 띠는 염화물은 전기적 중성을 유지하기 위해 양전하를 띤 소디움을 수동적으로 따른다. 모든 양전하와 음전하는 평형을

표 9-1-2 전해질의 기능

전해질	정상범위	기능
소디움 (Na^+)	135-145mEq/L	• 세포 밖의 삼투압을 높임으로써 체액의 이동을 조절 • 능동수송과 Na-K 펌프를 통해 신경 자극을 용이하게 함
포타슘 (K^+)	3.5-5mEq/L	• 심장에서의 신경 자극 전도를 유지시킴 • 골격근의 기능 향상 • 삼투압 조절에서의 작은 역할 담당 • 산-염기의 조절을 도움
염화물 (Cl^-)	100-110mEq/L	• 양이온을 따라 수동적으로 전기적 중성을 유지 • 세포 내/외부의 삼투압 차이에 대한 조절을 도움 • 소디움과 함께 몸의 수분 균형 조절 • 위에서 수소와 합쳐져 염산 생성
칼슘 (Ca^{2+})	8.5-10.0mg/dL(total) 4.4-5.4mg/dL(ionized)	• 뼈와 치아의 주요 구성 성분 • 혈액 응고에 관여함 • 근 수축과 신경 자극 전달을 도움 • 근신경의 민감성을 감소시킴
인 (PO_4^-)	2.5-4.5mg/dL	• 뼈와 치아의 주요 구성 성분 • 산-염기 균형 유지를 도움 • 에너지 생산 • 2,3 DPG의 구성 요소로써 산소를 조직으로 운반
마그네슘 (Mg^{2+})	1.8-2.5mEq/L	• Na-K 펌프에서 소디움과 포타슘의 교차 막 이동을 하게 함 • 근신경의 민감성을 일으킴 • 심장 수축의 역할 • 중추신경자극의 이동을 도움 • 탄수화물과 단백질 대사에 대한 효소반응의 한 부분

유지해야 한다. 그러므로 염화물은 수동적으로 주요 양이온, 소디움, 포타슘의 분비나 재흡수를 따르고, 많은 양의 염화물도 염화수소산의 형태로 위 점막 세포에서 발견된다.

④ 칼슘

칼슘은 항상성 유지에서 구조적, 기능적 역할을 담당한다. 인산칼슘은 뼈와 치아를 구성하는 주요 성분이며, 혈장에서는 응고, 근육 수축, 신경 자극 전달의 기능을 한다. 이온화된 칼슘은 약 절반이 알부민과 같은 혈장 단백질이다.

다른 전해질과 다르게 칼슘은 비타민 D의 영향으로 소장에서 흡수되고, 섭취된 칼슘이 대변에 남아 있다. 칼슘분비도 신장의 근위세뇨관에서 일어난다.

부갑상선 호르몬(PTH)은 부갑상선에서 생산되고 유리된다. 칼슘 농도가 낮아지면 부갑상선 호르몬이 분비되고, 뼈에서 발견되는 인산칼슘 같은 고체형태에서 이온화된 형태로 칼슘의 이동을 촉진한다. 부갑상선 호르몬(PTH)은 또한 비타민 D를 활성화시키기 위해 신장에 신호를 보내어, 장에서의 칼슘 재흡수를 증가시킨다. 부갑상선의 영향으로 신세뇨관에서 칼슘의 재흡수도 증가된다. 갑상선에서 분비되는 칼시토닌의 칼슘조절 역할은 작지만, 혈장칼슘수치를 감소시키기 위해 부갑상선 호르몬(PTH)과 반대 작용을 한다.

⑤ 인

인은 약 85%가 뼈와 치아에서 발견된다. 나머지 인은 이온화 형태인 HPO_4^{2-}와 $H_2PO_4^-$이다. 두 형태로 운반되는 인은 이온을 제공하거나 받아들이고, 산-염기 균형을 돕는다. 세포내의 이온화된 형태는 대사과정에서 ATP를 형성하는 주요 기능과 함께 많은 중요한 역할을 한다. 인은 2,3-diphosphoglycerate(2,3-DPG)에 대한 주요 기질 때문에 산소를 조직으로 운반하는데 필요하다.

부갑상선 호르몬(PTH)은 칼슘과 직접적으로 반대되는 효과를 가지며 인을 조절한다. 부갑상선 호르몬(PTH)은 혈장 칼슘농도를 증가시키고, 인의 분비를 돕는다. 또한 뼈에서 인을 유리시키고, 세포외액(ECF)으로 이동시켜서 인을 증가시키지만 부갑상선 호르몬(PTH)은 신세뇨관에서 인의 이동을 감소시켜 더 많은 인 이온이 소변으로 빠져나가게 한다.

⑥ 마그네슘

마그네슘은 세포내 주요 이온이다. 마그네슘은 Na-K 펌프에서 소디움과 포타슘의 교차 막이동을 시킨다. 또한 마그네슘은 근신경 흥분성 유지와 중추신경계 충동의 전달에 작용하며, 또한 탄수화물과 단백질 대사를 위한 효소반응 역할을 한다. 칼슘을 필요로 하는 반응은 마그네슘도 요구한다.

⑦ pH

pH 항상성을 위한 완충제와 호흡 기전이 불충분하다면 호흡 체계보다 더 느리긴하지만 신장도 담당한다. 이산화탄소의 호흡조절과 수소이온 수치는 단지 몇 초만에 이루질 수 있고, 신장 체계가 혈장의 산-염기 균형을 확실하게 바꾸는 데에는 48~72시간이 경과된다.

알칼리증은 수소 이온이 적거나 중탄산염 이온이 많아서 발생한다. 알칼리증의 신보상으로 수소이온의 세뇨관 재흡수가 증가되고, 분비는 감소된다. 이로 인해 세포외액의 수소이온 농축이 증가되고, 알칼리증이 감소된다.

이와 반대 개념으로 산증은 수소이온이 많고, 중탄산염이 너무 적을때 발생된다. 보상하기 위해 신체는 수소이온을 분비해야 한다. 산증의 신보상 기능으로 원위세뇨관 세포의 수소이온 분비가 증가된다. 이 경우에 중탄산염과 소디움 이온은 지속적으로 사구체에서 여과된다. 또한 원위 세뇨관 세포에서 분비되는 수소이온은 소디움 재흡수를 증가시켜서 전기화학적으로 중탄산염 재흡수를 증가시킨다. 따라서 수소이온이 세포외액에서 제거되고, 소디움과 중탄산 이온이 세포외액에 보충되어 산독증이 감소된다(그림 9-1-7).

4) 기타 신장 기능

신장 실질세포(네프론이 아닌)는 두 개의 호르몬, 즉 칼시트리올과 적혈구 생성인자를 생산하고 분비하는데 이 활동은 소변 생성과 관련이 없다.

① 시트리올은 칼슘의 장흡수를 증가시키고, 뼈의 재흡수를 촉진시키며, 칼슘의 신세뇨관 재흡수를 자극하여 혈장 칼슘 농도를 증가시키

는 호르몬이다.

② 적혈구 생성 인자는 적혈구 세포를 생산하기 위해 골수를 자극하는 당 단백질 호르몬이다. 출혈이나 저산소혈증과 같이 혈액 속의 산소 농도가 감소되는 과정은 신장에 의해 감지되고, 적혈구 생성인자의 유리를 시작하게 한다. 이것은 세포 통합성 유지에 필요한 동맥혈 산소 농도를 증가시킨다.

③ 비타민 D를 활성화시킨다.

임상적 적용

자가학습: 비판적 사고

1. 수술 후 환자가 심각한 저혈압과 증가된 요소질소(BUN) 수치를 보이고 있다. 사구체 여과율(GFR), 레닌 분비에 대한 저혈압의 효과와 항상성 유지를 위한 신장의 기능에 대해 설명하시오.

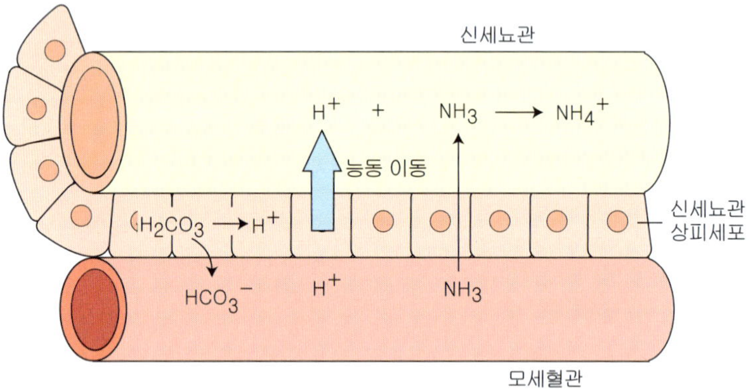

그림 9-1-7 산독증 시 신보상. 수소이온은 능동 이동으로 혈액에서 여과되고, 암모니움으로 소변으로 배출된다.

신장계 사정

건강력
신체검진
신기능 사정
- 임상병리 검사
- 진단적 검사

전해질 및 산-염기 균형의 사정
- 나트륨 균형
- 칼륨 균형
- 칼슘 및 인 균형
- 마그네슘 균형
- 산-염기 균형

체액 균형의 사정
- 체중
- 섭취량과 배설량
- 저혈량증과 고혈량증
- 혈역학적 모니터링

목적

- 신장의 기능과 신기능 장애 증상에 대한 관계를 이해할 수 있다.
- 신장의 질환과 체액 및 전해질 불균형이 있는 환자의 사정 자료를 수집할 수 있다.
- 요분석의 결과를 이해할 수 있다.
- 신장 기능을 평가하기 위하여 이용한 혈액 검사 결과 들을 이해할 수 있다.
- 체액량의 균형에 대한 평가 도구를 논의할 수 있다.

신장계 사정은 신장의 기능이 원활한지에 대한 정보 수집을 의미한다.

간호사는 신장 기능, 수분 및 전해질 균형을 일차적으로 사정한다. 검사 결과, 건강력 및 신체적 결과 등을 주의 깊게 사정하고 판단하여 수분 불균형 여부를 진단하고, 중환자의 신장 관련 합병증에 대한 일차적 단서를 파악할 수 있다.

1. 건강력

건강력은 신장 기능 장애의 원인, 중증도, 치료 및 관리에 도움이 된다. Box 9-2-1에 신장계의 환

Box 9-2-1
신장 기능의 사정 내용

건강력
- 주호소(징후와 증상, 치료, 치료에 대한 적응에 대한 기술)
- 입원력
- 가족력
- 약물력

신체검진
- 피부(긴장감, 온도, 건조/습도, 상처, 손상)
- 점막
- 부종, 복수의 존재 여부
- 호흡 횟수, 폐음
- 혈압, 심박수, 심리듬, 심음
- 행동 변화, 의식 상태
- 테타니 검사(Chvostek's sign, Trousseau's sign)
- 사지의 감각이상, 저림, 약화, 진전

자 사정 내용을 제시하였다.

환자들에게 증상, 주호소의 발현시기, 기간 및 빈도, 증상 발생 시기, 완화 요인을 확인한다. 이때 간호사는 증상의 심각성과 증상이 삶의 질에 미치는 영향을 사정해야 한다.

환자의 현 문제를 확인한 후, 간호사는 과거력과 가족력을 알아본다.

다낭성 신장 질환, 신결석 또는 유전성 신장염의 병력이 신질환 환자에게 흔하다. 당뇨병, 전신성 홍반성 낭창, 고혈압, 겸상혈구성 빈혈, 베그너 육아종증(Wegener' s granulomatosis), 굿파스처 증후군(Goodpasture' s syndrome)과 같은 일부 전신 질환들이 신부전의 발생과 관련이 있다.

만성 울혈성 심부전이 신기능에 영향을 주기 때문에 심질환 병력이 있는지 물어본다. 간염, 간경변, 내독소, 중증 저혈압, 골격근의 손상이 신장을 손상 시킬 수 있으므로 감염, 수술 또는 심각한 부상이 최근에 있었는지 확인한다.

신독성이 될 수 있는 일부 물질들은 마이오글로빈, 칼륨, 유기산 및 인 등이다. 신독성 물질에 노출되면 신장 기능의 장애를 가져올 수 있으므로 간호사는 환자가 aminoglycosides, furosemide 등의 약물, 방사선 염료, 화학약품에 노출되었는지 확인한다. 집이나 직장에서 청소 제품이나 살충제, 납(페인트나 가스연기와 같은), 수은과 같은 환경적 물질에 노출되었을 가능성도 사정한다.

말기 신질환(ESRD) 환자가 투석을 받을 때 간호사는 다음을 질문한다:

- 말기 신질환의 원인
- 투석 시작 날짜
- 투석 타입(혈액투석과 복막투석)
- 이식 병력
- 마지막 투석 날짜, 시간, 장소
- 문제점, 합병증, 치료와 연관된 관리

환자가 혈액투석을 받을 때 간호사는 반흔 조직, 동맥류, 발적 또는 감염 여부, 동 · 정맥루나 이식과 관련된 문제가 있는지 질문한다.

간호사는 의사의 처방 없이 구입한 약물과 민간요법 약물을 포함한 현재의 모든 복용 약물을 사정하고, 알코올 섭취 및 불법 약물의 사용에 대해 물어본다.

환자의 건강 상태를 반영하는 증상을 검토한다. 환자의 건강이 전반적으로 어떤 상태였는가? 청각이나 시각에 어떤 변화가 있었는가? 활동 수준의 변화가 있었는가? 피로, 근육약화, 시력의 변화가 있었는가? 수면은 잘 취하였는가? 섭취, 식욕 변화, 배변, 복부 압통과 포만감에 대해 질문한다. 환자에게 섭취량, 갈증 여부, 배뇨 상태를 질문한다.

- 배뇨곤란, 야뇨증, 다뇨증 또는 실금을 경험한 적이 있습니까?
- 옆구리 통증이나 혈뇨를 경험한 적이 있습니까? 이 증상을 설명할 수 있습니까?
- 배뇨 양, 색깔, 냄새 또는 배뇨양상의 변화를 알고 있습니까?
- 최근 몸무게의 변화가 있었습니까? 무엇과 관련되어 있었으며, 언제 나타났습니까?
- 부종이 있었습니까? 사지를 높였을 때 부종이 없어집니까?
- 신 결석을 앓았던 적이 있습니까?
- 소변을 보기 어렵거나, 긴박뇨, 배뇨 후 방울방울 떨어지거나 소변의 흐름이 끊긴 적이 있습니까?
- 배뇨 중 작열감을 느낀 적이 있습니까?
- 요로 감염의 병력이 있습니까? 있다면, 어떻

게 치료하였습니까?

간호사는 호흡곤란, 신발, 허리띠, 반지의 조임 등을 조사한다. 눈 주위에 부종, 건조함, 가려움, 타박상, 발진, 국소부종 등의 피부 문제가 있는지 물어본다.

기절, 발작, 사지의 약화, 저림, 얼얼함 또는 작열감, 고정 자세 불능증(asterixis; 손, 혀 또는 발의 비자발적인 경련), 진전, 마비, 족하수, 하지 불안 증후군(restless leg syndrome)의 병력 등 환자의 신경학적 상태를 사정한다. 환자나 가족이 기억손실, 환경에 대한 흥미 감소, 기면 또는 일상 활동의 어려움을 알고 있는가?

2. 신체검진

신체검진은 건강력을 입증하는 객관적인 자료들을 제공한다.

신체검진을 하기 전에 검사결과를 포함한 병록지를 검토하면 신체검진을 하면서 추적관찰을 요하는 자료를 식별하기 쉽다.

신체검진은 얼굴 표정, 키와 몸무게, 침대에서의 자세, 차림새, 개인위생 등의 전반적인 외양을 관찰하고 긍정적, 부정적 또는 비정상적인 반응 등 환자의 반응 수준, 인지, 사람들과의 상호관계를 관찰한다.

신장문제가 있는 사람들은 보통 수분 및 전해질 균형의 문제를 가지고 있으므로 검진을 통해 환자의 체액량 상태를 평가한다.

혈압과 체온을 먼저 측정하며, 말기 신질환 환자는 보통 면역 억제 상태로써 저체온일 가능성이 있다.

신체검진을 통해서 사지와 몸통에 색깔과 찰과상, 타박상 또는 출혈이 있는지 피부를 시진한다; 습기, 건조함, 온도(손등을 이용하여) 및 부종을 촉진한다; 피부를 집어 올리고 쉽게 되돌아오는지(움직임), 그리고 다시 원래 자리로 돌아오는 속도로 탄력성을 확인한다. 수분 함유 상태를 사정하기 위해서 혀와 입안의 점막을 살피고, 혀 아래에 침이 고인 정도를 본다.

목을 검진할 때 경정맥의 팽창을 확인하고, 경정맥압 측정이 필요한지 관찰한다. 경정맥의 팽창은 환자의 체액이 과도한 상태를 의미한다.

호흡 횟수, 리듬, 깊이, 호흡 노력 정도를 확인하기 위해 흉부를 시진한다. 호기하는 동안 가슴의 기형, 흉부의 모양 또는 공간 사이의 융기를 관찰한다. 명치 부위를 관찰하고 융기, 박동, 떨림 등을 촉진한다. 심박동과 리듬, 기외심음, 심잡음, 클릭음, 명치 부위 마찰음을 들어본다. 체액과다는 3심음 또는 4심음을 나타낸다.

전후 흉부를 청진하고, 폐포 호흡음의 질과 우발 호흡음(악설음, 천명음, 마찰음)의 존재여부를 기록한다.

흉부 후방을 청진한 후 신장 압통을 사정한다. 한손을 늑골척추각(CVA) 위에 놓고, 다른 한손은 주먹을 쥐고, 천천히 늑골척추각을 타진하여 환자가 불편해 하는지를 기록한다(그림 9-2-1).

복부는 시진한 후 장음을 듣는다. 잡음 여부를 파악하기 위해 배꼽의 좌우 상방에 청진기를 대고 신장동맥을 청진한다. 잡음은 분출하거나 휙 소리가 나는 소음과 닮았으며, 심잡음과 유사한 비정상음이다. 신잡음이 있다는 것은 신협착을 의미하며, 신장으로 가는 혈류가 감소했음을 의미한다. 이런 혈류의 감소는 급성 또는 만성 신기능장애를 초래한다(그림 9-2-2).

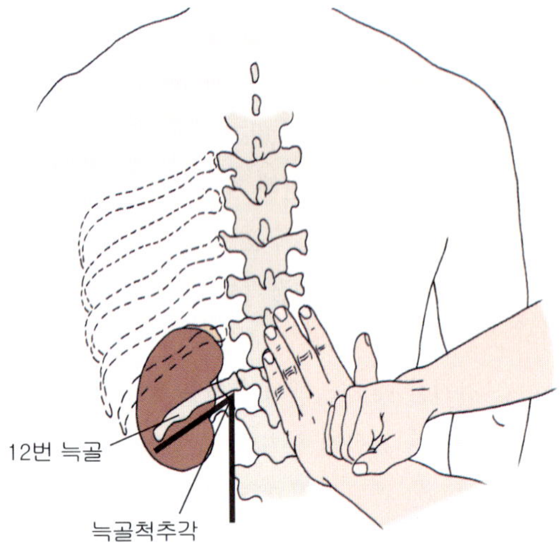

그림 9-2-1 늑골척추각 사정

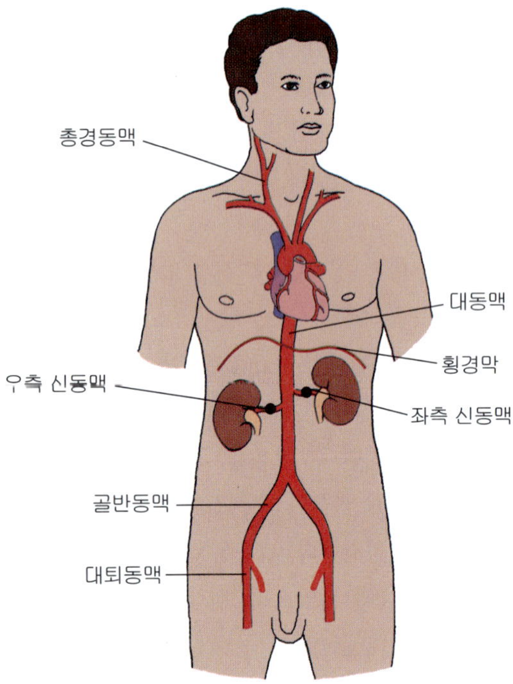

그림 9-2-2 신잡음 청진부위

그 다음에 복부를 타진하고 촉진한 후, 간비대를 확인하기 위해 그 경계 부위를 촉진한다. 복수가 의심되면 복부 둘레를 측정하고 체액의 파동이나 이동 둔탁음을 확인한다.

혈량 과다 위험이 있으면 고혈압, 폐부종, 수포음, 충혈되고 융기된 경정맥, 간울혈과 간비대, 울혈성 심부전 및 숨참 정도를 살핀다. 그 증상들은 발, 발목, 손과 손가락의 요흔 부종, 안와 주위 부종, 천골 부종, 복수 등이다.

사지를 검진하는 동안 말초 맥박의 질을 측정하고, 감각이상, 저림, 허약감을 조사하고, 손 · 발톱을 촉진하며, 색과 모양 및 모세혈관 재충전 시간을 측정한다.

환자가 투석을 위한 동 · 정맥 이식조직이나 동 · 정맥루를 가지고 있으면 누공의 개방성과 사지 말단의 순환이 적절한지를 사정한다. 진동을 촉진하고 잡음을 청진하는 것이 이식조직의 개방성을 확인하는데 도움이 된다.

문제가 있다면 방사선이나 외과적 중재로 이식 부위를 교정할 수 있으므로 의사에게 긴급하게 보고해야 한다. 환자가 투석을 하고 있다면 삽입관 부위의 염증이나 감염의 징후를 시진한다. 삽입관은 헤파린으로 개방성을 유지하고, 의사나 전문간호사가 사전에 삽입관 사용 시 주의점을 주지시킨다.

신장이 손상된 환자들은 저칼슘혈증, 저마그네슘혈증의 위험이 있다. 저칼슘혈증과 저마그네슘혈증의 신체 사정은 Chvosteck' s sign이나 Trousseau' s sign을 실시한다. Chvosteck' s sign은 손가락으로 이도 앞의 안면신경을 두드렸을 때 안면의 경련이 일어나는 것이다. Trousseau's sign은 팔 압박시(예: 혈압 커프를 감는 것) 손과 발의 경련이 일어나는 것이다.

건강력 수집과 검진을 하는 동안 글라스고우 혼수척도나 간이 정신 사정 도구를 이용하여 환자의 의식수준과 정신상태를 관찰한다.

3. 신기능 사정

1) 임상병리 검사

(1) 요검사

① 소변 검사

소변의 색깔, 투명도와 냄새를 관찰한다. 정상적으로 소변은 맑고 노란 짚 색깔을 띄며, 암모니아 냄새가 난다. 소변의 변화는 신장 손상, 감염, 약물의 배출 또는 전신적 항상성의 불균형에 대한 보상작용이 있음을 알린다. 혼탁한 소변은 감염을 의미하며 매우 맑거나 색이 없는 소변은 약물에 의해서 또는 요붕증으로 인한 이뇨의 징후이다. 소변 내 혈액은 밝은 적색이나 어두운 갈색을 띈다. 혈뇨가 50세 이상의 남자 노인에게서 나타난다면 악성종양과 감별진단을 위해 추가 방사선검사(방광경검사)를 고려한다.

② 소변량

사구체 여과율(GFR)과 재흡수된 수분의 양의 차이가 요의 용량을 결정한다. 정상적인 환자는 사구체 여과율이 180L일때 하루에 179L를 재흡수한다. 이것은 대략 여과량의 99%에 해당된다. 신질환과 신장이 손상된 환자 역시 실제로 적당량의 소변을 배출한다. 예를 들어, 중증의 신질환 환자는 10L의 사구체 여과율을 가지나 여전히 1L를 배설하거나 또는 90% 재흡수된다. 그러므로 소변량은 이런 상황에서 진단적인 의미가 거의 없다.

급성 무뇨증의 경우에는 예외인데 급성 무뇨증 환자는 소변이 현격하게 저하되며 원인은 다음과 같다:

- 양측 완전 폐색(복부의 구획증후군)
- 사구체 신염
- 양측 혈관 폐색

체내의 수분 균형을 유지하기 위해 신체는 렌닌-안지오텐신-알도스테론 시스템을 작동한다.

③ 소변 pH

정상 소변의 pH는 5.0~6.5 범위의 산성이다. 신장은 산-염기 균형에 있어서 중요한 역할을 담당한다. 신체가 나트륨을 보존하려고 할 때 소변은 점점 산성화(pH 감소)가 될 것이다.

임상적으로 소변의 pH는 2가지 중요한 배경을 가지고 있다.

첫째, 알칼리성 소변(pH 7.5 이상)은 비뇨기계 감염이 있음을 나타낸다.

둘째, 산성 소변은 신장이 혈중 산독증에 대한 보상작용을 하고 있음을 나타낸다.

신장은 혈중 산독증을 교정하기 위해 좀 더 많은 양의 중탄산염을 재흡수하고, 많은 양의 수소이온을 배출한다.

④ 요단백

대부분의 단백질들은 큰 분자상태이며, 보통 상태에서 보우만 주머니를 통과할 수 없다. 그러므로 정상 소변 단백수치는 0에서 극미량 정도이다.

사구체질환(사구체신염)이나 신성 급성 신부전의 경우, 단백뇨는 모세혈관 구조가 손상되었음을 나타낸다. 진단적인 목적으로 24시간 소변 수집을 하여 단백뇨를 사정한다. 단순 소변 시험지 검사는 민감하지 않고, 위 양성 결과를 보일 수 있다.

⑤ 요당과 케톤

대부분의 단백질과 마찬가지로 포도당도 정상 상태에서는 소변에 존재하지 않는다.

단백질과 달리 포도당은 자유롭게 여과되나 근위세뇨관에서 재흡수되기 때문이다.

혈당이 상승하여(200mg/dL 이상) 여과량이 신장의 재흡수 능력을 초과한다면 소변에서 포도당이 발견될 것이다.

케톤체는 지방대사의 부산물로 인슐린이 결핍된 상황에서 3개의 케톤체(β-hydroxybutyric acid; 제 1기에 형성된 케톤, acetoacetic acid; 아세톤)가 형성된다. 두 케톤체는 소변에서 발견되고, 아세톤은 혈액에서 측정된다.

⑥ 소변 침전물

보통 침전물은 원주, 적혈구, 백혈구, 상피세포, 결정체를 말하며, 원주(cast)는 집합관에서 형성된 세포물질의 파괴산물이다. 신전성 질환인 요정체는 원주의 생성을 촉진시킨다. 원주는 서로 다른 세포의 형태를 만들고, 따라서 원주의 모양, 구성, 크기는 질병의 존재와 원인을 밝히는데 도움이 된다.

적혈구. 적혈구는 현미경으로 아주 작게 보일 것이다. 성인에게 가장 흔한 출혈 유형은 신외성이다. 적혈구는 요로를 따라 소변 내로 들어간다. 요로의 구조적인 어떤 부상이나 손상은 혈뇨의 원인이 될 수 있다. 신석, 외상, 전립선 질환은 혈뇨의 신외성 원인이다.

현미경상 출혈은 사구체 신염에서 나타날 수 있다. 소변 검사의 결과를 사정할 때 적혈구 원주와 적혈구 형태에 주목한다. 사구체 출혈은 종종 적혈구의 파편 유형과 관련이 있는 반면 신외 출혈은 세포의 손상이 없다. 적혈구 원주의 존재는 사구체 신염의 증상을 나타낸다.

마이오글로빈이 있으면 소변이 붉은 색을 띄지만 현미경에서 적혈구가 발견되지는 않는다. 마이오글로빈은 횡문근 융해의 구성성분이다. 압박 손상이나 손상 기간의 지연 등이 이 질환의 가장 중요한 예측인자이다. 근육은 손상이 시작되면 헤모글로빈과 유사한 화학구조를 가진 마이오글로빈을 방출한다. 마이오글로빈의 분자 크기가 커서 신세뇨관을 막게 되고, 신부전의 위험이 증가된다.

백혈구. 요중 백혈구(농뇨)는 보통 요로의 감염을 나타낸다. 백혈구 에스테라아제는 소변 안에서 발견될 수 있는 효소이며, 국소 면역 반응의 구성요소로써 요로에 존재한다. 이 효소의 수치가 높으면 감염을 의미하고, 질산염은 요로의 세균성 감염 진단에 도움이 된다.

⑦ 요비중과 삼투질 농도

요비중은 신장의 소변 농축과 희석 능력을 검사한다. 정상 신장은 소변을 1.001의 비중으로 희석시키고 최소 1.022까지 농축시킬 수 있다(참고로, 물의 비중은 1.000). 정상적으로 사람의 수분 균형은 소변이 농축되었는지 희석되었는지에 따라 결정된다; 희석된 뇨는 수분 과다의 지표이며, 농축된 뇨는 수분 부족의 지표가 된다. 많은 신질환에서 신장의 소변 농축 능력이 상실되면 비중이 1.010으로 고정될 수 있다. 이 결과는 종종 급성세뇨관괴사, 급성 신염 그리고 만성 신질환에서 볼 수 있다. 가성 요비중 상승은 단백질, 당, 만니톨 그리고 방사선대조물질과 같은 고분자량 물질이 소변에 있을 때 나타난다. 그러므로 이 경우에 뇨의 삼투질 농도를 측정하여 정확도를 높일 수 있다.

삼투질 농도는 용액에 존재하는 용질 입자의 수를 측정한다. 삼투질 농도의 주요 결정인자는 나트륨, 요소, 당이다. 체액량 고갈 또는 과잉 상태에서 여러 신경내분비 반응이 항상성을 유지하기 위해 상호작용하며, 그 때문에 요 삼투질 농도에 영향을 미친다. 이런 역동적 상호작용으로 인해 특히 중증 질환에서 단순 삼투질 농도의 측정은 진단적인 중요도가 낮다. 저나트륨혈증 환자의 평가를 위해 요 삼투질 농도를 측정한다.

정상 요삼투질 농도의 범위는 300~900mOsm/kg/24hr이다. 이 범위가 넓으므로 혈청과 요 검사물을 동시에 수집하고 분석 했을 때 신기능에 대한 더 많은 정보를 얻는다. 신 질환에서 첫 번째로 상실되는 기능은 소변을 농축하는 능력이다. 이것은 동시에 혈청 삼투질 농도를 결정하는 요 삼투질 농도를 150mOsm 이내로 고정하는 결과를 가져올 수 있다.

⑧ 요 나트륨 농도

요 나트륨 배출은 급성 신부전으로 인한 핍뇨와 다른 신전성 원인을 구별하는 신기능 지표로 이용된다. 신장 관류가 저조한 상태는 보통 요 나트륨 농도 감소와 연관이 있다(보통 10mEq/L 이하). 이것은 레닌-안지오텐신-알도스테론 시스템의 활성화에 의한 보상작용이다. 이 신경내분비 반응의 활성화로 인해 나트륨의 재흡수와 함께(배출 감소), 수분의 재흡수가 증가된다. 신장 관류 저하의 근본적인 원인은 효과적인 순환량이 감소되는 혈량 고갈과 심부전이다.

관류 저하가 지속된다면 급성 신부전이 되고, 급성 신부전에서(세뇨관의 손상으로 인해) 요 나트륨 농도는 보통 핍뇨임에도 불구하고 30~40Eq/L 이상이다. 요 pH가 알칼리성일 때 요 나트륨 농도는 나트륨 균형을 정확하게 반영하지 못하게 되고, 염화물 농도가 혈량상태의 더 나은 지표가 된다.

⑨ 분획성 Na 배설 검사

분획성 Na 배설(FE_{Na}) 검사는 소변에 남아 있는 여과된 나트륨량을 보다 더 정확하게 계산하고, 요 나트륨 농도보다 세뇨관 손상을 더 정확하게 예측한다. 요 나트륨과 FE_{Na}를 비교하는 이점은 수분의 교란효과를 제거한다는 점이다. 계산방식은 다음과 같다.

$$[(U/P)\ Na/(U/P)\ Cr] \times 100$$

U와 P는 나트륨과 크레아티닌의 소변과 혈장농도이다(용량 측정은 나트륨과 크레아티닌의 절대적인 소변 배출을 유도하는데 필요하지만 공식에서는 제외하였다).

이 검사는 검사물과 함께 혈청과 소변 나트륨 및 크레아티닌 농도가 동시에 필요하다. 1% 이하의 값은 신전성 고질소혈증 또는 관류 저하를 의미하며, 1% 이상(흔히 3% 이상인 경우)은 급성 신부전을 의미한다.

(2) 혈액 검사

① 크레아티닌과 크레아티닌 청소율

크레아티닌은 정상 근 기전의 부산물로 주로 사구체 여과로 소변에서 배출되고, 소량은 신세뇨관을 통해 분비된다. 따라서 크레아티닌은 사구체 여과율의 가장 중요한 지표이다. 요에 배출된 크레아티닌의 양은 근 질량과 직접적인 연관이 있으며, 정상적으로 중대한 근 소모(이화작용 상태)가 발생하지 않는 한 정상적으로 일정하게 남는다. 크레아티닌의 정상적인 혈청치는 0.6~1.2mg/dL이다.

크레아티닌 청소율은 1분 내에 제거되는 혈액 내 크레아티닌의 양이며, 신기능의 훌륭한 임상적 지표이다. 신기능이 감소되는 만큼 크레아티닌 청소율도 감소한다. 정확한 크레아티닌 청소율을 구하기 위해서는 24시간 요검사를 하고, 이 검사를 하는 동안 일정 간격으로 혈액검사를 한다. 따라서 24시간 요검사를 하려면 간호사는 다른 의료진과의 의사소통이 중요하고, 검사의 일관성을 위해 혈액은 보통 요수집의 중간 시점에 채혈한다. 요수집의 시작과 종료 시간을 정확하게 기록하는 것이 중요하다.

실제 크레아티닌 청소율은 다음 식에 의해 계산된다:

크레아티닌 청소율 = UV / PC

U는 요 크레아티닌 농도; V는 소변 용량, PC는 혈장 크레아티닌 농도를 의미한다.

UV는 크레아티닌이 요수집 기간 동안 얼마나 나타났는가를 말한다. 이것은 표준 기준점인 mg/분으로 변환할 수 있다. 혈장 크레아티닌 농도로 나눈 값은(mg/100mL을 mg/mL으로 변환해야 함) 소변 내 크레아티닌 양을 만들기 위해 사구체에 의해 걸러져야 하는 혈장의 최소 mL를 말한다. 최종결과는 보통 mL/분으로 표시한다. 정상범위는 80~120mL/분으로 다양하며 개인의 신체크기, 나이 및 성에 따라 다르다. 그 결과는 1.73m^{2}의 표준 신체 크기(체표면적 [BSA])로 조정될 수 있고, 이 BSA는 환자의 키와 몸무게를 알면 표준표에서 확인할 수 있다; 평균은 120~125mL /min/1.73m^2 BSA이다.

40세 이상은 사구체 여과율이 감소하기 때문에 정상 크레아티닌 청소율은 보통 10년에 6.5mL/분씩 감소한다.

또한 단순 혈청 크레아티닌 수치에 근거한 크레아티닌 청소율을 계산하는 방식이 있다. 이 계산법은 24시간 요검사물을 수집하기 힘들거나 크레아티닌 청소율의 무작위검사가 신독성 약물의 경우처럼 즉각적인 치료를 도울 때 적용한다.

이 계산법은 만성 신부전 환자가 안정된 신기능 상태이고 부종이나 과체중이 아닐 경우에 한해서만 정확하다.

$$\text{Cr 제거율 (평가된)} = \frac{UV}{PC}$$

PCr은 혈장 크레아티닌으로 여성의 경우 최종결과에 0.85를 곱한다.

질병이 진행되어 신장이 손상이 되면 크레아티닌 청소율은 감소하고, 혈청 크레아티닌 농도는 증가한다. 소변 크레아티닌 배설은 소변에서 나타나는 크레아티닌 양과 몸에서 생성되는 양이 같아지는 그 지점으로 혈액 수치가 오를 때까지 감소된다.

예를 들어 혈청 크레아티닌 농도가 1mg/dL이고, 배설되는 크레아티닌이 1mg/min인 건강한 사람은 크레아티닌 청소율이 100mL/min이다. 신기능이 50%로 감소될 때, 혈청 크레아티닌은 2mg/dL로 증가하며, 균형이 회복될 때 요 크레아티닌이 분당 1mg씩 배출된다. 신기능의 악화와 핍뇨가 빠르게 변화할 때 크레아티닌 청소율은 신뢰성이 떨어진다. 신기능이 안정될 때까지 혈청 크레아티닌 수치는 변화율과 방향에 대한 더 나은 지표가 된다. 횡문근 융해증이 있는 경우 혈청 크레아티닌은 근육 크레아틴에서 크레아티닌으로 전환된 결과로 사구체 여과율의 감소 비율을 벗어나 상승한다. 이때 혈청 크레아티닌은 신기능을 나타내는 지표로서의 신뢰성이 떨어진다.

② 혈액요소질소

혈액요소질소(blood urea nitrogen, BUN) 수치는 수년 동안 신기능의 지표로써 사용되어 왔지만 혈청 크레아티닌과는 다르게 많은 요인의 영향을 받는다. 요의 유속이 낮을 경우 더 많은 나트륨과 수분, 더 많은 양의 요소가 재흡수된다. 그러므로 환자의 체액이 고갈되었을 때 혈액요소질소는 신기능의 변화와 비례하지 않고 상승하는 경향이 있다. 혈액요소질소의 정상치는 8~20mg/dL이다.

요소 생산은 위관영양과 총비경구영양으로 인한 단백질 섭취 증가나 압박손상, 열성질환, 스테로이드 또는 tetracycline 투여 등과 같은 조직 손상의 증가, 그리고 내장출혈로 인한 내장의 혈액 재흡수 등이 있을 때 증가된다. 혈액요소질소는 탈수 환자의 경우 수분 부족이 농도에 영향을 주기 때문에 그 수치가 상승한다. 쇼크 환자와 선천성 심질환 환자들은 신기능 감소로 인하여 혈액요소질소가 상승된다. 이와 반대로, 단백질 섭취 감소 또는 간질환 환자(둘다 요소 생산이 감소된 환자임), 수액주입 과다로 소변량이 증가된 환자는 요소생산이 감소된다.

혈액요소질소는 혈청크레아티닌 농도와 비교할 때 의미가 있다. 정상적으로 그 비율은 10:1(요소:크레아티닌)이다.

③ 삼투질 농도

용액의 삼투질 농도(Osmolality)는 용액 안의 총 입자수를 표현하는 것으로 정상 혈청 삼투질 농도는 주로 나트륨과 음이온, 요소 및 당에 의해 결정된다. 그러므로 혈청 나트륨, 요소, 당의 농도를 알면 혈장의 삼투질 농도를 다음 공식으로 계산할 수 있다.

$$\text{삼투질농도} = 2\text{Na} + \text{BUN}/2.6 + \text{당}/18$$

정상적인 삼투질 농도는 측정된 삼투몰 농도의 10mOsm 이내이다. 정상 성인의 평균 삼투질 농도는 280~290mOsm/kg로 일정하게 유지된다.

수분은 혈액, 간질액, 조직 사이를 자유롭게 이동할 수 있기 때문에 신체구획의 삼투질 농도 변화로 체액이 이동된다. 그러므로 혈장의 삼투질 농도는 약간 지체될 때 빠르게 변화하는 상태를 제외한 다른 신체구획과 동일하다.

혈청 삼투질 농도는 혈청 나트륨이 감소했을 경우에만 감소된다. 혈청 나트륨, 요소 또는 당이 상승할 때나 약물, 독, 젖산 같은 대사 산물 등의 비정상적인 화합물이 혈액에 존재할 때 혈청 삼투질 농도가 증가할 수 있다. 증상은 보통 삼투질 농도가 350mOsm/kg을 넘을 때까지 나타나지 않으며, 혼수상태는 삼투질 농도가 400mOsm/kg 이상일 때 발생한다.

④ 비특이성 검사

- 헤마토크릿, 헤모글로빈

정상 헤모글로빈 수치는 남자 13.5~17.5g/dL, 여자 12~16g/dL이다. 헤마토크릿 정상수치는 성인 남자의 경우 40~52%, 성인 여자의 경우 37~48%이다.

탈수상태나 투석 후에는 헤마토크릿가 가성으로 상승될 수 있다. 헤마토크릿가 낮은 것은 혈량과다로 인해 희석된 것이다.

Erythropoietin은 신장에서 생산되며, 성숙 적혈구가 유리되도록 골수를 자극한다. 말기 신질환 환자들은 Erythropoietin이 결핍되어 만성 빈혈이 되며, 혈소판 기능 손상과 면역학적 기형으로 출혈문제를 가지게 된다.

- 요산

혈청의 정상 요산 수치는 2~8.5mg/dL이다. 요산은 주로 신장에서 배설되며, 일부는 대변에서 배설된다. 요산은 세포 파괴로 인해 과도하게 생산되거나, 신장에서 적절하게 배설되지 않을 때 상승한다.

2) 진단적 검사

(1) 방사선 검사

방사선촬영, 초음파진단법, 방사선핵종 검사 등 신장의 방사선 검사는 신장의 비정상 유무를 평가하는데 유용하다. 표 9-2-1에 검사방법과 목적을 제시하였다.

(2) 신장 생검

신장 생검은 침습적 검사이지만 가장 확정적인 진단 방법이다. 생검은 조직학적 결과를 확인하고, 진단을 위한 원인적 단서를 제공하고, 예후를 사정하며, 치료의 지침이 된다. 또한 보험, 직업 또는 장애의 평가도구로도 사용된다. 생검은 심각한 출혈, 과도한 비만, 중증 고혈압이 있으면 금기사항이다(표 9-2-2).

신장 생검은 보통 생검 바늘로 경피를 통해 시술하기도 하나 대부분 전신 마취 하에 개방 신생검의 방식을 수행한다.

신장 생검의 준비사항은 사전동의서, 생검 전 응고 검사, 수술 전 혈액 검사, 진정제(보통 다이제팜 5~10mg), 합병증 예방 또는 치료를 위한 정맥주사관 확보 등이다. 생검 후 환자의 활력징후는 처음

표 9-2-1 신장의 방사선 검사

진단 검사	목적
방사선 촬영술	
• 신요관방광(KUB) 방사선촬영	비정상 석회화와 신장 크기를 발견하기 위함
• 단층촬영	신장의 외형과 이상 여부를 결정하기 위함
• 정맥 신우조영술	신장과 뇨관의 해부학적 이상을 발견하기 위함
역방향 신우조영술	신크기 사정, 뇨관의 폐쇄 평가, 국소적으로 진단된 종양,
• 선행성 신우조영술	폐쇄 수신증과 낭을 구별하기 위함
• 신동맥조영술과 정맥조영술	신동맥 경화, 신 종괴성 병변, 신정맥혈전, 신세포 암종의 정맥 확장 가능성을 평가하기 위함
• 디지털감산 혈관조영술	주요 동맥 혈관을 시각화하기 위함
초음파검사	신장의 윤곽을 그리기 위함 신장의 길이와 가로치수를 측정하기 위함 종괴성 병변을 평가하기 위함 신장 주위 부분을 검사하기 위함 수신증을 찾아내고 등급을 매기기 위함
방사핵 섬광영상(신장스캔)	
• 정지영상	기능적 신세포의 형태, 부위, 크기를 평가하기 위함 : 불균일이나 충만 결손의 부위를 밝힐 것임
• 동적영상	방사선 의약품이 혈관, 신 실질 및 요관 구획을 통과하는지 모니터 하기 위함
자기공명영상	해부학적 이상을 결정하기 위함

표 9-2-2 신장 생검의 적응증

임상 상태	생검 적용	예상 이득
기립 단백뇨	No	–
단독 혈뇨 또는 단백뇨	No*	–
혈뇨 또는 사구체 여과 저하된 단백뇨	Yes	D,P,T
신증후군	Yes	D,P,T
신 이상이 있는 전신 질환	Yes+	D,P,T
전형적 급성 신부전	No	–
다음에 해당되는 급성 신부전		
1. 질소혈증 > 3주	Yes	D,P
2. 중등도 단백뇨	Yes	D,T
3. 무뇨증	Yes	D,T
4. 호산구증가증	Yes	D,T
이식 후 사구체여과율 저하	Yes	D,P,T

사구체 여과율
D, diagnosis(진단) P, prognosis(예후) T, therapy(치료)
급성 신부전
* 보험, 행정적 이유 등으로 인해 생검이 적용됨
+ 임상 사진에 따라 적용이 될 수도, 되지 않을 수도 있음

2시간은 15분 간격으로 측정하며, 이후 4시간 동안은 매시간, 그리고 처음 24시간 동안은 4시간 간격으로 측정한다. 출혈여부를 확인하기 위해 소변 검사를 한다. 주요 합병증인 출혈은 후복막 또는 요도에 발생할 수 있다. 그 외 창자, 췌장, 간, 비장 또는 혈관, 횡경막 또는 흉막의 열상이 합병증으로 발생할 수 있다.

(3) 신혈관조영술

신혈관의 사정은 초음파로 실시한다. 정밀한 측정이 필요하면 신장혈류 평가를 한다. 이 검사는 심장 도관술과 같이 수행하며 경피적 방법으로 접근한다. 신혈관조영술의 준비사항은 사전동의를 받고 응고검사, 수술 전 혈액 검사, 진정제(보통 미다졸람 1~2mg 또는 다이제팜 5~10mg), 그리고 합병증 치료 또는 예방을 위한 정맥주사관 확보이다. 혈관조영 후 환자의 활력징후는 처음 2시간은 15분 간격으로 측정하며, 이후 4시간 동안은 매시간, 처음 24시간 동안은 4시간 간격으로 측정한다. 동맥천자 부위의 출혈을 예방하기 위해 압박을 하고, 자주 출혈여부를 사정하고, 활력징후를 측정한다. 출혈예방을 위해 서혜부를 압박하여 미주신경을 자극하므로 서맥이 나타나는지 관찰한다.

4. 전해질 및 산-염기 균형의 사정

신장은 체액량과 체액의 이온 구성을 유지하는 중추적인 역할을 한다.

신장이 수분과 이온을 적절히 배출할 때 항상성이 유지되지만, 적절히 배출하지 못하면 불균형이

일어난다. 전해질 수치와 불균형의 징후 및 증상들은 표 9-2-3에 요약하였다.

1) 나트륨 균형

혈청 나트륨 농도의 정상치는 135~145mEq/L이다. 나트륨은 신장에서 조절되며 세포외액의 나트륨 농도에 좌우된다.

농도가 높아지면 신장이 항이뇨호르몬(ADH)에 반응하여 수분을 보유하고, 농도가 떨어지면 알도스테론이 신장에서 나트륨을 보유하도록 자극한다. 신장 기능 부전 시 이 균형은 유지되지 않는다. 낮은 수치의 혈청 나트륨은 보통 나트륨 과잉으로 인한 수분 섭취를 의미하며, 체중 증가가 특징이다. 높은 수치의 혈청 나트륨은 나트륨 과다로 인한 수분 상실을 의미하며, 체중 감소가 특징이다. 나트륨은 세포외액의 삼투질 농도, 신경근육기능, 산-염기 균형 및 다양한 세포질의 화학적 반응을 유지하는데 필수적이다.

저나트륨혈증은 광범위한 신경학적 증상으로 사망할 수 있으므로 중요하다. 증상의 중증도는 저나트륨혈증의 정도와 진행된 비율에 달려있다. 증상은 보통 혈청 나트륨이 120mEq/L 이하가 될 때까지 나타나지 않는다. 저나트륨혈증 환자의 중증도는 나트륨 농도가 얼마나 빨리 낮아지는지에 달려있다. 저나트륨혈증은 더 자세한 평가가 필요하다. 그림 9-2-3은 저나트륨혈증의 병인과 평가를 보여준다.

고나트륨혈증의 증상은 고삼투질 농도의 증상과 같으며 중추신경계의 탈수를 초래한다. 혼돈, 혼미, 발작, 혼수가 나타나고 사망할 수 있으며 피로, 근약화와 근경련, 식욕부진과 같은 탈수 증상들이 나타날 수 있다. 의미 있는 증상이 나타나기 전의 혈청 삼투질 농도는 보통 350mOsm/L이며, 혈청 나트륨 수치 165~170mEq/L에 해당된다.

2) 칼륨 균형

칼륨은 신경 충동 전도와 근육의 수축을 조절하는 필수적인 역할을 하며, 세포내 삼투질 농도 및 산-염기 균형을 포함한 수많은 다른 신체 기능과 관련있다.

정상 혈청 칼륨 농도는 3.5~5mEq/L이다. 칼륨 균형은 식이섭취와 신장의 배설로 유지된다. 칼륨의 98%는 골격근육에 있으므로 전해질의 균형 또한 신체 세포 내외 구획 사이의 교환과 밀접하게 연관되어 있다.

저칼륨혈증은 부적절한 칼륨 섭취, 신장으로의 과도한 칼륨 손실, 위장 손실 그리고 세포 내에서 세포 외로 칼륨이 이동한 결과로 나타난다. 또한 이뇨제 요법은 칼륨을 배출시켜서 더 복합적인 문제를 유발할 수 있다.

저칼륨혈증은 신장의 칼륨 배출 감소 또는 체강으로의 칼륨이동으로 나타나며, 이는 대부분 산증, 세포 손상 또는 파괴, 고혈당증에서 볼 수 있다.

3) 칼슘 및 인 균형

칼슘과 인은 비타민 D, 부갑상선 호르몬, 칼시토닌에 의한 상호작용으로 조절된다. 칼슘과 인산염은 일반적으로 뼈에 축적되어 있다. 칼슘치가 높을 때 인의 수치는 낮고, 칼슘치가 낮을 때 인의 수치는 높다. 신부전 상태에서는 인을 제거할 수 없으므로 신부전 환자는 인의 수치가 높고, 칼슘 수치가 낮다.

칼슘의 주요 기능은 뼈와 치아 강도를 유지하는 것이며, 심근과 골격 수축에 중요한 역할을 한다. 칼슘은 또한 세포 투과성을 유지시켜주고 혈액응고를 도와준다. 정상적인 혈청 칼슘의 농도는 8.5

표 9-2-3 전해질 불균형

전해질 불균형	징후 및 증상	진단검사 결과
저나트륨혈증	• 근연축 및 약화 • 기면, 혼동, 발작, 혼수 • 저혈압과 빈맥 • 오심, 구토, 복통 • 핍뇨 또는 무뇨증	• 혈청 나트륨 <135mEq/L • 요비중 감소 • 혈청 삼투질 농도 감소 • 요 나트륨 >100mEq/24h • 적혈구 수 증가
고나트륨혈증	• 초조, 안절부절, 의식 등급 저하 • 고혈압, 빈맥, 요흔성 부종, 과체중 • 갈증, 타액 점성도 감소, 거친 혀 • 호흡곤란, 호흡정지, 사망	• 혈청 나트륨 >145mEq/L • 요 나트륨 <40mEq/24h • 높은 혈청 삼투질 농도
저칼륨혈증	• 현기증, 저혈압, 부정맥, 심전도 변화, 심정지 • 오심, 구토, 식욕부진, 설사, 연동운동 감소, 복부 팽창 • 근약화, 피로, 다리 경련	• 혈청 K< 3.5 mEq/L • 혈청 Ca과 Mg 수치가 모두 낮아 저칼륨혈증 치료에 반응하지 않으며 보통 저마그네슘혈증을 보인다. • 대사성 알칼리증 • 심전도상 T파가 편평해지고, U파가 올라갔으며 ST분절이 짧아짐
고칼륨혈증	• 서맥에서 빈맥으로 변화, 심전도 변화와 심정지 • 오심, 설사, 복부경련 • 근약화 및 이완마비	• 혈청 칼륨 > 5mEq/L • 대사선 산증 • 심전도상 T파가 올라가고 QRS파가 넓어지고, PR 간격이 길어졌으며 P파가 없거나 편평해지고 ST분절이 짧아짐
저염소혈증	• 근 과다긴장 및 테타니, 짧은 호흡 • 보통 저나트륨혈증과 그것의 특성적 증상인 근약화 및 연축과 관련 있음	• 혈청 염화물 < 98mEq/L • 혈청 pH > 7.45(보조치) • 혈청 CO2 > 32mEq/L(보조치)
고염소혈증	• 깊고, 빠른 호흡 • 약화 • 인지능력 감소, 혼수 가능성	• 혈청 염화물 > 108mEq/L • 혈청 pH < 7.35(보조치) • 혈청 CO2 < 22mEq/L(보조치)
저칼슘혈증	• 불안, 초조, 입 주위 경련, 후두연축, 발작, Chvosteck's와 Trousseau's sign(+) • 칼슘 유입 감소로 인한 저혈압, 부정맥	• 혈청 칼슘 < 8.5mEq/L • 적은 혈소판 수 • 심전도 변화: QT 간격 연장, ST 분절 길어짐, 부정맥 • 혈청 단백질 수치 변화 가능성

표 9-2-3 전해질 불균형

전해질 불균형	징후 및 증상	진단검사 결과
고칼슘혈증	• 졸림, 기면, 두통, 초조, 혼동, 우울 또는 무감동 • 약화와 근이완 • 골 통증과 병리적 골절 • 심장차단 • 식욕부진, 오심, 구토, 변비와 탈수증 • 측복부 통증	• 혈청 칼슘 > 10.5mEq/L • ECG변화: 심장차단의 징후와 QT 간격이 짧아짐 • 부갑상선 호르몬 수치 감소 • 설코비치 요검사 결과: Ca침전
저마그네슘혈증	• 항상 저칼륨혈증과 저칼슘혈증이 같이 나타남 • 초조 증가, 테타니, 다리와 발의 경련, Chvosteck's 와 Trousseau's sign(+), 혼동, 망상과 발작 • 부정맥, 혈관확장, 저혈압	• 혈청 마그네슘 < 1.5mEq/L • 낮은 수치의 혈청 칼륨과 칼슘이 공존함
고마그네슘혈증	• 드물게 신장 배설의 감소(신부전)나 마그네슘 섭취의 상승으로 일어남 • 반사 감소, 근약화, 이완성 마비 • 호흡곤란 • 심장차단, 서맥 • 저혈압	• 혈청 마그네슘 > 2.5mEq/L • 높은 수치의 혈청 칼륨과 칼슘이 공존함
저인산혈증	• 근 약화, 진전, 이상 감각 • 말초성 저산소증	• 혈청 인산 < 2.5mEq/L • 요 인산 > 1.3g/24hours
고인산혈증	• 보통 저칼슘혈증이 아닌 무증상이며, 테타니와 발작의 근거가 됨	• 혈청 인산 > 4.5mEq/L • 혈청 칼슘 < 9mg/dL • 요 인산 < 0.9g/24hours

~10.5mg/dL이다. 혈청 칼슘은 초여과성 칼슘과 단백질, 주로 알부민과 결합된 칼슘으로 구성된다. 초여과성 칼슘은 이온화 칼슘과 중탄산염, 구연산염, 3기 인의 복합된 칼슘으로 구성된다.

인은 삼인산 아데노신(ATP)의 형성에 필수적인 요소이며 세포막 구조의 유지, 산소전달, 세포면역을 돕는다. 정상적인 인의 수치는 3~4.5mg/dL 이다.

4) 마그네슘 균형

마그네슘 이온은 두 번째로 주요한 세포내 이온이며, 정상 혈청 마그네슘 농도는 1.4~2.1mEq/L 이다. 마그네슘 균형은 신경 근육계의 기능적인 통합을 위해 필수적이다. 부갑상선은 마그네슘과 칼슘의 분비를 조절한다. 나트륨은 마그네슘의 재흡수에 필수적이다. 마그네슘은 신부전시 혈청, 뼈, 근육에 축적될 수 있으며, 다양한 문제를 야기할 수 있다.

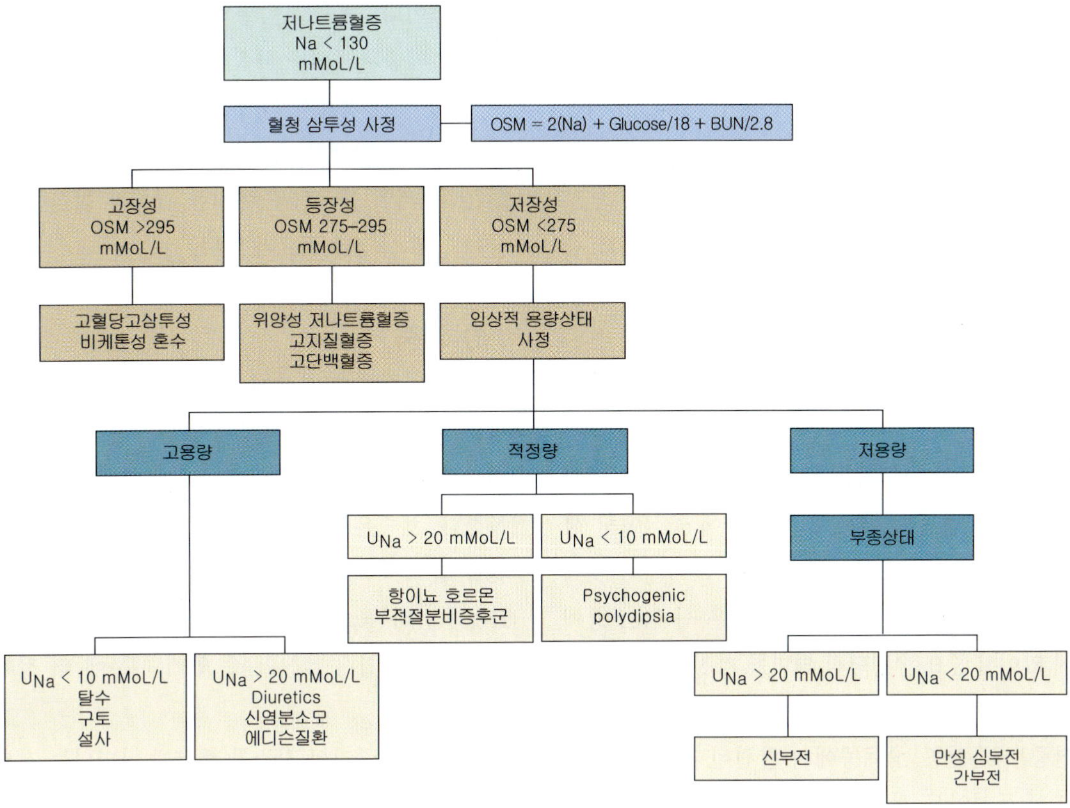

그림 9-2-3 저나트륨혈증 사정 OSM : osmolality | UNa : urine sodium

5) 산-염기 균형

체액의 정상 산도 및 알칼리(pH 7.35~7.45)는 생명유지에 중요하다.

신체는 ①완충체계, ②호흡체계, ③신장체계로 산-염기 균형을 유지한다.

완충 및 호흡 체계는 신체의 pH 변화에 빠르게 반응할 수 있다. 그러나 신장은 신체 pH 변화에 적응하는데 더 많은 시간이 소요된다.

신장계에서 산-염기 균형의 조절과 연관된 5가지 주요 과정은 수소이온 배출, 나트륨이온 재흡수, 중탄산이온의 생성과 재흡수, 인산염과 적정산도 배출, 암모니아 합성과 배출이다. 산-염기 불균형은 신장이 이러한 과정을 적절히 수행할 수 없을 때 나타난다.

(1) 음이온 차이(Anion Gap)

화학적 중립을 유지하기 위해 혈액(다른 체액) 속 양이온과 음이온의 총 농도는 mEq/L와 같아야 한다. 그러나 혈액 속에는 일정하게 측정할 수 없는 양이온 및 음이온이 존재하며, 이 양이온과 음이온의 총 농도와 혈장에서 측정한 농도 사이에는 "차이"가 있다:

$$Na^+ + K^+ \text{ Vs. } Cl^- + HCO_3^-$$

음이온 차이는 주로 혈장 단백질, 무기성 인과 황산, 유기산 등 측정할 수 없는 과도한 음이온으로 생긴다. 더 적은 농도의 측정되지 않는 양이온은 주로 칼슘과 마그네슘이다.

음이온 차이는 보통 다음 공식으로 계산되고, 음이온 갭의 평균 정상치는 12mEq/L이다(범위, 8~16mEq/L).

$$Na^{+} + (Cl^{-} + HCO_3^{-})$$

칼륨은 항상 그렇지는 않지만, 그 농도가 상대적으로 낮고 변동 범위가 좁기 때문에 공식에서 생략된다. 그러나 이 "정상" 음이온 차이에서 벗어나는 것은 특히 대사성 산증과 같은 산-염기 장애에 있어서 중요한 진단적 의미를 가진다.

음이온 차이의 가장 흔한 비정상 상태는 젖산 산증, 케톤산증, 요독증에서 발견된 젖산, 케톤체, 또는 무기인산 및 황산염의 농도 증가와 관련이 있다. 산증의 또 다른 형태는 에틸렌글리콜, 메탄올, 파라알데히드, 살리실레이트와 같은 독성물질 섭취와 관련이 있으며, 음이온 차이를 유의하게 증가시킨다.

음이온 차이의 감소는 흔하지 않은 일이지만 똑같이 중요한 의미를 지닌다. 음이온의 차이는 측정되지 않은 양이온의 증가나 음이온의 감소 때문에 발생한다. 표 9-2-4에 음이온 차이의 변화 원인을 제시하였다.

5. 체액 균형의 사정

체액 균형의 문제를 사정할 때 간호사의 역할은 섭취량과 배설량, 체중, 활력징후를 정확하게 측정하는 것이다. 체수분 함량의 변화에 가장 민감한 지표는 체중과 섭취 · 배설량의 양상이다. 활력징후 역시 지지 자료가 되지만, 혈량이나 수분 부족이 의미있게 발생할 때까지 비정상 상태를 보이지 않는다. 체액 불균형은 예리한 관찰과 적절한 증상을 알고 사정할 필요가 있다.

1) 체중

체중은 중증 환자에게 가장 중요한 검사이다. 입원 시 체중을 건강력에서 얻은 체중과 비교한다. 지난 1-2주간 체중이 유의하게 변했는지를 주목한다. 체중은 매일 같은 시간대, 같은 저울, 같은 옷을 입고 주의 깊게 측정한다. 1L의 수액은 체중 1Kg과 같다. Kg의 단위는 약물, 수액, 식이 측정을 미터법으로 쉽게 계산할 수 있기 때문에 더 정확하다.

일일 체중 증가와 감소가 빠르게 나타나는 것은 보통 체액량의 변화와 관련이 있으며, 식이요인이 아니다. 중증 환자는 종종 환기와 상처 소실량으로 인한 불용성 소실을 평가하지 않는다. 발열은 기준선 위의 1당 75mL 만큼 피부와 폐를 통하여 체액량의 소실을 증가시킨다. 연속적으로 측정된 체중이 더 신뢰할 수 있으며, 체중 변화는 보통 어떤 증상이 발현되기 전에 불균형상태를 포착할 수 있는 지표이다. 체액 균형 외에 체중은 약물용량 계산에 이용하고, 투석환자에게는 투석하는 동안 제거할 수분량을 결정한다.

2) 섭취량과 배설량

정확한 섭취량 및 배설량 기록은 체액과 전해질 불균형을 치료하고 평가하기 위해 가치있는 자료가 된다. 과도한 손실 또는 심장, 간, 신장, 호흡기능이 악화될 때 수분 섭취량과 배설량의 모든 근

표 9-2-4 음이온 차이 변화 이유

음이온 갭의 증가	음이온 갭 감소
측정할 수 없는 음이온의 증가	측정할 수 없는 양이온 증가
• 내인대사성 산증	• 정상 양이온
유산산증	고칼슘혈증
케토산증	고칼륨혈증
요독산증	고마그네슘혈증
• 외인성 음이온 섭취	• 비정상 양이온
에틸렌글리콜	글로불린 증가(예: 골수종)
메탄올	리튬
파라알데히드	
살리신산염	
페니실린	
카르베니실린	
• 혈장 단백질 증가	
고알부민혈증	
측정할 수 없는 양이온 감소	측정할 수 없는 음이온 감소
• 저칼륨혈증	• 저알부민혈증
• 저칼슘혈증	
• 저마그네슘혈증	

원을 더 자세하게 기록하는 것이 중요하며, 계산은 1~4시간마다 해야 한다.

중증 환자의 섭취량 및 배설량은 매 1~2시간마다 관찰한다. 섭취량 및 배설량 수치는 24시간 근무의 마지막에 전반적인 균형을 제공하기 위해 합산한다. 총 균형은 섭취량에서 배설량을 뺀다.

24시간 체액 균형 = 총 섭취량 - 총 배설량

환자상태, 일일 치료 목표와 중재에 대한 반응에 따라 총 균형은 정상, 양성 또는 음성이 된다. 24시간 균형은 전반적인 균형을 사정하기 위해 일일 체중과 비교한다. 만약 총 일일 균형이 양성인데 일일 체중이 지난 24시간 동안 감소되었다면 불용성 소실이 불일치의 원인일 것이다.

섭취량은 물, 쥬스, 수프 등 모든 액체와 수분이 많이 함유된 음식(예: 오렌지, 포도, 젤라틴, 아이스크림)을 포함시킨다. 과일, 얼음 조각 및 기타 수분 종류의 용량 목록을 이용한다. 배설량은 소변과 장 소실량을 포함시키고, 환자의 체온과 주위 온도가 높을 때 호흡과 피부를 통한 손실을 모두 계산한다. 회장루, 기타 창자 배액, 상처 배액, 흉부 배액 등 모든 체액 손실원을 기록한다.

중증의 전해질 및 체액 불균형이 있을 때 체액 섭취의 시간과 유형, 배뇨의 양과 시간을 기록한다. 신기능이 감소하면 이 정보는 신전(prerenal)성 질소혈증이나 급성 신부전의 진단과 예방 가능성에 도움을 줄 것이다. 과도한 체액 소실의 위험 요인은 Box 9-2-2에 기록하였다.

3) 저혈량증과 고혈량증

중환자간호사는 환자의 혈량 상태의 조기 변화를 발견해야 한다.

첫번째 단서는 환자의 일반적 외모이다.

저혈량증과 고혈량증의 증상은 불균형의 정도에 따라 다양하다. 일부 증상은 불균형상태 초기에 보여지고, 또 다른 증상은 중증 불균형이 있을 때까지 명확하지 않다.

혈량 부족시 환자는 앉은 자세나 서있는 자세를 취하려고 할때(활동하지 않을 때와 자율신경 기능 부전시에도 발생할 수 있음) 기립성 어지러움을 호소한다. 선 자세에서의 빈맥 발생과 혈압 저하는 정상적인 상승과 반대로 흔한 초기 결과이다. 나중에 맥박은 빨라지고, 약해지며 사상맥(thready)이 되며 피부 건조, 탄력성 소실, 함몰 안구, 액와의 발한소실, 건조한 혀나 태설 등을 보인다. 중증 혈량 고갈이 발생하면 갈증, 소변량 감소, 체중 감소 등이 나타난다. 그러나 체중 감소와 기립성 저혈압 및 맥박 변화만이 나타날 수도 있다.

요 삼투질 농도가 높고, 요 나트륨이 낮으면 진단이 용이하다. 헤마토크릿의 상승, 중심정맥압의 감소, 폐 쐐기압 감소 등으로 확진할 수 있다.

고혈량증에서 환자가 정신이 명료하다면 손발이 푸석푸석하고 뻣뻣함을 호소한다.

이후 의존성 부위(서 있으면 다리와 무릎, 앙와위로 누워있으면 천골과 대퇴후면에)에 요흔성 부종 외에 안와부위의 부종이나 푸석푸석함이 나타나고, 원인(심장 대상부전과 전신성 체액 과부하 Vs. 간질환)에 따라 호흡곤란이나 복수가 나타난다. 소변량과 요 나트륨은 원인에 따라 정상, 증가,

Box 9-2-2
과도한 체액 손실의 위험 요인

- **발열** : 40℃의 열과 40회/분의 호흡률을 가지는 환자는 기도와 피부를 통해 24시간 동안 체액의 2,500mL 만큼이 손실될 수 있다.
- **환경** : 덥고, 마른 기후에서 신체는 증발열의 손실을 유지하기 위해 증발로 인한 땀의 손실을 1,500mL/hr까지 증가시킬 수 있다. 이것은 뜨거운 기후에서 운동하는데 익숙해진 사람들에 있어서 짧은 시간 동안 2~2.5L/hr까지 증가될 수 있다.
- **과호흡** : 과호흡은 질환이나 무습도성의 호흡 또는 산소 전달 체계에 의한 결과로서 호흡성 수분 손실을 증가시킨다.
- **위장관** : 구토, 비위흡인, 설사 그리고 장피 배액 또는 누공은 위장 손실을 증가시킨다.
- **제 3의 공간** : 흉막과 복막의 삼출액 형성 및 간, 신장, 간질환으로 인한 부종 또는 미만성 모세혈관 누출 증후군은 결과적으로 효율적인 혈관내 용적의 손실을 가져온다. 이 제 3의 공간이 여전히 형성되고 있을 때 혈관 구획 제 3의 공간으로 체액의 이동이 계속되기 때문에 복막액과 흉막액의 배액은 효율적인 혈내 손실을 가져온다.
- **화상** : 화상 조직으로 부터의 체액 손실은 효율적인 혈관내 용적이 유의하게 감소된다. 화상피부를 통한 증발성 및 누출성 손실 모두는 매우 큰 일일 체액 손실을 가져올 수 있으며, 화상환자는 특히 체액과 전해질 균형 유지에 대한 주의가 요구된다. 화상 부위와 체액 소생에 대한 처방은 13장을 참조한다.
- **신장 손실** : 신장에서 생긴 부적절한 용질 및 체액 손실은 신장의 염류 유출때문에 발생한다. 이것은 급성 세뇨관 괴사의 이뇨기에서 보여지고, 드물게 신장의 염류 소모증 환자들에게서 보여지며, 과도한 이뇨제 복용으로 인한 결과이다. 또한 만니톨, 방사선 조영제와 같은 삼투성 제재와 고농도의 단백과 식염제로 위장관 및 비경구 영양요법을 하여 용질 이뇨가된 결과로 나타난다.

마지막으로, 체액은 대사성 알칼리증의 생성기동안 소실될 수 있으며, 소변의 중탄산염 배설이 신장의 나트륨 배설을 촉진시킨다. 흔히 이로인해 수분량이 부족해진다.

감소가 된다. 부적절한 항이뇨호르몬 분비 증후군 외에 수분정체가 되는 대부분의 질환은 요 나트륨이 감소된다. 혈액 회석을 반영하는 헤마토크릿가 감소된다.

맥박은 빨라지고 심장은 혈량 과다로 인해 청진상 S3, S4 또는 심잡음이 나타나고 부차적으로 용량이 과부하된다. 폐울혈로 인해 호흡수가 증가되고, 흉부 청진상 수포음이 들린다. 흉부 사진에는 폐혈관 울혈, 폐포의 음영 증가, 심장 확장, 완전 폐울혈, 흉막 삼출액 등이 나타난다.

4) 혈역학적 모니터링

혈역학적 모니터링은 임상의사에게 환자의 전반적인 상태에 대한 사정자료를 제공한다. 신체사정으로 혈량 상태를 예측할 수 있으나, 이는 중심정맥압과 같은 혈역학적 사정지표의 변화보다 나중에 반영된다. 모니터링을 통하여 실시간 정보를 근거로 한 중재가 이루어진다. 표 9-2-5는 전 부하 변화의 원인을 보여준다.

사례분석 ■ 급성 신기능 부전

75세의 여자 환자는 4일 동안 숨참과 오한, 권태감을 호소하여 응급실에 왔다.

감기 증상이 있어 ibuprofen으로 치료하고, 휴식을 취하였다. 경증 울혈성 심부전(심박출율 35%)과 당뇨 병력이 있고, 식이조절을 하고 있다. 약물은 metoprolol 25mg 하루 두번, furosemide 10mg/day, Lisinopril 10mg/일을 투여받고 있다.

신체검진을 하는 동안 환자의 활력징후는 다음과 같았다: 체온 38℃, 심박동 75회/분, 호흡 24회/분, 혈압 102/68mmHg. 산소포화도는 2L/min의 산소를 비강 캐뉼러로 공급한 상태에서 93%였다. 흉부 방사선 검사 우측 하엽의 침윤이 있다.

환자는 지역사회성 폐렴 진단을 받고 입원하였으며, cepha계열 4세대 항생제를 투여 받았다.

초기 혈액검사 결과, 나트륨 135mEq/L; 염화물 99mEq/L; 칼륨 3.4mEq/L; 이산화탄소 27mEq/L; 혈당 182mg/dL; BUN 32mg/dL; 크레아티닌

표 9-2-5 전 부하 변화의 원인

혈역학적 지표	증가	감소
전부하	신부전, 혈량이나 혈액 투여, 혈압상승제, 심인성 쇼크, 서맥, 심장압전, 수축성 심외막염	출혈, 이뇨제, 발한, 구토, 설사, 영양부족, 제3의 공간, 혈관확장제, 패혈성 쇼크, 신경성 쇼크, 아나필락시스 쇼크, 빈맥, 심방 수축의 소실
우측 전부하	우심실 부전, 삼첨판막/폐동맥판막 감소, 심실 중격 결손, 우심실 유두근 기능부전	
좌측 전부하	좌심실 부전, 승모판막/대동맥판막 질환, 좌심실 유두근 기능부전	

1.5mg/dL. 요분석 결과, 비중 1.014; pH 6.8; 요 삼투성 750mOsm/kg; 요 나트륨 22mEq/L; 요 염화물 6mEq/L이다. 환자는 급성 신부전으로 BUN과 크레아티닌이 상승되어 있다. 이 신기능부전은 주로 혈량 고갈로 인한 것이며, 지속적인 발열로 인한 불감성 소실(insensible loss)로 인한 것이다. 심부전과 당뇨도 급성 신기능 부전의 위험을 높인다. 심부전은 신장의 혈류를 감소시키고, 수분 보유의 보상기전과 반대기전이 시작된다. 환자의 나트륨 수치는 135mEq/L이며, 혈량이 고갈된 환자에게 상대적으로 낮은 수치이다. 당뇨성 신장병증 또한 미세혈관 혈류 감소가 원인이다. 환자의 나트륨은 혈량 고갈로 낮은 상태이다. Furosemide 투여는 수분 배설을 촉진시켜서 나트륨 소실을 유발한다.

환자의 혈류를 향상시키기 위해서 간호사는 생리식염수를 125mL/hr 속도로 투여하고, 용량 과잉이 되는지를 주의 깊게 관찰하였다. 폐음의 사정과 경정맥 울혈의 진행 관찰, 정확한 배설량 측정 등의 간호사정을 수행한다. 환자의 metoprolol과 lisinopril 복용은 심기능 수행을 촉진시키기 위해 유지되나 ibuprofen은 신독성이 있기 때문에 중단 하였다. 5일째 환자는 퇴원하였고, acetaminophen과 같은 통증완화 및 해열제를 이용하도록 교육하였다.

임상적 적용

자가학습: 비판적 사고

1. 이 환자가 신부전을 앓는 이유를 설명하시오. 이 환자의 신기능에 대한 과거 내과력의 영향을 설명하시오.
2. 이 환자의 신기능에 필요한 중재는 무엇인지 설명하시오.
3. 요 나트륨의 결과를 해석하시오.

신장계 간호관리

학습목표

- 신대체요법(혈액투석, 지속적 신대체요법, 복막투석)과 관련된 생리적 원리를 이해할 수 있다.
- 대체요법에서 사용되는 장비의 특징을 이해할 수 있다.
- 혈액투석과 지속적 신대체요법에서 사용되는 맥관 통로 사용의 종류들을 이해할 수 있다.
- 각 신대체요법의 적용, 평가와 관리 그리고 합병증 등을 이해할 수 있다.
- 환자와 보호자들에게 신대체요법에 대한 심리 · 사회적인 교육의 필요성을 이해할 수 있다.
- 생리적 변화에 기초한 특이 수액 요법을 이해할 수 있다.
- 수액 요법을 받는 환자들에 대한 간호평가와 중재를 이해할 수 있다.
- 전해질 이상과 관련된 간호내용을 이해할 수 있다.

투석 요법은 급성 또는 만성 신장 기능 부전 시에 적용하는 응급 중재이다.

중환자간호는 급성 또는 만성 신부전과 관련하여 투석 요법을 받고 있는 환자들에 대한 관련 간호내용을 포함하고 있다. 이 장에서는 중환자들이 경험하는 일반적인 수분과 전해질 불균형뿐만 아니라 신대체요법(혈액투석, 지속적 신대체요법[CRRT]과 복막투석)의 대표적인 3가지 방식에 대하여 논의한다.

1. 생리학

투석은 삼투 현상과 확산의 원리를 이용해서 혈액으로부터 노폐물과 과다한 수분을 제거한다.

반투막은 혈액과 특수하게 제조된 투석액 사이에 위치하여 용해된 물질(요산과 크레아티닌 등)들이 높은 농도(혈액)의 영역에서 낮은 농도(투석물)의 영역으로 확산되도록 한다.

반면, 물 분자는 삼투 현상에 의해 소수의 물 분자를 포함하는 곳으로 막을 통과하여 이동한다. 투석물에는 포도당 농축액 또는 삼투압을 형성하는 나트륨을 섞어서 순환계로부터 과잉 축적된 수분을 제거할 수 있도록 제조한다. 삼투압과 정수학적인 압력에 의해 만들어지는 힘으로 수분이 반투막을 통과하는 과정을 초미세 여과 (ultrafiltration)라고 부른다. 이 기초적인 원리는 모든 투석 치료의 토대가 된다.

2. 체외 치료

혈액투석과 지속적 신대체요법(Continuous renal replacement therapy, CRRT)은 체외 회로를 사용한다. 이런 체외 회로 사용은 순환계 접근과 회로 사이의 항응고요법이 필요하다.

1) 순환계 접근

환자의 순환계에 접근하기 위해 사용되는 대표적인 방법은 정맥 카테터 삽입, 동정맥루, 합성 맥관 이식이다. 기존 투석을 시행하던 환자는 동정맥루 또는 합성 맥관을 이미 가지고 있을 가능성이 있으며, 이외 응급하게 투석, 지속적 신대체요법이 필요한 환자들은 정맥 카테터를 삽입한다. 투석관 삽입과 유지 관련 간호중재는 Box 9-3-1에 설명되어 있다.

Box 9-3-1
투석관 삽입과 유지 관련 간호중재

Dual Lumen 정맥 카테터
- 사용 전에 흉부 X-ray 검사로 중심정맥 카테터 위치를 확인한다.
- 삽입관에는 헤파린 용액을 채우므로 약물 주입을 하지 않는다.
- 삽입관 내 혈액응고가 있을 수 있으므로, 투석 치료 직전 삽입관을 사용한다.
- 삽입 시 무균술을 사용한다.
- 염증, 삽입관의 꼬임이 있는지 확인한다.

동정맥루 또는 이식
- 정맥루 형성 부위에서 혈압을 측정하거나, 혈액을 추출하지 않는다.
- 잡음을 청진하며, 진동을 매 근무마다 확인한다.
- 정맥루 사지에 조이는 의복을 입지 않는다.
- 저혈압인 경우 혈액 응고가 잘 일어나므로, 동정맥루 기능을 특히 잘 확인한다.
- 투석 후 삽입 부위 출혈이 있는 경우 혈관을 막지 않는 정도의 압력을 가해 지혈한다.

(1) 정맥 삽입관

혈액투석, 지속적 신대체요법이 필요하며, 환자가 통증에 민감한 경우 Dual-lumen카테터를 삽입한다. 일반적으로 대퇴와 내부 경정맥이거나 쇄골하정맥을 이용한다.

터널로 된 Dual-lumen 중심정맥 카테터는 순환계로 접근할 수 있는 곳이 모두 없어진 환자에게 영구적 수단으로 사용된다. 터널 카테터는 조직이 성장하고, 감염에 대항하여 장벽 역할을 하는 이식형 Dacron을 사용한다.

쇄골하정맥의 경우 삽입으로 인한 협착증이 정맥압 항진과 부종으로 인해 동정맥루를 만들거나 이식을 할 때 방해를 초래할 수 있어 삽입 시 우측 또는 좌측 내경정맥을 선호한다.

삽입관 사용 기관은 병원 정책에 따르며 일반적으로 3~4주 까지 사용될 수 있고, 영구적인 내경정맥 카테터는 합병증이 생기기 전까지 수개월 동안 사용하기도 한다. 투석 치료 중간에 사용하는 카테터는 투석 후 헤파린-식염수 농축액으로 채워 응고 형성을 방해한다. 삽입관은 개방성 확인없이 혈액투석 이외의 어떠한 다른 목적으로 결코 사용하지 않는다. 삽입 부위의 세척과 드레싱은 다른 중심삽입관 관리방법과 같다.

삽입관 제거 시 삽입 부위에 압력을 가해 지혈하며, 재발성 출혈 여부 확인을 위해 일정 시간 동안 사정한다. 영구적인 삽입관의 제거는 사출 부위에 국소 마취제를 사용해 피부 아래에서 떼어 Dacron 커프 주위로부터 신중하게 제거한다.

삽입관 개방성을 유지하기 위해 혈전용해제를 사용할 수도 있다. 혈전용해제는 섬유소 용해 시스템을 활성화하도록 혈관내 혈전을 용해할 능력이 있는 연쇄상구균에서 얻어낸 효소이다. 혈전용해제 사용 시 삽입관의 개방성을 유지하여 응고로 인한 재삽입을 예방할 수 있으나, 사용시 국소통증, 출혈, 알레르기 반응 등의 부작용이 있다.

투석 시 혈액을 투석기로 추출해내는 관을 개념상 동맥관, 혈액을 신체로 되돌려 주는 관을 정맥관이라 명칭한다.

(2) 동정맥루

동정맥루는 혈액투석을 위한 영구적인 혈관 확보를 위해 1966년에 개발되었다. 동정맥루를 만들기 위해 외과적 수술을 통해 동맥과 정맥을 문합해 누관을 형성한다(그림 9-3-1). 동맥의 강한 혈류가 정맥 혈관을 확장시켜 15, 16 Gz의 투석루 침을 쉽게 꽂을 수 있도록 한다. 투석 시 하나는 혈액 유출을 위해서 다른 하나는 혈액을 되돌리기 위해 2개의 정맥을 천자한다.

동정맥루 절개가 회복되면 목욕 등의 일상생활이 가능하지만 흉터 생성, 과잉 출혈, 동정맥루의

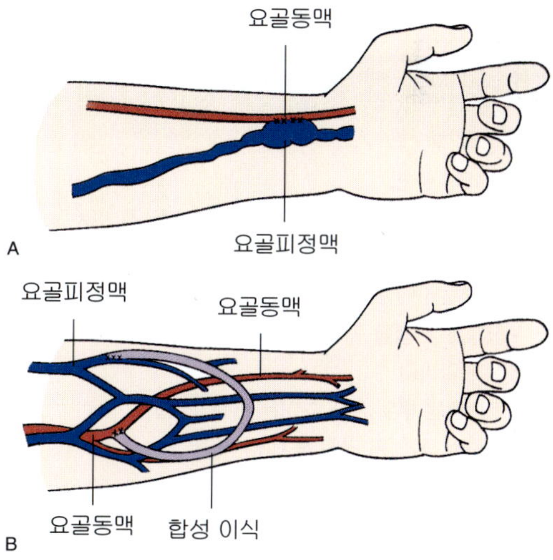

그림 9-3-1 혈액투석을 위한 맥관접근의 방법
A. 동정맥루 B. 합성맥관 이식

혈종을 피하기 위해 외상, 정맥 천자, 혈압 측정 등을 피해야 한다.

대부분의 동정맥루는 수술 1~3개월 이후에 사용될 수 있다. 치유 후에 혈관 성숙을 돕기 위해 환자에게 팔 운동과 문합 부위의 잡음과 진동에 익숙해지도록 하고, 그 상태나 세기의 변화가 있을 때 알릴 수 있도록 교육한다. Box 9-3-2에 동정맥루 관리에 대해 설명되어 있다.

동정맥루의 합병증에는 혈전증, 동맥류 이상 비대 혹은 가성 동맥류 이상 비대 (pseudoaneurysm hypertroohy), 동맥 도류 증후군(Artery steal syndrome)을 일으키는 동맥 부전이 있으며, 이 중 이러한 동맥 도류 증후군은 동정맥루가 손의 허혈을 초래하며 냉감, 통증을 일으키는 것이다. 이러한 합병증들은 외과적 수술을 통해 해결할 수 있다.

(3) 합성 맥관

합성 맥관은 페플론으로부터 팽창되어 다공성 형태로 제작된 물질인 폴리테트라플루오로에틸린 (PTFE)으로 제작한다. 맥관은 동맥과 정맥 사이에 문합되고, 동정맥루와 같은 방법으로 사용된다(그림 9-3-1B).

혈관들이 누관 형성에 적절하지 않은 환자에게 PTFE 맥관은 매우 유의하다. PTFE 분절은 또한 동 · 정맥의 이식(graft) 혹은 동맥류 이상 비대증이 있거나 협착된 누관의 패치 영역에 사용된다. 환자의 조직이 이식으로 자라는 2~4주 동안 새 PTFE 이식에 정맥천자를 피하는 것이 좋다. 조직 성장이 만족스럽게 진행되었을 때 이식은 환자 자신의 혈관과 유사한 내피와 벽 구성을 갖게 된다.

이식의 합병증을 막기 위한 처치는 동정맥루를 위해 사용되는 것들과 같다. 그러나 문합술 부위에 나타나는 혈전증, 감염, 동맥류 이상 비대증 그리고 협착증 같은 합병증들은 누관에서보다 이식에 더 자주 나타난다.

Box 9-3-2
동정맥루 관리

동정맥루 관리

- 항균성 비누로 매일, 투석 전 누관 부위를 씻는다.
- 투석 치료 종료 후에도 가피를 제거하지 않는다.
- 발적, 고열 등의 염증 증상 여부를 사정한다.
- 잡음과 진동을 사정하며, 변화가 있는 경우 주치의에게 알린다.
- 동정맥루 부위 손에 조이는 의복, 장신구 등을 피하며, 무거운 것을 들지 않는다.
- 동정맥루 팔에 머리를 괴고 자지 않는다.
- 동정맥루 부위의 팔로 혈압을 측정하지 않으며, 채혈을 하지 않는다.
- 바늘을 제거 후 혈류를 멈추지 않을 정도로 압박하여 지혈한다.

2) 항응고요법

항응고요법을 사용하지 않는 경우, 투석기나 외부 혈액 이동관에서 혈액은 빠르게 응고한다. 헤파린은 관리가 쉽고, 프로타민으로 즉시 길항작용할 수 있으므로 쉽게 선택된다.

4% citrate의 경우 지속적 신대체요법을 위해 사용할 수 있다.

항응고요법의 주요 목표는 최소 항응고 양으로 투석기와 혈액의 이동관에서 혈액이 응고되는 것을 막는 것이다.

(1) 전신적 항응고요법

일반적으로 헤파린으로 투석 회로를 채우고, 적은 양의 간헐적 주입이나 주입 펌프에 의해 일정 속도로 정주한다. 이 방법으로 환자와 투석기의 혈액응고 시간을 같게 한다.

헤파린 사용에 대한 지침은 투석 방법 등이 다양하므로 명확히 구분짓기 어려운 형편이다. 헤파린 사용 시 6~10분의 보통의 혈액응고시간이 30~60분까지 늘어날 수도 있다. 헤파린 효과는 활성화된 혈액응고시간, 프로트롬빈 시간(PT) 또는 부분 트롬보플라스틴 시간(PTT)으로써 평가한다.

출혈이 많거나 출혈 위험이 있는 중환자들에게 투석 전 환자들의 헤파린화의 필요성과 헤파린 주입의 적절한 시작은 면밀히 평가해야 한다. 혈소판수, 혈청 칼슘 수치, 응고시간 등의 검사 결과는 헤파린의 효과 평가에 유의하다.

(2) 국소적 항응고요법

명백한 출혈(위장관 출혈, 코피, 객혈 등), 수술 후 7일 이내, 요독성 심내막염 등의 질환에서 헤파린을 이용한 전신적 항응고요법은 출혈 위험을 동반하므로, 이 경우 체외 시스템의 응고를 방지하는 다른 방법들을 사용한다.

그 중 한 방법이 환자의 혈액응고 시간을 보통으로 유지하면서 투석기의 혈액응고 시간을 늘리는 국소적 헤파린화다. 즉, 투석기에는 헤파린을 주입하되 환자에게 혈액을 돌려보내기 직전 황산 프로타민으로 길항하도록 하여 항응고 효과를 상쇄시킨다.

국소적 항응고요법은 표준 헤파린-프로타민 비율도 가지고 있지 않으므로 혈액응고 시간의 빈번한 평가가 효과적인 국소적 항응고요법을 얻는 최고의 방법이다.

투석기가 응고되지 않게 하며, 동시에 헤파린으로 인한 출혈 위험성을 줄일 수 있는 다른 방법은 적은 헤파린을(예: 250 U) 주입하고 체외 시스템에 생리식염수 세척을 자주 사용하거나, 생리 식염수만으로 세척하는 것이다.

몇몇 의료기관에서는 칼슘 관련 응고 경로를 막는 citrate를 이용해 혈액 응고를 막는다. Citrate제제는 투석기에 의해 혈액과 반응하며 혈액이 환자에게 돌아가기 전 염화칼슘을 주입함으로써 항응고 효과를 상쇄한다. 환자의 나트륨 레벨은 사이트레이트가 구연산나트륨의 형태로 화합하기 때문에 상승할 수 있다. 구연산염은 높은 pH를 가지고 있어서 환자들은 알칼리증을 가질 수 있다.

3) 간헐적인 혈액투석

혈액투석 시, 과잉 수분과 노폐물들은 투석 기계(그림 9-3-2)에 의해 체외 회로(그림 9-3-3)를 통해 제거된다. 혈액과 투석물은 각각 다른 구획을 통과하고 이때 혈액은 반투막을 통과하며, 수분과 노폐물을 제거한다. 반투막은 셀룰로오스 또는 합성 재료로 만든 얇은 다공성 시트이다. 반투막의 간극 사이즈는 요산, 크레아티닌 등의 분자 무게가 적은 물질들이 확산하도록 한다. 작은 물 분자들은 반투막을 통과해서 자유롭게 움직이지만 대부분의 혈장 단백질, 세균, 혈구들은 입자가 커 반투막의 구멍을 통과하지 못한다. 두 구획의 물질의 농도의 차이를 농도 경사라고 부른다.

요산과 크레아티닌과 같은 노폐물들을 포함하는 혈액은 투석기의 혈액 구획으로 흐르며, 어떠한 요산과 크레아티닌도 포함하고 있지 않은 투석물과 만난다. 이 물질들이 혈액으로부터 투석물까지 움직이도록 최대 경사를 설정한다. 혈액이 2~4시간 동안 200~400mL/분 비율로 반복적으로 투석기를 통과하면 혈액 내 노폐물 수준은 정상으로 감소한다.

수분 과잉은 혈액과 수분 조성 사이에서 만들어지는 압력 차이에 의해 제거된다. 이 압력 차이는 투석기 펌프의 작용에 의해 조성되고, 보통 혈액

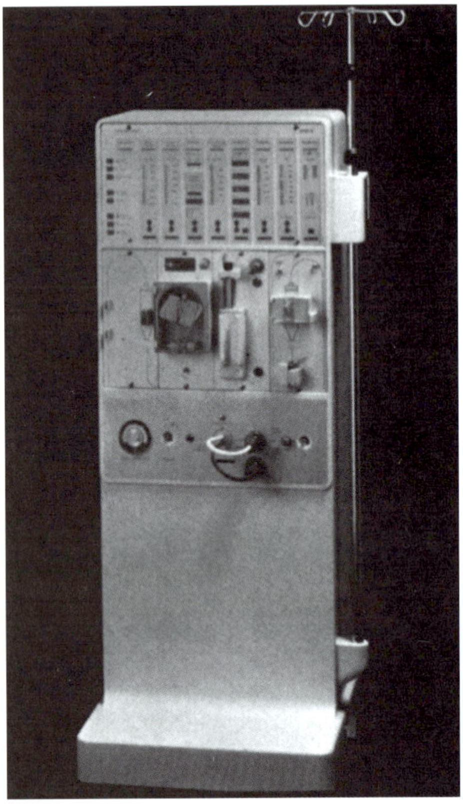

그림 9-3-2 자동 혈압 커프, 헤파린 주입 펌프와 혈액 펌프를 장착하고 있는 혈액 투석 공급 장치. 이 장치는 한외여과 목표율과 제거된 총 액체의 지속적 판독을 표시하고, 투석물 온도를 감시할 수 있다(Fresenius 2008, Fresenius VSA, inc, Concoro, CA).

경로의 양압과 투석물 구획의 음압으로 나뉜다.

혈액투석의 효과

- 요소, 크레아티닌, 요산의 단백질 대사 결과물을 제거한다.
- 과잉 수분을 제거한다.
- 신체 완충계를 유지하거나 복원한다.
- 신체 내 전해질 레벨을 유지하거나 복원한다.

4) 혈액투석의 적응증

혈액투석의 적응증은 만성 신부전 그리고 합병증을 가진 급성 신부전이다. 요독증, 수분 과다, 산증, 고칼륨혈증과 약물 과량 복용을 포함한다.

표 9-3-1에 혈액투석, 지속적 신대체요법, 복막투석을 비교 하였다.

5) 혈액투석의 금기

응고 장애 환자는 체외 회로의 헤파린 사용으로 인해 혈액투석은 금기이다. 또한 혈액투석은 상당히 낮은 심박출량을 가지거나 체액량의 급격한 변화에 민감한 환자에게 적용하기 어려울 수 있다. 이러한 경우 지속적 신대체요법이 최적의 선택일 수 있다.

6) 장치

(1) 투석기

투석기는 혈액과 투석액이 흐르는 경로를 제공해 그 둘 사이에서 최대 접촉 영역을 가지도록 설계된다. 투석기는 크기, 물리 구조와 혈액 구획을 만드는데 사용되는 막의 형태에 따라 구분한다. 이러한 요소들은 투석기의 효율성, 즉 물(초미세여과, (ultrafiltration))과 노폐물(제거), clearance을 제거하는 능력을 결정한다.

섬유 신장 투석기가 가장 일반적으로 사용된다. 혈액은 반투막으로 구성된 섬유 신장기를 통해 흐르고, 투석물은 단단한 플라스틱 관으로 흐른다. 투석물은 각 섬유 신장기를 통과하며, 이는 혈액을 깨끗이 할 수 있도록 큰 표면 영역을 제공한다. 혈액과 투석물은 서로 반대 방향으로 흐른다. 이 반대의 흐름은 두 구획 사이의 농도 경사를 유지해 효율적으로 노폐물이 걸러지도록 한다.

합성 막들이 생체 적합성이 매우 높기 때문에

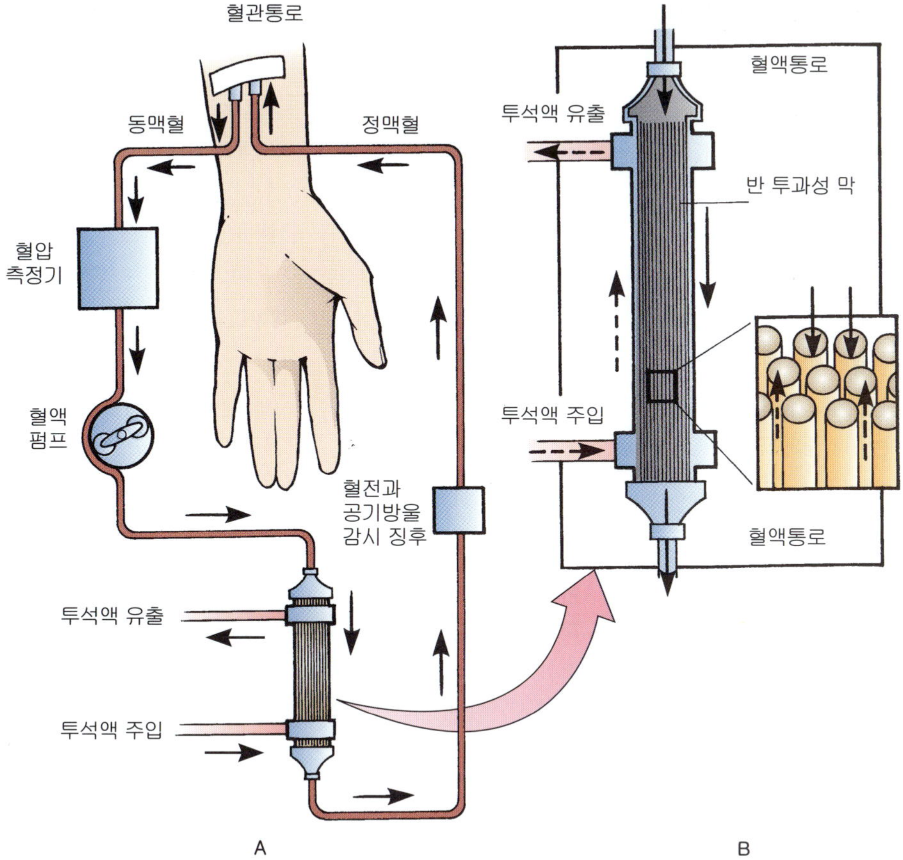

그림 9-3-3 인공신장기. (A)동맥으로부터의 혈액은 (B)투석기로 보내어진다. 거기서 그것은 마치 반투막(삽입지)처럼 작용하는 셀로판 관을 통과해 흐른다. 요소와 노폐물을 제외하고 혈액과 같은 화학 조성을 가지는 투석물은 관 주위로 흘러든다. 혈액속의 노폐물은 반투막을 통과해 투석물로 확산된다.

가장 일반적으로 사용한다. 합성 막은 노폐물을 효율적으로 제거하고, 혈액과 막 재료 사이에서 반작용도 거의 없다.

투석기를 선택할 때 크기, 효율성, 환자의 대사적 필요도를 고려한다. 즉, 작은 체표면적과 낮은 대사 필요성을 가진 환자가 작고 낮은 삼투성 투석기가 필요한 반면 큰 대사 필요성을 가지는 큰 체표면적을 가진 환자는 크고 좀 더 효율적인 투석기의 사용이 필요하다.

(2) 투석 용액

투석 용액은 물과 정상 혈청의 주요 전해질들로 이루어져 있다. 세균의 부산물이 발열 반응을 일으킬 수 있기 때문에 특히 고삼투성 막에 있어서 투석물을 만들기 위해 사용되는 물은 무균성이어야 한다. 만성 신부전 환자에 있어 표준 투석 용액을 사용하지만 환자들의 특이 요구를 대응하기 위해 조성을 특별하게 한다.

표 9-3-1 혈액투석, 지속적 신대체요법, 복막투석 비교

	혈액투석	지속적 신대체요법	복막투석
접근	동정맥루/이식 Dual lumen 정맥 카테터	동정맥루/이식 Dual lumen 정맥 카테터	일시적이거나 영구적 복막의 카테터
항응고요법	전신 헤파린화, 또는 빈번한 식염 세척	전체적인 항응고는 환자의 응고 상태에 따라 헤파린 또는 사이트레이트 구분	치료를 시작하는 것 전의 연구 헤파린 사용
필요 조건	잦은 맥관 접근 처치가 필요 심혈관계와 관련	잦은 맥관 접근 처치가 필요할 수도 있다.	복막내 관 삽입
치료 기간	1회 3-4시간 동안 환자 경중에 따라 주당 3-5번	필요 기간 동안	체순환에 흡수되지 않는 지속성(순환성) 간헐적인 교환: 1-6시간 간격 교환
장점	대사성 노폐물과 과잉 액체의 빠르고 효율적인 제거 약물 과량 복용과 중독에 유용하다.	혈역학적으로 불안정한 환자의 최선의 선택 적은 혈류량으로 투석을 하여 적은 혈액이 몸 밖으로 나간다(그러나 수분 제거 등에 오랜 시간이 걸린다). 많은 정맥내의 수분을 필요로 하는 과대사 상태에 유의	지속적으로 제거되는 노폐물과 수액 혈역학적 안정성 소량의 식사 제한
단점	응고된 라인과 출혈로부터 잠재적인 혈액손실 특별히 훈련된 의료진 필요	맥관 접근 처치 요구시 : 응고나 장비의 누출로 인해 잠재적인 혈액 손실 가능성. 특별히 훈련된 직원에게 치료를 수행하는 것을 요구한다.	복부수술 이후 또는 많은 흉터의 존재 시 금기. 대사성 환자에서 노폐물은 천천히 제거될 수 있다. 복막염의 위험

(3) 투석물 주입 시스템

단일 주입 시스템은 한 환자에게만 투석물을 줄 수 있지만, 다중 주입 시스템은 20명 정도의 환자에게 투석물을 주입할 수 있다. 두 시스템 모두 자동으로 균형을 잡게 하는 장치와 계량하고 모니터링하는 장치가 비율의 정확한 제어를 결정한다.

단일 주입 시스템은 급성 투석을 하고 있는 환자에게 보통 사용된다. 그것은 이동 유닛이고, 환자 개개인의 필요성에 맞추기 위해 투석물의 요건을 쉽게 맞출 수 있다.

(4) 필요 장비

대부분의 투석 시스템 장비는 혈액 펌프, 헤파린 주입을 위한 주입 펌프, 온도, 투석물 농도, 압력 변화, 공기와 혈액 누출의 검출을 위한 점검 장치들로 구성되어 있다. 모든 투석 주입 시스템은 투석물 주입 장치와 혈액 모니터링 장치로 구성된 단일의 작은 유닛이다(그림 9-3-2). 인공 신장에 더하여 사용되는 일회용 항목들에는 투석기와 환자 사이 혈액을 운반하는 투석관, 혈액 노출로부터 감시 장치의 보호를 위한 압력 변환기, 그리고 시스템 사용 전 준비시키기 위한 생리식염수 백과 관 등이 있다.

(5) 구성 요소

고도로 복잡한 투석 기기 관련 간호 내용은 이론 교육과 실제 훈련을 통하여 얻어진다. 제조 업체의 기계 사용 지침서를 참조하면 안전한 작동법을 익힐 수 있다. 그러나 투석 환자 간호에 대한 전반적인 내용 습득에는 더 많은 시간이 요구된다.

7) 평가와 관리

혈액투석 동안 생기는 문제의 정도와 복잡성은 환자에 따라 다르다. 중요한 변수들은 진단, 질병 단계, 나이, 다른 의학 문제, 수분과 전해질 밸런스, 혈액투석의 사전 경험 그리고 감정적인 상태이다. 주로 노인이 투석 대상이므로 노화 과정과 관련하여 심장 기능의 감소를 고려하는 것이 중요하다(표 9-3-2).

(1) 투석 전 간호

우선 환자의 투석 전 평가를 실시한다. 투석 전 평가는 환자의 건강력과 임상적 소견, 이전의 투석 치료에서 반응, 실험실 결과(즉 전해질 등), 보호자들과의 상담과 환자에 대한 간호사의 직접적 평가로 구성된다.

간호사는 투석 전 체액 불균형 여부를 사정 후, 투석 시작 시 불균형을 교정해야 한다. 혈압, 맥박, 체중, 섭취와 배설, 조직 긴장도 등의 증상은 간호사가 체액 과다 또는 부족을 추정하는 것을 돕는다. 폐동맥압 역시 심혈관의 수분 축적 여부를 파악하는데 도움을 준다.

체중은 체액 불균형의 증상을 갖지 않는 환자에게 체액의 수준이 정상 범위에 있는지 확인하기 위해 사용된다. 체중의 절대적 숫자 보다는 체중의 잦은 변화를 파악해야 한다.

여러 검사 결과를 검토하고 난 후 의사와 상담하는 동안 투석 간호사는 목표 수분 제거 용량과 투석 치료를 통해 얻고자 하는 전해질 교정 목표를 설정한다. 환자 상태에 따라 이 목적은 교정될 수 있으며, 액체 제거는 전해질 불균형 교정에 앞장설 수도 있고 혹은 그 반대일 수도 있다.

첫 투석 동안의 불안과 걱정은 혈압 변화, 불안 그리고 위장 변화 등을 초래 할 수도 있다. 투석 시 환자의 안도감을 증진시켜 활력징후를 변화시킬 수 있는 항불안제 요구도를 감소시킬 수 있다.

투석 관련 설명은 환자와 보호자가 가지는 불안을 감소시킬 수 있다. 환자와 보호자들은 투석이 신장을 「치료」하기보다 신장을 포함한 여러 장기의 기능을 보조하기 위해 사용된다는 것을 이해해야 한다.

(2) 투석 시 간호

우선 투석 관련 장비를 점검한다(Box 9-3-3).

순환계로의 접근은 Dual-lumen 카테터, 동정맥루, 그래프트 등을 이용한다. Dual-lumen 카테터는 병원 지침에 따른 무균 상태로 관리한다. 두개

표 9-3-2 정상적인 노화 과정이 수분 균형에 미치는 영향

생리적 구성요소	나이 증가와 정상적 변화	간호 관점
체내 총 수분양	체내 총 수분양의 대략 6%의 감소 세포내 체액 비율의 감소	증가된 체액부족의 위험 큰 용질(약, 당분, 단백질, 전해질)
신기능	나이 40과 80 사이에서 신장의 50g 감소 70세의 나이에서 30-50%의 사구체의 손실 20-90세의 나이에서 사구체의 비대 20-90세의 나이에서 GFR의 감소 소변 농축 능력이 감소한다. 1.022-1.026의 비중	수분제한으로 느린 수분반응 나트륨의 배설과 칼륨 보존의 감소된 능력 산-염기 장내의 저하된 조절능력 증가되는 고혈당과 삼투성이뇨제의 위험 감소된 수분부족의 적응능력
조절기능	부신피질로부터 알도스테론 분비의 감소 zona glomerulosa의 반응 감소 원위세뇨관에서의 바소프레신 반응 감소 암모니아를 형성하고, 분비하는 감소된 능력 감소된 내당력 감소된 갈증 감각	
피부 변화	감소된 피부 탄성 땀샘의 위축 감소된 모세혈관상	피부 긴장도는 나쁜 상태의 지표 하이드레이션 피부는 차가운 몸에 효과적이지 않다. 체온
심혈관의 기능	감소된 압수용체 감수성 감소된 박출량(20-80세의1%) 감소된 동맥탄성 증가된 혈관 저항, 말초저항의 증가에 기인하여	저혈압을 관리하는 감소된 능력 쇼크와 관련 증가된 빈번한 말초부종
호흡 기능	감소된 흉벽탄성 감소된 폐조직의 탄성 감소된 폐포수 감소된 호기근의 강도 감소된 산소의 정상 부분압	증가된 기립성저혈압의 위험 현기증, 낙하
위장관계의 기능	감소된 타액양 감소된 위액양 감소된 칼슘의 흡수	증가되는 주요한 질병, 외과, 화상 또는 외상과 관련되는 pH 조절의 어려움 입은 건성일지도 모른다. 증가되는 구토와 위장흡인 동안의 저나트륨혈증과 저칼륨혈증의 위험 증가되는 칼슘과 비타민D의 필요성

GFR, 사구체여과율

Box 9-3-3
혈액투석 과 지속적 신대체요법 시 검토 사항

- 투석기와 혈액 이동 통로의 공기를 제거한다.
- 투석 직전, 모든 경고음을 점검한다.
- 경고음에 주의를 기울이며 즉시 확인한다.
- 투석 기기 압력 오류 발생 시 압력 변환기를 교체한다.
- 투석 직전, 삽입관과 투석 연결관의 이음새를 단단히 조인다.

의 큰 바늘(15- 또는 16-게이지)은 그래프트나 누관을 캐뉼러에 꼽는데 필요하다.

그림 9-3-3은 혈액 투석 회로를 보여준다. 맥관 접근이 확립되고 난 후에 혈액은 혈액 펌프의 도움을 받아 흐르기 시작한다. 투석기 전의 일회용 회로 부분은 투석기에 아직 도달하지 않은 혈액으로써의 그 안의 혈액을 구분하기 위해서 명칭상 동맥관이라 부른다. 동맥성 침은 혈류의 흐름을 최대화하기 위해 그래프트나 누관에서 동 · 정맥문합술에 가볍게 삽입한다. 클램프된 식염수는 항상 혈액 펌프 앞의 회로에 연결된다. 저혈압의 증상이 나타날 때 식염수를 열어 혈압을 교정할 수 있도록 빠르게 주입을 한다. 수혈과 혈장 증량제도 투석 회로에 연결하여 혈액 펌프의 도움으로 투석 기기에 정주될 수 있다. 헤파린은 사용중인 설비에 따라 혈액 펌프 앞이나 뒤에서 주입한다.

혈액은 체액과 노폐물의 교환이 발생하는 곳인 투석기의 혈액 구획으로 흘러 들어간다. 투석기를 통과한 혈액이 공기를 포함했을 경우에는 기포 탐지기에서 감지되어 혈액 펌프가 정지된다. 투석 동안에 투여되도록 처방된 약의 경우에는 약물 주입관으로 주입된다.

투석기를 통과한 혈액은 정맥관이나 투석 후의 관을 통하여 환자에게 되돌아간다. 투석 시간이 종료 되었을 경우에는 혈액의 흐름을 정지한 후 식염수를 투석 기기를 통과하게 하여 기기 내의 혈액을 환자에게 재주입한다.

투석 간호사는 혈액투석 동안 환자를 면밀히 관찰해야 한다. 환자의 상태가 안정적일 때 활력징후의 기록은 최소 반 시간마다 행해져야 한다. 모든 기계 압력과 유속은 정기적으로 점검되고 기록되어야 한다. 간호사는 액체와 용질 제거에 대한 환자의 반응과 삽입관으로의 기능을 평가한다.

또한 역격리 지침을 따르며, 안면 보호 가리개와 장갑을 착용하여 혈액에의 노출을 예방한다.

(3) 투석 후 간호

투석 치료의 효과는 제거한 액체의 양(투석 후 체중)과 전해질, 산도 불균형 교정 정도로써 나타난다. 투석 직후 전해질, 질소, 크레아티닌의 혈청 수치는 낮을 것이며, 이러한 평형 과정은 투석 후 일정 기간 유지될 것이다.

8) 합병증

(1) 투석 평형 이상(투석 불균형증)

요독증은 두통, 구역질, 불안, 가벼운 정신 장애, 구토, 착란, 격양, 발작 등 평형 이상 증후군을 예방하기 위해 천천히 교정해야 한다. 평형 이상 증후군은 용질, 즉 요소 질소의 혈장 농도가 급격히 감소해 발생한다고 알려져 있다. 혈청 요소와 질소는 혈청 삼투압 농도 결정에 중요한 역할을 한다. 혈액-두뇌 경계문에 용질은 훨씬 천천히 뇌세포로부터 제거된다. 이 때 혈장은 뇌세포와 대조하여 저삼투성이 되는데, 이 삼투압 차이는 혈장에서 뇌세포로 물을 이동시켜 뇌부종과 평형 이상 증후군을 야기시킨다. 이 증후군은 환자를 3~4일

동안 1-2시간 정도 연속적으로 투석하여 예방할 수 있다.

(2) 저혈량증

투석으로 체내 수분 제거 시, 신체의 타구획에서 맥관 공간으로 움직이는 수분에 의존하기 때문에 투석 동안 수분 부족 현상이 일어날 만큼 빠르게 제거하는 것은 피해야 한다. 과다 수분 제거는 저혈압을 일으킬 수도 있으므로 폐울혈, 부종이 생명을 위협하지 않는 한 2~3번으로 횟수를 나누어 수분 과다를 줄이는 것이 좋다.

(3) 저혈압

100~200mL의 생리식염수 주입으로 저혈압을 교정할 수 있다.

투석물의 Na^+ 농도를 바꾸어 교정할 수도 있다. 투석물의 높은 Na^+ 농도는 혈액에서 상대적으로 적은 Na^+이 제거되도록 한다. 혈청내 높은 Na^+은 삼투압 경사에 의해 세포간 구획에서 혈관내 구획으로 액체를 이동시켜 혈장량을 증가시킨다. 혈류량 증량제, 예컨대 알부민은 낮은 혈청 단백질의 환자에게 사용될 수 있다.

투석 중인 환자에게 혈압강하제의 사용은 투석 동안 저혈압을 일으키므로 투석 전 4~6시간동안 혈압강하제를 투여하지 않도록 한다. 진정제와 신경안정제 역시 저혈압을 초래할 수 있기 때문에 피해야 한다.

(4) 고혈압

액체 과부하, 평형 이상 증후군, 레닌-안지오텐신 반응, 불안 등은 투석 동안 고혈압의 흔한 원인이다. 투석 동안의 고혈압은 나트륨과 수분 과잉에서 기인한다. 환자의 현재 체중 증가 또는 이상 체중과 비교하여 확인할 수 있다.

투석 전의 정상 혈압이 투석 동안 점차 또는 갑자기 증가할 수 있다. 체외 여과의 반응으로써 레닌 생산과 신허혈의 증가가 원인일 수 있다. 레닌 반응에 따라서 혈관 수축이 제한되기 때문에 환자 상태를 주의 깊게 사정해야 한다. 혈량 감소가 혈관 수축으로 혈압을 유지하는 능력을 초과하면 혈압 감소 정도가 심각해질 수 있다.

(5) 근경련

근경련은 과도한 수분 제거의 결과로써 혈관 내부피가 감소되고 근육 관류가 축소되어 일어난다. 경련은 초미세 여과(ultrafiltration)의 비율을 낮추거나, 100~200mL의 생리식염수 또는 10mL의 23.4%의 식염수 주입, 투석물의 Na+ 양을 늘려 치료한다.

(6) 부정맥과 협심증

부정맥과 협심증은 기존 심질환 환자에게 있어 수분 제거의 반응으로 나타날 수 있다. 수분 제거율을 감소시키는 것이 도움이 될 수 있다.

3. 지속적 신대체요법

지속적 신대체요법에서 혈액은 혈액투석에 사용되는 것과 유사한 고다공성 여과기를 통과하여 신체 밖에서 순환한다. 혈액투석에 사용되는 것과는 다른 펌프를 사용하고, 저울 시스템과 함께 사용하여 1시간마다 수분 균형 정도를 맞추어야 한다(그림 9-3-4).

지속적 신대체요법들은 지속적 동정맥 혈액 여과, 지속적 정정맥 혈액여과(continuous venous

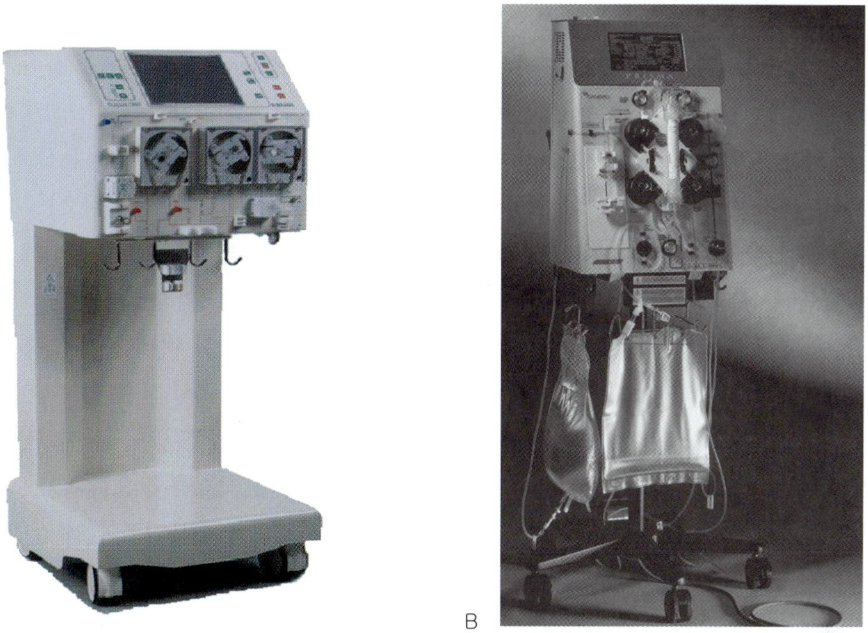

A B

그림 9-3-4 지속적 신대체요법(CRRT)을 관리하는 장치는 투석액의 주입시 가열을 하는 가온기와 체액평형을 평가하기 위한 무게를 측정하는 시스템, 환자 이동시 전원을 백업하는 배터리를 제공한다. (A) Diapact 펌프, B-Braun McGraw 사. (B) PRISMA, Gambro Corporation.

hemofiltration, CVVH)와 지속적 정정맥 혈액투석/여과를 포함한다(continuous venous hemofiltration with dialysis, CVVH/D). 치료가 동정맥의 치료에서 점차 정정맥 치료로 변화하고 있기 때문에 이 장에서는 주로 CVVH와 CVVH/D에 초점을 맞춘다. 체외 회로는 혈액투석 회로와 유사하다. 펌프는 혈류의 흐름을 돕기 위해 더해지며, 혈류 속도는 투석보다 느리다. 초미세 여과(ultrafiltration) 비율은 시간 당 목표에 도달하도록 조절되며, 환자의 심장과 폐의 상태에 따라 조절한다.

CVVH 적용 시 사용될 때, 환자의 특성과 기관의 특성에 따라 투석액을 결정하고, 여과기 전이나 후에 연결한다. 투석 기능을 첨가해 노폐물 제거 능력을 향상 시키는 경우 CVVH/D라고 명칭한다. CVVH/D는 이화 작용이 심해 요독증 등 축적된 노폐물을 적극적으로 관리해야 할 때 사용한다. CVVH와 CVVH/D는 중환자간호사에 의해 수행되고 관리될 수 있다.

1) 지속적 신대체요법의 적용

지속적 신대체요법의 적응증은 다음과 같다.

① 혈액투석시 발생하는 빠른 수분의 이동을 견디지 못하는 혈역학적으로 불안정한 경우

② 장시간 동안 수액 정주 또는 비경구적 영양 공급을 필요로 하는 경우

③ 급성 신부전의 대사성 불균형을 치료하기 위해 3~4시간보다 더 많은 시간의 투석 치료가 필요한 경우

표 9-3-3에서 지속성 신대체요법을 시작하기 위한 적응증을 제시하였다. 과잉 수분을 제거할 필요가 있을 때 CVVH를, CVVH/D는 요독증에 의한 노폐물들의 제거가 필요한 환자에게 사용한다.

2) 지속적 신대체요법의 금기

혈역학적 안정 상태, 더 이상의 지속적 치료가 필요 없을 때, 간헐적 혈액투석이 가능할 때 지속성 신대체요법을 종료할 수 있다. 응고 장애를 가진 환자는 삽입관 확보가 어려울 수 있어서 치료 시작을 연장시킬 수 있다. 치료 개시 전 환자와 보호자들에게 교육과 동의는 필수적이다.

3) 장치

삽입관에서 혈액이 나와 만나는 첫번째 주입라인은 항응고를 위한 것이다. 동맥압으로 알려져 있는 회로의 전여과기 압력을 측정하는 라인은 혈액 펌프 앞에 위치한다. 다음 단이 여과기로 혈액을 추진시켜 보내는 혈액 펌프이다. 혈액 펌프 바로 뒤의 주입 포트는 회로를 플러싱하기 위해 또는 대체(replacement) 액체를 붙이기 위해 생리식염수에 연결된다. 투석물의 낭은 여과기를 통한 흐름을 보여주고, 혈액이 섬유신장기를 둘러싸고 있다. 투석물이 여과기를 나오는 것에 따라 그것은 혈액의 현미경적인 양을 발견해서 여과기 파열을 경고하는 감지기를 통과한다. 환자로부터 제거된 투석물과 과잉 액체는 쉬운 측정을 위해 단계적인 수집 장치에서 모은다. 한편, 혈액은 여과기를 빠져나오고, 공기와 거품이 환자의 순환에 들어가게 되면 그것을 모으는 챔버로 들어간다. 모아지는 챔버에 주사기로 혈액 레벨을 올리고, 낮추기 위해 붙일 수 있는 라인과 회로의 후여과기 부분에서 정맥 압력으로 알려져 있는 압력을 측정하는 또 다른 라인을 포함한다. 만일 공기가 통과하려고 하면 모아지는 챔버 뒤에 위치된 클램프는 자동적으로 작동한다. 동맥성과 정맥 압력 변환기는 일회용 여과기에 의해 보호된다. 혈액이 신체로 돌아오면 대체액체가 주입된다. 일부 시스템에

표 9-3-3 지속적 신대체요법의 적응증

임상 사정	사정 자료
핍뇨증	소변 양 <200mL/12hr
무뇨증	소변 양 <50mL/12hr
대사성 산증으로 인한 중증 산혈증	pH <7.1
질소혈증	>30mmol/L
고칼륨혈증이나 혈청에서의 빠른 상승	혈청 칼륨 >6.5mEq/L
요독증이 의심 되는 경우	심내막염, 뇌병증, 신경병증, 근육병증
심각하게 변화된 혈청 나트륨 수치	혈청 나트륨 >160mmol/L 또는 <115mmol/L
임상적으로 중요한 기관의 부종	폐부종
투석 독소와 약물 과량 복용	아스피린 과다복용
응고 장애	파종성 혈관내 응고(DIC)
폐부종, 또는 급성호흡곤란증후군(ARSD)	

서 대체액체를 위한 라인은 혈액 펌프 앞에 놓여 혈액이 여과기에 도착하기 전에 주입이 될 수 있다. 회로의 총혈액양은 150mL 정도 된다.

4) 평가와 관리

(1) 지속적 신대체요법 전 간호

활력징후와 체중은 치료 개시 전 얻어진다. 지속성 치료에서 사용되는 여과기는 혈액투석에서 사용되는 것들보다 미세 구멍이 많고, 그 회로는 액체의 양을 제거할 수 있는 메카니즘을 갖고 있지 않다. 따라서 다량의 액체에 대해 통제되지 않는 손실에 대한 잠재성이 존재한다. 이 때문에 시간당 체액 평형의 목표는 의사에 의해 처방된다 (Box 9-3-4).

Box 9-3-4
시간당 목표 투석액 계산 예

섭취량/배설량과 관계하여 CVVH/D의 보충량 계산 예.

1. 환자는 시간 당 200mL의 수분 제거가 필요하다.
2. 환자는 정맥 내로 500mL/hr의 수액을 받는다 (즉, 수혈이나 비경구영양).
3. 환자는 1시간 동안 400mL의 위장관 배출과 100mL의 상처배액이 있었다.
4. 복막의 투석물은 1,000mL/h의 비율로 청소율을 늘리기 위해 더해진다.
5. 1시간 동안 수집 백에 모아지는 액체의 총량은 2,500mL이다(1,000mL은 복막의 투석물이며, 1,500mL은 환자의 혈장으로부터 여과되었다).

보충액의 양을 계산하기 위해 IV 수액의 500mL과 복막투석물의 1,000mL를 더하라. 배출량은 환자의 혈장으로부터 여과된 1500mL와 위장관 배액 400mL, 상처배액 100mL로 총 배액량은 2,000mL이다. 총 섭취량은 1,500mL이다. 차이는 500mL이다. 시간 당 200mL의 수분제거 목표가 있었으므로 이번 시간에는 더 제거된300mL의 보충액이 필요하다.

문제제기: 총 섭취량 1500(수액 + 복막투석액) Vs
총 배설량 3000(복막 투석액 + 위장관배출액 + 상처배액)

(2) 처치

치료 시작 전, CRRT 장비를 점검한다(Box 9-3-3).

개념상 명칭인 동맥관과 정맥관을 삽입관 각각에 연결하고 CRRT를 작동하면 혈액은 관을 따라 흐르기 시작한다. 회로를 통과하는 혈류 속도는 평균 100mL/hr, 표준 투석물 유량비는 1L/hr이다. 여과 속도가 500~600mL/hr일 때, 비교적 효율적으로 여과된다고 알려져 있다.

항응고요법은 적응 대상이라면 치료시작 시 사용한다. 소량의 헤파린은 출혈의 위험이 있는 환자들에게 사용할 수 있고, 회로 응고를 방지하기 위해 식염수 세척을 같이 사용할 수도 있다. 혈소판수가 낮을 경우 식염 세척만을 적용할 수 있다. 일반적으로 30분 간격으로 회로에 100mL 정도의 생리식염수를 통과시킨다.

그 외의 항응고요법은 여과기 앞에 4%의 사이트레이트를 주입하는 것이다. 이는 회로 내의 응고만을 억제하며, 주의할 점은 투석물 용액내 칼슘이 없어야 한다. 고칼슘혈증 또는 저칼슘혈증을 예방하기 위해 면밀히 사정해야 한다.

CVVH/D 관리는 ① 혈액과 투석물의 속도, ② 초미세 여과(ultrafiltration)와 대체되는 액체 계산, ③ 항응고제의 사용과 관리, ④ 삽입관 및 투석관의 통합성 평가, ⑤ 활력징후와 혈액 회로 압력 감시 등이 있다.

신장 전문의는 시간 당 체액 균형 목표를 세우고, 중환자간호사는 그 목표 설정이 올바른지 사정할 책임이 있다. Box 9-3-5에서 수분과 전해질

Box 9-3-5
CVVH/D 치료 동안의 수분과 전해질 균형 사정

- 치료 시작시와 48시간 동안 전해질, 혈중요소질소와 크레아티닌을 검사한다.
- 활력징후, 중심정맥압, 호흡음, 심음, 체중, 섭취와 배설량 등을 치료 시작 전과 치료 기간 동안 사정한다.
- 신장의와 시간당 체액 평형 목표 설정을 위해 의사소통한다.
- 보충액을 계산 시 당시의 섭취량과 배설량을 기록한다.
- 저혈압 시, 생리식염수를(100-200mL) 통과하고, 목표 여과량을 줄인다
- 수집 장치, 그리고 필요시 5%의 알부민 처방을 받는다.
- 전해질 불균형 증상(즉 심전도 변화, 근육약화, 저칼륨혈증) 등을 사정한다.

평형을 감시하는데 필요한 조치를 제시하였다.

CVVH/D에서 대체액체는 전 여과기 혹은 후 여과기에 주입될 수도 있다.

두 방법은 각각 장점과 단점을 가진다. 액체가 전 여과기에 주어지면 그것은 여과기를 통하여 혈액 점성도를 감소시키고 혈류는 증가시킨다. 이것은 초미세 여과액(혈장 액체) 생산과 용질 제거를 강화하고, 응고되는 빈도를 감소시킨다. 단점은 수액 보충의 요구에 대한 증가이다. 만일 대체액체가 후 여과기에 주어져 있다면 총 수분손실도 적을 것이고, 대체액체의 필요성도 적을 것이다. 그러나 여과기의 응고되는 기회가 늘고, 여과기의 수명은 짧아지게 된다. 이 두 방법은 환자의 상태와 의료 기관 정책에 따라 결정된다.

CVVH/D 시작 이후 하루 두 번씩 전해질, 요소질소, 크레아티닌과 당 레벨을 검사한다. 전해질 불균형은 대체액체의 조합을 바꾸거나, 혹은 특수 제작된 투석물을 통해 교정할 수 있다.

항응고요법 결과는 활성화된 혈액응고시간(ACT) 또는 PT와 PTT를 검사한다. 빈도는 의료기관에 따라 차이가 있지만, 보통 여과기와 혈관내 응고 방지를 위해 매 1~2시간마다 검사한다.

회로 교체의 최적의 주기는 결정된 바 없다. 평균 4일 정도 수명을 유지했다는 보고가 있지만, 대부분의 의료 기관은 24~48시간의 제한을 둔다. 회로의 성능은 여과 전, 후의 혈액의 요소 질소 정도로 평가하며, 감소한 경우 치료가 비효율적임을 뜻한다. 초미세 여과율의 저하와 정맥 압력의 증가는 여과기내 응고가 일어남을 뜻한다.

환자의 신장의 기능이 회복되는 징후가 있다면 치료를 종료할 수 있다. 치료 종료 시 여과기내 혈액을 환자에게 재공급한다. 그 방법은 초미세 여과액 유출구를 잠그고, 항응고 투여를 종료한 후, 생리식염수로 회로 내부를 통과시켜 혈액을 환자에게 공급한다. 정맥, 동맥 회로를 삽입관에서 분리한 후, 의료기관 정책과 삽입관내 개방성 여부에 따라 헤파린을 채워 놓는다.

체액 평형 정도, 삽입관의 개방 상태, 치료에 대한 환자의 반응을 기록한다.

Box 9-3-6에서 혈액투석과 CRRT와 관련된 간호진단을 제시하였다.

Box 9-3-6
혈액투석 또는 CRRT 치료 와 관련된 간호 진단

혈액투석, 지속적 신대체요법(CRRT) 치료와 관련된 간호진단

- 신기능 장애와 관련된 체액량 과다
- 신대체요법의 수분 제거와 관련된 체액량 부족
- 신장 관류의 감소와 관련된 비효율적인 조직 관류
- 감염 위험 요인: 혈관 삽입 장치, 영양 결핍

5) 투석에서 지속적 정정맥 혈액여과의 기술적 합병증

(1) 접근 문제

CVVH/D의 혈류 속도는 투석 시 속도보다 낮아 삽입관 사용이 비교적 용이하다.

환자의 체위가 혈류 속도에 영향을 미치므로 필요한 경우 삽입관 부위 사지를 부드럽게 고정한다.

삽입관 중, 동맥 회로내 응고와 꼬임으로 인해 동맥 회로내 압력을 낮게 한다. 반면, 회로를 통과한 혈액이 정맥 회로내 응고로 인해 정체될 때 정맥 회로내 압력이 상승한다.

이때 간호사는 치료를 일시 정지하고, 삽입관의 개방성을 확인하고, 치료에 적절치 않다면 삽입관의 교체를 신장 전문의에게 알린다.

(2) 응고

초미세여과(ultrafiltration) 비율이 낮아지는 것은 여과기내 혈액응고 징후이며, 응고가 진행함에 따라 정맥 회로의 압력 상승, 동맥 회로 압력 감소 현상이 일어난다. 여과기내 생리식염수의 주입으로 응고 위치를 확인할 수 있다. 회로 교체 전, 회로내 혈액을 돌려보내는 것은 가능하나 응고 정도가 광범위할 경우 혈전이 환자 신체 내로 들어갈 수 있기 때문에 시도하지 않는다. Box 9-3-7은 CVVH/D 회로내 혈류를 유지하기 위한 간호조치들이다.

(3) 회로 내부 공기

삽입관과 회로의 결합이 느슨해지거나 전 여과액을 다 사용한 경우 공기는 수집관에 모이며, 공기 감지기 경고가 울린다. 이때는 경고를 종료하고, 정맥 회로를 잠그어 공기가 환자에게 들어가지 않도록 한다.

Box 9-3-7
CVVH/D 를 위한 혈류 속도 유지 방법

- 치료 시작과 치료 도중에 응고 시간을 사정한다.
- 여과기와 회로의 상태에 따라 생리식염수를 통과시킨다.
- 회로 내부 혈액 색깔, 동 · 정맥 회로 압력, 여과 비율을 사정한다.
- 회로 내부가 응고되었다면 회로 교체 전 환자에게 최대한의 혈액을 되돌려 준다.

간호사는 공기 유입원을 찾기 위해 회로 내 통합성을 검사하고, 공기를 수집관에서 제거한 후 연결여부를 확인하여 환자의 혈류로 공기가 들어갈 위험이 없다는 것을 확인하고 치료를 재개한다.

(4) 혈액 누출

여과기에 손상이 생긴 경우, 혈액이 초미세 여과액에 보이고, 이때 혈액 누출 경보와 함께 혈액 펌프는 멈춘다. 초미세 여과액을 검사하여 누출 여부를 확인할 수 있고, 혈액이 없다면 회로내 혈액을 환자에게 되돌린 후 회로를 교체한다.

6) 투석에서 지속적 정정맥 혈액여과의 생리적 합병증

(1) 저혈압

저혈압이 발생하면 대체액체의 주입 속도를 늘리거나, 100~200mL의 생리식염수를 주입할 수 있다. 동시에 압력이 안정될 때까지 초미세 여과액 수집 장치는 초미세 여과가 감소되도록 올려진다. 5% 알부민 주입으로 혈압의 회복을 도울 수 있다. 저혈압이 회복되지 않는다면, 의사 처방에 따라 초미세여과목표를 조절한다.

(2) 저체온증

혈액이 신체 밖에서 순환하는 동안, 저체온을 경험한다.

온혈기를 투석물 또는 대체액체를 덥히기 위해 사용할 수 있다.

7) 신대체요법 시 환자들의 심리적인 상태

단기 신대체요법의 심리적인 충격은 일생 동안의 투석의 그것과는 다르다. 두 경우 모두 기계에 의존하지만 단기 치료에서는 보통 환자가 신기능을 회복할지도 모른다는 희망을 갖는다. 그러므로 일시적인 삽입관 확보와 삽입관 유지에 따른 부자유스러움에 관심이 집중된다. 이 관심의 해결 후 환자와 보호자들은 얼마나 오랜 기간동안 신부전이 계속될 것인지와 어느 기간 동안 신대체 치료가 필요할 것인지에 대한 불확실성을 극복해야 한다.

8) 지속적 신대체요법의 그 외 적용

혈액 투석에 필요한 장비와 지식은 혈액 관류와 혈장 교환 같은 체외 혈액 과정 등에 적용할 수 있다.

혈액 관류는 약물 과다 복용 치료에 사용된다. 혈액은 신체에서 펌프로 퍼내어지고, 약용탄 기둥 또는 약을 묶는 다른 흡수제를 통하여 살포된다. 혈청은 빠르게 감소하게 되고 비정상적으로 높은 약물 농도에 기인하는 잠재적 조직 손상을 피할 수 있게 한다. 이 치료는 특히 지방결합이나 분자 구조가 혈액 투석에 의해 제거되기에는 너무 큰 약에 유용하다. 혈액 투석 혈액 펌프와 공중 감지기는 혈액관류 카트리지나 튜브와 함께 종종 사용된다.

혈장 교환은 혈장 분리기 세포와 대체액체와 함께 표준 혈액투석 설비를 사용함으로 수행될 수 있는 또 다른 치료다. 혈장 교환은 면역 복합체나 그들의 이상 단백질을 순환함으로써 생기거나 뒤얽히는 질병들을 치료하기 위해 사용된다. 처치 동안 환자의 전혈은 그 주구성 요소들로 나누어지고, 나쁜 요소들은 제거된다.

4. 복막투석

복막투석과 혈액투석의 목적은 동일하며 확산의 원리를 이용한다. 그러나 혈액투석이 압력의 차이를 이용하는 것과 달리, 복막투석은 반투막인 복막을 이용하여 삼투 현상으로써 수분과 노폐물을 제거한다.

복막강에 접근하기 위해 Tenckhoff(복막의) 카테터를 삽입한다(그림 9-3-5).

혈액투석을 할 수 없는 경우, 복막투석은 급성 신부전을 다루는 효과적인 대체 방식이다. 혈액투석을 위한 사전 검사기간 동안 복막투석은 신부전

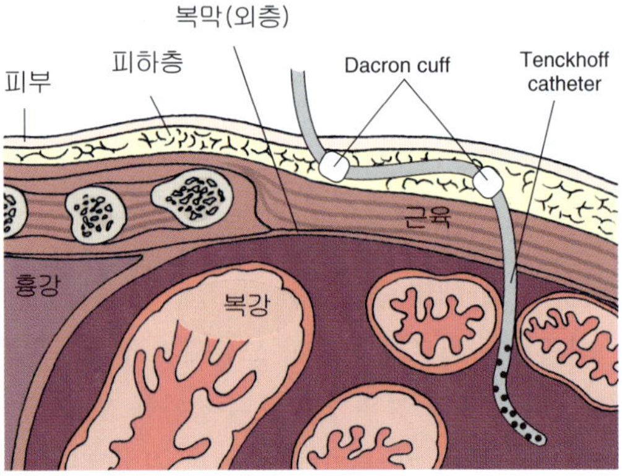

그림 9-3-5 카테터는 복막강에 삽입한다. 카테터를 싸고 있는 dacron cuft는 감염 위험을 감소시킨다.

을 위한 초기 치료로 사용된다.

복막투석, 혈액투석 그리고 CRRT의 비교는 표 9-3-1에 제시되어 있다.

복막투석은 혈액투석과 달리 다음과 같은 장점들을 가진다:

- 준비 장비 등이 복잡하지 않아 즉시 이용이 가능하다.
- 숙련된 인원이 많이 필요하지 않다.
- 혈액투석 관련 부작용 등이 복막투석에서는 나타나지 않는다. 이는 빠른 혈역학적 변화를 견딜 수 없는 중증 심장병을 가진 환자들에게 중요하다. 하지만 복막투석 역시 단점을 갖고 있다.
- 대사성 노폐물을 적절하게 제거하고, 전해질과 체액평형을 복원하는데 많은 시간이 필요하다.
- 반복된 치료는 복막염을 일으킬 수도 있다.
- 장기간의 부동은 폐울혈과 정맥 정체 등의 합병증을 일으킬 수 있다.

액체가 복막강으로 흘러 들어가기 때문에 복막투석은 복막염, 복부 수술의 병력, 복부 유착을 갖고 있는 환자들에게 금기되어 있다. 투석 중 심정지한 경우, 환자의 배에서 가슴 압박 효율을 최대화하기 위해 즉시 투석액을 제거해야 한다.

1) 장치

(1) 투석액

혈액투석과 같이 복막투석 용액은 요소 질소, 크레아티닌, 기타 제거되어야 할 물질들이 빠진 전해질들의 "이상적인" 농축액으로 이루어져 있다. 혈액투석에서 사용되는 투석물과 다르게 용액은 무균 상태이어야 한다. 용액의 포도당 농도는 변화한다; 1.5%, 2.5% 혹은 4.25%의 포도당 용액이 사용될 수 있다. 2.5% 혹은 4.25% 용액의 사용은 많은 유체의 제거와 간혹 좀 더 좋은 용질 세척을 위해 보류된다. 만일 복막 투석물이 칼륨을 포함하고 있지 않으면 소량의 염화 칼륨을 추가하여 저칼륨혈증을 예방하여야 할지도 모른다. 환자의 혈청 칼륨은 추가 칼륨 보충 여부를 조절하기 위해 면밀히 감시되어야 한다.

(2) 자동 복막투석 시스템

자동 복막투석 시스템은 내장 모니터와 복막 액체의 주입과 제거를 순환시키는 자동 장치 시스템을 갖고 있다.

이 때문에 사이클러(Cycler)라고 불리며, 중환자실에서 사용할 수 있다. 용액 주머니를 바꿀 필요가 없기 때문에 편리하다. 대부분의 사이클러(Cycler)들은 초미세여과(Ultrafiltration)에 관한 주기별 정보를 유지하는 로그를 가진다. 사이클러(Cycler)의 설치 방법은 사이클러 튜브에 무균술을 사용해 적정 농도의 대량(5L) 용액 주머니들을 장착한다. 사이클러는 일정 시간 동안 교환시 마다 투석물의 정해진 양을 배출시키도록 프로그램된다. 시간이 다했을 때 환자에게서 자동적으로 액체를 제거하고 다시 채우게 된다. 환자가 영구적 복막 접근 장치를 가질 때 보통 사이클러(Cycler) 방법을 사용한다.

2) 평가와 관리

(1) 복막투석 전 간호

- 환자에게 복막투석 과정에 대해 자세하게 설명 후, 도관 삽입과 투석 처치 준비를 한다. 병원 정책에 따라 동의서가 필요할 수 있다.
- 도관 삽입으로 인한 천자를 예방하기 위해

처치 전에 방광을 비우도록 한다.

- 처치 동안 안위감을 증진시키기 위해 진정제 등을 투여한다.
- 투석액을 체온과 같거나 약간 높도록 가온한다. 전자레인지의 경우 불균등한 가열 때문에 고려하지 않는다.
- 활력징후와 체중을 기록한다.
- 복부 수술 병력 또는 외상 여부 등을 확인한다.
- 도관 삽입 전 복부를 사정한다.

(2) 복막투석 시 간호

다음의 재료를 준비한다.

- 복막투석 투약 세트
- 도관을 연결하기 위한 연결 고리, 복막투석 도관 세트
- 의사의 선택에 의한 투관침 세트
- 국소 마취제 용액(2%의 리도카인), 헤파린 용액(1,000 u/mL), 염화 칼륨, 광범위 항생제 등

의사는 무균하게 배꼽 바로 아래 작은 중앙선 절개를 만든다. 투관침은 복막강으로 절개를 통하여 삽입된다. 밀폐장치가 제거되고 도관을 삽입해 고정한다.

투석 용액은 중력에 의해 가능한 빠르게(5~10분 이내) 복강 내로 흘러 들어간다. 주입 속도가 너무 느릴 경우 도관 위치를 재조정할 필요가 있다. 주입 후 도관을 잠그고 30~45분 동안 복강에 잔류시킨다.

다음으로 용액병 또는 주머니가 복강 아래로 놓여지고, 액체는 중력에 의해 복막강에서 배출된다. 도관이 올바르게 위치해 있다면 액체는 안정된 속도로 흘러 나간다. 배출 시간이 20분 이상 소요되서는 안된다.

복막치료 주기는 치료 목적, 환자의 상태, 투석관 기능에 따라 12~36시간 동안 반복된다.

투석 이후 배출되는 용액은 오염되었다고 간주하며 처리 동안 장갑을 착용한다.

(3) 복막투석 후 간호

복막투석 후 다음의 간호중재를 실시한다.

- 수분 부족 또는 과잉의 평가를 위해 섭취량과 배설량, 체중(동일한 저울 사용)을 정확히 기록한다.
- 활력징후를 주의깊게 사정한다. 기립성 혈압 변동과 증가한 맥압은 체액량 변화를 평가하는 주요한 단서이다.
- 복막염의 징후와 증상을 사정한다. 미열, 복통, 탁한 배출액은 복막내 감염이 있다는 것의 증거이다.
- 복막투석관 내 무균성을 유지한다. 복부 드레싱 교환시 마스크와 무균 장갑을 착용한다.
- 복막 내의 투석액이 느리게 배출될 경우, 투석관의 개방성에 문제가 있음을 알 수 있다.
- 장기간의 침상 생활과 관련한 간호를 제공한다.
- 변비는 노폐물의 배출을 감소시켜 더 큰 불편함을 초래하므로 변비를 예방한다.

3) 기술적 합병증

(1) 수분의 불완전한 회복

제거된 수분량은 투석시 주입된 양과 같거나 많아야 한다. 상업적으로 준비된 투석물은 대략 1,000~2,000mL의 액체를 포함한다. 몇 번의 교환 후 만일 배출된 부피가(500mL 또는 그 이상) 주입된 양보다 적으면 수분 정체에 대한 평가가 필요하다. 수분 정체 증상은 복부 팽만감 등으로 나타

나지만, 가장 정확한 평가 도구는 체중이다.

배출 속도가 느릴 경우 도관 끝이 장막 속에 파묻혀 섬유소로 채워져 있을 수 있으므로 이때 환자를 좌우로 돌리고, 병상의 머리부분을 올리고, 배에 부드럽게 마사지하여 배출을 도울 수 있다.

배출 시 섬유소 혹는 혈액의 유출이 있으면 투석관내 개방성에 문제가 있으므로 투석물에 헤파린을 추가한다.

(2) 도관 주변의 누출

복막 투석관 삽입 후의 적은 양의 누출은 재봉합이나 투석 용액을 줄여 통제할 수 있다.

복부 내 압력 증가가 투석물을 누출시킬 수 있으므로 연속된 구토, 기침 등을 도관 삽입 직후는 억제하도록 한다. 복부 드레싱은 누출 여부를 발견하기 위해 자주 점검해야 한다.

투석물 누출은 포도당 테스트 스트립으로 점검해 양성일 경우 투석물의 누출임을 확신할 수 있다.

도관의 누출은 세균이 복막으로 침입하는 경로가 될 수 있으므로 즉시 교정되어야 한다.

(3) 혈액 색깔의 복막 액체

초기의 혈액이 비치는 복막의 액체는 몇 번의 교환 후에는 깨끗해져야 한다. 출혈은 심각한 합병증이며, 즉시 교정되어야 한다.

4) 생리적 합병증

(1) 복막염

복막염은 심각한 반면 또 관리할 수 있는 합병증이다. 미열, 액체 삽입시의 복통, 탁한 배출액 등이 그 증상이다. 조기 발견 및 치료는 환자의 불편함을 줄이며, 추후의 심각한 합병증을 예방한다.

복막 배출액의 배양과 감수성 검사 직후 치료를 시작한다. 보통 투석물 용액에 광범위 항생제를 추가한다. 감염 정도에 따라 다르지만 환자의 상태는 8시간의 항생제 요법 이후 회복되어야 한다.

(2) 카테터 감염

드레싱 교환 시 간호사는 압통, 발적, 도관 주위 배출 등의 감염 증상에 대해 도관 부위를 주의 깊게 사정해야 한다. 도관과 관련된 감염은 광범위 항생제를 복용하여 치료한다. Box 9-3-8에서 복막투석 시 감염을 예방하기 위한 간호중재를 제시하였다.

(3) 저혈압

수분이 과도하게 제거되면 저혈압이 발생할 수 있다. 특히 고장 용액 사용시 활력징후를 자주 사정한다. 혈압과 체중의 감소는 수분 부족의 증상이다.

(4) 고혈압과 수분 과다

모든 투석물 용액이 복막투석 주기에서 제거되

Box 9-3-8
복막투석 시 감염 예방을 위한 간호중재

- 투석 처치 동안 무균술을 유지한다.
- 밀봉된 투석백을 사용한다.
- 지침서에 따라 투석관 재료를 규칙적으로 교체한다.
- 약물을 첨가하거나 폐쇄된 투석관을 열기 전에 관 재료 결합과 주사 입구를 살균성 용액으로 소독한다.
- 복막염(통증, 탁한 투석액, 열)의 징후와 증상을 사정한다.
- 도관 입구 부위 드레싱을 매일 교체하며 염증, 누출 여부를 주의깊게 사정한다.
- 감염이 의심되면 배양검사를 실시한다. 지침서 또는 의사의 처방에 따라 항생제를 투여한다.

지 않을 경우 고혈압과 수분 과다가 초래될 수 있다. 고혈압이 있거나 체중이 증가하면 간호사는 도관의 개방성을 평가하고, 투석액의 정확한 양을 측정한다. 일부 제조 업체에 따라 1,000mL에 50mL를 추가하는 경우가 있으며, 이는 시간이 경과하며 상당한 배액 차이를 가져올 수 있다.

간호사는 또한 호흡기 증상과 폐울혈 증상을 사정해야 한다. 수분 과다의 다른 증상들이 없는 경우 고혈압은 불안 때문에 발생하며, 안정 제공 등의 간호는 진정제와 신경안정제를 투여하는것 보다 바람직하다.

(5) 높은 혈중요소질소와 크레아티닌

투석의 효율성을 평가하기 위해 혈중요소질소와 크레아티닌 레벨을 면밀히 감시해야 한다. 투석 이후에도 수치가 높다면 투석이 비효율적임을 뜻한다.

(6) 저칼륨혈증

저칼륨혈증은 복막투석의 일반적 합병증이기 때문에 혈청 칼륨은 면밀히 감시해야 한다. 혈청 칼륨 레벨이 낮을 때, 염화칼륨을 투석물에 추가한다.

(7) 고혈당증

인슐린이 고혈당증을 치료할 수 있도록 투석물에 첨가할 수 있다.

(8) 통증

복막투석 동안 환자는 복부의 불편함을 경험할 수 있다. 그것은 복부의 팽창, 복막의 화학적 자극과 관계가 있다. 진통제로 통증이 조절되지 않으면 도관으로 2%의 리도카인 5mL을 직접 주입하는 것이 통증 조절에 도움이 된다. 복강 팽창 시 보다 배출시에 소량 투여되면 환자는 좀 더 편안함을 느낄수도 있다.

심한 통증은 감염, 마비성 장폐색의 증상일 수 있다. 감염 증상은 대개 도관 삽입 후 24시간 동안은 나타나지 않는다. 무균술과 예방적 항생제는 감염의 위험을 최소화한다. 배출되는 액체의 주기적 배양은 병원균의 조기 감지에 효과적이다.

(9) 부동성

노인 인구에게 부동은 울혈성 폐렴을 일으킬 수 있다. 심호흡, 잦은 체위 변경, 기침 등을 격려한다.

다리 운동과 탄력 스타킹의 사용은 정맥 혈전과 색전의 위험을 막을 수 있다.

(10) 불편감

복막투석은 혈액투석보다 노폐물의 제거 속도가 느리므로 투석 균형증과는 관계가 없다.

그러나 긴 치료 시간이 지루함을 조장하므로 독서 텔레비전 등의 기분 전환 요법을 실시한다.

복막투석 내용을 환자에게 교육하고, 간호활동에 참여시키는 것은 불편함을 감소시킬 수 있다.

5) 장기적 치료로써의 복막투석

간헐적 복막투석(intermittent peritoneal dialysis, IPD)은 장기 치료를 위해 사용되었지만, 주당 3번, 10~14시간 동안 환자의 부동을 요구해 환자의 불편감이 증가하고 간호제공자의 업무 효율성이 떨어지므로 자주 사용하지 않는다.

그러나 지속성 보행성 복막투석(continuous ambulatory peritoneal dialysis, CAPD)이 가능하면서 투석 치료의 만성 형태로 인기를 얻었다. CAPD는 환자들이 쉽게 이해가 가능하고, 응급차에서도 투석액 교환을 할 수 있게 한다. 하루에 투석액 교환 횟수는 환자 개개의 필요성에 따라 결정한다. CAPD의 경우 환자들이 쉽게 스스로 적용할 수 있기 때문에 CAPD는 말기 신부전 환자에게 유효하다. 난치의 울혈성 심부전을 가진 환자들의 경우 나트륨과 수분의 느리고 지속적인 제거가 도움이 되기 때문에 선호된다.

지속적 주기성 복막투석(continuous cyclic peritoneal dialysis, CCPD)은 만성 복막투석 치료의 또 다른 방법이다. 이 형태의 치료를 선택하는 환자는 수면 동안 사이클링 기계를 사용해서 밤에 IPD를 수행하고, 아침에 누적되어 있던 투석 액체를 배출한다. 이는 수면 동안 투석액 교환을 해주는 보호자가 있어야 한다.

급성 복막투석과 같이 복막염은 투석의 만성 형태에서 나타나는 큰 잠재적 문제이다. 복막 도관은 영구적이며, 수술실에서 삽입된다. 도관들은 복벽 혹은 피부 밑조직 또는 카테터를 고정시키는 Dacron 커프를 가지고 있다.

집에서 IPD, CAPD, CCPD를 수행하는 환자는 보통 4~8주 간격으로 투석 센터를 방문한다.

간호사정 후 필요한 혈액 검사가 진행된다. 의사, 간호사, 영양사와 사회 봉사자를 포함하는 의료진은 환자와 보호자가 함께 치료에 적응할 수 있도록 노력해야 한다. Box 9-3-9에서 복막투석 환자들의 퇴원 계획을 제시하였다.

Box 9-3-9
복막투석 환자들의 퇴원 계획

- 정상 신장 기능에 관한 기초적인 내용을 교육한다.
- 질병의 진행 과정에 관한 기초적인 내용을 교육한다.
- 복막투석의 기초적인 원리를 교육한다.
- 삽입 도관 관리와 입구 부위 관련 간호내용을 시범 보인다.
- 활력징후와 체중 측정의 방법을 시범보인다.
- 체액 평형의 감시와 관리에 대해 교육한다.
- 무균술의 기초적인 원리를 교육한다.
- 무균술을 사용하는 CAPD의 교환을 시범보인다.
- CCPD가 있다면 cycler를 셋업하는 방법과 유지를 시범보인다.
- 복막투석의 합병증 예방, 증상, 관리법에 대해서 교육한다.
- 투석액에 약물을 주입하는 과정을 시범보인다.
- 투석액을 무균적으로 채취하는 법을 시범보인다.
- 정기적으로 검사 결과와 그 의미에 대해서 교육한다.
- 식사 제한과 정상 체중 유지의 중요성에 대해 교육한다.
- 약 이름, 기능, 잠재적 부작용 등을 포함하여 교육한다.

의사
- 투석의 목록, 저장, 처방에 대하여 교육한다.
- 치료의 계획을 설명한다.
- 가정에서의 투석 기록의 유지를 시범보인다.
- 응급적인 상황을 교육한다.

5. 신부전의 약물적 치료

신부전 시 투석은 수분과 전해질 평형을 이루도록 한다. 약물 치료는 기존의 신장 기능을 강화하거나 회복을 위해 체액 평형을 최적화하기 위해 사용한다.

1) 이뇨제

이뇨제는 소변 생산을 증가해 수분 제거를 촉진시킨다. 이뇨제는 세가지로 분류할 수 있으며, 표 9-3-4에서 더욱 자세하게 제시하였다.

이뇨제의 목표는 심폐 상태를 개선하는 것이다. 치료 목표에 이를 때까지 여러 이뇨제를 복합하여 투여한다.

이뇨제는 경구, 정맥 내로 투약되며 정맥 내 투여시 그 효과가 더 빠르다. 치료 반응으로써 호흡음, 폐동맥압, 말초 부종 등을 평가한다. 혈중요소

표 9-3-4 이뇨제의 종류

분류	종류
Loop diuretics	furosemide(lasix) ethacrynic acid (ethacrynate) torsemide(demadex) bumetanide(bumex)
Thiazide diuretics	chlorothiazide(diuril)
Potassium sparing diuretics	amiloride(midamor) spironolactone (aldactone) triamterine(dyreium)
Osmotic Diuretics	mannitol

질소와 크레아티닌 레벨은 급성 신부전의 호전, 악화 여부를 평가하기 위해 실시한다. 정상적인 사구체 여과율을 가지고 있는 경우 폐 상태와 체액 평형은 개선된다.

간호사는 이뇨제 치료시 저나트륨혈증, 저칼륨혈증, 고칼륨혈증, 저칼슘혈증, 고칼슘혈증, 저마그네슘혈증, 체내 산도 변화에 따른 증상을 관찰해야 한다.

혈액 순환량 감소는 급성 신부전을 일으켜 악순환에 의해 오히려 심장의 부하를 늘려 대사성 장애를 초래할 수 있다. 이뇨제의 효과적인 사용은 적절한 관류 유지만큼의 용량 만을 주입하는 것이다. 이를 위해 폐동맥 카테터 삽입이 도움이 될 수 있다.

저칼륨혈증은 이뇨제, 특히 Loop와 thiazide 이뇨제의 부작용이다. 칼륨 보충으로 관리될 수 있으며, 빨리 중재되지 않을 경우 생명을 위협하는 심장의 부정맥의 원인이 될 수 있다.

2) 혈관 작용제

효과적인 체순환량의 감소는 심장의 수축력을 감소시킨다. 이러한 보상 기전으로 심장에 부담이 증가할 수 있다. 이 경우 dobutamin, milrinone 등을 투여해 심장의 전부하를 개선하여 체순환을 효과적으로 개선할 수 있다.

울혈성 심부전의 경우, 감소된 심박출량은 신장으로 가는 혈류를 줄여 급성 신부전을 초래할 수 있다. 체순환량 감소시 레닌-안지오텐신-알도스테론 시스템은 나트륨과 수분 정체를 증가시키고, 신장과 말초 혈관 수축을 달성하기 위해 활성화된다.

Dopamine은 소량을 주입 시 신장의 도파민 수용체를 자극하여 신장의 혈관을 확장시켜 혈류량을 증가시킨다. 신장의 혈류를 개선하기 위한 dopamine 사용은 몇몇 연구에서 유의한 임상적 효과가 없었고 일반적으로 사용하기 위한 증거가 부족한 실정이다.

6. 체액 장애

중환자의 경우에 기저 질환과 관련해서 수분 불균형을 가지고 있다. 이뇨제 등의 투여는 수분 불균형의 위험을 증가시킨다. 감염은 대사 요구와 함께 불감성 수분 소실(insensible loss)을 증가시켜 수분 부족 증상을 일으킬 수 있다. 환자 진단과 별도로 수분 균형 상태를 유지하는 것은 매우 중요하다.

1) 체액 부족

수분 손실이 섭취를 초과할 경우에 수분 부족이 나타난다. 수분 부족은 액체가 등장성 형태로 소실되는 생리적 증상이다. 탈수증은 고삼투압성 상태를 초래하는 물 손실이다. 비록 중환자가 전형적으로 수분 부족과 탈수증 상태를 동시에 가질 수 있지만, 이 둘은 수분 부족 상태에서 엄격하게 구분하여 치료한다.

영유아와 뇌졸증 환자의 경우 갈증을 표현하지 못한다. 노인들은 노화 단계에서 여러 기관들이 수분 부족에 민감하다.

(1) 체액 부족의 원인

① 위장관계 내 손실

신체는 약 5L의 위장액을 생산한다. 위장액은 소화 보조 효소, 산완충, 보균 보조의 역할을 수행한다.

원위부 소장과 대장에서 대부분의 수분이 재흡수되고, 대략 150mL 정도의 수분이 대변을 통하여 매일 배출된다.

구토, 설사는 언급한 150mL 이상의 정상 손실량 이상을 잃게하여 수분 부족을 초래할 수 있다. 비위관으로의 배액 역시 수분 손실을 일으킬 수 있다.

② 감염

감염은 다음의 방법으로 수분 손실을 일으킨다.

- 감염은 불감성 수분 소실(insensible loss)을 증가시키는 대사 요구를 항진시킨다. 감염 정도가 미약할 경우에 수분 섭취로 해결할 수 있으나, 중증의 감염이나 노령에서는 수분 섭취로는 수분 균형을 복원하는 데에 충분하지 않을 수 있다.
- 면역 반응으로써 분비되는 여러 매개체들은 모세혈관의 폐쇄막을 느슨하게 해서 혈장내 수분이 세포 외액으로 이동하도록 한다.
- 항진된 대사로 인해 체내 이산화탄소량이 증가하고, pH 균형을 유지하기 위해 빈호흡이 진행된다.

적은 양의 액체가 호흡을 통해 소실되지만, 빈호흡(분당 35회 이상)이 지속될 때, 수분 손실이 유의할 수 있다.

③ 신장의 손실

신장은 하루 약 180L의 혈량을 여과한다. 그러나 소변량은 여과된 전혈 중 1~2%에 미친다.

알도스테론, 안지오텐신, 항이뇨 호르몬(antidiuretic hormone, ADH) 등의 작용에 의해 혈장내 수분들은 재흡수된다. 조절 기능 중 어느 하나라도 결점이 있으면 신장의 체액 평형이 깨질 수 있다.

다음의 몇몇 내분비 장애는 신장의 체액 균형을 깨뜨릴 수 있다.

즉, 글루코코르티코이드와 알도스테론의 결여인 부신 기능 부전은 나트륨의 흡수를 감소시키고 수분 손실을 촉진시킨다. 요붕증의 경우 ADH의 심한 감소로 원위 곡선관(distal convoluted tubule)에서 수분의 재흡수가 일어나지 않는다.

혈청 삼투질 농도는 나트륨, 당, 혈중요소질소에 의해 계산된다.

당은 삼투질 농도에 영향을 미치지 않으나, 고혈당증에서는 유의하게 증가한다. 혈청 삼투질 농도가 증가해 삼투압 수용기에 의해 감지되어 수분을 혈관으로 이동시켜 삼투성 이뇨를 시작한다.

병리적으로 고혈당을 유발하는 두 가지 질병은 당뇨병성 케토산혈증(DKA)과 비케토성 고혈당-고삼투압(HHNK) 혼수상태이다.

이뇨제의 과용이 수분 부족을 초래할 수 있다. 정맥 주입 시 이뇨제에 의한 소변량 반응을 살펴보는 것이 중요하다.

④ 체액의 3차 공간으로 이동(third spacing)

Third-spacing은 체액이 맥관 공간에서부터 간질성 공간으로 움직이는 것이다.

췌장염의 전신 염증 반응 증후군, 간부전 같은 저알부민혈증, 화상, 장폐색 그리고 수술 후 감염으로 인해 발생한다. 원인에 관계없이 소실되는 체액은 맥관 부피를 유지하지 않으므로 수분 부족이 발생한다.

액체가 맥관 공간으로부터 새어 나올 때 혈관 내 부피 감소에도 불구하고 체중은 증가할 수 있다.

(2) 관리

① 혈량 보충

수분 부족을 교정하기 위해 근본적인 원인을 파악 후 소실된 수분을 채워주어야 한다.

혈량 보충의 주요 목적은 소실된 체액과 전해질의 보충(replacement), 수분 균형 회복이다.

체액의 보충은 위장관 또는 정맥을 이용한다. 섭취 가능성에 따라 비위관, 소장을 통해 제공한다. 빠른 체액 평형의 회복이 필요할 때 정맥 주입로를 사용한다.

② 수분 관리

건강한 성인은 하루 2.5L의 액체가 필요하다. 이는 배설, 기도, 발한, 소변을 통하여 소실되는 수분을 채워준다. 섭취량이 부족한 경우는 하루 2~3L의 수액을 주입한다. 수액 주입 시 건강력(신부전 등), 나이, 심한 수분 과잉 여부(울혈성 심부전 등)과 부종 여부와 같은 인자들을 고려한다.

③ 보충액

중환자는 경구를 통한 수분 섭취가 부적절할 수 있으므로 수액의 정맥 주입이 필요하다.

수분 손실이 심할 때 조직 관류를 유지하기 위해 즉시 보충한다.

외상이나 수술과 같이 전혈이 소실되는 경우는 혈액을 주입하여 부족함을 채운다. 설사와 같이 혈관내 부피가 고갈되는 경우는 등장액을 투여한다. 투여의 속도와 양은 환자의 건강력과 소실되는 체액량에 근거한다.

크리스탈로이드 용액은 수분과 전해질을 조합하여 제조한다. Box 9-3-10은 크리스탈로이드 용액에 사용되는 전해질 농도를 제시한다. 액체들은 저장성(오스몰농도 <250mEq/L), 등장성(오스몰농도 대략 310mEq/L) 혹은 고장성(오스몰농도 >376mEq/L)로 분류된다.

포도당 용액은 단백 이화를 막기 위한 Free water와 일부 열량을 제공하기 위해 주입한다.

5% 용액은 1리터에 포도당의 50g를 포함하고, 1리터 당 약 170칼로리를 제공한다. 물(D_5W)의 5% 포도당과 같은 순수 포도당 용액이 조치될 때, 포도당은 신진대사되어서 Free water 투여 효과를 가지게 된다. 정맥내로 투여될 때 Free water는 혈장 삼투질 농도를 감소시켜, 모든 신체 구획으로 고르게 수분이 이동하게 한다. Free water는 맥관 공간에 머무르지 않으므로 혈관 내 보충이 필요한 경우 사용하지 않는다.

식염수는 0.9%와 0.45%의 각각 다른 농도로 투여할 수 있다. 0.9%의 식염수는 등장액이다. 투여된 수액의 대략 25% 정도가 맥관 공간에 남아 있고, 나머지는 주입 1시간 이후 세포 외 공간으로 이동한다.

중증 질환에서 증가된 모세혈관 투과성때문에 세포 외 공간으로 빠져나가는 양이 더욱 증가될 수 있다.

Box 9-3-10
크리스탈로이드 용액

Crystalloid	특징
5% dextrose in water 전해질 없음, 50g의 포도당	용질이 신장에서 배출되어 Free water와 170cal/L의 열량을 공급한다. 항이뇨 호르몬(ADH)의 활동 증가와 함께 체액을 과다 사용하지 않은 경우 혹은 저혈량 환자에서의 보충액으로 사용한다.
0.9% NaCl 154mEq Na+/L, Cl 154mEq/l	등장성 용액은 저혈량이 있을 때 세포외액의 증가에 사용한다. 비교적 높은 염기로써 경증의 대사성 알칼리증의 치료로 사용될 수 있다
0.45% NaCl Na+77mEq/l, Cl 77mEq/l	저장성 용액은 나트륨, 염소이온과 Free water를 제공한다. Free water로 신장에서 용질의 제거를 보조한다.
0.33% NaCl Na+56mEq/l, Cl 56mEq/l	저장성 용액은 나트륨, 염화와 자유수를 제공한다. 고나트륨혈증의 치료로 사용된다. (이 용액이 소량의 나트륨을 포함하기 때문에 혈액의 나트륨을 희석시켜서 너무 빠르게 레벨이 떨어지는 것을 허락하지 않는다).
3% NaCl	심각한 저나트륨혈증의 치료를 위해서 고장성의 용액을 사용 수액 주입에 따른 환자 상태의 변화를 면밀히 관찰
lactated Ringer' s solution Na+ 130mEq/L, K+ 4mEq/L, Ca^{2+} 3mEq/L, Cl 109mEq/L, lactate (metabolized to bicarbonate) 28 mEq/L	혈장과 비슷한 조성의 다량의 전해질을 포함하는 등장성 용액 (이 용액은 마그네슘과 인의조성이 부족하다.) 저혈량증, 화상과 담즙 또는 설사로 소실되는 수액의 치료로 사용된다. 경증의 대사성 산증의 치료에 유용하다.

반식염수는 말하자면 저장액이다. 고나트륨혈증에서 반식염수는 소실되는 액체를 보충하기 위해 투여된다.

반면 3%의 식염수는 고삼투압으로써 저나트륨혈증의 치료에 투여된다. 용액의 고장성 때문에 혈관외 공간으로부터 맥관 공간으로 수분이 움직여 수분 과잉이 빠르게 진행될 수 있기 때문에 고장 용액은 환자 상태를 감시할 수 있는 공간에서 투여되어야 한다. 몇몇 연구는 고장성 생리 식염수, 즉 3% 또는 7.5%의 식염수가 응급 상황 동안 유용할 수 있다고 보고하였다.

콜로이드는 고분자 물질로 구성되어 정상 상태에서 모세혈관의 막을 통과하지 못한다.

알부민은 신체 내 가장 많은 양의 순환성 단백질이고, 콜로이드 삼투압의 80%를 담당한다.

치료적 사용에 대해 알부민은 혈장으로부터 제작한다. 그러나 간염 또는 인간면역결핍바이러스(HIV) 감염 같은 혈액 관련 질환의 위험은 없다.

알부민은 2개의 농도, 5%와 25%로 이용할 수 있고, 5% 용액은 혈장에서의 오스몰농도와 유사하다. 반대로 25%의 용액은 고장성이어서 맥관 공간으로 혈관외 물을 끌어들인다.

알부민 투여로 인해 증가한 콜로이드 삼투압 때문에 주입된 알부민의 부피를 초과하여 혈관 내 부피가 확장될 수 있다. 혈량 과부하의 위험을 가지고 있는 경우에 심재성 모세혈관의 누출 증후군, 예를 들면 폐혈증, 급성호흡곤란증후군 그리고 췌장염을 가진 환자에게는 알부민 투여가 제한되어야 한다.

알부민이 비록 단백질이지만, 영양 결핍을 치료하기에는 비효율적이며 비용 소모가 크다.

전분 덱스트란과 헤타스타치는 알부민과 유사한 콜로이드 삼투압을 가지고 있다.

두 제제 모두 콜로이드성 삼투압을 가하고, 물을 혈관외 공간에서 맥관 공간으로 끌어 당겨 혈장량을 증가하는데 사용한다. 헤타스타치는 콩팥과 간에 의해 신진대사화된다. 헤타스타치로 발생하는 이뇨는 삼투성 이뇨이므로 효과적인 신장 순환의 부피의 증가를 반영하지 않는다.

덱스트란과 헤타스타치, 특히 덱스트란이 응고 질환 영향을 끼친다.

2) 체액 과다

나트륨의 정체 시 삼투압에 의해 물이 재흡수되어 수분 과다 상태가 된다. 체내 총수분량이 증가하고 전해질 농도 역시 함께 증가할 수 있다. 많은 중환자들은 장애와 대사성 질환들이 나타날 수 있다.

체액 과다의 원인은 수액의 과다 주입, 부종성 질환(즉, 울혈성 심부전, 콩팥 또는 간부전), 과잉 나트륨 섭취 그리고 약물 투여(즉, 스테로이드, 초산 데스모프레신) 등이 있다.

신장이 정상적으로 기능할 경우는 체액 평형이 조절될 때 수분 과다 증상은 나타나지 않는다.

수분 과다의 관리는 기저 질환의 치료이다. 치료가 불가능할 경우 체내 나트륨과 물을 제거하여 폐질환이 생기지 않도록 해야 한다. 이는 혈량 과부하 시 폐정수압 증가로 물이 폐포로 이동해 가스 교환을 방해하기 때문이다.

나트륨 제한은 수분 재흡수를 줄이고, 혈량 과부하를 응급으로 교정할 수 있다. 주로 이뇨제가 수분 과다 치료에 이용된다.

7. 전해질 불균형의 관리

기저 질환을 치료하는 것이 전해질 불균형 치료의 원칙이다.

1) 나트륨

나트륨은 주요한 세포외 양이온이다. 수분의 혈청 삼투질 농도의 결정 전해질로써 수분의 움직임을 제어한다.

저나트륨혈증은 부종성 장애(심장, 신장, 간부전)처럼 체액량 과다 혹은 나트륨 소실에 의한 체액 부족(위장액, 이뇨제 과용, 부신 기능 부전) 같은 체액 손실과 관련있다.

Euvolemia를 갖는 저나트륨혈증은 부적절한 ADH 분비의 증후군시 나타난다. 저나트륨혈증은 고지혈증과 저단백혈증과 관련하여 발생할 수 있다. 총 신체 나트륨은 변하지 않은 채로 남지만 실제 나트륨 측정은 바뀐다.

저나트륨혈증이 혈량 과다와 관련될 때 이뇨제는 도움이 될 수 있다. 장애가 SIADH(syndorme of inappropriate antidiuretic hornone)에서 처럼 euvolemia와 관련될 때 수분 제한은 유용하다.

나트륨 손실과 수분 손실이 같이 있는 상태에서 고삼투압 식염수를 느린 속도로 투여하여 저나트륨혈증을 개선할 수 있다.

Free water의 손실이 있을 때 고나트륨혈증이 발생할 수 있다.

발한, 과호흡, 열 등의 증가되는 수분 요구로 인

한 수분의 손실은 고나트륨혈증 형태의 주요한 원인이다. 고나트륨혈증과 관련되는 체액 결손은 불감성 손실의 정도에 의존한다. 고알도스테론증 또는 쿠싱 증후군같은 내분비 장애 역시 고나트륨혈증을 초래할 수 있고, 이때는 체내 총수분량 과잉과 관련된다. 탄산수소나트륨, 3% 식염수 또는 알부민 같은 고장성 액체의 투여도 고나트륨혈증을 초래할 수 있다.

2) 칼륨

칼륨은 신경 근육 작용에 중요한 역할을 하고, 높거나 낮을 경우 부정맥의 원인이 된다.

세포외 칼륨 균형의 좁은 구간 때문에 신장 기능은 칼륨의 조절에 필수적이다.

저칼륨혈증은 칼륨의 절대적인 양의 부족에 의해 생긴다. 칼륨의 손실은 신장, 위장관, 땀과 세포간 이동을 통해서 발생한다. 비록 대사성 알칼리증과 같은 상대적 결핍이 발생할지도 모르지만 그들의 절대적인 결손과 비교하면 거의 일어나지 않는다. 저칼륨혈증의 관리는 칼륨 균형을 복원하기 위해 칼륨을 보충해 주는 것이다. 칼륨 보충이 효과가 없는 환자들에게서는 마그네슘 레벨을 점검하는 것이 필요할 수도 있다. Box 9-3-11은 칼륨 보충시 간호내용들을 제시한다.

고칼륨혈증은 신장의 배설 감소, 칼륨의 과잉 주입, 세포외부로의 이동, 측정 오차와 관련이 있다.

신부전 상태의 환자는 특별한 위험에 처해 있다. 투석은 보통 ESRD(end-stage renal disease)를 가진 환자에게 고칼륨혈증을 관리하기 위해 사용된다. 비투석 기간동안 고칼륨혈증이 빈번히 일어난다.

칼륨 보충은 주의 깊게 실시되어야 하며, 주입시 심전도 모니터링이 필요하다.

산증은 혈청내 칼륨 수치를 증가시킬 수 있다. 관리의 주된 목표는 산증을 없애는 것이다.

고칼륨혈증의 치료는 세포막(칼슘)의 안정화와 칼륨을 외세포에서 내세포 공간들(중탄산염, 인슐린)로 이동시키는데 촛점을 맞춘다. 이러한 교정이 비효과적이라고 예상될 경우는 나트륨 폴리스타이린, 이뇨제 투여와 투석을 통해 칼륨 배설을 유도할 수 있다.

혈액 검사 시 세포의 용혈로 검사 결과에서 칼륨이 과장될 수 있다. 이때는 환자의 임상 상태를 재평가하여 과도한 치료를 예방한다.

3) 칼슘

대부분의 칼슘은 뼈에 포함되어 있고, 나머지 1%는 알부민(50% 혈장 칼슘)에 결합되어 있거나 이온화된 형태로 있다. 칼슘의 주기능은 신경 근육 자극의 촉진이다. 몇 개의 혈액응고 인자도 칼슘에 의존한다.

대부분의 저칼슘혈증은 세포내 이동, 감소된 순환 단백질 그리고 지방산(췌장염)에 결합되는 등의 상대적 결핍에서 기인한다. 혈액의 대량 수혈로 생기는 저칼슘혈증이 발생하기도 한다. 혈액은 구연산염(사이트레이트)의 응고를 막기 위해 구연산염과 뒤섞인다. 혈액이 주입될 때 상대 칼슘 결핍을 초래하면서 구연산염은 칼슘과 결합한다. CRRT에서 항응고를 위해 사용되는 나트륨 구연산염은 저칼슘혈증을 일으킨다. 저칼슘혈증의 다른 원인들은 신장을 통한 배설의 증가와 감소된 흡수(흡수 장애 증후군) 등이 있다.

칼슘은 그 이온화된 형태에서 전달되고, 뼈의 일부 구성 요소를 제공하고, 또한 알부민에 결합된다. 그러므로 낮은 알부민 레벨은 낮은 칼슘 레벨의 한 원인일 수 있다. 칼슘 레벨은 칼슘 보충을 고

Box 9-3-11
정맥내로의 전해질 보충 시 간호중재

칼륨

희석
- 희석하지 않은 칼륨을 직접 정맥으로 주입하지 않는다.
- 희석하지 않은 칼륨은 반드시 환자 주변으로부터 멀리 별도로 보관한다.
- 고농축된 칼륨 용액은 자극, 통증, 정맥의 경화를 초래할 수 있다.
- 칼륨의 일반적인 희석 농도는 10-40mEq/100mL이다.

말초 정맥 투여
- 소량의 리도케인을 주사해 통증을 최소화할 수 있다.
- 가급적 중심 정맥으로 투여한다.
- 경증의 저칼륨혈증에서 10-20mEq/hr의 속도 주입이 고려된다.
- 40mEq/hr 이상의 속도는 고려하지 않는다.
- 주입 펌프를 사용한다.

감시
- 칼륨 보충을 받고 있는 환자의 소변량, 혈중요소질소와 크레아티닌을 사정한다.
- 신기능이 저하되어 있거나, 핍뇨성 신부전으로 고칼륨혈증을 유발할 수 있다.
- 투여의 비율이 10mEq/hr를 초과할 때 심전도의 모니터링을 고려된다.
- 지속적인 칼륨 보충으로 인한 칼륨의 교정이 동시에 저마그네슘혈증을 발생시킬 수 있으므로 마그네슘 레벨을 사정한다.

칼슘

희석
- 칼슘은 calcium gluconate(4.5mEq of elemental Ca^{2+}) or calcium chloride(13.5mEq of elemental Ca^{2+})로 공급된다.
- 칼슘은 정맥에 자극을 초래해 주위 연조직을 손상시킬 수 있어 칼슘 글루코네이트를 고려한다.

투여
- 중심 정맥을 통해 천천히 정맥 투여하거나, 다른 정맥 주사 수액과 혼합하여 투여한다.
- 디곡신을 투여받는 환자는 천천히(1-2시간 동안) 투여한다.

마그네슘

투여
- 마그네슘은 주로 신장에서 배설되므로 신부전 환자에게 주의 깊게 투여되어야 한다.
- 응급 상황동안 즉, torsades de points에서 희석없이 직접 주사할 수 있다
- 경증의 저마그네슘혈증은 1시간 동안 1-2g의 속도로 투여한다.

모니터하는 것
- 투여시 홍조와 저혈압을 사정한다.
- 투여 동안 심부건반사를 주기적으로 사정한다.

인
- 인의 정맥 보충은 나트륨 또는 인산 칼륨으로 이용할 수 있다. 인의 투여 단위가 mmol 로써, 다른 전해질의 mEq와 다르다는 것을 인지한다.
- 신부전 환자를 위해 인산 나트륨을 투여한다.
- 칼슘과 함께 투여하지 않는다.
- 오랜 시간에 걸쳐 투여한다(일반적으로 15-30mmol의 인을 4-6시간 동안).

려하기 전에 낮은 알부민을 교정해야 한다. 칼슘의 보충은 출혈의 합병증을 막기 위해 요구된다.

임상에서 고칼슘혈증은 가장 흔하게 악성 종양에 기인한다. 보조적 치료를 실시하며 이뇨제 투여를 고려할 수 있다.

4) 마그네슘

신체 내 약 60%의 마그네슘이 골격계에 있고, 나머지는 세포 내 공간속에 있다. 대략 1%만이 세포외 공간에서 순환한다. 마그네슘은 수많은 효소반응을 위한 촉매이고, 신경 전달과 심장의 수축에 있어서 중요한 역할을 한다. 마그네슘은 주로 신장에 의해 배출된다.

저마그네슘혈증은 위장관 또는 신장(일반적이진 않지만)을 통하여 손실이 있는 경우 발생한다.

알코올 중독 역시 중요한 원인이다. 병인학 메커니즘은 완전히 이해되지 못하고 있지만 영양실조에 의한 감소된 식이 섭취, 감소된 흡수와 증가된 위장 손실(주기성 구토에 의한)이 저마그네슘증을 일으킨다고 생각된다. 루프 이뇨제, 아미노글리코사이드, 암포테리신 B, 시스플란틴, 사이클로스포린과 구연산염을 포함하는 약들 역시 저마그네슘혈증을 초래할 수도 있다. 마그네슘은 50%, 20% 또는 10%의 용액 등 여러 가지 종류가 있다. 보충 용액은 밀리리터 대신에 그램 단위로 투약되어야 한다.

5) 인

인은 세포 내의 주요 음이온이다. 삼인산 아데노신(ATP)의 원천인 인은 많은 생명 유지 과정, 예를 들면 근수축, 신경근육 임펄스 전도와 세포 내 · 외 몇 개의 전해질 평형의 조절에 영향을 주게 된다.

저인산혈증은 refeeding 증후군과 알코올 중독, 호흡성 알칼리증에 의한 세포내 이동, 인과 결합되고 마그네슘을 포함한 제산제 같은 약물들에 의한 결합, 당뇨병성 케톤산혈증 같은 과잉 인 배출을 포함하는 여러 신진 대사 장애에 의해 발생한다. Refeeding 증후군은 환자가 일정 기간 기아를 거친 후 장이나 또는 비경구적으로 음식을 섭취할 때 발생한다. 기아 기간 동안 단백이화가 발생해서 세포내의 모든 인을 고갈시킨다. 많은 양의 당이 주입될 때 refeeding에서 발생하는 것처럼 인슐린 반응이 인을 세포내에서 이동시킨다고 생각된다.

특히 인공 환기 장치를 달고 있는 환자에게 저인산혈증의 관리는 문제가 될 수 있다. 가로막을 포함하는 모든 근육의 수축은 ATP에 의존한다. 인의 보충은 적절한 폐기능을 얻기 위해 필요하다. 일단 그 중병이 치유되면 보통 저인산혈증 역시 해결된다. 하지만 그동안 나트륨이나 인산칼륨의 교환이 이루어진다.

과인산혈증은 인의 제거가 감소시 나타나며, 신부전과 관련된다. 칼슘과의 반대 관계 때문에 높은 인은 또한 저칼슘혈증과 관련될 수도 있다. 인산 결합제의 투여와 칼슘 보충제가 지시된다.

신부전

학습목표

- 급성 신부전의 원인을 설명할 수 있다.
- 급성 세뇨관 괴사의 비핍뇨기, 핍뇨기, 이뇨기 동안 소변 생성을 기술할 수 있다.
- 병력, 신체검진, 검사실 검사 및 진단적 검사에 근거하여 급성 신부전의 세가지 유형을 구별할 수 있다.
- 만성 신부전의 주요 병인과 임상 단계를 확인할 수 있다.
- 만성 신부전의 진행에 기여할 수 있는 인자를 확인할 수 있다.
- 신부전의 임상증상과 관리를 논의할 수 있다.
- 심인성 쇼크로 인한 급성 신부전 관리를 위한 간호계획을 세울 수 있다.

1. 급성 신부전

급성 신부전(acute renal failure)은 입원환자의 5%에서 발생하고, 중환자실에서 치료 받고있는 환자의 20%를 차지한다. 급성 신부전을 가진 입원환자의 사망률은 40~50%를 초과하고, 다장기부전으로 투석이 필요한 경우 환자의 사망률은 70~80%로 증가한다. 기술과 투석의 진보에도 불구하고 지난 30년간 사망률의 변화는 없었다. 그러나 지난 수십년간 환자는 점점 더 고령이 되고, 중복 이환 질환의 수는 증가하였다. 급성 신부전으로부터 생존한 환자에서 정상 신기능을 회복하는 능력이 45%를 초과하고 있다는 점은 좀 더 낙관적인 측면이다.

기술과 투석의 진보에도 불구하고 지난 수십년간 환자는 점점 더 고령이 되고, 중복 이환 질환의 수는 증가하여 사망률에는 변함이 없다.

급성 신부전은 신기능의 갑작스러운 손실이 있는 임상 증후군으로(예: 수시간 수일에 걸쳐 발생함) 수분과 전해질 균형, 산-염기 항상성, 칼슘/인 대사, 혈압 조절, 적혈구 생성에 있어 장애를 초래한다. 급성 신부전은 질소혈증이라고 부르는 혈중 요소질소(BUN)와 혈청 크레아티닌의 축적에 의한 사구체 여과율(glomerular filtratlion rate; GFR)의 감소이다. 혈청 크레아티닌의 증가는 비신장 기전에 의해 영향을 받지 않기 때문에 좋은 진단지표가 된다. 급성 신부전을 의미하는 혈청 크레아티닌 수치의 변화는 다음과 같다:

- 기준 크레아티닌 수치가 2mg/dL 미만인 환자에서 0.5mg/dL의 증가 또는 기준의 두배 증가
- 기준 크레아티닌 수치가 2mg/dL 이상인 환자에서 1mg/dL의 증가
- 측정 크레아티닌 청소율의 25% 이상 감소

급성 신부전에서 소변 배출양상은 핍뇨(<400mL/일), 비핍뇨(>400mL/일) 또는 무뇨(<50 mL/일)로 나타날 수 있다. 핍뇨는 높은 이환율이나 사망률과 연관이 있기 때문에 핍뇨 또는 비핍뇨로 급성 신부전을 분류하는 것이 진단적 의미가 있다. 무뇨는 드물며 폐쇄성 요로병증, 신장 관류의 중단을 초래하는 혈관 장애 또는 급성 피질성 괴사를 의미한다. 요로 카테터를 가지고 있는 환자에서 갑작스럽게 완전히 소변이 중단될 경우에 요로 카테터를 조사하고 물로 씻어내거나 카테터를 교환하여야 하는지 살펴보아야 한다.

1) 급성 신부전의 원인

지금까지 확인된 급성 신부전을 초래하는 병태생리적 경로는 50개 이상이지만, 진단과 치료를 위해 급성 신부전은 일반적으로 촉진 요인과 증상에 따라 세 개 범주로 구분된다(Box 9-4-1).

(1) 신전성 급성 신부전

신전성 급성 신부전(prerenal acute renal failure)은 환자의 60~70%를 차지하며, 신장의 관류 저하를 초래하는 생리적 사건에 의해 발생한다. 일반적으로 저혈량증과 심혈관계 기능 상실에 의해 초래되나 "효과적인 신장 관류"의 급성 감소를 초래하는 이 범주에 속할 수 있다(Box 9-4-1). 예를 들어 패혈증과 같은 전신 염증반응은 체액 소실이 없더라도 혈관이 확장된 저혈압 상태를 초래하는 연쇄 사건을 유발한다.

(2) 신내성 급성 신부전

신내성 급성 신부전(intrarenal acute renal failure)은 신장 실질의 급성 손상이 특징으로 환자의 25~45%를 차지한다. 신내성 급성 신부전을 유발할 수 있는 많은 원인들이 해부학적 구분에 의해 다음과 같이 범주화한다; 사구체(glomerular), 혈관(vascular), 간질(interstitial), 세뇨관(tubular).

급성 사구체신염을 초래하는 사구체 원인은 면역 복합 매개 원인(예: 연쇄구균 사구체신염 후에 보여지는)과 베게너 육아종증(Wegener's granulomatosis)이나 항사구체 기저막질환(antiglomerular basement membrane disease)과 같은 혈관염을 야기하는 질환이 포함된다. 간질성 원인은 보통 약물과 신우신염과 같은 감염성 원인이 포함된다. 혈관성 원인은 급성 신장동맥 또는 정맥 폐색, 악성 고혈압, 죽상전색질환(atheroembolic

Box 9-4-1
급성 신부전의 원인

신전성
혈관내 용적의 감소
- 탈수
- 출혈
- 혈액량 감소성 쇼크
- 저혈량증(위장관 소실, 이뇨제, 요붕증)
- 체액 누출(third spacing)(화상, 복막염)

심혈관 기능부전
- 심부전
- 심근경색
- 심인성 쇼크
- 심장판막질환

신장동맥 협착 또는 혈전증
약물
- 안지오텐신 전환효소(ACE) 억제제
- 비스테로이드성 항염증약물(NSAIDs)– 프로스타글란딘 매개 구심성 동맥 이완을 억제.
- 칼시뉴린 억제제(예: tacrolimus, cyclosporine)– 전사구체 혈관수축을 야기

효과적인 신장 관류의 감소
- 패혈증
- 경화증
- 신경성 쇼크

신내성
급성 사구체신염
- 면역 복합체 매개(감염 후, 루프스 신장염, 한랭글로불린혈증(cryoglobulinemia), 면역글로불린 A (IgA) 신경병증)
- 혈관염 동반(베게너 육아종증, 항사구체 기저막질환, 결절성 다발동맥염(polyarteritis nodosa))

혈관질환
- 악성 고혈압
- 미세혈관성 용혈성 요독성 증후군(HUS)
- 혈전성 혈소판감소성자반증(TTP)
- 경화증
- 자간증
- 죽상전색질환
- 급성 피질괴사

급성 간질성 질환
- 알레르기성 간질성 신장염
- 급성 화농성 신장염

세뇨관 폐쇄
- 다발성 골수종
- 헴 색소(횡문근융해증, 대량 용혈)
- 급성 요산염 신장병증
- 에틸렌글리콜 또는 메탄올 독성

급성 세뇨관 괴사
- 허혈
- 신세포독소
- 신장이식 거부

신후성
요관 폐쇄
- 내인성(결석, 요관의 이행세포암, 혈괴, 협착)
- 외인성(난소암, 림프종, 전립선, 자궁경부, 대장에 전이된 암, 후복막 섬유증)

방광 문제
- 종양
- 혈괴
- 신경성 방광(척수 손상, 당뇨병, 허혈, 약물)
- 결석

요로 폐쇄
- 전립선암 또는 양성 전립선 비대
- 결석
- 협착
- 혈괴

disease) 또는 용혈요독증후군(hemolytic uremic syndrome, HUS)과 같은 미세혈관병성 과정 및 혈전성 혈소판감소성자반증(TTP)을 포함한다. 그리고 세뇨관은 주로 폐쇄 또는 급성 세뇨관 괴사(acuie tebular necvosis, ATN) 때문에 영향을 받는다. 폐쇄성 원인은 다발성 골수종과 헴 색소(예: 횡

문근 융해증에서의 마이로글로빈과 대량 용혈에서의 헤모글로빈)를 포함한다.

신내성 병원획득 급성 신부전의 가장 흔한 원인은 ATN이다. ATN은 지속성 신전성 상태(허혈성 ATN) 또는 세뇨관에 영향을 주는 독소(독성 ATN)에 의해 야기되며 aminoglycosides, amphoterin B, 항암제, 중금속, 유기용매, 방사성 조영제와 같은 약물제제 등이 해당된다(Box 9-4-2).

(3) 신후성 급성 신부전

신후성 급성 신부전(postrenal acute renal failure)은 급성 신부전 환자의 5~10%를 차지한다. 신장의 집합관에서부터 외요도구까지 어떤 소변 흐름의 폐쇄도 신후성 급성 신부전을 초래할 수 있다. 신후성 폐쇄는 요관의 막힘(예: 양측 신장 결석), 요도 폐쇄(요도 협착과 양성 전립선비대증부터) 또는 후복막 종양 또는 섬유증과 같은 외부 요인으로 인해 발생할 수 있다. 신후성 급성 신부전의 다른 원인은 방광기능부전이다(예: 비뇨기계에 자율신경 공급을 차단하는 신경절 차단제에 의해 초래될 수도 있다). 신후성 급성 신부전은 남성 노인과 성인에서 가장 호발하며, 어린이는 선천성 기형에 의해 이차적으로 발생할 수 있으며, 남성 노인은 양성 또는 악성 전립선비대로 인한 발병률이 높다.

> **Box 9-4-2**
> **급성 세뇨관 괴사(ATN)의 일반적 원인**
>
> **허혈성**
> 출혈성 저혈압
> 심한 용적 고갈
> 외과적 대동맥 결찰
> 심장수술
> 심박출량의 결손
> 패혈성 쇼크
> 면역 저하(cyclosporine, tacrolimus)
> 비스테로이드성 항염증약물(NSAIDs)
>
> **신세포독성**
> 항균제(aminoglycosides, amphotericin), cyclosporine, 마취제, 항암제를 포함한 약물
> 중금속(수은, 납, 시스 백금, 우라늄, 카드뮴, 비스무트, 비소)
> 방사성 조영제
> 유기용매(사염화탄소)
> 살진균제와 살충제
> 식물과 동물 물질(버섯, 뱀독)

2) 급성 신부전의 병태생리

(1) 신전성 급성 신부전

신전성 급성 신부전의 병태생리는 신장의 부적절한 관류에 대한 반응이다. 신장의 관류가 감소되면 구심성 세동맥 벽에 있는 사구체 근접부 세포로부터 레닌 효소가 방출된다. 이것은 레닌-안지오텐신-알도스테론 연쇄반응을 활성화시켜 부신피질에서 안지오텐신 II를 생성하고, 알도스테론을 방출하게 한다. 안지오텐신 II는 강력한 전신 혈관 수축과 알도스테론 유도 나트륨 및 수분의 저류를 유발하여 심장이나 뇌와 같은 중요한 기관에 적절한 혈류가 유지되도록 순환혈액량을 보존한다. 또한 신장에서는 안지오텐신 II가 원심성 세동맥 저항을 증가시키고, 신장 내 혈관이완제인 프로스타글란딘(구심성 세동맥을 이완시키는)을 자극하며, 사구체에서 정수압을 증가시킴으로써 GFR을 유지하게 한다. 이런 방법으로 신장은 평균 동맥압 이상으로 GFR을 보존할 수 있다. 그러나 신장 관류가 매우 손상되었을 때는 자동조절 능력이 저해되어 GFR이 감소한다.

중정도의 저혈량증 또는 울혈성 심부전에서 ACE 억제제나 NSAIDs와 같은 약물이 신장의 자동조절 능력을 저해시킬 수 있다는 것은 임상적으로

중요하다. NSAIDs는 프로스타글란딘 유도 구심성 세동맥의 이완과 같은 자동조절 기전을 막고, ACE 억제제는 원심성 세동맥의 저항을 증가시키는 약물이기 때문이다. NSAIDs 유도 및 ACE 억제제 유도 신전성 급성 신부전의 소인은 저혈량증, 기저 신장 기능부전, 간질환, 심부전 및 신장동맥질환 등이다.

신전성 급성 신부전에서 한번 자동조절 능력이 저해되고 GFR이 감소되면 소변 성분과 소변량의 변화를 예측할 수 있다. GFR이 감소되면 세뇨관의 수분량이 감소되고 세뇨관을 통한 수분의 흐름이 좀 더 느려져 나트륨과 수분의 재흡수가 증가된다. 신장 순환의 감소로 인해 세뇨관의 수분에서 재흡수된 용질은 신장 수질의 간질보다 좀 더 느리게 제거된다. 이는 수질의 긴장성을 증가시켜 원위 세뇨관에서 수분 재흡수를 더욱 증가시킨다. 결과적으로 소변량은 400mL/일 미만으로 감소되고, 비중은 증가되며, 소변 나트륨 농도는 낮아진다(보통 <5mEq/L; 그림 9-4-1). 이러한 신장의 저관류와 관련된 특징적인 변화때문에 소변량, 소변 나트륨 및 비중을 측정하여 신장관류의 치료효과를 간단하게 확인할 수 있다.

전신 혈압의 증가가 반드시 신장 관류의 개선을 의미하지는 않는다. 체액 감소와 관련된 저혈압을 교정하기 위해 norepinephrine을 사용하면 신장동맥을 수축시켜 신장 혈류가 더욱 감소되고, 이는 소변량의 감소와 요비중의 증가로 분명해진다.

저관류 상태가 체액 보충, 심박출량의 개선, 리

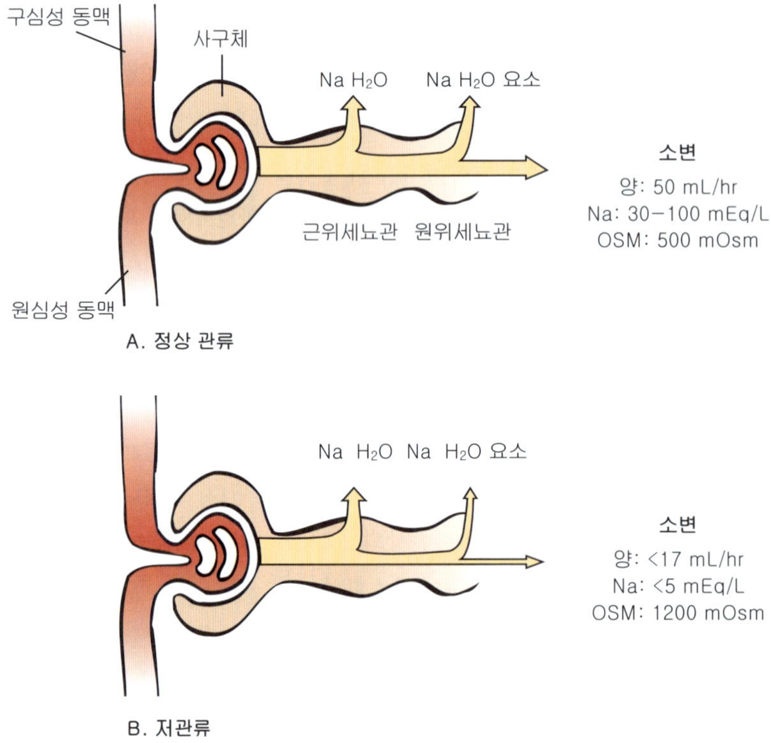

그림 9-4-1 (A)신장의 정상관류 (B) 신진성 급성 신부전의 저관류. 신장의 저관류는 신장 혈류 및 사구체 여과를 감소시키고, 근위관에서 재흡수된 여과분율의 증가 및 나트륨 함량이 적은 소변 흐름의 감소 및 농도의 증가를 초래한다. H_2O; 물, OSM; 삼투압 농도

듬장애 교정 또는 이런 중재들의 조합으로 치료되면 신장 관류가 증가하여 소변량과 소변 나트륨 농도가 증가되고 요비중이 감소된다.

(2) 신내성 급성 신부전

신장내 급성 신부전의 원인이 많은 것과 같이 병태생리 경로 또한 많다(그림 9-4-2). ATN은 신내성 급성 신부전의 가장 흔한 병원획득 형태이며, 허혈과 신독성은 ATN의 두 가지 주요 근본적인 원인이다(그림 9-4-3).

① 허혈성 급성 세뇨관 괴사

허혈성 ATN은 지속적인 저관류에 기인한다. 따라서 신전성 급성 신부전과 허혈성 ATN은 실제로 연속체이므로 신전성 상태에 대한 신속한 인식과 치료가 중요하다. 신장의 저관류가 충분한 시간(정확한 기간은 예측할 수 없고, 임상 상황에 따라 변한다)동안 지속될 때 신세뇨관의 상피는 저산소 상태가 되고, 신장 관류가 회복되어도 사구체 여과가 더 이상 개선되지 않을 때까지 손상이 지속된다. 허혈은 신장 세포에 있는 미토콘드리아의 삼인산 아데노신(ATP) 생산을 감소시켜 세포에 필요한 에너지 공급이 제한된다. 이 에너지의 일부분은 세포에서 적절한 전해질 농도를 유지하기 위해 전해질 교환 채널을 통하여 사용된다. 허혈로 인한 세포의 전해질 장애는 세포내 칼륨, 마그네슘 및 인산의 감소와 세포내 나트륨, 염화물 및 칼슘의 증가이다. 세포내 칼슘이 증가하면 특히 세포의 손상과 기능부전이 생기기 쉽다.

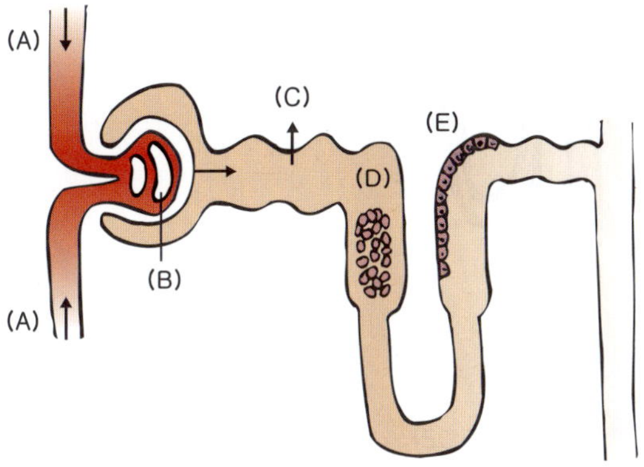

그림 9-4-2 신내성 급성 신부전의 잠재적 기전은 (A) 신장 세동맥의 수축으로 인한 여과압력의 감소, (B) 사구체 모세혈관의 투과성 감소, (C) 여과액의 역누출이 있는 근위세뇨관의 투과성 증가, (D) 괴사성 세뇨관 세포에 의한 소변 흐름의 폐쇄, (E) 치밀반(macula densa)으로의 레닌-안지오텐신 생성을 증가시켜 사구체 수준에서 혈관수축을 일으키게 하는 나트륨 전달의 증가를 포함한다.

또한 재관류 동안 산소 자유기(oxygen free radical)의 생성으로 인해 세포 손상이 발생한다. 결국 이 세포 손상에 의해 세뇨관 세포가 부어 올라 괴사되며, 괴사 세포는 벗겨져서 세뇨관의 내강을 막는다. 벗겨진 세포는 기저막의 기능이 변화되어 세뇨관내 수분의 역누출을 막지 못하고 GFR을 감소시킨다.

허혈성 ATN을 유발하는 마지막 요인은 50% 정도의 신장 혈류를 감소시키는 심한 신장 혈관의 수축이다. 이런 혈류역학적 장애는 산소 전달을 더욱 손상시켜 허혈성 손상을 악화시킨다. 관련된 혈관수축제로는 교감신경계가 활성화되어 분비되는 norepinephrine, angiotensin II 및 손상된 신장 혈관내피세포에서 방출된 강력한 혈관수축제인 endothelin이 있다.

② 독성 급성 세뇨관 괴사

독성 ATN의 병태생리는 신장의 세뇨관 세포에 신세포독소(nephrotoxin)가 축적되어 발생되며, 이는 괴사를 초래한다. 이 괴사 세포는 벗겨져 세뇨관 내강으로 들어가서 허혈성 ATN에서와 유사

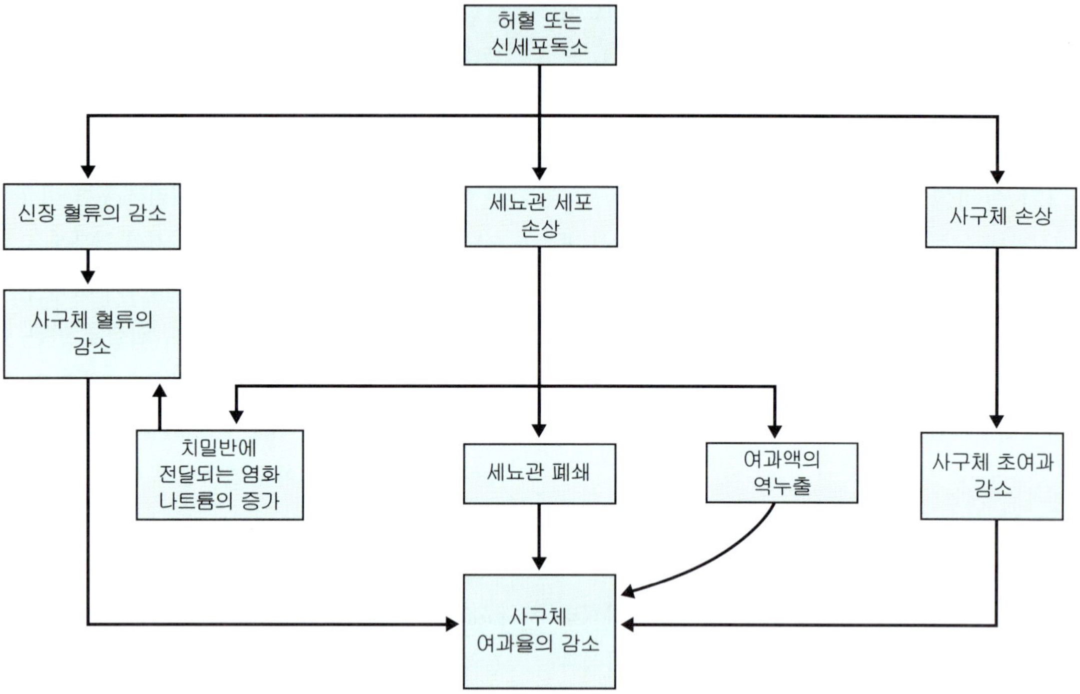

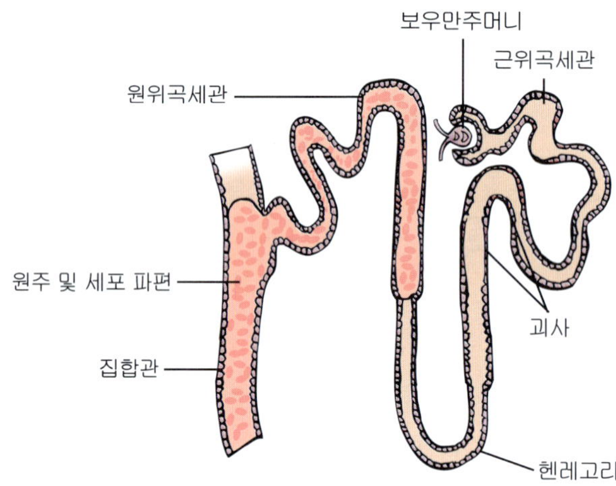

급성 세뇨관 괴사

그림 9-4-3 허혈성 ATN은 장기간의 저관류로 인해 발생한다. 병태생리적 과정의 진행은 세뇨관 내강을 막는 괴사 세포의 벗겨짐을 초래한다. 독성 ATN은 괴사를 일으키는 신세포독소가 신세뇨관 세포에 농축되었을 때 발생한다. ATN과 유사하게 괴사 세포가 벗겨져서 허혈성 세뇨관 내강을 막는다. 독성 ATN에서 신장 세포의 기저막은 보통 손상되지 않고 유지되며, 괴사 부위는 점점 국한된다.

한 방식으로 폐쇄를 초래하고 사구체 여과를 손상시킨다. 그러나 허혈성 ATN과는 달리 신독성 ATN에서는 신장 세포 기저막의 손상이 없고, 손상된 괴사 부위가 국한되어 있으며, 종종 비핍뇨가 더 많이 발생하고 치유과정이 더 빠르다.

비록 신독성 ATN에서는 잠재적 신세포독소가 많지만(Box 9-4-2), aminoglycoside 항생제와 방사성 조영제는 입원환자에게서 흔한 원인이다. Aminoglycoside 신독성은 투여 환자의 5~15%에서 발생한다. Aminoglycoside에 의해 이차적으로 발생한 급성 신부전의 발병은 보통 늦게 나타나며, 종종 치료 시작 후 7~10일에 시작된다. 이 약물은 신장에서 주로 배설되므로 약물의 독성은 용량에 좌우되고, 기존의 신장 손상이 있는 환자에서는 용량이 조절되어져야 한다. 치료 용량으로 조정되었는지를 확인하기 위해서 혈액의 최고치 및 최저치가 자주 채혈된다. 신장을 손상시키는 약제는 neomycin, tobramycin, gentamicin, amkasin과 streptomycin이다(용량 의존성 근위 세뇨관 손상을 초래하는 정도가 심한 순서부터 열거되었다). 여러 연구들에서는 gentamicin을 일일 1회 투여하는 것이 일일 3회에 나누어 같은 총량을 주는 것보다 신독성이 낮은 것으로 나타났다. 용량 이외에도 aminoglycoside 독성을 증가시키는 위험요인은 혈량 고갈, 높은 연령, 심장수술 등이다.

방사성 조영제 관련 신장병증은 보통 방사성 조영제가 정맥내로 투여된 지 48시간 내에 시작하고, 3~5일에 최고에 도달하며 7~10일에 원래로 돌아온다. 조영제 신장병증의 위험이 가장 높은 환자는 당뇨병을 가지고 있는 환자, 특히 당뇨병과 기저 신부전이 있는 환자이며 다른 위험성이 있는 환자는 혈관내 혈량 고갈 또는 다발성 골수종이 있는 노인과 다량의 조영제를 투여받은 환자이다.

이런 형태의 급성 신부전의 위험을 감소시키기 위한 중요한 방법은 조영제 투여 전과 후에 정맥 생리식염수를 이용한 적극적인 수화(hydration)이다. 신장 손상의 과거력이 있는 환자에서 조영제 관련 신장병증을 예방하는 최신의 방법은 수화와 함께 acetylcysteune(mucomyst, 600mg 1일 2회)을 투여하는 것이다. 이 방법은 주로 비이온 저삼투압 농도의 방사성 조영제를 투여한 중정도 신장부전을 가진 환자(평균 혈청 크레아티닌 2.4mg/dL ±1.3)를 대상으로 한 연구에 근거한다. Acetylcysteune은 그 산화방지제 속성을 통해 이런 환자를 보호한다(신장 세포에 직접적인 손상과 허혈을 야기시키는 반응산소물질을 생성함으로써 방사성 조영제 신장병증이 일부 조절되기도 한다). 그러나 acetylcysteune의 사용이 표준 치료가 되려면 좀 더 엄격한 연구가 필요하다. 조영제 신장병증은 보통 경미하고 비핍뇨이며 회복이 가능하나, 신장 기능이 회복되기 전 투석이 필요할 수도 있다.

(3) 신후성 급성 신부전

폐쇄는 요로의 어떤 부분에서도 발생할 수 있다. 폐쇄가 있으면 소변이 고여 수집관과 네프론(신장단위)을 통하여 역행성 압력을 야기시킨다. 이 압력은 세뇨관의 액체 흐름을 느리게 하고, GFR을 떨어뜨린다. 그 결과 나트륨, 물과 요소의 재흡수가 증가하여 소변 나트륨 농도는 감소되고 소변 삼투압 농도, 혈중요소질소, 혈청 크레아티닌은 증가한다. 소변 폐쇄로 인한 압력이 지속되면 전체 집합관은 이완되어 네프론을 압박하여 손상을 준다. 이것은 농축/희석하는 기전의 장애를 초래하여 소변 삼투압 농도와 소변 나트륨 농도가 혈청과 비슷하게 된다. 이런 상태는 신속하게 폐쇄를 해결함으로써 피할 수 있다.

기능을 잘하는 신장 한 개로도 항상성을 유지하는 데 충분하기 때문에 폐쇄로 인한 급성 신부전이 발생하려면 양쪽 신장의 폐쇄(예: 요도 또는 방광목의 폐쇄, 양쪽 요관 폐쇄) 또는 신장이 한개인 환자의 한쪽 요관 폐쇄가 있어야 한다. 폐쇄가 해결된 후에는 종종 1L/시간 정도의 많은 이뇨가 있으므로, 만약 전해질과 물이 필요한 만큼 보충되지 않으면 매우 위험할 수 있다.

3) 급성 세뇨관 괴사의 임상경과

ATN의 경과는 4개의 임상 시기로 나뉘어 질 수 있다: 발병기(onset phase), 핍뇨기 또는 비핍뇨기(oliguric/nonoliguric phase), 이뇨기(diuretic phase), 회복기(recovery phase).

(1) 발병기

발병기는 초기 손상으로 세포 손상이 발생할 때까지 지속된다. 이 시기동안 손상이 진행되므로 의료진은 질병 진행을 막아야 한다. 발병기는 원인에 따라 수시간에서 수일간 지속되며, 신부전 증상의 발현에 의해 예고된다(예: 소변량 감소, 혈청 크레아티닌 증가). 이 시기 동안 주요 목표는 ATN의 원인을 파악하고 비가역적인 세뇨관 손상을 막기 위한 치료를 시작하는 것이다.

(2) 핍뇨기 또는 비핍뇨기

ATN의 두 번째 시기는 핍뇨 또는 비핍뇨 중 하나로 특징지어진다. 핍뇨 ATN이 있는 환자는 좀 더 자주 신대체요법이 필요하고, 신장 기능이 회복되지 않으며 사망률이 더 높다. 이런 ATN은 가장 일반적으로 허혈성 손상으로 인해 나타난다. 핍뇨 ATN에서는 체액 과다, 질소혈증, 전해질 이상(예: 고칼륨혈증, 고인산혈증, 저칼슘혈증), 대사성 산증 및 요독증의 증상이 나타난다. 이 시기동안 주요 목표는 신장 손상이 치료될 때까지 신장 기능을 보조하여 환자가 살아있도록 하는 것이다. 이 시기동안 주요 사망원인은 고칼륨혈증, 위장관 출혈, 감염이다. 핍뇨 ATN은 단지 수일 또는 30일 정도 지속될 수도 있지만 대략 12일간 지속된다.

비핍뇨 ATN은 환자의 50%에서 보여지는데 가장 흔하게 독성 손상(예: aminoglycoside 항생제)과 관련되어 있다. 이 ATN에서는 소변량이 많기 때문에 수분 합병증은 적으며, 신장이 어느 정도 소변을 농축하는 능력을 유지하므로 투석 요구는 낮다. 그러나 칼륨 배설은 핍뇨에서와 유사하기 때문에 고칼륨혈증은 주요 위험인자이다. 전형적으로 비핍뇨 ATN 기간은 짧아서 평균 5~8일간 지속된다.

(3) 이뇨기

이뇨기는 1~2주 지속되며, 신장 기능이 회복되기 시작함에 따라 소변량이 점차 증가하는 것이 특징이다. 이뇨 정도는 4~5L/일을 초과할 수 있고, 주로 이뇨기에 진입시 환자의 수화상태에 의해 결정된다. 그러므로 투석을 받거나 또는 비핍뇨인 환자는 이뇨가 덜 생기는 경향이 있다. 이뇨는 삼투압 작용제로 작용하는 요소와 나트륨 같은 물질이 삼투압으로 끌어 당겨 생기는 것으로 생각된다. 비록 소변량은 정상이거나 많지만, 신장의 농축 능력이 손상되어 있어 환자는 체액량 부족과 저나트륨혈증, 저칼륨혈증과 같은 전해질 이상이 나타날 수 있다. 이 시기 동안 일차 목표는 수화를 유지하고, 전해질 고갈을 방지하며 신장 기능을 계속 보조하는 것이다.

(4) 회복기

회복기는 수개월에서 일년간 지속되는데, 신장 기능이 정상 또는 거의 정상으로 돌아오는데 걸리는 시기이다. 만약 중요한 신장 세포 손상, 특히 기저막(재생할 수 없는)에 손상이 발생하면 신장 손상이 남아 있게 된다. ATN에서 생존한 환자의 약 45%는 정상 신장 기능을 회복하나, 적어도 5%는 장기간 투석이 필요하다. 이 시기의 목표는 환자 교육이다. 환자와 가족은 신장 기능을 회복하고 유지하기 위하여 급성 신부전을 초래하는 요인과 앞으로 재발을 방지하기 위해 필요한 추후관리 및 예방법에 대해 이해해야 한다.

4) 급성 신부전의 진단

급성 신부전의 진단은 급성 신부전의 원인이 신전성, 신내성 또는 신후성 중 어느것인지 파악하는 것에서 시작된다. 건강력, 신체검진, 임상병리검사 및 진단검사를 이용하며 노인 환자의 신장 기능을 사정하기 위해 특별히 고려할 사항이 Box 9-4-3에 기술되어 있다.

(1) 건강력과 신체검진

건강력과 신체검진은 사정을 위해 필수적이다. 상세한 건강력을 통해 급성 신부전의 분류 및 정확한 원인에 대한 단서를 얻을 수 있다. 신전성 급성 신부전을 의미하는 건강력에서 중요한 것은 신장 관류가 저하되는데 기여한 어떤 사건이나 상태(예: 급성 심근경색, 심혈관수술, 심정지, 고열, 쇼크 상태, NSAIDs와 같은 약물의 사용)이다. 또한 죽상경화증의 과거력은 신장동맥 협착, 신전성 급성 신부전의 다른 인자에 대한 단서가 된다. 건강력을 통해 신내성 사건 또는 상태와 aminoglycoside와 방사성 조영제와 같은 신세포독소에의 노출과 같은 신내성 원인에 대한 단서를 얻을 수 있다. 또한 루프스 또는 혈관염과 같은 전신성 질환, 최근의 연쇄구균 감염, 횡문근융해증과 같은 세뇨관 폐쇄의 원인(손상 또는 시간 불명인 무의식 상태로 발견된 환자)에 관한 정보를 수집하는 것도 중요하다. 마지막으로 심장도관술, 항응고요법, 혈전용해치료에 대한 건강력이 있으면 죽상전색 신내성 질환의 가능성이다. 복부 종양이나 결석, 그리고 특히 노인 남성에게서 양성 전립선 비대증의 과거력은 신후성 급성 신부전을 나타내는 소견이며, 요로결석 또는 양성 전립선 비대증의 가족력 또한 기여할 수도 있다.

Box 9-4-3
노인의 신장 기능 사정

신체가 나이 들어감에 따라 신장 기능을 평가할 때 중요하게 고려해야 하는 생리적 전신적 변화와 신장 특이성 변화가 발생한다. 예를 들면:

- 30세 이후에는 심한 손상을 초래할 수 있는 동맥경화가 신장 동맥을 포함하여 발생하기 시작한다.
- 노인에서 근골격계의 변화는 근육량의 감소와 체중 감소를 초래한다. 이런 변화는 크레아티닌 기본 수치를 감소시킬 수 있으므로 신장 기능을 사정할때 명심하여야 한다. 젊은 성인에서는 정상 범위로 간주되는 혈청 크레아티닌 수치의 최소한 상승도 실제로 노인에서는 주요 신장 손상을 의미할 수 있다.
- 나이가 들어감에 따라 발생하는 신장 특이성 변화는 기능하는 총 사구체 수의 감소, 신장 혈류의 감소(30세로부터 10년에 10%씩), GFR의 감소(40세 이후 10년에 약 7-10mL/분)를 포함한다.

이런 전신적 변화와 신장 특이성 변화에 비추어, 24시간 소변이나 동위원소 검사를 이용한 GFR에 대한 정확한 사정이 요구된다. 또한 덜 정확하기는 하지만 성, 연령, 체중을 고려한 아래의 Cockroft Gault 공식도 이용할 수 있다. 정확한 GFR이 확인되면 치료(특히 약물치료)가 좀 더 안전하게 이루어질 수 있다.

$$\text{남성의 크레아티닌 청소율} = \frac{(140-\text{연령})\times\text{체중(kg)}}{72\times\text{혈청 크레아티닌}}$$

$$\text{여성의 크레아티닌 청소율} = 0.85\times\text{남성의 크레아티닌 청소율}$$

신체검진, 특히 수분 상태는 급성 신부전을 진단하는데 중요하다. 신전성 급성 신부전에서 탈수 또는 저혈량증과 관련된 신장 관류 저하는 피부 긴장도 저하, 점막 건조, 체중 감소, 경정맥 팽창의 감소에 의해 나타난다. 대조적으로 혈관 이완, 체액 누출(third spacing), 심혈관질환(예: 심부전) 또는 이런 요인들의 조합이 관류 저하와 관련이 있을 때는 부종, 복수, 체중 증가와 같은 세포외액의 감소 소견이 나타난다. 중환자에게서 중심정맥압, 폐동맥쐐기압, 심박출량과 같은 혈류역학적 감시 수치는 심장기능 상태 및 혈관내 수분 상태를 파악하는데 도움을 준다. 신체검진 소견과 건강력, 혈류역학적 수치, 검사실 결과를 연관시켜 잠재적 신전성 원인을 좀 더 파악할 수 있다.

비록 특정 신체검진 소견으로 신내성 급성 신부전을 진단하지는 않지만, 많은 검사결과는 신내성 급성 신부전의 잠재적 원인 파악에 도움이 된다. 예를 들면 연쇄구균 인후감염, 루프스(예: 나비모양의 얼굴 홍조) 또는 색전 현상(예: 변색된 발가락과 망상피반(livido reticularis), 사지 피부의 반영구적 푸른 반점형성)은 모두 신내성 원인이 될 수 있다.

신후성 원인을 의미하는 신체검진 소견은 방광팽창, 복부 종양 및 커지거나 결절성의 전립선이며, 꼬이거나 막힌 유치 도뇨관은 확정적 원인이다.

(2) 임상병리 검사

혈청과 소변 검사는 급성 신부전의 진단과 분류에 매우 중요하다. 신전성 급성 신부전, 신후성 급성 신부전 그리고 ATN에 있어서의 검사 수치를 비교하여 표 9-4-1에 제시하였다. 또한 혈액과 소변 검사는 다른 형태의 신내성 급성 신부전과 ATN을 구분하도록 돕는다. 빠르게 진행하는 사구체신염의 경우 의미있는 소변 침전 이상은 나타나지 않고, 소변 화학 검사는 ATN에서 관찰되는 것보다 좀 더 신전성 질소혈증에서 보여지는 것처럼 나타나는데, 이는 종종 진단의 단서가 된다. 그러나 급성 신부전, 특히 신내성 급성 신부전의 진단을 돕는 많은 소변과 혈액 검사가 있으며, 이런 검사 결과는 주의 깊게 고려되어야 한다(Box 9-4-4).

① 소변 검사

검사를 위해 소변 검체를 얻는 것은 급성 신부전

표 9-4-1 급성 신부전: 신전성, 신후성, 급성 세뇨관 괴사에서의 소변검사 결과

분류	신전성	신후성	급성 세뇨관 괴사
소변량	핍뇨	핍뇨와 다뇨가 번갈아 생길 수 있음	무뇨, 핍뇨, 또는 비핍뇨
소변 삼투압 농도	증가 (>500 mOsm/kg H_2O)	다양, 혈청과 같거나 증가	250–300 mOsm/kg H_2O
소변 비중	증가 (>1.020)	다양	약 1.010
소변 나트륨	<20 mEq/L	다양	>40 mEq/L
소변 침전물	정상, 약간의 원주	정상, 결정(crystals)	과립 원주, 세뇨관 상피세포
FEN_a	<1%	>1%	>1% (종종 >3%)
BUN: Cr	>20:1	10:1 to 15:1	10:1 to 15:1

Box 9-4-4
급성 신부전의 진단적 단서

소변

- 요산염 결정: 종양 용해, 특히 림프종(요산염 신장병증)
- 수산염 결정: ethylene glycol 신독성, methoxyflurane 신독성
- 호산구: 알레르기성 간질성 신장염, 특히 methieilin
- 적혈구가 없는 양성 벤지딘: 헤모글로빈뇨증 또는 마이오글로빈뇨증
- 색소 원주: 헤모글로빈뇨증 또는 마이오글로빈뇨증
- 대량의 단백뇨: 급성 간질성 신장염, thiazide 이뇨제, 출혈열(예: 한국, 스칸디나비아)
- 비정상 소변 단백 전기영동: 다발성 골수종
- 무뇨: 신피질 괴사, 양측 폐쇄, 신장 혈관 재해

혈장

- 현저한 고칼륨혈증: 횡문근융해증, 조직 괴사, 용혈
- 현저한 저칼슘혈증: 횡문근융해증
- 고칼슘혈증: 고칼슘혈성 신장병증
- 고요산혈증: 종양 용해, 횡문근융해증, 독소 섭취
- 현저한 산증: ethylene glycol, methyl alcohol
- 높은 creatine kinase 또는 myoglobin 수치: 횡문근융해증
- 낮은 보체 수치: 전신홍반루푸스(SLE), 감염후의 사구체신염, 아급성 세균성 심내막염
- 비정상 혈청 단백 전기 영동: 다발성 골수종
- 사구체 기저막에 대한 양성 항체: 굿파스처 증후군(Goodpasture's syndrome)
- 항중성구세포질항체(antineutrophilic cytoplasmic antibody) 양성: 작은 혈관 혈관염(베게너 육아종증 또는 결절성 다발동맥염)
- 양성 항핵항체(ANA) 또는 항이중가닥디엔에이항체(double stranded DNA): 전신홍반루프스
- 스트렙토리신 O에 대한 항체 양성: 연쇄상구균 감염후 사구체신염(poststreptococcal glomerulonephritis)
- 젖산탈수소효소(LDH) 수치의 증가, 혈청 빌리루빈의 증가, 또는 합토글로빈 수치의 감소: 용혈성 요독성 증후군(HUS) 또는 혈전성 혈소판감소 자반증(TTP)

의 형태와 진단을 하는데 매우 중요하다. 소변 검체는 이뇨제를 투여하기 전에 얻어야 하는데, 이는 이뇨제가 소변의 화학 조성을 변화시키기 때문이다. 소변 나트륨 농도, 삼투압 농도 및 비중은 신장의 농축 능력을 반영하므로 특히 신전성 급성 신부전과 ATN을 구분하는데 도움이 된다. 신전성 신부전에서 관류가 저하된 신장은 순환 혈량을 증가시키기 위해 나트륨과 물을 활발하게 재흡수한다. 그 결과로 소변 나트륨 수치와 분획성 나트륨 배설(FEN_a)은 낮고(각각 <20mEq/L와 <1%), 반면 소변 삼투압 농도와 재흡수가 안되는 용질의 농도는 높다. 이와 대조적으로 신장 실질에 손상이 있는 ATN에서는 세뇨관 세포가 더 이상 효과적으로 나트륨을 재흡수하거나 소변을 농축할 수 없으므로 소변 나트륨 농도는 종종 40mEq/L 보다 짙고, FE_{Na}는 1%보다 크며, 소변 삼투압 농도는 혈청에 가깝게 된다(등장뇨(isosthenuria)). 그러나 신전성 급성 신부전과 ATN에서 이런 수치가 중복되기 때문에 이런 지표의 유용성에는 한계가 있다(예: 소변 나트륨 농도는 20~40mEq/L 범위). 따라서 극단적 수치가 가장 유용하다.

소변 침전물 또한 급성 신부전의 형태를 구분하고 진단하는데 도움이 된다. 신전성 급성 신부전에서 소변 침전물은 단지 극소수의 유리원(hyaline casts)이 있는 정상인 반면, ATN에서는 거칠고 탁한 갈색의 과립원주(granular casts)와 세뇨관 상피세포가 전형적으로 발견된다. 신후성 급성 신부전에서는 종종 침전물이 정상이나 결석을 진단하는 데는 도움이 될 수 있다.

② 혈중요소질소와 크레아티닌 검사

혈중요소질소(BUN)와 크레아티닌(Cr) 검사는 급성 신부전을 진단하는 것뿐만 아니라 신전성 급

성 신부전과 ATN 또는 신후성 급성 신부전을 구분하는 데도 꼭 필요하다. 신전성 급성 신부전에서 BUN:Cr 비율은 정상 비율 10:1에서 20:1 이상으로 증가한다. 이런 결과는 탈수 상태에 의하거나 신전성 급성 신부전에서 세뇨관에서 물이 더 투과되고, 요소가 재흡수되거나 또는 둘 다에 의해서 초래된다. ATN과 신후성 급성 신부전에서는 신장의 농축 능력이 손상되었을 때 BUN과 Cr 둘 다 정상 10:1을 유지하면서 비례적으로 증가한다.

(3) 진단검사

급성 신부전을 평가하는 중요한 진단적 검사 중 하나는 신장 초음파촬영술이다. 이 검사는 특히 심한 폐쇄를 배제시킬 때 도움이 되고, 비침습적이라는 이점이 있다. 심한 폐쇄가 있으면 폐쇄 시작 후 1~2일 내의 초음파 상 소변 수집기관의 이완이 감지된다. 또한 초음파촬영술은 신후성 폐쇄의 원인으로 근접 부위의 신장 결석을 찾을 수 있다. 그리고 신장의 크기를 측정할 수 있어 급성과 만성 신부전을 구분하는 데 유용하다. 만성 신부전에서는 신장이 종종 작고(<9cm), 에코를 발생한다.

급성 신부전을 진단하는데 도움이 되는 기타 검사에는 종양, 혈관질환, 수집기관의 충만 결손을 평가하기 위한 컴퓨터 단층촬영(CT) 및 자기공명영상(MRI)과 신장동맥 협착을 평가하기 위한 신장동맥 조영상이 있다. 검사에 사용되는 조영제는 알레르겐성이고 신세포독성이므로 검사로부터 얻는 이익이 잠재적 위험보다 더 커야 한다는 것을 명심하는 것이 중요하다. 끝으로 신장 생검은 ATN이 아닌 신내성 급성 신부전이 있다고 생각되는 환자, 특히 의미있는 단백뇨 또는 설명되지 않는 혈뇨가 소변 분석에서 나타나는 환자에게 도움이 될 수 있다. 생검 결과는 진단 뿐 아니라 앞으로의 예후와 치료를 결정하는데 도움이 된다.

2. 만성 신부전

만성 신부전은 신장 기능이 느리고 진행성이며, 비가역적인 손상으로 결국 말기 신질환(end-stage renal disease, ESRD)을 초래하고 생명을 유지하기 위해 신대체요법이나 신장 이식이 필요하다.

미국에는 현재 300,000명 이상의 투석 환자와 신장 이식을 받는 사람이 있으며, 1999년에만 80,000명 이상의 환자가 새로 진단을 받았다. 투석 환자를 보면 여자보다 남자가 발생률이 43% 더 높고, 나이가 들어갈수록 더 높다. 또한 백인보다 아프리카계 미국인이 31.1% 더 높다. 또한 라틴계 미국인과 인디언도 백인보다 높은 발생률을 보이나, 그 차이는 크지 않다. 발생률의 이런 차이는 예방에 관한 교육이 제공되어야 하는 집단과 환자의 위험요인을 고려할 때 중요하다.

만성 신부전의 원인은 수없이 많으나(Box 9-4-5) 당뇨병과 고혈압이 가장 흔한 원인이며 각각 ESRD 원인의 30%와 20% 이상을 차지한다. 다른 원인으로는 사구체신염(일차성과 전신성 질환의 이차적인), 간질성 신장염, 선천성 기형, 유전질환, 신생물, 간신 증후군, 폐쇄성 요로병증과 피부경화증이나 죽상전색질환과 같은 미세혈관병성 원인 등이 있다.

1) 만성 신부전의 병태생리

만성 신부전의 일반적인 병태생리를 말하려면 무손상 네프론 학설(intact nephron theory)에 대해 이해하는 것이 중요하다. 각 신장에 있는 100만개 이상의 네프론은 각각 독립적인 기능 단위이기 때문에 신장 질환이 진행에 따라 각기 다른 시간에 기능을 잃을 수 있다. 한 개의 네프론이 병에 걸리게 되면 근처에 있는 네프론의 혈류 속도가 증가하고, 사구체 모세혈관의 정수압이 증가함으로써 여과율이 증가한다. 병에 걸리지 않은 네프론에서의 이런 과여과율 반응은 네프론의 70%가 손상되었을 때조차 신장이 배설 기능과 항상성 기능을 유지하게 한다. 그러나 결국 건강한 네프론이 최대 여과 지점에 도달하고 사구체의 추가적인 손실이 있으면, GFR 소실이 커지고 여과될 수 있는 독소의 축적이 일어난다.

네프론의 진행성 파괴에 관련되는 기전은 신부전의 주원인에 따라 다양하다. 그러나 특정 식별 가능한 이차적 손상은 네프론의 손실 과정을 빠르게 할 수 있다. 이런 이차적 손상은 신장 관류의 변화를 포함하며 울혈성 심부전 또는 혈관내 혈량 고갈, 신세포독성 약제의 투여, 요로 폐쇄 및 요로 감염에서 관찰된다. 일차성과 이차성 손상과 더불어 네프론 손실은 과여과 기전 자체에 의해 가속될 수 있는데 이러한 이유로 신부전의 진행을 늦추기 위한 많은 중재에 사구체 정수압 감소법을 포함한다. 예를 들어 ACE 억제제는 안지오텐신 II 매개 구심성 동맥의 혈관 수축을 막아 결과적으로 네프론의 과여과를 방지하기 위해 투여한다. 또한 최근 연구들에 의하면 순환지방, 칼슘 및 인과 같은 전해질, 호르몬 등의 변성과 같은 다양한 기전들이 신장의 일차적 손상과 관계 없이 신장의 상처 형성에 기여하는 것으로 나타났다.

Box 9-4-5
만성 신부전의 원인

- 당뇨병
- 고혈압
- 사구체신염
- 일차성(IgA 신장병증, 감염후 사구체신염)
- 이차성(HIV 신장병증, 루푸스, 한랭글로불린혈증, 베게너 육아종증, 굿파스처 증후군, 결절성 다발동맥염, 아밀로이드증)
- 간질성 신장염(알레르기성 간질성 신장염, 신우신장염)
- 미세혈관병성 혈관질환(죽상전색질환, 피부경화증)
- 선천성 질환
- 유전질환(다낭성 신병, 수질낭성 신질환)
- 폐쇄성 요로병증
- 신생물 또는 종양
- 이식거부
- 간신 증후군(hepatorenal syndrome)

(1) 당뇨병성 신증

당뇨병과 고혈압으로 인한 만성 신부전의 유병률이 매우 높기 때문에 이들 질환에서 나타나는 특이한 신장의 병태생리를 이해하여 ESRD로의 진행을 늦추거나 방지하는 중재가 필요하다. 신부전은 당뇨병의 주요 합병증으로 제1 유형 당뇨병 환자의 40%, 제2 유형 당뇨병 환자의 40~63%에서 발생한다. 당뇨병에서는 신장과 같은 인체 기관의 미소혈관계가 손상된다. 신장에서는 주로 원심성과 구심성 동맥과 사구체 모세혈관이 영향을 받는다. 사구체의 변화는 기저막의 비후, 면역글로불린 G(IgG)과 단백질의 침착 그리고 광범위한 사구체 경화증을 포함한다. 또한 당뇨성 신장병증 후기에는 세뇨관 위축과 간질성 섬유증도 발생한다. 이런 구조적 변성의 정확한 생리적 기전은 분명하지 않으나 고혈당증이 주요 원인이다. 제1 유형 당뇨병 환자의 합병증에 대해 엄격한 혈당 조절의 효과를 사정하기 위해 시행된 전향적 무작위 다기관 연구(diabetes control and cornplications trial, DCCT)에서는 엄격한 혈당 조절이 당뇨성 신장병증의 진행을 지연시키거나 심지어는 방지하는 것으로 나타났다.

당뇨병성 신장병증의 시작 시기에는 과여과, 약간 커진 신장, 미세 단백뇨(소변 내 30~300mg/일의 알부민)로 인해 환자의 GFR이 증가한다(140mL/분 정도). 약 10~20년이 경과하면 고혈압과 명백한 단백뇨가 발생하고 저단백혈증과 부종, 경미한 질소혈증이 동반된다. 이런 환자의 50%에서 ESRD가7~10년 이내에 발생한다.

(2) 고혈압성 신장 경화증

전신성 고혈압은 신장 경화증으로 알려진 상태를 초래한다. 고혈압성 신장 경화증은 두꺼워지고 좁아져서, 결국 괴사되는 신장 세동맥과 사구체 모세혈관에서 경화성 병변의 발생을 포함한다. 고혈압성 신장 경화증은 양성이거나 악성일 수 있다. 급성 경증 또는 중등도 고혈압과 관련된 양성 신장 경화증에서 신장 손상은 수년에 걸쳐 발생한다. 만약 혈압이 즉시 떨어지지 않으면 악성 고혈압과 관련된 신장 경화증은 영구적인 신부전을 초래할 수 있다. 종종 흐린 시력과 심한 두통과 같은 증상이 동반된다.

고혈압성 신장 경화증은 직접적으로 고혈압에 의해 야기되기 때문에 본태성 고혈압의 발생률이 더 높은 집단일수록 발생률이 더 높다(예: 노인, 아프리카계 미국인). 아프리카계 미국인 중 고혈압 때문에 투석을 받는 ESRD을 가진 환자의 발생률은 30% 이상이다. 고혈압성 신장 경화증의 증상은 신장 손상의 중등도와 고혈압의 심한 정도에 따라 다르다. 발현 가능한 증상에는 단백뇨, 질소혈증, 적혈구 원주가 있는 혈뇨를 포함한다. 불행하게도 고혈압 자체처럼 종종 환자는 광범위한 손상이 있을 때까지 증상이 없는 상태로 있다. 고혈압성 신장 경화증의 진행을 지연시키거나 방지하기 위해 혈압 조절은 필수적이다. 이것이 환자 교육이 ESRD의 발생률을 감소시키는데 큰 효과를 줄 수 있는 부분이다. 조절되지 않는 고혈압의 합병증에 대해 환자를 교육하는 것은 특히 중요하며, 혈압 조절에 적극적으로 참여하도록 한다.

2) 만성 신부전의 진행 방지

만성 신부전의 중요한 특성은 지속성 진행이다. 한번 만성 신부전이 발생하면 ESRD로의 진행 속도를 느리게 하는데 초점을 둔다. 이전에 언급한 바와 같이 신장에 이차적 손상이 신부전의 진행을 가속시키기 때문에 이런 손상을 감시하여 예방하는 것이 중요하다. 수분량 고갈, 요로 폐쇄 및 요로 감염을 피해야 한다(그리고 이것이 발생했다면 이런 상태를 적극적으로 치료하는 것). 또한 aminoglysoside 항생제와 정맥 방사성 조영제와 같은 신세포독소를 피하는 것이 포함된다. 만약 이런 약제들이 필요하다면 조심스럽게 투여한다. 급성 신부전 경우에서와 같이 조영제 투여 전과 후의 적절한 수화는 더 이상의 신장 손상을 막는다.

당뇨환자에서는 정상 범위 내 당화헤모글로빈(glycosylated hemoglobin, HbA_{1c}) 유지를 목표로 혈당 수치를 엄격히 조절하여 신부전의 진행을 예방하고 지연시킨다. 또한 혈압 조절은 단지 고혈압 또는 당뇨병이 아닌 거의 모든 일차 원인으로 인한 신부전의 진행을 방지하는데 필수적이다. 고혈압의 조절은 필요하면 약물치료와 마찬가지로 생활양식의 변화(예: 운동, 염분 제한, 과도한 알코올 금지)를 포함한다. 약물치료에서 ACE 억제제는 구심성 및 원심성 세동맥에 대한 안지오텐신 II의 효과를 차단하여 사구체내 압력을 감소시키기 때문에 당뇨성 신장병증의 진행을 느리게 하는 선택적 이점이 있다. 또한 최근에 안지오텐신 II의 효과를 차단하는 안지오텐신 수용체 차단제(ARBs)도 당뇨성 신장병증의 진행을 느리게 하는 것으로 나타나 ACE 억제제(현재 당뇨병 환자에게 사용하는 주요 항고혈압 치료)에 효과가 없는 환자의 경우 ARBs는 좋은 대안이 될 수도 있다.

신부전의 진행을 느리게 할 수단으로써 단백질 제한 식이는 논쟁의 여지가 있으나 여러가지 증거들에 따르면 중정도의 단백질 제한(0.8g/kg/일)이 도움이 된다고 알려져 있다. 그러나 단백질 제한 시, 특히 이화대사 상태(catabolic state)의 중환자에서 영양실조를 방지하는 것이 중요하다. 영양실조는 신부전 환자의 이환률과 사망률의 주요한 결정인자이다. 영양실조를 피하는 방법은 높은 생물가를 가진 단백질을 제공하고, 충분한 영양요구를 충족시키며 주의 깊게 영양사정지표(예: 체중, 혈청 알부민과 전알부민 수치, 총 알부민 수치)를 감시하는 것이다. 중환의 경우 영양요구가 복잡하므로 영양사와 협동하는 것이 필요하다.

신부전의 진행을 느리게 하는 마지막 방법은 혈청 지질을 조절하는 것이다. 고지혈증은 보통 만성 신부전에서 특히 당뇨병과 신증후군이 있는 상태에서 보여지며, 신부전에 기여하는 것으로 가정된다. 비록 아직까지 인간을 대상으로 신장질환에서 지질 감소의 효과를 사정한 통제된 장기간의 연구는 없지만 동물과 인간 연구는 고지혈증과 진행성 신부전 간에 상관이 있음을 보여준다. 지질이 신부전에 기여하는 방법은 분명하지 않으나, 사구체 모세혈관에서 지방 방울이 경화성 병변의 형성을 가속시키고 대사될 때 직접적인 세포 손상을 일으키거나 또는 두 가지 기전 모두에 의해 손상시킨다. 지질강하제는 여러 신장질환에서 안전하며, 특히 ESRD 환자의 주요 사망원인인 심혈관계 위험을 감소시킨다.

3) 만성 신부전의 임상경과

만성 신부전의 진행은 일반적으로 신장의 예비력 감소, 신장 기능저하, ESRD의 세 단계로 분류되며, 이 단계는 연속적으로 발생한다.

(1) 신장의 예비력 감소

신장의 예비력 감소는 신장 기능의 40~50% 감소이다. 이 단계 동안 신장은 아직 배설과 조절 기능을 유지할 수 있으며, 환자는 전형적 증상이 없다. BUN과 크레아티닌이 약간 증가되는 것 같은 신부전의 초기 증상은 신장 기능이 50~60% 감소된 후에 나타난다. 신장의 예비력 감소는 보통 우연히 발견되거나 또는 동반이환(예: 당뇨병)에 근거하여 진단된다.

(2) 신장 기능저하

신장 기능저하는 신장 기능이 정상의 20~40% 정도 남은 상태이다. 이 단계에서 용질 청소율, 소변 농축 능력, 호르몬 분비가 손상된다. 따라서 신부전의 증상(질소혈증, 전해질 불균형, 빈혈을 포함하는)이 나타나기 시작한다. 이 단계 동안 흔한 증상은 피로, 다뇨증, 야뇨증이다.

(3) ESRD

만성 신부전의 마지막 단계는 ESRD이다. 이것은 남은 신장 기능이 정상의 15% 보다 적은 것이 특징이다. 이 단계에서 신장의 모든 정상적인 조절, 배설 및 호르몬 기능이 심하게 손상된다. ESRD는 BUN, 크레아티닌의 현저한 증가, 빈혈, 전해질 불균형(예: 저칼슘혈증, 고칼륨혈증, 고인산혈증), 체액 과부하로 확인된다. 보통 환자는 핍뇨성이며 혈장 삼투압 농도와 비슷한 소변 삼투압 농도를 나타낸다. 요독성 증상이 나타나고 오심,

구토, 식욕부진, 감각 변화, 허약 및 피로가 동반된다. 만약 투석이나 신장 이식과 같은 치료가 시작되지 않으면 환자는 사망하게 될 것이다. Box 9-4-6은 ESRD를 가진 아동 환자에 대한 고려 사항이다.

3. 신부전 관리

비록 급성 신부전과 만성 신부전 치료 방법 사이에 다소 뚜렷한 차이가 있지만, 대다수의 임상증상과 합병증에 대한 치료는 같다. 각 신부전의 Box 9-4-7은 일차적 손상을 치료하는 것으로 시작한다. 급성 신부전 환자의 Box 9-4-8은 일반적 간호진단이며, 협동 치료지침이다.

1) 체액 균형

체액 균형의 임상관리는 신부전 환자에게는 중요하며, 급성 및 만성 신부전 관리에서 가장 차이가 큰 부분이다.

Box 9-4-6
ESRD를 가진 아동 환자를 위한 고려사항

ESRD를 가진 아동은 종종 성장 부전을 경험한다. 실제로 이런 아동의 50%는 일반 집단의 연령이 같은 아동과 키를 비교한 결과 정상보다 2 표준편차 이하였다. ESRD를 가진 아동을 관리할 때 반드시 고려하여야 할 문제에 대한 연구적 치료에는 영양 보충, 산증 교정, 재조합형 인간성장호르몬의 투여가 포함된다. 복막투석은 혈액투석보다 식이 제한이 덜하기 때문에 그리고 일상생활(학교 교육을 포함한)을 덜 방해하기 때문에 아동에 대한 방해를 덜 초래하므로 아동 집단에서 더 선호되는 투석 형태이다. 조기 신장 이식은 아동의 ESRD를 위한 최선의 해결책이며, 성장 지연을 막을 수 있으므로 적극적으로 시도되어야 한다.

Box 9-4-7
급성 신부전 환자의 간호진단

- 감소된 신장 기능과 관련된 체액량 과다
- 체액량 과다, 레닌-안지오텐신 체계의 장애와 관련된 심박출량의 변화: 감소
- 영양 장애: 식욕부진, 오심 및 구토, 식이 제한, 구강점막의 변성과 관련된 신체요구량 보다 적은
- 영양상태 불량, 부동, 부종과 관련된 피부통합성 장애
- 예기치 않은 심각한 질환과 불명확한 예후, 친숙하지 않은 환경, 최근 증상과 관련된 불안
- 피로, 빈혈, 노폐물 축척, 투석 치료와 관련된 활동불내성
- 단편적인 수면과 관련된 수면양상 장애
- 감소된 면역계 기능과 관련된 감염 잠재성
- 지식 결핍: 급성 에피소드의 병태생리와 원인, 식이제한, 투약, 합병증, 예후, 추후관리에 대한 요구

(1) 급성 신부전

신전성 급성 신부전과 허혈성 ATN의 초기 단계에서 신부전의 원인은 종종 혈관내 용적 부족으로 인한 불충분한 신장 관류이다. 검사, 신체검진 및 혈류학적 단서를 혈관내 용적 고갈에 대한 빠른 진단 후 혈액과 정질액(crystalloids)과 같은 대치 수액의 신속한 투여로 치료한다. 이용되는 대치 용액은 손실의 형태를 고려하여야 한다(예: 출혈성 상태인 환자를 위해서는 혈액이 최적의 대치 수액이다). 종종 급성 신부전에서 혈관내 용적 부족에 대한 징후와 증상이 없을지라도 다량의 정맥 수액을 주입한다. 수액 주입 후 급성 신부전을 진단하는 방법일 뿐만 아니라 치료 방법이다.

또한 ATN의 이뇨단계에서 수액 투여는 급성신부전에서 광범위 이뇨가 발생하였거나, ATN과 다양한 신후성 병인을 포함하는 급성신부전에서 세뇨관의 폐쇄를 예방하고 완화시키기 위해서 필요하다. 그러나 핍뇨 상태에서는 체액 과다가 되지

Box 9-4-8
급성 신부전(ARF) 환자를 위한 협력적 간호지침

결과	중재
진료 협동 모든 적정한 의료팀과 분야가 진료 계획에 참여한다.	• 환자, 가족, 주치의, 신장전문의, 폐전문의, 심장전문의, 간호사, 전문간호사, 사회사업사, 호흡치료사, 물리치료사, 작업치료사, 영양사, 목사, 투석실 의사와 함께 진료 계획을 세운다.

산소화/환기
환자는 다음에 의해 입증된 적절한 가스교환이 될 것이다:
• 정상 범위의 동맥혈가스(ABGs)
• 92% 보다 높은 기능적 산소포화도(SpO_2)
• 깨끗한 호흡음
• 정상 호흡수와 깊이
• 정상 흉부 방사선
	• 동맥혈가스와 지속적 맥박산소 측정을 실시한다.
	• 산-염기 상태를 감시한다.
	• 체액 과다로 인한 폐 곤란의 증상과 징후를 감시한다.
	• 다음과 같은 일상적인 폐훈련을 제공한다.
	  • 기도 흡인
	  • 흉부 타진
	  • 유발폐활량측정법(incentive spirometry)
	  • 잦은 자세 변경
	• 침대에서 의자로 이동한다.
	• 산소요법, 기계환기 또는 둘 다를 적용중인 환자를 지지한다. 호흡치료사를 참여시킨다.

순환/관류 환자의 혈압, 심박동수, 혈류역학적 지표가 정상 범위 내에 있을 것이다. 환자는 다음에 의해 입증된 적절한 조직 관류를 가질 것이다: • 적절한 헤모글로빈 수치 • 정상 용적 상태(euvolemic status) • 급성 신부전의 단계에 따라 최적의 소변량 • 적절한 의식 수준	• 활력징후를 매 1-2시간 마다 감시한다. • 폐동맥카테터가 제 위치에 있다면 폐동맥압과 우심방압을 매 시간마다, 심박출량, 전신혈관저항 및 말초혈관저항은 매 6-12시간 마다 감시한다. • 투석 동안은 지속적으로 또는 매 15분마다 활력징후를 사정한다. • 매일 헤모글로빈와 헤마토크릿을 감시한다. • 조직관류의 증거(통증, 맥박, 색깔, 온도 그리고 의식수준의 변화, 장폐색, 소변량 감소와 같은 기관의 관류 저하 징후)를 사정한다. • 필요 시 혈관내 정질액 또는 혈액제제를 투여한다.
수분/전해질 환자는 정상 용적일 것이다. 환자는 정상 전해질 균형을 이룰 것이다. 환자는 최적의 신장 기능을 가질 것이다.	• 섭취량과 배설량(수분 제한), 일일 체중, 소변량 경향, 활력징후, 중심정맥압, 폐동맥쐐기압을 포함한 체액 상태를 감시한다. • 과다 혈량의 증상 및 징후(고혈압, 폐부종, 말초부종, 경정맥 팽창, 중심정맥압 상승)를 감시한다.

Box 9-4-8
급성 신부전(ARF) 환자를 위한 협력적 간호지침 (계속)

결과	중재
	• 소변량, BUN, 혈청 크레아티닌, 산-염기 상태, 소변 전해질, 소변 삼투압 농도, 소변 비중을 포함하는 신장 지표를 감시한다. • 혈관내 용적과 신장 기능을 유지하기 위해 지시된 대로 수액과 이뇨제를 투여한다. • 지시된 대로 전해질을 보충한다. • 필요 시 환자를 투석으로 치료하고, 투석 치료에 대한 반응을 감시한다. • 선택된 간헐적 또는 지속적 투석 방법을 위해 투석을 감시하고 유지한다. **지속적 정맥-정맥 투석(continuous veno-veno dialysis)** • 환자의 반응과 체액 상태에 근거하여 매 시간 초여과율을 감시하고 조절한다. • 지시된 대로 수액을 보충한다. • 매 시간 혈액여과기(hemofilter)와 회로의 고장 여부를 사정한다. • 혈관통로가 빠지지 않도록 한다 • 지침대로 필터와 회로를 교환한다. • 혈관통로의 감염 여부를 감시한다. **복막투석(peritoneal dialysis)** • 덥힌 투석액을 천천히 주입한다. • 적절한 체류시간 후에 배출시킨다. • 배출액의 양과 외양을 사정한다. • 매일 배양검사를 시행한다 • 통로 부위의 감염 여부를 사정한다. **간헐적 혈액투석(intermittent hemodialysis)** • 매 12시간마다 션트의 떨림(thrill)과 윙윙거리는 소리(잡음, bruit)를 사정한다. • 수축(예: 혈압), 정맥절개술, 션트가 있는 팔 부위에 정맥 수액 투여를 피한다. • 감염을 사정한다. • 관련된 사지의 관류를 감시한다.
이동	
환자는 침상 안정 및 부동과 관련된 합병증이 없는 상태로 있을 것이다.	• 심부정맥혈전증의 예방을 시작한다. • 자주 자세를 변경한다.

Box 9-4-8
급성 신부전(ARF) 환자를 위한 협력적 간호지침 (계속)

결과	중재
	• 가능할 때 의자로 움직이게 한다. • 물리치료사에게 의뢰한다. • 운동범위 운동과 강화운동을 시행한다.
보호/안전 환자는 가능한 해로움으로부터 보호될 것이다.	• 환자가 삽관이 되어있고, 의식 수준이 저하되어 있으며, 지시를 따를 수 없거나 또는 심하게 동요하고 있다면 투석 동안 투석 부위를 유지하기 위해 손목 억제대의 필요성을 사정한다. 환자 및 가족에게 억제대의 필요성을 설명한다. 만약 억제대를 사용하면 억제대에 대한 반응을 사정하고, 매 1-2시간 마다 조직 관류의 손상과 피부통합성을 점검한다. • 적절하게 침대 난간과 의자의 안전벨트를 사용한다. • 발작 예방책을 따른다.
피부 통합성 환자는 손상이 없는 피부를 가질 것이다.	• 매 4시간 마다 피부통합성과 모든 뼈 돌출부위를 사정한다. • 매 2시간 마다 자세를 변경한다. • 압력 완화/감소 매트리스의 사용을 고려한다. 피부 손상의 위험을 사정하기 위해 Braden 척도를 이용한다. • 목욕 시 고지방 비누 또는 라놀린 함유 비누를 사용하고 가려움증을 위해 피부연화제를 바른다. • 병원 지침에 따라 욕창을 치료한다. 장루전문간호사를 치료에 참여시킨다.
영양 환자는 다음과 같이 적절한 영양상태가 될 것이다. • 하위 10% 이하이거나 또는 상위 20% 이상이 아닌 안정된 체중, 이상적인 체중 • 3.5-4.0g/dL의 알부민 수치 • 6-8g/dL의 총 단백질 수치 • 1,000-3,000×0^{6}/L의 총 림프구 수	• 영양지원을 관리하고 조정하기 위해 영양사에게 의뢰한다. • 지시된 대로 나트륨, 칼륨, 단백질, 수분 제한을 관찰한다. • 자주 적은 양의 음식을 제공한다. • 지시된 대로 비경구적 또는 장관 영양을 제공한다. • 알부민, 프리알부민, 총 단백질, 헤마토크릿, 헤모글로빈, 백혈구수를 감시하고 영양 치료의 효과를 사정하기 위해 매일 체중을 감시한다.
편안감/통증 조절 환자는 다음에 의해 입증된 바와 같이 가능한 통증이 없이 편안할 것이다: • 불편감 호소 없음 • 불편감의 객관적인 표시 없음	• 체액 과다와 관련된 호흡곤란의 증상 및 징후를 감시하고, 필요 시 산소화를 보조한다. 침상머리를 올리고 산소곤란을 최소화하기 위해 입술오무리기 호흡(pursed-lip breathing)과 같은 호흡기법을 교육한다. • 구강 및 피부간호를 자주 제공한다.

Box 9-4-8
급성 신부전(ARF) 환자를 위한 협동 간호지침 (계속)

결과	중재
	• 불편감의 양과 질을 사정한다. • 조용한 환경과 자주 안심시키기를 제공한다. • 혈관통로장치의 감염, 복막염 또는 복막투석 동안 불충분한 배액, 위장관 장해(오심, 구토, 설사, 변비)와 같은 불편감을 초래하는 합병증을 관찰한다. • 필요 시 진통제, 진토제, 지사제, 설사제(비마그네슘과 비인산염을 포함한), 대변 연화제, 항히스타민제, 진정제 또는 항불안제를 투여하고 반응을 감시한다.
심리사회적 환자는 다음에 의해 입증된 바와 같이 불안이 감소하였음을 보여줄 것이다: • 정상 범위의 활력징후 • 불안 수준이 감소되었음에 대한 주관적 보고 • 불안 수준이 감소되었음에 대한 객관적 사정	• 활력징후를 사정한다. • 환자 및 가족의 염려를 확인한다. • 환자가 삽관이 되어있다면 효과적인 의사소통을 위한 중재를 개발한다. • 환자 및 가족의 요구를 충족시키기 위해 융통성 있는 방문을 준비한다. • 적절한 휴식과 수면을 제공한다. • 상태와 치료에 대한 최신 정보를 자주 제공하고, 기구를 설명한다. 모든 질문에 대답한다. • 적절한 진정제와 항우울제를 투여하고, 반응을 감시한다.
교육/퇴원계획 환자 및 가족은 급성기 동안의 치료와 만성질환자의 유지에 필요한 시술 및 검사를 이해할 것이다. 환자 및 가족은 질환의 중증도를 이해하고, 적절한 질문을 하며 잠재적 합병증을 예상한다. 퇴원에 대비하여 환자 및 가족은 신대체요법, 수분 및 식이 제한, 투약요법에 대해 이해할 것이다.	• 투석 통로의 삽입, 투석 치료 또는 검사와 같은 시술을 위해 환자 및 가족을 준비시킨다. • 신부전의 원인과 효과, 고혈압과 체액 과다와 같은 잠재적 합병증을 설명한다. • 신부전의 병태생리, 투석, 식이 또는 수분 제한과 관련된 질문을 하도록 환자 및 가족을 격려한다. • 입원한 동안 일찍 적절하게 전문의에게 환자를 보내거나 의뢰를 한다. • 투석 중인 환자의 가정간호에 관련하여 기대하는 것, 신장 기능의 유지, 언제 병원을 찾을지 등에 대한 가족 교육을 시작한다.

않도록 주의해야 한다. ATN의 핍뇨기와 같은 지속되는 핍뇨 상태에서는 전날 소변량에 500~800mL를 더한 양으로 제한한다.

종종 급성 신부전에서 이뇨제(thiazide diuretics)는 핍뇨를 막거나 또는 역전시키기 위해 소변량을 증가시키거나 체액 과다 상태를 완화시키며, 세뇨관 폐쇄를 막기 위해 또는 이런 여러 목표들을 모두 달성하기 위해 투여된다. 고리형 이뇨제(loop diuretics)인 furosemide는 헴 색소 폐쇄와 종양용해증후군과 같은 급성 신부전의 특정 폐쇄성 원인에서 세뇨관 폐쇄를 방지하는 이점이 있는 것으로 증명되었다. 또한 폐부종과 심부전과 같은 체액 과다 상태에서도 이뇨제가 유용하다. 종종 이런 상황에서는 환자가 규칙적으로 furosemide를 투여 받았는지에 따라 20~100mg 사이의 첫번째 용량으로 furosemide가 매 6시간 마다 투여된다. 만약 한 시간 이내에 반응이 불충분하면 용량이 두 배로 증가된다. 이런 과정은 충분한 소변량이 있을 때까지 반복된다. 가끔 hidrochloro thiazide와 같은 티아지드 이뇨제가 furosemide와 함께 투여될 수 있는데 이는 소변 배설을 증진시키는 이뇨제들의 상승작용 때문이다.

이뇨제를 사용하는 경우 탈수, 전해질 불균형 및 부작용의 합병증을 피하여야 한다. 정맥 furosemide 투여 후에 이명과 청력 손상(가역적이거나 비가역적)이 보고되었다. 이독성(ototoxicity)은 빠른 주사, 지나친 고용량 또는 다른 이독성 약물과의 공동치료와 연관이 있다. 제약회사는 고용량의 비경구적 furosemide 치료를 위해 조절된 정맥내 투여(4mg/분을 초과하지 않는)를 권장한다.

앞서 말한 이뇨제의 사용과는 달리 핍뇨를 비핍뇨로 전환시키기 위한 이뇨제의 사용은 연구에서 입증되지는 않았지만 이런 목적으로 투여된다. 이런 상황에서 고용량의 고리형 이뇨제(종종 thiazide 이뇨제와 함께) 또는 manitol이 시도된다. 만약 환자가 불충분한 반응을 보인다면 이뇨제는 부작용의 위험 때문에 지속되어서는 안된다. Manitol을 투여하는 경우 순환량을 증가시키는 극적인 효과 때문에 각별한 주의가 필요하다. 이런 순환량의 극적인 증가는 환자의 심혈관계가 견디지 못할 수 있고, 심부전과 같은 상태를 악화시킬 수 있으며 결국 급성 신부전을 악화시킨다.

Dopamin은 "신장 용량(renal dose)" (1~3ug/kg/분)에서 신장 혈관을 이완시키는 능력 때문에 전통적으로 급성 신부전에서 사용되는 또 다른 약제이다. 그러나 많은 임상 시도에도 불구하고 dopamin이 급성 신부전의 경과에 미치는 효과는 입증되지 않았으며, 일부 연구에서는 유해한 것으로 나타났다. 그럼에도 불구하고 일부 의료진은 신전성 급성 신부전 환자에서 특히 수액 소생과 함께 dopamin을 시도한다.

만약 체액 합병증이 발생하고 수분 제한과 약제에 의해 조절될 수 없다면, 투석 또는 초여과가 필요할 수도 있다. 이것은 종종 투약과 영양 보충 때문에 한 시간마다 많은 양의 정맥 수액을 받고 있는 핍뇨 환자의 경우이다. 고혈압 또는 세뇨관 손상으로 인해 발생한 급성 신부전을 가진 환자는 조직이 회복되고 정상 기능이 되돌아올 때까지 유지 투석이 필요하면서 회복시간이 지연될 수 있다. 이들 환자를 위해 퇴원계획 시 외래 투석 치료(수주에서 수개월까지 지속될 수 있는)의 필요성, 환자의 식이 및 수분 섭취 수정의 필요성을 위한 치료의 사회심리적 의미가 고려되어야 한다.

(2) 만성 신부전

만성 신부전에서 수액과 염분 제한은 체액 과다를 막는 치료의 주축이다. 또한 이뇨제는 투석에 대한 요구를 지연시키기 위해 사용된다. 보통 환자는 ESRD가 될 때까지 이뇨제에 반응할 수 있다. 만성 신부전이 ESRD로 진행되면 전형적으로 핍뇨가 나타나고 투석 치료가 시작되지 않으면 부종, 고혈압, 폐부종, 심부전, 경정맥 팽창과 같은 체액 과다 증상과 징후가 발생한다. 이런 환자에서는 매일 체중 측정과 정확한 섭취와 배설 측정 등을 포함하는 체액 상태에 대한 지속적인 사정과 수액 합병증을 감시하는 것이 필수적이다.

2) 산-염기 균형

신장은 수소 이온을 분비하고 배설하나 중탄산염 이온을 재흡수할 수 없기 때문에 전형적으로 급성 및 만성 신부전은 대사성 산증을 초래한다. 중환자는 순환내로 세포내 산의 방출이 증가하는 높은 이화상태에 있으므로, 산-염기 장애는 정도가 심각하다. 대사성 산증의 임상 증상은 깊고 빠른 호흡(쿠스마울 호흡), 정신상태의 변화, 고칼륨혈증 및 빈맥이다. 심한 대사성 산증에서는 심근 기능이 억제되고 혈관이 이완되기 때문에 서맥과 저혈압이 나타날 수 있다. 또한 혼미 또는 혼수를 초래하는 극적인 환자의 의식수준의 저하가 있다. 그리고 대사성 산증의 장기적 영향으로 뼈의 인산염과 탄산염이 과다한 수소 이온에 대항하는 완충제로 사용되어 뼈 광물질 소실(bone mineralization)이 나타난다.

동맥혈가스와 정맥 이산화탄소 함량을 이용한 산-염기 상태에 대한 검사는 치료의 지표가 된다. 15mEq/L 미만의 혈장 중탄산염 또는 7.3 미만의 pH를 가진 환자는 치료된다. 치료는 알칼리성 약물(예: Shohl 용액, Bicitra, 중탄산염나트륨 알약)의 투여, 투석 또는 둘 다를 포함한다. Bicitra 또는 Shohl 용액과 같은 구연산염(citrate) 함유 약물을 사용할 때는 알루미늄 함유 인산염 결합체와 함께 투여해서는 안된다. 이들 약제를 함께 사용하면 구연산염이 위장관에서 알루미늄의 흡수를 증가시키기 때문에 알루미늄 독성의 위험에 처하게 한다.

정맥 중탄산염나트륨의 사용은 심한 산증(pH<7.2 또는 혈장 중탄산염 수치<12-14mEq/L)에만 사용되는데, 이는 세포외액량 과다, 대사성 알칼리증, 저칼륨혈증의 잠재적 합병증 때문이다. 난치성 산증은 투석을 통해 과다한 수소 이온을 제거하고 인체에 완충제를 추가한다. 혈액투석의 완충제는 중탄산염이고, 복막투석에서는 중탄산염으로 대사되는 젖산이다. 빠른 대사성 산증 교정은 급성 저칼슘혈증과 칼슘 경직(tetany)을 초래할 수 있으므로 주의한다. 이는 알부민이나 인산염과 같은 무기물과 칼슘의 결합이 증가함으로 인해 이온화된 칼슘의 양이 알칼리 상태에서 감소하기 때문이다. 산-염기 치료 유형에 관계없이 혈청 중탄산나트륨, pH, 칼슘 및 칼륨 수치는 주의 깊게 감시되어야 한다.

3) 심혈관계

심혈관계의 변성은 급성 및 만성 신부전을 야기하거나 또는 가속한다. 심혈관 합병증은 신부전의 결과로써 발생할 수 있는데 급성 및 만성 신부전의 흔한 심혈관 합병증은 고혈압과 고칼륨혈증이다. 또 다른 심혈관 합병증인 심장막염(pericarditis)은 주로 만성 신부전에서 관찰된다.

(1) 고혈압

신부전의 합병증으로써 고혈압은 과다한 수분 및 나트륨 정체, 교감신경계의 과활성화, 레닌-안지오텐신-알도스테론 체계의 자극으로 인해 생긴다. 혈압 조절은 종말기관 손상을 방지하고 생명을 위협하는 심혈관 사건의 위험을 감소시키기 위해 매우 중요하므로 적절한 치료는 필수적이다. 관리는 수액 및 나트륨 제한, 이뇨제 투여, 항고혈압치료, 과다한 체액 제거를 위한 투석을 포함한다. 비약물적, 약물적 치료와 조절되지 않은 고혈압의 잠재적 합병증에 대한 광범위한 환자 교육이 절대적으로 필요하다.

(2) 고칼륨혈증

고칼륨혈증은 급성 및 만성 신부전 환자의 생명을 위협하는 상태이다. GFR이 감소됨에 따라 과다한 칼륨을 배설하는 신장의 능력이 감소된다. 중환자의 신장은 이화작용의 증가, 산증, 세포 손상, 칼륨 기준 약물의 투여, 혈액 수혈에 의해 혈청 칼륨 수치를 증가시킬 수 있는 손상된 상태이다. 고칼륨혈증은 치명적인 부정맥을 초래한다.

고칼륨혈증의 사정은 심전도의 전기 전도계에 대한 칼륨의 영향을 감시하는 것과 혈청 칼륨을 주의 깊게 감시하는 것을 포함한다. 칼륨 수치가 증가함에 따라 특징적인 심전도 변화가 발생한다(그림 9-4-4). 첫번째 심전도 변화는 보통 혈청 칼륨이 6~7mEq/L의 범위 안에 있을 때 발생하며, 뾰족한 T파와 PR 간격의 연장이 나타난다. 다음으로 P파의 소실이 있고, QRS 복합체가 약간 넓어진다. 이 시점에서는 혈청 칼륨이 보통 8~9mEq/L의 범위에 있다. 여기에서부터 QRS 복합체는 싸인파(물결 모양의 선) 양상으로 될 때까지 계속 넓어지며, 다음에 심실세동 또는 정지가 나타난다.

혈청 칼륨이 장기간 지속적으로 상승된 환자는 갑자기 고칼륨혈증이 발생한 환자보다 고칼륨혈증의 심장에 대한 영향이 심각하다. 따라서 칼륨과 심전도의 변화는 상황의 심각성을 파악하기 위해 함께 평가되어야 한다. 이외 고칼륨혈증으로 인하여 감각이상, 반사저하, 근육쇠약(전형적으로 하지에서 시작하여 몸통과 상지로 올라가는)이 나타나는지 감시한다.

경한 고칼륨혈증(심전도의 변화없이 혈청 칼륨 수치<6mEq/L)은 식이 칼륨 제한, 이뇨제, 칼륨결합 수지(resin)(예: sodium polystyrene sulfate)로 치료된다. Sodium polystyrene은 구강으로(20% sorbitol 100mL에 25~50g을 섞어) 또는 관장(70% sorbitol 50mL에 50g을 섞어 맹물 150mL와 함께)으로 투여된다. 이 약물은 중환자와 혈류학적으로 불안정한 환자에게 조심스럽게 사용되어야 하는데, 이는 이 장 괴사와 관련되기 때문이다. Sodium polystyrene을 위장관 폐쇄가 있는 환자에게 투여하는 것은 금기이다.

생명을 위협하는 고칼륨혈증의 치료는 심장에 대한 칼륨의 영향을 상쇄하고, 칼륨의 세포내 이동을 증진시키며 신체로부터 칼륨을 제거하는 단계

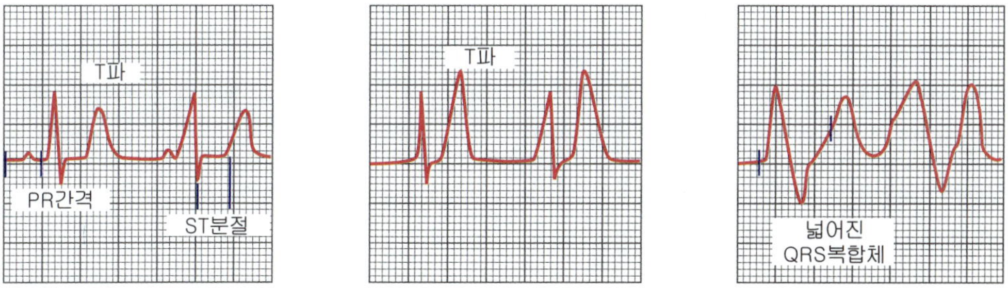

A. 뾰족한 T파, 길어진 PR간격, 하강한 ST분절

B. P파 소실

C. 넓어진 QRS복합체

그림 9-4-4 고칼륨혈증의 다양한 정도를 나타내는 전형적인 심전도 소견. (A) 혈청 칼륨(K^+) 수치가 약 6-7mEq/L일 때 T파가 뾰족해지고, PR 간격이 길어지며, ST 분절은 하강한다. (B) 약 8-9mEq/L에서 P파는 없어진다. (C) 약 10-11mEq/L에서는 QRS 복합체가 넓어진다.

를 거치는 것이 필요하다. 심장에 대한 칼륨의 영향을 상쇄하는 것은 정맥 칼슘 글루콘산염 또는 염화물로 할 수 있고, 실질적인 심전도 변화가 있는 환자를 위한 최우선 사항이다. 다음으로 칼륨의 세포내로 이동을 위하여 정맥 인슐린 및 포도당 투여와 정맥 중탄산염을 투여한다. 또한 베타 작용제 치료는 세포간 칼륨의 이동에 영향을 줄 수 있지만 반응 기도질환에 사용되는 용량의 10~20배를 사용해야 하기 때문에 비실용적이다. 이전에 언급된 바와 같이 신체로부터 칼륨 제거 시 이뇨제 투여와 칼륨교환 수지의 사용이 필요하다. 만약 이런 방법으로 고칼륨혈증을 조절하지 못하면 투석이 필요하다. ERSD 환자에서 투석은 생명을 위협하는 고칼륨혈증의 다른 응급치료와 함께 즉시 시작된다.

(3) 심장막염

요독증(요독성 심장막염)으로 인한 심장막염은 ESRD에서 주로 보이는 합병증이다. 심장막염으로 인하여 심장막의 모세혈관에서 체액, 적혈구, 섬유소원, 알부민이 투과된다. 결과적인 심장막 공간의 장액성 또는 장액혈액성 삼출액(심장막 삼출액)으로 심장막내의 압력이 증가하고 심실 수축력, 일회박출량, 심박출량이 손상된다. 다량의 삼출액의 축적으로 심박출량이 유지될 수 없을 때 생기는 심장막 압전(pericardial tamponade)은 생명을 위협하는 응급상황이다. 요독성 심장막염의 정확한 원인은 알려지지 않았지만 장기간의 부적합한 투석치료, 요독성 독소, 감염인자, 헤파린 투여와 관련이 있다.

흉통, 발열과 심장막 마찰음은 심장막염과 관련된 전형적인 세 가지 징후이다. 흉통은 특이적으로 예리하고 지속적이며, 앞으로 기울여 앉아 있는 자세에 의해 완화되고 심호흡시 악화된다. 심장막 마찰음은 증상이 있는 환자의 90%에서 청진되며, 급성 심장막염의 특징이다. 이런 소견과 덧붙여 심장막염에는 전형적인 심전도 변화가 있다. 가장 주목할만한 것은 넓게 펼쳐진 위쪽으로 오목한 ST 상승이다(급성 심근경색증에서는 전형적인 위쪽으로 볼록함에 비해). 다량의 심장막 삼출액에서 증상과 징후는 좀 더 극적이며 호흡곤란, 빈맥, 정신혼란, 허약, 경정맥 팽창 증가, 말초 부종, 흡식 동안 10mmHg 이상의 기이맥박을 포함한다. 이 시점에서 마찰음은 들리기도 하고 안 들리기도 한다. 압전은 빠르게(예: 심장막 공간내로 많은 출혈이 됨으로써) 또는 느리게 나타날 수 있으며, 경정맥의 심한 팽창, 빈맥, 좁은 맥압, 폐동맥쐐기압(PAWP)의 증가, 심음 감소, 말초 맥박의 감소, 의식 수준의 저하를 초래한다.

요독성 심장막염의 치료는 증상이 사라질 때까지 보통 매일 시행하는 적극적인 투석 치료이다. 또한 투석 동안 항응고가 심장막 공간 안으로 출혈을 촉진시키거나 강화시킬 수 있기 때문에 저용량, 국소적 헤파린이 처방되거나 또는 헤파린이 처방되지 않을 수도 있다. 또한 전신 스테로이드와 NSAIDs를 사용할 수 있으나 다양한 결과를 초래할 수 있다. 심장압전은 심장에 대한 압력을 완화시키기 위해 긴급한 심낭천자술이 필요한 응급상태이다. 재발하는 심장막염이나 협착심장막염이 있는 환자를 위해서는 외과적으로 심장막 창을 만들거나 심장막절제술이 필요할 수도 있다.

(4) 만성 신부전에서의 심혈관 질환

심장질환은 ESRD 환자에서 2~5배 더 많으며, ESRD 환자의 주요한 사망 원인이다. 실제로 투석을 하고 있는 환자에서 심혈관계 사망률은 일반인보다 10~20배 높으며, 45세 이하에서는 일반인보다 100배 이상 높다. ESRD에서 두드러진 심장질환은 좌심실 비대(LVH, 투석하는 환자의 75%에서 발견됨), 심근병증, 울혈성 심부전 판막 기능장애이다.

이런 질환들은 적어도 수년의 기간에 걸쳐 진행되기 때문에 보통 만성 신부전의 초기에 나타나고 신장 기능이 감소함에 따라 계속 진행된다. 심혈관 질환이 신장 기능장애를 유발하거나(예: 심부전), 또는 신부전이 심혈관 질환의 위험을 증가시키기거나 또는 다른 요인(고혈압 또는 당뇨병)이 신장 기능장애와 심혈관 질환을 야기시키므로 신부전과 심혈관 질환 간에는 관련이 있다. 심혈관 질환의 감시와 수정 가능한 위험요인의 감소, 특정한 심혈관 상태를 치료하는 것은 ESRD의 사망률을 감소시키기 위해 필수적이다.

이런 고위험 환자에서 심혈관 질환을 사정하는데 유용한 진단검사는 일상적인 심전도, 심초음파, 심장 스트레스 검사이다. 만성 신부전 환자는 운동 스트레스 검사보다는 약물 스트레스 검사가 일차적으로 선택되는데, 환자가 종종 운동 스트레스 검사를 위한 필요한 운동 수준을 달성하지 못하기 때문이다. 증상이 있는 환자에게 시행하는 좀 더 침습적인 검사는 탈륨 스캔과 관상동맥 조영술이다.

심장 질환에 기여하고 만성 신부전 환자 치료의 중점이 되는 수정 가능한 위험요인에는 혈압, 고혈량증, 빈혈, 흡연, 고혈당증, 칼슘 및 인산염 불균형, 대사성 산증이 있다. 일반인처럼 질환 특정 치료(예: 관상동맥 질환을 위한 항혈소판 치료와 베타 차단제 투여)는 적절히 시행되어야 한다.

4) 호흡기계

핍뇨성 급성 신부전 환자 또는 ESRD 환자에게 있어 흔한 합병증은 폐부종이다. 이 합병증은 체액과다, 심부전 또는 둘 다에 의해 초래된다. 임상 증상은 호흡곤란, 청진 시 수포음, 분홍색의 거품 같은 객담 생성, 빈호흡, 빈맥, 동맥혈 산소포화도(SaO_2)의 감소, 흉부방사선 상 체액 과다의 증거 등이다. 관리는 수액과 나트륨의 제한, 기저 심장 질환의 치료 및 환자의 신장이 반응할 수 있다면 이뇨제 투여가 포함된다. 폐부종은 생명을 위협하는 합병증으로 동맥 산소화를 향상시키고 체액 균형을 회복하기 위한 기관내삽관, 응급 투석 또는 두 가지 중재 모두 필요로 한다.

신부전의 다른 호흡기계 합병증은 흉막삼출, 흉막염과 통증, 요독성 폐렴, 폐 감염이다. 흉막염과 요독성 폐렴은 ESRD 환자에서 흔한데, 이는 요독성 독소의 영향과 불충분한 투석 때문이다. 한편 폐 감염은 급성 및 만성 신부전 모두 흔하며, 특히 중환자에서 호발한다. 폐 감염에 기여하는 신부전 관련 요인은 폐 대식세포의 활동 감소, 전반적인 면역저하 상태, 끈끈한 객담, 기침반사의 저하이다. 협동 관리는 객담 배양, 균특정 민감도를 이용할 수 있을 때까지 광범위 항생제 투여 그리고 폐 훈련법(pulmonary toilet measures, 예: 기침과 심호흡)의 교육 및 격려 등을 포함한다.

5) 위장관계

위장관 출혈은 급성과 만성 신부전에서 잠재적으로 생명을 위협하는 위장관 합병증이다. 신부전과 관련하여 위장관 출혈의 원인은 혈소판과 지혈 비정상, 투석, 통로의 개존 또는 둘 다를 위한 항응고제 사용, 자극 약물의 섭취(예: NSAIDs, aspirin), 위장관에서 요소 파괴로부터 암모니아 생성의 증가를 포함한다. 암모니아는 점막 표면을 자극하는 것으로 알려져 있다. 중환자에서 생리적 스트레스는 또 다른 기여인자이다. 육안으로 보이거나 잠재적인 혈액을 파악하기 위하여 모든 구토물과 대변 검사, 철분, 헤모글로빈, 헤마토크릿, 적혈구 지수에 대한 감시 그리고 혈관내 용적 고갈의 징후에 대한 주의가 요구된다. 만약 위장관 출혈이 의심되면 특정 병변을 진단하고 치료하기 위해 종종 방사선 검사와 내시경 검사가 필요하다. 관리는 특정 병변에 따라 다르나 종종 정질액과 혈액제제를 이용한 용적의 복구, 히스타민 유형 2 수용체(H_2) 차단제 및 양성자 펌프 억제제 또는 둘 다의 투여를 포함한다.

신부전과 연관된 다른 위장관 합병증은 주로 만성 신부전에서 발생하며 식욕부진, 오심, 구토, 설사, 변비, 구내염과 같은 구강내 변성, 입 안의 금속성 미각과 요독성 구취(fetor uremicus; 호흡 시 소변과 암모니아 냄새)를 포함한다. 구강 변성과 식욕부진, 오심 및 구토 같은 증상은 부분적으로 요독성 독소의 수치를 높게 하고, 장 점막에 영향을 미치며 뇌의 구토중추를 자극한다. 협력적 관리는 적절한 투석을 시작(또는 제공)하고, 진토제를 투여하는 것이다. 또한 좋은 구강 위생은 필수적이다.

변비의 합병증은 식사량 및 수분 감소와 구강 철분제제와 칼슘 기준 인산염 결합체의 투여 때문에 자주 신부전 환자에서 보여진다. 또한 요독증으로 인한 장 자극의 결과로 발생한다. 협동 관리는 식사량을 증가시키고 팽창성 설사제, 대변 연화제, 또는 둘 다의 투여, 지사제 투여 또는 이런 치료들의 조합을 포함한다. 구연산 마그네슘 같은 설사제를 포함한 마그네슘 함유 약물은 ESRD 환자들에게는 고마그네슘의 위험 때문에 반드시 피하여야 한다. 또한 전신적으로 흡수될 수 있는 다량의 인산염을 포함한 관장(fleet enema)을 사용해서는 안된다.

6) 신경근육계

신경근육 변성은 수면 장애, 인지과정 장애, 졸음증, 근육 과민성과 하지불편증후군(restless leg syndrome), 작열각증후군(burning feet syndrome)을 포함한 말초신경병증 질환을 포함한다. 하지불편증후군은 특히 밤에 있는 다리의 불편감이 특징이며, 사지의 지속적인 움직임에 의해 완화된다. 작열각증후군은 발바닥과 다리 아래 부분의 감각 이상과 무감각으로 구성된다. 이런 감각신경 합병증은 주로 ESRD와 관련이 있고 전해질 불균형, 대사성 산증, 운동 및 감각신경에 대한 요독성 독소의 영향인 것으로 생각된다. 집중하기 어려움, 단기간 기억 장애와 같은 인지과정 장애는 뇌혈관에서의 BUN 상승과 연관되어 있으며, 뇌부종을 초래할 수 있다. 광범위한 뇌부종은 발작, 분출성 구토, 혼수 또는 사망까지 초래할 수 있다.

인지 장애, 발작 및 다른 신경근육 변성에 대해 자주 사정하는 것은 중요하다. 철저한 신경근육 검사에 덧붙여 신경전도검사와 뇌파(EEG)와 두부 CT를 포함하는 진단적 검사가 사용될 수 있다. 협동 관리는 지속적인 발작의 경우에서 처럼 응급치료를 수행하고, 전해질 균형을 유지하며 대사성 산증을 교정하고, 규칙적으로 투석하며, 광범위한 환자 교육을 제공하는 것을 포함한다. 환자 교육 동안 포함 될 필요가 있는 특별한 주안점은 감각 이상이 있을 때 열이나 외상에 의해 사지가 손상되는 것을 방지하는 것이며, 종종 규칙적인 투석 또는 신장 이식으로 개선되는 신경근육 기능 변성이다. 그러나 만약 환자의 신경병증이 당뇨병과 같은 다른 동반 질환에 의한 것이라면 문제는 단지 투석 또는 신장 이식에만 최소한으로 반응할 수도 있다.

인지 변성이 있다면 집중에 어려움이 있고, 단기간 기억 장애 때문에 교육은 강화 자료를 이용하여 짧고 잦은 수업으로 제공되어야 하고, 가능한 한 가족을 참여시켜야 한다. 이런 주안점은 특히 위기 상황에 있는 중환자에게 고려되어야 한다.

7) 혈액계

혈액학적 체계의 변성은 급성 및 만성 신부전의 주요 합병증이다. 이런 변성은 출혈 경향의 증가, 면역계의 손상, 빈혈을 포함한다.

(1) 출혈 경향의 증가

부전의 증가된 출혈 경향은 응고 인자의 감소와 혈소판 응집과 유착의 손상, 프로트롬빈 소모에 기인한 것이다. 이런 변성은 요독증 때문으로 생각되나 정확한 병태생리적 기전은 알려져 있지 않다. 사정은 혈소판 수치, 출혈 시간, 응고 검사에 대한 감시와 출혈, 특히 위장관 출혈에 대한 사정을 포함한다. 협동 관리는 필요 시 혈액제제의 투여, 외상으로 부터의 보호, NSAIDs와 aspirine 같은 혈소판 기능을 변화시키는 약물 투여 금지를 포함한다. 종종 heparin(투석을 위한)과 aspirine(심근경색 예방을 위한)은 신부전 환자에게 사용된다. 이런 경우에 혈소판에 대한 이런 약물의 영향에 대해 주의 깊게 감시하여야 한다. 헤파린의 잠재적이고 심각한 합병증은 혈소판 감소증이며, 이 합병증이 나타나면 약물을 중단하여야 한다.

(2) 면역계의 손상

신부전 환자는 면역저하로 인하여 감염(급성 및 만성 신부전에서 주요 사망 원인)에 취약하다. 면역계의 손상은 영양 실조와 백혈구에 대한 요독증의 영향 때문으로 생각된다. 이런 영향은 T 세포 매개 면역 및 항체 매개 면역의 저하, 손상된 식작용(phagocytosis), 감소된 백혈구의 화학주성(chemotaxis), 감소된 보체 단백질, 감소된 세균의 옵소닌 작용(opsonization)을 포함한다.

환자의 감염 여부를 사정하고, 지속적으로 감염 지표에 대한 검사 결과를 감시하여야 한다. 감염 평가 방법인 체온의 경우에 요독성 환자는 기본 체온이 떨어져 있으므로 기본 이상으로 체온이 오르는 것이 감염을 의미할 수 있다. 협동 관리는 잦은 손 씻기, 가능한 빨리 침습적 카테터의 제거(또는 사용을 아주 피하는 것), 특정 병원체를 확인하고, 적절한 항균제를 선택하기 위한 혈액 및 기타 체액 배양검사를 포함한다.

(3) 빈혈

신부전과 관련되는 빈혈은 세 가지 기전에 기인한다: 적혈구 조혈인자 결핍, 적혈구 생존기간의 감소, 출혈 경향으로 인한 혈액 상실. 이 세 가지 기전 중 적혈구 조혈인자 결핍이 가장 극적인 영향을 준다.

적혈구 조혈인자 호르몬의 90% 이상이 신장에서 생성된다. 저산소증에 반응하여 적혈구 생성을 자극하는 것은 당단백질(glycoprotein)이며, 정상 적혈구 수를 유지하는데 필수적이다. 신장 질환이 진행하고 네프론이 손상됨에 따라 이 호르몬이 부적절하게 합성되고, 정적혈구성(normocytic normochromic) 적혈구를 초래하는 저증식성 빈혈(hypoproliferative anemia)이 발생한다. 사람의 재조합 기술에 의한 적혈구 조혈인자의 생성 전 호르몬 결핍은 대부분의 만성 신부전 환자에게 중증의 빈혈을 야기하고 잦은 수혈을 필요하게 한다.

신부전에서 적혈구 생존기간의 감소는 경한 용혈 상태로 발생한다. 이런 용혈의 정확한 기전은 명확하지 않으나 투석 치료 또는 적혈구에 대한 요독증의 영향과 관련이 있다. 요독증에서 적혈구의 평균 생존은 단지 70일로 정상적으로 120일인 것과 대조를 이룬다.

위에서 언급한 빈혈의 세 가지 기전에 더하여 다른 인자들이 신부전 환자, 특히 중환자의 빈혈에 기여할 수 있다. 예를 들면 영양실조, 검사를 위한 빈번한 채혈, 투석기 기능장애, 투석기에서 혈액 분리, 감염 상태 등이다. 신부전 환자에서 빈혈을 치료하는 것은 혈액의 산소 운반능력의 증가, 혈관 내 용적의 증가, 심혈관계에 대한 빈혈의 나쁜 영향을 방지하는 것 등을 포함하는 여러 이유로 매우 중요하다. 심혈관계와 관련하여 빈혈은 심근, 대뇌 및 말초 허혈을 악화시키고, LVH 발생(또는 악화) 위험을 증가시킨다. 또한 빈혈 교정은 신부전 환자에게 식욕, 에너지, 일할 능력의 증가와 같은 삶의 질에 대한 긍정적 영향을 주는 것으로 나타났다.

빈혈의 진단은 진단검사와 철저한 건강력 및 신체검진을 필요로 한다. 감시되어야 하는 진단적 대사성 지표는 헤모글로빈, 헤마토크릿, 적혈구 지수, 망상적혈구 산정이다. 또한 대변 또는 구토물은 잠혈을 확인하기 위해 검사한다. 철 결핍은 빈혈을 야기하며 적혈구 조혈인자가 효과적으로 작용하기 위해서는 충분한 철분 저장이 필요하기 때문에 총 혈청 철분, 총 철분 결합 능력, 혈청 페리틴을 포함하여 철분검사가 필요하다. 마지막으로 적혈구 생성에 영향을 주는 엽산, 피리독신, 비타민 B_{12}의 수치와 영양 지표가 감시되어야 한다.

잠재적 출혈 부위에 대한 질문(예: 대변 색에 대해 질문함으로써), 빈혈의 증상과 징후(예: 협심증, 빈맥, 피부 및 점막 창백, 식욕 억제, 체중 감소, 에너지 수준의 감소, 피로) 사정, 혈액 상실의 소인 사정, 염증 또는 감염 사정, 빈혈을 야기시키는 기타 질환(예: 루프스, 겸상적혈구 빈혈) 사정을 포함하여 철저한 건강력과 신체검진이 요구된다.

빈혈의 협동 관리는 실혈의 최소화, 구강 또는 정맥 철분 보충제의 투여, 비타민 보충, 적극적인 감염 치료, 충분한 영양 유지, 적혈구 조혈인자, 혈액제제 또는 둘 다의 투여를 포함한다. ESRD 환자에서 철분 치료와 적혈구 조혈인자 투여의 목표는 20% 이상의 트랜스페린 포화도, 100mg/mL 이상의 혈청 페리틴 수치, 11~12mg/dL의 헤모글로빈 수치이다.

적혈구 조혈인자의 효과가 나타나기까지 수주가 걸리므로 심한 빈혈이 있는 환자에서는 수혈이 필요하다. 또한 적혈구 조혈인자의 투여는 혈압을 상승시킬 수 있어서 몇 사례에서는 항고혈압 치료가 필요할 수 있다. 용량 감소에도 불구하고 적혈구 조혈인자에 대한 부적절한 반응이 있을 때는 적혈구 조혈인자 저항의 이유를 찾아야 한다. 이런 이유에는 잠재성 감염, 염증 상태, 부갑상선 기능항진증, 알루미늄 독성, 영양 실조, 철 결핍, 골수암이 포함된다.

철분에 관해 중요하게 주의할 것은 일반적으로 신부전 환자에게 처방되는 인산염 결합제, 제산제, H_2 차단제, 양성자펌프 억제제와 함께 복용하면 구강 철분은 잘 흡수되지 않는다는 것이다. 반면에 정맥 철분은 생체 이용률이 훨씬 좋으나, 가끔 생명을 위협하는 알레르기 반응을 초래한다.

빈혈에 관한 광범위한 환자 교육은 중요하다. 교육에는 약물치료에 대한 정보, 철분 보충 시기, 빈혈을 악화시키는 잠재적 원인 및 증상과 징후, 에너지 보존 기술에 대한 정보가 최소한 포함되어야 한다. 또한 부드러운 칫솔의 이용, NSAIDs 투여 금지와 같은 출혈을 감소시키는 방법에 대한 정보가 도움이 된다.

8) 약물 배설

많은 약물, 약물의 대사산물 또는 두 가지 모두 신장에 의해 배설되기 때문에 신부전 환자에게 약물을 투여할 때는 매우 주의하여야 한다. 환자의 GFR에 따라 약물 용량과 약물 용량 사이의 간격 또는 둘 다에 대한 조절이 필요하다. 특히 급성 신부전에서 GFR은 종종 불안정하다는 것이다. 따라서 약물을 정확하게 투여하기 위해서는 GFR을 자주 감시하여야 한다. 신부전이 없는 환자와 같이 어떤 약물이 치료 범위 내에 있다는 것을 확인하기 위해 약물의 혈청 수치에 대한 감시는 필수적이다. 투석을 받고 있는 환자를 위해 의료진은 적절한 약물 투여 시간을 확실하게 하기 위해 투석 동안 밖으로 투석되는 약물에 대해 알고 있어야 한다. 신부전, 투석 또는 둘 다에 의해 영향을 받는 중환자간호에서 흔하게 사용되는 항균제의 목록이 표 9-4-2에 있다.

9) 골격계

신부전에서 칼슘과 인산염 균형의 변성은 초기에 발생하고, 부갑상선 기능항진증과 골 질환(신장성 골형성장애)에 앞서서 나타난다. 또한 GFR이 감소됨에 따라 인산염의 사구체 여과가 감소하고 혈청 인산염 수치가 상승하기 시작한다. 이것은 칼슘과 인산염의 결합을 야기하고 혈청 이온화 칼슘 수치의 감소를 초래한다. 또한 신장이 비타민 D를 활동형(dihydroxycholecalciferol 또는 비타민 D_3)으로 전환시키는 능력이 손상되어 칼슘 수치가 감소된다. 감소된 이온화 칼슘 수치에 반응하여 부갑상선은 뼈로부터 칼슘과 인산염 소금의 재흡수를 초래하는 부갑상선 호르몬(PTH)을 분비한다. 이 호르몬은 혈청 칼슘 수치를 증가시키나 골 밀도와 질량을 감소시키며, 또한 신장에서 칼슘 재흡수와 인산염 배설을 야기시킨다. 그러나 신부전이 진행되면 PTH의 효과는 제대로 나타나지 않게 되고, 결국 칼슘과 인산염이 뼈로부터 재흡수됨에 따라 혈청 칼슘과 인산염 모두 동시에 상승하여 정상 칼슘 인산염 산물(혈청 칼슘×혈청 인산염)의 상승(40mg/dL)을 초래한다. 산물이 70mg/dL를 초과했을 때 칼슘 인산염 결정이 형성되어 인체의 여러

표 9-4-2 중환자간호에서 흔히 사용되는 항균제에 대한 신부전 및 투석의 영향

약물	신장으로 배설되는 약물 비율	신부전에서의 조정		투석 효과
		GFR 10-50mL/분	GFR <10mL/분	
Antituberculars				
amantadine†	90%	정상 용량의 100% 매 48-72시간	정상 용량의 100% 매 7일	투석되지 않음
ethambutol	75-90%	정상 용량의 100% 매 24-36시간	정상 용량의 100% 매 48시간	투석됨
isoniazid	5-30%	정상 용량	정상 용량	투석됨
rifampin	15-30%	정상 용량의 50-100%	정상 용량의 50-100%	투석되지 않음

* 아미노글리코시드는 신독성 및 이독성이며, 치료 범위가 좋다. 효과와 독성을 확인하기 위해 혈청수치가 자주 감시되어야 한다.
† 이런 약물은 또한 환자의 GFR이 50mL/분 이상일 때 용량, 빈도 또는 두가지 모두의 조정이 필요하다.

표 9-4-2 중환자간호에서 흔히 사용되는 항균제에 대한 신부전 및 투석의 영향 (계속)

약물	신장으로 배설되는 약물 비율	신부전에서의 조정 GFR 10-50mL/분	GFR <10mL/분	투석 효과
Aminoglycosides*				
amikacin†	95%	정상 용량의 100% 매 24-48시간	정상 용량의 100% 매 48-72시간	투석됨
gentamicin†	95%	정상 용량의 100% 매 24-48시간	정상 용량의 100% 매 48-72시간	투석됨
yobramycin†	95%	정상 용량의 100% 매 24-48시간	정상 용량의 100% 매 48-72시간	투석됨
Cephalosporins				
cefazolin†	75-95%	정상 용량의 100% 매 12시간	정상 용량의 100% 매 24-48시간	투석됨
cefepime†	85%	정상 용량의 100% 매 16-24시간	정상 용량의 100% 매 24-48시간	투석됨
cefotaxime (active metabolite in end-stage renal disease)	60%	정상 용량의 100% 매 8-12시간	정상 용량의 100% 매 24시간	투석됨
cefotetan	75%	정상 용량의 50%	정상 용량의 25%	투석됨
ceftazidime	60-85%	정상 용량의 100% 매 24-48시간	정상 용량의 100% 매 48시간	투석됨
ceftriaxone	30-65%	정상 용량	정상 용량	투석됨
Penicillins				
amoxicillin	50-70%	정상 용량의 100% 매 8-12시간	정상 용량의 100% 매 24시간	투석됨
ampicillin	30-90%	정상 용량의 100% 매 6-12시간	정상 용량의 100% 매 12-24시간	투석됨
mezlocillin	65%	정상 용량의 100% 매 6-8시간	정상 용량의 100% 매 8시간	투석되지 않음
nafcillin	35%	정상 용량	정상 용량	투석되지 않음
penicillin G	60-85%	정상 용량의 75%	정상 용량의 20-50%	투석됨
piperacillin	75-90%	정상 용량의 100% 매 6-8시간	정상 용량의 100% 매 8시간	투석됨
ticarcillin†	85%	1-2g 매 8시간	1-2g 매 12시간	투석됨

표 9-4-2 중환자간호에서 흔히 사용되는 항균제에 대한 신부전 및 투석의 영향 (계속)

약물	신장으로 배설되는 약물 비율	신부전에서의 조정		투석 효과
		GFR 10-50mL/분	GFR <10mL/분	
Quinolones				
ciprofloxacin	50-70%	정상 용량의 50-75%	정상 용량의 50%	약간 투석됨
levofloxacin	67-87%	250mg 매 24-48시간 (500-mg 시작 용량)	250mg 매 48시간 (500-mg 시작 용량)	자료 없음
tetracyclines				
doxycycline	35-45%	정상 용량	정상 용량	투석되지 않음
tetracycline	48-60%	정상 용량의 100% 매 12-24시간	정상 용량의 100% 매 24시간	투석되지 않음
Miscellaneous Antibacterials				
azithromycin	6-12%	정상 용량	정상 용량	투석되지 않음
aztreonam	75%	정상 용량의 50-75%	정상 용량의 25%	중간 정도로 투석됨
clarithromycin	15-25%	정상 용량의 75%	정상 용량의 50-75%	자료 없음 : 투석 후 투여
erythromycin	15%	정상 용량	정상 용량의 50-75%	투석되지 않음
imipenem	20-70%	정상 용량의 50%	정상 용량의 25%	투석됨
metronidazole	20%	정상 용량	정상 용량의 50%	투석됨
Sulfamethoxazole	70%	정상 용량의 100% 매 18시간	정상 용량의 100% 매 24시간	투석됨
trimethoprim	40-70%	정상 용량의 100% 매 18시간	정상 용량의 100% 매 24시간	투석됨
vancomycin†	90-100%	1.0g 매 24-96시간	1.0g 매 4-7일	투석되지 않음
Antifungals				
amphotericin B	5-10%	정상 용량	정상 용량의 100% 매 24-36시간	투석되지 않음
fluconazole	70%	정상 용량	정상 용량	투석됨
ketoconazole	13%	정상 용량	정상 용량	투석되지 않음
Antivirals				
acyclovir	40-75%	정상 용량의 100% 매 12-24시간	정상 용량의 50% 매 24시간	투석됨
ganciclovir	90-100%	정상 용량의 100% 매 24-48시간	정상 용량의 100% 매 48-96시간	투석됨

부분에 침착될 수이 있다. 이를 *전이성 석회화*라고 하며 보통 뇌, 눈, 잇몸, 심장 판막, 심근, 폐, 관절, 혈관, 피부를 포함한다. 신장 질환에서 발생할 수 있는 뼈에 대한 다른 손상은 대사성 산증과 골연화증에 반응하여 생기는 뼈 광물질 제거(bone demineralization)이다. 골연화증은 뼈에 알루미늄 침착에 의해 야기된다고 생각된다. 신부전에서 골질환과 관련된 사건은 그림 9-4-5에 요약되어 있다.

신장 골질환으로 인한 합병증은 골 통증, 골절, 활액에 수산 칼슘의 침착으로 인한 가성 통풍, 관절 석회화로 인한 관절주위염, 가려움증이다. 전이성 석회화는 석회화된 혈관과 판막, 피부 병변, 결막에 결정 침착으로 인한 빨간 눈 증후군(red eye syndrome) 그리고 가장 심각한 허혈성 궤양을 초래한다. 칼슘, 인산염, 알루미늄, 알칼리성 포스파타제(AP), PTH, 비타민 D의 수치를 포함하는 검사

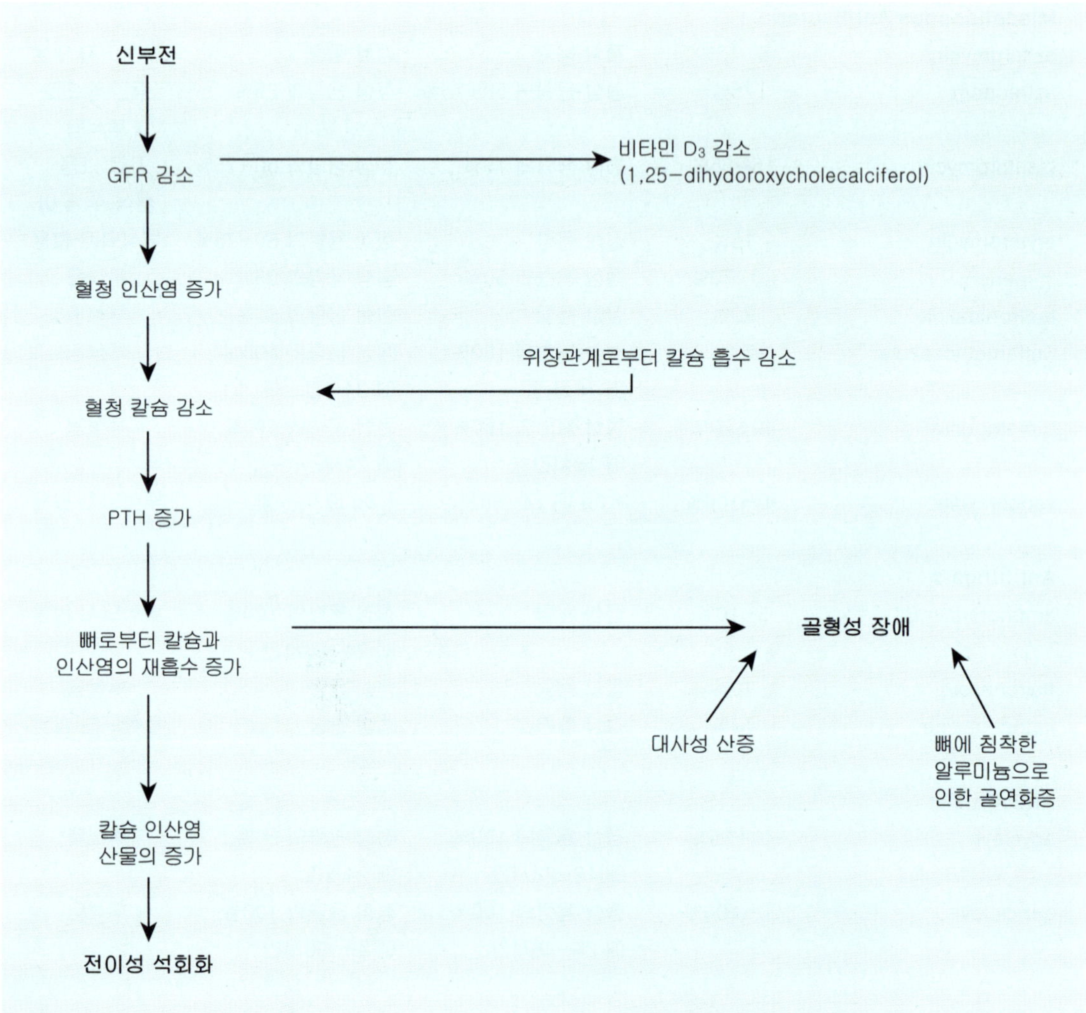

그림 9-4-5 골격계에 대한 신부전의 영향

결과는 진단을 돕는다. 또한 방사선 소견과 골 생검도 도움이 된다.

관리는 인산염 조절, 칼슘과 활동성 비타민 D 보충, 알루미늄 독성 예방, 대사성 산증의 조절을 포함한다. 인산염 수치를 조절하는 방법은 식이 제한, 인산염 결합 약물 투여이다. 일반적으로 사용되는 인산염 결합제는 calcium acetate(phos lo), calcium carbonate(tums), sevelamer hydrochloride(renagel)이다. Sevelamer는 칼슘이 없는 인산염 결합제라는 점에서 유일하다. 이것은 고칼슘혈증과 칼슘 인산염 산물 증가의 위험을 적게 하기 때문에 칼슘이 높은 환자에서 칼슘 기준 결합제 이상으로 선호된다. 수산화 알루미늄 결합제는 한때 치료의 중심이었으나 신경계와 뼈에 대한 알루미늄 독성 때문에 현재는 사용이 제한적이다.

활동성 비타민 D 보충제는 저칼슘혈증 환자에서 PTH 분비를 감소시키고 혈청 칼슘 수치를 올리기 위해 투여된다. 혈청 칼슘을 증가시켜 간접적으로 PTH를 감소시키는 외에 활동성 비타민 D는 부갑상선에 있는 비타민 D 수용체에 결합함으로써 직접적으로 PTH 분비를 억제한다. 활동성 비타민 D는 구강으로(calcitriol) 또는 정맥으로(calcijex) 투여할 수 있다. 양쪽 모두 저칼슘혈증과 칼슘 인산염 산물의 증가를 피하기 위해 이런 약물의 투여 시 주의하여야 한다. 일반적으로 활동성 비타민 D는 칼슘 인산염 산물이 65mg/dL 이하일 때만 투여되어야 한다. 또한 사용될 수 있는 활동성 비타민 D의 합성 유사체는 paricalcitol(zemplar)이다. 이 약물은 PTH 억제를 일으키는 동안 혈청 칼슘과 인산염 수치를 많이 증가시키지 않는 이점이 있다. 드물게 다른 치료에 반응하지 않는 부갑상선 기능항진증을 치료하기 위해 부갑상선 절제술을 시행하기도 한다.

골질환과 관리에 대한 환자 교육은 복잡해서 지속적으로 강화될 필요가 있다. 포함되어야 할 특정 부분은 투약의 목적과 시기(예: 인산염 결합제는 효과적이기 위해 식사와 함께 투여 되어야 한다), 식이 수정, 치료하지 않은 골질환의 합병증이다.

10) 피부

신부전에서 피부 변성은 건조증(건조), 가려움증, 반상 출혈과 자색반, 창백한 청동색의 피부 변색을 포함한다. 이런 변성에 기여하는 인자는 빈혈, 한선 및 피지선의 활동 감소, 피부 색소의 잔류, 비정상적인 혈액 응고 및 모세혈관 취약, 피부 안의 칼슘 인산염 결정의 침착, 부갑상선 기능항진증, 고인산염혈증, 비만세포 활동 및 히스타민 분비의 증가를 포함한다. 피부에 있는 요산염으로 구성된 흰색의 가루 물질인 요독성 서리(uremic frost)는 요소가 결정화된 것으로, 보통 투석 치료가 보류되고 있는 심한 요독성 환자에게서만 보여진다. 이런 피부 변성으로 발생할 수 있는 합병증, 특히 건조증과 가려움증은 표피박리로 인한 국소 감염이다. 또한 피부 손상으로 인한 환자의 실제적인 불편감과 심리적 장애가 발생할 수 있다.

피부 변성에 대한 협동 관리는 인산염 조절, 활동성 비타민 D 투여, 빈혈 교정, 항히스타민제 투여, 세심한 피부 간호, 피부 손상을 방지하기 위한 자세 변경을 포함한다. 투석 치료는 대사산물을 제거함으로써 도움이 된다. 그러나 투석 체계 구성요소에 대한 잠재적 알레르기 때문에 투석 치료는 가려움증과 같은 상태를 악화시킬 수 있다. 환자 교육은 피부 변성에 기여하는 인자들에 대한 정보, 피부의 청결과 보습 유지의 중요성, 표피 박리를 피하기 위한 방법(손톱을 잘 손질한 상태로 유지하는 것 같은)을 포함하여야 한다.

11) 식이 관리

신부전에서 영양 치료의 목표는 요독성 증상을 최소화하고 체액, 전해질, 산-염기 불균형의 발생을 감소시키며 빈혈 증상을 최소화하고, 감염에 대한 취약성을 감소시키며, 이화작용을 제한하는 것이다. 또한 동반 상태에 대한 관리와 심혈관 위험을 감소시키는 것과 관련된 식이 제한이 고려될 필요가 있다. 이런 목표를 달성하기 위한 영양 치료 계획을 세우는 것은 복잡하기 때문에 영양사가 지속적으로 참여하는 협동적인 의료팀 접근이 필수적이다.

신장 식이 처방은 수분, 나트륨, 칼륨, 인산염 섭취를 제한하고 철분, 비타민, 칼슘의 보충을 포함한다. 열량적으로 신장 질환을 가진 중환자는 총 30~44kcal/kg/일 정도의 고열량식이가 필요하며, 그 대부분은 탄수화물과 지방의 배합으로 이루어져야 한다. 또한 필수 및 불필수 아미노산이 이화작용을 최소화하기 위해 요구된다. 요독성 증상을 감소시키고 신부전의 진행을 느리게 하기 위한 단백질 제한은 논쟁의 여지가 있으나(만성 신부전 진행의 예방 부분에서 설명) 이로울 수 있다. 보통 투석을 받지 않는 환자에서 0.8g/kg/일 정도로 중정도의 단백질 제한과 투석을 받고 있는 환자에서는 1.5g/kg/일까지 단백질 제한이 필요하다. 중환자에서는 손상된 장 기능 또는 심한 영양실조 때문에 비경구 영양이 필요할 수 있다. 핍뇨 환자의 경우, 비경구적 영양을 위해 필요한 높은 시간당 용적은 종종 투석 또는 단독 혈액여과에 의한 것을 차감 계산해야 한다.

영양 치료의 효과를 파악하기 위해서는 혈청 단백질, 알부민, 전알부민, 전해질, 헤모글로빈, 헤마토크릿, 요소 수치에 대한 지속적인 감시가 필수적이다. 환자의 체중, 용적 상태, 에너지 수준은 추가 감시 지표이다. 식이 제한에 대한 정보, 인산염 결합제, 비타민 및 무기질 보충제의 사용과 시기, 영양상태 측정을 포함하는 영양 교육이 제공되어야 한다.

12) 심리사회적 요인

급성 및 만성 신부전 환자는 종종 두려움, 불안, 무기력함을 경험한다. 또한 신부전에서 발생한 신체적, 기능적 변화 때문에 환자는 자주 신체상의 장애와 마찬가지로 자아 개념의 변성을 가진다. 환자 및 가족은 스트레스, 제한된 자원 또는 지지, 불충분한 또는 비효과적인 대처기전, 일상 가족역할의 장애 또는 이런 요인들의 조합 때문에 대처에 어려움을 갖는다. 환자 및 가족을 영적으로 치료하기 위해 이런 점과 다른 신부전의 심리사회적 합병증에 대해 의료진이 주의를 기울이는 것이 중요하다. 특별한 중재는 철저한 환자 및 가족 교육, 환자 및 가족 구성원의 치료에의 적극적 참여, 환자에게 적절한 휴식과 수면 제공, 환자 및 가족의 느낌과 염려에 대한 조사, 지지 제공, 적절한 사회사업 및 성직자들의 적극적 참여를 얻는 것을 포함한다. 퇴원계획을 위해 고려할 사항이 Box 9-4-9에 있다.

사례연구 ■ 급성 신부전

김씨는 심부전을 가진 66세 남자로 심한 호흡곤란과 경한 흉부 불편감으로 응급실을 내원하였다. 첫 신체검진 시 S_3, S_4 심음, 양쪽 폐 1/2 하부에서 수포음이 있었으며, 힘든 빈호흡이 보였고, 산소 없이 기능적 산소포화도는 89%이었다. 환자의 피부는 차갑고 건조하였으며, +2 정도의 하지 부종이 있었다. 심전도는 V_1-V_4에서 ST 하강이 있는 정상 동조율을 보였다. 검사결과는 정상 심장효소 수치,

Box 9-4-9
급성 신부전 환자를 위한 퇴원계획

- 이해할 수 있는 용어로 급성 신부전의 병태생리를 설명한다. 적절한 교육기자재를 사용한다(예: 그림, 신장 모형).
- 급성 신부전의 원인과 앞으로의 신장 손상의 위험을 감소시키는 방법에 대해 설명하며, 고혈압 조절, 혈당의 엄격한 조절(당뇨병을 가진 환자에서), 정상 혈청 지질 수치의 유지, 신세포독소를 피하는 것을 포함한다.
- 급성기가 끝나고 환자가 기대할 수 있는 신장 기능의 수준을 설명한다.
- 식이 및 수분 제한에 대한 문서화된 지침서를 제공하고 설명한다. 갈증을 감소시키는 방법을 교육하고(예: 시큼하고 단단한 사탕을 빠는 것), 실온에서 액체가 되는 어떤 물질도 수분 섭취로 계산해야 한다는 것을 강조한다.
- 혈압, 맥박, 호흡, 체중을 측정하는 방법을 시범보인다. 체중을 정확하게 측정하기 위해 환자에게 같은 시간, 같은 체중계, 비슷한 옷을 입고 체중을 측정하는 것의 중요성에 관하여 교육한다.
- 감염을 감시하는 방법과 피하는 방법에 대해 교육한다. 환자에게 감염 발생에 대해 의료진에게 알리도록 한다.
- 투약의 목적, 작용, 부작용을 설명한다. 투약이 될 때(예: 인산염 결합제는 식사와 함께 투여함)와 함께 투여되어서는 안 되는 약물에 대해 지적한다.
- 회복기 동안 휴식의 중요성을 설명하고 견딜 수 있을 정도로 운동 계획을 세우도록 환자를 지지한다. 환자에게 출혈 위험을 최소화하는 방법을 교육한다. 투석 목적과 규칙적인 치료의 중요성을 설명한다.
- 의료팀에 의한 지속적인 추후관리의 필요성을 설명한다.

나트륨 136mEq/L, 염소 91mEq/L, 이산화탄소 21mEq/L, 크레아티닌 1.2mg/dL, BUN 15mg/dL이었다. 유치도뇨관이 삽입되었고, 40mL의 진한 호박색 소변이 나와 소변분석을 시행한 결과 음성으로 나왔다.

구강 캐뉼라를 통해 4L로 산소를 공급하고 정맥 푸로세미드를 투여하면서 환자는 심혈관중환자실로 입원하였다. 심혈관중환자실에서 첫 날 환자는 점점 호흡이 힘들어지고 저산소혈증 상태가 되었으며, 결국 동맥혈 산소포화도를 안정시키기 위해 구강 삽관이 필요하게 되었다. 폐동맥카테터가 삽입되었고, 첫 번째 결과가 다음과 같았다: 중심정맥압(CVP) 15mmHg(정상=0~8mmHg), 폐동맥쐐기압(PAWP) 29mmHg(정상=2.5~4.5L/분). 환자의 PAWP는 정맥 furosemide의 잦은 투여(단지 일일 소변량 800mL에 반응하여)와 도부타민 점적 투여에도 불구하고 하루 종일 높게 유지되었고, 그날 환자의 총 수분 섭취량은 2400mL이었다. 그날 밤, 환자의 체온은 38.5℃까지 올라갔다. 모든 배양검사가 지시되었고, gentamycin과 ceproxim이 투여되기 시작하였다.

심혈관중환자실에서의 두 번째 날에 환자는 심실세동이 나타났고, 세 번 연속적인 세동 제거 후에 정상 동조율로 회복되었으며, 수축기 혈압은 60mmHg이었다. 그 후 평균 동맥압을 65mmHg 정도 유지하기 위해 도부타민과 norepinephrine (levophed)가 필요하였고, 소변량을 40mL/시간으로 유지하기 위해 정맥 furosemide를 지속적으로 투여하였다. 3일째 환자는 입원한 이후로 3kg이 늘었으며 전 폐영역에서 거친 수포음이 들렸다. 환자의 PAWP는 22mmHg, 소변량은 20mL/시간으로 반응이 없었기 때문에 furosemide 투여가 중단되었다. 혈액검사 결과는 다음과 같았다; 나트륨 130mEq/L, 칼륨 5.0mEq/L, 염소 90mEq/L, 이산화탄소 21mEq/L, 크레아티닌 5.4mg/dL, BUN 58mg/dL, 칼슘 7.8mEq/L, 인산염 6.0mEq/L. 소변분석 결과는 다음과 같았다; 나트륨 63mEq/L, 삼투압 372mOsm/kg, 비중 1.008, FE_{Na} 5.2%, 세뇨관 상피세포의 과립 침전물.

이런 검사 소견과 환자의 체액 과다, 혈류학적 불안정에 비추어 김씨는 지속적 신대체요법(CRRT)을 시작하였다. 또한 환자의 GFR을 기준으로 처방된 약물의 용량을 조정하였다. CRRT로 환자는 24시간 동안 2L의 체액을 제거하고, PAWP를 14mmHg로 감소시킬 수 있었다. 4일째 환자의 산소화는 개선되었고, 적절한 혈압 유지를 위해 더 이상 노르에피네프린을 투여하지 않아도 되었다. 불행하게도 5일째 다시 한번 심실세동이 나타났고, 김씨는 45분 간의 심폐소생술 시행 후 사망하였다.

■ 사례 분석

입원 시보다 혈청 크레아티닌이 두 배 이상 올라간 것에 의해 입증된 것처럼 김씨의 급성 신부전은 심인성 쇼크로 인한 불충분한 신장 관류의 결과이다. 불충분한 신장 관류는 신전성 급성 신부전의 원인이나 만약 충분히 오랫동안 지속된다면 ATN으로 진행할 수 있다. 높은 소변 나트륨 농도와 높은 FE_{Na}는 저관류 상태에 적절하게 주어지는 나트륨과 물을 김씨의 신장이 더 이상 재흡수할 수 없음을 나타낸다. 또한 소변 삼투압과 비중은 신장이 물을 적절하게 재흡수하는 능력이 없음을 보여준다. 만약 신장이 수분을 재흡수하고 소변을 농축할 수 있다면 이런 수치는 훨씬 높아질 것이다. 마지막으로 세뇨관 손상은 소변 침전물 소견으로 알 수 있다. 이런 모든 검사는 신장으로의 불충분한 관류가 ATN이 나타날 정도로 충분히 오랫동안 지속되었다는 것을 보여준다.

임상적 적용

자가학습: 비판적 사고

1. 김씨를 위해 이용할 수 있는 협동 관리 계획을 개발하시오.
2. "왜 김씨의 신장이 기능을 멈추었는가"를 알고 싶어하는 김씨의 배우자와 상호작용을 행동으로 나타내시오.
3. 김씨가 살았으나 생명을 유지하기 위해 지속적인 신대체요법이 필요하다고 가정하시오(예: 김씨가 ESRD가 되었다). 환자에게 수분 제한과 관련한 교육 계획을 세우시오.

학습문제

신장의 구조와 기능

1. 사구체에서 소변은 (　　)에 의해 생성된다.
   a. 분비
   b. 여과
   c. 재흡수
   d. 여과와 재흡수
2. 알도스테론은 원위세뇨관 세포에서 증가된 나트륨의 재흡수를 촉진한다. 알도스테론의 혈장수치 증가의 결과로 (　　)될 것이다.
   a. 대사성 산증
   b. 저칼륨혈증
   c. 대사성 알칼리증
   d. 요중 나트륨 농도의 증가
3. 고혈당증은 네프론에서 걸러진 소변의 삼투압을 증가시킨다. 이것은?
   a. 나트륨과 수분 재흡수를 증가시켜 핍뇨를 유발한다.
   b. 나트륨과 수분 재흡수를 감소시켜 이뇨를 발생시킨다.

c. 사구체 여과를 감소시키고 신전성 질소혈증을 일으킨다.
d. 여과로 단백질의 사구체 분비가 증가된다.

4. 부갑상선 호르몬(PTH)을 분비시키는 것은?
a. 칼슘 농도의 증가
b. 인 농도의 감소
c. 칼륨분비
d. 칼슘 증가와 인 감소

신장계 사정

1. 신기능을 사정하는데 가장 유용한 검사결과는?
a. 칼륨
b. 혈액요소질소(BUN)
c. 크레아티닌
d. 요산

2. 다음 진단적 검사 중에서 신혈류를 사정하는 검사는?
a. 신혈관조영술
b. 컴퓨터 촬영술
c. 초음파
d. 신혈관조영술과 초음파

3. 다음 결과 중에서 혈량이 고갈된 환자에게 볼 수 있는 것은?
a. 분획성 Na 배설 검사(FEN_a) 1% 이하
b. 요나트륨 감소
c. 요나트륨 증가
d. FE_{Na}, 요나트륨 감소

4. 저칼륨혈증의 유발요인이 아닌 것은?
a. 위관 배액
b. 루프이뇨제 투여
c. 산증
d. 설사

5. 저칼슘혈증의 증상은?
a. 부종, 피부 건조, 서맥
b. 갈증, 요비중 증가, 저혈압
c. 근육약화, 뼈 통증, 고혈압
d. 경련통, 테타니, 크보스테크 징후(Chvostek' s)와 트로조 징후(Trousseau' s sign) 양성

신부전

1. 신내성 급성 신부전의 두 가지 주요 원인은?
a. 탈수와 증가된 심박출량
b. 요관의 결석과 혈액량 감소성 쇼크
c. 아미노글리코시드 항생제와 방사성 조영제의 투여
d. 유치도뇨관의 폐쇄와 양성 전립선비대증

2. 급성세뇨관괴사(ATN)의 단계 중 고칼륨혈증, 위장관 출혈, 감염, 혈관 용적 과다가 주요 잠재적 문제가 되는 것은?
a. 발병기
b. 핍뇨기
c. 이뇨기
d. 회복기

3. 신전성 급성 신부전을 의미하는 검사 소견은?
a. 1% 미만의 FEN_a
b. BUN:Cr이 20:1 보다 큼
c. 정상 소변 침전물
d. 이상 모두

4. 만성 신부전에 대한 설명으로 맞는 것은?
a. 가끔은 가역적이다.
b. 고혈압이 가장 흔한 원인이다.
c. 결국 ESRD에 이르게 한다.
d. 갑자기 발병한다.

5. 신부전에서 대사성 산증의 원인은?
   a. 신장에서의 수소 이온의 분비와 배설의 증가
   b. 중탄산염의 재흡수 감소
   c. 이산화탄소 배출의 증가
   d. 이화작용의 감소
6. 고칼륨혈증을 치료할 때 고장성 포도당과 인슐린을 투여하는 목적은?
   a. 이뇨와 칼륨의 신장 청소율을 증진시키기 위함
   b. 심장 전도계에 대한 과다한 칼륨 이온의 영향을 상쇄하기 위함
   c. 세포외액에서 세포내액으로 칼륨의 이동을 증진시키기 위함
   d. 장에서 나트륨과 칼륨 이온을 교환하기 위함
7. 신부전에서 적혈구 조혈인자의 생성 감소로 인해 초래되는 것은?
   a. 적혈구 생존의 감소
   b. 백혈구 기능의 손상
   c. 적혈구 생성의 감소
   d. 적절하게 기능을 하지 못하는 혈소판의 무능력

10장 위장관계 중환자간호

위장관계의 구조와 기능
위장관계 사정
위장관계 간호관리
위장관계 장애

위장관계의 구조와 기능

위장관계의 구조
- 위장관계의 육안 해부학
- 위장관계의 현미경적 해부학
- 신경 분포
- 순환

위장관계의 기능
- 입인두
- 식도
- 위
- 췌장
- 담낭
- 소장
- 대장
- 간

학습목표

- 위장관계의 주요 구조의 기능을 기술할 수 있다.
- 섭취, 소화, 흡수 그리고 배설의 과정을 사정할 수 있다.
- 탄수화물, 단백질, 지방, 비타민 그리고 무기질의 소화와 흡수를 설명할 수 있다.
- 구토와 배변에 관여한 과정을 비교하고 대조할 수 있다.
- 담즙의 생산, 분비, 배설을 설명할 수 있다.

위장관계는 분비물을 생산하는 부속 샘기관과 위장관으로 이루어져 있다. 위장관의 주요 구조는 입, 인두, 식도, 위, 소장(십이지장, 공장, 회장) 그리고 대장(결장, 직장, 항문)이다. 부속 샘기관은 침샘, 간, 담낭, 췌장을 포함한다.

위장관계의 일차 생리적 기능은 세포 유지와 성장, 노폐물 제거를 위한 영양분을 공급하는 것이다. 이러한 기능들은 섭취(음식물 섭취), 운동(위장관을 통해 음식물을 섞고 나아가게 하는 것), 소화(음식물을 분해하는 것)와 흡수(음식물 입자의 혈류로의 이동)를 통해 이루어진다. 배설은 노폐물을 체내에서 제거하는 과정이다.

위장 기능은 다양한 자율신경계와 펩티드들에 의해 조절되고 조정되며, 이것은 내분비(호르몬), 측분비(paracrine), 신경분비(neurocrine)로 분류된다. 내분비는 순환계로 분비되어 모든 조직에 도달한다. 내분비 세포는 특정 조직을 표적으로 삼는 측분비를 분비한다. 신경분비 또는 신경전달물질(neurotransmitter)은 시냅틱 갭(synaptic gap)을 가로 질러 확산되고, 그 결과 내분비와 측분비의 분비를 자극하거나 억제할 수 있다.

1. 위장관계의 구조

1) 위장관계의 육안 해부학

위장관계는 입에서 시작해서 항문으로 끝나는 8m 길이의 속이 빈 관인 위장관으로 구성되어 있다(그림 10-1-1). 부속샘과 부속기관(예: 간, 췌장)은 위장관으로 생성물을 분비한다.

구강은 인두 쪽으로 통하며, 인두는 영양분과 공기의 통로이다. 입인두(oropharynx)와 코인두(nasopharynx)로 나뉘어지는 앞인두는 구강과 비강을 연결한다. 인두의 뒤아래 끝(6번째 경추 높이에서)은 식도와 후두를 연결한다. 연조직으로 덮여 있는 얇은 연골판인 후두개는 삼키는 동안 후두를 반사적으로 덮어 기관 안으로 음식과 물이 들어가는 것을 막는다.

25cm의 접힐 수 있는 관인 식도는 인두를 위의 들문 구멍(cardiac orifice)까지 연결한다(그림 10-1-2). 식도는 기관 뒤 뒤종격 안에 있고, 횡격막을 가로 지른다. 식도의 주기능은 음식을 위까지 배달하는 것이다. 두 개의 근환인 상부 및 하부 식도조임근이 식도에 테를 두르고 있다. 상부 식도조임근은 지나친 공기의 삼킴과 흡인을 막는다. 하부 식도조임근은 위 식도 접합부에 위치한 근환으로 위내용물이 식도로 역류하는 것을 막는다.

플라스크 모양의 기관인 위는 횡격막 아래 상복부 안에 있으며(그림 10-1-3), 여러 기능을 한다. 씹은 음식의 저장소의 역할을 하거나 위액과 소화된 음식을 섞어 미즙(chyme)이라 불리는 반 고형의 액체를 만들고, 관리된 비율로 십이지장으로 미즙 분비를 조절한다. 식도는 위의 들문(cardia)에 접합한다. 들문의 세포는 식도를 위의 산성 분비물로부터 보호하는 것을 도와주는 점액을 분비한다. 들문의 왼쪽에 위치한 둥근 지붕 모양인 위바닥은 저장소의 역할을 한다. 위몸통과 위바닥은 'rugae' 라 불리는 거친 주름을 가진다. 산 분비세포를 가진 위오목(gastric pits)은 주로 위의 몸통에 위치한다. 위의 가장 말단부에 위치한 방(antrum)은 가스트린을 분비하는 G 세포가 위치한다. 방은 유문통로 또는 유문으로 좁아지는데, 이는 유문조임근에서 위샘창자 접합부가 된다. 위와 샘창자 사이에 있는 근육 구조물인 유문조임근은 장의 역류를 최소화한다.

대부분의 소화와 흡수는 소장에서 일어난다. 소장의 첫 25~30cm인 샘창자(십이지장)는 유문으로 시작한다. 총담관은 바터팽대부(ampulla of Vater)를 지나 샘창자 유두가 있는 샘창자로 열린다. 소장의 그 다음 2.6m는 빈창자(공장, jejunum)이다. 소장의 마지막 1.1m인 돌창자(회장, ileum)는 돌막창자판막 부분에서 결장(막창자)과 연결되며, 돌막창자판막은 대장 내용물이 회장으로 역류되는 것을 막아준다.

결장은 전통적으로 6부분으로 나뉘어진다. 막창자는 가장 가까운 부분이고 돌막창자판막에 위치한다. 끝의 2.5~20cm에 숨어 있는 막창자꼬리는 막창자에서 뒤로 튀어나와 있다.

상행결장은 막창자에서부터 오른창자굽이까지 뻗어 있다. 횡행결장은 오른창자굽이와 왼창자굽이 사이에 놓여 있다. 하행결장은 왼창자굽이에서부터 장골능선 높이까지 뻗어 있다. 장골능선에서 결장은 구불잘룩창자가 된다. 구불잘룩창자는 직장이 있는 골반 저부까지 계속해서 내려간다. 직장의 마지막 2.5cm 또는 항문관은 골반저부의 항문올림근 사이를 통과하고 항문외구의 체외표면으로 열려있다. 대변을 자제하게 하는 두 개의 괄약근은 이 구멍을 보호한다; 평활근으로 이루어진 내괄약근과 골격근으로 이루어진 외괄약근. 결장

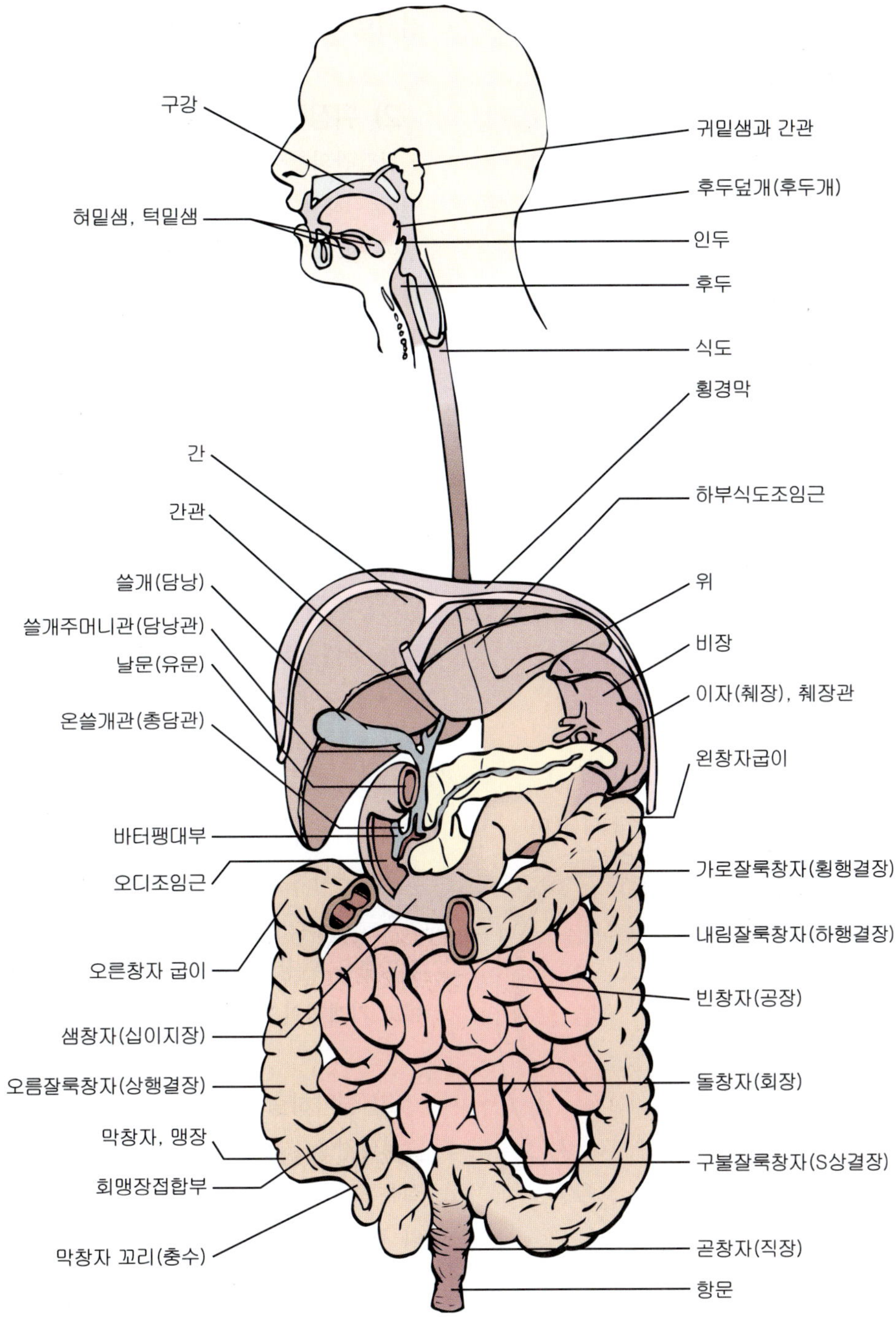
구강
귀밑샘과 간관
후두덮개(후두개)
혀밑샘, 턱밑샘
인두
후두
식도
횡경막
간
하부식도조임근
간관
위
쓸개(담낭)
비장
쓸개주머니관(담낭관)
날문(유문)
이자(췌장), 췌장관
온쓸개관(총담관)
왼창자굽이
바터팽대부
가로잘룩창자(횡행결장)
오디조임근
내림잘룩창자(하행결장)
오른창자 굽이
빈창자(공장)
샘창자(십이지장)
돌창자(회장)
오름잘룩창자(상행결장)
막창자, 맹장
구불잘룩창자(S상결장)
회맹장접합부
막창자 꼬리(충수)
곧창자(직장)
항문

그림 10-1-1 위장관계

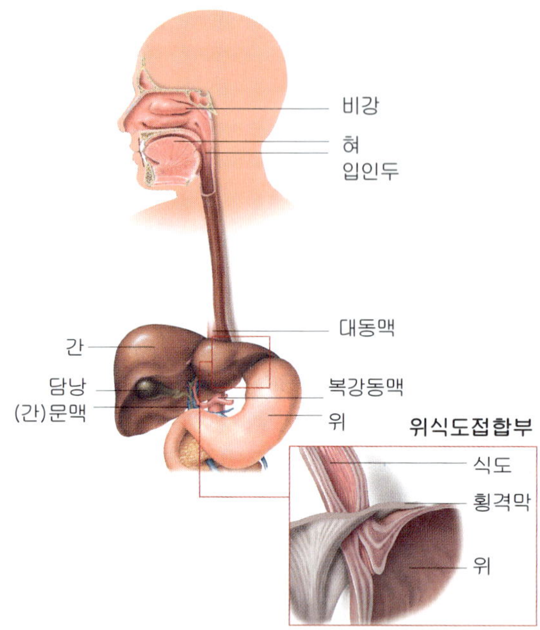

그림 10-1-2 위식도접합부

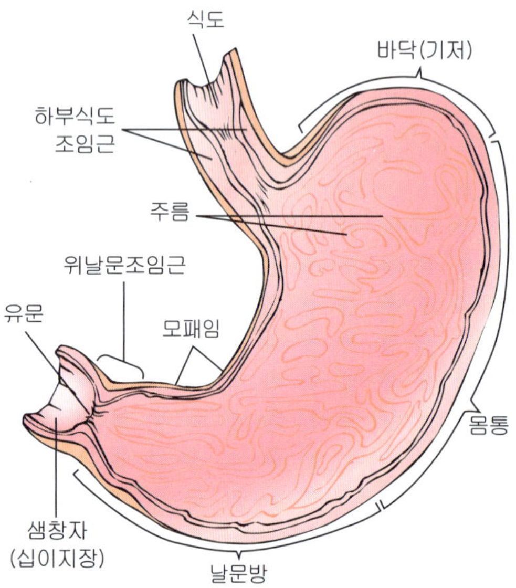

그림 10-1-3 위의 구조

은 전해질과 수액을 재흡수하여 적은 양의 수액 섭취로 수액과 전해질의 균형을 유지하게 한다.

2) 위장관계의 현미경적 해부학

위장관의 구조는 위치에 따라 바뀌지만, 일반적인 생김새를 지니고 있다. 음식물이 통과하는 중심이 빈 관인 관내강(lumen)은 네층의 조직으로 둘러 싸여있다. 관내강의 바깥쪽에서부터 점막층, 점막하층, 고유근층, 장막층이다(그림 10-1-4).

(1) 점막층

점막층(mucosa)은 상피, 고유판, 점막근육층 세 층으로 이루어져 있다. 상피세포의 단 한 개의 층이 점막층의 윤곽을 잡는다. 상피세포 사이의 치밀이음부는 세균과 그 밖의 큰 분자들의 장벽 역할을 한다. 소장에서의 점막층은 더욱 복잡하고 손가락 모양의 돌출부를 가지고 있다(융모; 그림 10-1-4). 이러한 구조적 변형은 소장의 표면에서 극적으로 증가하는데, 이는 흡수를 촉진하기 위해서이다. 결합조직층인 고유판(lamina propria)은 모세혈관과 림프관을 가지고 있다. 가장 깊은 층인 점막근육층은 평활근의 두 층으로 이루어져 있다. 점막층은 위장분비물을 생산하는 세포와 화학적이고 기계적인 자극에 민감한 세포를 가지고 있다.

(2) 점막하층

점막하층(submucosa)은 혈관, 신경망, 결합조직을 포함하고 있다. 소장의 점막하층은 림프조직의 집합체(Peyer's patches)로 특히 회장에 많이 있다. 소장 림프조직의 Peyer 반점 위에 있는 특수한 점막 세포들은 바이러스성 항원과 세균성 항원을 흡수한다. 이 특수화된 세포들은 림프세포들을 항원에 민감하게 해주고, 면역글로불린 A를 만들

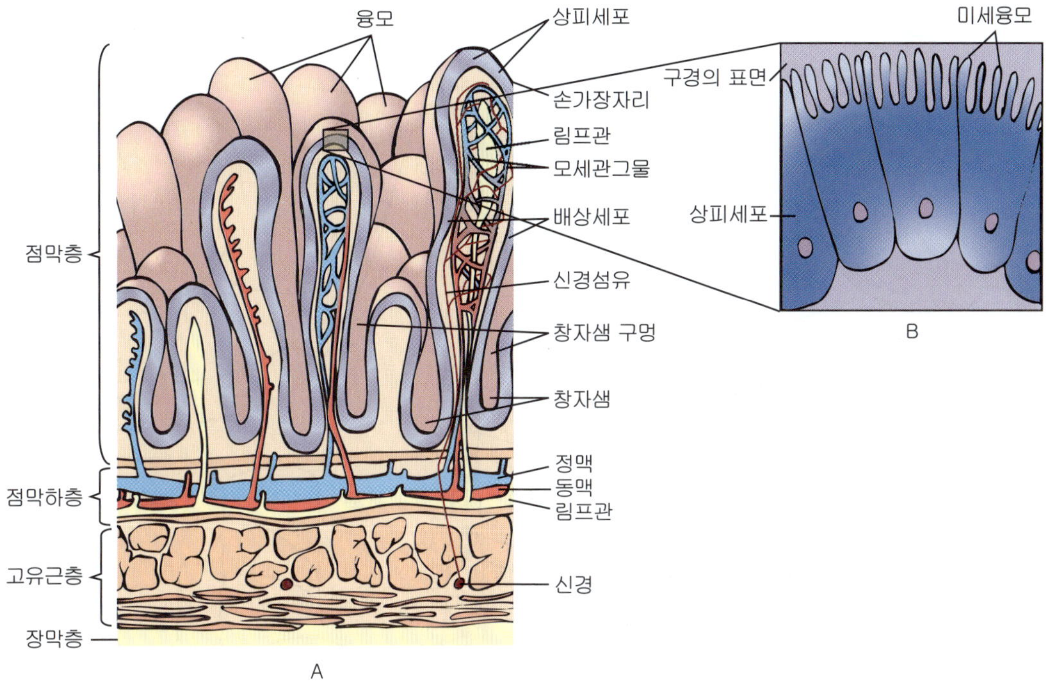

그림 10-1-4 A. 위장관계의 조직층, B. 창자구경 표면의 미세융모

고 분비한다. 이 항체들은 다음 번에 소장으로 들어올 항원으로부터 몸을 보호한다.

(3) 고유근층

고유근층(muscularis propria)은 평활근의 두 층, 속돌림층과 바깥세로층으로 이루어졌다. 두 층의 평활근층은 위장 운동의 두 가지 주요한 기능인 추진 운동과 섞는 운동을 한다.

(4) 장막층

장막층(serosa)은 위장관의 가장 바깥쪽 층이다. 장막층은 장간막으로 계속되고, 내장쪽 복막의 일부분을 형성한다.

3) 신경 분포

위장관은 자율신경계의 지배를 받는다. 자율신경계는 외인성 신경계와 내인성 신경계로 나뉜다.

(1) 외인성 신경계

외인성 신경계(extrinsic nervous system)는 부교감신경 가지와 교감신경 가지로 나뉜다(그림 10-1-5). 미주신경과 골반신경에 의해 일차적으로 공급되는 부교감신경 자극은 운동성을 증진시키고, 조임근을 안정시키며 분비를 증진시키는 감각섬유와 운동섬유에 의해 위장의 운동을 증진시킨다. 교감신경의 활동은 주로 운동과 위장관계를 활동하게 하는 분비물을 억제한다.

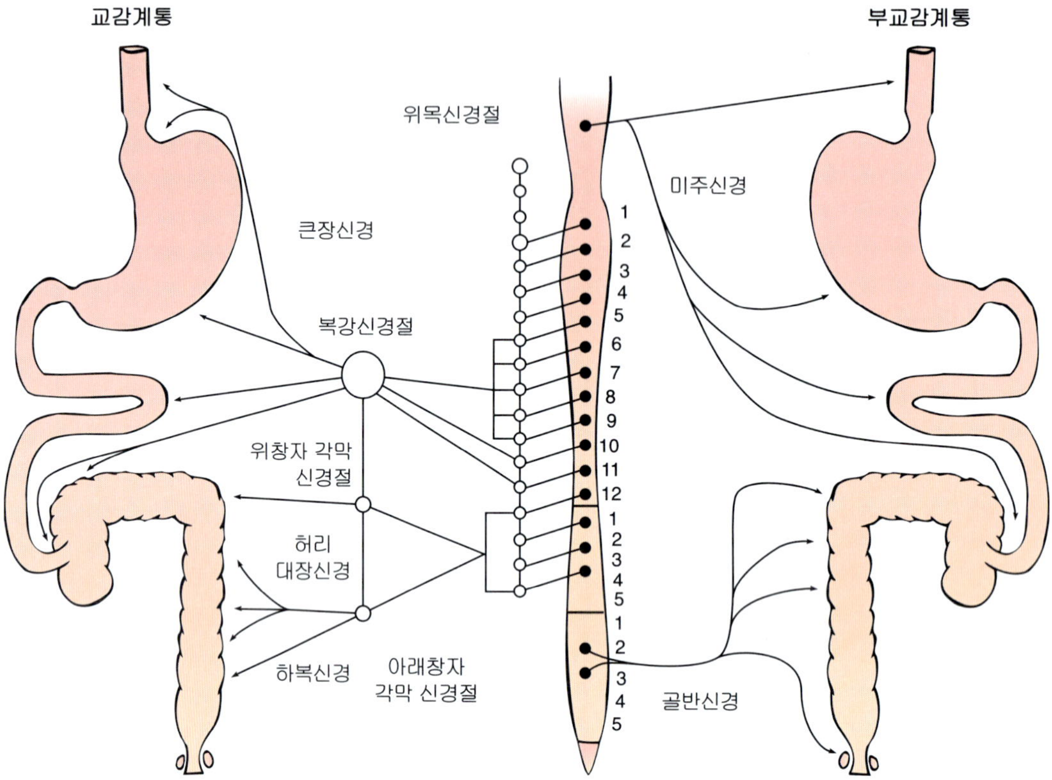

그림 10-1-5 위장관계의 날신경분포

① 부교감신경 가지

위장관의 부교감 날신경섬유(운동섬유)들은 미주신경과 골반신경에 의해 일차적으로 전달되는 신경절전섬유이다. 미주 부교감 날신경절전섬유들은 식도, 위, 소장을 포함한 위장관에 풍부하게 분포하고 있다. 미주날신경이 결장을 지배하는 것은 일반적으로 받아 들여지고 있으나, 이 신경의 분포와 기능은 논쟁의 여지가 있다. 미주날신경의 세포체는 일차적으로 미주신경의 등쪽핵에 위치하고 있다. 미주날신경은 근육층신경얼기 또는 아후바흐얼기(Auerbach plexus)의 신경세포에 시냅스하는데, 이는 고유근육층안의 평활근세포의 돌림층과 세로층 사이에 놓여 있다. 그 다음에 신경절후섬유는 평활근 세포와 분비세포와 시냅스한다.

미주들신경섬유(감각섬유)는 식도, 위, 소장 그리고 아마도 대장에서 비롯된다. 세포체는 결절성신경절(목)에 있고, 목의 높은 부분에서 미주신경과 연결된다.

S2에서 S4 척수에서 나오는 골반신경은 직장과 하행결장을 지배하는 부교감들신경섬유와 날신경섬유에 이른다. 엉치날신경에 대한 세포체는 척수에 위치한다. 들신경세포체는 상응하는 후근신경절에 있다.

② 교감신경 가지

교감날신경섬유는 척수에서 나와 척수 가까이

에 있는 신경절에 시냅스한다. 기다란 후-신경절 섬유는 창자와 혈관의 시냅스, 근육층 신경얼기 신경절, 분비세포들을 주행한다. 식도는 교감신경 분포를 풍부하게 받아 들인다. 그러나 이 신경섬유의 기원과 과정은 명확하지 않다. 흥미롭게도 상부식도의 근육은 본래 줄무늬 모양이었지만, 빽빽한 교감신경 분포를 받아들이고 있다. 스트레스 관련하여 삼키기가 힘들어지는 것은 이 신경섬유에 의해 일어날 것이다. 위와 십이지장의 교감신경섬유는 T6-T9에서 나오고, 복강신경절에 시냅스하며, 복강동맥을 따라 이동한다. T9와 T10에서 나온 교감신경섬유는 위창자간막 신경절에 시냅스하며 대장과 소장의 복강동맥을 따라 이동한다. 근육층에 분포한 일부 신경섬유는 창자신경세포와 혈관에서 끝난다.

(2) 내인성 신경계

내인성 신경계(장관신경계, intrinsic(enteric) nervous system)는 위장의 운동성과 분비를 조정한다. 내인성 신경계는 몇몇 신경얼기로 구분되는데, 근육층 신경얼기와 점막밑 신경얼기가 가장 중요하다. 이 신경얼기들에 있는 신경은 위장관의 수용체와 외인성 신경계로부터 신호를 받는다. 내인성 신경계로 통합될 때, 이 신호는 기능을 조정하는 것을 도와준다. 말초신경섬유는 씹기와 삼키기, 배변에 관여하는 수의근을 지배한다.

내인성 신경계는 인두에서부터 항문에 이르기까지 위장관의 벽에 깊숙이 있는 복잡한 그물망이다. 내인성 신경계는 내인성 신경단위(neuron)와 구심성, 원심성 외인성 신경 단위의 융기(부속기)를 포함한다. 여기에는 내장 신경단위의 세포체를 포함한 두 가지 주요한 신경절얼기가 있는데, 이는 근육층 신경얼기(세로근층과 돌림근층 사이에 있음)과 점막밑 신경얼기 또는 Meissner 신경얼기(돌림근층과 점막층 사이에 있음)이다. 융모 안, 점막샘의 바닥, 점막 내 근육, 혈관 주위, 세로근과 돌림근 안에서 비신경절 얼기를 만드는 작은 섬유다발들이 이 두 신경절얼기에서 부터 나온다.

내장성 신경세포성 신경전달물질(enteric neuronal neurotransmitter)은 아세틸콜린, 노르에피네프린, 세로토닌과 도파민을 포함한다. 신경펩티드는 가장 큰 그룹의 잠재적 신경전달물질을 만든다. 이것은 개체펩티드(substance P), 혈관작용 창자 펩티드(vasoactive intestinal peptide, VIP), 위억제 펩티드(gastric inhibitory peptide, GIP)와 아편유사 펩티드를 포함한다. 이들은 모든 위장 기능(분비, 운동, 흡수)의 조절에 참여하는 물질들이라는 근거가 있다. 전형적인 신경전달물질들을 통합하는 이러한 물질들의 활동은 현재 중요하게 연구되는 측면이다.

4) 순환

위장관과 비장으로의 혈류 공급을 내장순환이라고 한다. 식도 동맥은 가슴대동맥으로부터 가지를 내고 식도에 관류한다. 배대동맥의 세가지는 위장 장기를 관류한다.

- 복강 축(왼쪽 위 동맥, 온간동맥, 비장동맥으로 이루어져 있다)은 하부 식도, 위, 십이지장, 담낭과 간을 관류한다.
- 위장간막동맥은 횡행결장쪽의 소장을 관류한다.
- 아래장간막동맥은 하행결장, S상 결장과 직장을 관류한다.

허혈로부터 보호하기 위해 관류 지역이 겹쳐진다.

위와 소장, 대장의 정맥 배액은 일차적으로 간문맥으로 통해 간으로 흘러 간다. 하부 직장과 하부

식도로부터의 혈액 공급은 문맥계통을 우회한다. 직장으로부터의 혈액은 직장 정맥으로 통하는 하대정맥으로 흘러 나가는데, 이는 바깥 엉덩정맥으로 흘러 간다. 식도로부터의 혈액은 하대정맥으로 들어 가는 반홀정맥과 홀정맥으로 흘러 간다.

간으로의 혈액 공급은 유일하다. 간은 정맥 근원과 동맥 근원으로 부터의 혈액 공급을 받는다. 정맥혈은 간문맥 경로로부터 공급되며, 이는 위장관으로 부터의 혈액이 가장 많이 나오는 곳이다 (그림 10-1-6). 간문맥은 위장간막정맥과 비장정맥의 합류점인 비장의 뒤에서 형성되고, 간으로 이르게 된다. 동맥 공급은 온간동맥으로 되며, 이는 대동맥과 간을 관류하는 복강동맥으로 부터의 가지이다. 혈관의 두 세트 모두 모세혈관을 생성하고 간정맥으로 흘러간 다음 차례로 하대정맥으로 흘러 들어 간다.

위장관계는 휴식 시 심박출량의 1/4을 받는데, 이는 다른 장기계보다 많은 양이다. 순환이 악화되었을 때(쇼크), 내장관류는 체순환으로 돌아간다. 이는 내장기관이 정상적으로 관류혈액으로 부터 산소를 20%만 뽑아내기 때문이며, 내장 관류는 기관과 타협없이 줄일 수 있다. 그러나 몇몇 내장관류의 축소는 창자의 점막내층에 손상을 줄 수 있다.

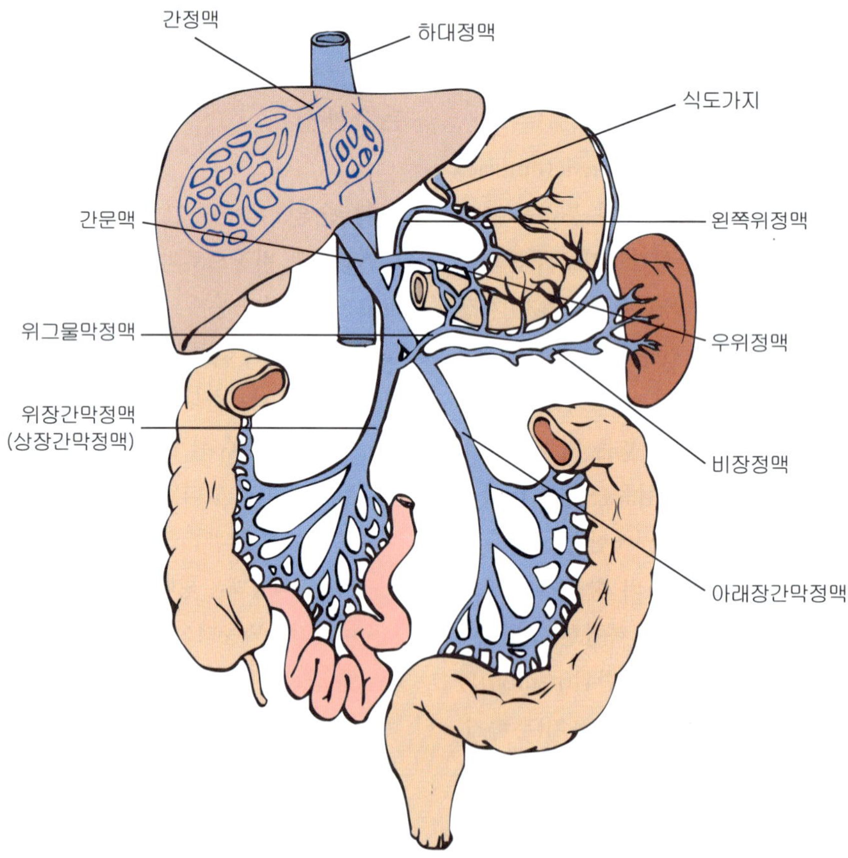

그림 10-1-6 문맥순환

2. 위장관계의 기능

위장관계의 주요 기능은 영양분을 분해해서 에너지를 생성하는 것이다. 그러므로 위장관계의 각 부분을 소화를 가능하게 하는 분비와 운동성의 범위로 설명한다.

1) 입인두

(1) 분비

입인두(oropbarynx)의 침샘은 침을 생산한다. 침샘에는 세 쌍이 있으며 턱밑샘, 혀밑샘, 귀밑샘이다. 침은 점액(삼킴을 용이하게 하는 윤활액), 혀의 지질분해효소(혀샘에서 분비되는 지방소화효소), 침의 아밀라아제(녹말을 분해하는 효소)와 면역글로불린 A(세균, 바이러스와 정균성, 발암성 화학제품을 방어하는 제일선을 제공함)로 이루어져 있다(표 10-1-1). 혀의 지질분해효소는 위에서 식이지방의 30%를 소화하는 것으로 추정된다. 침샘은 소화에 사용되는 소화효소 아밀라아제의 반정도를 분비하고, 나머지는 췌장에서 분비된다.

침 생산은 여러 자극에 의해서 유도된다. 즉 시각, 후각 또는 음식을 생각하고, 입에서 좋은 맛을 보거나, 음식물의 부드러운 감촉에 의해 유도된다. 거칠고, 좋지 않은 맛을 느끼고, 음식물의 불유쾌한 냄새는 침 분비를 감소시킨다. 자극은 뇌줄기의 연수에 있는 두 개의 침 중추에서 받는데, 7번, 9번 뇌신경(부교감신경 섬유)과 1번, 2번 가슴신경(교감신경 섬유)을 통해 침샘을 자극하는 신호를 보낸다. 부교감신경 자극 또는 유사한 자극을 주는 약(콜린성제제) 또는 자극을 높이는 약(neostigmine)의 복용은 물 같은 침의 막대한 분비를 촉진한다. 교감신경 자극 또는 교감신경 흥분제 복용은 진한 침을 소량 분비하게 한다. 콜린차단제(예: atropine) 역시 침분비를 억제한다.

(2) 운동

입에서 씹기는 기계적으로 음식물을 더 작은 입자로 분해한다. 이는 삼키는 과정에 의해 위로 들어가지도록 침에 의해 음식물 덩어리를 결합시키고 미끄럽게 한다. 삼킴은 몇몇 단계의 복잡한 과정이다(그림 10-1-7). 구강 단계에서 혀는 음식물과 액체 덩어리가 뒤인두로 나아가게 한다. 이는 수의적인 과정이다. 불수의적인 인두 단계에서 인두의 음식물이나 액체의 존재는 연수의 삼킴 중추에 5번 뇌신경(삼차신경)을 통해 자극을 시작하는 인두 감각수용체를 자극한다. 감각 자극은 인두와 후두에 9번 뇌신경(혀인두신경), 10번 뇌신경(미주신경)의 운동신경섬유 자극의 유출을 반사적으로 유도한다. 이는 고체나 액체 물질이 식도로 들어가게 하는 것을 조정함으로써 일어난다.

1. 연구개는 역류를 방지하기 위해 코인두를 밀폐시키고, 들어올리고 들어가게 한다.
2. 흡인을 방지하기 위해 후두개는 후두를 뒤덮어 가리고, 성대는 닫힌다.
3. 상부식도 조임근은 긴장이 풀린다.
4. 후두는 식도와 상부식도 조임근의 구멍을 끌어 올리고 크게한다.
5. 인두근은 음식물이나 액체를 열린 식도로 들어가게 하기 위해 수축한다.

이러한 과정 중에 호흡은 반사적으로 억제된다. 감각 또는 운동신경섬유(뇌신경 5번, 9번, 10번의) 또는 연수의 삼킴 중추의 손상은 삼키는 능력을 약화시키거나 제거하거나 삼킴을 서툴게 조정하여 음식물이나 액체를 코인두나 후두 또는 둘 다로 들어가게 한다.

표 10-1-1 주요 위장 분비

위치	일일량	구조와 작용
입	1,000-2,000mL	아밀라아제(탄수화물 소화) 리파아제(지방 소화) 면역글로불린 점액 물, 전해질
식도	300-800mL	점액
위	2,000mL	내인자(비타민 B_{12} 흡수) 염산(펩시노겐의 활성화) 펩시노겐(단백질 소화) 점액 물, 전해질 가스트린(염산 분비 자극: 특히 위의 점막층에 영양 효과)
췌장	1,200-1,800mL	효소 • 아밀라아제(탄수화물 소화) • 트립시노겐(단백질 소화) • 키모트립신(단백질 소화) • 엘라스타아제(단백질 소화) • 카르복시펩티드분해효소(단백질 소화) • 리파아제(지방 소화) • 코리파아제(지방 소화) • 에스테르분해효소(콜레스테롤 소화) • 포스포리파아제(인지질 소화) • 핵산분해효소(RNA, DNA 소화) 중탄산염(중화산에 의해 관내강벽 보호) 물, 전해질
간	500-1,000mL	담즙산(지방 유화) 빌리루빈 물, 전해질
소장	3,000-4,000mL	효소 • 엔테로키나아제(트립시노겐의 활성화) • 리파아제(지방 소화) • 엔테로펩티다아제(단백질 소화) • 펩티다아제(단백질 소화) • 핵산분해효소(RNA, DNA 소화) • 말타아제(탄수화물 소화)

표 10-1-1 주요 위장 분비 (계속)

위치	일일량	구조와 작용
		• 젖당분해효소(탄수화물 소화) • 슈크라아제(탄수화물 소화) 점액 중탄산염, 물, 전해질 혈액으로 들어가는 콜레시스토키닌(담낭수축과 췌장의 분비 자극) 혈액으로 들어가는 포도당의존 인슐린영양 펩티드 (인슐린 분비와 위 운동, 분비 자극) 가스트린(위산 분비 자극)
대장	일정하지 않음	점액

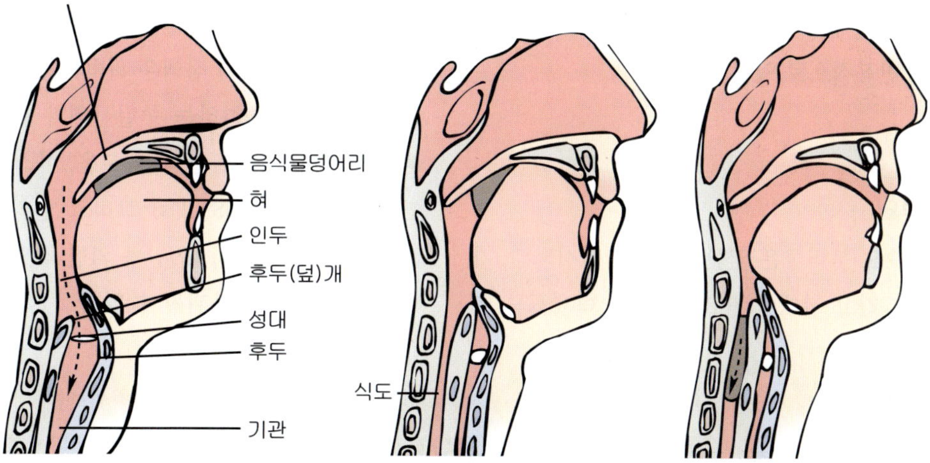

그림 10-1-7 삼키기(연하)

2) 식도

(1) 분비

식도 점막 세포는 점액을 분비한다(표 10-1-1). 점액은 위선 분비 또는 음식물로 인한 손상으로부터 식도의 내면을 보호하고, 음식의 통과를 용이하게 하는 윤활액으로의 역할을 한다.

(2) 운동

삼킴의 식도 단계는 음식물이나 액체가 식도로 들어가자마자 시작한다. 식도의 수축으로 인한 삼킴은 '일차 연동운동(primary peristalsis)' 이라 불린다. 연동운동의 파동은 하부식도조임근의 이완을 일으켜서 음식물이 위로 들어가게 한다. 만약 일차 연동운동이 식도를 통과하지 못한다면 음식물이나 액체는 식도를 팽창시킬 것이다. 이 팽창은 팽창 부분 앞쪽의 식도근의 이완과 팽창 부분과 뒤쪽의 식도근의 수축을 반사적으로 동시에 촉진시키는 뻗침 수용체를 자극한다. 이는 음식물이나 액체가 새롭게 이완된 부분으로 나아가게 하고, 그리고 나서 넓어지기 시작한다. 이는 '이차 연동운동(secondary peristalsis)' 이라 불린다. 이 연동운동은 음식물이나 액체가 하부식도조임근에 도달할 때까지 반사적으로 반복적으로 일어난다.

하부식도조임근의 긴장은 다양한 인자에 의해 바뀔 수 있다(표 10-1-2). 비대한 하부식도조임근은 식도가 비는 것을 방해하고(하부식도가 과팽창되도록 유도한다), 그에 반하여 무력한 하부식도조임근은 위역류(하부식도 구조에 이르게 할 수 있는)를 반복적으로 일어나게 한다.

3) 위

(1) 분비

위의 주요 분비물은 염산, 내인자, 펩시노겐, 가스트린 그리고 점액이다(표 10-1-1). 벽세포는 염산과 내인자를 분비한다. 내인자는 소장에서의 비타민 B_{12}의 흡수에 필수적이다. 염산은 펩시노겐을 단백질 분해 효소인 펩신으로 변환시키며, 위의 주세포에서 분비된다. 염산은 펩신의 활동에 이상적인 pH를 제공한다; 동시에 염산과 펩신은 단백질의 소화를 시작한다. 염산의 화학적 작용은 또한 음식물 분자를 분해하고, 위장관을 세균의 침입으로부터 보호한다.

위 방(gastric antrum)에 위치한 G 세포는 가스트린 호르몬을 분비하며, 이는 주세포와 벽세포의 분비를 촉진하고 위 점막의 증식을 촉진한다(표 10-1-3).

위 점막 세포는 점액의 얇은 막을 계속적으로 분비한다. 윤활액인 점액은 위벽의 손상을 보호하기 위해 산을 중화하는 중탄산염과 함께 작용한다. 이 장벽은 담즙 산염, 알코올, 아스피린, 비스테로이드소염제(NSAIDs) 그리고 헬리코박터 필로리(*Helicobacter pylori*)에 의한 감염을 포함한 여러 인자에 의해 붕괴될 수 있다.

표 10-1-2 하부조임근 긴장에 영향을 미치는 요인

긴장 증가	긴장 감소
음식물 :	음식물 :
단백질	지방
약물 :	커피
metoclopramide	초콜릿
일부 prostaglandin(F_2)	알코올
	콜레시스토키닌(CCK)
	프로게스테론(임신 시)
	성장억제호르몬
	도파민
	일부 prostaglandin(E_2, A_2)
	담배 흡연

표 10-1-3 분비와 운동성을 조절하는 호르몬

호르몬	원천	분비 자극	주요 기능
가스트린	위, 소장	위 팽창, 유문 근처의 일부 소화된 단백질의 존재	**자극** • 위산 분비 • 위 내인자 분비 • 위 운동성 • 장 운동성 • 점막 성장 • 췌장 성장 • 췌장 인슐린 분비 • 하부 조임근 긴장
세크레틴	소장	소장으로 들어가는 산	**자극** • 췌장 중탄산염 분비 • 췌장 효소 분비 • 췌장 성장 • 위 펩신 분비 • 담즙 중탄산염 분비 • 담낭 수축 **억제** • 위 배출 • 위 운동성 • 장 운동성
콜레시스토키닌 (CCK)	소장	소장의 지방산과 아미노산	**자극** • 위산 분비 • 위 운동성 • 장 운동성 • 대장 운동성 • 담낭 수축과 오디조임근의 이완(따라서 소장으로의 담즙의 흐름 증가) • 췌장 중탄산염 분비 • 췌장 효소 분비 • 췌장 성장 **억제** • 하부 조임근 긴장 • 위 배출

표 10-1-3 분비와 운동성을 조절하는 호르몬 (계속)

호르몬	원천	분비 자극	주요 기능
위 억제 펩티드(GIP)	소장	소장의 지방산과 지질	**억제** • 위산 분비 • 위 배출 • 위 운동성 **자극** • 인슐린 분비 • 장 운동성
모틸린	소장	소장의 산과 지방	**자극** • 위 운동성 • 장 운동성

① 위선 분비에 영향을 미치는 요인

위벽세포는 아세틸콜린, 히스타민, 가스트린을 위한 수용체를 포함하고 있다. 이 수용체들에 대한 자극은 벽세포가 염산을 분비하도록 자극한다. 염산 분비는 히스타민 수용체(예: H_2 수용체 길항제) 또는 아세틸콜린 수용체(예: atropine)를 차단하는 화학물질에 의해 억제된다. 양성자 펌프 차단제는 염산 분비 경로의 최종 단계인 수소-칼륨아데노신삼인산효소(H+/K+-adenosine triphosphatase, ATPase) 경로를 차단한다. 몇몇 프로스타글란딘 역시 염산 분비를 차단한다.

위선 분비를 자극하는 인자는 알코올, 카페인, 저혈당을 포함한다. 처음 두 인자는 위 벽의 벽내 신경얼기와 위 화학수용체에 직접적으로 작용한다. 저혈당은 미주신경섬유와 연수에 작용한다.

② 위선 분비 조절

위선 분비는 세 단계에 의해 조절되며, 뇌 단계(cephalic phase), 위 단계(gastric phase) 그리고 장 단계(intestinal phase)이다(표 10-1-4). 이 단계들은 신경성, 호르몬성 기전에 의해 지배된다.

뇌 단계에서는 시각, 후각, 미각 또는 음식물에 대한 생각이 연수 중추를 자극하고, 침 분비, 췌장 분비, 담즙 분비, 벽세포와 주세포에 의한 염산과 펩시노겐의 위선 분비의 부교감신경(미주신경) 자극을 각각 반사적으로 촉진시킨다. 교감신경 자극은 뇌 단계의 반응을 변화시킨다. 이는 감정이 위장 분비에 영향을 줄 수 있다는 기전이다. 두려움, 분노 그리고 우울은 위장 분비를 감소시킨다.

위 단계에서는 음식에 의한 위의 팽창은 위 벽의 뻗침 수용체를 자극한다. 주로 단백질인 화학물질은 점막의 화학수용체를 자극한다. 뻗침 수용체와 화학 수용체는 차례로 점막밑 신경얼기의 신경단위(뉴런)를 자극하고, 그 다음 근육층 신경얼기의 신경단위를 자극하며, 이는 벽세포와 주세포에 의해 분비를 번갈아 자극한다. 미즙 안의 단백질 역시 G 세포에 의해 가스트린의 분비를 직접적으로 촉진시키는데, 가스트린은 벽세포와 주세포 분비를 위한 자극을 추가적으로 제공한다. 위 단계는 위 벽의 뻗침수용체와 화학수용체가 자극에

표 10-1-4 위 분비의 단계

단계	분비의 자극	효과
머리단계(신경)	음식의 시각, 후각, 미각은 미주신경에 의해 중추신경계 흥분을 일으킨다.	**위 효과** • 염산(벽세포로부터) • 펩시노겐(주세포로부터) • 점액 분비 **다른 효과** • 침 분비 • 췌장 분비 • 담즙 분비
위단계(신경과 호르몬)	위 전정부의 음식은 미주신경에 의해 중추신경계 흥분을 시작한다.	가스트린 분비 염산 분비 펩시노겐 분비
장단계(호르몬)	소장의 미즙	미즙의 pH<2 : 세크레틴, 위 억제 펩티드(GIP), 콜레시스토키닌의 분비(위산 분비는 감소) 미즙의 pH>3 : 가스트린의 분비(위산의 분비는 증가)

저항할 수 없고, 미즙의 산도가 가스트린의 분비를 더 억제하고, 위 억제 펩티드(gastric inhibitory peptide, GIP)가 염산의 분비와 위 운동성을 감소시킴으로써 마침내 끝나게 된다.

장 단계는 미즙이 십이지장에 다다른 후에 시작한다. 미즙의 산도는 십이지장 점막 세포가 세크레틴을 혈류로 분비하도록 자극하며 단백질과 지방은 유사세포, 포도당, GIP의 분비를 자극하는 지방으로부터 혈액으로 콜레시스토키닌(CCK)의 분비를 유발한다. 세크레틴과 CCK는 췌장 분비를 일으키고, 담낭 내용물을 십이지장으로 분비한다. GIP는 랑게르한스섬에서 인슐린의 분비를 자극하고, 위 운동과 분비를 억제한다(표 10-1-3). 십이지장의 뻗침 수용체는 미즙이 분해되고, 효소와 희석액과 섞이며, 흡수성이 높은 소장 관내강을 지나가도록 하기 위해 연동운동을 유발시킨다. 만약 미즙이 덜 산성이라면 가스트린이 분비된다. 신경조절 하에 모틸린은 공복 시에도 주기적으로 분비되는 또 다른 호르몬으로 위와 소장의 운동성을 자극한다.

③ 운동

식도에서 위로의 음식물의 통과는 반사적으로 수용성 이완을 일으킨다. 위가 음식물로 채워진 후, 연동 수축은 음식을 섞고 위 내용물을 유문 앞으로 나아가게 하는데, 여기에서 소량이 십이지장으로 들어 간다. 유문 조임근은 위가 비는데 작은 역할을 하며, 그 주요 역할은 십이지장의 역류를 방지하는 것이다. 십이지장의 역류를 통해 위로 다시 들어가는 미즙 안의 담즙산은 위 점막 세포의 표면을 덮고 있는 화학적 장벽에 손상을 준다. 위가 완전하게 빈 후 지속되는 가벼운 연동 수축은 *'hunger contraction'*이라 불린다. 그러나 이는 식욕 조절을 하지 않는다. 위를 비우는 것은 미주신경절단술, 십이지장 미즙에 지방, 단백질 또는 염산의 존재, 십이지장 팽창, 장 호르몬에 의해 저해될 수 있다.

구토는 위에서 입으로 음식물의 역류이다. 토하는 동안 복근과 횡격막은 수축하고, 하부식도조임근은 이완하며 위 내용물이 식도로 역류하고 입밖으로 나오게 된다. 반사적인 입천장의 올림은 코인두를 통한 배출을 막아 준다. 호흡 저해와 성대문의 닫힘은 폐 흡인을 막아 준다. 게다가 소장의 자극(미즙 안의 물질, 염증 또는 질병의 진행에 의해)은 역 연동운동을 일으키게 한다. 이러한 운동들은 미즙을 유문판으로 나아가게 한다. 만약 유문을 열 수 있을 정도로 충분히 강하다면 장 내용물을 아마도 토하게 될 것이다. 십이지장으로 부터의 황색 담즙이 위의 산에 노출 되었을 때, 구토물은 녹색으로 변한다. 때때로 장 내용물의 구토는 구토물이 황색 담즙을 포함할 정도로 빠를 수 있다. 혈액이 위의 산에 노출 되었을 때, 갈색-검은색을 띤 "coffee-ground" 구토를 일으킨다. 구토의 빠르기가 산과 혈액 사이에 상호작용이 일어날 시간이 충분하지 않으면 구토물의 혈액은 정상적인 적색이다(토혈).

4) 췌장

췌장은 외분비 조직과 내분비 조직 둘 다로 이루어져 있다. 췌장의 구석구석까지 흩어져 있는 내분비 조직인 랑게르한스섬은 인슐린, 글루카곤, 췌장 폴리펩티드 호르몬을 분비하며, 이들은 소화과정에 도움을 준다. 외분비췌장은 샘꽈리 세포로 이루어져 있으며, 이는 소엽에 가지런히 정렬되어 있다. 샘꽈리 세포는 분비물을 내췌장관계(internal pancreatic ductal system)로 흘려 보낸다(그림 10-1-8). 이 내관들은 Wirsung관으로 끝나는 더 큰 관으로 점점 흘러간다. 그 다음 이 췌장관은 바터팽대부라 불리는 나누어진 작은 관을 형성하기 위해 총담관으로 합류한다. 담즙과 췌장 분비물을 운반하는 이 팽대부는 십이지장으로 열려있다. 평활근 고리인 오디조임근(sphincter of Oddi)은 바터팽대부를 둘러싼다. 총담관과 Wirsung관 사이의 해부학적 배열 때문에 바터팽대부를 막고 있는 담석은 담즙과 췌장 분비물의 일반적인 흐름을 막을 수 있다(드문 경우라 해도 이러한 막힘은 췌장 분비물의 정체를 유도할 수 있고, 급성 췌장염에 이르게 한다). 유문 근처의 십이지장으로 열리는 두 번째 외췌장관(duct of Santorini)을 가진 사람들도 있다.

외분비 샘꽈리 세포는 물기가 많은 알칼리 중탄산염 용액과 효소를 분비한다(그림 10-1-1). 췌장에서 분비되는 많은 양의 물은 흡수하기 전 미즙을 희석시키는데 도움이 된다. 게다가 중탄산염은 위에서 나온 미즙의 높은 산도를 중화시킨다. 췌장 효소는 단백질(트립신, 키모트립신, 엘라스타아제, 카르복시펩티드 분해효소), 지방(리파아제, 콜리파아제, 에스터라아제), 포스포리파아제와 핵산(핵산분해효소, nucleases) 그리고 녹말(아밀라아제)이다. 비록 췌장 효소는 최적의 활동을 위해 중성에 가까운 pH를 필요로 한다 해도 다른 모든 소화를 돕는 분비물이 없는 상황에도 음식물의 소

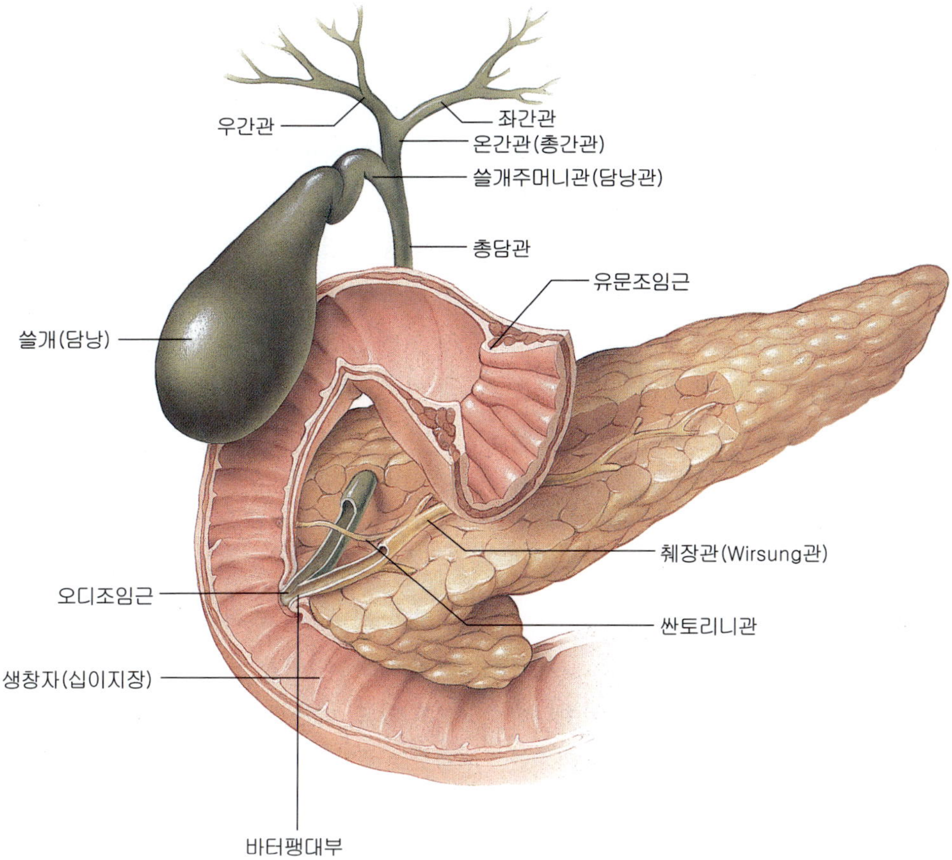

그림 10-1-8 담도계

화를 완벽에 가깝게 할 능력이 있다.

췌장 효소는 비활성 형태로 췌장에서 분비된다. 트립신 억제제는 트립신의 조기 활동을 막는다. 췌장 분비물이 일단 십이지장에 도착하면 불활성 트립신(트립시노겐)은 소장 점막 효소인 엔테로키나아제(enterokinase)에 의해 활성화된다. 그리고 나서 활성화 트립신은 다른 췌장 효소를 활성화시킨다.

췌장 분비물의 조절은 신경적 방법과 호르몬적 방법으로 이루어진다. 미주신경의 자극은 췌장 효소의 분비를 일으킨다. 호르몬적 조절은 십이지장 점막이 미즙에 반응하는 결과로써 일어난다.

5) 담낭

십이지장에서 췌장 분비물과 섞인 미즙은 물기가 많다. 미즙 안의 지방은 수용성이 아니어서 장세포에 의해 흡수되게 하기 위해서는 간으로부터의 용매 효소 혼합물이 필요하다. 다른 많은 대사기능 중에 간세포는 담즙을 만든다. 담즙은 담즙산, 콜레스테롤, 빌리루빈 그리고 물에 떠 있는 산의 혼합물이다. 이 용액은 미즙 안의 지방을 유화시켜서 장 관내강을 통해 흡수 가능한 작은 방울로 부순다. 담즙의 이 작용은 지용성 비타민을 흡수 가능한 형태로 이온화한다. 담즙은 또한 콜레스테롤, 중성지방, 혈류 안의 다중 농도의 지질단백을 일시 정지시켜, 그들이 이화될 때까지 혈관 구조 안에서 이 분자들의 침강과 침전을 막는다.

담즙은 담낭 안에 저장되고 농축된다. 담낭 분비는 소화의 장 단계에서 가장 많다. 이 활동은 CCK에 의해 자극된다. CCK는 담낭의 수축과 오디조임근의 이완을 일으켜서 담즙을 미즙과 섞기 위해 십이지장으로 방출하도록 한다.

6) 소장

(1) 분비

십이지장에서 미즙은 췌장 소화 효소, 알칼리성 물질, 물, 점액, 담즙과 섞인다. 세크레틴, CCK, 엔테로키나아제와 같은 장 효소는 더 많은 점액, 더 많은 중탄산염, 더 많은 물과 함께 이 혼합물에 더해진다.

(2) 운동성

소장은 특징적인 두 가지의 움직임이 있으며, 추진과 섞음이다. 벽내 신경얼기는 이 운동들을 시작하고 조정하나 그 운동들은 이전에 논의된 것처럼 외인성 자율신경계의 자극에 의해 증진되거나 저해될 수 있다. 추진 운동은 음식을 앞으로 나아가게 하고, 소화와 흡수를 하게 한다. 이 연동운동은 팽창에 의해 자극 받는다. 섞는 운동을 하는 동안 분할(segmentation)이라 불리는 장 벽의 국한된 집중적인 수축은 음식물 입자를 섞는 것을 촉진한다. 이 조각들은 소시지를 엮어 놓은 모양을 가진다. 이 과정의 반복은 계속적으로 미즙을 반죽하고, 결과적으로 장 점막의 흡착성 표면에 이 물질의 모든 분자들이 노출된다.

소장에서 결장으로 비워내기는 위를 비워내는 것과 같은 방법으로 일어난다. 연동 운동의 파동은 회맹장 판막 뒤의 회장에 압력을 강화하고, 판막을 통해 결장으로 미즙을 밀어낸다. 그리고 나서 회맹장 판막은 역류를 방지한다. 회장 비워내기는 벽속 반사에 의해 저해되며, 벽속 반사는 가득 차 팽창된 결장에 의해 시작된다.

(3) 흡수

소장의 주요한 기능은 흡수와 소화이며, 이는 췌장, 간 , 담낭으로 부터의 분비를 용이하게 한다. 소장의 점막층은 손가락 모양의 돌출부(융모)와 미세융모로 덮여 있는 많은 주름(윤상 주름)을 가지고 있고, 이는 소장의 흡착성 표면 부분에서 극적으로 증가한다.

① 탄수화물

사람의 식이에서 탄수화물의 세가지 주요한 원천은 설탕, 젖당, 녹말이다. 탄수화물의 파괴는 씹는 동안 음식물이 침의 아밀라아제와 섞일 때 입에서 시작한다. 그 소화는 십이지장에서 계속된다. 단당류로의 전환은 장 효소에 의해 소장에서 계속된다. 능동 운반과 수동 운반 둘 다 혈류에서 소장 관내강을 지나 당을 흡수하는데 사용된다.

② 단백질

단백질 분해는 염산과 펩신의 작용을 통해 위에서 시작된다. 그러나 펩신과 염산이 없을 시 소장은 이용 가능한 단백질 모두를 충분히 소화할 수 있는 능력이 있다. 최대의 소화는 췌장 단백질 분해효소에 의해 십이지장과 공장에서 일어난다. 소장의 폴리펩티드는 트립신, 키모트립신, 카르복시 펩티드 분해효소에 의해 펩티드 조각과 아미노산으로 분해된다. 아미노산은 능동 확산과 수동 확산에 의해 혈액으로 흡수된다.

③ 지방

중성지방, 지질, 인지질은 소장에서 먼저 분해된다. '유화(emulsification)' 라 불리는 과정에서 담즙산은 더 큰 방울에서 작은 지방 방울의 생성을 용이하게 한다. 그 다음 췌장 효소는 지방을 지방산 사슬과 모노글리세라이드로 분해한다. 이 작은 분자들은 더 작은 방울을 만드는데, 이는 '마이셀(micelles)' 이라고 불린다. 지방산과 단당류는 마이셀로부터 소장점막을 지나 수동적으로 운송된다.

점막하층에서 유리지방산은 크기가 작으면 혈액 안으로 직접 지나간다. 만약 직접 수동 확산하기에 너무 크면 유리지방산은 중성지방으로 재조직되는데, 이는 지질단백과 콜레스테롤을 결합하고, 암죽미립(chylomicron)으로 림프액을 지나간다.

마이셀로 지방이 흡수된 후에 소장에 남겨진 담즙은 회장에서 재흡수된다. 만약 담즙산염이 결장으로 들어간다면 담즙산염은 나트륨과 물의 재흡수를 감소시키고, 그것에 의하여 결장에 남아 있는 소화되지 않은 음식물의 유동성을 증가시킨다. 대부분의 지방은 미즙이 공장의 중앙에 다다랐을 때 흡수된다.

④ 비타민, 무기질, 물

지용성이든지 수용성이든지 대부분의 비타민은 장점막과 점막하층을 지나 혈액으로 확산된다. 지용성 비타민 B_{12}는 내인자와 결합해서 더 큰 분자를 만든다. 이 형태의 비타민 B_{12}는 흡수된다.

무기질과 전해질은 흡수에 있어 차이가 있다. 나트륨과 철은 능동 수송을 필요로 하는 반면에 다른 무기질과 전해질은 수동적으로 확산된다.

물은 위와 소장, 대장을 통해 수동적으로 흡수된다. 위장관은 물에 대해서는 두 방향으로 모두 높은 투과성을 가진다. 고장액이 십이지장으로 들어가기 위해서 삼투가 관내강에서 일어나야 한다. 이와는 반대로 위와 십이지장의 고장액 미즙은 혈류로의 물의 움직임을 매우 빠르게 한다.

7) 대장

(1) 분비

결장 점막의 술잔세포는 점액을 분비하며, 이는 미즙의 통로를 부드럽게 한다(표 10-1-1). 점액의 생산은 자극과 콜린성 작용에 의해 유발된다.

(2) 운동

결장의 움직임은 섞음과 연동운동을 포함한다(이 운동은 소장에 서술되어 있다). 결장에만 있는 유일한 세번째 움직임은 집단운동이다. 이것은 결장의 하행 부분과 S상 부분의 큰 부분을 넘어 결장 평활근의 동시적인 수축을 포함한다. 집단 운동은 소화되지 않은 음식물 찌꺼기(대변)를 이 지역에서 직장으로 재빠르게 옮긴다.

사람은 셀룰로오스, 헤미셀룰로오스 또는 식물 조직의 리그닌을 소화시키지 못한다. 이 식물 물질들은 소화되지 않은 음식물 찌꺼기의 많은 부분을 만들며 종종 '식물성 섬유(vegetable fiber)' 또는 '음식 덩어리(dietary bulk)' 로 불린다. 이 섬유들은 물을 끌어 당기고 담고 있어서, 크고 부드러운 대변을 만든다. 적은 섬유량은 상대적으로 불활성 결장을 초래하여 상대적으로 드문 장 운동과 작고 건조하고 통과하기 힘든 대변을 유도한다. 역학 보고서는 고 섬유 식이가 게실염과 결장암의 발생을 낮추어 주는 것과 연관이 있다고 제시한다.

직장이 채워지면 직장 벽에 있는 뻗침 수용체를 자극하여 배변 반사를 유발한다. 뻗침 수용체의 자극은 감각신경(들신경) 섬유가 하부척수로 자극을 전달하게 한다. 척수의 이 부분의 신경단위(뉴런)의 해부학적 배열 때문에 이 들신경 자극은 반사적으로 신경 자극이 척수를 벗어나 하행결장, S상 결장, 직장, 내항문조임근의 평활근을 지배하는 부교감 운동신경 섬유를 따라 이동하게 한다. 이 들 신경 자극은 또한 반사적으로 신경 자극이 외항문조임근의 골격근을 지배하는 체성 운동 뉴런에 보내지도록 한다. 이런 일들의 전체적인 효과는 결장과 직장의 조정된 압박 수축을 야기하고, 괄약근(의 구멍)을 이완시키고, 대변을 항문으로부터 방출시키는 것이다.

배변 충동은 직장에 18torr의 압력이 도달한 후에 시작한다. 직장 내 압력이 55torr에 도달한 후에는 반사적인 장 배출이 일어난다. 이 배변 반사는 외항문 조임근을 지배하는 체성 운동 뉴런의 작용을 저해하는 고위 뇌 중추로부터의 하행 신경자극에 의해 배설 자제력이 있는 사람에서 억제된다. 이러한 억제는 외항문 조임근이 닫히는 것을 유지하고, 따라서 부적절한 배변을 피한다. 몇 분 후에는 배변반사가 가라앉는다. 그러나 종종 몇 시간 후에 다시 활성화된다. 배변은 엉치 다발과 뇌 사이의 완전한 통로를 필요로 하지 않는 척수 반사이다. 척수 쇼크의 이른 외상 후 단계에서 반사는 작동하지 않는다. 척수 쇼크가 종결된 후에 반사적인 배변이 다시 한번 일어나지만, 수의적인 억제는 불가능하다(신경적 장).

(3) 흡수

대장에서 미즙에 있는 대부분의 물과 칼륨은 흡수된다. 이는 몸에서 제거될 수 있는 소화되지 않은 음식물의 반고형 찌꺼기(대변)를 생산한다. 설사는 미즙의 통과시간을 줄여 준다. 따라서 칼륨과 물의 재흡수를 제한하여 저칼륨혈증과 탈수를 초래할 수 있다. 설사는 또한 미즙 안의 물을 유지하는 물질에 의해 초래될 수 있으며, 이는 반액체의 대변을 초래한다.

태어났을 때에 결장은 무균상태이나 대장 세균 개체들이 그 후 곧 자리잡는다. 이 미생물들의 일부는 비타민 K와 다수의 비타민 B를 생산한다. 다른 세균은 암모니아를 생산하는데, 이는 흡수되어 정상적으로 간에 다다르게 되면 혈액에서 제거된다. 그러나 간기능에 심각한 문제가 있거나, 간을 우회하는 측부 순환 통로를 가진 사람들에서는(주로 문맥고혈압에 의해) 이러한 암모니아는 측부 순환을 유지시킬 수도 있고, 뇌병증을 초래하기도 한다.

8) 간

간은 복부의 우상한에 위치한다. 간은 왼쪽과 오른쪽 두 엽을 가지고 있고, 횡격막 바로 아래 놓여있으며 대부분은 몸의 오른쪽에 위치한다. 간의 윗 표면(둥근)은 횡격막의 곡선에 꼭 들어 맞고, 복강의 앞 벽에 접촉되어 있다. 간의 아래 표면은 위, 십이지장, 췌장, 결장의 오른창자굽이, 오른쪽 신장 그리고 오른쪽 부신 위에 틀이 잡혀 있다. 간은 Glisson' s 피막이라 불리는 얇은 섬유층 위에 복막의 얇은 층으로 덮혀 있다. 이 섬유 피막은 간을 싸고 분할하는데, 간을 소엽(lobules)이라 불리는 기능적 단위로 분할하는 섬유판을 안쪽으로 보낸다. 각각의 소엽은 간세동이(portal triad)라고 불리는 혈관의 핵심 무리 주변에 조직된 간세포의 판으로 되어 있다(그림 10-1-9). 간세동이는 들혈

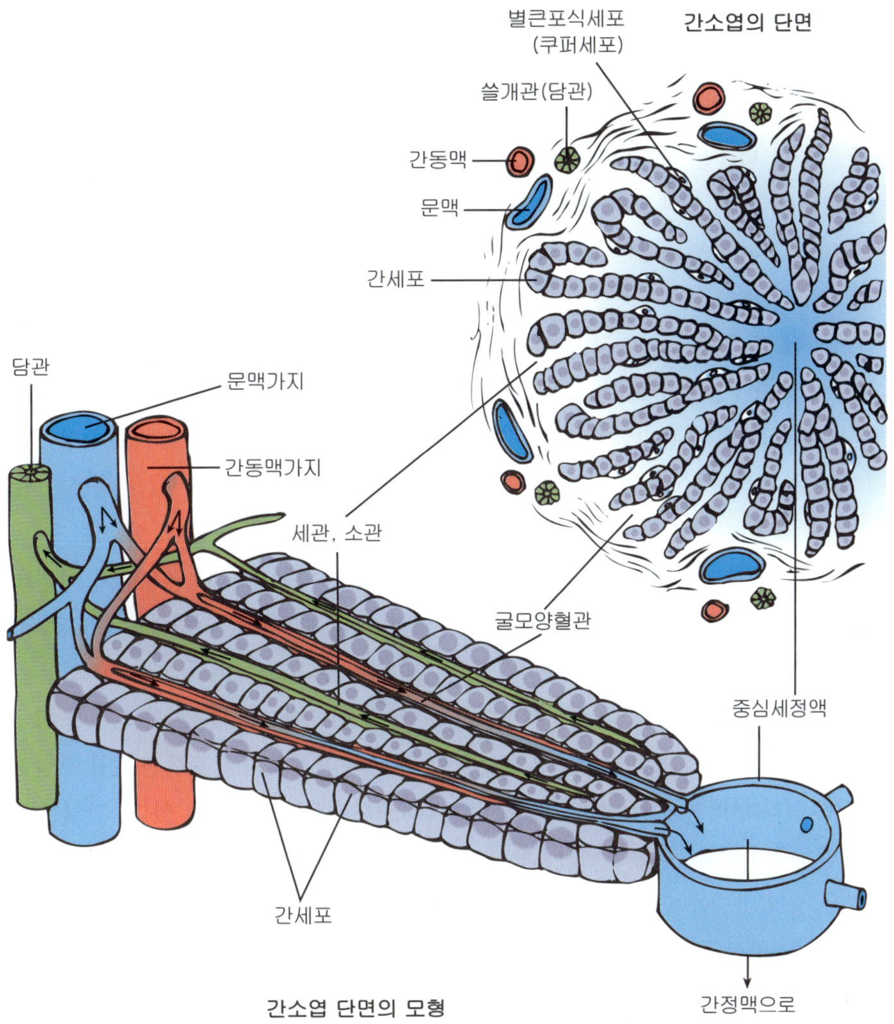

그림 10-1-9 간소엽의 단면

관(간문맥과 간동맥)의 두 세트와 담즙관을 포함한다. 들혈관은 간동굴로 이르게 되며, 여기에서 각각 소엽의 주변부에 놓여 있는 날간정맥으로 흘러 나간다.

소엽은 대략 직경 1.5mm, 길이 8mm이다. 간의 각 엽은 50,000~100,000 개의 소엽을 가지고 있다. 간세포의 열은 바퀴살처럼 중심 세정맥으로부터 뻗어 있다. 간동맥과 간문맥의 가지들은 그 바퀴의 주변에 놓여 있다. 이 가지로부터의 혈액은 간세포 열 사이를 흐르는 열린 통로(간동굴)로 흐른다. 그물내피계의 특수화된 백혈구인 쿠퍼세포는 세균, 조직파편, 간동굴 혈액안의 또 다른 외부 물질을 식균 작용한다. 간동굴은 중심세정맥으로 흘러 가고, 차례로 혈액을 간정맥으로 보낸다.

담소관의 막힌 끝은 간세포의 다른 열 사이에 있으며, 주변부에 위치한 큰 관으로 담즙을 새롭게 분비한다. 이 작은 관들은 결국에 총담관으로 흘러 간다. 간을 떠난 담즙은 담낭에 농축되고 저장된다. 담낭에서의 액체와 전해질의 재흡수는 담즙산과 콜레스테롤 그리고 빌리루빈을 12배 증가시킬 수 있다.

담낭은 최대 50mL의 용적을 가지고 간에서 나오는 담즙의 24시간 배출량(600mL)을 담을 수 있다. 장 호르몬 CCK(십이지장 점막에서 분비되는)와 미주신경 작용은 음식물 소화, 특히 지질 소화의 한 부분으로서 담낭 수축을 자극한다. CCK와 국소반사는 오디조임근을 여는 십이지장 연동운동에 의해 시작된다. 이러한 일들은 담즙이 총담관에서 십이지장으로의 유출을 가능하게 한다.

총담관과 췌장의 주요관은 주로 관이 십이지장의 관내강으로 들어가기 직전에 결합한다. 이 결합 후 관의 팽창이 종종 있다(바터팽대부). 십이지장에서의 총담관의 구멍은 유문에서부터 8~10cm이다.

간세포는 많은 생명 기능을 수행하며, 표 10-1-5에 요약되어 있다.

(1) 탄수화물 대사

간은 탄수화물 대사에 관여한다. 간과 골격근은 글리코겐 저장의 주요한 장소이다. 혈청 포도당 수치는 두 가지 기전을 포함한 간 글리코겐 기능에 의해 유지된다. 혈장 포도당 수치가 높으면 간세포는 혈장으로부터 포도당을 제거한다. 그리고 나서 이 포도당 중 일부는 간에 글리코겐으로 저장된다. 혈장 포도당 수치가 감소하면 간세포는 '글리코겐 분해' 라고 불리는 과정에 의해 글리코겐을 다시 포도당으로 변환하고, 포도당은 혈류로 방출한다. 많은 체내 조직이 글리코겐 분해에 필요한 세포효소를 가지고 있다 해도 간세포는 세포내 포도당을 혈류로 방출할 수 있는 몇 안 되는 세포 형태 중 하나이다. 간세포는 혈장 포도당에 직접적으로 단순하게 반응하지 않는다. 이 글리코겐 기능들은 몇몇 호르몬에 의해 조정되는데, 몇몇은 간 포도당 섭취를 증진시키고(예: 인슐린), 다른 것은 글리코겐 분해를 자극하고, 간세포로부터 포도당을 방출한다(예: 글루카곤, 성장 호르몬, 에피네프린).

간은 굶는 동안이나 심한 운동을 하는 동안 혈장 포도당을 완화할 수 있을 충분한 글리코겐 비축량을 담고 있지 못한다. 이 시간 동안 낮은 혈장 포도당 수치는 세포내 지방산과 아미노산이 포도당으로의 생화학적 전환(예: 포도당 신합성)을 유도하는 하나 또는 여러 호르몬(예: 글루카곤, 글루코코르티코이드, 티록신)의 분비를 자극하며 그리고 나서 간세포는 포도당을 혈류로 방출하거나 글리코겐으로 저장할 수 있다. 간세포만이 포도당 신합성에 필수적인 효소를 가지고 있다. 글리코겐 저장은 간 세포의 다른 어떤 기능보다 중요하다. 글리코겐이 풍부한 간세포는 빌리루빈을 빠른 속도로 결합시키고 독소와 감염원에 더 저항성을 가진다.

(2) 단백질 대사

간은 단백질 대사에 있어 가장 중요한 역할을 수행한다. 단백질의 분해로 인해 나온 아미노산은 간에 의해 암모니아를 만들기 위해 탈아미노화되고 요소로 전환된다. 간은 또한 알부민, 글로불린, 피브리노겐, 혈장 지질 그리고 응고에 관여하는 다른 단백질을 포함한 혈장 단백질을 합성한다. 알부민은 정상 혈장 삼투압을 유지한다. 삼투압의 저하는 부종(전신부종과 폐부종 둘 다)과 복수를

표 10-1-5 간 기능

일반적 분류	구체적인 기술
탄수화물 대사	글리코겐 합성(포도당에서 글리코겐으로의 전환) 글리코겐 분해(글리코겐에서 포도당으로 전환) 당신생(아미노산이나 지방산으로부터 포도당 합성)
단백질 대사	비필수 아미노산의 합성 혈장 단백질의 합성(알부민, 전알부민, 트랜스페린, 응고인자, 보체인자; 감마 글로불린이나 면역글로불린은 아님) 암모니아에서 합성된 요소(암모니아는 간의 아미노산의 탈아미노화와 단백질의 대장 박테리아의 활동에 의해 합성됨)
지질, 지질단백 대사	지질단백의 합성 중성지방의 지방산과 글리세롤로의 분해 케톤체의 합성 아미노산과 포도당으로부터 지방산의 합성 콜레스테롤의 합성과 분해
담즙산 합성과 배출	담즙 합성(담즙산염, 담즙색소[빌리루빈, 빌리베르딘]를 포함한), 콜레스테롤 담즙 배출(대략 1L/d)
저장	포도당(글리코겐으로) 비타민(A, D, E, K, B_1, B_2, B_{12}, 엽산) 지방산 무기질(철, 구리) 아미노산(알부민, 베타 글로불린으로)
생체변화, 해독, 내인 화합물과 외인 화합물의 배출	약물의 불활성화와 분해된 생성물의 배출 응고촉진제의 청소율, 활성화된 응고인자, 응고의 부산물
병원체의 제거	대식세포에 의한 미생물의 청소율
스테로이드 이화작용	생식샘 스테로이드의 결합과 배출 부신 스테로이드(코르티솔, 알도스테론)의 결합과 배출

유발한다. 글로불린은 갑상선 호르몬과 부신 호르몬을 결합한다. 결합된 호르몬은 불활성화된다. 간 단백질 수치의 감소는 이 호르몬들의 임상적 과다를 유발할 수 있다.

(3) 지방과 지질 단백 대사

간은 중성지방, 지방산과 콜레스테롤의 대사를 통해 지방을 저장한다. 굶는 동안 지방조직의 중성지방은 간에 의해서 지방산과 글리세롤로 이화된다. 굶는게 지속되는 동안 유리지방산은 아세틸 보효소-A(acetyl coenzyme-A)로 더 이화되고 케톤체로 된다. 케톤체는 몇몇 조직(신경원성이 아닌)에 에너지 원을 공급한다.

(4) 담즙산 합성 및 배출

간세포는 담즙을 만들며 담즙은 물, 담즙산염, 콜레스테롤, 빌리루빈, 글루콘산염 그리고 무기산을 포함하고 있다. 담즙산염은 식이지방의 유화와 식이지방의 흡수 촉진과 장 점막을 통한 지용성 비타민의 흡수에 의해 소화를 돕는다. 또한 담즙산염은 담즙안의 콜레스테롤이 용액 밖으로 침전되는 것과 결석을 형성하는 것을 막아 준다. 담즙 하루 생산량의 90% 이상이 회장 점막의 능동 수송 과정에 의해 재활용을 위해 재흡수된다.

간의 또다른 기능은 체내에서부터 빌리루빈의 제거이다. 오래되거나 결함이 있는 적혈구는 간동굴과 지라동굴과 큰 정맥에 정렬되어 있는 큰 그물내피세포에 의해 식균된다. 이 포식세포들은 적혈구의 헤모글로빈을 빌리베르딘, 철, 글로불린 분자로 분해한다. 마지막 두 구성요소들은 체내에서 재활용되고, 미래의 적혈구를 위해 사용된다. 빌리베르딘은 거의 즉시 유리 빌리루빈으로 전환된다. 유리 빌리루빈은 불용성 화합물이기 때문에 혈장 알부민 분자에 결합하여 이송된다. 간세포는 빌리루빈 글루콘산염(gluconate)을 만들기 위해 글루쿠론산(glucuronic acid)과 결합함으로써 불용성 빌리루빈을 용해성 형태(따라서 배설될 수 있는)로 전환한다. 빌리루빈의 이 용해성 형태에 담즙이 더해지고 대변에 의해 체내에서 제거된다. 빌리루빈 글루콘산염은 담즙에 정상적인 황금빛을 제공한다. 장의 미생물은 대부분의 빌리루빈 글루콘산염을 어두운 갈색의 화합물인 유로빌리노겐으로 전환하며, 이는 대변이 자연적인 갈색을 나타내게 한다. 물에서 용해될 수 있기 때문에 유로빌리노겐은 또한 결장에서 혈류로 흡수되거나 신장으로 배설될 수 있다. 결합 빌리루빈(직접 빌리루빈)이나 비결합 빌리루빈(간접 빌리루빈)의 혈장 수치 초과는 황달을 일으킨다. 지나친 비결합 빌리루빈은 미숙하거나 손상 받은 혈뇌장벽을 통과할 수 있고, 기저핵과 결합시킬 수 있어서 결국 핵 황달을 일으킨다.

(5) 저장

지용성 비타민과 많은 무기질들은 간에 저장된다. 이 비타민과 무기질들은 호르몬과 무기성 원소의 혈청 농도의 영향 하에 방출된다.

(6) 생체 변환

간세포는 알코올, 벤조디아제핀, 신경안정제, 페노바비탈, 페니토인 그리고 특히 나트륨 와파린을 포함한 약간의 약물들을 분해하는 효소의 복합기능산화효소(mixed-function oxidase, MFO) 체계를 지니고 있다. 이 체계는 이 약품들 중 몇몇을 분해하는 다른 세포 내 체계 외에도 작용한다. 이것의 임상적 중요성은 이 체계가 대사하는 약물의 성질과 MFO 체계의 활동이 약물이 복용될 때에 따라 이 같은 약물들에 의하여 억제되거나 유발될 수 있다는 데 있다.

몇 시간 내에 차례로 또는 함께 대사되는 약물들의 두 MFO 체계의 투약은 각 약물들이 경쟁적으로 작용하게 하여 다른 약물의 분해를 늦춘다. 예를 들어 동시에 diazepam(valium)과 알코올의 섭취는 각각 약물의 분해를 느리게 하여 그 결과로 투약 후 더 긴 시간 동안 두 화학물질의 혈중 농도를 높게 한다.

며칠 동안 대사된 약물에 대한 한 MFO 체계의 반복적인 투약은 MFO 체계가 물리적으로 더 커지고, 더 많은 효소를 가지게 하는데, 이것을 'induction(유도)' 라고 부른다. 한번 유도되면 그 MFO 체계는 더 빠르게 약물들을 분해시킨다(유도를 시작한 그 약물을 포함하여). 만약 MFO 체계의 유도 후에 두 번째 MFO 체계 - 대사 약물의 투여가 시작되면 일정한 효과를 나타내기 위해 더 많은 용량이 요구될 것이다. 예를 들어 diazepam에 의한 MFO 체계의 유도는 일정한 치료 효과를 나타내기 위해 필요한 warfarin의 용량을 증가시킨다. 다른 약물들은 여러 간 체계에 의해 분해된다.

(7) 스테로이드 분해 대사

간세포는 스테로이드 호르몬을 분해함으로써 에스트로겐, 테스토스테론, 프로게스테론, 알도스테론 그리고 글루코코르티코이드의 과도한 혈청 농도를 방지한다.

임상적 적용

자가학습: 비판적 사고

1. 35세 간호사는 매우 바쁜 근무 끝에 상복부 작열감을 호소하였다. 그녀는 이 증상이 지난 2주 동안 정기적으로 있었고, 종종 식사 후 한 시간에서 두 시간에 발생하며 제산제에 의해 완화된다고 하였다. 주치의는 방문 후 다음과 같은 치료 계획을 남겼다; 양성자 펌프 억제제, 필요한 만큼의 제산제, 식이 변경, 비스테로이드성 항 염증제, 스트레스 저하 치료
   a. 이 증상의 가장 가능한 이유를 설명하시오.
   b. 처방된 각 치료의 이론적 근거를 제시하시오.
2. 한 가지 위장기능의 운동과 감각기능에 대한 자율신경계의 내인성 요소와 외인성 요소의 효과를 비교하시오(예: 삼킴, 배변).
3. 위와 소장에서 소화 효소들이 조절되는 기전을 설명하시오.

위장관계 사정

건강력
신체검진
- 구강과 목
- 복부
- 항문과 직장

영양사정
임상병리검사
- 간기능과 관련된 검사
- 췌장기능과 관련된 검사
- 기타 검사

진단검사
- 방사선 및 영상검사
- 내시경 검사
- 기타 검사

학습목표

- 위장관계 상태에 대한 정보를 제공하는 중요한 건강력 요소에 대해 논의할 수 있다.
- 완전한 위장관계 신체검진을 수행하기 위한 체계적인 접근을 기술할 수 있다.
- 위장관계의 신체검진에서 발견된 정상, 비정상 소견을 구별할 수 있다.
- 복부사정에서 연관통 양상의 중요성을 논의할 수 있다.
- 중환자의 영양과 대사에 대한 평가를 하기 위해 사용되는 자료를 확인할 수 있다.
- 위장관 장애를 진단하기 위해 사용되는 적절한 검사와 절차를 논의할 수 있다.
- 위장관계 문제가 있는 중환자를 사정하는 간호사의 역할에 대해 설명할 수 있다.

위장관은 샘(gland)과 부속 기관(타액선, 간, 담낭, 췌장)을 가진 긴 관이다. 위장관의 경로는 입에서 시작하여 인두, 위, 소장, 결장, 직장을 통해 항문에서 끝이 난다. 위장관은 박테리아와 다른 균상(flora)으로 채워진 비멸균 기관이다. 이러한 미생물들은 항생제 치료로 인한 중복감염(superinfection)에 영향을 받을 수 있고, 위장관이 파열되었을 때 다른 기관을 감염시킬 수도 있다. 위장관의 기능 부전은 다양한 물질 대사에 영향을 미치고, 이는 결국 생명을 위협할 수도 있다.

중환자의 위장관계 사정은 필수적인 정보를 제공한다. 질병의 조기 발견과 치료에 꼭 필요할 뿐만 아니라 대상자의 전반적인 치료계획에 기초를 제공한다. 위장관 장애를 가진 중환자의 지속적인 사정은 새로운 합병증의 발견을 돕는다. 집중치료 환경에서 환자의 역동적인 특성은 환자에게 더 초점을 두고 사정해야 하며 간호사는 자료수집에 있어서 민감해야 하고, 중요한 정보를 시기적절하게 수집해야 한다.

환자가 심각한 질환을 앓고 있을 때 위장관계 사정은 현재의 임상적 문제와 관련된 사정 결과인지 새로운 합병증의 예고인지를 결정하는데 도움을 준다. 간호사는 위장관계 징후와 증상이 독립된 문제인지 아니면 다른 잠재적인 문제와 관련이 있는지 서로 연계시키고 통합한다. 또한 간호사는 환자의 대사상태와 영양상태의 변화에 대해 알고 있어야 하며 이러한 정보는 입원기간, 이환율, 심지어 사망률과 같은 다른 건강 결과에 직접적으로 영향을 미칠 수 있다.

1. 건강력

환자 상태가 즉각적인 처치를 요구하는 응급상황이 아니라면 위장관계 사정은 건강력과 함께 시작한다. 철저하고 정확한 건강력의 수집은 사정단계의 질을 높인다. 환자의 건강력은 사정의 기초가 될 수 있으며, 나머지 사정 방향을 설정하는데 정보를 제공한다. 건강력은 신체검진의 방향을 안내한다. 건강력은 환자의 중요한 생리적, 정신적, 문화적, 정신사회적 정보를 조직하고 생활양식, 가족관계, 문화적 영향과 같은 요인을 설명한다. Box 10-2-1은 위장관계의 포괄적인 건강력의 요소를 열거해 놓았다.

집중 치료기에 환자의 초기 상태는 면담의 초점과 건강력을 얼마나 빨리 수집해야 하는지를 결정한다. 만약 환자가 급성 상태에 있다면 건강력은 대상자의 주호소와 촉진요인에 관한 질문에 답을 얻는데 초점을 맞춰야 할 것이다. 가족들이나 친구들로 부터 정보를 더 쉽게 구할 수도 있을 것이다. 간호사는 환자가 심하게 아픈 상태가 아니라면 현 증상, 과거력, 가족력에 초점을 둠으로써 더 철저한 건강력을 수집할 수 있다. 정보 중에 변하지 않으며 단지 한번으로 얻을 수 있는 것으로는 개인 건강, 위장관계 상태에 대한 기왕력, 이전의 위장관계 또는 복부 수술이나 손상과 입원에 관한 자료이다. 간호사는 환자의 현재의 영양 상태, 예상되는 투병 기간, 향후 영양 요구나 조정에 대한 영향도 고려해야 한다.

위장관계 사정은 질병의 경과에 따라 변할 수 있다. 초기 건강력에서 수집된 자료는 그 당시 환자가 직면하고 있는 문제에 초점이 맞춰져 있었을 것이다. 그러나 이러한 문제는 단시간 내에 또는 장시간에 걸쳐 변화할 수 있다. 간호사는 환자의 상태가 계속 진행될 때 개별적이고 전인적인 간호를 제공하기 위해 사려 깊어야 하고 자료를 계속 얻고 부가적인 정보를 통합해야 한다.

통증은 복부 질환이 있는 환자의 주호소인 경우가 많기 때문에 구체적으로 다루어져야 한다. 통증에 대한 철저한 사정은 통증을 악화 혹은 완화시키는 요인에 대한 정보 뿐 아니라 발병 시기, 진행과정, 전이, 양상, 부위, 방사, 통증 기간이 자세하게 포함되어야 한다. Box 10-2-2에는 위치에 따른 통증의 주원인에 대해 요약되어 있다.

많은 위장관계 문제는 통증이 연관되어 있어 진단이 어렵다. 연관통(referred pain)은 관련된 장기로부터 다른 위치에서 느껴지는 통증이다. 통증은 장기에 분포하는 신경이 신체 표면에도 분포하기 때문에 발생한다. 그림 10-2-1은 연관된 복부통증의 일반적인 위치를 나타낸다.

2. 신체검진

신체검진은 대상자의 현 상태의 신체적 영역에 대한 기초 정보를 확립하게 한다. 신체검진은 대상자의 전반적인 외형을 관찰하는 것에서부터 시

Box 10-2-1
위장관계의 포괄적인 건강력

현재 위장관계 문제

- 종류, 발병 시기, 위치, 기간, 빈도, 강도, 양상, 관련 요소(사건이나 활동), 관련 증상, 악화요인 또는 완화요인

복통

- 발병 시기와 기간: 언제 시작 되었는지; 갑자기 또는 서서히; 지속적, 재발, 간헐적
- 양상: 둔한, 날카로운, 타는 듯한, 갉는 듯한, 찌르는 듯한, 경련성, 쑤시는, 산통의
- 위치: 발병한 위치, 시간이 지나면서 위치는 변함, 다른 부분으로 방사함, 표면 또는 심부
- 관련 증상: 구토, 설사, 변비, 가스(방귀), 트림, 황달, 복부 둘레의 변화
- 연관: 월경주기, 불규칙 월경, 배뇨, 배변, 흡기, 자세의 변화, 음식 또는 음주, 스트레스, 하루 중 시간, 외상 등과 관련됨
- 최근 배변 양상: 색깔, 경도, 냄새, 빈도
- 배뇨 양상: 빈도, 색깔, 섭취한 수분의 양, 소변 유출력, 배뇨 시작의 수월성, 배뇨능
- 약물: 처방된 약 또는 비처방약; 과 용량의 아스피린, 아세트아미노펜; 스테로이드; 비스테로이드성 항 염증 제재

과거력

- 주요 만성 질환(당뇨병, 암, 고혈압, 관상동맥 질환)
- 염증성 장 질환(크론병, 궤양성 대장염, 과민성 장증후군, 게실염)
- 소화성 궤양
- 담석
- 용종
- 췌장염
- 간염 또는 간경화
- 이전의 위장관계 출혈
- 이전의 위장관계 수술(구강, 인두, 식도, 위, 소장, 결장, 간, 담낭, 췌장)
- 위장관계의 암 또는 종양
- 복부 수술 또는 외상
- 약물(처방약 포함, 일반 판매약, 정신성 약물, 아스피린, 스테로이드, 항응고제)
- 허브요법, 조제약 또는 약제
- 흡연
- 예방주사(간염, 독감, 폐렴구균)
- 이전의 위장관계 검진(상부내시경, 결장경 검사)
- 척수 손상
- 여성: 회음절개술 또는 분만 중 4도 열상
- 이전의 수혈
- 우울, 불안, 최근의 감정적 변화

가족력

- 염증성 장질환
- 히르쉬스프룽(Hirschsprung)병, 거대결장
- 흡수불량 증후군: 낭포성 섬유증, 소아지방변증
- 담낭질환
- 용종증후군: 포이츠-예거(Peutz-Jeghers) 증후군, 가족성 다발성 용종
- 가족성 지중해열(주기적 복막염)
- 위장관계의 암

개인력, 사회력

- 식습관
- 배변습관(하제, 변비약 사용)
- 운동습관
- 구강위생(치아상태, 치아관리의 습관, 교정기, 보철기, 의치, 충치)
- 알코올(종류, 평소 섭취량, 빈도)
- 마약 사용
- 전염성 질환에 노출: 간염, 독감, 여행간 경험, 해외 군 복무
- 직업
- 생활습관
- 최근 스트레스성 사건: 신체적 또는 심리적 변화

위장관계 검토

- 식욕부진
- 소화불량증(가슴앓이)
- 연하곤란
- 트림
- 오심
- 구토
- 토혈
- 통증
- 열, 오한
- 황달
- 간염
- 변비
- 설사
- 고창

Box 10-2-1
위장관계의 포괄적인 건강력(계속)

- 배변이나 내용물의 색깔 변화(점토색, 흑색변, 선홍색 혈액, 점액, 소화되지 않은 음식)
- 출혈
- 치질
- 식욕의 변화
- 최근의 체중의 증가 또는 감소(보통의 키와 몸무게)
- 구강 병변
- 궤양
- 담석
- 용종
- 위장관계의 종양
- 항문의 불편감
- 변실금
- 전염성 병원체에 노출(외국 여행, 군복무, 물을 통해)

영양력

- 식습관/섭취
- 식욕 변화
- 음식 알러지
- 음식 과민증
- 특별 식이
- 미각
- 가슴앓이
- 커피 섭취
- 알코올 섭취
- 비타민 또는 영양 공급

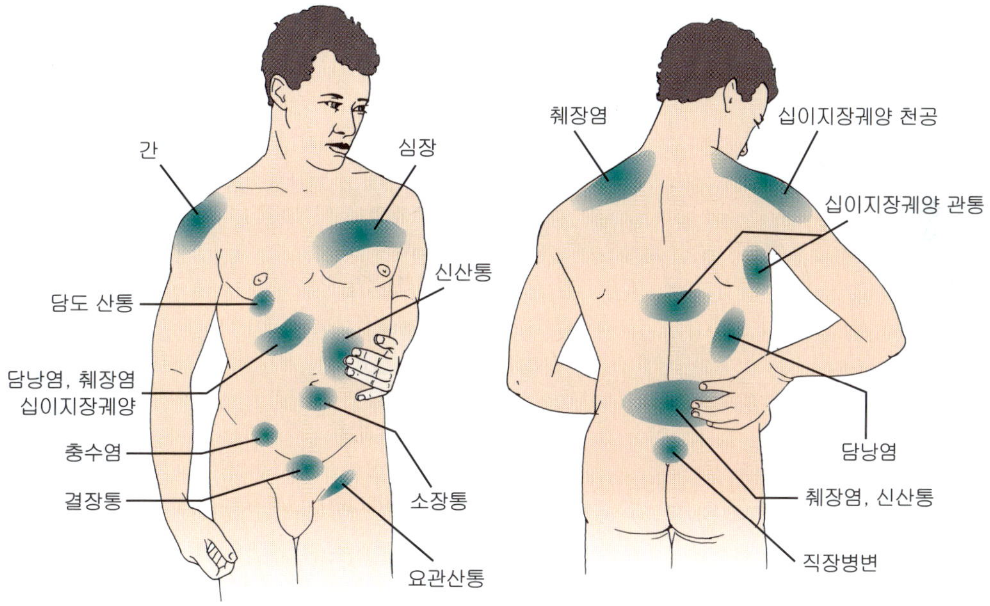

그림 10-2-1 복부 연관통의 일반적 위치

Box 10-2-2
위치에 의한 통증의 일반적 원인

우측 늑골 하부
- 담낭염/담관염
- 간염
- 간으로 전이되는 질환
- 흉막염, 하엽의 폐렴 또는 기흉
- 울혈성 간종대
- 신우신염
- 신산통
- 십이지장궤양

상복부
- 십이지장 또는 위궤양
- 십이지장염 또는 위염
- 췌장염
- 심근경색 또는 협심증
- 심낭염
- 위장염
- 장간막 색전증 또는 혈전증
- 소장 폐색

좌측 늑골 하부
- 늑막염, 하엽의 폐렴 또는 기흉
- 심근경색 또는 협심증
- 심낭염
- 신우신염
- 신산통
- 비장 손상

우측 허리
- 췌장염
- 결장 폐색/괴저

제와부
- 충수염
- 소장 폐색
- 배곧은근집(복부직근수초) 혈종
- 위장염
- 제대 탈장
- 복부 대동맥류
- 대동맥박리
- 장간막 색전증 또는 혈전증

좌측 허리
- 췌장염
- 신우신염
- 신산통
- S상 결장 게실염
- 결장 폐색/괴저

우측 서혜부
- 멕켈(Meckel) 게실
- 충수염
- 맹장 천공
- 서혜부 탈장
- 결장 폐색/ 괴저
- 자궁외 임신
- 스피겔 탈장(spigelian hernia)
- 국소성 장염

치골상부 또는 하복부
- 배곧은근집 혈종
- 난관염
- 자궁외 임신
- 난관-난소 꼬임
- 월경 중간통
- 국소성 장염
- 자궁내막증
- 복부 대동맥류

좌측 서혜부
- S결장 게실염
- 서혜부 탈장
- 결장 폐색/괴저
- 자궁외 임신
- 스피겔 헤르니아
- 국소장염

작한다. 운동성, 자세, 보행, 체모(양상, 소실), 피부색(황달, 청색증, 창백)과 특성(부종), 얼굴 표정, 의식 수준, 우울, 불안, 혼동 또는 불안정의 징후 등을 기록한다. 수분과 전해질의 변화, 중증 감염, 약물 중독, 간질환 등이 비정상적 행동의 원인이 될 수 있으므로 이러한 사항을 기록하는 것이 중요하다. 다음으로 위장관계에 초점을 둔 검진을 수행한다. 위장관계에 초점을 둔 검진은 구강과 인후, 복부, 직장에 대한 평가를 포함한다. 복부 사정은 간, 담낭, 췌장에 대한 사정을 포함한다.

1) 구강과 목

적절한 영양은 양호한 치아 건강과 일반적인 구강 상태와 관계가 있다. 상부 위장관(입술, 입, 치아, 인두, 식도) 질환은 적절한 영양으로 예방 가능하다. 구강의 변화는 소화되는 음식의 종류와 양에 영향을 미칠 수도 있고, 어떤 음식이 타액 효소와 적절히 혼합되는지의 정도에도 영향을 미친다. 식도 문제는 대상자의 건강을 위험하게 만들면서 음식과 수분 섭취에 유해한 영향을 미친다.

구강은 밝은 빛, 설압자, 장갑, 마스크를 사용하여 시진과 촉진을 통해 검진한다. 간호사는 대상자에게 과정을 설명해야 한다.

대상자는 검사를 용이하게 하는 편안한 자세를 취한다. 똑바로 앉아있는 자세가 이 검사에서 가장 좋은 자세이다.

입술과 턱에서는 비정상적인 색, 형태, 병변, 대칭, 종창을 관찰한다. 턱관절은 촉진을 통해 움직임, 압통, 마찰음을 조사하고 간호사는 잘 보기 위해 입술을 젖힌다. 의치는 대상자에게 잘 맞는지 확인하고 구강검진 시에는 제거되어야 한다. 구강 내의 모든 구조와 입안의 점막을 시진하기 위해 밝은 빛을 사용해야 한다. 간호사는 발적, 창백, 흰 반점, 치석, 궤양, 점상출혈, 출혈, 덩어리 등을 기록하면서 소실되었거나 부러지고 약해진 치아와 충치를 확인한다. 혀 아래의 타액 정도는 수화상태를 사정하는데 도움이 된다. 이하선관과 하악선관을 촉진한다. 간호사는 장갑을 낀 손가락으로 압통이나 경결을 확인하기 위해 의심되는 부분을 촉진한다. 간호사가 혀의 움직임, 종창, 병변, 다른 비정상적인 침착상태를 조사하는 동안 대상자는 혀를 내밀어야 한다. 설압자로 혀를 누르는 동안 대상자가 "아" 라고 말할 때 간호사는 연구개와 구개수의 움직임을 관찰한다. 이러한 구조들은 대칭적으로 상승해야 한다. 바로 이때가 연구개와 경구개, 구개수, 편도, 구개궁, 후인두를 시진하기에 좋은 시점이다. 구토반사가 저하되었는지 소실되었는지 확인하는데, 이것은 신경기능의 결함을 암시하고 대상자의 흡인 위험의 증가를 의미한다. 대상자가 "아" 라고 말했을 때 구개수가 한쪽으로 편위 되는 것은 제 9 뇌신경(설인신경) 또는 제 10 뇌신경(미주신경)의 병리를 나타낸다. 비정상적인 호흡 냄새는 식도암과 같은 심각한 위장관계 병변을 나타낸다. 분변 악취는 장폐색이나 간 부전에 의해 나타날 수 있다. 과일 호흡냄새는 당뇨병적 또는 기아성 케톤산증(starvation ketoacidosis)에 의해 나타날 수 있다. 표 10-2-1은 구강 사정, 정상과 비정상적 결과, 비정상적 결과의 가능한 원인을 제시하고 있다.

기관삽관을 한 상태의 환자에서는 관이 시야를 가리지만 구강 검진은 매우 중요하다. 중환자의 구강 상태는 급속하게 바뀔 수 있고, 간호사는 치료를 시작하고 합병증을 예방하기 위한 중재를 하기 위해 주기적으로 사정을 해야한다. 구강의 분비물, 입 냄새, 냄새의 변화가 있는지는 즉각적으로 사정되어야 한다. 인공호흡기 환자에서 폐렴과

표 10-2-1 구강 검진

구조	정상	비정상 소견	가능한 원인
입술	매끄러움, 분홍색, 촉촉함	건조하거나 균열됨	열병
		비대칭적, 갈라지거나, 균열이 있거나 출혈	구순염
		창백함	춥거나 저산소증
		입술 가장자리에 균열	비타민 B의 결핍이나 위생 불량의 가능성
혀	분홍색, 유두가 있으며 촉촉함	유두가 막으로 덮히거나 소실, 반들반들한 외양(발적이 있거나 없음); 수포나 균열; 미각이 변화	감염
		한쪽으로 편위	제 12번 뇌신경(설하신경)의 문제
		혀 기저면에 결절 또는 궤양	암성 병변
침	물기가 많음	두껍고 끈적하거나 침이 없음	
점막	분홍색이고 촉촉함	궤양 없이 붉음	감염
		출혈이 있거나 없는 궤양	부족한 영양
		염증	잘못 맞춰진 의치
		볼 점막에 백반	전암성 병터
		청색증	저산소증
		창백한 점막	빈혈
		흰 흉터 조직의 작은 부분	불규칙한 치아표면의 마찰 또는 씹을 때 무는 것으로 인한 만성적인 자극
		스텐스관 개구부에 염증이 있거나 통증 있음	이하선의 감염
잇몸	분홍색, 점상, 단단함	발적이 있거나 없는 부종성; 자발성 출혈 또는 압박에 의한 출혈; 동통	치주염
치아 또는 의치	부스러기 없이 깨끗함	치아사이의 치석 또는 죽은 조직; 잇몸선이나 의치가 닿는 부위를 따라 치석이나 죽은 조직	
		치통, 치아 농양	
		치아 교정 장치가 잘못 맞춰짐	
		치아 소실 또는 부러짐, 충치구멍	
		부정교합, 낡아지거나 평평한 치아 가장자리	이갈이
목소리	정상	더 깊거나 귀에 거슬리는; 말하기가 힘들거나 말하는데 통증 있음	성대 마비
목/연하	정상	삼키는데 약간의 통증 또는 삼킬 수 없음; 인후통	암성 병변
샘	촉진되지 않음	염증과 덩어리	결석 또는 낭

구강 집락화가 관계가 있음이 연구에서 제시되었다. 기관삽관에 누출이 있으면 분비물에 냄새가 나며, 이는 구강 구조의 부식에 의한 것일 수 있다.

장의 감압을 위해 비위관, 구위관이나 긴 관을 삽입하고 있는 환자에서는 이러한 관들이 하부 식도 조임근이 완전히 닫히는 것을 막기 때문에 잘 관찰을 해야 한다. 위 역류 또는 심지어 구인두로 역류가 일어날 수 있으며, 이것은 구강에 역한 냄새뿐만 아니라 식도에 부식적인 손상을 가할 수 있다. 위 배출의 지연은 역류를 더욱 악화시킨다.

2) 복부

간호사가 복부 검진을 할 때 대상자의 안위가 지켜져야 한다. 대상자는 검진 전 방광을 비워야 한다. 팔은 아래로 하고 무릎을 약간 굽힌 앙와위 자세가 선호되는데, 이는 복부 벽의 긴장을 완화시키기 때문이다. 복부의 노출된 부분을 덮어 주어 대상자를 배려한다. 간호사는 환자의 환경을 사정하고 환자에게 맞는 우선순위를 정해야 한다. 만약 대상자가 어떠한 통증이 있다면 검진의 필요성은 재평가되어야 한다. 또한 검진 과정이 불편감이나 통증의 정도를 증가시킨다면 검진은 중단되어야 한다. 만약 대상자가 충수돌기염, 복부 대동맥 박리, 다낭성 신장, 장기 이식 등의 상태라면 복부 검진이 수행되어서는 안된다.

복부 검진의 순서는 시진, 청진, 타진, 촉진이다. 청진은 타진과 촉진에 앞서 수행되며, 그 이유는 타진과 촉진이 장음의 빈도와 질을 변화시킬 수 있기 때문이다. 또한 만약 통증 부위가 먼저 촉진되면 환자의 복부 근육은 긴장되어 사정이 어렵게 될 것이다.

복부는 배꼽을 중심으로 가상의 선으로 4분면으로 나누어진다; 우측 상부, 우측 하부, 좌측 상부, 좌측 하부. 다른 방법으로 복부를 9부분으로 나누는 것이다. 그림 10-2-2는 복부 장기와 복부 경계를 나타내는 이 두 가지 방법과의 관계를 보여준다.

(1) 시진

검진은 간호사가 환자의 침대 발치에 서서 복부의 대칭, 육안으로 관찰되는 덩어리, 박동을 관찰하는 것으로부터 시작한다. 간호사는 복부의 피부 긴장, 광택나는 피부, 변색된 부위, 발진, 선(급속한 또는 지속된 피부의 신장으로 인한 선), 반상출혈, 병변, 흉터, 두드러지거나 확장된 정맥을 시진한다. 그리고 나서 간호사는 대상자의 옆으로 자리를 옮겨 복부를 옆에서 보기 위해 눈높이 자세를 취한다. 크기, 형태, 대칭성, 호흡 할 때의 움직임, 연동운동, 혈관 박동, 과도한 움직임 등에 주목한다. 배꼽에서 위치, 윤곽, 색깔을 시진한다. 대동맥의 박동은 정상적으로 상복부에서 관찰된다. 야윈 사람에게서 대퇴동맥의 박동이 보일 수 있다. 복수나 복부 출혈이 의심되면, 간호사는 복부 둘레를 잰다. 표 10-2-2는 일반적인 비정상 복부소견을 나타낸다.

(2) 청진

청진은 장의 운동성과 복벽 바로 아래에 있는 혈관과 장기에 대한 정보를 제공한다. 복부의 4사분면을 청진할 때 간호사는 청진기의 판막형을 대고 가벼운 압박을 준다. 간호사는 배꼽 아래 오른쪽에서 시작하여 모든 4사분면을 통해 규칙적인 방향으로 진행한다. 복부 근육의 수축으로 소리가 희미해지는 것을 막기 위해 간호사는 청진 부위를 옮길 때 복벽에서 청진기를 완전히 뗀다. 정상적으로 연동운동에 의해 장에서 움직이는 공기와 액체는 규칙적인 양상 없이 대략 매 5~15분마다 때

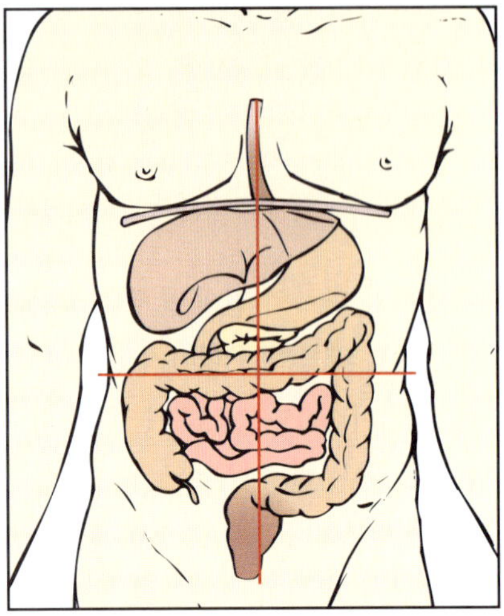

A

우상복부	좌상복부
간과 담낭 유문 십이지장 췌장머리 우결장곡 상행성과 횡행 결장 부분	간의 좌엽 위 췌장의 체부 결장의 비장굴곡 횡행, 하행 결장 부분
우하복부	**좌하복부**
맹장과 충수돌기 상행 결장 부분	S자 결장 하행 결장 부분

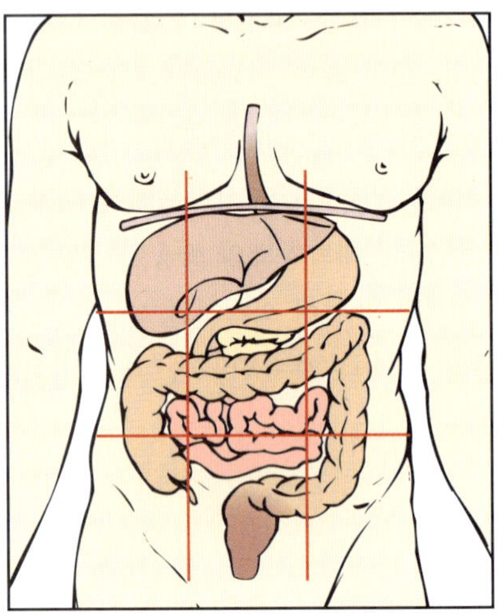

B

우늑하부	상위부	좌늑하부
간의 우엽 담낭	위의 유문말단 십이지장 췌장 간의 일부	위 췌장의 미부 결장의 비장 만곡
우측 복부	**제부**	**좌측 복부**
상행결장 십이지장, 공장의 일부	그물막 창자간막 십이지장 하부 공장과 회장	하부 결장 공장과 회장
우서혜부	**치골부 또는 하복부**	**좌서혜부**
맹장 충수돌기 회장 하부말단	회장	S자 결장

그림 10-2-2 정확한 복부 사정과 소견의 기록을 돕기 위해 간호사는 마음속으로 대상자의 복부를 여러 영역으로 나눌 수 있다. (A) 사분면법, (B) 9등분법

때로 산재된 부드럽게 딸각거리고 꼬르륵 거리는 소리를 낸다. 결장의 소리는 꾸르륵거리는 양상의 낮은 음이다.

배고픈 환자는 연동운동 과다로 인해 복명(borborygmi)이라 불리는 “위에서 요란하게 꼬르륵거리는 소리(growling stomach)”를 낼 것이다. 높은 음, 빠른, 시끄러운, 꾸르륵 소리를 내는 장음은 과다활동성이며, 배고픈 환자에게서 나타날 수 있다. 1분에 한번 또는 그 이하로 나타나는 장음은 과소 활동상태이며, 주로 장 수술 후나 대변이 결

표 10-2-2 비정상적인 복부 소견

소견	특징	가능한 원인
복부 윤곽	오목함	영양실조
	팽창	종양 ; 과도한 액체(복수, 천공); 가스축척; 심한 영양실조
피부 이상	오래된 상처주위의 융기	절개 헤르니아
	선	비만; 임신, 복부 종양; 쿠싱 증후군(보라색 선)
	분홍 또는 파란색 선	최근에 발현한 선
	흰색 또는 은색	오래된 선
	긴장된, 반짝임	복수
	확장됨, 구불구불한 정맥	하부 대정맥 폐색
배꼽	외번됨	복강내압의 증가
	배꼽 주위의 푸른색 반상출혈 (Cullen 징후)	복강내 출혈; 췌장염; 자궁외 임신
연동파	강함	장폐색
비정상적 대동맥 박동	명백하고 뚜렷한	복강내압 증가(종양이나 복수로 인해)
Murphy 징후	간 가장자리 아래를 촉진할 때 호흡을 멈추게 하는 날카로운 통증	담낭염
Grey Turner 징후	옆구리 반상출혈	복강 내 출혈; 출혈성 췌장염
Blumberg 징후	반동 압통	복막자극; 염증성 또는 천공된 충수
장요근	장력에 대항하여 우측 다리를 올릴 때 우측 하복부의 통증	감염된 장요근으로 부터 염증성 또는 천공된 충수돌기
폐쇄근	우측 다리를 엉덩이 높이에서 회전시킬 때 복부 통증 (내회전 또는 외회전)	염증성 또는 천공된 충수돌기

장을 채우고 있을 때 나타난다.

복벽의 부종은 가벼운 청진 후에 청진기의 흔적이 남아 있을 때 발견될 수 있다. 간호사는 복부 대동맥, 신장동맥, 대퇴동맥의 혈관음을 듣기 위해 청진기의 종형을 사용한다. 그림 10-2-3은 혈관음을 듣기 위한 복부의 청진을 보여 준다. 만약 잡음(계속되는 그르렁거리는 소리, 휘파람 소리, 윙윙거리는 소리)이 들리면 타진과 촉진을 수행해서는 안되고 의사에게 알려야한다. 표 10-2-3은 비정상적 복부음을 나타낸다.

(3) 타진

복부 타진은 복부 내에 있는 공기, 가스, 액체를 구분하고 복부 장기의 크기와 위치를 결정하는 것을 돕는다. 타진음은 구조물 아래에 있는 밀도에 따라 달라진다. 둔탁음(dull sound)은 간과 같은

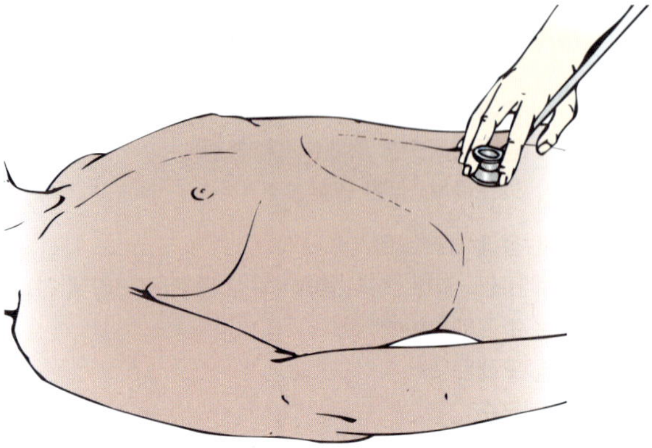

A. 장음을 청진하기 위한 청진기 위치

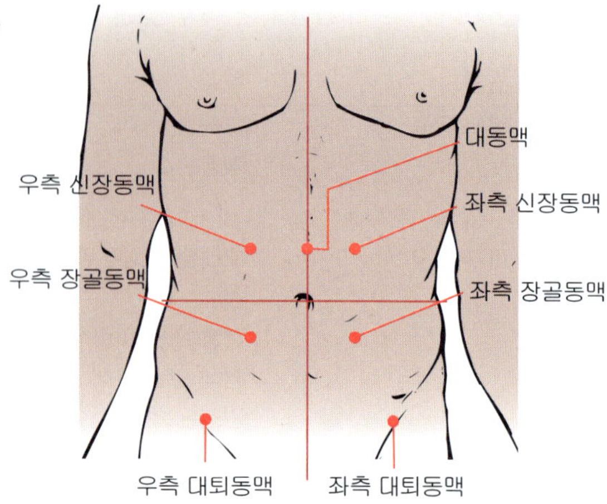

B. 혈관음 청진 부위

그림 10-2-3 복부 청진. 복부 청진을 위해 청진기를 사용하기 전에 청진 소견을 변화시킬 수 있는 근육 수축을 방지하기 위해 손과 청진기를 따뜻하게 한다. (A) 청진기의 판막형을 이용하여 모든 사분면 전체에서 장음을 먼저 청진한다. (B) 다음으로 청진기의 종형으로 위에 나타난 위치에서 혈관음을 청진한다.

고형 장기, 배변으로 가득 찬 결장, 복부 덩어리, 늑막 삼출물에 의해 들린다. 고음(tympanic sound)은 위에 기포가 차 있거나 장이 공기로 가득 차 있을 때 들린다.

간의 크기는 우측 중앙쇄골선을 따라 타진함으로써 결정된다. 한 방법은 장골능에서 시작해서 위로 올라간다. 둔탁음을 나타내기 시작하는 지점을 표시한다. 쇄골에서부터 아래로 타진을 한다. 늑골의 둔탁음을 간 상부 가장자리로 착각해서는 안 된다. 상부 가장자리를 표시한 후 간호사는 두 표시 사이의 거리를 센티미터로 측정한다. 정상적인 간은 중앙쇄골선에서 6~12cm의 길이로 측정된다. 복부의 체계적인 타진은 그림 10-2-4에 나타나 있다.

중환자에서 복부를 타진할 때 특히 복부를 웅크리고 있는(guarding) 경우에는 지연될 수도 있다. 통증이 없는 부위를 통증 부위 검진 전에 타진해야한다. 복부의 타진이나 촉진은 복부 대동맥류가 의심되는 환자나 복부 장기의 이식을 받은 대상자에게는 금기이다. 마찬가지로 타진과 촉진은 충수돌기염이 있는 환자에게는 주의 깊게 수행되어야 한다.

(4) 촉진

복부 촉진은 크기, 상태, 복부 장기의 경도, 복부 덩어리, 복통의 유무, 부위와 정도를 포함하여 복벽의 특성을 파악하기 위해 시행된다. 복부 촉진은 가벼운 촉진, 깊은 촉진, 부구법이 있다.

가벼운 촉진을 먼저 하고, 근육 저항력과 압통부위를 확인한다. 손가락 끝으로 복벽을 1cm 정도 누른다. 간호사는 피부 온도, 근육, 저항력, 압통부위, 덩어리를 기록한다. 대퇴동맥은 양쪽을 촉진한다. 증상이 있는 부분은 환자의 협조와 근육 이완을 위해 항상 마지막에 촉진한다.

질병이 있을 때 촉진은 체표면이나 장기의 통증

표 10-2-3 비정상적 복부음

음과 설명	부위	복부음	가능한 원인
장음	모든 4사분면	배고픈 것과 무관한 저활동성음	설사 또는 초기 장 폐색
		저활동성 이후에 없어지는 음	마비성 장폐색 또는 복막염
		높은 음의 딸랑거리는 소리가 남	확장된 장에서 장력 아래의 장내기포와 액체; 초기 장 폐색
		복부 경련과 동시에 나타나는 높은 음의 밀려오는(rushing) 소리	장 폐색
		과다 활동음, 오래되고 지속됨(복명)	배고픔, 위장염
		모든 사분면에서 5분 이상 장음의 부재	장 운동성의 일시적 손실; 장폐색과 함께 나타남
수축기 잡음 (심장 잡음과 비슷한 혈관의 바람부는 소리)	복부 대동맥 신장 동맥 장골동맥	부분적 동맥 폐색 또는 혈액난류	박리성 복부 동맥류 신장 동맥 협착 간 비대
정맥의 윙윙거림 (간과 같은 혈관 기관을 충혈 시키는 큰 혈류의 흐름에 의해 생성되는 연속적이고, 낮은 음의 톤)	상복부와 배꼽	문맥과 전신 정맥 시스템 사이의 측부 순환의 증가	간경화
마찰음 (사포를 비빌 때 나는 소리와 유사한 거칠고 삐걱거리는 소리)	간	기관의 복막 표면 염증	간 덩어리

을 일으킬 수도 있다. 체표면의 통증이 국소화되어 있는 것은 피부, 근막, 복부 표면의 염증을 반영한다. 복부근육의 보호자세는 체표면의 통증과 함께 나타난다. 장기의 통증은 내장의 문제로 나타나며 주로 둔하고 불분명하며 분산된다.

깊은(심부) 촉진은 장기(비대된 비장, 간의 가장자리, 우측과 좌측 신장의 끝)의 위치와 큰 덩어리를 알기 위해 사용된다. 손가락 끝으로 복벽을 단단하게 7.5cm의 깊이로 눌린다. 대동맥의 박동은 상복부에서 촉진한다. 만약 압통 부위가 가벼운

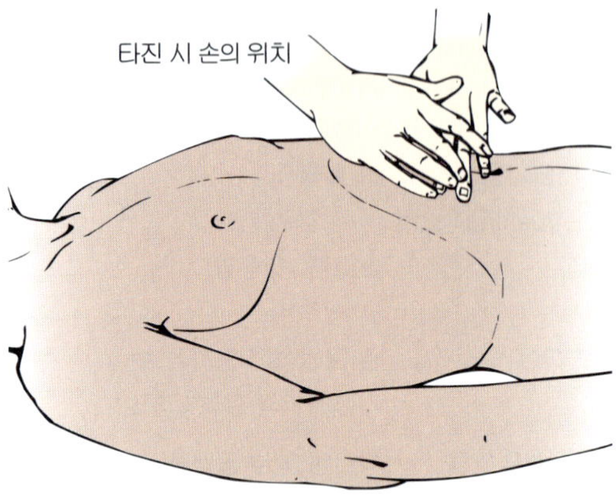

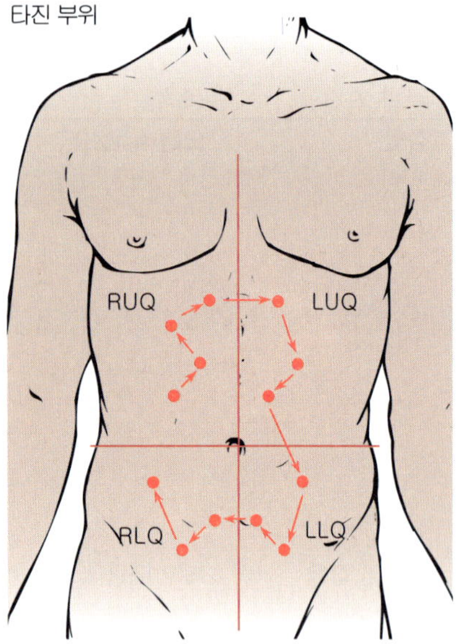

그림 10-2-4 복부 타진. 우상복부면(RUQ)부터 시작하여 각 사분면을 타진 지점으로 시계방향으로 이동하면서 조직적으로 복부를 타진한다. 만약 대상자가 특정 사분면에서 통증을 호소하면 마지막에 타진하기 위해 타진 순서를 조절한다. 가볍게 두드릴 때 당신의 오른쪽 손가락을 빠르게 움직여서 진동을 차단하지 않도록 하여야 한다.

촉진에 의해서 발견된다면 반동압통은 압박을 가한 후에 손가락을 재빠르게 떼는 동작에 의해 나타날 것이다. 반동압통은 주로 장기의 염증, 감염, 농양 형성, 천공된 장(장기의 내용물이 복부로 방출됨)과 같은 복부의 변화로 인한 복막의 염증으로 나타난다. 덩어리가 촉진된다면 간호사는 위치, 크기, 모양, 경도, 경계선의 형태, 압통 정도, 박동 유무, 운동 정도(고정되거나 이동함)를 기록한다.

간은 한 손을 환자의 11번째 늑골 부위 아래에 놓고 다른 한 손은 둔탁음이 타진된 간의 가장자리가 있는 복부에 손을 위치시킴으로써 가장 쉽게 촉진된다. 복부 쪽의 손가락 끝을 위쪽으로 하여 장기를 들어 올리면서 위쪽의 손은 간의 하부 경계선을 하상방으로 누른다. 간의 가장자리는 단단하고 매끄러워야 한다. 커지고 혹이 있거나, 불규칙적인 모양의 간은 보고되어야 한다. 그림 10-2-5는 간의 사정을 나타낸다.

부구감(ballottement) 검사는 복벽을 가볍고 빠르게 손가락 끝으로 두드린다. 이것은 복부 근육의 저항성이나 깊은 촉진으로 놓칠 수 있는 복부 근육의 저항이나 웅크림을 이끌어 내거나 움직임이나 운동성 있는 덩어리의 반동을 감지하는데 사용한다. 복수가 있는 환자는 심부 부구감 검사가 수행되어야 한다. 손가락 끝으로 깊게 안쪽으로 빠르게 누른 후 재빨리 떼면서 손가락 끝은 복벽에 닿은 상태를 유지한다. 아래에 있는 장기의 움직임이 느껴지거나 덩어리가 움직여 손가락 끝에 닿게 될 것이다.

3) 항문과 직장

항문은 시진과 촉진에 의해 사정된다. 항문 주위의 피부는 정상적으로 주위의 다른 부분보다 어

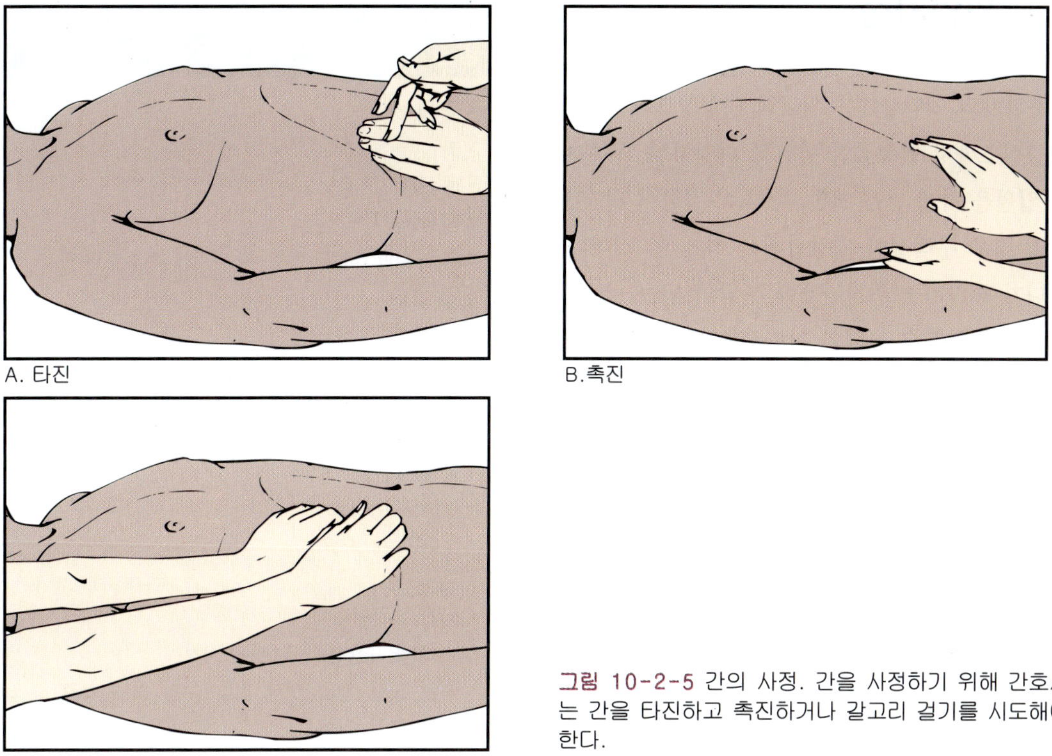

A. 타진

B.촉진

C. 갈고리 걸기(hooking)

그림 10-2-5 간의 사정. 간을 사정하기 위해 간호사는 간을 타진하고 촉진하거나 갈고리 걸기를 시도해야 한다.

둡다. 간호사는 염증, 병변, 피부 돌기나 사마귀, 뚜렷한 열창, 치질을 시진한다.

이 부위는 윤활제를 바른 장갑을 낀 손가락으로 낭상돌출, 결절, 압통, 불규칙성, 분변매복을 촉진한다. 부동, 위장관의 섭취가 없거나 제한, 아편제재, 장의 연동운동 감소 때문에 야기된 배변의 변화는 대상자의 질병이나 치료로 인해 발생한다. 변비는 복합된 문제를 가지며, 치료되지 않으면 분변매복이 될 수 있다. 통찰력 있는 간호사정은 환자의 변비나 분변 매복의 예방과 치료를 하는데 매우 중요하다.

항문 조임근의 긴장도는 촉진으로 사정할 수 있다. 장갑을 끼고 윤활제를 바른 집게손가락 끝을 항문관으로 미끄러지게 넣는다. 협조적인 대상자에게는 삽입된 손가락 주위의 외조임근을 단단히 조이기 위해 아래에 힘을 줄 것을 요구한다. 긴장도가 사정되는데 이것은 꽉 조여야하고 모든 주위의 압력이 균등하고 매끄러우며 대상자에게 불편감을 야기하지 않아야 한다. 느슨한 조임근은 신경의 결함을 나타낼 수 있다. 아주 강한 조임근은 흉터, 열창이나 다른 병변에 의한 강직, 염증, 또는 검사에 대한 불안에 의해 나타난다. 손가락을 더 깊이 삽입하여 직장의 벽을 촉진한다. 직장의 벽은 결절, 덩어리, 불규칙성, 용종이나 압통을 위해 사정된다. 이 벽은 매끄럽고 편평하고 연이어진 것처럼 느껴질 것이다.

3. 영양사정

중환자의 영양상태는 최적의 영양상태에서부터 영양실조까지 연속적인 범위로 다양하다. 중환자는 입원을 하게 만든 질환, 특히 이 질환이 위장관계일 경우 부적절한 영양섭취를 하게 될 것이다. 게다가 중환자는 위장관계에 부담이 되는 치료와 신체의 영양흡수 능력의 저하로 인해 위장관계가 심각한 위험에 처하게 된다. 최적의 영양섭취는 적절한 에너지를 제공하고 질병의 합병증을 예방할 수 있다.

간호사는 자신이 간호하고 있는 대상자의 영양상태를 평가하는데 중요한 역할을 한다. 가능한 영양결핍을 암시하는 특정한 증상과 징후는 특이적이기 때문에 쉽게 알 수 있다. 반면에 부종이나 삼출과 같은 수분의 변화는 단백질과 지방의 손실을 감출 수 있다. 영양학적인 문제는 미묘하고 비특이적이기 때문에 사정이 중요하다.

초기의 영양상태 선별은 대상자의 신체상태에 의해 가려져 피상적인 자료로 시작될 것이다. 영양학자, 영양전문가 또는 영양지원팀은 더 포괄적인 사정을 할 것이다. 영양사정의 지표로는 인체계측치, 임상 검사, 신체검진, 식이 평가가 포함된다(Box 10-2-3).

정기적인 체중 측정은 영양상태의 가장 중요한 단일 지표가 될 것이고, 이는 간호사가 가장 자주 수행하는 평가이다. 빠르고 효율적인 감별 도구가 개발되어 왔으며, 주관적 종합 평가(The Subjective Global Assessment, SGA)가 한 예이다(그림 10-2-6).

영양상태에 영향을 미치는 중요한 요인은 질소 평형 즉, 신체 내 단백질의 섭취나 배출이 민감한 지표이다. 성인은 질소 섭취량이 질소 배출량(소변, 대변, 땀에서)과 같을 때 질소 평형이 된다. 질소 평형은 건강한 징후이다. 양성 질소 평형은 질소 섭취가 질소 배출을 초과할 때 나타나며, 수술로부터 회복과 손상된 조직의 재생동안 발생하는 조직 성장을 나타낸다. 음성 질소 평형은 조직이 대체되는 것 보다 더 빠르게 손상되는 것을 의미한다. 충분한 단백질을 섭취하지 않으면 신체는 에너지를 얻기 위해 단백질을 포도당으로 전환한다. 이는 열, 기아, 수술, 화상, 소모성 질환이 있을 때 나타난다. 영양실조는 대상자가 음성 질소 평형일 때 나타난다. 영양실조는 상처 치유를 방해

Box 10-2-3
영양사정

신체 계측
- 키
- 몸무게
- 신체질량지수
- 삼두근 피부 주름 두께, 팔 중간과 팔 근육 둘레

임상 검사
- 알부민
- 트랜스페린
- 전알부민, 프리알부민
- 레티놀 결합 단백질
- 총 림프구 수
- 전해질 정도(level)
- 크레아티닌 수준

신체검진
- 대상자의 외형
- 키, 체격, 나이에 따른 정상 체중
- 두발, 피부, 치아, 잇몸, 점막, 구강, 혀, 골격근, 복부, 하지, 갑상선
- 긴장도, 부종, 탄력성, 건조, 근육긴장, 상처와 궤양, 자반증과 멍의 상태

식이 평가
- 식이의 양과 질
- 식사 기록
- 24시간 회상(문화, 종교적 신념을 고려해야 함)

체크표시로 적절한 범주를 선택하거나 "#" 표시가 있는 곳에는 숫자를 넣으시오.

A. 건강력

1. 체중 변화
   지난 6개월 동안 총 감소량 : 총 = #_____kg; % 감소 = #_____
   지난 2주 동안 변화 _____ 증가
   _____ 변화없음
   _____ 감소
2. 식이 섭취 변화 (정상과 비교하여)
   _____ 변화 없음
   _____ 변화 _____ 기간 = # _____ 주
   _____ 종류 : _____ 약간의 고형식이, _____ 총 유동식이,
   _____ 저칼로리 유동식이, _____ 기아
3. 위장관계 증상(2주이상 지속된)
   _____ 없음, _____ 오심, _____ 구토, _____ 설사, _____ 식욕감퇴
4. 기능적 능력(Functional capacity)
   _____ 기능장애 없음
   _____ 기능장애 _____ 기간 = #_____ 주
   _____ 종류 = _____ 어느 정도 일함
   _____ 걸을 수 있음
   _____ 누워만 있음
5. 질병과 영양 요구에 대한 질병과의 관계
   일차 진단(구체적으로)
   대사 요 (스트레스) : _____ 스트레스 없음, _____ 낮은 스트레스
   _____ 보통의 스트레스 _____ 높은 스트레스

B. 신체의 (각각의 특징은 0=정상, 1+=경한, 2+=중간의, 3+=심각한 으로 구체화된다)
   #_____ 피하지방의 손실 (삼두근, 가슴)
   #_____ 근육 쇠약 (대퇴사두근, 삼각근)
   #_____ 발목 부종
   #_____ 천골 부종
   #_____ 복수

C. 주관적 종합평가(SGA) (1개를 선택하세요)
   _____ A= 충분한 영양
   _____ B= 다소 영양 부족
   _____ C= 심각한 영양 부족

그림 10-2-6 주관적 종합평가(Subjective Global Assessment)는 영양상태를 사정하기 위해 사용된다. 최종의 SGA 평가는 각 항목의 숫자가 아니라 임상적인 판단에 기초한다.

하고 감염 감수성을 높이며 합병증의 발병률을 높이고, 입원을 연장시켜 와상 상태를 지속시킨다.

영양사정은 영양적 처방을 지시하고 중재의 개발을 돕는다. 경구 섭취가 금지되었거나, 1주 이상 부적절하면 장관 또는 비경구적 영양이 시작될 것이다. 환자의 위장관이 기능을 한다면 장관 영양이 선택 가능한 중재이다. 위장관의 기능이 없는 개인에게는 총비경구 영양이 선택적 영양 치료가

될 것이다. 중재 단계는 대상자의 기초 영양상태, 질병상태, 치료로 인한 영양실조 위험, 치료에 대한 예상된 반응에 의해 결정된다.

4. 임상병리검사

구강은 위장관 중 눈으로 보이는 유일한 부분이므로, 위장관의 나머지 부분을 사정하기 위해 건강력과 신체사정으로부터 수집된 정보를 임상검사와 진단적 검사의 결과와 통합하는 것이 필수적이다. 많은 임상검사는 중환자의 위장관계와 복부질환의 진단을 돕는다. 평가된 지표로는 혈청 전해질, 대사의 최종 산물 수준, 효소, 단백질과 혈액학적 지표가 포함된다.

1) 간기능과 관련된 검사

간은 많은 기능을 하며 가장 중요한 것은 담즙 형성과 분비, 단백질과 지방 대사, 많은 물질의 해독작용, 응고 인자와 효소의 생산이다. 표 10-2-4는 간 기능과 관련되는 일반적인 임상병리검사를 요약하였다.

단일검사나 어떠한 검사로부터 나온 하나의 수치가 장기의 기능을 정확히 사정해 주지는 못한다. 하나의 임상병리검사를 여러차례 수행하여 나온 일련의 수치와 연구의 통합은 더 정확한 사실을 제공한다. 예를 들어 한 환자의 간 효소와 빌리루빈 수치가 상승하였지만 알카리성 인산분해 효소(alkaline phosphatase)의 수치가 정상 일 때, 이는 대부분 간염이나 간경화 같은 간세포의 손상을 나타낸다. 만약 간 효소는 정상 범위 내에 있고 빌리루빈과 알카리성 인산분해 효소의 수치가 증가하였다면, 이것은 대부분 췌장암으로 인한 원위부 담도 폐색이나 복강경 담낭절제술시 잘못된 시술로 인한 총담관 결찰의 경우와 같은 간외 담도 폐색을 나타낸다.

2) 췌장기능과 관련된 검사

췌장 기능과 관련 있는 혈청검사는 표 10-2-5에 열거되어 있다. 아밀라제와 리파제는 췌장에서 분비되는 소화효소이다. 혈청 아밀라제는 췌장, 이하선, 장, 간, 난관에서 발견된다. 리파제는 주로 췌장에서 발견된다. 급성 췌장염에서 장액 아밀라제와 리파제는 정상치보다 4~6배 상승한다. 반면 만성 췌장염에서는 췌장은 더 이상 효소를 생산하지 않기 때문에 혈청 아밀라제와 리파제는 정상이거나 아주 낮다.

췌장은 혈청 포도당 수준의 조절을 도와주는 호르몬인 인슐린과 글루카곤을 생산한다. 정상적인 췌장 기능에 문제가 생겼거나 종양이 있을 때 이러한 호르몬의 생산은 변화하므로 혈당 검사를 자주해야 한다. 혈당과 요당 농도의 상승은 신체 여러 기관에 연쇄적인 영향을 끼치고, 이것은 대상자의 전신 상태에 영향을 미친다.

3) 기타 검사

표 10-2-6은 위장관계 질환의 평가에 이용되는 일부 선택된 임상병리검사에 대한 정보를 제공한다.

5. 진단검사

중환자를 돌보는 간호사는 많은 진단검사를 위한 준비와 가능한 시기를 조정한다. 간호사는 어떻게 검사가 수행되어 지고, 검사로부터 나오는 정보가 무엇인지에 대한 철저한 설명을 통해 대상

표 10-2-4 간 기능 평가에 사용되는 임상병리검사

검사	정상치	임상 및 간호의 중요성
담즙 생성과 분비		
혈청 빌리루빈		
직접(결합)-수용성	0-5.1mol/L	담도와 간 질환에서 비정상; 임상적 황달 야기함
간접(비결합)-불용성	0-14 mol/L	용혈 비정상, 섭취 또는 결합의 기능적 이상
소변 내 빌리루빈	0	적갈색 소변; 검사물을 흔들면 밝은 노란색 거품 생김; 황달검사 알약이나 유량계로 확인함; 만약 대상자가 phenazopyridine (Pyridium)을 복용한다면 의양성 결과가 나올 수 있음
우로빌리노겐		간경화에서 증가됨; 담도감염으로 담도 폐쇄; 출혈; 간독성; 담도 감염 없으면 담도 폐쇄는 감소됨; 간세포 손상; 신장 부전
소변 내 우로빌리노겐	최대 0.09-4.23 mol/24h	소변 검사물은 점심 식사 후 2시간 동안 수집됨; 어두운 갈색 병에 담아야 하고 변질을 예방을 위해 즉시 검사실로 보내야 함
대변 내 우로빌리노겐	최대 0.068-0.34 mmol/24h	
단백질 검사		
알부민	35-55g/L	간경화, 만성 간염에서 감소함
글로부린	15-30g/L	간경화, 만성 폐쇄성 황달, 바이러스 간염에서 증가함
알부민 : 글로부린 비율	1.5:1 to 2.5:1	만성 간염이나 다른 만성 간질환이면 비율이 역전됨
총 혈청 단백질	60-80g/L	개개 단백질 측정이 총 단백질 측정보다 더 중요함
트랜스페린	220-400g/dL	간경화, 간염, 악성종양 일 때 감소; 심한 철 결핍성 빈혈일 때 증가함
프로트롬빈 시간(PT)	11.0-14.0sec or 100% of control	간질환에 의한 연장된 PT는 비타민 K 투여로도 정상으로 돌아오지 않는 반면 지방의 흡수불량과 지용성비타민에 의한 연장된 PT는 비타민 K 투여로 정상으로 돌아올 것임
부분트롬보플라스틴 시간(PTT)	25.0-36.0초	심각한 간 질환 또는 헤파린 치료 또는 다른 항응고제 사용 시 증가함
알파 태아 단백(AFP)	6-20ng/mL	원발성 간세포암일 경우 증가함

표 10-2-4 간 기능 평가에 사용되는 임상병리검사(계속)

검사	정상치	임상 및 간호의 중요성
지방대사		
콜레스테롤	<200mg/dL (성인)	간 실질 질환에서 감소함; 담도 폐쇄에서 증가함
고밀도 지질 단백(HDL)		
남	35-70mg/dL	
여	35-85mg/dL	
저밀도 지질 단백(LDL)	<130mg/dL	
초저밀도 지질 단백 (VLDL)	25-50%	
간 해독		
혈청 알카리성 인산분해 효소(AP)	20-90U/L (30℃에서)	수치는 폐쇄성 황달, 간내 담즙 정체, 간 전이, 과립종에서 정상의 3배까지 증가함; 또한 골모세포증, 파젯병, 부갑상선 기능항진증에서 증가함
암모니아	15-49g/dL	증가는 간세포 손상을 나타냄(간은 암모니아를 요소로 전환함)
효소 생산		
아스파라진산 아미노전이효소(AST)	8-20U/L	증가는 간세포 손상을 나타냄
알라닌아미노 전이효소(ALT)	10-32U/L	증가는 간세포 손상을 나타냄
젖산탈수소효소(LDH)	200-500U/L	증가는 간세포 손상을 나타냄
감마-글루타밀 전이효소(GGT)	0-30U/L at 30	AP의 상승과 함께 나타나는 GGT의 증가는 담도 질환을 나타냄; 만성 간질환의 진단에 도움이 됨

자와 가족 구성원을 준비시킨다. 또한 간호사는 검사를 위한 사전 동의서의 필요성에 대해 설명하고, 대상자나 가족 구성원들의 검사에 대한 모든 질문에 대답한다. 위장관계를 평가하기 위한 진단 검사는 비침습적 검사와 침습적 검사 두 가지 분류로 나뉜다. 이는 표 10-2-7에 요약되어 있다.

1) 방사선 및 영상검사

신체조직은 밀도가 달라서 방사선상에 흑백의 다른 음영을 나타내도록 한다. 골 조직은 고밀도로 방사선상에 흰색으로 나타나고, 공기는 검정색으로 나타난다. 그리고 연조직은 회색의 음영으로 나타난다.

위와 장은 대개 약간의 공기를 포함하고 있어

표 10-2-5 췌장 기능을 평가하기 위해 사용되는 임상병리검사

검사	정상 소견	임상 및 간호의 중요성
혈청 아밀라제	25-125U/L	급성 췌장염에서 혈청 농도는 발병 이후 4-8시간 사이에 최고로 올라간 다음 48-72시간 내에 정상으로 떨어짐; 낮은 농도는 주로 췌장의 기능 저하를 나타냄
소변 아밀라제	2시간: 2-34units 24시간: 24-408units	소변은 혈청의 6-10시간 뒤의 값임; 낮은 농도는 주로 췌장의 기능 저하를 나타냄
혈청 리파제	10-40U/L(성인)	췌장염일 경우에만 증가함. 급성 췌장염과 췌장관 협착일때 현저함; 아밀라제가 기준선으로 돌아온 이후에 증가된 상태가 지속됨
혈청 포도당	65-110mg/dL (공복 시)	대상자는 검사물의 채취 전 12시간동안 공복 상태이어야 함
혈청 트리글리세리드	50-250mg/dL	대상자는 검사물 재취 전 12시간동안 공복상태이어야 함; 알코올성 간경화, 당뇨병(치료하지 않는), 고 탄수화물 식이, 고지방 단백혈증, 고혈압일 때 농도가 상승함; 영양실조, 과격한 운동에서 농도가 감소함
혈청 칼슘		
총 혈청 칼슘	8.2-10.2mg/dL	높은 총혈청칼슘은 간, 췌장, 다른 장기의 암에서 보여짐
이온화 혈청 칼슘	4.65-5.28mg/dL	암과 급성 췌장염과 같은 질병의 경과를 찾는데 유용함
대변 지방	2-5g/24h	24시간 동안 6g보다 더 많은 양은 신체의 음식 흡수 능력의 감소를 암시함; 만성 췌장염과 같은 췌장외부의 기능부전을 암시함

방사선 상에 더 어두운 부분으로 나타난다. 췌장, 비장, 신장, 간과 같은 고형 장기는 방사선 상에서 더 회색으로 나타난다.

2) 내시경 검사

내시경의 사용으로 장의 부분을 직접 관찰하는 것이 가능하기 때문에 방사선 검사에 대한 중요한 보조검사이다. 굴곡형 내시경은 움직이는 끝으로 설계되어 있고, 시술자에 의해 장관 내부를 경유하면서 조작될 수 있다. 이 기구는 통로가 있어 종양, 궤양, 염증 부위 같은 병변을 생검할 수 있다. 체액은 장관의 내강을 통해 흡인될 수 있으며, 관찰을 더 용이하게 하기 위해 장관을 확장시키도록 공기를 불어 넣을 수 있다. 세포검사 브러쉬와 전기소작 교단은 이 내시경을 통과해 지나갈 수 있다. 총담관 및 췌장관의 특별한 검사와 내시경 역행 췌담관조영술(ERCP)은 상부 장관 측시 카메라 내시경을 사용한다. 표 10-2-8은 위장관을 평가하기 위해 사용되는 내시경 시술을 기술하고 있다.

3) 기타 검사

방사선과 영상검사, 내시경에 추가하여 위장관

표 10-2-6 위장관계 질환의 진단에 사용되는 다른 선택적 임상병리검사

검사	정상 소견	임상 및 간호의 중요성
대변 검사물		
잠혈	없음	양성 검사는 악성종양의 가능성을 암시함
지방	2–5g/24h	흡수불량증후군이나 췌장 부전이 의심될 때 지방변을 위한 감별 검사
난자, 기생충	없음	양성 검사는 감염을 암시함
농	없음	농의 양 증가는 궤양성 장염, 농양, 항문이나 직장의 열창을 나타냄
병원체	없음	일반적인 병원체는 장티푸스균, 시겔라(이질), 콜레라균, 예르시엘라(소장결장염), 대장균과 에어로모나스(위창자염), 황색 포도상 구균, 보툴리누스균, 웰치균(식중독)
요소호흡검사	음성	헬리코박터 균(*Helicobacter pylori*) 유무를 발견함
수소호흡검사	음성	수소가 결장에서 생성되어 혈액으로 흡수된 후에 호흡에서 나오는 수소의 양을 파악함; 장에서 박테리아의 과도 성장과 짧은 창자증후군의 진단을 도움

표 10-2-7 위장관을 평가하기 위해 사용되는 진단검사

검사	설명	징후	침습력	준비	대조
복부필름 "복부단순 촬영"	단일 복부단면을 시각화하기 위해 사용되는 방사선 검사; 장기의 크기, 위치, 완전성 그리고 위, 소장, 결장의 정상적 가스의 형태를 보여줌	장 폐색, 장기파열, 덩어리, 이물질, 비정상적 액체나 기체 ("결석, 뼈, 가스, 덩어리")의 진단을 도움	비침습적	없음	아니오
상부 위장관 조영술 (바륨 연하)	식도, 위, 십이지장을 시각화하는데 사용되는 방사선 검사; 바륨은 영상을 강조함; 이중 대조검사는 바륨을 먼저 주입하고 공기와 같은 방사선 투과 물질을 투여하며, 이는 어떤 병변이든지 잘 보이게 하기 위해 장 점막을 덮기 위함임	식도 열공 탈장, 궤양, 종양, 이물질, 장 폐색의 진단을 도움	비침습적	금식	예

표 10-2-7 위장관을 평가하기 위해 사용되는 진단검사(계속)

검사	설명	징후	침습력	준비	대조
상부 위장관 조영술에 소장 검사	공장, 회장, 맹장을 시각화하기 위해 사용하는 방사선 검사	종양, 크론병, 멕켈 게실의 진단에 도움을 줌	비침습적	금식	예
고위관장법	소장 전체를 시각화하기 위해 사용되는 방사선 검사; 메틸셀룰로스를 따라 황산바륨용액에 공기를 (십이지장관을 통해) 지속적으로 주입하여 장을 채움; 공장과 회장을 통한 진행을 파악하기 위해 때때로 대조를 촬영함	부분 장폐색이나 게실의 진단에 도움을 줌	침습적	금식	예
바륨관장	결장을 시각화하기 위해 사용되는 방사선 검사; 바륨강화영상; 이중대조법을 제공하기 위해 바륨 다음에 공기가 들어감	용종, 종양, 누공, 폐색, 게실, 협착의 진단에 도움	비침습적	장세척	예
위세척	큰 위관으로 위 내용물의 흡인과 위세척을 함	상부 위장관 출혈의 진단을 돕고 출혈을 중단시키는데 사용되며 추후검사를 준비함	침습적	없음	아니오
복부천자	복강액을 흡인함	검사실 검사(췌장염을 사정하기 위한 아밀라제와 리파제); 세포학적 검사(종양 발견); 안위의 수단(복수의 축적 완화)	침습적	없음	아니오
복막 세척	복막강을 세척하여 세척액에서 혈액을 검사함	복부에 둔한 외상 또는 관통 외상	침습적	없음	아니오
경피적 생검	병리학적 평가를 위한 조직 표본을 얻기 위해 바늘이 피부를 통해 통과함	악성종양의 진단을 돕기 위함	침습적	금식	아니오
세침 흡인	광현미경을 이용한 검사를 위해 의심되는 부분에서 세포나 미세한 조직 조각을 얻기 위해 가는 바늘이 사용됨; 투시검사, 초음파, 전산화 단층 촬영, 자기공명영상과 함께 주로 방사선과 의사에 의해 지시됨	악성 종양의 진단을 돕기 위함	침습적	금식	아니오

표 10-2-7 위장관을 평가하기 위해 사용되는 진단검사(계속)

검사	설명	징후	침습력	준비	대조
초음파 검사	구조의 영상을 얻기 위해 복부 기관을 통한 고주파의 사용	덩어리, 확장된 담관, 담석, 복수의 진단을 돕기 위함	비침습적	금식	아니오
간담도 스캔	담도계, 담낭, 십이지장(크기, 기능, 혈관분포 정도, 혈류)을 시각화 하도록 하면서 정맥 내에 주입된 방사선 동위원소는 처음에는 간에 흡수되고 그리고 나서 담즙으로 분비됨	총담관 폐색, 급성과 만성 담낭염, 담즙 누설, 담낭 운동 이상증, 담도 폐쇄의 진단에 도움; 또한 간 이식 기능을 평가하는데 사용됨	비침습적	금식	예
표지 적혈구 스캔 (테크네튬 표지 적혈구 섬광조영술)	적혈구는 테크네튬으로 입혀지고 정맥으로 주사됨; 감마-카메라로 느리거나 간헐적인 위 장관 출혈 부위와 같은 방사능 증가 부위를 확인할 수 있는 영상이 얻어짐	위장관 출혈의 진단을 도움	비침습적	없음	예
전산화 단층 촬영(CT)	기관과 조직의 횡단면적 영상을 생산하기 위한 좁은 방사선 빔을 사용한 방사선 과정; 조영제를 사용하거나 사용하지 않고 수행될 수 있음; 빠른 회전, 나선, 3차원의 CT 스캔은 현재 더욱 정확한 정보를 제공함	복부, 후복막 구조, 종양, 낭, 수액의 수집, 강내의 공기, 출혈 또는 폐 색전증의 시각화에 탁월함	비침습적	금식	예/ 아니오
자기공명영상 (MRI)	방사선을 사용하지 않는 진단적 검사; 강력한 전자기장이 생성되는 관장치에 환자를 통과시켜서 영상을 얻음 ; 무선 주파가 조절된 형태로 대상자에게 전달되면 환자의 수소이온(양성자)이 무선주파 신호를 방출하여 컴퓨터가 영상을 만들도록 함	복부 연조직, 혈관, 농양, 누출관, 종양, 출혈의 진원을 평가하는데 유용함	비 침습적	어떠한 금속 장치라도 환자에게 붙어 있거나 심어져 있어서는 안됨; 대상자는 일정한 시간 동안 조용히 누워 있을 수 있어야 함	아니오

표 10-2-7 위장관을 평가하기 위해 사용되는 진단검사(계속)

검사	설명	징후	침습력	준비	대조
자기공명 담췌관 조영술 (MRCP)	MRI와 비슷함; 어떤 조영제도 필요하지 않기 때문에 MRCP는 요오드가 포함되어 있는 조영제에 알러지가 있는 대상자에게 적합함	췌장관과 담도계에 영향을 주는 질병의 진단에 도움을 줌	비침습적	대상자에게 어떠한 금속 장치도 붙어 있거나 심어져 있어서는 안됨	아니오
경피경간 담낭조영술 (PTC)	경피적 바늘 주사로 담도계에 조영제를 주입한 후 간 내, 간 외 담관을 검진하기 위해 투시검사로 행해지는 방사선 과정	간질환으로 인한 폐쇄성 황달인지 담도 폐색으로 인한 황달인지의 구분을 도움(종양, 주 담관 상해, 담관 내 담석, 경화성 담관염)	침습적	금식	예
경피경간 담도배액술 (PTBD)	담관 카테터는 PTC하는 동안 삽입됨; 담관 카테터는 폐쇄 부위에 놓이거나 담즙이 자유롭게 흐를수 있게 하기 위해 폐색 부위를 우회하게 할수 있음; 카테터는 황달과 소양증을 완화 시키고 영양 상태를 개선시킴; 이후의 시술을 위해 담도계로 쉽게 접근할 수 있게 함; 해부학적 기준점과 수술 시 스텐트로 사용되어 질 수 있음	담관 폐색은 황달, 담관염, 패혈증, 통증을 초래함	침습적	금식	예
양전자 단층촬영술 (PET)	신체구조의 대사활동을 조사하기 위한 방사능 물질을 사용하는 전산화된 방사선 기술	정확히 위치하고 있는 종양에 유용함	비침습적	없음	예
혈관 조영술	혈관벽의 결함을 관찰하기 위해 선택된 동, 정맥의 방사선 검사; 또한 혈관을 통해 혈류를 평가하는데 사용됨	초기의 비침습적 시술이 의심되는 혈관 결함을 나타내는데 불충분할 때 사용함	침습적	금식	예

표 10-2-8 위장관 평가를 위해 사용되는 내시경 검사

검사	설명	징후	침습력	준비	대조
식도, 위, 십이지장 내시경검사 (EGD)	내시경이 입을 통해 지나가서 식도, 위, 십이지장을 시각화함; 비정상적인 것을 촬영하고 생검함; 출혈 부위는 소작할 수 있고 정맥류에 경화제를 주입할 수 있음	급, 만성 상부 위장관계 출혈, 식도정맥류, 위정맥류, 용종, 종양, 궤양, 식도염, 위염, 식도 협착증, 위식도 역류의 진단을 도움	침습적	금식	아니오
대장내시경 검사	유연한 굴곡 내시경은 직장을 통해 지나가면서 대장을 시각화함; 비정상적인 것은 촬영하고 생검함; 용종은 제거되고 출혈 부위는 소작됨	출혈, 게실, 용종, 협착, 종양, 염증성 장질환 (크론병 또는 궤양 대장염)의 진단을 도움	비침습적	장 세척	아니오
직장경 검사 (항문경 검사)	단단한 내시경은 항문과 직장의 점막 표면을 시각화하기 위해 직장을 통과함	용종, 출혈, 종양, 다른 결함의 진단을 도움	침습적	없음	아니오
S자 결장경	유연한 굴곡 내시경은 직장을 통해 통과하고 직장, S자 결장, 근위 결장을 시각화함 어떤 병변도 생검될 수 있음	종양, 용종, 게실, 출혈의 진단을 도움	침습적	부종	아니오
내시경역행 췌담관조영술 (ERCP)	유연한 굴곡 내시경이 식도로 삽입되고 위를 통과한 후 총담관, 간담관, 췌장관을 시각화하기 위해 십이지장으로 나아감; 총담관과 췌장관은 캐뉼라가 꽂혀있고 시각화와 영상학적 평가를 하기 위해 조영제를 관으로 주입함	간 외 담도 폐색을 발견할 수 있음(담석, 담관의 종양, 담관의 협착이나 손상); 담석이나 종양에 의한 간 내 담관 협착 ; 만성 췌장염, 가성낭, 종양 같은 췌장 질환	침습적	금식	예
내시경 초음파검사	내시경과 초음파 검사는 위 장관을 시각화 하는데 사용 됨 내시경 말단에 설치된 초음파 변환기는 위장관 벽에 대한 높은 해상도를 제공함	위 장관 종양을 평가하고 병기(stage)를 결정하는데 유용함	침습적	금식	아니오

질환의 진단을 돕기 위해 특별히 고안된 다른 검사들이 있다. 표 10-2-9는 특별한 위장관계 질환을 진단하는데 사용되는 선택된 진단검사에 대한 정보를 제공한다.

임상적 적용

자가학습: 비판적 사고

1. 여성 환자가 급성 복통을 호소한다. 어떤 주요한 과거력이 도출되어야 하며, 신체검진은 어떻게 진행해야 하는지 기술하시오.
2. 중년의 악액질 남성 환자가 오토바이 사고로 다발성 손상을 입었다. 초기 영양 사정에 포함되어야 할 요소는 무엇인지 설명하시오.

표 10-2-9 위장관 질환의 진단에 사용되는 다른 선택적 진단검사

검사	설명	정상 소견
위배출 검사	식사 음식에 액체, 고체의 성분에 방사능 핵종 표지자(radionuclide marker)가 부착되어 있음 음식이 섭취된 후 위 밖의 방사능 물질의 통과 비율이 섬광 스캐너에 의해 측정됨 위 운동 질환의 진단에 유용함	정상 통과
위액 검사	위액 검사는 위 점막의 분비성 활동과 위 잔류의 정도에 대한 정보를 제공함. 이는 유문부 또는 십이지장 폐색을 가진 대상자의 진단을 돕는데 유용함.	정상 내용물
위산 자극검사(위액검사와 함께 시행)	위 분비를 자극하기 위해 히스타민과 펜타 가스트린을 피하에 주사함; 위액 검사물은 분석을 위해 일정 간격으로 수집됨. 악성종양세포의 유무를 결정하는데 도움을 줌	자극 이후 11–20mEq/h
압력 측정	수축력을 평가하기 위해 변환기에 연결되어 있는 물로 채워진 카테터를 사용하여 식도, 위, 결장, 직장을 통과하면서 압력을 측정함. 식도와 하부 식도괄약근의 운동성 질환을 감지하는데 유용함; 위, 십이지장, 소장, 결장 압력계는 과민성 대장증후군, 이완성 결장 같은 지연된 위배출, 위와 장의 운동성 질환을 평가하는데 사용됨; 항문직장 압력계는 내부 항문 조임근의 긴장과 외부 항문 조임근의 수축력을 측정하는데, 이는 만성 변비나 대변실금의 평가에 도움이 됨	수치는 장의 다양한 부위에 따라 다름

위장관계 간호관리

경구 영양
- 경구 영양 제공 방법
- 경구 영양 조성액 종류와 제공 방법
- 경구 영양의 합병증

비경구(정맥) 영양
- 비경구 영양의 방법
- 비경구 영양의 합병증
- 비경구 영양의 종류

영양 제공 시 간호사의 역할

학습목표

- 질병과 상해로 인한 생리적 스트레스가 신체의 에너지 요구량을 어떻게 변화시키는지 설명할 수 있다.
- 영양결핍의 다양한 증상들을 서술할 수 있다.
- 경구 영양과 비경구 영양의 적응증, 사정, 중재, 합병증을 서술할 수 있다.

건강과 영양은 밀접한 관계가 있다. 질병과 상해 등의 생리적 스트레스는 신체 대사와 에너지 요구 정도를 변화시킨다. 이 단원은 전반부에서 생리적 스트레스가 신체 대사에 미치는 영향, 영양 결핍의 증상과 경구·비경구 영양의 적응증 및 사정, 중재, 합병증에 대한 내용들을 다룬다.

후반부에는 다량영양소(macronutrient)와 미량영양소(micronutrient)의 논의와 더불어 질환 과정에서 중증의 환자들에게 투여하는 다양한 약물들과 관련 부작용 이해의 중요함에 대해 언급한다. 표 10-3-1은 영양 보조를 받는 환자들에게 투여하는 위장관계 약물들을 요약한 것이다.

열 역학법칙에 의하면 에너지는 새롭게 만들어지거나 소멸되지 않으며, 인간 역시 음식을 섭취하여 에너지를 얻는다. 이러한 대사는 동화작용과 이화작용으로 나뉘며, 동화는 구성과 에너지를 소비하여 회복하는 단계이며, 이화는 에너지를 발산하기 위해 영양분과 신체 내 조직을 분해하는 단계이다.

포도당은 신체의 필수적인 에너지원이다. 신경계는 포도당을 에너지원으로서 저장하거나 합성할 수 없으므로 혈액에서 추출하여 사용한다. 뇌와 신경계는 대사 요구량에 달하는 포도당의 양만큼 기능한다. 간은 포도당을 저장하고 합성하는 기능을 할 수 있기 때문에 순환계 내 포도당을 조절한다. 여분의 포도당은 글리코겐이나 지방산으로 전환되어 저장된다. 포도당이 지방산으로 전환되어 저장되는 반면, 지방산을 그 반대로 혈당으로 전환되지는 않는다. 지방산은 연료원으로 사용되거나 간에 의해 케톤으로 저장된다. 기아상태에서 신체는 필수 단백질을 보호하기 위해 케톤을

표 10-3-1 일반적 위장관계 투약과 관련된 약리작용, 적응증, 일반적 부작용 및 주의사항

약물	약리 작용	적응증	일반적 부작용	주의사항
제산제				
Aluminum Carbonate	위산 중화 ;위장관에서 인과 결합	위 불편감 완화, 요로결석형성의 예방 (만성 신 질환 시 인과 결합하여 배출)	분변 매복, 경련, 변비, 저인산염혈증 (초과용량 투여 시)	인 수치 관찰
Aluminum hydroxide (Amphojel, AlternaGEL)	위산 중화 ;위장관에서 인과 결합	위 불편감 완화 (만성 신질환 시)	변비, 저 인산염혈증 (초과용량 투여 시)	Aluminum carbonate 보다 인산염 결합도가 낮음 인 수치 관찰
Calcium carbonate (Tums, Caltrate)	위산 중화	위 불편감 완화 칼슘 공급	두통	칼슘과 인 수치 관찰
Magnesium hydroxide (Milk of Magnesia)	위산 중화	위 불편감 완화, 저마그네슘 혈증 변비	고 마그네슘혈증 복부경련과 설사 (과량 투여 시)	마그네슘 수치 관찰
Dihydroxy-aluminum, Sodium carbonate (Rolaids)	위산 중화 펩신 제거	위 불편감 완화	변비	나트륨 제한 식이를 하는 환자에게 사용 주의
H_2 수용체 길항제				
Cimetidine (Tegamet)	위산을 분비하는 위벽세포에 위치한 H_2 수용체에 결합하는 히스타민을 제거	위식도역류증 위궤양 산 분비 과다상태	혼돈, 두통, 설사	드물게 혈액질환 발생, 전혈 검사 결과 관찰
Rantidine (Zantac)	위산을 분비하는 위벽세포에 위치한 H_2 수용체에 결합하는 히스타민을 제거	위식도역류증 위궤양 산 분비 과다상태	두통, 현기증, 변비	간 독성 드물게 혈액질환 발생

표 10-3-1 일반적 위장관계 투약과 관련된 약리작용, 적응증, 일반적 부작용 및 주의사항(계속)

약물	약리 작용	적응증	일반적 부작용	주의사항
Famotidine (Pepcid)	위산을 분비하는 위벽세포에 위치한 H_2 수용체에 결합하는 히스타민 제거	위식도역류증 위궤양, 산 분비 과다상태	두통, 현기증	발작, 기관지경련, 변비, 혈소판 감소증 유발 전혈 검사 결과 관찰
Nizatidine (Axid)	위벽세포에 위치한 H_2 수용체에 결합하는 히스타민 제거	위산을 분비하는 위궤양, 산 분비 과다상태	위식도역류증,	현기증, 두통, 설사
프로톤 펌프 억제제				
Omeprazole (Prilosec), lansoprazole (Prevacid) rapeprazole (Protonix), esomeprazole (Nexium)	위벽세포의 H^+, K^+ ATPase 펌프를 억제, 위산생성의 마지막 과정을 차단함으로써 위산 분비 억제	역류성 식도염, 위, 십이지장궤양의 치료, 병리적 과다분비 상태 (zollinger ellison 증후군)	두통, 설사, 복통	오심, 구토, 현기증 등의 비 전형적 부작용 발생
췌장 효소제				
Pancreatin (Creon, Donnazyme, Ultrase)	탄수화물, 지방, 단백질 소화 보조	췌장 효소 결핍, 낭성 섬유증 등의 보충	오심, 설사, 경련, 식욕부진, 과민성 반응, 항문 자극	
Pancrealipase (Pancrease, Viokase)	탄수화물, 지방, 단백질 소화 보조	췌장 효소 결핍, 흡수불량으로 인한 지방변, 낭성 섬유증, 위절제 후, 췌장절제 후의 보충	오심, 설사, 경련, 식욕부진, 과민성 반응, 항문 자극	
지사제				
Attapulgite (Kaopectate)	세균성, 위장관 자극성 독소 흡수: 위운동을 감소시키고 변의 수분 함유량 감소	설사	칼륨 배출 증가, 약물 흡수 상호작용 증가	

표 10-3-1 일반적 위장관계 투약과 관련된 약리작용, 적응증, 일반적 부작용 및 주의사항(계속)

약물	약리 작용	적응증	일반적 부작용	주의사항
Bismuth subsalicylate (Pepto Bismol)	운동의 저하: 위장관 미생물에 대한 항균 작용: 항분비 민감성	설사, 여행자(집단) 설사 예방	혀의 변색, 짙은 색의 변	설사 지속 시 전해질 사정 다른 살리실산제를 사용하는 환자에게 주의
Cholestyr-amine (Questran)	Clostricium difficiletoxin의 흡수로 인해 유발될수 있는 담즙산염의 흡수	담즙산염이나 C. difficile로 일어나는 설사	변비	다른 약물을 흡수하는데 영향을 끼칠 수 있으므로 chloestyramine을 주기 최소 1시간 전 다른 약제 복용
Loperamide (Imodium)	연동운동을 포함한 소장의 운동의 저하	급성, 만성 설사	복부 팽만, 변비, 졸음, 어지럼증, 오심, 구토	
Tincture of opium (Paragoric, DTO)	위장관 운동과 연동운동의 감소, 소화액 분비 감소	급성 설사, 복부경련 완화	졸음, 현기증 서맥	아편계 물질과 관련된 부작용 알러지 반응, 구토, 현기증, 발한, 변비, 습관성 의존등을 포함한 반응
설사제				
장 설사제 Polyethylene glycol with electrolytes	삼투 물질과 같은 원리로 작용하는 비흡수성 액체	대장 내시경 검사나 장관수술 전에 장 세척	일과성 팽만, 오심, 경련	
장확장성 약물 Calcium polycarbophil (Fivercon),	비소화성 식물 세포 벽이 변에 수분을 끌어들이고, 대변에 과도한 수분을 끌어들임으로써 대변을 연화시킴	설사, 변비	팽만, 매복 (분변이 막혔을 때)	일반적으로 내성 발생
metylcellulose (Citracel), psyllium (Metamucil)				

표 10-3-1 일반적 위장관계 투약과 관련된 약리작용, 적응증, 일반적 부작용 및 주의사항(계속)

약물	약리 작용	적응증	일반적 부작용	주의사항
Lactose (Cephulac, Enulose)	저삼투성으로서 장의 내강으로 수분을 끌어 당겨 변의 수분함량을 증가시키고 변을 부드럽게 함 결장 내에서 암모니아의 흡수를 막음	변비, 간성뇌증의 예방과 치료	고창, 경련, 분변매복. (분변으로 인해 장 내강이 폐색된 경우)	간성뇌증의 예방 및 치료를 목적으로 사용할 때에는 적정용량을 투여 시 하루 2~3회의 배변
Polyethylene glycerol (MiraLax)	삼투성인자로 작용하는 비수용성 액체	변비	오심, 복부팽만, 경련, 설사	
식염수 완화제				
Magnesium citrate (Citrate of Magnesium)	마그네슘와 나트륨염이 거의 흡수되지 않아 장의 내강으로 수분을 끌어 당김	변비, 검진 전 결장 청결	경련, 고창, 오심, 구토	신장 질환시 사용 금지 고 마그네슘혈증 (구갈, 현기증, 졸리움)
Sodium biphosphate (Fleet Phospha-soda, 청결관장)	삼투작용을 통해 소장에서 수분 흡수를 증가시킴	변비, 장이나 결장 검진 전 청결	경련, 오심	심장, 신장, 경련 쇼크장애 촉진
자극제				
Bisacodyl (Dulcorax)	결장 점막의 신경말단에 직접적으로 작용하여 연동운동을 증가시킴	변비, 검진 전 결장 청결		장기간 사용 시 습관성 의존에 의해 점진적으로 약효의 저하 경구투여 시 약효는 6~10시간 후에 나타나며, 항문 투여 시 15~60분 후에 나타남

표 10-3-1 일반적 위장관계 투약과 관련된 약리작용, 적응증, 일반적 부작용 및 주의사항(계속)

약물	약리 작용	적응증	일반적 부작용	주의사항
Cascara	결장에 화학적 자극을 통해 추진운동 증가	변비	뇨의 색 변화 (적색 또는 황갈색)	습관성 의존이 나타날 수 있음 약효는 6~10시간 후부터 발생
Senna (Senokot, senokotXTRA)	추진운동 자극	변비	뇨의 색 변화	계피로부터 추출한 자연 물질
Phenolph-thalein (Ex Lax)	연동운동 자극 (bisacodyl과 유사함)	변비		알러지 반응을 유발할 수 있음 발진이 생길 시 사용 중단
변 완화제				
Docusate sodium (Surfak, Colace)	수분과 지방을 통해 변을 부드럽게 하여 분변의 투과 증가	변비	경련, 설사	연장된 사용이나 과도한 사용은 습관성 의존이나 전해질 불균형 유발
자극제/변 완화제				
Glycerin.	고 삼투압을 통해서 결장 내로 수분을 끌어당김	변비	두통, 오심, 구토	
진토제				
Trimetho-benzamide (Tigan)	화학수용체 유발부위를 억제하여 구토중추 억제	오심과 구토 증상 완화	과민성, 졸리움, 저혈압, 설사, 우울, 현훈	
Prochlorp-erazine (Compazine)	뇌교 내 화학수용체 유발 부위의 도파민 수용체 차단	오심, 구토	추체외로 증상 졸리움, 흐린 시야, 빈맥, 호흡저하	

표 10-3-1 일반적 위장관계 투약과 관련된 약리작용, 적응증, 일반적 부작용 및 주의사항(계속)

약물	약리 작용	적응증	일반적 부작용	주의사항
Promethazine (Phenegan)	위장관계와 호흡기계, 혈관 내 히스타민과 경쟁하여 알레르기 반응을 저하시킴	오심, 구토, 진정, 멀미	현기증, 졸리움, 변비, 뇨 재흡수	혈소판 감소증, 무과립구증, 용혈성 빈혈 등의 다른 반작용
Dolasetron (Anzemet)	화학수용체 유발 부위와 위장관 내의 세로토닌(5-HT_5) 수용체 차단	수술 후 오심, 구토의 예방과 치료 화학요법으로 인한 오심, 구토	ECG의 변화, 고혈압, 복부통증, 설사, 뇨 재흡수	
Granisetron (Kytril)	화학수용체 유발 부위와 위장관 내의 세로토닌 (5-HT_5) 수용체 차단	화학요법과 방사요법으로 인한 오심, 구토	두통, 변비, 무력증	간질환이 있는 환자에게는 주의해서 사용
Ondansetron (Zofran)	화학수용체 유발 부위와 위장관 내의 세로토닌 (5-HT_5) 수용체 차단	수술 후 오심, 구토의 예방과 치료 화학요법으로 인한 오심, 구토	설사, 기관지경련, 피로, 변비	
기타				
Sucralfate (Carafate)	궤양 부위에 보호막 형성	위궤양의 단기 치료	변비	다른 약물의 흡수를 변화시킬 수 있으므로 환자는 약제 투여 2시간 전 다른 약제 복용
Meroclo-pramide (Reglan)	상부위장관 운동성의 자극; 억제성 긴장의 감소	당뇨성 위마비, 지연된 위 배출, 위식도 역류질환의 단기 치료. 수술 후 오심,구토의 예방, 소장 영양튜브 위치의 촉진	설사, 변비, 졸리움, 안절부절함	때때로 추체외로증상을 나타낼 수 있음
Misoprostol (Cytotec)	프로스타글란딘 유사체가 중탄산과 점액 분비를 증가시키고, 산 분비를 감소시킴	아스피린, NSAID 유발성 궤양의 예방	설사, 오심, 구토, 고창	임신 여성과 가임 연령의 여성에게 사용 시 주의 자궁수축을 증가시켜 낙태를 유발할 수 있음

표 10-3-1 일반적 위장관계 투약과 관련된 약리작용, 적응증, 일반적 부작용 및 주의사항(계속)

약물	약리 작용	적응증	일반적 부작용	주의사항
Octreotide (Sandostatin)	somostatin 유사체의 합성, gastrin, 혈관작용성 장펩티드, 인슐린, 글루카곤, motilin, secretin, 췌장폴리펩티드 분비 억제	분비성 설사, 급성 정맥류 출혈	부종, 홍조, 현기증, 두통, 복통, 변비, 설사, 고혈당, 저혈당	혈당을 지속적으로 검사하고, 인슐린 요구량 조정

에너지원으로 사용하며, 케톤의 생산량이 사용량을 초과할 때 케톤산증이 발병한다.

췌장 호르몬인 글루카곤과 인슐린은 대사 과정 중 서로 길항하여 작용한다. 즉, 글루카곤은 당 분해작용과 단백질 같은 다른 에너지원으로부터 포도당을 합성하는 과정에서 당 신생작용을 자극하고 지방 분해를 항진시키는 반면, 반대로 인슐린은 포도당이 각 세포와 조직으로 이동하는 것은 돕고, 지방 파괴를 방지하며 단백질 합성을 증가시킨다.

글리코겐 분해(당원분해)는 글루카곤과 카테콜라민-에피네프린과 노르에피네프린(스트레스 발생시 부신수질에서 배출되는) 호르몬에 의해 조절된다. 포도당과 글리코겐이 소모되면(보통 8~12시간 이내), 필요한 대사량을 충족하기 위해 당 신생작용이 급격히 증가한다. 당 신생작용을 유발하는 호르몬으로는 글루카곤과 글루코코르티코이드 호르몬, 코티졸이 있다. 열량, 아미노산, 필수 영양소의 공급 없이 이화작용이 계속된다면 신체 전반의 건강상태가 악화되어 영양결핍 상태에 이른다.

입원 환자의 약 15~20%는 영양결핍 증상을 보인다. 영양공급의 중요한 목적은 면역 저하와 영양결핍으로 인한 신체기관의 기능 저하를 예방하기 위해서이다. 기아로 인한 영양결핍의 경우 체내에 저장된 필수 영양소를 대체해 교정할 수 있지만, 중증 질환 과정으로 인한 대사 과정의 변화는 쉽게 교정되지 않는다.

기아와 생리적 스트레스의 정도가 영양결핍의 범위와 그 종류를 결정한다. 단백질-에너지 영양결핍의 주요 세 가지 유형은 소모증(marasmus), 단백 열량 부족증(kwashiorkor)과 단백질 열량 영양실조이다. 소모증은 심각한 악액질(cachectic) 과정으로 계속된 열량 결핍으로 인해 모든 지방 저장소가 고갈되어 심각한 근육 소모가 일어난 것이라 추정되고 있다. 장관 내 단백질의 추정치인 알부민은 정상 수치 또는 조금 감소한 정도이다. 갑작스런 영양 공급으로 인한 전해질 이상, 심·폐 기능 부전과 같은 합병증을 예방하기 위해 영양법과 수액 요법을 주의 깊게 시행한다.

단백질 보유와 관련된 적응 반응인 소모증과 달리 단백 열량 부족증과 단백질-열량 영양결핍은 수술, 외상, 패혈증과 같은 생명을 위협하는 질환에 의해 발병한다. 단백-열량 부족증은 오랜 기간 단백질-영양결핍 상태에 있던 주로 개발 도상국의 어린이들에게 나타나는 반면, 단백-열량 영양결핍은 선진국에서 발견되며 지방의 고갈, 근육 소모, 급성 · 만성 질병에 의한 미량 영양소 결핍 등이 그 원인이다. 일반적으로 수술이나 진단 · 검사, 건강상의 문제로 인해 금식이 필요한 급성기에는 대사항진(hypermetabolism)이 일어나 단백질과 에너지의 요구도가 증가한다. 비록 중환자의 영양공급이 충분한 것 같으나, 이는 혈관 내 공간의 단백질 교질 삼투압 저하 관련 세포 외액 흐름의 결과로 인한 전신 부종으로 위장되기 때문인 경우가 많다. 부종 이외에 단백질 결핍의 임상적 증상은 피부 파괴, 상처 회복 지연, 수술 부위의 봉합 지연 등이다. 혈청 알부민 수치가 낮은 경우 단백질을 보충하는 적극적인 치료가 필요하다. 단백질 결핍 요인들은 예방이 치료보다 쉬우므로 환자 영양상태를 엄격히 사정하여 적극적인 중재가 필요하다.

소모증과 단백-열량 부족증이 함께 발병할 수 있는데, 소모증을 앓는 환자가 수술, 외상 또는 패혈증과 같은 급성 스트레스 원에 노출되어 있을 때 가 그 경우이다. 환자 개별 영양상태에 따라 단백질과 열량의 신속한 보충이 필요하다. 종류 혹은 영양결핍 유형에 관계없이 면밀한 사정이 성공적인 영양요법에 필수적인 요소이다.

중증 환자들의 경우 입원 시 영양사정을 시행하여 영양 공급량을 결정한다. 영양공급 시 간호 목표는 영양의 과다 혹은 결핍의 예방과 치료, 수분-전해질 균형 유지, 감염 예방 · 합병증 예방, 유병률 및 사망률 증가 방지이다. 이를 위해 간호사, 의사, 영양사, 약사 등의 의료진의 다각적 접근이 필요하다. 간호진단과 문제 대처 방법의 예는 Box 10-3-1과 같다. 경구 영양 섭취가 요구도에 미치지 못할 때는 위장관 또는 비경구적 경로를 이용해 영양을 보충한다. 그림 10-3-1은 영양 공급 방법에 있어 의사결정 과정에 대한 그림이다. 특정 환자를 위한 고려사항은 Box 10-3-2와 Box 10-3-3에 명시하였다.

1. 경구 영양

경구 영양(enteral tube feeding)은 위장관을 통해 제공하는 모든 형태의 영양섭취를 통칭한다.

Box 10-3-1
위장관계 장애 환자의 건강 문제와 간호진단

- 영양불균형: 신체요구량보다 부족
- 영양불균형: 신체요구량보다 과도
- 의식수준 감소, 구토 반사와 기침 반사 능력 저하, 하부 식도 괄약근의 기능 저하, 위 배출 지연, 비위관의 잘못된 위치로 인한 흡인 위험
- 식이 섭취의 변화, 흡수 불량, 약물 요법 동반, 영양 처방의 종류, 세균 감염, 스트레스/불안과 관련된 설사
- 침습적 시술과 고농도 포도당의 비 경구적 투여와 관련된 감염 위험

Box 10-3-2
소아 환자의 영양 간호

- 환아의 질문에 발달 단계에 맞추어 치료 과정을 설명해주어야 한다.
- 발달 단계에 맞추어 환아를 자신의 영양 간호에 참여시킨다.
- 환아 부모들이 환아를 보조하는 것을 허용한다.
- 환아는 많은 양의 영양섭취가 필요하므로 영양 제공 시 나이와 체중, 크기, 활동수준과 발달단계를 고려한다.
- 환아는 체액량 변화에 민감하므로 투여 속도와 용량에 주의한다.
- 섭취량과 배설량을 측정하고, 체중을 매일 측정한다.
- 확인과 강화를 위해 교육자료를 환아 부모에게 제공한다.

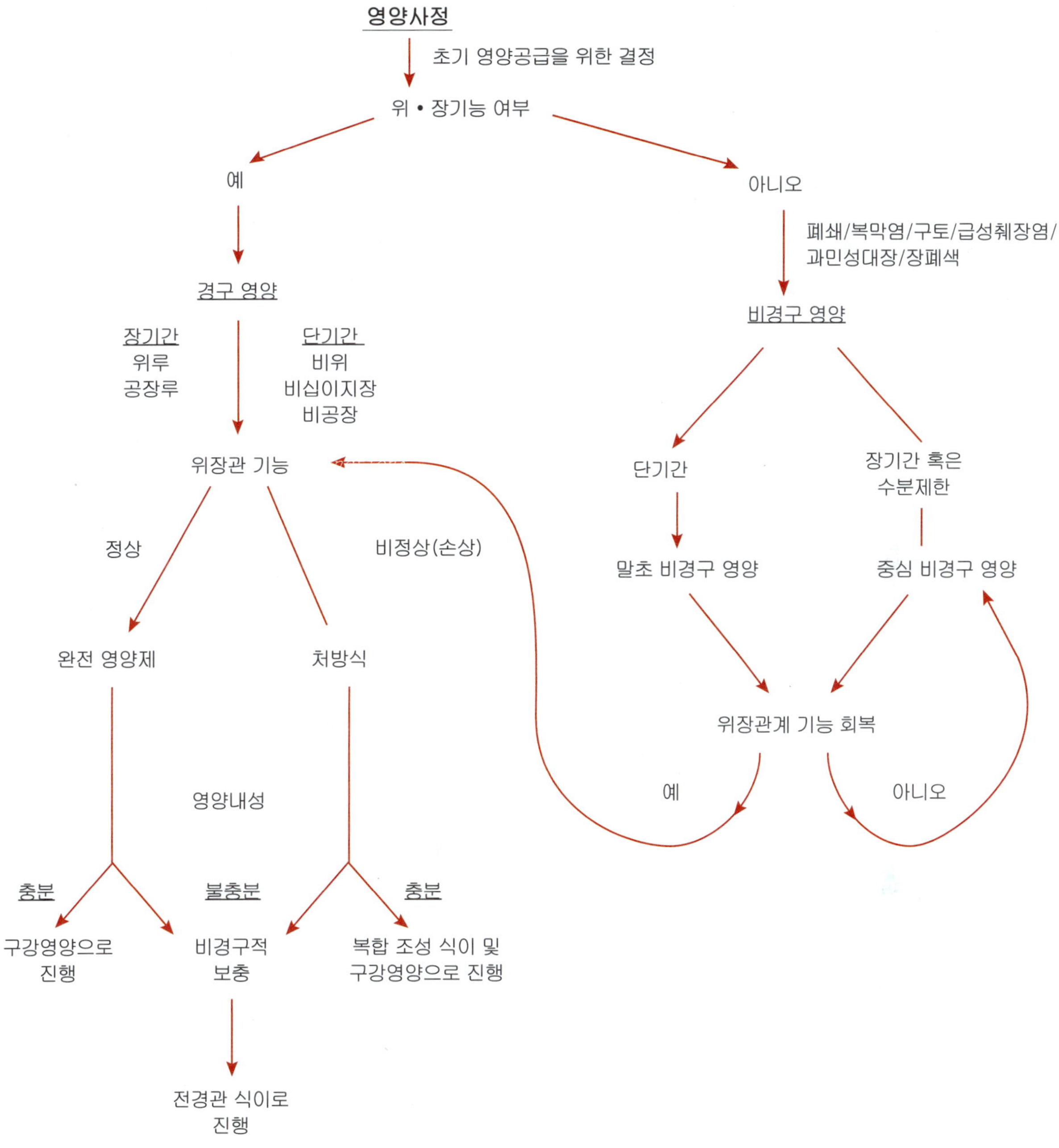

그림 10-3-1 영양 공급 방법에 있어 의사결정 과정

Box 10-3-3
노인 환자에서의 영양 요구량

- 신체기능 감소에 따라 영양결핍 위험이 증가한다.
- 노인의 열량 요구량은 대체적으로 감소한다.
- 단백질 요구량이 동일하게 유지되어도 신장 기능을 감시하는 것이 중요하다.
- 당 부하 내성이 감소한다.
- 위산분비 감소를 일으키는 위축성 위염이 노인에게 흔하다. 무 위산증이나 저 위산증으로 세균의 과도증식과 철, 비타민 B_{12}, 엽산, 칼슘, 비타민 K, 아연의 흡수 이상이 나타난다.
- 유당 불내증(lactose intolerance)의 발병률이 노화와 더불어 증가한다. 유제품 섭취로 인한 불내증은 골밀도를 감소시킬 수 있다.
- 음식 섭취량 감소, 합성능력 감소, 자외선 노출 시간 감소로 노인들에게 비타민 D 결핍이 발생한다.
- 변비를 예방하기 위해 식이섬유와 수분 섭취, 운동을 격려한다.
- 위장운동, 외 분비샘 기능, 소화와 흡수기능의 감소가 생길 수 있다.
- 식도의 운동과 침분비 작용의 저하로 연하가 힘들어 질 수 있다.
- 여러 질환과 관련된 투약으로 인해 식욕 부진, 미각의 감퇴가 나타날 수 있다.

위 · 장관이 기능을 하는 경우, 경구 영양이 비경구 영양보다 더 효과적이다. 경구 영양의 가장 중요한 조건은 "장이 제 기능을 한다"이다.

위장막의 상태는 영양 전달과 위축을 방지하기 위한 충분한 혈류량의 보유 여부에 따라 좌우되는데, 혈류량이 충분한 경우 장은 흡수와 방어 그리고 면역 기능을 유지한다. 장 세포는 장 내강을 따라 줄지어 있는 상피세포에 밀집되어 있으며, 세균 침투의 방어벽 역할을 한다. 장-연관 림프조직(gut-associated lymphatic tissue, GALT)은 위장관을 따라 분포하여 점막층의 면역기능을 유지한다. GALT에서는 위장 점막층을 가로 질러 분비되는 IgA를 생산해 장내세포에 세균 흡착을 방지한다.

음식물을 제공받지 못한 위장 점막층은 위축되며, 그 결과로 점막 조직의 영양 흡수 능력이 줄어들고, GALT가 손상된다. 따라서 장 점막 통합성을 보존하는 것은 장내 방어기능을 유지하는데 반드시 필요하다. 위축과 함께 적혈구들이 폐쇄막(tight junction)을 잃어 장 점막내의 투과성이 증가하여 방어기능이 떨어진다. 방어기능이 저하되면 장관 내 상부 세균과 독소들이 체순환에 들어가 장내 세균과 위치를 바꿔 패혈증, 주요기관 손상 시에 일어나는 면역반응과 염증반응을 유발한다. 위장에서 일어나는 일련의 영양 과정에 경구영양을 제공하면 영양 성분의 이용 정도를 증가시키는 반면, 감염성 합병증을 줄이며 영양 운반의 효율성을 증가시킨다.

경구 영양의 적응증은 구강 섭취가 불가능하거나 금지된 환자, 섭취가 부족하거나 부족이 의심되는 경우 또한 위장 기능에 문제가 없고, 관 삽입이 용이한 경우이다. 그러나 위장에 기계적 폐쇄가 있는 경우는 절대 금기이다. 중증 출혈성 췌장염, 괴사성 위장염, 장기간의 장폐쇄, 중증 설사, 지연성 구토, 장 관루 그리고 장의 운동 장애 역시 금기에 포함된다.

영양 공급 기간은 전신 상태와 흡인 위험, 위장의 기능에 따라 결정하며 삽입할 영양관에 따라 삽입 기술을 결정한다. 구강과 연결되는 장관 튜브는 기도의 손상을 방지하기 위해 비강 산소 호흡기를 착용하는 신생아에게 선호되고, 그 외의 경우 주로 비장관을 사용한다.

1) 경구 영양 제공 방법

(1) 비장관 영양

비장관은 대개 30일 내의 짧은 기간 동안 사용한다. 비장관은 코로 삽입하여 식도를 지나 위(비위관), 십이지장(비 · 십이지장관) 또는 공장까지 위치해 관의 끝부분이 어느 기관에 위치하는가에 따라 분류된다. 비장관은 부드럽고 작은 구멍이 뚫려 있는 폴리우레탄이나 실리콘 재질이며, 지름은 8~14French, 길이는 20~60인치이고, 방사선 촬영을 이용한 위치 확인을 위해 방사선 비 투과성 물질로 만들어졌다. 안정감 제공과 합병증 예방을 위해 직경이 작고 알맞은 길이의 튜브를 사용한다. 작은 직경의 튜브는 하부 식도 괄약근과의 마찰을 줄여 역류를 방지하고, 흡인 위험을 줄인다. 또한 연하가 쉬우며 안정감을 줄 수 있다. 폴리 염화비닐로 만든 튜브는 산과의 접촉으로 굳어질 수 있어 환자의 불편감과 합병증(관 천공)을 유발할 수 있어 선호하지 않는다. 비강에 위치하는 모든 삽입관은 부비동염, 비강 중격이나 식도의 미란, 비 출혈, 원위 식도 협착 등을 야기할 수 있다.

대부분의 비장관에는 측면과 끝을 따라 엇갈려서 있는 다중 포트가 있다. 많은 관들이 관 끝에 어느 정도의 하중이 있는 소침을 가지는데, 이는 관을 딱딱하게 하여 위치를 고정하기 쉽게 한다. 근위부 끝에는 Y자 포트가 있어 약물 주입과 세척이 용이하다.

① 비장관의 종류

비위관. 비위관은 구토 반사와 기침 반사가 완전하며, 위가 정상적인 배출능력을 가진 환자들에게 삽입한다. 비위관의 직경은 8~12French이고, 길이는 30~36인치이다. 작은 직경의 비위 영양관은 영양 주입에만 사용하고, 큰 직경의 관은 위의 감압과 산도(pH) 모니터, 투약 시 사용한다. 큰 직경의 비위 영양관은 감압과 일시적인 위의 잔여물 제거를 위해 사용하며 단단한 재질로 불편감이 커 사용기간이 일시적이다.

위장 영양의 장점은 삽입이나 잔여물 확인이 쉽고, 영양 제공 동안 환자가 쉽게 관을 유지할 수 있는 점이다. 그러나 단점으로는 영양주입 동안의 흡인 위험이 크고, 무의식, 인공 호흡기 사용시, 기도를 유지할 수 없는 경우 흡인 위험이 높다. 관으로 인한 불편감도 단점의 하나이다.

비십이지장/비공장관. 비십이지장관과 비공장관은 장기간 사용 시 비위관보다 더 효과적이다. 비십이지장관과 비공장관은 위와 유문을 지나 소장 안쪽의 Treitz 인대 뒤편의 십이지장의 1/3 지점까지 위치한다. 유문 괄약근이 흡인과 관류의 위험을 낮추는 방어막의 역할을 제공한다.

중증 환자와 당뇨, 신부전, 척수 손상 환자들은 위의 내용물 배출이 지연된다. 유문을 경유한 영양공급은 위 배출에 중점을 둔 것이 아니라, 위 내 영양공급의 장점을 보완한 것이다. 위 흡인의 과거력이 있거나 인공호흡기를 사용하는 경우, 기도를 유지할 수 없는 신경학적 상태의 환자도 유문을 경유한 영양공급을 적용할 수 있다.

경구 영양의 잘못된 이론은 「장음이 들리지 않을 때는 경구 영양을 제공할 수 없다」는 것이다. 장음은 위장 운동의 지표일 뿐이며, 위장내 영양 흡수 능력의 증거는 아니다. 사고나 수술 후에 위이완 현상 때문에 장음이 3~5일 동안 들리지 않을 수 있다. 소장은 위나 대장보다 폐색 가능성이 적고, 흡수와 소화 능력을 더 오래 유지하므로 수술이나 사고 직후에도 경구 영양을 수용할 수 있다.

비십이지장관과 비회장관은 직경이 8~14 French, 길이가 46~60인치의 관 내강이 작고, 흡인 시에 긴장성을 잃기 때문에 잔류량 확인이 어려우며 또 투약 시의 약물 응집이 비위관보다 더 쉽게 발생하는 단점이 있다. 또한 유문 괄약근을 지나도록 단번에 관끝을 삽입하는 것이 어렵다는 것 역시 단점에 속한다.

② 비장관의 위치

비위장관 삽입 방법은 삽입 시 다양한 합병증때문에 의료기관 규칙에 따라 그 방법이 다르다. 의식 수준이 저하된 환자, 기침 반사나 구토 반사에 결함이 있는 환자 또한 협조가 부족한 환자들은 폐 삽관의 위험이 크며, 기관지에 삽입된 영양관은 폐 출혈이나 기흉을 일으킬 수 있다. 기관 내 삽관이 된 경우라도 비위관 삽입시 폐 삽관이 될 수 있는 가능성을 결코 배제하지 말아야 한다. 비장관은 또한 식도나 기저 두개골에 골절이 있는 환자의 두개내 공간에 들어갈 수도 있다. 비위관의 삽입은 비십이지장관이나 비회장관의 삽입보다 쉽다. 비위관 삽입시 코끝과 귓불 사이의 거리, 귓불에서 검상돌기 끝까지의 거리를 측정하여 삽입관의 길이를 결정한 후 삽입 전에 삽관을 도울 수 있는 국소마취 또는 수용성 윤활제를 사용하며, 환자의 침상을 30도 이상 올린 후에 환자의 머리를 살짝 젖혀(금기가 아니라면) 윤활제를 바른 관끝을 콧구멍을 통해 비인강으로 통과시킨다. 환자에게 빨대로 물을 조금 삼키게 하는 것(금기가 아니라면)과 관을 돌리면서 삽입하는 것도 삽관을 원활하게 한다.

비장관의 끝이 유문을 지나도록 할 때 위의 과정을 그대로 따르고, 환자를 우측 위로 눕혀 중력과 연동운동을 활용한다. 영양관의 끝을 유문 괄약근을 지나 소장 안으로 삽입하기 위해서 관의 길이가 적어도 40인치 이상이 되어야 한다. 비십이지장관과 비회장관의 끝이 유문까지 도달하는데 위가 뒤틀릴수 있으므로 metoclopramide나 erythromicin의 투여가 유문이 이완되는 동안 위장 운동을 증진시켜 삽관을 더 용이하게 할 수 있다. 많은 양의 공기를 위 안으로 불어 넣는 공기 흡입법은 위를 팽창시키는 동시에 관이 유문을 통과하도록 하는데 도움을 준다. 첫 시도 후 24시간 내에 비십이지장관이나 비회장관이 삽입되지 않는 경우, 내시경 검사나 방사선 검사를 이용한다.

영양 제공 전 복부 방사선 촬영을 통해 관의 위치를 반드시 확인해야 한다. 내시경 검사나 투시 검사 시에는 방사선 검사는 필요하지 않으며, 관이 콧구멍으로 들어간 끝자리를 테이프나 지워지지 않는 잉크로 표시하여 밖으로 노출되는 관의 길이를 기록한다. 관의 위치를 계속해서 확인해야 하며, 영양 공급 전이나 투약 전 적어도 각 근무 번에 한 번씩 확인한다. 지속적 영양 공급 시 의료기관의 규칙에 따라 관의 위치를 확인한다.

청진, 흡인과 흡인물 내용 확인, 산도 검사, 삽관 후 복부 방사선 검사를 통해 위치를 확인 할 수 있다. 관에 공기를 삽입하여 위 기포를 청진하는 방법을 사용하나, 최초 관의 위치를 정확히 파악하는데 한계가 있다. 관이 식도에 있을 때 역시 기포 소리가 상복부로 전달될 수 있기 때문이다. 기포음을 청진하는 것으로 위치를 확인하는 것은 신뢰성이 높지는 않으나 여전히 유용하게 사용되고 있다. 저항이 느껴지지 않는다면 관이 꼬이지 않은 것이고, 반면 공기 삽입 시 환자가 트림을 한다면 관 끝이 식도에 있는 경우이다.

흡인과 흡인물의 확인은 관의 위치가 위인지 장인지 구별해 줄 수 있으나, 위와 폐 여부를 구별해 줄 수는 없다. 위에서 흡인된 액체는 흐린 녹색, 그을린 색, 갈색 또는 혈색을 띈다. 소장의 흡인물은 대개 황색이거나 투명하거나 담즙색이다. 폐 흡인액은 주로 그을린 색, 백색, 무색 투명하거나 흐린 황색이며 위나 장 흡인물과 매우 유사할 수 있다.

흡인액의 산도를 측정하여 위치 여부를 확인할 수 있다. 이때 소장관의 경우 직경이 관을 빼내어 흡인물을 확인할 만큼 두껍지 않다는 것을 명심해야 한다. 흡인액의 산도가 4 이하이면 위에 위치하고 있다고 볼 수 있으나, 위 내 흡인물의 산도는 장관 내 산도 조절 약물 사용이나 담즙 역류로 인해 높아질 수 있다. 소장 흡인물과 체내 용액의 산도는 대개 6을 넘는다. 그러므로 흡인물의 산도가 4 이상일 때 산도만으로는 관의 위치를 판별할 수 없다.

흡인, 환자의 움직임, 기침 등이 영양관을 빠져나오게 할 수 있다. 위치가 불명확한 경우, 관을 통한 영양 주입을 중지하고, 복부 방사선 촬영으로 위치를 확인한다.

③ 비장관 관리

삽입 시 피부를 알코올로 닦아 유분과 먼지를 제거하고, 피부 보호제를 적용하여 피부 통합성을 지킨다. 비공에 압력이나 자극을 예방하고 괴사를 방지한다. 코나 볼로 이어진 연결 부분을 테이프 등을 이용해 고정시킨다. 초조해하거나 비 협조적인 환자들은 억제대를 사용하여 스스로 관을 뽑아내는 사고를 예방하며, 억제대의 사용시 해당 의료기관의 정책을 따른다. 피부와 외비공은 매 4~8 시간 간격으로 사정하여 자극, 홍반, 피부 괴사 여부를 확인한다.

(2) 장루 영양관

한 달 이상의 영양요법이 예상될 경우, 장을 절개하여 영양관을 복부를 통해 위나 회장으로 영구적으로 삽입할 수 있다(그림 10-3-2). 장루 영양관은 비강의 통로가 온전하지 못한 경우, 연하에 문제가 있거나 중 인두, 후두 또는 식도에 폐쇄가 있는 경우 적용한다. 장루 영양관은 실리콘과 폴리우레탄으로 만들며 내구성이 높다.

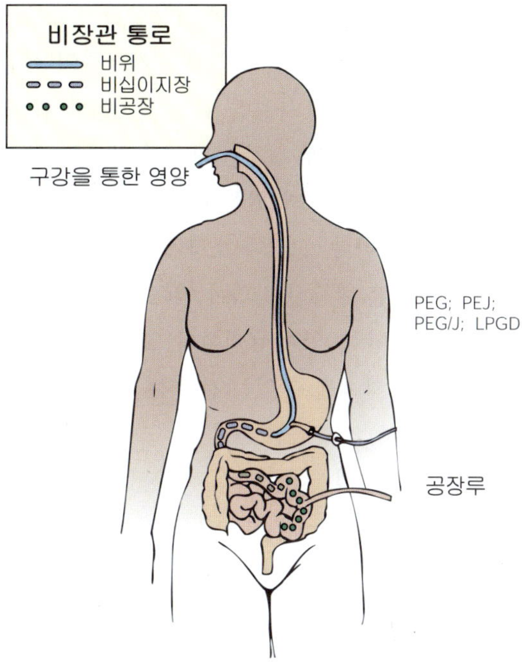

그림 10-3-2 영양을 위해 가능한 통로

① 장루 영양관의 종류

위루관. 위루관(gastrostomy tube)은 일시적, 영구적인 영양공급을 위해 사용한다. 영구용이라면 시간에 따라 관의 재질이 점점 닳는 것을 고려해서 삽입한다. 위루관은 위 감압술 목적으로 삽입하기도 한다. Low profile gastrostomy device는 시술 후 3~6개월 후나 직후에 위루관이 자리잡도록 사용되기도 한다. 이 장치들은 잔여량 측정이나 감압을 위해서 영양백과 추가적 연결이 필요하다. LPGD는 위 내용물이 피부로 새는 것을 막기 위해서 일방향(one-way) 항 역류 밸브장치를 가지고 있어 피부를 자극하지 않고, 잘 빠지지 않아 널리 사용된다. 따라서 불안정하거나 혼미하여 관 유지가 어려운 환자에게 유용하다.

공장루영양관. 공장루영양관(jejunostomy tube, j-tube)은 위 영양관이 적절하지 않은 경우,

장기간 경장 영양이 필요할 때 사용한다. J 튜브는 십이지장을 지나 공장으로 영양을 제공하여 췌장에 자극을 줄인다. J 튜브는 위의 질병이나 위 내용물 배출 장애, 상부 위장관 폐쇄나 장관루, 췌장염, 흡인(aspiration)의 위험성이 높은 구토 반사 감소 시 사용한다. 그러나 소장에 질환이 있거나 크론병과 같은 방사선 장염이 있는 경우, 장-피부 누공이 형성될 수 있어 금기이다. 또한 관의 작은 직경 때문에 폐쇄될 수 있는 점이 큰 단점이다.

② 장루관 삽입

장루관(enterostomal tube)은 경피 내시경, 절개수술, 복강경, 투시 검사를 통해 만든다.

경피적 내시경적 위루술. 경피적 내시경적 위루술(percutaneous endoscopic gastronomy, PEG)은 최소한의 진정으로 병실 또는 내시경 실에서 시행하며 불편감, 비용, 시술 후 회복 시간이 다른 시술에 비해 상대적으로 짧은 것이 장점이다. 그러나 대상자는 구강 인두 손상과 식도 폐쇄가 없는 환자로 제한된다.

또한 위벽을 복부와 병렬상태로 만들 수 없는 경우는 금기이다. 이전의 복부 수술 병력, 복수, 간비대, 비만은 위의 투시를 방해해 PEG 시술이 어려울 수 있다.

PEG의 합병증은 시술 부위 감염과 괴사 근막염, 복막염 등이며, 시술 후의 기복증(pneumoperitoneum)은 복막염의 증상을 동반하지 않는다면 임상적으로 유의하지 않다.

시술 전 후 주의점은 시술 30~60분 전에 예방적 항생제를 투여하며, 시술 후 내시경 검사로 올바른 삽입 여부를 확인한다.

심각한 위 · 식도 역류나 위 마비, 흡인 병력이 있는 경우 PEG/J-tube를 사용하는데, 이는 PEG를 공장 추가관(jejunal extension tube)으로 보완한 형태이다. PEG/J tube의 위관은 대개 위 감압에 사용하고, 공장관은 경구 영양에 사용한다. PEG/J tube의 공장 부분은 위로 역류하여 폐색이나 위 역류, 흡인의 위험을 증가시킬 수도 있다. PEG와 PEG/J tube는 모두 내 · 외부 저류 장치를 통해 고정한다. 내부장치는 위에 위치하여 탈락을 예방하고, 위 내용물이 새지 않도록 한다. 외부장치는 복부 쪽으로 관을 고정한다.

외과적 위루술. 외과적 위루술(surgical gastrostomy)은 전신 마취 하에 복벽을 절개해 삽입한다. 위루는 위와 복벽 사이 영구적 연결을 형성하기 위해 복벽에 봉합된다. 회복시간이 길고 불편감과 비용이 큰 것이 단점이다.

복강경 위루술. 복강경 위루술(laparoscopic gastrostomy)은 전신 마취나 정맥을 통한 진정제 사용 후 시술하며, 외과적 위루술보다 덜 침습적이고 통증과 합병증 위험이 적다.

투시 조영 위루술. 인두나 식도가 폐쇄된 경우 투시 조영 위루술(fluroscopic gastrostomy)을 통해 직접 경피적 도관을 삽입한다. 장루 시술 시 투시 조영 검사를 사용할 경우, 점막 질환을 감지할 수 없고, 방사선에 대한 장시간 노출 위험과 검사실로의 이동이 필요하고 비용이 많이 든다는 단점이 있다.

③ 장루관 관리

장루관은 관이 빠지거나 움직이는 것을 방지하고 관에 가해지는 자극을 예방하며, 외부 장치가 피부 안으로 파고 들지 못하도록 복벽에 안전하게 고정해야 한다. 외부 노출 관의 길이를 측정하고 기록하여 그 위치를 확인한다.

짓무름을 피하기 위해서 삽입 부위는 공기에 노

출시켜 깨끗하고 건조하게 유지한다. 삽입 후 일정 기간 동안 관을 들어 올리거나 위치를 조정하지 않으며, 장치가 위 점막이나 장 점막을 당기는 것을 막기 위해 피부와 외부 장치 사이 드레싱의 양을 제한한다. 솜이 부착된 기구로 peroxide를 이용해 누적된 삼출물을 제거한다. 삼출물이 없는 경우에는 비누와 물로 씻는다. 주입 부위와 주변의 피부는 손상, 홍반, 배액 유출 여부를 감시하기 위해 매일 사정한다. 조직은 대개 한 달 안에 치유된다.

관이 체 내외로 움직이는 범위를 사정한다. 위나 복부 조직이 짓무르지 않도록 1.5 인치 정도 움직일 수 있어야 한다. 너무 단단히 고정되어 있다면 Buried Bumper Syndrome(BBS: 유지 장치가 조직 내로 깊이 파묻혀서 점막이나 피부의 침식을 일으키게 되는 증상)을 일으킬 수 있어 즉시 의사에게 알린다. 위루관이 빠졌다면 간호사는 삽입 부위의 피부가 봉합되기 전 위루관을 재삽입할 수 있도록 의사에게 즉시 알려야 한다.

2) 경구 영양 조성액 종류와 제공 방법

경관 영양 조성 선택 시 영양 요구량, 임상적 상태, 장 접근위치, 위장 기능, 비용, 기간 등을 고려한다. 모든 경관 영양 용액들은 단백질, 탄수화물, 지방, 비타민, 소량의 미네랄을 포함하고 있다. 각각의 차이점은 영양소들의 구성 비율과 체내 흡수 경로이다. 조성은 주요 영양소를 소화하고 흡수할 수 있는 능력과 총 영양요구량, 액체, 전해질 제한 등을 기준으로 선택한다.

소화관 영양은 크게 중합제(polymeric), 펩티드(peptide: 기본영양액), 보충급원(modular formulas)으로 분류한다.

- 중합제 용액은 등장성이며, 영양 결핍을 예방하기 위해 충분한 단백질과 탄수화물, 지방, 비타민, 극소 성분, 미네랄을 제공한다. 표준 영양액(standard formula)은 1 kcal/mL를 제공하되 농축할 경우 2kcal/mL를 제공할 수도 있다. 중합제 용액 내의 탄수화물은 소화를 위해 췌장 효소를 필요로 하는 올리고당과 다당류이다. 모든 중합제 용액은 단백질(거의 대부분 고기, 유장, 우유 혹은 콩 단백질)을 함유하며 소화를 위해 정상적인 췌장효소가 필요하다.
- 펩티드 영양액(기본 영양액)은 디펩티드, 트리펩티드나 올리고당과 같은 단백질과 유장(whey), 우유나 콩단백질을 가수분해(hydrolysis)해서 얻은 유리아미노산(free amino acid)을 제공한다. 이들 단백질들을 소화하기 위해 췌장 효소가 필요하지는 않다. 표준 영양액은 소화 부전, 췌장의 기능부전, 방사선 장염, 크론병 또는 소장 증후군에서 외과적 위장관 제거 환자에게 제공한다. 표준 영양액은 중합제 영양액보다 비싸고 불쾌한 맛이 난다.
- 보충급원은 다른 영양액에 첨가할 수 있는 영양 구성 성분을 말하며, 환자들의 특정한 영양 요구에 맞는 개별화된 영양 공급을 위해 사용한다. 보충급원 제공 시 부적절한 혼합은 대사 이상의 원인이 될 수 있으므로 영양사의 역할이 필수적이다.

경관영양 시작 시 의사들은 등장 영양액(isotonic formula)을 느린 속도로 시작하고, 적정 속도 도달 시까지 점차적으로 매 8~12시간마다 속도를 올리도록 충고한다. 영양액의 희석은 영양액에 대한 내성을 도울 수 있는 반면, 영양 요구 달성 시까지의 시간을 지연하므로 권장하지 않는다.

관의 위치와 환자 상태에 따라 일시적 영양, 중력 주입, 간헐적 영양, 지속적 영양 또는 주기적 주입 등의 투여방법을 결정한다.

(1) 일시적 영양

일시적 영양(bolus feeding)은 하루에 5~6번, 5~10분에 걸쳐 400mL 정도의 큰 주사기를 통해 제공한다. 위와 위 날문조임근이 위로 부터의 영양의 흐름을 조절한다.

일시적 영양제공 사이 환자 활동의 제한은 없지만, 위장 내 잔여물이 많은 경우 구토, 가스팽만, 경련, 설사나 흡인의 합병증이 있을 수 있다.

(2) 간헐적 영양

간헐적 영양(intermittent feeding)은 4~6회, 30~60분에 걸쳐 느리게 중력에 의하거나 기계적 주입으로 매회 300~400mL의 영양액을 공급하는 것이다. 간헐적 영양은 삼투성 설사(osmotic diarrhea)를 감소시키는 반면, 영양 공급 중 환자의 활동을 제한한다.

(3) 지속적 영양

지속적 영양(continuous feeding)은 영양 펌프를 이용하여 24시간에 걸쳐 제공한다. 영양액이 빠르게 공급될 경우 "덤핑증후군" 즉, 삼투성 설사, 복부팽창, 경련, 연동항진, 어지러움, 발한, 두근거림 등이 발생할 수 있기 때문에 장관 영양 제공 시 지속적 영양이 선호된다.

소장의 경우, 대개 150mL/hr의 속도에서 영양을 흡수할 수 있다.

지속적 영양은 장에서 영양분이 흡수될 수 있는 시간을 충분히 제공하고, 위 팽창의 발생을 줄여주고, 흡인의 가능성을 낮추며 욕창, 대사 관련 합병증을 예방하는데도 도움이 되어 중환자에게 선호된다. 반면 영양 제공을 전력이 필요한 기계 장치에 의존해야 하는 것이 단점이다.

(4) 주기적 영양

주기적 영양(cyclic feeding)은 1일 총 영양 요구량을 짧은 시간, 즉 8~12시간에 걸쳐 제공하는 방법이다. 저녁에 시작해 경장영양에서 구강 섭취로 진행을 도울 수 있으며, 지속적 영양법보다 환자의 활동이 자유롭다. 주기적 영양의 목표는 구강 섭취를 재개하는 것이다. 체내 수분 유지에 필요한 물을 마실 수 있고, 영양 요구량의 2/3 이상을 섭취할 수 있을 때 중지한다.

3) 경구 영양의 합병증

위장관계, 기계적, 대사적, 감염과 관련된 합병증이 있으며, 잔여량을 측정하고 위의 내성을 확인하여 많은 합병증을 예방할 수 있다.

(1) 위장관계 합병증

경장영양에 대한 환자의 내성은 주입 속도와 영양액의 삼투압과 관련이 있다. 위장의 불내성의 증상은 설사, 오심, 구토, 복부 불편감, 복부 팽창, 잔유물의 역류 등이다. 음식물은 대개 위를 2~10mL/min의 속도로 통과하는데, 중환자의 경우 위로 부터의 음식물 배출이 없거나 지연되는 경우가 많다. 위와 달리 소장은 저장소처럼 작용할 수 없다. 만약 많은 잔유물이 비십이지장관(nasoduodenal tube)이나 비공장관(nasojejunal tube)으로 배출되면 영양관이 위장으로 역류하여 위치한 것으로 복부방사선 검사로 관의 위치를 확인한다.

① 고 잔류량

고 잔류량을 얼마로 정의하는지에 대해서 의견이 다양하며 고 잔류량에 따른 영양 중단 기준도 다양하다. 많은 임상전문가들이 비위관에서 1회의 200mL 이상의 잔류량으로 경장영양을 부적절하게 중단한다.

일회의 고 잔류량을 불내성으로 판단하나 이것으로 장관 영양이 실패했다고 볼 수는 없고, 이 기준에 의해 영양을 중단하는 경우, 영양 목표 달성 시기를 지연할 수 있다. 장관 영양을 멈추기 전 반드시 임상 상태와 잔류량을 다시 평가하는 것이 중요하다.

고 잔류량으로 영양 중단이 필요하다면 1~2시간 동안 영양 공급 후, 잔류량이 비위관에서는 200mL 이하, 위 장루관에서는 100mL 이하가 되는 시점, 즉 영양 공급의 재개 시점을 1~2시간마다 다시 검사한다. 이 방법을 통해 정상적인 위 배출을 가능하게 하고 흡인 위험을 감소한다. 높은 주입속도가 더 많은 잔류량을 야기할 수 있는 점도 알아둔다. 위 잔류량과 영양 공급 방법에 대해서는 각 의료 기관의 정책을 확인한다.

② 오심, 구토, 복부팽만

약물 주입, 빠른 주입속도, 부적절한 관 위치는 오심과 구토를 유발할 수 있다. 오심, 구토, 복부팽만은 위로부터 배출이 지연될 때 나타나며, 일부 약물로 인해 유발될 수 있어 환자 사정 시 유의하며, 증상이 있을 때는 가능하면 해당 약물 투여를 중단한다. 위장 운동 촉진제를 첨가하는 것이 도움이 될 수 있다.

③ 설사

설사는 경장영양의 가장 흔한 합병증이나, 경장영양이 설사의 원인이라고 추정하기 전에 다른 병인들을 고려하여야 한다. 항생제, 설사 유발 약물, 변형된 박테리아, 영양액의 구성, 락토오스나 지방 삼투압에 대한 불내성, 높은 주입속도, 저 알부민혈증, 영양액의 오염 등에 의해 설사가 생길 수 있다.

많은 액체 형태의 약물들이 고장성 솔비톨을 포함해 설사제와 같은 작용을 할 수 있다. 항생제, 항산제, 마그네슘, 위장 운동촉진제 등이 설사를 유발할 수 있다. 항생제는 *Costridium difficille*의 성장을 도와 설사를 일으킬 수 있다. 대변검사를 통해 *C.difficile* 독소 유무를 확인하고, metronidazole, vancomycin, cholestyramine을 투여한다. 항생제 투여 환자가 설사 시 *C.difficile* 감염을 배제하기 전까지는 설사가 장점막으로부터 독소가 배출되는 것을 돕기 때문에 지사제를 투여해서는 안 된다.

위와 소장의 운동 감소와 위산 억제로 인해 산도가 4.0보다 클 때 소장 내 박테리아가 번식하여 설사가 발생할 수 있다.

빠른 경장 영양 속도, 락토오스, 지방, 삼투압에 대한 불내성이 설사의 원인이 될 수 있다. 주입 속도를 줄이고 소화가 쉬운 펩타이드 영양액으로 변경하거나, metamucil과 같은 팽변성 하제를 투여하거나 섬유소를 포함한 영양액을 사용하여 변의 부피를 크게 해 설사를 조절할 수 있다.

영양액이나 주입세트의 박테리아 오염에 의해서 일어날 수도 있으므로 영양액의 유효기간을 확인하고, 영양 주입을 4시간 미만으로 제공하며, 영양액은 개봉 후 24시간 내에 사용하고, 주입 세트의 일일 교환을 원칙으로 한다.

고삼투성 영양액 또한 설사의 원인으로서 대변검사를 통해 삼투성 설사를 확인하고 영양사와 의논 후 조성을 변경한다.

저 알부민혈증은 삼투압 차를 감소시켜 설사, 창자 부종, 흡수 부진을 일으킬 수 있다. 전알부민은 혈청 알부민보다 현재 영양상태에 대한 신뢰성 있는 지표이므로 지속적으로 사정해야 한다.

④ 변비

변비는 수분과 섬유소 섭취 부족, 장기간의 침상생활, 변 매복, 장 폐쇄, 마약성 진통제 투약과 관련이 있으며 충분한 양의 수분을 공급하고, 마약성 진통제 사용을 줄이고, 환자의 운동을 증진시키고, 변 완화제 투여를 고려한다.

(2) 기계적 합병증

기계적 합병증은 튜브가 빠지거나 위치 변경, 폐쇄 시 발생할 수 있다.

① 튜브 위치 이탈

영양 공급관이 빠지는 가장 큰 원인은 환자나 의료진의 부주의이며, 억제대를 이용하여 예방한다.

② 튜브 막힘

약물의 침전, 조각, 영양액의 응고가 관을 막아 영양 공급과 약물 투여를 지연시킨다. 경장영양 튜브에 30~60mL의 큰 주사기를 사용하여 20~30mL의 상온의 물을 통과시켜 관이 막히지 않도록 한다.

침전을 막기 위해서 액체 약물을 사용하고, 투여 전후로 관에 물을 통과하여 약과 영양액 사이의 부적합성 발생과 튜브의 막힘을 예방할 수 있다.

튜브의 폐쇄가 의심되면 큰 주사기에 따뜻한 물로 부드럽게 밀고 당겨 보며, 딱딱한 막대는 관을 찢거나, 천공의 위험이 있어 사용하지 않는다. 물 이외에 여러 용액들이 튜브 폐쇄를 해결하는 데 도움이 되는지에 대한 연구가 있었지만, 물보다 좋은 효과가 있다는 근거는 부족하다. 최근 물로 관 개통이 불가능한 경우에 췌장효소를 사용하여 효과가 있다는 연구가 있었다.

(3) 대사성 합병증

수액과 전해질 불균형은 수액 과다나 위장관계 또는 신 배설로 인한 체내 수분 고갈, 상처 삼출물, 소변량 증가, 열, 부적절한 free water 섭취로 발생할 수 있다. 탈수 증상이 부적절한 수분 섭취에 의한 것이면 일시적 영양 주입, 주입 기계를 이용하여 수분을 제공한다. 신장 기능이 정상일 경우, 일일 30~35mL/kg의 free water를 요구한다. 이와는 대조로 심장이나 간 기능이 손상 시 경장 영양으로부터의 체액량 과다 증상이 발생할 수 있다. 기준 수액 요구량과 섭취와 배출의 정확한 측정이 체내 수분 균형 유지에 도움이 될 수 있다.

중환자실 환자들은 낮은 의식 수준과 기관 삽관으로 갈증을 표현하지 못한다는 것을 명심해야 한다.

고혈당증은 과잉 섭취나 과대사상태 또는 스테로이드 투여로 인해 발생할 수 있다. 고혈당 발생 시 주입속도를 낮추거나 영양액을 농축하는 것이 좋다. 영양 주입 중단 시 인슐린 투여 환자에게서 저혈당 여부를 주의 깊게 사정해야 한다.

(4) 감염성 합병증

의식 소실, 인공 호흡, 여러 약물들로 인해 흡인 위험이 더 증가할 수 있다. 흡인을 예방하기 위해 영양 제공 시 제공 후 1시간 동안 침상 머리를 30~45도 상승시키며, 한 번에 빠르게 주입하는 것보다는 간헐적으로 또는 지속적으로 주입하고, 위 내 잔류량을 자주 측정해 소화 여부를 사정한다. 앙와위가 필요한 처치는 최소 30분 전에 영양 제공을 중지한다.

미열, 기침, 호흡 곤란, 장관영양 주입 동안이나 후에 청진되는 수포음 그리고 기관 절개관 또는 구강 흡인 시 영양액의 냄새 등으로 폐 흡인을 의심할 수 있다. 흡인의 고위험군이거나 앞에 언급한 흡인 증상이 의심된다면 의료기관 규칙에 따라 영양액에 파란 염색약을 첨가해 시각적으로 확인할 수 있다. 기관 절개관 부위의 흡인으로 얻은 객담의 당을 검사하여 그 수치가 20mg/dL 이상이거나 염색 성분인 파란 색의 객담이 나온다면 폐 흡인을 의심할 수 있다.

2. 비경구(정맥) 영양

비경구 영양(parenteral nutrition)은 중심정맥 영양과 말초정맥 영양으로 나뉜다. 흔히 완전 비경구 영양(total parenteral nutrition, TPN)으로 알려진 중심정맥 비경구 영양은 큰 중심정맥(그림 10-3-3)으로 주입된다.

말초정맥 비경구 영양(peripheral parenteral nutrition, PPN)은 낮은 삼투농도로 더 작은 혈관으로 주입할 수 있다.

구강 또는 장관 영양이 불가능하거나 위장관의 기능과 흡수 능력이 환자의 영양 요구를 충족시키기지 못할 때 비경구 영양이 필요하다. 1960년대 초 비경구 영양이 도입되어 장을 쉬게 하는 것은 많은 위장관 질환 치료의 기본으로 여겨져 왔다. 현재는 출혈성 췌장염, 괴사성 소·대장염, 치료되지 않는 장폐색, 원위 장 폐쇄의 경우를 제외하고는 소화기관의 통합성과 그 기능을 유지하기 위해 약간의 장관영양을 제공하는 것을 권장하고 있다.

1) 비경구 영양의 방법

(1) 완전 비경구 영양

TPN은 일일 필요한 모든 종류의 영양물질(탄수화물, 단백질, 지방, 비타민, 미네랄 그리고 미량원

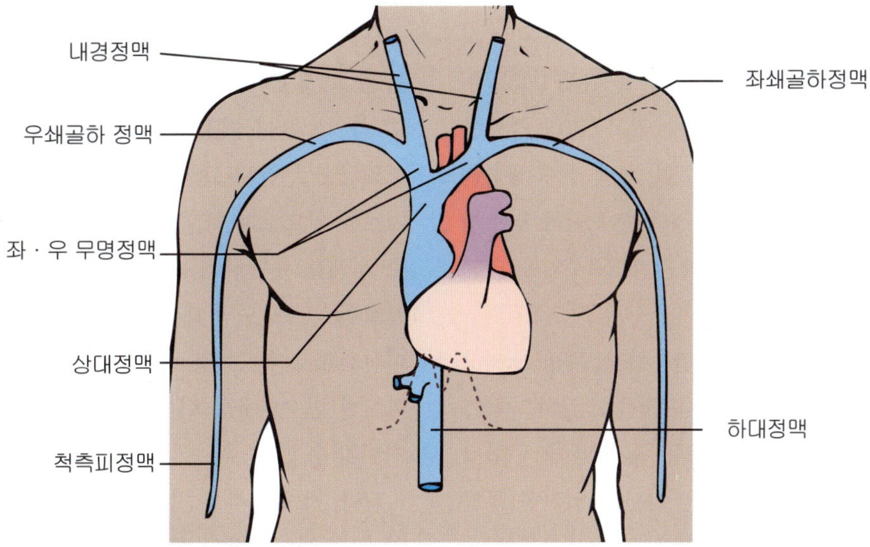

그림 10-3-3 고영양(hyperalimentation) 통로를 위한 정맥

소들)들을 환자에게 투여한다는 점에서 다른 표준 정맥 수액과 다르다. TPN은 환자 영양, 열량 요구량을 충족시키기 위해 영양물질의 흡수를 최대화하고, 고혈당/저혈당을 예방하기 위해 24시간에 걸쳐 일정 속도로 주입한다.

TPN 조성은 삼투압이 높아 중심정맥관을 통해 투여한다. 이는 중심정맥에 더 많은 혈액이 있어 용액을 희석하고 확산시킬 수 있기 때문이다. 상대정맥을 통한 중심정맥관이 적절하며, 쇄골하정맥에서 상대정맥으로의 카테터의 진입이 삽입 부위의 방해 없이 환자의 움직임이 가장 자유로운 경로이기 때문이다.

중환자의 경우, 정맥 주사와 관련하여 잠재적인 합병증을 가질 수 있다. TPN 조성은 침전의 위험이 높고, 상대적으로 오염 위험이 높아 다른 수액과 분리되어 주입되어야 하는데 multiple-lumen catheter의 도입이 다양한 정맥주사 치료가 필요한 환자의 관리를 매우 용이하게 했다. 즉 이런 주입관들은 비록 주입로는 분리되어 있지만 말단의 출구들은 일치하여 중심정맥의 혈액에 의해 약물들이 희석되기 전 약물들이 일차적으로 혼합되는 것을 방지한다. 그러므로 TPN 사용을 위해 1개의 주입관을 독립적으로 사용할 수 있고, 기타 경로를 정맥 주사용 항생제, 투약, 수혈, 혈액 검체 채취를 위해 사용할 수 있다. 중심정맥관이 단독 경로를 가지는 경우, 주입 경로는 오직 TPN 주입을 위해 사용되어야 한다.

TPN 조성은 일반적으로 탄수화물, 지방 그리고 아미노산의 주요 영양소를 포함하고 있다. 세 가지 영양소가 하나의 TPN에 혼합되어 3 in 1 admixture로 불린다. TPN은 약사가 엄격한 무균 상태에서 조제한다. TPN 조제 후 약물의 침전이나 오염을 예방하기 위해 다른 약물을 TPN에 첨가하지 않는다. TPN 조성 시 표준 조성보다는 환자별 요구에 따라 조제하는 것이 현재 추세이다.

① 대영양소

탄수화물. 탄수화물은 신체의 일차적 에너지원으로 일일 필요 열량의 40~60%를 공급하며, 중추신경계 기능 유지를 위한 필수 영양소이다. 탄수화물 중 가장 선호되는 자원은 포도당(D-glucose)으로 이는 쉽게 대사되고, 인슐린의 분비를 자극하며 다량의 투여에도 신체가 잘 적응할 수 있기 때문이다. 정맥 주사 형태의 포도당은 3.4kcal/g의 열량을 제공하며, TPN 용액의 삼투압에 가장 큰 영향을 미친다. 포도당의 초기 농도는 50~70% 범위에 있지만 아미노산, 지방 유액 그리고 물이 첨가되어 마지막 농도는 대략 25%까지 희석된다. 그러나 이러한 희석액도 매우 고장액이어서 작은 혈관에 투여 시 혈관을 부식시킬 수 있다. 정맥염의 위험을 감소시키기 위해 TPN 용액이 많은 양의 혈액과 희석될 수 있도록 큰 중심정맥관으로 주입해야 한다.

TPN에 처방된 포도당의 양은 대사 요구에 기초를 두고, 일단 이것이 충족되면 단백질 합성을 위해 아미노산이 이용되도록 해야 한다. 고농도의 포도당으로 인해 고혈당이 흔히 발생하여 인슐린 치료를 필요로 한다. 고농도의 포도당은 이산화탄소 정체를 유발하여 호흡성 산증을 일으킨다. 이산화탄소는 포도당 대사 산물 중 하나이기 때문에 이산화탄소의 증가는 분당 환기량을 증가시킨다. 과도한 탄수화물의 섭취는 인공호흡기 이탈을 지연시킬 수 있다.

지방. 정맥 주사용 지방 유액은 필수 아미노산과 비 필수 아미노산이 풍부한 홍화, 콩기름 같은 식물성 기름에서 추출한 긴 사슬모양의 중성지방

(triglycerides) 형태이다. 지방은 높은 칼로리 자원으로 체내 결합 조직의 통합성을 유지하고 지방산 부족을 예방하는데 중요하다. 지방산이 부족할 경우, 피부가 건조해지며 탈모, 상처치유의 지연, 설사 등의 증상이 나타난다. 지방의 농도는 10%, 20%, 30%로 각각, 1.0, 2.0, 3.0kcal/mL을 제공한다. 고농도 용액일수록 적은 용량으로 더 큰 칼로리를 제공한다. 보통 용량은 0.5~1g/kg/day로 칼로리 요구량의 30%까지 공급한다. 지방은 9kcal/g의 에너지를 제공하는 고농도의 에너지원이며, 지방 유액 형태로 전달되는 propofol(diprivan) 같은 진정제를 투여할 경우 TPN의 지방 농도를 조정할 필요가 있다. 액성화하기 위해 계란 인지질을 포함하고 있기 때문에 투여 전 환자에게 계란에 대한 민감 반응이 있는지 확인한다. 투여 시 동반되는 부작용으로는 고열, 오한, 가슴 답답함, 호흡 곤란, 빈맥, 두통, 오심, 구토 등이 있다. 부작용 발생 시 투약을 즉시 중지하고, 의사와 약사에게 알린다. 투여 전 지방을 포함한 TPN 용액은 지방 용액이 분리된 부분을 관찰해서 갈라져 있거나 다른 부분과 하나로 합쳐져 있는지를 확인해야 한다. 지방 용액이 새는 것은 전체 용액이 노란 갈색으로 번진 무늬를 보이거나 표면에 지방층이 형성되는 것으로 알 수 있다. 이런 경우에는 안전하지 않아 용액을 교환해야 한다.

지방 용액은 등장성 용액이므로 3 in 1 admixture 혼합할 경우 포도당 삼투압을 감소시킨다. TPN 용액에 지방을 혼합하는데 필요한 기구의 비용 때문에 몇몇 업체는 지방을 IV piggyback으로 분리하여 투여하는 것을 선호하기도 한다. 만약 혈청 중성지방이 500mg/dL를 넘으면 그 수치가 정상 수준으로 회복될 때까지 지방 제제의 투여를 보류한다. 1.2μm 보다 작은 필터의 사용은 미립자와 공기가 주입되어 발생하는 폐색전증의 발생율을 감소시킬 수 있으나, 이러한 필터들이 감염 위험을 감소시킨다는 증거는 없다.

아미노산. 신체 조직은 구조를 유지하고 상처 치유를 증진하기 위해 단백질을 필요로 한다. 단백질 섭취가 부적절하면 신체는 단백질을 구하기 위해 골격근과 중요 기관에서 이화 작용을 실시한다. TPN에서 단백질은 필수 그리고 비 필수 아미노산의 혼합 형태로 제공되고, 아미노산의 농도는 5~15%로 이용할 수 있다. 표준 아미노산 용액은 대략 50%의 아미노산을 포함하고 50%는 비 필수, 반 필수 아미노산으로 구성되어 있다. 신장질환을 가진 환자에게 높은 농도의 필수 아미노산 용액을 이용할 수 있고, 간질환 환자 또는 대사율이 높은 상태의 환자에게는 에너지 사용을 위해 다른 근육 단백질을 붕괴시키지 않고, 간성 혼수 예방을 위해 분지 아미노산(branched amino acid) 용액을 사용한다.

② 미량 영양소

비타민, 미네랄 그리고 미량 원소들이 미량 영양소(micronutrients)에 속한다. 안타깝게도 여러 이유로 미국 영양 권장량이 비경구 영양에는 포함되지는 않는다. 그 첫 번째 이유는 비경구 영양 제공 시 미량영양소는 간과 위장관에서 흡수되지 않고 소변으로 배설되기 때문이다. 두 번째로 많은 질환 과정에서 위의 지용성 비타민과 비타민 B_{12}를 흡수하는 능력이 변하기 때문이다. 마지막으로 많은 영양소들이 정맥 주사용 용액 주머니와 튜브의 플라스틱에 들러 붙거나 혈류에 도착하기 전에 빛과 산소에 노출되어(특히 비타민 A) 파괴된다. 이런 문제들을 고려하여 표준 수용성 복합 비타민 제제(standard aqueous multivitamin preparation)

가 개발되었다. 그러나 대사율이 높은 경우, 영양소 결핍이 발생하므로 면밀한 관찰과 보충이 요구된다. 비타민 K는 복합비타민 제제에 포함되지 않는 유일한 비타민으로 항 응고제 치료로 인해 금기가 아니라면 비타민 K는 TPN 용액에 일주일에 10mg까지 혼합할 수 있다.

대부분의 전해질 혼합물에는 나트륨, 염소, 칼륨, 마그네슘, 칼슘 그리고 인이 포함되며, 환자의 기저질환의 진행과정과 신체검진에 따라 매일 TPN 용액에 특정 전해질 농도를 조정할 수 있다. 만약 TPN 용액이 이미 준비된 후이거나 주입 중에 전해질 결핍이 발생하면 정맥주사를 통해 별도로 보충제제를 투여할 수 있다. 그러나 이미 조제된 TPN에 추가로 약물을 혼합할 경우, 무균상태를 깨뜨리고 침전물을 형성할 수 있으므로 금기이다.

③ 투약

TPN 조제 시 TPN 치료 자체로 인해 약들을 추가로 혼합한다, 예를 들어 TPN 주입 동안의 고혈당으로 인슐린을 첨가하거나 카테터 끝을 따라 섬유소가 형성되는 것을 방지하기 위해 헤파린을 첨가하거나 그 외 TPN 치료로 인해 수반되는 관련된 합병증을 치료하기 위해 다양한 약물들을 첨가한다.

(2) 말초정맥 비경구 정맥 영양

일시적인 영양 공급이 필요한 환자이거나 경구 영양 섭취에 부가적으로 영양 공급이 필요한 경우, PPN을 추가로 투여한다. 정맥염을 최소화하며 말초정맥으로 안전하게 주입하기 위해 PPN의 삼투압은 800mOsm/L 이하로 유지한다. 이 삼투압 농도는 포도당의 농도를 제한하고, 전체 수분의 양과 지방 농도를 증가시켜 얻는다. 더 많은 수분의 양과 칼로리와 영양물질의 축소 때문에 PPN은 보통 5~7일의 단기간 사용으로 제한된다. 그러므로 PPN은 영양실조의 예방 목적으로 투여하며, 환자가 경구 영양에 내성이 생기면 PPN을 감소하거나 종료할 수 있다.

PPN은 척측피정맥(그림 10-3-3) 같이 튼튼한 혈관으로 투여한다. 말초로 삽입된 중심정맥관의 경우 더 안전하게 투여할 수 있다.

2) 비경구 영양의 합병증

위장관계 합병증, 기계적 합병증, 대사적 합병증, 감염의 네 가지 범주로 구분할 수 있다.

(1) 위장관계 합병증

지방 제제 주입 시 제제 용량과 주입 속도와 관련하여 간 기능 부전, 즉 지방간, 쓸개즙 정체, 담석증이 발생할 수 있다. 기전이 불명확하지만 위장 영양을 유지한 경우 상대적으로 담즙 정체가 덜 발생하는 것으로 알려져 있다.

위장의 위축과 관련 합병증들이 오랜 정맥 영양으로 발생할 수 있으므로 금기가 아니라면 경관영양을 신속히 시작한다.

(2) 기계적 합병증

중심정맥관 삽입과 관련된 혈관 손상, 기흉, 관 폐쇄, 혈전증, 정맥 공기 색전증 등의 합병증이 발생할 수 있다. 중심정맥관 삽입 후 흉부 방사선 촬영으로 관의 위치가 적절한지 확인해야 하며, 관의 말단부가 이동하거나 다른 합병증이 의심될 경우에는 추가 진단적 검사를 시행한다.

혈관의 손상과 기흉 발생 시 수술, 흉관 삽입 또는 둘 다 필요하다. 관 폐색은 단순히 관의 끝이 혈관 벽에 부딪혀 있거나 신체 구조상 쇄골과 첫 번째 갈비뼈 사이에 끼게 된 경우, 섬유소(폐색 원인의 70%), 혈액 또는 지방의 침전, 약물 침전 그리고 관의 파손으로 발생할 수 있다. 폐색의 또 다른 형태인 "역류성 폐쇄"는 약물의 주입은 가능하나 혈액의 역류가 안 되는 것이다. 비록 비경구 영양 동안 관의 개방성과 유지를 위해 더 많은 연구가 필요하지만 관에 규칙적으로 희석된 헤파린(헤파린에 과민 반응이 없는 환자에게 10~100unit/mL 사용)을 통과시키는 것을 권장한다.

혈관 구멍의 혈전은 종종 관 삽입으로 인한 외상과 관련된 기계적 자극, 작은 크기의 관, 카테터 사용의 지연, 카테터 재료 또는 위치 이상으로 발생한다. 쇄골하 혈전증의 발생율은 2%인데, 증상이 없는 경우는 50%에 이른다. 혈전증 발생시 무증상이거나 영향받은 쪽의 눈이 붓거나, 흐릿한 정신을 호소할 수 있음을 간호사는 사정할 수 있어야 한다. 관을 제거하고 전신 항응고요법과 혈전 용해요법으로 혈전증을 치료한다.

정맥 공기색전증은 사망률이 50%에 달하는 또 다른 심각한 합병증이다. 밀폐된 주사 연결관의 파손(보통 수액관 교환, 새로운 TPN 백 연결, 사고로 관 연결이 끊어진 경우) 시 공기 색전증이 발생할 수 있다. 이런 경우 환자는 대부분 갑작스런 흉부 통증, 호흡 곤란, 저혈압을 호소한다. 즉시 관을 잠그거나 구멍을 막고 정맥관에서 직접 공기를 흡인한 후 100% 농도의 산소를 공급하며, 환자를 왼쪽이 아래로 가게 하여 좌측위를 취해주어야 한다. 이러한 자세는 공기가 폐혈관 구조에서 우심실로 이동하도록 한다.

공기 색전증을 예방하기 위해 수액라인을 교환하는 동안 환자가 발사바법을 하도록 한다. 인공호흡기 적용 환자는 흉강내 양압을 적용한다. 마지막으로 관 입구 부위의 소독을 멸균 폐쇄성 소독법으로 실시하여 카테터가 끊어진 후 공기가 경로를 따라 들어가는 것을 예방할 수 있다

(3) 대사성 합병증

비경구 영양 용액 조성과 정맥 주사 펌프를 확인하며, 투여시 환자의 반응을 관찰하여 대사성 합병증을 예방한다. 대사성 합병증상은 당불내성(glucose intolerance), 고혈당증, 저인산혈증, 저칼륨혈증, 저마그네슘혈증, 저칼륨혈증 등이 흔하며, 체액 불균형을 동반하고 refeeding syndrome이 발생한다.

① 고혈당증

췌장이 증가한 포도당 농도에 반응하지 않으면 고혈당증 즉, 220mg/dL 이상으로 혈당이 상승할 수 있다. 혈당 상승은 비경구 영양 투여 시 더 흔하다. 약간의 혈당 상승도 림프구의 기능을 손상시켜 면역기능을 억제하고 감염 위험성을 증가시킨다. 혈당 상승은 중성구의 화학 주성과 식균 작용을 감소시키고, 감염의 위험 요소로 작용한다고 알려져 왔다. 만약 당이 재흡수되어 혈당이 신장의 역치를 넘으면 삼투성 이뇨가 발생하여 탈수와 전해질 불균형을 초래한다.

TPN 용액 조제 시 인슐린을 혼합하거나 규칙적인 간격으로 피하 주사하여 혈당을 조절한다. 일단 TPN의 주입을 중단하면 인슐린 요구량은 현저히 감소하거나 없어질 것이다. 새로운 TPN을 일시적으로 사용할 수 없을 때, 반동적인 저혈당을 예방하기 위해 10% 포도당 용액($D_{10}W$)을 투여하는 것이 권장된다. 만약 용액이 예정보다 적게 들어간 경우, 주입 속도를 증가시키는 것은 갑작스런 대사의 변동과 수분 과잉을 초래하므로 권장하지 않는다.

② Refeeding syndrome

심각한 영양 실조 상태에서 TPN의 시작은 영양 공급 당일 수 시간에서 수 일 내에 전해질(인, 칼륨, 마그네슘, 칼슘), 혈당 그리고 체액 상태의 빠른 변화가 일어나는 refeeding syndrome 현상을 초래할 수 있다. 상대적으로 정상적인 혈청 인 수준에도 불구하고, 영양 결핍 시 이화작용으로 세포 내 저장소에는 인이 현저히 부족한 상태이다. 포도당 투여는 인슐린 분비를 자극하여 동화과정 동안 인, 포도당 그리고 다른 전해질을 세포 내로 이동하도록 자극한다. 심각한 저인산혈증(〈1mg/dL)은 신경, 근육, 호흡기계, 심장의 기능 부전을 초래한다. 혈액내 칼륨, 마그네슘, 칼슘의 수준이 떨어지면 심장 부정맥을 발생시킨다. 특히 비경구 영양과 관련된 정맥내 체액 증가는 심장을 긴장시키고 심부전과 심근 손상을 유발할 수 있다.

영양 치료 시작 전 기존의 포도당과 전해질의 문제를 해결하여 refeeding syndrome을 예방한다. 전체 양과 주입 속도는 수분 과잉과 잠재적인 심부전을 평가하기 위해 천천히 조절한다. 적절한 비경구 영양은 하루에 1.5~3L의 수분을 추가로 공급하는 것이므로 정확한 섭취량과 배설량을 측정하고 매일 몸무게를 측정하는 것이 중요하다. 심장이나 신 기능이 손상된 경우 비경구 영양은 수분과잉과 울혈성 심부전을 초래할 수 있으며, 체중 증가는 이러한 수분 불균형의 초기 증상이다.

(4) 감염성 합병증

수액 주입관이 손상된 경우 감염이 발생할 수 있고, 적절히 관리하지 않으면 전신 감염으로 악화될 수 있다. TPN은 무균 상태에서 조제되어 그 외 약물이 추가되지 않도록 용액의 입구를 테이프로 봉한다.

TPN과 수액 주입관은 의료 기관의 지침에 따라 보통 24시간 마다 교환한다. 중심정맥관 삽입 부위는 보통 24~72시간마다 시행하며, 멸균 투명 드레싱이나 거즈 드레싱을 시행한다. 투명 드레싱은 삽입관 입구 부위의 상태를 쉽게 관찰할 수 있지만 습기가 형성될 수 있어 오히려 멸균 거즈 드레싱보다 쉽게 감염을 일으킬 수 있다고 알려져 왔고, 그 여부에 대해 현재 연구 중이다. 드레싱 교환 시 삽입관 부위의 삼출물 누출 여부, 발적, 부종, 염증을 확인한다. Chlorhexidine이 iodophor나 알코올보다 살균 효과가 더 뛰어나다고 알려져 있다. 정맥 주사 삽입 근처에 기관 절개관이나 개방된 배액 상처들이 있으면 감염을 방지하기 위해 특별한 주의를 기울여야 한다.

중환자에게 삽입관 관련 감염은 국소 감염에서 패혈증까지 그 범위가 다양하다. 만약 고열, 경직, 오한이 동반될 경우, 삽입관 관련 패혈증을 의심해야 한다. 국소 또는 전신적 항생제 사용하고 삽입관을 제거하여 치료한다. 제거 시 삽입관 끝을 배양 검사하여 미생물을 규명하며 감수성 있는 항생제를 사용한다.

3) 비경구 영양의 종료

위장 영양을 재개할 수 있는 경우 TPN의 양을 줄이거나 밤 동안에만 TPN을 주입한다. 이 경우 환자의 영양 요구가 충족되는지를 확인하기 위해 정확히 열량 계산이 필요하다. 비경구 영양을 중단하기 전에 30~60분 동안 주입속도를 반으로 줄여 혈장의 당 반응이 일어나도록 하여 반동성 저혈당을 예방한다. 중단 후 30~60분 안에 혈당검사를 하여 간호사는 즉각적으로 혈당의 비정상 상태를 규명하고 관리해야 한다.

식이와 수액 공급이 간호의 오랜 의무이었기 때

문에 적극적인 영양 지원을 하지 못하는 상황에서 간호사는 정서적, 윤리적인 딜레마를 경험한다. 비록 많은 기관들이 비경구 영양에 관한 지침을 가지고 있으나 치료 결정과 간호 계획은 각 환자 상태에 따라 결정되어야 한다. 환자, 가족 그리고 다른 건강관리 팀 간에 논의를 통해 최상의 간호를 제공할 수 있다.

3. 영양 제공 시 간호사의 역할

간호사는 초기 체중을 측정하고, 영양 제공 기간 동안 매주 체중, 활력징후, 섭취량과 배설량을 측정하고, 검사 자료를 검토하여 정맥주사와 장관을 관리해야 할 책임이 있다. 장관영양 또는 비경구 영양으로 인해 발생하는 많은 합병증들은 면밀한 관찰과 간호로 예방할 수 있다.

만약 환자가 명료하다면 환자의 내구성에 대한 주관적 사정자료가 매우 도움이 될 수 있다. 식이의 내구성에 대한 객관적인 증거들은 장음과 복부 둘레의 변화 등의 복부검진을 통해 얻는다. 소변과 대변의 양과 빈도 또한 관찰하고 기록해야 한다.

간호사는 또한 탈수(갈증, 건조한 점막, 빈맥, 피부 탄력성 저하), 수분 과잉(말초 부종과 폐의 수포음)의 임상증상을 관찰해야 한다. 만약 환자가 심각한 영양실조 상태라면 refeeding syndrome 등의 합병증이 유발될 수 있다. 경관과 정맥 카테터의 세심한 관리는 국소 및 전신적인 감염을 예방하는데 중요하다.

간호사는 환자와 가족에게 영양 관련 정보와 정서적 지지를 제공한다. 그 예로 영양 지원 과정을 설명하고 기대하는 효과와 위험한 점은 무엇이며 예상되는 결과는 무엇인지 설명한다(Box 10-3-4).

임상적 적용

자가학습: 비판적 사고

1. 한 노인이 우측 후뇌 혈관 손상으로 좌반신 부전마비와 중증의 실어증을 앓고 있다. 매일 전문가와 함께 말하기와 삼키기 연습을 함에도 불구하고 흡인의 위험이 높아 구강 섭취는 금기 상태이다. 그의 부인은 장기간 영양과 수분 공급을 위하여 경피적 내시경적 위루술(PEG)에 동의하였다. 왜 이 튜브의 삽입이 결정되었는지 설명하시오.
   a. 이것이 환자를 위한 적절한 중재인가? 왜 그러한가 혹은 그렇지 아니한가?
   b. 다른 대안을 제시하시오.

Box 10-3-4
영양 제공 간호

비경구 영양
- 처방된 조성물을 주입한다.
- 혈당을 면밀하게 관찰하여 정맥 주입 용액으로 인한 혈당 내성을 사정한다.
- 잠재적 합병증과 관련된 치료 내용을 인지한다.
- 관 삽입 부위에 강한 압력이나 자극을 피한다. 주입 부위에 상해를 끼칠 수 있는 행동을 조사한다.
- 의사의 판단 하에 일상 활동(일, 여가, 성생활 등)을 시작한다.

감염의 징후
- 무균술의 이론적 근거를 이해한다.
- 경관 또는 정맥내 삽입 부위의 발열, 국소 열감, 발적, 통증 또는 배액 등의 징후를 보고한다.

투약
- 투약 지침을 따른다.
- 약물 이름과 용량, 주입 빈도, 부작용과 약물에 따른 투약 방법을 인지한다.
- 경관을 통한 약물 적용 시 적절한 투약 기술과 관 세척 기술을 인지한다.
- 비경구 영양용액에 약물을 혼합하지 않는다. 약물은 조제 영양액의 침전이나 오염을 유발하므로 별도로 주입한다.

추후관리
가정간호사나 퇴원 후 관리를 제공할 의료진에게 관련 문제점을 인계한다.

추후 병원 방문을 위해 외래 진료를 예약한다.

- 신체적, 인지적 기능과 관련하여 환자 및 보호자가 가정에서 영양 요법을 수행할 능력이 있는지 사정한다.
- 가정 요법의 관리를 책임질 건강관리팀의 구성원들을 확인한다.
- 환자의 주거 환경이 안전한지 사정한다.
- 가정 관리 지침을 배울 수 있고, 또 수행 능력을 가진 보호자를 파악한다. 보호자가 없고, 환자가 독립적으로 수행할 능력이 의심되면 퇴원 계획을 재검토한다.
- 환자 및 보호자의 교육 정도를 확인한다. 환자 및 보호자의 교육 내용은 치료 요법의 결정과 위험, 환자와 치료기구의 문제점을 조기에 발견하는 것, 문제를 재조정하는 것과 건강 전문가와 함께 추후관리를 하는 것을 포함한다.
- 가정 간호 서비스에 도움을 구하거나 그들과 연락하여 협력한다.
- 환자에게 서면 지침을 제공한다.
- 퇴원 당일 날 영양요법의 양이나 주입속도를 변경하지 않는다.

위장관계 장애

급성 위장관 출혈
- 상부 위장관 출혈
- 하부 위장관 출혈

장폐쇄증과 장폐색증
- 소장 폐색
- 대장 폐색
- 마비성 장폐색증

급성 췌장염
- 원인
- 병태생리
- 임상 증상
- 사정
- 합병증
- 중재

간염
- 원인
- 병태생리
- 사정
- 중재

간질환의 합병증
- 간경화증
- 간성 뇌병증
- 간신 증후군
- 자발성 세균성 복막염

학습목표

- 급성 위장관 출혈, 장폐색증, 급성 췌장염, 간염, 간경변을 정의하기 위해 병태생리학적 개념을 고찰할 수 있다.
- 급성 위장관 출혈, 장폐색증, 급성 췌장염, 간염, 간경변에 대한 병력, 신체검진, 진단 검사 결과를 비교 및 대조할 수 있다.
- 급성 위장관 출혈, 장폐색증, 급성 췌장염, 간염, 간경변의 진단과 중재시 유용한 진단검사에 대해 논의할 수 있다.
- 급성 위장관 출혈, 장폐색증, 급성 췌장염, 간염, 간경변 환자를 간호하는데 있어 유사점과 차이점을 분석할 수 있다.
- 급성 위장관 출혈, 장폐색증, 급성 췌장염, 간염, 간경변 환자의 치료 계획을 사정, 중재, 평가함에 있어 간호사의 역할을 탐구할 수 있다.

1. 급성 위장관 출혈

급성 위장관 출혈은 중환자실 환자들에게 일반적으로 발생하는 생명을 위협하는 응급상황이다. 급성 위장관 출혈로 입원하는 환자는 미국의 경우 매년 300,000명에 달한다. 지난 반세기동안 진단과 치료의 향상에도 불구하고 급성 위장관 출혈로 인한 사망률은 10%를 차지하고 있으며, 사망의 원인은 출혈 자체보다는 기저질환의 상태와 관련성이 크다.

급성 위장관 출혈은 상부와 하부 위장관 출혈로 분류된다. 십이지장과 공장 사이에 있는 트라이츠 인대(ligament of Treitz)는 상부와 하부 위장관의 해부학적 경계선이다. 상부 위장관 출혈은 식도

(esophagus), 위(stomach), 십이지장(duodenum)에서 발생하고, 하부 위장관 출혈은 공장(jejunum), 회장(ileum), 결장(colon), 직장(rectum)에서 발생한다.

1) 상부 위장관 출혈

(1) 원인

급성 상부 위장관 출혈의 원인은 Box 10-4-1과 같으며 중환자실에서 가장 일반적으로 나타나는 급성 위장관 출혈은 다음과 같다.

① 소화성 궤양

소화성 궤양(peptic ulcer)은 위궤양과 십이지장 궤양을 포함하며 급성 상부 위장관출혈의 약 50%에 해당된다. 위십이지장 점막의 상피세포에는 위산, 약물, 알코올, 세균으로 부터 위장관을 보호하는 방어 기전이 있는데, 점막의 방어 능력과 공격인자 간의 불균형에 의해 소화성 궤양이 발병한다. 점막의 상피세포는 점액소(mucin), 인지질, 중탄산염을 분비하여 위산과 세포표면 사이에 pH 차를 생성함으로써 점막을 보호한다. prostaglandin은 위점막에서 점액과 중탄산염 분비를 증가시켜 점막 혈류를 증진하고 손상에 대한 위십이지장 세포의 저항력을 강화하여 점막을 보호한다. 또한 상피세포의 치밀 결합도 확산(diffusion)을 방해하여 점막을 보호한다. 이러한 방어 기전들이 악화 요인에 의해 침범될 때 위 또는 십이지장 점막의 통합성이 손상되고 소화성 궤양이 유발된다. 소화성 궤양으로 인한 출혈은 궤양이 혈관벽을 손상시켰을 때 발생한다.

소화성 궤양의 주된 위험요소는 위나선균(*Helicobacter pylori*)에 의한 감염이다. *H. pylori* 감염은 십이지장 궤양의 90%, 위궤양의 75%에서 나타난다. *H. pylori*는 위의 상피세포 점액층을 집

Box 10-4-1
급성 위장관 출혈의 일반적 원인

상부 위장관 출혈

식도 근원
- 정맥류(Varices)
- 식도염(Esophagitis)
- 궤양(Ulcers)
- 종양(Tumors)
- 식도 위 점막 열상(Mallory Weiss tears)

위장 근원
- 소화성 궤양(Peptic ulcers)
- 위염(Gastritis)
- 종양(Tumors)
- 혈관형성이상(Angiodysplasia)
- Dieulafoy's lesions

십이지장 근원
- 소화성 궤양(Peptic ulcers)
- 혈관형성이상(Angiodysplasia)
- Crohn's disease
- Meckel's diverticulum

하부 위장관 출혈
- 악성 종양(Malignant tumors)
- 용종(Polyps)
- 궤양성 대장염(Ulcerative colitis)
- Crohn's disease
- 허혈성 대장염(Ischemic colitis)
- 감염성 대장염(Infectious colitis)
- 혈관형성이상(Angiodysplasia)
- 게실증(Diverticulosis)
- 치질(Hemorrhoids)
- 다량의 상부 위장관 출혈(Massive upper gastrointestinal hemorrhage)

락화하는 나선형 편모가 있는 그람음성 간균이다. H. pylori의 편모는 박테리아가 점액층까지 이동하여 유착하도록 도와준다. H. pylori균은 위점막 상피세포에서 요소분해효소(urease)를 생산하여 요소(urea)를 분해하고, 암모니아와 이산화탄소로 전환된다. 암모니아는 위산을 중화하여 박테리아가 위에서 증식할 수 있는 환경을 제공해준다. H. pylori 감염은 효소와 독성물질을 분비하고 점액층을 파괴하며 상피세포에 부착하여 점막 손상을 일으킨다. 염증은 숙주면역반응으로 진행되는데 이러한 만성적 염증은 대부분 무증상 만성 위염으로 나타나지만 일부는 궤양으로 진행된다.

그 이외 소화성 궤양의 원인으로 아스피린이나 비스테로이드성 소염진통제(NSAID)를 복용하는 경우가 해당된다. 아스피린이나 NSAID는 점막의 투과성을 높이고 산을 역 확산(back-diffusion)하여 점막층에 직접적인 손상을 초래한다. 아스피린이나 NSAID의 장기 복용은 위십이지장 점막에서 프로스타글란딘 생성을 억제하여 점액과 중탄산염 생산을 감소한다. 이와 같은 점막 세포보호 기능이 약해지면 궤양으로 진행하게 된다. 흡연은 소화성 궤양의 유발 요인으로 치유 기간을 지연시키고 궤양 발생을 증가하게되는 원인이다.

② 스트레스성 미란성 증후군

스트레스성 미란성 증후군(stress-related erosive syndrome)은 미란성 위염, 스트레스 궤양, 출혈성 위염(hemorrhagic gastritis)이라고도 하며 중환자들에게 발생하는 급성 위장관 출혈의 흔한 원인이다. 스트레스 궤양은 소화성 궤양에 비해 더 넓고 얕게 분포한다. 궤양은 손상 후 수시간 내에 위, 십이지장, 식도에서 발생된다. 대부분은 얕아서 표재성 모세혈관에서 스며 나오는 정도이지만 점액하층을 침범하게 되면 대량 출혈의 원인이 될 수 있다.

스트레스 궤양의 위험 정도는 기저질환의 중증도와 유형에 따라 차이가 있다(Box 10-4-2). 이 위험 요인의 특징은 생리적 스트레스와의 관련성이다. 궤양을 유발하는 주요 기전은 위 점막의 관류를 감소하여 점액분비 장애, 점막 pH 감소, 점막세포의 불충분한 재생, 위산에 대한 내성 감소를 가져오게 된다. 스트레스성 미란성 증후군으로 인한 급성 위장관 출혈은 높은 사망률을 나타낸다.

③ 식도정맥류

문맥 고혈압은 간소엽의 정상 구조를 파괴하는 간경변증에 의해 이차적으로 발병되며 문정맥계 저항을 증가시켜 간의 혈류를 방해한다. 문맥 고혈압이 발생하면 혈액을 전신으로 보내기 위해 측부 정맥이 생성되고, 이는 증가된 문맥 저항을 우회하게 된다. 이들 정맥에서 압력이 증가하면 정맥류의 형태로 꼬이고 팽창하게 된다.

정맥류는 식도, 위, 십이지장, 결장, 직장, 항문

Box 10-4-2
스트레스성 미란성 증후군의 위험요인

- 저혈압 또는 쇼크
- 응고병증
- 기계호흡을 요하는 호흡부전
- 패혈증
- 간부전
- 신부전
- 다발성 또는 중증 외상
- 전신 체표면적 중 35% 이상의 화상
- 장기이식 후 상태
- 두부 또는 척수손상
- 소화성 궤양 또는 상부 위장관 출혈의 병력
- 중환자실 장기 재원

에서 발생한다. 임상적으로 가장 중요한 정맥류는 위식도 접합부로써 정맥류의 파열 경향으로 인해 과다출혈을 초래하기 때문이다. 식도정맥류(esophapeal varices)는 급성 상부위장관 출혈의 10~15%를 차지한다. 간경변증 환자에서 상부위장관 출혈의 60%는 정맥류에 의해 발생하는데, 정맥류 출혈로 인한 사망률은 40%에 달한다.

④ 식도-위 점막 열상

식도-위 점막 열상(Mallory-Weiss tears)은 급성 상부 위장관 출혈의 약 10~15%를 차지한다. 식도-위 점막 열상은 식도 말단, 식도-위 접합부, 위의 분문에서 발생하는 열상이다. 식도-위 점막 열상에 의한 출혈은 열상이 정맥 또는 동맥에 침범된 경우 발생한다. 식도-위 점막 열상은 최근에 과음을 했거나 심한 구토나 구역질 및 심한 기침의 병력이 있는 경우 관련성이 높다. 문맥 고혈압 환자는 식도-위 점막 열상으로 인한 출혈의 위험이 증가한다.

⑤ Dieulafoy 병변

Dieulafoy 병변은 점막 표면에 근접해 있는 비특이적으로 큰 점막하 동맥의 혈관 변형이다. 모든 부위의 위장관에서 발생할 수 있지만, 대부분 위 인접 부위에서 발견된다. Dieulafoy 병변은 커다란 동맥의 크기로 인해 대량 출혈이 반복적으로 발생한다. Dieulafoy 병변은 궤양과 관련없이 발생하므로 출혈이 멈춘 후에는 병변을 확인하기 어렵다.

(2) 임상 증상

급성 상부위장관 출혈은 혈액 손실의 양과 속도, 환자의 연령, 보상 정도, 치료의 신속성에 따라 임상 증상이 다르게 나타난다. 소량의 출혈은 빈혈 외 다른 증상은 없지만 급성 대량 출혈은 쇼크의 징후와 증상을 보인다. 혈액 손실이 중정도인 경우 교감신경계는 혈압을 유지하기 위해 카테콜라민인 epinephrine과 norepinephrine을 분비하여 맥박수를 증가하고 말초혈관을 수축한다. 이 경우 기립성 저혈압이 발생할 수 있는데(앉거나 서 있는 자세에서 맥박수가 20회/분 증가하고 혈압이 10mmHg 이상 감소), 혈액 손실이 1,000mL 이상인 경우에서 나타난다. 카테콜라민 분비는 피부, 폐, 장, 간, 신장의 혈관을 수축하여 뇌와 심장으로 더 많은 혈액을 보내게 된다. 이로 인하여 피부는 차고 축축하며, 폐의 혈류 감소는 적절한 가스교환을 위해 과도호흡이 발생한다.

위장관 출혈의 전형적인 특징은 토혈(hematemesis), 혈변(hematochezia), 흑색변(melena)이다. 상부위장관 출혈은 선홍색 혈액 또는 커피 분말 양상의 토혈을 보이거나 흑색의 타르 양상으로 끈적거리는 흑색변을 보는 경우가 있고, 두 증상 모두 나타나기도 한다. 십이지장 하부장관 출혈시 혈액이 위로 역류되는 경우는 드물기 때문에 토혈은 트라이츠 인대 상방의 출혈을 의미한다. 상부위장관 출혈의 특징적인 "커피 분말" 양상의 토혈은 위 분비물에 의해 혈액이 일부 분해되어 발생하는데, 위산은 선홍색의 헤모글로빈을 갈색의 헤마틴(hematin)으로 전환하여 커피 분말 양상을 띄게 된다. 구토가 출혈 후 짧은 시간내에 일어나면 토물은 선홍색을 띄게 되며, 일정시간이 지난 후에는 검붉은색이나 갈색 또는 검은색을 띄게 된다.

흑색변은 혈액이 파괴되어 검은색을 띄는 것으로 위장관 통과 시간이 길거나 지연될 경우 나타난다. 흑색변의 90%는 상부위장관 출혈을 의미한다. 대변이 정상으로 돌아오기까지는 출혈이 멈춘 수일이 걸리므로 상부위장관 출혈 후 1~2주 동안은 잠혈반응검사에서 양성반응을 보인다. 혈변은 보통 하부위장관 출혈시 나타나지만, 상부위장관에서 대량의 급속 출혈이 있을 경우에 다량의 혈액이 위장계를 빠르게 통과하게 되므로 혈변을 초래할 수 있다.

(3) 사정

① 건강력

토혈, 혈변 또는 흑색변은 상부위장관 출혈을 의미하고 혈변은 하부위장관 출혈을 의미한다. 다양한 원인 질환을 감별하기 위해 관련 병력을 조사해야 한다. 상복부 통증이나 소화불량을 호소하거나 소화성 궤양의 과거력이 있으면 소화성 궤양을 의미한다. 상부위장관 출혈의 60%는 동일 부위에서 재출혈되기 때문에 위장관 출혈에 대한 과거력을 확인해야 한다. 알코올 과다 섭취시 간경변과 식도정맥류에 의한 출혈 위험성이 높고, 흡연력이 있는 환자는 십이지장궤양의 위험이 더 높다. 기저질환 및 상태가 출혈의 원인이기도 하며, 신부전 환자는 동정맥 변형에 의한 출혈을 의미하고, 출혈 전에 구토, 기침, 구역질이 있었다면 식도-위점막 열상을 암시한다. 비스테로이드성 소염 진통제(NSAID)나 아스피린의 투약력은 위십이지장 궤양으로 인한 출혈 가능성을 의미한다.

② 신체검진

신체검진은 혈역학적 상태를 사정하기 위해 초기에 시행되어야 한다. 빈맥과 기립성 저혈압은 혈액 손실이나 구토에 의한 이차적 증상으로 탈수를 의미하며 실혈이 15% 이상인 경우 발생한다. 혈액량의 40%가 손실되면 저혈량증을 초래하므로 협심증, 청색증, 의식 변화와 같은 조직관류 감소의 징후나 증상을 사정하는 것이 중요하다. 심장질환자에게 출혈이 있는 경우 심장 허혈을 촉진시키므로 심전도 감시가 필요하다. 순환 혈액량의 감소는 뇌관류를 감소시키므로, 대뇌 관류 저하시 나타나는 흥분(agitation)이나 혼돈(confusion)의 징후에 주의해야 한다. 복부 사정시 장음, 복부 압통, 조여짐(guarding), 강직(rigidity), 복부 덩어리의 유무, 간질환의 징후를 평가해야 한다. 복부가 단단하고 압통이 있으면 복막염을 의미하며 천공 가능성이 있다. 직장검사는 혈변과 흑색변을 평가하기 위해 필요하다.

③ 임상병리 검사

혈액 검사는 출혈의 정도를 평가하고, 병인의 근거를 확인하는데 도움이 된다. 급성 위장관 출혈 환자에서 혈액 검사의 이상 소견은 Box 10-4-3에 열거되었다. 초기 헤마토크릿과 헤모글로빈은 혈장과 적혈구가 동일한 비율로 손실되기 때문에 실혈 정도를 정확히 반영하지 못한다. 출혈 후 24~48시간 내에 혈장은 혈관외에서 혈관내로 재분배되어 헤마토크릿가 감소하게 되고 수액을 주

Box 10-4-3
급성 위장관 출혈 환자에서 혈액 검사의 이상 소견

- 헤모글로빈과 헤마토크릿 감소
- 경미한 백혈구증가증과 고혈당증
- 혈액내 요소질소(BUN) 증가
- 고나트륨혈증
- 저칼륨혈증
- PT/PTT 연장
- 혈소판감소증
- 저산소혈증

입하면 혈액을 희석시키는 결과를 가져온다. 스트레스에 대한 신체 반응으로 백혈구 증가증과 고혈당이 나타난다. 구토에 의해 전해질이 손실되어 저칼륨혈증과 고나트륨혈증을 보인다. 출혈은 장내 세균에 의해 혈액내 단백질이 파괴되면서 요소를 생성하기 때문에 혈액내 요소질소(BUN)의 증가를 보여 BUN대 크레아티닌 비율이 상승하는데, 특히 상부 소화관 출혈시 뚜렷한 증가를 보인다. 프로트롬빈 시간(PT) 연장과 응고장애는 간질환이나 장기간 항응고 치료를 받은 경우에 발생한다. 혈소판감소증은 비장비대증이 있는 문맥 고혈압과 간경변에서 나타난다. 대량의 실혈은 혐기성 대사를 초래하여 대사성 산증으로 진행되고 세포에 헤모글로빈 감소와 산소운반 부족으로 저산소혈증을 초래한다.

(4) 중재

① 소생술

급성 위장관 출혈 초기에는 수액요법으로 혈액 손실의 증상을 개선하고 산소를 제공하여 산소 운반기능 및 산소포화도를 증진시킨다. 기도삽관은 의식 저하와 호흡곤란이 있고 기도흡인의 위험이 높은 급성 출혈 환자에게 요구된다. 급성 상부위장관 출혈 환자는 응급 내시경 검사나 수술이 필요할 수 있으므로 금식을 유지해야 한다. 수액요법의 지표로 소변 배설량을 평가하기 위해 요로카테터를 삽입한다. 혈역학적 불안정 환자가 헤마토크릿의 감소를 보이면 2units 이상의 농축 적혈구를 수혈하고 급속 출혈인 경우 중환자실 입원이 필요하다.

수액 요법. 급성 위장관 출혈 환자는 14~16게이지의 주사바늘로 2개 이상의 정맥카테터나 중심정맥관이 즉시 요구된다. 혈액형과 교차적합성 검사는 출혈 초기에 행해져야 하는데 실혈이 1,500mL 이상이면 수액 요법에 추가로 혈액을 보충해야 하기 때문이다. 혈액을 기다리는 동안 순환량을 회복하고 저혈량성 쇼크를 예방하기 위해 링거 젖산액(Ringer' s lactate) 또는 생리식염수를 주입한다. 농축 적혈구는 혈액의 산소운반력을 개선하기 위해 수혈된다. 혈소판과 응고인자 검사 결과와 환자의 상태에 따라 수혈 여부가 결정된다. 다량의 적혈구를 수혈할 경우 혈액제제내의 항응고보존제(citrate-phosphate-dextrose)인 citrate가 칼슘과 결합하여 저칼슘혈증을 유발하기 때문에 칼슘을 보충해야 한다. 신장이나 심장에 기저질환이 있는 환자는 수분 과잉을 예방하기 위해 폐동맥 카테터 또는 중심정맥관이 요구된다. 응고장애 환자는 프로트롬빈 시간을 교정하기 위해 비타민 K 10mg을 근육내 또는 정맥내로 서서히 투여한다. 만약 응고인자 필요하면 신선동결혈장(fresh frozen plasma)을 수혈한다.

신체 중요기관의 혈압과 관류를 유지하기 위하여 체액 균형이 회복될 때까지 혈관수축 약물인 dopamine, epinephrine, norepinephrine을 투여할 수 있다.

비위관 삽관. 위 내용물을 흡인하고 세척하기 위하여 큰 내경의 비위관을 삽입한다. 비위관은 출혈의 유무와 정도를 확인하는데 유용하다. 위 흡인물의 색깔은 예후를 판단함에 있어 중요한데, 비위관으로 검은색 배액을 보이고 흑색변이 있으면 출혈의 진행이 느림을 의미하며 사망률은 9% 정도이나 선홍색 배액과 선홍색 변은 상부위장관의 급속 출혈을 의미하고 사망률은 30%에 달한다.

또한 비위관은 감압과 세척에 유용하다. 세척은 위에 있는 혈액을 씻어 내어 내시경으로 출혈의 원인을 확인할 수 있도록 한다. 냉수 세척은 불편감을 유발하고 출혈을 멈추게 하는데 도움이 되지 않을 뿐 아니라, 오히려 중심 체온을 떨어뜨리고 부정맥을 유발할 수 있다. 세척은 위의 분비물이 깨끗해질 때까지 비위관을 통해 생리식염수 250~500mL를 주입하고 주사기 또는 간헐적 흡입으로 제거해낸다. 비위관은 위 점막에 손상을 입히거나 출혈을 유발할 수 있으므로 출혈이나 오심과 구토가 심하지 않는 경우 위 세척 후에 제거한다.

위산분비 억제제. 급성 상부위장관 출혈 환자는 재출혈 예방을 위해 특히 소화성 궤양의 경우 위산분비 억제제를 투여한다. 고용량 프로톤펌프 억제제(proton pump inhibitors; omeprazole, lansoprazole, esomeprazole, pantoprazole, rabeprazole)는 위산 분비를 억제하여 위내 산도를 pH 4 이상 유지하는데 효과가 있다. 히스타민 길항제(histamine(H_2)-antagonist; ranitidine, famotidine, nizatidine)와 위산분비 억제제는 스트레스성 미란성 증후군의 고위험 환자에게 예방적 요법으로 사용된다.

제산제는 알칼리 완충제로서 위장의 pH를 조절하기 위해 투여된다. Sucralfate는 sucrose octasulfate의 알루미늄염으로 내장 점막을 보호하기 위해 국소적으로 작용하여 스트레스성 미란성 증후군 예방을 위해 사용된다.

문맥 고혈압 감소를 위한 약물요법. 정맥류 출혈이 의심되는 환자는 문맥 혈압을 낮추기 위해 vasopressin이나 octreotide를 출혈의 원인이 확인되기 전부터 투여한다. Vasopressin(pitressin)은 내장 동맥을 수축함으로써 문맥 고혈압을 낮추어 혈류를 감소시킨다. Vasopressin은 0.4~1U/분의 속도로 중심정맥관을 통해 투여한다. 그러나 vasopressin은 관상동맥 혈류 감소와 혈압 상승으로 산소 요구도를 증가하고 관상동맥을 수축시켜 심부정맥을 유발하며, 또한 장간막 순환(mesenteric circulation)을 감소시켜 내장 허혈을 초래하는 부작용으로 인해 사용이 제한된다. 그러므로 이러한 부작용을 최소화하기 위하여 vasopressin은 nitroglycerin과 병용 투여한다.

Somatostatin은 내장 혈관을 수축하여 문맥압을 낮추는 자연 폴리펩티드로써 내장 혈관을 선택적으로 수축하므로 vasopressin보다 전신 혈관수축에 의한 부작용이 거의 없다. 반감기가 짧아 정맥 투여가 요구된다.

Octreotide(sandostatin)는 somatostatin 유사물질로 혈역학적 특징은 동일하지만 반감기가 더 길다. Octreotide는 내장 혈류를 25% 감소시키고, 정맥류내 압력을 30~35% 감소시킨다. Octreotide는 50μg을 정맥 투여한 후 3~5일 동안 50μg/hr로 주입한다. Octreotide는 vasopressin과 nitroglycerin을 병용 투여하는 것과 효과가 유사하지만 혈역학적이나 심박출량에 대한 영향은 없다.

② 진단

급성 상부위장관 출혈의 소생술 후 환자 상태가 안정되면 내시경 검사가 고려된다. 내시경 검사는 환자의 침상에서 긴급히 실시하여 출혈의 원인을 진단하고 내시경적 치료를 시행할 수 있다. 내시경은 최초 출혈 12~24시간 이내 실시하는 것이 최상의 결과를 얻을 수 있으며, 출혈 즉시 시행된 경우 진단의 정확도는 90~95%에 달한다. 내시경은 점막을 직접 관찰하여 출혈 부위를 확인할 수 있다. 내시경적 양상은 최근 출혈 증상과 환자의 혈역학적 상태에 근거하여 재출혈 위험에 대한 예후를 예측한다. 내시경 검사동안 활력징후를 감시하고 출혈로 인한 흡인의 위험을 줄이기 위하여 좌측와위를 취한다.

대량 출혈로 인하여 내시경 검사를 수행하지 못

한 경우 혈관조영술을 통해 출혈 부위나 비정상적인 혈관구조를 확인할 수 있다. 혈관조영술은 출혈 속도가 0.5~1mL/분 정도의 느린 출혈도 확인할 수 있다.

상부위장관 조영술인 바륨 검사는 급성 상부위장관 출혈의 경우 유용하지 않다. 검사후 바륨이 남아 있기 때문에 내시경과 혈관조영술시 방해가 될 수 있고, 위내에 응혈이 있거나 표재성 출혈이 있는 경우 진단을 정확하게 하지 못하므로 권장되지 않는다.

③ 치료적 중재술

내시경 검사. 내시경은 위장관 출혈을 치료하기 위한 방법으로 주사 경화요법(injection sclerotherapy), 열응고 지혈법(thermal coagulation), 클립 지혈법(hemostatic clips), 내시경적 정맥류결찰술(endoscopic variceal ligation)을 포함한 치료적 중재가 가능하다. 최적의 중재술은 병소의 타입과 양상 및 내시경전문의의 경험 등 다양한 변수에 의존한다.

소화성 궤양에 의한 상부위장관 출혈의 내시경적 중재술은 주사 경화요법과 열응고 지혈법이 포함된다. 주사 경화요법은 출혈 혈관주변부에 에피네프린과 같은 경화제를 주사하는 방법이다. 열응고 지혈법은 열탐침과 양극의 전자응고 소작법(electrocoagulation)이 있는데 열을 가한 탐침으로 압력을 주어 출혈되는 혈관을 지혈한다. Endoclip이라 불리는 클립 지혈법은 병소내 출혈하는 혈관을 결찰하는데 사용된다.

내시경적 정맥류결찰술은 정맥류 출혈의 치료방법으로 출혈의 원인인 정맥류를 내시경을 통하여 고무밴드로 결찰하는 시술이다. 정맥류 결찰은 허혈성 괴사를 일으키고, 결과적으로 정맥류를 폐색시킴으로써 지혈과 재출혈 방지, 정맥류 소실을 유도하는 시술이다. 내시경적 정맥류결찰술은 급성 정맥류 출혈을 90%까지 치료하고 재출혈률은 30%까지 낮춘다. 내시경적 정맥류결찰술의 대체방법으로 경화요법(sclerotherapy)이 있는데, 주사경화요법은 정맥류내 또는 정맥류 주변부에 경화제를 내시경을 직접보면서 주입하여 정맥류의 소실을 유도하는 방법이다. 이들 경화제는 국소 압박과 혈관수축을 하여 출혈 혈관에 괴사와 응고를 일으킨다. 경화요법의 지혈률은 내시경적 정맥류결찰술과 비슷하지만 합병증이 더 높게 나타났다.

혈관조영술. 대부분의 위장관 출혈은 자연적으로 치유되거나 내시경으로 조절된다. 그러나 지속적 출혈 환자는 출혈의 원인을 제거하기 위해 혈관조영술이 요구된다. 위장관의 동맥 출혈시 혈관조영술을 통해 동맥내로 vasopressin을 주입하거나 동맥의 색전술이 행해진다. 혈관조영술은 치료적 내시경이 실패할 경우 특히 중증도가 높아 수술이 어려운 대상자에게 유용한 치료적 중재술이다.

동맥내로 vasopressin을 주입하면 국소적으로 혈류가 신속히 감소하여 내장혈관 수축을 일으키고 동시에 장의 평활근을 수축시킨다. 혈관조영술은 약물의 처음 투여시와 약물 용량을 변경한 후 반복 시행된다. 출혈이 조절되면 약물은 24~36시간동안 중환자실에서 지속 투여된 후 24시간에 걸쳐 줄여 나간다. Vasopressin 투여시에는 저나트륨혈증에 의한 수분 정체와 심부정맥을 감시해야 한다. 또한 허혈을 예방하기 위해 nitroglycerin 패치나 점적 약물이 사용된다.

출혈 혈관의 색전술(embolization)은 혈관을 색전성 물질로 일시적 또는 영구적으로 막는 중재술이다. 일시적 색전술에는 일반적으로 젤라틴 스폰지가 사용되며, 혈관으로 주입하여 지혈되도록 한다. 영구적 색전술에는 강철 코일(steel coils), 풍선(balloon), 견사(silk thread)가 사용되며 동맥을 기계적으로 막아 영구적 폐색을 유도한다.

풍선 탐폰 삽입술. 내시경적 치료에 반응이 없는 정맥류 출혈의 60~90%는 풍선 탐폰 삽입술(balloon tamponade)로 효과를 볼 수 있다. 튜브에는 두 개의 풍선이 위와 식도에 있고, 튜브 끝의 구멍은 위 배액을 위한 것이다. Sengstaken-Blakemore(SB) 튜브가 가장 널리 사용된다(그림 10-4-1).

풍선 탐폰 삽입술은 위, 식도 정맥류 출혈 부위에 풍선을 부풀려서 직접 압박을 가하여 치료하는 것이다. 튜브를 약 5cm 정도 삽입하여 위에 위치시키고 위장 풍선에 250~300mL의 공기를 넣은 후 풍선이 위의 분문에 걸치도록 잡아 당긴다. 위치는 방사선 검사로 확인한다. 그림 10-4-1에서와 같이 비강을 통해 튜브를 삽입한 경우 튜브를 테이프로 고정하거나 침대 발치 또는 머리 헬멧을 이용하여 견인한다. 만약 흉통이 있다면 위장 풍선이 식도로 이탈될 수 있으므로 즉시 공기를 제거해야 한다.

출혈이 계속된다면 식도 풍선은 25~40mmHg 압력으로 24~48시간 동안 유지해야 하는데 식도의 부종, 식도염, 궤양, 천공을 일으킬 수 있다. 출혈이 멈춘 후에는 위의 허혈이나 괴사를 예방하기 위해 풍선이 12~24시간 이상 팽창하지 않도록 한다.

SB 튜브를 가진 환자는 식도 풍선 위에 고인 분비물이 폐로 흡인되는 것을 방지하기 위하여 구강과 비인두 분비물이 배액되도록 비위관을 삽입해야 한

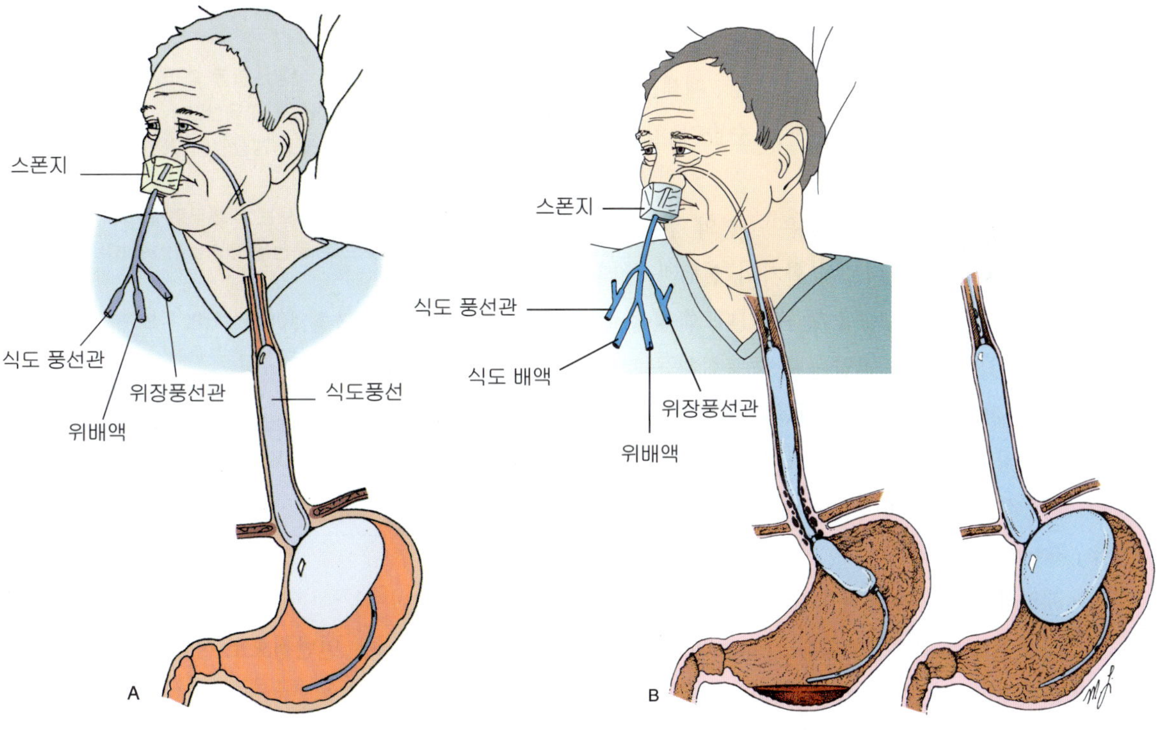

그림 10-4-1 두가지 형태의 esophageal tamponade tube (A) Sengstaken-Blakemore tube가 가장 일반적으로 사용된다. (B) Minnesota esophagogastric tamponade tube는 식도의 내용물을 배액하는 관이 있다.

다. Minnesota esophagogastric tamponade tube(그림 10-4-1)는 SB 튜브의 3개 관(위장 풍선관, 식도 풍선관, 위 배액관)에 추가로 식도 풍선 상부에 흡인관이 있다. 풍선 탐폰 삽입술 환자를 위한 간호중재는 Box 10-4-4에 정리되어 있다.

경경정맥 간내 문맥-전신 단락술. 경경정맥 간내 문맥-전신 단락술(transjugular intrahepatic portosystemic shunt, TIPS)은 간문맥과 간정맥사이에 인공관(stent)을 삽입하여 단락(shunt)을 만들어 주는 방법으로 문맥압을 낮추는데 효과적인 중재적 방법이다. 식도 정맥류 치료를 위해 다른 방법들이 효과적이지 못한 경우 TIPS가 고려된다.

수술. 프로톤펌프 억제제와 같은 약물과 내시경적 치료의 발전으로 위장관 출혈시 수술은 거의 적용되지 않는다. 그러나 초기 치료에 반응하지 않는 심한 출혈, 생명을 위협하는 과다출혈, 내시경적 치료에 효과가 없거나 실패하는 경우, 적극적인 내과적 치료에도 불구하고 천공, 폐색, 악성종양, 출혈이 계속되는 경우에는 수술적 치료를 고려해보아야 한다.

출혈을 동반한 소화성 궤양은 출혈의 부위, 크기, 해부학적 구조와 더불어 환자의 연령과 상태를 고려하여 선택적 수술을 할 수 있다. 출혈성 십이지장 궤양의 수술은 궤양을 단순 봉합하는 것으로 아래의 과정 중 선택하여 치료된다;

- 궤양의 봉합 결찰술(suture ligation)과 체간 미주신경절제술(truncal vagotomy), 유문성형술(pyloroplasty)
- 궤양의 절제술이나 봉합 결찰술과 체간 미주신경절제술, 위전정부절제술(antrectomy)
- 십이지장절개술(duodenotomy)과 궤양의 봉합 결찰술과 근위부 위장의 미주신경절제술(gastric vagotomy)

Box 10-4-4
Esophagogastric balloon tamponade Tube 환자의 간호중재

- 환자에게 튜브의 목적와 절차를 설명한다.
- 제조사의 지시에 따라 튜브를 차게 하고 윤활제를 적용한다.
- 튜브의 내강을 확인하고 라벨을 붙여 분류한다.
- 튜브를 삽입하기 전에 각 내강의 개존성을 확인한다.
- 튜브를 삽입하기 전에 환자의 위를 세척한다.
- 의사가 튜브를 삽입하는 동안 환자를 감시한다.
- 역류를 방지하기 위하여 침대 상부를 30도 올린다.
- SB 튜브가 삽입된 후 흡인을 예방하기 위하여 구강인두 흡인을 자주 시행하거나 비위관을 식도 풍선 위에 위치하도록 추가로 삽입한다.
- 미네소타 튜브가 삽입되었다면 식도 부분을 흡인한다.
- 풍선 압력과 견인을 유지한다.
- 풍선 위치를 유지한다.
- 튜브로 압박되는 부위를 예방하기 위하여 환자의 비강을 청결히 하고 윤활제를 적용한다.
- 위 배액과 개존성을 확인하기 위하여 매 2시간마다 비위관을 세척한다.
- 기침이나 힘을 주면 복강내압을 증가시켜 출혈의 원인이 되므로 주의하도록 교육한다.
- 비위관으로 흡인을 하고 침상옆에 가위를 준비해 둔다.
- 위 풍선이 파열되면 튜브는 비인두로 올라와 기도를 막을 수 있으므로 풍선을 제거하기 위하여 즉시 튜브를 자른다.
- 호흡이 저하되거나 흡인이 의심되면 튜브를 자르고 제거한다.
- 튜브를 제거할 고위험 환자(흥분, 혼돈, 불안감이 있는 환자)는 양팔에 억제대를 적용한다.
- 풍선의 파열이나 수축, 폐 흡인, 식도 파열과 같은 부작용을 관찰한다.

출혈성 위궤양은 일반적으로 아래의 과정 중 선택하여 치료된다;

- 궤양의 쐐기절제술(wedge resection)과 체간 미주신경절제술, 유문성형술

• 근위부 궤양의 쐐기절제와 위전정부절제술
• 체간 미주신경절제술과 원위부 위절제술(distal gastrectomy)을 동시 시행하거나 원위부 위절제술(distal gastrectomy) 단독 시행
• 궤양의 쐐기절제술

미주신경절제술은 위세포에 분포하는 미주신경을 절제하는 것으로 수술 후에는 위산 분비가 감소하게 된다. 체간 미주신경절제술은 위에 분포되어 있는 미주신경을 선택적으로 잘라낸다. 미주신경 절제는 위의 운동에 영향을 미치므로 위 운동력 상실을 보상하기 위해 유문괄약근은 절단하고, 위 배출구를 넓혀주는 유문성형술을 함께 시행하여 위 배출이 지속되도록 돕는다. 위전정부절제술은 위산 분비세포를 제거하게 된다. 위십이지장문합술(Billroth I)은 위의 하부와 십이지장을 문합하는 것으로 미주신경절제술과 위전정부절제술을 포함한다. 위공장문합술(Billroth II)은 위와 공장을 문합하는 것으로 미주신경절제술과 위전정부절제술을 포함한다(그림 10-4-2). 위의 천공은 점막의 천공 부위에 패치를 사용하여 덮거나 단순 봉합하는 수술이다.

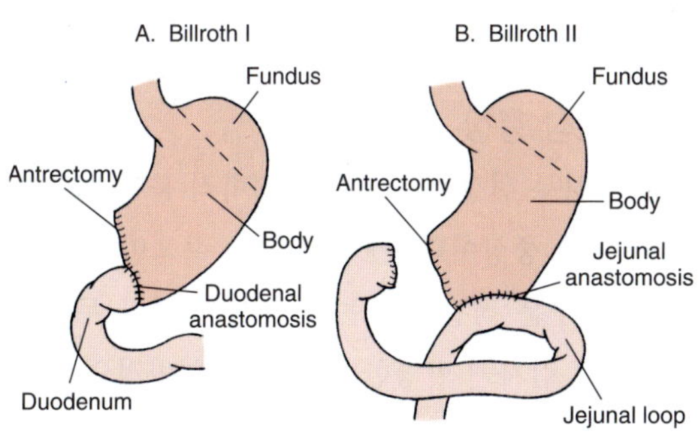

그림 10-4-2 A. Billroth I 방법은 위와 십이지장을 문합하는 것으로 미주신경절제술과 위전정부절제술을 포함한다. B. Billroth II 방법은 위와 공장을 문합하는 것으로 미주신경절제술과 위전정부절제술을 포함한다.

문맥 고혈압의 수술적 감압은 내과적 치료와 내시경적 치료에 반응이 없는 식도나 위 정맥류 환자에게 적용된다. 수술 방법은 혈류를 대정맥으로 전환하도록 간문맥과 하대정맥을 연결하는 문맥전신 단락술(portosystemic shunt)로 감압하게 된다.

내과적 중재. 출혈이 조절되면 급성 상부위장관 출혈의 근본 원인을 해결하기 위한 치료를 계획한다. 소화성 궤양 환자는 H. pylori의 근절과 NSAID 사용을 중지하여 치료율을 높이고 재출혈을 감소시킨다. 식도정맥류는 반복적인 내시경적 중재와 재출혈률을 낮추기 위해 propanolol (inderal) 또는 nadolol(corgard) 같은 베타차단제를 투여한다. 약물 용량은 휴식시 맥박수가 25% 감소하거나 분당 60회가 되도록 조절한다. 알코올 섭취는 중지하도록 한다. 급성 위장관 출혈 환자의 간호중재는 Box 10-4-5에 정리되어 있다.

2) 하부 위장관 출혈

(1) 원인

하부 위장관 출혈의 일반적 원인은 Box 10-4-1과 같으며, 중환자실 입원을 요하는 급성 하부 위장관 출혈은 대부분 게실증(diverticulosis)과 혈관형성이상(angiodysplasia)에 의해 발생한다.

① 게실증

게실은 대장벽이 비정상적으로 돌출하여 생긴 소낭을 의미하며 대장벽을 통과하는 동맥에서 주로 발생한다. 이러한 혈관은 점막으로만 덮혀 있으므로 물리적 자극이 계속되면 손상되기 쉽다. 게실 출혈은 급성 하부위장관 출혈의 30~50%에서 발생하고, 노인에서는 42~55%를 차지한다. 게실 출혈은 과다 출혈의 원인이며 위험 요인으로는 저

Box 10-4-5
급성 위장관 출혈 환자의 간호중재

- 구토물 또는 혈액의 흡인을 예방하기 위하여 기도를 유지하고 침대 머리를 상승하며 흡인장치를 준비한다.
- 헤모글로빈 감소에 의한 저산소혈증을 치료하기 위해 산소를 투여한다.
- 맥박 산소측정기를 감시한다.
- 쇼크의 증상과 징후(불안감, 약한 말초맥박, 창백하고 차고 축축한 피부)를 사정한다. 활력징후, 소변량, 혈역학적 수치, 산소포화도를 사정하고 기록한다.
- 심전도 감시와 심음, 폐음, 장음을 사정하고 기록한다.
- 중심정맥압 또는 폐동맥압 카테터의 삽입을 돕는다.
- 중심정맥압, 폐동맥압, 폐동맥쐐기 압, 심박출량, 전신혈관저항을 감시하고 기록한다.
- 정맥관을 유지하고 지시에 따라 수액과 혈액 제제를 주입한다.
- 비위관을 삽입하고 지시에 따라 세척한다.
- 위의 pH를 감시하고, 필요시 의사와 협의하여 제산제를 투여한다.
- 위산 분비를 감소하기 위하여 지시에 따라 위산분비 억제제(히스타민 길항제, 프로톤펌프억제제)를 투여한다.
- 지시에 따라 vasopressin 또는 octreotide를 투여한다.
- 섭취량과 배설량을 매 1~2시간 또는 필요시 정확하게 측정한다.
- 소변, 비위관 배액, 구토에 대해 기록한다.
- 체액 손실이나 체액 이동에 따른 전해질 변화를 감시하고 비정상 수치는 보고한다.
- 헤모글로빈, 헤마토크릿, 적혈구, PT, PTT, BUN 수치를 감시하고 비정상 결과는 보고한다.
- 필요시 구강간호를 제공한다.
- 환자에게 시술에 대해 설명한다.
- 진단적 시술과 치료적 중재술을 위한 간호를 제공한다.
- 내시경 검사로 인한 합병증(천공, 패혈증, 폐흡인, 출혈)을 감시한다.
- 환자에게 출혈의 증상 또는 징후가 재발할 경우 필요한 내과적 중재에 대해 교육한다.
- 금연과 금주를 준수하도록 격려한다.

식이섬유, 아스피린과 NSAID 복용, 고령, 변비가 포함된다.

② 혈관형성이상

동정맥 기형 또는 혈관종으로도 불리우는 혈관형성이상은 뒤틀리고 이완된 점막하 혈관, 소동정맥 소통, 확장된 동맥을 의미하는 용어이다. 혈관벽은 평활근이 적고 혈관내피세포로 구성되어 있다. 혈관형성이상의 발병률은 혈관벽의 퇴화로 인해 나이가 많을수록 증가하여, 대부분 50세에서 발생하고 그 중 2/3가 70세 이상이다. 혈관형성이상에 의한 급성 하부 위장관 출혈은 20~30%를 차지한다. 발생 부위는 맹장이나 상행결장에서 주로 발생하지만 결장의 어디에서나 발생할 수 있다. 게실 출혈과 달리 혈관형성이상 출혈은 정맥이나 동정맥에서 발생하므로 게실 출혈보다는 덜 위급하며, 신장질환자에서 하부 위장관 출혈의 일반적인 원인이기도 하다.

(2) 임상 증상

급성 하부 위장관 출혈은 혈역학적 불안정과 혈변이 주요 증상이다. 게실 출혈은 흑색변이 거의 없고, 대부분 적갈색 또는 선홍색 혈변의 무통성 배변으로 갑자기 발병한다. 환자는 일반적으로 통증이 없지만 관강내에 혈액이 노출되면 경련을 일으킬 수도 있다. 혈관형성이상 출혈은 무통성 혈변이다.

하부 위장관 출혈이 만성으로 진행되면 철결핍

성 빈혈과 허약, 피로감, 활동시 호흡곤란과 같은 빈혈 관련 증상을 보인다. 치질로 과다 출혈되는 경우는 드물지만, 문맥 고혈압으로 인해 직장 정맥류가 있는 경우 발생할 수 있다.

(3) 사정

① 건강력

과거력에서 확인해야 할 관련 사항으로는 복부 수술, 출혈 경험, 소화성궤양, 염증성 장질환, 복부나 골반에 방사선치료, 심폐, 신장 또는 간질환을 포함한다. 환자의 최근 약물치료와 알레르기 유무도 진단에 도움이 된다. 복통, 발열, 대변절박(rectal urgency), 뒤무직(tenesmus; 배변 후에 남는 불쾌한 동통), 체중 감소, 배변습관의 변화, 변의 색과 농도를 포함한 관련 증상을 확인해야 한다. 환자의 연령은 나이가 많을수록 게실증과 혈관형성이상 출혈의 위험이 증가하기 때문에 진단에 도움이 된다.

② 신체검진

신체검진으로 특별한 것은 없는데, 혈역학적으로 불안정한 경우 활력징후를 면밀히 모니터해야 한다. 촉진시 덩어리가 만져진다면 종양을 시사한다. 직장검사는 혈변과 흑색변을 평가하고, 출혈성 치질 가능성을 배제하기 위해 시행되어야 한다.

③ 임상병리 검사

초기 혈액 검사는 CBC, 전해질, 혈액요소질소/크레아티닌, 프로트롬빈 시간/부분 프로트롬빈 시간(PT/PTT)을 포함한다. 적혈구 수혈을 위해 혈액형과 교차 시험을 실시한다.

(4) 중재

① 소생술

급성 하부 위장관 출혈시에도 상부 위장관 출혈에서처럼 적극적인 수액요법을 실시한다. 하부 위장관 출혈의 10%는 상부 위장관 출혈에 의해 발생하므로 혈변 환자는 상부 위장관 출혈을 확인하기 위해 비위관을 삽입하고, 혈액의 존재를 확인한다. 그러나 십이지장 출혈은 위로 역류되지 않기 때문에 혈액이 존재하지 않더라도 상부 위장관 출혈을 배제할 수 없다. 혈액이 섞이지 않은 담즙 양상의 비위관 배액은 상부 위장관 출혈이 아님을 시사한다.

② 진단

내시경. 대장내시경은 하부 위장관 출혈을 확인하기 위한 검사이며, 진단적 정확도는 70~80%에 달한다. 대장내시경은 출혈 부위 확인, 생검, 치료적 중재를 함께 할 수 있는 장점을 가진다. 검사전 처치로는 대장이 깨끗해질 때까지 polyethylene glycol solution 4L를 구강이나 비위관으로 투여하며, 출혈이 멈춘 후 수행하는 것이 타당하다. 출혈부위가 확인되면 열응고지혈법(thermal coagulation), 에피네프린(또는 다른 경화제) 주사 경화요법과 같은 치료적 중재술을 실시한다. 만약 대장내시경에서 출혈을 찾을 수 없다면 상부 내시경 검사가 실시되어야 한다.

방사성핵종이메이징. 출혈의 원인을 대장내시경에서 확인하지 못한 경우 핵종 주사(radionucleotide scanning)을 통해 분당 0.1~0.5mL 속도의 출혈을 확인할 수 있다. 이 검사의 민감도는 혈관조영술보다 높지만 특이성(specific)은 대장내시경이나 혈관조영술보다 낮다. 두가지 종류의 스캐닝이 있는데 technetium(^{99m}Tc)-sulfur colloid와 ^{99m}Tc pertechnetate-labeled autologous red blood cells

이 있다. 두가지 모두 대장의 연동운동으로 인해 부위를 국소화하는데 제한이 있다. 그러나 스캔 결과가 음성으로 나오면 혈관조영술에서 음성으로 나올 가능성이 높으므로 혈관조영술 시행 전에 유용한 검사이다.

혈관조영술. 혈관조영술은 다량의 지속적 출혈 환자에서 내시경이 가능하지 않은 경우 또는 대장 내시경으로 원인을 찾지 못한 재발성 및 지속적 출혈인 경우 선택된다. 혈관조영술은 분당 0.5~1.5mL의 출혈이 있는 경우 확인이 가능하다. 혈관조영술이 양성이면 외과적 중재를 시행할 가능성이 높다. 출혈 부위가 확인되면 동맥내에 바조프레신 투여나 색전술로 혈관조영술을 실시한다. 간호사는 혈관조영술과 관련된 합병증을 잘 이해하고 있어야 하는데 조영제에 대한 알러지, 조영제로 인한 신부전, 동맥천자부위 출혈 위험성, 혈전에 의한 색전증(embolism)이 포함된다.

③ 외과적 중재

하부 위장관 출혈로 인한 외과적 중재는 덜 응급한 시술이다. 출혈 부위를 확인하기 위해 진단적 개복술(exploratory laparotomy)이 시행되고, 출혈의 완전한 치료를 위하여 내장 분절절제(segmental bowel resection)와 문합술(primary anastomosis)이 행해진다. 중증 하부 위장관 출혈이 광범위하면 블라인드 전결장절제술(blind total colectomy)을 실시한다. 게실 출혈은 출혈이 내시경이나 혈관조영술로 조절되지 않거나 동일 부위에서 반복적으로 출혈되는 경우 외과적 중재를 실시한다.

2. 장폐쇄증과 장폐색증

장폐쇄증(intestinal obstruction)은 장의 폐쇄 유무와는 상관없이 장내용물이 앞으로 통과하지 못하여 장내에 배변과 가스가 축적되는 현상이다. 장폐쇄는 손상된 관내강을 통해 장내용물이 통과하면서 나타나는 것으로 기계적(해부학적) 또는 비기계적 원인에 의해 발생한다. 장폐색증(마비성 장폐색증, ileus)은 기계적 폐색없이 장내용물이 통과되지 않는 것을 의미한다. 장폐쇄는 폐쇄의 정도에 따라 부분 폐쇄 또는 완전 폐쇄로 구분된다. 단순 폐쇄에서는 허혈이 없으나, 교액성 폐쇄(strangulated obstruction)의 경우에는 허혈이 있다.

장폐색은 대장과 소장에서 모두 나타나지만, 소장에서 보다 흔하게 발생하며, 회장이 가장 일반적으로 폐색되는 부위이다. 대장 폐색은 장폐색의 15%에 해당하고 S상 결장에서 주로 발생한다. 증상에 따라 적정 치료를 하기 위해서는 폐색 부위, 폐색 정도, 허혈 유무를 감별하는 것이 중요하다. 장폐색은 교액성 폐색, 경색, 천공으로 진행되어 생명을 위협하는 복막성 및 전신성 감염으로 진행될 수 있기 때문에 간호사는 장폐색을 신속히 인지하는 것이 중요하다. 교액성 폐색으로 인한 사망률은 30%로 보고되고 있다.

기계적 폐쇄의 원인은 다양하며 외인성, 내인성, 관내 요인으로 분류된다(Box 10-4-6).

1) 소장 폐색

(1) 원인

소장 폐색의 가장 흔한 원인은 성인의 경우 유착으로 폐색의 66~75%에서 발생한다. 유착은 결장절제, 충수절제 또는 부인과적 개복술 후에 주로 나타나며 복부 방사선, 허혈, 감염 이후 또는 이

Box 10-4-6
기계적 폐쇄의 원인

외인성 병변
- 유착과 선천성 밴드
- 탈장
  - 외부 탈장
  - 내부 탈장
  - 횡격막 탈장
  - 골반
- 염전
  - 위
  - 중장
  - 맹장
  - S 결장
- 외인성 덩어리
  - 양성 또는 악성
  - 종양
  - 농양
  - 동맥류
  - 혈종
  - 자궁내막증

내인성 병변
- 양성과 악성
  - 종양
  - 샘암종
  - 림프종
  - 림프육종
  - 카르시노이드종양
- 염증 상태
  - 결핵성 장염, 크론병
  - KCl, NSAIDs, 허혈 후에 이차적으로 발생하는 협착
  - 방사선 손상
  - 호산구증가증
    - 위장염
    - 아메바종
  - 게실염, 골반내감염
- 장중첩증
- 선천결손
  - 비후성 유문협착
  - 고리이자(윤상췌장, annular pancreas)
  - 장폐쇄증(intestinal atresia)/무발생(발육부전, agenesis)
  - 회전이상(malrotation)/염전(volvulus)
  - 장중복증(intestinal duplication), 장간막낭(mesenteric cysts)
  - 메켈 게실(Meckel's diverticulum)
  - 헤르쉬스프룽 병(Hirschsprung's disease)
- 혈종
  - 복부 외상
  - 혈소판감소증
  - 헤노호쉔라인자색반(Henoch-Schönlein purpura)

관내 요인
- 태변장폐색증
- 바륨 매복
- 분변 매복
- 담석 장폐색증
- 위 결석
- 이물질

물질에 의해서도 발생한다. 유착은 수술 후 수일 내에 발생하거나 10~20년 후 발생하기도 한다. 유착성 밴드(adhesive band)를 형성하고 수축하여 결국 장관 고리(loop of bowel)를 만들게 된다.

탈장은 소장 폐색의 두 번째 흔한 원인으로 25%에서 발생한다. 탈장은 이차적으로 폐색과 교액(꼬임, strangulation)을 수반한다. 개복술에 대한 과거력없이 소장 폐색이 있는 경우 원인으로 탈장을 고려해 보아야 하며, 개복술 후 발생하는 탈장은 Richter의 탈장이라 불리운다. 위암, 췌장암, 결장암, 부인암의 외인성 원인에 의한 관내 압박은 소장 폐색의 약 10%에 해당된다. 소장의 원발성 종양에 의한 폐색은 3% 미만에서 나타난다.

(2) 병태생리

소장 폐쇄에서는 폐색된 장관 근위부에 가스와 다량의 체액이 축적되어 팽대된다(그림 10-4-3). 체액으로는 구강 섭취물, 타액, 위액, 담즙액, 췌장액이 모여 축적된다. 장내 가스는 대부분 구강으로 삼킨 공기로 질소가스가 다량 포함되어 있고, 내강에서 완전히 흡수되지 않는다.

폐색이 지속될수록 내장벽과 내강은 부어오르고 팽창하게 된다. 증가된 관내압은 모세혈관 투과성을 증가시키고 수분과 전해질을 복강내로 이동시킨다. 복강내로 수분과 전해질의 유출과 구토에 의한 수분 손실은 저혈량증, 저칼륨혈증, 저나트륨혈증을 유발하고 연동운동과 정상적인 장 기능이 감소되거나 정지된다. 장 운동이 멈추면 박테리아는 급격히 증가하는데, 구강 섭취가 계속된다면 박테리아의 발효작용으로 가스 축적의 원인이 된다. 폐색 후 수시간 내에 폐쇄 부위 근위부 내강의 내용물은 박테리아 증식으로 악취가 나고 더러워진다.

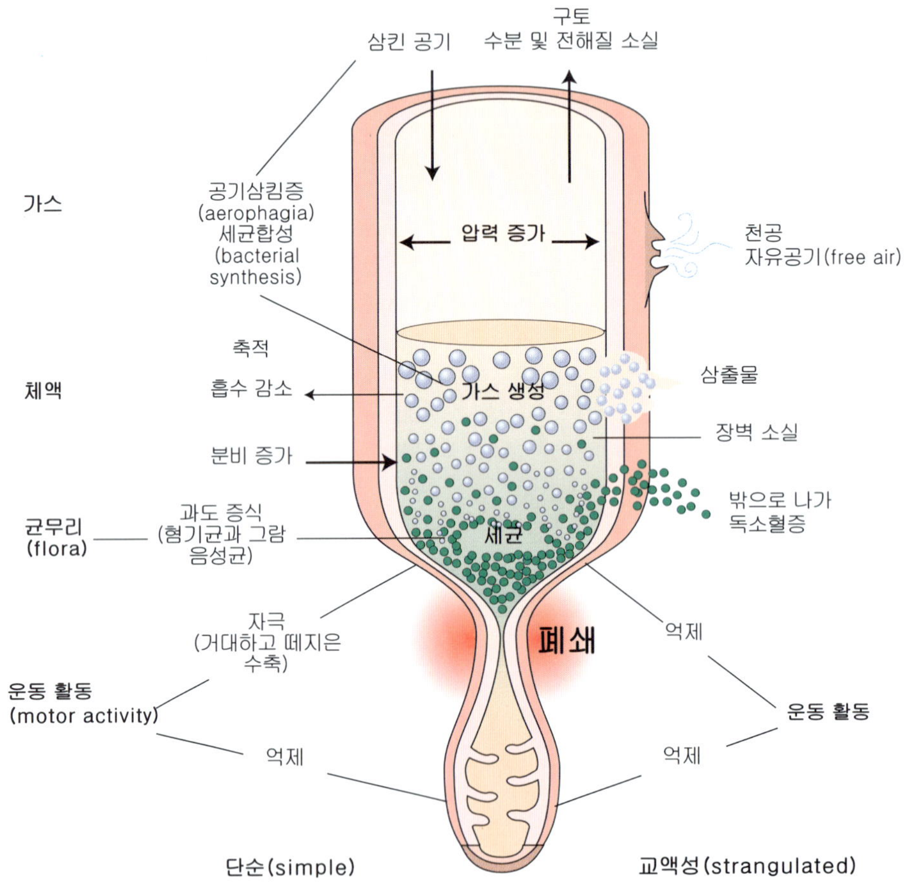

그림 10-4-3 소장에서의 단순 폐쇄(왼쪽)와 교액성 폐쇄(오른쪽)

(3) 임상 증상

증상은 폐색 부위와 정도에 따라 다르게 나타난다(표 10-4-1). 소장 폐색의 경우 간헐적으로 갑자기 발병하는 경련성 복통을 호소한다. 폐색부위 상부의 연동운동이 증가하면 통증을 유발하는데 폐색 근위부에서 더 심하게 나타난다. 불완전 폐색인 경우 보통 식후에 경련성 복통을 호소하고 고섬유질 음식에 의해 악화된다. 폐색 부위가 근위부 소장(폐색 부위가 상부일수록)인 경우 구토가 초기에 발생하고 빈도가 잦으며 담즙성이고 구토 후 통증이 완화되며 일반적으로 경증의 복부 팽만을 보인다.

원위부 소장 폐색은 중등도의 복부 팽만, 간헐적이거나 지속적 통증, 간헐적인 구토를 보인다. 회장 부위의 소장 폐색은 박테리아의 증식으로 인해 더러운 구토물을 보인다.

교액성 폐색(strangulated obstruction)의 통증은 좀 더 국소적이고 지속적이며 심하다. 구토가 장기화될 경우 탈수와 저혈량증을 유발한다.

발열은 염증성 과정 또는 내장 허혈이나 천공의 경우 나타난다. 환자들은 일반적으로 변비를 호소한다. 폐색의 기간과 정도에 따라 다량의 체액이 내강에 축적되고 복막내 누출될 경우 혈역학적 변화가 발생한다.

(4) 사정

① 건강력

복부 수술이나 외상의 병력은 유착을 암시하게 된다. 다른 관련 병력으로는 염증성 장질환, 게실염, 복부 또는 골반의 방사선 치료, 소화성궤양, 췌장염, 장폐쇄증이나 암의 과거력이 포함된다. 월경과의 관련성은 자궁내막증(endometriosis)을 의미한다. 투약력을 조사하고 정신과적 병력을 가진 환자는 이물질을 섭취하지 않았는지 확인해 보아야 한다.

② 신체검진

복부를 시진하면 연동운동과 복부 팽만을 관찰할 수 있다. 근위부 소장 폐색의 경우에 환자는 상복부나 배꼽 주위에 압통이 있는 반면 원위부 소

표 10-4-1 해부학적 부위에 따른 장폐색증의 임상 양상

	폐쇄 부위				
	장폐색증	위출구부	원위부 십이지장	공회장	결장
통증	경증	경증	경증	중등도	중증
팽만	중등도~중증	경증	경증	중등도	중증
구토					
양/빈도	소량/드뭄	다량/잦음	다량/잦음	소량/드뭄	드묾
양상	신맛, 담즙성	맑고 시큼함 HCl, KCl	담즙 착색, 쓴맛 NaCl, $NaHCO_3$	악취, 더러움	가변적
산-염기 불균형	가변적	대사성 산증	대사성 산증	탈수, 저혈압	일반적으로 심하지 않음

장 폐색의 경우에는 더 광범위한 압통을 호소한다. 장음은 보통 폐색 초기에 항진되어 있으며, 폐색 부위로 장내용물을 통과하기 위해 연동파처럼 크고 고음으로 들린다. 피부 긴장도와 점막은 탈수 징후를 나타낸다. 단단한 덩어리가 만져지면 종양이나 염전(창자꼬임, volvulus)을 의미한다. 출혈 유무를 평가하기 위해서 직장검사를 시행한다. 시진으로 상처와 외부 탈장을 관찰한다. 간비대, 다른 복부 덩어리는 악성을 암시한다. 복부 압통과 덩어리가 만져지면 농양을 의미한다. 발열, 경직과 임상적 상태가 악화되면 교액을 암시한다. 막힌 장폐색(closed-loop obstruction) 환자는 신체검진 결과에 비해 심한 통증을 호소한다. 청진기를 대지 않고도 들을 수 있는 복명(창자 가스소리, borborygmi)이 들리는데 복부 경련과 관련이 있다. 만약 반동성 압통이 있다면 천공 가능성이 있기 때문에 쇼크의 증상과 징후를 관찰해야 한다. 복부 타진시 체액이 장내 폐쇄 부위에 정체되면 공명음이 들리고 이동성 탁음은 복수를 의미하며 서혜부, 대퇴부, 배꼽의 탈장은 탈장 부위의 덩어리를 촉진하여 확인할 수 있다. 피부 위에 홍반이 나타나면 교액을 의미한다. 빈맥, 빈호흡, 의식상태 변화, 핍뇨, 저혈압은 저혈량증을 의미한다.

③ 임상병리 검사

소장 폐색을 임상병리 검사만으로 진단할 수 없지만 중재를 위한 중요한 지표가 된다. 단순 폐색 시에는 경증의 백혈구증가증을 보이는 반면 백혈구가 15,000~25,000/μL 이상으로 증가하면 교액을 의미한다. 장막간 폐색(mesenteric occlusion)과 천공은 백혈구가 25,000/μL 이상 증가한다. 근위부 폐색에서는 구토로 인해 칼륨, 나트륨, 수소와 염화물이 손실되어 대사성 산증이 발생한다. 장관 밖으로 체액의 누출과 전해질이 재흡수 또는 손실되므로 BUN, 크레아티닌, 나트륨, 삼투압은 수분과 전해질 이동을 반영한다. 탈수가 심해지면 혈액 농축을 반영하는 헤모글로빈과 헤마토크릿은 증가한다. 허혈이나 교액에서는 아밀라아제, 지질분해효소(lipase), 알칼리성 포스파타제(alkaline phosphatase, ALP), 크레아틴 인산활성효소(creatine phosphokinase, CPK), 아스파라진산 아미노전이효소(aspartate aminotransferase, AST), 알라닌 아미노전이효소(alanine aminotransferase, ALT), 젖산탈수소효소(lactate dehydrogenase, LDH) 수치가 증가한다. 대변검사에서 혈액이 양성이면 허혈이나 악성 종양을 의미한다. 대사성 산증은 저관류(hypoperfusion)로 인한 중증 저산소혈증을 의미하고, 수액요법에 반응하지 않는 대사성 산증은 교액을 의미한다.

④ 영상 검사

방사선촬영술. 복부 방사선 검사는 선자세, 누운자세, 좌측위에서 촬영하여 폐색 유무, 폐색 부위, 폐색이 완전한지 부분적인지 확인한다. 소장에는 정상적으로 공기가 보이지 않아야 하며 완전한 소장 폐색은 가스와 체액이 폐색 근위부에 축적되어 나타난다. 다량의 가스-체액층은 서로 다른 공기층으로 내장의 고리를 형성하여 사다리 모양으로 보여진다. 폐색의 원위부는 장 내강이 비게 되어 12~24시간 내에 허탈하게 된다.

바륨 검사는 복부 방사선 검사로 진단되지 않을 경우 행해지며, 바륨 조영제 검사는 완전 폐색과 부분적 폐색을 확인할 수 있다. 소장 폐색이 의심되는 경우에 바륨은 수용성 물질(소장 폐색은 다량의 체액이 폐색의 근위부에 있으므로 수용성 조영제를 희석시킨다)에 비해 명암 대비가 더 좋기 때문에 선택된다. 그러나 장 천공이 의심된다면 바륨은 복막에 심각한 염증을 유발시킬 수 있기 때문에 사용하지 않도록 한다. 결장 폐색이 의심되는 경우 바륨 관장은 제한적으로 사용된다.

전산화단층촬영술. 복부 전산화단층촬영(CT)은 폐색 부위와 허혈의 징후를 확인하는데 도움이 된다. 구강 또는 정맥내 조영제를 사용한 복부 CT 촬영은 기계적 폐색과 가성 폐색(pseudo-obstruction)을 감별할 수 있다. 근위부는 팽대되고 원위부는 허탈된 사다리 모양의 내장 고리 사이에 이행 부위를 보여 폐색 부위를 나타낸다.

내시경 검사. 내시경 검사는 결장 또는 근위부 소장의 폐색을 확진하고, 그 유형(기계적, 교액성, 마비성)의 진단에 도움이 된다.

(5) 중재

① 내과적 중재

폐색 특히 불완전 폐색은 수술보다 내과적 치료와 기저질환을 치료하도록 한다. 금식을 하고 감압을 위해 비위관을 위 또는 십이지장까지 삽입한다. 수분과 전해질은 중심 정맥압과 전해질 결과에 근거하여 링거액이나 생리식염수를 정맥주사로 보충한다. 영양 공급을 위하여 완전 비경구 영양법을 제공한다. 수분 상태를 평가하기 위하여 유치도뇨관을 삽입하고, 신질환이나 심질환 환자는 중심 정맥압이나 폐동맥관으로 수분 상태를 평가하여 수분을 보충한다.

환자가 가스나 대변을 계속 통과시킨다면 보조적 요법을 유지하지만, 24~48시간 이내에 호전을 보이지 않거나 열 또는 반동성 압통을 보인다면 외과적 중재가 요구된다. 모든 장폐색 환자는 패혈증, 천공, 허혈, 괴사, 괴저의 증상과 징후를 면밀히 살펴보아야 한다. 교액이나 패혈증이 의심된다면 광범위 항생제를 즉시 투여한다. 폐색에 의해 내장 허혈이 있는 경우 높은 사망률을 나타낸다.

② 외과적 중재

급성 완전 폐색은 외과적 응급상황으로 가스나 대변이 통과되지 못할 경우 의심되며, 방사선 검사에서는 폐색된 장관의 원위부에 가스가 보이지 않는다. 교액, 염전(volvulus), 내장 고리의 감돈탈장(incarceration hernia) 또는 막힌 장폐색은 즉각적인 수술이 요구된다. 또한 보존적 치료에 실패했거나 임상 상태가 악화되는 경우에도 수술이 불가피하다.

수술 과정은 복강경 유착 박리술(laparoscopic lysis of adhesion), 염전의 환원(reduction of volvulus), 혈액공급 장애로 손상된 주변 내장 절제, 내장 감압(bowel decompression), 필요시 장루(ostomy)가 포함된다. 환자들은 장의 생존력을 평가하기 위하여 이차 수술이 필요할 수 있다.

2) 대장 폐색

(1) 원인

대장 폐색의 가장 흔한 세 가지 원인은 악성 종양, S상결장 게실염, 염전(창자꼬임)으로 90% 정도를 차지한다. 미국에서는 악성 종양이 가장 흔한 대장 폐색의 원인으로 약 50%에 해당된다. 게실염은 대장에 협착을 유발하여 기계적 폐색을 일으킨다. 게실염의 10%와 염전의 약 10~15%에서 대장 폐색을 유발한다. 막힌 장폐색은 일반적으로 염전을 동반하며 교액의 발생률이 높다.

(2) 병태생리

돌막창자판막(회맹판)의 기능이 정상일 때는 막힌 장폐색을 유발하는데 이는 맹장이 소장으로 체액과 공기를 감압시키지 못하기 때문이다. 체액과 가스가 축적됨에 따라서 관내 압력이 증가하여 모세혈관압을 초과할 때 결장내 벽의 허혈을 초래한다.

결장 폐색은 장내 세균총이 변화하고 장막간 림프절에서 세균 전위가 일어나므로 패혈성 합병증을 유발하는 가장 흔한 원인이다. 어떤 경우에는 맹장이 너무 심하게 팽창되어서 장내벽의 혈액 흐름을 방해하여 괴사와 괴저를 일으킨다. 결장 폐색에서는 정상적인 결장 세균총이 메탄과 암모니아를 생성하여 복부 팽만을 유발한다.

(3) 임상 증상

결장 폐색의 임상 경과는 폐색의 정도, 원인, 동반이환의 존재, 막힌 장폐색의 존재, 돌막창자판막의 기능에 따라 차이가 있다. 결장 폐색 환자는 주로 복통과 복부 팽만을 보인다. 통증은 경련성이거나 복막염의 경우 심하고 지속적인 통증을 보인다. 심하고 지속적인 통증은 내장의 괴저를 의미한다. 만약 구토를 한다면 폐색이 진행되었음을 의미하며, 특히 돌막창자판막이 정상 기능인 환자에서 나타난다. 염전이 발생한 경우는 갑자기 심한 복부 팽만이 나타나고, 결장암에 의한 폐색 환자는 배변 습관이나 대변 직경의 변화를 보인다. 탈수증은 결장에 분비액이 정체될 때 발생한다. 돌막창자판막의 기능이 정상인 환자는 팽창이 더욱 심해져 허혈과 천공의 위험이 증가하는 반면 이 판막의 기능 부전은 소장으로의 감압을 가능하게 한다. 결장 폐색 환자의 대부분은 변비를 호소하지만 대변이 폐색된 부위를 통해 누출된다면 설사를 보이기도 한다. 복부 팽만이 횡격막 운동을 제한하는 경우 호흡곤란을 호소하게 된다.

(4) 사정

① 건강력

장운동이 변화되었거나 대변에 혈액이 존재한다면 악성 종양을 의미한다. 게실염은 특징적으로 좌측하부 통증과 발열을 보이고, 배변 습관에 변화가 있으며 출혈은 보이지 않는다. 염전 환자의 경우 흔히 변비와 변비약 복용력이 있다.

② 신체검진

복부 팽만은 가장 일반적인 증상이고 탈수와 관련된 징후들이 나타난다. 복부에 덩어리가 촉진되고 복막자극 징후를 보인다. 대장암 환자에서 간 전이가 함께 있는 경우 복수나 간비대가 나타날 수 있다. 직장암을 확인하기 위해 직장 검사를 실시한다. 수분 보충에도 불구하고 고열과 빈맥이 있거나 복막자극 징후를 보이면 교액을 의미하므로 긴급한 외과적 중재가 요구된다.

③ 임상병리 검사

폐색의 원인이 종양인 경우 철분결핍성 빈혈을 보인다. 백혈구 증가는 게실염, 허혈, 천공을 의미한다.

④ 영상 검사

복부 방사선 검사는 대장 폐색의 진단에 사용되지만 폐색 부위를 감별하기는 어렵다. 돌막창자판막이 정상인 경우 폐색은 대장에 제한되므로 팽창된 영상으로 보여진다.

바륨 관장, CT 스캔, 대장내시경 검사로 대장 폐색을 제외시키기 전에는 절대 구강으로 바륨을 투여해서는 안된다. 구강 바륨은 대장 폐색의 근위부에 축적되므로 지속적으로 물을 추출하여 바륨 매복(barium impaction)의 원인이 되기 때문이다.

(5) 중재

① 내과적 중재

내과적 중재는 수액과 전해질 보충에 초점을 맞추고, 구강 섭취는 제한하거나 금식하도록 한다. 비위관 흡인은 복부 팽만을 감압하는데 도움이 된다.

② 외과적 중재

대장 폐색은 일반적으로 수술을 필요로 한다. 염전의 경우 대장 감압을 위하여 대장내시경 검사를 시도할 수 있다. 만약 환자가 내과적 중재에 호전되지 않고 임상적 상태가 악화되거나 돌막창자 판막이 정상이고 완전한 대장 폐색이 있다면 외과적 중재가 필요하다. 좌측 결장의 폐색은 수술적 감압술에 이어 수술중 장세척술을 시행한 후 문합술(primary anastomosis)로 진행한다. 횡행 결장과 우측 결장 폐색은 절제술과 문합술이 행해진다. 내시경적 결장 스텐트(colonic stent)는 악성 종양에 의한 폐색의 경우 외과적 절제술전 일시적 방법으로 사용되거나 비수술적 결장암에서 고식적 치료법으로 사용된다.

3) 마비성 장폐색증

마비성 또는 무력성 장폐색증(adynamic ileus)이라고도 하는 장폐색증은 기계적 폐색과는 달리 장내용물이 통과하지 못하는 것을 말한다. 장폐색증의 원인은 복강내 또는 복강외에 기인하며(Box 10-4-7) 중환자실에서 많이 접하게 된다. 급성 결장 가성폐색(acute colonic pseudo-obstruction)은 Ogilvie's syndrome이라고도 하며 결장에 기계적 폐색의 증거없이 폐색의 증상과 징후가 나타나는 것으로 일시적이며 가역적이다.

(1) 원인

수술후 장폐색증(수술 후 3~5일간 지속되는 위장관 운동의 일시적 장애)은 흔히 나타난다. 급성 장폐색증의 다른 원인으로는 대사장애(전해질 불균형, 요독증, 중금속 중독), 약물(마취제, 카테콜라민, 부신피질자극호르몬, 항콜린작용제), 국소 또는 전신성 염증(복막염, 허혈, 췌장염)이 포함된다. 장폐색증은 척수 손상 이후에도 나타날 수 있다. 혈액 매개성 독소, 산염기 불균형, 전해질 불균형, 산소 공급의 감소도 장폐색증을 일으킬 수 있는 원인들이다.

(2) 병태생리

장폐색증의 병태생리에 대한 이해는 아직 부족한 편이다. 수술 후 장폐색증은 폭 넓게 연구되어 다양한 기전이 밝혀졌는데 과도한 교감신경작용, 국소 및 전신성 염증매개물질, 신경 전달물질과 호르몬 전달물질의 변화가 주요 역할을 하는 것으로 나타났다. 마취로 인한 영향은 수술 부위의 염증이나 허혈 상태와 함께 신경 전달을 방해하고, 아편계 마약은 장의 연동 운동을 감소시켜 수술 후 장폐색증을 유발한다.

장폐색증은 기계적 폐색에서와 유사하게 체액과 전해질이 축적됨에 따라 장의 연동운동이 정지되고 장내 팽만을 유발한다.

(3) 임상 증상

환자들은 광범위한 복부 불편함과 팽만을 호소한다(표 10-4-1). 수술후 장폐색증에서는 오심과 구토가 특징적으로 나타난다. 구토는 빈도가 잦고 구토물은 위 내용물과 담즙이 섞여 있으며 더러운 구토물은 드물다. 통증은 소장이나 결장 폐색에 비해 덜 아프다. 환자는 변비를 호소하고 보통 가

Box 10 -4-7
무력성 장폐색과 급성 결장 가성폐색의 원인

복강내 원인
- 반사 억제
  - 개복술
  - 복부 외상
  - 신장 이식
- 염증성 상태
  - 내장 천공 또는 관통창
  - 담즙성 복막염(bile peritonitis)
  - 화학성 복막염(chemical peritonitis)
  - 복강내 출혈
  - 독성 큰결장증(toxic megacolon)
  - 가족성 지중해열(familial mediterranean fever)
  - 급성 췌장염
  - 급성 담낭염
  - 만성소화장애증(celiac disease)
  - 염증창자질환
- 급성 방사선 상해
  - 복부 방사선조사
- 감염성 과정
  - 세균성 복막염
  - 충수염
  - 게실염
  - 대상포진바이러스
  - 항문직장 단순포진바이러스
- 허혈성 과정
  - 동맥부전증
  - 정맥혈전증
  - 창자간막 동맥염(mesenteric arteritis)
  - 교액성 폐색
- 후복막 과정
  - 요관신우 결석
  - 신우신염
  - 후복막 출혈
  - 갈색세포종(pheochromocytoma)
  - 악성 종양(malignancy Ogilvie's syndrome)

복강외 원인
- 반사 억제
  - 개두술
  - 늑골, 척추, 골반 골절
  - 심근경색증
  - 심장동맥우회술
  - 개심술
  - 폐렴, 폐색전
  - 화상
  - 검은과부거미(black widow spider)
  - 물림(교합, bites)
- 약물유발
  - 항콜린제/신경절 길항제
  - 아편제
  - 화학요법제
  - 삼환계 항우울제
  - 페노티아진
- 대사성 장애
  - 패혈증
  - 전해질 불균형
  - 중금속 중독(납, 수은)
  - 포르피린증
  - 요독증
  - 당뇨병 케톤산증
  - 겸상적혈구병
  - 호흡부전

스 배출이 되지 않는다. 그 외 증상으로는 오심, 식욕부진, 딸꾹질, 팽만감이 있다.

(4) 사정

① 건강력

갑상선 또는 부갑상선 질환, 중금속 노출 유무, 당뇨병, 피부경화증(scleroderma)의 병력은 근본 원인을 감별하기 위해 확인해야 한다.

② 신체검진

복부 팽만은 장폐색증의 특징적 증상이다. 복부 청진시 장음이 없거나 감소되어 있고, 복부는 타진시 장의 팽만 부위의 공기로 인해 공명음이 들린다. 복부 둘레는 자주 측정되어야 한다. 복막 자극이나 패혈증 증상도 복부 검진시 함께 평가한다.

③ 임상병리 검사

장폐색증과 관련된 전해질 불균형은 기계적 폐색과 유사하다.

④ 영상 검사

장폐색증은 맹장염이나 췌장염과 같이 급성 염증과정이 진행되는 부위의 주변 내장이 팽만되어 형성된 장관에 가스와 체액이 축적된다. 이 장관은 국소적 장폐색과 관련이 있고 보초 장관(sentinel loops)이라 불린다. 급성 결장 가성폐색은 결장 전체가 팽창되는데 맹장 직경이 가장 크다. 흉부 방사선 검사는 폐렴이나 장폐색증의 다른 원인을 규명하기 위해 검사한다. 조영제 검사는 완전 폐색과 부분 폐색을 감별하기 위해 행해진다. 복부 CT 스캔은 장폐색증의 원인을 규명하기 위해 시행된다. 초음파검사는 팽창된 장관으로 인해 영상이 잘 보이지 않기 때문에 장폐색증의 진단에는 사용되지 않는다.

(5) 중재

장폐색증은 근본 원인 치료가 중요하며 기계적 폐색과 유사하기 때문에 기계적 폐색의 원인을 배제해야 한다. 치료는 보존적인 치료로 금식을 유지하고 임상 증상과 혈액검사 결과에 따라 필요시 수분과 전해질을 보충한다. 공기를 삼켜 복부가 팽만되는 것을 방지하기 위하여 비위관 흡인을 실시한다. 장 운동 개선을 위해 약물 투여를 할 수 있다. 완화제 사용은 피해야 하는데, 이는 세균 발효에 필요한 기질을 제공하므로 가스가 더욱 축적되게 한다. 환자가 3~5일 이내에 호전을 보이지 않는다면 근본 원인을 확인하기 위한 추가 검사가 요구된다. Neostigmine은 결장 폐색에 효과를 보인 반면, metoclopramide(Reglan)와 erythromycin 같은 위장관운동 촉진제(prokinetic medications)는 장폐색증 치료에 효과가 없다. 결장의 감압을 위한 치료적 중재는 대장내시경 검사, 맹장조루술(cecostomy), 결장조루술(colostomy)이 있다.

3. 급성 췌장염

급성 췌장염이란 췌장의 급성 염증반응으로 췌장의 주변 조직, 원격 장기 또는 그 모두에 발병하는 질환이다. 급성 췌장염은 경증과 중증으로 분류된다. 경증 급성 췌장염은 간질 부종이 있고, 췌장 세포와 주위에 지방 괴사를 보이지만 장기부전이나 합병증없이 대부분 회복된다. 중증 급성 췌장염은 괴사성 혹은 출혈성 췌장염이라고도 하며 췌장과 그 주변에 지방 괴사가 광범위하게 일어나며, 췌장 세포의 괴사와 출혈을 일으킨다. 중증 급성 췌장염은 국소적 및 전신적 합병증을 유발한다. 급성 췌장염의 발병률은 알코올 섭취와 담석 질환과 같은 촉발 요인의 유병율에 따라 다르게 나타난다. 급성 췌장염은 미국의 경우 만명 당 1~5명의 발병율을 보이고, 사망률은 약 10%로 보고되고 있다.

1) 원인

급성 췌장염의 원인은 매우 다양하며(Box 10-4-8), 그중 70~80%는 담석과 알코올에 의해 발생한다. 담석성 췌장염은 여자에게 많고, 알콜성 췌장염은 남자에게 많다. 급성 췌장염은 폭식이나 폭음 후에 나타나며, 담석과 담즙 찌꺼기는 바터팽대부를 지나면서 급성 췌장염을 촉진시킨다. 이뇨제, sulfonamides, metronidazole, aminosalicylates, estrogen을 포함한 많은 약물들은 유독성 대사산물과 약물 반응에 의해 급성 췌장염을 악화시킨다. 고칼슘혈증과 고중성지방혈증도 급성 췌장염의 대사성 원인이다. 특발성 췌장염은 임신, TPN 투여 또는 대수술과 관련이 있다. 또한 췌장염은 복부의 둔기외상이나 관통상 후에 발생하거나 바터팽대부 내 내시경적 시술에 의해서도 발생한다. 다른 유발 인자로는 볼거리, 포도상구균 감염, 성홍열, 바이러스 감염과 같은 감염성 과정과 분할 췌장(pancreas divisum) 같은 선천성 결함 등이 있다.

Box 10-4-8
급성 췌장염의 주요 원인

- 담도계 질환: 담석, 미세 결석증(microlithiasis), 총담관 폐쇄, 담즙 찌꺼기
- 분할 췌장(pancreas divisum)
- 알코올 남용
- 약물: thiazide diuretics, furosemide, procainamide, tetracycline, sulfonamides, azathioprine, 6-mercaptopurine, angiotensin converting enzyme(ACE) inhibitors, valproic acid
- 고중성지방혈증
- 고칼슘혈증
- 특발성
- 기타(수술 후, 자궁외 임신, 난소종양, 완전비경구영양법)
- 복부 외상
- 내시경역행성췌담관조영술
- 감염성 과정

2) 병태생리

췌장의 샘꽈리세포(선방세포, acinar cell)는 탄수화물, 지방, 단백질 분해 소화효소를 합성하고 분비한다. 정상 환경하에서 이들 효소는 십이지장에 들어가기까지 활성화되지 않으며, 췌장에서 조기 활성화되면 급성 췌장염이 발병한다. 조기 활성된 결과 췌장과 췌장 주변조직에서 자가 소화(autodigestion)가 일어나게 된다. 췌장효소가 활성화되고 자가 소화가 일어나는 정확한 기전은 밝혀지지 않았지만, 트립시노겐(trypsinogen)이 트립신(trypsin)으로 활성화되면 elastase, kinases, phospholipase A와 같은 다른 효소들을 촉진시키게 된다. Elastase는 혈관 내 탄력 섬유들을 용해시키고, 활성화된 kinin은 전신혈관을 확장하고 혈관 삼투압을 증가시켜 부종을 촉진하고, phospholipase A는 췌장과 주변의 지방 조직을 괴사시키는 원인이 된다. 손상된 췌장에서 유리되는 췌장효소, 혈관 활성 물질과 호르몬은 연쇄 반응을 일으켜 전신 영향과 다양한 부작용을 일으킨다.

3) 임상 증상

급성 췌장염은 복통이 특징적으로 나타나며, 주로 상복부의 중간 또는 배꼽 주변에서 시작하여 등으로 방사되지만 척추, 옆구리 또는 왼쪽 어깨로 방사되기도 한다. 통증은 보통 갑자기 시작되며, 폭식이나 폭음 후에 발생하고 지속적으로 심하거나 시간이 지나면서 심해지기도 한다. 통증은 똑바로 누울 때 악화되고 앉아서 앞으로 기대거나 태아 자세로 누워 있을 때 감소한다. 다른 증상으로는 오심, 구토 후에도 통증이 감소되지 않거나, 빈맥, 복부 팽만, 저혈압 등이 있다. 미열은 있거나

없으며, 발열이 지속되면 복막염, 담낭염 또는 복부내 농양과 같은 합병증을 의미한다.

급성 췌장염은 다른 많은 질환과 유사하기 때문에 진단이 어렵다. 감별 진단으로는 위염, 위십이지장 궤양 천공, 급성 소장 폐색, 자궁외 임신 파열, 겸상적혈구 빈혈 위기, 급성 담낭염, 장간막 동맥 폐쇄, 대동맥류 파열이 포함된다. 진단은 환자의 임상 증상, 과거력, 신체검진, 혈액 검사와 방사선 소견을 기반으로 한다(Box 10-4-9).

4) 사정

(1) 건강력

담도계 질환, 음주, 투약에 대한 과거력은 원인을 알아내는데 중요하다. 가족력은 급성 췌장염의 유전적 원인에 대한 정보를 제공한다. 환자들은 식욕부진, 체중 감소, 오심, 구토, 복부 팽만을 호소하기도 한다. 통증 부위, 통증 기간, 통증의 특징과 정도, 통증의 유발요인에 대한 사정은 잠재적 원인을 확인하는데 중요하다.

Box 10-4-9
급성 췌장염의 임상 증상

신체검진 결과
- 복부 통증
- 미열
- +/− 황달
- 복부 경련 또는 팽만
- 마비성 장폐쇄
- Grey Turner's 증상
- Cullen's 증상
- 오심 또는 구토 후에도 통증 감소 없음

혈액 검사 결과
- 혈중 & 소변 내 아밀라제 상승
- 혈중 지질분해효소 상승
- 백혈구 증가
- 저칼륨혈증
- 저칼슘혈증
- 빌리루빈, AST, PT 상승(간질환 동반)
- ALP 증가(담도계 질환 동반)
- 고중성지방혈증(hypertriglyceridemia)
- 고혈당증
- 저산소혈증

(2) 신체검진

복부 촉진시 광범위한 복부 압통과 복부 경련을 보인다. 상복부는 팽창되어 있고 타진시 가스 팽만을 느낄수 있다. 장 운동이 감소되었거나 마비성 장폐색으로 장음이 감소되었거나 들리지 않는다. 황달은 담석질환이나 췌장의 부종으로 담도계 폐색에 의해 나타난다. 복수나 복부 덩어리도 촉진될 수 있다. 중증 급성 출혈성 췌장염은 탈수 증상과 저혈량성 쇼크가 나타날 수 있으며, 마비성 장폐색으로 인해 체액이 내장 내강으로 누출될 때 악화된다. 하복부 옆구리의 푸르스름한 착색(Grey Turner' s sign) 또는 배꼽 주위의 착색(Cullen' s sign)은 출혈성 췌장염과 그 주변으로 혈액이 축적되어 있음을 나타낸다.

(3) 임상병리 검사

혈액 검사만으로는 급성 췌장염을 진단 할 수 없다. 혈청 아밀라제와 지질분해효소는 췌장 세포와 도관이 파괴되어 분비하므로 증가한다. 혈청 아밀라제는 급성 췌장염에서 증상이 발현 된지 2~12시간 이내에 상승하여 3~5일 이내 정상으로 돌아온다.경증 췌장염은 아밀라제 수치가 거의 정상이다. 증상 발현 수일이 경과하면 췌장의 염증 반응이 진행되더라도 아밀라제가 정상일 수 있다. 혈청 아밀라제의 민감도는 혈청 중성지방이 증가된 환자와 알코올성 급성 췌장염으로 제한된다.

담도계 질환, 종양, 타액선 병소, 뇌 손상, 부인과 질병, 신부전의 경우 혈청 아밀라제의 특이도는 감소하지만 정상 상한치보다 2~3배인 경우 혈청 아밀라제의 특이도는 증가된다.

혈청 지질분해효소는 증상이 나타난 후 4~8시간 이내에 상승하기 시작하여 24시간에 최고에 오르고 8~14일 후 정상으로 돌아온다. 혈청 지질분해효소는 상승하여 오랜동안 지속하기 때문에 검사가 지연된 경우의 진단에 유용하다. 복부내 감염이나 신부전 환자에서는 혈청 아밀라제와 지질분해효소가 상승되어 있다.

소변 아밀라제, 흉수 아밀라제의 증가는 급성 췌장염의 진단에 도움이 된다. 백혈구증가증, 저칼륨혈증, 저칼슘혈증과 고중성지방혈증도 나타나지만 급성 췌장염에 대한 특이도는 없다. 백혈구증가증은 감염, 스트레스, 탈수로 나타날 수 있고 지속적인 구토는 저칼륨혈증을 유발한다. 저칼슘혈증은 췌장의 지방 괴사를 의미하는데 조직이 괴사되는 동안 칼슘이 지방산과 결합하기 때문이다. 또한 트립신은 칼슘의 흡수에 필요한 부갑상선 호르몬을 비활성화한다. 고혈당은 인슐린 분비의 감소, 글루카곤 분비의 증가, 스트레스 반응에 의해 나타난다. 혈액 농축은 체액이 복막 주변으로 손실되어 나타난다. 혈청 빌리루빈과 AST 상승 및 PT 연장은 간 질환이 동반됨을 의미한다. ALT의 3배 이상 증가는 담석성 췌장염을 의미한다. Alkaline phosphatase는 담도계 질환에서 증가한다. 급성 췌장염에서 중성지방 수치는 800~1,000mg/dL 이상 증가한다.

(4) 영상 검사

흉부와 복부 방사선 검사는 복통의 다른 원인(장폐쇄, 천공, 심낭 삼출액, 폐질환)과 감별 진단하는데 유용하다.

복부 초음파는 장내 가스와 지방 조직으로 인해 췌장 검사에 제한이 있으나 담석, 담도 찌꺼기, 담관 확장을 확인하기 위한 담도계 평가에 유용하다.

CT는 임상적 진단을 확진하고 급성 췌장염의 중증도를 평가하는데 도움이 된다. CT는 췌장의 크기와 췌장 주위 액체 축적, 췌장 가성낭(pancreatic pseudocysts)과 농양을 확인할 수 있다. 조영제를 사용한 Dynamic CT는 췌장의 괴사 부위 진단에 도움이 되는데, CT 소견상 광범위한 괴사는 췌장염 관련 감염 및 사망의 고위험과 상관관계가 있다. Sequential CT는 질환이 진행성인지 회복되고 있는지 평가할 수 있다. CT는 수액 축적과 괴사 부위를 나타내므로 배양검사를 위한 경피적 침흡입술을 위해 시행된다.

자기공명 담관 췌장 조영술(magnetic resonance cholangiopancreatography, MRCP)은 담관 결석의 경우 90% 이상의 민감도를 나타낸다. 담석성 췌장염은 내시경적 역행성 담관 췌장 조영술(endoscopic retrograde cholangiopancreatography, ERCP)을 통해 총담관에서 결석의 위치를 확인하고 제거할 수 있다.

(5) 중증도 예측 도구

급성 췌장염의 약 80~90%는 경증으로 5~7일 내에 자연적으로 회복된다. 중증 급성 췌장염의 사망률은 10%이지만 합병증이 동반 될 경우 50% 이상으로 증가한다. 이에 중증 급성 췌장염을 예측하기 위한 도구가 개발되었고, 적극적인 치료와 감시를 통해 합병증과 사망률을 감소시킬 수 있다.

Ranson 기준은 급성 췌장염의 중증도 평가에 널리 사용되어 왔다(Box 10-4-10). 입원시 또는 초기 48시간 이내에 세가지 이상의 징후가 나타나면 중

Box 10-4-10
급성 췌장염의 예후평가를 위한 Ranson 기준

입원 또는 진단 시 평가:
- 나이 > 55세
- 백혈구 > 16,000/mL
- 혈당 > 200mg/dL
- 혈청 LDH > 350 IU/mL
- 혈청 AST > 250 IU/dL

초기 48시간 이내:
- 헤마토크릿 감소 > 10%
- BUN 증가 > 5mg/dL
- 혈청 칼슘 < 8mg/dL
- 염기 결핍 > 4mEq/L
- 측정된 체액 축적 > 6L
- PaO_2 < 60mmHg

중 급성 췌장염을 예측하게 되고 사망률은 10~20%에 이른다. Ranson 기준은 90% 이상의 정확도를 가지며, 고위험 환자를 임상적으로 확인하는데 유용하나 평가가 이루어지기까지 48시간이 지연된다는 단점이 있다.

The Acute Physiology and Chronic Health Evaluation II(APACHE II) 점수는 급성 췌장염의 중증도를 예측하는데 유용한 것으로 평가되었다(표 10-4-2). APACHE II는 입원시, 24시간, 48시간에 건강 상태와 생리적 항목 중 가장 나쁜 결과를 이용한다. 입원시 APACHE II 8점 이상은 중증 발병의 68%를 예측했다. APACHE II는 매일 사용할 수 있다는 장점이 있으며, Ranson 기준과 APACHE II 점수의 48시간 결과는 유사하게 나타났다.

중증도를 예측하기 위해 혈청 표지자로는 C 반응 단백(CRP), leukocyte elastase, trypsinogen active peptide(TAP)가 포함된다. CRP는 중증도에 따라 증가하며, 비용이 저렴하고 쉽게 이용할 수 있지만 감염 후 48시간까지 유의하게 증가하지 않아 급성 췌장염을 진단하는데 제한적이다. TAP는 트립시노겐이 트립신으로 활성화될 때 분비되며 급성 췌장염의 주 표지자이지만 위양성과 위음성 반응이 나타날 수 있다.

5) 합병증

급성 췌장염의 국소 및 전신 합병증은 Box 10-4-11에 요약되어 있다.

Box 10-4-11
급성 췌장염의 주요 합병증

국소적
- 췌장 괴사
- 췌장 가성낭종
- 췌장 농양

호흡기계
- 무기폐
- ARDS
- 늑막삼출

심혈관계
- 저혈량성 쇼크
- 패혈성 쇼크
- 출혈성 쇼크

신장계
- 급성 신부전

혈액학적
- 파종성 혈관내응고 증후군

대사성
- 고혈당
- 고중성지방혈증
- 저칼슘혈증
- 대사성산증

위장관
- 위장관 출혈

표 10-4-2 APACHE II 분류체계

Physiologic Variable	High Abnormal Range +4	+3	+2	Low Abnormal Range +1	0	+1	+2	+3	+4
Temperature rectal(℃)	≥41	39–40.9		38.5–38.9	36.0–38.4	34–35.9	32–33.9	30–31.9	≤29.9
Mean arterial pressure = (2×diastolic + systolic)/3	≥160	130–159	110–129		70–109		50–69		≤49
Heart rate (ventricular response)	≥180	140–179	110–139		70–109		55–69	40–54	≤39
Respiratory rate (nonventilated or ventilated)	≥50	35–49		25–34	12–24	10–11	6–9		<5
Oxygenation A-aDO_2 or PaO_2(mm Hg); FIO_2 >0.5; record A-aDO_2	≥500	350–499	200–349		<200				
FIO_2 <0.5, record only PaO_2				>70	61–70		55–60	<55	
Arterial pH(if no arterial blood gases [ABGs] record serum HCO_3 below)*	≥7.7	7.6–7.69		7.5–7.59	7.33–7.49		7.25–7.32	7.15–7.24	<7.15
Serum sodium	≥180	160–179	155–159	150–154	130–139		120–129	111–119	≤110
Serum potassium	≥7	6–6.9		5.6–5.9	3.5–5.4	3–3.4	2.5–2.9		<2.5
Serum creatinine (mg/dL) (double point for acute renal failure)	≥3.5	2–3.4	1.5–1.9		0.6–1.4		<0.6		
Hematocrit (%)	≥60		50–59.9	46–49.9	30–45.9		20–29.9		<20
White blood count	≥40		20–39.9	15–19.9	3–14.9		1–2.9		<1
Glasgow coma scale(GCS) (score = 15minus actual GCS)†	15–GCS =								
A Total acute physiology score(APS)	Sum of the 12 individual variable points =								
*Serum HCO_3 (venous mmol/L) (not preferred, use if no ABGs)	<52	41–51.9		32–40.9	22–31.9		18–21.9	15–17.9	<15

†Glasgow Coma Scale	(Circle Appropriate Response)	B(Age and Points)		C(Chronic Health Points)	
Eyes open	Verbal–nonintubated	Age	Points	If any of the 5 CHE categories is answered with yes give +5 points for nonoperative or emergency postoperative patients	
4 – spontaneously	5 – oriented and controversed	<44y	0		
3 – to verbal command	4 – disoriented and talks	45–54y	2		
2 – to painful stimuli	3 – inappropriate words	55–64y	3	Liver	Cirrhosis with portal hypertension or encephalopathy
1 – no response	2 – incomprehensible sounds	65–74y	5		
	1 – no response	>75y	6	Cardiovascular	Class IV angina or at rest or with minimal self–care activities
Motor response					
6 – to verbal command	Verbal–intubated			Pulmonary	Chronic hypoxemia or hypercapnia or polycythemia or pulmonary hypertension >40mmHg
5 – localizes to pain	5 – seems able to talk				
4 – withdraws to pain	3 – questionable ability to talk				
3 – decorticate	1 – generally unresponsive			Kidney	Chronic peritoneal or hemodialysis
2 – decerebrate				Immune	Immune–compromised host
1 – no response		Age points =		Chronic health points =	

APACHE II score (sum of A + B + C): A APS points + B age points + C chronic health points = total APACHE II.

(1) 국소 합병증

췌장염은 췌장 주위 복막의 염증과 복강내 체액이 축적되어 췌장 가성 낭종(pancreatic pseudocyst), 췌장 농양, 급성 위장관 출혈을 일으킬 수 있다. 급성 췌장염의 20% 이상에서 췌장의 가성 낭종이 발생되며, 괴사 과정의 일부분으로 가성 낭종은 염증의 조직파편(찌꺼기)과 췌장 분비물이 모인 것으로 파열되어 출혈을 일으키거나 세균 전위와 패혈증을 유발하는 감염을 일으킬 수 있다. 가성 낭종은 오심과 구토를 동반한 복통이 지속되고, 고열이 있으며 혈청 아밀라제가 상승한 경우 의심된다. 가성 낭종은 수술의 적응증이지만 일부는 자연 회복되므로 일반적으로 보존적 치료를 기다린다. 가성 낭종의 외과적 치료는 체내 또는 체외 배액하거나 침흡인을 시행한다. 가성 낭종이 감염되었거나 천공되었을 경우 긴급히 외과적 중재가 요구된다.

췌장 농양은 췌장 내 또는 췌장 주위의 화농성 물질이 모인 것이다. 농양, 가성낭종, 괴사 조직에 의해 췌장의 감염이 발생하면 환자는 고열(39℃ 이상), 빈맥, 백혈구 증가증(WBC 20,000cells/mL 이상), 복통, 구토 또는 다른 임상적 악화 징후를 나타낸다. 췌장염 발병 후 감염이 치료되지 않는다면 대부분 치명적이므로 광범위 항생제를 사용한다.

급성 췌장염의 위장관 합병증으로는 위장관 출혈과 세균 전위가 있다. 위장관 출혈은 소화성 궤양, 출혈성 위십이지장염, 스트레스성 궤양과 Mallory-Weiss 증후군에 의한 출혈로 급성 췌장염의 가장 흔한 위장관 합병증이다. 위장관의 연동운동 감소는 세균 전위를 일으킬 수 있다.

(2) 호흡기계 합병증

급성 췌장염에 의한 호흡기계 합병증은 효소(예: phospholipase)의 분비가 원인이라고 여겨지고 있다. 폐합병증에는 동맥혈 저산소혈증, 무기폐, 흉막 삼출액, 폐렴, 급성 호흡부전과 급성 호흡곤란증후군(ARDS)이 포함된다. 동맥혈 저산소혈증은 경한 환자에서도 나타날 수 있으므로, 초기 수일 동안은 매 8시간 마다 동맥혈가스검사를 시행하고 치료는 적극적인 호흡 간호(예: 심호흡과 기침)와 체위변경을 자주 시행한다. 총체적인 산소화 상태를 개선하기 위해 산소를 공급한다. 수액은 수액 과다와 폐울혈을 예방하기 위하여 신중하게 투여해야 한다. 급성 호흡부전 환자는 기계적 환기를 필요로 하며, 복부 팽만과 횡격막 운동 감소는 무기폐를 유발한다.

(3) 심혈관계 합병증

혈역학적으로 의미있는 수액 손실은 전격성 췌장염(fulminant pancreatitis)의 특징이다. 순환계로 효소가 분비되어 나타나는 전신적 증상은 말초혈관 이완으로 저혈압과 쇼크를 유발하게 된다.

췌장으로 관류가 감소하면 심근 억제인자(myocardial depressant factor)를 분비하여 심장 수축력을 감소시키고 심박출량에 영향을 미치므로 전신 장기의 관류를 저하시키게 된다. 심근 억제인자의 분비를 예방하기 위하여 초기에 적극적인 수액 공급을 하도록 한다. 트립신의 활성은 비정상적인 혈액응고와 혈전 용해의 원인이 되어 파종성 혈관내 응고(disseminated intravascular coagulation)를 유발하여 출혈을 촉진한다.

(4) 신장계 합병증

저혈량과 신장으로의 관류 저하는 급성 신부전을 유발한다. 급성 췌장염 초기 2주 내 사망하는 대부분의 원인은 호흡기계 또는 신장계 합병증에 의한 것이다.

(5) 대사성 합병증

저칼슘혈증과 고지혈증이 나타나며, 염증이 있는 췌장 주위의 지방 괴사조직과 관련이 있다. 고혈당은 랑게르한스섬의 세포 손상으로 발생하고, 대사성 산증은 관류 저하와 혐기성 대사의 활성으로 나타난다.

6) 중재

(1) 내과적 중재

급성 췌장염의 내과적 중재는 다음과 같다(Box 10-4-12).

① 수액과 전해질 보충

수액 주입은 혈관내 체액 감소와 다른 공간으로 손실된 체액을 보충하게 된다. 중증 급성 췌장염은 후복막 공간이나 복막강내로 약 12L 정도의 수액이 손실되므로, 치료 목표는 장기와 조직의 관류를 유지하고 쇼크를 예방하기 위하여 충분한 수액 공급으로 순환 혈량을 유지하는 것이다. 저혈량증과 쇼크는 조기 사망의 주요 원인으로 적극적인 수액 공급으로 쇼크 과정을 되돌리지 못하는 경우 발생한다.

수액은 알부민과 Ringer's lactate 같은 교질액과 정질액이 투여된다. 급성 출혈성 췌장염은 손실 혈량을 보충하기 위해 농축 적혈구를 수혈한다. 수액 보충은 섭취량과 배설량, 체중으로 평가되고 중증 환자는 폐동맥쐐기압(PCWP) 또는 중심정맥압(CVP)과 같은 혈역학적 감시가 요구된다.

수액요법에 반응하지 않는 저혈압의 중증 환자는 혈압을 유지하기 위해 도파민을 저용량(2~5μg/kg/minute)으로 시작하는데, 저용량은 혈압을 유지하면서 신장 관류를 증가시키는 장점이 있다.

소변량은 수액 공급의 적정성 평가에 민감한 방법으로 시간 당 30mL 또는 0.6mL/kg 이상 유지해야 한다. 또한 혈압과 맥박수도 혈량 상태를 측정하는데 유용하다.

중증 저칼슘혈증의 경우 호흡장비를 준비하고 발작 예방에 주의를 기울인다. 간호사는 칼슘 수치를 감시하며 칼슘 보충에 대한 반응을 확인하도록 한다. 칼슘 보충은 말초 주입시 주위조직 침윤으로 조직 괴사를 일으키기 때문에 중심정맥을 통해 주입해야 한다. 또한 무기력, 오심, QT 간격 단축, 신경과 근육의 흥분성 감소와 같은 칼슘 독성에 대한 감시가 필요하다. 또한 저마그네슘혈증이 나타나는데, 혈중 마그네슘 농도는 칼슘치가 정상으로 회복되기 전에 교정되어야 한다. 칼륨은 구토로 인해 손실되고 칼륨이 풍부한 췌장액이 분리되어 축적되므로 조기에 보충되어야 한다.

고혈당은 인슐린 분비 장애, 글루카곤의 분비 증가, 스트레스 반응과 일부에서 탈수나 전해질 분균형과 관련되어 나타난다. 혈당 조절을 위해 regular insulin(RI) sliding/scale이 처방되는데, 급성 췌장염에서 글루카곤 농도는 일시적으로만 증가되므로 조심스럽게 주입되어야 한다. 수액 보충에 대한 반응은 의식수준, 소변량, 심박출량, 혈역학적 수치와 혈중 젖산의 회복으로 알 수 있다.

② 통증 관리

통증 관리는 극심한 통증과 통증이 췌장효소 분비를 증가하기 때문에 우선적으로 요구된다. 췌장의 염증 정도에 따라 통증 정도가 심하고 지속적이다.

자가 통증 조절장치(patient-controlled analgesia, PCA)가 선호되며 적절한 통증 조절을 위해 정맥주사용 마약성 진통제를 투여한다. 오디 괄약근의 경련을 유발하는 morphine sulfate보다는

Box 10-4-12
췌장염 환자를 위한 협력적 간호지침

결과	중재
산소화/환기	
동맥혈 가스가 정상 범위내에 있다.	• 체위변경, 심호흡, 기침, 폐활량계(incentive spirometer)를 매 4시간 그리고 필요시 적용한다. 흉부물리요법을 시행한다. • 저환기, 빠르고 얕은 호흡, 호흡 곤란을 사정한다. • 맥박산소측정, 호기말 CO_2, 동맥혈 가스를 측정한다. • 필요시 진정제를 투여한다. • 필요에 따라 산소를 공급한다.
환자의 폐는 깨끗하다.	• 호흡음을 매 2–4시간 그리고 필요시 청진한다. • 수포음이 들리거나 인공기도에 분비물이 있는 경우에만 흡인을 시행한다.
환자는 무기폐, 폐염, 급성호흡곤란 증후군의 증거가 없다.	• 흡인 전 후 과환기와 과산소화를 제공한다.
순환/관류	
혈압, 맥박수, 혈역학적 지표는 정상 범위내로 유지된다.	• 활력징후를 1–2시간마다 측정한다. • 폐동맥압, 우심방압을 매 1시간마다 측정하고, 폐동맥카테터가 있는 경우 6~12시간마다 전신혈관저항, 말초정맥저항을 측정한다. • 정맥주사를 유지한다. • 저혈량이 의심되면 혈량을 보충하고 반응을 평가한다.
혈중 젖산은 정상 범위내로 유지된다.	• 젖산이 정상범위내에 도달할 때까지 매일 측정한다. • 산소 공급을 증가하기 위해 지시에 따라 적혈구, 심근 수축제, 교질액을 주입한다.
급성 위장관 출혈, 혈액응고증, 파종성 혈관내응고와 관련된 출혈이 없다.	• PT, PTT, CBC를 매일 또는 필요에 따라 측정한다. • 출혈 징후를 사정한다. Cullen' s 또는 Grey Turner' s 징후가 있는지 관찰한다. • 필요에 따라 혈액제제를 주입한다.
수액/전해질	
환자는 적정 혈량을 유지한다.	• 정맥주사를 유지한다. • 체중을 매일 측정한다. • 섭취 배설량을 측정한다. • 복부 둘레는 동일 위치에서 매 8시간마다 측정한다.
전해질 불균형이나 신기능 부전이 없다.	• 전해질은 매일 그리고 필요시 측정한다. • 무기력(lethargy), 진전(tremor), 강직(tetany)과 리듬장애(dysrhythmia) 징후가 있는지 사정한다. • 지시에 따라 전해질을 보충한다. • BUN, 크레아티닌, 혈중 삼투압과 소변 전해질을 매일 측정한다.

Box 10-4-12
췌장염 환자를 위한 협력적 간호지침(계속)

결과	중재
활동/안전	
침상안정과 부동으로 인한 합병증이 없다.	• 심부 정맥혈전을 예방한다. • 체위변경을 자주한다. • 급성기가 지나고 혈역학적 안정과 지혈이 되면 운동을 시작한다. • 물리치료사에게 의뢰한다.
일상 생활활동(ADLs)과 스스로 움직일 수 있는 능력을 회복하거나 유지한다.	• 관절가동범위 운동과 근력 운동을 시행한다. • 전신염증반응증후군을 관찰한다: 백혈구 증가, 체온 상승, 빈호흡, 빈맥 • 시술시 무균술을 지킨다.
감염의 증거가 없고 백혈구 수치가 정상 범위 내에 있다.	• 침습적 카테터를 무균적으로 유지한다. • 병원 지침에 따라 침습적 카테터를 교환하고 혈액, 카테터 끝, 체액 등에 대하여 배양검사를 시행한다.
피부 통합성	
피부가 손상되지 않았다.	• 피부 상태를 매 8시간마다 그리고 체위변경시 사정한다. • 2시간 마다 체위 변경한다. • 압력 감소제거 매트리스를 사용한다.
영양	
대사 요구에 적합한 열량과 영양이 공급된다(예: 기초 에너지 소모량).	• 비경구 영양을 한다. • 금식을 유지한다. • 영양사 또는 영양지원팀에 의뢰한다. • 지방과 지질을 제한한다. • 적은 양으로 자주 제공한다.
대사 장애가 최소화 된다.	• 알부민, 전알부민, 트랜스페린, 콜레스테롤, 중성지방, 포도당을 측정한다.
안위/통증 조절	
환자는 거의 통증이 없거나 통증 척도 점수가 5점 미만이다.	• 통증과 불편감은 객관적인 통증 척도를 이용하여 4시간마다 그리고 진통제 투여 후 측정한다. • 진통제 주입 후 환자 반응을 사정한다. • 비약물적 통증조절 방법(예: 음악, 기분전환, 접촉)을 진통제와 병행하여 사용한다.
환자는 오심이 거의 없다.	• 비위관의 개방성을 유지한다. • 오심과 구토를 관찰한다. • 지시가 있을 경우 구토 억제제를 투여한다.

Box 10-4-12
췌장염 환자를 위한 협력적 간호지침(계속)

결과	중재
정신사회적	
환자는 불안이 감소된다.	• 환자의 걱정과 두려움에 대해 경청한다. • 불안에 대한 환자의 반응을 사정한다. • 효과적인 대처행동을 지지한다. • 도움이 안되는 행동에 대하여 대안을 교육한다. • 정보를 제공하고 설명하여 환자의 통제력을 증진하도록 돕는다. • 가능할 때 기회를 허락한다. • 일상에서 예측 가능한 것들을 가능한 많이 제공한다.
교육/퇴원 계획	
환자/보호자는 치료에 필요한 시술과 검사를 이해한다. 보호자는 질병의 심각성에 대해 이해하고 적절한 질문을 하며 잠재적 합병증에 대해 알고있다.	• 천자술(paracentesis), 폐동맥 카테터 삽입 또는 혈액 검사와 같은 시술를 위해 환자/보호자를 준비한다. • 췌장염의 증상과 합병증(패혈증과 ARDS 등)에 대해 설명한다. • 병태생리, 모니터링, 치료 등에 관하여 질문할 수 있도록 보호자를 격려한다. • 환자와 가족에게 퇴원 계획(상처간호, 투약, 식이 제한 등)을 교육한다.

meperidine이 선호되며 다른 마약성 진통제와 함께 사용한다. Fentanyl citrate(sublimaze)는 아편제이지만 급성 췌장염의 통증 조절에 효과적이다.

진통제는 복통을 예방하기 위해 매 3~4시간 마다 규칙적으로 투여하고, 투약의 반응은 통증 척도를 이용하여 평가한다. 마약성 진통제는 호흡억제 작용이 있기 때문에 호흡 상태를 주의 깊게 관찰해야 한다. 구토를 하지 않는 경우 비위관은 논란의 여지가 있지만 간헐적 흡인의 비위관은 통증 조절에 도움이 된다. 또한 환자의 체위를 편안하게 하여 불편감을 제거하도록 한다.

③ 췌장의 휴식

급성 췌장염의 일부 환자에서 위장을 감압하고 세크레틴(secretin) 자극을 감소하기 위해 비위관 흡인이 사용된다. 췌장분비를 자극하는 세크레틴(secretin)은 십이지장에서 산에 반응하여 분비된다. 비위관은 오심, 구토와 복통을 감소시키며 위팽만이나 마비성 장폐색에서도 필요하다. 구강 섭취는 복통을 유발하고 자가소화 과정을 자극하여 췌장에 염증을 유발할 수 있으므로, 복통이 감소하고 혈중 아밀라제가 정상으로 회복될 때까지 금식 상태를 유지해야 한다.

④ 영양 지원

완전 비경구 영양은 마비성 장폐색증, 지속적 복통, 췌장 합병증으로 장기간 금식 상태에 있는 전격성 급성 췌장염 환자에게 제공된다. 지질제제는 염증 반응을 악화시키는 중성지방의 증가를 예방하기 위해 금기해야 한다. 경한 급성 췌장염 환자는 구강으로 수분섭취를 3~7일 내에 시작하고 특별한 문제가 없으면 고형 식이로 서서히 진행한다.

금식 상태가 장기화되면 피부 통합성을 유지하고 환자의 안위를 최대화하기 위하여 구강간호와 비위관의 적정 위치 유지가 중요하다. 환자의 기초 대사률을 감소하기 위하여 침상 안정이 요구되며 이는 췌장 분비 자극을 감소한다.

(2) 외과적 중재

급성 괴사성 췌장염에 의한 전신적 합병증을 예방하기 위해 손상된 췌장 조직을 제거하거나 췌장 전체가 제거된다. 괴사 조직의 외과적 제거술 환자는 광범위 항생제가 투여된다.

급성 췌장염의 원인이 담석인 경우 담낭절제술 또는 ERCP와 내시경적 괄약근절개술이 시행된다.

4. 간염

1) 원인

간염은 간에 미만성 염증을 일으키는 질환으로 바이러스성과 비바이러스성 원인으로 구분된다 (Box 10-4-13). 급성 간염은 발병 6개월 이내 정상 간기능을 회복하거나 만성 간염으로 진행한다. 만성 간염은 6개월 이상 지속되는 염증 과정으로 간경변과 간부전으로 진행된다.

(1) 비바이러스성

비바이러스성 간염(noninfectious hepatitis)은 다량의 알코올 섭취, 자가면역성 질환, 대사성 질환 또는 혈관 질환, 급성 담도폐쇄, 약물에 의해 발생한다. 장기간 알코올 섭취 환자의 10~15%에서 간염이 발병한다.

독성 물질로는 독버섯(amanita phalloides), ecstasy, 일부 한약제제(인삼, comfrey tea,

Box 10-4-13
간염의 원인

바이러스 질환
- 바이러스 간염(A, B, C, D, E)
- 엡스타인바 바이러스(EBV)
- 거대세포 바이러스(CMV)
- 단순헤르페스 바이러스(HSV)
- 콕사키바이러스 B
- 톡소포자충증(toxoplasmosis)
- 아데노바이러스(adenovirus)
- 수두대상포진 바이러스(VZV)

약물과 독소
- 알코올
- Acetaminophen
- Isoniazid
- Salicylates
- Anticonvulsants
- Antimicrobials
- HMG CoA reductase inhibitors
- Alpha methyldopa
- Amiodarone
- Estrogens
- Amanita phalloides mushrooms
- Ecstasy (methylenedioxymethamphetamine)
- Herbal medicines

자가면역 질환
- 자가면역 간염(autoimmne hepatitis)
- 원발성 담즙성 간경변증(primary biliary cirrhosis)
- 원발성 경화성 담관염(primary sclerosing cholangitis)

선천성 질환
- 헤모글로빈침착증(hemochromatosis)
- 윌슨병(Wilson's disease)
- 알파1 안티트립신 결핍(a1 antitrypsin deficiency)

기타 원인
- 비알코올성 지방간
- 임신으로 인한 지방간
- 중증 울혈성 우심부전
- 바드 키아리 증후군(Budd Chiari syndrome)

pennyroyal oil, Teucrium polium)가 포함된다. 자가면역성 간염은 환자 자신의 면역체계가 간을 공격하여 염증을 유발하고 간세포의 손상 또는 파괴를 가져온다. 자가면역성 간염은 증상이 심각할 경우 급성 바이러스 간염으로 잘못 진단 할 수 있다.

(2) 바이러스성

바이러스성 간염(infectious hepatitis)은 간을 침범하여 염증을 일으키는 질환으로, 감염 요인과 혈청 표지자(serology marker)에 따라 A, B, C, D, E형 간염으로 분류한다(표 10-4-3). 그 외 다른 바이러스성 간염으로는 단순헤르페스 바이러스(herpes simplex virus, HSV), 엡스타인바 바이러스(Epstein-Barr virus, EBV), 거대세포 바이러스(cytomegalovirus, CMV), 아데노바이러스(adenovirus) 콕사키 바이러스 B(coxsackievirus B) 수두대상포진 바이러스(varicella-zoster virus,

표 10-4-3 간염의 분류

	A형 간염	B형 간염	C형 간염	D형 간염	E형 간염
잠복기(일)	15-45	30-180	15-160	30-180	14-60
발현	급성	잠행성	잠행성	급성 또는 잠행성	급성
전염경로	대변/경구 오염된 음식, 물	혈액 성적접촉 수직감염 경피적	혈액 성적접촉	혈액 성적접촉 (HBV와 동반 감염)	대변/경구 오염된 음식, 물
중증도	경증	중증	중등도	매우 중증	악성 특히 임산부
예후	양호	연령과 허약정도에 따라 악화	중등도	급성: 양호 만성: 불량	양호(임산부 제외)
진단					
급성	Anti HAV IgM	HBsAg Anti HBc (IgM) HbeAg	HCV ELISA Anti HCV recombinant strip immunoblot assay(RIBA)	HDV Ag	임상적
만성		Anti HBc (IgG)	HCV RNA Anti HCV	Anti HDV	-
예방 (성인)	면역 글로불린	Hepatitis B 백신 면역 글로불린	? 면역 글로불린	없음	없음
보균자	없음	있음	?	있음	없음

VZV)이 있다. 바이러스성 간염 환자는 권태감, 오심, 구토, 설사, 식욕부진, 상복부 불편감, 미열과 같이 감기와 유사한 비특이적 증상을 보이는데, B형 간염 환자의 경우 좀 더 심각한 증상을 보인다.

① A형 간염

A형 간염(hepatitis A virus, HAV)은 구강-항문을 통해 전염되는 RNA 장바이러스(enterovirus)가 원인이며, 주로 오염된 물 또는 날것이나 부분적으로 요리된 어패류에 의해 발생한다. 대부분 증상이 없거나 경증이지만 노인의 경우 심하게 발현될 수 있다. 잠복기는 바이러스에 노출된 후 15~45일이다. HAV 감염은 급성 간질환을 일으키고 대부분 완치되며 만성 간염이나 간경변으로 진행되지 않지만, 드물게 전격성 간부전으로 진행하여 미국의 경우 매년 약 100명이 HAV 간염으로 사망하는데, 이 중 70% 이상이 49세 이상이다. 혈액검사는 아미노전이효소(ALT, AST), 빌리루빈, 알카리성 포스파타제가 상승되고 중증의 경우 PT가 연장된다. 진단은 혈청 항체검사를 통해 이루어지며, 항 A형 간염바이러스 IgG(Anti-HAV IgG) 항체는 A형 간염이 과거에 발현되었던 환자에게 나타나지만 급성 감염을 진단하는데는 도움이 되지 않는다. 대신 항 A형 간염바이러스 IgM(anti-HAV IgM)이 양성이면 6개월 이내의 HAV 감염을 의미한다. HAV 간염의 보균자는 없다.

질병 초기에는 증상이 없지만 전염력이 높은 잠복기에 해당되고 특히 대변에서 HAV가 높게 검출된다. 증상이 발현된 후에도 감기와 유사하므로 오진을 할 수 있다. 일부 환자들은 황달이 나타나면서 병원을 찾게 된다. 전형적인 두가지 증상은 황달과 간비대로 황달은 70%, 간비대는 80%에서 나타난다. 황달이 나타나는 시기에는 간내에 바이러스가 존재하긴 하나 대변으로 배설되는 바이러스 양이나 바이러스 혈증 그리고 전염력은 현저히 감소한다. 간기능 검사가 정상 범위로 돌아오면 회복된 것을 의미한다.

HAV에 노출된 후에는 면역 혈청 글로불린을 투여하여 수동 면역을 획득할 수 있다. 대부분의 면역 혈청 글로불린은 적정 양의 anti-HAV가 함유되어 있어 감염을 완전히 예방하지는 못하지만 증상을 완화시킨다.

② B형 간염

B형 간염 바이러스(hepatitis B virus, HBV)는 역전사(reverse transcription, RNA를 주형으로 해서 DNA를 합성)에 의해 증식되는 Hepadnaviridae 종의 DNA 바이러스이다. 감염은 급만성 간염의 원인이고 잠복기는 30~180일로 평균 12주이다. HBV는 수혈, 주사침 사고, 오염된 주사기 등 비경구적 경로를 통한 혈액 또는 혈액 성분에 의해 전염된다. HBV 항원은 정액, 점액, 침과 같은 체액에 존재하므로 성적 접촉을 통해서도 흔히 전파되며 모체를 통한 수직 감염과 피부나 점막이 손상될 경우에도 전염 경로가 될 수 있다.

B형 간염 표면 항원(hepatitis B surface antigen, HBsAg)은 HBV 표면을 덮고 있는 단백질로써 바이러스 복제동안 과잉 생산된다. HBsAg은 HBV 감염을 해석하는데 가장 중요한 지표로 양성 반응이 나오면 HBV에 감염되었음을 의미한다. HBsAg 양성과 함께 혈청 아미노전이효소가 현저히 증가하고 급성 질환이 동반된다면 급성 B형 간염을 의미한다. HBsAg이 6개월 이내 음성으로 나오면 감염에서 회복되었고, 만성 질환으로 진행되지 않음을 의미한다. 급성 HBV 환자가 감염에서 회복되거나 B형 간염 백신을 접종받은 경우 B형

간염 표면 항체(anti-HBs) 또는 HBsAb를 획득하게 되는데 이는 B형 감염으로부터 보호받고 있음을 의미한다.

급성 B형 간염은 전격성 간부전으로 발전될 수 있다. HBV 사망률은 약 1%, 만성 활동성 HBV 사망률은 5~10%로 보고 되었다. 이러한 환자들은 HBsAg 정도가 높고 타인을 감염시킬 수 있다. anti-HBc(anti-hepatitis B core antibody)는 감염 초기에 나타나 수년간 지속되며 두가지 아형으로 존재하므로 급성과 만성의 감별진단에 도움이 된다. Anti-HBc (IgM)은 감염의 초기에 나타나 6~18개월 동안 존재하므로 anti-HBc(IgM) 역가(titer)가 높으면 급성 감염을 나타내고, 역가가 낮으면 만성 간염을 의미한다. Anti-HBc(IgG)는 급성 간염을 앓고 회복되었거나 만성 HBV 보유자에게 나타나고 영구히 지속된다. B형 간염 e 항원(hepatitis Be antigen, HBeAg)은 바이러스 복제가 활동적임을 의미하고 질환의 중증도, 경과, 치료를 결정하는데 도움이 된다. HbeAg 양성인 경우 전염성이 높음을 의미한다.

급성 HBV 감염의 임상적 징후와 증상은 HAV와 유사하지만 관절통, 고열, 발진은 HBV의 주요 증상이다. 그러나 HBV 환자에서 전격성 간부전으로 진행될 위험이 더 높아 황달, 간성 뇌병증, 간 합성능의 악화가 특징적이다.

HBV의 전염 위험성에 의해 주사바늘 사고와 같이 예기치 않은 노출 후에는 수동면역으로 B형 간염 면역글로불린을 고농도 사용하여 혈중에 충분한 역가의 anti-HBs를 유지한다.

HBV에 대한 능동면역 백신(recombivax-HB, engerix-B)은 6개월에 걸쳐 예방접종 하는데, HBV에 노출될 가능성이 높은 의료 종사자나 HBV 환자와 접촉한 대상에게 권장된다. 또한 혈액매개 병원체에 노출되지 않도록 보호하는 예방지침을 준수해야 한다.

③ C형 간염

진단 검사의 발전으로 non-A, non-B형 간염이라고 불리는 C형 간염 바이러스(hepatitis C virus, HCV)가 1989년 확인되었다. HCV는 flavivirus 종에 속하는 단일 선형 RNA 바이러스로 급성 및 만성 간염을 유발하는 혈액매개 바이러스이다. HCV의 만성도는 85%의 환자에서 나타나며, 미국에서 간 이식을 시행하는 주된 원인이다. HCV 검사를 의무화한 1992년 이전에는 수혈에 의해 많은 사람들이 HCV에 감염되었다. 다른 위험요인으로는 오염된 주사바늘로 불법 약물을 주사하거나 직업적 주사바늘 사고가 포함된다. 또한 일반적이지는 않지만 출산 전후, 성적 접촉, 가족간 접촉에 의해서도 감염된다. HCV의 잠복기는 15~160일로 평균 7주이다. HCV의 약 50~70%는 만성 간염으로, 20~30%는 간경변이나 간암으로 진행된다.

증상으로는 피로감, 식욕부진, 체중감소, 복통을 나타낸다. 진단 검사로는 HCV 효소면역 측정법(ELISA;enzyme-linked immunosorbent assay 아미노전이효소가 상승되어 있고 혈액 투석 환자의 경우 시행), anti-HCV recombinant strip immunoblot assay(RIBA; HCV가 양성이거나 간염의 증상이 있는 경우 시행), HCV RNA 검사(HCV RIBA 결과가 불확실하지만 HCV가 의심되는 경우 시행)가 포함된다. 혈액내 바이러스를 검사하는 HCV RNA는 혈액이나 간조직에서 HCV를 확인하기 위한 절대표준(gold standard) 검사이다. HCV RNA 정량적 검사는 질환의 진행 정도와 치료 효과를 평가하는데 이용된다.

HCV의 치료로는 유일하게 증명된 interferonalpha가 이용되지만 환자의 70~80%는 치료 중단 후 6~12개월 이내 재발되는 것으로 나타났다. HCV 감염은 드물게 급성 감염으로 진단되는데, 급성 HCV 환자에게 인터페론를 투여한다면 치료에 대한 반응은 98%에 달한다.

④ D형 간염

D형 간염 바이러스(hepatitis D virus, HDV)는 HBV에 의해 복제되므로, B형 간염이 있는 사람에게서 발생한다. HDV 감염은 만성 B형 간염 환자에게 중복 감염되거나 HBV 감염과 동시에 발생한다. HDV는 전격성 간염과 만성 간염으로 진행된다. 미국에서 HDV 감염은 다량의 수혈과 정맥주사 약물 남용 대상에게 주로 나타났다. 질병 초기에는 hepatitis D antigen(HDV Ag)이 혈액 내에서 검출되며, 질병 후기에는 D형 간염 바이러스 항체(anti-HDV)가 발견된다.

HDV는 B형 간염과 함께 발병되기 때문에 급성 및 만성 B형 간염의 증상과 유사하지만 HDV에서 더 뚜렷하게 나타난다.

⑤ E 형 간염

E형 간염 바이러스(hepatitis E virus, HEV)는 HAV와 유사한 단일 선형 RNA 바이러스이다. 오염된 물과 음식에 의해 구강-항문으로 전파되며 잠복기는 14~60일이다. HEV는 인도, 동남아시아, 일부 멕시코 및 아프리카에서 호발하고 사망률은 약 0.5%로 매우 낮다. HEV는 원인은 밝혀지지 않았지만 임산부에서 전격성 간부전으로 진행되며 이 경우 사망률은 20%까지 증가한다. HEV 감염 발생률은 미국에서 1% 미만으로, 환자가 간염의 증상을 보이고 최근에 호발 지역을 방문했거나 거주한 사람이라면 주의 깊은 관찰이 요구된다.

2) 병태 생리

간의 대사기능을 담당하는 간세포는 많은 중요한 기능을 수행한다. 가장 주요 기능으로는 영양물 대사(예: 포도당, 단백질, 지방, 비타민)와 약물, 알코올, 암모니아, 독소, 호르몬의 해독작용이 있다. 또한 간세포는 응고인자의 합성, 빌리루빈의 결합과 분비, 담즙염 합성 기능이 있다. 간세포는 손상이 심하지 않거나 만성적으로 많이 진행되지 않은 경우 간기능에 특별한 변화를 보이지 않으며, 간세포의 60%가 손상되면 간부전이 나타나고 75% 이상 손상된 경우 증상이 발생한다.

급성 간질환은 주로 바이러스나 약물에 의해 발생하는데 갑자기 발병하고 회복하거나 만성적으로 진행하며 또는 사망하게 된다. 만성 간질환은 간경변으로 서서히 진행하는데 미국의 경우 사망원인의 12번째에 해당한다. 간에서 질병 진행과정은 이물질과 체내 독성 물질을 섭취하여 분해하는 과정에서 간세포, 혈관, 쿠퍼세포(Kupffer cell)에 영향을 준다. 만약 손상 정도가 경증이면 간세포가 재생되고 간기능은 회복되지만 중증이거나 지속적이라면 간세포의 재생은 불완전하고 섬유화로 진행된다. 섬유성 변화는 간의 구조를 변화시켜 간경변증과 간의 혈류 장애로 진행된다. 급성 간손상은 황달이 나타난 8주 이내에 발생하는 간성 뇌병증으로 정의되며 전격성 간부전으로 진행된다. 간성 뇌병증은 간이 혈류로 부터 암모니아와 독소를 해독하지 못한 결과 의식의 변화를 초래하는 것이다. 간기능이 회복되지 않거나 간이식을 하지 않는다면 전격성 간부전은 뇌부종과 혼수로 진행되고 결국 뇌 탈출에 의해 사망에 이른다.

3) 사정

(1) 건강력

환자의 음주력, 약물 복용, 한약제 복용, 수술과 수혈력, 직업력, 호발지역의 여행 경험, 성경험에 대한 조사는 진단을 감별하고 간호계획과 환자 교육을 위해 필요하다. 대부분의 급성 간염 환자들은 간효소 수치가 약간 상승된 것 이외에는 증상이 없다. 전신 증상은 각자 차이를 보이지만 주로 무력감, 피로, 미열, 오심, 구토가 나타나고 가끔 설사를 보이기도 한다.

(2) 신체검진

만성 간염에 의한 간경변과 문맥 고혈압이 존재할 때 황달이 나타난다. 간 비대증은 우상복부 압통을 보이고, 간경변에 의해 혈류가 변화되어 문맥 고혈압 또는 간울혈이 나타난다. 간의 가장자리가 단단하고 결절성으로 만져지며 진행된 간경변은 간의 크기가 감소하여 촉진하기에 어렵다. 문맥 고혈압과 비장의 체액 울혈로 인한 비장비대증은 좌상복부 압통을 보인다. 근 소모증과 복수는 영양부족, 문맥 고혈압, 저알부민혈증에 의해 나타난다. 말초 부종은 저알부민혈증과 하지로부터 혈액 귀환을 방해하는 복수에 의해 유발된다. 비타민 결핍은 설염(glossitis)과 구순증(cheilosis)을 일으킨다. 타박상과 출혈 경향은 응고인자 부족과 비대한 비장으로 혈소판이 제거되기 때문에 나타난다. 다른 증상으로는 모세관확장증(telangiectasis)이나 보통 상체에 발생하는 거미상 모반(spider nevi)이 있는데, 가운데 가는 맥박성 동맥이 있으면서 주변 혈관이 방사상으로 뻗어나간 모양이다. 손바닥 홍반은 복수를 동반한 간염에서 과역동적 심장 이상에 의한 혈류 증가로 나타난다. 남자는 간에서 에스트로겐 과다와 호르몬 대사의 변화로 체모가 줄어들고, 정관 위축과 여성형 유방을 보이게 된다.

배꼽 주위 복벽 정맥이 팽창되어 나타나는 메두사 머리(caput medusae)는 문맥 고혈압과 측부혈관의 발달과 울혈로 나타난다(그림 10-4-4). 이러한 울혈은 간과 상복부 청진시 동맥성 잡음(수축기) 또는 정맥성 잡음(수축기와 이완기)을 들을 수 있다. 질환이 진행되면 간성 뇌병증, 복수, 말초 부종이 나타난다. 다른 증상으로는 빌리루빈의 비정상 분비의 결과 거품 섞인 진한 호박색 소변과 회색변을 본다. 비전염성과 전염성 간염의 일반적 증상과 징후는 표 10-4-4에 정리되어있다. 간의 대상 부전(예: 문맥 고혈압, 복수, 간뇌병증, 혈액응고장애)을 보이는 환자는 신속하게 입원 치료하여야 한다.

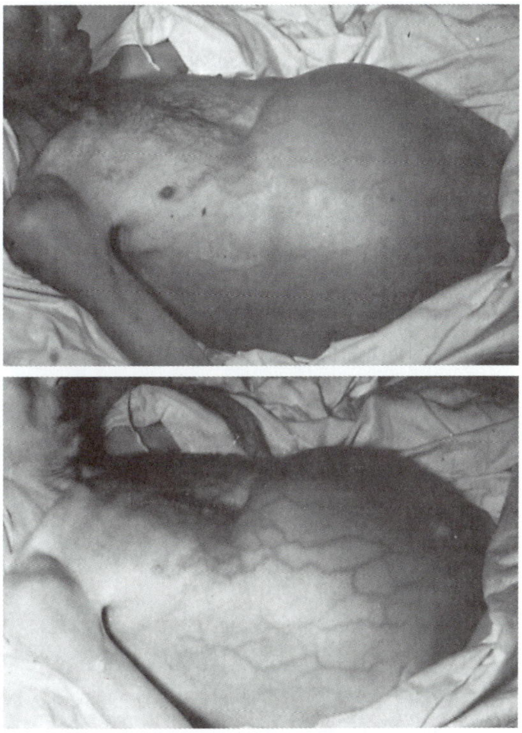

그림 10-4-4 흑백 및 적외선 사진으로 찍은 알코올성 간질환 환자의 앞 복벽에서 볼 수 있는 복부 측부정맥

표 10-4-4 간염의 일반적 증상과 징후

증상과 징후	원인
전신 증상	
열, 오한	바이러스 감염에 대한 면역반응
전신 허약감, 영양부족	영양분 대사 장애
위장계	
우상복부 통증	간비대증
좌상복부 통증	비장비대증
식욕부진	복수, 피로감
복부 팽만	복수
오심, 구토/토혈	문맥 고혈압
회색 변	결합 빌리루빈의 배설 장애
설사	지방대사 장애
흑색변, 혈변	문맥 고혈압
호흡기계	
호흡곤란	문맥 고혈압
호흡일 증가	
산소포화도 감소	
산소분압 감소	
심장계	
맥박수 증가	저혈압, 간과 비장에 체액 울혈, 단백질 대사 감소/
혈압 감소	저알부민혈증으로 말초 부종
부정맥	전해질 불균형
말초 부종	단백질 대사 장애
신경계	
두통	암모니아와 다른 독소의 대사장애
우울/흥분	
운동 실조증	
비뇨생식기계	
소변량 감소	순환량 부족과 사구체여과율 감소
거품섞인 진한 호박색 소변	결합 빌리루빈의 배설(수용성 담즙)
피부	
황달	담즙 배설 장애
소양증, 건조한 피부	담즙 배설 장애
타박상, 반상출혈	응고인자 합성 장애
거미상 모반, 메두사 머리	문맥 고혈압
손바닥 홍반	문맥 고혈압
체모 감소	호르몬 대사장애

표 10-4-4 간염의 일반적 증상과 징후(계속)

증상과 징후	원인
내분비계	
저혈당	당 대사와 축적 장애
체중 증가	복수, 체액의 조직으로의 누출
여성형 유방, 고환 위축(남자)	호르몬 대사 장애(예: 에스트로겐)
면역계	
감염, 자발성 세균성 복막염	쿠퍼세포기능 장애, 비장비대

(3) 임상병리 검사

① 간세포 손상을 평가하는 검사

혈액 검사의 임상적 유용성은 환자의 병력과 임상 증상의 범주 내에서 평가되어야 한다.

간세포에는 아미노전이효소라는 효소가 존재하는데, 간세포가 손상되거나 파괴되면 혈중으로 AST(SGOT)와 ALT(SGPT)가 유리된다. 그러므로 혈중에 이들 효소의 존재는 간세포 손상을 의미한다. 그러나 만성 간질환 진단시 AST/ALT의 민감도는 낮은데 그 이유는 다음과 같다. 첫째, AST/ALT는 주로 골격근에 존재하므로 골격근 손상시 증가하게 된다. AST는 간세포 외에도 심장, 근육, 신장, 뇌 등에 분포하기 때문에 간질환을 진단하는데 특이도가 낮은 반면, ALT는 간세포 내의 세포질에 존재하기 때문에 간세포 손상에 특이도가 높은 검사이다. 둘째, 간조직이 손상되어 정상적인 간세포가 많이 존재하지 않은 경우 간생검 결과 염증소견이 있음에도 불구하고 만성 간염 환자는 비교적 정상수치의 AST/ALT를 보인다.

AST와 ALT 결과는 급성 간손상, 치료에 대한 반응, 내과적 중재에 따른 간질환의 위험 정도를 평가하는데 도움이 된다. 이들 효소의 증가는 간세포 파괴를 의미하고 증가 수치는 파괴된 간세포의 정도를 대략 추정할 수 있다. AST와 ALT는 비교적 균등하게 증가하지만 만성 알코올성 간염에서는 예외로 AST가 ALT보다 더 높게 나타난다. 만성 알코올중독 환자는 비타민 B_6(피리독신)가 부족하므로 피리독신이 결핍되면 AST 합성보다 ALT 합성이 더 억제되어 AST : ALT가 2 이상이면 알코올성 간손상을 의미한다. 만성 간염에서 AST와 ALT는 정상의 10배 미만이다. 그러나 급성 바이러스, 독소 또는 허혈성 간염에서는 1,000U/L 이상으로 증가한다. 알코올성 간염은 상승 정도가 300U/L 이하로 약간 상승한다. AST와 ALT는 예후 예측인자로써 상관관계가 낮다.

② 간 합성기능 평가 검사

간의 합성기능은 알부민, 총 단백질, PT로 측정하는데 이는 간에서 단백질의 합성이 이루어지고 알부민과 다른 단백질은 간기능의 척도이기 때문이다. 알부민은 혈중내 존재하는 주된 단백질로 진행성 간질환과 간경화시 저알부민혈증을 보인다. 알부민은 교질 삼투압을 조절하는데 혈중 농도가 낮으면 혈관내 체액이 간질내로 유출되어 말초 부종을 나타낸다. 알부민농도는 영양부족과 신질환에 의해서도 영향을 받으므로 검사 결과를 해석할 때 참고해야 한다.

PT는 간의 혈액응고 인자의 합성기능을 나타낸

다. 간에서는 혈액 응고인자 II, V, VII, IX, X을 합성한다. 간세포 기능이 80% 이상 손상될 때까지 PT는 지연되지 않는다. 그러나 혈액응고인자 VII은 반감기가 짧기 때문에 PT는 급성 간부전을 평가하는데 도움이 된다. 저프로트롬빈혈증 환자에서 영양 불량의 경우는 제외시키기 위해 비타민 K 결핍을 평가하는데, 비타민 K를 투여한 후에도 PT가 향상되지 않으면 내인성 간질환을 의미한다.

③ 담즙정체 평가 검사

담즙정체(담즙 분비장애)에 대한 검사는 담관의 상태를 평가하는데 도움이 된다. 담즙 통로의 폐쇄는 간외성(예: 담석, 수술후 담관 협착증, 악성종양) 또는 간내성(예: 간세포 기능의 손상이나 소중격 또는 소엽내 담관 손상)으로 구분된다. 담관 상피세포에서 ALP와 감마-글루타밀전이효소(gamma-glutamyltransferase, GGT)의 증가는 담관 손상이나 담즙 통로의 폐쇄를 의미한다.

혈청 빌리루빈의 증가는 간질환의 중증도와 대략적으로 비례한다. 빌리루빈은 노화된 적혈구에서 분해되어 생성되는 대사산물이다. 이때 생성된 빌리루빈을 비결합형(간접) 빌리루빈이라 하는데, 수용성이 아니므로 알부민과 결합하여 간으로 이동되고 간세포에서 글루쿠론산(glucuronic acid)과 결합하여 수용성(결합형, 직접 빌리루빈)으로 변환된 후 담즙과 대변으로 배설된다. 담즙 정체시 결합형 빌리루빈은 혈액내로 역류되어 결합형 고빌리루빈혈증을 보이고 신장으로 배설되는데, 소변은 빌리루빈 색소에 의해 거품이 있는 매우 진한 노란색을 띤다. 비결합형 고빌리루빈혈증은 영양 불량(간으로 빌리루빈을 이동하기 위한 알부민 부족) 또는 결합 과정에서 간세포기능 장애로 인하여 나타난다. 황달은 혈청 빌리루빈치가 2-3mg/dL 이상일 때 나타난다.

4) 중재

급성 간염의 초기 치료는 지지 요법으로 휴식과 충분한 영양공급을 하고 간독성 물질과 약물 복용을 피하여 더 이상의 간손상을 예방하는 것이다. 입원이 필요한 경우는 흔치 않은데 혈역학적 불안정 상태, 영양과 수분섭취 장애, 뇌병증, 혈액응고장애, 신부전과 같은 합병증이 있는 경우 필요하다.

혈역학적 불안정 상태에서 혈압, 맥박수, 부정맥, 소변량 감시는 중요하며 수액을 정맥 투여해야 한다. 손상된 간은 젖산(lactate) 대사 장애가 있으므로 링거젖산용액(lactated Ringer's solution)은 대사성 산증을 악화시킬 수 있으므로 투여해서는 안된다. 질병의 진행과 중재에 대한 반응을 평가하기 위해 간 효소수치와 간 합성기능을 자주 검사하도록 한다. 질병이 진행되면 전해질, 영양소, 비타민 불균형과 영양불량, 오심과 구토를 보이므로 이를 보충하여야 한다. 간호사는 식도 정맥류 출혈을 위한 SB 튜브 삽입, 복수 제거를 위한 복강 천자술, 간 생검과 같은 침습적 시술을 지원할 수 있어야 한다. 수액 과다시 이뇨제, 알부민, 단백질 보충을 하게 되므로 섭취량과 배설량, 체중, 복부 둘레를 정확히 측정하여 체액 변화와 혈역학 또는 호흡관련 잠재적 문제에 민감하게 반응해야 한다.

무엇보다도 적절한 영양 유지가 중요하므로, 음식물을 소량씩 자주 섭취하도록 하고 필요시 항구토제를 투여한다. 단백질과 암모니아 대사 장애로 인한 급성 간성 뇌병증과 같은 합병증을 예방하기 위하여 고칼로리 저단백 식이를 제공한다. 그러나 중증 환자는 근육량을 유지하고 회복을 돕기 위하여 단백질 요구가 증가하므로 저단백 식이는 단기간만 이용하도록 한다. 오심과 구토가 심하여 구강 섭취가 어렵다면 정맥 영양을 고려한다. 중증 피로 환자는 활동 중간에 자주 휴식하도록 한다.

간질환 환자는 혈액응고장애로 인한 잇몸 출혈, 비출혈, 객혈, 반상출혈, 점상출혈, 토혈, 혈뇨, 흑색변 존재를 관찰해야 한다. 비타민 K는 출혈 경향을 감소하기 위해 투여되고 치료 효과를 확인하기 위해 PT를 검사한다.

알코올, 마약제, barbiturate, 간에서 대사되는 약물은 금지하는 것이 권장된다. 또한 약물요법과 치료에 대한 환자의 반응을 신중하게 관찰하고 기록(예: 의식상태)하는 것이 필요하다. 간질환 환자는 다양한 음식, 약물, 독소를 대사하거나 해독하는데 장애가 있기 때문에 간성 뇌병증을 치료하기 위해 lactulose, neomycin sulfate, metronidazole과 같은 약물을 투여한다. Lactulose는 장내를 산성화하여 암모니아 흡수를 방지하는 완하제(laxative)로서 설사가 아닌 부드러운 변을 1일 2~3회 보도록 투여량을 조절한다. Neomycin과 metronidazole 은 암모니아를 생산하는 대장내 박테리아를 감소하는 항생제이다.

황달로 심한 소양증이 있다면 담즙산염과 결합하여 배설을 증가시키는 cholestyramine과 같은 약물을 투여하거나 피부 연화제를 도포하고 필요시 두가지 모두 사용하여 증상을 완화시킨다. 혼돈 환자는 과도하게 긁어 피부 손상을 초래하므로 이를 예방하기 위하여 벙어리 장갑을 착용하도록 한다.

간염 환자에게 감염과 전염, 제한 식이와 금주, 정기적인 검진의 중요성을 교육하고 활동 정도와 피로감을 관찰하도록 한다. 만약 증상과 징후가 지속되고 간효소 수치가 6개월 이상 상승되어 있다면 만성 간질환으로 진행하는 것을 의미하며, HBV와 HCV에서 더 일반적이고 간생검으로 확진한다.

5. 간질환의 합병증

간질환의 합병증으로는 간경화, 간성 뇌병증, 간신 증후군, 자발성 세균성 복막염이 포함된다.

1) 간경화증

(1) 원인

간경화는 다양한 질환에 의해 나타나며, 알코올 남용, 만성 활동성 간염, 담도폐쇄성 질환이 포함된다.

(2) 병태생리

간경화는 시간이 지남에 따라 간 구조와 간세포 기능에 변화를 초래하여 국소적 또는 광범위한 간세포 염증과 괴사를 보인다. 반복되는 조직손상반응에 의한 간세포의 미만성 괴사 및 재생으로 섬유 조직과 재생 결절이 형성되어 간엽의 정상적인 구조를 파괴하고 혈류의 변형을 초래한다. 섬유화 과정은 비가역적 손상으로 만성 간기능 장애와 간부전을 야기한다. 초기에는 간실질 세포에 지방이 침전되어 나타나는데 지방 변성의 원인은 명확하지 않지만 정상적인 지방대사 과정에서 효소기능이 변화하여 나타난 것으로 여겨지며, 결국 간의 모든 대사 과정은 변화하게 된다.

염증, 섬유화 과정, 간내 혈관저항의 증가는 간엽을 압박하여 정상적으로 낮은 압력 체계인 간의 저항을 증가하거나 정상 혈류를 폐쇄시키게 된다. 따라서 문맥압은 문맥내 혈류량이 증가하거나 저항이 커질 때 또는 두가지 요인 모두에 의해 증가하게 된다. 문맥 고혈압은 정맥의 울혈과 팽창을 초래하여(그림 10-4-5), 결과적으로 혈액이 간을 우회하게 된다. 문맥과 전신 순환계를 연결하는 식도, 위, 직장 혈관의 울혈은 전신의 정맥압을 증가하여 정맥류를 발생한다. 식도와 위 정맥류는 손상되기 쉽기 때문에 간호에 특별히 주의해야 한다. 정맥류 파열은 중증 내출혈을 일으켜 생명의 위협을 가져올 수 있다. 문맥 고혈압은 측부 순환을 증가시키고 혈액이 장에서 대정맥으로 직접 순환하게 된다. 울혈은 복부 표면의 혈관을 구불구불하고 팽창되게 보여 메두사 머리라고 불리운다. 비장비대는 문맥 고혈압으로 혈액이 정체되어 발생하며, 임상적으로 출혈 경향과 혈소판감소증을 보인다. 식도와 위 정맥류 출혈은 검고 타르같은 흑색변을 본다. 또한 문맥 고혈압은 치질 정맥류 또는 체액이 축적되어 나타나는 복수를 가져온다. 간질환과 간경화는 경증에서 중등도의 고박출성 심기능장애(high-output cardiac dysfunction)를 일으킬 수 있다. 과역동 상태는 내장혈관과 전신혈관이 이완되어 후부하가 감소되고, 심작업(cardiac work)을 감소시켜 심박출량을 증가하는 효과가 특징적으로 나타나며, 임상적으로는 저혈압, 빈맥, 심장잡음을 보인다. 간경화가 진행됨에 따라 임상적 소견은 더욱 뚜렷하게 나타나는데, 간경화의 임상적

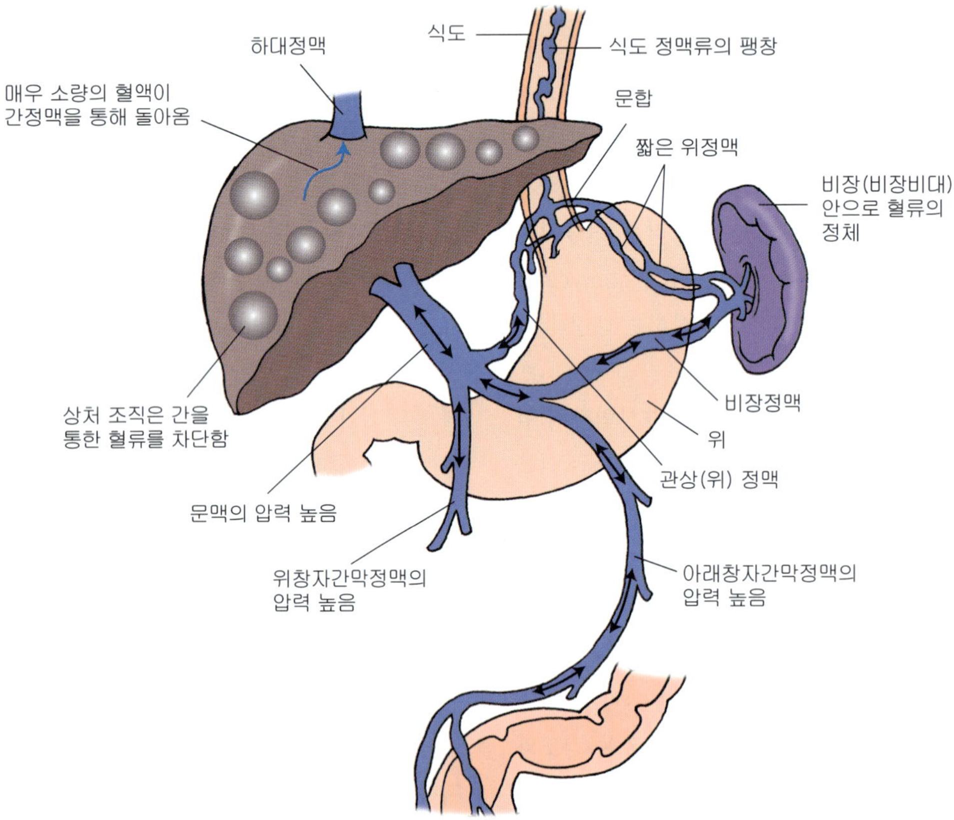

그림 10-4-5 식도 정맥류는 문액압 증가에 의해 발생한다. 전신 혈액순환을 위하여 문맥 저항을 우회하는 측부 혈관이 발달되는데 측부 혈관은 구불구불하고 팽창되어 있어 정맥류라 불려진다.

결과는 그림 10-4-6에 정리하였다.

(3) 사정

일부 환자는 간경화의 증상을 보이지 않지만, 건강력과 신체검진은 간기능의 변화를 나타낸다. 예를 들어 탄수화물 대사 변화로 비정상 혈당을 나타내고, 지방 대사는 피로와 활동 내구력를 감소시킨다. 단백질 대사 변화는 혈관내 체액을 보유하는 교질삼투압에 필요한 알부민 합성을 감소하여 간질 부종과 혈장량 감소를 가져온다. 다른 단백질인 글로불린은 혈액 응고에 필수 요소인데, 이것이 혈액 응고인자의 합성 감소 및 비타민과 철 대사 감소와 함께 나타나면 타박상에서 출혈에 이르기까지 혈액학적 합병증이 쉽게 발병되고, 경증의 파종성혈관내응고가 나타날 수 있다. 문맥고혈압, 복수, 하지 부종은 저혈압을 일으킨다. 환자는 초기에 문맥 정맥계의 혈관 이완으로 피부 홍조와 도약 맥박(bounding pulses)을 보이고 말초혈관 이완과 저혈압의 과역동 상태를 유발한다. 표 10-4-5는 간경화와 간부전 환자의 혈액검사 결과를 요약하였다.

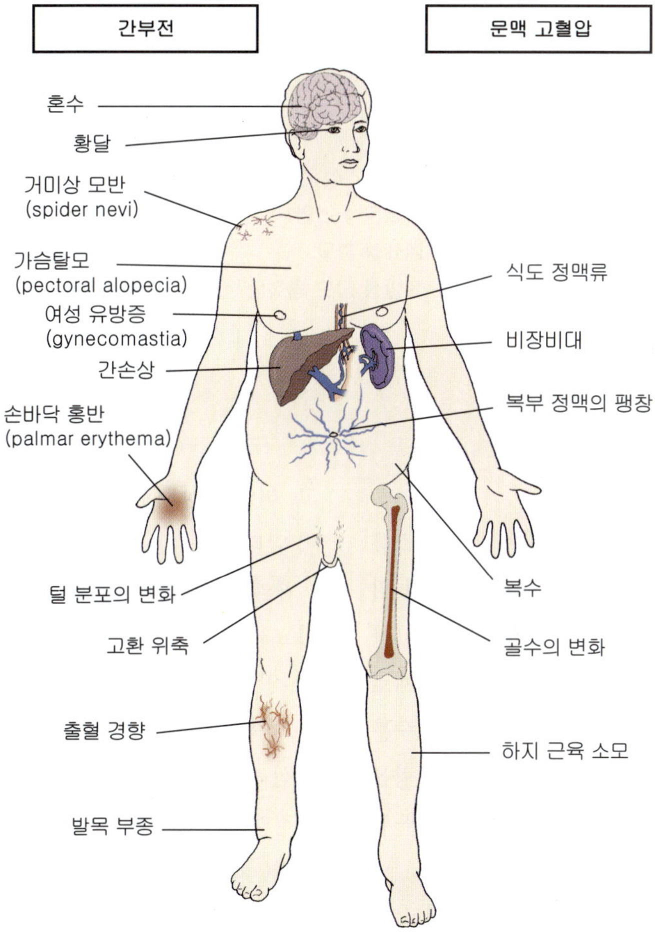

그림 10-4-6 간경화의 임상적 결과

표 10-4-5 간 손상과 간기능 혈액검사

항목	정상범위	증가	감소
간세포 손상			
ALT	5-35IU/L	급성 바이러스성 간염(ALT > AST)	비타민 B 결핍
AST	5-40IU/L	담관 폐쇄	
		알코올성 간염(AST > ALT)	
		허혈 또는 저산소증("shock liver")	
		약물 독성	
		우심부전	
		간암	
간 합성 기능			
알부민	3.4-4.7g/dL	탈수, 쇼크	만성 간질환, 영양불량, 흡수장애
총단백	6.0-8.0g/dL		
PT	11-15sec	간질환	해당사항 없음
INR	0.8 -1.2sec	비타민 K 결핍, 항응고제	
담즙정체 또는 배설 기능			
총 빌리루빈	0.2-1.3mg/dL	바이러스성 간염	해당사항 없음
결합형(직접)	0.1-0.3mg/dL	알코올성 간염	
비결합형(간접)	0.2-0.7 mg/dL	폐쇄성 황달	
Alkaline phosphatase	30-115IU/L	원발성 담도 경화증	
GGT	9-85U/L		

(4) 중재

중재의 목적은 간기능에 부가되는 스트레스를 예방하고 합병증을 조기에 인지하여 치료하기 위함이다. 간기능은 영양소의 대사, 약물과 대사산물 제거, 혈액응고인자 합성을 포함한다. 중재로는 영양지표를 감시하여 영양분을 제공하고 수분균형, 소변량, 전해질과 화학검사, 약물과 용량을 감시하며 출혈 시간, 혈소판 기능, 헤마토크릿을 감시하고 출혈 징후를 확인한다(Box 10-4-14).

간부전 환자는 피부와 공막에 황달을 보이고 무의식 상태이며, 응고시간이 연장되어 출혈을 보이고, 허약한 상태로 인해 욕창과 피부 손상의 위험이 있다.

체액과 전해질 불균형은 영양불량, 위장 흡인, 이뇨제, 구토, 발한, 복수, 설사, 불충분한 수액 주입, 알도스테론 증가로 인해 나타난다. 환자는 두통, 허약감, 사지 무감각과 저린감, 근 연축, 갈증, 오심, 근육 경련을 호소하고 혼돈이 올 수 있다. 중심정맥압과 체중을 측정하여 체액 정체와 혈관의 부하(vascular loading)를 확인하고 소변량, 부정맥, 의식수준의 변화, 구토나 잦은 묽은 변, 근육 진전(muscle tremors), 연축(spasm), 부종, 피부

Box 10-4-14
간경화와 간부전 환자의 협력적 간호지침

결과	중재
산소화/환기	
환자의 동맥혈액가스는 정상 범위 내에 있다.	• 맥박 산소측정기와 동맥혈액가스, 호흡수와 양상, 분비물 제거 능력을 관찰한다.
환자는 폐부종이나 무기폐가 없다.	• 동맥 산소포화도와 맥박 산소측정치의 변화를 확인한다.
양측 호흡음이 정상이다.	• 매 2시간마다 체위변경, 기침, 심호흡과 유발폐활량측정(incentive spirometer)을 하도록 돕는다. • 필요시 매 4시간마다 흉부타진과 체위배액을 실시한다. • 복수로 인한 호흡과 폐 유순도의 변화를 관찰한다. • 횡격막 운동을 촉진하기 위해 침상머리를 올린다.
순환/관류	
환자의 혈압과 산소 공급이 안정적으로 유지된다.	• 활력징후, 심박출량, 전신혈관저항, 산소공급, 산소소모를 관찰한다.
혈청 젖산은 정상 범위내에 있다.	• 정상 범위에 도달할 때까지 매일 젖산을 측정한다. • 산소 운반을 증가하기 위하여 처방에 따라 적혈구, 심근수축제, 교질액을 투여한다.
환자는 응고병증, 정맥류, 간신 증후군으로 인한 출혈이 없다.	• PT, PTT, CBC를 매일 측정한다. • 출혈 징후를 사정한다(예: 위 내용물, 대변, 소변내 혈액 유무); 점상출혈과 타박상을 관찰한다. • 필요하다면 혈액제제를 투여한다. • SB 튜브를 삽입하고 관리한다. • 필요시 위 세척을 시행한다.
수액/전해질	
환자는 적정 혈량을 유지한다.	• 체중을 매일 측정한다.
환자는 체액 과다로 인한 체중 증가가 없다.	• 섭취량과 배설량을 감시한다. • 전해질 결과를 감시한다. • 복위를 동일 위치에서 매일 측정한다. • 체액 과다 증상을 관찰한다: • 말달림 심장음(cardiac gallop) • 폐수포음(pulmonary crackles) • 숨참 • 경정맥 확장 • 말초 부종 • 처방에 따라 이뇨제를 투여한다.

Box 10-4-14
간경화와 간부전 환자의 협력적 간호지침(계속)

결과	중재
활동/안전	
환자는 의식이 명료하고 지남력이 있다.	• 혈청 암모니아 수치를 사정한다. • 처방에 따라 lactulose를 투여한다.
암모니아는 정상범위 내에 있다.	• 의식수준, 지남력, 사고과정을 감시한다. • 자세고정불능증을 사정한다. • 낙상예방지침을 준수한다.
환자는 일상생활(ADLs)이 가능하고 스스로 움직일 수 있다.	• 물리치료사에게 의뢰한다. • 관절가동범위 운동과 근력 운동을 실시한다.
감염의 증거가 없고 백혈구 수치가 정상 범위 내에 있다.	• 전신염증반응증후군(SIRS)을 감시한다: 백혈구 증가, 체온 증가, 빈호흡, 빈맥 • 시술동안 무균술을 적용한다. • 침습적 카테터는 무균적으로 유지한다. • 병원지침에 따라 침습적 카테터를 교환하고, 혈액/카테터/체액의 배양검사를 하고, 삽입부위 간호를 제공한다.
피부 통합성	
피부가 손상되지 않았다.	• 피부상태를 매 8시간 마다 그리고 체위 변경시 사정한다. • 매 2시간마다 체위를 변경한다. 체위를 변경하기 위해 환자를 돕거나 교육한다. • 압력 감소/제거 매트리스를 사용한다.
영양	
대사 요구에 적합한 열량과 영양이 공급된다. (예, 기초 에너지 소모량).	• 경구, 장관, 비경구적 방법으로 영양을 제공한다. • 나트륨, 단백질, 지방, 수분 제한이 요구된다. • 영양 요구도와 제한사항을 평가하기 위하여 영양사나 영양지원팀에게 의뢰한다. • 소량씩 자주 섭취하도록 한다.
대사 장애가 최소화 된다.	• 알부민, 전알부민, 트랜스페린, BUN, 콜레스테롤, 중성지방, 빌리루빈, AST, ALT를 감시한다. • 처방에 따라 청결 관장과 완하제를 투여한다.
안정/통증 조절	
환자의 통증이 최소화된다. 환자의 가려움이 최소화된다.	• 복수, 출혈, 가려움으로 인한 통증과 불편감을 사정한다. • 진통제를 신중하게 투여하고 환자의 반응을 평가한다. • 시원한 물로 샤워하고 건조시킨다. • 피부에 윤활제를 적용한다. • 가려움약을 처방에 따라 필요시 피부에 적용한다.

Box 10-4-14
간경화와 간부전 환자의 협력적 간호지침(계속)

결과	중재
심리 사회적	
환자는 불안이 감소된다.	• 질환에 대한 환자의 반응을 사정한다. 경청할 시간을 제공한다. • 중환자실 환경이 미치는 영향을 사정한다. • 감각 과부하를 최소화한다. • 수면이 중단되지 않도록 계획한다. • 가족의 방문을 융통성있게 조정하고 격려한다.
교육/퇴원계획	
환자/보호자는 간기능 장애의 치료에 필요한 시술과 검사를 이해한다.	• 치료에 필요한 시술과 검사의 목적과 필요성을 환자/보호자에게 교육한다. • 환자와 가족에게 나트륨, 단백질, 수분 제한에 대한 정보와 유인물을 제공한다. • 진행성 간부전의 증상과 징후를 교육한다(예: 의식상태 변화, 피부 착색, 복수)
환자/ 보호자는 가정간호를 위한 준비가 된다.	• 잠혈과 호흡기계 감염의 증상과 징후를 교육한다. • 가정에서의 투약방법에 대해 교육한다. • 편안함을 위한 방법을 교육한다.

긴장도 저하를 감시한다.

신장 등의 이상으로 나타나는 염분과 수분 장애는 복막내 체액을 축적(예: 복수)하여 횡격막의 움직임을 제한하고, 호흡을 약하게 하므로 호흡 상태를 감시해야 한다. 복수는 침상안정, 2g/일(88mEg/day)의 저나트륨 식이, 수액 제한, 이뇨제로 관리된다. 이뇨제 치료시 1일 최대 700~900mL의 복수를 배출시키는데 만일 이 기준을 초과하면 혈관내 수액이 손실되어 혈역학적으로 불안정해질 수 있다. 알도스테론 길항제인 spironolactone은 복수 치료를 위해 우선 투여되고, 이뇨가 불충분할 경우 furosemide와 같은 근위부 세뇨관에 작용하는 이뇨제를 병용하면 더 효과적이며 저칼륨혈증을 주의하여 감시해야 한다. 섭취와 배설 및 체중을 엄격히 조절하고 복위를 매일 측정한다.

또한 복수천자는 염분 제한과 이뇨제 치료에 반응하지 않는 복수 치료를 위해 시행하는데 간경화 환자의 10%에서 발생한다. 복수는 경피적 미세침 흡인술로 1일 4~6L 정도 제거되므로 시술동안 활력징후의 감시가 중요하다. 혈관내압의 급격한 감소는 저혈압, 신장관류 저하, 빈맥을 유발할 수 있고, 침습적 복수천자를 수회에 걸쳐 시행하는 경우 감염의 위험이 증가된다.

복강-정맥 단락술(venous-peritoneal shunt, VP shunt)은 다른 치료에 반응을 보이지 않는 복수를 완화하기 위한 외과적 시술이다. LeVeen shunt(그림 10-4-7)는 복강과 쇄골하 정맥 사이를 특수 제작된 단락관으로 연결하여 복수가 정맥내로 직접 유입되게 하는 방법이다. 합병증으로는 패혈증, 복막염, 파종성 혈관내응고, 혈전 형성, 정맥류 출

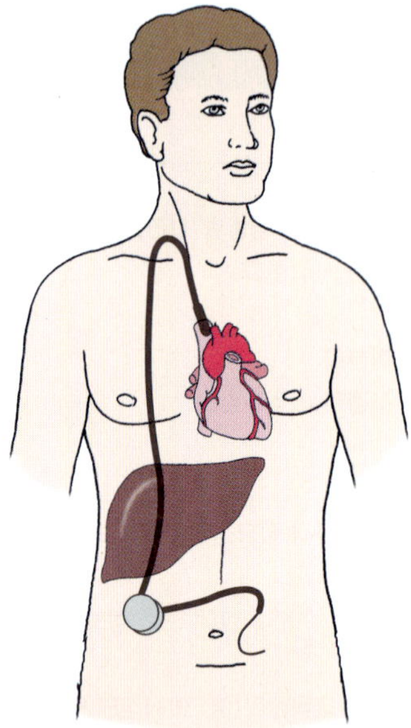

그림 10-4-7 LeVeen shunt의 끝은 중심정맥내에 위치한다. 단락은 복강내에서 복수를 배액시킨다.

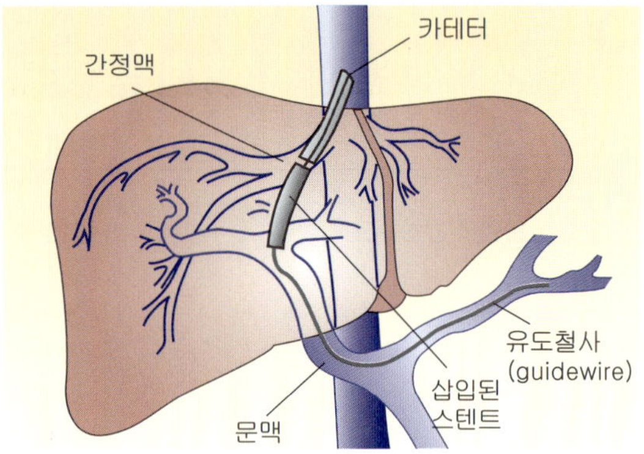

그림 10-4-8 경경정맥 간내 문맥 전신 단락술(TIPS). 스텐트는 카테터를 통해 간정맥으로 삽입되고 혈류를 우회시켜 문맥 고혈압을 낮춘다.

혈이 나타날 수 있으므로 거의 시행되지 않는다. VP shunt는 감염된 복수, 뇌병증, 신부전 환자에게는 추천되지 않는다. VP shunt는 시술 1년 내에 단락관 폐색율이 40~60%에 달한다.

복수와 급성 정맥류 출혈의 비외과적 중재는 TIPS이다(그림 10-4-8). 환자의 약 90%는 TIPS 시술 후 출혈이 조절되었고, 다른 중재에 실패한 식도 정맥류의 재출혈을 예방한다. 시술 방법은 내경정맥을 통하여 간정맥에 접근하고 간내에서 간정맥과 문맥을 연결하는 통로를 만든 후 이를 넓히고 금속 스텐트를 삽입하여 단락을 형성하고 문맥압을 낮추는 것이다. 합병증은 간성 뇌병증 25%, 단락 협착 60%, 단락 폐쇄 30%을 나타낸다. 문맥대정맥 문합술(portacaval shunt)은 간실질로부터 문맥 혈류를 우회시키기 때문에 TIPS 시술 후 간성 뇌병증이 증가하는데, 간성 뇌병증의 위험 인자로는 60세 이상, 간질환의 중증도, 비알코올성 간질환, 간성 뇌병증의 과거력이 있는 경우가 포함된다.

2) 간성 뇌병증

간성 뇌병증의 임상 증상은 인지 장애, 흥분성, 낮과 밤의 역전, 기면, 혼수로 진행할 수 있으며, 환자들은 간혹 매우 흥분되어 중재하기 어렵다. 자세고정불능증(asterixis)은 간성 뇌병증의 초기 징후이며, 팔꿈치를 편 상태에서 손목을 배측굴곡시킬 때 가장 잘 관찰되는데 불수의적 손의 떨림을 볼 수 있다. 다른 징후는 과다반사와 근육 경직이 있다.

간성 뇌병증의 원인은 간에서 독성물질을 대사하고 해독하는 능력이 상실되어 축적됨으로써 나타난다. 단백질과 아미노산 대사의 부산물인 혈청 암모니아가 원인이 되는 신경 독소중 하나이다. 정상적으로 암모니아는 전신순환으로 유입되기 전에 요소로 대사되는데, 만약 간에서 해독하지 못하거나 문맥혈이 간주위 측부혈관을 통해 체순환계로 단락을 형성한다면 암모니아 수치는 상승된다. 간성 뇌병증의 증상은 암모니아가 상승된 후에 지연되어 나타나고, 암모니아가 감소되기 전에 증상의 호전이 먼저 나타난다.

스텐트나 단락은 간의 청소 기능을 우회하므로 청소률이 감소되고 독소를 축적하는 결과를 가져온다. 간성 뇌병증은 문맥전신순환문합술(portosystemic shunt)을 시행한 경우 아주 급속하게 나타날 수 있다. 문맥 고혈압 환자는 식도 정맥류나 다른 위장관 부위에 출혈을 보이는데, 출혈은 장내 질소 화합물이 과다하게 생성되며 이는 장내 세균에 의해 암모니아로 전환된다. 급성 간성 뇌병증 치료시 단백질은 1일 20~40g으로 제한한다. 락툴로스는 질소 대사산물의 제거와 장운동을 위해 사용된다. Neomycin이나 metronidazole은 질소 대사산물을 활성화하는 장내 세균을 제거한다. 락툴로스는 대장의 pH를 감소시켜 암모니아의 흡수를 예방한다. 환자의 의식수준이 변화되는 경우 위험으로부터 환자를 보호하기 위한 간호중재가 요구된다.

3) 간신 증후군

간부전을 동반한 급성 신부전을 간신 증후군(hepatorenal syndrome)이라고 한다. 이는 내인성 신질환의 병력이 없는 환자가 간부전 말기(복수 동반)에 신기능 장애를 보이는 특징이 있다. 복수 발생 후 간신 증후군으로 진행할 가능성은 1년 후 18%, 5년 후 39%라고 보고되었다. 간경변 환자는 문맥 고혈압에 의해 내장 혈관이 확장되어 내장 및 전신 순환계의 동맥 혈류량이 저하된다. 이에 대한 보상 반응으로 혈관조절 물질과 항이뇨호르몬에 의해 나트륨과 수분의 저류가 일어나 복수가 발생하게 되는데 이러한 반응들이 계속 악화되면 신혈관 수축과 사구체여과율이 감소되는 간신 증후군이 발생한다. 임상적 소견으로 복수, 황달, 저혈압, 핍뇨를 보이고, 검사 결과는 질소혈증, 혈청 크레아티닌 상승, 소변 나트륨 10mEq/L 이하, 저나트륨혈증을 동반한다. 신부전이 발생한 경우 예후는 일반적으로 좋지 않다. 치료 목표는 간과 신기능을 위한 보존적 치료가 해당되지만 궁극적으로는 간이식이 필요하다.

4) 자발성 세균성 복막염

간질환 환자들은 체내 이물질과 유해 성분의 식균작용을 하는 쿠퍼세포가 효율적으로 기능하지 않기 때문에 감염에 더 취약하다. 자발성 세균성 복막염은 복강내 다른 감염의 원인없이 자연적으로 발생하는 세균성 복막염으로 다량의 복수가 있는 경우 발생한다. 이 질환은 장내에 있는 세균이 혈관 또는 림프관을 통해 복수로 전파되어 발생하는 것으로 생각된다. 가장 흔한 원인 균주는 *Escherichia coli, Klebsiella species, Streptococcus pneumoniae*가 해당된다. 환자는 고열, 복통, 촉진시 압통을 호소한다. 간경화와 복수를 동반한 환자의 약 20%에서 발생하고, 이 중 30%는 증상이 없다. 이 질환이 의심되는 경우 복수 천자를 하여 세포수, 감별계수, 배양검사를 하고 검사 결과가 보고될 때까지 광범위 항생제를 투여한다. 자발성 세균성 복막염은 농양이나 천공에 의한 복막염과 감별 진단되어야 하는데 후자는 즉각적인 외과적 치료가 요구되기 때문이다.

위장관 질환을 가진 환자의 가장 일반적인 간호진단은 Box 10-4-15, 퇴원 계획을 위한 안내는 Box 10-4-16에 제시되어 있다.

Box 10-4-15
위장관 질환 환자의 간호 진단의 예

- 췌장 또는 간기능 변화, 불충분한 담즙 또는 췌장효소, 나쁜 식습관, 과도한 알코올 섭취, 오심, 구토, 식욕부진으로 인한 소화기능장애와 관련된 영양 장애
- 복수, 문맥 고혈압, 저알부민혈증과 관련된 체액 과다
- 과도한 이뇨제, 위장관 출혈과 응고병증, 복강내 체액 축적과 관련된 체액 부족 위험성
- 식욕부진, 오심, 구토와 관련된 전해질 불균형 위험성
- 위 배출 지연, 장폐쇄, 장폐색증, 위장관 출혈과 관련된 흡인 위험성
- 흡인과 복부 팽만으로 횡격막 운동 감소와 관련된 가스교환장애 위험성
- 위장관 출혈로 인한 혈액 손실이나 문맥 고혈압과 관련된 심박출량 감소 위험성
- 비위관 자극, 빌리루빈 색소와 염분 축적에 의한 소양증, 췌장과 주변 조직의 염증, 국소 복막염과 관련된 급성 통증이나 불편감
- 간성 뇌병증과 진전 섬망(delirium tremens)과 관련된 감각인지 장애 위험성(알코올 중독의 경우)
- 지식 부족(질병의 진행과정, 치료, 금기증, 식이요법, 추후 관리)과 관련된 치료 계획의 비효율적 관리 위험성

Box 10-4-16
위장관 질환 환자의 퇴원 계획

- 위장관 출혈의 증상과 징후를 설명한다: 토혈, 검은변(tarry stool), 흑색변
- 재발성 장폐색의 증상과 징후를 설명한다: 오심, 구토, 복부 팽만
- 급성 또는 재발성 췌장염의 증상과 징후를 설명한다: 심한 좌측 상복부 통증, 특히 다량의 식사나 알코올 섭취 후에 발생한다. 통증은 상복부에서 간헐적이거나 지속적으로 발생하고 오심과 식욕부진을 동반한다.
- 급성 간염 또는 만성 간염 악화시 증상과 징후를 설명한다: 전신 피로나 권태감, 우측 상복부 통증과 팽만, 점토색 대변이나 설사, 의식수준 변화, 황달
- 열, 오한을 감시해야 하는 중요성을 설명한다.
- 복수의 증가를 감시하기 위해 매일 체중을 측정하는 방법(매일 같은 시간)을 설명한다.
- 약물과 치료에 대한 유인물을 제공하고 교육한다.
- 약물과 치료의 잠재적 부작용에 대해 설명한다.
- 추후 관리에 대해 설명한다.
- 환자와 가족에게 금연, 금주와 필요시 약물치료 프로그램에 대한 정보를 제공한다.

임상적 적용

자가학습: 비판적 사고

1. 소장 폐색의 원인을 설명하시오.
2. 소장 폐색의 잠재적 합병증을 설명하시오.
3. 급성 췌장염의 가장 일반적인 원인은 무엇인지 설명하시오.
4. 담석성 췌장염을 일으키는 위험요인 세가지는 무엇지 설명하시오.
5. 소화성 궤양의 가장 일반적인 두가지 원인을 설명하시오.
6. 간염의 장기적 후유증에 대해 설명하시오.
7. 상부 위장관 출혈 후 집으로 퇴원하는 환자에게 제공되는 퇴원 교육에 대해 설명하시오.

학습문제

위장관계의 구조와 기능

1. 다른 모든 효소들이 없어도 음식물을 소화할 수 있는 효소를 분비하는 장기는?
   a. 귀밑샘
   b. 위
   c. 간
   d. 췌장
2. 다음 단계 중 위산 분비의 조절 단계가 아닌 것은?
   a. 뇌 단계

b. 위 단계
c. 장 단계
d. 대장 단계

3. 지질의 소화를 돕고 담즙을 분비하며 담낭의 수축을 자극하는 십이지장의 점막에서 분비되는 호르몬은?
a. 콜레시스토키닌(cholecystokinin)
b. 씨크리닌(secretin)
c. 가스트린(gastrin)
d. 위산 억제 펩티드(gastric inhibitory peptide)

4. 위 내용물이 식도로 역류하는 것을 방지하는 것은?
a. 중력의 영향
b. 하부식도조임근
c. 후두개
d. 위날문 조임근

5. 다음 중 결장에만 유일하게 있는 것은?
a. 연동수축
b. 부분수축
c. 집단운동
d. 역류

위장관계 사정

1. 신체의 지방 축적 상태를 반영하는 인체계측법은?
a. 몸무게
b. 팔 중간 둘레
c. 팔 중간 근육 둘레
d. 삼두박근 피부 주름

2. 다음 중 복부 타진시 정상 소견은?
a. 깊은 흡기 동안 좌상부 외측 사분면의 둔탁음
b. 간 위에서 과다 공명음
c. 위에서 고음
d. 하부 사분면 위에서 주로 둔탁음

3. 초기 장 폐색이 있는 환자의 복부에서 가장 잘 들리는 소리는?
a. 1분에 20회의 속도로 간헐적인 부드러운 꾸르륵 거리는 소리
b. 크고, 높은 음의 딸랑딸랑 울리는 장음
c. 장근육 약화로 인한 과소 활동음
d. 복막 마찰음

4. 다음 중 단백질 대사의 마지막 생산물이며, 간 기능의 중요한 지표인 간에서 생산되는 효소는?
a. 암모니아
b. 감마-글루타밀 트랜스펩티다제
c. 빌리루빈
d. 알부민

5. 진단 및 치료적 시술을 가능하게 할 뿐 아니라 총담관과 췌장관을 가장 잘 보이게 하는 침습적 검사는?
a. 복부 단순 촬영
b. 전산화 단층 촬영
c. 내시경역행 췌담관조영술
d. 자기공명 담췌관조영술

위장관계 간호관리

1. 비위관 삽입 직후 위치 확인의 가장 정확한 방법은?
a. 위 부분의 공기 소리를 청진한다.
b. 위액을 비위관으로 흡인한 후 pH를 측정한다.
c. 복부 방사선 검사를 시행한다.
d. a와 b

2. 환자가 담낭 절제술 직후 목표 속도로 경구

영양 중이었다. 수술 12시간 후 환자는 4회에 걸쳐 475mL 정도의 설사를 했다. 장음은 있는 상태였다. 이 때 가장 적절하고 즉각적인 간호 행위는?

a. 환자에게 비경구 영양으로 바꿀 것을 권한다.
b. 정맥주사로 수액만을 유지할 것을 권한다.
c. 경관 영양 주입 속도를 감소시킨다.
d. Clostridium difficile 배양 검사를 위해 대변을 검사실로 보낸다.

3. 환자가 내시경 시술을 통해 유문을 지난 위치에 십이지장 경관 튜브를 가지고 있었다. 간호사가 당신에게 경관 영양을 시간당 60mL 주입하고 있다고 했다. 그러나 한 시간 전에 십이지장 내 잔류량이 125mL였다. 복부 방사선 상 관의 위치는 정확하다. 간호사가 취하여 할 가장 적절한 행동은?
   a. 두 시간 동안 관을 잠시 막아 놓고 느린 속도에서 다시 시작한다.
   b. 처방대로 경관 영양을 다시 시작하고 오심과 구토를 관찰한다 : 잔여량이 잘못 측정되었을 수 있다.
   c. 경관 영양을 중지하고 비경구 영양을 시작할 것을 요청한다.
   d. 관을 4시간 정도 막아 놓고 물로 희석한 후 다시 시작한다.
4. 다음 영양소 중 상처가 크고 치유가 잘 되지 않는 환자의 비경구 영양에서 증가되어야 하는것은?
   a. 탄수화물
   b. 지방
   c. 미량 원소
   d. 단백질

위장관계 장애

1. 장기간의 알코올 남용으로 식도 정맥류의 병력이 있는 43세 남자 환자는 중증 상부 위장관 출혈로 입원하였다. 혈역학적 안정을 위해 수액요법과 vasopressin(pitressin)을 투여하였다. 정맥류를 확인하고 경화요법(sclerotherapy)을 시행하기 위해 내시경 검사가 계획되었고 성공적으로 수행되었다. 1시간 후 환자는 흉부 압박감을 호소했다. 흉부 압박감의 원인으로 가장 적합한 것은?
   a. 식도 정맥류 연축
   b. 위식도 역류 질환
   c. 심근 허혈
   d. 췌장염
2. 1번 문제의 환자는 흉통이 지속되어 vasopressin 주입이 중단되었다. 그 후 식도 정맥류 출혈이 재발되어 Sengstaken-Blakemore tube가 삽입되었다. 출혈은 멈추었고 혈역학적 상태도 안정적으로 회복되었다. 그날 저녁 환자는 갑자기 호흡곤란을 보였다. 중환자실 간호사가 가장 먼저 해야하는것은?
   a. 의사에게 알리고 흉부 방사선 촬영을 즉시 요청한다.
   b. 맥박산소측정 결과를 즉시 확인한다.
   c. Sengstaken-Blakemore tube를 자르고 제거한다.
   d. 침상머리를 올리고 산소를 적용한다.
3. 다음중 급성 췌장염은 무엇과 관련이 있는것은?
   a. 혈청 아밀라아제 증가, 지질분해효소 증가, 칼슘 감소, 알부민 감소
   b. 혈청 아밀라아제 증가, 지질분해효소 감소, 칼슘 감소, 알부민 감소
   c. 혈청 아밀라아제 감소, 지질분해효소 증가,

칼슘 감소, 알부민 감소

d. 혈청 아밀라아제 감소, 지질분해효소 증가, 칼슘 증가, 알부민 증가

4. 급성 췌장염 환자가 안면신경 자극시 안면 경련을 보였다. 또한 혈압을 측정하는 동안 팔에 경련을 보였는데, 이 증상들은 무엇때문에 나타난 것인가?

a. 혈청 아밀라아제와 지질분해효소가 상승되면 신경을 매우 자극한다.

b. 혈청 지질분해효소가 감소하면 저혈당과 경련을 유발한다.

c. 혈청 칼슘 수치가 감소하면 근육 강직을 유발한다.

d. 저알부민혈증은 근무력과 경련을 일으킨다.

5. 급성 췌장염 환자에게 중환자실 간호사가 가장 우선시 해야 하는 것은?

a. 비위관 삽입

b. 유치도뇨관 삽입

c. 정맥내 수분과 전해질 공급

d. 구강으로 수분 섭취 격려

6. 다음 중 장음의 감소와 관련이 있는것은?

a. 설사

b. 초기 장폐쇄증

c. 문맥 고혈압

d. 장폐색

7. 2개월 전에 복식 전체 자궁절제술(total abdominal hysterectomy)을 한 62세 여자가 심한 경련성 복통과 더러운 토물의 구토를 호소하며 12시간 전에 응급실에 도착했다. 이 환자의 진단으로 가장 적합한 것은?

a. 위식도 역류 질환

b. 급성 췌장염

c. 소장 폐색

d. 간염

8. 다음 중 담즙 정체가 유발할 수 있는것은?

a. 급성 소장 폐쇄

b. 급성 간염

c. 급성 췌장염

d. b와 c

9. 정맥내 약물 남용의 병력이 있는 34세 남자가 중환자실에 입원하였다. 그는 감기같은 증상, 권태감, 우측 상복부의 압통을 호소하였으며 4주 정도 되었다고 하였다. 간호사는 환자의 공막과 전신에 황달이 있음을 관찰했다. 혈청학적 진단 검사가 처방되었으며, 예상대로 환자의 총 빌리루빈 수치는 2.4mg/dL로 상승되어 있었다. 다른 검사는 ALT 980mg/dL, AST 760mg/dL, ALP 143mg/dL으로 상승되어 있었다. 간염 혈청 지표를 검사한 결과 HIV 음성, anti-HAV IgM 음성, HBsAg 양성, anti-HBc IgM 양성, HBeAg 양성, anti-HCV 음성이었다. 이 혈청학적 지표에 대한 해석으로 맞는 것은?

a. 환자는 급성 A형 간염에 감염되었다.

b. 환자는 급성 B형 간염에 감염되었다.

c. 환자는 B형 간염에 노출되었지만 활동성 질환은 아니다.

d. 환자는 C형 간염에 감염되었다.

11장 내분비계 중환자간호

내분비계의 구조와 기능
내분비계 사정
내분비계 장애

내분비계의 구조와 기능

시상하부와 뇌하수체
- 뇌하수체 후엽 호르몬
- 뇌하수체 전엽 호르몬

갑상선과 부갑상선
- 갑상선 호르몬
- 칼시토닌과 부갑상선 호르몬

내분비췌장
- 인슐린
- 글루카곤
- 성장 억제 호르몬과 췌장 폴리펩티드

부신
- 수질 호르몬
- 피질 호르몬
- 심방나트륨이뇨 펩티드

학습목표

- 항이뇨 호르몬, 성장 호르몬, 갑상선 호르몬, 인슐린, 글루카곤 생산, 작용, 조절을 설명할 수 있다.
- 활성 비타민 D, 부갑상선 호르몬, 칼시토닌이 혈중 칼슘 농도에 영향을 미치는 기전을 설명할 수 있다.
- 당질 코르티코이드가 분비되는 기전을 설명할 수 있다.
- 무기질 코르티코이드 분비를 조절하기 위한 레닌-안지오텐신 기전을 요약할 수 있다.
- 당질 코르티코이드 약물의 주요 효과를 기술할 수 있다.

인체 기관들 간의 소통은 신경계, 국소화학물질(예: 히스타민, 보체, 프로스타글란딘), 전신혈류로 분비되는 내분비계에 의해 이루어진다(그림 11-1-1, 표 11-1-1). 내분비계에서 분비되는 물질을 호르몬이라고 한다. 호르몬은 분화세포에서 합성 · 분비 및 유리되어 표적기관에 생화학적 영향을 미치는 분자들로 대사, 세포막간 물질 수송, 체액과 전해질 균형, 성장과 발달, 적응 및 생식을 조절한다. 호르몬은 표적세포에 특정 호르몬 수용체가 결합(호르몬-수용체 복합체)하는 특이성을 통해 일련의 생리적 반응을 조절한다. 호르몬은 자극 또는 억제작용을 하며 기관에 특이적(예: 프로락틴-유선에만 작용)이거나 또는 일반적(예: 인슐린-다기관적 작용)이다.

호르몬 생산은 시상하부-뇌하수체 축을 통한 음성 되먹임 기전에 의해 유지된다(그림 11-1-2). 인체는 순환 호르몬의 수치가 낮을 때에는 호르몬을 분비하여 혈중 농도를 높이고(양적 되먹임), 반대로 순환하는 호르몬 수치가 높을 때는 정상범위까지 수치가 내려가도록 분비를 억제한다(부적 되먹임). 시상하부는 자가조절성 항상성을 유지하기 위해서 호르몬을 지속적으로 감지하여 분비를 조절함으로써 호르몬의 과잉생산을 예방한다. 노화는 내분비계에 영향을 미친다(Box 11-1-1). 예를 들면 나이가 들어감에 따라 표적기관의 민감성이 감소되고 표적기관의 색소가 증가하거나 크기가

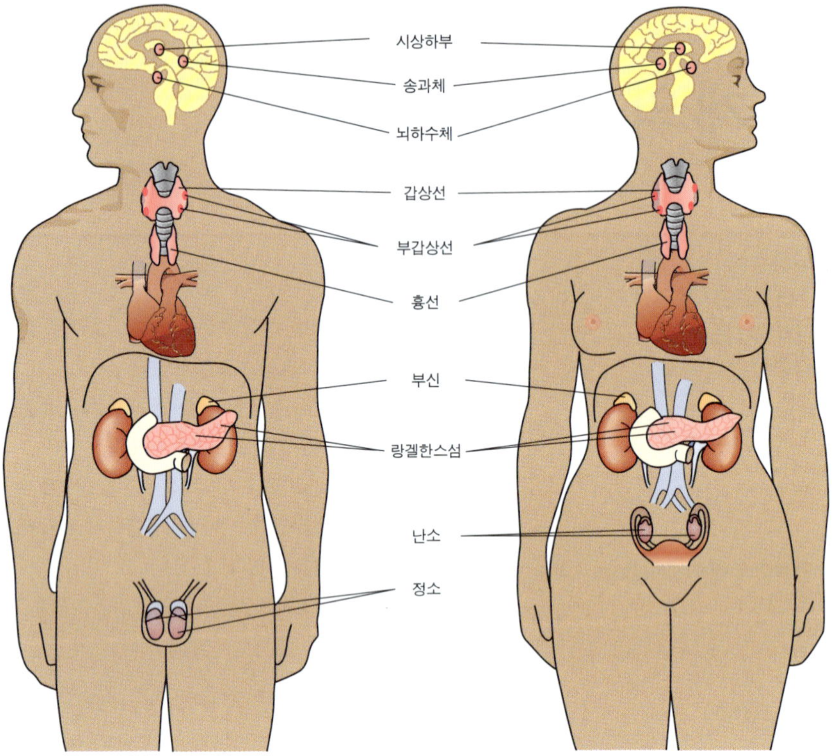

그림 11-1-1 내분비계

위축되어 호르몬과 수용체의 결합력이 감소한다. 나이가 들면 T_3와 T_4의 생산이 감소되고 갑상선이 위축된다(예: 노인성 갑상선 기능 저하증).

내분비 기능부전은 다음과 같이 정의할 수 있다.

- 내분비선의 파괴 또는 기능 부전의 결과로 비정상 호르몬 생산
- 호르몬 과다
- 유전자 변이에 인한 비정상 호르몬 생산
- 자가면역과정에 인한 호르몬 수용체 기능 이상
- 혈액에서 유리호르몬 수치를 증가시키는 호르몬의 운반 또는 대사 이상

1. 시상하부와 뇌하수체

시상하부와 뇌하수체는 갑상선, 부신, 성선 및 기관의 성장과 대사의 조절을 담당한다. 특히 뇌하수체는 두개저부의 접형골에 위치하며, 신체 모든 기관을 관장하기 때문에 '*master gland*'(*중추선*)라고 불린다. 뇌하수체는 두부와 안면손상, 수술 후 부작용 등으로 인한 손상 뿐 아니라 혈관분포가 많으므로 허혈이나 경색으로 인한 손상을 입기 쉽다. 시상하부는 뇌하수체 줄기에 의해 뇌하수체 후엽(신경뇌하수체)과 연결된 두개저부에 있으며 두개저부의 신경외배엽이 직접 성장한 것이고, 뇌하수체 전엽(선뇌하수체)은 구강내피세포에서 발생

표 11-1-1 내분비계 요약

내분비선과 호르몬	표적기관	주요 작용
뇌하수체		
전엽		
성장호르몬(GH, somatotropin)	전신	뼈 근육, 기타 다른 기관의 성장
갑상선 자극 호르몬(TSH)	갑상선	갑상선의 성장과 분비 활동
부신피질 자극 호르몬(ACTH)	부신피질	부신피질의 성장과 분비 활동
여포 자극 호르몬(FSH)	난소	여포 성장과 에스트로겐 분비
	고환	정자를 운반하는 관과 정자생성발달
황체형성 호르몬(LH) 또는 간질세포 자극 호르몬(ICSH)	난소	배란, 황체형성, 프로게스테론 분비
프로락틴(황체자극 호르몬, LTH)	고환	테스토스테론 분비
멜라닌세포 자극 호르몬(MSH)	유선, 난소	유즙 분비, 황체 유지
베타라이포트로핀(β–lipotropin)	피부	색소침착
후엽		
항이뇨 호르몬(ADH, vasopressin)	신장	수분 재흡수, 수분 균형
	동맥	혈압
옥시토신	자궁	수축
	유방	유즙 분비
송과체		
멜라토닌	성선	성적 성숙
갑상선		
티록신(T_4)과 삼요드티로닌(T_3)	전신	대사율, 성장과 발달, 중간 대사
칼시토닌(calcitonin)	뼈	뼈 재흡수 억제, 혈중 칼슘 저하
부갑상선		
부갑상선 호르몬(PTH)	뼈, 신장, 장	뼈 재흡수 촉진, 칼슘 재흡수 증가, 혈중 칼슘 증가
부신		
피질		
무기질코르티코이드(예: 알도스테론)	신장	나트륨 재흡수, 칼륨 제거
당질코르티코이드(예: 코티졸)	전신	탄수화물, 단백질, 지방 대사, 스트레스에 대한 반응, 항염증 반응
성호르몬	전신	사춘기 성장발달
수질		
에피네프린 노르에피네프린	심근, 평활근, 선교감신경에 의해자극된 기관	배란, 황체형성, 프로게스테론 분비 화학적 운송 물질, 말초저항 증가

표 11-1-1 내분비계 요약 (계속)

내분비선과 호르몬	표적기관	주요 작용
췌장		
인슐린	전신	혈당 저하, 탄수화물의 저장과 이용, 당화감소
글루카곤	간	혈당 증가, 글리코겐 분해작용
성장억제호르몬(somatostatin)	전신	성장호르몬과 글루카곤 방출과 방해에 의한 혈당 저하
고환		
테스토스테론	전신	이차성징 발현
	생식기관	발달과 유지, 정상 기능
난소		
에스트로겐	전신	이차성징 발현
	유선	관의 발달
	생식기관	성숙과 정상 순환 기능
프로게스테론	유선	분비조직 발달
	자궁	자궁착상을 위한 준비, 임신 유지
소화기관		
가스트린(Gastrin)	위	위산 생산
엔테로가스트린(Enterogastone)	위	분비와 운동성 억제
세크레틴(Secretin)	간과 췌장	담즙 생산, 수용성 췌장액 생산 ($NaHCO_3$ 풍부)
판크레오지민(pancreozymin)	췌장	효소가 풍부한 췌장액 생산
콜레시스토키닌(cholecystokinin)	담낭	수축과 비움

하여 성장한 것이다. 뇌하수체 전엽과 후엽은 배아기 때 이미 구분되며, 혈액공급도 분리되어 있다. 시상하부는 뇌하수체 자극 호르몬을 분비하여 뇌하수체 전엽 호르몬을 조절하며, 뇌하수체 후엽 호르몬은 시상하부의 직접적인 신경확장에 의해 조절된다. 시상하부는 이들 자극 호르몬과 함께 식욕, 갈증, 감정, 수면-각성주기 및 인지조절을 통해 내분비 역할에 관여한다(그림 11-1-3).

1) 뇌하수체 후엽 호르몬

뇌하수체의 25%를 차지하는 뇌하수체 후엽(신경뇌하수체)의 주요 호르몬은 항이뇨 호르몬(ADH, vasopressin)과 옥시토신이다(표 11-1-1).

(1) 항이뇨 호르몬

항이뇨 호르몬(ADH)의 주요 기능은 소변의 농축과 동맥평활근의 수축이다. 항이뇨 호르몬은 원위세뇨관에 있는 수용체와 결합하여 수분투과성을 증가시켜 수분을 재흡수함으로써 세포외액을

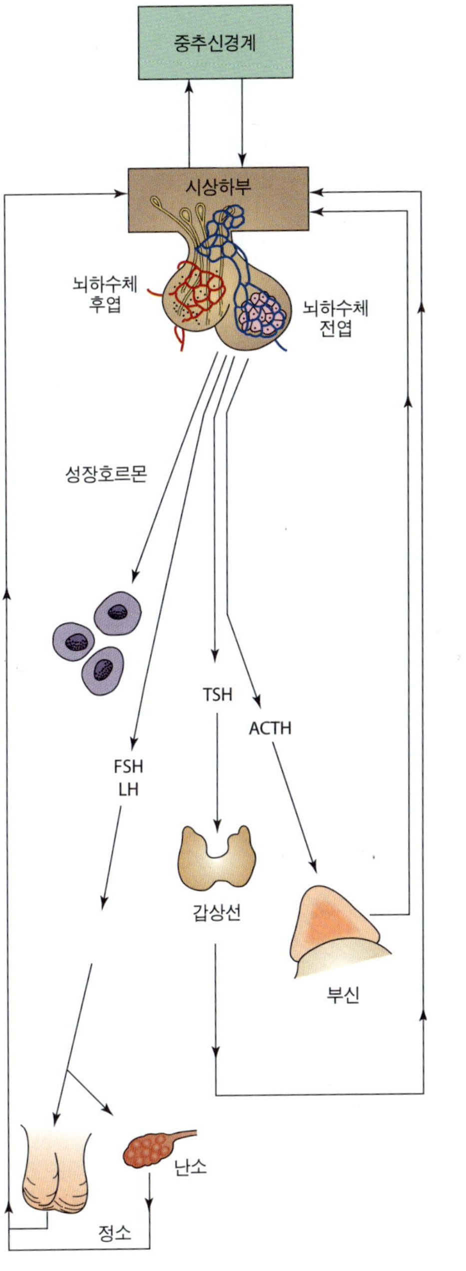

그림 11-1-2 호르몬 생산을 조절하는 되먹임기전
시상하부에서 호르몬 수치를 감지하여 호르몬 생산을 시작하거나 억제 한다

- ACTH, 부신피질자극 호르몬
- FSH, 난포자극 호르몬
- LH, 황체형성 호르몬
- TSH, 갑상선자극 호르몬

Box 11-1-1
노화에 따른 내분비계의 생리적 변화

- 갑상선 호르몬, 코티졸, 알도스테론 생산 감소
- 성장호르몬억제인자(somatostatin), T_3, T_4, 알도스테론, 레닌, 칼시토닌, 바소프레신 감소
- 노르에피네프린, 부갑상선 호르몬, 심방나트륨이뇨펩타이드(ANP), 인슐린, 글루카곤 증가

증가시키는 동시에 소변을 농축시켜 소변량을 줄인다. 또한 동맥 평활근을 수축하게 하여 혈압을 상승시킨다. 항이뇨 호르몬은 혈압의 일반적인 항상성 조절에는 관여하지 않으나 과다출혈이나 저혈량성 쇽에서의 혈압저하에는 반응을 한다.

항이뇨 호르몬은 혈청 삼투압, 세포외액, 동맥혈압의 변화에 따라 조절된다. 첫째, 혈청 삼투압은 시상하부전엽의 삼투성 수용체에 의해 감지된다. 혈청 삼투압이 정상(290mOsm/kg)보다 증가하면 항이뇨 호르몬 분비 수용체가 자극되어 수분 재흡수를 통해 세포외액이 증가하고 혈청 삼투압이 정상으로 낮아진다. 둘째, 심혈관계에서 세포외액의 변화로 인한 혈압변화를 감지하여 항이뇨 호르몬 분비를 조절한다. 예를 들어 혈압이 감소하면 항이뇨 호르몬을 분비하여 수분 보유를 통해 세포외액을 증가시켜 혈압을 정상 범위로 되돌리는 것이다. 셋째, 동맥 혈압 변화 역시 항이뇨 호르몬의 분비를 조절할 수 있다. 시상하부는 경동맥과 대동맥에 위치한 압력 수용체를 통해 동맥 혈압감소를 감지하여 항이뇨 호르몬 분비를 증가시키며, 항이뇨 호르몬은 수분 보유를 통해 혈장량과 혈압을 높인다. 특히 이 기전은 사망 직전 또는 급성 쇼크에서 가장 중요한 보상기전이다.

항이뇨 호르몬은 안지오텐신II(angiotensin II), 통증, 혈청 삼투압 증가, 저혈량, 오심, 저혈당, 스

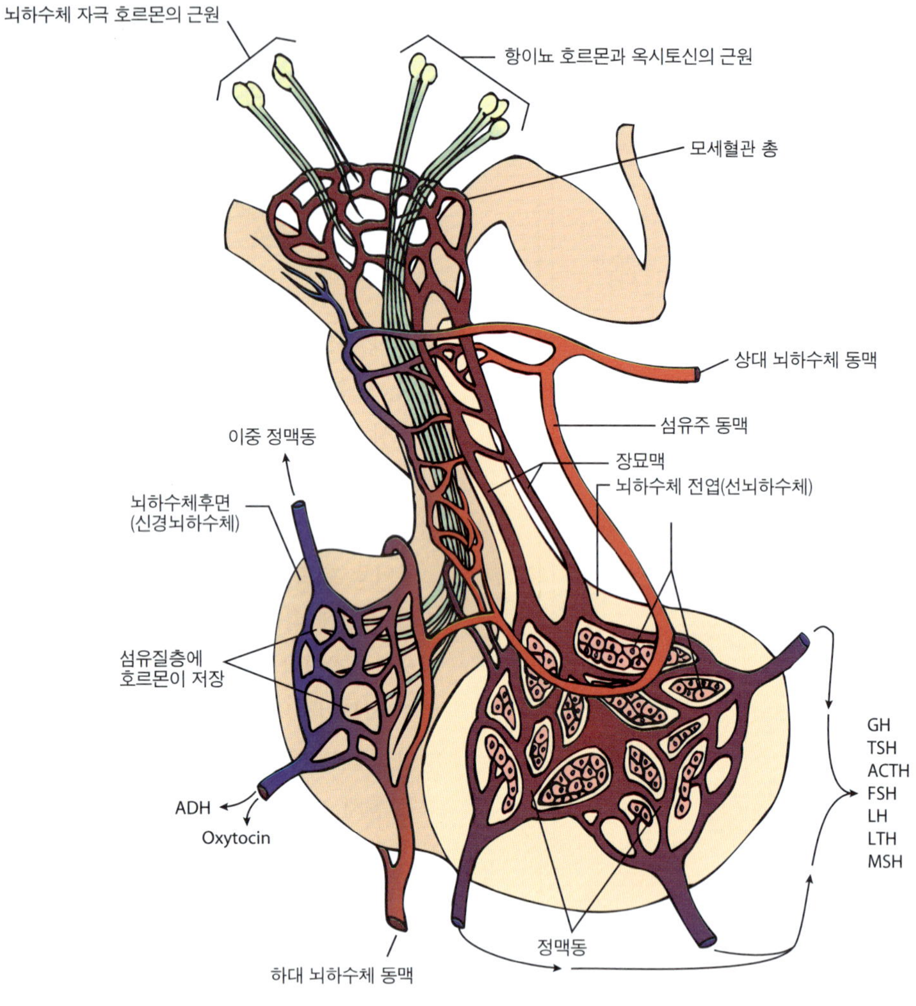

그림 11-1-3 시상하부와 뇌하수체에서 뇌하수체 신경섬유로와 문맥계 도식

뇌하수체 자극 호르몬인 유리인자는 시상하부줄기 부분의 세포체에서 생산되고 뇌하수체 전엽(선하수체)의 문맥을 통해 정맥동으로 이동한다. 항이뇨호르몬과 옥시토신은 뇌하수체 후엽(신경뇌하수체)과 연결된 시상하부의 다른 세포체에서 생산된다.

· ACTH, 부신피질자극 호르몬 · FSH, 난포자극 호르몬
· LH, 황체형성 호르몬 · TSH, 갑상선자극 호르몬 · GH, 성장호르몬
· LTH, 황체자극호르몬 · MSH, 멜라닌세포 자극호르몬

트레스, 급성 감염, 시상하부-뇌하수체 체계의 악성 종양과 외상에 의해 증가하며, 혈청 삼투압 감소, 고혈량, 추위, 시상하부-뇌하수체 체계의 외상, 이산화탄소 흡입, 알콜섭취에 의해 억제된다. 그 밖에 항이뇨 호르몬의 분비에 영향을 미치는 약물들도 있다(Box 11-1-2).

(2) 옥시토신

옥시토신은 "*Neurophysins*"이라는 단백질과 결합된 불용성 복합체로 저장되어 있다가 유관 근육상피 세포의 수축을 자극한다. 옥시토신 분비는 신생아 수유나 유두 자극으로 인한 유두 주위의 촉각 수용체 자극 또는 아이의 우는 소리나 모습과 같은 시청각 자극에 의해 유발된다. 옥시토신은 또한 자궁의 평활근 수축을 유발하여 분만을 유도하며 자궁경부에서 나팔관까지 정자 이동을 촉진한다. 임신 동안 옥시토신 분비는 자궁경부 확장과 에스트로겐에 의해 자극되고, 프로게스테론과 알콜에 의해 억제된다.

2) 뇌하수체 전엽 호르몬

뇌하수체 전엽은 형태학적으로 상이한 다음 5가지 폴리펩티드 호르몬을 분비한다. 각 세포 유형은 뇌하수체 자극 호르몬에 의해 독립적으로 조절된다(그림 11-1-2).

- 성장자극세포(somatotrophs): 성장 호르몬 분비(GH, somatotropin)
- 젖샘자극세포(mammotrophs): 프로락틴 분비(황체자극 호르몬, LTH)
- 갑상선 자극세포(thyrotrophs): 갑상선 자극 호르몬(TSH) 분비
- 부신자극세포(corticotrophs): 부신피질자극호르몬(ACTH), β-lipotropin(β-LPH), 멜라닌 세포 자극 호르몬(MSH) 분비
- 성선자극세포(gonadotrophs): 황체형성 호르몬(LH), 난포자극 호르몬(FSH) 분비

(1) 성장 호르몬

성장 호르몬(GH)은 시상하부에서 생산되는 성장호르몬 분비 호르몬에 대한 반응으로 뇌하수체 전엽에서 생산되고 분비된다. 성장억제 호르몬(GIH)은 성장 호르몬의 분비를 억제한다. 성장 호르몬은 직접적으로는 표적세포에 그리고 간접적으로는 간과 "*somatotropin*"이라는 다양한 성장인자들에 작용한다. 성장 호르몬의 직접작용에는 지방세포에서의 지방분해 증가를 통한 혈중 지방산 분비, 간성 당분해 증가로 인한 혈청 포도당 증가, 인슐린 생성세포의 민감성 증가, 아미노산의 세포성 흡수 증가, 적혈구 생성 자극 등이 있다. 정상적으로 다양한 성장인자들이 장골의 성장에 관여하는 성장판의 연골 형성 및 다른 골격근의 성장 및 인체의 모든 하부조직(예: 연조직과 내장) 성장에 관여한다. 모든 성장 호르몬 활동들은 성장(예: 세포분열)과 이에 필요한 물질(예: 단백질 세포 구조 합성을 위한 아미노산, 에너지를 제공하기 위한 지

Box 11-1-2
항이뇨 호르몬 분비에 영향을 미치는 약물

항이뇨 호르몬을 자극하는 약물
- Diuretics
- Glucocorticoids
- Carbamazepine
- Anesthetics
- Barbiturates
- Tricyclic antidepressants
- Chlorpropamide
- Acetaminophen

항이뇨 호르몬을 억제하는 약물
- Alcohol
- Narcotics
- Demeclocycline
- Chlorpromazine
- Phenytoin
- Lithium
- Norepinephrine

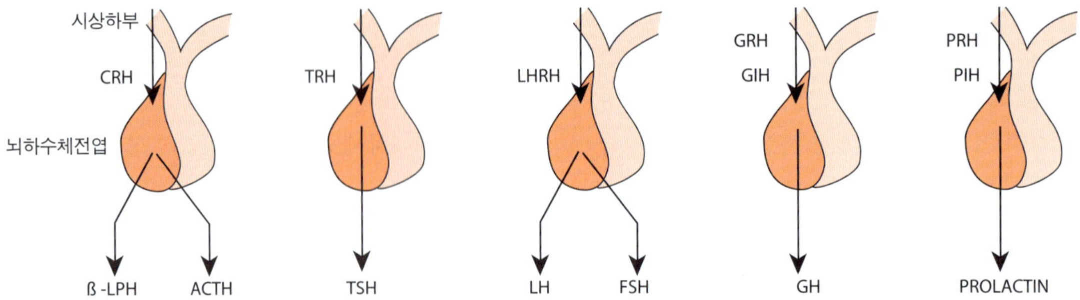

그림 11-1-4 뇌하수체 전엽에서 분비되는 뇌하수체 자극 호르몬의 효과
뇌하수체 자극 호르몬은 피질 자극 호르몬(CRH), 갑상선 자극 유리 호르몬(TRH), 항체 생성 호르몬 유리 호르몬(LHRY), 성장 호르몬 유리 호르몬(GIH), 프로락틴 유리 호르몬(PRH), 프로락틴 억제 호르몬(PIH)이다. CRH은 B-LPH와 ACTH를 즉각적으로 유리한다. LHRH는 LH, FSH를 즉각 유리한다. GRH와 GIH은 GH를 각각 분비 또는 억제 한다. PRH, PIH도 프로락틴 분비를 자극 또는 억제한다.

방산과 포도당, 산소 사용을 증가시키기 위한 적혈구)을 만드는데 함께 관여한다.

성장 호르몬의 혈중 농도는 시상하부의 성장 호르몬 분비 호르몬(GRH)과 성장 호르몬 억제 호르몬(GIH)에 의해 조절된다. 연령이 주요 변수이나 일반적으로 저혈당, 공복, 운동, 단백질 식사, 글루카곤, 생리 · 심리적 스트레스, 숙면 및 도파민 수용체 결합약물은 성장 호르몬 분비를 자극한다. 반면 꿈을 꾸는 REM수면이나 혈청의 포도당, 지방산 및 코티졸 상승은 성장 호르몬 분비를 억제한다.

2. 갑상선과 부갑상선

갑상선은 한쌍으로 된 혈관이 풍부한 구조이다. 각 엽은 후두 바로 옆 기관의 양측면에 위치해 있으며, 기관의 앞 표면을 지나가는 갑상선 조직인 협부에 의해 서로 연결된다(그림 11-1-5). 갑상선은 일차적으로 중심에 교질형태의 요오드 함유 물질을 저장하고 있는 원형 소포로 구성되어 있다. 소포는 두 가지 주요한 갑상선 호르몬(T_3, T_4)을 생산, 저장하고 분비한다. 칼시토닌을 생산하는 부소포 세포(parafollicular cell, C cell)는 갑상선의 소포들 사이에 흩어져 있다. 갑상선의 각 엽에 두 개씩 존재하는 부갑상선은 부갑상선 호르몬(PTH)을 생산하며, 부갑상선의 수와 분포 정도는 개인에 따라 다양하다.

1) 갑상선 호르몬

소포결세포는 혈장에서 흡수한 티로신(아미노산)과 요오드를 소포의 중심 콜로이드 부분으로 분비하여 T_3와 T_4를 합성하는데 사용한다(T_3와 T_4의 숫자는 포함하고 있는 요오드의 개수를 의미한다). 두개의 요오드 분자가 동시에 티로신 분자와 결합하는데, 이러한 이중요오드 티로신 두개는 T_4를 형성한다. T_4 보다 생물학적으로 더 활성화되어 있고 갑상선 호르몬 중 더 많은 T_3는 이중요오드 티로신 한개와 한개의 단일요오드 티로신이 결합한 형태이다. 이러한 요오드의 역할 때문에 갑상선에서 소량 분비-저장되는 방사성 요오드의 양을 이

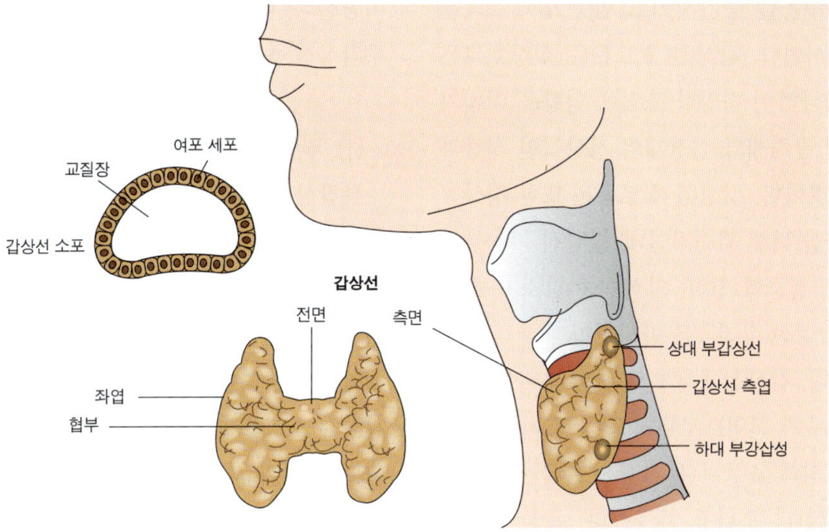

그림 11-1-5 갑상선

용하여 갑상선의 기능을 측정하기도 한다. 갑상선은 인체에서는 유일하게 요오드를 흡수하고 저장하는 조직이므로 갑상선항진증인 경우 갑상선의 일부를 파괴하기 위하여 많은 양의 방사성 요오드를 사용하기도 한다.

T_3와 T_4는 필요할 때까지 콜로이드 내부에 저장되어 있다가 분비될 때에는 소포세포들에 의해 혈장으로 운반된다. 분비된 T_3와 T_4의 1% 이하만이 혈장 내에서 생리적으로 활성화되고, 나머지는 혈장단백질과 결합된다. 이 때 대부분은 간에서 생성되는 티록신결합글로빈(TBG)과 결합하고 나머지는 2가지 형태의 알부민과 결합한다. 이렇게 단백질과 결합한 호르몬은 유리상태의 T_3와 T_4를 대체하기 위한 저장소로 사용되기 때문에 혈중 갑상선 호르몬의 농도가 언제나 일정하게 유지될 수 있는 것이다. T_3와 T_4의 운반에 관여하는 혈장단백질은 간에서 만들어진다. 따라서 간이 손상되면 갑상선 호르몬 과다(예: 갑상선 기능항진증)와 같은 결과가 초래될 수 있다. 또한 혈장단백질의 혈중농도는 당질 코르티코이드, 안드로젠, L-asparaginase(항종양제), 임신, 에스트로젠, 아편제제, clofibrate(고지혈치료제), 신경안정제에 의해 감소될 수 있다. 갑상선 호르몬은 간, 신장 등에서 탈요오드화되어 대사 · 배출된다.

T_3는 직접 표적 세포막을 통과하지만 T_4는 통과하기 전에 표적 세포막에 의해 T_3로 바뀐다. 갑상선 호르몬은 뇌, 뇌하수체 전엽, 비장, 림프절, 고환, 폐를 제외한 대부분 조직의 기초 대사량을 증가시킨다. 갑상선 호르몬은 다양한 조직에서 β_1아드레날린 수용체, β_2아드레날린 수용체의 수와 카테콜라민에 대한 수용체의 친화성을 증가시킨다. 이러한 이유로 인해 갑상선 기능 항진증에서는 심장 박동수와 발한이 증가한다. 갑상선 호르몬은 골격근 단백질의 이화를 유도하므로 갑상선기능항진증이 지속되면 근육약화가 초래될 수 있다(갑상선중독성 근병증). 갑상선 호르몬은 소장으로부터

탄수화물 흡수율을 증가시키고 혈중 콜레스테롤 수치를 감소시킨다. 갑상선 호르몬은 성장호르몬의 분비를 자극하여 다양한 조직에 영향을 미치기 때문에, 특히 골격계와 신경계의 정상적인 성장과 발달에 필수적이다. 갑상선 호르몬은 또한 정상적인 신경 기능을 위해 필수적인데, 갑상선 기능부전 시 반사저하, 집중력 저하, 의식수준 감소가 초래된다. 반면 갑상선 항진증은 반사항진과 골격근 경련을 초래한다. 갑상선에서 T_3와 T_4의 분비는 일차적으로 뇌하수체 전엽으로부터 갑상선 자극 호르몬의 분비에 의해 조절된다. 갑상선 자극 호르몬은 T_3와 T_4의 생산과 분비를 자극한다. 음성 되먹임 기전을 통해 증가된 유리 T_3와 T_4는 갑상선 자극 호르몬 분비를 억제하고, 낮은 T_3, T_4 수치는 갑상선 자극 호르몬 분비를 자극하여 항상성을 유지한다.

2) 칼시토닌과 부갑상선 호르몬

갑상선의 부소포세포에서 분비되는 칼시토닌과 부갑상선에서 생산되고 분비되는 부갑상선 호르몬은 비타민 D에 대한 간과 신장의 활동에 의해 생산되는 1,25-dihydroxycholecalciferol과 함께 칼슘 대사에 주요한 영향을 준다. 자외선은 피부에서 7-dehydrocholesterol 프로비타민을 비타민 D 집단으로 바꾼다. 비타민 D 집단 중 하나인 D_3는 비타민 D가 풍부한 음식에서 얻을 수 있는데, D_3는 간에서 25-hydroxycholecalciferol로 전환되고, 신장세포에 의해 더욱 활동적인 형태인 1,25-dihydroxycholecalciferol로 전환된다. 활성화된 비타민 D는 칼슘 흡수를 증가시키는 소장점막세포 내 효소를 자극한다. 만성신장질환에서 나타나는 저칼슘혈증은 활성 비타민 D 결핍증을 초래한다. 즉, 비타민 D는 피부에서 합성되고 소장에서 흡수되며 비타민 D 결합 단백질과 결합하여 혈장으로 이동한다. 비타민 D의 대사는 신장에서 인 농도와 부갑상선 호르몬에 의해 엄격하게 조절된다.

(1) 부갑상선 호르몬

부갑상선 호르몬은 부갑상선의 주세포에서 생산되고 분비된다. 혈청 칼슘과 인의 수치는 음성 되먹임 기전을 통해 신장효소계의 활동에 영향을 미치는데 신장효소계는 비타민 D를 대사적으로 활성화시키는 역할을 한다. 높은 혈청 칼슘수치는 부갑상선 호르몬의 분비를 감소시키고, 낮은 혈청 칼슘수치는 분비를 증가시킨다. 또한 활성 비타민 D의 형성은 부갑상선 호르몬에 의해 촉진되고 대사성 산증과 저인슐린혈증(당뇨병)에 의해 감소된다. 부갑상선 호르몬은 골세포와 신장에 작용한다. 부갑상선 호르몬은 뼈에서는 파골세포 활동을 자극하고 골모세포 활동을 억제하며, 신장에서 원위 세뇨관 세포의 칼슘 재흡수를 증가시키고 근위 세뇨관 세포의 인 재흡수를 감소시켜, 혈청 칼슘수치를 높이고 인수치는 낮춘다. 만성 신부전에서 발생하는 저칼슘혈증으로 인한 활성 비타민 D 결핍은 이차적인 부갑상선 기능항진증을 가져오며, 또한 저마그네슘혈증, 아드레날린 작용제, 프로스타글란딘은 부갑상선 호르몬의 분비를 자극한다.

(2) 칼시토닌

칼시토닌은 주로 갑상선의 부소포세포(C 세포)에서 생산되지만 비갑상선 조직(예: 폐, 소장, 뇌하수체, 방광 조직)에서도 분비될 수 있다. 칼시토닌은 혈장에서 다른 물질과 결합되지 않고 이동하며, 파골세포의 뼈 재흡수를 억제하고, 소변을 통한 인과 칼슘의 배설을 증가시켜 혈장내 칼슘과 인의 농도를 낮춘다. 혈장내 칼슘의 증가는 칼시토닌 분비를 자극하고, 또한 가스트린, 글루카곤, 위장관계

호르몬 분비도 칼시토닌 분비를 증가시킨다. 표 11-1-2는 갑상선과 부갑상선에서 분비되는 호르몬의 작용을 요약한 것이다.

3. 내분비 췌장

췌장은 내분비선과 외분비선의 기능을 모두 가지고 있다. 췌장의 랑게르한스섬에는 글루카곤을 분비하는 α세포, 인슐린을 분비하는 β세포, 성장억제호르몬인 somatostatin을 분비하는 δ세포, 췌장 폴리펩티드를 분비하는 F세포 등 4가지 내분비세포가 있다. 췌장에 의해 분비되는 호르몬은 표 11-1-3에 요약되어 있다.

표 11-1-2 갑상선과 부갑상선 호르몬

분비선	호르몬	작용
갑상선	티록신(T_4)	기초대사량 조절
	삼요드티로닌(T_3)	성장과 발달 유도 뼈 재흡수 억제
	칼시토닌	위장관계에서 칼슘 재흡수 억제 신장에서칼슘 배출 증가
부갑상선	부갑상선 호르몬	뼈 흡수 촉진 칼슘 재흡수 증가 혈중 칼슘 증가

1) 인슐린

인슐린은 탄수화물, 단백질, 지방을 저장하고 혈당 농도를 조절한다. 인슐린은 인체조직의 주요 에너지원인 포도당 이용을 촉진하여 혈당을 낮춘다. 또한 인슐린은 세포막을 통과하는 포도당, 아미노산, 지방산의 세포 운반 증가 및 핵산의 세포대사 합성을 조절한다. 인슐린의 전구물질인 프로인슐린은 랑게르한스섬의 β세포에서 생산된다. C 펩티드와 인슐린은 일대일의 비율로 존재하기 때문에 혈장 C 펩티드 수치를 β세포의 활동 정도나 내인성 인슐린의 분비를 측정하기 위해 사용할 수 있다. 인슐린의 작용은 Box 11-1-3에 요약되어 있다. 인슐린은 근육세포와 지방세포에서의 포도당 흡

표 11-1-3 췌장 호르몬과 그 작용

호르몬	세포	자극 요인	작용
인슐린	β	포도당	포도당 농도 감소 지방 저장 증가 단백질 합성 증가 포도당 생성 증가
글루카곤	α	포도당 농도 감소, 운동	포도당 농도 증가 포도당신합성 증가 글리코겐 분해 증가
성장억제호르몬	δ	고혈당	포도당 증가 글리코겐 증가
췌장 폴리펩티드	F	급성 저혈당	담낭 수축 증가 췌장 효소 증가

Box 11-1-3
지방세포와 근육세포에 대한 인슐린의 주요 작용

근육 세포	지방 세포
포도당 유입 증가	포도당 유입 증가
K+ 흡수 증가	K+ 흡수 증가
글루코겐 합성 증가	지방산 유입과 합성 증가
아미노산 유입 증가	지방 침착 증가
단백질 합성 증가	포도당의 지방산으로의 전환 증가
단백질 대사 감소	지방분해 억제
세포내로 케톤 유입 증가	

수를 촉진하고 결합조직, 백혈구, 유선, 수정체, 대동맥, 뇌하수체, α선 세포에서 포도당 흡수를 촉진한다. 인슐린의 생리적인 작용은 인슐린이 인슐린 수용체와 결합할 때 발생한다. 즉 인슐린은 수용체와 결합하여 인슐린-수용체 복합체 상태로 세포질로 들어가서 작용하며, 리소좀 효소에 의해 14~15시간 내에 파괴된다. 순환인슐린의 약 80%는 간과 신장에서 대사된다.

인슐린 분비는 Box 11-1-4에 나열된 것처럼 다양한 요인에 의해 영향을 받는다. 일차적으로 혈청 포도당의 상승은 인슐린 분비를 증가시키고, 포도당의 감소는 인슐린 분비를 감소시켜 혈당조절에 대한 항상성을 유지한다. 또한 글루카곤, β아드레날린작용제, theophylline은 인슐린 분비를 증가시킨다. 인슐린 생산은 α아드레날린작용제, β아드레날린차단제, diazoxide(Proglycem), Thiazide계 이뇨제, phenytoin(Dilantin), allozan, 포도당 대사를 예방하는 약물(2-deoxyglucose 또는 mannoheptulose), 성장억제호르몬(somatostatin), 인슐린 자체에 의해 억제된다. 고탄수화물 식이와 같은 β세포의 만성적인 과도자극은 결국 β세포의 고갈과 파괴를 초래하며, 또한 β세포 활동은 외인성 인슐린의 투여에 의해 감소된다.

제 2형 당뇨병의 특징인 인슐린 저항성은 고혈당증, 고인슐린혈증, 최종 β세포 고갈로 진행된다. 비만도는 직접적으로 제 2형 당뇨병이 있는 대부

Box 11-1-4
인슐린 분비에 영향을 미치는 요인

자극 요인	억제 요인
포도당	somatostatin
mannose	2-Deoxyglucose
아미노산(leucine, arginine, 기타)	Mannoheptulose
소장 호르몬(gastric inhibitory polypeptide [GIP], 가스트린, 세크레틴, 콜레시스토키닌, 글루카곤, 기타)	α아드레날린 작용제(노르에피네프린, 에피네프린)
β-케토산	β아드레날린 차단제(propoanolol)
아세틸콜린	Diazoxide
글루카곤	Thiazide계 이뇨제
Cyclic AMP, 다양한 Cyclic AMP 발생 물질	Phenytoin
β 아드레날린 자극제	Alloxan
Theophylline	미세관 억제제
Sulfonylureas	인슐린

분의 환자에게서 인슐린 저항성에 영향을 준다. 또한 인슐린 수용체 유전자의 변이로 인해 인슐린 수용체 기능결핍이 올 수 있다. 증가된 인슐린 수치, 비만, 말단 비대증, 당질 코르티코이드 과다는 인슐린 수용체의 수나 활동 또는 둘 다를 감소시킨다. 반면 운동과 감소된 순환인슐린 수치는 인슐린 수용체의 활동성을 증가시킨다.

2) 글루카곤

글루카곤은 랑게르한스섬의 α세포에서 생산, 분비되는 폴리펩티드 호르몬으로 간, 지방세포, 근육세포의 효소계에 영향을 미치고 간에서 대사된다. 포도당신합성 효소인 프락토스-1,6-양인산(fructose-1, 6-biphosphate) 합성을 자극하는 글루카곤의 주요 기능은 간세포를 자극하여 글리코겐을 분해시키고 당합성을 통해 혈당을 상승시켜 조직이 이용할 수 있도록 하여 식간, 운동 중, 공복 시 저혈당을 방지한다. 글루카곤은 혈당을 상승시킬 뿐 아니라 상승된 혈당이 조직에 들어가 사용되도록 빠르게 인슐린의 분비를 자극하기도 한다. β세포와 마찬가지로 β아드레날린작용제, Thophylline, 아미노산 식이증가, 미주신경은 α세포작용을 자극한다. 글루카곤의 분비는 또한 당질 코르티코이드(예: 코티졸), 콜레시스토키닌(CCK), 가스트린에 의해 촉진된다. 운동, 신체적 스트레스, 감염 역시 α세포 작용을 증가시킨다. 글루카곤과 함께 코티졸, 에피네프린, 성장호르몬 등은 인슐린-글루카곤 조절에 영향을 미치는데 이 호르몬들은 스트레스 상황에서 인체를 보호하고 충분한 에너지를 생산하기 위해 글루카곤을 증가시키고, 인슐린을 억제하기 때문에 인슐린저항성을 초래할 수 있다.

3) 성장억제 호르몬과 췌장 폴리펩티드

성장억제호르몬은 췌장의 δ세포 뿐 아니라 뇌하수체 전엽과 위 점막의 δ세포에서도 생산되는 tetradecapeptide이다. 성장억제 호르몬은 췌장에서 인슐린과 글루카곤 분비를 억제하며 포도당, 일부아미노산, CCK에 의해 분비가 촉진된다. 췌장 폴리펩티드의 분비는 성장억제 호르몬과 혈당 증가에 의해 억제되며 단백질 식이, 운동, 급성 저혈당, 공복에 의해 촉진된다.

4. 부신

양쪽 신장의 위에 위치하는 부신은 내부 핵심의 수질과 외층의 피질로 구성된다(그림 11-1-6). 수질과 피질은 발생학적으로 서로 다른 조직에서 비롯되고 기능도 다르다. 부신에서 생산되는 호르몬은 표 11-1-4에 요약되어 있다.

1) 수질 호르몬

부신수질은 본래 교감신경절이 변형된 것으로 다음의 화학물질을 통해 내분비 기능을 한다:

- 노르에피네프린의 전구체인 도파민
- 신경절후 교감신경원의 전형적 생산물인 노르에피네프린

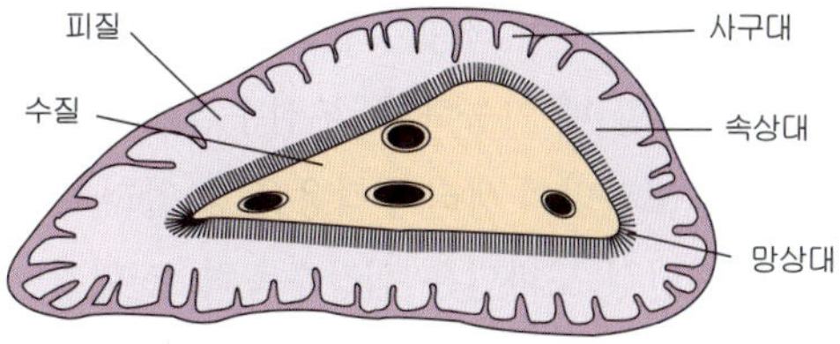

그림 11-1-6 부신수실과 피질

표 11-1-4 부신 호르몬과 그 작용

분비선	호르몬	작용
부신 피질	미네랄코르티코이드	나트륨 재흡수 칼륨 제거
	당질코르티코이드	스트레스에 대한 반응 염증 억제 단백질과 지방 대사
부신 수질	에피네프린	교감신경계 자극
	노르에피네프린	말초저항 증가

- 노르에피네프린이 메틸화된 에피네프린
- 아편유사제 펩티드(enkephalins)

도파민, 노르에피네프린, 에피네프린 등과 같은 카테콜라민은 수질 세포의 과립에 저장되어 있다가 신경자극을 받으면 유리된다. 혈장 카테콜라민의 반감기는 약 2분이다. 수질 호르몬의 기능은 첫째, 에피네프린과 노르에피네프린은 간과 근육세포에서의 글루코겐 분해 작용을 촉진하여 혈당을 상승시키는데, 노르에피네프린보다 에피네프린이 혈당을 더 많이 상승시킨다. 둘째, 카테콜라민은 지방 조직에서 지방용해를 촉진하여 혈장 지방산을 상승시키고 세포에 에너지를 공급한다. 셋째, 순환하는 카테콜라민은 또한 망상 활성체계를 자극하여 의식을 각성시킨다. 마지막으로 수질 호르몬들은 신진대사율과 피부혈관 수축을 증가시켜 체온을 높이는데 이 작용은 갑상선과 부신피질 호르몬이 존재할 때 가능하다. 부신수질에서 분비되는 내인성 도파민의 생리적 작용은 잘 알려져 있지 않지만 외인성 도파민은 심장수축력, 신혈관이완과 말초혈관수축력을 초래하기 때문에 쇼크 상황에서 유용하다.

부신수질은 인체의 생리 · 심리적 통합과 생존에 대한 위협에 대처하는 일반적 교감-부신 수질(Sympathetic-adrenal medulla, SAM) 반응을 구성한다. 스트레스에 대하여 대뇌피질과 변연계는 상황에 대한 인지평가를 통해 간뇌의 교감신경을 자극하여 부신수질의 카테콜라민을 분비함으로써 심박동수과 혈압을 증가시키고, 망상활성체계를 자극하고, 혈당과 지방산을 증가시켜 에너지를 공급하며, 동공을 확대하고 한선을 자극하는 등의 SAM 반응을 한다.

2) 피질 호르몬

부신 피질은 조직학적으로 세 가지의 다른 층으로 구성된다(그림 11-1-6). 외층은 캡슐에 의해 쌓여 있으며, 가장 바깥 외층인 사구대는 캡슐 바로 아래에 있어 무기질 코르티코이드(알도스테론)를 생산 · 분비한다. 내층인 속상대와 망상대는 당질코르티코이드(코티졸과 코르티코스테로이드)와 안드로젠, 에스트로젠을 생산 · 분비한다. 그림 11-1-7은 부신피질 호르몬 합성에 대한 대사 경로를 설명하고 있다. 각 대사 단계는 특정 효소에 의해 조절되므로 특정 효소의 유전적 결핍은 선천적 장애를 가져온다.

혈청 코티졸과 코르티코스테로이드는 코르티코스테로이드 결합 글로불린(CBG: 간에서 생성됨) 또는 트란스코틴과 결합하는데 결합하지 않은 호르몬만 생리적으로 활성화되고, 결합된 당질코르티코이드는 결합하지 않은 호르몬을 대체하기 위한 호르몬 보유소의 역할을 하게 된다. 혈청 코르티코스테로이드와 코티졸의 반감기는 50~80분이다. 스테로이드는 간에서 대사되고, 수용성 대사물은 신장에서 배출된다.

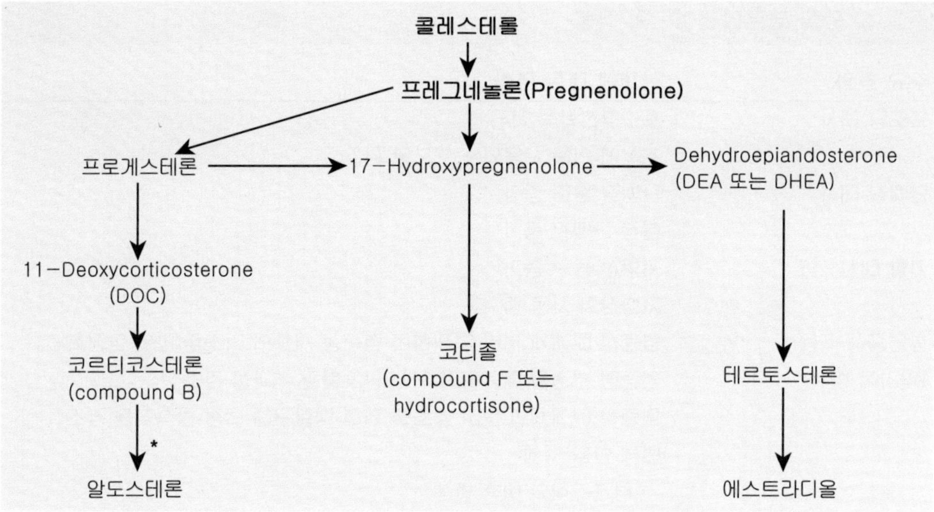

그림 11-1-7 부신 피질 호르몬의 생합성 경로. 사구대 세포만이 코르티코스테론을 알도스테론으로 전환할 수 있다(*). 다른 경로는 부신 피질의 세 층에 있는 모든 세포에 의해 수행된다.

(1) 당질 코르티코이드

코티졸과 코르티코스테로이드는 간에서 포도당 신생과 글리코겐 분해를 통해 혈당을 상승시킨다. 코티졸과 코르티코스테로이드는 다음 3가지 방법으로 신장에서의 정상수분 배출을 돕는다. 첫째, 당질 코르티코이드는 원위세뇨관 또는 집합관의 투과성을 증가시켜 나트륨 재흡수와 무관하게 수분을 투과시키고 둘째, 사구체 여과율을 증가시키며 셋째, 항이뇨호르몬 분비를 감소시킨다.

당질 코르티코이드는 혈장의 림프구, 호산구와 호염기구의 수를 감소시키지만 순환하는 호중구, 혈소판, 적혈구의 수를 증가시킨다. 림프구는 체액성 면역 또는 세포매개성 면역을 담당하는데, 신체 · 심리적 스트레스로 인해 당질 코르티코이드가 분비되면 면역력이 감소될 수 있다. 또한 당질 코르티코이드는 T_4(helper) 림프구에 의한 인터루킨 2의 생산을 억제한다. 인터루킨 2가 줄면 T_8 (suppressor, cytotoxic) 세포와 B 림프구의 증식이 억제된다. 따라서 당질 코르티코이드는 비감염성 염증상태(예: 류마티스성 관절염과 전신 홍반성 낭창[SLE])의 치료에 유용하다. 또한 비만세포로 부터의 히스타민 배출을 방지하기 때문에 알러지(예: 천식, 두드러기, 최소변화 사구체 질병) 치료에 사용하며, 장기이식 환자의 면역억제제로도 사용할 수 있다. 그러나 당질 코르티코이드는 면역 억제와 함께 쿠싱 증후군(예: 당뇨병, 고혈압, 단백질 소비, 골다공증), 영 · 유아 성장 억제를 유발하므로 사용에 주의가 필요하다. 당질 코르티코이드의 약리 작용과 생리적 작용은 표 11-1-5에 요약되어 있다.

당질 코르티코이드 분비의 조절은 그림 11-1-8과 같다. 당질 코르티코이드의 분비는 코르티코트로핀 분비 호르몬(corticotropin-releasing hormone, CRH)의 분비와 시상하부에서 분비되는 신경분비 물질에 의해 촉발된다. 코르티코트로핀 분비호르몬은 부신 피질 자극 호르몬을 분비하기 위하여 뇌하수체 전엽 세포를 자극한다. 코르티코트로핀분

표 11-1-5 당질 코르티코이드의 작용

주요 효과	신체에 대한 영향
포도당 대사	포도당신합성 자극
	조직에 의해 사용되는 포도당 감소
단백질 대사	단백질 분해 증가
	혈장 단백질 증가
지방 대사	지방산 동원 증가
	지방산의 사용 증가
항염증성 작용	염증성 매개체 분비 억제하며 염증성 세포의 리소좀 막의 안정화
(약리적 범위)	염증성 부종을 예방하기 위핸 말초혈관 투과성 감소
	염증성 매개체의 분비 감소를 위해 백혈구에 의한 탐식작용 감소
	면역 반응 억제
	• 림프조직의 비후 발생
	• 호산기구 감소
	• 항체 형성 감소
	• 세포 매개 면역 감소
	발열 감소
	섬유모세포 작용 억제
정신적 영향	감정적 불안정에 기여
허용효과	외상과 극도의 스트레스 동안 카테콜라민과 같은 신체적, 신경적 영향에 대한 조직의 반응을 촉진

비호르몬은 음성 되먹임 기전에 의해 조절된다. 부신 피질 자극 호르몬과 당질 코르티코이드의 분비는 생체리듬의 영향을 받는다. 자정에서 오전 8시까지 수면하는 사람이라면 오전 6~8시에 당질 코르티코이드 분비가 최대가 된다. 짧은 기간의 SAM 반응에서 당질 코르티코이드는 매우 유용하지만 장기간 스트레스가 지속되면 당질 코르티코이드가 고갈되어, SAM 반응은 실패하며 더 이상 세포에 에너지를 공급할 수 없어 조직이 허탈하여 사망에 이를 수 있다.

(2) 무기질 코르티코이드

무기질 코르티코이드의 기능(예: 11-deoxycorticosterone)을 일부 보유하고 있는 알도스테론과 당질 코르티코이드는 신장세포의 집합관과 원위세뇨관 세포에서 나트륨 재흡수를 증가시키는데, 나트륨과 칼륨은 원위세뇨관 세포에서 교환되기 때문에 저칼륨혈증을 유발할 수도 있다. 나트륨은 수분과 함께 재흡수되므로 무기질 코르티코이드는 세포외액량(혈액량)을 증가시켜 혈압을 상승시킨다. 알도스테론 분비는 일차적으로 레닌-안지오텐신 체계에 의해 조절된다(그림 11-1-9). 혈압이나 전해질 농도가 감소되면 사구체 근접부 장치의 압력 수용체와 근위 세뇨관의 소변 나트륨농도 감지세포가 흥분하여 당단백질 호르몬인 레닌을 분비한다. 레닌 분비는 주로 신장관류감소(예: 심부

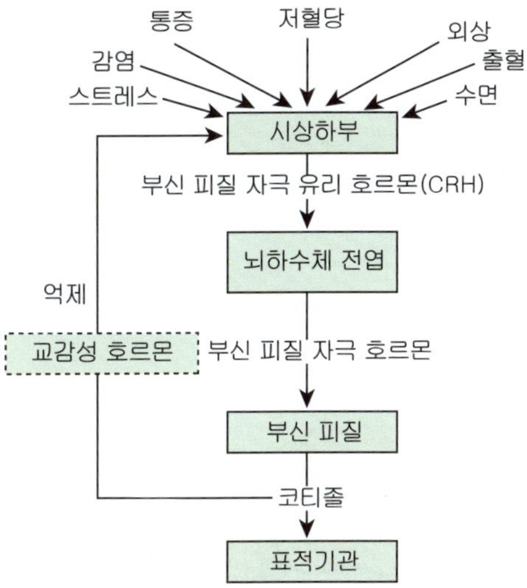

그림 11-1-8 당질 코르티코이드(코티졸)를 조절하는 시상하부-뇌하수체-부신(HPA) 되먹임 체계.

코티졸은 부신 피질 자극 호르몬(ACTH)에 의해 조절된다. 스트레스는 뇌하수체 전엽에서 ACTH 분비를 조절하는 코르티코트로핀 분비 호르몬(CRH)과 HPA계를 통해 코티졸을 분비시킨다. 코티졸이 증가하면 음성 되먹임 기전에 의해 ACTH분비가 억제된다.

전, 탈수, 출혈)나 낮은 세포외액염분농도(예: 이뇨제의 과도한 사용)에 의해 촉발된다. 레닌은 순환하는 혈장 글로블린을 안지오텐신 I 으로 전환하고, 혈액이 폐를 통과할 때 안지오텐신은 안지오텐신II로 전환된다. 안지오텐신II는 나트륨 및 수분 보유와 혈관 평활근을 수축시키는 알도스테론을 분비하여 전신혈압을 상승시킨다.

교감신경은 사구체 근접부 장치의 $\beta 2$ 수용체를 자극할 수 있으며, 프로스타글란딘 역시 사구체 근접부장치를 자극하여 레닌을 분비시킬 수 있다. 따라서 $\beta 2$ 차단제(예: propranolol 또는 atenolol)와 프로스타글란딘 억제제(아스피린과 비스스테로이드성 항염증 약물)는 레닌분비를 감소시킨다. 안지오텐신 전환 효소(ACE) 억제제(예: lisinopril)는 안지오텐신 I 이 안지오텐신 II로 전환되는 것을 차단하므로 ACE 억제제와 $\beta 2$ 차단제는 항고혈압 제제로 사용된다. 알도스테론 분비는 나트륨 농도뿐 아니라 혈청 칼륨 농도의 증가에 의해서도 자극되며, 직립 자세는 알도스테론의 생산은 증가시키고 분해를 감소시켜 알도스테론 농도를 증가시킨다.

3) 심방나트륨이뇨 펩티드

심방나트륨이뇨 펩티드(ANP)는 심방 벽에 있는 세포에서 정맥환류량에 따라 생산 · 조절되는 호르몬으로 신장을 통한 나트륨과 수분의 배출을 증가시키며, 사구체 근접부장치에서 레닌분비를 억제시켜 혈청 안지오텐신의 농도를 낮춘다. 또한 ANP는 평활근 세포막의 나트륨과 칼슘 능동수송 기전을 억제하여 세포 내 칼슘 이온의 농도를 낮추어 혈관을 이완시키고 전신 혈압을 감소시킨다.

임상적 적용

자가학습: 비판적 사고

1. 뇌하수체 후엽의 항이뇨 호르몬 조절에 장애가 있을 때 발생할 수 있는 생리적 영향을 서술하시오.
2. 갑상선에서의 티록신(T_4) 그리고 부신피질에서의 코티졸의 합성과 생산에 영향을 미치는 되먹이 기전을 비교하시오.
3. 인체의 포도당 농도를 조절하는 글루카곤과 인슐린의 기전을 비교하시오.

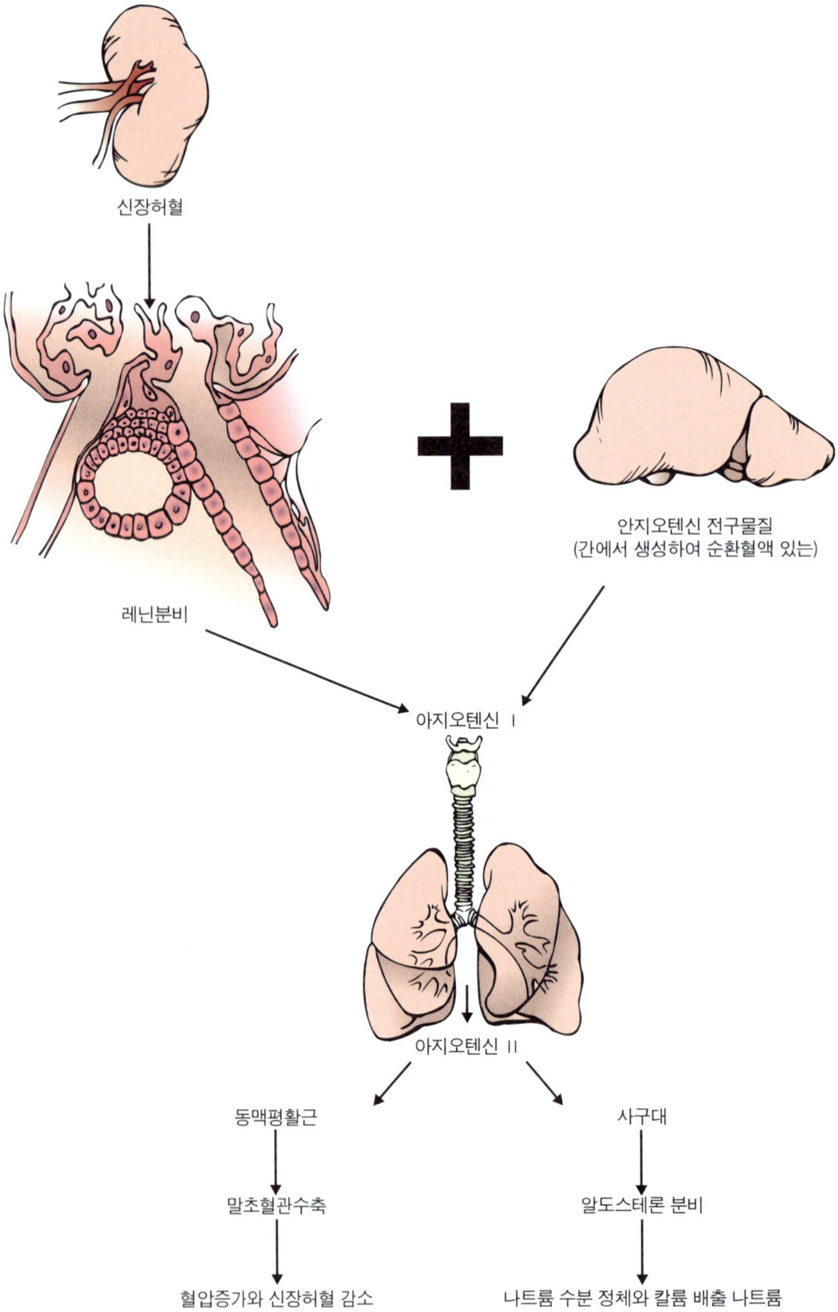

그림 11-1-9 레닌-안지오텐신계는 혈압 상승을 위해 알도스테론을 분비하고 혈관을 수축시킨다.

내분비계 사정

시상하부와 뇌하수체
- 건강력과 신체검진
- 임상병리검사
- 진단검사

갑상선
- 건강력과 신체검진
- 임상병리검사
- 진단검사

부갑상선
- 건강력과 신체검진
- 임상병리검사
- 진단검사

내분비 췌장
- 건강력과 신체검진
- 임상병리검사

부신
- 건강력과 신체검진
- 임상병리검사
- 진단검사

학습목표

- 내분비선의 생리적 기능과 내분비 기능 장애를 나타내는 징후와 증상 사이의 관계를 분석할 수 있다.
- 급성 내분비 질환자들을 위한 건강력 수집과 신체검진에 대한 계획을 조직적으로 수행할 수 있다.
- 특정 내분비 질환에 대한 정상과 비정상적 결과를 구별할 수 있다.
- 급성 내분비 질환을 진단하기 위해 사용되는 검사결과를 설명할 수 있다.

호르몬의 과잉생산이나 과소생산에 의해 발생하는 내분비 기능장애는 전신에 영향을 줄 수 있다. 이 장에서는 특정 내분비 기능장애 즉, 갑상선 위기, 점액수종 혼수, 부신위기, 항이뇨호르몬 분비이상증후군(SIADH), 요붕증, 당뇨성 케토산증, 고혈당, 고삼투성 비케톤성 혼수, 저혈당증을 진단하는데 도움이 되는 건강력, 신체검진, 진단검사를 소개할 것이다. 내분비계 질환이 여러 신체 부위에 영향을 미치기 때문에 사정에는 다양한 증상과 징후가 포함되어야 한다. 내분비계 질환은 일반적으로 활력징후, 에너지 수준, 수분과 전해질의 균형, 일상생활 수행을 위한 능력에 영향을 미친다. 또한 열이나 추위에 대한 불내성, 체중 변화, 지방 재분포, 성기능 변화, 수면 양상의 변화 등을 초래할 수 있다. Box 11-2-1에는 급성 내분비 기능장애가 의심되는 환자를 사정할 때 사용하는 접근법이 요약되어 있다.

내분비계는 전신을 조절하는 역할을 하기 때문에 이 책의 다른 장에서 언급된 여러 검사결과들이 급성 내분비 기능장애 사정에 사용될 수 있다. 예

Box 11-2-1
급성 내분비 기능장애의 사정

건강력과 신체검진 동안 평가되는 요인들
- 현재 나타나는 증상과 징후
- 예견되는 사건들
- 의학적 상태
- 약물
- 영양
- 수분
- 활동 수준
- 정신 상태

내분비 기능장애와 관련된 질문의 예
- 고혈압이나 고지혈증, 갑상선 문제, 당뇨가 있는 가족이 있습니까?
- 무슨 약물을 복용합니까? 아스피린과 같이 처방전이 필요 없는 약을 복용합니까? 매일 약을 복용합니까?
- 최근에 감염, 외상, 방사선 치료를 받은 적이 있습니까?
- 최근에 식욕이 증가하거나 감소하였습니까?
- 최근에 체중이 감소하거나 증가하였습니까?
- 변비가 있거나 설사가 있습니까?
- 평소보다 더 갈증을 느낍니까?
- 평소와 비교해서 소변량이 얼마나 더 많아졌습니까?
- 평소보다 더 활동적입니까?
- 평소보다 더 피로하거나 약해졌습니까?
- 얼마나 수면을 취합니까?
- 누군가가 덥거나 추위를 느끼기 전에 먼저 느낍니까?
- 신경이 날카롭거나 예민하게 느껴지나요?
- 우울하거나 가라앉는 느낌이 있습니까?

를 들어, 수분과 전해질 균형의 문제(혈청 나트륨, 칼륨, 마그네슘, 삼투압)는 여러 가지 급성 내분비 기능장애에서 나타난다. BUN과 크레아티닌 수치는 또한 신장 기능을 평가하는데 도움을 주며 동맥혈 가스분석, 중탄산염, 음이온차이 계산은 산증을 진단하는데 필수적이다. 내분비선 기능장애에 대한 특수검사결과가 표 11-2-1에 정리되어 있다.

내분비 기능장애를 평가하기 위하여 진단검사가 필요한 경우가 있다. 즉 심초음파와 심장 모니터는 심장 문제를 진단하기 위해 필수적이며, 흉부 X선은 점액수종혼수에서 발생할 수 있는 흉막삼출과 같은 폐 문제를 검진하는데 필요하다. CT, MRI, 초음파는 종양의 위치를 알아내는데 도움이 된다.

1. 시상하부와 뇌하수체

시상하부와 뇌하수체 호르몬들 중 일부(항이뇨 호르몬[ADH], 부신피질 자극 호르몬[ACTH], 갑상선 자극 호르몬[TSH])은 중환자간호에 매우 중요한 영향을 미치기 때문에 이 장에서 자세하게 논할 것이다. 반면에 생식계의 정상적인 생리기능을 담당하고 있는 호르몬들(옥시토신, 난포자극 호르몬[FSH], 황체형성 호르몬[LH], 성장 호르몬[GH], 멜라닌 세포 자극 호르몬[MSH])은 중환자간호에 있어서 상대적으로 중요성이 적기 때문에, 이 장에서는 다루지 않을 것이다.

1) 건강력과 신체검진

뇌하수체 기능장애는 수분과 전해질 균형에 영향을 미치므로 간호사는 대상자의 수분상태를 파악하기 위해 체중의 증가 또는 감소, 과도한 요배설, 갈증, 부종, 느려진 집중력, 피로, 기억 손상과 같은 인지적 변화를 평가해야 한다. 두부 손상이나 신경계 발작(예: 뇌졸중, 뇌동맥 파열, 뇌진탕)의 과거력은 항이뇨 호르몬 분비 기능장애와 관련이 있을 수 있다. 대상자의 수분상태를 사정하기 위해 피부의 탄력성, 볼 점막의 상태를 검진하고 활력징후와 체중을 측정한다. 혈량저하증 환자(요붕증)는 희석된 소변을 다량 배출하기 때문에 체중 감소, 탈수와 고나트륨혈증과 관련된 빈맥, 저혈압,

표 11-2-1 급성 내분비 기능장애를 사정하기 위해 사용되는 검사결과

검사	정상 성인의 결과	비정상 결과
Total T_4	4~12㎍/dL	갑상선 기능 항진증에서 높음 갑상선 기능 저하증에서 낮음
Free T_4	0.8~2.7ng/mL	갑상선 기능 항진증에서 높음 갑상선 기능 저하증에서 낮음
Free T_4 index	4.6~12ng/mL	갑상선 기능 항진증에서 높음 갑상선 기능 저하증에서 낮음
Free T_3	260~480pg/dL	갑상선 기능 저하증에서 낮음
갑상선 자극 호르몬	60~480pg/dL	갑상선 기능 저하증에서 높음(원발성) 뇌하수체전엽 기능장애에서 낮음 (속발성 갑상선 기능 저하증)
코티졸	오전 8시 5~23 ㎍/dL	쿠싱증후군에서 높음 (뇌하수체의 ACTH 분비 증가)
	오후 4시 3~16 ㎍/dL	스트레스, 외상, 수술에서 높음 뇌하수체와 부신 기능장애에 따르는 ACTH 분비 저하증에서 낮음
코티졸 자극 호르몬	18㎍/dL 까지 증가해야 함	부신 기능저하와 뇌하수체 저하증에서 낮거나 결손
소변 바닐만데릭산(VMA), 카테콜라민	VMA: 2~7mg/24시간 카테콜라인: 270㎍/24시간	크롬화친화세포종에서 높음 갑상선 기능저하증과 당뇨병성산증에서 높음
요비중	1.010~1.025	요붕증에서 낮음 탈수가 있는 당뇨병에서 높음
요케톤	음성	당뇨병성 케토산증에서 양성

T_3: triiodothyronine　　T_4: thyroxine

피부 탄력성 저하, 구강점막 건조, 인지기능 변화를 경험한다. 반대로 과다혈량증 환자(SIADH)는 저나트륨혈증과 관련된 부종, 소량의 소변배출, 체중증가, 고혈압, 촉촉한 구강점막, 양호한 피부 탄력성, 인지기능 변화와 같은 수분 중독의 증상과 징후를 경험할 수 있다. 간호사는 수분 불균형이 있는 중환자의 섭취 배설량을 엄격히 측정해야 하며, 필요 시 중심정맥압이나 폐동맥관(스완간즈카테터)을 이용하여 혈역학적 모니터를 실시한다.

2) 임상병리검사

(1) 혈청 항이뇨호르몬

항이뇨호르몬의 정상 범위는 1~13.3pg/mL이며 이 수치를 이용하여 중추성 요붕증과 항이뇨호르몬 분비이상증후군(SIADH)을 감별할 수 있다. 낮은 혈청삼투압에 비해 상승된 혈청 항이뇨호르몬과 상승된 요삼투압은 SIADH를 확진한다. 반면 높은 혈청삼투압, 고나트륨혈증, 감소된 요농도에 상응하는 낮은 ADH 수치는 중추성 요붕증을 시사한다. 표 11-2-2는 요붕증과 SIADH의 검사결과를

표 11-2-2 요붕증과 SIADH의 검사결과

검사결과	요붕증	SIADH
ADH	감소	증가
혈청 삼투압	증가	감소
나트륨	증가	감소
요배설	증가	감소
요비중	감소	증가
요삼투압	감소	증가

비교한 표이다.

(2) 요비중

요비중은 소변을 희석하고 농축하는 신장의 능력을 반영하며 그 수치는 수화상태, 소변량, 소변에 있는 고형물질에 따라 달라진다. 요비중은 시약이 있는 요시험지 검사나 굴절계 또는 요비중계를 사용하여 측정한다. 요붕증의 경우 소변의 양이 많고 희석되기 때문에 요비중이 낮아진다(1.001~1.010). 반면에 탈수 시에는 소변이 농축되기 때문에 요비중이 증가하게 된다(1.025~1.030).

(3) 혈청 삼투압

혈류에 있는 희석된 분자의 농도인 혈청 삼투압의 정상 범위는 270~300mOsm/kg이다. 상승된 혈청 삼투압(혈액농축)은 신단위(네프론)에서 수분과 나트륨의 재흡수를 강화시키는 항이뇨 호르몬의 분비를 자극하여 세포외액을 재저장하고 혈장을 희석시킨다. 한편 혈액이 희석되거나 혈청 삼투압이 감소하면 항이뇨호르몬 분비가 억제되어 과도한 수분이 신장을 통해 제거되도록 함으로써 항상성을 유지한다.

(4) 요삼투압

이 검사는 혈청 삼투압과 함께 요농축을 더욱 정확하게 측정해주는 방법으로 신장기능, 요붕증, 심리적 수분섭취를 진단하기 위해 사용한다. 요삼투압은 에디슨병, SIADH, 탈수, 신장 질환에서 상승하며 요붕증, 심리적 수분섭취에서 감소한다. 요삼투압의 정상범위는 24시간 소변에서 300~900mOsm/kg이고 무작위 표본에서는 50~1,200 mOms/kg이다.

(5) 수분제한검사

건강한 사람의 수분섭취를 억제하면 소변량이 빠르게 감소하지만, 요붕증이 있는 사람들의 경우 심각하게 수분을 제한해도 소변량의 감소가 거의 없다. 이는 수분제한과 탈수에 대한 ADH의 정상 분비기전이 제대로 작동하지 않음을 시사한다.

(6) 항이뇨호르몬 주입

요붕증을 진단하기 위해 사용되는 최종 검사는 ADH주입이다. 요붕증이 의심되는 환자에게 외인성 ADH(vasopressin 또는 pitressin)를 주입하면 일시적으로 요삼투압이 증가한다. 중추성 요붕증이 있는 환자들은 외인성 항이뇨호르몬에 대해 즉각적인 반응을 보이지만, 신장성 요붕증 환자들은 집합관에 있는 신장수용체가 항이뇨호르몬에 반응을 보이지 않기 때문에 외인성 항이뇨호르몬을 주입해도 요삼투압이 증가하지 않는다.

3) 진단검사

CT와 MRI는 뇌하수체 기능장애나 시상하부 기능장애(뇌종양, 동맥류, 수술적 검사 또는 외상에 의한 부종, 괴사성병변)를 진단해준다. 혈관조영술은 해당 부위 혈관계의 정교한 영상을 보여준다.

그림 11-2-1은 뇌하수체 종양의 MRI와 CT 사진이다.

2. 갑상선

갑상선 호르몬은 시상하부와 뇌하수체에 의해 음성되먹임 기전으로 조절된다. T_3와 T_4의 수치가 낮아지면 시상하부가 뇌하수체 전엽을 자극하여 갑상선 자극 호르몬을 분비하게 한다. 갑상선 자극 호르몬은 갑상선 호르몬의 생산과 분비를 자극한다(그림 11-2-2). 갑상선 호르몬의 생산 증가는 갑상선 기능항진증을 초래하며 갑상선 기능항진증은 심한 경우 갑상선중독증이 되기도 하는데, 이는 매우 드물지만 생명을 위협하는 위험한 질환이다. 한편 갑상선 기능저하증은 심각한 대사저하상태를 초래할 수 있다. 갑상선 기능저하증을 치료하지 않으면 점액수종 혼수가 올 수 있는데, 이는 중환자실에서 관리 · 치료되어야 하는 위급한 상황이다.

1) 건강력과 신체검진

갑상선 호르몬은 신체의 거의 모든 세포와 조직에 영향을 미친다. 갑상선질환은 서서히 나타나기 때문에 갑상선 기능저하증이나 갑상선 기능항진증의 증상과 징후를 알아내기 위해서는 아주 자세하게 건강력을 수집해야 한다. 건강력 수집은 갑상선 기능저하증과 갑상선 기능항진증에 관련된 다양한 증상과 징후에 초점이 맞추어져야 한다(표 11-2-3). Box 11-2-2와 11-2-3은 갑상선 기능장애가 있는 노인과 아동의 임상증상들이다.

일반적으로 내분비선을 촉진, 청진, 타진하기는 어렵지만 갑상선은 커져 있을 때 신체검진을 통해 확인할 수 있다. 갑상선의 대칭성, 결절, 비대를 확인하기 위하여 시진을 하고 갑상선의 크기, 모양, 대칭성, 결절을 확인하기 위하여 촉진을 실시한다. 갑상선 비대(갑상선종) 또는 갑상선결절은 촉진을 통해 진단할 수 있으며, 갑상선의 좌우엽과 협부 역시 촉진된다. 갑상선을 촉진하기 위해 사용되는

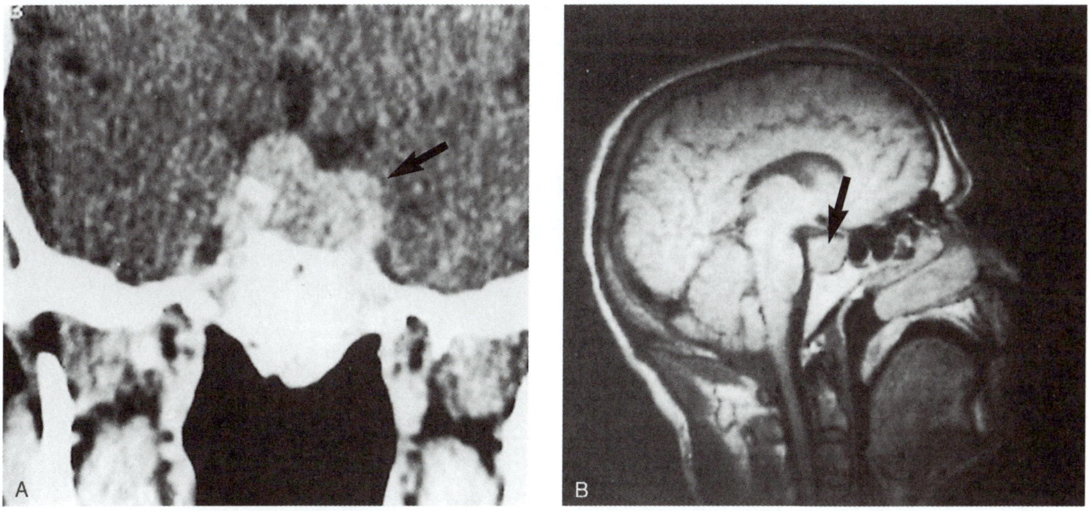

그림 11-2-1 (A) 컴퓨터 단층 촬영술(CT)이 뇌하수체 종양에서 분비 되는 갑상선 자극 호르문(TSH)으로 인한 갑상선 중독 환자의 뇌하수체 종양(화살표 부분)을 보여 주고 있다. (B) MRI가 2cm×2cm 뇌하수체 종양(화살표 부분) 을 보여 주고 있다. MRI는 해부학적 구조를 보다 상세히 보여 준다.

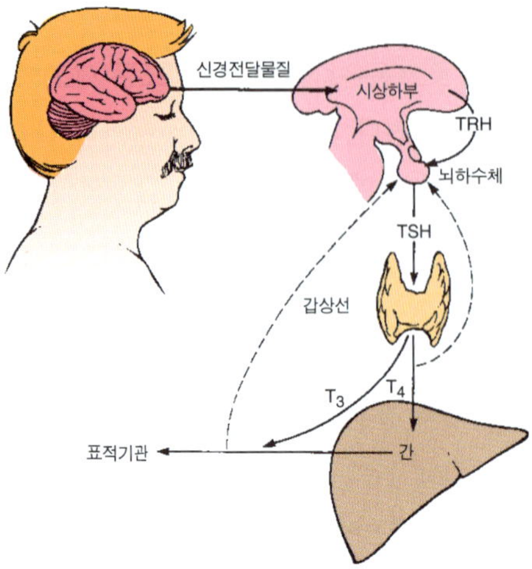

그림 11-2-2 시상하부-뇌하수체-갑상선 축
시상하부의 갑상선 자극 유리 호르몬(TRH)는 갑상선 자극 호르몬(TSH)을 분비하기 위해 뇌하수체를 자극한다. TSH는 갑상선의 T_3, T_4 호르몬 생성을 자극한다. 혈중 T_3, T_4 수치는 TSH와 갑상선 호르몬 분비를 음성 되먹임기전에 의해 억제 한다.

기법은 그림 11-2-3과 같다. 청진기의 종형을 통해 갑상선 잡음을 청진할 수도 있는데 이 잡음은 갑상선 기능항진증 및 이와 관련된 대사과다 상태로 인한 과도한 혈류나 와류에 의해 발생한다.

그 밖에 대상자의 활력징후 변화, 피부변화(부종 포함), 신경학적 변화, 체중 변화를 평가한다. 흔히 갑상선 기능저하증은 저혈압, 서맥, 과소환기, 체온저하와 관련이 있다. 환자들은 종종 건조하고 쉽게 벗겨지는 피부, 경골 앞 부위의 부종, 깊고 거친 목소리를 갖고 있으며 느린 언어와 감소된 인지기능, 빠른 교대운동의 지연, 심부건 반사 감소를 보인다. 갑상선 기능항진증이 있는 환자들은 떨림, 신경과민, 불면증, 안절부절한 움직임, 반사 항진과 같은 신경적 증상을 보인다. 고혈압, 빈맥, 빈호흡, 체온상승 환자들은 잡음과 함께 갑상

표 11-2-3 갑상선 기능저하와 갑상선 기능항진 상태의 임상적 특징

관련기관	갑상선 기능저하증	갑상선 기능항진증
기초 대사량(BMR)	감소	증가
카테콜라민에 대한 민감성	감소	증가
일반적 특징	점액수종의 특징	안구돌출증
	깊은 목소리	안검하향 지연
	성장 장애(어린이)	눈 깜박임 감소
혈중 콜레스테롤	증가	감소
일반적인 활동	정신지체(영아)	안절부절, 과민성, 불안
	정신적, 신체적 나태	운동과다증
	기면	각성
심혈관 기능	심박출량 감소	심박출량 증가
	서맥	빈맥, 심계항진
위장관계 기능	변비	설사
	식욕 감소	식욕 증가
호흡기계 기능	과소 환기	호흡곤란
근력과 반사	감소	떨림과 근섬유 단일수축 있으면서 증가
체온 내성	추위 불내성	더위 불내성
피부와 모발	발한 감소	발한 증가
	거칠고 건조한 피부와 모발	얇고 부드러운 피부와 모발
체중	증가	감소

Box 11-2-2
노인의 내분비 기능장애

- 노인층에서 갑상선 기능저하증이 더 잘 발생한다. 노인 갑상선 기능저하 환자들의 경우 종종 우울증, 무감동, 부동과 같은 비전형적인 초기 증상이 나타난다.
- 노인의 갑상선 기능항진증은 매우 드물지만, 발생한다고 해도 증상과 징후를 발견하기가 어렵다. 기능항진증의 증상인 체중 감소, 피로, 심계항진, 빈맥, 정신혼돈, 불안과 같은 공통적인 불편감은 전형적으로 노인의 속성이기 때문이다. 따라서 발견이 늦어져서 심부전이 더 악화되거나 협심증을 초래할 수 있으며 새로운 심방빈맥이 나타나기도 한다. 이런 이유 때문에 심혈관계와 신경계 임상증상이 있는 노인환자에게는 아주 정밀한 갑상선 자극 호르몬 검사를 실시해야 한다.
- 노인들은 인슐린 저항성이 증가하고 고인슐린혈증을 경험하기 때문에 제 2형 당뇨병의 발생 위험이 높다.
- 고혈당성 고삼투압상태는 급성 질환을 앓고 있는 노인환자에게 치명적인 영향을 줄 수 있다. 따라서 새로 당뇨를 진단 받은 노인이나 심근경색, 췌장염, 폐렴, 다른 심각한 감염이나 질병과 같이 있는 노인들은 주의 깊게 돌봐야 한다.
- 노화가 되면 알도스테론과 코티졸의 분비가 감소하고 이에 따라 급성 질환이나 외상에 대한 반응이 저하된다. 노인 환자들은 적절한 수분과 전해질 균형을 유지하기 위한 능력이 감소하고 일반적으로 심각한 질병이나 외상과 같은 스트레스에 대한 대처능력이 떨어지게 된다.

선종을 갖고 있을 수 있다. 일부 환자들은 안구돌출증이나 안검하수증이 있을 수 있다. 한쪽 눈이나 양쪽 눈이 감기지 않는다고 호소하기도 하며 한쪽이나 양쪽이 안와로부터 돌출될 수도 있다(그림 11-2-4).

Box 11-2-3
아동의 내분비 기능 장애

- 갑상선 호르몬은 태아의 정상적인 성장과 발달, 특히 뇌 발달에 필수적이다. 분만전기 동안 모체의 갑상선 기능저하증을 엄격하게 선별해야 한다. 선천적 갑상선 기능저하증은 드물지만 크레틴병과 같이 영구적인 비정상을 초래하는 심각한 기능장애이다. 그러므로 모든 신생아들은 갑상선 기능저하에 대한 검사를 받아야 한다.
- 제 1형 당뇨병의 최대 발현 시기가 11~13세라는 것은 제 1형 당뇨병이 성장 호르몬의 갑작스런 증가와 관계가 있다는 것을 시사하며, 이 자가면역성 당뇨병에 유전적 소인이 있다는 강력한 증거이다.
- 제 1형 당뇨병이 있는 환자들은 당뇨병성 케토산증의 위험률이 높다. 감정적 요인과 스트레스는 어린이의 당뇨병성 케토산증을 초래한다고 알려져 있다.

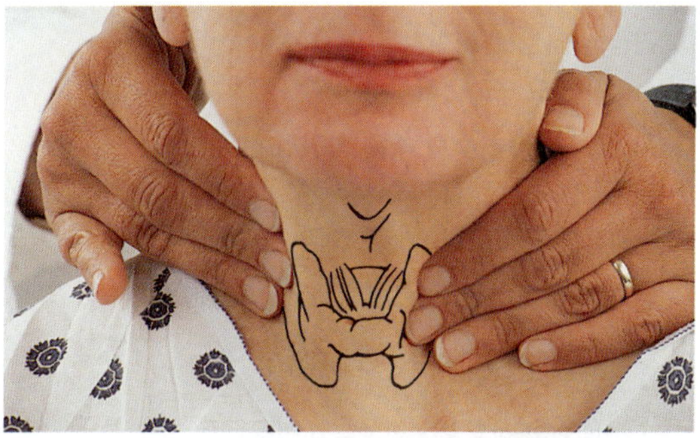

그림 11-2-3 목의 신전을 피하기 위하여 앉은 자세에서 대상자의 뒤에서 갑상선을 촉진한다.

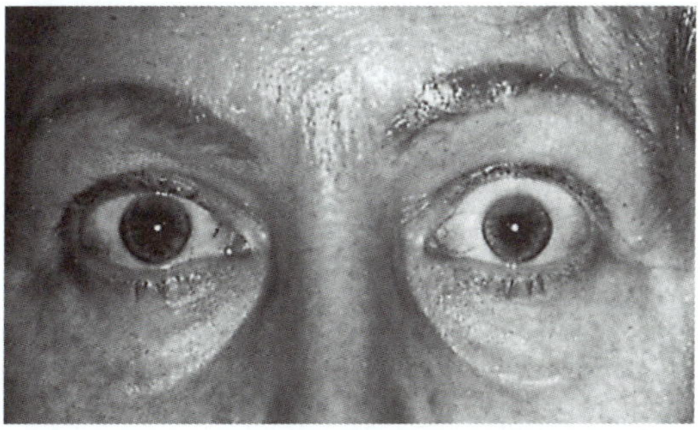

그림 11-2-4 그레이브스병을 가진 38세 여성

2) 임상병리검사

(1) 갑상선 자극 호르몬 검사

갑상선 자극 호르몬 검사는 갑상선 기능저하증과 갑상선 기능항진증을 진단하기 위해 사용되는 민감성이 높은 검사이다. 갑상선 자극 호르몬의 3세대 면역 측정 검사법(Immunometric assay test, IMA test)은 이전의 방법보다 100배 더 민감성이 높아서 갑상선 질병을 진단하고 검사하는데 매우 선호되고 있다. Box 11-2-4는 일반적인 갑상선 검사 방법을 제시하고 있다. Box 11-2-5는 갑상선 검사를 방해하는 약물을 나열하고 있다. 갑상선 자극 호르몬 검사는 뇌하수체 전엽에서 분비되는 갑상선 자극 호르몬을 측정한다. 갑상선 자극 호르몬은 갑상선에 많은 양이 저장되어 있는 T_3와 T_4의 배출과 분포를 자극한다. 갑상선 자극 호르몬 측정은 갑상선 기능저하증이 원발성(예: 갑상선 기능장애에 의해 발생되는 것)인지 또는 속발성(예: 뇌하수체 전엽의 기능저하에 의해 발생되는 것)인지를 결정하는데 도움을 준다. 갑상선 자극 호르몬의 상승은 원발성 갑상선 기능저하증을 시사한다. 갑상선 자극 호르몬 측정은 또한 외인성 갑상선 호르몬을 복용하는 환자들의 약물 역가를 측정하는데 도움이 된다.

그러나 갑상선 자극 호르몬의 수치와 유리 T_4는 중환자들에게 종종 발생하는 단백질 문제와 스트레스에 의해 크게 영향을 받는다. 영양실조, 간 기능 저하, 임신, 약물은 갑상선 자극 호르몬과 유리 T_4의 수치를 변화시킨다. 그러므로 중환자들의 갑상선 자극호르몬 검사 결과는 주의 깊게 해석해야 한다. 정성인의 갑상선 자극 호르몬의 정상범위는 0.4~5.4mU/L이다.

Box 11-2-4
갑상선 검사

갑상선 기능을 평가하는 검사
- 방사성 요오드 섭취

시상하부-뇌하수체 축을 평가하는 검사
- 민감성 갑상선 자극호르몬
- 갑상선 자극 유리 호르몬 자극 검사

말초적 갑상선 호르몬 결합을 평가하는 검사
- 총 T_4와 총 T_3
- 유리 T_4와 유리 T_3
- 신체 외부 섭취 검사(T3 수지 섭취)
- 갑상선 호르몬 결합 비율(유리 T_4 지수)
- T_4 결합 글로불린

진단검사
- 요오드-131, 테크네슘-99m 스캔
- 초음파
- CT
- MRI

기타 검사
- 갑상선 항체(갑상선 과산화효소, 갑상선 자극 면역글로불린)
- 갑상선 글로불린
- 칼시토닌
- 기초 대사량

Box 11-2-5
갑상선 검사를 방해할 수 있는 약물

• Phenytoin	• Opioids
• Propranolol	• Lithium
• Corticosteroids	• Heparin
• Aspirin	• Potassium iodide
• Estrogen	• Amiodarone
• Furosemide	• Sulfonamides
• Methadone	• Iodides

(2) 총 티록신

총 T_4는 유리 T_4와 티록신 결합 글로불린(TBG)에 의해 운송되는 T_4를 모두 측정한 값이다. T_4는 갑상선 기능항진증에서 증가되고 갑상선 기능저하증에서는 감소된다. 단백질 결합에 영향을 미치는 임신, 에스트로젠이나 안드로젠 치료, 경구피임약 복용, salicylates 또는 phenytoin과 같은 약물이 총 T_4 수치에 영향을 미친다. 정상 범위는 영아에서는 16.5fg/dL이고, 소아는15fg/dL까지이다. 성인의 정상 범위는 4~12fg/dL이고, 임신 동안에는 더 높아진다. 노인층에서는 혈장단백질이 감소하기 때문에 수치가 더 낮아진다.

(3) 유리 티록신과 유리 티록신 지수

유리 T_4와 유리 T_4지수는 단백질과 결합하지 않은 T_4의 유리 부분을 측정한 값이다. 유리 T_4는 조직에 의해 사용될 수 있는 대사적으로 활성화된 상태의 호르몬으로 총 T_4의 극히 일부분이다. 유리 T_4 검사는 결합 글로불린 수치가 비정상인 대상자의 갑상선 기능을 진단하는데 도울 수 있기 때문에 갑상선의 기능저하나 기능항진을 진단하는데 있어서 총 T_4 검사보다 더 유용하다. 이 검사를 이용하여 또한 갑상선 대체요법을 평가할 수 있다. 방사성 동위원소는 검사결과를 방해할 수 있고, 헤파린은 검사결과를 실제보다 높게 만들 수 있다. 유리 T_4의 정상범위가 0.8~2.7ng/mL인 반면, 유리 T_4지수는 4.6~12ng/mL이다.

(4) 유리 T_3

유리 T_3는 단백질과 결합하지 않은 유리 상태로 혈중에서 순환하는 T_3의 측정치로 갑상선 기능을 평가할 때 선택된다. T_3은 T_4보다 5배 더 강력하고 대사적으로도 더 활성화되어 있다. 성인의 정상 범위는 260~480pg/dL이다.

(5) T_3 수지 섭취검사

T_3 수지 섭취검사는 T_3와 T_4를 결합하기 위해 사용되는 티록신 결합 글로불린의 간접적인 측정방법으로 갑상선 중독증에서 증가한다.

(6) 칼시토닌

칼시토닌 또는 갑상선 칼시토닌은 갑상선에서 분비되는 호르몬으로 칼슘농도가 상승할 때 분비되어 칼슘을 뼈에 저장시킨다.

(7) 갑상선 항체

몇몇 자가면역성 갑상선 질환들은 항체를 생산한다. 특히 그레이브스병, 하시모토 갑상선염, 만성 자가면역성 갑상선질환은 면역분석기법으로 탐지할 수 있을 정도로 항갑상선 항체를 상승시킨다. 항갑상선 항체의 상승을 치료하지 않으면 심각한 갑상선 기능저하증이나 갑상선 기능항진증을 초래할 수 있다.

(8) 갑상선 글로불린

대부분의 갑상선 질환에서 상승하는 갑상선 글로불린은 방사성 면역방법으로 측정할 수 있다. 이 검사는 갑상선 종양을 치료 받고있는 환자의 임상적 진행을 알아보기 위해 실시한다.

3) 진단검사

(1) 갑상선스캔과 방사성 요오드 섭취

방사성 요오드 섭취 검사는 요오드-123 표지자를 투여(캡슐, 용액, 정맥 투여)한 후 갑상선에 의해 섭취되는 요오드의 양을 측정하는 검사이다. 섭취 후 섬광계수기를 이용하여 갑상선에서 표지자가 분해될 때 방출하는 γ선을 측정한다. 이 검사는 갑상선, 목, 종격동에서 진행되는 방사성 활동을 시각적으로 보여준다. 검사시간은 약 20분이다. 정상적으로 방사성 요오드는 갑상선에서 고르게 분포하며, 스캔은 갑상선의 크기, 위치, 모양을 보여준다.

갑상선스캔을 방사성 요오드 섭취검사와 동시에 수행할 수도 있다. 환자가 방사성 요오드를 섭취하면 섬광계수기를 이용하여 특정한 시간 동안 방출되는 γ선을 계산한다. 이 핵의학 검사는 갑상선 기능이 증가되거나 감소된 부분을 알아낼 수 있고 갑상선 기능항진증, 갑상선 기능저하증, 결절, 이소성 갑상선 조직, 갑상선 종양을 진단하는데 도움을 준다.

(2) 미세침 생검

미세침 생검은 갑상선 결절의 악성 여부를 알아보기 위한 진단방법이다. 이 검사는 안전하고 빠르며 정확한데, 검사 결과는 보통 수 시간에서 수 일 내에 알 수 있다.

(3) 초음파

고주파를 사용하는 갑상선 초음파는 쉽고, 방사선의 위험이 없는 비침습적 절차이고 침상에서 수행할 수 있다. 초음파를 통해 갑상선의 모양을 관찰할 수 있으며 종양, 낭종, 비대를 탐지할 수 있다.

3. 부갑상선

부갑상선은 혈중 칼슘과 인의 농도, 신경근육 활동, 혈액응고 기능, 세포막의 투과성을 조절하는 부갑상선 호르몬을 생산한다. 4개의 부갑상선은 갑상선 바로 위에 위치하고 갑상선을 수술할 때 같이 손상을 받기도 한다. 부갑상선 호르몬의 분비는 혈청 칼슘농도에 따라 음성되먹이기 기전으로 조절된다. 부갑상선 기능항진증에서는 부갑상선 호르몬이 과잉분비되어 칼슘성분의 신결석과 뼈의 탈석회화가 발생할 수 있다. 부갑상선 기능저하증의 결과로 생기는 저칼슘혈증에는 신경학적 임상증상들이 동반된다. 혈중 칼슘농도가 5~6mg/dL로 떨어지면 강직(일반적인 과다근육긴장, 떨림, 연축운동)이 나타나고 대상자는 사지의 무감각, 저림, 근경련을 호소한다. 저칼슘혈증이 악화되면 기관지 경련, 후두경련, 손목발의 경련(손목발 관절의 신전과 함께 팔꿈치와 주먹의 굴곡), 연하곤란, 수명, 심장 부정맥, 경련이 초래될 수 있다.

1) 건강력과 신체검진

대상자에게 칼슘과 인을 포함하여 전해질 불균형의 건강력이 있는지 확인한다. 또한 무감동, 피로, 근육약화, 오심, 구토, 변비, 고혈압, 심부정맥과 옆구리 통증, 서혜부 통증, 빈뇨, 혈뇨, 오심구토와 같은 신장 결석 증상을 확인한다. 대상자는 관절과 뼈의 통증을 호소할 수 있으며 병리적 골절, 특히 척추 골절을 경험하기도 한다. 강직의 징후(그림 11-2-5)를 확인한다. 강직은 Trousseau 징후 또는 Chvostek 징후로 평가할 수 있는데, Trousseau 징후는 혈압계 커프를 이용하여 3분 동안 대

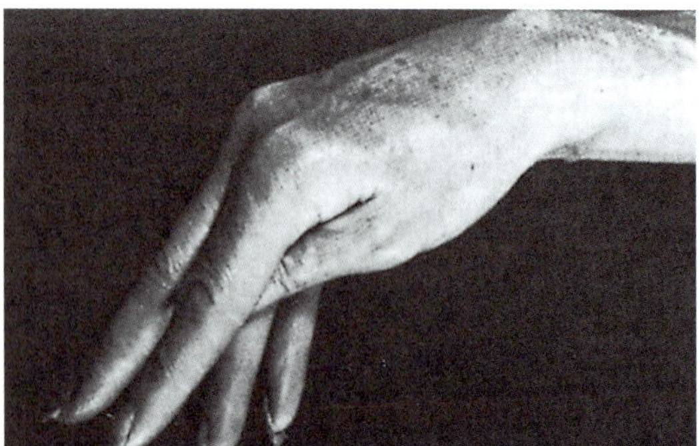

그림 11-2-5 Trousseau 징후는 손바닥의 근육에 발생하는 긴장성 경련이다.

상자의 팔로 가는 혈류를 차단할 때 손목에 떨림이 발생하는 것이다. 이하선 바로 위의 안면 신경 부위를 가볍게 두드릴 때 입 또는 눈에 단일수축이 발생한다면 Chvostek 징후 양성이다.

2) 임상병리검사

(1) 혈청칼슘

정상 칼슘 범위는 8.6~10.6mg/dL이다. 신체의 칼슘(99%)은 대부분 뼈 안에 있고, 1%만이 세포외액에 존재한다. 혈청칼슘의 거의 50%는 이온화 되어 있거나 유리화되어 있으며 나머지는 알부민과 결합되어 있다. 혈청 알부민의 변화는 총 혈청칼슘 농도를 변화시킨다. 그러므로 알부민 수치가 비정상일 때 칼슘농도에 관한 임상적 결정은 유리 칼슘의 수치에 기초해야 한다. 혈청칼슘의 상승은 부갑상선 기능항진증의 명백한 임상징후이다. 칼슘수치가 10.3mg/dL 이상이면 비정상적으로 상승한 것이다. 고칼슘혈증의 흔한 원인은 원발성 부갑상선 기능항진증, 악성종양, 사코이드증, 비타민 D 독성, 갑상선 기능항진증 그리고 Thiazide 계통 이뇨제와 Lithium과 같은 약물의 사용을 포함한다. 낮은 혈청칼슘은 부갑상선 기능저하증을 시사한다. 강직은 5~6mg/dL 이하의 칼슘농도에서 발생한다. 저칼슘혈증의 일반적인 원인은 저알부민혈증, 신부전, 부갑상선 기능저하증, 급성 췌장염, 종양 분해증후군, 심각한 저마그네슘혈증, 구연산을 첨가한 혈액 수혈 등이다.

(2) 부갑상선 호르몬

방사성 면역측정법을 이용하여 부갑상선 호르몬의 수치를 검사한다. 부갑상선 호르몬은 칼슘과 인의 대사를 조절한다. 부갑상선 호르몬 분비가 증가하면 신장, 소장, 뼈로부터 칼슘이 혈중으로 이동하여 혈청 칼슘 농도가 상승하게 된다. 비타민 D는 이 호르몬의 작용을 강화한다.

3) 진단검사

(1) 방사선 검사

단순촬영, 뼈스캔, MRI, 초음파 등을 이용하여 부갑상선을 검사하고 질병의 결과로 초래되는 뼈의 변화를 평가한다.

4. 내분비 췌장

내분비계 췌장의 기능장애는 만성적인 고혈당과 함께 수분과 전해질의 불균형을 초래한다. 당뇨병 발생의 위험은 연령에 따라 증가한다. 당뇨병에는 제 1형과 제 2형이 있으며, 이 두 가지 형태 모두 심각한 합병증을 야기할 수 있으므로 집중치료가 요구된다.

1) 건강력과 신체검진

포도당 조절장애는 전신에 영향을 미치기 때문에 대상자가 다음, 다갈, 다식, 다뇨, 피로, 체중 변화, 흐려진 시야, 만성 질염, 지남력 장애, 야뇨, 상처치유 지연, 치아 우식증 등을 호소하는지 조사한다. 제 2형 당뇨병의 위험요인은 Box 11-2-6과 같다.

간호사는 중환자실에 있는 당뇨병 환자들의 질환 정도, 이환 기간, 합병증 발생 시기, 복용 약물, 과거의 내과적 · 외과적 기왕력, 신경증, 망막증, 신증과 같은 만성적 합병증뿐만 아니라 고혈압, 고지혈증, 비만, 말초혈관 질환의 유무도 파악한다. 신체검진의 경우 당뇨병성 케토산증, 고혈당성 고삼투압성 상태, 저혈당과 같은 급성 당뇨병 합병증에서 발생할 수 있는 심각한 수분과 전해질불균형

Box 11-2-6
제 2형 당뇨병의 위험요인

- 당뇨병의 가족력(부모, 조부모, 형제자매)
- 비만(체질량 지수 27kg/m^2 이상)
- 인종(흑인, 미국인디언, 남미인, 아시아인, 남태평양원주민)
- 45세 이상
- 공복 시 혈당 또는 포도당 내성 이상의 기왕력
- 고혈압
- 35mg/dL 이하의 고밀도 지질단백질(HDL)
- 250mg/dL 이상의 중성지방
- 임신성 당뇨의 기왕력, 9파운드 이상의 아이 출산 또는 두가지 모두

과 신경학적 장애에 초점을 둔다. 수분상태를 파악하기 위해 피부 탄력성, 구강점막, 체중, 요비중, 활력징후를 사정하며, 자주 환자의 신경학적 상태를 관찰한다. 산증일 때 나타나는 쿠스말 호흡이나 과일 냄새나는 호흡은 반드시 보고해야 한다.

2) 임상병리검사

(1) 공복시 혈당과 자가혈당 검사

당뇨병성 케토산증과 고혈당성 고삼투압성 상태를 비롯하여 쿠싱 증후군, 높은 스트레스 상태, 췌장염, 만성 신질환과 간질환이 있을 때 혈당이 상승한다. 저혈당은 에디슨병, 췌장의 종양, 기아, 뇌하수체 질환에서 발생한다. 성인의 정상 혈당 범위는 65~110mg/dL이다. 식후 2시간에 실시하는 혈당 검사는 특히 당뇨병환자의 탄수화물 대사를 평가하는데 도움을 주며, 정상 범위는 65~139mg/dL이다. 당뇨병을 진단하기 위한 핵심 기준이 표 11-2-4에 제시되어 있다. 코르티코스테로이드, 이뇨제, 리튬, 페니토인, β차단제, 에스트로겐이 혈당조절을 방해할 수 있으며, sulfonylureas, 인슐린, 알콜, β차단제, 안지오텐신 전환효소억제제, 아스피린은 저혈당을 초래할 수 있다. 자가혈당 측정기는 중환자에게는 적절하지 않지만 일반 당뇨환자들의 약물반응과 혈당조절을 모니터하기 위해 사용할 수 있다. 중환자의 경우 직접혈액(예: 정맥, 정맥관, 중심정맥관, 동맥관)을 채혈하여 혈당 검사를 하는 것이 보다 정확하다.

(2) 당화혈색소

당화혈색소(HbA1c) 검사는 최근 2~3개월 동안의 평균 혈당 정보를 제공해 준다. 검사결과(정상: 4~7%)는 스트레스, 운동, 피로상태, 약물, 환자의 안위변화에 영향을 받는다.

(3) 인슐린

공복 상태에서 순환하는 혈청 인슐린의 양은 비정상적인 탄수화물 대사의 양을 측정할 수 있게 해준다. 인슐린은 혈청 포도당에 대한 반응으로 분비되기 때문에 포도당이 상승하면 인슐린 분비도 증

표 11-2-4 미국 당뇨협회의 당뇨병 진단 기준

	정상	공복시 혈당 이상 또는 포도당 불내성	당뇨병
공복시 혈당	<110 mg/dL	>110mg/dL, <126mg/dL	>126 mg/dL
식후 2시간 혈당	<140 mg/dL	>140mg/dL, <200mg/dL	>200 mg/dL
무작위 포도당	–	–	>200 mg/dL

가해야 한다. 비정상적으로 높은 인슐린 수치는 랑게르한스섬의 종양인 인슐린종을 시사할 수 있다. 성인의 정상 인슐린 수치는 6~24fU/mL이다. 특히 포도당 내성검사(GTT)가 비정상일 때 낮은 인슐린은 당뇨병을 진단하는데 도움을 준다. 인슐린 검사를 위해서는 공복시에 채혈을 해야 하며, GTT를 함께 시행할 경우 같은 시간에 채혈한다. 경구 피임약과 최근의 방사성 동위원소 투여가 검사결과에 영향을 미칠 수 있다.

(4) 글루카곤

랑게르한스섬의 α세포에서 생산되는 이 호르몬은 포도당의 생산, 저장, 분비를 조절한다. 정상적으로 인슐린은 글루카곤과 반대로 작용한다. 글루카곤 검사는 글루카곤의 생산과 대사를 측정한다. 글루카곤의 결핍은 췌장조직이 만성췌장염이나 종양 때문에 손상되었을 때 나타난다. 당뇨, 급성 췌장염, 카테콜라민이 분비(감염, 높은 스트레스 수준, 크롬친화세포종이 함께 발생하는 것과 같음) 될 때에는 글루카곤이 증가한다. 공복 글루카곤의 정상 범위는 50~200pg/mL이다.

(5) 혈청케톤

혈청 케톤은 심각한 당뇨환자에서 탄수화물 대사 대신 지방을 사용했는지에 대한 정보를 제공한다. 혈청 케톤의 정상 범위는 2~4mg/dL이다. 케톤혈증(혈류에 케톤체가 있는 상태)은 쿠스말호흡, 호기 시 달콤한 과일향이 나는 호흡과 같은 임상징후들을 초래한다. 이러한 징후는 심각한 대사성 산증이 발생하는 동안에 정상 pH를 유지하기 위한 신체의 노력 때문에 발생한다.

(6) 요케톤

케톤체는 정상 소변에서는 발견되지 않는다. 요에 존재하는 케톤체는 탄수화물 대사가 변화된 다른 질병 또는 당뇨병과 관련이 있다. 당뇨가 있는 사람들은 소변이나 혈당이 높을 때마다 케톤체에 대한 검사를 해야 한다. 케톤체는 혈액에 보이기 전에 소변에 나타나기 때문에 이 검사는 종종 응급실에서 산증 검사를 할 때 선택된다. 검사 방법은 케톤검사지를 깨끗한 소변 표본에서 살짝 담그는 것이다. 소변의 케톤체는 인슐린이 부족할 때 발생하는 지방파괴나 지방용해의 증거이다.

5. 부신

부신은 해부학적, 기능적으로 뚜렷하게 구분되는 피질과 수질로 나누어지며(11-1장, 그림 11-1-6) 두 영역은 다른 호르몬을 분비한다. 피질은 무기질 코르티코이드(예: 알도스테론), 당질 코르티코이드(예: 코티졸), 안드로젠을 분비한다. 수질은 에피네프린, 노르에피네프린, 도파민과 같은 카테콜라민을 분비한다. 이러한 호르몬들은 수분과 전해질 균형, 교감신경계 반응, 감염, 대사와 같은 주요한 신체 기능을 조절하기 때문에 부신의 기능장애는 인체에 다양한 영향을 미친다. 부신 호르몬의 분비는 시상하부-뇌하수체 축을 통해 음성되먹임 방법으로 조절된다. 시상하부는 코르티코트로핀 분비호르몬(CRH)을 분비하여 뇌하수체 전엽의 부신피질 자극호르몬 분비를 자극한다. 부신피질 자극호르몬은 부신피질을 자극하여 코티졸을 분비하게 한다.

1) 건강력과 신체검진

부신피질의 문제(예: 양성 부신피질 종양, 뇌하수체종양)는 카테콜리민의 분비에 영향을 미쳐 갑작스럽고 심각한 두통, 발한, 심계항진, 발작성 고혈압과 다른 관련 증상들을 초래할 수 있다. 쿠싱 증후군의 임상적 특징에는 중추성 비만, 특징적인 지방 침착, 가는 사지, 연약한 피부, 피부 변색, 수면장애, 이화작용 등이 있다(그림 11-2-6). 스테로이드제제를 만성적으로 사용해도 이와 같은 증상이 나타날 수 있다. 부신피질 기능부전과 당질 코르티코이드 과다의 임상적 특징들이 표 11-2-5에 요약되어 있다.

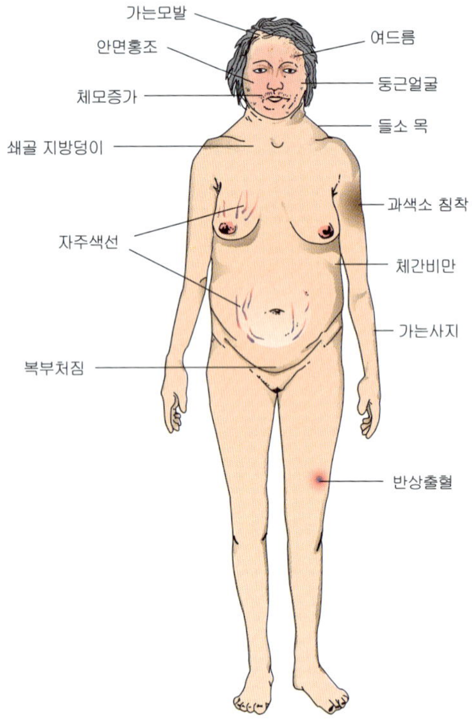

그림 11-2-6 쿠싱 증후근의 임상적 특징

2) 임상병리검사

(1) 코티졸

이 검사는 당질 코르티코이드 호르몬인 코티졸을 생산하는 부신피질의 능력을 평가해준다. 코티졸 수치는 부신기능항진에서 상승하고, 부신기능저하에서 감소한다. 부신기능항진(쿠싱증후군)은 뇌하수체 문제, 높은 스트레스, 외상, 수술로 인한 부신피질 자극호르몬의 과잉 분비에 의해 발생할 수 있다. 부신기능저하는 뇌하수체 전엽의 분비저하, 간염, 간경화 결과로 발생할 수 있다. 코티졸 분비는 이른 아침(오전 6~8시)에 가장 높고, 저녁(오후 4~6시)에 가장 낮다. 오전 8시의 정상 값은 5~23fg/dL 또는 138~635mmol/l이다. 오후 4시의 정상 값은 3~16fg/dL 또는 83~441mmol/l이다.

(2) 코티졸 억제

건강한 사람에게 낮은 용량의 덱사메타손(화학적으로 코티졸과 비슷함)을 주면 부신피질 자극호르몬의 생산이 억제되지만, 부신의 기능이 항진되어 있거나 내인성으로 억제되어 있는 사람들의 경우 부신피질 자극호르몬 생산이 억제되지 않고 코티졸의 하루변이도 발생하지 않는다. 검사를 위해 덱사메타손을 전날 수면 전에 투약하고, 혈액은 오전 8시에서 오후 4시 사이에 채취한다. 에스트로젠, 페니토인, 코티졸 관련 약물들은 이 검사가 시작되기 24~48시간 전에 중단한다. 방사성 동위원소는 이 검사 1주일 이내에 투여하지 않는다. 이 검사는 쿠싱증후군을 진단하기 위한 가장 먼저 선택되는 검사이다.

(3) 코티졸 자극

이 검사는 코신트로핀(코트로신, 부신피질 자극호르몬 약제 합성) 주입에 대한 부신의 반응을 측

표 11-2-5 부신피질 기능부전과 당질 코르티코이드 과다의 임상적 특징

지표	부신피질 기능부전	당질 코르티코이드 과다
전해질	저나트륨혈증 *	저칼륨혈증
	고칼륨혈증 *	
수분	탈수 *(예: BUN 상승)	부종
혈압	저혈압	고혈압
	쇼크 *	
	기립성 저혈압	
근골격계	근육약화 *	근육소모
	피로 *	피로
모발과 피부	피부의 색소침착	쉬운 이상성
		다모증, 여드름, 선(복부와 허벅지)
감염성 반응	외상, 감염, 스트레스에 대한 저항성 감소	호산구 감소, 림프구 감소증
위장관계	오심, 구토 *, 복부통증 *	위장관계 출혈 가능성
포도당 대사	저혈당증 *	포도당 내성 손상
		당뇨
		혈당 상승
감정	우울증과 불안정	정신증에 대한 감정적 불안정성
기타	월경 불안정	희발월경
	여성의 액와 모발과 치모 감소	남성에게서 발기불능
		구심성 비만(둥근 얼굴과 들소형 목)

* 급성 부신 기능부전과 함께 발생

정하는 것이다. 오전 8시에 공복상태의 코티졸 수치를 검사한 다음, 코신트로핀을 주입하고 30분과 60분 후에 각각 혈액을 다시 채취하여 검사한다. 이 때 부신은 정상적으로 부신 코르티코이드를 합성하고 분비해야 하는데, 혈청 코티졸이 최소 18fg/dL까지 증가해야 한다. 코신트로핀에 대한 반응은 부신의 기능부전이나 뇌하수체저하증이 있는 사람에게서 감소되거나 결손된다. 장기간의 스테로이드 치료는 결과에 영향을 미친다. 이 검사는 감염, 염증성 질환, 심장 질환이 있는 경우에는 금기이다. 코티졸 자극은 에디슨병을 진단하는데 사용한다.

(4) 소변 바닐릴만델릭산과 카테콜라민

바닐릴만델릭산(vanillylmandelic acid)은 카테콜리민의 대사산물로 소변에 높은 농도로 존재하고 탐지하기가 쉽다. 따라서 24시간 소변을 이용한 바닐릴만델릭산 검사는 크롬화친화세포종으로 인한 고혈압이 의심될 때 수행할 수 있다. 카테콜라민 역시 소변에서 검출된다. 갑상선 기능저하증, 당뇨병성 케토산증, 신경모세포종, 신경절신경종이 있는 환자들에게서 카테콜라민 수치가 상승한다. 검사 당일과 검사 전 2일 동안 음식을 제한하며, 일부 약물은 검사 전 4~7일 동안 중단한다. 성인의 소변 바닐릴만델릭산의 정상범위는 2~7mg/

24시간이고, 카테콜라민은 270fg/24시간이다.

(5) 소변 17-케토스테로이드와 17-히드록시 코르티코스테로이드

24시간 소변수집검사는 소변을 통한 스테로이드 방출을 측정하여 부신의 기능을 알아보는 검사이다. 이 검사는 혈청면역측정법에 의해 대체될 수 있으므로 자주 실시하지는 않는다.

3) 진단검사

(1) 부신스캔

이 스캔은 과도한 카테콜라민을 생산하는 어떤 종양 부위나 다른 병변 부위를 구별하기 위해 사용한다. 방사성 핵종 131^{I}을 정맥내로 주입하고 2일, 3일, 4일에 스캔을 실시한다. 경우에 따라 1일에서 6일 또는 7일까지 소요될 수 있다. 정상적으로는 종양과 과도하게 분비되는 부위가 없어야 한다.

임상적 적용

자가학습: 비판적 사고

1. 요붕증과 부적절한 항이뇨호르몬 분비 증후군에 대한 건강력, 신체검진, 검사결과를 비교한다.
2. 점액수종 혼수에서 의식저하의 기전을 알아내기 위하여 건강력, 신체검진, 검사결과를 분석한다.
3. 갑상선기능 항진증과 갑상선기능 저하증의 생리적 결과를 비교하고 대조한다.
4. 당뇨병성 케토산증과 고삼투압성 고혈당상태에서 의식저하의 원인을 평가한다.
5. 부신위기에 대한 건강력, 신체검진, 검사결과를 분석한다.

내분비계 장애

갑상선 기능부전
- 갑상선 중독위기
- 점액수종 혼수

부신 기능부전
- 부신위기
- 사정치료

항이뇨 호르몬 기능부전
- 항이뇨호르몬 부적절분비증후군
- 요붕증

당뇨병성 응급증
- 당뇨병성 케톤산증
- 고삼투성 고혈당증
- 병태생리
- 원인
- 사정
- 치료
- 저혈당증
- 병태생리
- 사정
- 치료
- 대상자 교육

학습목표

- 갑상선 중독위기, 점액수종 혼수, 부신위기, 항이뇨호르몬 부적절분비증후군(SIADH), 요붕중, 당뇨병성 케톤산증(DKA), 고삼투성 고혈당증(HHS), 저혈당증의 병태생리학적 근거들을 설명할 수 있다.
- 각 질환 별로 유발요인, 병력, 임상증상을 구별할 수 있다.
- 급성 내분비질환을 진단하는 데 유용한 5개의 진단적 검사를 설명할 수 있다.
- 내분비위기 환자 간호의 유사점과 차이점을 분석할 수 있다.
- 내분비위기 환자의 간호계획을 사정, 관리, 평가하는 데 있어서 간호사의 역할을 기술할 수 있다.

내분비 질환은 다양한 신체 부위에 영향을 준다. 동시에 급성질환들도 신경내분비계의 기능부전을 야기할 수 있으며, 드물기는 하지만 기능항진을 초래할 수도 있다. 내분비 기능부전의 위험이 있는 급성 질환자들은 이전에 내분비 질환을 앓았을 수도 있지만, 대부분 발병 이전에 그 사실을 인지하지 못한다. 따라서 모든 중환자들을 사정하고 관리할 때에는 내분비 기능부전의 가능성을 염두에 두어야 한다.

이 장에서는 갑상선 기능부전, 부신 기능부전, 항이뇨호르몬 기능부전, 당뇨성 응급상황과 같은 급성 내분비질환의 병태생리, 사정, 관리, 합병증에 대한 기본개념을 제시하고 있다.

1. 갑상선 기능부전

갑상선 기능부전은 흔한 내분비 이상으로 여성들의 발생률이 남성들보다 5~10배 더 크다. 가장 일반적인 갑상선 이상은 갑상선 기능항진증, 갑상선 기능저하증, 갑상선 결절이다. 갑상선 이상의 임상증상은 매우 미묘하므로, 내분비적 증상을 가진 환자들을 대할 때에는 질환에 대해 강한 의심을 가지고 접근해야 한다. 그림 11-3-1은 갑상선 항진증과 갑상선 저하증의 징후들과 증상들을 비교한 것이다.

1) 갑상선 중독위기

갑상선 중독위기(thyroid crisis)는 생리적 스트레스나 정신적 스트레스와 관련이 있는 심각한 상태의 갑상선 기능항진증이다. 갑상선의 상태가 위태롭게 악화되는 것을 갑상선 중독위기라고 하며 적절하게 치료하지 않으면 급격한 악화와 사망을 초래할 수 있다. 갑상선 중독위기 환자들은 지지적 치료, 항갑상선 약물, 스테로이드 치료 그리고 지속적인 간호를 위해 중환자실에 입원해야 한다. 내분비내과, 순환기내과에 자문을 구하는 것이 반드시 필요하며 관상동맥질환의 병력이 없다 하더라도 갑상선 중독위기를 치료하지 않으면 협심증, 심근경색증, 울혈성심부전, 심혈관허탈, 혼수상태, 사망이 초래될 수 있다. 갑상선 중독위기는 자발적으로 발생할 수도 있으나, 주로 심각한 갑상선 기능 항진증을 제대로 진단받지 못했거나 치료를 완전히 마치지 못한 사람들에게 발생한다.

갑상선 기능항진증은 갑상선 호르몬이 과도하게

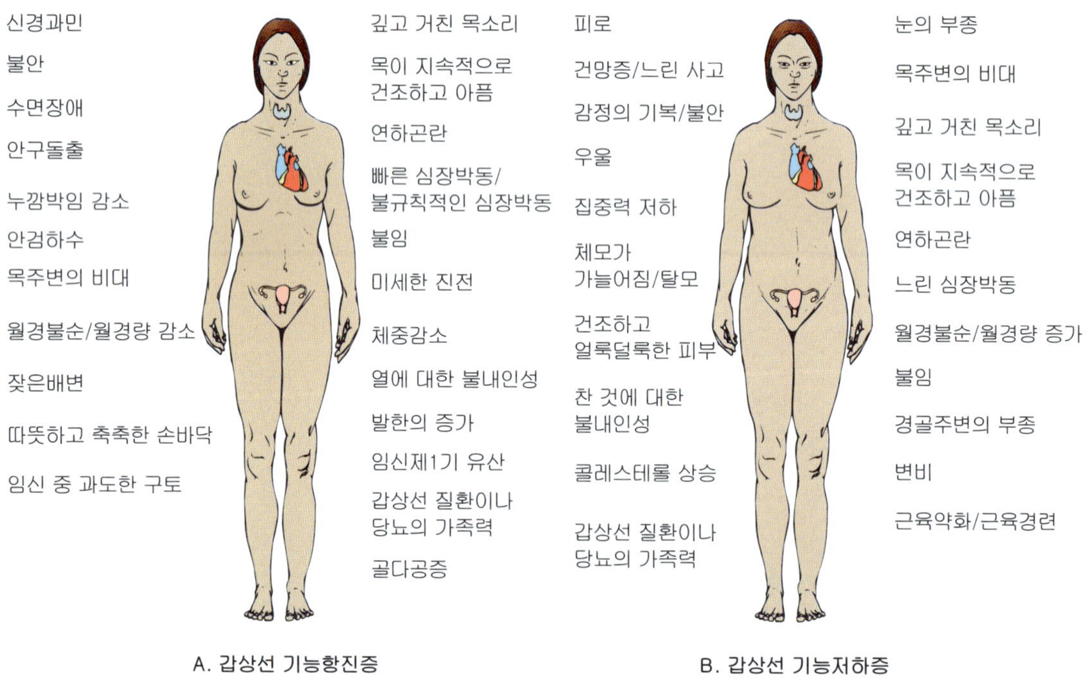

그림 11-3-1 갑상선 기능항진증과 갑상선 기능저하증의 비교

분비된 결과로 발생하며, 갑상선 기능항진증을 야기할 수 있는 구체적 질환들에는 그레이브스병, 외인성 갑상선 기능항진증, 갑상선염, 결절성 중독성 갑상선종, 다결절성 중독성 갑상선종, 갑상선암 등이 있다. 방사선 검사를 위한 조영 물질이나 아미오다론(amiodarone)과 같이 요오드가 다량 포함된 약물들은 갑상선 중독 상태를 야기할 수 있다. 그 밖에 갑상선 기능항진을 초래할 수 있는 조건들이 Box 11-3-1에 요약되어 있다.

(1) 병태생리

갑상선 급증(thyroid storm) 또는 갑상선 중독증(thyrotoxicosis)이라고 불리는 갑상선 중독위기의 원인은 제대로 아직 완전하게 밝혀지지 않았다. 갑상선 중독위기를 유발한다고 의심되는 생리적 기전에는 갑작스런 갑상선 호르몬의 다량 방출, 삼요드티로닌(T_3)과 티록신(T_4)에 대한 조직의 낮은 내성, 아드레날린 과민증상 그리고 과도한 지방분해와 지방산 생산 등이 있다. 갑상선 중독위기에서 관찰되는 대사과다상태는 다량의 갑상선 호르몬이 갑자기 방출되기 때문에 발생한다고 믿어지고 있다. 이 밖에도 순환하는 갑상선 호르몬의 증가와 교감신경계의 자극이 증가함에 따라 다양한 내분비, 생식, 위장관, 피부, 안과 증상들이 발생한다.

Box 11-3-1
갑상선 기능항진증이나 갑상선 중독위기를 초래할 수 있는 상황들

내분비 질환
- 그레이브스병
- 결절성 중독성 갑상선종
- 다결절성 중독성 갑상선종
- 방사선-유발 갑상선염
- 아급성 갑상선염

약물
- 갑상선 약물 치료
- 우발적 또는 의도적 갑상선 약물 섭취
- 조영제
- 아미오다론(Amiodarone)
- 베타 차단제(Beta blockers)

종양
- 전이성 갑상선암
- 뇌하수체종양
- 시상하부종양
- 포상기태

아드레날린 과다활동은 갑상선 중독위기와 서로 관련이 있는 것으로 여겨진다. 갑상선 호르몬과 카테콜라민이 서로를 강화하긴 하지만, 갑상선 중독위기동안 카테콜라민 수준은 대개 정상 범위 내에 있다. 갑상선 호르몬의 과다분비나 카테콜라민의 증가가 민감성을 높이고 갑상선의 과다기능을 야기하는 기전은 명확하지 않다. 갑상선-카테콜라민 상호작용은 화학적 반응속도의 증가, 영양과 산소 소비 증가, 열생산 증가, 수액-전해질 균형과 대사 상태의 변화를 초래한다.

갑상선 중독위기를 야기할 수 있는 또 다른 기전은 과도한 지방분해와 지방산의 생산이다. 지방분해가 과도하면 증가된 지방산이 산화되며, 혈관확장을 통해서도 배출하기 어려운 열에너지를 과다하게 생산하게 된다.

(2) 사정

① 건강력과 신체검진

갑상선 중독위기를 유발한 요인을 정확하게 규명해야 적절한 치료를 시작할 수 있다. 이미 갑상선 질환을 가지고 있는 경우와 그렇지 않은 경우의 유발요인들이 Box 11-3-2에 열거되어 있다. 갑상선 기능항진증의 가장 일반적인 형태인 그레이브스병은 갑상선자극 면역글로불린에 의해 야기되

Box 11-3-2
갑상선 중독위기의 위험요인들

갑상선 기저질환이 존재하는 경우

유발 요인들
- 감염
- 손상
- 스트레스
- 동반질환들(예: 심근경색증, 폐질환)
- 임신
- 추위에의 노출

약품들
- 만성 스테로이드 치료요법
- 베타차단제
- 마취제
- 알코올, 삼환계 항우울제
- 당질코르티코이드 치료
- 인슐린 치료
- 티아지드 이뇨제
- 페니토인
- 화학요법 약제
- 비스테로이드성 소염제

갑상선 기저질환이 존재하지 않는 경우

유발 요인들
- 뇌하수체 종양
- 두경부의 방사선치료
- 자가면역질환
- 신경외과적 시술들
- 전이성 악성종양들(예: 폐, 유방)
- 수술
- 만성질환
- 쇼크
- 산후 상태
- 손상

는 자가면역질환이다. 대상자가 실제 이 질환을 앓고 있더라도 명확하게 증상을 나타내지 않을 수도 있으므로, 과거 요오드에 노출된 경험, 현재 갑상선호르몬의 사용, 목 전방의 통증, 갑상선 비대, 안구돌출이나 기타 안구증상들, 임신, 갑상선종의 병력, 가족력 등을 자세하게 조사해야 한다.

갑상선 기능항진증의 징후 및 증상으로는 발한, 열 불내인성, 신경과민, 진전, 심계항진, 빈맥, 운동과다증, 장음의 증가 등이 있다. 특히 갑상선 기능항진증이 심각해지면 감염이 없음에도 체온이 40도를 넘거나, 빈맥, 중추신경계 기능부전이 나타날 수 있다. 중추신경계 이상에는 초조, 안절부절, 섬망, 경련, 혼수 등이 있다. 갑상선 중독증의 징후들은 표 11-3-1에 열거되어 있다.

Box 11-3-3에서 제시된 바와 같이 노인은 갑상선 중독위기의 고전적인 징후들과 증상들을 보이지 않아 질병을 간과할 수도 있지만, 대부분 암시적 징후들과 증상들은 보인다. 따라서 노인들에게는 심장병을 앓고 있는지 그리고 어떤 약을 복용하는지 질문해야 한다. 왜냐하면 베타차단제 투여가 관상동맥질환을 가릴 수도 있으므로 이 정보가 갑상선 기저질환이 있는지를 결정하는 데 중요하기 때문이다.

표 11-3-1 갑상선 응급증의 징후

갑상선 중독	점액수종혼수
빈맥	서맥
고체온증	저체온증
빈호흡	저환기
고칼슘증	저나트륨증
고혈당증	저혈당증
대사성 산증	호흡성/대사성 산증
심혈관 허탈	심혈관 허탈
심인성 쇼크	혈관 긴장도 감소
저혈량증	저혈량증
심장성 부정맥	심장성 부정맥
의식수준 저하	의식수준 저하
정서적 불안정성	경련, 혼수
정신병	
진전, 안절부절	과소반사

> **Box 11-3-3**
> **노인의 갑상선 기능항진증**
>
> 갑상선 기능항진증이 있는 노인들의 증상과 징후는 일반적으로 비전형적이다. 노인의 갑상선 기능항진증과 같은 무감동 갑상선 기능항진증(apathetic hyperthyroidism)은 우울증이나 근육 약화 같은 단일증상으로 나타나는 것이 특징이다. 따라서 노인 환자는 심계항진, 짧은 호흡, 진전, 신경증을 보일 수 있으나 젊은 사람들에게 나타나는 많은 증상들은 나타나지 않는다. 또한 심각한 갑상선 중독위기로 악화될 때까지는 더 많은 시간이 소요된다.

② 임상병리 검사

갑상선 기능항진증에서는 총 T_4, 유리T_3, 유리T_4 수치가 상승할 수 있으며, 갑상선자극 호르몬(TSH)의 수치는 매우 낮아진다. 순환하는 T_3와 T_4의 수치가 너무 상승하기 때문에, TSH의 분비가는 억제되는 것이다. 갑상선 호르몬 농도가 낮으면 TSH가 분비된다는 것을 기억하자.

혈청전해질, 간기능검사, 전혈검사는 진단에 도움을 주지는 못하지만 치료를 요하는 이상을 발견하는 데 도움을 줄 수 있으며 또한 유발 요인을 확인하는 데 도움을 줄 수 있다. 탈수, 과도한 뼈 재흡수 그리고 인슐린 분해 증가로 인한 전해질 불균형이 자주 일어난다. 혈청 칼슘은 자주 상승하는 반면, 칼륨과 마그네슘이 감소하고 간기능 검사 수치가 증가한다. 인슐린 저항과 저장된 당 분해로 인한 고혈당증이 자주 발생한다..

③ 진단검사

진단검사로는 방사능 요오드 섭취검사가 있으며, 대개 증가한다. 심전도검사와 심장 모니터링으로 대사항진과 카테콜라민의 상승작용으로 나타나는 심방세동, 심실상성빈맥, 동서맥, 심장차단, 전도장애, 심실부정맥을 발견할 수 있다.

(3) 치료

갑상선 중독위기 치료의 목표는 다음 4가지이다; (1) 유발요인이나 위험요인들 치료하기, (2) 과도한 갑상선호르몬 분비를 통제하기, (3) 갑상선호르몬의 생합성을 억제하기, (4) 갑상선호르몬으로 인한 영향을 치료하기

항갑상선약물(표 11-3-2)이 갑상선 호르몬의 분비와 생합성을 통제하는데 사용된다. Propylthiouricil은 경구로만 투여되는 약물로 가장 선호되는 약제이다. Propylthiouricil은 말초에서 T_4를 T_3로 바꾸는 것을 차단하고 요오드와 결합하여 호르몬 합성을 방해한다. 경구투여가 불가능하다면 metimazole을 직장으로 투여한다.

정맥주사용 요오드화나트륨(sodium iodide)이나 경구용 요오드화칼륨(patassium idodide, SSKI) 혹은 루골용액 같은 요오드 용액들을 갑상선 호르몬의 분비를 차단하기 위해 투여할 수 있다. 이 약제들은 항갑상선 약물 투여 후 1시간까지는 사용하지 말아야 한다. 리튬은 요오드에 민감한 환자들을 위해 선택된다. 당류코르티코이드도 갑상선 호르몬 방출을 억제하기 때문에 처방될 수 있다.

과도한 순환 호르몬을 응급으로 제거하기 위해 혈장분리교환술, 투석, 혈액관류 등과 같은 방법을 사용할 수도 있다. 콜레스티라민은 과도한 호르몬의 경구 흡수를 도와준다.

일박출량 감소와 심박출량 감소로 인한 심혈관 대상부전은 생명을 위협할 수도 있다. 베타차단제, 특히 프로프라놀은 원발성 갑상선질환보다는 갑상선항진증 증상을 치료하는 데 사용된다. 이 약물은 카테콜라민-매개 증상들을 감소시킴으로써 심장 기능을 회복시키기 위해 처방된다. 기저질환으

표 11-3-2 갑상선항진증을 치료하기 위해 사용하는 약물

약물	용량	작용	고려사항
프로필티오유라실 (PTU)	부하용량:800-1200mg 유지용량:매 4-6시간마다 100-400mg을 경구 투여	갑상선 호르몬 합성 차단	심장지표 감시(모니터) 갑상선 기능부전 증상 감시 경구로 투여 발진, 오심, 구토, 과립세포 감소증, 낭창증을 관찰
메티마졸 (metimazole)	매 6-8시간마다 10-20mg 경구 투여	갑상선 호르몬 합성 차단	PTU보다 독성이 많음 PTU처럼 발진과 다른 부작용 관찰
요오드화나트륨 (sodium iodide)	매 12시간마다 1g 정맥 투여	갑상선 호르몬 분비 억제	PTU나 메티마졸 투여 1시간 후에 투여 부종, 출혈, 위-장관 증상 관찰
요오드화 칼륨 (patassium iodide)	매 8시간마다 2-5 방울 경구 투여	갑상선 호르몬 분비 억제	발진이 있으면 중단 독성 요오드중독의 징후들을 관찰
SSKI	매 8시간마다 5-10 방울 경구 투여	갑상선 호르몬 분비 억제	쥬스나 우유에 혼합 치아 착색을 방지하기 위해 빨대 사용
덱사메사손	매 6시간마다 2mg 정맥 투여	갑상선 호르몬 분비 억제	섭취량, 배설량을 감시 혈당 모니터 고혈압, 오심, 구토, 식욕감퇴, 감염을 유발할 수 있음
베타차단제 (프로프라놀)	매 1-4시간마다 13mg 정맥 투여	베타아드레날린성 차단제	심장 상태 감시 서맥이나 심박출량 감소 시 투여 중지 울혈성 심부전 환자에서 주의해서 사용

로 심장병이 있다면 베타 차단제의 사용이 심근 수축력을 감소시켜 심장질환을 더욱 악화시킬 수 있으므로 조심스럽게 모니터해야 한다. 디곡신, 딜티아즘(Cardizem), 이뇨제 혹은 이들 약물들을 조합하여 울혈성 심부전이나 심실상성 빈맥을 치료하는 데 사용할 수 있다. 산소요법도 부가적으로 적용할 수 있다. 치료의 목표는 심근의 산소소비 및 심박수(이상적으로는 분당 100회 미만)를 줄이고, 심박출량을 증가시키는 것이다.

갑상선 중독위기 환자 관리는 대사과다증에서 오는 다양한 증상을 치료하고 모니터하는 데 초점을 둔다. 심혈관기능, 체액과 전해질 균형 그리고 신경학적 상태를 면밀하게 관찰해야 한다. 특히 혈압, 심박수, 심장리듬, 호흡수, 심음은 매시간 평가한다.

체액상태와 혈액검사를 시행하는데 대상자가 비정상적인 고열을 나타낼 수 있으므로 특히 체온은 매시간 모니터한다. 고체온을 치료하기 위해 해열제 중 아세타미노펜을 투약한다. 아스피린은 유리 T_3과 T_4 수치를 상승시키기 때문에 투여하지 않는다. 미온수 목욕이나 저온담요가 필요할 수도 있다.

신경학적 상태 역시 최소한 매 시간마다 사정한다. 경련에 대한 예방조치와 안전조치를 통해 부상을 예방하고, 대상자의 의식 수준이 저하되면 기도유지와 환자안전을 위해 필요한 사항들을 평가한다.

대사과다로 인해 에너지와 필요한 영양소의 요구량이 증가한다. 이에 대한 중재로 포도당을 함유하고 있는 수액공급, 영양공급, 비타민 보충 그리고 필요할 경우 진정제를 투여할 수 있다. Box 11-3-4는 갑상선 중독위기 환자를 위한 간호진단을 열거한 것이다.

치료가 효과적이라면 24~48시간 이내에 임상적 증상을 개선할 수 있으며, 활력징후 안정화와 체온의 정상화뿐만 아니라 환자의 의식수준도 세심하게 모니터한다. 재발을 예방하기 위해 추후 검사가 필요하며, 갑상선 절제와 평생 투약 혹은 억제요법이 필요할 수도 있다.

Box 11-3-4
갑상선 중독위기 환자를 위한 간호진단

- 대사과다 상태와 관련된 체액 부족
- 대사과다 상태와 관련된 고열
- 대사과다 상태와 심장 기능부전과 관련된 심박출량 감소
- 대사과다 상태와 심장 기능부전과 관련된 뇌조직관류 장애
- 의식변화와 관련된 손상의 잠재성

사례연구 ■ 그레이브스병

김씨 부인은 치료에 반응하지 않는 심실상성 빈맥을 진단 받고 중환자실에 입원하였다. 김씨 부인의 신경학적 상태는 저하되었고, 때때로 각성이 가능했으나 지남력은 없어서 가족을 알아보지 못했으며, 입원해 있다는 사실을 알지 못했다. 김씨 부인은 최근 그레이브스병으로 인한 갑상선 기능항진증을 진단 받았으나, 약을 복용하지는 않았다. 전혈검사와 생화학 검사 결과는 정상이었다. 담당의는 생리식염수에 5% 포도당 용액이 포함된 수액을 시간당 100mL의 속도로 주입하도록 처방했다. 김씨 부인의 초기 활력징후는 비정상으로 다음과 같았다; 체온 38.8도; 심박수 165회/분; 평균동맥혈압 70mm/Hg. 담당의는 혈액 갑상선검사를 처방했다. 체온조절을 위해 아세타미노펜 뿐만 아니라 프로필티오유라실 투여가 시작되었다. 울혈성 심부전 징후와 증상을 관찰하기 위해 심장 모니터링이 처방되었다. 김씨 부인의 심박수, 혈압, 순환 카테콜라민의 수치를 감소시키기 위해 저용량의 베타차단제가 투여되었고, 그 결과 24시간 후 대상자는 투약에 반응하여 상태가 안정되었다.

2) 점액수종 혼수

갑상선 기능저하증은 폭넓은 임상적 스펙트럼을 가진 흔한 질환이다. 환자들은 무증상일 수도 있으나 반대로 점액수종 혼수(Myxedema coma)와 같은 심각한 증상을 보일 수도 있다. 갑상선 기능저하증은 남성보다 여성들에게 더 흔하며 발병은 나

이가 들수록 증가한다. 노인의 약 10~15%가 갑상선 기능저하증과 관련하여 갑상선 자극 호르몬(TSH)이 상승되어 있으며, 고위험군에서는 일차 진료기관에서부터 선별검사를 시행해야 한다.

점액수종 혼수는 드물지만, 극단적인 갑상선 기능저하증으로 인해 발생하는 생명을 위협하는 응급상황이다. 일반적으로 겨울에 스트레스, 극한 추위 혹은 손상과 같은 특정 유발요인 후 노인들에게 발생한다. 점액수종 혼수의 합병증으로는 혼수를 비롯하여 심막 · 늑막삼출, 마비성 장폐색으로 인한 거대결장과 경련 등이 있다. 심각한 저산소증과 고탄산증을 개선하지 않으면 대상자가 사망할 수도 있다.

Box 11-3-5
갑상선 중독위기 환자를 위한 간호진단

- 갑상선의 파괴(예: 수술, 방사성 요오드, 경부 방사선치료)
- 침윤성 질환(예: 사르코이드증, 아밀로이드증, 림프종)
- 자가면역 질환(예: 하시모토병, 그레이브스병 후)
- 갑상선염(예: 바이러스성, 잠복성, 산후)
- 약물(예: 요오드화물, 리튬, 아미오다론)
- 유전성 갑상선 기능저하증
- 갑상선자극호르몬 분비 호르몬(TRH) 결핍
- 갑상선자극호르몬(TSH) 결핍

(1) 병태생리

갑상선 호르몬의 생산 부족은 갑상선 기능저하증이라는 임상증상을 초래한다. 만성질환인 갑상선 기능저하증은 남성보다 여성에게서 10배 더 흔하다. 이 질병은 모든 연령 집단에서 나타나지만 50세 이상의 집단에서 가장 흔하게 나타나며, 갑상선 기능항진증보다 저하증이 더 흔하다.

갑상선 기능저하증은 원발성 또는 속발성으로 발생한다. 원발성 원인은 유전적인 결함, 갑상선 기능항진증 치료 후 갑상선 조직의 상실, 자가면역 과정으로 인한 호르몬 합성 결함, 항갑상선 약물 투여나 요오드 결핍 등이다. 속발성 원인은 갑상선 호르몬에 대한 말초의 저항, 뇌하수체 경색, 시상하부 질환 등이다. 장기간의 T_4나 T_3 치료로 인한 금단증상으로 일시적인 갑상선 기능저하증이 발생할 수 있다. 갑상선 기능저하증의 일반적인 원인이 Box 11-3-5에 요약되어 있다.

갑상선 기능저하증은 신체 모든 기관에 영향을 미치며 낮은 기초대사율, 에너지 대사, 열 생산의 감소를 특징으로 한다. 만성 갑상선 기능저하증 환자는 진피와 여타 조직들의 구성 변화인 점액수종을 보일 수도 있다. 단백질과 점액다당류의 양이 증가함에 따라 결체조직 섬유들이 분리되며 그 결과 조직으로 물이 들어와 특히 눈, 손, 발 주변에 비요흔성 부종이 발생한다. 또한 혀, 후두, 인두의 점막을 두껍게 만들어서 불분명한 발음과 쉰소리를 내게 된다.

(2) 사정

① 건강력과 신체검진

갑상선 기능저하증의 징후와 증상들로는 피로, 허약, 장음 감소, 식욕부진, 체중증가, 심전도의 변화가 있다. 점액수종 혼수는 갑상선 기능저하증의 드문 증상으로 심각한 감각기능 저하, 저체온, 저환기, 저산소혈증, 저나트륨혈증, 저혈당증, 반사저하, 저혈압, 서맥 등을 동반한다. 점액수종 혼수 환자는 체온이 26.6도 미만으로 내려가도 오한을 경험하지 않는다. 점액수종 혼수의 진단은 임상증상을 인지하고 기저 유발요인을 확인하는데 달려 있다. 가장 흔한 유발요인은 호흡기계 감염이고, 다른 요인들로는 외상, 스트레스, 감염, 약물(마취제나 바비튜레이트), 수술, 대사장애가 있다(표 11-3-1).

② 임상병리 검사

T_4와 유리T_4의 감소가 가장 흔하다. 일반적으로 나트륨은 감소하고 칼륨은 증가한다. TSH는 심각한 갑상선 기능저하증에서 두드러지게 상승한다. 동맥혈 가스 분석에서는 대부분 동맥혈산소분압(PaO_2)의 감소와 동맥혈 이산화탄소분압($PaCO_2$)의 증가를 동반한 심각한 과탄산혈증을 보인다.

③ 진단검사

흉부방사선 검사로 늑막삼출을 확인한다. 심전도 변화로는 서맥, PR간격의 연장, P파와 QRS군의 전압 감소가 있고 심장차단이 나타날 수 있다.

(3) 치료

갑상선 기능저하증을 치료하지 않을 때 발생할 수 있는 가장 심각한 합병증은 점액수종 혼수와 사망이다. 갑상선 기능저하증을 치료하기 위해 다양한 중재방법을 사용해야 하는데 과소환기, 과탄산혈증, 호흡정지를 치료하기 위해 기계적 환기를 적용한다. 고장성 생리식염수와 포도당을 정맥으로 주입하면 저나트륨혈증과 저혈당증을 교정할 수 있다. 저혈압을 치료하기 위해서는 수액공급과 승압제 투여가 필요하다.

약물요법에는 갑상선 호르몬과 코르티코스테로이드의 투여가 포함된다. 질병의 초기에는 단백질 결합부위들을 안정화시키고 정상적인 T_4 수준을 유지하기 위해 300~500㎍의 T_4를 정맥내로 주입한다. 이후 매일 100㎍의 T_4를 투약한다. T_3의 정맥주입이나 경구투여도 고려할 수 있다.

T_3의 투약지침은 첫 24~48시간 동안 매 8시간마다 25㎍을 정맥으로 투여하는 것이다. 또한 매 8시간 마다 T_3를 경구로 투약한다. 호르몬 대체요법은 천천히 실시하여야 하며, 갑작스런 대사 요구량 증가와 그로 인한 심근경색을 피하기 위해 약물을 투여하는 동안 지속적으로 대상자를 모니터해야 한다. 합병증을 피하기 위해 수액공급과 보온 역시 규칙적으로 제공되어야 한다.

부가적 중재로는 복부팽만과 분변매복을 치료하고, 담요와 양말을 이용해서 저체온증을 관리한다. 저체온증 치료를 위해 기계장치를 사용하지는 않는다. 신경학적 상태와 의식수준의 변화를 모니터하고, 경련 예방조치를 수행한다. 대상자가 혼수상태에 빠지면 흡인, 부동, 피부손상, 감염과 관련된 합병증을 예방해야 한다. 심혈관계, 호흡기계 기능을 모니터해야 하며, 체액과다의 위험이 있기 때문에 수액공급도 모니터해야 한다. 치료의 중요한 요소 중 하나는 합병증의 조기 징후를 발견하는 것이다. 대상자가 회복됨에 따라 중재는 점차 자기관리와 교육에 초점을 둔다.

추후검사에는 심각한 갑상선 기능저하증이 어떻게 발생했으며, 앞으로 그것을 피하기 위해 해야 할 것들이 무엇인지 대한 철저한 조사가 포함된다. 대상자교육, 가족에 대한 추후검사, 지역사회의 지원 등도 필요하다.

2. 부신 기능부전

1) 부신 위기

(1) 병태생리

부신 저하증이나 하이포코르티즘으로도 알려진 부신 기능부전은 드물지만 생명을 위협하는 질병이다. 부신 호르몬 부전은 원발성일수도 있고, 시상하부하부-뇌하수체 질병에 기인한 속발성일 수도 있다.

원발성 부신 기능부전은 애디슨병이라고도 하며, 가장 흔한 원인은 자가면역성 부신염이다. 자가면역항체가 형성되면 부신이 점차 파괴되어 결국 부신부전이 초래된다. 원발성 부신기능부전의 두 번째 원인은 결핵균 감염으로 인한 부신의 파괴이다. 전 세계적으로 결핵은 여전히 가장 흔한 원발성 부신기능부전의 원인이다. 다른 원인들로는 패혈증과 쇼크를 동반하는 박테리아 감염 후, 전이된 종양, 후천성면역결핍증, 진균감염, 부신절제술, 사르코이드증 등이 있다.

속발성 부신기능부전의 가장 흔한 원인은 의인성으로 부신피질자극호르몬(ACTH)의 갑작스런 투여 중단이나 코티졸요법의 합병증으로서 초래된다. 코티졸요법의 결과로 억제된 ACTH 분비는 코티졸의 분비를 조절하는 신체의 자연적 되먹임 과정을 파괴하여 급성 부신기능부전 상태를 유발한다. 속발성 부신기능부전의 다른 원인으로는 폐나 유방의 전이된 암, 뇌하수체 경색, 수술이나 방사선 요법 그리고 두개저부 골절이나 감염과 같은 중추신경계 질환들이 있다.

급성 부신기능부전 혹은 부신 위기는 만성적인 상황에 어떤 변화가 있거나 광범위한 부신 출혈이 있을 때 발생한다. 만성질병 이외에 감염, 손상, 수술 또는 외부의 스트레스가 급성 부신위기를 유발할 수 있다. 임상적으로 심각한 질환을 앓고 있는 대상자에게 갑자기 외적 스트레스가 가해지면 부신기능 부전이 초래될 수 있다. 대상자는 생존을 위해 저장된 코티졸을 신속하게 사용해야 하는데 외부로부터의 코티졸 대체요법이 필요할 수도 있다.

2) 사정

(1) 건강력과 신체검진

원발성과 속발성 부신 기능부전의 증상들은 서로 같다. 부신 기능부전이 당질코르티코이드와 무기질코르티코이드 둘 다에 영향을 미치기 때문에 많은 신체기능들이 영향을 받는데 여기에는 당대사, 체액/전해질 균형, 인지기능, 심폐기능이 포함된다. 허약, 피로, 식욕감퇴, 오심, 구토, 설사, 복부의 통증은 부신위기의 초기 증상이나 징후일 수 있다. 과거나 현재의 코르티코스테로이드를 사용하는 만성질환의 병력을 고려하기 전까지는 위의 증상들이 비특이적일 수 있다. 특히 20mg 이상의 하이드로코르티손을 7~10일 넘게 복용하면 시상하부-뇌하수체-부신 축의 기능이 억제될 수 있다.

팔꿈치, 무릎, 손, 볼 점막의 색소 과다침착이 원발성 부신 기능부전에서 관찰된다. 따라서 피부에 멜라닌 색소 과다 침착이 있다면 부신위기의 임상적 가능성이 높아진다. 부신위기의 가장 흔한 신체적인 변화는 체중 감소와 기립성 저혈압과 같은 심각한 탈수징후들이다. 탈수는 신장의 나트륨, 수분 재흡수 기능 부전으로 인해 나타난다. 임박한 부신위기의 징후와 증상들이 Box 11-3-6에 요약되어 있다.

(2) 임상병리검사

급성 당질코르티코이드와 무기질코르티코이드 결핍 상태에서는 저나트륨혈증, 고칼륨혈증, 혈청 중탄산염 감소, 혈액요소질소(BUN)의 상승이 나타난다. 탈수로 인해 대사성산증이 발생할 수 있다. 대부분 저혈당증이 존재하며 그 외에 비정상 결과로 호산구증가증을 동반한 빈혈, 림프구 증가증 등이 있다. 원발성 부신부전 환자는 ACTH 수준이 만성적으로 상승한다. 속발성 부신부전 환자의

ACTH 수준은 정상이거나 하강한다.

혈청 코티졸과 코티솔자극(ACTH 자극) 검사가 진단을 확진하는데 이용된다. 원발성 부신 기능부전에서는 부신의 기능이 저하되어 있기 때문에 ACTH(혹은 코트로신)을 반복 주사하더라도 코티졸이 상승하지 않는다. 속발성 부신부전에서는 ACTH 주사가 정상적이지만 지연된 반응을 유발한다.

(3) 진단검사

부신과 뇌하수체의 종양이나 다른 병리적인 문제를 발견하기 위해 부신과 뇌에 대한 컴퓨터 단층촬영을 시행할 수 있다.

> **Box 11-3-6**
> **임박한 부신 위기의 지표들**
>
> **알도스테론 결핍**
> - 고칼륨혈증
> - 저나트륨혈증
> - 저혈량증
> - BUN 상승
>
> **코르티졸 결핍**
> - 저혈당증
> - 위운동 감소
> - 혈관 긴장도 감소
> - 고칼슘혈증
>
> **일반적인 징후와 증상들**
> - 식욕감퇴
> - 오심과 구토
> - 복부 경련
> - 설사
> - 빈맥
> - 기립성 저혈압
> - 두통, 기면
> - 피로, 허약
> - 고칼륨혈증으로 인한 심전도 변화
> - 색소과다침착

3) 치료

치료의 목표는 필요한 호르몬을 투여하고, 체액과 전해질 균형을 회복하는 것이다. 하이드로코르티손 100mg을 즉시 정맥투여한 후, 매 6~8시간 마다 100mg씩 투여한다. 생리식염수와 5% 포도당 용액으로 수액공급을 시작하는데 수액과 전해질의 공급 속도는 부족한 체액량, 혈청전해질 수준, 치료에 대한 임상적 반응의 정도에 달려 있다. 관련된 내외과적 문제에 따라 침습적 혈압 및 혈역학적 감시가 필요할 수 있다.

치료의 또 다른 목표는 합병증을 예방하는 것이다. 여기에는 전해질 불균형(저나트륨혈증과 고칼슘혈증)의 징후와 증상 그리고 호흡기계, 순환기계 기능을 모니터하는 것이 포함된다. 간호사는 혈압, 심박수와 리듬, 피부색과 체온, 모세혈관 재충만 시간 그리고 중심정맥압의 변화를 관찰한다. 체위성저혈압, 서맥, 부정맥의 위험이 있다. 간호사는 또한 허약, 경련, 반사항진, 이상감각과 같은 신경근징후를 모니터한다.

정서적 지지, 간단한 설명 그리고 조용한 환경이 생리적 위기 동안 대상자를 정서적으로 안정시킨다. 급성 위기가 끝나면 대상자 교육이 치료의 목표가 된다. 예후는 자가간호를 이해하고 이행할 수 있는 대상자의 능력에 달려 있기 때문에 대상자 교육이 필요하다. 자가간호는 투약, 스트레스 요인과 질병에 대한 스트레스의 효과 그리고 임박한 위기의 징후를 아는 것, 위험을 알리는 경고 문구, 팔찌를 착용하거나 지갑에 질병카드를 가지고 다니는 것 그리고 처방된 대로 투약하는 것 등이 포함된다.

사례연구 ■ 애디슨병

55세의 애디슨병 환자인 박씨는 허약감, 열, 체위성 저혈압, 빈맥, 위장관 불편감이라는 초기 증상들 때문에 응급실에서 진찰을 받았다. 흉부 방사선촬영 결과 부신의 여러 곳에 침윤이 있었다. 혈액검사 결과 혈청나트륨 감소와 칼륨의 증가가 나타났으며 초기 진단은 폐감염에 의해 유발된 부신위기이었다.

시간당 D_5S 200mL로 수액공급을 시작하였다. 하이드로코르티손의 초기 부하 용량이 투여되었다. 환자는 깨어 있었고 의식이 있었다. 초기 활력징후는 안정적이었으나 여전히 빈맥과 빈호흡을 보였다.

나트륨과 칼륨 수치의 변화를 평가하기 위해 2시간 후에 혈액검사를 다시 시행하였다. 유치도뇨관을 삽입하여 소변량을 모니터하였고, 대상자의 스테로이드 부족분을 보충하기 위해 규칙적으로 하이드로코르티손을 투여하였다. 박씨는 체액, 전해질 균형, 활력징후 정상화, 인지 수준과 에너지 수준의 개선을 보이며 안정되었다.

3. 항이뇨호르몬 기능부전

항이뇨호르몬 기능부전(Antidiuretic hormone dysfunction)에는 2가지 질환이 포함된다. 하나는 항이뇨호르몬 부적절분비증후군으로 불리는 ADH의 과다이고, 두 번째는 요붕증으로 항이뇨호르몬의 결핍이다. 이 두 질환들은 심각한 체액과 전해질의 불균형과 유해한 신경학적 변화들을 초래할 수 있다. ADH는 시상하부에서 합성되어서 뇌하수체후엽에 저장되어 있다가 특정 상황에서 자극되면 방출되며, 신장의 세뇨관에서 많은 물과 나트륨을 재흡수하게 한다.

1) 항이뇨호르몬 부적절분비증후군

(1) 병태생리

항이뇨호르몬 부적절분비증후군(Syndrome of inappropriate ADH secretion, SIADH)에서는 ADH 분비가 증가할 수도 있고, ADH 생산이 증가할 수도 있다. 이러한 ADH 증가는 삼투압이 정상일 때도 발생하여 결과적으로 체액량을 증가시킨다. 저삼투성 저나트륨혈증은 SIADH의 전형적인 특징이다.

SIADH에서는 혈장 삼투압 감소에도 불구하고 ADH의 분비가 계속된다는 점에서 "부적절한" 것으로 간주된다. ADH의 분비와 억제를 조절하는 정상 되먹임기전이 실패하여 ADH 분비가 계속되는 것이다. 순환 ADH는 신장의 세뇨관에서 작용하여 신체의 요구에 부합하지 않는 수분의 재흡수를 초래한다. ADH를 계속 분비하게 하는 다른 원인들이 있는 것은 아니므로 저칼륨혈증과 부종은 나타나지 않는다. 심장, 신장, 부신의 기능은 정상이고, 혈장과 세포외액의 양은 정상이거나 증가한다.

SIADH가 뇌하수체 종양 때문에 발생하는 경우도 있지만 기관지 유래 암종이나 췌장의 암종에 의해 발생하는 것이 더 일반적이다. 이들 종양들은 정상 생리 조절기전과는 무관하게 ADH를 분비한다. SIADH의 다른 가능한 원인들로는 두부손상, 내분비질환, 폐렴과 폐농양 같은 폐질환, 중추신경계의 감염이나 종양, 약물 등이 있다. Box 11-3-7은 가장 일반적인 SIADH의 원인들이다.

Box 11-3-7
항이뇨 호르몬 부적절 분비 증후군(SIADH)의 일반적인 원인들

악성 종양
- 기관지 유래 암종
- 췌장암종
- 전립선암이나 흉선암

중추신경계 원인
- 신생물
- 출혈
- 손상
- 감염

호흡기계 원인
- 기계환기
- 만성폐쇄성폐질환
- 호흡부전
- 폐농양

약물
- 니코틴
- 모르핀
- 클로르프로파미드
- 항종양제
- 삼환계 항우울제
- 마취제
- 클로르피브레이트

기타 원인
- HIV/AIDS
- 노인성 위축
- 특발성

(2) 사정

① 건강력과 신체검진

SIADH는 수분의 저류와 수분 중독으로 특징지어지며, 이차적으로 지속적인 ADH 효과를 나타낸다. SIADH에서의 저나트륨혈증은 두 가지 특징을 가지는데, 수분 증가에 기인한 초기 희석에 의한 영향과 소변을 통한 나트륨 배설 증가로 야기되는 후기의 임상적으로는 발견 불가능한 요인이다.

SIADH에 의해 유발되는 징후와 증상은 신경학적 증상과 위장관 증상이 대부분이다. 가장 일반적인 징후와 증상은 성격 변화, 두통, 정신활동 감소, 기면, 복부 경련, 오심, 구토, 설사, 식욕감퇴, 건반사 감소, 지남력 상실, 혼돈, 경련과 혼수 등이다. 나트륨 수준이 125mEq/L 이하로 감소할 때까지는 많은 환자들에서 증상이 나타나지 않는다. 정신상태 변화, 약간의 혼돈, 식욕감퇴, 집중력 저하 그리고 허약감 같은 미묘한 신경학적 특징들이 임박한 문제의 가장 초기 증상일 수 있다.

저나트륨혈증은 임상적으로 중요하며 입원이 필요한 상황이다. 혈청 나트륨이 120~125mEq/L 이하로 감소하면 오심, 구토, 근육 과민성, 경련 등과 같은 좀 더 명확한 증상들이 나타날 수 있다. 상태가 급성으로(즉 24시간 내에) 진행 될 경우, 50%의 사망률이 보고되고 있다. 아동들과 노인들은 체액량이 적기 때문에 저나트륨혈증에 더 취약하다.

저나트륨혈증의 신체적인 증상으로는 호흡곤란, 경정맥 확장, 안절부절, 저체온증, 체중 증가, 부종, 소변 감소와 농축, 지남력 상실 등이 있다. 간호사는 자주 이러한 초기 징후들을 모니터해야 한다.

② 임상병리검사

SIADH에서 주요한 비정상 검사결과는 혈장 저나트륨혈증과 저삼투성 상태이다. 동시에 소변은 고삼투성이 되며 소변으로 나트륨의 배설이 증가된다. 일반적으로 요비중은 1.025보다 더 높으며 전체적인 소변 배출량은 적다(30mL/hour 미만). 그 외에 결과로는 BUN, 크레아티닌, 요산 수치의 저하, 저칼슘혈증과 저칼륨혈증, 헤모글로빈과 헤마토크릿 감소 등이 나타날 수 있다. 진단은 혈장 ADH의 방사면역검사로 확진할 수 있다(SIADH와 요붕증에 대한 검사실 결과의 비교는 43장 표 43-2).

(3) 치료

SIADH의 치료 목표는 다음과 같다; (1) 기저질환의 치료 (2) 과도한 수분 저류의 완화 (3) 의식 수준이 저하되었을 때 요구되는 포괄적 치료.

SIADH의 원인 치료는 병리학적 과정에 따라 가능할 수도 있고 가능하지 않을 수도 있다. 일부 암에 의해 야기되는 수분의 저류는 수술적 절제, 방사선 또는 화학 요법으로 완화시킬 수 있다. 어떤 약물도 뇌하수체나 종양에서 나오는 ADH의 방출을 완전히 억제하지 못한다. SIADH의 원인을 파악하지 못했다면 치료는 수분을 제한하는 것이다.

SIADH 관리의 첫 단계는 수분 섭취를 제한하는 것으로 경한 환자는 수분 제한만으로도 치료가 될 수 있다. 수분을 제한하면 신장혈류와 사구체 여과가 감소하여 근위세뇨관에서의 소금과 물의 재흡수가 촉진되는 한편 알도스테론 분비가 증가하여 원위세뇨관에서의 나트륨재흡수가 촉진된다. 일반적인 지침에 따르면 혈청나트륨 농도가 정상화되고 증상이 완화될 때까지는 수분 섭취량이 소변 배출량을 넘지 말아야 한다. 수분 섭취제한은 나트륨수치가 125~135mEq/L 사이인 대상자에서 대개 성공적이다.

증상이 심한 대상자들에게는 3% 고장성식염수와 이뇨제 투여가 나트륨혈증을 교정해주는 응급 치료이다. 고장성식염수는 0.1mg/kg/min의 속도로 주입하여 급격한 체액증가와 폐부종을 예방한다. 대개 한번에 1000mL 미만의 고장성식염수를 투여한다.

피해야 할 주요 합병증으로 중심뇌교수초용해증(central pontine myelinolysis)이 있는데, 이는 고장성식염수의 주입으로 저나트륨혈증이 너무 빨리 교정될 때 발생할 수 있다. 저나트륨혈증의 급속한 교정은 뇌탈수, 뇌출혈, 수초용해, 신경손상 혹은 사망을 야기한다. 초기 징후와 증상들로는 경련, 운동이상, 무동무언증, 사지의 불완전마비, 무반응성 등이 있다. 증상을 완화하기 위한 최선의 계획은 1~2mEq/L/hour 미만의 속도로 나트륨을 보충하는 것이다.

일부 약물들은 ADH와 세뇨관의 상호작용을 간섭함으로써 SIADH를 치료할 수 있는데 항생제인 데메클로시클린은 세뇨관에서 정상적인 ADH의 작용을 방해한다. 세뇨관에서 ADH의 효과를 차단하는 다른 약물에는 phenytoin(Dilantin), lithium, fludrocortisone(Florinef) 등이 있다.

체액, 전해질 균형 특히 혈청나트륨 수치를 모니터해야 한다. 간호사는 매 시간 소변량을 포함하여 섭취량과 배설량을 평가하고 체액 과다의 징후를 관찰한다. 배설량이 섭취량을 초과해야 한다.

신경학적 상태를 평가해야 한다. 나트륨 수치의 급격한 변화는 신경학적 증상을 악화시킬 수 있다. 혈청나트륨이 125mEq/L 미만일 경우 지남력 상실과 의식저하를 비롯한 신경학적 증상들이 나타날 수 있고 경련에 대한 예방 조치도 필요하다. SIADH의 합병증에는 신경학적 증상의 악화를 포함하여 경련, 혼수, 사망 등이 있다.

대상자들은 수분 섭취를 제한하는 데 어려움을 느낄 수 있다. 수분 섭취를 제한하면서도 영양요구를 충족시키는 것을 목표로 하기 때문에 식사시간이 즐겁지 않을 수 있다. 적절한 구강간호를 제공하고 수분대체물(예: 레몬-글리세린 스왑)을 제공하여 늘 목이 마른 환자에게 도움을 준다. 대상자들에게는 정보, 정서적 지지, 상실감에 대한 인정이 필요하다.

사례연구 ■ 항이뇨호르몬 부적절분비 증후군

65세 이씨 부인은 급성 정신상태 변화와 심각한 저나트륨혈증으로 진단 받고 중환자실에 입원하였다. 이씨 부인의 과거력으로는 최근의 폐렴과 관상동맥 질환과 관련된 울혈성 심부전이 있다. 폐렴은 항생제로 치료되었으며 울혈성 심부전에 대해서는 티아지드 계통의 이뇨제를 투약하고 있다.

초기에 이씨 부인의 의식 수준은 저하되어 있었으며 심부건반사는 감소되었다. 혈액검사 결과 저나트륨혈증이 있었고 혈액가스분석 결과는 정상이었다. 심음과 호흡음은 정상이었으며, 환자의 사지는 따뜻했고 조직관류가 적절하게 이루어지고 있었고 부종은 없었다. 컴퓨터 단층촬영 결과 어떤 구조적인 결함도 나타나지 않았다. 이씨 부인은 중환자실에 입원할 때 대발작을 하였다. 혈액검사 결과는 다음과 같았다. 혈청나트륨 115 mEq/L; 칼륨 4.5 mEq/L; 염화물 90 mEq/L; 혈청삼투압 260 mOsm/kg. 요나트륨 수치는 상승되어 있었다.

추가 발작을 예방하기 위해 즉각 수분을 제한하였고 3% 고장성식염수를 천천히 주입하여 나트륨 결핍을 보충했다. 경련에 대한 예방조치가 시작되어 항경련제가 투여되었다. 적은 양의 식염수를 주입하면서 심장손상에 대하여 면밀하게 모니터하였다. 이씨 부인의 혈청나트륨 수치가 정상화되면서 식염수 주입은 중단되었으나, 수분 제한은 이씨 부인이 더 안정될 때까지 계속되었다. 이씨 부인의 SIADH의 기저원인을 확인하여 치료하였다.

2) 요붕증

(1) 병태생리

요붕증(diabeties insipidus)은 부적절한 ADH 분비 또는 ADH에 대한 저항 때문에 발생하는 수분 불균형 상태로 이뇨와 탈수가 특징적이다. 요붕증에 걸리면 신장을 통해 많은 양의 희석된 소변이 배설되는데 경우에 따라 하루 20L까지도 배출된다. 정상적으로 뇌하수체후엽에서 ADH가 분비되고, 이것이 신장의 세뇨관에 작용하여 수분의 재흡수를 촉진한다. 그러나 ADH가 없거나 부족하면 신장에서 수분을 흡수하고 배출을 통제하는 능력이 상실된다.

요붕증은 중추성과 신성 두 가지가 있다. 중추성 요붕증은 ADH의 결핍을 초래하고 외적인 바소프레신 투여에 잘 반응하며, 중환자를 치료하는 과정에서 흔하게 부딪치는 질병이다. 신성 요붕증은 신장이 ADH에 잘 반응하지 못해서 발생하는 아주 드문 유전성 질환이다. 여기에서는 중추성 요붕증만을 논할 것이다.

요붕증은 초기의 원인 즉 질환이나 손상을 초래한 상황에 따라 일과성일 수도 있고, 일시적일 수도 있으며 부분적일 수도 있고 혹은 영구적일 수도 있다. 시상하부의 삼투압 감수체들이 뇌하수체후엽의 ADH 방출을 조절한다. 삼투압이 증가하면 삼투압 감수체들이 자극되어 많은 ADH를 방출하게 한다. ADH가 적절하게 분비되지 못하면, 신장의 세뇨관과 집합관들이 물을 재흡수할 수 없게 되고 따라서 많은 양의 희석된 소변이 배설된다. 뿐만 아니라 혈청삼투압과 나트륨이 상승하여 탈수가 점점 더 심해진다. 대상자의 의식 상태에 따라 갈증을 감지할 수도 있고 감지하지 못할 수도 있다. 갈증 기전이 손상된 환자들에서는 상태가 교정되지 않으면 탈수와 저체액량성 쇼크가 더욱 신속하게 진행된다.

신경뇌하수체에 직접적인 손상이나 부종을 야기한 모든 사건 후에는 요붕증이 발생할 수 있다. 수술 후에 시상하부와 뇌하수체 주변의 뇌조직이 영향을 받으면 요붕증이 발생한다. 요붕증은 또한 해당 부위로의 혈액 공급을 차단시키는 병변, 두부손상, 총상 후에 발생할 수 있다. 두개골의 기저부를 침범하는 설상골 손상, 턱, 얼굴부상, 시상하부 종양, 코, 인두 종양 역시 요붕증을 야기할 수 있다. 시상하부의 직접적 손상이나 출혈, 감염, 신생물, 허혈증 등도 요붕증을 초래할 수 있으며 신장의 집합관에 영향을 미치는 질병과 약물도 요붕증을 야기할 수 있다. 또한 심인성 다갈증의 경우 많은 양의 수분을 섭취하고 많은 양을 배출한다.

신경뇌하수체는 외부의 압력에 민감하기 때문에 손상이나 수술 후 초기 부종이 가라앉을 때까지는 ADH를 생산, 분비, 방출하지 못해 일시적인 요붕증이 발생하게 된다. 부종이 완화되면 정상적으로 ADH가 분비되고 요붕증이 교정된다. 일부 심각한 손상이나 출혈의 경우 해당 구조들이 완전히 손상되면 영구적인 요붕증이 나타날 수 있다.

일시적 요붕증의 전형적인 예는 종양을 제거하기 위한 뇌하수체 절제술의 방법으로 경접형골동접근법을 받는 대상에게 나타난다. 수술 후 대부분 시상하부와 뇌하수체의 부종에 기인한 ADH 합성, 저장, 방출 부전과 관련된 일시적인 문제들을 경험한다. 이 대상자들에게는 요붕증의 진행을 세심하게 모니터하는 것이 필요하며 상황에 따라 치료를 할 수도 있다. 그림 11-3-2는 뇌하수체 종양에 대한 경접형골동접근법을 보여준다.

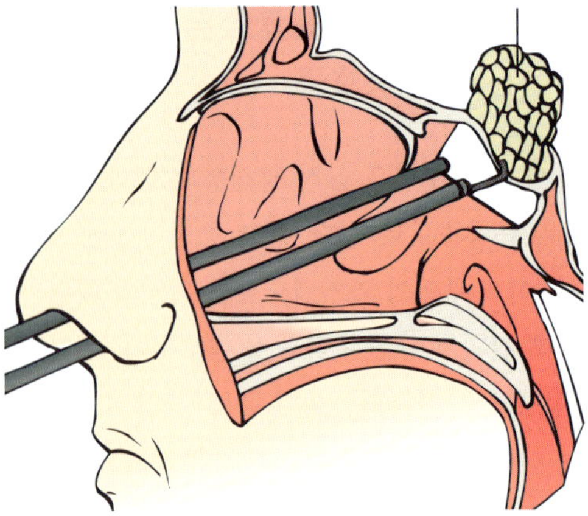

그림 11-3-2 뇌하수체 종양에 대한 경접형골동접근법은 일시적인 요붕증을 초래할 수 있다. 신경뇌하수체는 외부 압력에 아주 민감하다. 따라서 이들 구조들은 수술 후 항이뇨호르몬(ADH)을 필요한만큼 생산, 분비, 혹은 방출할 수 없게 된다. 이로 인한 요붕증은(수술로 인한) 부종이 해결되면 치유된다.

(2) 사정

다뇨증, 다갈증, 탈수는 요붕증의 특징적 소견들이다. 대상자들은 하루에 3~20L의 소변을 배설하며, 깨어있을 때 과도한 갈증과 과도한 소변 배출을 경험한다. 수분 섭취를 증가시키려고 노력을 하지만 곧 소진되고 마침내 탈수를 야기할 수도 있다. 한편 대상자가 갈증을 인지하고 수분을 섭취할 만큼 깨어있지 않다면 체액이 빠르게 감소하는데, 치료하지 않고 방치하면 사망까지 초래할 수 있다.

탈수의 징후로는 피부 건조, 점막 건조, 혼돈, 안구함몰, 변비, 피부의 탄력성 저하, 기면, 근육허약, 근육통, 창백함 등이 있다. 또한 심각한 빈맥, 저혈압, 낮은 중심정맥압, 체온 상승과 같은 활력징후를 보일 수 있다.

수술 전과 수술 중에 뇌부종을 완화시키기 위해 스테로이드를 사용하면 수술 후 첫날 이뇨작용이 촉진되기 때문에 대상자가 수술에서 회복되는 중이면 요붕증을 확인하기가 쉽지 않다. 요붕증이 있을 경우 깨어 있는 동안 점진적인 갈증을 호소한다. 소변의 배출량이 증가하는데 수분 섭취량에 상관없이 증가한다. 뇨비중은 감소하거나 1.001~1.005 정도로 유지된다. 소변은 양이 많고 맑고 거의 무색이다. 혈청 삼투압이 증가하여 300mOsm/kg보다 더 커지기도 한다. 소변 삼투압은 50~100mOsm/kg까지 감소한다. 소변 나트륨은 정상 이하인 반면 혈청 나트륨은 상승한다. 수분억제 검사가 요붕증을 진단하는 데 유용하다. 이상의 검사결과들은 징후 및 증상과 함께 진단을 확정하는데 도움을 준다. 표 11-3-3은 요붕증 환자의 검사결과이다.

(3) 치료

요붕증 치료의 목표는 기저원인을 해결하고 합병증을 예방하면서 탈수와 전해질 불균형을 예방하는 것이다. 0.45% 염화나트륨과 같은 저장성 용액을 정맥내로 투여하여 소변 배설량과 맞추어 준다. 보충하는 수액의 용량은 탈수의 정도와 혈량저하증을 역전시키기 위해 필요한 양에 따라 달라진다.

다양한 대체 ADH(바소프레신) 요법들이 선택될 수 있다. 데스모프레신 아세테이트(DDAVP)는 정맥 주입으로 혹은 비점적 방법으로 투여될 수 있는 합성 ADH이다. 바소프레신수용액(Pitressin)은 정맥내 일회 투여, 지속적 정맥주입 또는 피하주사로 투여될 수 있다. 이 약물들은 일시적인 ADH 대체나 영구적인 ADH 대체로 사용된다. 영구적 호르몬 대체를 선택할 경우 더 많은 대상자교육과 가족교육이 필요하다. 표 11-3-4는 요붕증에 일반적으로 투여되는 약물들이다.

치료 역시 체액과 전해질 균형에 초점을 맞춘다. 체액의 과다나 결핍은 시간 당 섭취와 배설, 혈청 전해질과 소변 전해질, 삼투압, 요비중을 평가함으로써 확인할 수 있다. 혈압, 맥박, 호흡의 변화 그리고 폐악설음의 청진, 경정맥 팽만, 말초부종, 중심정맥압과 폐동맥 쐐기압의 증가 등이 발생할 수 있다. 간호사는 대상자의 피부 탄력성과 점막상태, 의식수준과 인지의 변화를 관찰한다. 졸음, 혼돈, 두통은 수분 중독을 암시할 수 있다. 체중은 체액의 상태를 나타내는 또 다른 지표이다.

(4) 합병증

요붕증의 주요 합병증은 심혈관 허탈과 조직의 저산소증이다. 체액과 전해질 불균형 때문에 경련과 뇌병증이 야기될 수 있다. 대상자가 신속하고 적극적인 치료를 받는다면 요붕증의 예후는 좋다.

표 11-3-3 요붕증 환자의 검사 결과

검사	정상	요붕증
혈청 항이뇨호르몬	1-5 pg/mL	중추성 요붕증에서 감소, 신성이나 심인성 요붕증에서 정상일 수 있음
혈청 삼투압	285-300mOsm/kg	>300mOsm/kg
혈청 나트륨	135-145mEq/L	>145mEq/L
소변 삼투압	300-1,400mOsm/kg	<300mOsm/kg
요비중	1.005-1.030	<1.005
소변 배설량	1-1.5L/24 h	30-40 L/24h
수액 섭취	1-1.5L/24 h	>50 L/24h

표 11-3-4 요붕증에 사용되는 약물

약명	용량	투여 경로	작용기간	부작용
desmopressin (DDAVP)	매일 5-20㎍	비강 스프레이	8-24시간	두통, 흉통, 오심, 설사, 부종
aqueous pitressin	매 4-6시간마다 2-4uint	근육주사, 피하주사, 비강 내부	1-8시간	두통, 흉통, 오심, 설사, 부종
pitressin tannate in oil	2.5-5unit	근육주사	36-48시간	두통, 흉통, 오심, 설사, 부종
vasoprssin nasal spray	매일 3~7회, 5-20unit	비강 스프레이	2-6시간	-
chlorpropamide (diabenese)	100-250mg/day	경구	60-72시간	저혈당증, 두통, 이명, 알코올과민증, 위장관 장애, 설사
clofibrate	250-500mg	경구	6-8시간	위장관 장애

4. 당뇨병성 응급증

당뇨는 고혈당증과 인슐린 분비의 결함으로 특징지어지는 복합적이고 만성적인 대사성 질환이다. 그림 11-3-3은 만성 고혈당증이 어떻게 장기적으로 기관의 기능저하 특히 눈, 신장, 신경, 심장, 혈관의 기능저하와 관련되는지를 보여준다. 망막병증, 신경병증, 신장병증, 심혈관 질환을 비롯한 여러 장기적인 혈관 합병증들은 당뇨병 환자들의 이환률과 사망률의 주요 원인이 된다.

당뇨와 관련이 있는 병리적인 과정은 췌장 베타세포의 자가면역 파괴에서부터 인슐린 저항까지 포함한다. 탄수화물, 단백질, 지방 대사의 교란은 표적 조직들의 인슐린 결핍으로부터 초래되며 주 결과는 고혈당증이다. 고혈당증의 증상은 다뇨증, 다갈증, 다식증, 체중감소, 흐린 시야 등이다. 당뇨와 관련 있는 응급상황으로는 고혈당으로 인한 케톤산증과 비케톤성 고삼투성 상태가 있다.

당뇨병 발생률은 빠르게 상승하고 있으며, 이환률과 사망률도 증가하고 있다. 제 2형 당뇨환자들 중 거의 절반이 합병증이 발생할 때까지 당뇨를 진단받지 못하고 있으며, 많은 당뇨환자들이 응급실 방문과 중환자실 치료 또는 이 둘 모두를 요하는 급성 증상을 경험하고 있다. 중환자실 간호사는 고위험 대상자들을 확인하는데 민감해야 한다. 43장의 표 43-4는 미국당뇨병협회의 진단기준이다.

당뇨는 제 1형 당뇨와 제 2형 당뇨로 구분된다(표 11-3-5). 제 1형 당뇨의 원인은 인슐린 분비의 절대적인 부족인데, 인슐린 분비장애는 췌장내 베타세포의 자가면역적 파괴로부터 비롯된다. 면역 파괴의 정도는 도세포 자기항체(ICAs)를 통해 알 수 있으며 도세포 파괴율은 가변적이고 일부 아동

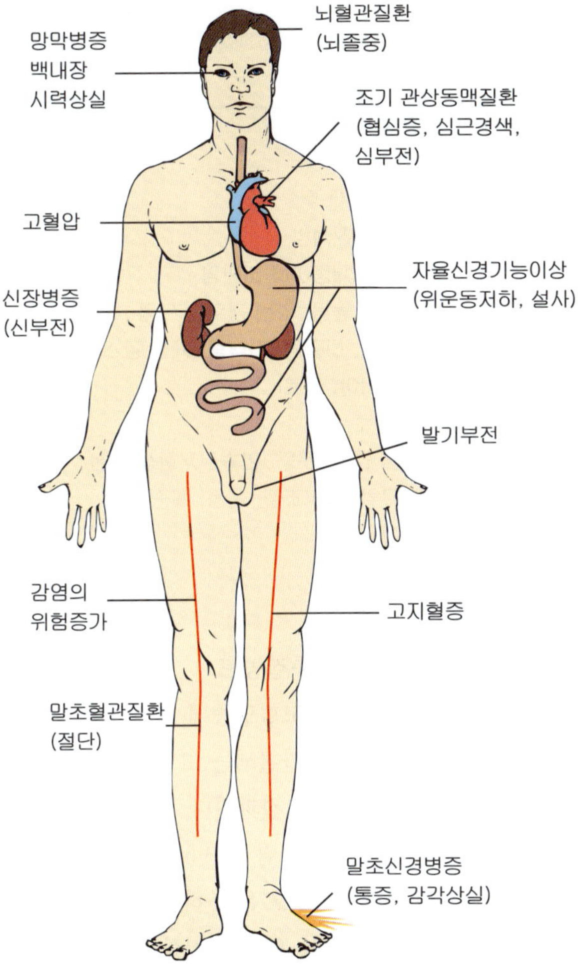

그림 11-3-3 만성 고혈당증의 영향

들과 청소년들의 첫 당뇨 증상이 케톤산혈증인 경우도 있다. 도세포의 파괴가 일어나면서 대상자는 생존을 위해 외인성 인슐린에 의존하게 된다. 제 1형 당뇨에는 유전적 소인이 있으며, 대상자들은 대부분 비만이 아니다. 제 1형 당뇨는 전체 당뇨의 약 10~20%를 차지하고 아동기나 사춘기에 주로 발병한다.

제 2형 당뇨는 절대적이라기보다는 상대적인 인슐린 결핍을 가진 인슐린 저항성 질환이다. 제 2형의 당뇨 환자들 대부분은 처음에는 인슐린을 필요로 하지 않는다. 인슐린 저항의 특정 원인은 알려져 있지 않다. 하지만 제 2형 당뇨환자들은 췌장 도세포의 자가면역적 파괴를 경험하지 않는다. 대부분의 대상자들이 비만하며, 비만 자체가 인슐린 저항을 야기하기도 한다. 케톤산증은 제 2형 당뇨에서는 거의 발생하지 않는데, 이는 대상자가 위급한 상황을 피할 만큼의 인슐린을 여전히 분비할 수 있기 때문이다. 고혈당증과 관련 있는 심각한 합병증을 앓고 있는 대상자는 보통 심근경색, 감염, 손상과 같은 부수적 질병을 경험하게 된다. 인슐린 저항성의 높은 발병률과 상대적인 인슐린 결핍 때문에 제 2형 당뇨환자들이 중한 질환을 앓게 되면 대부분 고혈당성 고삼투성 상태가 나타난다.

제 2형 당뇨는 천천히 진행되기 때문에 몇 년 동안은 진단을 못할 수도 있으며, 혈관 합병증이 발병할 위험이 크다. 흔히 제 2형 당뇨환자들은 정상 또는 정상보다 높은 인슐린을 보유하고 있다. 그러나 순환 인슐린이 고혈당증을 예방하기에 불충분하기 때문에 인슐린 저항이 진행되는 것이다. 인슐린 저항은 체중감소, 운동, 약물요법에 잘 반응한다. 제 2형 당뇨의 치료약은 그 범위가 인슐린 분비에서부터 인슐린 민감성에 영향을 미치는 약까지 매우 다양하다. 제 2형 당뇨에 일반적으로 사용되는 경구약물들이 표 11-3-6과 그림 11-3-4에 제시되어 있다. 결국 대부분의 당뇨 환자들이 질병이 진전되면서 인슐린을 필요로 하게 된다. 제 2형 당뇨가 발병할 위험은 연령, 비만도, 좌식생활습관, 가족력과 함께 증가하며 인종에 따라서도 발병률이 다르다.

표 11-3-5 제 1형과 2형 당뇨병의 비교

	제 1형 당뇨병	제 2형 당뇨병
병인	도세포의 자가면역성 파괴	인슐린 저항
발병률	10%	90%
발병시기	보통 35세 전	보통 35세 후
발병속도	보통 급속함	보통 점진적임
영양상태	보통 마름	보통 과체중이나 비만임
내인성 인슐린	부재	낮거나 높음, 없는 경우는 드뭄
증상	다뇨증, 다갈증, 다식증, 체중 감소	다뇨증, 다갈증, 다식증, 체중 감소 흐린시야, 피로
케톤증	빈번하며 잘 조절되지 않음	드뭄
치료목표	인슐린 투여	체중 감소, 운동, 인슐린저항성 개선
치료방법	인슐린, 식이조절, 운동, 체중 유지	경구약, 식이조절, 운동, 체중 감소

1) 당뇨병성 케톤산증

(1) 병태생리

당뇨병성 케톤산증(Diabetic ketoacidosis, DKA)은 심각한 고혈당증, 대사성 산증, 체액과 전해질 불균형을 특징으로 하는 위급한 질환이다.

DKA는 단백질, 탄수화물, 지방의 대사 혼란을 야기하는 심각한 인슐린 결핍으로부터 초래된다. 성장호르몬, 코티졸, 에피네프린, 글루카곤과 같은 인슐린과 반대 역할을 하는 호르몬들의 상승은 이 질환을 악화시켜서 추가적인 고혈당증과 고삼투성 케톤산증, 체액상실 등을 유발할 수 있다. 그림 11-3-5는 DKA의 기전과 호르몬들과의 상호관계를 정리한 것이다.

DKA는 다음 3가지 주요 생리학적 장애를 동반한다: (1) 고혈당증에 기인한 고삼투질농도 (2) 케톤산의 축적에 의한 대사성 산증 (3) 삼투성 이뇨에 의한 체액상실. 대상자에 따라 이들 3가지 문제는 각각 심각하게 진행할 수 있는데 특히 이 문제들 사이에 상호작용이 일어나면 서로를 악화시킬 수 있다.

① 고혈당증과 고삼투질농도

DKA의 주요 결과는 고혈당증에 기인한 고삼투질농도이다. DKA에서 관찰되는 고혈당증은 간에서 당이 과도하게 생산된 결과이다. 인슐린이 부족하면 혈당이 상승한다. 그림 11-3-6에 제시된 바와 같이, 인슐린 반대역할 호르몬 특히 코티솔과 카테콜라민은 포도당신합성, 인슐린 저항, 지방분해의 강화를 통해 고혈당증을 더욱 악화시킨다.

고삼투질농도를 통제하는 중추성 기전은 신장을 통한 포도당의 배설을 통해 이루어진다. 당은 신장의 사구체에서 여과된다.

정상 순환혈액량 속의 정상 당 부하는 모두 혈류로 재흡수된다. 하지만 혈당이 약 180mg/dL의 정상 경계역을 초과하면 세뇨관들의 재흡수 능력을 초과하기 때문에 당이 소변으로 빠져나가기 시작한다. 여과될 당부하가 증가할수록 당은 소변으로 급속하게 상실되는데 마침내 순환하는 거의 모든 추가 당이 소변으로 상실된다. 이 신장의 "탈출 밸브"는 혈액내 당이 극단적으로 축적되는 것을 방

표 11-3-6 경구용 혈당 강하제

범주	약명	작용	작용기간	간호시 고려사항
1세대 sulfonylureas	tolinase, diabinese	췌장 인슐린 분비 자극	12-60시간	저혈당증, 위장관장애, 발진 임신 시에는 금기
2세대 sulfonylureas	Glyburide, Glucotrol, Micronase	췌장 인슐린 분비 자극	10-24시간	저혈당증, 위장관장애, 발진 노인에서 안전
biguanides	Metformin (Glucophage)	간의 당 생산 감소, 인슐린 민감성을 증가	8시간	젖산 혈증, 위장관장애 (가스팽만, 설사), 신장질환자에서 주의해서 사용 인슐린 저항성, 체중 감소 개선
thiazolidin-ediones	Actos, Avandia	수용체 부위에서 인슐린의 효과 증가	12-24시간	순환 인슐린을 증가시키지 않음 부종, 체중증가, 빈혈증 간기능 모니터 혈중 지질 개선
alpha-glucosidase 억제제	Precose, Miglitol	장관에서의 탄수화물 대사를 억제	8시간	식사와 함께 섭취 위장관 증상 (가스팽만, 복통,설사, 오심) 신질환자에게 주의
meglitinides	Prandin	베타세포의 인슐린 방출을 자극		저혈당증, 상부 호흡기 감염, 두통, 설사 간질환,신질환자에게 주의
아미노산 유도체	Starlix	베타세포의 인슐린 방출을 자극		저혈당증, 위장관장애(오심), 상기도 증상, 어지럼증 간질환자에게 주의
glucovance	Glyburide and Metformin			

지해주는 보호장치이다. 순환 혈액량이 잘 유지되는 당뇨 환자들의 경우 강력한 당 이뇨 때문에 혈당 수준이 500mg/dL을 넘는 일이 극히 드물다. 반대로 혈당이 이 보다 높은 대상자는 대부분 순환 혈액량이 심각하게 감소되거나 신장이 손상되거나 아니면 둘 다인 경우가 많다.

당을 포함한 뇨 배설은 체액상실의 원인이 된다. 당뇨가 통제 불능이고 수분상실을 보충하기에 충

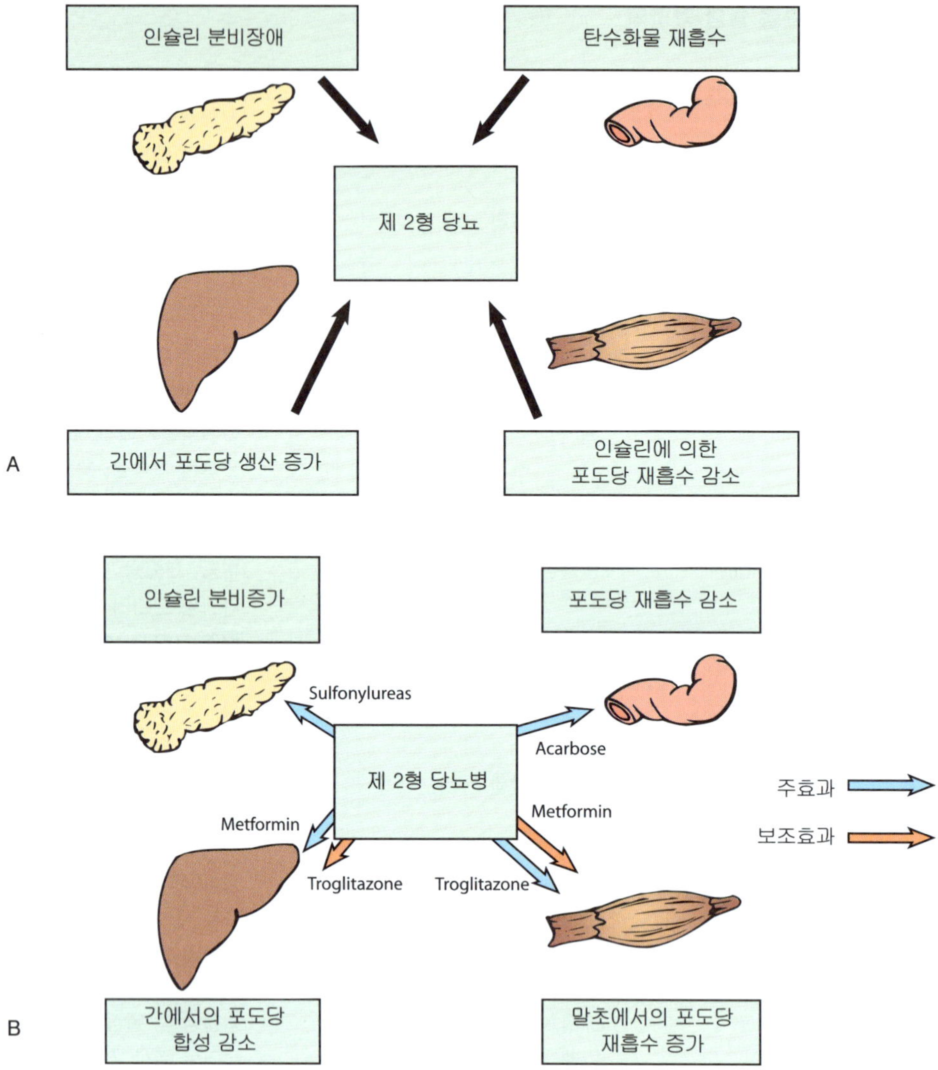

그림 11-3-4 (A) 제 2형 당뇨에서 혈당치를 상승시키는 요인. (B) 제 2형 당뇨의 치료에 사용되는 경구용 혈당강하제의 작용 기전

분한 나트륨과 수분을 섭취할 수 없는 대상자에게는 악순환이 일어난다. 고혈당증은 체액 상실을 일으키고, 이것은 다시 소변으로의 당 배설을 감소시켜 혈당이 훨씬 더 높게 상승하도록 허용한다.

이러한 체액의 고삼투성 상태와 탈수는 기면, 혼돈 그리고 궁극적으로는 DKA가 악화되면서 발생하는 혼수의 원인이 된다. 고삼투질농도의 증상 없이 케톤산혈증을 갖고 있는 당뇨환자들의 의식이 변화될 가능성은 낮다.

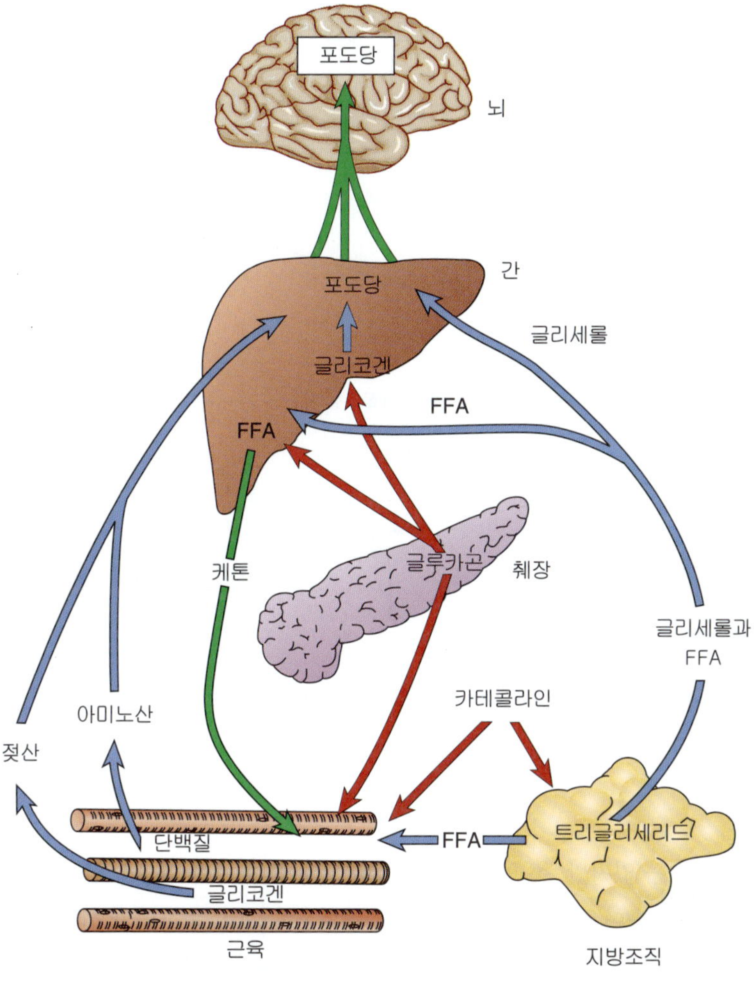

그림 11-3-5 당뇨병성 케톤산증(DKA)의 기전. DKA는 극히 낮은 인슐린과 아주 높은 글루카곤, 카테콜라민 등 인슐린 반대호르몬과 관련이 있다. 글루카곤과 카테콜라민의 농도 증가(붉은 화살표)는 간에서 포도당 신합성과 케톤 생성(녹색 화살표)을 위한 기질의 동원을 유발한다. 뇌와 기타 포도당의존성 조직들에 당을 공급하는 것 이상의 포도당 신합성은 혈당을 상승 시킨다. 지방 조직의 트리글리세리드 저장소들로부터 유리지방산을 동원하면 케톤의 생산이 증가하고 케톤산증이 발생한다.

② 케톤증과 산증

심각한 인슐린 결핍의 두 번째 결과는 통제되지 않는 케톤체의 형성이다(그림 11-3-6). 케톤산이 세포외액에 들어가면 분자로부터 수소이온이 빠져 나와 중탄산이온 완충제와 결합하여 세포외액의 pH를 유지하며 케톤산 음이온 잔여물을 남긴다. 이때 생성된 탄산은 물과 이산화탄소 기체로 분해되어 호흡을 통해 배출된다.

케톤산 음이온은 축적되면서 점점 세포외액에서 나오는 중탄산을 대체한다. 전해질 검사로 케톤산

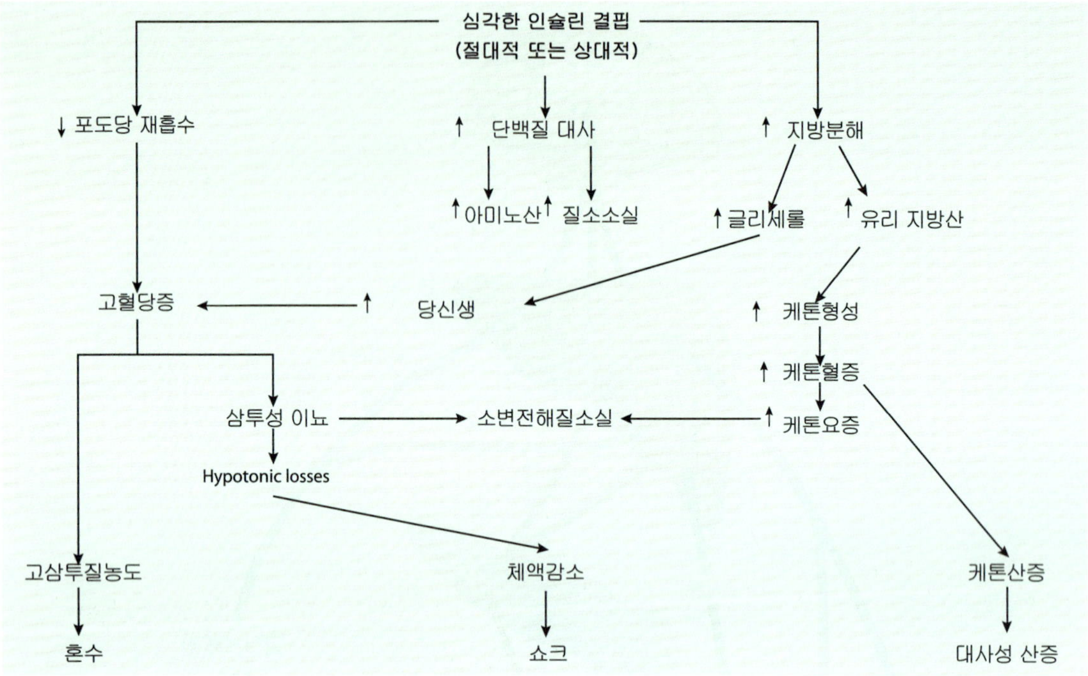

그림 11-3-6 심각한 인슐린 결핍으로 인한 대사성 결과와 이러한 결과들의 상호작용이 당뇨병케톤산증(DKA)을 초래한다.

의 농도를 직접 측정할 수는 없지만, 총 양이온(나트륨과 칼륨)의 농도와 총 음이온(염화물과 중탄산) 농도의 차이를 이용하면 이들 소위 미측정 음이온의 존재를 확인 할 수 있다. 음이온 차이라 불리는 이 수치로 케톤산 농도를 간접적 측정할 수 있다.

아래의 공식이 음이온 차이를 계산하는 데 이용된다:

(나트륨) - (염화물 + 이산화탄소)

음이온 차이의 정상 값은 15mEq/L 미만이다. 비정상적인 결과는 대사성 산증을 암시한다. 예를 들어 나트륨=144 mEq/L, 염화물 = 92 mEq/L, 이산화탄소=26 mEq/L이라면 음이온 차이는 26mEq/L이고 이는 심각한 대사성 산증을 암시하는 값이다. 케톤산이 계속 축적되면 혈장 중탄산이 감소하고 음이온 차이가 증가한다. 이런 상황이 지속되면 pH가 떨어지고 산증이 생명을 위협하게 된다.

DKA에 있어서 대사성 산증의 다른 원인은 부적절한 조직관류와 혈량 저하증으로 인한 젖산혈증이다. 이렇게 음이온 차이가 더욱 심해지면 중탄산 농도가 감소한다. 중성 체액은 주로 중탄산 완충계에 의해 유지되며 혈장 내 이산화탄소에 대한 중탄산 음이온의 비율로 pH를 결정한다. 케톤산 음이온에 의한 대체 때문에 중탄산 음이온이 상실되면 남는 이산화탄소 기체는 폐의 과다환기를 통해 배출되어야 한다. 이 과정을 통해 중탄산염과 탄산의 비율이 정상값인 20 : 1로 유지되거나 20 : 1에 가깝게 유지되고, pH가 7.4에 가깝게 유지될 수 있다. DKA에서 특징적으로 나타나는 신체적 보상활동인 과다환기는 처음에는 점진적이다가 점점 더 강해지고 동맥혈 pH가 7.2 아래로 떨어지면 더욱 심해진다.

호흡의 횟수 보다는 깊이가 더 증가하는 이러한 환기를 Kussmaul 호흡이라고 한다. 이것은 DKA 환자의 전형적인 "과일향" 나는 호흡과 관련이 있다. Kussmaul 호흡의 존재는 세포외액의 pH가 상대적으로 심각한 정도의 산증인 7.2 이하라는 것을 암시한다.

③ 체액상실

케톤산은 대개 나트륨, 칼륨, 암모니아염으로서 소변을 통해 배설되는데, 이로 인해 DKA의 세 번째 문제인 고삼투성 이뇨로 인한 체액과 전해질 상실이 발생한다.

신장을 통한 당 손실이 극단적인 고삼투질농도에 대한 일시적인 보호기전이라 하더라도 케톤산혈증을 보이는 당뇨환자들은 당뇨로 인한 대가를 지불한다. 신장 세뇨관들이 흡수할 수 있는 모든 것을 흡수한 후에도 여과액에 남아 있는 당은 물을 세뇨관에 남아 있게 만든다. 그 후 이 당이 풍부한 여과액은 물, 나트륨, 칼륨, 암모니아, 인산염 그리고 기타 염류들을 수반한 채 몸 밖으로 배설된다. 여기에 케톤체, 급속한 단백질 분해로 인한 요소, 포도당 신합성은 세뇨관 내 용질 부하를 초래하여 고삼투성 이뇨를 더욱 악화시킨다. DKA가 진행하는 동안 고삼투성 이뇨를 통해 상실되는 염류들과 물의 평균 양이 측정한 결과 70kg의 성인 DKA 환자의 전체적인 수분 손실은 5~8L이었고, 이는 총 체액의 15% 정도에 해당하는 양이라고 한다.

나트륨과 물은 혈관 용적을 비롯한 세포외액의 중심 구성성분이다. 많은 양의 나트륨과 물이 소변으로 배설되면 신체는 이를 순환 유지의 심각한 위협으로 지각한다. 순환허탈과 쇼크를 막기 위해 다양한 보상 기전들이 작동한다. 예를 들어 맥박수가 증가하는데 이를 통해 감소한 혈관내 용적에 대응하여 심박출량을 유지할 수 있도록 돕는다.

한편 고혈당증에 의한 체액의 이동 역시 중요하다. 유리 포도당은 거의 다 세포외액에 국한되어 존재하기 때문에 세포 안과 밖 사이 그리고 세포막 전체에 삼투압 차이가 발생한다. 따라서 혈당이 높으면 높을수록 더 많은 물이 세포로부터 세포외 공간으로 이동한다. 또한 나트륨과 물은 소변으로 빠져나가 세포외액을 감소시키는데 이 공간은 다시 간에서 나오는 포도당과 모든 세포에서 나오는 물로 채워져 결국 세포외액이 증가하게 된다.

고삼투질농도는 중추신경계 부작용과 삼투성 이뇨를 유발하지만 순환허탈을 막을 수 있는 일시적 기전을 제공한다. 이러한 보상기전에도 불구하고 DKA가 진전될수록 순환 용적은 감소하며 결국 사구체 여과의 감소, 조직관류 감소, 대사성산증, 쇼크가 발생하게 된다.

혈관내 용적이 감소하면 사구체 여과도 감소한다. 이렇게 신장의 기능이 저하되면 당, 칼륨, 요소질소, 크레아티닌의 혈중 농도가 올라간다. 신장에 의한 칼륨 배설은 나트륨에 대한 칼륨의 교환을 통해 일어난다. 따라서 칼륨 배설률을 유지하기 위해서는 적절한 나트륨이 신장의 교환 부위에 존재해야 한다. 즉 신장 관류가 떨어지면 이 교환 부위에 충분한 나트륨이 존재하지 않게 되고, 그 결과 총 체내 칼륨이 상실됨에도 불구하고 혈청칼륨농도가 위험하게 높은 수준으로 상승할 수 있는 것이다.

혈관용적의 감소로 인한 두 번째 중요한 결과는 조직관류의 감소이다. 용적의 감소가 혈압이 실제로 떨어지고 완전한 쇼크가 일어나는 지점까지 도달하기 전에 이미 혈액이 많은 조직들로부터 차단되어 거의 모든 조직의 관류가 손상된다. 조직관류의 감소로 인해 무산소성 당대사가 발생하며 이로 인해 젖산의 생성이 증가한다. 젖산을 혈액내로 방출하는 것은 중탄산염을 더욱 소모시켜 이미 존재하는 대사성 산증을 악화시킨다. 따라서 DKA 환자들에서는 젖산산증과 케톤산증이 흔하게 발생한다.

소변으로 인산염을 상실하면 조직의 저산소증이 더욱 악화된다. 체내에 저장된 인산염이 감소하면 순환 인산염의 농도 역시 감소하여 적혈구로부터 무기 인산염 합성물을 빼내게 된다. 이러한 상황에서 적혈구 세포들이 인산염 유도체들을 상실하게 되면 헤모글로빈에 대한 적혈구의 산소 결합력이 증가한다. 결국 이러한 특성을 지닌 적혈구가 조직관류가 부적절한 곳을 통과하면 조직으로 해리되는 산소의 양이 감소하고 조직의 저산소증은 더 악화된다.

최종적으로 혈관용적이 아주 많이 감소하면 보상 기전이 실패하고 혈압이 떨어지며 쇼크가 발생한다. 이로 인해 산증, 조직손상, 쇼크진행이라는 악순환이 반복되고 결국 비가역적인 혈관 허탈과 사망이 초래된다. DKA의 말기증상은 3가지로 혼수, 쇼크, 대사성 산증이다.

(2) 원인

DKA의 가장 흔한 원인은 감염이다. 그 밖의 유발 요인들로는 위중한 질환(뇌혈관질환, 심근경색, 췌장염), 알코올 남용, 손상, 약물 등이 있다. 많은 제 1형 당뇨환자들이 첫 진단에서부터 DKA를 나타낸다. 제 1형 당뇨환자들 중 많은 수가 갑자기 인슐린을 중단하고 증상이 악화되어 병원에 오게 되는데 젊은 사람들이 인슐린을 투여하지 않는 이유로 체중 증가에 대한 두려움, 저혈당증에 대한 두려움, 권위에 대한 반항 그리고 만성 질환에 대한 스트레스를 들 수 있다. 갑자기 인슐린과 경구혈당 강하제를 중단하는 다른 이유에는 지식부족과 재정자원의 부족으로 인한 낮은 이행도가 포함된다.

(3) 사정

진단을 확진하기 위한 초기의 검사실 검사에는 혈액검사와 자가혈당 측정기를 이용한 즉각적인 혈당검사가 포함되어야 한다. 이러한 자료를 수집하면서 동시에 정맥관을 삽입하여 수액공급을 시작한다. 질환과 관련된 건강력을 확인하고 세부적인 신체검진을 수행한다. DKA와 관련된 대한 신체검진과 혈액검사가 Box 11-3-8에 요약되어 있다.

① 건강력과 신체검진

DKA가 강하게 의심되면 신속하고 정확하게 진단하여 생명을 유지시키기 위한 치료를 시작해야 한다. 초기 자료수집에는 무의식환자의 가족이나 친구들로 부터 병력, 당뇨 확인증 찾기와 체액상실

Box 11-3-8
당뇨병성 케톤산증(DKA)의 징후

- 과다환기
- Kussmaul 호흡과 "과일향"이 나는 호흡
- 기면, 혼수
- 고혈당증
- 당뇨
- 체액상실
- 고삼투질농도
- 음이온차이 증가(>7 mEq/L)
- 중탄산염 감소(<10 mEq/L)
- pH 감소(<7.4)

의 임상적 증거에 대한 신속한 평가가 포함된다. 투약, 최근의 건강 변화에 관해 질문하고 각 장기별로 신체검진을 수행한다. 식욕, 체중변화, 음식, 수분섭취, 갈증, 복부 팽만과 불편감, 위장관 기능, 소변의 횟수와 양에 관해 질문한다. 대상자를 면담하는 동안 인지와 반응성을 평가한다. 케톤산증을 암시하는 증상으로는 갈증, 빈뇨, 식욕부진, 오심, 구토, 복부경련, 피로, 허약, 졸음 등이 있다. 감염은 케통산증의 중요한 유발 요인이므로 비뇨기계 감염, 상부호흡기 감염 그리고 흉부 증상이 있는지도 확인한다.

신체검진에는 혈압, 심박수, 호흡수, 호흡양상, 심음, 심장리듬, 호흡음, 모세혈관 충만, 사지의 색과 온도, 체온, 수화상태(예: 피부 탄력성, 혀 아래 점막), 심부건 반사, 의식수준, 복부검사가 포함된다. 가능한 결과는 환기증가, Kussmaul 호흡과 과일향 호흡, 탈수, 복부팽만, 건조한 구강점막, 피부홍조, 피부의 탄력성 감소, 조직관류 감소, 저혈압, 빈맥 그리고 기면에서 혼수까지 다양하다.

② 임상병리검사

DKA의 임상병리검사에는 혈당, 혈액화학검사, 삼투압, 음이온차이, pH, 동맥혈가스분석, 소변의 아세톤 등이 포함된다. 가능한 결과로는 고삼투질농도, 음이온차이 증가(>7 mEq/L), 중탄산염의 감소(<10 mEq/L), pH 감소(<7.4) 등이 있다. 나트륨, 칼륨, 크레아티닌, BUN이 모두 상승한다. 마그네슘과 인산염 또한 높을 수 있다.

③ 진단검사

인후, 소변, 혈액 배양을 통해 감염 여부를 확인한다. 급성 감염의 가능성을 배제하기 위해 흉부 방사선 촬영을 실시하고 심전도를 시행한다.

(4) 치료

DKA 환자의 치료 목표는 다음과 같다.
- 순환 혈액량과 조직 관류를 개선한다.
- 전해질 불균형을 교정한다.
- 혈당을 감소시킨다.
- 케톤산증을 교정한다.
- 유발 요인들을 확인한다.

성인 DKA 환자의 치료 지침이 그림 11-3-7에 제시되어 있으며, 부가적인 치료 지침은 Box 11-3-9에 제시되어 있다.

① 수액보충

중증 DKA 환자의 생명을 위협하는 것은 바로 체액상실이다. 정맥관을 확보한 후 0.9% 생리식염수를 빠르게 주입한다. 수액보충의 목표는 심각한 세포외액의 상실을 회복하고 가능한 빨리 신장관류를 복구하는 것이다. 정상 심장기능을 가진 대상자들에게 처음 1리터를 1시간 만에 주입할 수 있다. 수액보충은 대상자에게 상실된 세포외액의 일부만을 대체해주는 것으로 총 공급양은 6~10L에 이를 수 있다.

수액은 심박수, 혈압, 소변량이 혈역학적 안정성이 확보되었다는 것을 암시할 때까지 약 1L/hour의 속도로 계속 주입한다. 혈관내용적이 회복되거나 또는 혈청나트륨 수준이 155mg/dL보다 높을 경우에는 0.45% 식염수를 150~250mL/hour의 속도로 주입한다. 생리식염수 주입으로 저혈압과 같은 혈관 허탈 징후들이 회복되지 않는다면 알부민과 혈장 농축제와 같은 혈장확장제들이 필요할 수 있다.

DKA의 경우 생리식염수를 급하게 주입하면 합병증이 발생할 수 있다. 빠른 수액주입은 혈장단백

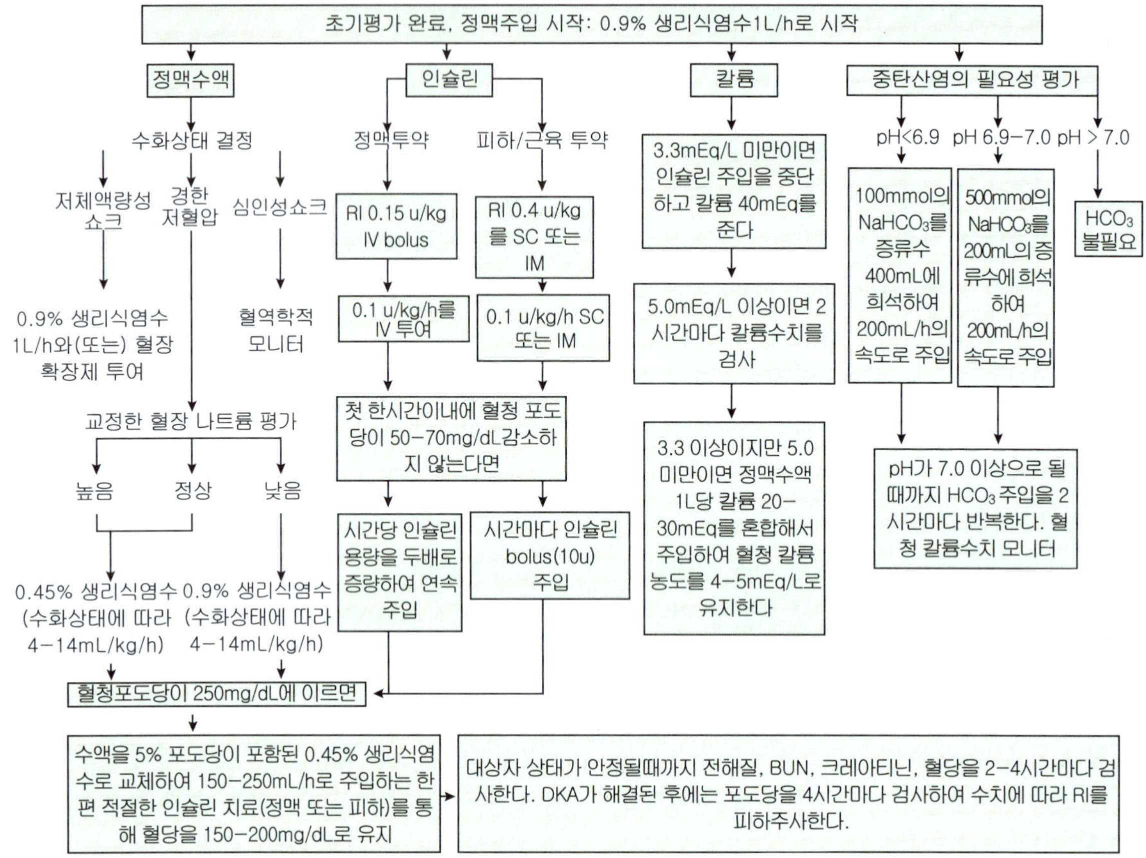

그림 11-3-7 성인 DKA의 치료지침. * DKA의 진단 기준: 혈당 >250mg/dL, 동맥혈 pH <7.3, 중탄산염 <15mEq/L, 중등도의 케톤뇨증이나 케톤증. †건강력 청취와 신체검진을 수행한 후에 동맥혈 가스분석, 전혈검사 및 감별혈구 계산, 소변분석, 혈당, BUN, 전해질, 화학 검사, 크레아티닌 검사 및 심전도를 시행한다. 필요하다면 흉부 방사선 검사와 배양을 실시한다. ‡고혈당증이 있으면 혈청나트륨을 교정한다(100mg/dL 이상의 포도당 100mg/dL에 대해 나트륨 1.6mEq를 보충). IM=근육주사; IV=정맥내주사; SC=피하주사

질을 희석시키고, 삼투압을 낮춰 수액이 모세혈관벽을 통해 혈관 밖으로 누출되게 하는데 특히 아동과 노인들에게는 폐부종이나 뇌부종을 초래할 수 있다. 따라서 수액요법을 받는 대상자들의 첫 24~36시간 동안 폐부종이나 뇌부종의 징후를 세심하게 관찰해야 한다.

처음 몇 시간 동안은 수액요법을 시작해도 당의 요배설과 삼투성이뇨가 조절될 때까지는 용적상실이 계속된다. 이후 수액보충은 소실된 수분의 양에 따라 달라진다. DKA를 치료하는 동안 발생하는 혈당저하의 약 80%는 인슐린에 대한 포도당의 생산과 소비의 변화가 아니라 소변으로 배설되는 포도당 상실에서 비롯된다. 따라서 치료의 가장 초기단계에서는 인슐린치료가 체액과 전해질 보충을 보완해줄 수 있다.

Box 11-3-9
당뇨병성 케톤산증(DKA) 환자를 위한 간호

목표	중재
산소공급/환기	
동맥혈가스분석 결과가 정상 범위를 유지한다. 급성 호흡부전의 증거가 없다.	• 흉부 물리요법, 체위변경, 심호흡, 기침, 보상성 폐활량계를 4시간마다 그리고 필요시 시행 • 호흡수, 호흡의 깊이, 호흡양상을 모니터 • Kussmaul호흡, 빠르고 얕은 호흡, 기타 호흡부전의 증상을 관찰 • 혈액가스, 산소포화도를 모니터 • 기관내 삽관 상태라면 호기말 이산화탄소 모니터 • 산소공급 • 기관내삽관과 기계환기 준비
폐음이 깨끗하다. 무기폐나 폐렴의 증거가 없다.	• 2시간마다 그리고 필요시 호흡음 청진 • 매일 흉부 방사선 검사 • 흉부 물리요법을 4시간마다 시행 • 대상자가 안정되자마자 침대 밖으로 이동
순환/관류	
혈압과 심박수가 정상 범위에 있다. 폐동맥 카테터를 가지고 있다면 혈역학적 지표들이 정상 범위에 있다.	• 활력징후를 1시간마다 그리고 필요시 측정 • 탈수/저혈량증 평가: 빈맥, CVP와 PAWP 감소. • 과혈량증 사정: 경정맥 확장, 폐의 악설음 및 부종, CVP와 PAWP 증가 • 혈관확장으로 인한 저혈압에는 혈관수축제 투여
부정맥의 징후가 없다.	• 심전도를 지속적으로 모니터 • 부정맥의 원인을 평가하고 치료(산증, 저산소증, 저칼륨혈증/고칼륨증)
체액/전해질	
합병증이 없는 수화상태 – 섭취와 배설의 균형 – 정상적인 피부 탄력성 – 혈역학적 안정성 – 손상되지 않은 감각중추 정상 혈청 전해질과 산-염기 균형	• 생리식염수, 링거액 주입 후 0.45% 생리식염수 주입 • 수화과정 동안 혈청 삼투압, 소변배설량, 신경학적 상태, 활력징후를 주의 깊게 모니터 • DKA의 합병증이 있는지 관찰(쇼크, 신부전, 의식저하와 발작 등) • BUN, 크레아티닌, 요당과 케톤 사정 • 전해질, 마그네슘, 인산염을 검사하고 보충 • 혈당이 감소하고 산증이 교정되면 칼륨의 변화를 주의 깊게 모니터 • 수액공급과 인슐린 투여동안 동맥 pH와 중탄산염을 2-4시간마다 평가
혈당이 정상 범위이다.	• 혈당을 30-60분마다 모니터하여 300mg/dL보다 낮아지면 1-4시간 마다 모니터 • 정맥내로 인슐린을 일시주사한 후 저용량으로 지속적 정맥주입 • 혈당이 <300mg/dL가 되면 0.45% 생리식염수와 포도당을 주입
기동성/안전성	
감각중추 변화와 관련된 손상이나 경련이 없다.	• 경련과 낙상 예방조치를 취함 • 신경학적 상태를 1시간마다 사정 • 초기 수액공급이 이루어지면 2-4시간 마다 사정
정상 근긴장도와 관절운동범위를 유지한다.	• 관절운동을 4시간마다 시행 • 체위변경을 2시간마다 시행 • 상태가 안정되면 의자로 이동 • 물리치료사에게 자문을 구함

Box 11-3-9
당뇨병성 케톤산증(DKA) 환자를 위한 간호(계속)

목표	중재
피부 통합성	
피부 통합성이 유지된다.	• Braden Scale을 이용해서 피부 손상의 위험성을 사정 • 처음 12시간 동안 피부와 순환을 1–2시간마다 사정 • 피부손상 위험이 있다면 8시간마다 사정하고 매시간 체위를 변경 • 피부손상 위험이 있다면 압력의 제거 및 감소를 위한 특수 매트리스 제공
영양	
칼로리와 영양섭취가 대사 요구량을 충족한다.	• 금식 시 정맥영양 • 맑은 유동식을 제공하고 나서 점차 정상식이로 진행 • 대상자 반응을 사정 • 당뇨식 제공 • 특별한 영양요구에 관하여 영양사나 영양지원서비스에 자문을 구함
대사 기능부전의 증거 없다.	• 알부민, 프리알부민, 트랜스패린, 콜레스테롤, 트리글리세리드, 당 그리고 단백질 수준을 모니터
안위/통증 조절	
통증점수가 5/10점 미만이다.	• 통증과 불편감을 사정 • 통증을 호소하면 통증 척도 사용하여 4시간마다 사정 하고 필요시 투약 • 진통제는 호흡 및 신경계 합병증의 위험이 있으므로 신중하게 투여 • 비약물적 통증관리법을 고려(전환요법, 마사지)
오심, 구토, 복통, 압통이 없다.	• 비강영양튜브의 개방성을 유지 • 장음을 1–2시간 마다 사정 • 진토제를 처방대로 투여 • 얼음조각을 제공하고 구강간호를 자주 시행
심리사회적 상태	
불안이 감소한다.	• 걱정과 두려움을 표현할 수 있는 분위기 제공 • 기관내삽관 대상자에게는 의사소통 방법을 제공 • 의식수준이 저하된 대상자에게 감각 자극 제공 • 적절한 휴식과 수면 제공
교육/퇴원 계획	
치료에 필요한 검사를 대상자와 가족이 이해한다. 가족이 질환의 심각성을 이해하고, 적절한 질문을 하고, 잠재적 합병증을 예상할 수 있다. 대상자/가족이 가정간호에 대해 준비되어 있다.	• 대상자와 가족에게 뇌파검사, 심전도, 다양한 • 혈액검사등에 대해 준비시킴 • 당뇨로 인한 다양한 영향과 경련, 신장기능저하, 혈관 허탈과 같은 DKA의 합병증에 대해 설명 • 합병증, 병태생리, 모니터링, 치료 등에 관해 질문하도록 격려 • 가족에게 당뇨를 관리하는 데 필요한 정보, 즉 당뇨식이, 피부간호, 혈당측정, 인슐린 투여, 고혈당증과 저혈당증의 징후들과 증상에 대한 적절한 조치를 교육 • 병세가 악화될 때의 관리법과, DKA를 유발할 수 있는 요인들을 논의 • 당뇨환자 자조집단, 사회적서비스, 가정간호단체들과 접촉을 시작

② 인슐린 요법

인슐린은 여러 가지 이유로 케토산증을 치료하는 데 아주 중요하다. 인슐린은 지방조직에서 나오는 유리 지방산을 차단함으로써 케톤의 생산을 감소시킨다. 인슐린은 간에서의 포도당 신합성을 억제함으로써 추후에 당이 세포외액으로 분비되는 것을 방지하고 동시에 간에서의 케톤생성을 더욱 줄인다. 인슐린은 또한 세포의 단백질 합성을 복구한다. 이 효과는 천천히 나타나며 조직 내 칼륨, 마그네슘, 인산염의 정상 저장량을 복구해준다.

혈당을 너무 빠르거나 느리게 떨어뜨려서는 안 된다. 인슐린을 이용하여 급작스럽고 빠르게 혈당을 떨어뜨리면 수분이 세포로 급속히 되돌아가서 잠재적으로 혈관허탈을 야기할 수 있다. 따라서 인슐린 요법을 시작하기 전이나 인슐린 요법을 제공하는 중에는 나트륨과 물을 이용하여 용적을 보충해주어야 한다.

DKA에는 저용량 인슐린을 지속적으로 정맥주입한다. 인슐린 근육주사는 인슐린 정맥주사에 대한 대안이다. 그러나 흡수를 확신할 수 없기 때문에 저혈압환자에게는 사용하지 말아야 한다. 인슐린 투약에 대한 지침이 Box 11-3-10에 요약되어 있다.

처음에는 인슐린 0.15U/kg을 일시에 정맥내로 주입하고, 이후에는 0.1U/kg/hour의 속도로 지속적으로 정맥주입 한다. 혈당이 250mg/dL에 도달하면, 인슐린 주입의 속도를 줄이고 포도당을 수액에 추가한다. 극단적인 수액의 이동으로 뇌혈관장벽이 영향을 받을 때 발생할 수 있는 뇌부종을 예방하기 위해 저혈당증을 발생하지 않도록 주의한다.

Box 11-3-10
인슐린 투여를 위한 간호중재

- 반복되는 주사로 인한 손상을 최소화하기 위해 당뇨병성 케톤산증 환자에게는 인슐린을 정맥내로 투여한다.
- 인슐린 정맥주사 시 항원성이 적은 human RI(속효성 인슐린)만을 사용한다.
- 정맥주입 펌프를 이용해 인슐린을 주입한다. 주입하기 전에 인슐린을 혼합한 수액으로 세트를 채운다.
- 혈당이 250mg/dL에 도달하면, 정맥수액을 당이 포함된 용액으로 변경한다.
- 인슐린과 체액보충이 진행됨에 따라 혈당과 함께 임상적 증상이 긍정적으로 변해야 한다. 혈당이 감소하고 혈압과 소변 배설량이 안정화되지 않으면 인슐린이나 체액 보충이 적절하지 않은 것이다.

③ 칼륨과 인산염 보충

DKA 환자들의 초기 혈청칼륨 수치는 그 범위가 아주 다양하다. 칼륨은 검사결과가 확인 될 때까지 보충하지 않는다. 인지되지 않은 고칼륨혈증이 존재할 수 있고 칼륨 부하를 처리할 신장의 능력이 충분하지 못하면 오히려 치명적일 수 있기 때문이다. 심전도 검사결과가 고칼륨혈증이나 저칼륨혈증에 대한 실마리를 제공할 수 있다 할지라도 심전도만을 근거로 칼륨요법을 시작해서는 안 된다.

혈청칼륨 수치가 낮으면 칼륨을 바로 정맥주입한다. 인슐린과 생리식염수는 모두 골격근마비와 심장마비가 일어날 수 있는 위험한 수준까지 칼륨을 낮게 만들 수 있으므로 칼륨보충이 특히 중요하다. 그러나 초기 칼륨수치가 정상이거나 정상보다 높다면 칼륨수치가 떨어지기 시작하고 소변량이 유지될 때까지 정맥내 칼륨보충을 보류한다. 혈청칼륨 수치에 따라서 20~40mEq/L의 용량의 칼륨을 정맥내로 보충한다. 아래와 같은 상황에서는 혈청칼륨이 떨어지지 않을 수 있다:

- 지속적으로 교정되지 않는 산증(산증은 칼륨을 세포에서 세포외액으로 이동시킨다).
- 고삼투질농도
- 손상된 신장기능

• 불충분한 순환용적

DKA를 치료하는 동안 인산염수치도 떨어져서 적혈구가 산소와 더 단단하게 결속하려는 경향을 악화시킨다. 따라서 많은 대상자들이 치료의 중반과 후반에 인산염을 투여 받는다. 인산염은 보통 칼륨 인산염의 형태로 칼륨보충과 함께 이루어진다. 인산염은 순환 칼슘의 수치를 낮추기 때문에 강직(tetany)을 초래할 수 있다. 정맥내 인산염 보충을 받고 있는 대상자들에게 강직의 징후가 있는지 조심스럽게 관찰한다. 강직의 입후에는 입 주변이나 손의 저림, 신경근육의 과민성, 손과 발의 경련, 발작 등이 있다.

④ 중탄산염 보충

염류, 물, 인슐린으로 치료를 받는 경증이나 중증의 케톤산증 환자들은 궁극적으로 세포외액에 남아 있는 케톤체들을 배설하고, 남아 있는 케톤체는 대사시킨다. 이 과정이 계속되면서 더 많은 중탄산염 음이온들이 신장 세뇨관들로부터 재흡수되어 중탄산염 결핍이 서서히 개선된다. 때로는 생리식염수 정맥수액에 나트륨과 같이 들어 있는 많은 양의 염화물이 일시적인 고염화물염을 유발할 수 있는데 이 때문에 며칠동안 중탄산염 수준이 정상으로 완전히 돌아오는 것이 지연되기도 한다.

중탄산염 수준이 5mEq/L 이하이며 동맥혈 pH가 7.0 이하인 심각한 산증환자들에게는 중탄산염을 보충한다. 중탄산염은 또한 심장의 대상부전이 있을 때 투여된다. 중탄산염 결핍을 계산하여 최소한 10~12mEq/L 범위까지 올릴 수 있도록 보충할 수 있는데 중탄산염나트륨(sodium bicarbonate)을 몇 시간 동안 서서히 정맥주사한다. 중탄산염나트륨은 심장마비일 경우에만 1회 용량으로 투여한다. 중탄산염나트륨 보충은 혈청칼륨 농도의 급속한 감소와 나트륨 과부하를 초래할 수 있다.

⑤ 대사기능의 회복

DKA에서는 위의 운동성이 크게 손상된다. 따라서 구토와 함께 위 팽창이 흔하며 복부 통증, 마비성 장폐색이 야기될 수 있으며 위의 감압을 위해 비위관을 삽입하기도 한다. 비위관은 대상자의 안위를 증진하고 흡인의 위험을 감소시킨다. 감압을 목적으로 위관을 삽입하고 있는 상황에서는 먹거나 마실 수 없으므로 얼음조각을 이용하여 갈증을 해소한다. 복부의 팽만이 경감되고 운동성이 돌아오면 건강회복을 위한 영양소들을 제공하기 위여 구강 섭취를 시작한다.

DKA가 오랫동안 지속되고 있는 대상자들에게는 대사성 비정상 소견들을 너무 빨리 교정하지 않는다. DKA 기간 동안 혼수, 저혈압, 고칼륨증이 악화될 위험이 있다. 그러나 혈당이나 중탄산염을 너무 급속하게 교정하면 삼투압이나 pH의 불균형이 나타날 수 있다. 혈액검사 결과가 개선되고 있다 하더라도 대상자의 정신 상태는 악화될 수 있다. 충분한 나트륨과 수분의 보충이 없는 급격한 혈당 감소는 저혈압의 원인이 된다. 하지만 패혈증, 심근경색, 쇼크 역시 저혈압을 일으킬 수 있다. 고칼륨혈증은 대개 너무 빠른 칼륨보충, 지속적인 산증, 불충분한 수액공급으로부터 야기된다. 하지만 사지로의 동맥 공급이 조기에 폐쇄되면 많은 양의 칼륨이 순환으로 누출되므로 사지의 비대칭적 창백함, 차가움, 발적을 면밀하게 모니터해야 한다.

초기 치료로 대상자의 상태가 개선되기 시작하더라도 회복은 대개 약 12일에 걸쳐 일어난다. 이 시기 동안 대부분의 비정상적 대사소견이 회복되며 많은 영양소들(마그네슘, 단백질, 인산염)의 체내저장량이 보충된다. 일단 회복이 잘 진행되면 대상자와 가족은 재발 예방법을 배워야 한다.

⑥ 대상자 교육

당뇨에 관해 잘 알고 있는 대상자들과 가족들은 합병증의 조기 징후들을 인지하고 그 진행을 최소화할 뿐 아니라 합병증의 징후들이 일어나기 시작할 때 도움을 요청 할 가능성이 더 크다. 대부분의 사람들은 배가 고파 정상적으로 먹을 때 인슐린이 필요하다는 것을 이해하지만 아프고 식욕이 없을 때나 먹지 않고 있을 때 혹은 구토하고 있을 때에도 왜 인슐린 필요한지 이해하지 못한다. DKA 발병 이후 교육해야 할 내용이 Box 11-3-11에 정리되어 있다. Box 11-3-12는 증상이 악화되는 시기의 관리계획을 제시하고 있다.

Box 11-3-11
DKA 후의 자가관리

- 당뇨를 앓고 있는 사람은 음식을 섭취하지 않더라도 인슐린을 필요로 한다.
- 당뇨를 앓고 있는 사람이 음식을 섭취하지 않을 때 요구되는 인슐린 양은 음식을 섭취했을 때 필요한 총량의 약 절반이다.
- 당뇨를 앓고 있는 사람에게 공복 시 요구되는 인슐린은 한 번에 다량을 공급하는 것이 아니라 지속적으로 소량씩 공급해야 한다.
- 당뇨를 앓고 있는 사람이 음식을 섭취하지 않더라도 일상적인 일일 용량의 50%보다 더 많은 인슐린을 요구할 정도로 질환은 인슐린 요구량을 증가시킨다.
- 일일 주입량을 위해 항상 충분한 인슐린을 가지고 있어야 한다.
- 적절한 시기에 조언을 얻기 위해 건강관리 제공자와 접촉하는 방법을 알고 있어야 한다.
- 상태가 좋지 않을 때 당뇨를 관리하기 위한 적절한 대응방법을 알고 있어야 한다(Box 11-3-12).

Box 11-3-12
당뇨병 상태가 악화될 때의 관리계획

- 일상적인 일일 인슐린 용량이나 경구 혈당강하제를 복용한다.
- 건강관리 제공자에게 전화해서 증상과 대처를 알린다.
- 혈당을 4시간마다 또는 하루에 최소 네 번 모니터한다.
- 혈당 수준이 240mg/dL보다 높다면 4시간마다 소변에서 케톤을 검사한다.
- 혈당이 조절될 때까지 검사결과에 따라 필요하다면 하루에 여러 차례 속효성인슐린을 소량씩 투여한다.
- 물, 차, 사과쥬스, 포도 주스와 같은 수액은 얼마든지 마신다.
- 정상 식이를 섭취할 수 없다면 커스타드, 푸딩, 죽, 크래커, 토스트와 같이 쉽게 소화되는 탄수화물을 섭취한다.

사례연구 ■ 당뇨병 합병증

23세의 여성인 이양은 4일 동안 지속되는 피로, 기침, 오심, 구토를 주호소로 병원에 입원하였다. 그녀는 8년 전에 당뇨로 진단 받았고, 이후로 오전에 NPH 24unit, RI 9unit, 저녁에 NPH 11unit, RI 6unit을 투여하고 있다. 입원 4일 전에 그녀는 기침을 시작하여 처음에는 맑은 색의 객담을 그 후로는 갈색의 객담을 배출하였다. 이후 이양은 곧 피곤해졌으며 약간의 오심과 간헐적인 구토를 경험했다. 입원 전 며칠 동안 그녀는 저녁에 인슐린 투여를 빠뜨렸는데 특히 입원 전날과 당일에는 아무것도 먹지 않았기 때문에 인슐린을 투여하지 않았다고 한다. 입원 당일에 대상자의 어머니는 그녀가 "반응이 떨어지고 숨을 가쁘게 쉬어서" 응급실로 데려왔다고 하였다.

입원 당시, 대상자의 직장 체온은 38.1도였고, 맥박은 132회/분이었으며, 호흡은 32회/분으로 가

빴고 혈압은 98/52mmHg였다. 지남력은 있었으나 무기력했고, 양쪽 폐의기저부에서 거친 수포음이 청진되었다. 그녀는 요실금도 있었다.

입원 후 혈액검사 결과는 다음과 같다; 헤마토크릿 48.6%; 백혈구 36,400/mm3; 혈당 910 mg/dL; 나트륨 128 mEq/L; 칼륨 6.7 mEq/L; 염화물 90 mEq/L; 중탄산염 4 mEq/L; 혈중 요소질소 43 mg/100 mL; 크레아티닌 2.3 mg/dL; 혈청 케톤 4+; 요당과 케톤 4+. 혈액가스 분석결과는 다음과 같다: 동맥혈 pH 7.06; PaO2 112 mm Hg; PaCO2 13 mm Hg; 중탄산염 2.5 mEq/L.

입원 시 흉부사진에서 우하엽의 침윤이 발견되었고 객담 배양검사 결과 헤모필루스 인플루엔자와 폐렴연쇄구균이 분리되었다.

초기 치료로 생리식염수와 RI 20unit이 정맥 내로 주입되었고, 이후 첫 9시간 동안 시간 당 5unit의 인슐린이 지속적으로 정맥 주입되었다. 이양의 상태는 급속하게 개선되었는데, Box 11-3-13은 처음 15시간 동안의 혈액검사 결과의 변화를 요약한 것이다.

이양은 여러 날 동안 여전히 열이 있었으며, 항생제 치료를 받았다. 4일 후 퇴원할 때쯤 이양은 잘 먹었으며, 그녀의 일상적인 NPH 인슐린 용량으로 혈당을 조절할 수 있었고 기침은 호전되었다.

사례분석 ■ 당뇨병 합병증

- **고혈당증과 고삼투질농도**: 이양은 극단적인 고혈당증에 대한 전형적인 증상들을 보여 주었다. 이 상황에서는 예상대로 BUN과 Creatinine이 상승되었는데 그 결과 신장 관류가 감소되어 더 적은 당이 소변으로 배출되고 결국 혈당이 상승할 것이다. 무기력한 의식상태는 고삼투질농도와 탈수로 인한 것이다.
- **케톤증과 산증**: 이양의 초기 중탄산염 농도가 2.5~4로 극히 낮았는데, 이는 사용할 수 있는 완충계의 능력을 모두 사용했다 것을 의미하며 심한 대사성 산증이 있음을 암시한다. 또한 음이온 차이의 역시 제한값인 15mEq/L보다 약 27mEq/L 더 높은 42 mEq/L([128+7] - [90+3])이었는데, 이는 27mEq/L의 "미측정 음이온"이 존재한다는 의미이다. 혈청의 케톤은 강양성으로 많은 양의 케톤체들이 존재함을 알 수 있으며 미측정 음이온의 대부분은 케톤체일 것이다. 이러한 자료를 바탕으로 심각한 DKA를 진단할 수 있다. 대상자의 깊고 빠른 호흡은 Kussmaul 호흡으로 이는 이산화탄소 분압($PaCO_2$)을 평소의 약 1/4로 감소시키고, 7.06이하로 떨어진 혈액의 pH를 정상으로 회

Box 11-3-13
이양의 DKA를 시사하는 혈액검사 결과

시간	포도당	pH	Na	K	Cl	HCO3	BUN/Creatinine
1:00 pm	710	7.06	128	6.9	90	4	42/2.3
3:00 pm	492		132	6.8	101	6	41/1.7
5:15 pm	375	7.25	137	4.1	106	8	45/1.4
10:00 pm	303		139	4.7	114	15	27/1.2
4:00 am	304		143	4.3	113	22	22/1.1

복하는데 도움을 주는 임상적으로 유용한 보상기전이다.

- **체액고갈(용적고갈)**: 체액, 전해질 상실, 최소한 4일간에 걸친 증상 발현은 과량의 염류와 물의 소실을 유발하는 고삼투성 이뇨와 함께 케톤산증이 진행되고 있음을 보여준다. 오심은 경구섭취를 불가능하게 하고 구토는 체액상실을 악화시켰다. 이양의 사례처럼 폐렴과 같은 심각한 질환을 가진 당뇨환자는 급성질환을 앓고 있는 동안 신체의 인슐린 요구가 증가하기 때문에 계속해서 인슐린을 투여한다. 이것은 스트레스 상황에 대처하기 위한 인슐린 반대호르몬이 상승한 결과로 카테콜라민과 에피네프린이 포도당 신합성을 초래하여 결과적으로 고혈당증을 일으켜 증상을 악화시킬 수 있다. 입원 당시의 빠른 맥박과 낮은 혈압은 저혈량증이 있음을 암시한다. 이는 신장 관류를 유지하기에 부적절한 순환 혈액량을 반영하는 것으로 혈중요소질소와 크레아틴 상승에 의해 확진할 수 있다. 마지막으로 혈청칼륨 수치가 상승(칼륨=6.7 mEq/L, 정상=3.5~4.8 mEq/L)한 것은 적절한 칼륨교환과 배설을 위해 필요한 충분한 나트륨이 신장에서 여과되지 못함을 의미한다.
- **치료에 대한 반응**: 심각한 고혈당증, 대사성산증, 체액상실에도 불구하고 이양은 생리식염수와 저용량 인슐린에 신속하게 반응하였다. 임상적, 생화학적 지표들이 치료 시작 후 15시간 동안 지속적이고 점진적인 개선을 보였는데 이양이 젊고 건강상 다른 문제가 없었기 때문에 급속한 수액 주입이 가능했다. 포도당이 지속적으로 신장을 통해 배설되어 이 시기 동안 혈당은 710에서 304mg/dL로 떨어졌다. 또한 인슐린은 간에서의 당 생산을 감소시켰다. 혈중요소질소와 크레아티닌 저하는 수액공급이 신장 관류를 개선시켰음을 의미한다. 중탄산염의 정맥주입 없이도 중탄산염 수치가 4에서 22mEq/L로 상승했는데, 케톤의 생산이 인슐린에 의해 중단되었고 대신에 케톤이 중탄산염으로 대사되어 신장에서 재흡수 되었기 때문이다. 동맥혈 pH는 혈장내 중탄산염 완충계에 의해 초기의 7.06에서 7.25로 회복되었다. 인슐린에 의해 칼륨이 세포로 이동되면서 혈청 칼륨이 6.9mEq/L에서 정상 범위로 떨어졌고, pH가 개선되었으며 삼투압이 정상화되었고 신장의 관류 개선으로 나트륨과 칼륨의 교환이 가능해졌다. 마지막으로 혈청 염화물은 초기 90mEq/L(정상 범위, 96~103 mEq/L)에서 비정상적으로 높은 수준인 114 mEq/L로 상승했다. 이러한 기전이 완전하게 이해된 것은 아니지만 부분적으로는 수액에 포함된 다량의 염화물로 인한 것이다. 심각한 혈액검사의 비정상에도 불구하고 이양은 혼수상태가 아니라 무기력 상태였다. 이것은 그녀가 젊고 건강상 다른 문제가 없으며 케톤산증이 단기간 동안 지속되었기 때문이다. 기관내 삽관이나 침습적 도관을 삽입할 필요가 없었으며 수액 공급으로 인한 pH, 삼투압, 혈장량의 빠른 변화를 잘 견뎌낼 수 있었다. 치료에 따른 즉각적인 반응은 입원기간을 단축시켰다.
- **재발방지**. 이양의 케톤산증의 유발 원인은 전형적으로 호흡기 감염으로 인한 것이며, 위장염의 가능성도 있었다. 게다가 이양은 음식을 먹지 않아도 인슐린이 계속 필요하다는 것을 인식하지 못했다. 케톤산증은 이양이 평소 용량의 절반~2/3 정도의 속효성 인슐린을 투여

했다면 예방할 수 있었을 것이다. 오심과 구토가 조기에 조절된다면 경구로 수액과 나트륨을 공급할 수 있을 것이다.

5. 고삼투성 고혈당증

가끔 당뇨환자에서 케톤산증이 없는 고혈당증과 고삼투성 상태가 나타나기도 한다. 이것을 고삼투성 고혈당증후군(Hyperosmolar hyperglycemic state, HHS)이라고 하는데, 대상자들은 대개 중년 이상의 제 2형 당뇨환자들이나 또는 아직 진단을 받지 못한 경우도 있다. 케톤증은 경하거나 없을 수도 있다.

HHS는 다른 당뇨 합병증보다 더 높은 사망률을 보이는데, 이는 HHS의 이환률이 다른 질환보다 높은 사실과 일맥상통한다. 나이든 비만 환자들은 흔히 울혈성 심부전이나 신장질환 같은 중증의 질환을 앓고 있다. 다른 질환을 앓고 있는 노인 대상자에게 심각한 탈수증을 동반한 고혈당은 높은 사망률로 연결된다.

표 11-3-7에 HHS와 DKA를 비교하였다.

1) 병태생리

병태생리학적으로 고삼투성 고혈당증의 발생기전은 DKA와 동일하다. 그러나 당뇨환자들에게 고삼투성 고혈당증을 발생하는 구체적인 이유는 아직 밝혀지지 않았다. 코티졸과 에피네프린 같은 역조절 호르몬들의 효과와 더불어 순환 인슐린 감소는 고혈당증과 심한 고삼투성 상태를 야기한다.

고삼투성 고혈당증을 경험하는 대부분의 환자는 신전성 질소혈증이나 신기능부전을 이미 가지고

표 11-3-7 당뇨병성 케톤산증과 고삼투성 고혈당증의 징후와 증상 비교

	당뇨병케톤산증	고삼투성 고혈당증
발현	점진적 혹은 갑자기, 보통 2일 이내	점진적, 보통 5일 이상
당뇨의 과거력	85%(15%가 새로 발현)	60%
당뇨의 유형	제 1형	제 2형
대상자의 나이	보통 40세 미만	보통 60세 이상
사망 위험	1–15%	20–40%
약물력	인슐린	스테로이드, 티아지드, 경구 약제들,
신체적 증상	탈수, Kussmaul 호흡, 의식수준 변화, "과일향" 호흡	탈수, 반응둔화, 저체온증, 독성외모, Kussmaul 호흡의 부재
혈당	평균, 600mg/dL 범위, 250–1200mg/dL	평균, 1100mg/dL 범위, 400–4000mg/dL
케톤	존재	존재하지 않음
삼투압	평균, 320mOsm/L	평균, 400mOsm/L
동맥혈 pH	평균, 7.07	평균, 7.26
중탄산염	매우 낮음 (<10mEq/L)	정상 혹은 >10mEq/L
음이온차이	>12 mEq/L	<12 mEq/L

있으며, 당배설 기능이 손상되어 있다. 초기의 인슐린 수준에 변화가 없기 때문에 과다한 케톤 생산은 발생하지 않는다. 이러한 대상자들에게 나타나는 산증은 케톤산증이라기 보다는 부적절한 조직관류로 인한 젖산증이다.

대상자가 적당한 수분 섭취를 유지할 수 없다면 심각한 탈수증상을 보이고 탈수가 악화되면서 혈당과 삼투압이 증가한다. 고혈당증, 고삼투질농도, 삼투성 이뇨, 심각한 탈수는 교감신경계 반응을 일으키고 생명을 위협한다. 역조절 호르몬인 에피네프린과 코티졸은 포도당 신합성과 간의 당생산을 증가시키므로 탈수가 악화되고 중추신경계 기능부전이 초래된한다. 혼돈과 무기력이 빠르게 진행되고 혈액이 농축되어 혈괴가 혈성되고 혈전색전증과 주요 장기에서 경색의 위험이 증가한다.

2) 원인

고삼투성 고혈당증은 뇌졸중, 심근경색, 췌장염, 외상, 패혈증, 화상, 폐렴과 같은 위급한 질환에 동반되는 스트레스 때문에 발생한다. 또한 식이보조제, 경관영양, 복막 투석과 같은 과도한 탄수화물 섭취가 고삼투성 고혈당증을 촉발할 수 있으며 장기간 요양시설에 있는 인지기능이 손상된 노인들에게 발병할 확률이 높다. 코티코스테로이드, 티아지드 이뇨제, 진정제, 교감신경흥분제와 같은 약물들은 포도당 대사에 부정적인 영향을 주어 당 손상을 초래할 수 있다.

3) 사정

(1) 건강력과 신체검진

간호사는 대상자에게 고삼투성 고혈당증의 유발요인과 관련요인이 있는지 평가한다. 고삼투성 고혈당증은 의인성(특정 약물, 고삼투성 포도당 용액을 이용한 혈액투석, 경정맥 영양을 위해 장기간의 정맥내 고장성 포도당 투여에 의해 유발)일 수 있으며, 또한 폐렴이나 췌장염 같은 심각한 질환에 의해 유발될 수 있다.

고삼투성 고혈당증이 발생할 때 가족이나 장기요양시설의 간병인들은 대상자가 졸려하고, 며칠동안 음식과 수분섭취가 감소하였으며 잠을 더 많이 잔다고 보고한다. 대상자들은 보통 심각한 체액상실로 인해 혼미나 혼수상태로 병원에 이송된다. 고삼투성 고혈당증의 징후와 증상은 표 11-3-7에 제시되어 있다.

임상적 증상이 나타날 때까지 며칠에서 몇 주가 걸리며, 대상자는 흔히 허약, 다뇨증, 다갈증, 혼돈에서 혼수에 이르는 의식상태의 변화를 경험한다. 탈수가 있으면 빈맥, 저혈압, 저심박출증, 피부탄력성 감소, Kussmaul 호흡이 아닌 빠른 호흡, 피부홍조 등이 나타난다.

(2) 임상병리검사

고삼투성 고혈당증에서 보통 혈당은 600mg/dL 이상이며 세포외액의 나트륨과 수분의 손실은 물론 추가적 "유리수분"이 결핍되는데 그 이유는 아마도 대상자들이 갈증을 느끼지 않기 때문에 충분한 양의 수분을 섭취하지 못하기 때문이다. 결과적으로 대상자들은 아주 높은 혈청나트륨, 고혈당증을 보이며 당이 2,000mg/dL를 초과하기도 한다. 혈청삼투압은 아주 높고(>310 to 320 mOsm/kg) 어느 정도의 케톤증을 보일수도 있으나 대부분은 비케톤성이다. 고삼투성 고혈당증에서 케톤산으로 인한 음이온 차이는 보통 7 mEq/L보다 적다.

대상자는 고질소혈증, 고칼륨혈증, 젖산증을 보인다.

4) 치료

고삼투성 고혈당증의 치료는 체액손실을 교정하고 고혈당증을 조절하고 기저원인을 확인하고 치료하는 것이다. 체액손실은 대부분 당뇨병성 케톤산증에서 보다 고삼투성 고혈당증에서 더 크다. 급속한 수액 공급은 대상자의 상태가 허약하므로 신중하게 수행해야 한다. 체액 불균형을 교정하기 위해 초기에는 등장성 생리식염수나 저장성 식염수를 주입하는데 일부 대상자들은 9~12L의 수액이 필요할 수도 있다. 간호사는 수액을 공급하는 동안 수분과부하의 징후를 주의 깊게 관찰해야 한다. 그림 11-3-8과 그림 11-3-9는 각각 20세 이상과 20세

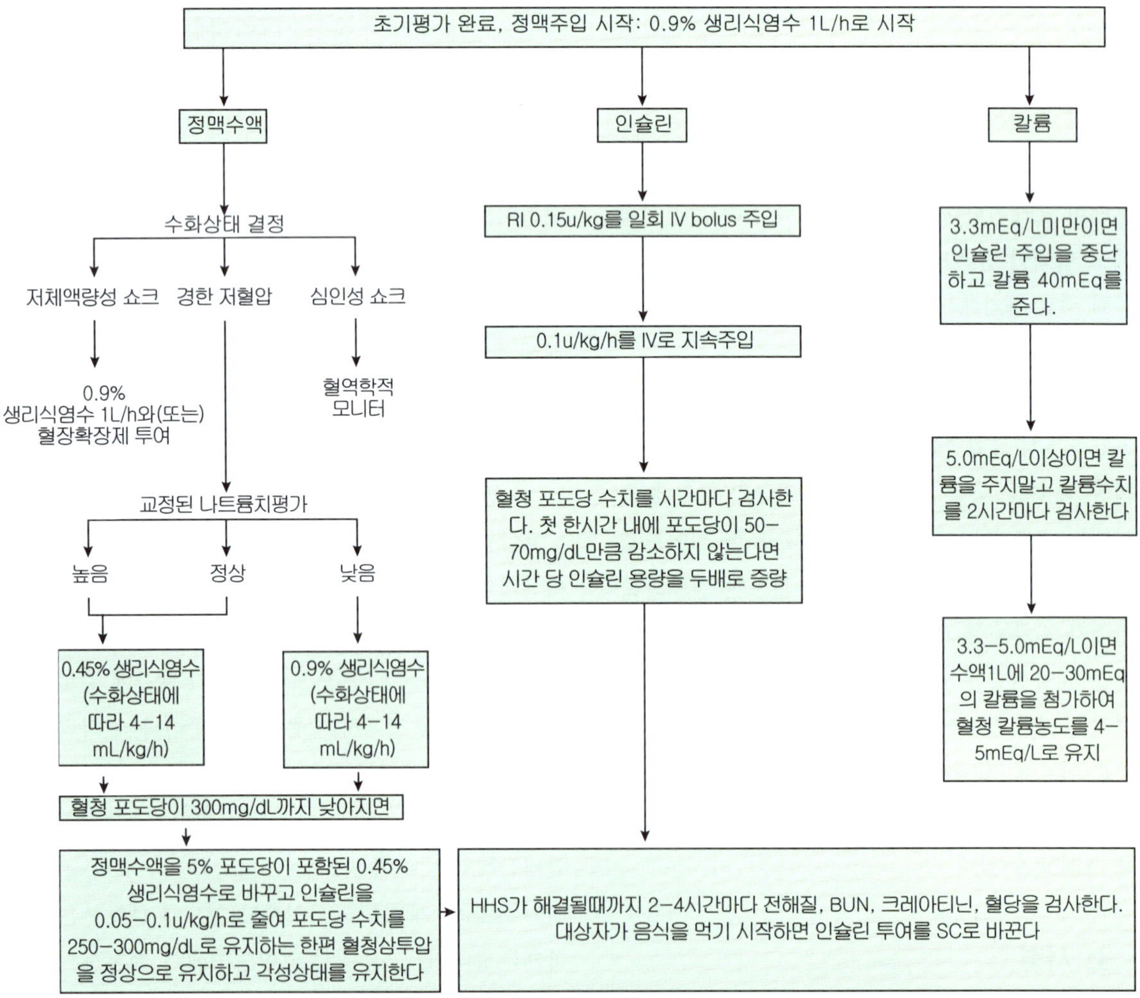

그림 11-3-8 고삼투성 고혈당증(HHS)을 가진 성인의 치료지침. * HHS의 진단기준: 혈당 >600mg/dL, 동맥혈 pH >7.3, 중탄산염 >15 mEq/L, 경증의 케톤뇨증이나 케톤혈증, 혈청삼투압 >320mOsm/kg H_2O. 이 프로토콜은 의식수준 변화나 심각한 탈수로 인해 중환자실 입원이 필요한 대상자들을 위한 것이다. 혈청 삼투압 계산: 2 [Na (mEq/L)] + glucose (mg/dL)/18. †건강력 청취와 신체검진 후에 동맥혈 가스분석, 전혈검사 및 감별혈구 계산, 소변분석, 혈당, BUN, 전해질, 화학검사, 크레아티닌 및 심전도 검사를 시행. 흉부 방사선 촬영과 배양 검사 시행. ‡혈청 나트륨은 고혈당증에 따라 교정(100 mg/dL 이상의 포도당 100 mg/dL에 대해 1.6 mEq의 나트륨을 보충)

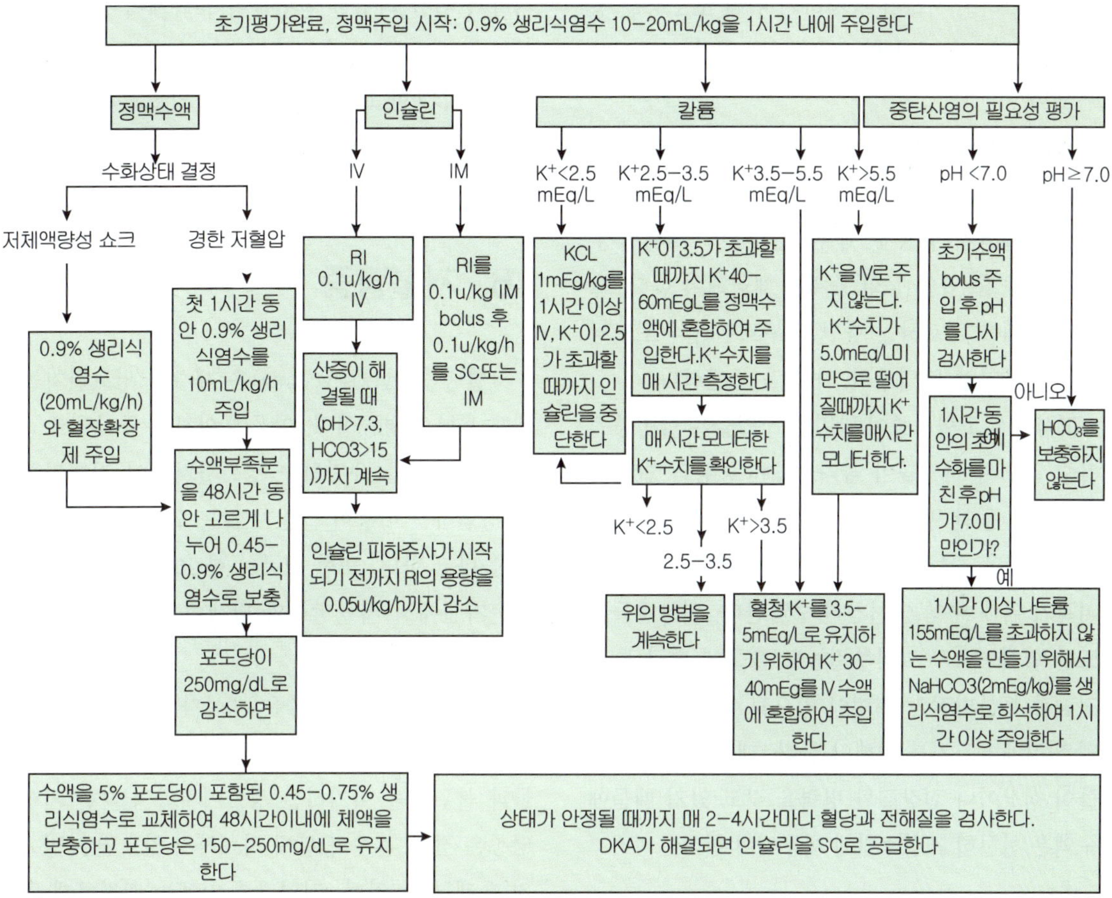

그림 11-3-9 당뇨병성 케톤산증(DKA)이나 고삼투성 고혈당증(HHS)을 가진 아동의 치료지침. * DKA의 진단 기준: 혈당 >250mg/dL, 정맥혈 pH <7.3, 중탄산염 <15mEq/L, 중증의 케톤뇨증이나 케톤혈증. †HHS 진단 기준: 혈당 >600mg/dL, 정맥혈 pH >7.3, 중탄산염 >15 mEq/L, 의식수준의 변화나 심각한 탈수. ‡초기의 병력과 신체검진 후에 혈당, 정맥혈 가스분석, 전해질, BUN, 크레아티닌, 칼슘, 인산염, 소변분석 시행. §대개 24시간 유지 요구량의 1.5배(~5mL/kg/h)를 주입하고 요구량의 두 배는 넘지 말아야 한다. 수액 내 칼륨은 KPO4, KCl, Kacetate의 형태이어야 한다. IV=정맥주사 IM=근육주사 SC=피하주사

미만의 고삼투성 고혈당증후군 대상자들을 관리하는 알고리듬을 제공한다.

중환자들 특히 심장이나 신장질환을 가진 노인 대상자들은 수액공급을 하는 동안 혈역학적 모니터링을 할 필요가 있다. 수액섭취, 소변배설량, 혈압, 중심정맥압, 맥박, 신경학적 상태에 대한 주의깊은 모니터링은 간호사의 일차적 책임이다. 더불어 혈액검사도 자주 시행해야 한다.

수액공급과 함께 저용량 인슐린을 투여하는데, 고용량 인슐린을 주입하면 급속한 혈당 감소와 순환혈액량의 감소로 인한 부작용이 나타날 수 있으므로 저용량 인슐린을 지속적으로 정맥주입(0.1mg/kg/hour)한다. 혈당이 정상화되기 시작하면(250~300 mg/dL), 인슐린 주입을 중단하고 혈당

의 갑작스러운 저하를 방지하기 위해 포도당을 정맥주입한다. 이 시기에는 인슐린을 피하로 투여할 수 있다.

고삼투성 고혈당증의 기저원인을 조사하여 치료한다. 예를 들면 폐렴으로 인한 감염에는 폐침윤이 해결될 때까지 항생제, 흉부 물리요법, 체위변경, 기침, 심호흡, 흡인 등의 중재를 제공해야 한다. 고혈당 상태를 치료하는 동안 외부로부터의 포도당 공급(위관영양, 복막투석, 약물)을 중단한다.

고삼투성 고혈당증이 발병한 노인들은 합병증을 자주 앓으며 사망률이 높다. 또한 증상의 발현과 치료과정 동안 발생하는 체액의 이동을 조절하는데 어려움을 겪는다. 뇌 부종과 관련된 합병증들을 피하기 위해 수액을 천천히 주입한다. 대상자들은 또한 혈액농축과 고삼투질농도 때문에 혈관내 혈전증과 부분발작의 위험이 있으므로 치료과정 동안 발작예방조치를 취해야 한다. 대부분의 대상자들이 심장이나 신장질환 병력을 갖고 있기 때문에 수액은 천천히 조심스럽게 제공해야 한다.

5) 대상자 교육

당뇨병성 케톤산증 환자들과 마찬가지로 고삼투성 고혈당증을 경험하는 대상자와 가족에게도 교육을 제공해야한다. 당뇨병성 케톤산증과 고삼투성 고혈당증의 많은 사례들은 질환관리를 위한 의료인 방문, 적절한 교육, 발병하는 동안 건강관리 제공자와의 효과적인 의사소통을 통해 예방될 수 있다. 간호사는 대상자들은 경제적인 이유 때문에 인슐린 투여를 중단할 가능성 있는지 평가한다.

새로 당뇨 진단을 받은 사람들에게는 해당 질환의 병태생리, 합병증의 징후와 증상들, 약물, 식이, 운동과 같은 치료방법들에 대한 정보를 제공해야 한다. 고삼투성 고혈당증과 같은 급성 합병증들을 피하기 위한 다양한 방법들이 교육계획에 포함되어야 한다. 대상자에게 가정에서의 질병관리와 혈당검사에 대한 교육을 제공한다. 당뇨교육 전문가에게 교육계획에 대한 자문을 구한다.

6. 저혈당증

저혈당증(Hypoglycemia)은 제 1형 당뇨환자들에게 흔한 합병증이다. 연구에 의하면 철저하고 집중적인 치료를 유지하는 당뇨환자들이 저혈당증을 경험하는 비율이 그렇지 않는 환자들 보다 3배 더 높다고 한다. 또한 영국의 한 조사는 제 2형 당뇨환자들에서 저혈당증의 발생이 증가하고 있다고 보고하였다.

인슐린-유발 저혈당증은 대상자의 일상생활 중에 자주 일어나며 경증의 저혈당증은 불쾌한 증상들과 불편함을 야기하는 정도이지만 심각한 저혈당증은 경련, 혼수와 함께 치료하지 않으면 사망까지 초래할 수 있다. 저혈당증 자체는 적절하게 치료하면 수 분 이내에 신속하게 정상화되지만 많은 대상자들은 수 시간 혹은 수일 동안 정서적(그리고 신체적으로도) 불안정을 경험한다. 비록 드물기는 하지만 지연되거나 반복되는 저혈당증은 영구적인 뇌 손상을 야기할 가능성이 있고 심지어 사망에 이를 수도 있다.

1) 병태생리

뇌는 긴 연쇄 유리지방산을 에너지로 사용할 능력이 없고, 포도당을 글리코겐으로 저장할 수 없으며 케톤을 이용할 수 없기 때문에 전적으로 포도당에 의존한다. 혈당이 약 45mg/dL로 감소하면 뇌는 에너지결핍을 인지한다. 신경저혈당증

(neuroglycopenia)라는 용어는 인격변화와 지적능력의 손상을 초래할 정도의 뇌기능 부전을 유발하는 저혈당증을 의미한다. 그러나 저혈당증의 증상이 발현되는 수준은 개인에 따라 매우 다양해서 오랫동안 당뇨를 앓고 있는 대상자의 경우 30~35mg/dL 정도의 낮은 혈당에서도 아무런 증상이 없을 수도 있다.

저혈당증의 증상은 저혈당증에 대한 교감신경계 반응이나 신경저하혈당증에 대한 반응으로 나타난다. 시상하부는 저혈당에 반응하여 빈맥, 심계항진, 진전, 불안과 같은 아드레날린성 반응을 일으킨다. 목표는 혈당을 증가시키고, 주요 기관들을 저혈당증으로부터 보호하기 위해서 역조절호르몬(글루카곤, 카테콜라민, 코르티솔, 성장 호르몬)을 활성화시켜 글리코겐 분해와 포도당 신합성을 자극하는 것이다.

2) 사정

조절이 잘되고 있는 인슐린의존성 당뇨환자에게도 저혈당증이 때때로 일어난다. 경증의 저혈당증은 대개 어려움 없이 견딜 수 있으며, 치료방법을 변경할 필요는 없다. 저혈당증을 유발하는 원인은 보통 식사를 걸렀거나, 과도한 운동 등 명백하다. Box 11-3-14는 저혈당증의 일반적인 원인들이다.

저혈당 반응이 자주 발생하고 심각할 때는 원인을 찾고 나타날 수 있는 증상을 예방하는 것이 중요하다. 그렇지 않으면 대상자들은 기능적 활동에 제한을 받고 운전하는 것을 두려워하게 된다. 대상자들은 저혈당 증상이 발현되지 않도록하기 위해 과식을 하기도 한다. 대부분 원인이 되는 기전을 찾아낼 수 있다.

Box 11-3-14
저혈당증의 일반적 원인

- 인슐린 쇼크
- 인슐린종
- 선천성 대사장애
- 스트레스
- 체중감소
- 위절제 후
- 알코올 관련
- 당질코르티코이드 결핍
- 공복시 저혈당증
- 심각한 영양부족
- 과도한 운동
- 심각한 간질환
- 심각한 패혈증
- 약물의 효과
  - Ethanol
  - Salicylates
  - Quinine
  - Haloperidol
  - Insulin
  - Sulfonylureas
  - Sulfonamides
  - Allopurinol
  - Clofibrate
  - Beta-adrenergic agents

(1) 건강력과 신체검진

대상자에게 음식섭취와 운동에 관해 묻는다. 인슐린의 용량이나 투약 문제들을 검토한다. 인슐린 구입, 외관, 종류, 사용량, 주사기, 주사 부위, 주사방법, 인슐린 투여와 관련된 최근의 변화를 비롯하여 인슐린 요법의 모든 세부사항을 철저히 조사한다. 간호사는 조사내용의 문제점, 일치하지 않는 내용이 있는지 확인한다. 처방 오류, 주사기와 인슐린 단위의 불일치, 새로운 주사 부위의 이용 그리고 다른 오류들이 발견될 수 있다.

새로운 약물의 투여나 용량의 감소가 반복적인

저혈당증을 초래할 수 있다. 예를 들어 다량의 살리실산염은 혈당을 감소시킬 수 있으며, 특히 인슐린과 병용할 때 저혈당증을 유발할 수 있다. 또한 당질코르티코이드는 인슐린 저항을 일으키기 때문에 인슐린 용량을 높여야 한다. 인슐린 용량을 감소하지 않고 스테로이드를 줄이면 저혈당 반응이 일어날 수 있다. 알코올은 자주 저혈당증을 유발한다. 술을 마시면 음식섭취가 줄어들 뿐만 아니라 알코올이 간에서의 생화학적 단계들을 방해함으로써 포도당신생을 차단하기도 한다. 경구용 혈당 강하제도 심각하고 장기적인 저혈당증을 유발할 수 있다. 경구용 혈당 강하제를 복용하는 대상자는 누구든 저혈당증이 경험할 수 있는데, 특히 살리실산염과 알코올 같은 약물에 의해 저혈당증이 강화된다.

저혈당증을 야기할 수 있는 또 다른 기전은 인슐린요법에 대한 비전형적 반응이다. 일단 반응을 확인하고 인슐린의 용량을 조절하면 저혈당증은 사라진다. 안정적이고 저혈당증이 없었던 대상자가 저혈당증을 경험하기 시작하면 체중감소나 고질소혈증과 같은 인슐린 민감성에 대해 조사해야 한다.

혈당이 정상 아래로 떨어지면 우선 상위 대뇌기능이 손상되어 대상자들은 어지럼증, 사고나 집중장애, 떨림, 현기증을 호소한다. 이러한 변화들은 대뇌피질에 적절한 에너지 공급이 이루어지지 않을 때, 대개 혈당이 50mg/dL 이하로 떨어졌거나 급속히 떨어지고 있을 때 일어난다.

인성과 행동의 변화는 개인에 따라 다양하며 저혈당증이 있는 동안 명백하게 나타나지 않을 수도 있다. 이러한 변화는 어리석어 보이고 조증, 부적절한 행동에서부터 위축, 느리고, 심술스럽고, 불안정하며 의심 많은 행동까지 매우 다양하다. 걷는 것이 어렵고 말이 어눌해지는 것 같은 운동 기능장애를 겪을 수 있다.

일부 대상자들은 실어증, 현기증, 국소허약, 초점성 발작까지도 경험한다. 이러한 국소적인 변화들은 보통 과거에 두부 손상이나 뇌졸중 같이 대뇌피질의 특정 영역에 손상이 있었을 때 발생한다.

피질 변화에 뒤이어 일련의 자율신경적 반응들이 발생한다. 일차적인 반응은 자율신경 중추로부터 자극이 전달되어 노르에피네프린과 부신으로부터의 에피네프린 분비를 초래한다. 빈맥, 창백함, 땀흘림, 불안, 진전은 저혈당증의 특징적인 징후들이며 대상자들에게는 중요한 조기 경고 증상들이다. 두통이 발생할 수 있으며 스트레스 반응은 때때로 특히 심혈관 질환을 앓고 있는 대상자에게 협심증, 폐부종과 같은 이차적인 증상들을 초래할 수 있다.

저혈당증이 지속되고 악화되면 의식이 점점 손상되어 혼미, 경련, 혼수가 초래된다. 호흡이나 혈압을 조절하는 자율신경계는 저혈당증에 영향을 덜 받아 국소적 대뇌 기능들이 손상될 때에도 그 기능을 유지한다. 저혈당증이 심하면 심할수록, 그리고 오래 지속되면 지속될수록, 혈당이 조절된 후에도 일시적인 혹은 영구적 뇌손상이 일어날 가능성이 더 크다. 이러한 손상이 유발되는 시간이 명확하게 규명되지는 않았지만 15~30분 이상 지속된 심한 저혈당증은 혈당이 회복된 후에도 얼마동안 증상들을 보일 수 있다.

3) 치료

저혈당증의 치료제는 언제나 포도당이다. 대상자가 삼킬 수 있으면 포도당이나 설탕이 함유된 음료를 마신다. 이 형태의 당은 가장 짧은 시간 안에 소장에서 흡수된다. 대상자가 경구로 섭취하기에 너무 무기력하거나 혼수상태, 비협조적이라면

50% 포도당 25g을 수 분에 걸쳐서 정맥 주입한다. 이 방법이 적절하지 않으면 글루카곤 1mg을 피하주사나 근육주사 투여함으로써 간의 글리코겐 저장소로부터 혈액으로 당을 급속하게 방출시켜 증상을 개선하게 한다.

급성으로 저혈당증을 호전시키는데 필요한 당의 양은 많지 않다. 평균체격 성인의 경우 15g(3tsp) 미만의 포도당만으로도 혈당을 20에서 120mg/dL까지 상승시킬 수 있다. 저혈당증에 대한 전형적인 치료제들로 포도당 알약 3개, 콜라 180mL, 오렌지주스 180mL 2% 혹은 탈지 우유 120mL, 또는 6~8개의 사탕 등이 있다. 크래커와 쿠키에 포함된 전분 역시 위를 통과한 후에 포도당으로 분해되어 빠르게 흡수되므로, 실제로 포도당과 설탕을 투여할 때만큼 혈당을 빠르게 상승시킨다.

야간 저혈당증에서 "결코 깨어나지 못할" 수도 있다는 생각 때문에 대상자들은 걱정을 많이 한다. 처음 투여한 포도당이 부족하면 추가로 포도당을 섭취하면 된다는 사실을 설명하여 대상자를 안심시킨다. 경구로 포도당을 섭취하는 경우 반응이 나타날 때까지 5~15분 정도의 시간이 필요하지만 정맥으로 투여한다면 1~2분 안에 반응이 나타날 것이다.

적절한 시간 안에 완전한 반응이 나타나지 않으면 충분치 않은 당이 투여되었거나 진단이 부정확하거나, 아니면 영구적이지는 않다 하더라도 지속적인 뇌 기능부전을 유발하기에 충분할 만큼 저혈당증이 오래되고 심각했다는 것을 의미한다.

4) 대상자 교육

모든 당뇨환자에게 치료법을 조절하기 위해 저혈당 증상을 반드시 건강관리 제공자에게 보고하도록 교육한다. 인슐린을 사용하고 있다면 약물의 최대 효과가 나타나는 시기를 알고 저혈당증의 위험시간을 예상할 수 있어야 한다. 또한 응급상황에서 사용하기 위해 항상 포도당이 포함된 간식을 지니고 있어야 하며, 언제든지 문제가 발생하면 의료인에게 연락해야 한다.

임상적 적용

자가학습: 비판적 사고

1. 갑상선 중독위기와 점액수종혼수 환자들에 대한 사정소견을 확인한다. 체액, 대사상태, 체온, 조직관류, 심박출량을 비교하고 이러한 임상적 징후들을 치료하기 위한 협력적 중재를 구축하시오.
2. 부신기능부전 환자에게 스테로이드가 추가적으로 필요한지를 고려한다. 해당 질환의 일반적인 징후와 증상들을 부신부전의 기저 병태생리와 연관시킨다. 면밀한 모니터링을 필요로 하는 고위험 대상자군을 열거하시오.
3. 항이뇨호르몬 부적절분비증후군(SIADH)과 요붕증을 가진 대상자들의 체액상태와 기저 병태생리를 비교하고 대조한다. 각각에 대해 체액과다나 결핍을 모니터하기 위한 중재방법을 구체적으로 제시한다. 이 두 가지 내분비 질환에 대한 중재의 차이점들을 구별하시오.
4. DKA과 고혈당성 고삼투성증후군(HHS)을 당뇨환자의 유형, 연령, 원인, 사망률, 예상되는 혈액검사 수치 측면에서 비교하고 대조한다. 두 질환의 일반적인 치료법을 제시하시오.
5. 심각한 저혈당증을 경험하는 대상자를 위한 치료를 계획하고 추후 저혈당증을 예방하기 위한 구체적 중재를 작성하시오.

학습문제

내분비계의 구조와 기능

1. 당질 코르티코이드의 작용은?
   a. 포도당신합성에 의한 포도당 상승
   b. 항염증 반응의 억제
   c. 히스타민 촉발의 자극
   d. 신장에서 수분 배출의 자극
2. 혈당 조절은 어느 호르몬에 의해 영향을 받는가?
   a. 알도스테론
   b. 칼시토닌
   c. 글루카곤
   d. 항이뇨 호르몬
3. 레닌-안지오텐신-알도스테론 체계는 어떤 상태에서 자극되는가?
   a. 출혈
   b. 과다혈량
   c. 고혈압
   d. 과도환기
4. 항이뇨 호르몬은 다음 어떤 자극에 의해 분비되는가?
   a. 낮은 혈청 삼투압
   b. 소변량 증가
   c. 저산소증
   d. 에탄올 알콜
5. 낮은 T_3, T_4 농도와 관련이 있는 상태는?
   a. 갑상선 기능 항진증
   b. 부신 항진증
   c. 갑상선 기능 저하증
   d. 부신 저하증

내분비계 사정

1. 요붕증이 있는 환자의 혈청삼투압은?
   a. 감소할 것이다.
   b. 증가할 것이다.
   c. 정상일 것이다.
   d. 소변 삼투압과 같을 것이다.
2. 정상 갑상선의 특징이 아닌 것은?
   a. 약간 커져 있고, 손쉽게 촉진할 수 있다.
   b. 평상시에는 촉진되지 않는다.
   c. 침이나 물을 삼킬 때 관찰하기 쉽다.
   d. 대상자의 뒤에서 촉진하기가 쉽다.
3. 강직을 야기하는 저칼슘혈증의 징후는?
   a. Hoffman 징후
   b. Turner 징후
   c. Trousseau 징후
   d. Rovsing 징후
4. 미국 당뇨 협회의 제 2형 당뇨병 진단 기준은?
   a. 당화혈색소 양성
   b. 공복시 혈당 140mg/dL 이상 2회
   c. 공복시 혈당 126mg/dL 이상 2회
   d. 임신성 당뇨
5. 당뇨병성 케토산증이 있는 환자에게서 나타나는 신경계 징후의 원인은?
   a. 심각한 패혈증과 발열
   b. 탈수
   c. 전신성 저칼륨혈증
   d. 신경성 저혈당증

내분비계 장애

1. 다음 중 갑상선 항진증의 치료제로 선택할 수 있는 약물은?
   a. Aspirin
   b. Synthroid
   c. Demeclocycline
   d. Propylthiouracil
2. 요붕증과 일치하는 혈액검사 결과는?
   a. 혈당 >200 mg/dL
   b. 헤마토크릿 >30%
   c. 혈청삼투압 >295 mOsm/L
   d. 요삼투압 >150mOsm/L
3. 점액수종혼수의 특징적 소견은?
   a. 저혈압, 서맥, 저체온증
   b. 빈맥, 저혈압, 저체온증
   c. 저체온증, 빈맥, 고혈압
   d. 환기저하, 서맥, 고체온증
4. 부신기능부전 환자의 가장 심각한 기저문제는?
   a. 고칼륨혈증
   b. 탈수
   c. 고혈당증
   d. 갑상선 기능부전
5. DKA은 다음 중 어느 것에 의해 자주 유발되는가?
   a. 인슐린과 다분비
   b. 급성장
   c. 경구투약이행
   d. 급성증상이 있을 때 인슐린 투여
6. DKA에 대한 전통적 치료로 조합된 것은?
   a. 생리식염수 투여, 인슐린, 칼륨 보충
   b. 식염수 투여, 인슐린, 중탄산염 점적주입
   c. 초기에 D_5LR 투여, 인슐린, 염화물 점적주입
   d. 체액과 전해질을 불균형 교정하기 위해 혈액투석, 인슐린, 산소공급
7. 고혈당성 고삼투성 증후군(HHS)은 ?
   a. 음이온 차이가 15mEq/L 이상이다.
   b. 케톤혈증이 존재한다.
   c. 혈당이 600~2400mg/dL일 수 있다.
   d. 중탄산염은 10 mEq/L 미만이다.
8. 고혈당성 고삼투성 증후군(HHS)의 초기 치료 목표는?
   a. 신속하게 혈당을 정상 범위로 돌리는 것이다.
   b. 케톤증을 완화하는 것이다.
   c. 적극적으로 이뇨를 돕는 것이다.
   d. 천천히 수액을 공급하는 것이다.
9. 심각한 저혈당증은 다음 중 어느 것에 의해 초래되는가?
   a. 식사를 거르거나 과도한 운동
   b. 코르티솔이나 에피네프린 같은 역조절 호르몬
   c. 경구용 혈당 강하제 복용을 거르는 것
   d. 당뇨를 동반한 위중한 질환
10. 저혈당증의 치료로 적절하지 않은 것은?
   a. 글루카곤 주사
   b. 경구용 glipizide
   c. 포도당 정맥 주입
   d. 오렌지쥬스 경구 투여

12장 혈액계와 면역계

혈액계와 면역계의 구조와 기능
혈액계와 면역계 사정
장기이식과 조혈모세포이식
면역계 장애
혈액계 장애

혈액계와 면역계의 구조와 기능

혈액계
- 혈액과 혈액의 기능
- 혈액의 구성 성분
- 혈액 응고

면역계
- 면역반응
- 숙주저항부전

학습목표

- 혈액과 혈액 성분을 기술하고 각각의 기능을 설명할 수 있다.
- 응고인자들을 열거하고 응고과정에서 각 응고인자들의 역할을 설명할 수 있다.
- 면역계 구조와 기능을 설명할 수 있다.
- 체액면역과 세포매개면역을 구분할 수 있다.

혈액계와 면역계는 복잡해서 한 체계의 변화가 다른 체계에 영향을 미치고 임상증상이 상호 관련되어 있다. 예를 들어, 백혈구가 감소하면 감염에 대한 저항력 감소라는 면역기능 저하 현상이 같이 나타난다. 이렇게 서로 관련이 있는 것은 두 체계가 모두 골수에서 비롯된 세포들이기 때문이다. 이 장에서는 두 체계의 해부학적인 구조와 생리적인 기능을 구분하여 설명하고 있지만 혈액계와 면역계의 관련성에 대해서도 관심을 가질 필요가 있다.

1. 혈액계

정맥, 세정맥, 모세혈관, 세동맥, 동맥은 혈액을 운반하고 호흡가스, 영양소, 대사산물을 신체조직으로 운반하기도 하고 다른 체계로 이동시키기도 하는 혈액의 통로이다. 맥관계의 혈액통로는 막히지 않고 통합성이 유지되어야 한다. 맥관계의 평형성, 즉 혈관의 개방성 및 혈액의 액체상태 유지를 통해 혈전과 출혈을 예방할 수 있다. 이러한 균형은 지혈 및 섬유소 용해체계가 서로 조화를 이룰 때 가능하다.

1) 혈액과 혈액의 기능

혈액은 콜로이드와 전해질로 구성된 액체로 세포(내부 환경)와 외부환경의 교환이 이루어지는 매개체이다. 혈액의 색은 다양하고(동맥혈은 선홍색, 정맥혈은 암적색), 점도는 물의 3~4배이며, *pH*는 7.35-7.45이고, 체중 1kg 당 70~75cc(약 5~6L)이다. 혈액의 55%는 혈장, 45%는 세포성분으로 구성된다.

혈액의 중요한 기능은 다음과 같다.

- 산소와 흡수된 영양소를 세포로 운반한다.

- 이산화탄소와 대사산물을 폐, 신장, 소화기계, 피부로 운반한다.
- 내분비선에서 생성된 호르몬을 표적 장기와 조직으로 운반한다.
- 생명을 위협하는 미생물로부터 신체를 보호한다.
- 산염기 균형을 조절한다.
- 지혈과정을 통해서 혈액손실을 막는다.
- 열을 운반하여 체온을 조절한다.

2) 혈액의 구성 성분

(1) 혈장

혈장은 혈액의 액체성분으로 유기질과 무기질 성분을 함유하고 있다(표 12-1-1). 이러한 성분들의 농도는 식이, 대사요구량, 호르몬, 비타민에 따라 결정된다. 혈장의 약 90%는 물이고, 10%는 수용성 용질로 대부분이 혈장단백질과 응고인자들이다. 혈장에서 응고단백질을 제거한 상태를 혈청이라고 한다.

혈장단백질은 이동, 혈액량 조절, 면역 기능, 응고 기능을 한다. 알부민과 섬유소원 등과 같은 대부분의 혈장단백질은 간에서 합성되나 면역글로불린은 B 림프구에서 합성된다. 알부민은 교질삼투압 조절에 필수적이고, 미세순환을 통해 물과 용질을 운반하는 운반체 분자로 정상적인 혈액성분과 약물 등 외부에서 흡수된 물질의 이동에 중요한 역할을 한다. 면역글로불린(항체)은 감염성 미생물체를 방어하는데 필수적이다. 섬유소원은 지혈에 필수적인 응고 인자로 섬유소 응괴를 만든다.

혈장지질, 중성지방, 인지질, 콜레스테롤, 지방산을 포함하는 지질단백은 혈장단백질과 결합하여 혈액을 통해 이동한다. 혈장의 전해질(나트륨, 칼륨, 칼슘, 마그네슘, 염화물, 중탄산염, 인산염, 황산염)은 *pH*와 삼투압을 유지한다. 혈장 영양소, 포도당과 가스(산소와 이산화탄소)는 조직으로 운반되기도 하고 조직에서부터 혈액으로 이동하기도 한다. 혈장에 포함되어 있는 최종 대사산물은 배출을 위해 해당 장기로 이동한다.

(2) 세포성분

혈액세포의 기능에 대해서 표 12-1-2에 요약하였다. 혈액의 세포성분은 적혈구(erythrocytes, red blood cells), 백혈구(leukocytes, white blood cells), 혈소판(platelets)으로 구성된다. 모든 혈구는 그림 12-1-1과 같이 단일 줄기세포로부터 기원한다. 혈구는 골수에서 생성되는데 유사분열(증식)과 성숙(분화)이라는 두 과정을 거친다. 각각의 혈액세포(혈구)는 특정 생화학적 신호를 받았을 때 특정 세포로 보내지는 다능성 세포에서 기원한다. 신호는 순환하는 혈액세포에서 한 가지 혹은 그 이상의 감소가 있을 때 발생한다. 유사분열과 성숙은 요구되는 수준 만큼의 성숙한 딸세포(daughter cell)가 순환계로 들어갈 때까지 계속된다.

① 적혈구

혈액 1mm^{3}에는 약 500만개의 적혈구가 있다. 적혈구는 흉골, 늑골, 두개골, 척추, 손, 발, 골반의 뼈 속에 있는 적골수에서 생성된다. 정상 적혈구세포를 만드는 데에는 철분, 비타민 B_{12}, 엽산, 피리독신과 같은 영양소가 필요하다. 그물적혈구(reticulocytes)는 골수로부터 생성되고, 1~2일 순환하면서 성숙적혈구가 된다. 적혈구의 평균 수명은 115~130일이다. 파괴된 적혈구는 주로 간과 비장의 포식 작용에 의해 제거된다.

적혈구는 작고, 가역적으로 형태를 변화시킬 수 있는 양면이 오목한 원반모양이다. 평평하고 양면

표 12-1-1 혈장의 구성성분

성분	양/농도	주요 기능
수분	혈장 무게의 93%	구성성분을 운반하는 매개체
전해질	전체 혈장 무게의 1% 미만	세포외공간의 수분 유지; 완충작용
나트륨(Na)	142mEq/L(142mM)	세포막 흥분
칼륨(K)	4mEq/L(4mM)	
칼슘(Ca)	5mEq/L(2.5mM)	
마그네슘(Mg)	3mEq/L(1.5mM)	
염소(Cl)	103mEq/L(103mM)	
탄산(HCO3)	27mEq/L(27mM)	
인산(HPO4)	2mEq/L(1mM)	
황산(SO4)	1mEq/L(0.5mM)	
단백질	7.3g/dL(2.5mM)	
알부민	4.5g/dL	혈장의 교질 삼투압 유지 완충작용, 다른 혈장성분과 결합(지질, 호르몬, 비타민, 금속)
글로불린	2.5g/dL	항체(면역글로불린)
섬유소원	0.3g/dL	응고인자
가스		
이산화탄소(CO_2)	22–29mmol/L	산화작용의 부산물, 대부분의 이산화탄소는 중탄산염에서 생성, 완충작용
산소(O_2)	PaO_2 80mmHg 이상(동맥) PvO_2 30–40mmHg(정맥)	산화
질소(N_2)	0.9mL/dL	단백질 대사작용의 부산물 조직재생을 위한 영양분과 물질 제공
영양소		
포도당 및 기타 탄수화물	100mg/dL(5.6mM)	
총 아미노산	40mg/dL(2mM)	
총 지질	500mg/dL(7.5mM)	
콜레스테롤	150–250mg/dL(4–7mM)	
비타민	0.0001–2.5 mg/dL	
기타	0.001–0.3 mg/dL	
대사산물		
요소(BUN)	7–18mg/dL(5.7mM)	단백질 이화작용의 최종산물
크레아티닌	1mg/dL(0.09mM)	에너지 대사의 최종산물
요산(핵산)	5mg/dL(0.3mM)	단백질 대사의 최종산물
빌리루빈(heme)	0.2–1.2mg/dL (0.003–0.018mM)	적혈구 파괴의 최종산물
각각의 호르몬	0.000001–0.5mg/dL	표적조직에서 특정 기능

표 12-1-2 혈액의 세포성분

세포	특징	순환 혈액에서의 정상적인 양	기능	수명
적혈구	핵이 없는 세포질로 원반형, 헤모글로빈을 포함	420-620만/mm³	조직세포와 폐에 가스 운반	80-120일
백혈구	핵이 있는 세포	5,000-10,000/mm³	신체 방어기전	
림프구	단핵의 면역세포	백혈구수의 25-33%	체액과 세포매개면역	유형에 따라 수일 또는 수년
단핵구와 대식세포	큰 단핵의 포식세포	3-7%	포식작용	수개월 또는 수년
호산구	분절 다형핵 과립구	1-4%	포식작용; 기생충, 알러지 반응에 대하여 항체 매개방어기능 호지킨병, 감염의 회복기와 관련됨	모름
호중구	분절 다형핵 과립구	57-67%	식작용, 특히 염증의 초기 단계에 작용	4일
호염기구	분절 다형핵 과립구	0-0.75%	모름, 알러지 반응과 기계적 자극과 연관됨	모름
혈소판	불규칙한 모양의 세포질의 파편 (세포가 아님)	140,000-340,000/mm³	혈관 손상에 따른 지혈작용; 정상적인 응고와 혈병형성	8-11일

이 오목하기 때문에 가스의 확산에 적당한 부피 비율을 가지게 된다. 가역적으로 변형할 수 있으므로 세포를 미세순환으로 내보내고, 다시 정상 모양으로 변한다.

헤모글로빈(혈색소, Hemoglobin)은 적혈구 중 철분을 포함하고 있는 부분이다. 헤모글로빈의 양은 정상적으로 12~18g/dL이며, 여성이 남성보다 조금 낮다. 헤모글로빈은 헴(heme, 철분과 porphyrin 포함) 성분의 붉은 화합물과 글로빈(globin)이라는 단순 단백질로 구성되어 있다. 각각의 적혈구는 2~3억개의 헤모글로빈 분자를 포함하고 있으며, 헤모글로빈은 산소와 결합하여 산화헤모글로빈이 된다. 또한 헤모글로빈은 이산화탄소와 결합한다. 따라서 혈액은 산소를 조직에 운반하고 이산화탄소를 폐의 폐포로 운반하여 대기로 배출시킨다. 철분 한 원자는 헴(heme) 한 분자를 구성한다. 체내 총 철분은 2~6g인데 이중 3분의 2는 헤모글로빈에 있고 나머지는 골수, 비장, 간에 저장되어 있다. 적혈구가 파괴될 때 헤모글로빈은 헴과 글로빈 성분으로 분리된다. 간은 새로운 헤모글로빈의 생산을 위해 헴의 철분 성분을 저장하고, 나머지는 빌리루빈으로 전환되어 간에서 접합과

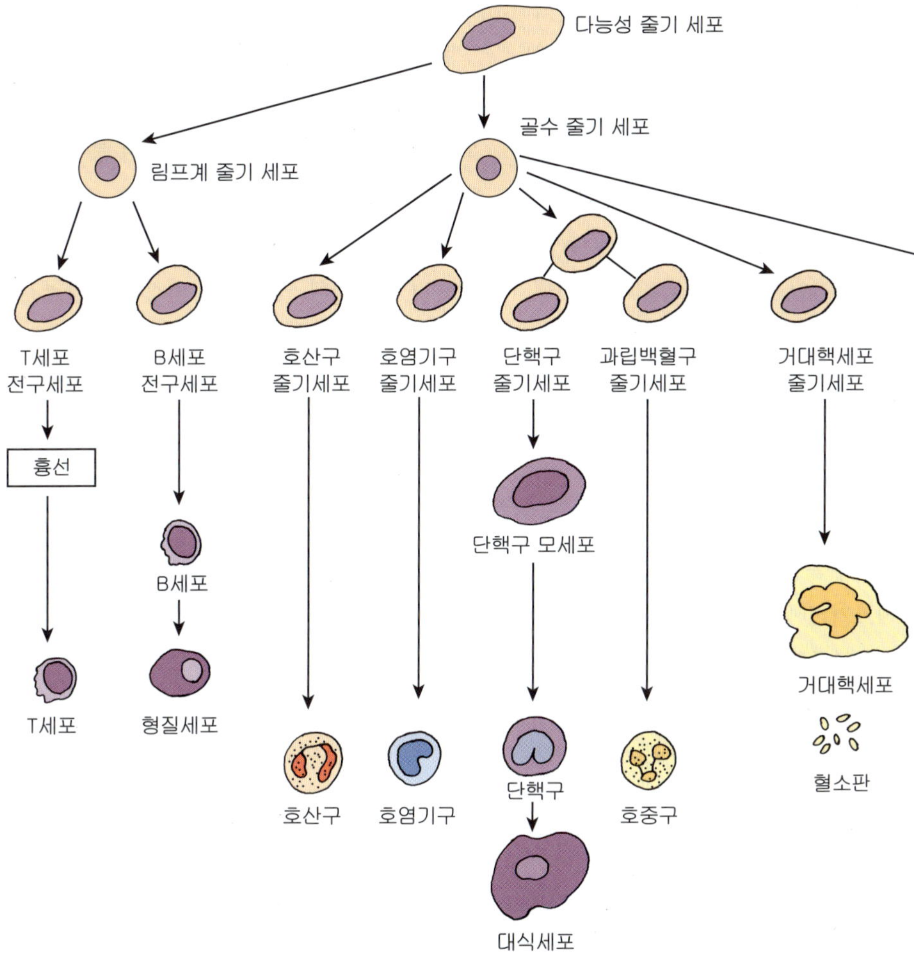

그림 12-1-1 혈구의 성숙단계

정 후 대변과 소변으로 배출된다.

호흡은 적혈구의 중요한 기능 중 하나이다. 헤모글로빈은 폐에서 산소와 결합한다. 산소와 결합한 헤모글로빈의 포화도는 폐에서 이용 가능한 산소분압, 혈액의 온도, 혈액의 pH, 그리고 세포내 2,3-biphosophyglycerate의 영향을 받는다. 예를 들어 해수면에서 높은 고도에 사는 사람은 폐의 산소분압이 낮아, 헤모글로빈과 산소의 결합이 낮기 때문에 숨이 차는 것을 자주 경험한다.

② 백혈구

백혈구는 혈액순환으로 운반되지만 신체조직에서 일차적으로 미생물과 이종항원을 방어하고 죽거나 손상된 숙주세포의 잔해를 제거한다. 백혈구는 혈액 1mm^3 당 약 5,000~10,000개가 있다.

백혈구는 과립백혈구와 무과립백혈구로 나뉜다. 전체 백혈구의 약 70%를 차지하는 과립백혈구는 호중구, 호산구, 호염기구로 구성된다. 과립백혈구는 골수에서 생성되고, 그 기능은 세포를 둘러싸고 있는 과립의 유형에 따라 결정된다. 다형핵백혈구(PMNs)나 호중구는 박테리아 감염에 대해 싸우고, 포식작용을 통해 이종미립자 물질을 제거하거나 세포의 파괴산물을 소화시킨다. 호중구는 급성 염증 반응의 초기단계에 작용한다. 호중구는 박테리아의 침입이나 조직손상 후 모세혈관을 통해 염증이 일어난 장소로 이동하는데 6~12시간 이내에 최고치에 도달한다. 염증이 일어난 장소에서 호중구는 미생물과 세포파편들을 파괴하고 소화시킨다. 세포파편을 용해하는 소화효소를 분비하며 염증부위의 치유를 돕고는 1~2일 이내에 죽는다. 호산구는 이종단백질의 독성을 제거하는데 특히 중요하다. 항원-항체 복합체를 섭취하고 기생충을 공격하는데 알레르기 반응이 있을 때 수치가 증가한다. 호산구는 면역글로불린과 히스타민에 대한 세포표면수용체를 가지고 있다. 호염기구는 혈관활성아민(히스타민, 브라디키닌, 세로토닌) 성분의 세포질 과립을 가지고 있다. 호염기구는 급성 전신 알레르기 반응에서 중요한 역할을 하는 것으로 여겨지며 또한 항응고제인 헤파린, 히스타민, 그리고 다른 혈관활성 물질을 포함하고 있다.

무과립 백혈구(단핵구, 대식세포, 림프구)는 세포질에 리소좀 과립을 포함하지 않는 백혈구이다. 단핵구(미성숙한 대식세포)와 대식세포는 단핵의 포식세포 체계(이전에는 그물내피 체계로 불림)를 구성한다. 혈액내의 죽은 백혈구와 적혈구의 포식작용을 책임지고, 호중구의 수가 감소되기 시작할 때 항원 물질을 처리한다. 순환하는 대식세포 중 일부는 염증과 감염이 있을 때 혈관 외부로 이동한다. 반면 일부는 간, 비장, 림프절, 복막, 위장관계의 림프조직이 있는 고정 부위로 이동하여 수개월 또는 수년 동안 활동을 한다. 림프구는 항체를 생성하고 면역반응을 유지하는 면역적격세포이다.

③ 혈소판

혈소판은 골수의 줄기세포, 특히 거대핵세포로 불리는 거대세포로부터 형성된 원반형태의 세포질 조각이다. 혈소판은 모세혈관의 통합성을 유지하고 응고작용을 촉진하고, 피떡을 끌어 당긴다. 혈액 $1mm^3$ 당 약 250,000~500,000개의 혈소판이 있으며 혈소판의 3분의 1은 비장의 저장공간에 존재한다. 혈소판의 수명은 약 10일이다. 혈소판이 파괴되면 대부분 비장에 있는 대식세포에 의해 제거된다.

3) 혈액 응고

지혈의 항상성은 3가지 성분 즉 혈관, 혈소판, 혈액 응고인자의 상호의존성에 의해 유지된다. 정상적인 소모 및 파괴 과정에서 혈관의 내피층이 손상을 받을 수 있으므로 혈액 누출을 막기 위해 국소적인 복구가 필요하게 된다. 신체는 응고라는 과정을 통해 혈관을 복구한다. 내피가 손상되고 딱지가 형성(sloughing)되면 아래층의 콜라겐이 노출된다. 콜라겐이 노출이 되면 혈소판을 끌어 당겨 활성화시키고 붙도록 하는 혈소판마개 형성이 시작된다. 노출된 콜라겐에 혈소판이 엉켜 붙는 혈소판 초기 장벽이 형성된다. 이러한 혈소판에서 아데노신 2인산염을 적은 양 방출하면서 추가적으로 혈소판을 서로 끌어 당겨 쌓아 올린다. 이 과정 이후에는 혈소판의 막으로부터 혈소판 인자 3이 방출되는데 이것은 다양한 혈액응고 단백질과 상호작용하여 응고과정을 촉진한다.

혈소판은 응고과정에서 2가지 중요한 역할을 하는데, 우선 혈소판 마개를 만들어서 혈액의 누출을 일시적으로 막는다. 이 마개는 섬유소 덩이를 형성하기 위한 기초 구조물을 제공한다. 다음으로 혈소판은 혈소판 인자 3을 방출하는 내인성 경로를 통한 응고과정을 시작하게 한다.

(1) 응고인자

응고인자는 발견된 순서대로 로마숫자를 매겨서 표기하였다. 응고인자가 활성상태이면 소문자 "a"를 붙여준다(예: 인자 XIIa). Box 12-1-1에 로마식 숫자의 순서로 명명된 응고인자를 열거하였다.

(2) 응고경로

혈액응고 단백질 또는 응고인자는 응고과정의 외인성 및 내인성 경로에 작용한다. 응고는 외인성 경로 혹은 내인성 경로가 활성화되면서 시작된다. 응고 연속단계에 대한 최신정보에 의하면 외인성 경로와 내인성 경로 사이에는 몇가지 상호작용이 있음을 알 수 있다. 특히 외인성 경로에서 발견되는 인자 VII은 내인성 경로에 작용하는 응고인자 XI을 활성화하고, 또한 내인성 경로의 여러 인자가 응고인자 VII을 활성화한다.

Box 12-1-1
응고 인자

I. 섬유소원(fibrinogen)
II. 프로트롬빈(prothrombin)
III. 트롬보플라스틴(thromboplastin)
IV. 칼슘(calcium)
V. 프로엑셀레린(proaccelerin)
VI. 할당된 인자 없음(unassigned)
VII. 프로콘버틴(proconvertin; Prothrombinogen; convertin)
VIII. 항혈우병 인자A(factor VIIIR–von Willebrand)
IX. 항혈우병 인자 B; 크리스마스 인자(christmas factor); 혈소판 보인자 II (platelet cofactor II)
X. 스튜어트-프라워 인자(stuart-Prower factor; Prothrombinase)
XI. 혈장트롬보플라스틴전구물질
XII. 하게만 인자 (hageman factor); glass factor
XIII. 섬유소 안정 인자; Laki-Lorand factor

① 외인성 경로

외인성 경로는 손상된 구조의 외부에서 일어나는 일련의 연속적인 화학 반응이다(그림 12-1-2). 조직과 혈관의 손상으로 인해 응고작용이 시작되고 응고인자 III(트롬보플라스틴, thromboplastin)을 순환혈액으로 방출한다. 응고인자 III은 인자 VII (proconvertin)에 촉매로 작용하여 인자 X(stuart-Prower factor)을 활성화한다. 칼슘이온이 있으면 인자 V(proaccelerin)와 혈소판 인자 3, 인자 Xa가 인자 II(프로트롬빈, prothrombin)를 IIa(트롬빈, thrombin)로 활성화하고, 단계적으로 인자 I (섬유소원, fibrinogen)을 섬유소 덩이로 전환시킨다.

혈관, 혈소판, 혈액 응고인자 간의 상호작용의 결과로 인자 Xa가 형성되고, 프로트롬빈은 트롬빈으로 전환되어 그 결과 섬유소가 형성된다. 내인성 경로와 외인성 경로는 인자 Xa에서 융합되고, 핏덩이 형성을 위한 최종 공통경로로 진행한다. 핏덩이 형성에 대한 연쇄 과정을 그림 12-1-2에서 도표로 설명하였다. 트롬빈이 응고인자 VIII(Antihemophiliac factor A)을 활성화하면 응고인자 X이 활성화되고, 이것은 자가영속 효과(self-perpetuating effect)를 촉발한다.

칼슘은 응고과정에서 중요한 역할을 한다. 많은 응고인자는 2가지 음전하를 운반한다. 2개의 양전하를 띠고 있는 칼슘은 응고 부위에서 인자들이 강하게 결합하도록 하는 친화력을 생성한다.

② 내인성 경로

혈액 응고인자는 정상 상태의 혈액 내에서는 비활성 상태로 순환한다. 어떤 자극이 시작되면 비활성 상태의 응고인자가 즉시 변화하는데 비활성 응

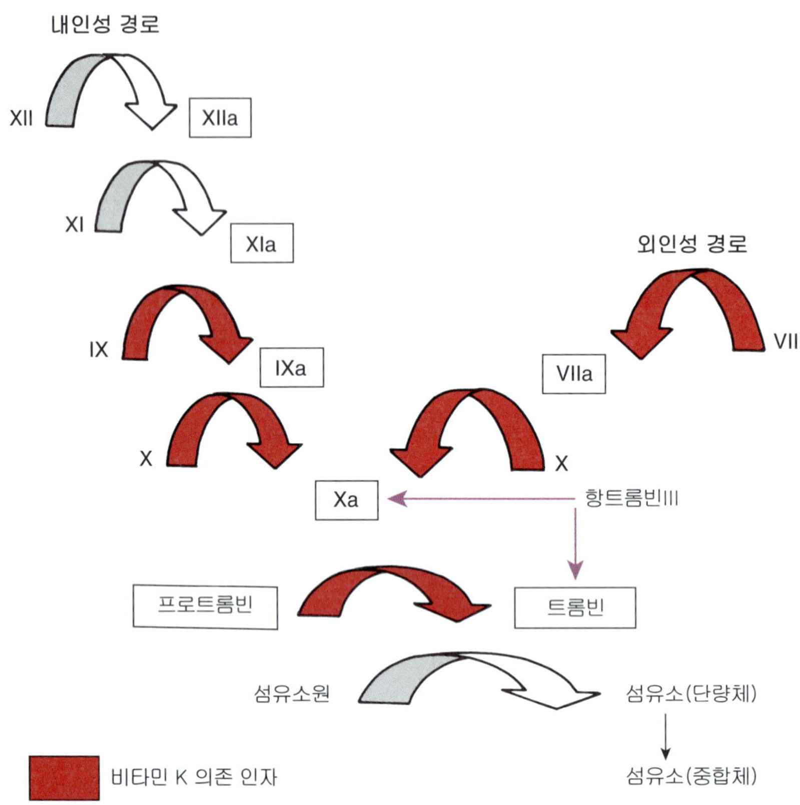

그림 12-1-2 응고과정의 단계

고인자가 분자 변성을 일으켜 효소전구체라는 활성상태로 전환한다. 이러한 효소반응 생성물은 연쇄반응으로 다음 응고인자를 활성화하는 방식으로 마지막 응고단계까지 진행한다. 이 화학반응 사슬을 내인성 경로라고 하며, 이것은 조직의 내부에서부터 기원한다. 혈소판 인자 3이 분비되어 인자 XII을 활성화시키면서 내인성 경로가 활성화되기 시작하는데 인자 XII은 인자 V와 VIII 수준의 복잡한 반응에 꼭 필요한 성분이다. 노출된 콜라겐, 손상된 적혈구와 과립구에서 분비된 인지질, 항원-항체 복합체 그리고 내인성 독소가 인자 XII를 활성화시킨다. 이러한 활성체는 인자 XII을 활성 효소형태인 XIIa로 전환하고, 이것은 다음 응고 효소전구체인 인자 XI을 XIa로 전환한다. 인자 XIa는 인자 IX를 활성화시키는데 이때 칼슘이온이 필요하다. 다음 단계로 인자 X를 활성화시키기 위해서 인자 VIII과 혈소판인자 3이 필요하다. 인자 II가 IIa로 전환하는 데에는 인자 V, 혈소판인자 3 그리고 칼슘 이온이 필요하다. 트롬빈은 섬유소원을 섬유소로 전환시킨다. 초기에 수용성인 섬유소 덩이는 칼슘이 존재하는 상태에서 인자 XIII에 의해서 안정상태를 유지하게 된다.

다시 트롬빈이 인자 VIII을 활성화하고 이것은 다시 인자 X을 활성화하며 이로 인해 자가영속 효과가 시작된다. 트롬빈은 인자 VIII의 활성도를 높여서 인자 IXa와의 상호작용을 촉진시키고 다음 단계의 인자 X의 활성을 촉진시킨다. 또한 트롬빈은 혈소판과 상호작용하여 혈소판 인자 3을 분비하게 하고 이것은 인자 XII를 활성화한다.

(3) 응고 억제제

혈액응고 인자가 억제되지 않고 지속적으로 활성화되면 혈소판 마개 위에 덩이가 생길 수 있으며 응고 과정에서 트롬빈을 분비하고 혈소판을 응고 부위로 계속해서 끌어 오고, 결국 혈액이 소량으로 유출되는 부위에 계속 핏덩이가 만들어 질 것이다(그림 12-1-3). 액체 상태의 혈액을 유지시키는 기전이 작동하지 않고 혈액응고가 계속되는 것을 막지 못한다면 혈관 전체에 폐색이 일어날 수 있다.

그러나 응고과정 진행과 억제 사이에는 평형상태가 유지된다. 생리적 응고억제 기전이 작동함으로써 혈액은 액체상태를 유지하고, 혈관은 개존상태를 유지한다. 억제기전에는 적정 혈류, 비만세포, 항트롬빈 III, 단핵성 탐식세포계, 섬유소원 용해체계가 속하며 응고를 촉진하거나 핏덩이를 용해함으로써 혈관 전체의 폐색을 막는다. 적당한 혈류를 유지하는 상태에서 활성 응고인자는 신속하게 간으로 운반된 후 제거된다. 또한 대부분 신체조직에 있는 비만세포에서는 헤파린을 생성하는데 이 내인성 헤파린은 합성 헤파린제재보다는 항응고기능이 약하다.

다음으로 트롬빈에 반응하는 항트롬빈 III가 유리되면 순환하는 트롬빈이 비활성화되고, 활성상태의 인자 XII, XI, X이 중화된다. 이 과정을 통해 섬유소원에서 섬유소로의 전환이 지연되고, 응고인자의 단계적 활성화가 중단된다. 또한 신체조직의 대식세포를 구성하는 단핵 포식세포계는 활성화된 인자를 혈액에서 제거함으로써 응고를 억제한다. 마지막으로 섬유소용해체계는 섬유소원 작용 부위에서 트롬빈을 방해한다. 또한 사슬 반응을

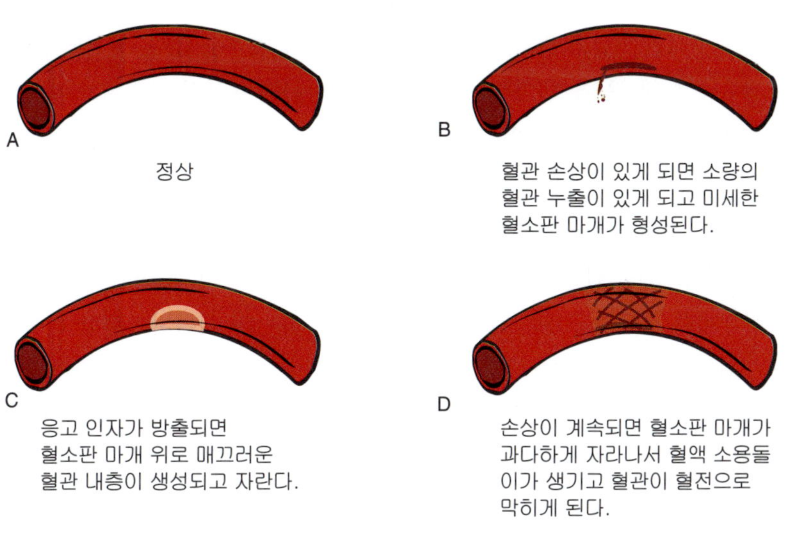

그림 12-1-3 혈관내 혈전 형성 과정

포함하는 일련의 효소전구체의 활성화는 핏덩이를 용해할 수 있는 용해 효소를 생성한다.

효소전구체인 플라스미노겐은 혈액을 순환한다. 혈관의 내피세포 층을 형성하는 내피세포가 플라스미노겐 활성인자를 방출하면 플라스미노겐이 플라스민(섬유소용해효소)으로 전환된다고 알려져 있다. 부가적으로 활성인자 XII, 트롬빈, 칼리크레인(kalikrein) 그리고 조직의 여러 물질들이 플라스미노겐이 플라스민으로 전환되는 과정에 관여한다. 플라스미노겐 활성인자 수치는 운동, 스트레스, 무산소증 그리고 발열원에 대하여 반응할 때 일시적으로 상승한다. 플라스민은 섬유소를 용해하고 인자 V, VIII, IX, 섬유소원을 공격하는 효소로서 결국 섬유소원과 섬유소를 용해시킴으로써 섬유소분해산물(FDPs)을 유리하는데, 섬유소분해산물은 혈소판 응집을 억제하고 혈전과 섬유소 덩이의 형성을 방해한다.

(4) 섬유소용해 억제제

섬유소용해 억제제는 부적절한 용해를 막음으로써 핏덩이 형성에 필수적인 역할을 한다. 단핵탐식계는 순환하는 섬유소 분해산물을 제거한다. 또한 혈중을 순환하는 단백질인 항플라스민이 플라스민과 결합하면 플라스민이 불활성 상태로 된다. 순환하는 항플라스민의 수치가 플라스민의 농도보다 훨씬 높게 되면 플라스민을 빠르게 중화한다.

혈관계의 지혈체계와 섬유소용해는 좁은 범위 안에서 억제 기능과 연결되어 있는데 이것은 액체 상태의 혈액과 혈관 조직의 개방성을 명확하게 구분하기 위함이다.

이러한 체계에 혼란이 오면 임상적으로 혈전, 출혈, 파종성혈관내 응고가 초래된다.

2. 면역계

면역계는 비장, 림프절, 가슴샘, 골수, 충수, 편도 그리고 아데노이드, B와 T 림프구, 호산구, 호염기구, 대식세포와 같은 기관 및 세포로 구성된다. 이러한 면역기관은 림프관을 통해 각 기관과 연결되어 있다. 면역세포와 이물질 입자도 림프액이 들어있는 림프관을 통해 운반된다.

혈액계와 면역계는 서로 밀접하게 연결되어 있다. 둘 다 골수에서 기원하며 혈액을 통해 신체에 면역체계 성분이 운반된다. 건강한 면역체계는 다음의 기능을 담당한다.

- 이물질과 미생물 병원체의 침범에 대한 보호
- 손상된 세포나 죽은 세포의 분해와 제거
- 악성세포에 대한 감시와 파괴

1) 면역반응

면역계는 이물질로 인지된 물질에 대한 신체내부 반응이다. 인체에는 일반면역 혹은 선천면역 그리고 특이면역 혹은 획득면역이라고 불리는 2가지 유형의 면역이 있다. 선천면역은 이물질의 침입에 저항하는 신체의 능력이고, 반면에 획득면역은 이물질을 식별하는 특이면역 체계의 능력이다. 획득면역은 개인이 항원에 노출 되었을 때 보이는 반응으로 자기항체를 만들 때 발생한다. 또한 획득면역은 개인에게 어떤 근원이 다른 항체를 공급할 때 발생하는데 어머니로부터 태아로의 항체 이동은 근원이 다른 항체를 개인에게 공급하는 예가 된다.

기본적으로 면역체계는 "비자기(non-self)" (항원이라고도 함)의 공격으로부터 "자기(self)"를 보호하는 것이다. 특이 면역반응을 유발하는 모든 이물질은 항원으로 간주된다. 항원은 대부분 단백질이지만 다당류, 복합지질, 핵산도 항원물질로 작용할 수 있으며 박테리아, 진균, 기생충, 이물조직도 모두 항원이다. 예를 들어 거부반응은 신체가 이식한 조직이나 기관을 이물로 간주할 때 발생한다. 항원표지는 파괴력이 작용하는 것에 대비하여 표적세포를 식별하기 위한 면역체계라고 할 수 있다. 체계의 반응 강도는 공격의 경로, 항원의 투입량, 이질성의 정도에 영향을 받는다.

면역학적 능력은 이물질을 인식하고 거부하는 면역체계의 능력을 말한다. 항원을 인식하고 유효한 방어를 사용하는 데 실패하면 감염이나 악성이라는 결과가 나타난다. 자신의 표지를 인식하지 못하면 다발성 경화증, 류마티스 관절염 혹은 전신홍반성루푸스와 같은 자가면역질환이 발생한다. 신체가 꽃가루 혹은 먼지와 같은 가상의 적에 대항하는 투쟁은 알레르기로 나타날 수 있다.

주조직적합복합체(major histocompatibility complex, MHC)는 세포에 자신임을 표시한 분자를 암호화한 6번 염색체의 조각이 포함된 유전자의 모임이다. 이 유전자는 사람마다 구조가 다르며, 항원에 대한 반응 및 항원반응의 강도를 결정하기 때문에 이식 거부 반응을 일으키는 중요한 요소이다. 주조직적합복합체는 또한 면역세포가 서로를 인식하고 소통할 수 있도록 허용한다.

(1) 일반면역

일반면역은 모든 건강한 사람에게 나타나고, 질병에 대항하는 첫 경계선을 형성한다. 유기체 혹은 독소에 대항하는데 사전 노출이 필요한 것은 아니다. 또한 일반면역 기전은 이종 미생물을 식별하지 못하고, 재노출 시 면역강도를 변화시키지 않는다. 일반면역은 생물학적 방어, 포식작용, 염증 과정, 시토카인 등과 같은 신체적, 화학적, 기계적 장벽을 포함한다.

① 신체적, 화학적, 기계적 장벽

신체적 방어는 해로운 유기체와 다른 물질이 신체와 체강 입구에 도달하지 못하게 막는 장벽이다. 이러한 장벽에는 피부, 점막, 후두개, 호흡기계 섬모, 괄약근이 포함된다. 항 박테리아제제, 항체, 산성 용액과 같은 화학적인 장벽은 많은 병원균에게 불리한 환경을 조성한다. 눈물의 리소자임, 질에서 분비되는 젖산, 위에서 분비되는 염산은 모두 화학적인 장벽의 예이다. 기계적인 장벽은 여러 작용(예: 눈물흘림, 장의 연동운동, 소변배설)을 통해서 잠재적으로 해로운 물질을 신체에서 제거한다.

② 생물학적 방어

정상적으로 인간 신체의 넓은 영역에는 미생물체의 집락이 형성되어 있다. 구인두, 비인두, 소화기계, 생식기계 일부의 피부와 점막에는 모두 정상균무리라고 하는 미생물무리가 있다. 이 미생물들은 다른 미생물의 성장을 막는 물질을 생성하고, 필수영양소를 위해 더 해로운 유기물과 경쟁함으로써 집락형성 양상에 영향을 미친다.

③ 포식세포와 포식작용

포식작용은 손상 받은 세포와 이물질이 백혈구, 특히 호중구와 단핵 포식세포(단핵구와 대식세포)에 의해 섭취되는 과정이다. 두 세포는 모두 골수의 줄기세포에서 기원하고, 구조상으로는 다르지만 비슷한 방법으로 포식작용을 한다.

세포막의 표면 수용체가 이물질을 부착하고 빨아 들이고, 흡수하면 세포내부에 있는 효소가 이물질을 파괴한다. 호중구는 급성 면역과정 동안 침범한 미생물에 대해 가장 먼저 반응을 보인다. 염증반응이 시작되면 그 주변의 호중구 수는 6~12시간 내에 최고 수치에 달한다. 세포에서의 두 번째 반응은 주로 단핵구이다. 단핵구는 아주 짧은 시간 동안 혈류에 머무르고, 모세혈관 막을 통해 조직으로 탈출한다. 일단 조직으로 나가면 단핵구는 매우 큰 크기로 부풀어 대식세포가 되는데 대식세포는 특정조직을 부착하여 박테리아를 파괴하거나 혹은 조직에 머물면서 이물질을 포식한다. 대식세포는 몇 달, 심지어 몇 년 동안 신체 조직의 전반에서 생존할 수 있다. 서로 다른 조직의 대식세포는 환경적 다양성 때문에 외관이 다르고, 다른 이름으로 불려진다. 예를 들면 간에 있는 쿠퍼세포, 폐에 있는 폐포 대식세포, 피부와 피하조직에 있는 조직구, 뇌에 있는 미세아교세포 등은 모두 대식세포들이다.

④ 염증반응

염증은 화학약물, 열 외상, 미생물의 침입에 대하여 손상된 신체 조직이 보이는 급성 생리적 비특이성 반응이다. 이것은 신체가 손상된 조직을 회복하고 감염에 대항하여 방어하는 주과정이다. 초기 염증반응은 국소적이지만 열, 권태, 호중성구 증가증과 같은 전신적인 결과로 진행될 수 있다. 염증반응은 다음 3단계로 이루어진다.

제 1단계인 혈관 단계에서는 즉각적으로 그러나 짧은 기간 동안 혈관이 수축하고 곧이어 세동맥과 세정맥이 확장되고 히스타민, 프로스타글란딘, 키닌을 분비하여 혈관충혈과 부종이 발생한다.

제 2단계인 세포삼출물 단계에서는 호중성구 증가증, 간질액으로 집락자극인자 분비, 삼출물의 형성, 많은 단백질 수를 포함하는 맑은 장액 등의 특성이 나타난다. 삼출물의 기능은 백혈구와 항체를 염증 부위에 운반하고, 독소와 자극 물질을 희석하고, 조직복구를 위해 필요한 물질을 운반하는 것이다. 염증과정이 지속됨에 따라 장액성 삼출물은 세포의 조직파편이 포함된 크림색 흰 액체로 바뀐다.

제 3단계인 조직 복구와 대체 단계에서는 염증성 물질이 제거되고 결합조직세포가 증식한다. 또한 콜라겐 합성이 일어나 조직을 대체하게 된다.

이 과정에서 가장 중요한 결과는 많은 호중구와 대식세포가 손상 부위에 축적되는 것이며, 침입한 이물질의 불활성화 혹은 파괴, 파편 제거 그리고 초기 조직복구가 시작된다.

⑤ 사이토카인

사이토카인은 면역계의 호르몬으로써 화학적 전령의 기능을 담당한다. 사이토카인은 세포의 성장을 강화하고, 세포활성을 촉진하고, 세포간의 수송을 지휘하고, 대식세포의 기능을 자극하며 항원을 파괴한다. 또한 백혈구들 사이에서 전령으로 일하기 때문에 인터루킨(interleukins, ILs)이라고도 한다.

인터루킨-1(IL-1)은 IL-2, IL-3, IL-4, 감마 인터페론, IL-2수용체의 합성을 증가시킨다. 또한 림포카인 살상세포를 활성화시킨다. IL-2는 활성화된 T세포의 특이수용체와 결합하고, 자연살상세포(natural killer cell, NKCs)의 세포용해 활동을 현저하게 촉진한다. 자연살상세포는 특별히 분화된 림프계 세포로 사전의 민감화 과정없이 직접적으로 악성종양과 다양한 바이러스 감염 세포를 용해시킨다. IL-3과 B세포 분화인자는 항원감작 B세포(antigen-primed B)의 성장과 성숙을 위한 결정적인 신호를 제공한다.

사이토카인은 림포카인(림프구가 분비함) 혹은 모노카인(단핵구 혹은 대식세포가 분비함)으로 분류할 수 있다. 인터페론(림포카인의 한 유형)은 바이러스 공격에 대항하여 신체를 방어하는데, 특이 면역반응이 작용할 때 까지 방어작용을 담당한다. 인터페론은 세포가 바이러스에 감염되었을 때 생성된다. 인터페론은 바이러스 유전자의 전사와 암호 해독에 영향을 미친다. 또한 인터페론은 몇몇 암에 대항하여 신체를 보호하는 역할을 한다. 특히 이상세포의 세포분열과 증식을 방해하는 기능이 증명되었으며 또한 자연살상세포의 활동을 강화한다.

(2) 특이면역

일반면역 반응에도 불구하고 이물질이 살아 남았다면 특이면역 반응이 활성화된다. 특이면역이 가장 효과적이기 위해서는 이물질이나 유기체에 이전에 노출된 경험이 있어야 한다. 특이면역의 세포 구성 성분은 미생물을 구별하고 재노출 시에 반응강도와 반응시간을 조절한다.

특이면역 반응에는 세포매개면역과 체액면역의 2가지 유형이 있다. 대부분의 이물질들은 세포면역반응과 체액면역반응을 모두 자극한다.

① B와 T림프구

B와 T림프구는 골수의 줄기세포에서 기원한다. 태아의 성장과 출생 후 짧은 기간 동안 주요 림프기관은 세포매개와 체액면역반응을 담당하는 전능한 세포를 분화시키고 성숙시킨다. B림프구의 전처리는 골수 그리고 아마도 태아의 간에서 일어나는 것으로 생각되며, T림프구의 전처리는 흉선에서 일어난다.

B와 T림프구가 성숙하면 두 림프구 모두 생존기간 동안 단일 항원특이성을 맡고 있는 특이 항원에 대한 수용체를 획득하게 된다. 그 결과 "사전 프로그램화된" B와 T림프구 각각은 거대한 수의 클론을 생성하거나, 림프구를 복제할 수 있게 된다. 생산된 T세포의 유형은 그 기능에 따라 표 12-1-3과 같이 분류한다.

② 림프계

일차 림프기관에서 전처리 과정을 거친 후 B와 T림프구는 항원과 면역반응의 실제 상호작용이 일어나는 이차 림프조직으로 이동한다. 이차 림프조직은 여러 림프절에 위치하며 비장, 편도, 아데노이드, 충수, 골수, 소화기계와 같은 특수한 림프기

표 12-1-3 T세포의 종류와 기능

세포 종류	기능
세포독성 T세포(T8)	직접 공격하는 세포로 많은 미생물을 제거할 수 있음
	주 효과세포: 바이러스 감염세포, 암세포, 감수성 있는 이식세포
조력유발 T세포(T4)	가장 흔함
	면역반응을 전체적으로 조절하는 중요한 역할을 함
	종종 "주 수행자(master conductor)"로 불림
	림포카인을 분비함
억제 T세포(T8)	T4세포의 음성 되먹임기전 조절기의 역할
	신체조직을 공격하는 면역체계의 능력을 제한하기도 함
기억 T세포	특정 면역반응 동안 항원에 대해 민감
	신체에 저장되어 남아 있음
	같은 항원에 재노출되는 상황에서 빠르게 반응하도록 하는 능력이 있음

관에서도 발견된다. 이 림프조직은 미생물이나 독소가 혈류로 들어가서 넓게 퍼지기 전에 미리 차단하는 역할을 한다.

③ 세포매개면역반응

세포매개면역은 곰팡이, 기생충, 세포내 박테리아에 대해 반응한다. 또한 특정조직 이식의 거부와 수용 및 항체생성의 자극과 조절에서 중요한 역할을 하고 다양한 악성변화에 대해서 신체를 방어한다. T림프구는 항원수용체를 보유하고 있어서 특정항원과 결합한다.

특정항원에 의해 활성화하는 T세포는 많은 수의 클론을 생성할 수 있다. 전처리과정 후 T세포는 림프조직으로 이동하는데, 이 림프조직에서 T세포는 침입항원과 악성세포를 직접적으로 공격하는 작동세포의 역할을 한다. 또한 세포면역반응과 체액면역반응을 조절하는 조절인자로도 작용을 한다.

특정항원이 T세포를 자극하면 세포매개반응이 시작된다. 이 반응단계는 항원에 결합하는 대식세포에 의해 매개되는데, 대식세포는 항원의 인식을 촉진한다. 이후 대식세포는 사이토카인을 생성하는데 사이토카인은 T림프구를 자극하고, B림프구를 증식시키고 포식세포를 활성화한다.

④ 체액면역반응

체액면역반응은 세포외 반응으로 혈액과 조직액에서 발생한다. 체액면역은 대부분 박테리아, 박테리아 독소, 바이러스 공격에 대한 세포외 단계에서 반응을 시작한다. 체액면역에는 혈청단백질인 면역글로불린과 보체가 포함된다.

면역글로불린은 혈장세포와 기억세포로 분화하는 B림프구에 의해 생성되는 항체분자이다. 혈장세포는 항원과 결합하는 항체를 분비하는데 항원-항체 결합체는 대식세포에 의해 소화된다. 결합체를 제거한 후 기억세포는 순환혈액과 림프조직에 남아 있다가 항원을 다시 만났을 때 혈장세포로 성숙하게 된다. 면역글로불린은 항원에 대한 특이성이 있으며 여러 가지 유형이 있다.

- IgA(2가지 유형)는 눈물, 침, 호흡기와 소화기계의 분비액과 같은 체액에 농축되어 있으며 체내로 들어오는 것을 감시한다.
- IgM은 박테리아를 제거하는데 효과적인 장소인 혈류에 남으려고 하는 경향이 있다.
- IgG(4가지 유형)는 포식작용이 일어나기 전에 조직공간에 들어갈 수 있고, 능률적으로 미생물을 뒤덮는 작용을 할 수 있다.
- IgD는 세포의 활성화를 조절하는 B세포의 세포막에서 대부분 발견된다.
- IgE는 소량 존재하며 알레르기 증상의 원인이 된다.

보체는 혈류에서 비활성 형태로 순환하는 15개의 비특이성 단백질이다. 이 단백질은 첫 보체분자 C1이 항원-항체 복합체를 만났을 때 서로 단계적 연속적으로 활성화된다. 이 활성화 단계의 최종 생성물은 표적세포의 세포막을 용해하는 실린더인데 이 실린더는 체액과 분자를 세포 안팎으로 이동하도록 허용하고 표적세포를 살해한다(그림 12-1-4). 또한 보체는 항원과 항체의 상호작용을 촉진하고 염증과정, 특히 혈관 투과성과 대식작용을 자극한다.

⑤ 복합면역반응

구체적인 면역반응은 대식세포, 보체단백질, 세포와 체액면역 중 세포성분의 상호작용을 포함하는 복잡한 과정이다(그림 12-1-5). 대식세포는 초기 단계에서 작용하는데 림프계 조직에서 항원-특

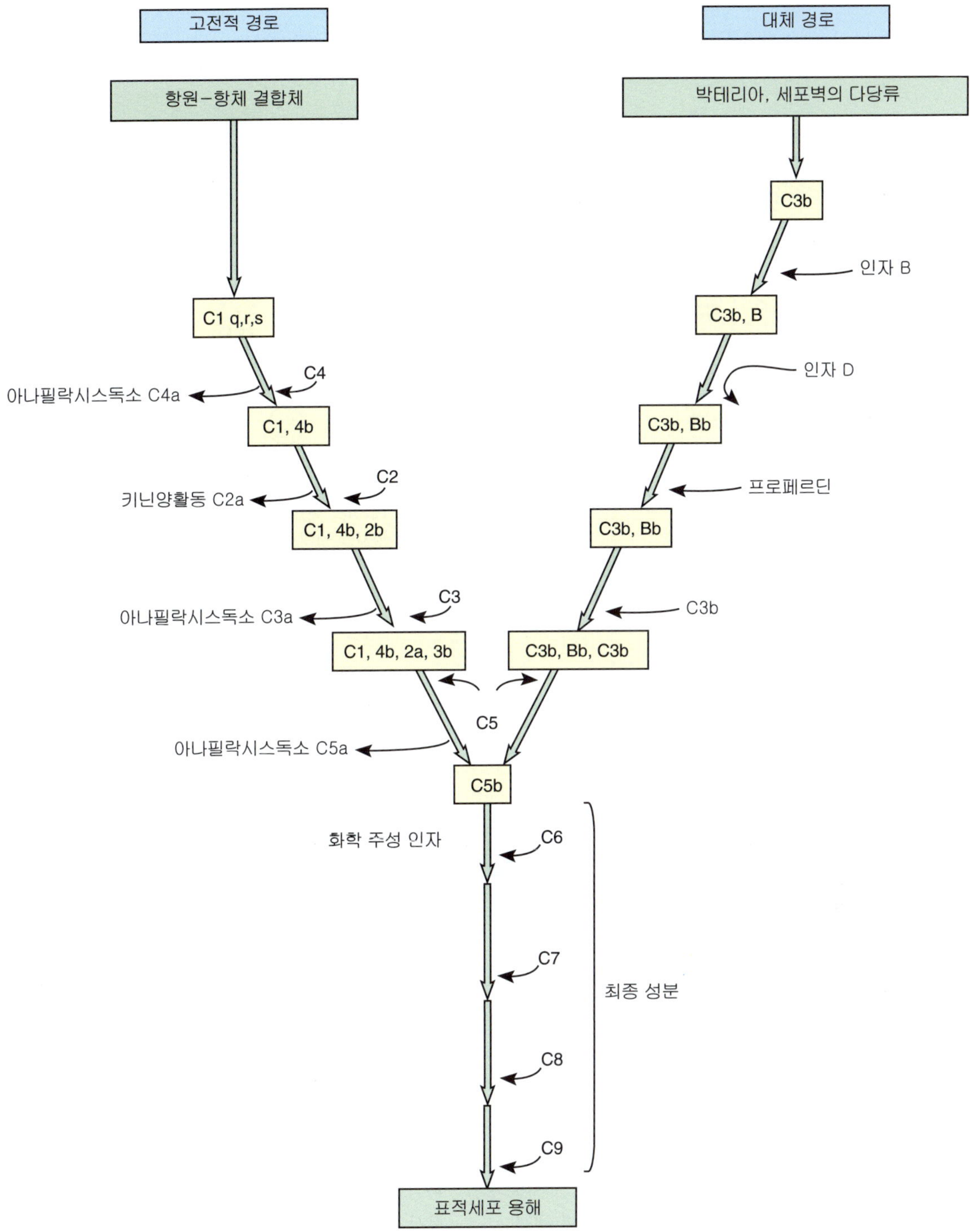

그림 12-1-4 보체연쇄반응을 나타내는 그림. 고전적 경로는 보체 C1을 통해 항원–항체 복합체로 활성화된다. 초기 보체반응의 연속은 발견의 순서에 기초한다.(C1, C4, C2, C3, C5, C6, C7, C8, C9); 뒤에 반응하는 물질은 그들의 반응 순서에 따라 번호가 매겨진다. 대체경로는 세균, 다당류와 같은 물질에 의해 활성화된다. 비록 보체체계가 신체를 보호하는 기본적인 기전이지만, 조절할 수 없을 정도로 활성화되면 염증을 생성하고 신체조직을 파괴하게 된다(Bb는 인자 B의 활성화된 형태이다).

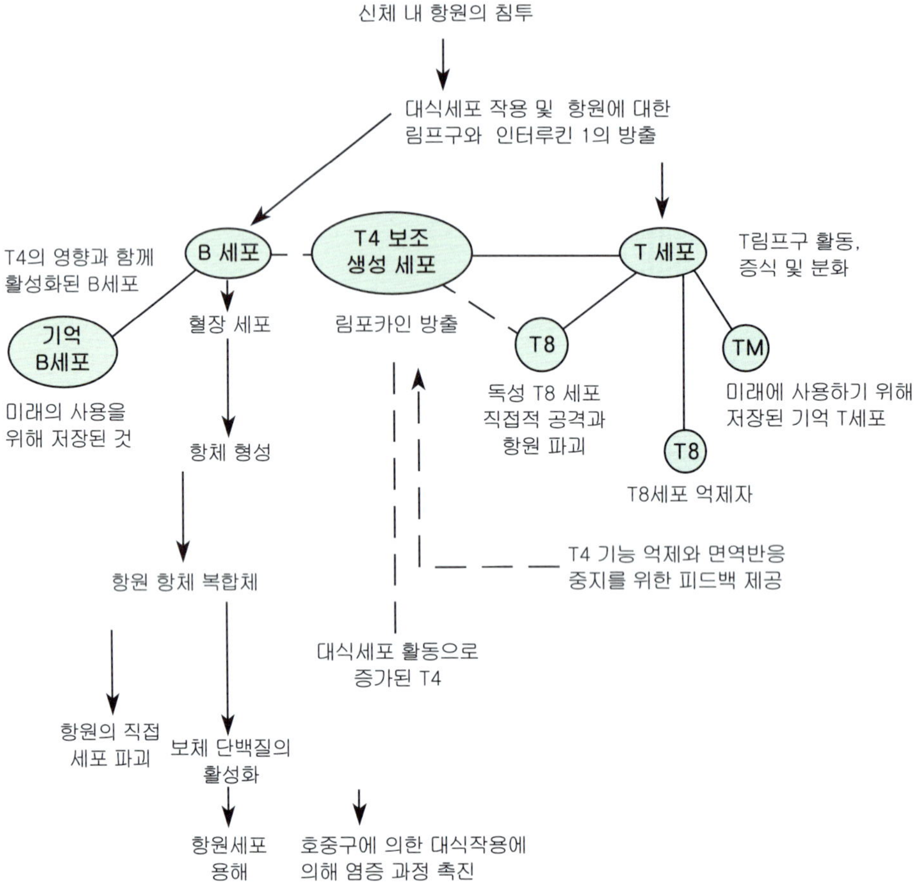

그림 12-1-5 복합면역반응의 모식도

이 T림프구에 항원을 인식, 저장, 제시하는 기능을 한다. 이어서 조력-유도 T4세포는 대식세포에 의해 방출된 화학인자(IL-1)의 도움으로 활성화된다. T4세포는 증식하고 림포카인으로 알려진 화학 물질을 생산하여 항체를 생산하는 B림프구, 세포독성 T세포, 억제 T세포 그리고 포식하는 대식세포의 활성화와 증식을 번갈아 자극한다. 항체의 생산은 보체 단백질을 활성화시킨다. 이 모든 요소들은 함께 작용하여 결합체의 직접적인 공격과 화학적인 과정을 통해 항원을 파괴한다. 면역반응이 더 이상 필요하지 않게 되면 억제 T세포는 T4 조력세포에 피드백을 제공하여 방어작용을 중단시키는 한편 기억세포는 해당 항원에 다시 노출될 때 방어작용을 다시 활성화시킨다.

2) 숙주저항부전

정상적인 상황에서 면역체계의 다양한 성분은 외부 미생물과 악성세포에 대항하여 신체를 방어하는 복잡한 기전의 네트워크를 제공한다. 하지만 어떤 상황에서는 면역체계의 성분들이 제대로 작

표 12-1-4 숙주저항부전의 위험요인

숙주 결함	위험요인
대식기능 부전	방사선 요법
	영양 결핍
	당뇨병
	급성 백혈병
	코르티코스테로이드
	세포독성 화학요법 약물
	재생불량성 빈혈
	선천성 혈액질환
	알코올중독
보체계통 결핍	간질환
	전신홍반성루푸스
	겸상 적혈구 빈혈
	비장절제술
	선천성 결핍
세포매개(T림프구) 면역반응 부전	방사선 요법
	영양 결핍
	노화
	흉선 무형성
	후천성 면역결핍증후군
	호지킨병/림프종
	코르티코스테로이드
	항림프구글로불린
	선천성 흉선기능장애
체액(항체)면역부전	만성 림프구성 백혈병
	다발골수종
	선천성 저감마글로불린혈증
	단백소실 장병증(염증성 장질환)
물질적/기계적/화학적 장벽의 손상	외상성 손상
	욕창궤양/피부 결함
	침습적 의료행위
	혈관질환
	피부질환
	영양장애
	화상
	호흡기 삽관
	눈물샘과 비뇨기계와 같은 신체 배액 체계의 기계적 폐색
	의식수준 저하
단핵 대식세포 체계 부전	간질환
	비장절제술

용하지 못해 숙주저항부전을 초래하기도 한다. 종종 이러한 면역억제 상태를 코르티코스테로이드와 세포독성 화학요법제제 등을 이용하여 화학적으로 유발하기도 한다. 숙주방어의 일부 결핍으로 인해 감염이 되는 경우를 면역억제 또는 면역손상이라고 한다.

손상을 입은 면역체계의 부위에 따라 숙주방어 결함의 증상과 효과는 다양하다(표 12-1-4). 저항력이 저하된 숙주의 일반적인 특징은 감염의 재발, 해롭지 않은 인자에 의해 야기된 감염(기회감염 미생물), 만성 감염, 피부발진, 설사, 성장장애, 특정 종양에 대한 감수성 증가 등이다.

임상적 적용

자가학습: 비판적 사고

1. 적혈구용해결함이 혈액계의 기능에 미치는 영향을 기술하시오.
2. 면역반응에서 T-세포 면역의 역할을 설명하시오.

혈액계와 면역계 사정

사정
- 건강력
- 신체검진

진단검사와 결과 해석
- 적혈구 검사
- 백혈구 검사
- 일차지혈장애 검사
- 이차지혈장애 검사
- 혈액계 질환과 면역질환의 진단검사

면역손상 환자의 사정
- 건강력
- 면역손상의 위험요인

학습목표

- 혈액계 질환과 면역질환을 사정하기 위해 필요한 건강력과 신체검진 영역을 규명할 수 있다.
- 혈액계 질환과 면역질환을 사정하기 위해 필요한 진단적 검사를 구분할 수 있다.
- 혈액계 질환과 면역질환을 규명하기 위해 대상자의 건강력, 신체검진, 진단적 검사 결과를 통합할 수 있다.

혈액계 질환과 면역질환은 생명을 위협하는 것이 많다. 일반적으로 혈액계 질환은 혈구 등 혈액학적 구성 성분의 과잉 생성, 생성부족 혹은 기능부전으로 구분된다. 면역질환은 주로 면역계 요소의 저활동성 또는 과활동성에 의해 발생한다. 혈액계와 면역계는 복잡하고 서로 밀접하게 연관되어 있다. 그러므로 한 체계의 질환 또는 기능부전은 다른 체계에 영향을 미친다.

1. 사정

1) 건강력

대상자가 잠재적으로 혈액계 질환이나 면역질환을 가지고 있는지 알아보기 위해서는 건강력을 철저하게 조사해야 한다. 대상자는 주호소를 모호하고 관련성 없는 증상들로 진술할 수도 있다. 환자의 건강력을 사정할 때는 신체계통들의 복잡한 생리를 염두에 두어야 한다. 주호소의 발병 시기와 지속 시간에 대한 정보를 수집한 후에 대상자의 의학적 병력, 이전의 치료방법, 가족력을 조사한다. 표 12-2-1에 대상자의 혈액학적 및 면역 질환에 선행하는 조건이나 치료에 대해 요약하였다. Box 12-2-1, Box 12-2-2에는 노인과 아동의 간호에서 특별히 고려해야 할 점을 요약하였다. 다음은 대상자 면담과정에서 안내가 될 만한 질문들이다.

- 주 호소는 무엇인가?
- 상부호흡기, 하부호흡기, 요로계, 질 그리고구

표 12-2-1 혈액학적 질환 및 면역질환과 관련된 건강력

대상자의 건강력	잠재적인 질환
만성질환(염증, 감염)	빈혈
영양결핍(아연, 엽산, 비타민 B_{12})	빈혈
영양결핍(비타민 K, 흡수불량)	응고병증
내분비(갑상선, 뇌하수체) 기능부전	빈혈
비장기능항진증	빈혈, 혈소판감소증
후천성 면역결핍증후군	빈혈, 호중성백혈구감소증
악성종양	범혈구감소증
화학요법 노출	호중성 백혈구감소증, 용혈성 빈혈
인공심장판막이식 또는 혈관이식	용혈성 빈혈
콜라겐 혈관질환	혈전성 혈소판감소자반증(TTP)*
과민반응	혈전성 혈소판감소자반증(TTP)*
바이러스, 박테리아, 또는 진균감염	혈전성 혈소판감소자반증(TTP)*
요독증	응고병증
만성 알코올중독	응고병증
간질환	응고병증, 혈전증
혈관염(맥관염)	혈전증
죽상경화증	혈전증
만성폐쇄성폐질환	적혈구 증가증
흡연	적혈구 증가증
선천성 심장질환	적혈구 증가증
과거 치료 / 약물	
헤파린	혈소판 감소증
항생제	무과립구증
carbamazepine	무과립구증
알킬화제(항암제)	백혈병, 림프종, 범혈구 감소증
수혈	빈혈
아스피린, 비스테로이드항염증제	응고병증
와파린	응고병증
스테로이드	백혈구 증가증
다양한 약물, 화학물질, 그리고 독소	용혈성 빈혈
가족력	
겸상적혈구빈혈	빈혈
지중해성 빈혈	빈혈
선천성 용혈빈혈	빈혈
적혈구증가 질환	진성 적혈구증가증
폰빌레브란트병	출혈성 질병
혈우병	출혈성 질병

* TTP=thrombotic thrombocytopenic purpura

Box 12-2-1
노인의 잠재적인 혈액학적 위험 요인

- 철분 섭취부족, 건강하지 않은 치아(육류를 씹기 어려움) 혹은 경제적인 어려움(철분을 함유한 육류 혹은 대체식품의 섭취가 충분치 않게 됨)은 노인의 철결핍성 빈혈의 위험요인이 된다. 노인들은 또한 관절염 치료를 위한 비스테로이드성 소염제 복용, 치질이나 용종 또는 진단되지 않은 결장암으로 인해 소량의 위장관 출혈을 겪을 수 있다. 이러한 혈액의 손실이 철결핍성빈혈의 위험요인일 수 있다.
- Vitamin B_{12} 흡수불량(위축성 위염의 결과)은 노인에게 거대적혈구성 빈혈의 위험을 높인다.
- 면역기능의 저하는 노인의 백혈병, 림프종, 다발성 골수종의 위험을 높인다.
- 항응고치료(예: 심방세동을 치료하기 위해)는 혈소판의 기능저하를 가져 올 수 있고, 출혈의 위험요인이 된다. 이는 특히 지남력이 상실되었거나 활동이 감소된 노인에게 아주 위험한 요인이다.

Box 12-2-2
아동의 혈액학적 및 면역질환

- 철결핍성 빈혈
- 거대적혈구 빈혈
  엽산결핍
  Vitamin B_{12} 결핍
- 납중독에 의한 이차적 빈혈
- 겸상적혈구빈혈
- 지중해성 빈혈
- 용혈성 빈혈
  신생아 용혈성 질환
  포도당-6- 인산염 탈수효소 결핍
  피루브산염 키나아제 결핍
- 면역성 혈소판감소증
- 혈우병
- 혈전성향증
- 백혈병
- 호지킨병
- 선천성 면역결핍증

강내 감염 등의 감염성 질환이 자주 발생했었는가?

- 타박상이나 출혈(이유가 밝혀지지 않은 타박상, 코피, 잇몸 출혈, 다량의 월경, 객혈, 혈뇨, 위장관계 장애, 검은 변 등)이 있었는가?
- 자신의 에너지 수준과 활동 내구성은?
- 두통, 어지러움, 시력장애, 일과성 허혈발작, 뇌졸중 또는 기면 등을 자주 경험하는가?
- 림프절의 비대 또는 피부발진을 발견한 적이 있는가?
- 열, 야간 발한 또는 의도하지 않은 체중 감소가 있는가?
- 이물질이나 화학약품에 노출된 적이 있는가?
- 출혈성 질병, 빈혈, 혈액암 또는 면역질환과 관련된 가족력이 있는가?
- 어떤 약물을 복용하였으며 얼마나 오랫동안 복용해 왔는가?

2) 신체검진

철저한 신체검진은 혈액 또는 면역계 질환의 신체적 징후를 확인하는데 필수적이다. 표 12-2-2에 혈액과 면역계의 다양한 질환을 암시하는 검진소견을 요약하였다.

간호사는 피부의 창백, 황달 또는 얼굴의 다혈색, 비정상적인 출혈징후 등을 조사한다. 또한 응고병증 또는 겸상적혈구 빈혈증에 의한 혈관절증을 암시하는 통증, 부종, 운동범위의 제한 등 대상자의 관절상태를 평가한다. 표재성 점막피부 출혈과 점상출혈은 저혈소판증을 암시할 수 있고, 소양성 점상출혈 군집이 촉진되는 경우는 혈관염을 의심할 수 있다.

광범위 표재성 자색반, 큰 혈종 또는 혈관절증은 응고질환을 암시할 수 있다. 또한 간호사는 피부발

표 12-2-2 혈액계 또는 면역질환과 관련이 있는 결과들

신체검진	건강력	관련질환
창백, 호흡곤란, 어지러움, 빈맥, 설염	피로 두통 이식증(점토, 세탁물 녹말, 흙 또는 얼음을 갈망)	철결핍성 빈혈
창백, 호흡곤란, 어지러움, 빈맥, 설염, 매끄러운 혀, 구내염, 황달, 감각이상, 보행 조화운동불능, 의식수준 변화	피곤 두통 흰머리가 빨리 생김	거대적혈구성 빈혈
출혈(반상출혈, 점출혈, 비출혈), 창백, 어지러움, 빈맥	피곤 두통 빈번한 감염의 병력(상부 호흡기계, 연조직염, 직장주변) 이전의 바이러스 감염(간염, 전염 단핵구증, 인간면역결핍바이러스, 거대세포바이러스) 재생불량성 빈혈의 가족력	재생불량성 빈혈
결막, 점막, 손, 점막, 손바닥, 그리고 발바닥이 창백함, 호흡곤란, 어지러움, 빈맥, 뼈통증, 가슴 또는 복부의 통증, 비장비대, 열, 다리와 발목의 궤양, 무통성 혈뇨	흑인 겸상적혈구빈혈의 가족력 빈번한 감염 시력부전 관절손상 만성 신부전 뇌졸중 병력	겸상적혈구빈혈
창백, 호흡곤란, 어지러움, 황달, 비장비대, 담석증	지중해 연안 주민, 또는 중동, 남부와 동남 아시아인, 그리고 아프리카계 혈통	지중해 빈혈
비장비대, 간비대, 얼굴과 결막의 다혈색, 고혈압, 가려움증, 어지러움, 두통, 혈전증, 혈전성 정맥염	시력장애 상복부 불쾌감 심혈관의 기능저하 출혈경향 발가락의 무감각과 작열감 (말초혈관의 기능부전)	적혈구증가증
구강궤양, 인후통, 림프절병증, 비장비대, 간비대, 감염(감염의 최소 징후)	재발하는, 심각한 감염의 병력 피로 최근 방사선 또는 화학요법 치료	백혈구감소증

표 12-2-2 혈액계 또는 면역질환과 관련이 있는 결과들 (계속)

신체검진	건강력	관련질환
감염, 출혈, 뼈 통증, 비장비대, 피부와 잇몸의 병변, 백혈구 수치가 극도로 높은 백혈구응집(두통, 혼돈, 중추신경계의 경색, 급성 호흡기능부전, 폐경색)	재발하는 감염의 병력 피로 식욕부진 체중 감소	급성 또는 만성 백혈병
뼈 통증, 창백, 쇠약, 피로	재발하는 감염의 병력 신기능부전 고칼슘혈증 (갈증, 기면, 혼돈, 다뇨증, 변비)	다발골수종
체중 감소, 열, 야간발한, 무통의 림프절병증, 비장비대, 복부통증	피로 식욕부진 감염의 병력	호지킨병 또는 비호지킨 림프종
점막피부표면의 출혈, 신체의 점상출혈, 비출혈, 객혈, 토혈, 혈뇨, 직장출혈, 질 출혈, 복강내출혈(광범위 복부통증, 안절부절, 불안, 창백, 경직, 복부피부에 거무스름한 착색, 빈맥, 빈호흡, 그리고 저혈압), 두개내 출혈(두통, 구토, 의식 수준 저하, 시각신경유두부종, 서맥)	바이러스 또는 박테리아 감염의 병력 비장기능항진증 골수에 영향을 미치는 악성종양 면역질환의 병력 알코올 중독 임신	저혈소판증
혼돈, 두통, 변화된 정신 상태, 불완전마비, 언어상실증, 연하곤란, 혼수, 발작	감각이상 시각장애	혈소판감소자반증
표면의 자색반, 점막피부의 출혈, 출혈, 관절 통증과 부종(관절내 출혈로 인한), 심부 혈종	환자나 가족 구성원에서 과도하거나 재발하는 출혈의 병력 알코올중독 간염 간 질환 영양실조 흡수장애 증후군(위장관에서 비타민 K의 흡수에 영향을 미친다)	응고장애

진, 가려움증 그리고 찰과상에 주목해야 한다. 사지에서는 혈전정맥염을 나타내는 충혈, 압통, 온감 혹은 부종을 평가한다. 입술과 손톱의 청색증을 평가한다. 곤봉형손톱은 만성 저산소증을 가진 환자에게 나타날 수 있다. 하지와 발목궤양이 있다면 겸상적혈구 빈혈을 의심할 수 있다.

대상자의 눈과 입을 검사한다. 시력변화는 적혈구증가증으로 인한 고점도 또는 겸상 적혈구 빈혈증에 의한 망막경색을 의미할 수 있다. 콧구멍, 잇몸, 입의 점막에서 출혈의 증상을 사정한다. 구강점막의 창백증은 빈혈의 중요한 지표이다. 혀의 변화는 철분결핍성과 거대적혈구성 빈혈을 가진 대상자에서 나타날 수 있다. 감염 또는 악성 암을 평가하기 위해 인후를 검사하고 림프절을 촉진한다.

빈혈 또는 감염이 있는 환자에게는 빈맥과 빠른 호흡이 나타날 수 있다. 심한 빈혈에서는 S_4 심음이 들릴 수 있다. 운동 시 호흡곤란과 혈압의 기립성 변화는 빈혈의 또 다른 증상이다. 철저한 폐음청진과 객담검사를 실시하여 호흡기계 감염의 가능성을 배제한다. 적혈구증가증 환자의 간헐적 파행과 협심증은 산소 운반과 관련된 문제가 있음을 시사한다. 적혈구증가증 환자는 흔히 고혈압을 경험한다.

복부와 골반의 신체검진을 통해 혈액학적 혹은 면역학적 상태를 나타내는 림프절병증, 비장비대, 간비대 등을 확인한다. 간호사는 또한 요로감염, 질감염, 직장주변의 감염에 대해 철저히 검사해야 한다. 신체 분비물 또는 체액(대변, 소변, 구토 또는 위 분비물)에 혈액이 섞여 있는지 확인한다.

신경계 이상도 혈액학적 질환을 가진 대상자에게 나타날 수 있다. 예를 들면, 두통과 어지러움은 빈혈의 증상이다. 두통과 어지러움이 머리가 꽉 찬 느낌과 함께 있을 때는 적혈구 증가증일 수 있다. 혼돈, 두통, 의식상태의 변화, 불완전마비, 실어증, 언어장애, 혼수, 발작, 감각이상과 시력문제 등은 혈전성 혈소판감소자반증과 관련이 있다. 의식상태의 변화, 두통, 시신경유두부종, 구토, 넓어진 맥압을 동반하는 서맥은 두개내압 상승을 시사하며 이는 응고병증을 가진 환자의 두개내출혈에 의해 발생할 수 있다.

2. 진단검사와 결과 해석

임상병리검사를 통해 혈액계 또는 면역계 성분들이 적정량 생성되는지를 판단할 수 있다. 이런 성분들이 적절하게 기능하고 있는지에 대한 추가 검사가 필요할 수도 있다. 중환자실에서는 혈액계과 면역계의 상태가 심각한 환자를 자주 볼 수 있으므로 이들의 신체상태와 그 원인에 따른 검사를 이 장에서 설명하고자 한다.

1) 적혈구 검사

적혈구는 조직 내 산소공급을 위해 필수적이다. 적혈구의 과잉생성은 적혈구증가증을 초래한다. 적혈구증가증에서는 적혈구용적율이 증가하고 적혈구의 질량도 증가한다. 빈혈은 적혈구의 생산 감소, 적혈구 파괴의 증가 또는 급성 혈액손실 때문에 적혈구가 감소하는 상태이다.

빈혈을 평가할 때는 전혈구수(complete blood count, CBC), 적혈구지표, 그물적혈구수, 철검사, 말초 혈액도말검사를 실시한다. 이들 검사결과에서 비정상이 나오면 관련 검사를 더 시행해야 한다.

(1) 전혈구수

전혈구수는 골수에서 생성하는 적혈구, 백혈구, 그리고 혈소판에 대한 종합적인 지표를 제공한다.

또한 환자의 헤모글로빈 수치, 적혈구 용적율, 적혈구 지표 그리고 백혈구 감별계수를 보여준다.

(2) 적혈구지표

적혈구지표(RBC indices)는 적혈구의 구조나 기능적 특징을 임상 수치로 나타낸 것이다. 표 12-2-3

표 12-2-3 적혈구지표

검사	정상치	의미	비정상결과의 원인
평균적혈구용적	82-98m^3	혈액표본의 적혈구 평균 용적을 가리킨다. 수치의 감소는 적혈구가 정상보다 작은 것 의미(소적혈구, microcytic) 수치의 증가는 적혈구가 정상보다 큰 것 의미(대적혈구, macrocytic)	감소: 빈혈(철결핍, 겸상 세포, 용혈), 알파 혹은 베타 지중해 빈혈증, 만성질환, 방사선 요법, 심내막염, 게실염, 온난 자가항체 증가: 알코올중독, 경화증, 엽산결핍, 비타민 B_{12} 결핍, 췌장염, 만성림프구성 백혈병, 재생불량성 빈혈
평균적혈구 헤모글로빈량	26-34pg	각 적혈구내 헤모글로빈의 평균 무게를 가리킨다.	감소: 빈혈(철 결핍, 소적혈구, 정상 적혈구) 증가: 빈혈(대적혈구, 악성), 저온응집소 상태, 단일세포군의 혈액 단백질 존재, 헤파린나트륨, 헤파린칼슘.
평균적혈구 헤모글로빈농도	31-38%	적혈구의 크기에 비례한 헤모글로빈의 양을 가리킨다. 저헤모글로빈 또는 정상헤모글로빈, 헤모글로빈 농도와 적혈구의 색깔을 표현하는 결과이다.	감소: 빈혈(철결핍, 만성, 거대적혈구, 소적혈구, 철적모구) 증가: 저온응집소, 유전구형적혈구증, 혈관내 용혈, 헤파린칼슘, 헤파린나트륨
적혈구 분포 폭	13.4-14.6%	혈액 표본내의 적혈구 폭의 균질성 양을 측정한다. 적혈구 폭의 다양성은 적혈구 분포 폭이 증가되었음을 의미한다.	감소: 철분 재이용의 결함 증가: 철 부족
그물적혈구수	1-2%	골수로부터 방출되어진, 미성숙 적혈구의 양을 가리킨다. 총 적혈구에서 차지하는 비율로 명시한다. 적혈구 감소 상태에서 망상적혈구 수 감소는 골수 기능장애를 가리킨다.	감소: 알코올 중독, 빈혈(재생불량, 철결핍, 거대적혈구, 악성), 만성감염, 점액수종, 방사선 용법 증가: 용혈성 빈혈, 출혈, 백혈병, 말라리아, 적혈구증가증, 임신, 겸상적혈구빈혈, 지중해빈혈증, 혈전성 혈소판감소자반증

표 12-2-3 적혈구지표 (계속)

검사	정상치	의미	비정상결과의 원인
혈청 철	성인 남성 50-160㎍/dL 성인 여성 40-150㎍/dL	혈청 내 철의 양을 가리킨다. 혈청 내 낮은 수치가 나오면 다른 테스트[예: 페리틴, 트란스페린 총 철 결합 능력)를 통해 철 결핍성 빈혈이 존재하는지 결정한다.	감소: 급성 혈액손실, 철 결핍성빈혈, 위절제술, 흡수장애, 악성종양, 류마티스 관절염, 요독증
혈청 페리틴	성인 남성 15-200ng/mL 성인 여성≤40세 11-122ng/mL 성인 여성>40세 12-263ng/mL	체내의 충분한 철 저장량과 비례함. 페리틴은 간과 그물내피계통에 저장되고, 신체의 철 요구량에 맞추어 혈청으로 방출된다.	감소: 혈액투석, 염증성 장 질환, 철결핍성빈혈, 위장관 수술, 임신 증가: 빈혈(만성, 용혈, 거대적아구성, 악성, 철적모구성,만성감염, 만성 염증, 만성신장질환, 철의 섭취초과, 간질환, 악성종양, 다량의 수혈, 류마티스관절염, 지중해 빈혈증)
총철결합능	250-400mg/dL	트랜스페린과 결합가능한 철의 최대 양을 가리킨다. 만성 염증질환과 빈혈 구별에 유용함	보통: 만성 염증 질환 증가: 철결핍성 빈혈
혈청 트랜스페린	200-400mg/dL	혈청 트란스페린 수용체와 철을 결합하여 철을 운반하는 혈장 단백질이다. 철결핍에서 더 민감한 지표이며 혈청 철과 페리틴을 대체할 수 있는 전통적 지표이다.	감소: 경화증, 헤모글로빈 침착증, 염증, 신장질환, 출혈, 간염, 갑상샘저하증, 소적혈구 빈혈, 악성빈혈, 지중해빈혈증 증가: 철 결핍 상태

에 적혈구 지표와 비정상적 임상 검사결과의 원인에 대해서 제시하였다.

(3) 말초혈액도말검사

말초혈액도말검사는 적혈구 구조의 이상을 보여준다. 말초혈액도말검사에 의해 검출된 다양한 비정상 결과와 추가검사를 표 12-2-4에서 제시하였다.

성숙한 적혈구에는 핵이 없다. 핵이 있는 적혈구는 골수에서 성숙하므로 말초혈액에서는 발견되지 않는다. 핵이 있는 적혈구는 급성출혈, 저산소증, 용혈성 빈혈, 또는 거대적혈구 빈혈과 같은 상황에서 말초혈액도말검사에 나타난다. 이러한 원인들 이외에 핵이 있는 적혈구는 악성질환, 골수섬유증 또는 육아종이 있을 때 발견되기도 한다. 또한 핵이 있는 적혈구는 비장이 없는 대상자에서 나타나는데 정상적으로는 비장에서 이러한 유핵적혈구를 인식하고 제거한다.

둥근적혈구(spherocyte)와 타원적혈구(elliptocyte)는 비정상적인 모양의 적혈구이다. 이들은 보통 적혈구의 세포막에 손상을 유발하는 유

표 12-2-4 말초혈액도말검사: 비정상 적혈구

비정상	관련진단	추가 검사
유핵 적혈구 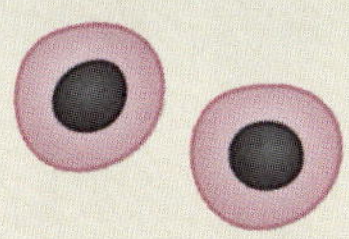	급성 출혈, 저산소증, 거대적혈구빈혈증	비타민 B_{12}와 엽산 농도; 출혈에 대해 평가한다; 산소포화도, 저산소증에 대한 동맥혈가스 검사
구형적혈구, 타원적혈구 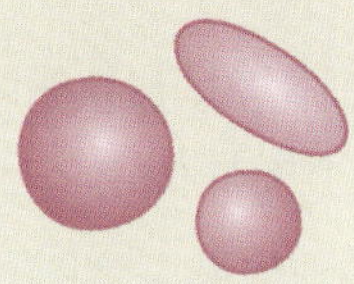	유전적 구형적혈구증 및 유전타원적 혈구증으로 인한 용혈성빈혈	망상적혈구 수, 혈청 빌리루빈, 혈청 젖산탈수소효소(LDH), 직접 쿰스 검사(direct Coombs' test), 삼투압 취약성
염주모양 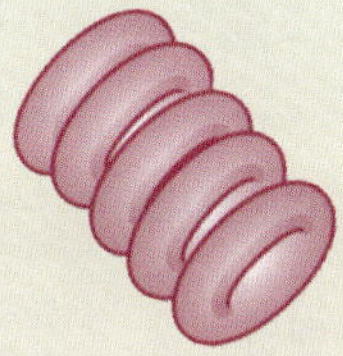	다발성골수종	혈청단백 전기영동 검사, 벤스 존즈 단백뇨 검사
표적세포, 겸상적혈구, 세포질 포함 혈구 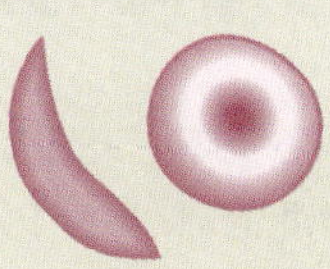	겸상 적혈구빈혈증, 지중해성빈혈증	헤모글로빈 전기영동 검사 (헤모글로빈 F와 A2)
분열적혈구 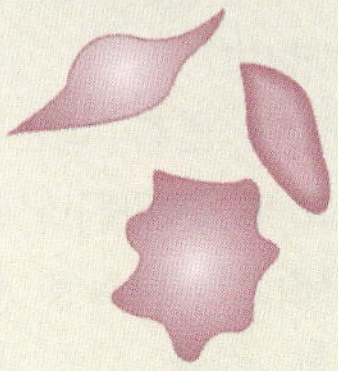	혈전성 혈소판감소자반증, 기계적인 용혈	망상적혈구수, 혈청 젖산탈수소효소, 혈청 빌리루빈, 응고검사, 심장 청진

전성질환자에게 나타난다. 이러한 불규칙한 세포는 정상적으로 비장에서 잡히고 파괴되는데 용혈성 빈혈의 원인이 되기도 한다. 적혈구 삼투압 취약성검사는 적혈구가 얼마나 쉽게 용혈되는지를 보여주는 검사이다. 용혈이 의심되면 혈청 젖산탈수소효소(LDH)와 혈청 빌리루빈수치를 검사한다.

적혈구군집(쌓아 놓은 동전을 닮은 말초혈액 적혈구)이 존재하면 다발성 골수종을 의심할 수 있다. 만약 다른 임상결과가 이를 지지한다면, 혈청 단백 전기영동검사와 Bence Jones 단백질 검출을 위한 뇨단백검사를 실시한다.

말초혈액도말검사에서 표적세포, 겸상세포, 세포질이 함유된 적혈구가 발견되면 헤모글로빈 전기영동검사와 헤모글로빈F, A_2검사를 실시한다. 이런 방법으로 베타 지중해빈혈과 겸상적혈구 빈혈을 진단할 수 있다.

인공심장판막이 있는 대상자에게 분열적혈구증가증(schistocytes)이 있다면 기계적 용혈을 의심한다. 열, 저혈소판혈증, 신기능 부전 그리고 신경학적 이상이 있는 분열적혈구증가증 환자는 혈전성 혈소판감소자반증이 의심되므로 즉각적인 중재를 제공한다.

2) 백혈구 검사

백혈구는 병원균을 인지하고 파괴하기 때문에 백혈구 수의 증가는 감염을 의미하며, 백혈구 수가 증가할수록 감염의 심각성이 커지는 경향이 있다.

(1) 백혈구 수

백혈구 수는 순환하는 백혈구의 수를 측정하는 것으로 항상 백혈구 분별계수와 환자의 임상상태를 관련시켜 평가한다. 백혈구 분별계수는 백혈구 아형(호중구, 호산구, 호염기구, 단핵구, 림프구)의 백분율이다. 백혈구의 여러 종류에 대해서는 이미 설명하였다. 표 12-2-5에 백혈구 및 백혈구 분별계수의 정상치를 제시하였다.

감염이 아닌데 백혈구가 증가하는 경우는 스테로이드 사용, 외상, 스트레스, 백혈병, 출혈, 조직괴사, 탈수 등이 있을 때이다. 표 12-2-6에 백혈구

표 12-2-5 백혈구 수와 백혈구 감별계수

검사	정상치
백혈구수	4,500–11,000 cells/mm^3
감별계수 (총 백혈구수에 대한 백분율)	
과립구	
분엽핵호중구	54–62%
띠호중구	3–5%
호산구	1–3%
호염기구	0–0.75%
단핵구	3–7%
림프구	25–33%

표 12-2-6 백혈구 수 증가의 원인

비정상	잠재적인 원인
호중구증가증	감염, 염증질환, 조직파괴, 악성종양, 약물 유발 용혈, 당뇨병 케톤산증, 골수증식질환, 특발성
호산구증가증	알러지, 과민 반응, 기생충감염, 면역학적 장애, 부신 기능 부전
호염기구증가증	골수증식질환, 알러지 상태, 점액수종, 궤양결장염, 호염기구증가성 백혈병
단핵구증가증	악성종양, 감염, 호중구감소증으로부터 회복, 류마티스 질환, 단핵구증가증 백혈병, 염증성 장질환, 경화, 사르코이드증, 약물반응
림프구증가증	감염(특히 바이러스), 백일해, 급성 감염성 림프구증가증, 면역학적 질환, 림프세포증식질환

의 과잉생성과 잠재적 생리적인 원인으로 인한 비정상 임상결과를 요약하였다. 백혈병이 있는 환자는 골수에서 아세포(미성숙 과립구)가 과도하게 생성되기 때문에 백혈구 수가 1mm^3 당 100,000개보다 많아진다. 이러한 환자들은 백혈구울혈의 위험이 있고, 아세포가 뇌와 폐의 모세혈관에 축적된다. 백혈구울혈의 임상증상은 두통, 혼돈, 중추 신경계 경색, 급성 호흡기 기능부전과 폐의 침윤병소 등이다.

면역억제요법, 골수기능부전이나 침윤과정 때문에 생성이 감소되면 백혈구 수가 줄어든다. 순환 호중구의 감소는 골수손상, 골수침윤, 영양결핍, 또는 선천성 골수모세포의 결함 때문이다. 호중구 감소증의 다른 원인으로는 비장 분리와 파괴, 면역매개과립구의 파괴 또는 저항할 수 없는 감염 등이 있다. 림프구감소증은 가장 흔하게는 악성종양에 의해서 그리고 콜라겐혈관병일 때 발생한다. 후천성면역결핍증후군과 후천성면역결핍증후군 관련 복합질환은 림프구 감소증의 흔한 원인들이다.

백혈구 분별계수가 비정상인 경우는 원인이 다양하다. Bands(호중구 전구물질) 수의 증가를 의미하는 좌측편위는 감염이 진행되고 있음을 의미한다. 말초혈액에서 아세포의 비정상적인 수치는 백혈병 또는 골수증식성 질환을 암시한다.

(2) T와 B 림프구 검사

11장에서 언급한 바와 같이 림프구는 T세포와 B세포로 분류된다. T세포는 자기와 비자기를 구별하는 능력이 있다. 특정 림프구의 표면단백질에 대항하는 단일클론항체는 순환하는 림프구의 형태와 부분 모집단의 유형을 확인하는데 이용된다. 또한 혈액암과 자가면역질환을 규명하는데 유용하다. 이 검사의 구체적인 예는 후천성면역결핍증후군을 가진 환자에서 T세포 부분 모집단인 CD4$^+$를 사정하는 것인데 1mm^3 당 400보다 작은 CD4$^+$ 수치는 예후가 양호하지 않음을 의미한다. 표 12-2-7에 림프구증가증과 림프구감소증의 원인을 열거하였다.

항원이 B세포를 자극하면 B세포는 혈장세포로 분화하고 항체를 생성한다. 혈장세포가 림프계 조직에 있지만 혈장세포의 항체생성 평가는 혈청단백과 요단백 전기영동검사를 통해서 할 수 있다. 자가면역질환은 신체가 자신의 조직에 대항하여 항체를 생성할 때 발생하는데 기관 특이적일 수도 있고(예: 그레이브스 질환) 또는 넓게 파종되거나 다양한 장기를 침범할 수도 있다(예: 전신성홍반성 루푸스). 진단적 검사로는 다양한 조직에 대항하는 혈청항체를 검출하는 것이 있는데 C-반응단백, 항핵항체, 류마티스 인자 그리고 적혈구 침전율은

표 12-2-7 림프구증가증과 감소증의 원인

구분	원인
림프구증가증	거대세포바이러스 감염, 간염, 감염성 단핵구증, 림프구성 백혈병, 매독, 게실염, 심내막염, 백일해, 톡소포자충증, 아스피린, haloperidol, 납 중독, levodopa, phenytoin, 이황화탄소 중독, tetrahydrochloride 중독 등의 약물과 화학약품
림프구감소증	재생불량성 빈혈, 쿠싱증후군, 악성종양, 만성 골수성 백혈병, 전신성 홍반성 루프스, 림프계에 대한 방사선 치료, 면역글로불린 결핍, 요독증 화학요법제, 당류코르티코이드, lithium, niacin, epinephrine 등의 약물

자가면역질환 진단에 유용한 검사들이다.

3) 일차지혈장애 검사

건강력과 신체검진을 통해 수집한 정보를 근거로 혈액학적 기능부전에 대해 어떤 종류의 검사를 실시할 것인지 선택한다. 가족력, 대상자의 임상상태 그리고 비정상적 출혈의 기간과 유형에 대한 정보를 종합하여 적절한 검사실 검사와 진단검사를 실시한다.

일차 지혈장애는 혈소판과 작은 혈관의 문제가 원인일 수 있으며 점막피부출혈, 점상출혈 그리고 표면자색반을 보인다. 혈소판 감소 또는 모세혈관 취약성 증가가 원인이 되어 하지에 갑작스런 점상출혈이 나타나기도 한다.

(1) 혈소판 수

지혈의 가장 첫 단계는 혈관 손상의 부위에 혈소판이 응집하는 것이다(일차지혈). 응고과정이 시작되면 피떡을 고정시키기 위해서 피브린이 손상된 부위에 붙는다(이차지혈). 지혈과정을 보여준다.

일차지혈은 CBC 검사의 혈소판 수로 평가할 수 있다. $1mm^3$ 당 150,000개 보다 적은 혈소판 수는 비정상이지만, 보통 저혈소판혈증 단독으로 인한 출혈은 $1mm^3$ 당 20,000개 아래로 혈소판 수가 떨어지지 않는다면 발생하지 않는다. 그러나 수술 혹은 외상의 경우에는 혈소판 수가 $1mm^3$ 당 40,000에서 50,000개에서도 출혈이 있을 수 있다. 심각한 자발적 출혈은 혈소판 수가 $1mm^3$ 당 5,000에서 10,000개일 때 발생한다. 저혈소판혈증은 골수에서의 생성감소, 비장비대에 의한 비장분리증 또는 신체의 자가면역계에 의한 말초 혈소판파괴 등이 원인이다. 파종성혈관내응고(DIC)와 혈전성 혈소판감소자반증(TTP)은 혈소판이 감소하는 또 다른 심각한 질환들이다. 혈소판 수는 정상이지만 기능이 비정상적인 경우도 있다.

혈소판 수가 $1mm^3$ 당 400,000개 이상으로 증가하는 경우는 혈소판이 과다하게 생성되었거나 또는 혈소판의 파괴가 저하되었음을 나타낸다. 이러한 혈소판이 비정상적으로 기능할 수 있는데 이 경우 출혈과 응고의 문제가 발생한다. 원발성 혈소판증가증은 골수 질환으로 인해 발생하고 반응성 혈소판증가증은 만성염증, 감염, 영양실조, 급성 스트레스, 악성종양, 비장절제 또는 수술로 인해 생긴다.

(2) 말초혈액도말검사

말초혈액도말검사로 거대혈소판을 검사한다. 거대혈소판은 미성숙 혈소판이 파괴될 때 나타난다. 또한 혈액이 EDTA(“보라색 마개” 튜브에 사용되는 항응고제)에 노출될 때 혈소판이 응집될 수 있으므로 주의해야 한다. 말초혈액도말검사에서 응집을 보이면 헤파린이 들어 있는 “초록색 마개” 혈액튜브에 채혈하여 반복 검사함으로써 혈소판 수를 정확하게 측정한다.

(3) 출혈시간

출혈시간은 혈관의 손상 부위에 혈괴가 형성되는 데까지 걸리는 시간이다. 정상 혈소판 수를 가진 대상자에서 출혈시간이 연장되면 혈소판의 기능에 장애가 있다는 것을 의미하므로 추가검사가 필요하다. 응고인자 VIIIR이 부족하면(폰빌레브란트병) 혈소판이 손상된 혈관벽에 부착하는 능력이 떨어진다. 또한 신부전에 의한 요독증, 아스피린과 같은 약물, 음식 그리고 일부 향신료는 비정상적인 혈소판 기능을 초래할 수 있다. Box 12-2-3에 혈소판생성 혹은 혈소판기능의 저하를 유발하는 것으로 알려진 약물을 열거하였다. 혈소판응집 검사는

Box 12-2-3
혈소판생성억제 혹은 기능저하를 유발하는 약물

- 아스피린(aspirin)
- 벤젠과 벤젠 유도체(benzene and benzene derivatives)
- 시메티딘(cimetidine)
- 화학요법제제(chemotherapeutic agent)
- 클로람페니콜(chloramphenicol)
- 클로로티아자이드(chlorothiazides)
- 디지탈리스(digitalis)
- 디곡신(digoxin)
- 에스트로겐(estrogen)
- 푸로세미드(furosemide)
- 금(gold)
- 헤파린(heparin)
- 페니실린(penicillin)
- 페니토인(phenytoin)
- 키니딘(quinidine)
- 스트렙토마이신(streptomycin)
- 설파제(sulfonamides)
- 테트라사이클린(tetracycline)
- 비타민E(vitamin E)

유전적 혹은 후천적 혈소판기능질환을 발견하기 위해 시행한다.

(4) 프로트롬빈시간과 활성화부분트롬보플라스틴시간

응고장애는 프로트롬빈시간(prothrombin time: PT)과 활성화부분트롬보플라스틴시간(activated Partial Thromboplastin Time, aPPT)으로 평가한다. 이 두 검사 중 하나라도 이상이 있다면 응고인자의 결핍이나 억제가 있음을 의미한다. PT는 외적인자 중 일부(조직트롬보플라스틴, 인자 Ⅶ)와 응고체계 중 공통경로(인자Ⅹ, Ⅴ, Ⅱ, 섬유소원)의 이상을 알아보기 위해 검사한다. 간질환, 비타민 K 결핍, 응고인자결핍, DIC와 같은 질환이 있으면 PT가 연장된다. 알로푸리놀(allopurinol), 아스피린(aspirin), β-lactam계 항생제, 클로르프로파미드(chlorpropamide), 디곡신(digoxin), 다이펜히드라민(diphenhydramine), 페니토인소듐(phenytoin sodium) 등의 약물로 인해 PT가 연장될 수 있다. PT검사는 또한 와파린과 같은 항응고제 치료를 받고 있는 대상자의 상태를 평가해준다.

1983년 세계보건기구(world health organization, WHO)는 PT의 해석에 대한 공통된 표준을 제공하기 위해 국제정상화비율(international normalized ratio, INR)을 소개했다. 국제정상화비율은 국제참고치준비 실험실에서 사용한 트롬보플라스틴 시약의 민감성 비율에 근거하여 결정되었다. 현재 대부분의 의료기관에서는 INR에 근거하여 항응고제의 용량을 결정하고 있다.

aPTT는 내부경로(인자 XII, XI , IX, VIII)와 공통경로(요소 Ⅹ, Ⅴ, Ⅱ, 섬유소원)의 이상을 평가한다. aPTT의 연장은 인자 Ⅶ와 인자 ⅩⅢ을 제외한 다른 응고인자들에 결함이 있음을 의미한다. DIC, 폰빌레브란트병, 간질환에서도 aPTT가 연장될 수 있다. aPTT에 영향을 미치는 약물은 클로르프로마진(chlorpromazine), 코데인(codeine), phenothiazines, 살리시레이트(salicylate), 와파린(warfarin) 등이다. aPTT는 헤파린요법에 대한 환자반응을 모니터할 때 선택된다.

- **트롬빈시간**: 트롬빈시간은 혈장표본에 트롬빈을 첨가한 후 응고시간을 측정하는 검사이다. 트롬빈은 응고단계의 마지막 단계에서 섬유소원을 섬유소로 전환시킨다. 트롬빈시간은 DIC, 간질환, 응고인자결핍, 쇼크, 혈액암에서 증가한다. 혈소판증가증에서는 트롬빈시간이 감소한다.

- **섬유소원 수치**: 섬유소원은 트롬빈에 의해 섬유소로 전환된다. 섬유소는 안정된 혈괴를 형성하기 위해 혈소판과 결합한다. DIC, 심각한 간질환, 패혈증, TTP 또는 외상을 가진 환자의 섬유소원 수치는 정상보다 낮다. 조직손상과 염증이 있을 때에는 섬유소원 수치가 증가한다.
- **섬유소분해산물 수치**: 섬유소분해산물(FDPs)은 다량의 응고가 일어날 때 축적이 되었다가 차츰 사라진다. PT/aPTT 상승, 혈소판 감소, 섬유소원 수치 저하와 함께 FDPs가 증가하면 DIC를 의심할 수 있다.
- **D-dimer**: D-dimer는 섬유소의 파괴에 대해서 FDPs보다 더 특이적인 검사이다. 이것은 DIC, 심부정맥혈전증, 폐색전증, 정맥 및 동맥의 혈전 상태를 확인하고 감시하려는 목적으로 시행하며, 또한 혈전용해치료를 모니터할 때에도 선택되는 검사이다.

4) 이차지혈장애 검사

이차지혈장애는 응고인자의 결핍과 관련이 있으며 혈액삼출의 재발과 혈종의 형성이 특징적이다. 혈관손상의 초기에는 혈괴마개가 형성되기 때문에 이러한 증상들이 지연되어 나타날 수 있다. 그러나 이차지혈장애에서는 응고기전의 결함 때문에 결국 안정적인 섬유소혈괴마개를 형성하지 못한다.

이차지혈장애가 선천적 혹은 후천적 질환인지를 평가한다. 대상자 또는 가족 구성원이 과도하거나 반복적인 출혈병력을 가지고 있다면 선천적 질환을 의심해 볼 수 있다. 선천적 출혈질환의 잠재적 합병증은 표 12-2-8에 제시하였다. 폰빌레브란트병, 혈우병 A와 혈우병 B가 가장 흔한 선천적 출혈성질환이다. 선천적 출혈성질환이 의심되면 PT와 aPTT 검사와 인자 VIIIR, 인자 VIII, 인자 IX 분석을 시행한다. 폰빌레브란트병은 응고인자 VIIIR의 결핍으로 손상된 혈관 벽에의 혈소판 응집능력이 감소되어 있고 또한 응고인자 VIII이 결핍되어 있다. 응고인자 VIII의 결핍은 혈우병 A를 유발하고, 응고인자 IX의 결핍은 혈우병 B와 관련이 있다. 표 12-2-9에 선천적 출혈성질환과 관련검사의 결과를 요약하였다.

표 12-2-8 선천적 출혈질환의 잠재적 합병증

출혈부위	잠재적 합병증
복부 (예: 후복막)	저혈압, 저혈량성쇼크
근육	구획증후군
관절	뼈와 관절낭내의 연골의 파괴가 동반된 혈관절증
두개내	두개내압 상승
인두 뒤	기도폐쇄
위장관	빈혈, 흑색변
요로계	혈뇨; 응고인자 투여 후 요관에 발생하는 혈괴

만성출혈의 병력이 없는데 급성출혈 문제가 발생하면 후천적 질환일 가능성이 크다. 후천적 지혈장애는 비타민 K 결핍, 심각한 외상, 출혈, 대량 수혈, 극심한 감염, 심한 간질환 그리고 DIC가 있을 때 나타난다. 비타민 K가 결핍되면 프로트롬빈, 응고인자 VII, 응고인자 IX, 응고인자 X의 합성이 감소한다. 간질환에서는 장에서 비타민 K를 흡수하는데 필요한 담즙산염의 생산이 감소하거나 담도계가 폐쇄되기 때문에 비타민 K가 부족하게 된다. 또한 간세포의 기능부전으로 비타민 K 의존 응고인자, 섬유소원, 응고인자 V, XI, XII, XIII, 다른 응고인자를 생성할 수 없다. 일부 간질환자들에서는 또한 단백질 C, 단백질 S, 플라스미노겐, 항트롬빈

III 등 항응고 물질을 합성하는 간기능의 저하로 인한 혈전성 경향이 나타나기도 한다.

후천적 지혈장애를 평가하는 검사실 검사는 의심되는 질환의 병인 등을 고려하여 결정하는데 주로 PT, aPTT, 트롬빈시간, 출혈시간, 간효소와 간기능검사, 섬유소원 수치 그리고 FDPs를 측정한다. 표 12-2-10에 후천적 응고질환에서 보이는 비정상적 결과를 요약하였다.

응고가 항진된 상태에서는 혈전형성의 경향이 높아진다. Box 12-2-4에 응고항진의 위험요인에 대해서 요약하였다. 유전적 혈전질환의 원인은 응고결함, 섬유소용해 또는 응고조절체계의 유전적 결함이다. 유전적 응고항진은 항트롬빈 III, 단백질 C, 단백질 S, plasminogen(플라스미노겐), 조직플라스미노겐활성제, 이형피브리노겐(dysfibrinogen) 검사로 확인할 수 있다. 그러나 유전적 응고항진의 65~70%는 원인불명이다. aPTT 상승을 동반하는 자가면역질환인 루프스항응고인자(Lupus anticoagulant, LA) 환자의 30%에서만 혈전증이 나타난다. LA는 항카디오리핀항체, 혈소판중화절차 양성, 혹은 희석러셀바이퍼독검사를 통해 진단할 수 있다.

표 12-2-9 선천적 출혈질환의 검사결과

	PT	aPTT	vWF	vWF 항원	VIII	IX	BT
폰빌레브란트병	정상	↑	↓	↓	↓	정상	↑
혈우병A	정상	↑	정상	정상	↓	정상	↑
혈우병B	정상	↑	정상	정상	정상	↓	↑

* 이외의 다른 선천적 출혈질환은 거의 드물고 본문에서 언급하지 않았다.
출혈시간(BT)은 대상자 상태에 영향을 많이 받는다. 경증 환자의 BT는 정상인 경우가 많다.
PT=prothrombin time; aPTT=activated partial thromboplastin time; vWF=von Willebrand' factor; VIII=factor VIII; IX=factor IX; BT=bleeding time

표 12-2-10 후천적 출혈질환의 검사결과

	PT	aPTT	TT	FDP	Plt
비타민K 결핍	X	X			
간 질환:					
급성간염, 초기간질환,	X				
만성간질환	X	X	X	X	X
파종성혈관내응고(DIC)	X	X	X	X	X
다량수혈	X	X	X		X

PT=prothrombin time; aPTT=activated partial thromboplastin time; TT=thrombin Time; FDP=fibrin degradation products; Plt=platelets; DIC=disseminated intravascular coagulation; X=검사 결과치의 상승을 의미함

Box 12-2-4
응고항진의 위험요인

생리적 요인
- 임신
- 산후
- 정맥정체
- 나이>40세
- 부동
- 정맥류
- 이전의 정맥혈전색전증

병리학 요인
- 악성종양
- 간질환
- 파종성혈관내응고증(DIC)
- 적혈구증가증
- 루프스 항원인자
- 혈관손상
- 패혈증
- 심부전
- 심근경색
- 유전적 질환

환경적 요인
- 흡연
- 스트레스
- 열

의인성 요인
- 외과수술
- 외과적 수술후
- 구강피임약
- 에스트로겐

5) 혈액계 질환과 면역질환의 진단검사

골수흡인과 생검은 골수의 기능을 판단해주는 중요한 진단검사이다. 이것은 혈구세포 생성장애로 인한 혈액학적 비정상 상태를 판단하기 위해서 말초혈액 성분의 전구물질을 검사하는 것이다. 골수검사는 혈구생성에 영향을 미치는 악성종양과 같은 침윤성 질환을 발견하는데 유용하다. 또한 악성혈액종양이나 골수침윤성 고형종양이 있는 환자의 치료에 대한 반응을 알아보기 위한 검사이기도 하다.

조직생검은 악성종양(예: T세포림프종) 또는 자가면역질환(예: 천포창)이 의심되는 피부 병변 부위를 생검하는 것으로 질병의 확진에 도움을 준다. 림프절생검은 림프절병증을 진단하는데 필요하다.

흉부나 복부, 골반 내부의 림프절은 컴퓨터단층촬영(CT)으로 평가할 수 있다. CT는 악성종양이 의심되는 덩어리 특히 림프종을 확진하기 위해 시행한다. 양전자방출단층촬영(positron emission tomography, PET)은 림프종 또는 비호지킨림프종의 진단 및 암의 단계, 치료에 대한 반응을 평가하고 재발을 사정하는데 유용하다.

간질환, 응고병증의 중요인자, 비장비대는 CT촬영으로 평가한다. 다발성 골수종이 의심되는 환자에게는 골격(두개골, 척추, 갈비뼈, 골반, 팔, 상완, 허벅지, 하지) 조사를 통해 다발성 골수종의 전형적인 용해성 병변인 구멍 결손을 사정하여야 한다.

다양한 항원에 대한 지연된 과민반응을 평가하는 진피내 피부반응검사는 세포매개면역의 결함을 평가해준다. 흔히 사용하는 항원은 볼거리, 칸디다증, 트리코포틴, 투베르쿨린 등이다. 항원을 주입했을 때의 반응이 없다면 '피부무반응'이라고 부르며 이는 세포성 면역에 문제가 있음을 의미한다. 피부무반응의 이유는 AIDS, 급성 백혈병, 만성 림프성 백혈병, 암, 호지킨 병, 비호지킨림프종, 선천적 면역장애, 박테리아, 진균 또는 바이러스성 감염, 면역억제제의 사용, 간경변, 영양부족 등이다.

3. 면역손상 환자의 사정

면역력은 신체가 질병에 대항해서 자신을 보호하는 능력이다. 그림 12-2-1은 면역능력을 사정하는 영역을 표시한 것이다.

간호사는 심각하게 아픈 중환자들의 면역능력을 자주 측정해야 한다. 중환자의 경우 불가항력적인 질환이나 외상으로 인한 신체적 심리적 스트레스가 면역계의 기능을 저하시킨다. 침습적절차, 유치도뇨관, 정맥주사, 기계적 환기, 영양저하는 물론 중환자실의 치료환경 그 자체만으로도 대상자들은 감염이나 패혈증에 걸리기 쉽다. 손 씻기나 무균술과 같은 보호절차는 병원성 미생물에의 노출될 기회를 최소화하기 위해 필수적이다. 간호사는 잠재적인 감염부위, 체온의 변화, 영양학적 상태, 면역학적 기능저하를 나타내는 임상검사 결과와 감염 등을 모니터해야 한다. 패혈증쇼크는 면역손상 환자들에게 갑작스럽게 나타나는 생명을 위협하는 합병증이다. 패혈증쇼크를 조기에 발견하고 즉각적으로 중재하면 좋은 결과를 기대할 수도 있다. 패혈증쇼크의 초기징후에 대해서 Box 12-2-5(또는 14-1, 2, 3장)에서 설명하였다.

1) 건강력

감염에 대한 감수성을 규명하기 위해서는 대상자의 면역능력에 대한 건강력을 철저하게 수집해야 한다. 감염의 양상은 면역결핍과 관련된 첫 단서를 제공하기도 한다. 예를 들어 수막염이나 패혈

Box 12-2-5
패혈증쇼크의 초기징후

- 열
- 오한
- 혼돈
- 안절부절
- 빈맥
- 빈호흡
- 말초맥박의 감소
- 저혈압
- 따뜻하고 건조한 피부

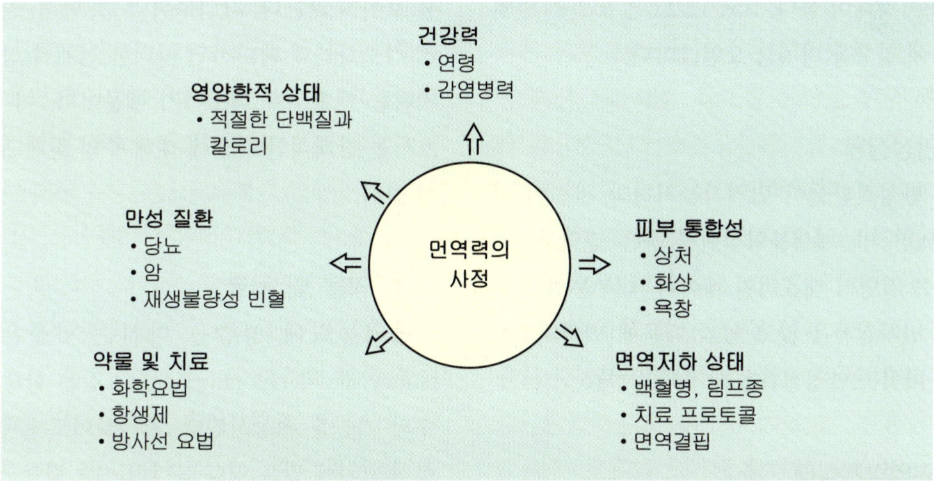

그림 12-2-1 대상자의 건강력 청취와 함께 면역손상의 6가지 주요요인을 사정한다.

증과 같은 만성세균감염이나 재발은 체액성 면역의 결핍을 의미한다. 바이러스감염이나 진균감염이 재발하면 세포매개면역에 결함이 있음을 알 수 있다.

2) 면역손상의 위험요인

연령은 중환자에서 면역손상의 중요한 위험요인이 될 수 있다. 만성질환이나 면역억제도 면역손상의 촉발요인이 될 수 있다. 특정 약물이나 치료법이 대상자의 면역능력을 변화시킬 수도 있으며 또한 영양학적 상태나 피부의 통합성도 면역능력을 변화시킬 수 있는 위험요인이 된다. 간호사는 대상자의 면역능력을 사정하기 전에 면역손상을 초래할 수 있는 위험요인들을 인지하고 있어야 한다.

(1) 연령

대상자의 연령은 면역력에 큰 영향을 미친다. 아주 어린 연령에서는 면역반응이 저하되어 있는데 아직 흉선이 덜 발달되었기 때문이다. 노인도 면역기능이 저하되어 있으므로 감염에 대한 감수성이 높다. 따라서 노인의 면역능력의 저하에 대해서 주의 깊게 사정해야 한다. Box 12-2-6은 노인의 면역력 저하에 영향을 미치는 요인들이다.

(2) 만성질환

많은 만성질환들이 면역기능저하와 관련이 있다. 당뇨병, 암, 재생불량성빈혈 등은 면역저하가 나타나는 질병의 대표적인 예이다. 대부분의 중환자들이 만성질환을 앓고 있기 때문에 면역저하에 영향을 미치는 만성질환을 사정해야 한다.

(3) 면역억제상태

백혈병, 림프종, 다발성골수종, 기타 혈액학적 질환을 가진 대상자들은 면역기능저하 및 감염재발을 경험할 수 있다. 면역결핍 상태는 선천적 또는 후천적 일 수 있다.

선천성 면역결핍을 가진 대상자들은 성인기까지 생존하기가 어려울 수 있다. 면역계의 잠재적인 장애를 특징으로 하는 면역결핍 증후군은 인간면역결핍바이러스(HIV) 감염으로 인해 발생한다.

심각하게 면역이 억제된 대상자들은 감염원에 대한 반응에 문제가 있으며 전형적인 감염의 징후를 보이지 않는다. 감염부위의 열, 발적, 농이 오히려 감소하는데 왜냐하면 이러한 신체적 징후를 인지하는 백혈구가 감소하기 때문이다. 이 경우 간호사는 잠재적인 감염에 대해 주의 깊게 모니터해야 한다.

Box 12-2-6
노인의 면역력 저하에 영향을 미치는 요인들

- 면역계 기능의 약화
- 영양섭취 감소(미각 저하, 좋지 않은 치아상태, 식욕저하)
- 만성적인 질환(당뇨병, 만성폐쇄성폐질환, 신질환)
- 악성종양의 위험이 증가함
- 요실금
- 전립선비대와 요정체
- 피부손상과 상처치유능력 저하
- 자가간호 능력의 저하
- 의사소통의 장애
- 기동성이 감소함

(4) 약물 및 치료

면역능력에 영향을 미치는 약물은 많다. tetracycline과 chloramphenicol 같은 항생제는 골수의 기능을 손상시킨다. 스테로이드제제는 면역학적 효과에 많은 영향을 미치는데, 림프구를 감소시키고 항체의 농축을 억제한다. 장기이식이나 골수이식을 받은 대상자에서는 cyclosporine을 투약하면 면역체계를 효과적으로 억제할 수 있다. 면역억제제는 지속적으로 투약해야 하므로 이런 대상자들에게 면역기능의 저하를 의미하는 감염의 초기징후가 나타나는지 관찰해야한다.

다양한 치료 역시 대상자의 면역력을 저하시킨다. 암 치료는 삶을 위협하는 합병증을 동반할 수 있는데, 패혈증이나 감염이 그것이다. 인터페론-알파나 인터루킨-2와 같은 생물학적 치료는 백혈구감소증을 초래한다. 적혈구를 다량 수혈 받은 대상자들에게 면역억제가 나타날 수 있다. 대부분의 화학요법과 골반, 척추, 갈비뼈, 흉골, 두개골, 장골의 방사선 치료는 골수의 백혈구생성 능력에 심각한 영향을 미친다. 백혈구수치가 가장 낮아지는 때는 치료 시작 후 수일 내지는 수주 후이다. 절대호중구치(ANC)는 호중구 저하증 환자의 면역억제 정도를 판정하는데 사용된다. ANC를 계산하는 방법은 다음과 같다.

1. 백혈구감별계수의 분엽핵중성구와 띠중성구 수치를 더한다.
2. 이 수에 총 백혈구수를 곱한다.

예) 분엽핵중성구=42%
띠중성구=10%
총백혈구수=4,100 Cells/mm^3
42+10=52%
4,100×0.52=2,132 ANC

Box 12-2-7에 제시한 예방적 조치는 ANC가 1,000 미만인 대상자들에게 적용한다. 그러나 중환자실에 입원해 있는 대부분의 환자들은 면역력 저하의 위험이 있으므로 철저한 손 씻기, 세심한 모니터와 함께 보호적 중재를 적용해야 한다.

Box 12-2-7
면역손상환자를 위한 간호중재*

- 격리실에 입원시키거나 감염의 위험이 없는 대상자와 지낼 수 있도록 한다.
- 입원실의 양압을 유지하거나 공기흐름조절장치를 사용한다.
- 항균비누를 사용하여 철저하게 손을 씻는다.
- 직장 체온계를 사용하지 않고 관장이나 좌약을 주입하지 않는다.
- 직원의 출입을 제한하고 감염이 있는 방문자들의 출입도 제한한다(또는 마스크를 이용한다).
- 대상자가 다른 부서나 붐비는 장소에 갈 때는 마스크를 제공한다.
- 익힌 음식만 허용한다.
- 살아있는 식물이나 생화는 병실에 반입하지 않는다.
- 물을 담아두는 것을 피한다(꽃병, 물주전자, 가습기, 틀니상자).

* 기관의 지침과 대상자의 면역손상 정도에 따라 변화시킬 수 있다.

(5) 영양학적 상태

대상자의 영양상태는 면역기능에 중요한 영향을 미친다. 단백질과 칼로리의 불충분한 섭취는 면역반응을 저하시키고 감염에 대한 저항을 변화시킬 수 있는데 그 이유는 림프구와 항체생성이 억제되고 상처치유도 느려지기 때문이다. 다학제적인 치료계획을 수립할 때 면역이 손상된 중환자의 음식섭취량과 필요한 영양요구량에 대해 영양사의 도움을 받는다. 정맥내영양공급과 장관영양공급은 신체의 영양상태가 파괴되는 것을 예방하고 감염에 대항할 능력을 제공하는데 필수적이다.

(6) 피부 통합성

피부와 점막층을 포함하는 외피계는 감염에 대한 신체의 방어벽이다. 외과적 또는 외상으로 인한 상처, 화상 상처, 욕창은 이러한 신체방어벽을 파괴함으로써 감염을 촉발할 수 있다. 중환자들이 흔히 사용하는 정맥관과 동맥관, 도뇨관, 기관삽관 등은 다양한 병원균의 침입로가 될 수 있으며 잠재적인 감염부위가 된다. 그러므로 모든 상처 및 기구삽관 부위에서 감염의 증상과 징후를 주의 깊게 관찰해야 할 것이다.

임상적 적용

자가학습: 비판적 사고

1. 중환자실에 입원한 대상자들은 병원감염의 발생률이 병원내 다른 대상자들보다 높다. 중환자실의 감염위험요인들을 열거하고 각 요인에 대한 예방적 간호중재를 계획하시오.
2. 응급실을 통해 한 여성환자가 중환자실로 입원하였다. 이 여성은 광범위한 복부수술을 받아야 할 상황이다. 건강력을 수집하는 동안 이 여성이 멍이 쉽게 들고 월경량이 많고 "출혈"과 관련되는 가족력이 있다는 것을 알았다. 이 환자가 수술을 받기 전에 계획하고 중재해야 하는 간호를 기술하시오.

장기이식과 조혈모세포이식

이식의 적응증
대상자 평가 및 이식 금기
공여자 선정
- 적합성 판정
- 생체장기공여자
- 사체장기공여자

장기이식의 사정 및 관리
- 수술 전 단계
- 수술 후 단계

조혈모세포이식의 사정 및 관리
- 줄기세포의 채취, 동원, 수집
- 전처치
- 줄기세포 주입
- 생착

면역억제요법
이식의 합병증
- 장기이식의 합병증
- 조혈모세포이식의 합병증

학습목표

- 이식 준비 중인 수혜자의 선정기준을 분석할 수 있다.
- 장기 및 조혈모세포의 적합성 및 면역억제에 관한 원칙을 평가할 수 있다.
- 장기 및 조혈모세포이식의 합병증을 설명할 수 있다.
- 장기(신장, 간, 심장, 췌장, 폐)이식과 조혈모세포이식 대상자를 위한 간호사정과 관리에 대해 논할 수 있다.

이식이 처음 시도된 것은 1900년대 초반이었으나, 신장이식은 1950년대 초반이 되어서야 만성 신부전환자의 대체치료로 인정받기 시작했고, 심장과 간의 이식은 1960년대부터 시행되기 시작하여 1980년대 이후부터는 말기 장기부전 환자들의 치료 방법으로 자주 사용되었다. 췌장이식 역시 1960년대 중반에 시작되었으며 1980년대에 들어서면서 생존율이 높아졌다. 폐이식의 경우 적합한 기증자의 부족으로 다른 장기이식에 비해 그 수가 적은 편이다. 고형장기이식 대상자 생존율을 표 12-3-1에 제시하였다.

지난 20년에 걸쳐서 조혈모세포이식은 실험적 치료에서부터 시작하여 지금은 진행성 급성백혈병의 효율적인 표준치료로 진화하였다. 조혈모세포이식은 악성 암과 비악성 질환의 치료법으로 알려져 있으며, 여러 단계의 분화와 성숙에서 보이는 조혈모세포를 이용하는 치료법이다. 치료관련 사망률이 감소하고 지지적 치료가 향상되면서 이러한 조혈모세포이식이 가능하게 되었다.

적절하고 민첩한 간호는 치료와 관련된 합병증

표 12-3-1 성인 실질장기 이식치료의 1년 생존율(2001년 자료)

장기	이식조직 생존율	대상자 생존율
신장	91%	95%
심장	85%	85%
폐	76%	77%
간	81%	86%
췌장	78%	96%
신장-췌장	92%	95%

과 사망을 예방하는데 필수적이다. 동종조혈모세포(HSCT) 결과에 영향을 미치는 요인으로는 장기 이식 종류와 이식시의 질병 단계, 이식 종류(동종 대 자가), 인간백혈구항원(HLA)과 동종이식 간의 일치성, 기증자 및 수혜자의 연령 그리고 이식 센터의 경험 등이 있다. 일반적으로 동종 조혈모세포 이식 사망률이 자가 조혈모세포이식보다 20~30% 정도 높다. 대부분의 센터에서 자가 조혈모세포이식의 사망률은 5% 미만이다.

원인되는 질환이 완치된 후에도 대상자의 삶의 질에 부정적 영향이나 수명을 단축시키는 만성 합병증이나 후유증을 경험할 수 있다. 이러한 합병증으로는 감염, 동종 조혈모세포이식에서 보이는 만성 이식대숙주병(GVHD), 갑상선 기능부전, 폐합병증, 백내장 그리고 다른 악성종양의 발견 등이 있다. 일반적으로 자가이식 후에는 만성 합병증이 거의 드물다. 이것은 GVHD가 자가이식과는 무관하기 때문이다. HSCT의 5년 생존율을 표 12-3-2에 제시하였다. 조직적합성, 면역억제, 모세포 채집, 냉동보존 기술 그리고 이식 후 감염관리에 효과적인 약의 발견, 조혈자극 약물의 발전으로 HSCT의 성공률이 높아지고 있다.

이 장에서는 신장, 간, 심장, 췌장 폐 등의 장기이식과 HSCT 대상자의 간호와 함께 이식의 원리 및 이식의 종류에 따른 간호를 논하고자 한다.

표 12-3-2 HSCT의 5년 생존율

질환과 단계	동종이형(생존률%)	자가조직(생존률%)
급성 골수성백혈병		
첫 번째 완전회복	45-65	30-50
두 번째 완전회복	20-45	20-40
급성 림프성백혈병		
첫 번째 완전회복	40-70	30-50
두 번째 완전회복	25-45	15-25
만성 골수성백혈병		
만성기	60-75	0-5
가속기	30-45	0-5
모세포 위기	10-20	0-5
호지킨 병과 비호지킨 림프종		
첫번째 재발, 두번째 회복	40-60	40-60
진행된 질환	10-25	10-25

1. 이식의 적응증

이식의 적응증과 대상자의 자격조건에 영향을 미치는 많은 요인들이 있다. 현재로서는 말기단계의 질환이 장기이식의 주요 적응증이다. HSCT는 골수결함, 질병과정에서 골수 파괴의 진행, 원인질환의 치료로 골수가 파괴된 경우 선택할 수 있다. 환자결과와 관련된 새로운 정보, 합병증, 외과적 기술, 면역억제제, 이식 가능한 장기나 조혈모세포의 제공 여부 역시 이식 시 고려해야 하는 요인들이다. 표 12-3-3에 이식의 적응증을 제시하였다.

2. 대상자 평가 및 이식 금기

이상적인 이식 지원자를 선정하는 데에는 복잡한 과정이 뒤따른다. 이식 대상자의 적합성을 평가하기 위해서는 모든 신체체계에 대해 포괄적인 분석이 이루어져야 한다. 생리적, 심리사회적 요인도 이식의 성공여부에 많은 영향을 미친다. 이러한 평가가 진행되는 동안 새롭게 진단받은 문제들을 치료하는 한편 영양상태, 가동성, 근력을 최적의 상태로 유지하기 위한 계획을 세워야 한다. 궁극적인 목표는 대상자를 이식에 가장 적합한 신체 상태로

표 12-3-3 이식의 적응증

장기	이식의 적응증	원인질환
신장	말기신질환	고혈압, 당뇨병, 사구체신염, 비뇨기계 장애, 암, 신세포독소, 외상, 용혈성 장애, 선천성 기형
간	성인: 비가역성 간질환, 악성종양, 그리고 종합적 간 기능장애의 결과인 간부전	급성 또는 만성 간염, 원발성 경화성 담관염, 원발성 담즙성 간경화증, 간세포 암, 바드-키아리 증후군(budd-chiari syndrome), 알코올성 간경화증
심장	말기 심부전	허혈성 심근병증, 특발성 심근병증, 심장 판막증, 선천성 기형
췌장	말기 신질환이 동반된 제1형 당뇨병에서 췌장이식, 또는 신장과 동반이식	당뇨병
폐	만성폐쇄성폐질환	폐기종과 기관지확장증, 특발성 폐섬유증, α_1-항트립신 결핍으로 인한 폐기종, 원발성 폐동맥 고혈압
심폐	아이젠맹거증후군 (eisenmenger' s syndrome)	비가역성 우심부전을 동반한 폐동맥 고혈압에서 심장이식만으로는 불가능할 때
조혈모세포	악성 질환	백혈병, 골수형성이상증후군, 호지킨 림프종, 비호지킨 림프종, 다발골수종, 고형암(예: 신세포 종양, 배아세포 종양, 신경모세포종, 송과체모세포종)
	비악성 질환	재생불량성, 겸상적혈구, 판코니 빈혈; 대사성 질환; 지중해 빈혈; 면역결핍증후군

만드는 것이다. 이식을 할 경우 조기에 실시할수록 장애가 감소하고 생존 가능성이 높아진다. 재정적인 안내를 통해 대상자와 가족이 지불해야 하는 치료비용, 보험혜택의 범위에 대한 정보를 제공한다.

이식 적응증의 일반적인 기준은 다음과 같다.

- 연령에 대해서는 개별적으로 평가한다. 이식 연령범위는 신생아(좌심이형성증후군으로 심장이식을 받아야 하는 경우)에서부터 70대까지 가능하다. 하지만 55세 이상은 합병증의 위험이 높아진다.
- 급성 또는 만성 감염성 질환이 없어야 하며 혹은 치료되어야만 한다. 국소적인 간염은 제외된다. 전신성홍반성낭창과 같은 감염성 질환의 경우 이식의 가능성을 배제하지는 않지만 질병의 진행기 동안은 이식을 시도하지 않는다.
- 악성종양 때문에 HSCT를 받는 대상자의 경우, 이식치료 자체의 어려움에 굴복할 가능성이 있는 사람보다는 이식을 통해 생명을 구할 수 있는 사람인지를 고려한다.

장기에 따른 구체적인 이식기준이 표 12-3-4에 제시되어 있다.

이식을 위한 평가에는 일반적으로 아래와 같은 내용을 포함된다.

- ABO 혈액형
- 조직 적합성, HLA적합, 혼합림프구배양(MLC) 적합성
- 수혈의 과거력
- 감염성질환 스크린(결핵 피부반응검사, HIV 바이러스, B형 간염 표면항원, C형 간염 바이러스, 엡스타인바바이러스, 사이토메갈로 바이러스, 톡소플라즈마 역가, 단순 헤르페스, 바리셀라 바이러스)
- 간기능 검사
- 신기능 검사
- 전혈구 검사
- 응고 검사
- 위장관 평가(연령과 병력에 따라)
- 부인과 검진
- 심전도
- 흉부 방사선촬영
- 충치확인 등 치과 검진
- 사회력, 대상자의 동기화, 그리고 이식수술 후 치료요법 이행능력: 심리평가

이식의 금기는 생존 가능성을 감소시키는 상태 혹은 행위로 결정한다. 고형장기 이식에 대한 금기에는 심각한 활동성 감염 또는 패혈증, 최근의 암(이식의 이유가 아닌 경우), 현재 약물남용, HIV 감염, 심각한 악액질, 활동성 소화궤양, 전신질환, 정신장애로 사전 동의를 할 수 있는 능력결여, 이식 후 투약 치료를 수행할 수 없는 경우, 치료이행을 하지 않는 경우가 포함된다. 표 12-3-4는 이러한 금기증들의 목록이다.

3. 공여자 선정

1) 적합성 판정

(1) 장기이식

이식을 위해서는 두 가지 중요한 항원체계를 평가한다. 고형장기이식을 결정하는데 중요한 것은 ABO형이다. 혈액성분을 수혈하기 위한 적합성 원칙은 이식을 위한 판정에도 그대로 적용된다. 즉 A형은 A항원을 가지고, B형은 B항원, AB형은 A와 B항원을 모두 가지고 O형은 항원이 없다.

표 12-3-4 이식의 기준, 금기, 평가

장기	특정 기준	금기	평가
신장	• 말기 혹은 거의 말기 신질환(사구체 여과율 <10mL/min 미만으로 정의됨) • 말기 전 단계의 아동, 당뇨병, 생존 공여자가 있는 경우	• 심각하거나 불치성인 관상동맥질환, 말초 혈관질환, 폐질환이 있는 경우 • 심각한 심장병증	• 폐색이나 역류를 평가하기 위한 배뇨후 방광조영요도술 (의학적 병력에 따라) • 심장평가(나이와 의학적 병력에 따라)
간	• 영양실조 • 심한 혈액 응고 이상 • 정맥류 출혈 • 간성 뇌병증 • 심한, 치료가 불가능한 복수 • 심한, 난치성 가려움증	• 다발성 불치성의 선천성 이상 • 진행성 심폐질환 • 심한 폐동맥 고혈압	• 복부CT(간암 선별) • 복부초음파(간문맥의 개존 상태 확인) • 간질환 검사 및 자가 면역 표지자 CEA, Alpha fetoprotein, 항사립체 항체, 항핵항체 자가면역 표시자 검사 • ERCP(적응증, 주로 쓸개즙정체를 가진 대상자를 위해) • 간생검(필요한 경우) • 상 하부 내시경검사(필요한 경우)
췌장	• 말기 신질환 (신장과 췌장을 동시 이식) • 관상동맥질환이 없거나 완치	• 심하거나 불치성의 관상동맥질환, 말초혈관 환, 또는 폐질환 • 이전의 절단 • 실명 (절대적인 금기는 아님) • 심한 심폐질환	• 탈륨 스트레스 테스트 또는 관상동맥조영술 • 심장내과 의뢰 • 위배출 검사 • 안과검진 • 내분비검사; 당화혈색소, 혈청 아밀라제와 리파아제, 섬(islet)세포항체, 소변과 혈청 펩티드 검사
심장	• 심장질환, 뉴욕심장 학회Class IV (또는 진행성 III) • 다른 내과적 혹은 외과적 치료가 불가능한 상태 • 이식없이 1년 생존률의 가능성이 25%보다 적은 말기 심장질환 • 다른 치료법에 반응하지 않는 치명적인 부정맥을 가진 대상자	• 폐혈관저항을 동반한 악성 폐동맥고혈압 : >6–8 Wood units (>480–640dynse/sec /cm^{-5} 또는 폐세동맥 경사>15mm) • 최근 해결되지 않은 폐경색(이식술 후 폐감염 위험을 높임) • 잘 조절되지 않는 당뇨병	• 우심도자술; 좌, 우 심도자술 • 심폐운동기능검사(MVO_2) • 폐기능검사, 확산용적 포함(DLco) • 심장재활 의뢰 • multigated acquisition analysis(MUGA) 또는 심장초음파

표 12-3-4 이식의 기준, 금기, 평가 (계속)

장기	특정 기준	금기	평가
폐	• 치료할 수 없는 말기 폐질환(실질 또는 혈관질환) • 내과적 치료에 효과 없음 • 폐이식 후 수명이 길어진다고 예상될 때	• 의미 있는 관상동맥 질환 • 불충분한 영양상태 (예: 이상적인 체중에 10-15% 미만) • 심장 흉곽 수술 병력 • 코르티코스테로이드 복용(>15mg/d) • 환기 의존성	• 정량적 환기/관류 스캔 • 심장평가 • 폐기능검사, DLco, 동맥혈 가스, 폐용적 포함 • 6분 걷기검사(재활사정) • 영양평가
조혈 모세포	• 악성질환: 고용량의 화학요법과 방사선 요법으로 손상된 조혈 및 면역 체계에 대한 대체치료 • 비악성질환: 결함이 있거나 기능부전 상태의 면역 및 조혈 체계의 대체	• 고식적 화학요법에 반응이 없는 악성질환 (1차 유도요법에 실패한 급성백혈병은 제외됨; 고용량의 화학요법과 동종이형 이식이 적응증인 경우) • 기능상태 불량(신체기능을 카노프스키 기능평가도구 사용) • 진행성 심폐질환 또는 신장질환(좌심실 구혈율[LVEF]<50%; DLco<70%; 크레아티닌 청소율, 60mL/min [다발골수종 대상자의 제외]) • 뇌전이 • 연령>70세	• 질환단계 재사정, CT스캔, 핵의학스캔, 골수천자 및 생검, 요추천자, 면역글로불린수준, 세포유전학, 분자진단학, 최소잔류질환측정법 • 미래의 주입검사를 위한 DNA 획득 • ABO와 Rh 혈액형검사 • 인백혈구항원형(HLA typing)과 HLA 교차 혈소판수혈 지원 (동종이형이식대상자만) • 흉부X-ray, 심전도와 MUGA 스캔, 폐기능검사, DLco포함, 24시간 소변 크레아티닌 청소률 • 흉부CT, 부비동CT(감염 병력이 있거나 감염 증상이 있을 때) 재발 증상이 있을 때 • 치과평가, 구강 x-ray • 정액/수정된 배아 저장 • 부적합 이식을 하는 경우에 자가모세포 채취 • 방사선요법과 감염성 질환 검진

조직적합성 검사(조직형)는 수혜자의 항체에 대한 공여자의 항원을 평가하는 것이다. 이것은 공여자와 수혜자 사이에 적합성을 결정하고, 조직수용에 대한 결과를 예측할 수 있는 결정인자이다. HLA항원 체계는 인간의 조직을 구성하는 항원으로 주요 조직적합성 복합체 유전자에 의해서 코드화 된다. 이 유전자는 세포표면에 있는 자기와 비자기를 구별할 수 있는 항원정보를 가지고 있다. 이 항원(HLAs)은 림프구의 표면에서 찾을 수 있다.

면역반응에 관여하는 중요한 조직적합성 복합체에는 classI항원(A, B)과 class II 인 DR항원이 있다. 각 개인은 A-, B- 그리고 DR항원을 가지고 있는데 부모로부터 유전되는 항원이다. 각각의 항원은 여러 부위에서 발생하고 수많은 수의 HLA조합을 형성한다. 그러므로 관련 없는 사람들이 동일한 항원을 소유하는 것은 매우 드물다.

적합성이 비슷한 항원의 수가 많아질수록 일치성은 높아지고, 그럴수록 거부 반응이 적어진다. 6가지 항원에 대한 일치가 성공적인 이식의 가장 중요한 조건이다. 실질 장기나 골수이식을 준비하기 위해 HLA적합성을 검사한다. 이것은 특히 신장이나 골수 이식에서 가장 중요하다. 공여자와 수혜자의 조직형이 유사할수록 거부반응의 발생률이 감소 할 것이다. 공여자와 수혜자의 혈청을 테스트하고 세포사멸여부를 평가한다. 친족공여자가 아닌 경우는 수혜자의 혈청에 대해서 무작위로 공여자 백혈구 은행과 반응시켜 선별한다. 수혜자가 반응하는 표본의 비율은 패널반응항체율(PRA)로 평가한다. PRA가 높다는 것은 거부반응의 위험이 있음을 의미하므로 생체 공여자와의 교차반응을 권장한다. PRA는 시간이 지나면서 반응수치가 변하기 때문에 매달 반복검사를 실시한다. 장기 이식을 준비 중인 대상자는 수혈을 피해야 하는데 왜냐하면 수혈을 받으면 항체가 생성될 위험이 있고 그 결과 PRA가 높아지면 공여자와 수혜자간의 교차반응에서 양성이 나올 가능성이 커지기 때문이다. 반드시 수혈이 필요하다면 백혈구를 여과한 혈액을 수혈한다.

(2) 조혈모세포 이식

조혈모세포 공여자 선별은 질환의 단계와 유형, 연령, 이환율 그리고 공여자와 HLA 및 MLC 적합성 정도에 의해 결정한다. MLC는 공여자 세포와 수혜자의 세포간의 상호작용을 관찰하기 위해 수행된다. 낮은 활동성은 적합성이 높은 것을 의미한다.

조혈모세포의 출처는 다양하다. 조혈모세포는 조혈모세포 공여자, 세포를 채취하기 위해 사용한 방법, 이식조건을 위한 전처치의 강도 등에 따라 구분할 수 있다(Box 12-3-1).

조혈모세포를 타인에게서 받는 경우(동종이식), HLA와 HLC의 적합성이 중요하다. 동종이식인 경우는 친족여부보다는 HLA와 HLC 적합성의 정도가 선정기준이 된다. 형제간 공여인 경우 HLA를 비롯해서 몇몇 알려지지 않은 항원에 적합할 확률

Box 12-3-1
조혈모세포 이식의 유형

모세포 공여자에 따른 분류

- 자가: 자가
- 동계: 일란성 쌍생아
- 동종이형: 비자가
  친족
  비친족(조혈모세포 은행)
- 제대혈액
  친족
  비친족(제대혈 은행)

모세포 채집방법에 따른 분류

- 골수 채취
- 성분채집술을 이용한 말초혈액 줄기세포 채집

전처치의 강도에 의한 분류

- 골수제거법(myeloablative): 수혜자의 조혈작용과 면역체계를 파괴하기 위하여 고용량의 화학요법제와 방사선 치료를 제공한다. 새로운 모세포를 이식하므로 조혈 및 면역체계를 재구성하게 된다. 이환률 및 사망률이 높기 때문에 젊은 대상자인 경우, 그리고 의학적 상태가 양호한 경우에 제한적으로 시행한다.
- 비골수제거법(nonmyeloablative): 화학요법 용량을 낮게 투여하는 경우로(수혜자 자신의 조혈체계와 면역체계를 완전히 파괴하지 않는 방법) 조혈모세포의 생착을 촉진하기 위해 면역억제제를 투여한다. 중요한 장기 위험요인은 감염과 이식대숙주병이다.

이 높아진다. 대상자와 HLA가 적합한 공여자가 1명 이상인 경우에는 대상자와 동일한 성, ABO 적합성, 바이러스역가 음성, 전반적인 건강상태, 젊은 연령, 이전에 수혈을 받지 않은 사람, 미산부 등의 요인에 따라 결정하는데 이러한 요인들은 조혈모세포의 이식결과를 양호하게 하기 때문이다.

만약 대상자가 가족 공여자와 맞지 않는 경우에는 가족이 아닌 공여자를 찾아야 한다. 이 경우 한국조혈모세포 은행협회와 같은 기관을 통해 기증자의 골수와 적합성을 검사한다. 제대혈은 소아 동종이식에서 모세포를 공급하는 또 다른 출처이다. 대상자와 공여자의동일한 ABO혈액형이 공여자 선택의 필수조건은 아니지만 ABO혈액형이 다를 경우 특정 임상문제를 초래할 수는 있다. ABO혈액형이 맞지 않다면 순환혈류의 ABO항체에 의한 용혈반응을 예방하기 위해서 RBC를 제거하고 조혈모세포를 채집한다.

2) 생체장기공여자

신장, 간, 췌장, 폐를 기증하는 살아 있는 기증자가 증가하고 있다. 생체공여자의 경우 골수이식이 가장 흔하지만 이식을 위한 장기는 아직도 부족한 상태이다.

공여자의 장기가 정상적 기능을 하고 있음을 판정하기 위해서 의학적 평가를 철저하게 하는 한편 장기공여로 인해서 공여자의 삶의 질에 해가 되는지 철저하게 평가한 후 생체공여자의 장기를 기증받는다. 생체공여자에게서 장기를 기증받을 때에는 윤리적인 문제가 동반된다. 생체공여자에 대한 장기간의 연구결과에서 일부 공여자는 기증을 통해 긍정적인 심리적인 영향을 받기도 한다고 한다. 그러나 이식을 받지 못할 때 사망하게 되는 어린이의 부모가 생체공여자라면 억압에 의한 장기기증이 아닌가 하는 의문을 제기할 수도 있다. 자유의사에 의해 기증한다고 할지라고 사전동의를 확신하기 위해서는 정신과 의사와 이식과는 관련이 없는 의사, 공여자의 교육을 담당하는 관계자들의 평가가 필요하다.

(1) 신장 공여자

생체공여자는 보통 혈족인데, 왜냐하면 조직 적합성이 높을 것으로 기대되기 때문이다. 그러나 최근에는 배우자나 친구들이 공여자인 경우가 증가하고 있다. 비혈족도 혈족과 친척들로부터 장기를 제공받은 경우와 그 결과가 비슷하다. 양쪽 신장 중 어느 쪽이든 상관없지만 좌측 신장을 더 많이 선호하는데 왜냐하면 좌측 신정맥이 우측보다 길기 때문이다.

(2) 간 공여자

간이식 생체공여자는 성인의 간의 일부분을 제거해서 어린아이에게 이식하는 것까지 포함한다. 1년 이식생존율은 미국에서 81%이다.

(3) 췌장 공여자

생존자의 췌장을 이식하는 것은 비교적 드물다. 췌장 공여자에게 당뇨병의 위험요인이 없어야 한다.

(4) 폐 공여자

최근에 생체공여를 통한 폐 이식이 성공적으로 수행되고 있다. 한 부모의 폐의 엽을 어린아이에게 이식하거나 각 부모로부터 한쪽 엽씩 이식을 받을 수도 있다. 폐엽이식의 주요 장점은 수혜자가 가장 좋은 상태이거나 혹은 사체 공여가 부족한 상황에서 아주 심각하게 아플 때 모두 가능하다는 것이다

3) 사체장기공여자

사체공여가 필요하다면 수혜자를 장기이식 대기자 명부에 올려야 한다. 국내의 모든 장기기증은 국립장기이식관리센터(KNOS)를 경유해야 한다. 비영리 국가기관인 KNOS에서는 이식 등록과 기증 등록을 통해 수혜자와 공여자를 연결시켜주며 장기이식 대상자를 선정하고 승인하는 역할을 한다.

장기기증 동의 부족으로 인해 잠재적 공여자의 수와 실제 공여자 수에는 항상 차이가 난다. 잠재적 공여자의 수가 실제 공여자 수와 차이가 나는 주요한 원인은 잠재적인 공여자 가족에 대한 교육 부족이 원인이기도 하다. 만약에 대상자가 뇌사상태로 판정되면 혹은 뇌사상태는 아니지만 치료가 중단되면 해당 병원에서 국립장기이식관리센터에 알리게 된다. 몇몇 대형 병원에서는 장기이식간호사들이 장기공여와 가족지지에 대한 훈련을 받는다. 장기이식간호사는 장기기증에 대한 문의를 시작하는 과정에서 슬픔에 잠겨 있는 가족을 지지해준다. 잠재적인 공여자는 외상, 뇌동맥류, 기타 다양한 상황의 희생자일 수 있다. 장기기증의 기준은 매우 다양하다.

(1) 사망선언

현재 사망은 2가지 방법으로 결정될 수 있다. 첫째 심폐기능의 소실은 잘 알려진 방법이다. 그러나 뇌기능의 정지(뇌사) 또한 죽음을 결정하는 일반적인 방법이다. 대부분의 장기공여자들은 뇌기능 정지에 근거하여 사망을 선고 받는다. 중환자간호사는 뇌사와 관련된 대상자의 상태에 익숙해야 하고 사망선고와 관련된 정책을 잘 알고 있어야 한다.

(2) 간호사의 역할

중환자간호사는 장기이식 팀에서 중요한 역할을 담당한다. 대부분의 장기공여자들은 중환자실에서 사망하므로 간호사는 잠재적인 공여자를 확인하는데 중요한 열쇠가 된다. 간호사는 대상자의 기증의사를 확인하고 대상자가 바라는 대로 행동하면서 대상자의 옹호자 역할을 담당해야 한다. 간호사는 가족들을 심리적으로 지지하는 역할을 하는데 특히 장기기증자의 죽음을 수용하려는 시기에 가족들에 대한 심리적인 지지를 제공해야 한다. 또한 장기기증에 대한 의사를 결정할 때 간호사는 공여자를 생리적으로 지지하는 중요한 역할을 담당해야 한다.

잠재적 장기기증 의사를 가진 공여자를 돌볼 때에는 책임을 다해야 한다. 간호사는 공여자가 혈역학적 안정상태를 유지할 수 있도록 훈련받아야 하고, 대상자를 돌보는 중환자실의 책임간호사와 적극 협력해야 한다. 주요 장기조직에 적절한 관류를 유지하기 위해 저혈압일 경우 수액을 주입하고 혈장증량제를 투약한다. 만약 혈관 수축제가 필요하다면 dopamine, phenylephrine, vasopressine 등 약물을 투약하여 수축기 혈압을 유지한다. 심장지수를 유지하기 위하여 epinephrine 또는 dobutamine을 투약한다. 심근 수축력과 혈관 수축력을 높이는 약물이 증량될수록 복합장기의 회복 가능성은 낮아진다.

요붕증을 발견하기 위해서 배뇨량을 사정하는 것은 필수적이다. 장기공여자의 뇌하수체후엽의 기능부전으로 항이뇨호르몬의 생성과 방출 기능에 문제가 올 수 있다. 배뇨량을 줄이고 체액균형을 통제하기 위해 vasopressin이나 desmopressin acetates를 투약한다.

전해질, CBC, 간과 신장 기능 검사 그리고 동맥혈 가스분압과 같은 검사결과는 장기의 기능을 사정하고 적절한 간호중재를 결정하는데 도움이 된다. 심전도와 심장초음파는 심장공여에 필요하고, 폐이식을 위해서는 흉부방사선 연속촬영과 그람염색 객담검사, 기관지내시경검사, 장기적출 시의 시진 등이 필요하다.

(3) 장기이식 코디네이터의 역할

장기이식 코디네이터는 이식에 필요한 장기제공을 위해서 개발된 역할이다. 신장은 가장 많이 이식하는 장기이며 심장, 폐, 간, 췌장, 각막, 피부, 뼈 그리고 다른 장기나 조직 또한 이식이 가능하다. 코디네이터는 이식 장기를 조정하고 보관하는 역할을 한다. 그리고 가족들이 필요로 하는 정보를 제공하고 그들에게 조의를 표하며 지지를 제공한다. 코디네이터는 가족들이 참된 동의를 제공하는데 필요한 정보를 보유하고 있는지 확인해야 하고 사별에 따르는 지지를 제공해야 한다. 코디네이터는 중환자간호 영역에서 건강관리팀의 일원이기도 하며 자문을 제공하는 역할을 담당한다. 중환자간호 담당직원과 이식 프로그램 사이에서 협동적으로 일을 함으로써 잠재적인 공여자의 가족들이 장기공여를 선택하는 데 도움을 주어야 한다.

(4) 보존시간

장기의 보존시간은 다양하다. 그러나 장기이식은 가능한 빨리 하는 것이 목표이다. 신장은 맥박보존관류보존액(pulsatile perfusion preservation)을 사용하여 최대 48시간 동안 보존할 수 있으며, 24~36시간 동안 냉장 보존할 수 있다. 간은 20시간 가까이 보존이 가능하고, 췌장은 약 12시간 그리고 심장과 폐는 4~6시간 정도 보존이 가능하다. 장기는 세포손상을 줄이기 위해 특별히 제작된 냉장용액에 보존해야 하고, 각 장기를 위한 용액은 장기의 신진대사 요구를 기초로 다르게 제작된다. 허혈성 손상으로부터 장기를 보호하는 것이 보존의 핵심이다.

4. 장기이식의 사정 및 관리

장기이식 코디네이터의 역할은 공여자의 사전평가에서부터 장기이식과 추후관리까지 계속된다. 코디네이터는 평가과정를 조정하는 한편 장기이식 등록과정, 이식 대상자 선정에 대하여 수혜자와 가족을 교육한다. 또한 많은 기관에서 전문간호사들이 이식 대상자의 내과적 간호와 추후관리를 담당한다.

1) 수술 전 단계

수술 직전에는 총괄적인 임상병리검사, 흉부방사선, 심전도 검사를 실시한다. 신장환자의 경우 수술 24시간 이내에 혈액투석을 실시한다. 임상병리검사에는 전혈구검사, 프로트롬빈시간(PT), 부분트롬보플라스틴시간(PTT), 전해질, 혈당, 혈청요소질소(BUN), 크레아티닌, 간기능검사, 혈액형 교차검사, 요분석이 포함된다.

2) 수술 후 단계

수술 직후에 대상자는 안정될 때까지 중환자실에 머물면서 집중간호를 제공받는다. 신장이식 수혜자들의 경우 회복실을 거쳐 바로 이식병동으로 가기도 한다. 다른 장기 수혜자들은 수술실에서 중환자실로 이동한다. 대상자가 회복실 혹은 중환자실에 도착하면 다음을 사정해야 한다.

- 혈압, 심장박동수, 호흡수, 산소화, 기계적환기 세팅, 체온, 중심정맥압, 심폐혈류역학. 신장이식 수혜자의 혈압은 혈관통로가 없는

쪽에서 측정한다. 아주 일시적이라도 동맥혈류를 차단하면 혈관통로가 손상될 수 있다.

- 의식수준과 통증의 정도
- 정맥과 동맥로의 수, 부위, 수액의 종류, 주입속도
- 배액을 위한 복부 혹은 흉부 드레싱, 배액관의 수, 배약의 양과 특징
- 방광과 요관카테터의 존재, 개방성, 소변배액
- 적절한 배액체계와 연결된 비위관, 배액의 양과 특징
- 가장 최근의 혈역학적 결과와 수술 중 임상결과들

(1) 신장

신장이식 후 간호의 핵심은 신기능 사정과 면역억제제 투약이다. 아래의 질문에 대한 답이 신장이식 환자 간호에 도움이 될 것이다.

- 대상자의 원래 신장이 아직 존재하는가? 만약에 그렇다면 하루에 배설되는 소변의 양은 얼마인가? 이 정보는 이식된 신장에서 소변이 얼마나 생산되는지를 결정하는데 도움이 된다.
- 수술 전 검사(BUN, 크레아틴, 헤마토크릿) 결과는?
- 대상자에 투약한 정맥 수액의 종류와 양은?
- 수술 전 혹은 수술 동안 사용한 면역억제 약물은? 수술 후에도 제공한 면역역제요법은?

대상자가 아직 복막투석 카테터를 가지고 있다면 카테터를 무균적으로 유지하고 덮개를 막아 놓는다. 신장이식 환자에 대한 간호책임은 다음과 같다.

- 이식된 신장의 기능 관찰
- 체액과 전해질 균형 모니터
- 감염원을 피하도록 보조
- 합병증의 초기징후 발견
- 회복기 동안 대상자와 가족을 지지

① 이식된 신장의 기능

이식된 신장에 의해 생산되는 소변의 양은 많은 양(200~1000mL/시간)에서 작은양(20mL/시간)까지 다양하다. 신장기능 정도는 공여자의 저혈압 기간 혹은 신장이 몸 밖에서 머무는 동안의 허혈성 손상과 관련이 있다. 보존기간이 24시간 이내일 때 이식 후 기능이 양호하다. 대부분의 이식 후 기능장애는 가역적이지만 정상으로 돌아오는데 4주까지 소요될 수 있다.

신장기능은 주기적으로 혈청요소질소와 크레아틴 수준을 측정하여 평가한다. 신장스캔은 신장의 관류, 여과, 배설을 조사하기 위한 핵의학 검사이다. 기초자료를 얻기 위하여 이식 후 첫 24시간 이내에 신장스캔을 실시하고, 이후 임상병리검사 수치 혹은 임상적인 상태가 신장기능의 변화를 시사할 때마다 주기적으로 시행한다.

② 소변 배액의 문제

소변 배설량에 급격한 변화가 있다면 먼저 배액관의 기계적인 폐색을 의심해야만 한다. 소변 배액관의 응괴, 꼬임, 눌림이 소변량 배출 감소의 원인일 수 있다. 카테터가 응괴에 의해 막히면 대상자는 통증을 호소하거나, 긴급한 요의을 느끼거나 혹은 카테터 주위에 혈성누출이 발생할 수 있다. 이때 세척을 하면 오히려 감염의 위험이 증가하기 때문에 카테터를 훑어서 응괴를 제거하는 것이 좋다. 그러나 엄격한 무균적 기술을 적용한 세척이 필요할 때도 있다. 대상자의 방광 용적이 작아졌기 때문에 세척을 할 경우 적은 양(30mL 미만)의 용액

을 사용한다. 지나친 세척은 요관문합 부위의 유출을 야기할 수 있다.

③ 소변 누출

복부 드레싱에서 소변이 누출되고 심한 복부 불편감 혹은 팽만이 있다면 요관문합 부위의 후복막 누출을 의심할 수 있다. 신장기능 상태가 좋은데 소변 배설량이 감소하거나 적절한 진통제를 사용함에도 불구하고 복부통증이 심하다면 기술적인 또는 외과적인 합병증으로 인해 이식기능이 감소되는 것을 의미할 수 있으므로 담당의사에게 보고해야 한다.

④ 고칼륨혈증

수술 직후에 가장 흔한 전해질 불균형은 고칼륨혈증이다. 이식한 장기가 기능을 하고 많은 양의 소변을 배출한다면 수술로 인하여 상승한 혈청칼륨을 배출 할 수 있다. 대상자가 수술 후 핍뇨 혹은 무뇨상태라면, 혈청칼륨이 정상 이상으로 증가하는데 이에 대한 중재는 칼륨을 세포 안으로 이동시키기 위하여 포도당과 인슐린을 정맥주입하거나 구강으로 양이온교환수지를 투약한다.

(2) 간

간이식수술 직후 간호사는 혈역학적 안정, 적절한 산소화, 수분과 전해질 균형, 지혈, 이식장기의 기능에 중점을 두어야 한다. 간이식 후에는 동맥관과 폐동맥 카테터를 설치한다. 수술 직후에는 말기 간질환이 아직 영향을 미쳐 심장 박출량이 증가하고 전신성 혈관저항이 낮아질 수 있으므로 폐동맥 카테터를 이용하여 심장기능과 체액상태를 면밀하게 감시할 필요가 있다.

첫 24~36시간 동안 혈관수축제와 수액의 일시 주입이 요구될 수 있다. 간의 수동적 울혈의 가능성에 대해 심장기능의 균형을 유지하기 위하여 중심정맥압을 10cmH_2O 이상으로 유지한다. 복부내 출혈로 이한 저혈압이 흔히 발생한다. 복부둘레의 갑작스런 증가 혹은 상처 배액관을 통한 과다한 혈액성 액체배출은 출혈과 같은 심각한 문제를 암시한다.

① 산소화

적당한 환기는 이식관류를 위해 필수적이며, 폐 합병증의 위험을 감소시킨다. 기계적 환기 세팅은 중환자팀이 결정한다. 동맥혈(SaO_2)과 혼합정맥혈(SvO_2) 산소포화도를 모니터한다. 산소포화도 측정계를 사용할 수 있으나 심한 황달이 있는 경우 포화도 측정을 방해할 수 있으므로 피한다. 수술 중 횡경막 손상의 위험과 복수로 인해 수술 후 복막삼출은 흔하다.

대상자가 충분히 깨어나면 인공호흡기에 대한 의존을 줄인다. 그러나 Muromonab-CD3과 같은 단일클론성 항체를 투약 할 경우에는 폐부종의 위험이 있기 때문에 첫번째 용량은 기관내관을 제거하기 전에 주어야 한다.

② 혈액응고

비정상적 응고 인자들, 문합부위 출혈과 이식장기의 기능 저하는 지혈문제를 초래할 수 있다. 따라서 PT, PTT, 섬유소원, 인자 V의 수치와 절개부위와 배액관에서 나오는 출혈의 양, 색깔, 점도를 모니터해야 한다.

대상자에게 혈소판, 적혈구, cryoprecipitate를 수혈해야할 수도 있는데, 대상자가 CMV 음성이라면 혈액제품로 인한 CMV 침투를 예방하기 위해 혈액을 여과해야 한다. 응고장애가 지나치게 교정되지 않도록 주의해야 한다. 지나친 교정은 사지 혹은 이식 부위에 정맥혈전을 발생시킬 수 있다. 정맥우회체계로 인해 대퇴 혹은 액와 부위에 정맥염 혹은 혈전이 형성될 위험이 있으며, 이 경우 사지의 동측에 부종이 발생한다. 만약 심부정맥혈전증으로 발전한다면 항응고제 또는 하대정맥 필터가 필요할 수 있다.

③ 전해질 균형

고혈당증, 고칼륨혈증, 대사성 알칼리증 또는 칼슘, 인 마그네슘의 장애가 일어날 수 있다. 고혈당증은 간이 저장된 글리코겐을 포도당으로 바꿀 수 있다는 표시이다. 고칼륨혈증은 기능하지 못하는 간세포 즉, 이식이 기능하지 못함을 의미한다. 대사성 알칼리증은 보관혈액의 구연산(체내에서 중탄산염으로 대사됨), 저칼륨혈증, 이뇨제 치료, 많은 양의 신선냉동혈장(FFP) 투여와 관련이 있다. 칼슘, 인, 마그네슘 불균형의 원인은 일차적으로 수액 주입과 수혈 때문이다.

다양한 정도의 수술 후 신장 기능장애는 간신증후군이나 저혈압으로 인해 발생한다. 또한 일부 면역억제제들은 신독성을 가지고 있다. 신장 기능장애는 체액과 전해질 균형에 영향을 줄 수 있다.

④ 간기능

이식된 간의 기능의 정도는 매우 다양하다. 일차적인 기능장애의 정확한 원인은 알려지지 않았다 할지라도 손상의 지속과 관련이 있는 것으로 믿어지며 재이식을 해야 한다. 간 기능은 초기에는 담즙생산과 응고인자로, 이후에는 간기능검사로 평가한다. 담즙배액관을 이용하여 담즙생산을 측정함으로써 간의 배설기능을 사정할 수 있는데, 이는 이식기능의 좋은 초기지표이다. PT와 INR은 간의 합성기능에 대한 좋은 지표이다. 간효소(ALT, AST)는 간 손상 정도에 대한 정보를 제공한다. 젖산제거, 뇌병증, 간대사를 통해서도 간기능을 사정할 수 있다. 모든 간기능검사 결과는 이식 초기에 상승하고 점차 감소한다.

(3) 심장

심장이식 수혜자의 수술 후 간호는 일반 심장수술을 받은 사람과 유의하다. 그러나 우심실부전과 공여자 심장의 탈신경으로 인해 몇가지 중요한 심장리듬과 기능의 변화가 발생할 수 있다. 이 장에서는 심장이식 중 가장 일반적인 정위이식(orthotopic trausplant)에 대하여 기술할 것이다.

① 잔여 P 파

표준 수술기법에서는 수혜자의 동방결절과 일부 심방을 제거하지 않고 남겨 둔다. 따라서 수술 후 심전도에 2개의 P파가 나타난다. 수혜자 동방결절이 수혜자의 잔여 심장을 탈분극시켜 박동을 시작하지만 이 탈분극은 보통 심방봉합선을 넘어가지 않는다. 이식된 심장의 동발결절은 탈분극하여 박동을 시작하고 QRS파를 유도한다. 심장의 2부분이 독립적으로 박동하기 때문에 2개의 P파가 나타나지만 잔여 P파는 QRS 복합체로의 연결부족 혹은 해리로 규정될 수 있다. 수혜자의 P파는 보통 공여자의 P파보다 느리지만 여전히 자율신경계의 영향을 받기 때문에 빠르거나 느릴 수 있다. 반면에 공여자의 P파는 탈신경이다. 따라서 두 종류의 심방이 서로 다른 리듬일 수 있는데 예를 들면 이식된 심장은 정상적인 동성리듬이지만 수혜자의 남아있는 심장은 심방세동일 수 있다.

② 탈신경의 효과

공여자 심장 제거 동안 신경공급이 손상되므로 이식된 심장에 대한 자율신경계 지배가 부족하게 된다. 미주신경의 영향감소 때문에 동성리듬이 정상보다 더 빠르며 –보통 1분에 90~110회– 호흡으로 인한 심박수의 변화는 일어나지 않는다.

시술, 운반, 외과적 시술, 동맥봉합선의 부종으로 인해 이식 후 공여자의 동방결절의 자율성이 감소할 수 있다. 보통 이런 문제들은 이식 후 1~2주 내에 해결되지만 적당한 심박수를 유지하기 위해 일시적인 조율이 필요할 수 있다. 부교감 신경의 지배가 없기 때문에 이식된 심장의 부정서맥을 치료할 때 미주신경차단제인 아트로핀은 비효과적이다. 만약 동성박동수가 감소한다면 방실연결부위의 리듬이 미주신경손실 때문에 정상보다 더 빨리 나타날 수 있다.

탈신경으로 인해 정상적인 심혈관계 반사들이 사라질 수 있다. 정상심장에서는 신체의 대사요구가 증가하면 교감신경이 흥분되고 심장에 보상성 자극을 일으켜 즉각적으로 심장박동수, 수축력, 심박출량이 증가한다. 이식된 심장에는 직접적인 교감신경계 자극이 없기 때문에 이러한 반응이 부신수질에서 유리된 순환카테콜라민을 통해 중개된다. 따라서 심박동수, 수축력, 심박출량의 증가가 정상 심장에서보다 훨씬 느리다. 운동을 하면 심박동수와 심박출량이 3~5분에서 걸쳐 서서히 증가하며, 운동 후에는 상승된 상태를 오래 유지한다. 운동 전의 충분한 준비기간과 운동 후 정리기간을 늘리면 이식 심장의 이러한 변화를 보상할 수 있다.

자세변화로 인한 정맥 충만을 보상하기 위하여 정상적으로 발생하는 즉각적인 빈맥반사가 일어나지 않기 때문에 기립성 저혈압이 생긴다. 대상자가 수술 후 움직이기 시작하면 기립성 저혈압을 예방하기 위하여 서서히 자세를 변경하도록 주의시켜야 한다.

탈신경 때문에 자율신경계 약물의 심장효과들이 변한다. 부교감신경의 영향을 차단하여 심박동수를 증가시키는 아트로핀은 비효과적이다. 과거에는 부정서맥 증상의 약리학적 치료를 위해 직접적으로 심근수용체를 자극하는 isoproterenol을 흔히 사용하였으나 지금은 자주 사용하지 않는다. 대신 dobutamine, epinephrine과 함께 일시적인 심외막 조율을 시도한다.

박동수를 감소시키거나 방실결절의 불응기를 연장시키는데 디지털리스 약제들이 더 이상 효과적이지 않다. 디지털리스의 약리 효과가 일차적으로는 부교감신경계에 의하여 매개되기 때문이다. 베타차단제 혹은 칼슘채널차단제(예: verapamil)를 이용하여 이식된 심장의 상심실성부정빈맥을 치료할 수 있다. 상심실성부정빈맥의 일반적인 치료인 경동맥 동 마사지, 바르살바 수기, 강심제는 이식환자에게 비효과적이다.

마지막으로 탈신경은 허혈성 심근에서 뇌까지의 통증자극의 전달을 막아준다. 따라서 이식환자들은 협심증을 경험하지 않으며 심각한 심근허혈, 경색의 증상이 나타나지 않을 수 있다. 이런 이유 때문에 이식 후에는 매년 심전도 스트레스 검사, 관상동맥조영술 혹은 관상혈관초음파를 실시해야 한다.

③ 심실부전의 가능성

심박출량의 감소로 인한 이식 후 심실부전은 다른 외과적 시술에서와 같은 이유로 발생한다. 덧붙여 연장된 허혈시간, 공여자의 수축력지지, 거부반응은 이식심장의 심근억제를 일으킬 수 있다.

이식 후 우심실 부전은 이식 실패의 가장 일차적

인 원인이다. 오른쪽 심장 기능장애 이유는 명확하지 않지만 폐혈관 저항성의 급성변화와 관련이 있다. 수혜자의 오랜 심부전이 새로 이식된 심장에 이차적으로 폐의 압력을 상승시켜 이에 대항하여 일을 하도록 요구할 수 있다. 수술 후 pH 혹은 ABGA의 변화가 폐혈관경련을 일으킬 수 있다. 폐고혈압과 경련은 모두 폐혈관 저항 혹은 우심실의 심장박출에 대한 저항을 증가시킨다. 이식된 심장의 정상적인 우심실은 이식 전에 존재하는 폐혈관 저항을 극복하기 위하여 급하게 심장박출을 증가시킬 수 없다. 급성 우심실부전의 징후는 중심정맥압 증가와 경정맥의 확장이다. 우심실이 폐로 가는 혈액을 충분히 펌프할 수 없기 때문에 좌심실의 심장박출량이 감소하게 된다.

이식 후 발생하는 우심부전의 치료에는 우심장의 후부하를 감소시키는 약물(dobutamin, milrinone, NO가스 흡입)이 포함된다. 산화질소(NO) 흡입과 직접적인 폐확장제는 인공호흡기를 통해 투약하는데 이를 통해 정맥투약으로 발생할 수 있는 약물의 전신효과를 예방할 수 있다. 우심장의 후부하를 증가시키는 조건들(저산소증, 산증, 과다한 수혈)을 피해야 한다.

(4) 췌장

췌장이식 후 수혜자들은 중환자실에서 짧게 머무는데 이식수술 후 간호는 복부수술과 다소 유사하다. 수술 방법 및 당뇨병의 이차적인 효과에 따라 췌장의 기능상태가 달라진다.

보통 수술 후 첫 몇 시간 이내에 혈당수치가 정상으로 회복되지만 인슐린 점적이 요구되는 대상자도 있다. 식사 전후의 포도당 수치, 당화헤모글로빈, 포도당 내성검사를 통해 췌장기능을 감시한다. 이들 검사의 사소한 비정상이 거부반응 혹은 이식조직의 혈전형성을 의미할 수 있다.

십이지장 절개가 외분비선의 배액에 이용되기 때문에 감염예방에 특히 주의한다. 십이지장의 수술 중 배양 결과가 나올 때까지 항생제를 투약한다. 방광을 외분비 배액로로 사용하면 소변을 통한 중탄산 소실이 발생할 수 있다. 정맥과 경구용 중탄산나트륨 보충은 정상적인 중탄산수치를 유지하는데 도움이 된다. 이러한 외과적 접근과 더불어 방광팽만을 예방하기 위하여 유치도뇨관을 설치하기 때문에 봉합선의 긴장과 췌장염이 초래될 수 있다. 당뇨의 합병증으로 인한 장기간의 신경성 방광기능장애가 있다면 대상자의 배뇨능력에 따라 도뇨관을 수일 혹은 수주동안 유지해야 한다.

비위관은 장운동이 돌아올 때까지 두는데 당뇨병성 위장관마비가 있다면 보통 3~5일 걸릴 것이다. 비위관이 설치되어 있다면 장관 혹은 비경구적 영양이 필요할 수 있다.

(5) 폐

폐 이식 수혜자는 삽관되어 마취된 상태로 인공호흡기에 연결되어 중환자실에 도착한다. 보통, 수술 후 24~36시간 후에 기관내관을 제거한다. 폐기종을 가지고 있는 대상자와 한쪽 폐 이식대상자는 폐고혈압 환자보다 빨리 기관내관을 제거한다.

폐 이식 수혜자는 탈신경 때문에 기침반사가 없다. 그래서 분비물 제거를 위한 흡인간호를 제공할 때 손상을 일으킬 수 있는 장소에 카테터를 삽입하지 말아야 한다. 완전한 문합을 확인하기 위하여 기관지 내시경을 자주 실시한다. 이식직후의 흔한 문제는 "재관류" 손상으로 알려진 폐부종이다. 결과적으로 대상자는 처음 몇 일 동안 저체액량 상태를 유지하는데 혈역학적으로 안정되면 이뇨제 투약을 시작한다.

폐는 늘 외부환경에 노출되어 있으므로 감염 예방이 폐이식 후 특히 중요하다. 공여자 배양검사, 수술 전 혈청학적 결과들, 객담자료에 따라 예방적으로 항생제를 투약한다. 또한 감염을 예방하기 위하여 구강간호, 수술 후 조기이상 격려, 매일 호흡과 흉부물리요법을 실시한다. 지속적 맥박산소포화도 측정기로 산소포화도를 감시하고, 매일 흉부 방사선검사를 통해 결과를 모니터한다. 의료인에 의한 감염은 손 씻기와 무균적인 흡인기술로 예방될 수 있다. 활동성 감염을 가진 의료인들과 방문객들은 대상자와 신체적으로 접촉하지 말아야 한다.

5. 조혈모세포 이식의 사정과 관리

조혈모세포 이식(HSCT)은 건강한 모세포, 즉 줄기세포로 불리는 조혈세포가 질병을 가지고 있거나 파괴 혹은 기능을 하지 못할 때 이를 바꾸는 것이다. 줄기세포는 자기를 새로 만들 수 있는 일차적인 조혈세포이고 적혁구, 백혈구, 혈소판으로 성장할 수 있는 다능성이 있다. 이 줄기세포들은 골수채취법에 의해 골수에서 혹은 말초혈액에서 성분채집술로 의해 얻을 수 있다. HSCT는 고용량의 화학요법과 방사선 요법에 의해 골수가 파괴되는 대상자의 조혈기능을 복원시킬 수 있는 중요한 방법이다(표 12-3-1).

자가와 동종 HSCT에서 이식을 위한 조혈모세포의 가장 선호하는 출처는 말초혈액 줄기세포이다. 성분채집술을 통한 세포수집이 골수채취법보다 더 쉽고 경제적으로 비싸지 않으며 중성구와 혈소판 수가 더 빨리 회복될 수 있다. 이식을 위한 줄기세포의 다양한 출처의 단점과 장점을 Box 12-3-2에 정리하였고, 아동을 위해 특별히 고려할 점은 Box 12-3-3에 제시하였다. 자가와 동종 줄기세포 이식의 자세한 비교를 표 12-3-5에 제시하였다.

1) 줄기세포의 채취, 동원, 수집

줄기세포는 골수에서 가장 흔하며 일부는 말초혈액에서 순환한다. 조혈모세포를 채취하고 수집하는 과정은 이식의 종류에 따라 다르다. 모세포는 말초혈액 또는 골수로부터 수집할 수 있다.

줄기세포를 골수에서 수집할 경우 대상자를 마취시켜서 수술방에서 실시한다. 큰 바늘을 사용하여 뒤쪽 장골능에서 수혜자 체중 1kg 당 $2\text{-}3 \times 10^8$

Box 12-3-2
줄기세포의 출처; 장점과 단점

말초혈액 줄기세포/성분채집술
- 자가이식 대상자에게 더 쉬운 수집이고, 동종 공여자에게도 이 방법이 잠재적으로 더 쉽다.
- 더 짧은 기간의 골수억제
- 이론적으로 말초에서 유래된 줄기세포가 종양 감염이 덜 될 것으로 여겨진다.
- 이식대숙주병(GVHD)의 발생률은 같거나 혹은 높을 수 있다.

골수채취
- 채취관련 통증
- 전신마취가 필요함
- 공여자를 위해 더 비용효과적 혹은 더 편의적일 수 있다.

제대혈액
- 산부인과 의사가 훈련받으면 풍부한 채취가 가능
- 비용이 저렴
- 혈연이 아닌 공여자 집단을 증가시키는 우수한 출처
- GVHD가 덜 발생
- 현재는 50-70kg 미만의 체중을 가진 대상자에게만 시험관외 확장법으로 적용됨; 기술이 점차 확장될 것으로 기대

Box 12-3-3
소아 대상자의 기관과 조혈모세포 이식에서 고려할 점

- 성장과 발달
- 교육, 놀이, 사회화
- 질병, 병원, 치료, 재발에 대한 반응
- 신체상과 자아 존중감
- 가족역할과 친척들
- 부모에 대한 어린이 질병의 영향(아이의 두려움, 죽음, 격리, 재정적 문제)

의 핵세포들이 얻어질 때까지 여러번 흡인한다. 총 흡인 양은 보통 1~2L이다. 수집한 골수를 헤파린이 포함된 조직 배양배지에 담고, 지방과 뼈입자를 제거하기 위하여 여과한 후 세포들을 수혜자 방으로 직접 가져간다. 골수채취법은 보통 1~2시간 정도 걸린다. 흡인부위에 압박드레싱을 하고 공여자를 하루동안 관찰한다. 보통 시술 후 2~7일 동안 채취부위가 경미하게 불편할 수 있다.

말초혈액에도 조혈모세포를 수집할 수 있다. 그

표 12-3-5 자가와 동종 줄기세포 이식의 비교

	자가이식	동종이식
적응증	• 악성혈액종양과 고형장기종양 자기면역질환 • 유전적 질환치료와 HIV 감염을 치료하기 위한 유전자 치료와 병용	• 혈액악성종양, 재생불량성 빈혈, 선천적인 골수질환, 면역결핍상태, 선천적 대상이상
줄기세포의 출처	• 대상자의 골수, 말초혈액에서 수집된 줄기세포들, 이후 고용량의 전처치 약물 주입 후 재주입 • 전처치 약물의 혈액학적 독성으로부터 대상자를 보호하기 위하여 주입되는 줄기세포들	• 골수, 말초혈액, 제대혈액, 가족공여자, 비친족 공여자, HLA가 일치 혹은 부분적 일치
이식을 위한 준비	• 악성질환을 박멸하기 위한 고용량의 화학요법	• 고용량의 화학요법과 악성질환을 위한 집중적인 치료로서 이식을 위한 면역억제상태를 마련하기 위한 전신 방사선치료 (줄기 세포가 들어갈 “공간”을 만듬)
이식 후 치료	• 지지적 간호, 수혈, 성장인자, 면역촉진	• 지지적 간호, 수혈, 성장인자. 면역촉진, GVHD의 치료와 예방
감염성 합병증의 위험	• 위험이 낮음: 감염은 이식 후 초기에 주로 발생	• 위험이 높음: 몇 달 혹은 몇 년 동안 잠재적인 감염의 위험성
주요 합병증	• 전처치 약물의 독성, 질병재발 혹은 진행	• 전처치 약물의 독성, 질병 재발 혹은 진행, GVHD, 면역결핍
치료와 관련된 사망률	• 보통 <5%	• 질병과 관련된 인자에 의한 사망률 5-30%

러나 줄기세포가 말초혈액에 풍부하지 않기 때문에 수집 전에 화학요법 혹은 집락자극인자(과립형 백혈구 집락자극인자, G-CSF) 혹은 과립형-대식세포 집락자극인자(GM-CSF)를 공급하여 말초순환 안으로 모세포를 몰아 넣어야 하는데 이 과정을 *동원(mobilization) 혹은 프라이밍(priming)*이라고 한다. 줄기세포의 동원을 위하여 대상자가 받는 화학요법은 종양 감소에도 도움이 된다. 친족과 비친족 공여자는 말초혈액의 줄기세포 수를 증가시키기 위하여 집락자극인자를 사용한다. 집락자극인자를 공급하는 방법은 다양하지만 보통 G-CSF 혹은 GM-CSF를 매일 피하주사한다. 사이토카인을 주사한지 4~5일 후에 줄기세포 수집을 시작한다.

조혈모세포들은 *백혈구성분채집술(lekopheresis)*이라는 방법에 의하여 말초혈액에서 수집된다. 시판용 세포 분리기계가 모세포를 수집하고 혈류의 혈장과 세포성분의 나머지 부분을 되돌려준다. 이 절차는 거의 3~4시간 걸리며, 요구되는 백혈구성분채집술의 횟수는 각 시기에 채취된 줄기세포의 수에 의해 결정된다. 목표는 수혜자의 몸무게 kg당 5×10^6 의 CD34양성세포를 수집하는 것이다. CD34양성 항원은 초기 조상세포의 표면에 노출되는 항원이다. 자가 조혈모세포 이식의 경우 세포들을 수혜자가 재투입에 대한 준비가 될때까지 즉시 액화질소에 냉동하여 저장한다. 시술 동안 혈액의 응집을 막는데 사용되는 구연산 때문에 공여자는 오한, 피로, 입술과 사지의 얼얼함과 같은 일시적인 저칼슘혈증과 현기증을 경험할 수 있다. 이 증상들은 칼슘보충제를 복용함으로써 예방하거나 치료할 수 있다.

2) 전처치

모세포들이 수집되면 대상자들은 이식된 줄기세포를 받기 위한 준비로 전처치(conditioning regimen)를 시작한다. 전처치의 목적은 이식의 종류(자가, 동종이식)와 대상자의 기존 질병상태에 따라 달라진다. 동종이식에서 전처치의 목적은 악성질환을 박멸하고 새로운 공여자의 줄기세포를 위한 공간을 만들기 위하여 기존의 골수를 제거하는 한편 이식된 줄기세포가 잘 정착하도록 충분히 면역을 억제하는 것이다. 자가이식에서는 대상자 스스로의 조혈모세포를 사용하므로 면역억제요법이 필요하지 않다. 그러나 고용량 항암치료는 악성질환을 박멸하기 위하여 여전히 필요하다.

고용량 항암요법 치료는 전체 용량 혹은 용량 비율이 증가함에 따라 더 많은 종양 세포를 죽일 수 있고, 결과적으로 치료에 대한 반응과 생존율이 향상된다는 가설에 근거를 둔다. 서로 다른 비혈액학적 독성을 가진 약물들은 최대용량으로 조합한다. Alkylating 약물들(cyclophosphamide, carboplatin, busulfan, thiotepa, cisplatin, melphalan, carmustine), etoposide, cytarabine과 함께 전신 방사선요법이 골수를 파괴하고 질병을 박멸하는데 사용된다. 이런 요법은 2~8일 동안 실시된다. 이식 전처치의 일부로 조합하여 사용하는 개별적 약물들은 심각한 유해반응을 일으킬 수 있다(표 12-3-6).

전처치 후 줄기세포를 주입하기 전에 대상자의 신체에서 항암제를 제거하기 위해서는 1~2주 동안의 휴식기간이 필요하다. 전처치가 완전하게 제거되면 며칠 내에 골수이형성증이 발생한다. 전처치의 급성독성은 수 주 동안 혹은 이식이 끝날 때까지 지속될 수 있다.

비골수성이식은 폐, 신장, 간의 상태가 전통적인 동종이식의 독성을 견딜 수 없는 대상자들을 위한 치료방법으로 제공된다. 비골수성 치료이식을 지지하는 이론은 전처치 그 자체 보다는 새로운 면역

표 12-3-6 고용량 치료요법들의 비혈액학적 유해효과

약물 혹은 치료	유해효과
busulfan	폐섬유증, 간기능장애(간의 정맥폐쇄질환을 포함), 급성담낭염, 간질, 점막염, 피부 유해효과(과다색소침착, 표피탈락, 선단의 홍반), 오심, 구토
carmustine(BCNU)	간염, 폐, 중추신경계 유해효과, 심장 유해효과(부정맥, 저혈압), 오심, 구토
cytosine arabinoside	대뇌독성, 뇌병증, 간질, 결막염, 피부유해효과(발진, 선단의 홍반)
(Ara-C)	오심, 구토, 설사, 신기능장애, 간기능 부전, 췌장염, 비심인성폐부종, 열,관절통
cyclophosphamide	심장 유해효과(심근증, 울혈성심부전, 출혈성 심장괴사, 심막삼출, 심전도 이상), 폐섬유증, 출혈성 방광염, 간효소 증가, 오심, 구토, 대상성 유해효과(SIADH)
carboplatinum	오심, 구토, 신경독성, 간기능 이상(간의 정맥폐쇄질환 포함), 내이신경독성
cisplatinum	오심, 구토, 신경독성(말초신경병증, 운동실조, 시각장애), 내이신경독성, 신장 유해효과
etoposide	과민반응, 저혈압, 간기능이상, 화학적 간염, 신장기능 장애, 오심, 구토, 대사성 유해효과(대사성산증), 점막염, 위염, 통증을 동반하는 피부발진(손바닥, 발바닥, 안와주위)
ifosfamide	출혈성 방광염, 오심, 구토
melphalan	급성과민반응, 신장유해효과, 점막염, 오심,구토, 간독성(간의 정맥폐쇄질환 포함)
thiotepa	과색소침착, 급성피부홍반, 낙설, 간기능장애(간의 정맥폐쇄질환 포함), 점막염, 식도염, 배뇨곤란, 과민반응
전신방사선치료	오심, 구토, 설사, 이하선염, 구내건조증, 위염, 홍반, 췌장염, 간의 정맥폐쇄질환

체계에 의해 제공되는 면역-매개된 이식 대 종양효과가 질병을 치료한다는 것이다. 비골수성 이식을 받은 대상자들은 여전히 골수성 동종이식의 많은 합병증을 경험한다. 이식 직후 발생하는 감염, 출혈, 전치치와 관련된 독성 등과 문제들은 비골수성 이식 후에 감소하지만 GVHD의 위험과 만성적인 감염의 위험은 지속된다.

3) 줄기세포 주입

동종 HSCT에서 줄기세포는 보통 수집한 후 즉시 주입한다. 자가줄기세포는 dimethylsulfoxide (DMSO)로 냉동 보존한 다음 재주입 전에 따뜻한 생리식염수로 녹인다.

줄기세포의 급성주입은 수혈처럼 비교적 단순한 시술이다. 세포는 30~60분에 걸쳐 중심정맥관을 통해 주입한다. 주입 전에는 대상자들에게 acetaminophen, hydrocortisone, diphenhydramine을 제공하여 사전 처치하고 신장의 관류를 유지하기 위하여 수분을 충분히 공급한다. 채액과다를 예방하고 줄기세포가 주입되는 동안의 혈역학적 변화를 관리하기 위해 이뇨제, 만니톨, 항고혈압제가 필요할 수 있다. 활력징후를 감시하고 산소화와 심장모니터도 시행한다.

동종 HSCT의 합병증은 폐부종, 용혈, 감염, 아나필락시스 등이지만 드물게 발생한다. 대상자는 마늘냄새나 맛을 경험하기도 하는데, 이는 DMSO의 배출 때문이다. DMSO관련 적혈구용혈이 일어날 수 있으며, 신독성을 예방하기 위하여 충분한 수분공급이 필요하다. 주입반응으로 서맥(드물게 심장차단), 고혈압이 나타날 수 있으며 급성과민성 반응은 냉동보존된 자가 HSCT 주입동안 DSMO의 다른 잠재적 유해효과이다. HSCT 동안 대상자들에게 체액과다와 흉통, 호흡곤란, 기침과 같은 색전의심징후가 나타나는지 감시한다. ABO 부적합 공여자로부터 조혈모세포을 받는 경우에는 급성용혈성 수혈반응을 경험할 수 있다.

4) 생착

정맥주입 후 조혈모세포들은 화학주성인자에 의하여 골수공간으로 이동한다. 생착(engraftment)은 이식된 모세포들이 성장하기 시작하여 골수에서 새로운 조혈세포들을 만드는 것이다. 생착은 보통 연속 3일 동안 0.5×10^9/L보다 더 많은 절대 호중구 생산과 수혈없이 $20,000\times10^9$/L 이상의 혈소판 생산으로 정의된다. 생착의 속도는 모세포의 재료, 집락자극인자의 사용, 생착 전기간에 대상자가 경험한 합병증, GVHD에 대한 예방책의 선택에 따라 달라진다. 또한 HSCT의 생착기간은 조혈세포의 기원에 따라 다양한데 골수에서 유래된 줄기세포는 2~3주, 말초혈액 줄기세포는 11~16일, 제대혈액에서 유래된 세포는 26일 정도 걸린다(평균; 42일).

대상자들은 보통 입원실에서 전처치와 이식 후 즉각적인 간호를 제공받는다. 그러나 증상관리 개선과 조혈성장인자의 사용을 포함한 기술적인 진보로 병원으로부터의 조기퇴원이 가능해졌다. Box 12-3-4는 HSCT 후의 퇴원기준들이다. 많은 병원들이 일주 내내 외래환자의 치료와 평가를 담당하는 이식관련 간호시설을 보유하고 있다.

이식 후 조혈세포가 완전하게 생착하기 전에, 대상자들은 심각한 범혈구감소증과 면역억제를 경험할 수 있는데 이로 인해 초래되는 합병증은 감염과 출혈이다. 호중구회복을 가속화하기 위해 조혈성장인자들(G-CSF, GM-CSF)을 주입하면 범혈구감소증와 감염의 위험이 줄어든다. 대상자가 범혈구감소증을 보이면 혈액의 수치가 정상으로 돌아올 때까지 혈소판과 적혈구와 같은 혈액제제 뿐만 아니라 박테리아, 바이러스, 곰팡이를 치료하는 광범위 항생제를 투약한다.

HSCT 수혜자에 수혈되는 모든 혈액제제는 CMV를 전달할 수 있는 백혈구를 제거하기 위하여 여과되어야 하며, 수혈과 관련된 GVHD를 방지하기 위

Box 12-3-4
조혈모세포 이식 후 퇴원 기준

- 적어도 24시간 동안 열이 없다.
- 가정에서 외래 의료시설을 이용하는 데 문제가 없다.
- 가정에서 돌봐줄 사람이 있다.
- 기본적인 일상활동을 독립적으로 수행한다.
- 급성이식 후 합병증이 해결되거나 회복되었다.
- 매일 1500mL 이상의 구강섭취를 하고 있으며, 수분을 스스로 섭취하거나 외래 또는 가정에서의 정맥 수액공급을 통하여 수분요구를 만족시킬 수 있는 계획이 있다.
- 오심과 구토가 조절된다.
- 경구약물을 복용할 수 있다.
- 외래와 센터에서 수혈을 받을 수 있으며, 방사선 처리된 혈액제제의 이용이 가능하다.
- 적정 혈소판 수치를 유지한다.
- 백혈구 수치가 1000/㎕ 보다 많다.
- 하루 1팩 이하의 적혈구 수혈로 헤마토크릿 25%가 유지된다.

하여 방사선처리가 되어야 한다. 여러 연구를 통하여 백혈구 제거가 HSCT에서 수혈과 관련된 CMV 감염을 예방하기 위한 효과적인 방법이라는 것이 확인되었다. 또한 여과된 혈액제제는 수혈로 인한 발열반응을 예방하고 동종면역을 지연시킬 수 있다. 그러나 백혈구여과는 바이러스성 간염 전파에는 효과가 없다.

수혈과 관련된 GVHD는 거의 드물지만 수혈의 치명적 합병증으로 면역이 억제된 수혜자에서 면역능력이 강하고 증식할 수 있는 백혈구를 주입할 때 발생한다. 주입된 백혈구는 숙주조직을 이물질로 인정하고 반응을 개시한다. 수혈과 관련된 GVHD를 방지하기 위하여 줄기세포이식편과 공여자의 림프구를 제외한 모든 세포혈액제제들은 2,500cGy으로 방사선 처리해야 하고 그 사실을 표시해야 한다. 이 때 방사선은 활동성이 아니므로 혈액제제를 다루는데 추가적인 주의가 필요하지 않다. 방사선처리가 된 혈액제제들은 다른 대상자에게도 사용될 수 있다. 방사선처리 과정은 제제의 효능과 혈구수를 변화시키지 않으며 수혜자에게 해를 주지 않는다. 동종 혹은 자가 HSCT를 경험한 대상자들은 줄기세포이식 전과 후 모두 방사선 처리된 세포성분을 주입받아야 한다. 대부분의 센터들은 동종 줄기세포 수혜자들이 그들의 남은 일생동안 방사선처리된 혈액제제만을 받아야만 한다고 추천한다. 동종 HSCT를 가진 대상자를 위한 협력적 간호지침을 Box 12-3-5에 제시한다.

6. 면역억제요법

고형장기 이식에서 이식된 장기는 수혜자에게 이물질이다. 수혜자의 면역체계는 결국 이것을 인식하고 이식된 장기를 거부하기 위하여 면역력을 발휘할 것이다. 면역억제요법은 이식된 장기가 받아들여 질 수 있도록 면역반응을 억제하기 위하여 필요하다. 동종 HSCT에서 공여세포에서 면역체계가 발생하기 때문에 공여자 T림프구가 수혜자의 세포를 공격하는 GVHD를 예방하기 위해 면역억제요법을 제공해야 한다. 면역억제요법의 핵심은 수혜자에게 충분한 면역억제효과를 주면서 동시에 독성, 해로운 반응, 감염에 대한 지나친 민감성 등을 피하는 것이다. 면역억제요법의 구체적인 방법은 대상자 개인의 요구에 따라 다르다.

고형장기이식 수혜자의 면역반응을 억제하기 위하여 몇 개의 약물들을 조합하여 투약할 수 있다 (표 12-3-7). 보통 1가지 약물만으로는 효과적으로 면역반응을 억제할 수 없다. 따라서 서로 보완하고 효과를 증강시킬 수 있는 약물들을 같이 처방한다. 고형장기이식에 대한 가장 흔한 면역억제 처방은 3가지 약물의 병용요법이다. 장기이식과 HSCT에 사용하는 약물들의 조합은 다를 수 있다.

3가지 면역억제 약물요법은 낮은 용량의 prednisone, azathioprine, cyclosporine A 혹은 tacrolimus의 조합이다. 3가지 약물을 병용할 때에는 각각의 용량이 매우 작아지므로 단독으로 사용할 때 발생하는 유해반응이 거의 나타나지 않는다. 예를 들어 만성 스테로드요법에서 잘 생기는 무균성괴사, 당뇨병성 백내장, 위장관계 합병증 등의 위험이 병용요법에서는 크게 줄어든다. Azathioprine의 경우에도 용량은 작기 때문에 간독성과 백혁구감소증의 가능성이 감소한다. Cyclosporine A의 높은 용량과 관련된 림프종을 포함하여 다모증, 간독성, 잇몸과형증, 간질, 위장관계 장애는 병용요법시 거의 일어나지 않는다.

4종류 약물의 병용요법 혹은 연속적인 요법에서

Box 12-3-5
동종 조혈모세포이식 환자에 대한 협력적 간호지침

결과	중재
산소화/환기	
기침, 심호흡, 보상성 폐활량계(incentive spirometry), 적절한 운동을 포함한 폐청결 기술들을 시험보인다.	• 4시간 마다 그리고 필요시 폐를 청진하고 활력징후, 맥박산소 포화도를 측정 한다. • 피부색깔과 모세혈관 충만을 측정하고, 중심 혹은 말초 청색증이 있는지 살핀다.
호흡곤란, 쇠약, 통증과 같은 주관적 호소가 감소하고 호흡양상과 폐음이 좋아진다.	• 보조호흡근의 사용, 코벌렁거림, 그렁거림을 포함하여 호흡의 질을 평한다. • 얕은 호흡, 기좌호흡, 늑막통증, 기침에 주의한다.
흡인의 위험이 제거되거나 감소된다.	• 수면제, 진정제와 같이 호흡상태에 영향을 줄 수 있는 약물의 효과를 감시한다. • 분비물을 제거하기 위하여 입 또는 코를 통해 흡인한다. • 심호흡과 기침운동을 격려하며, 보상성 폐활량계의 올바른 사용법을 교육한다. • 걷기, 자건거운동, 물리치료 등을 포함하여 적절한 활동을 유지하도록 격려한다. • 흡인이나 점막염과 같은 호흡기계 합병증을 예방하기 위하여 국소마취 직후에는 물종류를 섭취하지 않고, 침상의 머리를 올리고, 가까운 곳에 구강 흡인기구를 비치해 둔다. • 필요하다면 출혈을 통제하기 위한 방법을 수행한다. • 필요한 대상자에게는 산소를 공급한다. • 처방대로 이뇨제를 투여한다.
순환/관류	
아래의 잠재적인 문제와 관련된 징후와 증상들이 없거나 잘 통제될 것이다. **출혈** **저혈압**(패혈증, 출혈, 약물부작용, 탈수로 인한) **고혈압**(약물부작용으로 인한) **탈수**(열, 설사로 인한 체액 손실, 피부를 통한 불감성 손실, 오심, 구토, 점막염으로 인한 구강섭취 부족)	• 대상자의 심혈관계 문제를 다루기 위한 간호계획을 개발한다. 심혈관계 문제들은 고혈압, 체위성 저혈압, 패혈증으로 유발된 저혈압, 부정맥, 심막염, 상대정맥 증후군, 혈전형성, 심근경색을 포함한다. • 전혈 수혈 혹은 수액 공급으로 손실된 체액을 보충한다. • 열, 설사, 구토, 출혈로 인한 이차적 체액 손실을 감소시키기 위한 적절한 방법을 사용한다. • 처방대로 항고혈압제, 이뇨제, 항부정맥제, 혈관활성약물을 투여하고 효과를 모니터한다. • 가족과 대상자에게 심장상태에 관한 정보와 특정한 간호중재의 이론적 근거를 제공한다. • 특히 고혈압이 있는 대상자의 혈소판 수치를 주의 깊게 모니터한다. • 심장상태에 변화가 있는 동안 준수해야하는 안전유지법에 대하여 교육한다. 체위성 저혈압이 있는 대상자는 서 있을 때 어지러울 수 있다. 필요하다면 도움을 준다.

Box 12-3-5
동종 조혈모세포이식 환자에 대한 협력적 간호지침 (계속)

결과	중재
	• 저혈압과 고혈압이 증상없이 생길 수도 있지만, 관련 징후와 증상들을 대상자에게 알려주며 건강관리팀에게 보고하도록 격려한다. 고혈압의 흔한 증상은 두통과 시력장애이며 저혈압은 어지럼증, 빈맥, 차고 축축한 피부와 관련이 있다. • 제시간에 항고혈압제를 복용하는 것이 매우 중요하다는 것을 강조한다.
체액/전해질	
다음의 잠재적인 생리적 문제들과 관련된 징후와 증상들이 없거나 잘 통제된다. **간의 정맥-폐쇄질환:** 갑작스런 체중 증가, 빌리루빈, aspartate aminotransferase(AST), alkaline phosphates(ALP) 상승, 간비대, 복수, 뇌병증 **신장부전:** 소변배설량 감소, 혈청 크레아틴 증가 **탈수:** 오심, 구토, 점막염으로 인한 구강 섭취 부족, 열과 설사로 인한 손실 증가, 피부를 통한 불감성 체액손실 **전해질 장애:** 스테로이드로 인한 고혈당, 항이뇨부적절증후군(SIADH), 종양용해 증후군, 약물로 인한 전해질 변화	• 매 4-8시간 마다 엄격하게 섭취, 배설과 수분 균형을 모니터한다. • 매일 체중을 모니터한다. • 정맥폐쇄질환을 가진 대상자들에게 매일 복부둘레를 측정한다. • 맥박산소 포화도, 호흡수, 질, 호흡음을 포함한 호흡기계사정을 한다. • 체위성 저혈압, 비정상적 심음, 경정맥확장을 알기 위하여 심혈관계를 사정한다. • 말초와 천골 부종을 사정한다. • 처방에 따라 하루 한번 또는 두번 혈청전해질, 간기능 검사와 소변 비중 검사를 실시한다. • 스테로이드 유발성 고혈당을 감시하고 치료한다. • 위장관계손실을 교정하고 불충분한 구강섭취를 보충하도록 수액을 투여한다. • 처방에 따라 전해질 보충제를 투여한다. • 처방대로 항구토제와 지사제를 투여한다. • 대변의 양, 굳기, 색깔, 냄새를 감시한다. • 딱지형성을 통한 수분 손실을 감시한다.
운동성/안전	
기초체력, 지구력을 유지하고 국소적 근육약화, 피로, 호흡곤란을 최소화한다. 체력과 지구력 저하를 예방하는 방법에 참여한다. 감소된 운동성으로 인한 합병증을 덜 경험한다. 손상을 예방하기 위하여 안전한 수칙을 준수한다.	• 이식과정 동안 평소 활동들을 계속 유지하도록 격려한다. 대상자와 가족에게 부동의 합병증을 설명하고 이론적 근거를 제시한다. • 통증, 불이행, 우울, 약물부작용, 오심, 전신쇠약, 권태, 변화된 의식수준과 같이 운동성에 제한을 주는 요인들을 고려하여 대상자마다 개별적인 계획을 세운다. • 사정과 치료를 위하여 물리치료사와 작업치료사에게 의뢰한다. • 스테로이드를 복용하는 대상자에게는 근위근을 강화시킬 수 있는 운동을 하도록 격려한다. • 일상생활동작과 자가간호를 최대한 독립적으로 할 수 있도록 대상자를 격려한다. • 모든 활동과 치료(일상생활, 투약, 회진, 대상자의 습관)의 일정을 대상자가 피곤하지 않도록 계획한다. • 활동내구성 손상의 징후를 확인하고 활동에 대한 인내력/지구력을 개선시키기 위하여 일정한 목표를 세운다.

Box 12-3-5
동종 조혈모세포이식 환자에 대한 협력적 간호지침 (계속)

결과	중재
피부통합성	
피부통합성을 유지한다. 피부를 돌보는 방법을 시범보인다. 피부의 GVHD에 관한 기초를 이해한다. 피부의 GVHD와 관련된 증상을 통제한다.	• 반구진발진, 홍반, 딱지형성, 개방병소 등이 있는지 매일 피부를 검사한다. • GVHD와 관련된 피부부위의 감염을 감시한다. • 피부연화제와 처방된 항균제연고를 포함한 다른 국소약물들을 발라준다. • 소양증과 염증의 증상들을 관리하기 위한 항소양제, 스테로이드 제제의 사용을 고려한다. • 만약 피부손상이 발생했다면, 비유착흡수드레싱, 특별한 침대/메트에 관하여 장루전문가 혹은 상처관리 전문가에게 의뢰한다. • 피부를 통한 체액의 불감성 손실이 증가한다면 탈수상태를 감시한다. • 태양노출은 피부에 GVHD의 발적을 초래할 수 있기 때문에, 직접적인 태양노출을 피하고, 외출할 때에는 자외선차단제와 보호의복을 사용하도록 가족과 대상자를 교육한다.
영양	
식이와 장관영장을 통하여 영양적인 균형을 유지한다. 특별한 위장관계 문제와 관련된 식이제한을 이해한다. 가정에서 영양요구량을 충족시키는 방법을 시범보인다.	• 구강점막 통합성을 평가하고 구강문제가 있으면 기록한다. • 오심, 식욕부진, 입맛의 변화, 조기포만, 복부통증 및 경련, 다른 유발요인을 포함한 주관적인 자료를 조사한다. • 영양섭취의 적절성을 알아보기 위하여 체중, 섭취와 배설량, 칼로리 계산을 모니터한다. • 영양관리를 위한 다학제간 계획을 세운다. 입맛변화, 진하고 끈끈한 타액, 점막, 구강건조증, 조기포만, 오심/구토, 점막염, 식도염 혹은 다른 증상들을 경험할 때 대처법에 대하여 토론한다. • 대상자가 고용량 스테로이드요법를 받고 있다면 단백질, 칼슘, 비타민 D 보충제 섭취를 증가하도록 격려한다. 고혈당이 있으면 탄수화물 섭취를 제한한다. 특별히 수분정체가 문제가 된다면 염분섭취를 제한한다. • 광범위한 피부 혹은 위장관계 GVHD를 가진 대상자에게는 단백질 섭취를 증가시킨다. • 철분이 없는(철분과부하를 예방하기 위하여) 종합비타민과 엽산 1mg을 하루 한번 복용하도록 한다. • 필요하다면 고영양식이를 제공하여 영양요구량을 충족시킨다. • 가능하다면 다양한 음식들을 시도하도록 대상자를 격려한다. • 대상자가 감당할 수 있는 속도로 식이단계를 진행시키고 상급식이에 대한 대상자의 반응을 기록한다. • 소량씩 자주 식사를 하고 틈틈히 간단한 간식을 먹도록 격려한다. • 필요하다면 오심과 구토를 통제하기 위한 약물을 투약한다. • 가족구성원들이 대상자를 지지하도록 격려한다. 가족, 직원, 동료들로부터의 압력은 식습관에 부정적인 영향을 주는 불안을 초래할 수 있다.

Box 12-3-5
동종 조혈모세포이식 환자에 대한 협력적 간호지침 (계속)

결과	중재
안위/통증조절	
통증을 증가 또는 감소시키는 활동들을 정의한다. 건강관리팀에게 통증의 완화정도 뿐만 아니라 통증의 특징과 위치를 관련시켜 설명한다. 통증이나 통증조절법의 부작용이 일상활동을 방해하지 않는다. 수용할 수 있는 정도까지 통증을 조절할 수 있다.	• 아래 내용을 포함하여 조혈모세포이식 수혜자의 통증/안위의 잠재적인 원인을 감시한다. 시술통증 진단적 시술과 관련된 통증 면역억제로 인한 이차적 신경병증 통증 투약 점막염/식도염 직장통증/치질 출혈성 방광염으로 인한 배뇨통증 감염, 심한 설사/장염 혹은 간비대로 인한 복부통증 피부의 GVHD로 인한 피부불편감 • 건강관리팀에게 통증과 완화방법의 효과를 보고하도록 교육한다. • 통증의 위치, 시작, 빈도, 강도, 특징을 사정한다. 통증에 대한 대상자의 인지를 사정하고 치료의 효과성을 평가하기 위하여 0-10점 통증척도를 사용한다. 의사소통을 할 수 없는 대상자의 경우, 부적절한 통증조절을 인지할 수 있는 안절부절증의 증가를 관찰하고, 활력증후의 변화를 감시한다. • 고통스러운 시술 시 사전에 대상자에게 미리 투약을 한다. • 자가통증조절장치(PCA)가 처방이 되면 대상자에게 사용법과 안정성에 대해 교육한다. • 지속적으로 진통제를 주입받는 경우, 지속주입을 중단하기 전, 중단하는 동안, 그리고 주입을 재개한 후에 진통제를 일시주사(bolus) 할 것을 고려한다. • 적응증이 된다면 통증관리팀에 의뢰한다. • 정맥폐쇄질환, 혹은 GVHD로 인한 간기능장애를 가진 대상자에게는 마약성 진통제의 용량과 이에 대한 반응을 주의 깊게 감시한다. • 인공호흡기를 달지 않은 대상자의 호흡수가 감소하고, 의식수준이 급격하게 변하면 진통제 용량을 조정한다.
심리사회적-개인과 가족	
효과적이고 비효과적인 대처의 형태를 정의한다. 자신의 장점을 정의한다. 요구를 말로 표현한다. 문제해결에 능동적으로 참여한다. 대처기술을 강화하기 위하여 자원과 지지체계를 활용한다.	• 사회심리치료 전문가, 건강관리팀 구성원들 뿐만 아니라 대상자와 가족이간에도 서로 의사소통할 수 있는 기회를 제공한다. • 성공적인 대처기술을 강화한다(예: 분명히 요구를 말하고, 스트레스를 감소시키는 활동들과 효과적인 대상자/가족/팀 의사소통을 사용한다) • 효과적인 대처를 지지하기 위하여 활용할 수 있는 자원들, 지지체계, 조건들을 살펴보고 확인한다. • 신뢰를 형성하여 목표와 목적을 함께 달성한다. • 시기 적절하고 구체적인 방법에 관한 정보를 제공한다.

Box 12-3-5
동종 조혈모세포이식 환자에 대한 협력적 간호지침 (계속)

결과	중재
	• 대상자에게 가능한 최대한의 선택과 통제를 허용한다. • 의존성을 조장하는 방법은 피한다(강제, 설득, 조정) • 대상자와 가족에게 관심, 존경, 보호를 표현한다. • 긍정적인 강화를 사용한다.
교육/퇴원계획	
대상자와 가족들이 다음의 내용을 이해하고 시범보인다. 조혈모세포이식의 전 과정, 사전처방과 부작용을 포함한 예상 합병증, 자가간호 요구, 말초세포 주입과 부작용, 이식, 합병증, 퇴원기준, 추후관리, 보고할 증상, 보호적인 주의(호중구감소증과 혈소판감소증 주의), 식이제한, 구체적인 정신운동기술, 중심정맥간호, 투약관리, 활력증후 감시 입원병동의 구조, 병동의 일상활동, 입원을 안락하게 하고 자가간호를 촉진할 수 있는 자원과 프로그램 조혈모세포이식 과정 동안 간호와 의사결정에서 대상자와 가족의 능동적인 참여의 중요성	• 의료인을 소개하고 존중하는 태도로 대상자에게 접근한다. • 대상자에게 병동, 입원실 환경, 부가적 서비스, 일상활동 등에 대하여 설명한다. 대상자와 가족이 처음에는 정보량이 너무 많아 압도될 수 있으므로 이후 필요한 내용을 강화 할 수도 있다. • 대상자와 가족에게 이식과정에 대한 추가적인 정보요구와 근심을 함께 공유하도록 한다. • 이식과정에 대하여 질문하도록 격려하며 치료의 모든 면에 관해 명확하게 알도록 정보를 제공한다. • 조혈모세포이식과정 동안 매일 의사결정과정에 대상자와 가족의 능동적인 참여가 필요함을 설명한다. • 개인위생, 구강간호, 운동, 영양, 다른 일상적활동의 중요성을 교육한다. • 대상자가 건강간호팀과 개방적인 의사소통을 유지하도록 격려한다. • 일상간호에 가족의 참여를 조장하는 동시에 퇴원교육을 같이 실시한다. • 퇴원시 서면화된 교육내용을 대상자에게 제공한다. • 해당사항이 있다면 가정에서 대상자 지지, 교육을 계속하기 위하여 가정간호 전문기관에 의뢰한다.
퇴원시, 대상자와 가족은 다음의 내용을 이해하고 시범보인다. 건강관리팀에 즉시 보고해야만 하는 열, 오한, 피부발진, 출혈, 오심, 구토, 설사, 복부통증, 호흡곤란, 호흡곤란, 경구투약과 충분한 수분섭취의 어려움을 포함한 증상과 징후들. 약물이름, 각 약물의 이론적 기전, 투약일정, 잠재적인 부작용 치료에 관해 24시간 연락이 가능한 전화번호, 경구와 정맥 투약, 중심정맥관 관리법, 가정 정맥수액요법과 중심정맥관을 통한 영양섭취와 같이 자가간호에 필요한 정신운동기술들	• 대상자의 학습태도에 맞는 방법을 사용하여 교육/지도 한다. 어떤 방법(수행, 듣기, 보기)으로 가장 잘 배우는지 대상자와 토론한다. • 제공된 교육, 계속교육이 필요한 분야, 추후관리, 달성된 학습결과를 대상자의 의무기록에 기록한다.

표 12-3-7 고형장기이식에 사용되는 면역억제약물들

약명	유해반응	용량/투여방법	기타
methylprednisolone (solu- medrol) (IV) prednisone(PO)	감염에 대한 감수성 증가 감염 증상들을 숨김 소화성궤양, 위장관 출혈 식욕증가, 체중증가 나트륨과 수분 정체가 증가하여 고혈압 유발 상처회복지연 음성적인 질소균형 부신억압 행동과 인성변화 당뇨병 장기간 치료 시 골다공증 발생 피부위축, 피부선 잦은 멍 녹내장, 백내장 다모증 여드름 무혈관/무균성 괴사	초기용량: 체중 0.5-3mg/kg, 적당한 구강 유지용량까지 줄여줌 거부반응: mehylprednisolone을 1g/dose까지 정맥으로 일시주입할 수 있다.	스테로이드를 복용하는 동안 위자극을 감소시키기 위하여 제산제, H_2차단제를 투액한다: 위궤양의 가능성을 줄이기 위해 cimetidine을 사용할 수 있다. 1g까지 급속히 정맥주입 한다면 심장마비가 일어날 수 있다. 스테로이드 용량이 높을 때, 혹은 수분정체가 증가할 때는 염분을 제한할 필요가 있다.
azathioprine (imuran) (IV 혹은 PO)	골수억제: 백혈구감소증, 혈소판감소증, 빈혈, 범혈구감소증 발진 탈모증 간손상, 황달 감염감수성 증가	백혈구수가 5000- 10000유지하도록 조절: 백혈구 수가 3000이하면 중단 초기용량: 2-5mg/kg 유지용량: 2-3mg/kg 거부반응:최대 3mg/kg 보통 거부반응이 있다고 해서 증량하지는 않는다.	allopurinol이 azathioprine의 대사를 지연시키기 때문에 allopurinol을 추가할 때는 용량을 줄인다.

표 12-3-7 고형장기이식에 사용되는 면역억제약물들 (계속)

약명	유해반응	용량/투여방법	기타
cyclosporine (sandimmune) (IV 혹은 PO) neoral(PO, microemulsion)	신독성 간독성 고혈압 다모증 잇몸증식 악성 오심, 구토, 설사 진전/간질 당뇨병 정맥투여 시 과민반응을 보일 수 있다.	초기용량: 4mg/kg/day(IV) 유지용량: 5-15mg/kg/day PO를 3가지 약물요법 (prednisone, azathioprine, cyclosporine) 혹은 4가지 약물요법 (3가지 약물요법에 ALG 혹은 OKT3 추가)의 일부로 사용 생체이용률의 차이 때문에 sandimmune과 neoral의 용량은 서로 교환할 수 없다. 조제를 바꿀 때 용량은 혈중농도에 따라 조절한다. 적어도 초기기간 동안에는 약물의 혈중농도에 따라 용량을 변경한다.	초기의 신독성과 간독성은 용량과 관계되어 나타나므로 용량을 줄이면 반응을 보인다. 장기간의 신독성은 중요한 문제이다. 신독성은 일반 신장환자의 급성세뇨관괴사, 혹은 다른 거부반응과 구별하기가 어렵다. Cytochrome P-450에 의해 대사되기 때문에 P-450를 증가 혹은 억제시키는 약물들은 cyclosporine 농도를 변화시킬 수 있다. 혈중농도를 감시하여 용량을 조절한다. 약물상호작용은 혈액수치를 올리거나 낮출 수 있다. 천천히 지속적으로 주입하면 과민반응의 위험이 감소한다.
tacrolimus (prograf)	감염 신독성 신경독성 고혈압 당뇨병발생 진전	용량이 다양하다. 0.10mg/kg/day IV 0.05-0.2mg/kg/day PO(용량을 나누어서 투약)	최저치를 기준으로 용량을 결정한다. 스테로이드를 중단할 수 수도 있다. 신기능과 간기능을 감시한다. 약물 상호작용과 간기능은 혈중농도에 영향을 줄 수 있다. p-450효소계에 영향을 준다.

표 12-3-7 고형장기이식에 사용되는 면역억제약물들 (계속)

약명	유해반응	용량/투여방법	기타
muromonab-CD3 (orthoclone OKT3)	발열반응: 열, 오한, 진전 호흡기계:호흡곤란, 흉통, 천명, 폐부종 위장관계:오심,구토, 설사, 빈혈, 혈소판 감소증	10-14일 동안 30-60분으로 2.5-5mg/day IV 투여	첫 용량에 가장 반응이 크며, 30-60분 안에 일어난다. 첫 용량에 대한 반응을 최소화하기 위하여, methylprednisone, acetamineophen, diphehydramine hydrochloride를 사전 투약한다. 2시간 동안 매 15분마다 활력징후를 감시한다. 응급장비와 냉각담요를 준비한다. 반복투약은 항체를 형성하는 경우 심각한 반응을 일으킬 수 있다.
antilymphocyte globuline(ALG)	동물혈청에 대한 과민반응으로 인한 아나필락스 쇼크	첫 용량 투여 전에 동물 혈청에 대한 피부 과민반응 검사	
antithymocyte globuline(ATG)	열(105°F 혹은 40.6℃ 이상) 오한	용량은 다양할 수 있다.	림프구 혹은 혈소판이 약물 투약으로 급격히 감소한다.그래서 림프구와 혈소판 수 검사는 반드시 주입 전에 실시한다.
antilymphocyte serum(ALS)	림프구 감소로 인한 감염 감수성 증가		
antithymcyte serum(ATS) (보통 IV, IM, 혹은 심부 SC)	IM 혹은 심부SC주사 부위에 종창, 발적, 통증, 농양형성 IM, SC주사를 대퇴에 하면 걷기가 어렵다.		거부반응을 치료하거나 예방하기 위하여 짧은 기간 동안 주며 장기간 사용할 수 있는 면역억제약물은 아니다.

표 12-3-7 고형장기이식에 사용되는 면역억제약물들 (계속)

약명	유해반응	용량/투여방법	기타
cyclophosphamide (cytoxan)	백혈구 감소증과 혈소판 감소증으로 인해 감 감수성이 증가한다. 대사산물이 방광점막에 직접자극을 주어 출혈성 방광염을 일으킬 수 있다.	1-2mg/kg (azathioprine 용량의 1/2에서 2/3)	간독성 있을 때 azathioprine 대신 투약한다. 잠자는 동안 방광에 대사산물이 축적되는 것을 피하기 위하여 깨어 있는 동안에 투약한다. 혈뇨를 관찰한다. 대사산물을 희석하도록 수분 섭취를 격려한다.
mycophenolate mofetil(cellcept)	탈모증 오심 구토 설사 호흡곤란	일반적인 용량은 1g bid(250mg 캡슐)	위장관계증상들은 용량과 관련되며 용량을 감소하면 호전될 수 있다. 위장관계 증상들을 견딜 수 있다면 반복투약하는 것이 좋다.
methotrexate(MTX)	골수억제 점막염 간독성	첫 날은 15mg/m^2 3,6,11일에는 10mg/m^{2}이다.	동종골수이식 수혜자의 GVHD 예방을 위한 가장 좋은 처방은 methotrexate/cyclosporine 혼합처방이다. MTX의 계속적인 노출은 만약 비가역적인 세포손상(혈장 수치가 4×10^{-8}보다 높을 때)이 일어나기 전이라면 leukovorin에 의해 역전될 수 있다. 대부분의 약물은 신장으로 배설되며 일부분은 담즙을 통하여 배설된다. 신기능이 정상이고, 빌리루빈이 10mg/dL 미만이고, 삼출물 혹은 복수가 없는 대상자에게 표준 용량을 투약한다면 심각한 독성이 나타나지 않는다.

표 12-3-7 고형장기이식에 사용되는 면역억제약물들 (계속)

약명	유해반응	용량/투여방법	기타
sirolimus(rapamune)	고콜레스테롤 혈증 중성지방 상승 혈소판감소증 백혈구감소증	부하용량: 6-15mg 유지용량: 2-5mg/day	최저치로 혈중농도 감시 치료적 농도: 5-20ng/mL
daclizumab	일반적인 반응 기침, 어지러움, 피로, 두통, 진전 핍뇨 위장관계 증상, 구토 불면증 통증 심각한 반응 과민반응 출혈, 혈전 호흡곤란 부종, 고혈압, 저혈압, 빈맥 열 감염 림프구증식성 질환들	이식 24시간 이전에 1mg/kg IV로 시작, 그 다음 14일 동안 매일 1mg/kg IV	이식 초기의 급성거부반응을 예방하기 위한 유도요법로 이용 급성거부반응의 치료법으로는 사용하지 않는다.
basiliximab	일반적인 반응 복부통증 구토 무력증 어지러움 현기증 불면증 심각한 반응 급성 과민반응 빈혈 캔디다증(자주) 거대세포바이러스감염	이식 수술 2시간 전에 20mgIV; 이후 수술 후 4일 동안 20mgIV	초기 이식거부반을 예방하기 위한 유도요법으로 사용된다. 급성거부반응의 치료법으로는 사용하지 않는다.

는 3가지 요법(prednisone, azathioprine, cyclosporine A 또는 tacrolimus)에서 사용되는 약물에 추가하여 항흉선림프구항체제제 혹은 단일클론항체인 monomurab-CD3를 사용한다. cyclosporine A는 신기능이 돌아올 때까지는 포함시킬 수 없다. 우선 4가지 약물 전부를 수 일 동안 처방하고 다클론성 혹은 단일클론성항체제제를 중단하고 나머지 3가지 약물의 병용을 유지요법으로 사용한다.

4가지 병용요법의 주요 장점은 신기능에 문제가 있을 때 cyclosporine을 중단할 수 있는 것이다. cyclosporine은 신독성이 있고 신기능에 문제가 있을 때 축적될 수 있다. 광범위와 특정한 면역 억제 모두 cyclosporine 없이 이루어질 수 있다. 4가지 요법의 단점은 "구제" 요법으로서 혹은 거부반응의 치료를 위한 다클론성 혹은 단일클론성약의 사용이 효과가 없을 가능성이 있다는 것이다.

7. 이식의 합병증

고형장기이식과 HSCT의 합병증은 이식편의 기능, 면역억제문제, 전처치 약물의 유해효과로 인해 발생한다. GVHD와 감염은 HSCT 후의 가장 흔한 합병증이다.

1) 장기이식의 합병증

(1) 장기거부

이식된 장기는 수혜자에게 이물질 혹은 항원으로 작용하여 이를 거부하기 위한 면역체계를 유발시킨다. 거부는 경증에서 중증까지 정도가 다양하며 비가역적이다. 거부는 모든 시기에 일어날 수 있으나, 이식 후 첫 3개월에 발생위험이 가장 높다. 초기일수록 거부반응이 더 심하며, 이식조직의 생존예후가 더 나쁘다. 거부를 진단하기 위하여 이식된 조직을 생검하기도 한다. 한 대상자에게 모든 종류의 거부반응이 다 발생하는 것은 아니지만 거부반응은 초급성, 가속성, 급성, 만성으로 구분된다.

① 초급성 거부반응

초급성 거부반응은 이식 후 즉시 수술실에서 일어난다. 이것은 공여자 장기의 항원에 대항하여 즉각적으로 항체가 생성되는 체액성 면역반응이다. 혈관손상이 일어나서 심각한 혈전과 이식조직의 괴사를 초래한다. 신장과 심장이식에서 초급성 거부반응이 발생하면 이식이 실패하고 재이식을 해야 한다. 다행스럽게도 초급성거부 반응은 흔하지 않으며 이식 전 교차검사에 의해 예방할 수 있다.

② 가속성 거부반응

가속성 거부반응은 신장이식에서만 발생하는데 이식 후 1주일 이내 일어난다. 임상적으로 대상자는 무뇨증, 혈중요소질소와 크레아틴 수치 상승, 이식부위의 통증을 경험한다. 가속성 거부는 수혜자의 혈액 안에 공여자 항원에 대항하는 항체가 생겼거나 혹은 공여자의 항원일부에 벌써 감작된 수혜자의 림프구로 인해 생긴다. 초급성 거부와 같이 가속성 거부반응은 교차검사 실시와 이식수술법의 발전으로 인해 드물게 발생한다. 가속성 거부반응이 발생하면 강력한 면역억제제로 치료하는데 보통 이식된 신장의 기능이 손상되는 결과를 초래한다.

③ 급성 거부반응

급성 거부는 이식 후 3개월 이내에 발생한다. 이것은 거부반응의 가장 흔한 종류이며, 대부분의 대상자들이 적어도 한번은 경험한다. 급성 거부반응은 공여장기에 있는 항원이 림프구를 보조 T림프구로 성숙하도록 자극할 때 발생한다. 보조 T세포는 세포독성 T세포의 생산을 증가시키며, 세포독성 T세포는 이식된 장기와 결합하여 리소좀 효과와 림포카인을 분비함으로써 이식된 장기를 손상시킨다. 급성 거부반응은 면역억제 요법에 가장 잘 반응하는 거부반응이다.

④ 만성 거부반응

만성 거부반응은 완전하게 알려져 있지 않지만 대부분 세포매개성반응과 순환하는 항체 반응의 조합이다. 만성 거부반응은 잦은 급성 거부반응에 대해 이차적으로 오며, 보통 이식 후 3달에서 1년 이내에 발생하고 장기기능의 악화를 동반한다.

신장. 급성 거부반응은 수술 후 첫 주에 발생한다. 거부반응 중에 가장 흔히 볼 수 있는 형태이며 치료에 가장 잘 반응하는 종류이다. 임상검사수치들의 변화는 장기기능이 나빠지고 있음을 가장 초기 알 수 있게 하며 가장 신뢰할 수 있는 지표들이다. 거부반응의 임상적인 증상들은 더 미묘하며 나타나지 않을 수 있다.

대상자는 급성 거부반응 동안 아래 내용의 일부나 전부를 경험할 수 있으며 혹은 전혀 경험하지 않을 수도 있다.

임상병리검사 결과들

- 혈청 크레아틴, 혈중요소질소, 혈청 β_2-microglobin의 상승
- 크레아틴 제거율 감소
- 요중 나트륨의 증가
- 신장스캔에서 혈류감소

임상적 특징들

- 소변량 감소
- 체중 증가
- 부종
- 37.8℃ 이상의 체온
- 신장 종창을 동반한 이식부위의 압통
- 전신권태감
- 혈압상승

만성 거부반응은 급성 거부반응의 반복으로 인해 발생하는데 혈관은 반복적인 염증으로 경색이 되고 신장조직에는 상처가 남는다. 만성 거부반응은 점차적으로 신장의 기능을 떨어 뜨린다. 만성 거부반응의 증상은 열과 이식부위의 증대를 제외하면 급성 거부반응과 유사하다. 임상병리검사 역시 다른 거부반응의 증상들과 유사하나 헤마토크릿 감소와 칼슘-인 불균형과 같은 만성신부전의 징후가 나타난다. 신장 기능저하의 속도는 몇 달에서 몇 년까지 다양하다. 신장이 괴사되고 생명을 위협하지 않는다면 굳이 이식한 신장을 절제할 필요는 없다.

간. 간 이식의 급성 거부는 간기능 검사 특히 PT/INR(가장 감수성 있음), aminotransferases, alkaline phosphatase, total bilirubin 수치가 증가할 때 의심된다. 담즙생산의 감소와 이식주위 조직의 압통과 같은 임상적 징후들은 있을 수도 있고 없을 수도 있다. 만성 거부는 완전히 밝혀지지는 않았지만 급성 거부반응의 잦은 반복 혹은 양성 교차검사가 원인인 것으로 여겨진다. 정확한 진단은 생검 시 문맥과 담즙관의 염증소견과 T세포와 같은 염증세포들이 있을 때 내려질 수 있다.

심장. 급성 거부반응의 증상이 없는 경우도 종종

있지만 보통 심장박출량 감소, 심실세동 혹은 조동, 백혈구 증가, 미열 등과 같은 미묘한 변화들이 나타난다. 이식 후 첫 달에는 심근내막 생검을 매주 시행하고, 그 이후에는 거부반응을 진단하기 위하여 필요할 때마다 생검을 한다. 급성 거부는 이식 후 첫해 사망의 주요 원인이다.

만성 거부는 심장이식의 첫해 이후에 일어나는 사망의 원인이다. 심장이식의 5년 이내 이환율은 60% 이상이다. 세포매개성 거부는 진행성 심근 섬유화를 일으켜 심장기능장애를 초래한다. 동종혈관병증의 병소는 전형적인 죽상경화증과 달리 중심에 모여있고 국소적이지 않다. 동종이식혈관병증은 일반적인 심도자술로는 발견하지 못할 수도 있다. 심장이 탈신경화되었기 때문에 협심증은 더 이상 관상동맥질환의 경고 징후가 아니다. 대신 스트레스검사 혹은 혈관내 초음파를 이용하여 진단한다.

췌장. 췌장이식에서 거부반응은 이식편 손실의 가장 주요 원인이다. 혈당의 상승은 거부반응의 후기 징후이며 이 시기는 성공적인 치료를 시작하기에 너무 늦다. 방광을 외분비 배액로로 사용하는 경우, 고혈당이 분명해지기 전부터 이미 소변 아밀라제 수치가 거부반응을 나타내 준다. 신장과 췌장을 함께 이식한 경우, 거부반응이 한 기관에만 발생한다고 할지라도 혈청크레아틴 상승은 거부반응을 의미할 수 있다. 일부 전문가들은 만성췌장거부는 신장과 췌장이식을 함께 한 경우에 일어나지 않을 수 있다고 한다. 췌장이식의 최고 생존율은 시술이 신장이식과 동시에 이루어질 때 발생한다(표 12-3-1). 확진을 위하여 방광경검사를 통한 침습적 생검을 시행한다.

폐. 폐이식 거부의 징후와 증상들을 폐감염과 구별하기가 쉽지 않다. 폐기능 감소(강제호기용적), 호흡곤란, 기침, 호흡음 감소, 발열, 빈호흡은 거부반응과 감염 모두에서 발생할 수 있다. 수술 직후의 거부는 채액과다 또는 재관류 손상, 보존을 위한 이차적 허혈성 손상과 혼동될 수 있다. 간질과 폐문 주위의 부종을 소견으로 하는 흉부 방사선 검사는 이식 거부와와 생검 필요성의 신호가 될 수 있다. CMV, *Pneumocystis carinii*와 같은 감염의 합병증과 급성 거부반응의 조직검사가 유사하므로 생검의 결과를 주의 깊게 해석해야 한다.

폐쇄세기관지염으로 알려진 만성 거부는 폐이식 수혜자의 대략 15~25%에서 발생한다. 급성 거부반응과 감염 역시 폐쇄세기관지염의 발생에 기여한다.

(2) 감염

감염은 이식 후 가장 흔한 합병증이다. 보호점막의 손상과 이식전 전처치로 인한 심각한 호중구 감소증 때문에 박테리아와 진균감염이 쉽게 발생한다.

원인균은 주로 대상자 자신의 정상균무리, 특히 위장관계와 피부에서 비롯된다. 병인은 박테리아, 진균, 바이러스 심지어 원생동물도 될 수 있다. 이 중 박테리아, 진균, 바이러스는 기회병인이라고도 하는데 정상적으로 인간과 환경에서 해를 주지 않지만 손상된 면역체계를 가진 사람들에게는 심각한 위협이 된다. 이들은 숙주의 감소된 방어체계를 이용하기 때문에 "기회"라는 이름으로 불린다. 기회감염의 예로 단순헤르페스와 대상 포진 바이러스, 세포거대바이러스(CMV), *Candida albicans, P. carinii, Aspergillus fumigatus, Cryptococcus neoformans* 등이 있다.

모든 정맥로와 소변배액관은 세균감염의 위험이 있다. 또한 장기이식 수혜자들은 수술 후 상처와 폐에 감염을 얻을 수 있다. 일반적으로 장기이식 후에는 48시간 동안 혹은 침습적인 관과 배액이 제거될 때까지 광범위항생제를 예방적으로 투여한다. HSCT 수혜자들은 이식 후 몇 개월 동안 예방적으로 항생제를 투여 받는다. 동종 HSCT 후 흔히 발행하는 감염의 원인이 되는 세균들과 다른 유기체들이 표 12-3-8에 제시되어 있다.

장기이식 후 첫 3개월 동안은 고용량의 면역억제치료를 받고 있기 때문에 감염의 위험이 높다. 줄기세포이식 후 감염들은 보통 면역계의 회복 정도에 따라 전형적인 양상을 보인다. 즉, 생착 전단계인 첫 한 달 동안은 호중구의 감소로 인해 높은 감염의 위험에 처하게 된다. HSCT이식자들은 백혈구 회복을 가속화함으로써 감염의 위험을 감소시키기 위하여 집락자극인자를 투여 받을 수 있다. GVHD를 치료하거나 예방하기 위하여 면역억제약물을 복용한다면 감염의 위험도 증가한다.

첫 달 동안 HSCT의 수혜자들의 주 진균감염은 *Aspergillus*종과 *Candida*종들이며, 이들은 amphotericine B 혹은 fluconazole을 미리 투약함으로써 예방할 수 있다. 가장 빈도가 높은 바이러스 감염은 단순헤르페스인데 이식 전 혈청검사에서 양성이었던 대상자들이 예방적으로 항바이러스제제(acyclovir)를 투여 받지 않는다면 80%에서 단순헤르페스 감염의 재발을 경험한다.

첫 달 이후에 가장 흔한 감염은 CMV이다. CMV 감염을 예방하기 위하여 CMV 음성 대상자들은 CMV 음성 혈액제제만을 수혈 받아야 한다. 대부분의 병원에서는 수혜자에게 여과된 혈액만 수혈한다. 혈청 CMV 양성이며 증상이 있는 대상자들이 면역억제요법으로 인해 급성 거부반응을 경험할 때에는 항바이러스제인 ganciclovir로 치료한다. HSCT이식자들의 CMV 재활성화에 대해 주의깊게 모니터해야 하며, 이식 초기부터 예방적인 치료를 시작한다. CMV와 관상동맥질환 사이에는 관련이 있기 때문에 CMV를 예방하는 것은 심장이식자에게 특히 중요한다. CMV는 많은 장기에 영향을 주며 간염, 망막염, 장염, 폐렴, 발열, 오한, 권태

표 12-3-8 동종 조혈모세포이식 후 감염

중성구 감소기 (0-30일)	급성 GVHD기 (30-100일)	만성 GVHD기 (100일 이상)
그람-음성 박테리아	그람-음성 박테리아	피막성 세균
그람-양성 박테리아	그람-양성 박테리아	수두대상포진 바이러스
단순헤르페스	거대세포바이러스	거대세포바이러스
칸디다종	폴리오마바이러스	폐포자충
아스페르길루스종	아데노바이러스	아스페르길루스종
	수두대상포진바이러스	
	칸디다종	
	아스페르길루스종	
	폐포자충	
	톡소포자충	

와 같은 증상과 징후를 동반한다.

HSCT 수혜자의 극소수는 이식 후 3개월 이상, 회복기말에 세포면역결핍으로 인한 심각하고 치명적인 감염에 걸릴 수 있다. 이 시기 감염의 가장 흔한 원인은 폐렴구균, 포도알균, 칸디다 종들, 수두대상포진바이러스 등이다.

면역이 억제된 대상자들이 감염될 때에는 일반적인 증상과 징후들이 없을 수도 있다. 이런 경우 체온의 작은 상승(37.2℃)도 중요한 단서가 될 수 있으며 백혈구 수치는 매일 모니터한다. 장기 이식 후 백혈구 수는 수술과 스테로이드 치료 때문에 보통 조금 상승한다. 그러나 상승이 지속되거나 감소 후에 급격하게 상승되거나, 미성숙 백혈구의 증가가 있다면 감염을 의심한다.

면역이 억제되어 있거나 호중구 감소가 있는 이식 수혜자에게는 감염 예방이 필수적이다. 주요 간호책임은 안전한 환경유지, 의료인의 손 씻기, 구강간호 혹은 피부위생, 잦은 활력징후 측정, 전신 건강평가 등을 포함한다.

신장-췌장이식 후 심각한 감염이 있다면 대상자들의 면역체계를 동원하기 위하여 면역억제약물들을 중지할 수 있다.

(3) 출혈

이식된 장기의 표면에서 흘러나오는 출혈, 혈종, 림포실(lymphocele)이 수술 후 발생할 수 있다. 심장이식 수혜자는 심낭이 커진 심장에 적응하기 위하여 늘어나기 때문에 출혈의 위험이 크다. 심장은 작을수록 건강하게 이식되며 심낭이 커지면 수술 후 출혈을 감출 수 있는 저장소가 되는데 그 결과 심낭압전이 될 수 있다. 장기간의 항응고요법과 이식 전 심장부전으로 인한 간부전은 출혈의 위험을 증가시킨다.

간이식 후 출혈은 간기능장애로 인한 응고장애 혹은 수술 후 출혈이 지속되는 작은 혈관 때문에 발생한다. 방광배액 췌장이식 후 이식된 십이지장 부분의 궤양이나 방광염이 있다면 혈뇨가 보일 수 있다. 심각한 출혈은 방광경을 이용한 전기소작으로 지혈한다.

(4) 스테로이드 치료와 관련된 위장관계 합병증들

장기적인 스테로이드 치료는 위산과 펩시노겐의 분비를 자극하여 소화성 궤양과 미란성 위염의 위험을 증가시킨다. 대량의 위장관 출혈은 스테로이드치료 뿐만 아니라 장기간의 단백질 제한으로 인한 조직 생존능의 감소, 스트레스 때문에 발생할 수 있다. 위장관계 합병증은 보통 nizatidine, ranitidine과 같은 H_2수용체 길항제로 치료한다. 신기능 정도에 따라 적절한 제산제를 선택하는데 액체제제들이 더 효과적이다.

또 다른 심각한 위장관계 합병증에는 급성췌장염, 게실염, 칸디다 감염, 식도염, 장 유착으로 인한 폐쇄, 궤양성 결장염 등이 포함된다. 대상자가 장천공이 있다면 감염의 위험이 증가한다. 허혈성 장질환들은 심박출량 감소로 인한 허혈 혹은 탈수의 결과로 이식 후 초기에 발생한다.

한 가지 이상의 합병증들이 동시에 발생할 수 있으며 위장관계 출혈 혹은 천공의 증상과 징후는 스테로이드의 항염증 효과에 의해 잘 나타나지 않을 수 있다. 따라서 대상자들의 예후변화와 합병증들을 철저하고 신속하게 평가한다.

HSCT를 가진 대상자들의 위장관계는 전신 방사선요법과 전처치에 사용된 화학요법에 의해 영향을 받을 수 있다. 증상에는 점막염, 오심, 구토, 설사, 경련, 소화불량, 식욕부진, 미각변화, 구강건조증 등이 포함된다.

2) 조혈모세포이식의 합병증

(1) 이식부전

이식부전의 정의는 기관마다 조금씩 다르다. 일반적으로 이식부전은 생착의 완전한 부재 혹은 이식 후 초기에는 조혈작용이 있는 것 같지만 시간이 흐를수록 혈구세포의 감소와 조혈작용이 존재하지 않는 것을 의미한다. 이식부전의 임상적 특징에는 이식 후 초기의 고용량의 화학요법 혹은 화학방사선 요법의 영향이 지나간 후에 발생하는 중성구감소증, 빈혈, 혈소판감소증이 포함된다.

이식부전의 빈도는 5%로 작으며 재생불량성 빈혈을 가진 대상자, 혹은 혈연이 아닌 공여자이식을 받은 사람들에서 자주 일어난다. 원인은 다양하다. 평가에 있어 중요한 요인은 이식부전을 질환의 재발 혹은 약물로 인한 골수 억압과 구별하는 것이다. 이식부전의 위험요인, 가능한 원인들, 치료, 예방방법이 표 12-3-9에 기술되어 있다.

HSCT 수혜자들은 이식 후 여러 약물의 골수억압 효과에 더 민감할 수 있다. 골수억압을 일으키는 잠재적인 약물들은 약물유발-이식부전을 초래할 위험이 있으므로 매우 주의해서 사용해야 한다. 이식 후 생착이 지연된다면 처방된 모든 약물을 점검하여 꼭 필요하지 않은 약물들을 중단하도록 한다.

(2) 간의 정맥-폐쇄 질환

간의 정맥-폐쇄 질환은 치명적일 수 있는 간질환으로 HSCT 수혜자의 15~20%에서 발생한다. 정맥-폐쇄질환은 전처치의 합병증이며, 이식 2주 이내에 진행된다. 정맥-폐쇄 질환의 위험은 전신방사선 요법을 받는 대상자에서 증가한다. 정맥-폐쇄질환은 매우 심각한 합병증으로 일부 연구에서는 발병률은 25%, 사망률은 50%에 가깝다고 보고한바 있다.

정맥-폐쇄 질환은 섬유성 물질이 축적되어 간의 소정맥이 폐쇄되는 질환이다. 소정맥이 폐쇄되면 연속적으로 문맥고혈압, 급성간울혈, 간세포파괴가 진행되고 심각한 간부전이 발생할 수 있다. 뿐만 아니라 정맥-폐쇄 질환은 신장에도 영향을 주는데 신장혈류를 감소시켜 물과 나트륨을 정체시킨다. 경미한 정맥-폐쇄 질환은 간조직이 완치되면 정상기능을 되찾게 되는데 보통 발생 후 10~14일 동안 지속된다. 심한 정맥-폐쇄 질환은 다장기 부전을 초래할 수 있다.

정맥-폐쇄 질환의 임상적 특징들은 보통 이식 후 첫 3주에 시작되는데 고빌리루빈증, 빠른 체중 증가, 복수, 오른쪽 상복부의 통증, 간비대, 비장비대, 황달이 특징적이다. 치료는 보존적 관리이며 체액의 축적을 최소화하면서 혈관용적과 신장관류을 유지하는데 초점을 둔다. 이 때 보통 중심정맥압 감시와 기계적 환기가 필요하며, 만약 폐에 과다한 체액이 축적된다면 폐동맥압 감시도 필요하다. 나트륨을 줄이고 혈관외 수분축적을 감소시키기 위하여 이뇨제(spironolactone)를 처방한다. 다른 보존적인 요법들은 신장-용량 도파민 주입, 혈관내 용적을 감소시키는 이뇨제의 제한, 무기폐를 예방하기 위한 흉부물리요법 등이다.

간의 정맥-폐쇄 질환의 예방을 위한 전략들에 관해 현재 연구가 진행 중인데 여기에는 조직 플라지민노겐 활성인자 혹은 항트롬빈 III 농축제, 프로스타글란딘 E, ursodeoxycholic acid(Actigall)와 같은 섬유소 용해제와 헤파린을 이용한 항응고 과정이 포함된다.

표 12-3-9 동종 조혈모세포이식 후 감염

	위험인자	원인	예방법
자가 줄기세포이식	• 광범위한 사전치료를 받은 급성 골수성 백혈병환자 • 낮은 세포 용량 • 제거된 골수 • 골수-억제약물들 • 바이러스 감염	• 기질세포 손상을 동반하는 골수 미세환경의 장애 • 이전의 광범위한 치료로 인하여 손상된 줄기세포 수집 • 약물로 인한 골수억제 • 골수기질에 대한 바이러스의 영향	• 줄기세포독성 약물들이 투약되기 전에 미리 동종줄기세포를 수확한다. • 주입된 세포의 수를 최대화한다(체중 당 적어도 1x10^6 CD 34+세포/Kg이 동종말초혈액 줄기세포의 최소한의 수이다. 이 수치 이하에서는 생착이 불완전하거나 실패할 수 있다). • 이식 후 골수억제약물들을 피한다. • 신기능장애를 위한 약물을 투여한다. • 바이러스 감염을 치료하고 예방한다. • 제거되거나 조작된 이식을 대비하여 조작되지 않는 세포를 준비한다. • 엽산 혹은 B_{12}의 부족이 없도록 한다. • 필요시 G-CSF와 rEPO를 투여한다.
동종 줄기세포이식	• 재생불량성 빈혈과 골수섬유증과 같이 결손된 골수 미세환경과 관련된 질병들 • 친족관계가 아니며, 제대혈액 공여자 HLA 불일치로부터 얻은 줄기세포들 • 특별히 친족 공여자로부터 이식 전 수혈 • T-세포결손, 낮은 세포용량, 제거된 골수		

표 12-3-9 동종 조혈모세포이식 후 감염 (계속)

위험인자	원인	예방법
• 강화된 전처치를 감당하기 힘든 상황의 대상자들 • 부적절한 이식 후 면역억제 • 골수-억제 약물 • CMV감염을 포함한 바이러스 감염	• 기질세포 손상을 동반하는 골수의 미세환경 손상 • 조직접합성 장애 • 수혈에 의한 과민성 • 주입된 줄기세포의 부적절한 수 혹은 손상 • 숙주 조혈의 지속 • GVHD-관련된 골수의 미세환경 손상 • 약에 의한 골수 억제 • 골수의 기질에 대한 바이러스 영향	• 이식 전에 특히 친족들로부터의 수혈을 피한다. • 조직이 적합한 공여자를 선택한다. • 전처치 방법이 면역을 충분히 억제하지를 확인한다. • 충분한 줄기세포 용량을 공급한다(안정적인 생착을 위한 동종말초혈액 줄기세포의 최소한의 수는 적어도 2X10^6 CD 34+세포/Kg이다). • 이식 후 cyclosporine, tacrolimus, methotrexate로 골수를 억제한다. • 이식 후 모든 면역억제 약물을 피한다. • 바이러스 감염을 치료하고 예방한다. • 엽산 혹은 비타민 B_{12}이 결핍이 없도록 한다. • 필요시 G-CSF와 rEPO를 투여한다. • 출혈 혹은 생명을 위협하는 감염과 같은 심각한 임상적 문제들과 이식 실패를 대비해 자가 말초혈액줄기세포를 동종이식 전에 냉동보존하는 것을 고려한다.

(3) 폐합병증

폐합병증들은 HSCT 이식 후 30~60%에서 발생한다. 폐 합병증들은 크게 2가지로 구분된다. 첫째, 감염, 폐부종, 흡인성 폐렴, 급성 호흡곤란 증후군(ARDS), 폐혈성 쇽으로 인한 폐합병증과 둘째, 전신방사선요법 혹은 폐독성 화학요법물질에 의한 폐손상이 있다. HSCT의 폐 합병증들이 표 12-3-10에 제시되어 있다.

(4) 이식대숙주병

동종 HSCT에서만 볼 수 있는 GVHD는 주입된 공여자의 줄기세포(이식)가 수혜자(숙주)를 이물질로 인식할 때 초래된다. 이식된 줄기세포는 숙주 조직을 공격하는 면역 반응을 개시하여, 피부(발적), 위장관계(장염), 간(간기능검사 상승)에서 T-세포 매개반응을 일으킨다. 그림 12-3-1는 급성 GVHD에서 나타나는 피부와 위장관계 임상증상들을 보여준다.

표 12-3-10 조혈모세포이식의 호흡기계 합병증

시간	합병증
급성 (30일 이전)	폐부종(체액과다, 심장기능장애, 약물/치료에 알레르기 반응) 구인두의 점막염 흡인폐렴 폐출혈/미만성 폐포 출혈 박테리아 혹은 진균 폐렴 무기폐 늑막삼출 재발된 방사선 폐렴 알레르기성 기관지경련 수혈과 관련된 폐 손상 ARDS와 폐혈증
초기 (100일 이전)	특발성 간질성폐렴 폐색전증 바이러스성 폐렴(CMV, herpes simplex virus, varicella-zoster virus, respiratory syncytial virus, adenovirus, parainfluenza, influenza) 원충성 폐렴(Pneumocystis carinii 폐렴) 진균성 폐렴 세균성 폐렴 수혈과 관련된 폐손상 ARDS와 폐혈증
후기 (100일 이후)	특발성 간질성폐렴 세균, 진균, 바이러스성 폐렴 기관지염/폐의 GVHD

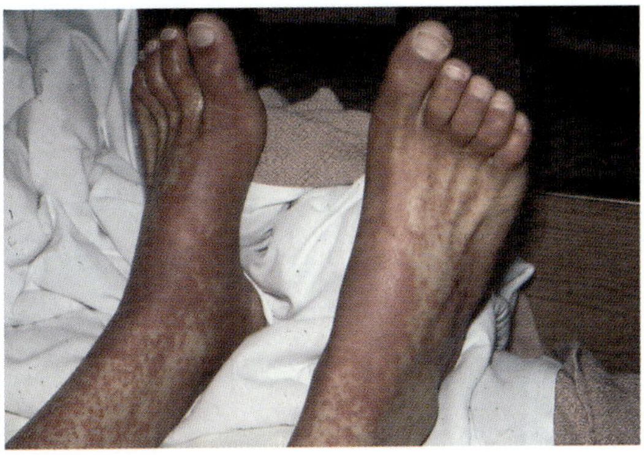
A

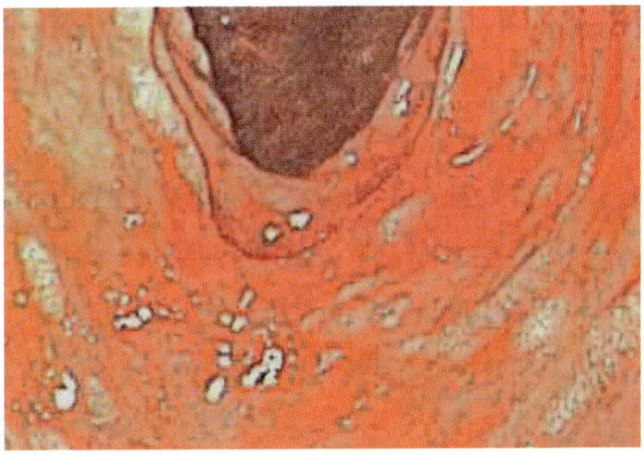
B

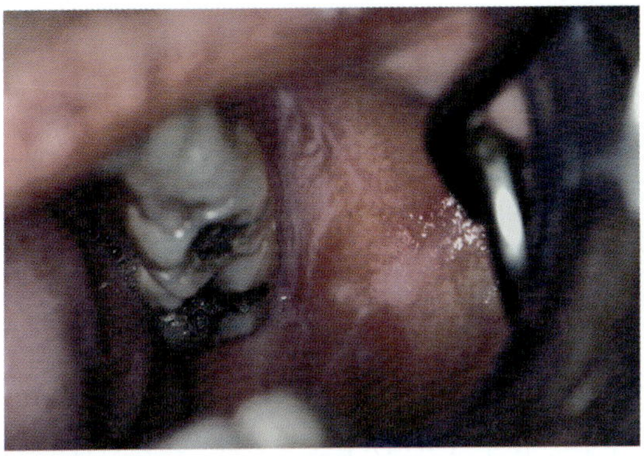
C

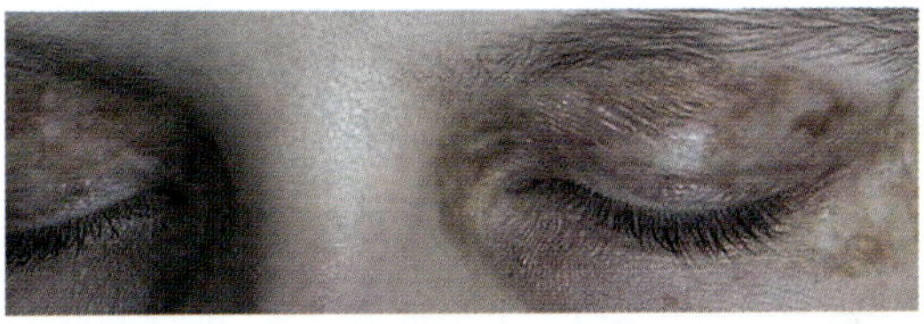
D

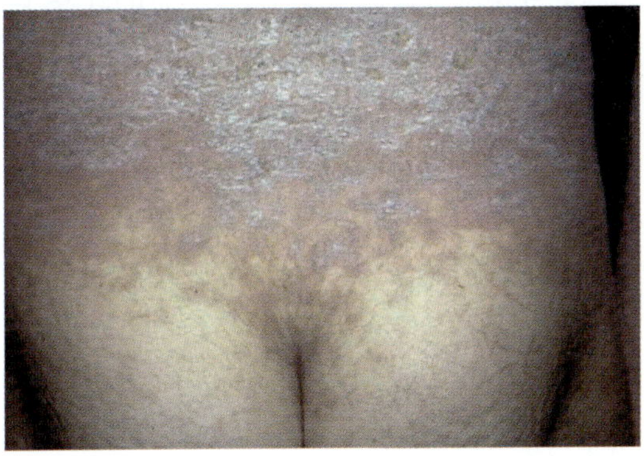
E

그림 12-3-1 급성 이식대숙주병(GVHD). (A) 피부의 GVHD는 가늘고, 분리되거나 융합적인 홍반성 반점과 구진을 유발한다. 병소는 가렵거나 또는 촉진 시 약간의 압통이 있을 수 있다. 초기 피부소견은 얼굴, 손바닥, 발바닥, 상체에서 흔히 볼 수 있다. (B) 위장관계 GVHD. 내시경을 통해 얻어진 영상에서 조직 부종, 확장된 홍반, 점막궤양이 보인다.(Photo courtesy of Bruce Greenwald, MD, University of Maryland Medical System, Baltimore, Maryland) (C) 편평태선으로 변한 동종 말초혈액 줄기세포이식 후 130일이 지난 대상자의 구강 GVHD. 볼점막에 레이스 모양을 이루는 융합되고, 부드러운, 흰색 구진이 특징적이다(Photo courtesy Jane Fall-Dickson, RN. phD, AOCN., National Institutes of Health, Bethesda, Maryland). (D) 불규칙한 모양, 깊게 색소가 침착된 반점성 병변을 가진 피부의 만성 GVHD. 피부와 피하조직의 위축, 쉽게 주름지며 혹은 번들거리는 외모를 가진 종이처럼 얇은 피부가 특징적이다. 다형피부병이라는 용어는 저색소성, 고색소성, 피부위축, 모세혈관확장증 등이 특징이다(Photo courtesy of T.L.Diepgen and G. Yihune, Dermatology Online Atlas(www. dermis. net/doia)의 허락으로 사용함). (E) 위가 편평하며 심각한 구진을 가진 요추병소피부가 있는 태선형 만성 GVHD; 표면은 빛나며, 레이스 모양의 흰색 형태를 가지고 있다. 발진이 일부 지역에 융합되어 커다란 판모양으로 진행된다(Photo courtesy of T.L.Diepgen and G. Yihune, Dermatology Online Atlas(www. dermis. net/doia).

GVHD의 이환율은 관련된 조직주요접합성이 일치하는 경우 30~60%이며, 공여자와 수혜자사이의 HLA불일치가 더 클수록 GVHD의 발생률이 증가한다. GVHD로부터 직접적 혹은 간접적으로 비롯되는 사망률은 50%에 이른다. 조직주요접합성이외의 다른 위험요인은 성별불일치, 공여자의 출산경력, 노인, 이식 후 감염성 합병증, 특히 바이러스성 감염, 이식후 공여자 림프구 주입, GVHD 예방법 미수행 등이다.

GVHD는 심각한 합병증이나 한편으로는 면역능력이 있는 공여자의 세포가 수혜자의 악성세포를 이물질로 인식하고 공격하여 제거할 수 있다는 점에서 도움이 된다. 이 효과는 백혈병환자에서 처음으로 발견되었으며 "이식-대-백혈병" 효과로 정의된다. 백혈병은 GVHD가 있었던 대상자에서 보다 GVHD가 없었던 대상자들에서 종종 더 잘 재발되었다. 자가이식 수혜자에서 질병재발율이 높은 것은 GVHD가 없기 때문인 것으로 의심된다. 최근에는 연구자들은 줄기세포 이식 후 질병의 재발을 예방하기 위하여 공여자 림프구를 주입하는 이식-대-종양 효과를 응용하고 있다. 이 방법을 *공여자 림프구 주입(donner lymphocyte infusion, DLI)이라*고 부른다. HSCT의 자가이식에서도 GVHD를 유발하기 위한 전략들이 연구되고 있다.

① 급성 이식대숙주병

급성 GVHD는 이식 후 초기인 7~21에도 발생하지만 이식 후 30~40일에 가장 많이 발생한다. 급성 GVHD는 피부, 간, 위장관계를 목표로 한다. 가장 먼저 일어나는 피부반응은 손바닥, 발바닥, 귀, 얼굴 등의 소양성 반구진과 홍반성발진을 포함한다. 이들은 시간이 지남에 따라 사라질 수도 있고 혹은 전신적인 홍피증과 박리로 진행될 수도 있다. 위장관계 증상들에는 오심, 구토, 식욕부진, 복부경련, 초록색 물과 같은 많은 양의 설사 등이 있다. 장관점막탈락의 결과로 대변의 잠혈검사가 양성으로 나올 수 있다. 간비대, 우상복부 통증, 황달, 빌리루빈과 akaline phosphatase(ALP) 상승이 일어날 수 있다. 급성 GVHD의 심각성과 정도는 등급체계를 이용하여 평가된다(표 12-3-11).

② 만성 이식대숙주병

만성 GVHD는 급성 GVHD가 없을 때도 발생할 수 있지만 보통은 급성 GVHD를 가졌던 대상자에서 발생한다. 동종 줄기세포 이식 후 150일간 생존한 대상자들 중, 만성 GVHD는 HLA이 일치하는 친족이식의 33~49%에서 발생하였고, HLA가 적합한 비친족이식의 64%에서 발생하였다.

만성 GVHD의 위험인자에는 이전의 급성 GVHD, 수혜자의 높은 연령, 성별불일치(여자 공여자와 남자 수혜자)가 포함된다. 만성 GVHD의 이환율은 골수 줄기세포 수혜자보다 말초혈액 줄기세포 수혜자에게 더 높다. 만성 GVHD의 또 다른 위험인자로 스테로이드의 사용이 있는데 이식 후 100일 이후에도 GVHD를 치료하기 위해 corticosteroids를 사용한다면 만성 GVHD가 될 가능성이 높다.

전형적으로 만성 GVHD는 이식 후 100~400일 사이에 발생한다. 만성 GVHD를 가진 대상자의 임상특징들, 감별검사, 평가, 추천되는 중재들을 표 12-3-12에 요약하였다.

③ 이식대숙주병의 치료와 예방

초기에 GVHD를 예방하기 위한 가장 중요한 방법은 HLA가 부합하는 공여자를 찾는 것이다. 공여자와 수혜자의 HLA가 잘 부합한다 해도 GVHD를

표 12-3-11 급성 이식대숙주병의 단계와 등급

개별 장기들의 임상적인 단계들

장기	단계	특징
피부*	+1	반점구진성 발진이 전체 몸의 25% 미만
	+2	반점구진성 발진이 전체 몸의 25-50% 이상
	+3	전신성 홍반
	+4	수포형성과 피부탈락을 동반한 전신성 홍반
간	+1	빌리루빈 2.0-3.0 mg/dL
	+2	빌리루빈 3.1-6.0 mg/dL
	+3	빌리루빈 6.1-15 mg/dL
	+4	빌리루빈 >15mg/dL
장	+1	설사 >500 mL/day
	+2	설사 >1,000mL/day
	+3	설사 >1.500mL/day
	+4	설사 >2.000mL/day 혹은 심각한 복부통증, 장폐색

등급	피부	간	장
I	+1에서 +2	0	0
II	+1에서 +3	+1	+1
III	+2에서 +3	+2에서 +3	+2에서 +3
IV	+2에서 +4	+2에서 +4	+2에서 +4

* 만약에 피부 병변이 없다면, 전체적인 등급은 단일 장기단계 보다 높다.

예방하기 위한 많은 전략들을 사용해야만 한다. HSCT 이후 발생하는 GVHD를 예방하는 가장 중요한 방법은 이식세포의 T세포 고갈과 GVHD를 예방하고 치료하기 위한 약리학적 방법이다.

T세포는 자기와 비자기를 구별하는데 중요한 역할을 하기 때문에 이식 전에 공여자의 T세포를 줄이면 GVHD의 발생률과 심각성을 감소시킬 수 있다. T세포를 고갈시키는 방법에는 물리적, 면역학적, 약리학적 방법들이 있는데 가장 바람직한 결과는 GVHD를 위협하는 T세포의 감소와 제거이다. 그러나 한편으로 T세포는 이식에서 중요한 역할을 하기 때문에 T세포의 고갈은 감염, 이식부전, 질병 재발이라는 또 다른 위험을 동반한다.

급성 GVHD를 예방하기 위하여 다양한 면역억제 약물들을 단독 혹은 병용으로 사용한다. 면역억제 약물들은 숙주 혹은 대상자를 새로운 이물질로 인식하는 공여자의 면역체능력을 최소화하여 면역반응을 막는다. 동종 HSCT 후 면역억제약물들을 몇 달 혹은 몇 년간 복용할 수 있다. 면역억제는 단독약물(종종 tacrolimus 혹은 cyclosporine A) 혹은 약물들의 병용(methotrexate, tacrolimus, cyclosporine A, steroids, antithymocyte globulin),

표 12-3-12 만성적인 이식대숙주병의 임상적인 특징, 선별검사/평가, 중재

장기/계	임상적 특징	선별검사/평가	중재
피부	색소침착이상, 건조증, 홍반, 각화과다증, 소양증, 경피증, 태선화, 조갑이영양증(손톱융기/손톱손실), 탈모증, 이차적 악성	임상적인 검진 피부생검- 전완과 후장골능 부위에서 3mm 펀치생검	• 면역억제요법 • PUVA: 체외 광선성분채집술 • tacrolimus연고(prograf) 도포 • 스테로이드 연고, 보습제/연화제, 감염예방을 위한 항균연고; 강력한 피부윤활제 • 땀샘이 손상을 입었다면 열경련을 일으킬 수 있는 과도한 난방은 피한다. • 햇볕 노출을 피하고, 외출 시 얼굴을 가리는 큰 모자와 함께 선크림을 바른다.
구강	편평태선(lichen planus), 구강건조증(xerostomia), 궤양, 이차적인 악성	아랫입술 안쪽에서 구강생검	• 스테로이드로 입을 헹구며, 구강건조증을 위해 구강 PUVA, pilocarpine, anetholetrithione, 충치를 감소시키 위하여 불소젤/양치액 • 구강위생에 깊은 관심; 정기검사
눈	각막염, 건조(sicca) 증후군, 이식 후 스테로이드의 연장된 사용으로 인한 이차적인 백내장 증가	Schirmer검사, 안과검사	• 정기적인 안과검진 • 방부제가 들어있지 않은 인공눈물과 보습성 안연고 • 일시적인 혹은 영구적인 눈물관 폐색 • retinoic acid치료를 고려한다. • cyclosporine 안약의 사용을 고려한다.
간	황달, 복부통증	간기능검사(alanine, aspartate amino transferases, alkaline phosphatase, bilirubin)	• ursodeoxy cholic acid(Actigall) 300mg PO tid로 담즙 보충요법을 실시한다.
폐	폐쇄성/억제성 폐질환, 짧은 호흡, 기침, 호흡곤란, 천명, 피로, 저산소증, 늑막삼출	폐기능검사들, 최대 흐름, 동맥혈액가스검사, 흉부CT	• 뉴모시스티스카리니와 포도상구균 폐렴을 포함한 폐감염을 예방하고 치료한다. • 폐기능의 변화들이 GVHD로 인한 폐렴과 폐쇄성 세기관지염을 의미할 수 있기 때문에 집중적으로 조사한다. • 금연한다.

표 12-3-12 만성적인 이식대숙주병의 임상적인 특징, 선별검사/평가, 중재 (계속)

장기/계	임상적 특징	선별검사/평가	중재
위장관계	오심, 연하곤란, 식욕부진, 조기포만, 흡수장애, 설사, 체중감소	대변배양검사, 식도위십이지장내시경, 결장내시경, 영양사정, 분변지방배설검사, 혈청아밀라아제, d-xylose 흡수검사, 복부CT	• 위장관전문의에 의뢰: 영양사에게 자문 • 췌장효소보조제의 경험적 사용을 고려한다. • 오심과 구토와 같은 위장관계 증상의 집중적인 관리 • 설사를 조절하기 위해 cholestryamine(questra)의 사용을 고려한다. • 경구용 beclomethasone의 사용을 고려한다.
영양	단백질, 열량결핍, 흡수장애, 탈수, 체중감소, 근육소실	체중, 지방변 측정, prealbumin	• 영양감시, 보충제, 증상별 중재 • megestrol(megace)를 시도 혹은 식욕을 자극하기 위한 다른 접근(예: mirtazapine (remeron), 유사한 항우울제, dronabinol(Marinol)
비뇨기계	질건조, 질위축, 협착, 염증	골반 검사	• 스테로이드 연고, cyclosporine 연고, tacrolimus연고의 점막 도포를 고려한다. • 질윤활제 • 성상담
면역계	저감마글로불린혈증, 자가면역 증후군, CMV, 단순포진 바이러스, varicella-zoster virus, 진균, PCP, 피막성 세균 등을 포함한 재발성 감염	면역글로블린 수치, 림프구아집단 CD4/CD8	• 지시에 따라 면역 글로블린 보충제, 예방적인 항균제 (재발되는 동폐성 감염을 예방하기 위해 항생제를 회전, PCP 예방책, 국소적인 항진균제) • 잦은 감시배양검사와 항원감별로 CMV와 다른 기회감염에 대한 선별검사 • 인플루엔자와 폐렴구균에 대한 예방접종을 고려한다.
근골격계	수축, 무기력, 근육경련/통증, 손의 경련	공식적인 삶의 질평가 (예: FAHCT-BMT), 재활요구의 공식적인 평가(CARES)	• 물리요법 • 전해질 불균형 교정 • 근육경련 혹은 근육통을 조절하기 위하여 clonazepam 치료를 고려한다.

CT : computed tomography PCP, Pneumocystis carinii pneumonia; PUVA, psoralen and ultraviolet A.

그리고 T세포 고갈과 함께 조합해서 처방한다. 면역억제약물들은 HSCT를 받은 대상자들에서 흔히 사용되며 관련된 간호활동들이 표 12-3-13에 제시되어 있다.

비친족 HSCT 수혜자처럼 GVHD의 위험이 높은 대상자들에게는 좀 더 강력한 GVHD 예방전략들이 필요하다. cyclosporine A와 tacrolimus는 많은 약물들과 상호작용을 한다. cyclosporine A와 tacrolimus와 상호작용할 수 있는 약물들이 표 12-3-14에 제시되어 있다. 건강관리팀은 대상자들에게 지시대로 면역억제 약물을 정확히 복용하고 새로운 약물복용을 시작하기 전에는 담당의사를 만나도록 교육한다.

전향적 무작위 실험연구를 통해 병용요법이 단일약물요법에 비해 GVHD를 예방하는 효과가 크다고 증명되었다. 가장 흔히 사용하는 급성 GVHD 예방을 위한 처방은 methotrexate와 함께 cyclosporine A 또는 tacrolimus 중의 하나를 병용하는 것이다. GVHD 예방에 포함될 수 있는 다른 약물들은 corticosteroids, antithymocyte globulin, daclizumab, mycophenolate mofetril 등이다. GVHD 예방을 위한 몇 처방의 예를 표 12-3-15에 제시하였다.

II에서 IV기의 급성 GVHD는 치료를 해야 한다. Corticosteroid는 치료의 중심이 되며 GVHD를 예방하기 위한 목적으로 투약해왔던 면역억제약물(tacrolimus, cyclosporine A)도 함께 계속 투약한다. 고용량의 methylprednisolone도 사용될 수 있다(1~50mg/kg/day). 그러나 이런 고용량 처방은 치명적인 감염과 관련될 수 있기 때문에 단기간(수일) 동안만 투약해야 하는데, methylprednisolone의 경우 일회용량을 2mg/kg/day씩 빠르게 증가시킨다. 일단 대상자의 GVHD가 최고로 향상되면 스테로이드를 대상자의 반응을 보면서 8~20주에 걸쳐 서서히 중단한다.

초기치료를 실패한 GVHD 환자에게는 mycophenolate mofetil, infliximab, daclizumab를 포함한 다양한 구제처방 혹은 이차적 처방을 제공한다. 만성 GVHD로 진행되면, 보통 steroid, cyclosporine A, tacrolimus와 같은 다양한 면역억제 약물로 치료한다. 급성 GVHD 환자를 위한 지지적 간호에는 장휴식, 통증조절, 예방적 항생제 요법과 함께 고칼로리 영양법이 포함된다. 급성 GVHD의 치료 예후는 질병의 전체적인 분류에 따라 달라지는데 등급이 높을수록 예후가 나쁘다. 예후에 영향을 미치는 중요한 또 하나의 요인은 치료에 대한 반응이다. 급성 GVHD에 대한 초기 치료전략에 전혀 반응하지 않는 대상자의 사망률이 가장 높다.

체중증가는 장기이식과 관련하여 건강이 전반적으로 좋아진 결과이거나 스테로이드 사용의 결과로써 이식 후 중요한 합병증의 하나가 될 수 있다. 고용량 스테로이드 사용으로 인한 이차적인 골다공증 또한 장기이식 수혜자에게 특히 신장이식 수혜자보다는 심장과 간이식 수혜자에게 더 흔한 장기적 문제이다.

HSCT의 정화와 성공으로 많은 수의 환자들이 기저질환을 조절할 수 있게 되었다. 그러나 이런 환자들은 HSCT의 장기 후유증과 후기 부작용에 대처해야 한다. GVHD와 감염 위험에 추가하여, 광범위한 합병증이 Box 12-3-6에 요약되어 있다. 대부분의 이식센터는 프로토콜에 따른 지속적인 추적조사를 위한 독특한 요건을 가지고 있다. 클리닉 방문 횟수는 환자의 합병증 종류에 따라 결정된다. 표 12-3-16은 HSCT 수혜자들을 선별하고 후기 부작용 관리를 위한 지침을 제시하고 있다.

표 12-3-13 동종 조혈모세포이식에 사용되는 면역억제약물

약물	작용기전	용량/투약방법	유해반응	참고사항
cyclosporine A (sandimmune, neoral)	IL-2 유전자 표현을 방해하여 IL-2의 합성에 손상을 주며 T 림프구를 활성화 시킨다.	하루 총 용량: 일반적으로 1.5mg/kg IV q 12h, 치료적 혈중농도에 도달하기 위해 용량을 조절하면서 지속주입할 때에는 0.75mg/kg IV q 6h 혹은 3mg/kg/day IV와 PO 비율은 약 1:3 혈액검사를 통해 치료적 농도를 유지하도록 용량을 조절한다. 약의 단계적인 감량(tapering)이 시작되면 치료적 모니터를 중단한다.	대사성: 과칼륨혈증, 고혈당증, 저마그네슘, 고지혈증, 고요산혈증, 당뇨병 신경독성: 두통, 진전, 불면증, 마비, 어지러움, 간질 위장관계: 설사, 오심, 변비, 식욕부진, 구토, 복부통증, 복수, 간기능수치 상승 신장: 크레아틴 상승, 신독성 심혈관계: 고혈압, 흉통 혈액계: 빈혈 피부: 여드름형태의 발진, 피부선 기타: 말초부종, 감염, 상처치유지연, 골다공증, 치은증식, 열감, 땀, 다모증	• 경구용액과 캡슐의 생체이용률이 다르다. 일단 처방이 되면, 대상자들이 약익형태 혹은 상품명을 바꾸지 않도록 지도한다. • 음식과 함께 복용한다. • 대상자에게 투약 일정을 엄격히 지키는 것의 중요성과 위장관계 부작용으로 인해 복용할 수 없다면 즉시 의사에게 보고하도록 교육한다. • 혈청크레아틴, BUN, 칼륨, 마그네슘, 포도당, 중성지방 수치를 감시한다. • 칼륨보전이뇨제를 피한다. • 처방대로 전해질을 보충한다. • 포도주스와 함께 복용하면 cyclosporine의 혈중농도가 올라갈 수 있으므로 피한다. • 다른 약물과의 상호작용은 혈중농도를 낮추거나 중독작용을 일으킬 수 있다. cytochrome p-450를 억제하거나, 증가시키는 약물들이 문제가 된다 • cyclosporine의 혈중 최저농도는 약을 투약하기 직전에 측정한다. 따라서 외래에 와서 최저농도를 검사하기 위해서는 투약시간을 오전 10시와오후 10시로 정하는 것이 좋다. 검사 후 바로 약을 복용하도록 외래진료시 약을 가지고 오도록 한다. • tacrolimus와 함께 병용하지 않아야 한다. • cyclosporine을 주기 24시간 전에 tacrolimus를 중단한다. tacrolimus의 농도가 증가된 상태라면 cyclosporine 투약을 연기해야만 한다.

표 12-3-13 동종 조혈모세포이식에 사용되는 면역억제약물 (계속)

약물	작용기전	용량/투약방법	유해반응	참고사항
				• 용량은 신기능에 맞추어 조절한다. • 신기능 혹은 간기능 장애를 가진 대상자에서는 혈중농도를 주의 깊게 감시한다.
tacrolimus (prograf)	IL-2의 합성 장애는 T림프구의 증식을 방해한다; IFN-γ, TNF-α를 포함한 다양한 사이토카인에 대한 유전자 번역을 방해한다.	하루 총 용량: 일반적으로 1-2mg PO q 12h 치료적 혈중농도에 도달하기 위해 용량을 조절하면서 지속주입할 때에는 0.05-0.1mg/kg/day IV와 PO 비율은 약 1:4 혈액검사를 통해 치료적 농도를 유지하도록 용량을 조절한다. 약의 단계적인 감량(tapering)이 시작되면 치료적 모니터를 중단한다.	대사성: 과칼륨혈증, 저칼륨혈증, 고혈당증, 저마그네슘, 고지혈증, 저인산혈증, 당뇨병 신경독성: 두통, 진전, 불면증, 마비, 어지러움, 간질 위장관계: 설사, 오심, 변비, 식욕부진, 구토, 복부통증, 복수, 간기능수치 상승 신장: 크레아틴 상승, 신독성 심혈관계: 고혈압, 흉통 혈액계: 빈혈, 백혈구증가증, 혈소판감소증 피부: 소양증, 여드름형태의 발진 호흡기계: 늑막삼출, 무기폐, 호흡곤란 기타: 말초부종, 감염, 상처치유지연, 골다공증	• 빈 속에 복용한다. • 대상자에게 투약 일정을 엄격히 지키는 것의 중요성과 위장관계 부작용으로 인해 복용할 수 없다면 즉시 의사에게 보고하도록 교육한다. • 혈청크레아틴, BUN, 칼륨, 마그네슘, 포도당, 중성지방 수치를 감시한다. • 칼륨보존이뇨제를 피한다. • 지시한대로 전해질을 보충한다. • 포도주스와 함께 복용하면 tacrolimus 수치를 올릴 수 있으므로 피한다. • 다른 약물과의 상호작용은 혈중농도를 낮추거나 중독작용을 일으킬 수 있다. Cytochrome p-450를 억제하거나, 증가시키는 약물들이 문제가 된다. • tacrolimus의 혈중 최저농도는 약을 투약하기 직전에 측정한다. 따라서 외래에 와서 최저농도를 검사하기 위해서는 투약시간을 오전 10시와 오후 10시로 정하는 것이 좋다. 검사 후 바로 약을 복용하도록 외래진료시 약을 가지고 오도록 한다. • cyclosporine과 함께 병용하지 않아야 한다. • tacrolimus을 주기 24시간 전에 cyclosporine를 중단한다. cyclosporine의 농도가 증가된 상태라면 tacrolimus 투약을 연기해야만 한다.

표 12-3-13 동종 조혈모세포이식에 사용되는 면역억제약물 (계속)

약물	작용기전	용량/투약방법	유해반응	참고사항
				• 용량은 신기능에 맞추어 조절한다. • 신기능 혹은 간기능 장애를 가진 대상자에서는 혈중농도를 주의 깊게 감시한다.
steroids	세포독성 T세포의 증식을 감소시킨다. IL-1와 IFN-γ의 생산을 억제한다. IL-2의 생산을 방해한다. 백혈구 라이소솜막을 안정화시키고 주화성을 억제함으로써 중성구 기능을 억제한다.	용량은 병원의 프로토콜에 따라 다양하다. 용량: 0.5-2mg/kg/day q 12h 대상자의 반응과 시작 용량에 기초하여 용량을 서서히 줄인다.	대사성: 수분과 전해질 불균형, 당뇨병, 고지혈증 신경독성: 진전, 간질, 두통, 집중곤란, 불면증 위장관계: 위장관계 자극 신장: 크레아틴 상승, 신독성 심혈관계: 고혈압, 흉통 혈액계: 빈혈, 백혈구증가증, 혈소판감소증 피부: 소양증, 여드름 형태의 발진 호흡기계: 늑막삼출, 무기폐, 호흡곤란 기타: 기아, 말초부종, 감염, 상처치유지연, 다모증, 골다공증, 체중증가, 스테로이드 유발 근육병증, 백내장/녹내장, 쿠싱변화, 정신장애(스테로이드 신경증, 기분변화, 혼돈)	• 보통 cyclosporine 혹은 tacrolimus와 병용하여 사용한다. • 근위근 강화운동프로그램을 위하여 물리치료를 의뢰한다. • 고혈당을 예방하고 치료하기 위한 전략과 당뇨병 자가 관리법을 교육한다. • 위장관계 불편감을 최소화하기 위하여 경구용 corticosteroid는 음식/우유와 함께 투약한다. • 처방대로 H_2차단제를 투약한다. • cyclosporine 혹은 tacrolimus의 혈중농도를 올릴 수 있다. • 시각변화 호소를 보고하고 안과에 의뢰한다. • 장기간 스테로이드를 복용하고 있거나 골감소증의 위험에 처해있는 대상자들(예: 급성림프구성 백혈병환자, 폐경여성)은 정기적으로 dual energy x-ray 흡수 스캔을 검사하고 칼슘과 비타민 D 보충제, 그리고 pamidronate, aledronate와 같은 항재흡수 약물을 복용해야 한다. • 스테로이드를 줄이고 있는 대상자 혹은 이틀에 한번 스테로이드를 복용하는 대상자의 투약지시 이행도를 높이기 위해 감량일지를 기입하도록 교육한다.

표 12-3-13 동종 조혈모세포이식에 사용되는 면역억제약물 (계속)

약물	작용기전	용량/투약방법	유해반응	참고사항
mycophenolate mofetil(MMF) (cellcept)	퓨린 뉴클레오티드의 합성을 방해함으로써 T, B림프구의 증식을 선택적으로 억제하는 항대사물질	용량: 의료기관의 지침에 따라 1-1.5g IV 혹은 PO q 12h	대사성: 과칼륨혈증, 저칼륨혈증, 고지혈증, 저인산혈증, 고혈당증 신경독성: 두통, 불면증, 진전, 간질 위장관계: 설사, 오심, 변비, 식욕부진, 구토, 복부통증, 간독성 신장: 크레아틴 상승, 신독성 심혈관계: 고혈압, 저혈압, 부정맥 혈액계: 빈혈, 백혈구 증가증, 혈소판 감소증 피부: 여드름형태의 발진 호흡기계: 기침, 호흡곤란 기타: 열, 부종, 통증, 감염, 근육쇠약, 불안, 우울	• MMF는 빈속에 복용해야 한다. • 규칙적인 간격으로 혈구수를 감시하고 범혈구 감소증이 발생하면 용량 조절한다. • 규칙적인 간격으로 간기능 검사(빌리루빈, 혈청 aminotransferase)를 실시하고 비정상이 발생하면 용량을 조절한다. • 신기능장애를 가진 대상자의 치료를 결정하기 위하여 혈청 MMF 수치를 감시한다. • 신기능 손상 또는 probenicid, acyclovir, ganciclovir와 병용할 경우, MMF 또는 이 약물들의 혈중농도가 상승할 수 있다. • magnesium oxide, aluminum, magnesium을 포함한 제산제 혹은 cholestyramine과 함께 복용하면 MMF의 흡수가 감소한다.
azathioprine (imuran)	퓨린 뉴클레오티드의 합성을 방해함으로써 T, B림프구의 증식을 선택적으로 억제하는 항대사물질	통상용량: 2-2.5mg/kg/day. 경구용량은 정맥용량과 같다.	탈모증, 골수억압, 간독성, 감염, 오심, 구토, 설사, 점막 궤양, 식도염, 이차적인 악성들	• allopurinol과 함께 투약할 경우 용량을 줄인다. • 안지오텐신-전환효소억제제와 함께 투약하면 빈혈과 백혈구감소증이 올수 있다. 다른 골수억압제와 함께 사용 시 상승작용이 있다. • 간과 신장손상을 가진 대상자에게는 주의 깊게 사용한다. • 기형원인물질: 피임을 하도록 파트너와 대상자에게 충고한다.

표 12-3-13 동종 조혈모세포이식에 사용되는 면역억제약물 (계속)

약물	작용기전	용량/투약방법	유해반응	참고사항
methrotrexate	dihydrofolate reductase를 억제함으로써 DNA합성과 세포재생을 방해하여 결과적으로 림프구 증식을 억제하는 항대사물질	의료기관마다 프로토콜이 다양하다. 통상용량: 5−15mg/m^{2}을 이식 후 1, 3, 6, 11일째 정맥으로 투여한다.	골수억제, 점막염, 광과민증, 간질성 폐렴, 간독성, 신독성	• GVHD를 위한 예방적 methrotrexate의 용량과 일정은 의료기관에 따라 다양하다. 일반적인 처방은 이식후 1, 3, 6, 11일째 하루에 5−15mg/m^{2}이다. • 심각한 점막염과 신기능 혹은 간기능 장애가 발생하면 용량을 조정한다. 또한 저알부민혈증 시에도 용량을 조절한다 • 이식 후 첫 용량은 줄기세포 주입 후 적어도 24시간 이후에 투약한다.
daclizumab (zenapax)	활성화된 T세포를 표현하는 IL−2 수용체에 대항하는 단일클론 항체. 비활성화된 방식으로 IL−2수용체와 결합하여, IL−2과 경쟁함으로써 활성화된 T림프구의 증식을 일으키는 IL−2를 억제한다. IL−2가 유발하는 활성화된 T세포의 증식은 증식과 궁극적인 조직 파괴에 있어 결정적인 단계이다.	의료기관 프로토콜은 다양하다. 통상용량: 1mg/kg정맥 투여	변비, 오심, 구토, 설사, 복부통증, 복부팽만, 부종, 진전, 두통, 어지러움, 신독성, 흉통, 빈맥, 열, 통증, 피로, 고혈압, 저혈압, 호흡곤란, 폐부종, 기침, 근골격계 통증, 허리 통증	• daclizumab 주입 후 아나필락스형 반응들은 보고되지 않았으나, 단백질 투여 후에는 생길 수 있다. 심각한 과민성 반응의 치료 약물들을 즉각 사용할 수 있도록 준비한다. • daclizumab의 처방용량을 0.9% 멸균식염수 용액 50mL와 혼합하여 15분에 걸쳐 말초 혹은 중심정맥을 통하여 투여한다. 주입이 준비되면 4시간 이내에 사용해야 한다. 그 이상 기다려야 하면 24시간동안 2−8℃(36−46°F) 온도에서 냉장보관되어야 한다. 24시간이 지나면 준비된 용액은 폐기시킨다. • daclizumab와 PVC혹은 폴리에티렌백 혹은 주입세트사이의 부적합성은 보고되지 않았다. • 심각한 신장손상환자에 대한 용량조절은 필요하지 않다.

표 12-3-13 동종 조혈모세포이식에 사용되는 면역억제약물 (계속)

약물	작용기전	용량/투약방법	유해반응	참고사항
infliximab (remicade)	TNF-α에 대항하는 단일 클론 항체. 수용성의 막결합 TNF-α과 결합하여 혈청 IL-1의 생산을 감소시키고 산화질소 합성을 감소시킨다.	의료기관 마다 프로토콜이 다양하다. 통상용량: 10mg/kg 정맥투여 적어도 2시간에 걸쳐 투여한다. 1-2m 이하의 단백질결합필터로 주입해야 한다.	두통, 오심, 복부통증, 피로, 열, 기침. 열, 오한, 흉통, 저혈압, 두통, 두드러기를 포함한 주입반응들은 주입동안과 주입이 끝난 후 2시간 이후 발생한다. 초기 주입 후 반응의 발생빈도는 증가하지 않는다. 근육통, 관절통, 열, 발진, 인후통, 연하곤란, 손과 얼굴부종을 포함한 지연된 혈청병과 같은 반응들은 주입 후 3-12일에 볼 수 있다. 대상자들은 human antichimeric antibody를 가질 수 있다.	• 독성이 발생하는지 대상자를 모니터한다. • acetaminophen과 dyphenhyramine (benadryl)의 사전투약을 고려한다. • 10mL/h×15분으로 시작하여 20mL/h×15분으로 증가시킨다. 그다음 40mL/h×15분, 80mL/h×15분, 150mL/h×30분, 250mL/h×30분으로 증가하여 2시간 이내에 주입을 끝낸다. • 경증 혹은 중증의 주입반응을 치료하기 위해서는 투약을 멈추거나, 천천히 주입하거나, benadryl, acetaminophen, solu-cortef를 투약한다. 반응이 사라지거나 조절되면 10mL/h의 속도로 주입을 재개한다. • 과민반응을 치료하기 위한 약물들 (예: acetaminophen, corticosteroid, epinephrine)과 산소는 반응이 있을 때 즉각 사용할 수 있도록 준비한다. • PVC 장비 혹은 기구들이 infliximab와 부적합할 수 있으므로 유리병과 폴리에티렌 투약세트를 사용한다.

표 12-3-13 동종 조혈모세포이식에 사용되는 면역억제약물 (계속)

약물	작용기전	용량/투약방법	유해반응	참고사항
antithymocyte globuline (atgam, equine) (thymoglobulin, rabbit)	말과 토끼의 항체로 만들어진 다클론 면역로블린으로 인간 백혈구를 파괴한다.	의료기관마다 프로토콜이 다양하다. 통상용량: equine ATG는 10−40mg/kg/day 그리고 rabbit ATC는 2.5 mg/kg/day	간질, 후두경련, 아니필락시스, 폐부종, 백혈구감소증, 혈소판감소증. ATG는 외부 이종발생성 단백질이자 항체이므로 근육통, 관절통, 열, 발진, 인후통, 연하곤란, 손과 얼굴부종을 포함한 혈청병을 일으킬 수 있다.	• 혈청병과 아나필락시스의 징후가 발생하는 지 대상자를 면밀하게 감시한다. corticosteroid, acetaminophen, H_1과 H_2 차단제의 사전투약을 고려한다. • 과민반응을 치료하기 위한 약물들 (예: acetaminophen, corticosteroid, epinephrine)과 산소는 반응이 있을 때 즉각 사용할 수 있도록 준비한다. • 일시적이고 심각한 혈소판 감소증이 발생할 수 있으므로 혈소판 수치가 100,000 미만인 대상자에게는 ATG 투약 후 1시간 이내에 혈소판 수치를 감시하고 처방에 따라 혈소판을 수혈한다.
Alemtuzumab (Campath)	B림프구와 T림프구로 표현되는 CD52 세포표면항원에 대항하는 단일클론 항체	의료기관 마다 프로토콜이 다양하다. 통상용량: 이식 전에 시작하며 5일 동안 몇 시간에 걸쳐 20mg/day 정맥 투입	주입과 관련된 독성은 심각할 수 있으며, 대상자의 80% 이상이 열과 오한을 경험한다. 다른 유해반응들로 중성구감소증, 빈혈, 혈소판감소증, 오심, 구토, 발진, 피로, 저혈압 등이 있다.	• Acetaminophen과 Benadryl을 사전 투약한다. • 과민반응을 치료하기 위한 약물들 (예: acetaminophen, corticosteroid, epinephrine)과 산소는 반응이 있을 때 즉각 사용할 수 있도록 준비한다. • 주입관련 오한을 조절하기 위하여 mepedridine으로 치료할 것을 고려한다. • 저혈압을 치료하기 위하여 처방대로 수액을 주입한다. • 심각하고 빠른 림프구감소증이 동반되므로 대상자들은 적어도 치료 후 4개월 동안 광범위한 항진균, 항박테리아, 항바이러스 항원생물 예방법이 요구된다.

표 12-3-13 동종 조혈모세포이식에 사용되는 면역억제약물 (계속)

약물	작용기전	용량/투약방법	유해반응	참고사항
sirolimus (rapamune)	구조적으로 tacrolimus나 cyclosporine과 유사하다; 그러나 면역억제작용은 차이가 있다. IL-2에 의한 사이토카인 자극에 대한 B림프구와 T림프구의 반응을 억제하며 B세포의 항체생산을 억제한다.	반감기가 길기 때문에 하루 한번 투약한다. 혈중 최저치를 감시한다.	고지혈증, 혈소판감소증, 백혈구감소증, 두통, 오심, 식욕부진, 어지럼증	• 최근에 고용량을 투약한 경험이 있는 대상자에게 다시 투약한다면 조혈의 회복을 억제할수 있다. • 경구 생체이용율은 다양하며 고지방식이가 도움이 될 수 있다. • tacrolimus와 cyclosporine와 마찬가지로 cytochrome P-450을 통하여 대사된다.
N-acetylcysteine	시험관에서 B7-1/CD28 표현을 억제한다. T-세포/항원제시 세포를 방해한다. 자유기와 산화스트레스로 인한 조직파괴의 맞균형을 유지한다.	150mg/kg/day를 정맥내로 일시 주입한 후 적어도 7-21일에 걸쳐 50mg/kg/day을 지속적으로 정맥 주입한다.		• 초기 일시주입동안 매 15분마다 활력징후를 감시한다. • TPN과 같은 다른 치료와의 적합성은 잘 모른다: 단독 정맥라인을 사용해서 투약한다.
talidomide (thalomid)	중성구의 식세포작용과 화학주성 손상을 포함한 항염증과 면역 억제작용; 항원자극에 대한 항체생산 감소; 억제T세포증가,	100mg PO qhs로 시작하여 400-600mg PO qhs로 점차 증가	중성구감소증, 피부발진, 피부궤양, 말초신경병증, 졸림, 가벼운 두통, 변비, 서맥, 갑상선 기능저하증, 저혈압	• talidomide는 잠재적인 기형유발물질이며 임신이거나 임신할 가능성이 있는 대상자에게는 절대 금기이다. 치료시작 시와 치료기간에 비밀이 보장된 설문프로그램의 참가, 전체적인 상담과 교육 프로그램, 문서화된 공식 동의서는 talidomide를 받는 모든 대상자에서 요구된다.

표 12-3-13 동종 조혈모세포이식에 사용되는 면역억제약물 (계속)

약물	작용기전	용량/투약방법	유해반응	참고사항
	보조T세포 감소; 단핵구에 의한 TNF-α생산 억제			출산의 가능성이 있는 남자와 여자 모두 이 약물을 복용하는 동안 피임을 해야만 한다. • talidomide를 시작하기 전에 임신반응 검사를 한다. • 어떤 항생제, HIV 단백분해 효소 억제제, rifampin, griseofulvin, phenytoin, carbamazepine과 함께 talidomide를 투약하면 구강 피임제의 효과를 감소시킬 수 있다. • 치료 전에 기초적인 ECG를 확보한다. • talidomide는 ANC가 750/ mm^3보다 작으면 시작할 수 없다. 치료 동안 ANC가 이 수준 아래로 떨어진다면 치료자체를 재평가해야 한다. • 졸림의 영향을 최소화하고 안전을 위하여 저녁에 투여한다. • 졸림과 신경병증을 일으킬 수 있는 다른 약물과 함께 talidomide를 복용할 때는 주의하도록 대상자에게 교육한다. • 현기증을 피하기 위하여 앙와위 자세에서는 천천히 일어나도록 대상자를 교육한다. • 손과 발의 저림, 무감각을 포함한 말초신경병증 혹은 피부발진, 피부병변의 진행을 의심하는 징후와 증상들을 즉시 의사에게 보고하도록 교육한다. 대상자의 신경병증이나 피부발진을 확인할 때까지 즉시 약 복용을 중단 할 수 있다. • 자외선 혹은 햇빛 노출에 대해 보호하는 방법(선크림, 보호의복 착용)을 교육한다. • 변완화제, 경한 지사제로 변비를 조절하고 관리한다.

표 12-3-13 동종 조혈모세포이식에 사용되는 면역억제약물 (계속)

약물	작용기전	용량/투약방법	유해반응	참고사항
methoxsoralen (oxsoralen)	자외선에 의하여 광활성되면 DNA의 피리미딘 염기에 공유 결합함으로써 세포분열을 방해한다.	자외선 노출 1.5–2시간 전에 400μg/kg PO		• 세포독성 화학요법, 혹은 방사선치료를 받는 대상자와 Methoxsoralen을 복용하는 대상자는 피부암의 위험이 증가하며 장기간의 사용은 피부암의 위험을 더 증가시킬 수 있다. • phenothiazine, thiazide, sulfanilamides와 함께 사용하면 독성이 증가한다. • 용량 혹은 치료 빈도가 지나치면 자외선 A와 햇볕에 노출될 때 심각한 화상을 일으킬 수 있다. • 백내장의 존재를 평가하기 위해 사전에 눈검사를 실시한다. 대상자가 psoralen과 자외선 A치료를 받는 동안 매 6개월 마다 눈검사를 실시한다.

ANC, absolute neutrophil count; GI, gastrointestinal; IFN, interferon; IL, interleukin; IV, inteavenous; PO, oral; PVC, polyvinyl chloride; TNF, tumor necrosis factor.

표 12-3-14 cyclosporine과 tacrolimus 수준을 변화시킬 수 있는 약물

효과	알려진 상호작용	의심되는 상호작용
혈청 농도 상승	erythromycin	H_2 antagonists
	clarithromycin	cephalosporins
	itraconazole	thiazide diuretics
	fluconazole	furosemide
	ketoconazole	acyclovir
	corticosteroids	warfarin
		Calcium channel blockers (diltiazem, verapamil, nicardipine)
		Oral contraceptives
		doxycycline
		metoclopramide
		Coadministration with grapefruit juice
혈청 농도 감소	phenytoin 또는 phenobarbital	sulfinpyrazone
	rifampin 또는 isoniazid	carbamazepine
	sulfadiazine + trimethoprim(IV)	Anticonvulsants
중독성 신독성 야기	amphotericin B	Nonsteroidal anti-inflammatory drugs
	aminoglycosides	
	melphalan	
	trimethoprim-sulfamethoxazole	
면역억제 효과 변화		propranolol
		verapamil
		etoposide

사례연구 ■ 심장이식

59세 박씨는 16살에 류마티스성 열로 인해 대동맥 역류와 심장염을 앓고 있는 남자환자이다. 1991년부터 울혈성 심부전 증상이 나타나기 시작했고, 박씨의 심구출률(ejection fraction)은 23%였다. 1993년 11월, 박씨는 대동맥 판막 치환술을 받았다. 1998년에는 심실성부정맥 때문에 이식형 자동 심율동전환-제세동기(automatic implantable cardioverter-defibrillator, AICD)를 이식받았다. 1999년 봄에, 박씨는 작은 활동에도 호흡곤란이 심해진다고 호소하였고, 울혈성 심부전의 악화로 복부에 체액 정체가 증가하였다.

박씨의 심장이식 평가는 4%의 O+형 panel reactive antibody percentage(PRA)로 나타났다. BUN은 23mg/dL, creatinine은 1.0mg/dL이었다. 혈청에서는 cytomegalovirus(CMV)와 B형, C형 간염 항체에 음성반응을 나타냈고 톡소플라즈마증,

표 12-3-15 급성 GVHD 예방을 위해 주로 사용되는 약물요법의 예

약물요법	복용스케쥴
cyclosporine /steroids	첫째 날부터 이틀까지 cyclosporine 3mg/kg/day IV infusion 시작 일부터 180일까지 매주 10%씩 감량 methylprednisolone 7일부터 14일까지 0.25mg/kg bid 15-28일까지 0.5mg/kg bid 29-42일까지 0.4mg/kg bid 43-58일까지 0.3mg/kg bid 59-119일까지 0.25mg/kg bid 120-180일까지0.1mg/kg daily
cyclosporine /methotrexate /steroids	첫째날부터 이틀까지 cyclosporine 5mg/kg/day IV 시작일부터 84일까지 매 2주마다 20% 감량 methotrxate 15mg/m2 on day+1, 10mg/m^2 +3, +6 methylprednisolone 7-14일까지 0.25mg/kg bid 15-28일까지 0.5mg/kg bid 29-42일까지 0.4mg/kg bid 43-58일까지 0.3mg/kg bid 59-119일까지 0.25mg/kg bid 120-180일까지 0.1mg/kg daily
tacrolimus /minimethotrexate	tacrolimus 첫날부터 이틀째까지 0.03mg/kg/day infusion 시작일부터 180일까지 매 2주마다 20% 감량 methotrexate 5mg/m^2 on days +1, +3, +6, +11
antithymocyte globulin(ATG) / cyclosporine /methotrexate	ATG 20mg/kg IV -3, -2, -1 cyclosporine 첫째날부터 다음날까지 5mg/kg/day IV 시작일부터 180일까지 매주 10% 감량 methotrexate 10mg/m2 on days +1, +3, +6, +11

Epstein-Barr virus(EBV)와 herpes simplex virus type 1(HSV-1)에서는 양성반응을 나타냈다. 심초음파에서는 중정도의 승모판 역류와 약한 대동맥 역류를 보이며 심구출률이 15%로 나타났다. 우심도자술에서 평균 폐동맥압력은 5mmHg, 상승된 폐동맥압은 60/23mmHg였고, 심박출량은 4.05L/min, transpulmonary gradient는 30mmHg, 폐혈관저항(PVR)은 7.4 Woods units로, 이는 다년간의 심부전으로 인해 이차적으로 폐동맥 고혈압이 나타났음을 보여주었다. 폐동맥 고혈압은 나이트로글리세린 0.4mg을 설하투여 후 박씨의 PVR이 2.6 Woods units로 감소되어 가역적임을 알 수 있었다. 박씨는 심장이식에 적합한 후보로 간주되어 1999년 여름에 이식후보자로 등록되었다.

2002년에 심장이식에 적합한 공여자가 확인되었다. 박씨의 이전 흉골절개술로 인해 흉벽 유착이

Box 12-3-6
자가와 동종의 조혈모세포이식의 초기 및 후기 합병증

초기(이식 전 + 100일)합병증

약물요법과 관련된 독성
- 출혈성 방광염
- 간정맥 폐쇄증
- 폐합병증
- 신장합병증
- 신경학적 합병증

영양학적 합병증
특발성 간질성 폐렴
이식부전
감염
- 바이러스성
- 박테라이성
- 진균성

이식편대 숙주반응
재발

후기(이식 후+100일)합병증

약물요법과 관련된 독성
- 백내장
- 신경학적 이상(말초와 자율신경계 신경장애)
- 생식기 기능장애
- 내분비 기능장애

면역결핍
감염
근골격계
- 골다공증
- 무혈관성 괴사

만성 이식편대 숙주반응
악성종양의 재발
이차적 악성종양

심해 수술 중 출혈이 문제되었고, 수술은 대략 4시간이 소요되었다. 수술 후 박씨는 심장흉부 중환자실로 옮겨져 도파민과 도부타민을 투여받았다. 박씨의 이전 폐동맥 고혈압 병력은 약간의 우심부전을 일으켰는데, 왜냐하면 공여자 심장은 이런 종류의 저항에 대항하여 펌프작용을 하지 않았기 때문이다. 나이트로글리세린은 중심정맥압이 18~20mmHg로 상승할 때 폐혈관을 확장시키기 위해 추가로 사용되었다. 도파민, 도부타민, 나이트로글리세린은 수술 후 6일째까지 점차적으로 중단했다.

면역억제 요법으로 스테로이드, mycophenolate, mofetil(MMF)와 sirolimus(rapamune)으로 수술 후 즉시 투약하였다. 신장독성이 알려진 tacrolimus는 환자의 BUN과 크레아티닌이 각각 67mg/dL, 1.5mg.dL로 올랐기 때문에 수술 후 5일째부터 신기능이 유지될 때까지 천천히 주입하기 시작하였다. MMF는 tacrolimus 농도가 5~7ng/mL 정도될 때, 이식 8일 후에 중단되었다. 심근조직검사는 수술 후 8일째 시행되었고, 그 결과 박씨는 급성 3A 단계 거부반응을 보였다. Solumedrol(1g IV)이 3일동안 매일 처방되었고, 박씨는 혈역동학적으로 안정적이고 증상은 없었다. 치료 10일 후 재조직검사에서는 거부반응이 나타나지 않았다.

수술 후 박씨는 또한 심박동수가 40회의 동성서맥을 일시적으로 경험했다. 서맥을 예방하기 위해 Theophylline 경구약이 처방되었다. 이 치료는 지속적인 간헐적 서맥 때문에 영구적 인공심박동기를 이식하고 성공적이지 못할 때 제공될 수 있다.

CMV 불일치(수혜자는 음성/공여자는 양성) 때문에 박씨는 예방적 valganciclovir(900mg 하루 두 번)를 투여받기 시작했다. CMV 항원은 조기 CMV 질병을 평가하기 위해 매주 검사되었다. 박씨는 교육이 완전히 끝난 후 퇴원했고, 약물요법과 자가간호 요구를 말로 표현할 수 있었다.

표 12-3-16 조혈모세포 이식 후기부작용의 평가와 스크린

기관계/범위	가능한 후기 부작용	평가와 스크린
질병상태	재발	초기질환의 위치에 따라 결정되지만 CT스캔, 골수생검, 요추천자, 세포유전검사와 이식검사가 포함된다.
이식	이식실패/혈구감소증을 동반한 골수기능부전	CBC 골수생검 이식검사: 공여자와 수혜자의 DNA차이점을 찾아내 이식을 입증하기 위함: 변하기 쉬운 뉴클레오티드 탠덤을 반복하거나 불완전한 부분의 길이 다형성을 제한하기 위함: 만약 공여자와 수혜자가 반대의 성을 가졌다면 세포유전검사 또한 이식을 입증하기 위해 사용된다.
면역기능/회복	B&T lymphocyte 양과 기능 Hypogammaglobulinemia	CD4/CD8 lymphocyte subsets 면역글로부린 농도 백신접종 적정량
심폐 부작용	간질성 폐렴 폐쇄성 기관지염 고혈압, 심근증, 심막손상, 말초혈관 질환	흉부 X-ray 일산화탄소 측정을 위해 폐용량이 포함된 폐기능검사 심전도 심초음파 병력과 신체검진
신경학적 부작용	말초와 자율신경계 장애 인지변화, 주의력 결핍, 집중력 어려움 백질뇌증 청각독성	건강력 신경학적 검진 신경정신학적 검사 재활의학 청각검사
위장관계 부작용	간기능부전 흡수장애 증후군	간기능 검사 B형간염 혈청검사, C형간염 중항체연쇄반응
비뇨기계 부작용	신장기능부전 방사 신장염 혈뇨, 단백뇨 방광암	BUN, creatinine 현미경적 소변검사 징후가 나타난다면 creatinine 청소률, 총단백질량을 측정하기 위해 24시간 소변검사
내분비 갑상성 기능 생식기 기능 시상하부-뇌하수체	갑상선기능저하증 생식선호르몬 생산저하 뇌하수체 기능이상	TSH, T3, T4, free T4 LH, FSH, estradiol(여성) 골반검사 LH, FSH, testosterone(남성) Prolactin 농도, FSH, LH, TSH

표 12-3-16 조혈모세포 이식 후기부작용의 평가와 스크린 (계속)

기관계/범위	가능한 후기 부작용	평가와 스크린
눈	백내장	slit-lamp 검진과 Schirmer' s test를 포함한 안과검진
치아/구강	Sicca syndrome	규칙적인 치아검진
	치아우식	구강위생을 위한 세심한 주의
	치주질환	불소 젤/린스제
	구장건조증	
	구강악성종양	
근골격계	골다공증	이중 에너지 X-ray흡수계 스캔
	무혈관성 괴사	만약 관절 통증, ROM에 제한이 있거나 다리를 절게 되면 MRI
	근장애	MRI, 신경학적 검진, 근전도
이차적 악성종양	비흑색종 피부암	의심되는 부위의 생검을 포함한 완전한 신체검진:
	유방암	피부사진 촬영 또한 상태에 도움을 줄 수 있다.
	감상선암	Mammogram, 자가검진
	급성 백혈병	병력과 신체검진, 초음파, I^{131} 스캔
	골수이형성 증후군	CBC with differential
	PTLD	골수생검(만약 CBC가 비정상이라면)
	자궁경부암	PTLD가 의심되면 CT스캔
	방광암	Pap smear와 부인과적 검진
		현미 혈뇨를 찾기 위한 현미경적 요검사, 요세포검사, 추적 세포검사
피부	양성과 악성의 모반 발생 범위 증가	개인적 적응, 정상적 발달과업 성취, 결혼생활 스트레스,
	완전한 신체검진	성적 기능, 신체상, 재활욕구, 체계적이고 구조적인
	위심부위 피부생검	평가를 통한 증상 고통 사정
	심리학적/재활, 삶의 질	
	신체상, 역할, 가족관계,	
	생활방식, 직업, 판별력,	
	징후 극복, 절충된 삶,	
	증상대체의 변화	

CBC, complete blood count; CT, computed tomography; FSH, follicle-stimulating hormone; LH, luteinzing hormone; MRI, magnetic resonance imaging; PTLD, post-transplantation lymphoproliferative disorder; T3, triiodothyronine; T4, thyroxine; TSH, thyroid-stimulating hormone

임상적 적용

자가학습: 비판적 사고

1. 이식수혜자를 간호하는데 있어 다른 수술 후 환자 간호와의 유사점과 차이점을 분석하시오.
2. 이 장에서의 사례연구에 기초하여 박씨의 수술 전과 수술 후 위험성을 측정하라. 분석을 기초하여 계획을 세우시오.
3. 이 장에서의 사례연구에 기초하여 박씨의 이식 관상동맥 질환의 가장 큰 위험성은 무엇인가?

면역계 장애

인간면역결핍바이러스 감염
- 역학
- 병태생리
- 사정
- 관리

종양 합병증과 응급상황
- 종양 중환자 관리의 일반적 원칙
- 혈액학적 합병증
- 해부구조적 합병증
- 대사성 합병증

학습목표

- 인간면역결핍바이러스(HIV) 감염과 후천성면역결핍증(AIDS)과 연관된 병인과 면역병리를 기술할 수 있다.
- HIV 감염과 AIDS의 치료에 사용되는 뉴클레오사이드 역전사효소 억제제(nucleoside reverse transcriptase inhibitors)와 단백질 분해억제재(protease inhibitors)의 약리작용을 설명할 수 있다.
- 중환자실에서 표준예방조치와 전파경로별 예방조치 및 간호수행을 설명할 수 있다.
- 종양 응급상황의 병태생리학적 과정을 설명할 수 있다.
- 건강력 신체검진, 임상 증상, 그리고 진단 검사에서 얻어진 종양 응급상황에 대한 적절한 사정 자료를 확인할 수 있다.
- 특정 종양응급상황의 치료를 위해 요구되는 약물과 이론적 근거를 설명할 수 있다.
- 특정 종양응급상황에서 요구되는 간호중재를 설명할 수 있다.

정상적으로 완전한 면역체계는 질병발생을 방지한다. 이 체계에서 하나 이상의 구성요소가 약해지거나 반대로 변하면 질병에 걸리기 쉬워진다. 선천적 혹은 유전적 면역결핍은 원발성으로 분류된다. 원발성 면역결핍에는 저감마글로불린혈증(hypogamma-globulinemia), X-관련성 저감마글로블린 혈증(Bruton's disease), 비스코트-올드리치 증후군(Wiskott-Aldrich syndrome) 등이 있다. 후천적 면역결핍인 이차적 면역결핍으로는 인간면역결핍 바이러스(HIV) 감염, 후천성면역결핍증(AIDS), 종양 또는 cortisone이나 cyclophosphamide 같은 약물치료로 인한 면역억제 등을 들 수 있다.

이 장은 HIV 감염과 AIDS 같은 이차적 면역결핍과 종양에서 흔히 나타나는 응급상황에 대한 내용이다.

1. 인간면역결핍바이러스 감염

HIV에 의해 초래되는 AIDS의 특징은 세포면역 손상이다. AIDS는 1981년에 처음으로 발견되었다. 1982년에 질병통제센터(CDC)에 의해 정의되었고, 1993년에 AIDS를 정의하는 사례가 확대되고 최근 연구까지 포함되어 개정되었다. Box 12-4-1는 HIV감염자 중 AIDS에 대한 감시가 필요한 상태이다.

HIV 감염은 만성질병으로 현재까지는 치료 불가능하다. 초기에 HIV에 노출된 사람은 HIV에 양성반응을 나타내고, AIDS에 걸리면 짧은 기간 내에 사망하였다. 항레트로바이러스 치료와 기회감염의 예방과 치료의 발전으로 HIV에 감염된 환자의 장기 생존은 상당히 진보되었다. 항레트로바이러스 약물요법과 기회감염 치료를 받은 환자의 생존은 현재 20년 정도이다. CD4 수가 높고 바이러스 부하가 낮을수록, AIDS의 진행 위험은 낮아진다(표 12-4-1).

HIV에 감염된 많은 사람들은 질병과정동안 집중적인 내과치료와 간호가 필요하다. 기회감염 혹은 외상과 같이 전혀 관련없는 문제 또는 수술 때문에 중환자실에 입원할 수 있다.

1) 역학

전 세계적으로 HIV/AIDS에 감염원 수는 약 4천만 명이다. 이들 중 3천 7백2십만 명이 성인이고, 2백7십만 명이 아동이다(여기서 아동은 15세 미만을 의미한다). 성인 중 1천 7백6십만 명이 여성으로 HIV 감염 성인의 47%를 차지한다. 미국의 AIDS 환자 대부분은 도시지역에 거주한다.

미국에서 보고된 전체 AIDS 환자의 약 46%는 남자와 성관계를 가졌던 남자 사이에서 발생한다. 이들의 HIV 감염률은 과거에 비해 현저히

Box 12-4-1
AIDS에 대한 감시가 필요한 상태: AIDS 감시

- 기관지, 기관 또는 폐의 칸디다증
- 식도 칸디다증
- 침윤성 자국경부암*
- 파종성 또는 폐외의 콕시디오이디즈진균증
- 폐외의 크립토콕쿠스증
- 만성 장의 크립토스포리디아증(1개월 이상)
- 거대세포 바이러스 질환(간, 비장 또는 결절 외)
- 거대세포 바이러스 망막염
- HIV 관련 뇌질환
- 단순포진: 만성궤양(1개월 이상): 또는 기관지염, 간질성 폐렴 또는 식도염
- 파종성 또는 폐외의 히스토프라스마증
- 만성 장의 아이소스포리아증(1개월 이상)
- 카포시 육종
- 버키트 림프종(또는 동등한)
- 면역아세포 림프종(또는 동등한)
- 원발성 뇌 림프종
- 마이코박테리움 결핵(폐* 또는 폐외의)
- 파종성 또는 폐외의 다른 종이나 확인된자 않은 종의 마이코박테리움
- 뉴모시스티스 폐렴
- 진행성 다병소성 백질뇌증
- 재발성 살모넬라 패혈증
- 뇌의 톡소플라스마증
- HIV로 인한 Washing syndrome
- CD4+수≤200cell/mL*

*1993년 질병통계및 예방센터에 의해 개정된 AIDS에 대한 감시가 필요한 상태

표 12-4-1 CD4수와 바이러스 부하 기준을 토대로, 항레트로바이러스 치료 부재 시 3년 안에 AIDS로 정의된 기회감염으로 발전할 가능성

바이러스부하(RT-PCR)*	없음	AIDS로 정의된 합병증(%) 3년	6년	9년
CD4 <350cells/mm³				
1,500–7,000*	30	0	18.8	30.6
7,000–20,000	51	8.0	42.2	65.6
20,000–55,000	73	40.1	72.9	86.2
>55,000	174	72.9	92.7	95.6
CD4 350-500cells/mm³				
1,500–7,000	47	4.4	22.1	46.9
7,000–20,000	105	5.9	39.8	60.7
20,000–55,000	121	15.1	57.2	78.6
>55,000	121	47.9	77.7	94.4
CD4 >500cells/mm³				
<1,500	110	1.0	5.0	10.7
1,500–7,000	180	2.3	14.9	33.2
7,000–20,000	237	7.2	25.9	50.3
20,000–55,000	202	14.6	47.7	70.6
>55,000	141	32.6	66.8	76.3

자료출처: 다기관 AIDS 코호트 연구
*역전사효소 – 중합효소 연쇄 반응을 이용한 밀리리터당 plasma HIV RNA 수치

감소했는데, 이는 더 안전한 성행위로 성행동이 변화하였기 때문이다. 현재는 이성애자 여성의 HIV 발생률이 가장 빠른 증가율을 보인다. HIV는 현재 25세에서 44세 사이의 여성의 4번째 주요 사망 원인이며, 아프리카계 미국여성의 주요 사망 원인이다.

그림 12-4-1은 1985년부터 1999년까지 AIDS와 관련된 사망자수의 변화이다. 치료의 발전과 더 안전한 성행위로 사망자 수는 감소하고 있다.

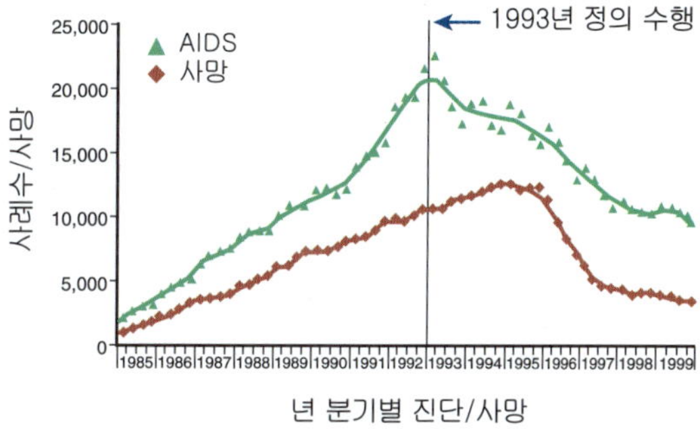

그림 12-4-1 미국에서 1985–1999년까지 AIDS의 예상발생률과 성인 사망률

2) 병태생리

HIV 감염에서 보이는 면역결핍은 레트로바이

러스로 알려진 바이러스 집단으로부터 발생한 바이러스성 병원체에 의해 야기된다. 레트로바이러스는 혈액이나 성관계를 통해 사람에서 사람으로 전파되며, T 림프구에 강한 결합력을 가지고 있다.

(1) 바이러스 복제

HIV는 레트로바이러스와 연관되어 있다. 레트로바이러스는 작은 외부피막과 유전형질(RNA)의 내부중심부와 복제에 필수적인 세 효소로 구성되어 있다: 세 효소는 역전사효소(reverse transcriptase), 통합효소(integrase)와 단백분해효소(protease)이다. 다른 바이러스처럼 HIV는 스스로 복제할 수 없다. 그래서 HIV는 다른 세포에 붙고 침입하는데 이런 경우 복제하기 위해 보조 T4 림프구에 붙는다. 바이러스 복제과정이 그림 12-4-2에 제시되어 있다.

HIV는 혈류를 통해 들어가서 T림프구에 붙은 다음 외부피막을 벗는다. 그런 후 바이러스 RNA는 역전사효소를 따라 DNA 안으로 전사된다. 바이러스 DNA는 T 림프구 속으로 들어가서 T림프구를 속여 더 많은 바이러스 성분을 만든다. 그 성분들은 비리온(virions)이라고 불리는 단위 속으로 모여 구조적으로 완전해지면서 감염바이러스 입자들이 된다.

T림프구는 사람에 따라 다양한 비율로 바이러스 성분을 복제한다. 어떤 환자의 세포는 왜 느리게 복제되고 어떤 환자는 왜 더 빨리 복제되는지에 대해서는 아직 명확하게 알지 못한다. 새로운 비리온들이 생산됨에도 불구하고 환자

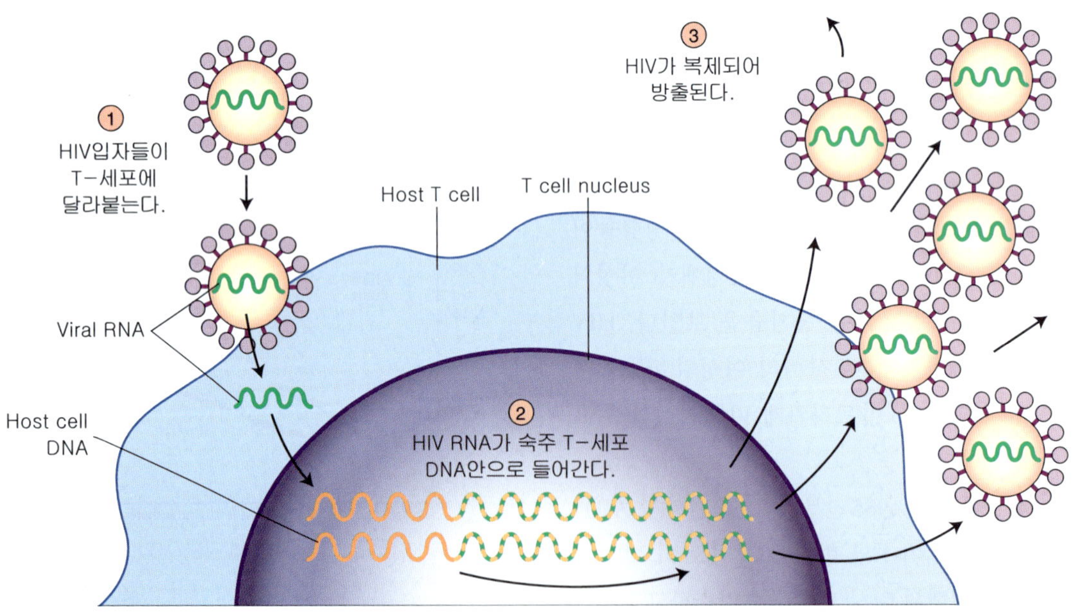

그림 12-4-2 바이러스복제. ① 인간면역결핍 바이러스(HIV)가 숙주세포에 달라붙는데 주로 T세포에 붙은 후 유전형질(RNA)을 주입한다. ② HIV 유전형질은 세포 유전형질의 부분이 된다. ③ 숙주 T세포는 새로운 HIV 복제들을 많이 생산한다. 이러한 새로운 복제들이 더 많은 T세포들을 감염시킨다.

의 임상적 잠복기 동안은 증상이 나타나지 않으며 이러한 잠복기는 수년간 지속되기도 한다.

최후에는 새로운 비리온들이 피막과정을 거친 다음 출아(budding)를 통해 숙주로부터 방출된다. 출아 과정동안 모세포는 세포질 구성물질을 가진 낭세포를 방출하고 낭세포는 분리된 세포로서 존재하기 시작한다. 이런 낭세포들은 혈류를 통해 흩어지고 다른 세포들을 감염시킨다. 치료받지 않는 HIV 감염 환자는 하루에 약 100억 개의 새로운 비리온들을 생산한다. 각 비리온들은 6시간 이하의 반감기를 가진다.

(2) 면역결핍

HIV 감염 환자들은 세포와 체액성 면역 모두의 활동성이 손상된다. HIV는 처음에는 면역체계의 보조 T4세포를 감염시킨다. 보조 T4세포는 전체적인 면역반응에 중요한 역할을 한다. HIV에 감염된 보조 T4세포는 T와 B세포 활동성을 위한 자극결핍과 항원에 대한 반응감소와 함께 기능감소가 동반된 심각한 림프구 감소증을 초래한다. 더욱이 T8 살해세포의 세포독성 활동도 손상된다. 대식세포의 기능력에도 영향을 받는데 식작용이 감소되고, 화학주성(chemotaxis)이 줄어든다. 체액성 면역에서 항체생산이 조절되지 않아 항원에 반응하는 항체가 줄어든다. 중요한 점은 혈청항체는 증가하지만 기능은 감소한다는 것이다. 이러한 면역결핍의 전체적인 영향은 기회감염과 신생물에 대한 감수성을 증가시킨다. AIDS와 관련된 면역결핍은 그림 12-4-3에 요약되어 있다.

(3) HIV 전파

HIV는 약한 바이러스이며 몸 밖에서는 오래 생존할 수 없다. 생존시간은 살고 있는 액체 방울의 크기에 달려있다. 방울이 크면 클수록 HIV가 더 오래 생존할 수 있고, 방울이 마르면 HIV는 죽게 된다.

HIV는 신체의 체액과 조직의 모든 형태로부터 분리되어 나오나, 모든 신체의 체액이 HIV 전파에 영향을 주는 것은 아니다. 바이러스는 혈액, 정액, 질액과 모유 4가지 체액에서 분리되어 나와 전파된다.

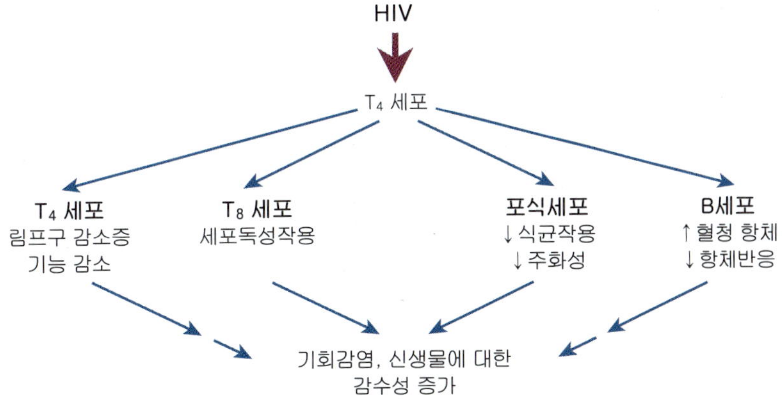

그림 12-4-3 AIDS에서 면역결핍의 요약

체액의 전염력은 체액에 있는 바이러스의 양과 목표 세포, 이런 경우 T림프구까지 도달할 수있는 체액의 능력에 달려있다. HIV가 신체 체액의 모든 형태에서 분리되어 나옴에도 불구하고(HIV 전파에 관련되는 4가지 체액을 제외하고), 실제 바이러스의 양은 매우 적다. 더욱이 HIV가 감염을 일으키기 위해서는 감염된 사람의 몸에서 떠나 다른 사람의 몸으로 이동한 후 피부장벽을 뚫고 혈류로 들어가 T림프구에 붙어야 한다. 이런 일들이 연속적으로 일어날 가능성은 낮으며, 특히 감염을 일으키기 위해서는 바이러스의 일정한 양이 요구된다. 항문이나 질의 작은 상처는 혈액, 정액, 질액에 존재하는 바이러스에게 출입구를 제공한다. 모유에 있는 바이러스는 유아의 위장관의 상처나 염증을 통해 들어간다. HIV의 알려진 3가지 전파방식은 다음과 같다.

- 감염된 사람과 무방비 상태로의 질이나 항문으로의 성관계
- 감염된 혈액이나 혈액생성물의 접종
- 임신, 분만이나 모유수유

사람 몸에 바이러스가 들어오면 즉각적으로 HIV 양성이 나타나는 것은 아니다. 혈청변환(seroconversion)은 HIV에 노출로 인한 항체 생성이며 이것이 혈액에서 검출된다. 다른 말로, HIV 음성도 HIV 양성이 될 수 있다. 이 기간동안 신체는 HIV를 침입자로 인식하고, 항체를 생성한다. 그래서 이때 효소면역측정법(enzyme-linked immunosorbent assay, ELISA)을 통해 검출할 수 있다. 그러므로 2~12주 기간 동안 ELISA 양성이 나타나지 않을 수 있기 때문에 모르는 사이에 바이러스가 전파될 수 있다. 대부분의 사람들에게 혈청변환은 HIV에 노출된 후 10~14일 후 나타난다. 어떤 경우, 그 과정이 3~4주가 걸리기도 하는데, 거의 모든 사람들에게 6개월 내에는 나타난다.

표준예방조치와 전파경로별 예방조치를 따른다면 의료인에게 HIV 전파위험은 낮다(Box 12-4-2). 노출 후 예방(postexposure prophylaxis, PEP)은 HIV에 노출된 후 가능한 즉시 시작되어야 한다. 언제 PEP를 시작할지에 대한 결정은 노출형태, 사건에 대한 위험사정과 HIV에 대한 위험사정에 달려 있다. 1996년 10월부터 1998년 9월 사이에 HIV에 노출되었던 432명의 의료인에게서 노출과 치료 사이의 중간시간은 1.8시간이었다. 2가지 또는 3가지 약물을 사용하는 복합치료가 PEP시 권고된다. 약물의 수는 노출형태와 원인이 되는 환자의 위험상태에 달려 있다. HIV에 노출된 의료인은 노출된 시점과 6주, 3개월, 6개월 후에 혈청검사를 받아야 한다.

3) 사정

(1) 건강력과 신체검진

임상증상은 HIV에 감염된 무증상부터 면역성이 감소된 증상과 다양한 감염증상, 확실한 AIDS 증상까지 이어진다. HIV에 감염된 환자들은 위독해졌을 때 잦은 입원과 ICU 간호가 필요할 수 있다. 환자들이 기회감염 질병으로 ICU에 입원하면 동시에 AIDS로 진단된다.

ICU 입원이 요구되는 가장 흔한 기회감염은 이전에 폐포자충(*pneumocystis carinii*)으로 알려진 *pneumocystis jiroveci*가 원인균인 폐포자충폐렴(pneumocystis pneumonia, PCP)이다. 이 유기체는 유전자 배열로 이루어진 진

Box 12-4-2
표준 예방조치와 전파경로별 예방조치를 위한 권장 사항

표준 예방조치

- 장갑 착용여부에 상관없이 혈액, 체액, 분비물, 배설물과 오염된 물품들을 만진 후에는 손을 씻는다. 손 씻기는 장갑을 벗은 후, 환자를 만지기 전에 그리고 다른 환자나 환경에 미생물 전파를 예방하기 위해 필요하면 언제든지 시행한다. 일반적인 손 씻기는 일반비누를 사용하고 특별한 상황에서는 항미생물 또는 물이 필요없는 소독제를 사용한다.
- 혈액, 체액, 분비물 또는 배설물, 오염된 점막과 상처가 있는 피부를 만질 때는 깨끗한 비멸균성 장갑을 착용한다. 같은 환자에게서도 필요시 업무 사이에 장갑을 바꾸고, 사용 후 즉시 장갑을 벗는다.
- 혈액이나 체액이 튀거나 뿜어져 나올 수 있는 간호활동이나 처치를 하는 동안 마스크, 눈보호대 또는 얼굴보호구를 착용한다. 옷이 더렵혀지는 것을 방지하고 피부를 보호하기 위해서 가운을 사용한다.
- 혈액이나 확인된 체액, 분비물과 배설물로 오염된 사용했던 환자 치료기구를 만약 다른 환자에게 사용한다면 미생물 전파를 예방하기 위해 주의 깊게 사용하거나 세척하고 적절히 재가공 처리해야 한다.
- 일상적인 간호활동, 청소, 소독과정을 확실하게 하기 위해서는 적절한 환경관리를 사용한다.
- 피부와 점막노출, 옷의 오명과 미생물 전파를 예방하기 위해 혈액, 체액, 배설물과 분비물이 묻은 오염된 린넨은 따로 취급하고 옮기고 가공 처리한다.
- 주사바늘, 날카로운 기구와 메스를 사용하고, 사용 후 이 기구들을 적절한 천자방지용 용기에 담아둘 때 자상을 예방하기 위해 검증된 기술과 기구를 미리 사용한다.

전파경로별 예방조치

다음의 예방조치는 표준예방조치에 추가하여 권고된다.

공기매개성 예방조치

- 주의 공간과 관련하여 음압이 감시되는 개인병실에 환자를 배치하고, 만약 공기가 재순환한다면 매시간 6-12번 공기를 바꿔주고, 여과장치를 감시하거나 공기를 바깥으로 적절히 배출시킨다.
- 결핵이 있거나 의심되는 환자의 병실에 들어갈 때는 호흡기 보호구를 사용한다. 만약 환자에게 홍역이나 수두가 있거나 의심된다면, 병실에 들어가는 사람이 이런 질병에 면역이 없다면 호흡기 보호구를 착용해야 한다.
- 필요한 경우에만 환자를 병실 밖으로 이동시키고, 가능하면 환자에게 수술용 마스크를 착용시킨다.
- 부가적인 결핵 예방 전략을 사용하기 위해서는 질병 통제 · 예방 센터에 문의하라.

비말 예방조치

- 가능하다면, 개인병실을 사용하고 문은 열어놓아도 된다.
- 환자와 90cm 거리 안에서 업무를 수행할 때는 마스크를 착용한다.
- 필요한 경우에만 환자를 병실 밖으로 이동시키고, 가능하면 환자에게 수술용 마스크를 착용시킨다.

접촉 예방조치

- 이용할 수 있다면 개인병실에 환자를 배치한다.
- 감염물질을 만지고 난 후에는 장갑을 바꿔 착용한다. 환자 주위를 떠나기 전에 장갑을 벗고 항미생물제나 손소독제로 손을 씻는다.
- 감염된 물질이나 설사, 회장루, 결장루 또는 드레싱으로 봉합되지 않은 상처배액을 가진 환자와 접촉할 때는 가운을 착용한다.
- 병실 밖으로 환자가 이동하는 것을 제한한다.
- 가능하면 기구를 공유하는 것을 피하기 위해, 일반적인 환자 간호관리 기구를 전용으로만 사용한다.

균으로 이름이 변했다 할지라도 PCP는 여전히 병원체 설명에 사용된다. PCP는 환자의 38%에서 AIDS 지표조건이다. PCP의 전형적인 3가지 증상은 발열, 활동시 호흡곤란, 마른 기침이지만 환자의 50%만이 이런 증상을 보인다. 환자들은 호흡곤란, 빈호흡, 청색증, 초기 보상되지 않은 호흡성 알칼리증을 보이기도 한다.

PCP 환자들의 집중 간호에 있어 중요 적응증

은 호흡부전에 임박하거나 실제 호흡부전이다. 호흡기 증상이 흉부방사선 사진, 혈액검사와 같은 진단적 검사보다 더 심각할 수 있다. 그러므로 초기에 정맥내(IV)로 trimethoprim-sulfamethoxazole(bactrim, septra)과 corticosteroid을 사용하는 적극적 치료가 필요하다. corticosteroid는 폐에서 *P. jiroveci*를 죽임으로서 유발감염을 감소시킨다. 긴급하고 적극적인 치료에도 불구하고 많은 환자들은 진행성 폐포 과소환기 치료를 위해 인공호흡기가 요구된다. trimethoprim-sulfamethoxazole의 부작용으로는 오심과 구토, 반구진성 발진, 골수기능 억제, 간염과 약물성 발열이 있으며, 환자의 50% 이상에서 보고된다.

HIV 감염에 관련되지 않고 피해갈 수는 없다. 단일감염이 치명적일 수 있으나 대개 여러 감염이 동시적으로 발생한다. 면역체계 기능이 감소하기 때문에 기회감염이 증가하여 다장기에서 발현한다. 그림 12-4-4는 HIV 감염과 AIDS의 발현을 보여준다. Box 12-4-3은 HIV 감염 환자를 위한 간호진단의 예를 제시하고 있다.

Box 12-4-3
HIV 감염환자의 간호진단

- HIV 면역결핍과 관련된 감염 위험성
- 폐포자충(*pnemocystis jiroveci*) 폐렴감염으로 폐포-모세혈관 막 변화와 관련된 가스교환 손상의 위험성
- 설사, 연하곤란과 관련된 수분결핍 위험성
- HIV와 관련된 감염전파 위험성
- 중증질병, 죽음의 공포와 관련된 불안
- 질병과 환자의 미래에 대한 영향과 관련된 지식부족
- 중추신경계의 기회감염이나 HIV와 관련된 혼란된 사고과정의 위험성

1992년에 CDC가 개정한 임상적 범주에 AIDS에 대한 분류체계와 CD4수는 질병의 연속성 상에서 HIV 감염환자가 어디에 있는지를 결정하는데 사용된다. 3가지 임상적 범주와 3가지 CD4세포범주가 있다(표 12-4-2). 환자가 C범주에서 임상적 조건 한 가지 또는 CD4림프구가 200cells/mm^3 이하이면 AIDS로 진단된다. 그러나 만약 환자가 A1, A2, B1 또는 B2 범주 안에 해당된다면, HIV 양성이 고려된다.

C범주에 해당하는 AIDS 지표조건은 암 뿐만 아니라 바이러스, 진균, 기생충과 박테리아가 원인이 된 질환들이다(Box 12-4-1). 이런 병원체들 모두 항상 환경에 존재한다. 면역능력이 있는 사람의 경우 이런 기회질환들을 통제할 수 있지만, HIV 양성과 같이 면역이 억제된 사람들은 이런 능력을 상실한다.

표 12-4-3은 CD4 수와 다양한 감염, HIV에서 보이는 비감염성 합병증의 관계를 제시하고 있다.

(2) 진단검사

① HIV 검출을 위한 진단검사

HIV에 노출되었을 경우 혈청학적 검사를 시행한다. 표 12-4-4는 미국 식약청(FDA)에서 승인된 HIV 진단검사를 서술하고 있다. 가장 널리 사용되는 검사는 ELISA로, 이 검사를 통해 HIV에서 항체의 존재를 확정짓는다. 이 검사는 몇 시간 결과를 확인할 수 있으며, 안에 나오는 가격도 저렴한 방법이다. ELISA는 양성 혹은 음성으로 보고되고 민감도와 특이도가 99% 이상이다. 불행히도 다른 항체의 존재가 가양성 반응으로 나타나 HIV 양성으로 진단되지만, 실제로는 HIV 음성이다. ELISA에서 가양성률은

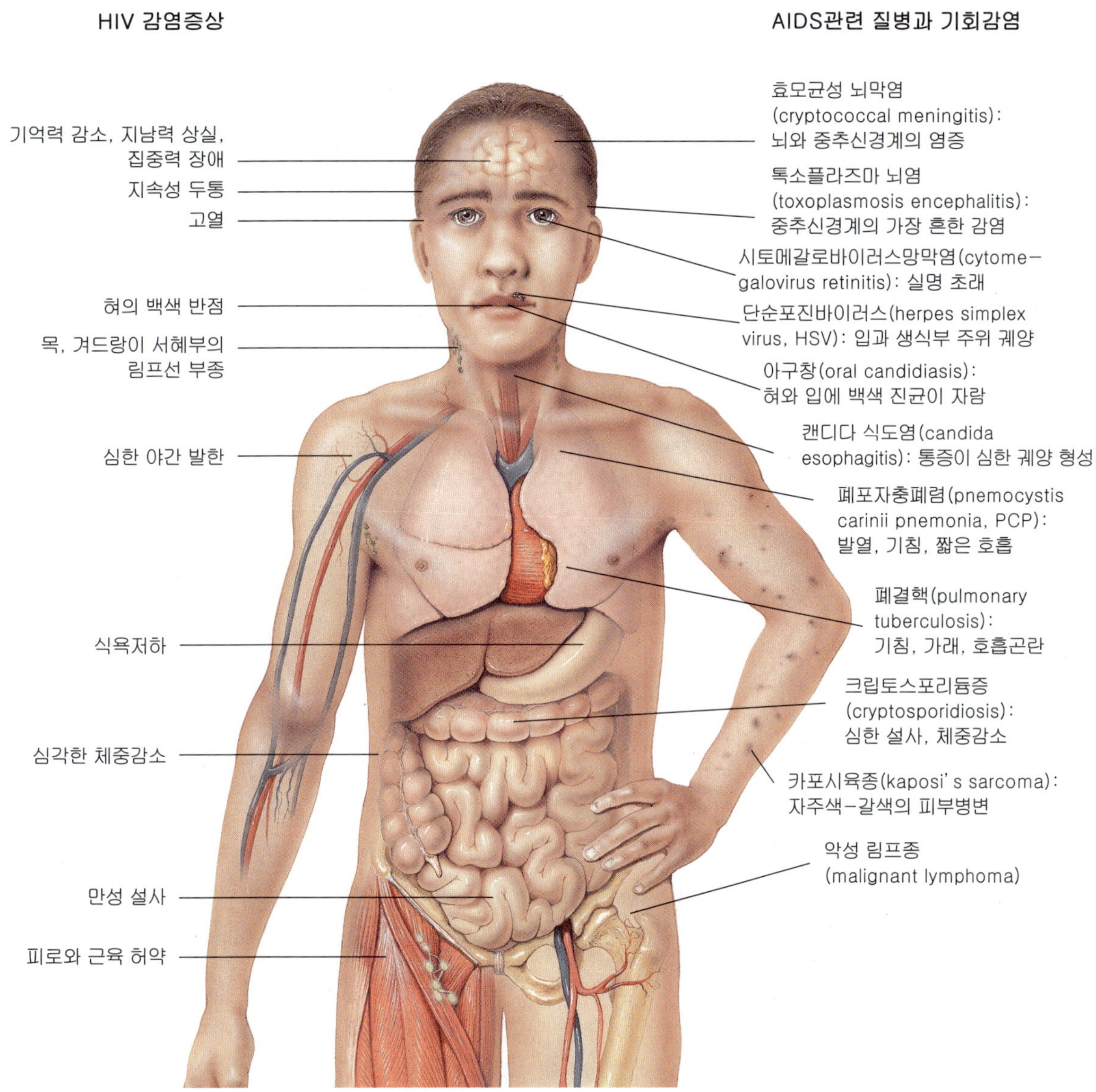

그림 12-4-4 HIV 감염과 AIDS의 발현

0.0004%이거나 251,000명 당 1명꼴이다. ELISA 양성반응은 항상 반복되고, 만약 두 번째 ELISA 양성반응이 나타나면 다른 확진적 검사가 시행된다. 검사가 시행될 때 항체의 낮은 생성은 0.3%의 가음성을 초래할 수 있다. 가음성은 검사결과는 HIV 음성이지만 실제적으로는 HIV 양성을 의미한다.

웨스턴 블롯트(Western blot) 분석은 확진적 검사에 가장 널리 사용되고, ELISA처럼 특이성을 가진다. 웨스턴 블롯트은 개인의 바이러스

표 12-4-2 HIV질병 분류 특성 사정

CD4 세포 범주	임상적 분류 A	임상적 분류 B	임상적 분류 C[†]
	무증상, PGL 또는 급성 HIV감염	증상이 있는 경우* (A나 C는 아니다)	지표조건(1987) AIDS
1. $>500/mm^3$(≥9%)	A1	B1	C1
2. $200-499/mm^3$(14–28%)	A2	B2	C2
3. $<200/mm^3$(≤14%)	A3	B3	C3

* 증상이 있는 조건은 C범주에 포함되지 않는다.

†C 범주: (1) HIV감염으로 간주되거나 세포-매개성 면역에 있어 결핍의 지표가 있는 경우

(2) 임상적 경로나 관리가 HIV 감염에 의해 악화되었다고 간주되는 경우

B 조건에 포함되는 예: 세균성 혈관종; 아구창; 지속되고 빈번하거나 치료에 반응이 좋지 않은 외음과 질 칸디다증; 경부 이형성증(중정도 또는 중증); 경부 악성종양; 발열(38.5℃)이나 한 달 이상 지속되는 설사와 같은 건강 증상; 경구 · 모발 백반증; 하나 이상의 피부분절이나 두 번의 증상 별현이 수반되는 대상포진; 특발성 혈소판 감소성 자반증; 리스테리아병; 골반 염증성 질환(특히 나팔관-난소 농양으로 악화되었다면); 말초성 신경병증

†A3, B3, C1-3 범주에 있는 모든 환자들은 CD4세포 수$<200/mm^3$인 AIDS 지표조건에 기초하여 AIDS로 보고된다.

PGL: persistent generalized lymphadenopathy

성분에서 항체의 존재를 확인시켜준다. 이 검사는 가양성률이 2%이기 때문에 항상 ELISA와 함께 사용한다. 웨스턴 블롯트는 ELISA보다 비용이 더 비싸고 해석시 많은 기술을 요한다.

FDA에서 승인된 대안적인 몇 가지 HIV 검출 방법이 있으나 일반적으로 성인에게는 사용하지 않는다. 대부분은 HIV 존재를 확진할 때 전통적인 혈청학적 검사방법을 사용한다.

1994년에 가정용 검출키트가 FDA에 의해 승인되었다. 결과는 7일 정도 뒤에 전화와 녹음된 메시지를 통해 알 수 있다. 검사는 세모날(lancet)을 사용하여 필터 스트립에 피를 묻히고, 익명의 코드를 사용하여 검사실에 우송된다. 양성결과가 나온 사람들은 보건의료 제공자에게 문의하고 상담을 받는다.

빠른 검사 중 하나로, 단일검사 진단체계(single use diagnostic system, SUDS) 검사는 1992년에 FDA 승인을 받았다. SUDS 검사는 검체를 얻고, 검사를 시행하는데 있어 숙련된 기술자가 필요하다. 결과는 10~15분 안에 얻을 수 있다. 이 검사의 민감도는 99.9%, 특이도는 99.6%이다. 음성결과는 민감도와 특이도가 높기 때문에 확실하다. 그러나 양성결과는 표준 혈청학 검사를 통해 확진이 필요하다. SUDS는 분만 중 임산부에게 노출된 후나 건강관리 종사에게 노출이 의심된 후와 같은 사람의 HIV 상태에 관해 빠른 확진이 필요할 때 사용한다.

경구 HIV검사는 1994년에 FDA승인을 받았다. 이 검사는 침을 수집하여 HIV 항체의 존재를 검사한다. 검사자는 피검자의 아래턱과 잇몸 사이에 2분 정도 특수처리된 패드를 댄다. 결과는 3일 안에 전화나 팩스로 알 수 있다.

소변 HIV 검사는 1996년에 FDA 승인을 받았다. 이 검사는 ELISA 기술을 사용하고 의사가

표 12-4-3 CD4수와 HIV 합병증과의 관계

CD4수*	(cells/mm^3) 감염성 합병증	비감염성† 합병증
>500	성 레트로바이러스 증후군 칸디다성 질염	지속적 전신성 림프절증 길랑-바레 증후군 근질환 무균성 뇌수막염
200-500	폐렴구균성과 다른 박테리아성 폐렴 폐결핵(TB) 대상포진 구강인두 칸디다증(아구창) 크립토스포리디아증, 한정적인 카포시 육종 경구 · 모발 백반증	경부 상피내 종양 경부암 B-세포 림프종 빈혈 다발성 단신경병증 특발성 혈소판 감소성 자반증 호지킨 림프종 림프구성 간질성 폐렴
<200	폐포지충폐렴 파종성 히스토플라스마증, 콕시디오이디즈진균증 속립성/폐 외 결핵 진행성 다병소성 백질뇌증	점점 약해져 감 말초성 신경병증 HIV 관련 치매 심근병증 소포성 척수증 진행성 다발성 신경근병증
<100	파종성 단순포진 톡소플라스마증 크립토콕쿠스증 크립토스포리디아증, 만성 마이크로스포리디오스증 칸디다성 식도염	
<50	파종성 거대세포바이러스 파종성 미코박테륨아비움균 복합체	중추신경계 림프종

* 대부분의 합병증은 CD4수가 낮을수록 높은 빈도로 발생한다.

† 림프종(Epstein-Barr virus), 경부암(human papillomavirus)와 같은 비감염성 상태는 종종 미생물에 의해 생긴다.

수행한다. 양성결과는 표준혈청학 검사를 통해 확진한다. 이 검사의 민감도는 99%, 특이도는 94%이다.

p24 항원검사도 진단검사 중 하나이다. p24는 HIV의 핵단백질 중 하나인 p24는 초기에는 혈액에서 검출되지만, HIV의 잠복기동안 매우 적은 수준으로 떨어진다. 바이러스가 활성화되면 p24는 다시 혈액에서 검출된다. 어떤 임상의들

표 12-4-4 미국 FDA에서 승인된 진단검사

검사범주/검사	임상적 사용	설명
항체기초검사 효소면역측정법 (ELISA)	일차적 스크린 검사	민감도와 특이도>99%. 최근 HIV 감염 환자들은 감염과 반응 사이에 "윈도 피리어드(window period)"을 가진다.
웨스턴블롯트 (Western blot)	HIV항체의 존재를 확인하기 위한 부가적인 검사로 가장 많이 사용된다.	특이도 97.8%. HIV-1 ELISA에서 반복적으로 반응을 보인 혈청의 4-20% 정도는 웨스턴 블롯트에서 부정확하게 해석된다.
간접면역형광반응 (Indirect immunofluorescence assay)	HIV 존재 확진	민감도와 특이도는 웨스턴 블롯트과 비슷하다.
바이러스 항원 검출 p24 항원	진단 보조	증상을 보이는 급성 HIV질병을 평가하고 혈액공여자에게 스크린 검사를 할 때 "윈도 피리어드(window period)"를 감소시키기 위해 사용된다.
바이러스 핵 검출 중합효소연쇄반응 (PCR and branched-chain DNA assays)	HIV진행과 항레트로바이러스 치료의 효과 평가	웨스턴 블롯트 검사에서 음성반응이나 부정확한 반응이 나온 고위험 환자에게 급성 HIV감염의 진단에 유용하다. 낮은 농도의 양성 바이러스 부하는 가양성이 될 수 있다.
바이러스 배양 HIV 배양	진단 보조	특이도는 높으나 상대적으로 민감도가 낮다. 바이러스 혈중 정도가 다양하고 기술적인 어려움이 따르기 때문이다.
대안적 진단방식 단일진단체계(SUDS)	빠른 검사; 한번 방문으로 환자에게 보고된다.	민감도와 특이도 > 99%. 양성반응결과는 웨스턴 블롯트 검사나 간접 면역형광반응검사로 확진해야 한다.
오라슈어(OraSure)의 오라 검사(oral test)	채혈 대안	환자의 턱과 잇몸사이에 수집패드를 놓는다. 건강관리전문가가 보존액에 패드를 넣고 중앙 검사실로 보낸다. 초기연구에서는 민감도와 특이도가 99%이상 보고되었다.
Calypte 소변검사	채혈 대안	경구 점막 삼출 검사보다 민감도와 특이도가 더 낮다.
가정용 검사방법	가정용검출키트; 환자가 건강관리시설 방문을 꺼려할 때	혈액이 묻은 검사물은 중앙검사실로 보내진다. 결과는 3-7일 사이에 전화로 알 수 있다. 양성반응 결과를 보인 환자들은 의사에게 의뢰된다.

은 바이러스가 얼마나 빨리 증식하는지 조사하기 위해 p24 항원을 측정한다.

바이러스 배양은 보통 HIV를 증식시키는방법으로 사용한다. 유아에서 주로 사용하는데, 고가이며 매우 노동집약적이다.

IV 약물 사용자, 보호장비 없는 질내 성교 또는 항문성교 접촉자들과 같은 고위험 행위 경험자들은 주기적인 HIV 검사가 요구된다. 일반적으로 6~12개월마다 검사를 시행하도록 권장한다.

② HIV 감염의 진행 평가를 위한 진단검사

바이러스 부하 검사로도 불리는 HIV 핵산 검사는 CD4수와 함께 HIV 질병 연속체에서 진행 정도를 측정하는데 가장 좋은 방법이다. 바이러스 부하는 1mL의 혈액에서 바이러스 분자의 양을 측정한다. 바이러스 부하가 높을수록 AIDS의 진행은 더 빠르다. 바이러스 부하를 검출하기 위해 보통 중합효소연쇄반응(PCR), 분지쇄(branched-chain) DNA, 핵산증폭(nucleic acid sequence-based amplification) 세가지 방법을 사용한다. PCR은 가장 보편적인 방법이다. 검사의 결과를 통하여 항레트로바이러스 치료를 시작하고 치료를 변경하는 가장 좋은 시간을 결정할 수 있다.

CD4수는 HIV 질병의 단계에 보통 사용하며, 기회감염 유기물에 항레트로바이러스 치료 시작 관련과 예방법을 결정하는 또 다른 중요한 평가도구이다. 정상 CD4수는 약 1,000cell/mm^3이고 AIDS 환자에서 시간이 지남에 따라 떨어진다(그림 12-4-5). 바이러스 부하와 CD4

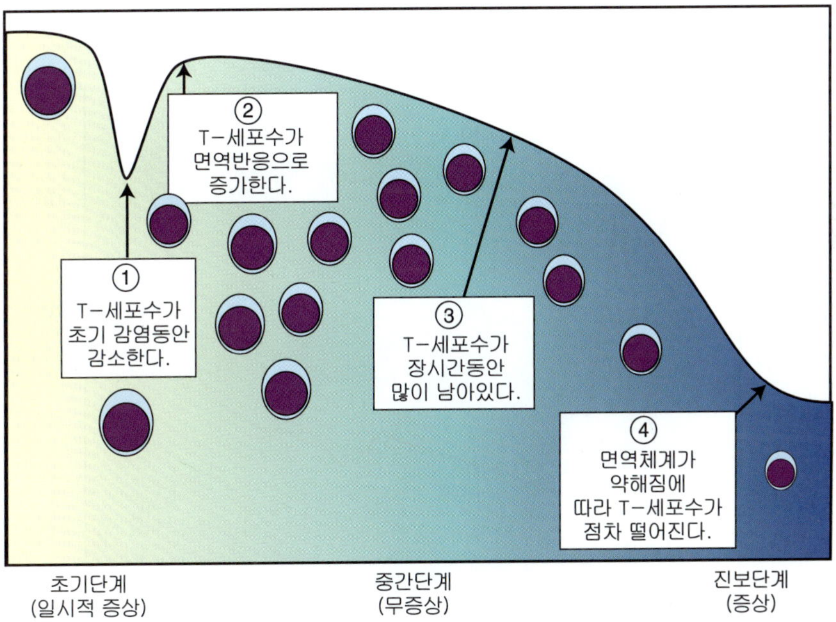

그림 12-4-5 HIV 감염단계에 따른 T-세포수(CD4)의 사용. ① 바이러스가 T-세포를 파괴하기 때문에 T-세포수는 초기 감염동안 감소한다. ② 면역체계가 다시 대항하면, T-세포수는 증가한다. HIV질병동안 T-세포수는 여러 시간동안 증가하고 감소하지만 감염 전으로 돌아가지는 않는다. ③, ④ T-세포수는 오랫동안 상당히 많이 남아 있지만 꾸준히 감소한다.

수는 역의 관계이다(그림 12-4-6). HIV/AIDS 진행에 따라 CD4세포의 수는 감소하며 혈액 속의 HIV의 수는 증가한다.

HIV 감염을 평가하는데 사용되는 다른 검사로는 전혈구검사(CBC), 신속혈장리아진(rapid plasma reagin), 흉부방사선, 혈청 화학검사, 여성의 파파니콜로 도말검사(Pap smear), 정제단백질유도체(purified protein derivative) 피부검사, 간염 혈청검사, 톡소포자충증(toxoplasmosis) 혈청검사, 거대세포바이러스 항체(cytomegalovirus antibody) 혈청검사가 있다.

4) 관리

HIV 질병을 가진 환자의 관리는 적절한 치료를 결정하는데 기초가 되는 진단검사를 포함하는 복잡하고 다양한 사정이 요구된다. 예후는 면역손상 단계에 나타나는 기회감염의 횟수와 종류에 따라 다르다. 다양한 기회감염 환자는 보다 심한 면역억제가 되는 경향이 있고, 예후가 나쁘다.

(1) 기회감염 통제

위독한 HIV 감염환자에서 일차적 관리목표는 기회감염과 병원감염의 예방과 치료이다. 기회감염은 HIV 감염환자의 주요 사망원인으로 예방이 치료의 기초이다. 기회감염의 치료법은 관련 신체기관들을 지지하는 것을 목표로 한다. 간호의 표준은 기회감염과 관련한 여러 유기체에 대항하는 예방 위주로 발달하였다. 폐포자충(*P. jiroveci*), 결핵균(*mycobacterium tuberculosis*), 톡소포자충(*toxoplasma*

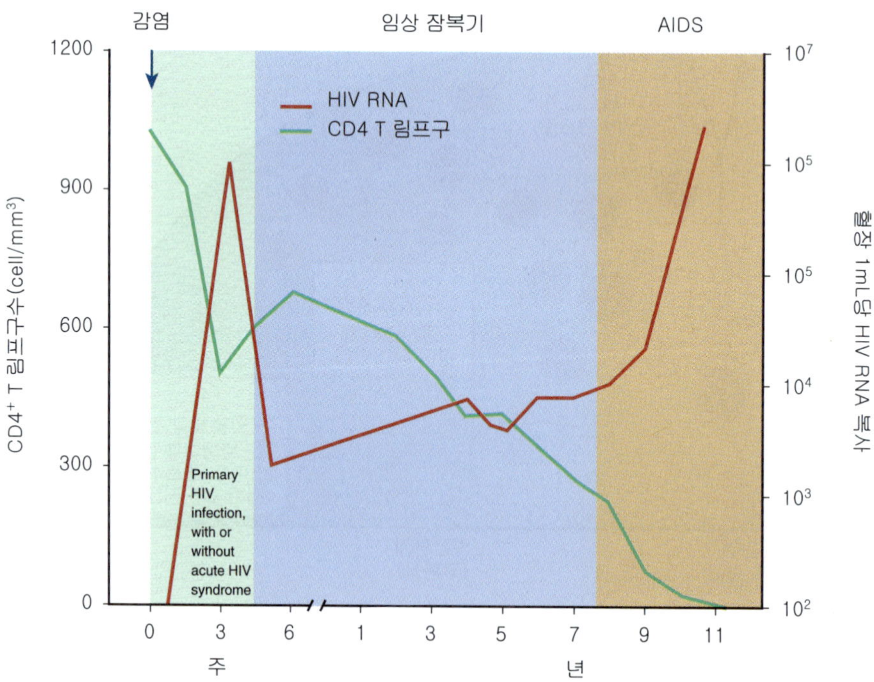

그림 12-4-6 HIV 감염의 전형적인 경로

gondii) 등을 포함하는 잘 알려진 유기체에 대한 예방이 강하게 권고되고 있다. 폐렴연쇄구균(*streptococcus pneumoniae*), 미코박테륨아비움균(*mycobacterium avium*) 복합체, 수두(*varicella-zoster*)를 포함하는 유기체의 예방도 고려 대상이다. 유기체와 선호하는 예방법의 선택은 표 12-4-5에 제시되어 있다. 보통 예방 조치를 받는 유기체는 폐렴연쇄구균(*S. pneumoniae*), B형 간염, 인플루엔자, A형 간염이 있다. AIDS 환자가 있는 곳에서 근무시에는 ICU에서의 세균오염과 합병증을 막기 위한 안전한 감염조절 방법을 유지해야 한다.

고활성 항바이러스 요법(highly active antiretroviral therapy, HAART)의 사용은 기회감염의 치료에 중요한 영향을 미쳤다. 항레트로바이러스 치료법의 발달로 기회감염의 수는 상당히 감소했다. 또한 HAART 요법은 바이러스 부하를 빠르게 줄임으로서 합병증을 감소시킨다.

(2) 항레트로바이러스 치료

처음에는 HIV 감염된 사람은 AIDS로 진행 후 짧은 시간내에 사망하는 것으로 알려졌다. 그러나 현재는 HIV 양성인 사람이 항레트로바이러스 치료를 받을 경우, 바이러스에 감염되고도 몇 년 동안 살 수 있다는 것을 알게 되었다. 뉴클레오사이드 역전사효소 억제제(nucleoside reverse transcriptase inhibitors, NRTIs), 비뉴클레오사이드 역전사효소 억제제(non nucleoside reverse transcriptase inhibitors, NNRTIs), 단

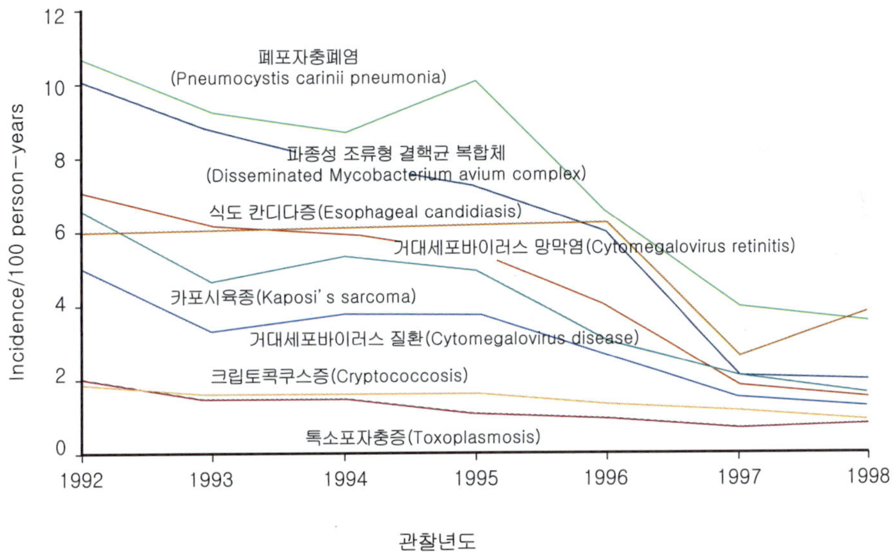

그림 12-4-7 HIV에 감염된 성인에서 발생하는 기회감염. ASD(Adult and Adolescent Spectrum of Disease) Project, 1992-1998. 자료는 나이, 성별, 인종, HIV 노출 방식, 원인지역과 CD4수에 따라 같은 해에 국가적으로 보고된 AIDS 사례 집단으로 표준화하였다. AIDS로 보고된 환자의 CD4수의 중앙값은 100에서 110/mL이다; 그러므로 비율은 이 범위의 CD4수를 가진 환자 사이에서 기회감염의 발생비율을 나타낸다. 분석에 포함된 환자의 수는 1992년부터 1998년까지 각각 10,441, 11,589, 11,276, 10,048, 9,250, 8,897, 8,074명이다.

표 12-4-5 HIV에 감염된 성인과의 기회감염 예방법

병원체	예방적 투약	
	적응증	첫 번째 선택약
치료표준으로서 강력한 권고사항		
폐포자충 (*pneumocystis jiroveci*)	CD4+수<200/㎕ 또는 경구후두의 칸디다증	trimethoprim-sulfamethoxazole (TMP-SMZ), 매일 경구로 1 T (DS) 또는 TMP-SMZ 1 T (SS) 매일 경구투약(A1)
결핵균(*mycobacterium tuberculosis*)		
이소니아지드(Isoniazid) 민감성	투베르쿨린 반응(TST) ≥5mm 또는 치료받은 적 없이 이전의 TST 양성반응 또는 TST 결과와 관계없이(BIII) 활동성 결핵을 가진 사람과의 접촉	이소니아지드(isoniazid) 300mg+ 피리독신(pyridoxine) 50mg 9개월동안 매일 경구투약(AII) 또는 이소니아지드 900mg, + 피리독신(pyridoxine) 100mg 9개월 동안 1주에 두 번씩 경구투약(BII)
이소니아지드(Isoniazid) -저항성	이전의 병원체와 같은 경우; 이소니아지드-저항성 결핵에 노출될 가능성이 높은 경우	리팜핀(rifampin) 600mg 매일 경구투약(AIII) 또는 리파부딘(rifabutin) 300mg 4개월동안 매일 경구 투약(BIII)
다제내성(Multi-resistant) (isoniazid & rifampin)	이전의 병원체와 같은 경우; 다제내성 결핵에 노출될 가능성이 높은 경우	투약 선택은 공중보건담당자와 상담필요; 원인이 되는 환자로부터 격리하기 쉬운 정도에 달려있다.
톡소플라스마곤디 (*Toxoplasma gondii*)	톡소플라스마 및 CD4+ 수<100/㎕에 대한 면역글로블린 G 항체	TMP-SMZ, 1DS 매일 경구투약(AII)
조형 결핵균	CD4+ 수<50/㎕	아지스로마이신(azithromycin) 1,200mg 일주일마다 경구투약(AI) 또는 클라리쓰로마이신(clarithromycin) 500mg 매일 두 번 경구 투약(AI)
대상수두 바이러스(VZV)	VZV 항체가 음성이거나 수두나 대상포진 병력이 없는 환자가 수두나 대상포진에 실제적으로 노출된 경우	대상수두 면역글로불린(VZIG) 5바이알(각각 1.25mL) IM, 노출된 후 96시간 이내, 이상적으로는 48시간 이내 투약(AIII)
일반적 권고사항		
폐렴연쇄구균	CD4+ 수≥200/㎕	23-valent polysaccharide vaccine 0.5mL IM(BII)

표 12-4-5 HIV에 감염된 성인과의 기회감염 예방법 (계속)

병원체	예방적 투약: 적응증	예방적 투약: 첫 번째 선택약
일반적 권고사항		
B형 간염바이러스	모든 감수성 있는 환자 (예: antihepatitis B core antigen-negative)	Hepatitis B vaccine: 3번(BIII)
인플루엔자 바이러스	모든 환자 (연중 인플루엔자 계절 전)	불활성 인플루엔자백신: 연중 한번 (0.5mL)IM(BII)
A형 간염 바이러스	hepatitis A감염에 위험성이 높거나 (예, antihepatitis A core antigen-negative) (예, 불법약물 복용자, 동성애 남자, 혈우병 환자) 만성 B,C간염을 포함하여 만성 간질환 환자와 같은 모든 감수성 있는 환자	A형 간염 백신 두번(BIII)

체계는 권고사항의 강도와 지지되는 증거의 질을 결정하기 위해 사용된다.
A 효능과 상당한 임상적 이득 양쪽 모두에 강력한 증거가 사용을 위한 권고사항을 지지한다.
B 효능에 대한 중간정도의 증거나 강력한 증거나 있으나 사용을 위한 권고사항의 지지와 임상적 이득이 제한된다.
I 적어도 하나의 정확하게 무작위 추출되고 대조군을 둔 연구로부터의 증거
II 코호트나 사례-통제 분석 연구, 또는 여러 시간-연속 연구, 또는 통제되지 않은 실험에서 나온 극단적 결과에서 나온 것과 같은 무작위 추출없이 적어도 하나의 잘 설계된 임상연구(되도록이면 하나 이상의 센터로부터 나온 연구)
III 임상적 경험, 서술적 연구나 상담위원회의 보고에 바탕을 둔 권위자의 의견으로부터 나온 증거

백분해효소 억제제를 포함하는 약물이 HIV 치료에 사용된다. 약물은 복제주기에 따라 다른 목적으로 작용하며 새로운 바이러스의 진화를 막거나 새로운 바이러스가 성숙하거나 감염되는 것을 막는다. 표 12-4-6은 약제에 따라 FDA 승인을 받은 항레트로바이러스제의 목록이다.

HIV감염과 관련된 증상이 나타난 모든 환자는 항레트로바이러스 치료를 받는다. 면역억제 단계에 따른 환자의 증상에 따라 치료법의 시작과 변화가 결정된다. 지침은 바이러스학, 면역학, 성별이 아닌 환자의 임상상태에 기초한다. 환자가 증상이 없을 경우 접근은 보다 복잡하며, 치료 시작의 위험과 이익 분석이 필요하다. 모든 항레트로바이러스제는 종류에 관계없이 부작용을 가진다. 항레트로바이러스제의 흔한 부작용이 표 12-4-7에 제시되어 있다.

① 특이적 항레트로방이러스제

NRTIs와 NNRTIs는 역전사효소를 억제함으로서 바이러스의 RNA가 DNA로 전환을 막는다(그림 12-4-8). 두가지 약물 모두 역전사효소를 억제하지만 억제에 도달하는 구조는 다르다. NNRTIs에 속하는 약물로는 nevirapine, delavirdine, efavirenz 등이다. NRTIs는 zidovudine, didanosine, zalcitabine, stavudine과 같은 약을 포함한다.

1996년부터 사용되어진 단백분해효소 억제제는 HIV 감염 치료에 효과적이다. NRTIs와 NNRTIs를 함께 사용하는 경우, 단백분해효소 억제제는 HIV에 대항력을 가산하여 비축하고

표 12-4-6 FDA 승인된 항레트로바이러스제

약제	제품명	제조사	FDA 승인
뉴클레오사이드 역전사효소 억제제(nucleoside reverse transcriptase inhibitors)			
abacavir(ABC)	ziagen	GlaxoSmithKine	12/98
aZT/3TC	combivir	GlaxoSmithKine	10/97
aZT/3TC/ABC	trizivir(TZV)	GlaxoSmithKine	11/00
didanosine(ddL)	videx, videx EC	Bristol-Myers Squibb	10/91
lamivudine(3TC)	epivir	GlaxoSmithKine	11/95
stavudine(d4T)	zerit	Bristol-Myers Squibb	06/94
zalcitabine(ddC)	HIVID	Roche	06/92
zidovudine(AZT, ZDV)	retrovir	GlaxoSmithKine	03/87
뉴클레오사이드 역전사효소 억제제(nucleotide reverse transcriptase inhibitors)			
tenofovir(TDF)	viread	Gilead	10/01
단백분해효소 억제제(protease inhibitors)			
amprenavir(APV)	agenerase	GlaxoSmithKine	04/99
indinavir(IDV)	crixivan	Merck	03/96
lopinavir/Ritonavir(LPV/RTV)	kaletra	Abbott	09/00
nelfinavir(NFV)	viracept	Agouron	03/97
ritonavir(RTV)	norvir	Abbott	03/96
saquinavir(SQV, FTV)	forovase	Roche	11/97
saquinavir mesylate(INV)	invirase	Roche	12/95
비뉴클레오사이드 역전사효소 억제제(non-Nucleoside reverse transcriptase inhibitor)			
delavirdine(DLV)	rescriptor	Agouron	04/97
efavirenz(EFV)	sustiva	Bristol-Myers Squibb	09/98
nevirapine(NVP)	viramune	Boehringer Ingelheim	06/96
기타			
hydroxyurea(HU)	droxia, hydea	Bristol-Myers Squibb	-

항레트로바이러스 적용범위가 넓어진다. 단백분해효소는 큰 복합단백을 바이러스의 집합, 성숙과 발육에 필요한 작은 바이러스 단백질로 분해하는데 필요한 효소이다. 단백분해효소 억제제는 단백분해효소에 붙어 이 과정을 막고, 그 결과 미숙하고 비감염성 바이러스 분자가 된다(그림 12-4-9). 단백분해효소 억제제는 낮은 경구의 생체이용율과 짧은 반감기 등의 저농도로 생산되는 취약점을 가진다. 이 때문에 자주 투여하여야 원하는 효과를 획득할 수 있다. 다른 부

표 12-4-7 HIV/AID에 사용되는 항레트로바이러스와 기타 약물의 주요 부작용

약제	흔한 합병증 또는 임상적으로 중요한 합병증
단백분해효소억제제(protease Inhibitors)	
saquinavir(invirase; fortovase)	두통 오심 설사
indinavir sulfate(crixivan)	신결석 과빌리루빈혈증 피로 두통 오심 복통
nelfinavir(viracept)	경한 설사 간효소 상승
ritonavir(norvir)	오심, 구토 식욕부진; 복부불편감 설사 미각변화; 구강건조 이상감각-손, 발, 입술
amprenavir(Agenerase*)	스티븐-존슨 증후군(1%) 오심, 구토 설사 미각장애 이상감각-구강/구강주위, 말초 우울 또는 기분장애 발진
비뉴클레오사이드 역전사효소 억제제(NNRTIs)	
nevirapine(viramune)	발진 발열 오심 간효소 상승
delavirdine(rescriptor)	발진 발열 간효소 상승 오심, 구토

표 12-4-7 HIV/AID에 사용되는 항레트로바이러스와 기타 약물의 주요 부작용(계속)

약제	흔한 합병증 또는 임상적으로 중요한 합병증
efavirenz(sustiva)	중추신경계 증상(50%)-어지러움, 집중력 장애, 졸음, 이상한 꿈, 불면 정신병리학적 증상 발진
뉴클레오사이드 역전사효소 억제제(NRTIs)	
zidovudine(ZDV;AZT; retrovir)	호중구감소증 빈혈 오심 권태감 두통 불면 근통 허약
didanosine(ddL; videx)	말초성 신경장애 복통 구강건조 설사 췌장염 발진
zalcitabine(ddc;hivid)	말초성 신경장애 췌장염 발진 발열 아프타성 궤양 빈혈 간효소 상승
stavudine(d4T; zerit)	말초성 신경장애 간효소 상승 오심 설사 근통
lamivudine(3TC; epivir)	발진 두통 설사

표 12-4-7 HIV/AID에 사용되는 항레트로바이러스와 기타 약물의 주요 부작용(계속)

약제	흔한 합병증 또는 임상적으로 중요한 합병증
abacavir(ziagen)	과민성 반응(5%)
	식욕부진
	오심, 구토
	권태감, 피로
	설사
기타	
azithromycin dihydrate(zithromax)	두통, 어지러움, 피로
	오심, 설사, 복통
	저혈당, 고칼륨혈증
trimethoprim-sulfamethoxazole(bactrim)	오심, 구토
	발진
	재생불량성 빈혈
	두통, 불면증, 피로
dapsone	용혈성 빈혈, 혈액이상
	말초성 운동기능약화
	간손상
atovaquone(mepron)	두통, 불면증
	기침
	오심, 설사
	발진
	발열
fluconazole(diflucan)	두통
	오심, 구토, 설사
	복통
	발진
clarithromycin(biaxin)	미각 이상
	오심, 설사
	복통
	간독성
	두통
isoniazid(INH)	말초성 신경장애
	독성 뇌질환, 경련
	과립세포 감소증, 용혈성 재생불량성 빈혈, 혈소판 감소증
	호산구 과다증
	메트헤모글로빈혈증
	황달, 태아 간염

표 12-4-7 HIV/AID에 사용되는 항레트로바이러스와 기타 약물의 주요 부작용(계속)

약제	흔한 합병증 또는 임상적으로 중요한 합병증
ethambutal(myambutol)	안 신경염, 흐릿한 시야
	오심, 구토, 식욕부진
	말초성 신경염
ciprofloxacin(cipro)	오심, 구토
	복통
	설사
sulfadiazine	아나필락시스
	오심, 구토
	간염
	백혈구 감소증, 혈소판 감소증,
	과립세포 감소증, 용혈성 빈혈, 재생불량성 빈혈
	스티븐-존슨 증후군
	신부전, 독성 신장증
pyrimethamine(daraprim)	오심, 구토, 식욕부진
	혈소판 감소증, 백혈구 감소증, 범혈구 감소증,
	거대적아구성 빈혈, 과립세포 감소증
hydroxyurea(hydrea)	백혈구 감소증, 빈혈, 혈소판 감소증
	발진

* Agenerase capsules과 oral solution은 권장 섭취허용량을 초과한 과량의 비타민 E가 들어있다. 환자에게 비타민 E보충제 복용이 금기임을 고육해야 한다.

작용으로는 신경학적, 위장관계, 비뇨기계 합병증, 인슐린 불내성; 콜레스테롤과 트리글리세라이드 상승; 중심 비만과 얼굴과 사지의 지방은 줄어 들면서 몸의 지방의 재분포되는 것이 있다. 이러한 후반의 부작용은 지방이상증(lipodystrophy)로 알려져 있다. 현재 FDA 승인을 받는 단백질은 saquinavir, indinavir, ritonavir 세 가지다. indinavir가 saquinavir보다 효능이 뛰어나고 단기간 부작용이 적으며, ritonavir보다 약물 상호작용이 적다.

② 보다 강력한 항레트로바이러스 치료

HAART은 두개의 NRTIs와 하나의 NNRTI 또는 단백질 분해 억제제를 함께 사용하는 것이다. HAART는 1996년부터 실무의 표준이 되고 있으며, 목적은 다음과 같다.

- 가능한 감지되지 않는 수준의 viral load를 억제하고 유지한다.
- 면역기능을 유지하고 보존한다.
- 삶의 질을 향상시킨다.
- HIV관련 유병률과 사망률을 감소시킨다.

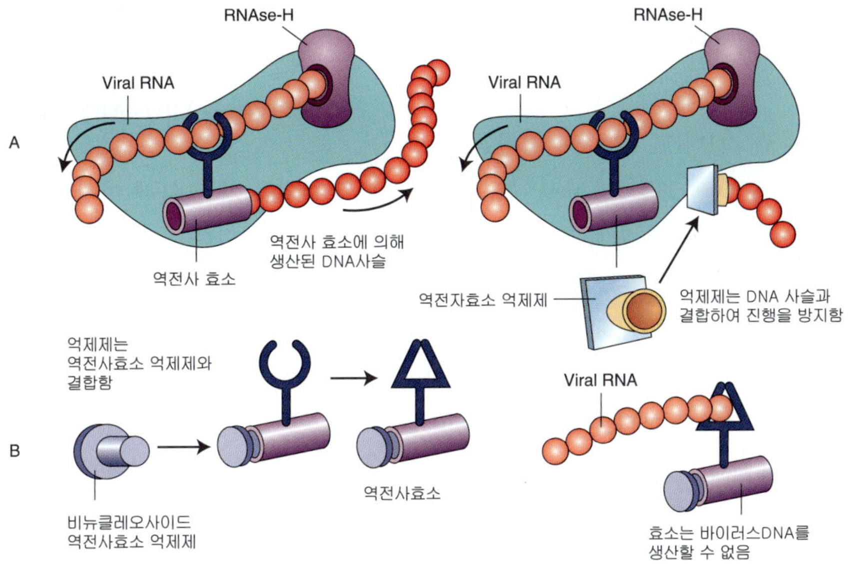

그림 12-4-8 NRTIs와 NNRT의 약리작용
HIV가 숙주 DNA안으로 융합되기 위해서, RNAse-H효소가 복사된 후 RNA를 가수분해하는 동안 single-stand viral RNA는 바이러스 효소인 역전자효소에 의해 double-standed DNA로 변환되어야 한다. NRTIs와 NNRT는 역전자효소를 공격하여 HIV복제를 억제하는 두 종류의 항레트로바이러스제이다. (A) 뉴클레오사이드 역전사효소 저해제는 DNA 구성을 막는데 있어 구조상 비슷하다. 역전자효소에 의해 생성된 DNA 뉴클레오사이드 사슬(chain) 안으로 스스로 결합함으로써 더 이상 뉴클레오사이드와의 결합을 멈추게 하고 바이러스 DNA 합성 진행을 예방한다. (B) 비뉴클레오사이드 역전사효소 저해제는 역전자효소와 달라붙어 운동성을 제한하고 기능할 수 없게 만들어 효소의 활동에 영향을 준다.

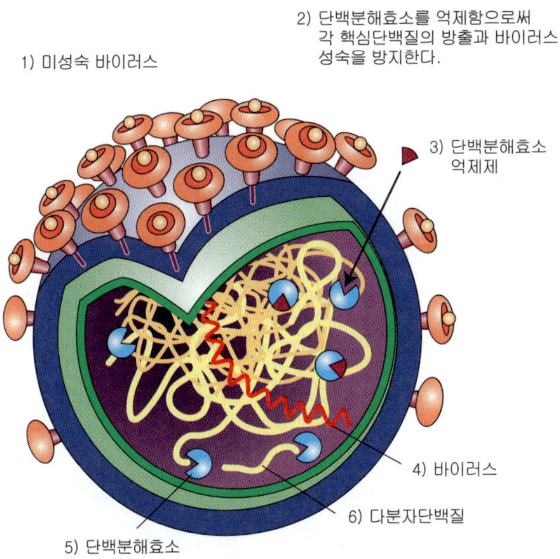

그림 12-4-9 단백분해효소억제제의 약리작용
핵에서 복사한 후 바이러스 mRNA는 세포질안으로 들어가서 바이러스 단백질을 제조하기 위하여 숙주의 세포 기작(cellular machinery)을 사용한다. 바이러스 구성물질은 세포막에 군집하고 미성숙 바이러스는 세포에서 아접한다. 핵심단백질이 긴 폴리펩타이드의 일부분으로 생산되면 단백분해효소는 성숙하고 기능을 할 수 있는 단백질을 혈성하기 위하여 이를 작은 부분으로 나눈다. 단백분해효소억제제는 단백질을 나누어지는 곳에 가서 결합하여 각 핵심 단백질이 방출되는 것을 막는다. 이를 통해 새로운 바이러스 단백질은 성숙하거나 감염능력을 가지지 못하게 된다.

가장 최근 지침을 보면 HAART은 CD4수가 350 cells/mm^3 이하인 환자나 HIV-RNA(viral load) 농도가 55,000copies/mL 이상인 환자에게 적용하도록 권고한다(표 12-4-8). 일반적으로 HAART의 사용은 100~250cells/mm^3 CD4수를 상승시킨다. 이러한 상승은 환자의 세포를 정상 범위로 만들어 면역재구성이 나타난다.

HAART의 효과는 HIV-RNA의 농도로 평가된다. 일단 치료가 시작되면, HIV-RNA의 감소가 2~8주 이내에 나타나야 한다. HAART를 시작한지 4~6개월 내에 환자의 HIV-RNA 농도는 감지되지 않는다(즉, 현재의 시술로는 측정되지 않아야 한다).

현재의 HIV-RNA의 감지 역치는 50copies/mL이다. 바이러스 부하 측정은 효과를 관찰하기 위해서 매 3~4개월 마다 반복되어야 한다. 치료의 실패는 4~6개월에 측정 가능한 바이러스 부하가 존재하는 것으로 정의된다. 항레트로바이러스 실패의 이유에는 처방 약물의 비고수, 약물의 부적절한 효과, 차선적인 약물의 농도, virus의 약물 저항이 있다. 치료에의 비고수는 약물 저항에 중요한 관여를 하며 가장 흔한 이유이다.

(3) 백신

백신 개발과 관련한 연구는 HIV 감염과 AIDS를 유발하는 인자를 격리시킨 이후로 활성화 되어 왔다. 백신연구는 발전하고 있으며, 1단계(약물의 안전성과 독성의 단계적 확대), 2단계(안전성과 사용량의 최적화 확대) 그리고 3단계(유용성)의 임상 실험이 진행되고 있다. 면역 특성과 바이러스의 유전적 다양성에 대한 지식의 부족은 효과적인 백신 개발에 있어 가장 큰 도전적인 장애물이다.

사례연구 ■ HIV/AIDS

고혈압을 가진 41세 여성인 김씨는 15년 동안 HIV 양성이었다. 그녀는 보호장비를 사용하지 않은 성관계를 통해 바이러스에 노출되었다. 그 남성은 HIV 양성임을 그녀에게 말하지 않았다. 그는 AIDS을 진단 받았고, 2년 후에 사망했다.

김씨는 상대 남성이 HIV 양성임을 알게 되었을 때 HIV 검사를 받았다. 처음에는 ELISA를 사용하였고 웨스턴블롯트 분석 결과 양성이 확인되었다. 검사를 받을 시점에 환자의 바이러스 부하는 2,000세포/mL이었다. 환자는 규칙으로 외래 방문을 했고, 8년 동안 상대적으로 낮은 바이러스부하를 유지했다. 하지만, 7년 전에 그녀의 바이러스부하는 26,000copies/mL까지 상승했고, 그녀의 CD4수는 250cells/mm^3까지 감소했다. 그 시기에 그녀는 lamivudine/sidovudine와 indinavir의 항레트로바이러스 투약을 시작했다.

지난 7년간 건강을 유지하였으나, 최근 숨가쁨으로 7m 정도만 걸어도 호흡곤란이 나타났다. 지난 3일간 마른 기침과 38℃ 미열이 나타났다. 밤에 숨가쁨이 심해져서 병원에 내원하였다. 응급실 도착 시 김씨의 활력 징후는 다음과 같다: 체온 38.4℃; 호흡 32회/min; 혈압-118/60 mm이었다. 흉부 방사선 상 양측 폐 전반에 침윤이 보였다. 객담은 그림염색(gram stain)과 은염색(silver stain)을 위해 검사실로 보내졌다. ABGs는 보상되지 않은 호흡성 알칼증(pH 7.53; $PaCO_2$ 27mmHg; PaO_2 86mmHg; HCO_3 24mmHg; SaO_2 93%)을 나타냈다.

표 12-4-8 HIV감염 초기치료를 위해 입증된 항레트로바이러스제

권고사항	A칼럼	B칼럼
강력히 권고됨	efavirenz indinavir nelfinavir ritonavir + indinavir*† ritonavir + lopinavir*§ ritonavir + saquinavir* (soft-gel capsule‡ 혹은 hard-gel capsule‡)	didanosine + lamivudine stavudine + didanosine** stavudine + lamivudine zidovudine + didanosine zidovudine + lamivudine
대안적으로 권고됨	abacavir amprenavir delavirdine nelfinavir + saquinavir (soft-gel capsule) nevirapine ritonavir saquinavir(soft-gel capsule)	zidovudine + zalcitabine
불충분한 자료로 권고되지 않음	항바이러스 약물과 병합하여 hydroxyurea ritonavir + amprenavir* ritonavir + nelfinavir* tenofovir§§	
권고되거나 제안되면 안됨 (A칼럼이건 B칼럼이건 모든 단일치료에§§)	saquinavir(hard-gel capsule)***	stavudine + zidovudine zalcitabine + didanosine zalcitabine + lamivudine zalcitabine + stavudine

이 표는 HIV 치료를 받아본 적이 없거나 제한적으로 치료받은 환자들을 위해 이용할 수 있는 치료적 투약사용을 위한 지침이다. 입증된 치료목표에 부합하기 위해 우선순위는 다음에 설명된 세가지 임상적 자료를 통해 투약이 정해진다. (1) HIV 혈중 리보핵산(ibonucleic acid)의 지속된 억제(높은 바이러스 부하 기준선을 가진 환자들 사이를 포함), (2) (환자의 대다수가 48주 동안) CD4T-세포수의 지속된 상승, (3) 양호한 임상적 결과(예, AIDS나 사망으로의 진행이 지연되는 경우). 이러한 요인들과 관련하여, 다른 투약과 직접적으로 비교하여 충분히 효력을 발휘하는 투약은 강력히 권고되는 범주에 포함된다. 다른 투약과 비교하여 고려되는 다른 요인들은 알약부담, 복용회수, 음식조건, 편의, 독성과 약물상호작용 등이 포함된다. 강력히 권고되는 범주 안에 포함되는 모든 항레트로바이러스제는 사용과 관련된 심각한 독성과 부작용을 잠재적으로 가지고 있다. 임상의들은 환자에게 항레트로바이러스 투약을 처방하기 전에 CDC 지침을 참고해야 한다. 항레트로바이러스 투약은 이 표의 A칼럼과 B칼럼에서 각각 하나를 선택한다. 약은 우선순위가 아니라 알파벳순으로 작성되었다.

* ritonavir와 함께 복용할 때 적절한 단백분해효소억제제에 관한 부가적인 정보는 CDC지침을 참조.

† 권고사항은 HIV 치료에 있어 전문가의 의견에 기초한 것이다.

§ Kaletra(Abbott Laboratories)로 조제된다.

saquinavir(soft-gel capsule)은 Fortovase(Roche Laboratories, Inc.)로 불리고 saquinavir(hard-gel capsule)은 Invirase(Roche Laboratories, Inc.)로 불린다.

** stavudine와 didanosine으로 치료받을 때 임신부는 젖산 산증과 간손상의 위험이 높다.

‡ 이 범주는 사용에 반대되거나 너무 제한적이라 권고할 수 없는 약물이나 복합제가 포함된다.

§§ 임상적 시험으로부터 나온 자료는 구조에 사용하기에는 제한적이다.

†† zidovudine 단일치료는 분만시 전파를 막기 위해 낮은 바이러스 부하와 높은 CD4T-세포수를 가진 임신부에게 예방적으로 사용이 고려될 수 있다.

*** saquinavir(hard-gel capsule)(예, Invirase)는 ritonavir와 병합하여야만 사용하도록 권고한다.

이러한 증상과 징후로 건강관리팀은 김씨가 PCP라고 진단하였으며, 이는 김씨의 첫 번째 기회감염이었다. IV로 TMP-SMZ를 투여받았는데 30분 정도가 되었을 때 두드러기를 동반한 심각한 피부발진이 나타났다. TMP-SMZ는 중단되었고 대신에 그녀는 매 8시간마다 clindamycin 600mg IV를 처방받았다.

응급실에 있는 동안 환자의 호흡 양상은 더 나빠졌다. 호흡수는 44회/min로 상승했고, 호흡성 산증이 생겼으며 피곤해했다. ABGs는 pH 7.26, $PaCO_2$ 50mmHg, PaO_2 80mmHg, HCO_3 25mmHg, SaO_2 90%였다. 환자는 기도내관 삽입에 동의하고 삽관 후 모니터링을 위하여 중환자실로 옮겨졌다.

중환자실의 경우 clindamycin을 유지하면서 prednisone 40mg을 하루에 두 번 투여하기 시작하였다. 환자는 침상 안정과 양쪽 하지에 압박장치를 적용함으로써 심부정맥 혈전증을 예방하고 스트레스성 궤양의 예방도 시작하였다. 침상 머리는 30도나 그 이상 높여 유지하였다.

이틀 후 환노의 산소화는 악화되었다. 중환자실 입실 3일째 산소화는 호전되기 시작하였다. 5일째, 환자는 지속적 양압환기(FiO2:0.5, PEEP:5cm$H_2$0, Pressure support:10cm $H_2$0)에서 이탈하고 의사의 지시에 따라 발관 후 산소마스크를 통해 40%의 산소를 공급받았다. 공급되는 산소는 점차 줄여 7일째 되는 날 산소를 중단하였다.

8일째 퇴원하였고, 이후 환자는 2~3일 내에 일차진료 의사에게 인도되어 경과를 관찰하고 경구용 clindamycin과 prednisone 복용을 유지하기로 하였다. 그리고 PCP가 조절될 정도의 면역 기능이 회복할 때까지 약물복용을 유지하고(환자의 CD4수가 350cells/mm^3 이상이 될 때까지) 약물 복용 중단의 시기는 담당 의사가 결정하게 될것임을 설명하였다.

현재 환자의 CD4세포는 275cells/mm^3이고 PCP 예방을 위하여 여전히 집에 머물고 있다. 환자는 다른 기회 감염에 노출되지 않았고 건강한 식이, 운동, 안전한 성생활, 스트레스 감소 등의 중요성에 대해서 이해하고 있다.

2. 종양 합병증과 응급상황

종양 환자의 20% 이상이 질병 진행 과정 중 최소 한번의 종양 응급상황을 경험한다. 이러한 응급상황은 종양의 투병생활이 길수록 증가한다. 간호사는 질병의 경과에 따른 위험요인을 파악하고, 흔히 발생하는 종양 응급상황을 정확히 사정할 수 있어야 하며, 이에 따라 적절한 대처전략을 세울 수 있어야 한다. 그러한 응급상황은 병리적 기전에 따라 혈액학적, 해부구조적, 대사성으로 구분된다. 혈액학적 합병증은 신생물 질환에서 흔한데 이식편 생착 증후군, 백혈구 정체와 같은 골수 기능 부전과 관련된다. 해부구조적 합병증은 상대정맥 증후군, 흉막삼출, 척수압박, 기도폐쇄와 같이 종양의 전이나 치료와 관련된 손상으로 인한 것이다. 대사성 합병증은 종양 자체에서 분비되거나 치료도중 생길 수 있는 고칼슘혈증, 항이뇨호르몬과다분비(SIADH)와 호르몬 분비와 관련된 종양용해 증후군, 응혈원(procoagulant) 활성화, 전해질 불균형이 있다.

1) 종양 중환자 관리의 일반적 원칙

종양 환자의 간호에는 선행 질환에 대한 정보, 종양의 특성, 치료와 관련하여 주의할 점, 예후에 관한 내용이 포함된다. 또한 만성질환을 가진 환자를 간호할 때는 심리적인 부분도 고려해야 한다. Box 12-4-8에 종양 응급상황 시 사정, 치료와 관련된 항목이 기술되어 있다. 중환자실 간호사는 종양 환자에게 다양한 예후와 치료법에 대한 정보를 제공해주어야 하며, 말기 중환자의 경우 생명을 연장하기 위한 시술보다는 질적인 삶의 기회를 제공하는 치료를 하기 위해 노력해야 한다. 예를 들어, 진행성 종양 환자가 심낭에 생명을 위협할 수 있는 심낭삼출이 있어서 심낭에 카테터를 삽입하여 삼출액을 제거하는 것은 단기적으로는 중환자실 치료가 필요한 치료이지만 환자의 증상이 완화되고, 남은 삶을 단 몇 주간이라도 편안하게 보낼 수 있게 한다. 종양이 조직적으로 확진되지 않은 경우, 환자의 예후가 양호한 경우, 치료로 인하여 종양이 완화되고 있는 경우, 기능적인 상태를 유지할 수 있는 경우 등 대부분의 종양 응급상황의 경우 적극적인 치료가 필요하다. Box 12-4-4는 종양 환자의 간호중재를 위한 의사결정시 고려해야 하는 질문들이다.

종양 응급상황 시에 보다 개별적이고 양질의 간호를 제공하기 위해서 중환자실 간호사는 종양 환자의 위기 상황을 숙지하고 있어야 한다. Box 12-4-5는 종양 환자의 위기 상황에 관한 연구 결과이며, Box 12-4-6은 종양 응급상황에 있는 환자들에게 공통적으로 적용되는 간호진단이다.

2) 혈액학적 합병증

(1) 골수억제

종양이나 종양의 치료과정은 종종 조혈세포의 생산과 분화를 억제하기도 한다. 골수억제의 원인은 종양의 뼈로 전이 되었거나 항암요법, 방사선 요법 혹은 혈액이나 골수 이식 등과 관련된다. 임상적 중요성은 적혈구 생산 감소(빈

Box 12-4-4
종양학적 응급상황의 평가와 치료를 위한 간호중재

증상과 징후
1. 치료의 합병증이나 종양으로 인한 증상과 징후가 있는가?
2. 종양학적 응급상황의 증상이 얼마나 빨리 진행하는가?

이용 가능한 치료의 효능
1. 이전에 치료를 받지 않았거나 광범위한 예비검사를 받은 적이 있는가?
2. 근본적인 악성종양이나 긴급한 합병증에 치료가 지시되었는가?
3. 환자의 전반적인 건강상태는 효과적인 치료를 수행하는데 영향을 미칠 것인가?

원발성 종양의 병력
1. 악성 종양의 이전 진단이 있는가?
2. 원발성 종양의 진단과 응급상황 발생 사이의 질병과 무관한 간격(disease-free interval)은 무엇인가?
3. 응급상황이 말기질환 상태에서 발생했는가?

치료와 목표
1. 치료가능성이 있는가?
2. 전신허약을 예방하기 위해 필요한 적절한 완화방법이 있는가?
3. 치료에 있어 이득과 위험은 무엇인가?
4. 만약 이용 가능한 항종양치료에서 최소한의 변화만 있다면 치료를 그만두어야 하는가?

Box 12-4-5
암환자의 중환자간호: 연구결과

중증질환의 발생

- 환자의 20% 정도에서 발생
- 혈액종양을 가진 환자에게 더 흔함
- 가장 흔한 증증 질환:
  호흡부전
  약물에 반응하지 않는 저혈압
  종양학적 응급상황

증증 질환 예후

- 생존률은 항종양 치료를 받지 않은 새롭게 진단받은 환자가 높다.
- 특수중재에서의 생존률
  심정지:퇴원시 생존 2% 미만
  인공호흡기: 퇴원시 생존 12–45%(혈액과 골수이식을 받은 환자는 예후가 나쁘고, 새롭게 고형 종양을 진단받은 환자는 예후가 좋다)
  투석: 퇴원시 생존 21–40%(지속적 신대체요법을 받은 환자는 예후가 향상되었다)
- 가장 중요한 생존 예측지표:
  근본적인 악성 종양 질환 상태
- 예후가 좋지 않은 다른 변수들:
  양 극단의 나이
  부수적인 건강문제
  암의 증증도
  치료의 적극성/효능
  특수한 위기의 가역성

혈), 혈소판 생산 감소(혈소판 감소증), 백혈구 생산 감소(백혈구 감소증)의 증상과 관련된다. 표 12-4-9는 골수 억제의 세 가지 임상적 발현과 관련된 간호가 기술되어 있다.

만약 종양과 관련된 병인이 없을 경우 골수억제의 또 다른 원인을 반드시 고려해야 한다. 혈액검사로 골수억제의 원인이 명확히 밝혀지지 않는 경우, 병태생리적 과정을 확인하기 위해 골수천자를 시행해야 한다. 골수천자를 통하여 세포의 생산주기 중 어느 시기에 결함이 있는지 확진할 수 있으므로 치료의 방향을 결정할 수 있다.

Box 12-4-6
응급상황에 처한 종양환자의 간호진단

- 백혈구 손상이나 결핍과 관련된 감염 위험성
- 혈소판 감소증과 출혈과 관련된 손상 위험성
- 적혈구 감소나 종양이 원인인 혈관파열로 인한 비효율적 조직 관류 위험성
- 암으로 인한 가스교환 손상 가능성
- 척수 압박으로 인한 감각운동기능 손상 가능성
- 질병이나 치료로 인한 수분 불균형 가능성
- 악성질환이나 그에 따른 치료로 인한 피로 가능성
- 질병의 합병증으로 인한 운동성 손상 가능성
- 질병이나 치료의 공포와 관련된 불안
- 질병이나 항암치료와 관련된 지식부족
- 질병의 중증도와 예후와 관련된 비효율적인 대처 가능성
- 만성 중증 질환으로 인한 역할 갈등 가능성

골수억제의 치료시 골수억제의 원인이 시간 제한적인지 아닌지를 확정하고 필요한 보조적 치료를 명확히 하여야 한다. 치료는 생명을 위협하는 출혈이나 감염성 합병증을 예방하기 위한 결핍된 세포 구성 성분에 대한 골수 성장 인자 투여와 혈액 제제 공급, 응고예방, 항생제 치료가 포함된다.

(2) 이식편 생착 증후군

사이토카인 유리 신드롬, 사이토킨 폭풍(cytokine storm)이라고도 알려진 이식편 생착 증후군은 혈액, 골수이식 후나 혈액 종양의 치료 후에 골수의 성장이 되돌아올 때와 관련되어 드물게 나타나는 합병증이다. 이식편 생착 증후군은 여성에게서 특히, 급성 백혈병(특히 lympocytic sub type), 혈액이나 골수 이식의

표 12-4-9 골수억제의 임상적 주요특징

특징	빈혈	혈소판 감소증	백혈구 감소증
정의	일반적 기준 • 헤모글로빈<12mg% • 적혈구<3.0×10^6/mm^3 • 헤마토크릿<32% 빈혈의 특이한 형태 • 재생불량성 빈혈 • 영양성 빈혈 • 용혈성 빈혈	혈소판 감소증의 중증도와 출혈 위험에 따른 분류 • 경증<1000,000/mm^3 • 중정도<50,000/mm^3 • 중증<20,000/mm^3	백혈구 감소증과 감염 위험에 따른 분류 감소된 과립백혈구(과립백혈구 감소증)는 ANC의 중증도에 따라 분류된다. • 경증<1000/mm^3 • 중정도<500/mm^3 • 중증<100/mm^3 감소된 림프구(림프구감소증)은 절대 림프구수의 중증도에 따라 분류된다. • 경증<250cells/mm^3 • 중정도<100cells/mm^3 • 중증<50cells/mm^3
병태생리/원인	일반적 • 골수억제(예: 항암화학요법, 축을 이루는 골격에 행하는 방사선 요법) • 영양적 결핍-철, 단백질, 비타민 B • 투약(estrogens, allopurina) 재생불량성 빈혈 • 선천성 기능장애(예: Fanconi' syndrome, maternal ingestion of thiazides) • 바이러스 감염 • 투약 영양성 빈혈 • 철 결핍 • 비타민 B 결핍 용혈성 빈혈 • 면역 용혈(바이러스 질환, 자가면역 질환) • 겸상적혈구 빈혈 • PNH	• 골수억제(예: 항암화학요법, 축을 이루는 골격에 행하는 방사선요법) • 투약(비스테로이드항염제)	• 골수억제(예: 항암화학요법, 축을 이루는 골격에 행하는 방사선 요법) • 영양 결핍 • 투약

표 12-4-9 골수억제의 임상적 주요특징 (계속)

특징	빈혈	혈소판 감소증	백혈구 감소증
임상적 발현	• 감소된 산소 운반과 조직 운반으로 인한: 피로, 핍뇨, 흉통, 장음 감소와 변비 • 절연체와 혈관부피 감소로 인한: 저체온, 기립성 저혈압 • 부적절한 조직 산소 운반에 대한 보상으로 인한: 빈맥, 빈호흡, 차가운 사지	• 혈소판 마개 감소와 정상 혈관 손상으로 인한: 잇몸출혈, 점상출혈, 소변이나 대변에서 소량의 혈액 • 손상반응에서 나타난 부적절한 혈소판과 관련된: 반상출혈, 혈종, 처치주위의 출혈, 혈뇨, 또는 위장관 출혈	과립백혈구 감소증 • 감소된 식세포 속성과 미생물 침입의 인지로 인한: 감염, 잠재적 감염부위의 통증, 세균성과 진균성 감염 미생물 (과립백혈구 감소증 7-10일 후) • 감소된 염증반응과 관련된: 국소적 홍반, 부종이나 삼출물 부족 림프구 감소증 • 이물 조직이나 단백질의 인지와 세포면역 반응의 감소로 인한: 병원체로 조직에너지 이동(기회감염이나 바이러스 감염이 더 흔히 발생함)
진단적 검사	일반적 • 적혈구 수 • 헤마토크릿, 헤모글로빈 • 적혈구 형태 재생불량성 빈혈 • 골수 흡인과 생검 영양성 빈혈 • 페리틴(ferritin) 수치 • 트랜스페린(transferrin) 수치 • 총철결합능(total iron-bing capacity, TIBC) • 엽산(folate) 수치 • Vit B_{12} 수치1 용혈성 빈혈 • 총 & 직접 빌리루빈 • 적혈구침강속도(ESR) • 적혈구 형태 • 헤모글로빈 전기영동법(sickle cell, PNH) • 인듐-표지(indium-tagged) 적혈구 생존 연구	• 혈소판 수 • 증상이 혈소판 수보다는 기능과 관련하여 나타나는지를 확인하기위해 출혈시간을 검사한다.	• 백혈구 수는 초기 스크린 검사이지만 실제적인 세포 수 분석이 도움이 된다. • ANC는 식세포 활동에 이용 가능한 과립백혈구의 진정한 수를 나타낸다. • 절대 림프구 수는 이물 조직과 단백질의 인식에 이용 가능한 림프구의 진정한 수를 나타낸다.

표 12-4-9 골수억제의 임상적 주요특징 (계속)

특징	빈혈	혈소판 감소증	백혈구 감소증
흔한 간호문제	• 피로 • 활동 불내성 • 저산소혈증 • 소화장애	• 출혈 • 신체상 변화	• 감염 • 혈역학적 불안정 위험성
내과적 치료	• erythropoietin주사 • 적혈구 수혈 • 에너지 보존	• interleukin-1 (Oprelvekin) 주사 • 혈소판 수혈 • 출혈 예방	• 과립세포군촉진인자 (granulocyte colony-stimulating factor, G-CSF) 또는 과립구큰포식세포집락자극인자(granulocyte macrophage colony-stimulating factor, GM-CSF)주사 • 광범위 항균제 치료

ANC, absolute neutrophil count; PNH, paroxysmal nocturnal hemoglobinuria

알러지 반응(특히 사람백혈구항원(human leukocyte antigen) - 부적당한 제공자) 그리고 자가 면역 질환자나 고형 종양 환자가 위험군이다. 그리고 고용량의 골수 융제(high-dose marrow-ablative) 치료를 받고 이식편 생착 증후군의 병력이 있는 환자 또한 이식편 생착 증후군의 위험이 있다.

① 병태생리

골수세포의 재성장, 특히 골수구는 패혈증에서와 비슷하게 혈관확장과 모세혈관 누출을 만드는 감염 사이토킨이 방출될 때 나타난다. 림프구와 골수구 전구체는 제일 처음 골수에 이식되고, 환자들은 가끔 증상의 발현에서 백혈구 감소증을 보인다. 이식편 생착 증후군을 보이는 환자들은 혈구수가 여전히 낮고, 동시에 이식편 생착 증후군과 심한 감염의 위험이 있을 때 감염과 비슷한 증상과 징후를 자주 보인다. 그러므로 두 질환을 구분하기는 대단히 어렵다.

② 사정

건강력: 이식편 생착 증후군은 발열, 몸 전체의 홍반과 호흡부전 증상으로 시작되고 이러한 증상만 나타나기도 한다. 그러나 많은 환자들은 펩뇨나 크레아티닌 상승이 동반된 혈뇨, 아미노전이효소(aminotransferase)의 상승이 동반된 복부불편감과 위장관 출혈과 같은 사이토킨 효과의 부가적인 증상이나 징후를 보인다. 증상은 빨리 발생하는데 보통 24~48시간에 걸쳐 나타나고 호중구 이식 후 사라지고, 백혈구 수는 2,500~3,000/mm^{3}에 도달한다. Box 12-4-7은 패혈증과 이식편 생착 증후군을 구별하는 중요 임상적 발현이다.

진단검사: 패혈증과 매우 유사하기 때문에 이식편 생착 증후군을 구별할 수 있는 명확한 진단검사는 없다. 진단의 기초는 임상적 증상의

Box 12-4-7
이식편 생착 증후군(engraftment Syndrome)과 패혈증(sepsis)의 차이점

패혈증
- 다양한 임상적 특징을 보이는 발열
- 다양한 증상 발생
- 다양한 피부 증상
- 호흡곤란, 흉부방사선 상에 뚜렷한 침윤이 자주 보임
- 혈소판 감소증; 때때로 점막 출혈
- 저혈압과 관련된 핍뇨와 크레아티닌 상승
- 저혈압과 관련된 간비대, 아미노전이효소 상승

이식편 생착 증후군
- 갑자기 발생하여 자주 높은 열이 지속되는 발열
- 갑작스런 증상이 이식편 생착 기간 가까이 24-48시간에 걸쳐 발생
- 가려움을 동반한 몸 전체 발진이 있거나 없는 홍반
- 호흡곤란; 흉부방사선 상에 양쪽으로 미만성 폐포 침윤
- 위장관 출혈
- 갑작스럽지 않은 핍뇨, 크레아티닌 상승, 혈뇨
- 갑작스럽지 않은 간비대, 아미노전이효소 상승

배합 이전에 백혈구 감소증이 있었던 환자에게서 백혈구 수의 직후 증가와 미생물 배양에서 양성결과가 나오지 않는 것이다.

③ 관리

이식편 생착 증후군 환자들은 감염되었다고 추정하고 광범위 항생제로 치료한다. acetaminophen과 diphenhydramine이 홍반과 가려움증에 필요시 처방된다. 간기능 부전시에는 주의 깊은 감시가 요구되고, 적절하게 수액과 투약의 조절이 요구된다. IV수액은 혈관확장으로 인한 저혈압을 예방하기 위해 사용되지만 경우에 따라서는 phenylephrine과 같은 강력한 혈관수축제가 필요하기도 한다. 빠른 작용을 하는 IV corticosteroid는 임상증상이 이식편 생착 증후군을 강력히 시사할 때 효과적으로 사용된다. 인공호흡기와 신대체요법은 이식편 생착 증후군이 일반적으로 생존기간이 짧다고 가정될 때 시작한다.

(3) 백혈구울혈

백혈구울혈(leukostasis)은 과점성과 미세혈관 폐색으로 순환하는 백혁구가 과잉되는 질환이다. 백혈병과 같은 암이 백혈구울혈의 일차적 원인이다.

① 병태생리

급성 백혈병 환자에게 자주 발생하는 순환 백혈구 과잉은 허혈을 동반한 미세혈관 폐색과 혈관파괴를 일으킬 수 있는 과점성 증후군을 야기할 수 있다. 백혈병의 심한 형태는 백혈구 수를 상승시킨다. 급성 비림프구성 백혈병에서 발견되는 미성숙 골수구(골수 아세포)는 "끈적임(stickiness)"이라는 가장 큰 성향을 가지고 있다. 왜냐하면 유착분자와 내피세포 혈관 내막에서 유착분자의 상호작용이 대부분 백혈구울혈를 야기하는 것으로 보이기 때문이다. 중요한 임상증상은 만약 백혈구가 갑자기 증가하거나, 세포가 미성숙하다면 백혈구 수가 50,000/mm^3 정도에 있을 때도 나타나지만 백혈구울혈의 위험은 백혈구 수가 100,000/mm^3 이상일 때 가장 크다. 관상동맥 폐색, 신부전과 비장이나 장경색도 보고되지만 폐와 뇌의 폐색이 가장 흔하다.

② 사정

건강력: 백혈구울혈 환자들은 보통 호흡기나 신경계 증상이 먼저 나타난다. 증상은 급성으로 발생한다(몇 시간에서 1일). 저산소혈증과 염

증성 폐포 침윤이 동반된 심한 호흡부전은 폐로 침범했음을 증명한다. 미성숙 백혈구 세포가 동맥혈가스(ABG) 검체에서 산소를 소모시키기 때문에 동맥혈 산소 농도가 임상적 증거에 근거하여 추측한 것보다 낮게 나와 저산소혈증의 심각성을 결정하기는 어렵다. 예를 들어 산소포화도는 82~90% 정도로 낮을 수 있지만 ABG 산소 농도는 30mmHg 밖에 되지 않을 수 있다. 신경학적 백혈구울혈는 국소적 결함만을 변화시키는 정신적 상태로 나타나지만, 혈관폐색은 혈전이나 색전발작을 일으킨다.

진단검사: 백혈구울혈은 고위험군에서 추정할 수 있지만 진단은 대부분 임상증상에 기초한다. 많은 경우 경색이나 뇌졸중 발작과 같은 병태생리적 합병증이 발생하여 추정진단을 확인시켜 준다. 환자는 확진을 위한 특별한 진단검사를 받는다. 흉부방사선은 폐의 백혈구울혈을 진단하기에 충분하다. 두부 컴퓨터 단층촬영(CT)은 신경학적 백혈구울혈을 보여줄 수 있다. 초음파 검사와 자기공명영상(MRI) 또한 확진을 위해 사용될 수 있다. 폐의 백혈구울혈에서 ABG 결과는 진단적 제한점을 분명히 이해하고 사용해야 한다.

③ 관리

백혈구울혈에서 우선되는 간호관리는 세포가 조직손상을 야기하기 전에 고위험이나 조기 증상을 보이는 환자를 확인하고, 백혈구제거혈 수혈(leukapheresis)을 하는 것이다. 치료적 백혈구제거혈 수혈은 치료마다 20,000~40,000개의 백혈구를 제거하고, 백혈구 수가 30,000~40,000 /mm^3 이하로 될 때까지 하루에 한번이나 두 번의 치료가 요구된다. 백혈구제거혈 수혈을 즉시 시행할 수 없다면 혈액을 희석시키고, 대사성 독소의 신장으로의 배출을 증가시키기 위해 다량의 IV 수액을 처방한다. 백혈구제거혈 수혈을 12-24시간 안에 할 수 없고 환자의 증상악화가 지속되면 교환수혈이 이용될 수 있다.

많은 환자들은 또한 빠른 세포성장과 신부전을 동반하는 특발성 종양 용해 증후군을 막기 위해 부가적인 항암화학요법을 즉각적으로 받는다. 가능하다면 항암화학요법을 시행하기 전에 필요한 백혈구제거혈 수혈을 완전히 마치는 것이 좋다. 그러나 만약 환자가 그런 치료를 받기에 너무 지쳐 있다면 중환자간호사는 백혈구제거혈 수혈이나 지속적 신대체요법(CRRT) 사이에 항균제나 항암화학요법을 수행해야 한다. 백혈구제거혈 수혈을 받는 환자들은 증상을 안정시킬 목적으로 항균제, 이뇨제, 기관지확장제와 allopurinol과 같은 약물로 보조적 약물치료를 받는다.

백혈구울혈의 과점성을 악화시키는 중재를 아는 것이 중요하고, 이런 중재활동은 피해야 한다. 급성 백혈병 환자들은 자주 빈혈을 보이지만 혈액생성물은 극심한 주의를 가지고 주입되어야 하고, 혈액점성이 증가되는 것을 막기 위해 결정질(crystalloid) 수액과 함께 주입한다. 이뇨제는 종양세포 용해와 관련된 요산의 신배출을 증가시키기 위해 사용할 수 있지만 정상 혈관 삼투압농도를 유지하기 위해 결정질 수액과 병행해야 한다. 두개내 출혈을 감소시키기 위한 보조적 중재로는 침상머리 상승과 corticoidsteroid의 처방이 포함된다. Box 12-4-8은 백혈구울혈 관련 합병증 위험을 감소시킬 수 있는 간호중재가 나열되어 있다.

Box 12-4-8
백혈구 울혈의 간호중재

- 백혈구 울혈의 고위험군을 파악한다–급성골수성백혈병, 백혈구 > 100,000/mm^3, 신기능부전, 탈수
- 혈액을 희석하고 대사성 독소의 배출을 돕기 위하여 다량의 정맥내 수액요법을 실시한다.
- 가능하다면 백혈구제거혈 수혈을 수행한다.
- 백혈구 울혈 증상을 보이는 기관을 치료한다.
- 염증성사이토카인 증상을 줄이기 위하여 corticosteroids을 투여한다.
- 과점성이 문제가 되는 초기 혈액 성분 수혈을 주의깊게 시행한다.
- 기관의 허혈이나 경색의 증상이 있는지 주의 깊게 관찰한다.

④ 합병증

적절하고 확실한 치료를 받음에도 백혈구울혈 환자들은 뇌졸중 발작, 호흡부전, 장 경색, 신부전이나 심근경색을 경험할 수 있다. 많은 경우 가역적인 조직허혈에 따른 보조적인 치료가 필요하다.

3) 해부구조적 합병증

(1) 심장압전

심장압전(cardiac tamponade)은 과도한 심막액의 축적 또는 심장을 압박하는 종양이 있을 때 발생한다.

① 병태생리

심막(pericardium)은 심장과 대혈관을 둘러싸고 있는 이중 벽 구조의 낭으로 장측 심내막(visceral layer)과 벽측 심내막(parietal layer)으로 구분된다. 두 내막 사이의 심막강에는 10~50mL의 장액이 존재한다.

종양성 심장압전은 심막낭내 과도한 체액형성 및 축적에 의해 발생하거나 또는 종양이나 방사선후 심막염(postradiation pericarditis)에 의해 발생하는 응급상태이다. 체액 축적에 의한 심막압 상승은 정상 확장기 수축을 저해하여 일회 박출량의 감소, 저혈압, 보상적 빈맥, 좌심방, 폐동맥과 정맥, 우심방 및 대정맥의 평균압의 균 등이 나타난다. 또한 동맥압의 유지, 혈액량 증가, 정맥환류 향상을 위해서 빈맥과 말초혈관수축이 나타나나 치료하지 않으면 순환허탈에 이르게 된다.

원격 원발암(예: 신장세포)이 혈류를 통해 심막으로 전이되거나 혹은 식도암이나 폐암은 심낭내로 직접 확대되고, 거대흉부종양은 심막액 재순환 림프를 폐쇄하여 심막삼출을 유발한다. 유방, 폐 또는 식도 종양, 림프종, 위장암, 흑색종, 육종 및 백혈병과 같은 원발암은 심막삼출을 유발하는 대표적인 종양으로 특히 환자가 심장 방사선 치료를 받았거나 총 방사선량이 4,000rad(40Gy)을 초과한 경우, 방사선 심막염이 발생할 수 있다. 그 외 인터류킨-2(aldesleukin), 알파인터페론과 같은 바이오치료 약물도 원인이 된다.

② 사정

건강력: 심장압전의 증상과 징후는 심막낭내 체액축적 속도에 따라 달라진다. 주 증상과 징후로는 체액의 느린 축적에 따른 우심부전이다. 압전의 징후는 빠르고 약한 맥박, 원발성 심음, 흡입시 확장되는 목정맥(Kussmaul's sign), 기이 맥박(흡기시 동맥혈압이 10mmHg 이상 감소), 발목 또는 천골 부종, 부종, 복수, 간비장비대, 간경정맥 반사, 기면 그리고 의식수준 변화

등이다. 환자는 호흡 곤란, 기침 및 흉골후방 통증(앞으로 기댄 자세에서 완화)을 호소할 수 있다. 때때로 삼출이 많은 환자에서 상복부 통증, 딸꾹질, 쉰 목소리, 구역 및 구토가 나타난다.

진단검사: 심장압전 여부와 중증도를 판단하기 위해 다양한 검사가 사용된다. 흉부방사선은 심장비대, 종격 확장 또는 폐문 선병증(hilar adenopathy) 진단시 유용하며, 사지유도 심전도에서는 낮은 QRS 군 전압, 동성빈맥, 전흉부 ST 간격 상승 및 T파 변화 등을 포함하는 비특이적 소견을 보인다. 심초음파 검사는 가장 민감하고 확실한 비침습적 진단검사로 삼출과 심장후방 경계로 구분되는 2개의 뚜렷한 초음파를 확인할 수 있으며, 이들 초음파의 공간으로 삼출의 크기 또는 심막의 두께를 산출할 수 있다. 그 외 우측 심장도관술을 통해 심막압전(pericardial tamponade) 또는 협착을 발견할 수 있으나 일반적으로 심초음파를 사용한다. 전이암환자에서는 심막천자를 통해 세포학 결과의 양성 여부를 알 수 있다.

③ 관리

우선적으로 정맥순환을 높이고 심박출량을 향상시키기 위한 용량 증가와 산소 투여가 필수적이다. 중요한 치료적 접근은 체액배액으로 급성 또는 치명적인 증상이 있을 경우 응급으로 바늘 또는 카테터를 이용한 심막천자를 시행한다(Box 12-4-9). 이 때 체액을 배액하지 않으면 심정지가 발생할 수 있다. 또한 즉각적으로 심막액의 재축적 예방치료를 하지 않으면 24~48시간 내 압전이 재발할 수 있다.

치료법을 선택할 때 고려해야 할 점은 특정 치료시 사망률, 이전 치료법 및 환자의 기대수명과 더불어 원발성 암의 민감성이다. 림프종과 소세포폐암 등과 같이 치료 효과가 있는 약물이 있을 경우 환자가 임상적으로 안정된 후에 전신 항암화학요법을 시작할 수 있다. 심막삼출이 있는 백혈병, 림프종 및 유방암 환자에서도 항암화학요법은 효과적이다. 림프종이나 유방암 등과 같이 방사선 치료에 효과를 보이는 종양의 경우 방사선요법이 선택적으로 제공될 수 있다. 종종 빠른 체액배액을 위해 형광경 또는 심초음파 유도 카테터 삽입이 즉각적으로 적용되기도 한다. 드문 경우 심막 경화(pericardial sclerosis)를 통해 체액축적을 저해할 수 있다.

흉막과 심막에 창을 만들어 심장압박을 완화시키고 진단용 조직을 채취하기 위한 흉강내시경적 심막하절개술(thoracoscopical inferior pericardiotomy)이 간혹 시행되기도 한다. 보존적 내과치료에 반응이 없는 방사선 유발 심막질환에 심막절제술(pericardectomy)이 시행되지만 높은 외과적 이환율과 사망률 때문에 광범위 심막종양에서는 시행하지 않는다.

Box 12-4-9
종양성 심장압전의 증상과 징후

응급 심막배액이 필요한 증상
- 청색증, 저산소혈증을 동반한 호흡곤란, 의식장애
- 기이맥박이 맥압의 50% 이상일 때
- 맥압이 20mmHg 이상 차이가 날 때
- 말초 정맥압이 15mmHg 이상 차이가 날 때

(2) 경동맥 파열

경동맥 파열(carotid artery rupture)은 경동맥의 종양 침식 혹은 파열로 발생하며, 다량 출혈로 인해 사망에 이를 수 있으므로 즉각적인 중재가 요구된다. 두경부암 환자 중 수술이나 방사선치료를 받은 환자나 상처감염이 있는 환자들이 경동맥 파열의 고위험군이며, 종양 위나 혹은 근접부위에서 맥박이 촉진되는 환자들은 경동맥 침식의 고위험군이다.

① 병태생리

경동맥 파열은 종양 침식 또는 수술에 의하여 혈관이 약해졌을 때 발생하며, 그 외 동시 감염이나 피부판 괴사 등으로도 발생한다.

② 사정

보통 동맥 파열시 다량의 혈액이 손상된 혈관에서 갑자기 방출되지만 침식 혹은 파열의 첫 징후는 소량의 경부 혈액누출이나 설명되지 않은 구강출혈이다. 만약 피부손상이 없다면 짙은 피부색, 자반성 피부 변화, 부기, 연하곤란 또는 호흡곤란, 흉골후방이나 상복부 통증 그리고 의식 변화가 나타나며, 편측성 두통이나 시각장애도 보인다. Box 12-4-10은 경동맥 파열의 기본 증상과 징후이다.

③ 관리

고위험군 환자에게는 예방적 처치의 일환으로 혈관 스텐트를 삽입한다. 시술 전 수혈용 혈액과 정맥주입을 준비하고, 경동맥 파열이 의심될 때 응급으로 가운데 두 개 손가락을 식염수로 적신 솜 드레싱으로 싸서 동맥을 직접 압박할 수 있도록 항상 거즈, 세척용 식염수와 혈관 집게를 바로 사용할 수 있도록 준비한다. 응급 지혈 후 출혈이 없거나 지혈제를 투여하여도 추가적인 실혈이 있을 수 있으므로 절대 압박을 느슨히 하지 않도록 하고, 손상된 동맥의 결찰이 일차 선택 수술이며, 색전술 또는 스텐트 삽입이 대안적 수술법이다

Box 12-4-10
경동맥 파열의 기본 증상과 징후

- 경부 상처 부위의 삼출출혈
- 설명되지 않는 구강출혈
- 경부 부위 전체의 반상출혈
- 갑작스런 경부 부종
- 흉골후방 혹은 상복부 통증
- 절박감, 불안 또는 안절부절

④ 합병증

경동맥 파열의 전체 사망률은 40~60%이며, 60%의 생존 환자에서 편측부전마비와 같은 장기적인 신경계 결손 합병증이 나타난다. 경동맥 파열시 파열된 쪽 뇌의 적절한 관류 유지와 편측부전마비의 위험 감소를 위해 경동맥의 반대쪽 내경동맥으로 수액을 보충하여 쇼크를 예방한다.

(3) 간정맥 폐색질환

간정맥 폐색질환(hepatic veno-occlusive disease)은 고용량 방사선요법과 화학요법의 합병증으로 대부분의 경우 고용량의 알킬화 약물(예: cyclophosphamide, busulfan)을 받은 환자나 혹은 복부 방사선을 받은 환자에서 발생한다. 그 외 위험요인을 보면 광범위 전처치를 받은 암 환자, 고령 및 간염 과거력이다.

① 병태생리

기전이 확실하지는 않으나 병인적 약물이 간정맥과 동양혈관벽의 내피층에 섬유성 변화를

유발하여 세정맥 협소와 경직을 야기하고, 이에 간정맥 혈류의 감소, 간울혈 및 압력 관련 간손상이 나타나는 것으로 유추된다.

② 사정

건강력: 초기 증상은 과잉 체액 잔류, 혈청 빌리루빈 증가 및 비특이성 복부 통증 등이다. 발현 시기는 원인 약물에 따라 증상은 다양하나 치료 후 평균 8~20일째에 증상이 발현된다. 임상경과는 복수를 동반한 문맥고혈압, 동통성 간비대 및 우심부전 중 하나가 우선적으로 시작하여 응고병증을 동반한 간 파괴, 혈소판 감소증, 고암모니아혈증, 대사성 산증, 미주신경 긴장 증가 및 간신장 부전이 1~3주 동안 지속된다(Box 12-4-11). 대부분 간정맥 폐색질환은 경증이지만 10~20%의 경우 중증의 치명적 증상이 나타난다.

진단 검사: 우선적으로 총빌리루빈과 간접빌리루빈의 상승 여부를 확인한다. 이전에는 혈청 옥살아세트산 전이효소(serum glutamic oxaloacetic transaminase, SGOT)로 알려진 아스파라진산 전이효소(aspartate transaminase, AST)와 알칼리성 인산분해효소(alkaline phosphatase)가 초기에 증가하며, 진행성 간부전이 있을 경우 간 아미노전이효소 역시 상승한다. 복부초음파는 간비대 확진 및 담즙정체(cholestasis), 간농양 등을 배제하기 위해 시행한다. 말기 또는 중증 질환에서 혈소판수 감소와 프로트롬빈시간(PT), 부분트롬보플라스틴시간(PTT)이 지연된다. 결정적 진단은 오직 간생검에 의해 할 수 있으며 검사 결과 세정맥 섬유증이 발견된다.

Box 12-4-11
간정맥 폐색질환의 증상과 징후

초기
- 체중 증가
- 수액 정체, 부종
- 동통성 간비대
- 총빌리루빈과 직접빌리루빈의 증가
- AST과 alkaline phosphatase 증가

말기
- 응고장애, 혈소판 감소증
- 고암모니아혈증
- 대사성 알칼리증
- 간신증후군(hepatorenal syndrome)
- 우심부전
- 아미노전이효소 증가
- 미주신경 긴장 증가

③ 관리

확실한 치료법은 없다. 일단 간정맥 폐색질환이 의심되면 적절한 수액 공급과 이뇨제와 같은 지지 요법을 제공하고, 문맥 혈류를 증가시키기 위해 경정맥간내문맥정맥단락술(transjugular intrahepatic portosystemic shunt, TIPS)을 시행한다. 그 외 혈소판 수혈, 혈관수축제 및 암모니아 감소요법(예: 락토오즈)을 시행하며 증상 완화를 위해 고용량 methylprednisolone, 고용량 glutamine과 비타민 E, ursodiol 및 조직플라스미노겐활성제을 투여할 수 있다. 지속적 동정맥여과투석과 같은 신대체요법이 종종 적용되기도 한다. 피하 또는 정맥내 저용량 헤파린 투여나 defibrotide가 잠재적 예방법으로 연구중이다.

④ 합병증

연구에 따르면 총빌리루빈 수치가 15~18mg/dL 이상인 환자들의 사망률이 높은 것으로 보고된다.

(4) 상대정맥증후군

상대정맥증후군(superior vena cava syndrome, SVCS)은 흉막삼출 및 얼굴, 팔, 기관부종을 일으키는 상대정맥의 폐쇄 상태로 중증에서는 심장 충만의 손상과 뇌부종을 야기한다.

① 병태생리

대부분의 상대정맥증후군은 외부 압박 혹은 혈관 침범의 원인이 되는 종격 종양 또는 림프절 침범에 인한 것으로 75% 이상이 소세포폐암 또는 편평세포폐암으로 인해 2차적으로 발생하며, 나머지 10~15%는 종격림프종으로 인해 발생한다. 또한 중심정맥 카테터나 과응고증후군으로 인한 혈전으로 인해 혈관이 폐쇄될 수 있다. Box 12-4-12에 상대정맥증후군의 원인이 기술되어 있다.

② 사정

건강력: 증상과 징후는 대정맥 압박의 진행 속도에 따라 다양하다. 초기 증상은 대부분 이른 아침에 뚜렷히 나타나며 안와 및 결막 부종, 얼굴 부종, 셔츠 칼라가 꽉 끼는 Stokes' sign과 시력장애 및 두통이 있으며, 그 외 뇌부종 및 심장충전 손상에 의한 의식수준 변화와 국소신경계 징후를 호소하기도 한다. 말기 증상과 징후는 흉부 · 상지정맥의 확장, 실어증, 호흡곤란, 기침, 쉰 목소리 및 빈호흡 등을 포함하며 호흡곤란을 주호소로 내원한다.

진단검사: 대조 흉부 CT, 정맥조영술, 혈관조영술, 방사선핵스캔 등이 이용되며 최근에는 대조 나선상 CT(contranst spiral CT)가 종양의 위치와 대정맥 침범에 대한 정확한 정보를 주는 유일한 진단검사이다. 그러나 SVCS의 증상은 암 진단 시점에 이미 나타나기 때문에 대부분의 경우 생검 혹은 세포학적 검사가 요구된다.

Box 12-4-12
상대정맥증후군의 위험요인

- 흉부, 경부 및 상복부 암(예: 폐암, 유방암, 림프종, 두경부암, 갑상선암, 위암, 식도암, 췌장암, 전이성 신장세포암, 전이성 결장직장암, 흑색종)
- 상대정맥내 장치(예: 거대 구멍, 다중내강 중심관, 특히 쇄골하 부위에 위치할 때)
- 과다응고증후군(파종성 혈관내응고, 종양의 과다응고)

③ 관리

종양에 기인한 SVCS의 우선적 치료는 방사선요법이다. 용량은 종양의 크기와 방사선 민감성에 따라 다양하나 초기에 고용량 파편(총 30~50rad)을 매일 투여하면 7~14일 후 증상이 완화된다. 국소적 진행성 비소종격, 폐문과 쇄골상 림프절 그리고 인접 실질부위를 방사선 치료한다. 주요 부작용은 기침이며 대체로 치료 후 3일 이내에 증가한다. 초기 7~10일 동안에는 염증으로 인한 분비물 증가, 건조한 자극으로 인한 출혈성 분비물을 동반한 잦은 마른 기침을 한다. 소세포퇴행성암 혹은 림프종 등 파종질환을 동반한 SVCS의 치료법은 화학요법이다. 약제는 주로 cyclophosphamide, cisplatin, bleomycin 및 doxorubicin 등의 고용량 약제를 사용한다. 부작용으로는 골수억제, 심장 독성 그리고 신기능장애가 있다. 중심정맥카테터의 색전에 기인한 SVCS 치료는 항섬유용해제 혹은 항응고제 그리고 가능하다면 카테터의 수술적 제거가 포함될 수 있다. 간혹 상대정맥의 스텐트 대체나 혈관이식은 즉각적인 증상 완화에 도움을 주지만 장기적 항응고제의 효과는 아직 확실치 않다.

지지요법은 필수적이며 많은 환자들이 중증의 호흡곤란을 보이므로 기도 유지가 가장 우선적으로 요구되어 기관내삽관이 요구되는 경우도 있다. 그 외 산소요법, 이뇨제, 스테로이드 및 헤파린이 투여되며, 필요하다면 질병이나 치료로 인한 부종을 감소시키기 위해 corticosteroid를 3~7일 동안 투여한다. 환자에게 발살바 수기를 피하기 위해 구부리지 않도록 교육하고, 침상에서는 최소한 반좌위를 취하도록 한다. 팔을 베개에 올려 부기 완화를 도모할 수 있으나, 하지 거상은 상체 체액량을 증가시킬 수 있기 때문에 시행하지 않는다.

④ 합병증

SVCS를 가진 환자는 다양한 합병증이 나타난다. 가장 흔한 합병증은 우심부전으로 수액제한, 이뇨제 및 digoxin이 요구된다. 종양이 대정맥을 침범하여 발생한 혈관 파열은 종양 크기가 치료에 의해 줄어들 수 있기 때문에 매우 위험하다. 혈관 파열 발병율은 식도암과 폐암에서 가장 높으며, 초기 치료 3~4주 후에 가장 호발한다. 혈관 파열의 경고성 징후로는 급성의 갑작스런 호흡곤란, 저산소증, 기침 및 혈관허탈이다. SVCS로 흉부방사선을 받은 환자는 방사선 폐렴(호흡음 및 폐포모세혈관 투과성의 방사선 변화와 상호관련된 방사선 부위의 염증반응)이 있을 수 있고, corticosteroid와 지지요법으로 치료한다. SVCS는 10~30% 환자에서 재발한다.

(5) 흉막삼출

① **병태생리**

정상적으로 장측 흉막과 벽측 흉막 사이에는 30~150mL의 체액이 있어 흉막의 음압을 유지하는데 흉막삼출은 흉막강내 체액이 과다축적된 것으로 폐 확장손상과 저산소혈증을 수반한다. 주로 림프 폐쇄(특히 흉관)나 정맥 울혈, 늑막염증 또는 과도한 모세혈관 투과에 따른 흉막액 증가 혹은 부적절한 배액으로 인해 발생하며, 림프 폐쇄 또는 악성세포 침윤과 같은 악성조건이 원인이 되기도 한다. 용적과부하, 모세혈관 투과성의 변화나 림프 폐쇄에 의한 흉막삼출은 생성된 누출액에 알부민은 존재하나 세포조각이나 효소가 없는 것이 특징이며 악성세포 침윤은 흉막액내 적혈구, 백혈구 및 젖산탈수소효소의 분비가 특징적인 삼출물과 늑막염증을 유발한다. 흉막액이 축적됨에 따라 흉막 양압이 증가하여 호흡운동 증가, 폐포 허탈로 인한 가스교환 감소, 저산소혈증이 나타난다.

② 사정

건강력: 흉막삼출에 의한 과도한 흉막압 상승은 폐탄성을 감소시키고, 흉막액이 흉부 공간을 차지하여 폐포 허탈을 유발하게 되며, 이러한 생리적 과정과 관련되어 호흡음 감소, 삼출 반대 쪽으로 기관 이동, 저산소혈증 증상(예: 호흡곤란, 불안, 혼돈, 핍뇨, 장음 감소)과 같은 증상과 징후가 나타난다.

진단검사: 확진적 진단검사는 직립 자세의 흉부 방사선촬영으로 체액축적에 의한 무뎌진 횡격막 지붕과 감소된 폐하부의 방사투과성을 확인할 수 있다. 종종 체액이 공간을 차지함에 따라 반월형 형성 및 측면 흉막선의 비후를 관찰

할 수 있다. 흉막삼출이 확진되면 흉막천자시 얻은 액체검체의 세포학 검사로 악성세포를 확인하여 치료 방향을 결정한다.

③ 관리

치료는 병인기전, 증상 발현 속도 및 호흡손상 정도에 따라 달라진다. 삼출이 적고 원인 종양이 비악성일 경우 경과만 관찰하나 림프절 폐쇄, 심부전 혹은 폐렴을 유발할 수 있는 대종양이 원인일 경우에는 적극적 항종양요법을 시행한다.

흉막액내에 악성세포가 있을 경우, 흉막삼출의 원인이 치료 가능하거나 혹은 환자의 기대수명이 보장되지 않는 경우라면 반복적인 치료적 흉강천자가 선호되나 환자의 기대수명이 길거나 혹은 항암요법이나 간헐적 흉강천자로 흉막삼출을 해결할 수 없는 경우에는 흉부카테터를 통한 흉막유착(pleurodesis)을 주로 시행한다. 흉막유착 또는 흉막경화(pleural sclerosing)는 흉막강내로 화학약제(예: doxycycline, bleomycin) 혹은 기계적 약제(예: talc slurry)를 투여하여 흉막액의 pH를 바꾸고 장측 흉막과 벽측 흉막의 염증을 유발하는 것으로 시술 후 정상 윤활 흉막액이 없어지고, 장기적으로 제한성 폐질환이 발생하는 부작용이 있다. Box 12-4-13은 흉막유착과 관련된 간호중재이다.

또 다른 치료법에는 전체 흉막을 제거하는 흉막절제술이 있다. 흉막절제술은 효과적이지만 장기적인 염증과 흉막유착으로 인해 두 막의 분리가 용이하지 않을 경우에는 시행하기 어렵다. 그 동안 장기적 흉복막단락술 혹은 통로이식이 사용되어 왔으나 종종 카테터 섬유소 형성에 따른 폐색이 발생하기도 하였다. 최근에는 가정에서 흉막배액이 가능한 직경이 작은 흉부카테터를 사용하는 경우도 있다.

Box 12-4-13
흉막유착시 간호중재

- 지난 24시간 동안 흉관을 통한 배액량이 150mL 이하인지 확인한다.
- 경화제(bleomycin, doxycycline 또는 talc slurry)와 경화후 세척액(예방적 멸균무균수, 생리식염수 또는 1%, 2% lidocaine [xylocaine])을 준비한다.
- 경화제의 흉관내 주입 계획을 세운다.
- 만약 경화제 주입 후 관이 샌다면 연결관과 여분의 배액백을 설치한다.
- 경화제 시작 후 4~6시간 동안 관을 잠근다.
- 가능한 움직이도록 격려한다. 그러나 약물 분포를 위해 체위변경을 실시할 필요는 없다.
- 흉관을 풀고, 배액을 관찰한다(효과 67~70%). 만약 중재가 효과적이라면 배액은 미량이거나 없다.
- 흉관 제거를 돕고 환자의 공기 추적과 기흉 또는 체액 재축적 여부를 관찰한다.

④ 합병증

흉막삼출이 치료되지 않고 지속적으로 축적되면 폐포 허탈, 호흡부전과 가스교환 상실 혹은 주기도 폐쇄를 동반하는 종격이동을 야기하고, 진행성 저산소혈증으로 인해 뚜렷한 호흡산증과 허혈성 기관부전이 발생한다.

(6) 척수압박

척수압박(spinal cord compression)은 경막외 공간에 종양세포나 붕괴된 척추가 척수를 압박하여 발생하며, 조기 진단과 적절히 치료하지 않을 경우 영구적인 기능장애(마비 포함)를 야기할 수 있다.

① 병태생리

척수압박을 야기하는 주요 병태생리 기전은 · 경막외 공간내로 종양의 척추와 림프조직을 통한 확산, · 척수와 신경근 압박을 동반한 척추 붕괴를 야기하는 골전이이다. 척수압박을 야기하는 다른 장애로는 부신생물 증후군(paraneoplastic syndromes), 방사선 척수증 (radiation myelopathy), 대상포진, 골반과 장골 전이로 인한 통증 또는 세포독성 약물이 있다. 표 12-4-10은 척수압박의 원인과 압박부위이다.

② 사정

건강력: 원발성 종양인 경우 증상과 징후는 보통 서서히 나타나는 반면, 전이성 질환의 경우 빠르게 진행된다. 대부분 환자들은 체중 증가, 눕기, 기침, 재치기 혹은 발살바 수기시 악화되고 앉은 자세에서 완화되는 중심부 주변의 요통을 호소한다. 초기 증상은 저림, 감각이상 또는 한기 등 신경계 감각변화이며 그 외 요정체와 실금을 동반한 신경성 방광, 배변 및 배변 억제 충동 상실, 남성의 경우 발기부전 혹은 발

표 12-4-10 척수압박: 병인과 임상적 소견

부위	주 악성 병인	신체적 증상	자율신경계 증상
경추	• 두경부암 • 흑색종	• 경부, 안와부 및 어깨 부위 척수신경근통 (주로 목 운동시 통증이 나타남) • 사지마비 • 상지허약(강직성 또는 위축성) • 허약 부위의 감각상실 • 횡격막의 허약 또는 마비가 영향 부위나 C4 이상에서 있을 수 있음 (편측성이거나 양측성)	• 저혈압 • 서맥 • 자율체온조절 상실 • 자율신경 과다반사 • 염산 과다분비 및 무력장폐쇄증 • 장, 방광 및 발기반사 • 호프만 징후(Hoffman's sign-가운데 손가락을 가볍게 치면 같은 쪽의 엄지와 검지가 굴곡됨)
흉추	• 유방암 • 위암 • 폐암 • 림프종 • 췌장암	• 통증(국소적, 연관상 또는 근치성일 수 있음) • 하반신마비 • 영향 부위 이하 감각상실 • 해당 말단의 비정상 반사	• 정맥울혈 및 관련 합병증 • 장, 방광, 및 음경발기 반사
요추	• 난소암 • 신장세포암 • 전립선암	• 장과 방광 기능장애 • 족저신전반응	• 정맥울혈 및 관련합병증 • 장, 방광, 및 음경발기 반사
마미	• 방광암 • 전립선암	• 통증(국소적, 연관상 또는 척수신경근성) • 조임근 장애 • 둔부와 다리 감각 상실 • 하지 허약 및 마비	• 장, 방광, 및 음경발기 무반사

기유지 기능상실이 나타나기도 한다. 마미(cauda equina)로 전이될 경우 일반적으로 요도, 질, 직장 감각의 손상, 방광 기능장애, 요추 피부의 감각저하 그리고 안장 마비가 나타난다.

척수압박의 수준은 다리 뻗어 올리기, 목 구부리기 또는 척추 타진 동안 환자가 보고하는 통증에 의해 분류한다. 보통 압박 부위 아래 1~2개 추체에서 감각이 제한되며 직장 긴장과 회음 부감각 저하는 자율신경 기능장애에서 관찰되고, 심부건 반사는 척수압박에서 활발하나 신경근 압박시 감소할 수 있다.

통증이 있은 후 종종 운동허약 및 급성 운동실조가 뒤따르게 되며, 대부분의 환자들은 팔다리가 무겁게 느껴진다고 호소하고 일부 환자들은 가벼운 촉각, 통각 및 온각을 상실하기도 한다. 오랜 허약은 경련, 마비 및 근육위축으로 진행될 수 있으며, 심부 압박감과 자세 감각이 사라질 수 있다.

진단검사: MRI는 신경계 조직에 민감하며 척수의 완전 혹은 부분 차단 뿐만 아니라 모든 경막외 침전물을 명확히 보여준다. 척수조영술 또는 CT 스캔에서 척수종양을 확인할 수 있으나 척수압박의 여부와 확대를 진단하기에는 민감성이 떨어진다. 척수천자로 뇌척수액을 얻어 악성세포 여부를 확인할 수도 있다.

③ 관리

척수압박 정도, 신경계 손상 정도 및 이전 방사선요법을 고려하여 가장 적절한 치료법을 선택한다. Corticosteroid는 종양 주위의 부종 감소와 신경계 기능장애를 위해 사용되지만 아직까지 환자의 최종 예후에 미치는 영향은 확실하지 않다. 일반적으로 응급 진단절차를 수행하기 전에 dexamethasone 10mg을 투여하고, 방사선 치료 동안 매 6시간마다 4~20mg를 지속적 투여한 후 점차 투여량을 감소하는 방법을 이용한다. 방사선 요법은 방사선 민감성 종양일 때 사용되며 척수압박으로 확진되면 즉각적으로 제공한다. 방사선 영역은 전체 척수압박 영역을 포함한 위아래 2개의 척추를 포함한다. 방사선 요법은 신경계 황폐가 빠르게 진행되는 환자의 50% 이상에서 증상이 호전되는 것으로 보고된다.

척추후궁절제술(laminectomy)은 척수와 신경근의 압력을 즉각적으로 감소시킨다. 대부분 척추 전이는 전방에서 시작하지만 임상적으로 위험하기 때문에 주로 후방 접근이 선호되며, 간혹 절제 가능한 종양환자의 경우에는 전방 척추후궁절제술을 시행하기도 한다. 수술 후 방사선요법은 잔여 종양의 감소, 통증 완화, 환자의 기능상태 향상 효과가 있다. 척추 붕괴나 다발성 골수압박일 경우에 수술은 금기이다. 척추후궁절제술은 진단적 치료를 위해 사용할 수 있으며, 환자가 이전에 암 진단을 받은 적이 없거나, 감염 혹은 혈종이 없어야 한다. 만약 상부경추 압박시 수술을 할 수 없으면 Halo 견인으로 경부를 안정시켜 호흡마비를 예방한다. 만약 고용량 스테로이드와 방사선요법에도 불구하고 환자의 신경계 황폐가 지속되면 응급감압을 시도한다.

화학 민감성 종양이라면 화학요법을 방사선요법 혹은 수술과 병행할 수 있다. 화학요법은 이전에 방사선 치료를 받은 다발골수종 환자에게 효과적이며, 림프종이나 전립선암 등 특정 종양에서는 전신화학요법 혹은 호르몬요법이 적용된다.

통증관리를 위해 적절한 진통제 투여, 침상

안정 및 체위 변경, 이동시 지지를 제공해야 한다. 운동범위내 운동은 운동 및 감각결핍 환자에게 효과적이고 환자에 따라 배변 재훈련과 간헐적 요로카테터가 필요할 수도 있으며, 잦은 피부간호 또한 필수적이다.

(7) 기관기관지 폐쇄

① 병태생리

종양은 기관이나 주기관지를 폐쇄하여 호흡곤란과 저산소혈증을 유발하기도 한다. 대부분의 경우 폐암과 림프종이 기도폐쇄를 유발하나 그 외 다른 전이성 종양(예: 두경부암, 흑색종, 유방암)과 아밀로이드증(amyloidosis)나 기관지연화증(bronchomalacia)등 비악성 장애가 기도폐쇄를 유발하기도 한다.

② 사정

건강력: 기관기관지 폐쇄 환자는 폐쇄 위치와 정도 그리고 발생 속도에 따라 다양한 수준의 호흡곤란을 보인다. 협착음은 기관폐쇄시 나타나며, 비대칭성 흉부확장을 동반한 천명음은 기관지폐쇄시 관찰된다.

진단검사: 기관지경 검사는 기관과 기관지 폐쇄와 중증도 확인에 용이하나, 항상 기도의 외부 압박이나 종양침범을 규명해내지는 못한다. 기관지경 검사는 주로 나선형 CT와 같이 사용한다.

③ 관리

특정 종양인자와 치료적 목표에 따라 치료법이 다양하나 주기도 폐쇄의 경우에는 즉각적인 치료가 요구된다. 레이저요법은 주기도 침윤종양시 생명연장뿐만 아니라 삶의 질 향상에도 매우 효과적으로 이는 마취한 상태에서 딱딱한 기관지경으로 시술하기 때문에 환자는 시술 후 며칠 동안은 인후통과 기침으로 힘들어 할 수 있으나 회복기간은 빠르다. 기관지삽관 근치치료는 정확하고 직접적인 방사선요법을 동반한 기관지삽관법으로 레이저요법과 기관지삽관 근치치료 모두 세심하게 기도출혈을 관찰해야 하며, 출혈 발생을 낮추기 위해 기침억제제 또는 저용량 corticosteroid가 처방된다.

질환 말기에는 일시적 증상 완화를 위하여 기관 또는 기관지 스텐트를 삽입하여 기도를 유지한다. 기도 스텐트는 가벼운 마취하에 딱딱한 기관지경을 이용하여 삽입한다. 종양 크기를 줄이기 전에 스텐트를 삽입하면 종양 감소에 따라 기도가 자연스럽게 열리면서 스텐트가 이동하는 문제가 발생할 수 있다. 스텐트 이동은 보통 심각하고 갑작스러운 호흡곤란을 야기하므로 즉각적인 중재가 이루어져야 한다. 드물게 스텐트를 삽입할 수 없을 경우에는 환자 자세(예: 복와위)를 변경하여 종양이 주기도와 떨어지도록 도모하여 항암요법 동안 일시적인 증상완화를 도울 수 있다.

④ 합병증

가장 심각한 합병증은 주변 폐혈관으로 종양이 침식하여 발생하는 기도폐쇄와 출혈이다. 과다출혈이 진행되기 전에 발견되었다면 색전술로 출혈을 치료할 수 있다. 만약 중증의 출혈이 있다면 폐가 외과적으로 회복될 때까지 이중내강의 기관내관을 삽입하여 폐출혈을 차단하도록 한다.

4) 대사성 합병증

(1) 고칼슘혈증

고칼슘혈증은 교정된 칼슘수치가 11mg/dL이상인 경우이다(정상범위: 8.5~10.5mg/dL).

① 병태생리

체내 칼슘의 99%는 골 안에 불용해성 형태로 존재하고 나머지 1%는 자유롭게 교환 가능한 칼슘으로 중요 칼슘은 이온화 칼슘으로 반드시 정확한 수치 안에서 유지되어야 한다. 혈청 칼슘수치는 혈청 칼슘수치를 감소시키는 칼시토닌과 반대로 혈청 칼슘수치를 증가시키는 부갑상선 호르몬에 의해 조절된다.

악성 고칼슘혈증의 주원인은 전이적 침습에 의한 골파괴이다. 종양세포에서 부갑상선호르몬 유사물질 혹은 골용해성 프로스타글란딘 등의 일부 체액물질이 분비되거나 다발성골수종 환자의 경우 파골세포 활성화 요인인 파골세포 활성인자(osteoelast-activating factor, OAF)가 비정상 혈장세포에서 생성되어 발생되기도 한다. 성인 T세포 림프종 환자는 OAF의 이상 생성, 집락자극인자, 인터페론 감마 그리고 활성 비타민 D 대사물과 관련된 심각한 고칼슘혈증을 보인다. 그 외 악성 고칼슘혈증의 원인으로 부동, 신기능 저하, 고칼슘 혹은 비타민 D 식이 섭취, 그리고 저인산수치 등이 있다. Box 12-4-15은 악성 고칼슘혈증의 원인을 나열한 것이다.

전이성 유방암을 가진 여성의 40~50%에서 고칼슘혈증이 발생하는데 항에스트로겐으로 인하여 유방암세포가 골용해성 프로스타글란딘을 생성하여 골재흡수를 증가시키기 때문이다.

Box 12-4-15
종양에서 발생하는 고칼슘혈증의 원인

- 골전이에 따른 골의 탈전해질화(대부분 유방암, 결장 직장암, 신장세포암에서 흔함)
- 부갑상선호르몬 유사물질의 종양생성 (갑상선 암, 다발성 골수종, 백혈병, 림프종, 위 암, 췌장암, 폐암)
- 신부전
- 부동
- 탈수

② 사정

건강력: 혈청 칼슘수치에 따라 증상과 징후가 달라진다. 주요 증상은 오심, 변비, 다뇨 및 의식수준 변화 등이다. 또한 대부분의 환자에서 기면, 투지 또는 혼돈 등이 나타난다.

진단검사: 진단소견은 혈청 칼슘 및 이온화칼슘의 상승이다. 혈청 칼슘수치는 단순히 알부민과 결합한 칼슘을 고려하지 않은 절대수치만을 의미하며, 정상 알부민 하한값에서 환자의 알부민 수치를 뺀 뒤 교정요인 0.8을 곱하고 여기에 측정된 칼슘을 더하여 유추한다. 진단지표로 혈청 이온화칼슘수치가 정확하나 정상범위가 1.0mEq/L(±0.02)로 좁아서 임상적으로는 덜 민감하다.

칼슘수치 증가와 더불어 알칼리성 인산분해효소와 면역반응 부갑상선호르몬은 증가하고, 혈청 인산염과 혈청 칼륨은 감소한다. 증상이 있는 환자는 보통 심전도상 서맥과 지연된 PR, QRS와 QT 간격이 나타난다.

③ 관리

치료로는 칼슘의 신장배설 증가와 골재흡수 감소를 위해 정맥수액 투여와 약물요법 등의 내과적 관리가 적용된다. 급성 고칼슘혈증은 초기에 0.9% 생리식염수로 칼슘수치를 희석시키고 요로 칼슘 배설을 증가시킨다. 고칼슘혈증이 치명적일 때 다량의 수분보충(250~300mL/시간)과 furosemide와 같은 헨레고리 이뇨제를 투여한다.

대개 수분 보충, 이뇨제, 적절한 항암요법 및 활동으로 치료한다. 이러한 치료요법에 반응이 없는 환자는 저칼슘요법을 무기한 유지해야 한다. Bisphosphonate는 고칼슘혈증 치료에 가장 많이 사용되며, 최근에는 Zoledronic acid를 3일 동안 매일 8mg씩 15분간 정맥 투여하는 방법이 선호된다.

가능하면 골용해 예방을 위한 걷기 운동과 고칼슘혈증으로 인한 변비 완화를 위한 저칼슘식이 및 고염식이를 권장한다. 칼슘수치를 증가시키는 티아지드 이뇨제와 비타민 A, D는 복용해서는 안되며, 매일 10L의 수액을 제공하고 과다한 수분 섭취의 징후가 나타나는지 섭취량과 배설량을 주의 깊게 관찰한다. 필요시 칼륨 보충제를 투여하기도 한다. 고칼슘혈증은 흔한 종양학적 응급상황으로 적절한 교육과 주의로 예방할 수 있다. Box 12-4-16은 고칼슘혈증 환자를 위한 교육지침이다.

④ 합병증

고칼슘혈증이 지연되면 영구적인 신세뇨관의 비정상이 발생할 수 있으며, 급성 혈청 칼슘 증가로 인한 심장 부정맥으로 갑자기 사망할 수도 있다.

(2) 항이뇨호르몬분비이상증후군

항이뇨호르몬분비이상증후군(syndrome of inappropriate antidiuretic hormone secretion, SIADH)은 뇌하수체에서 항이뇨호르몬(ADH)의 과도한 분비에 의한 임상장애이다.

Box 12-4-16
종양학적 응급: 고칼슘혈증

종양관련 고칼슘혈증 고위험군
- 골전이(대부분 유방암, 폐암 및 결장암)
- 폐암
- 위장암(위암, 췌장암, 결장암)
- 혈액암(백혈병, 림프종, 다발성 골수종)
- 신장암
- 갑상선암

기타 고칼슘혈증 발생위험요인
- 신체활동 부족
- 수액 저하
- 신장기능 저하

고칼슘혈증 예방법
- 매일 6~8잔의 물을 마신다.
- 짠 음식을 먹는다.
- 신체 활동을 증가한다.
- 비타민 D가 풍부한 음식(우유, 치즈, 요구르트 등)은 제한한다.

① **병태생리**

흉부와 종격내 종양이 주요 심혈관을 압박하여 폐쇄하면 심박출량이 저하되고, 뇌하수체 후엽은 이를 순환량 감소로 인지하여 보상하기 위해 부적절하게 ADH를 분비하고 소변 배출량을 억제하게 되므로 상대적으로 소변 결핍상태(희석성 저나트륨혈증)를 유발하게 된다. 또한 종양의 심혈관 압박뿐만 아니라 종양 및 종양치료와 관련해서도 SIADH가 발생할 수 있다. 예를 들어 소세포폐암은 ADH 유사물질을 분비하고, cyclophosphamide와 vincristine 등의 일부 화학치료약제와 morphine은 ADH 분비를 자극하여 신장에 영향을 미칠 수 있다.

② 관리

종양으로 인한 SIADH의 치료에서 가장 중요한 것은 기저 악성종양의 치료이다. 항종양요법은 항암요법, 방사선요법 또는 corticosteroid를 포함한다. 하루 수분 보충은 500~1,000mL로 제한하여 7~10일 내 수분균형을 교정하고, 만성 SIADH 환자의 경우 ADH 분비 저해 항생제인 demeclocycline을 매일 900~1,200mg 씩 투여할 수 있다. 이 항생제는 설사, 오심, 연하곤란 및 광과민성의 부작용이 있다.

이뇨제는 전해질 불균형을 야기할 수 있기 때문에 심각한 상황이 아니면 처방하지 않으나 혼수 또는 경련 환자에게는 3% 고장액과 furosemide 같은 헨레고리 이뇨제을 투여하기도 한다.

(3) 종양용해증후군

종양용해증후군(tumor lysis syndrome)은 빠른 세포사에 의한 대사성 불균형이다. 대부분의 화학 민감성 혹은 방사선 민감성 종양환자들에서 치료시작 1~5일 후에 나타날 수 있으나 급증식성 질환은 치료 전부터 종양용해증후군이 나타기도 한다.

성장속도가 빠른 거대 종양(예: 급성백혈병, 버키트림프종(Burkit' s lymphoma))이나 방사선 민감성 혹은 화학 민감성 종양(예: 소세포폐암, 악성림프종)이 종양용해증후군의 고위험군에 해당되며, 이전에 신장기능 장애가 있었던 환자들은 부적절한 대사 노폐물 정화로 인해 위험이 높다. 다른 고위험군에는 Merkel' s tumor, 간모세포종 및 수모세포종 등이 있다.

① 병태생리

빠른 세포사는 순환 혈청으로 세포내 함유물(칼륨, 인 및 핵산)을 분비한다. 대사 노폐물 생성이 배설보다 많거나 신기능 저하가 있을 경우에는 혈청내 전해질과 요산이 축적되어 고칼륨혈증, 고인산혈증 및 고요산혈증 등 비정상적 상태가 되고, 이는 신장의 칼슘 배출을 촉진하여 저칼슘혈증을 유발한다. 또한 고요산혈증은 요도관에 요산 결정을 침전시켜 신부전을 야기한다.

② 사정

건강력: 종양용해증후군의 증상과 징후는 특정 전해질 불균형과 신기능장애와 관련되며, 대체로 고칼륨혈증, 고인산혈증, 저칼슘혈증, 고요산혈증 및 산증이 발생할 수 있다. Box 12-4-17은 종양용해증후군의 대사성 비정상과 관련된 대표적인 임상적 증상과 징후이다.

진단검사: 전해질 검사상 칼슘 감소와 혈청 칼륨, 인, 요산, BUN 및 크레아티닌의 증가가 확인된다. 산증은 심각한 신장기능 손상 환자에서 관찰될 수 있으며, 요로 요산 대 크레아티닌 비율은 1보다 크다. 신장 초음파는 요관 폐쇄를 배제하기 위해 사용된다.

③ 관리

치료는 종양용해증후군의 고위험군을 사전에 파악하여 적극적 수분 보충과 요로 알칼리화를 도모하고 예방적으로 화학요법 시작 전 최소 48시간 동안 인결합약제와 allopurinol을 투여하는 것으로 요산의 세뇨관 재흡수 차단 약제들(예: 아스피린, 조영제, probenecid, 티아지드 이뇨제)은 피하도록 한다. 치료목표는 정상 범위내 혈청 요산수치 유지 및 요 pH 7.0 이상 유지이

Box 12-4-17
종양용해증후군의 증상 및 징후

고칼륨혈증
- 심전도상 높고 뾰족한 T 파
- 부정맥(빈맥, 심실 기외수축) [특히 K^+ >6.8 mEq/L])
- 근이완, 허약감
- 장음 증가, 복부경련, 설사

고인산혈증
- 근 위축
- 골수 억압(혈소판감소증, 백혈구감소증)
- 병리적 골절 위험이 증가한 뼈의 탈무기질화
- 신기능장애

저칼슘혈증
- 근육강직경련(심전도에서 PR 간격과 QT 간격 감소, 부정맥, 장음 증가, 복부경련, 설사

고요산혈증
- 소변내 요산결정체
- 혈뇨
- 핍뇨, 무뇨
- 측복부 통증
- 신부전

산증
- 빈맥
- 저혈압

다. 전해질 불균형은 필요에 따라 특별히 치료된다.

수액을 보충하여 하루 3L 이상의 소변량을 유지한다. Sodium bicarbonate의 정맥투여(초기 4g, 이후 매 4시간마다 1~2g 투여)는 소변을 알칼리화하며 신세뇨관내 요산 결정체를 감소시킨다. 소변 배설량을 더 정확히 측정하기 위해 도뇨관을 삽입한다. 인수치를 4mg/dL 이하로 유지하기 위해 aluminum hydroxide 같은 인결합약물을 매 2~4시간마다 투여한다. 혈청 칼륨 수치의 상승은 수액 보충으로 예방되지 않으므로 이뇨제와 함께 kayexalate 같은 위장관에서 칼륨을 배출하는 약물로 관리될 수 있다. 요산 생성을 차단하는 xanthine oxidase inhibitor인 allopurinol은 매일 300~900mg 범위 내에서 투여한다. 최근에는 정맥 주입(매일 200~400mg/m^2)이 가능하기 때문에 요산수치의 정상화가 더 빨리 달성될 수 있다.

치료 시작 후 몇 시간 내에 이뇨작용이 나타나지 않으면 신이식이 필요할 수 있다. 혈액투석 초기에 요산이 50% 정도 감소되지만, 전해질 불균형과 고요산혈증의 해결을 위해서는 추가적으로 며칠 동안 CRRT를 받아야 한다. 저칼슘 투석액을 칼슘인 침전을 예방하기 위해 사용한다. 복막투석을 하려면 알부민을 투석액에 추가하여 요산과 단백 결합으로 제거를 증가시킬 수 있다.

간호중재는 수액 보충, 섭취량과 배설량 및 전해질 불균형을 감시하는데 초점을 맞춘다.

사례연구 ■ 편평상피세포 폐암

편평상피세포 폐암(squamous cell cancer)으로 방사선요법을 받은 60세 남성 박씨가 기면상태가 되어 가족과 함께 응급실로 내원하였다. 지난 10일 동안 점점 식욕이 저하되다가 이틀 전부터는 깨어 있기가 힘들고 음식이나 물을 섭취하면 구토하기 시작하였다고 한다. 박씨는 매우 힘들어하며, 혈압 130/90mmHg, 맥박 90회/분이고 점막은 건조하였다. 좌측 폐에서 기관지성 호흡음이 청진되고 타진시 탁음이 나타났다. 그는 검사 동안 몇 번씩 잠이 들었으며 혈액검사 결과는 다음과 같다; 혈청 칼슘 14.4 mg/dL; 혈청 인 3.5mg/dL; 칼륨 3.6mEq/L; 요소질소 45.0mg/dL; 크레아티닌

2.2mE/dL.

치료는 수분 보충과 신장에서의 칼슘 배출을 돕기 위해 수액 공급을 시작하였고, 24시간 동안 pamidronate disodium 60mg 정맥투여도 처방되었다. 유치도뇨관이 삽입되었고 섭취량과 배설량을 측정하였다. 낙상을 예방하기 위해 항상 침상 난간을 올리도록 하였고 의식수준을 자주 사정하였다. 24시간 안에 혈청 칼슘수치는 10.5mg/dL로 떨어졌고 식욕도 좋아졌으며 물을 마신 후에도 구토를 하지 않았다. 의식은 명료하였으며 소변 배설량과 호흡음도 호전되었다. 박씨는 중등도의 운동, 가능한 침상안정을 피할 것, 그리고 적절한 염분섭취 식이에 대한 교육이 제공되었다. 가족에게는 고칼슘혈증의 증상과 징후를 교육하여 이런 증상과 징후가 관찰되면 의료진에게 바로 알리도록 교육하였다.

임상적 적용

자가학습: 비판적 사고

HIV/AIDS 사례에 근거하여 1~3번 문제를 작성하시오.

1. 치료를 시작하는 환자에게 적절한 항레트로바이러스 약물에 대해 설명하시오.
2. 박씨가 중환자실에 왔을 때 왜 prednisone을 투여하였는지 설명하시오.
3. Trimethoprim-sulfamethoxazole에 과민반응을 보이는 환자에게 줄 수 있는 대안적 약물에 대해 설명하시오.

문제 4~7을 위해 사례연구: 편평상피세포 폐암을 참고하시오.

4. 거대 종격종양이 있는 환자에게는 여러 가지 응급상황이 발생할 수 있다. 위의 사례에서 보여진 응급상황은 무엇인가? 이러한 상황을 유발한 병태생리기전을 설명하시오.
5. 종양학적 응급상황을 위한 적절한 환자와 가족 교육에 대해 설명하시오.
6. 종양학적 응급상황으로 응급실에 온 말기 암환자의 치료에 있어서의 윤리적 문제에 대해 설명하시오.
7. 종양용해증후군의 위험이 있는 대상자의 경우 전해질과 대사성 장애가 발생할 수 있다. 가능한 대사성 장애의 종류와 특징을 기술하시오.

혈액계 장애

적혈구 장애
- 결핍성 빈혈
- 용혈성 빈혈
- 겸상적혈구 빈혈
- 적혈구증가증

백혈구 장애
- 호중구감소증
- 림프증식성 장애
- 골수증식성 장애

골수기능부전 장애
- 재생불량빈혈
- 골수형성이상증후군
- 골수섬유증

지혈장애
- 출혈장애
- 면역 혈소판감소성 자반증
- 혈전성 혈소판감소성 자반증

파종혈관내응고
- 병태생리
- 사정
- 관리

학습목표

- 혈액학적 질환들의 병태생리 기전을 기술할 수 있다.
- 파종혈관내응고(DIC) 질환자의 사정 결과와 진단검사를 설명할 수 있다.
- 파종혈관내응고와 관련된 혈전 및 출혈의 임상 증상을 기술할 수 있다.
- 파종혈관내응고의 치료 관리 및 합리적 근거를 설명할 수 있다.

1. 적혈구 장애

적혈구 장애는 집중적인 감시와 중재가 필요한 급성 질병으로 중환자실 환자들에게 흔히 나타나는 건강문제이다. 빈혈의 근본적 원인을 규명하기 위한 검사를 우선적으로 실시한 후 대체요법의 역효과를 사정하고, 빈혈에 의한 이차적 관류 감소의 증상과 징후(빈맥, 흉통, 호흡곤란 및 어지러움)를 평가한다. 모든 적혈구 장애 환자들에게는 반드시 효과적인 관리가 요구되며, 피로 관리와 더불어 삶의 질을 향상하고 합병증을 예방 또는 최소화하는 중재를 시행해야 한다.

1) 결핍성 빈혈

결핍성 빈혈은 철분 결핍성 빈혈, 거대적혈모구 빈혈 그리고 만성병 빈혈으로 구분된다(표 12-5-1).

표 12-5-1 빈혈과 우선적 중재

빈혈의 종류	우선적 중재
철분 결핍성 빈혈	철분 보충제; 근본적인 스트레스원 교정
거대적혈모구 빈혈	비타민 B_{12} 대체; 엽산 보충제
만성병 빈혈	수혈; 재조합 인간에리스로 포이에틴(rEPO); 기본적인 장애 교정

(1) 철분 결핍성 빈혈

철분 결핍은 빈혈의 가장 흔한 원인으로 만성적 출혈로 인한 과도한 철분 소실로 발생하거나 부적절한 철분 섭취 및 흡수로 인하여 유발된다. 만성 출혈이 원인인 경우 근본적 출혈을 바로 잡고, 경구용 철분 제제를 투여한다. 투여 후 한 주 이상 헤모글로빈이 증가하지 않으면 치료 순응도가 낮거나 또는 위장관계의 철분 흡수장애 때문일 수 있다. 흡수장애나 경구 철분 섭취가 어려울 때는 비경구 투여를 할 수 있는데 근육내 철분 주사는 통증을 유발하거나 피부침착이 발생할 수 있으므로 정맥주사를 권장한다. 간혹 심각한 아나필락시스 반응이 치료 중에 발생할 수 있으므로 주의 깊게 관찰한다. 농축 적혈구 수혈은 심각한 활동성 출혈이나 중증의 빈혈 증상이 있을 때 사용한다.

(2) 거대적혈모구 빈혈

거대적혈모구 빈혈(megaloblastic anemia)은 비타민 B_{12}(cobalamin)나 엽산 또는 두 가지 모두 결핍 시 발생하는 빈혈이다. 특정 비타민 결핍이 원인이라면 결핍된 비타민을 보충하는 것이 주 치료법이다. 비타민 B_{12}는 위장관에서 잘 흡수되지 않기 때문에 근육주사 또는 피하주사로 투여하게 되며, 대부분 일생 동안 매달 주사를 지속적으로 맞아야 한다. 비타민 B_{12} 치료 시작 후 몇 일안에 헤마토크릿은 향상되나 신경계 증상은 호전되는데 6개월 정도가 소요될 수 있다.

경구용 엽산 보충제를 매일 약 4주간 섭취하면 체내 보존이 가능하다. 만성 알코올 중독 등 근본적 요인이 있지 않는 한 결핍이 한번 교정되면 유지요법은 거의 필요 없다. 경구용 엽산보충제 섭취 2주 후에는 헤마토크릿가 증가하여 8주 후에는 정상수치를 회복한다. Box 12-5-1은 엽산 대사를 방해하는 약물이다.

(3) 만성병 빈혈

신부전, 감염, 악성 종양 및 결합조직 질환(류마티스 관절염) 등의 만성 장애가 다양한 기전으로 빈혈을 유발한다. 주로 철분 재활용에 관여하는 포식된 노화 적혈구내 단핵성 식세포계의 비활성화로 인해 적혈구 생성에 이용되는 철분 저장이 감소되어 발생하거나 또는 포식세포 생성이 유의하게 증가하여 직접 적혈구 생성을 억제하는 사이토카인(예: interleukine-interleukin-1 alpha, tumor necrosis factor, interferon)을 분비하여 발생한다. 그 외 적혈구 생존시간의 감소, 낮은 혈청 에리트

Box 12-5-1
엽산 대사를 방해하는 약물

- 알코올
- methotrexate
- carbamazepine
- diphenylhydantoin
- triamterene
- trimethoprim
- pyrimethamine

로포이에틴 수치에 의해 유발되기도 한다.

치료는 가능한 근원적 원인을 교정하는 것이다. 수혈은 일시적으로 효과적일 수 있으며, 많은 환자들의 치료 방법으로 재조합 인간에리스로포이에틴(recombinant human erythropoietin, rEPO)이 선호된다. rEPO의 합병증은 드물게 신장투석 환자에게서 보고되며 주로 고혈압, 발작, 동정맥단락 혈전 및 혈액점성 증가가 나타난다.

2) 용혈성 빈혈

용혈성 빈혈(hemolytic anemias)은 적혈구가 정상적인 120일의 수명을 다하지 못하고, 조기에 파괴되어 생기는 질환으로 조기 파괴의 원인에 따라 선천성 또는 후천성으로 분류된다.

(1) 선천성 용혈성 빈혈

선천성 용혈성 빈혈은 효소 결핍 또는 적혈구 세포막의 결함으로 발생한다(표 12-5-2). 선천적 적혈구 효소 결핍의 약 90%는 글루코오스-6-인산탈수소효소(glucose-6-phosphate dehydrogenase, G-6-PD)와 초성포도산염 키나아제 결핍(PK deficiency)으로, 이는 특정 스트레스 상황(약물, 화학약품, 감염, 수술 및 임신)에 노출되었을 때 발생한다. Box 12-5-2에 G-6-PD 결핍에 민감한 물질이 제시되어 있다. G-6-PD 결핍으로 인한 용혈성 빈혈 환자의 표준적인 치료법은 수액 공급(hydration)과 원인 인자(특히 산성화 약물)를 피하는 것이고, PK 결핍 환자는 수혈과 비장절제술이 필요할 수 있다.

유전성 구형적혈구증 또는 유전성 타원구증에 의한 용혈성 빈혈은 적혈구 세포막 결손에 의한 비정형 적혈구로 인해 유발된다. 비정형 적혈구는 주로 비장에서 파괴되므로 보통 비장절제술 및 엽산 보충제가 요구되나 대부분 유전성 타원구증 빈혈은 심각하지 않아서 일반적으로 엽산 보충제만을 투여한다. 발작야간혈색뇨증(paroxysmal nocturnal hemoglobinuria, PNH)은 변종 줄기세포에서 생성된 적혈구, 백혈구, 혈소판 등이 면역계

표 12-5-2 선천성 용혈성 빈혈과 우선적 중재

결손의 종류	우선적 중재
효소 결핍	
글루코오스-6-인산탈수소효소 (glucose-6-Phosphate dehydrogenase)	용혈 유발인자 회피; 수화
초성포도산염 키나아제 결핍 (pyruvate kinase deficiency)	수혈; 비장절제술
적혈구 세포막 결손	
유전성 구형적혈구증(hereditary spherocytosis)	비장절제술; 엽산 보충제
유전성 타원구증(hereditary elliptocytosis)	보통 치료가 필요없음; 엽산 보충제
발작야간혈색뇨증	코르티코스테로이드, 안드로젠, rEPO, 철분 요법; 필요시 수혈; 혈전이 있다면 항응고요법; 골수이식 가능

Box 12-5-2
감수성이 높은 환자들에게 용혈성 빈혈의 원인이 될 수 있는 물질들

선천성 용혈성 빈혈(G-6-PD dficiency)

- Acetanilide
- Nalidixic acid
- Ciprofloxacin niridazole
- Norfloxacin
- Methylene blue
- Chloramphenicol
- Phenazopyridine
- Vitamin K analogs
- Doxorubicin
- Isobutyl nitrite
- Naphthalene
- Phenylhydrazine
- Pyridium
- Mothballs
- Fava beans(G-6-PD 결핍의 지중해 빈혈 변형)

후천성 용혈성 빈혈

- Chloramines
- Nitrobenzene
- Isobutyl nitrates
- Aniline dyes
- Arsine gas
- Sodium chlorate
- Potassium chlorate
- 말벌과 꿀벌의 자상
- 거미 교상(咬傷)
- 뱀 교상
- 구리
- 납
- Quinine
- Quinidine
- Acetanilide
- Furazolidone
- Isobutyl nitrite
- Nalidixic acid
- Naphthalene
- Niridazole
- Methyldopa
- Levodopa
- Procainamide
- NSAIDs
- Penicillins
- Cephalosporins

에 의해 파괴되어 혈관내 용혈을 일으키며, 용혈이 주로 밤에 과도하게 진행되므로 PNH가 나타나게 된다. 백혈구 감소증으로 감염에 취약해지고 비정상적인 혈소판 생성으로 인해 혈전이 쉽게 생긴다. PNH의 치료법은 수혈, 스테로이드, 안드로젠(danazol), 철분 공급, 골수이식이다.

(2) 후천성 용혈성 빈혈

후천성 용혈성 빈혈(acquired hemolytic anemia)은 표 12-5-3에서 보는 바와 같이 여러 원인에 의해 초래된다. 미세혈관병성 용혈성 빈혈(microangiopathic hemolytic anemia)에서 적혈구는 혈관염, 비정상 미세혈관, 아교질 혈관병(collagen-vascular disease), 비정상 심장판막, 동정맥 기형, 혈전성 혈소판감소성 자반증(TTP) 또는 파종혈관내응고(DIC)에 의해 조각으로 분열되는데, 이를 조각적혈구(schistocyte)라고 하며 말초혈액도말에서 관찰할 수 있다. 치료는 비정상 심장판막 교체, 동정맥단락 복구 등의 원인 요인 제거에 초점을 둔다. 만약 이것이 불가능하면 환자는 철분과 엽산 보충

표 12-5-3 후천성 용혈성 빈혈과 잠재적 중재

후천성 용혈성 빈혈	중재
미세혈관병성	원인 요인의 제거; 철분 및 엽산 보충제; 수혈
감염인자	기저 감염 치료; 수혈
간질환	비장 절제술; 수혈
자가면역	
온난 항체	코르티코스테로이드; 비장절제술, 면역억제제; 수혈
한랭 항체	추위 노출 금지; 수혈, 혈장교환술
약물 유발	약물 중단; 수혈

제나 주기적 적혈구 수혈을 받아야 한다.

다른 원인 인자인 감염은 간접적으로 비장비대를 야기시키고, 직접적으로는 적혈구내 침투 및 적혈구 세포막 파괴를 통해 용혈성 빈혈의 원인이 될 수 있으며 말라리아가 후자의 예이다. 수혈 및 항염증제 치료를 제공하는 것이 치료법이다.

비정형의 적혈구는 종종 간 질환자에서 발견되며, 선천적 비장비대를 동반하여 적혈구의 분리와 파괴를 야기할 수 있다. 용혈이 중증일 때 비장 절제와 적혈구 수혈이 요구된다. 일부 환자들에서는 가장 대표적인 자가면역성 용혈성 빈혈로 온난 자가면역성 용혈성 빈혈(warm autoimmune hemolytic anemia)이 발생하며 원인은 아교질병(collagen disease), 림프증식성 장애 및 약물 상호작용과 같은 특발성이 전체의 50%를 차지한다(Box 12-5-2). 적혈구 세포막에 부착된 자가면역항체인 면역글로불린 G가 포식세포에 의해 말초순환과 비장에서 파괴되어 발생하며, 말초혈액도말에서 불완전한 적혈구 세포 파괴로 인한 미세조각 적혈구가 관찰된다. 직접 항글로불린 검사(DAT)인 쿰스 검사(Coombs' test)는 면역매개 용혈의 특유검사로 적혈구막에 부착된 IgG 혹은 보체를 검출한다. 중증의 자가면역 용혈성 빈혈 환자에서 DAT 결과는 일반적으로 강한 양성을 보이지만, 항상 병의 심한 정도를 예측하지는 못하며 자가항체 역가와 반응 강도에 따라 위음성이 나타날 수도 있다. 또한 망상적혈구수와 간접형 빌리루빈의 수치는 증가된다. 증상이 있는 불안정한 자가면역 용혈성 빈혈의 일차 치료에 당질 코르티코이드를 투여하고, 당질 코르티코이드에 반응이 없거나 또는 고용량이 필요한 환자는 비장절제술를 실시하는데 비장절제술 환자들에게도 보통 저유지 용량의 당질 코르티코이드를 투여한다. 만약 이 중재가 효과적이지 않을 경우 azathioprine, cyclophosphamide 또는 vinca alkaloids와 같은 면역억제제를 투여하기도 한다. 면역글로불린과 cyclosporine의 정맥주사 또한 적용 가능한 중재법이다.

한랭 자가면역성 용혈성 빈혈(cold-reactive autoimmune hemolytic anemia)은 적혈구에 부착되는 한랭 유발 보체결합 IgM 항체에 노출되었을 때 발생하는 장애로 혈관내 응집으로 인해 손가락, 발가락, 귓불과 코에서 특징적인 말단청색증이 나타난다. 종종 이들 환자는 잠재적 림프증식성 장애를 가지며, 그 외에 폐렴미코플라스마 감염, 전염성 단핵구증 및 간염이 있을 수 있다. 말초혈액도말에서 구형적혈구(spherocytes)가 관찰되며 망상적혈구수, 혈청 락트산탈수소효소(LDH) 및 간접 빌리루빈 수치가 상승한다. 추위에 대한 감수성은 용혈의 중증도와 관련되고, 보통 온난 자가면역성 용혈성 빈혈만큼 심각하지 않다. 만약 수혈을 해야 하는 경우 혈액 가온기를 이용하여 적정 온도의 혈액으로 제공한다.

용혈성 빈혈은 다양한 약물, 화학약품 및 독성물질의 노출에 의해서도 유도될 수 있다(Box 12-5-2). penicillin은 적혈구 세포막과 결합하여 약물 자체에 대해 반응하는 항체를 유발하여 적혈구를 파괴하고 sulfonamides, phenothiazines, quinine 등은 환자 혈장내 항체와 결합한 후 적혈구에 부착하여 보체 매개에 의한 적혈구 파괴를 일으키며, methyldopa는 적혈구 대항 자가항체 형성을 유도할 수 있다. 직접 쿰스 검사상 양성으로 확인되며, 원인 약물의 투여를 중지하고 필요시 적혈구 수혈을 통해 치료한다.

3) 겸상적혈구 빈혈

겸상적혈구는 유전자 이상에 의한 헤모글로빈이

비정상적 구조를 가지는 것이 특징으로, 길게 찌그러진 낫 모양을 가진다. 이러한 겸상적혈구는 미세혈관을 통과할 수 없어서 산소 운반 감소, 혈관폐색 및 염증을 유발한다.

겸상세포화 적혈구는 저산소, 저 수소이온농도지수(pH), 혈청 삼투질 증가 또는 느린 혈류 등의 조건에서 증가하며, 이러한 비정상 적혈구의 파괴는 다양한 용혈성 빈혈 뿐만 아니라 황달과 심박출량 감소를 야기할 수 있다. 적혈구 용혈은 빌리루빈 수치를 증가시켜 담석을 형성할 수 있으며, 겸상적혈구는 비장, 폐, 뇌, 망막, 신장, 음경 그리고 골격계의 미세혈관을 폐색할 수 있다. 특히 폐렴구균성 패혈증과 같은 심각한 감염이 있는 경우 비장폐색이 일어나기 쉬우며, 폐 경색증은 급성 흉곽증후군을 유발할 수 있다. 아동의 경우 뇌졸중과 반복적인 망막 정맥의 폐색 및 혈관 재형성으로 인해 망막분리와 실명을 초래하기도 한다. 신장 혈관이 손상되었을 경우 신세뇨관 기능 저하와 만성 신부전이 야기되며 음경에서 겸상적혈구의 동통성 충혈에 의해 지속발기증(priapism)이 나타날 수 있다. 심해지면 활성 골수의 무혈관성 괴사에 의한 골통증을 호소하고, 아동은 가락염(dactylitis)를 경험할 수 있다. 또한 불량한 조직관류 때문에 다리와 발목의 궤양이 발생할 수 있다.

겸상세포 위기(sickle cell crisis)는 혈액점성 감소 및 신장 관류 유지를 위한 수화를 먼저 제공한다. 보통 산소 투여와 적혈구 수혈이 요구되며, 겸상세포 위기를 유발한 감염원인의 평가도 실시한다. 간혹 악화되면 교환수혈(적혈구를 수혈하는 동안 이전 혈액을 제거)이 필요할 수 있다. 통증 감소를 위해 morphine 같은 강한 마약을 24시간 동안 지속적으로 투여하는데 일정 용량 진통제주입법인 지효성 마약과 자가조절진통(PCA)을 이용한다. 진통 효과는 강한 마약을 간간히 투여하는 것보다 저용량의 마약을 자주 투여하는 것이 더 효과적이며, 마약 투여와 관련된 신체 의존 사례의 보고는 드물다. 전문간호사는 주의 깊게 치료 효과를 관찰하여 조직관류, 감염 치료 및 효과적인 통증 관리를 도모해야 한다.

4) 적혈구증가증

적혈구증가증(polycythemia)은 적혈구 세포생성이 증가되어 헤마토크릿와 적혈구 질량이 모두 증가한 것으로 혈액 점성의 증가, 혈관 기능저하, 조직 산소공급 감소 및 혈전증 위험을 야기한다.

진성 적혈구증가증(polycythemia vera)은 골수증식성 장애로 적혈구 생성이 조절되지 않고, 적혈구생성인자인 에리트로포에틴에 비의존적이며, 백혈구증가증, 혈소판증가증, 비장비대와 과세포 골수가 발생할 수 있다(표 12-5-4). 질병 경과에 따라 골수섬유증, 비장비대 증가, 빈혈 그리고 비정상 백혈구 증가로 설명되는 '소요기'를 경험할 수 있으며 일부 환자는 급성 백혈병을 보일 수 있다.

혈전증과 출혈 합병증을 주의 깊게 관찰해야 하며 진성 적혈구증가증은 과다점성으로 인해 혈전색전증이 발병하기 쉬워 특히 심근경색증 또는 뇌경색증, 심부정맥혈전증, 폐색전증 등의 위험이 크다. 예방법은 하지 압박장치(lower extremity compression devices) 또는 보행 촉진 등이 있다.

혈관계 질환이 없는 40세 이하 환자들은 정맥 절개술(phlebotomy)만으로 치료할 수 있으나, 골수생성 촉진의 역효과로 결손성 고점성 혈소판수 증가를 유도할 수 있다. 아스피린, dipyridamole 등 항혈소판 응집제제는 혈전증 발생을 감소시키나 출혈의 위험성을 높인다. 혈관계 질환이 있는 고령의 환자들은 혈전증의 발생 위험이 있어 정맥절개

표 12-5-4 진성적혈구증가증의 임상증상 및 관련 원인

임상증상	원인
어지러움증, 두통	혈액점성 증가
혈전증	혈액점성 증가, 혈소판증가증, 혈소판 결손
가려움증	혈액 히스타민의 수치 증가 그리고 피부 비만세포 증가
출혈 경향	RBC-섬유소 비율 증가; 혈액량 증가로 인한 모세혈관 및 세정맥 충혈
명치 불쾌감	위점막 충혈; 혈액 히스타민의 수치 증가
무감각 및 발가락의 작열감	말초혈관 기능 저하
심혈관계 기능 저하	혈액 점성 증가로 인한 조직 산소화 부전

술과 골수억제제 병행이 요구된다. 장기적 골수억제제요법은 급성 백혈병의 위험을 높일 수 있으므로 급성 백혈병의 발생율이 낮은 hydroxyurea를 선호한다. 혈전증의 발생을 감소시키기 위해 사용되는 아스피린, dipyridamole은 출혈의 위험이 높아 고령자에게는 저용량 아스피린이 권장되고 있으나 아직 그 효과가 증명되지는 않았다.

이차 적혈구증가증은 만성 저산소증 또는 자율적인 에리트로포이에틴의 생성 등에 의해 적혈구의 생성이 증가한 것이다. 높은 고도, 만성 폐쇄성 폐질환, 수면 무호흡, 병적 비만, 동정맥 기형, 이산화탄소 노출시 만성 저산소증이 유발되며, 신장낭, 신동맥 협소 또는 수신증과 같은 신장 이상이나 또는 악성 혹은 양성 암에 의해 에리트로포이에틴이 자율적으로 생성된다. 치료는 원인을 교정하는 것으로 장기적인 산소요법, 금연, 체중 조절, 수술 등이 해당되며 만약 비효과적일 경우 반복적 정맥절개술을 통해 헤마토크릿를 45% 이하로 유지한다.

2. 백혈구 장애

백혈구 장애는 호중구감소증, 림프증식성 장애 및 척수증식성 장애를 포함한다. 간호중재는 치료요법(예: 화학요법, 방사선, 골수이식)에 따라 다르나 감염과 출혈의 예방 및 관리를 목표로 하여 감염관리 절차에 따른 침습적 처치 제공, 초기 감염 증상(예: 열, 오한, 빈맥, 빈호흡) 발견 및 즉각적이고 적극적인 약물 투여를 통한 감염 관련 이환율과 사망률 감소에 중점을 두고 중재를 제공한다. 백혈구수가 100,000/mm^3 이상이면 백혈구 울혈 위험이 있으므로 두통, 혼돈, 중추신경계 경색, 급성 호흡부전 및 폐 침윤 등의 소견을 주의 깊게 관찰한다. 치료법은 백혈구분리교환술(leukophoresis)이나 중추신경계 방사선요법이 시행될 수 있으며, 만성 골수성 백혈병 백혈구 울혈에는 hydroxyurea가 효과적이다.

백혈병과 호즈킨병은 일부 청소년과 젊은 성인들에게 호발한다(Box 12-5-3).

1) 호중구감소증

호중구감소증은 감염, 자가면역 질환, 비장비대 또는 골수억제시 발생하며 감염과 패혈증에 극도로 취약하다. 근원적 원인을 관리하고 항감염제 및 재조합 인간과립구집락자극인자(RG-CSF)을 이용하여 치료하는데 RG-CSF는 골수의 호중구 생성을 자극하고 순환 호중구의 활성화 기능을 강화한다. 면역 관련 호중구감소증에는 면역글로불린의 정맥주입과 스테로이드를 적용한다.

2) 림프증식성 장애

자가 재생산에 의해 림프조직이 증가하는 림프증식성 장애는 골수(백혈병과 다발골수증) 또는 림프절과 흉선(림프종)에서 발생한다.

(1) 비호지킨 림프종

림프세포에서 발생하는 악성종양군인 비호지킨 림프종(non-hodkin' s lymphoma, NHL)은 단일 림프절 혹은 여러 기관에 영향을 주는 광범위 질환의 형태로 발생할 수 있다. 림프종은 병기, 침윤 정도, 성장패턴 및 세포아집단과 질병의 공격성에 따라 분류한다. 증상은 질병의 영향을 받은 부위에 따라 다양하다. 광범위한 흉곽질환 환자의 경우 중증의 호흡곤란을 경험하며, 거대한 흉곽질환은 상대정맥을 압박하여 얼굴, 목, 상부 흉곽의 울혈을 야기한다. 또한 복부질환은 장 또는 요관 폐색을 유발할 수 있으며 골수에 침범하여 적혈구, 백혈구, 혈소판 생성을 감소시킨다. 중추신경계 림프종은 두통, 시각 장애, 운동 기능장애와 두개내압 상승의 원인이 될 수 있으며 광범위한 림프계의 침범은 면역기능 장애, 잦은 중증의 감염의 원인이 된다.

치료는 하위 분류, 임상적 병기, 질환 등급 및 공격성에 따라 다르다. 고도로 분화된 낮은 병기의 NHL은 단독 방사선요법을 적용하거나 주의 깊은 관찰이 요구되며 공격적인 단계에서는 병용화학요법과 방사선요법을 사용할 수 있다. 병용화학요법은 중등도나 고도로 미분화된 림프종의 표준적인 치료법이며 방사선요법은 거대종양의 크기를 줄이기 위해 사용한다. 중추신경계를 침범한 림프종은 수막내 화학요법, 두개방사선 조사 또는 정맥 항암화학요법으로 치료한다. 재발 환자의 경우 고용량 화학요법 후 말초혈관 줄기세포 주입을 실시할 수 있다. CD20 항원의 단일클론항체인 rituximab이 NHL에 효과적인 약제로 사용된다.

(2) 호즈킨병

호즈킨병(hodgkin' s disease)은 림프계 암으로 생검을 통해서 세포내 리이드-스테른베르그 세포(reed-sternberg cell)의 존재 여부로 확진한다. 악성 조직의 분자량과 면역학적 분석에 기초한 호즈킨병의 아형 분류로 환자의 예후를 예측하거나 적극적 치료의 수준을 결정한다.

임상적 소견은 영향을 받은 신체 부위에 따라 다르다. 병기가 낮은 호즈킨병은 방사선요법 단독으로 치료할 수 있으나 더 진행된 경우는 항암화학요법 후 재발 위험성이 높은 부위에 추가적으로 방사선요법을 실시한다. 만약 초기치료 12개월 후에 재발하였다면 추가적인 항암화학요법이 필요하나 항암화학요법 후 12개월 이내에 발생하였다면 고용량 화학요법 후 말초혈관 줄기세포를 주입한다.

(3) 다발골수종

다발골수종(multiple myeloma)은 악성 형질세포 장애이다. 체액 면역에 필수적인 형질세포는 B 림프구에서 분화되어 면역글로불린을 생성하는데 악성 형질세포는 골수에 축적되어 과도하게 면역글로불린(보통 IgG, IgA)을 생성하고 적혈구, 백혈구 및 혈소판의 생성을 감소시킨다. 또한 혈장량을 증가시켜 과다 점성, 전해질 불균형, 신기능 장애를 야기하고 또한 상 면역글로불린의 생성을 억제하여 면역 불균형, 잠재적인 패혈증을 야기할 수 있다. 척수압박 및 마비를 유발하기도 하며 생성된 사이토카인은 골을 파괴하여 통증, 골절 및 고칼슘혈증을 야기한다.

최적의 치료법은 글루코코르티코이드와 항암요법을 병행하는 것이다. 고용량 화학요법과 말초혈액 줄기세포 주입은 내성 또는 재발한 환자에게 시행될 수 있으나, 고연령군은 동반질환에 있는 상태에서 다발골수종이 발생하기 때문에 고용량 화학요법의 사용이 제한적이다. 골 통증시 방사선요법은 통증 및 이환율 감소에 효과적이며, 임박골절(impending fracture)이 있는 경우 방사선요법 전에 수술로 교정하는 것이 요구된다. 척수압박시 즉각적인 방사선 치료 및 글루코코르티코이드로 영구적인 신경손상과 마비를 예방해야 한다. 약물로는 골 재흡수를 방지하기 위한 bisphosphonate와 고칼슘혈증, 골통증 완화, 골격골절 감소에 매우 효과적인 pamidronate, zoledronic acid을 처방한다.

(4) 만성 림프구성 백혈병

만성 림프구성 백혈병(chronic lymphocytic leukemia, CLL)은 골수와 말초혈액에서 비기능적 림프구가 증가하는 장애이다. 대부분 단일클론에서 유도된 B세포가 증가하며, 말초혈액에서 보조 T세포와 억제 T세포수가 상승하기도 한다. 비기능적 림프구의 증가는 면역 억제의 원인이 되어, 진행성 체액 면역결핍을 초래하고, 경과가 진행됨에 따라 폐렴, 단순포진, 대상포진 등 반복감염 외 거대 림프절병증, 빈혈, 저혈소판증, 체중 감소, 간비장비대 등을 보인다.

CLL은 치료가 불가능하므로 질병 조절 및 반복감염 관리에 중재의 초점을 둔다. 초기에는 별다른 치료가 필요하지 않지만 진행성 단계에서는 fludarabine 같은 항암제가 요구되며, Campath-1H과 rituximab을 이용한 단일클론항체요법도 효과적이다. CLL은 질병 자체의 경과 뿐 아니라 면역억제제 투여에 따른 감염 합병증 때문에 쉽게 사망에 이를 수 있으므로 반복 세균감염시 면역글로불린을 정맥 투여하도록 한다. CLL은 급성 백혈병이나 면역모세포림프종의 형태로 변환될 수도 있다.

(5) 급성 림프구성 백혈병

급성 림프구성 백혈병(acute lymphoblastic leukemia, ALL)은 미성숙 림프구 클론이 증식하여 골수의 정상 세포로 대체되는 장애로 증식된 백혈병성 클론은 간, 비장, 림프절 등 타 조직을 침윤한다. 골수 내 림프모가 30% 이상 존재할 때 ALL로 진단 내린다. 흔히 빈혈, 저혈소판증, 과립백혈구감소증의 증상을 보이며 허약감, 피로, 잦은 타박상, 체중 감소, 잦은 감염 등을 호소하기도 한다. 또한 비장, 간, 흉관, 림프절이 비대하며 일부에서는 수막 침범을 보이기도 한다.

치료는 몇 주에서 몇 달간 유도화학요법을 시행하여 백혈병성 세포를 제거하고 관해를 얻는다. 다음으로 경화기 동안 주기적인 화학요법을 시행하여 관해를 연장하고, 마지막 유지기 동안에는 저용량의 약물을 몇 달간 투여한다. 중추신경계 침범을 예방하기 위해 methotrexate를 수막 내로 주입하기도 한다. 만약 ALL이 재발하면 이차 항암요법은 비효과적이므로 골수이식을 고려한다. 보통 골수이식은 나이가 젊은 고위험 환자의 첫 관해 후에 시행하며, 고위험군이 아닌 젊은 성인은 재발을 고려하여 골수이식은 시행하지 않는다.

3) 골수증식성 장애

골수증식성 장애는 골수 생성의 다양한 결손에 의해 야기된다.

(1) 만성 골수백혈병

만성 골수백혈병(chronic myelogenous leukemia,

CML)은 염색체 이상으로 발생되며, 비장비대와 함께 성숙 과립구와 미성숙 과립구를 증식시킨다. CML의 만성기는 몇 년 동안 지속되는데 백혈구증가증, 비장비대 외 피로와 허약감을 주로 호소하며 드물게 출혈, 뼈와 관절 통증, 열, 발한, 체중 감소 등의 증상을 보인다. CML의 급성기는 모구성 위기(blast crisis)로 불리며 대부분 AML과 매우 유사하고 약 1/3 정도는 ALL과 유사하다. 변환은 점진적 혹은 갑자기 나타나며, 앞서 말한 증상들의 악화뿐만 아니라 말초혈액과 골수의 모세포수 증가, 골수섬유증의 증가가 특징적으로 나타난다.

hydroxyurea 또는 busulfan 등 경구용 화학요법은 최근까지 CML 치료를 위해 사용되었으며, 일부 환자에게 알파인터페론이 효과적이라는 보고도 있다. 골수이식은 만성기의 저위험군 환자에게 시행될 수 있다. 최근 CML의 일차치료요법으로 STI571이나 imatinib 등 새로운 약제가 승인되었으며, 이들 약제는 무진행 생존율이 90% 이상으로 매우 효과적인 것으로 알려져 있으나 장기 생존율에 대한 연구는 아직 진행 중이다.

(2) 급성 골수백혈병

조혈간세포의 악성 장애인 급성 골수백혈병(acuie myelogenous leukemia, AML)은 적혈구, 호중구, 거대핵세포, 포식세포 등 골수세포군의 비정상적 생성에 의한 것으로 증식된 악성 클론과 성숙한 기능세포가 구분되지 않고, 주로 혈액이나 골수 또는 두 가지 모두에서 나타난다. 미성숙세포의 증식과 골수 침윤은 빈혈, 호중구감소증, 저혈소판증을 야기하며 환자의 1/3은 비장비대를 보인다. 만약 감염, 빈혈 또는 울혈이 확인되면 즉각적인 중재가 요구된다.

치료의 목적은 백혈병 클론을 제거하고 정상 골수기능을 보존하는 것으로 한두 번의 유도화학요법은 대략 60~65%의 완전 완화를 이끌어 낸다. 경화요법은 유도화학요법 후에 완화 유지를 위해 시행되며 골수이식은 일부 환자에게 첫 관해 후 실시하거나 재발시 시행하기도 한다. Gemtuzumab ozogamicin은 AML이 처음으로 재발하였을 때 사용되는 단일클론항체로서 적극적 치료가 어려운 고령의 환자들에게 주로 사용한다.

3. 골수기능부전 장애

골수기능부전은 골수의 말초성분인 전구세포의 생성이 상실된 상태로 재생불량빈혈, 골수형성이상증후군(MDS), 골수섬유증 등 범혈구감소증을 야기한다. 골수장애 환자의 간호는 치료 선택 및 질병의 중증도에 따라 다르나 감염 예방, 출혈 증상 및 징후 사정, 출혈 예방이 가장 중요한 중재이다.

1) 재생불량빈혈

재생불량빈혈(aplastic anemia)은 말초혈액과 골수에서 범혈구감소증이 관찰되며 그 원인은 알 수 없으나 약물, 화학약품, 바이러스 및 면역성 선천 질환이 가능한 유발원인으로 고려된다(Box 12-5-4). 재생불량빈혈은 빈혈, 호중구감소증, 저혈소판증의 원인으로 임상 증상 또한 이와 관련된 빈혈, 감염 및 출혈이 나타난다.

경증의 재생불량빈혈 치료법은 원인 요인을 제거하고, 수혈 등 지지적 중재를 제공하는 것이다. 대부분의 경증 재생불량빈혈은 자발적으로 완치되며 나머지는 수년간 지속되다가 중증 재생불량빈혈로 발전하기도 한다. 경구용 안드로겐, 글루코르티코이드은 일부에서 효과를 보였고, 조혈성장

Box 12-5-4
재생불량빈혈의 원인

선천적(전체의 20%)
- 판코니 빈혈(fanconi'S anemia)
- 선천적 이상각화증(congenial dyskeratosis)
- 슈와크만 다이아몬드 증후군(shwachman-diamond syndrome)
- 두보위쯔 증후군(dubowitz'S syndrome)
- 다이아몬드-블랙판 증후군(blackfan-diamond syndrome)
- 가족성 재생불량빈혈(familial aplastic anemia)

후천적(전체의 80%)
- 특발성
- 방사선
- 약물
  Chloramphenicol
  Phenylbutazone
  Quinine derivatives
  Sulfonamides
  Cimetidine
  Gold Salts
  Hydantoins
- 화학제
  벤젠과 벤젠유도체
  살충제
  세탁용제
- 감염
  비 A, B형 간염
  엡스타인바바이러스(epstein-Barr virus)
  사람면역결핍바이러스(HIV virus)
  Parovirus
  항산균(mycobacteria)
- 면역계
  이식대숙주병(graft-versus-host disease)
  전신홍반루푸스(systemic lupus erythematosus))
  가슴샘종(thymoma)
- 임신

인자는 골수기능이 잔존한 환자들에게 일시적 효과가 나타날 수 있다.

중증의 재생불량빈혈은 수혈, 면역억제제, 골수이식이 요구되며 이 단계에서 골수기능자극제는 효과가 없다. 연령이 60세 이하이면 골수이식이 가능하므로 적합한 기증자(인체백혈구항원(HLA)이 일치하는 친척 기증자)가 있을 때에는 즉각적으로 시행하고, 가능한 한 이식 전에 수혈이나 약물요법을 제공하지 않는다. 그 외 60세 이상의 환자는 항흉선세포글로불린, cyclosporin 또는 methyl-prednisolone 등의 면역억제제요법을 실시하고 이 요법이 실패하면 골수이식을 고려하지만 그 결과를 예측하기 어렵다.

2) 골수형성이상증후군

골수형성이상증후군(myelodysplastic syndrome, MDS)은 클론성 조혈질환 중의 하나로 전구세포가 미성숙하다. 급성 백혈병과 달리 비정상 클론이 분열 능력을 유지하면서 서서히 확대되지만, 오랜 기간이 지나면 비정상 클론이 정상 골수기능을 억제하기 때문에 심각하고 치명적인 범혈구감소증 또는 급성 백혈병을 야기하게 된다. MDS의 원인은 알려진 것이 없으나 현재까지는 알킬화약물, 방사선, 벤젠 등이 MDS의 원인으로 알려져 있다. 증상은 골수기능부전과 비슷하며 창백, 피로, 감염, 타박상 및 출혈이 나타나고, 말초혈액에서 범혈구감소증이 보이지만 종종 단핵구증가 및 비정상 범혈액세포를 확인할 수 있다.

MDS의 치료는 증상 관리 및 삶의 질 향상에 초점을 두고 혈구 생산 촉진에 효과적인 조혈성장인자의 투여, 지속적인 적혈구 및 혈소판 수혈, 항염증제제와 과립구 수혈로 생명을 위협하는 감염을 치료한다. 골수이식은 55세 이하의 MDS 말기 환자에게 적용되나 MDS 환자의 대부분은 고령자이다.

3) 골수섬유증

골수섬유증(myelofiborsis)은 혈액질환이나 다른 질환(골수의 악성 침윤, 감염인자 또는 육아종장애)으로 발현된다. 골수증식장애인 일차 골수섬유증 혹은 특발성 골수섬유증(idiopathic myelofibrosis, IMF)은 골수내 비정상적인 조혈전구세포의 클론증식에 의해 발생하며, 이 세포는 섬유모세포 증식을 유발하는 물질을 생성한다. 증상은 비효과적인 적혈구 생성과 진행성 빈혈이 느리게 나타나다가 경과가 악화되면 저혈소판증이 된다. 이 때 말초혈액도말에서 미성숙 골수전구물질이 발견된다. 다른 임상적 소견은 창백, 열, 야간 발한, 식욕부진, 피로, 간비장비대 등이 있고 골수천자시 발견되는 것은 없으나 생검시 섬유증과 골경화증이 보인다.

무증상 IMF는 치료가 필요 없다. 증후성 빈혈시 수혈을 하며, 일부 환자들은 안드로겐에 반응을 보인다. 용혈이 있다면 코르티코이드를 사용한다. 저혈소판증 시 혈소판 수혈로 치료하지만 비장 기능항진증과 동종면역 때문에 장기적인 치료는 어렵다. 보통 비장 기능항진증은 방사선, 비장절제, busulfan 또는 알파인터페론으로 치료할 수 있고, 일부 환자들은 골수이식을 받기도 한다. 평균 생존율은 대략 5년으로 대부분의 IMF 환자에서 난치성 저혈소판증과 호중구감소증이 나타나며, 출혈 또는 감염으로 사망한다.

4. 지혈장애

지혈은 응고경로내 많은 상호작용의 파괴 또는 응고필수인자의 결핍 또는 기능장애에 의해서 손상을 받으며 대표적인 지혈장애는 출혈장애, 면역 혈소판감소성 자반증, 혈전성 혈소판감소성 자반증을 포함한다.

지혈장애 환자에서 우선적인 간호중재는 출혈양 및 출혈 위험 사정이다. 혈소판수가 20,000/mm^3 이하로 떨어지면 출혈 위험이 기하급수적으로 증가하고, 혈소판수가 10,000/mm^3 이하가 되면 위장관 출혈이나 자발적 두개내출혈이 나타날 수 있으므로 외상을 방지하고 어떤 경우라도 중심정맥관 삽입을 반드시 피해야 한다.

혈소판 수혈시 알레르기 반응, 아나필락시스, 용적 과부하가 나타나는지 주의 깊게 관찰하고 지속적인 혈액손실 평가, 혈소판수 및 기타 지혈지표의 검사결과를 파악하는 것이 중요하다. 면역억제제 및 혈장분리교환술 등 치료 방법에 따라 추후 간호중재가 달라진다.

1) 출혈장애

출혈장애는 선천적 또는 후천적으로 나타난다. 가장 흔한 선천성 출혈장애는 폰 빌레브란트병(von Willebrand disease), A형 혈우병(hemophilia A)과 B형 혈우병(hemophilia B)이며, 이중에서도 폰 빌레브란트병이 가장 흔하다. 폰 빌레브란트인자 결핍은 혈소판의 손상된 혈관벽 부착 능력을 감소시키고 응고인자 VIII의 결핍을 야기한다. A형 혈우병은 응고인자 VIII의 결핍이 원인이며, B형 혈우병은 응고인자 IX의 결핍으로 발생한다.

출혈장애는 응고인자의 결핍을 교정하고, 비정상 출혈로 인한 합병증을 치료한다. 치료는 중증도에 따라 매우 다양하지만 모든 출혈장애 환자에게 중재가 필요한 것은 아니다. 대부분 출혈장애의 치료는 출혈이 발생한 곳(보통 환자 가정)에서 환자에 의해 시행된다. 최근 연구에 의하면 규칙적인 응고인자의 예방적 주입으로 혈관절증(관절내 출혈), 관절황폐(joint deterioration) 같은 통증성 혈우병 합병증을 효과적으로 예방할 수 있다고 하며, 이는 1~2세의 유아에게도 시행 가능한 것으로 알려져 있다. 경증 혈우병 및 경증 폰 빌레브란트인자 결핍에서는 일시적으로 응고인자 VIII의 분비를 자극하는 호르몬인 desmopressin acetate의 정맥 주입 또는 비강 분무가 효과적이다.

중증의 A형 혈우병 관련 출혈이나 활성출혈은 응고인자 VIII 농축물의 정맥주입으로 B형 혈우병 관련 출혈은 응고인자 IX 농축물의 정맥주입으로, 중증 폰 빌레브란트병은 폰 빌레브란트 인자를 포함한 응고인자 VIII 농축물로 조절이 가능하다. 보통 폰 빌레브란트 인자는 한랭침전물(cryoprecipitate)에 존재하고, 응고인자 VIII와 IX는 신선냉동혈장(FFP)으로 보충한다. 아미노카프론산(aminocaproic acid)은 구강 및 비강점막조직 출혈을 조절하는데 사용되는 항섬유소용해제이다.

출혈장애 환자들은 다양한 합병증을 경험할 수 있으며(표 12-5-5), 그 외에도 고가의 응고인자 대체요법, 대체요법에 따른 간염, AIDS 등 바이러스 질환 감염의 위험, 관절황폐에 따른 만성 통증 등 많은 어려움을 겪는다.

표 12-5-5 출혈장애의 합병증

출혈부위	합병증
복부	저혈압, 혈액량 감소성 쇼크
근육	구획증후군
관절	관절강내 뼈와 연골의 파괴를 동반한 혈관절증
두개강내	두개강내압 상승
인후	기도 폐쇄
위장관	빈혈, 혈변
요로	요관의 혈액응고 (특히 응고인자 주입 후)

2) 면역 혈소판감소성 자반증

면역 혈소판감소성 자반증(immune thrombocytopenic purpura, ITP)은 면역매개 혈소판 파괴장애로 크게 2가지 형태로 구분한다. 급성 ITP는 바이러스 질환 후에 자가면역적으로 혈소판 파괴가 나타나며 주로 소아기에 호발하고 몇 주 안에 자연치유된다. 만성 ITP는 보통 성인에게 발생하는데 혈소판막이 자가항체(보통 IgG)로 덮여 있어 민감해진 혈소판이 비장과 간의 세망내피계에서 파괴되어 나타난다. ITP 환자의 50%에서 원인이 확인되지 않으며 나머지에서 자가면역, 류마티스, 림프증식성 질환 또는 HIV 등이 원인으로 간주된다. 주요 임상증상은 서서히 또는 갑작스럽게 발생하는 출혈로 DIC, TTP, 약물유도 저혈소판증과의 감별이 요구된다.

경증과 중등도의 비출혈성 저혈소판증은 특별한 치료가 필요 없으나, 중증 저혈소판증 환자는 경증의 바이러스 감염으로도 악화될 수 있으므로 치료가 요구된다. 초기 치료는 코르티코스테로이드를 이용한 면역억제제요법으로 prednisone의 단기 사용은 완화유도에 충분하지만 스테로이드 단독요법으로는 오직 10~30%만이 장기적 완화가 가능하다. 스테로이드에 반응하지 않거나 스테로이드 감소 투여가 불가능한 경우 비장절제가 요구되며, 대략 60%의 지속적 완화율을 가진다. 정맥주사 면역글로불린(IV IgG)은 고위험 출혈환자에게 매우 효과적인 치료법으로 비장절제를 받은 저혈소판증 환자에게도 적용된다. 혈소판 투여는 출혈중이거나 또는 두개내출혈 위험이 높은 환자에게만 적용되고, 반응이 없으면 혈장분리교환술 또는 약물(azathioprine, vincristine, cyclophosphamide, colchicines 및 danazol)을 투여할 수 있다.

3) 혈전성 혈소판감소성 자반증

혈전성 혈소판감소성 자반증(thrombotic thrombocy topenic purpura, TTP)은 드물지만 치명적인 급성 장애로 혈소판이 혈관내에서 감작 응괴되어 최종적으로 폐색을 유발하는 장애이다. 이 과정은 다음을 초래한다:

- 혈소판의 소모 증가에 의한 저혈소판증과 출혈
- 부분 폐색된 혈관을 통과하려는 적혈구의 파괴에 의한 미세혈관성 용혈성빈혈
- 뇌유입 혈류 방해로 인한 변동적이고 특이적 신경학적 증상, 일과성 허혈발작 및 뇌졸중
- 사구체모세혈관의 폐색 및 신장피질 경색에 의한 신기능장애
- 시상하부의 혈관경색이나 용혈에 의한 열

위의 5가지 특징이 모두 반드시 나타나는 것은 아니며, 각 임상적인 특징은 표 12-5-6에 제시되어 있다. 자가면역질환, 바이러스 혹은 세균 감염, 독성인자및 유전적 소인으로 인해 TTP가 야기될 수 있다.

TTP 환자는 정상적으로 혈장에 존재하는 혈소판응집인자억제제가 감소되었거나 혹은 존재하지 않는다는 근거에 기반을 두고 치료를 한다. 부족한 혈소판인자대체법은 단순혈장수혈이 적절하며, 증상이 심할 경우 혈장분리교환술을 시행한다. 혈장분리교환술은 환자의 혈장 2~3L를 제거하고, 적정량의 신선혈장으로 대체하는 시술로 가능한 조속히 시행하고 5~10일 동안은 매일 반복적으로 실시한다. 이때 추가적인 내피 손상을 방지하기 위해

표 12-5-6 혈전성 혈소판감소성 자반증(TTP)의 임상 증상

비정상	소견
저혈소판증	출혈, 반상출혈, 다양한 부위의 자반증
용혈성 빈혈	조각적혈구, 그물적혈구 증식증, 혈청 젖산탈수소효소와 빌리루빈 증가, 황달, 창백, 허약감
신경계 이상	두통, 정신상태 변화, 혼돈, 시력문제, 발작, 혼수, 언어상실증, 언어장애, 감각이상
신기능부전	단백뇨, 미세혈뇨, Bun /Cr 상승, 신부전
열	급성기 동안 지속적인 체온 상승
기타	복부 통증, 권태감, 오심, 구토, 허약감, 심전도 변화

prednisone의 즉각적인 투여가 필요하다. 혈소판 응고를 억제하기 위해 아스피린이나 dypyridamole과 같은 항혈소판제제를 사용하나, 그 효과는 증명되지 않았다. 만약 첫 치료 후 재발하면 IV IgG 투여, 비장절제, vincristine 등의 면역억제제를 투여할 수 있다. 혈소판 수혈은 혈전과정을 악화시켜 심근경색이나 뇌졸중의 원인이 될 수 있기 때문에 중증 저혈소판증에는 적용하지 않는다. 이런 중재에도 불구하고 급성 중증 TTP의 사망률은 30~40%로 조기 진단과 치료는 생존율을 향상시킨다. TTP 환자는 첫 완화 후 13%~36%에서 재발하기 때문에 장기적인 추후관리가 요구된다.

사례연구 ■ TTP

최근 설사 병력이 있는 41세 여성인 김씨는 피로, 타박상의 악화 및 지속적인 질출혈을 주호소로 응급실로 내원하였다. 문진 및 신체검진시 반응은

모호하고 비특이적이며, 흐린 시력과 지속적인 두통을 호소하였다. 활력징후는 맥박 112회/분, 호흡수 26회/분, 혈압 100/64mmHg, 체온 37.1℃이었다. 피부와 점막 검진시 다발 반상출혈, 잇몸 출혈, 밝은 붉은색의 질출혈 및 황달공막이 있다. 신경계 검진상 뇌신경반사는 손상이 없었고 각성상태였으며, 동공은 양쪽 동일하고 대광반응이 있었으나 흐린 시력과 불안정한 정신상태를 보였다. 흉부 검진시 호흡음은 깨끗하였고, 심박동은 빈맥이었지만 리듬은 규칙적이며 S_3, S_4는 없었다. 복부는 부드러웠고 검상돌기 영역에서 약간의 불편감과 활동적 장음이 확인되었다. 직장 수지검사에서 잠혈검사가 양성으로 확인되었다.

혈액검사결과는 다음과 같다. 헤모글로빈 6.2g/dL; 헤마토크릿 18.1%; 혈소판 8,000/mm³; 그물적혈구(reticulocyte) 5.9%; 말초혈액도말-조각적혈구; 혈청 젖산탈수소효소 997u/L; 혈청 빌리루빈 4.3mg/dL; 혈액요소질소(BUN) 32mg/dL; 혈청 크레아티닌 1.4mg/dL; 소변내 적혈구세포-다량; 소변내 백혈구세포-소량; 단백뇨 11mg/dL.

저혈소판증, 미세혈관병성 용혈성 빈혈, 신경계 변화 및 신장기능부전의 근거에 기반하여 TTP로 진단 내린 후 ICU로 입원하였다.

ICU에서 환자의 의식수준은 빠르게 나빠졌고, 점점 초조하고 혼돈스러워져 자기상해 위험을 예방하기 위해 억제대가 적용되었다. 뇌 CT의 촬영 소견상 음성으로 나타나 이러한 정신상태 변화는 두개내 세동맥의 미세혈관 혈전에 의한 일시적 뇌허혈에 의한 것으로 유추되었다. 분당 5L의 산소요법이 시행되며 산소포화도에 따라 조정되었다. 매일 prednisone 2mg/kg이 위장관 출혈을 예방하기 위한 ranitidine과 함께 투여되었다. 매일 2, 4, 6, 10units의 반복 농축적혈구를 수혈하였는데, 처음에는 혈장분리교환술과 혈장교환술이 준비가 필요하여 바로 시행하지 못해 신선냉동혈장 수혈을 하다가 준비가 완료된 뒤 의사 처방에 따라 혈장분리교환술과 2L의 혈장교환술을 10일 동안 지속하였다.

10일 동안 경증의 단백뇨가 지속되었으나 BUN/Cr 수치는 안정되었다. 환자의 혈당수치는 280~320mg/dL로 prednisone 투여가 주원인으로 고려되었으나 혈전에 의한 췌장 섬세포의 손상을 배제할 수는 없었다. 고혈당증은 인슐린요법으로 치료하였으며 스테로이드를 서서히 줄이자 정상으로 회복하였다. 환자의 혈소판 수치는 치료 초기에는 32,000/mm³로 증가하였다. 면역 억제를 위해 vincristine을 사용한 이후 내원 12일 째 혈소판 수치는 62,000/mm³가 되었다. 혈장분리교환술과 혈장교환술 실시는 14일로 연장되었으며, 이후 7일 동안은 2일에 한번, 다음 한달 동안은 주 2회 시행하였다.

환자는 내원 7일 째 신경학적 증상이 호전되기 시작하였다. 비록 한달내내 조각적혈구가 말초혈액도말에서 관찰되었지만, 14일 째 혈청락트산탈수소효소(LDH)와 빌리루빈 수치는 거의 정상으로 돌아왔다. 헤마토크릿가 정상으로 회복되었기 때문에 세망내피계에서 파괴된 적혈구가 제거되었다고 여겨졌다. 2달 후 환자는 바이러스 질환을 앓은 후 TTP 재발로 재입원하였는데, 바이러스질환은 전혈구검사에서 확인되었다. 재발은 prednisone, FFP, 혈장분리교환술과 혈장교환술로 치료하였으며, 특이사항 없이 11일 째 퇴원하였다.

5. 파종혈관내응고

1) 병태생리

파종혈관내응고(disseminated intravascular coagulation, DIC)는 응고과정의 부적절한 유발 및 혈액응고용해의 체내 정상적인 회환기전의 손상을 의미한다. 조직 손상 또는 혈관 손상에 국소적 반응이 아닌 광범위한 혈관내 응고와 함께 프로트롬빈 매개체가 분비되고 응고인자는 고갈된다. 따라서 선천적 응고전구체와 체내 항응고체계 사이의 불균형이 존재하게 되면서 혈관계의 혈전 생성 및 응고인자 소모와 섬유소 용해 능력 증가가 나타난다. 임상적으로는 혈전 형성에 의한 전신 허혈과 지속적인 섬유소 용해와 응고인자 고갈로 인한 경증 혹은 중증의 출혈이 나타난다.

유발 원인은 다양한데, 이 중 부적절한 응고 자극에 따른 응고 경로의 활성화가 주요 원인이 된다. 응고 경로는 외인성과 내인성 경로로 구분되며, 외인성 경로는 수술, 화상, 열사병, 세균내 독소 및 악성 종양에 의해 활성화된 혈관내피층의 내피세포에서 방출된 조직트롬보플라스틴이 응고인자 VII과 결합하면서 활성화된다. 내인성 경로는 내피하 조직이 혈류에 노출되거나 순환 응고인자 VII가 노출된 조직과 접촉하였을 때 활성화된다.

모든 단계에서 상해 또는 용해된 세포는 혈류로 조직 인지질을 방출하여 내인성 경로를 유발하며, 그람음성 박테리아균에 의해서 방출된 내독소는 DIC의 중요 유발매체인 패혈증을 야기한다. 쇼크 또는 저혈류는 대사성 산증, 조직 허혈 및 괴사의 원인이 될 뿐만 아니라 응고를 형성한다. 암 역시 DIC의 흔한 병인으로 종양조직의 침식에 의해 손상된 혈관에서 방출된 트롬보플라스틴이나 응고인자 VII에 의해 DIC가 유발되거나 또는 급성장하는 암질환자는 종양세포의 자가용해에 의해서도 발생할 수 있다. 급성 백혈병, 버킷림프종, 소세포 폐암의 자가용해된 세포파편은 이물질로 간주되어 응고를 자극한다. 이 외에도 혈액응고를 강화하는 응고전구체를 방출하는 암도 있다(예: 점액소 생성 선암종(mucin producing adenocarcinoma), 전립선암, 신장암, 전골수구성백혈병(promyelocytic leukemia), 및 뇌암). Box 12-5-5는 DIC의 촉진요

Box 12-5-5
DIC와 관련된 선택적 질환

비악성
- 세균감염
- 바이러스혈증(인간면역결핍바이러스, 거대세포바이러스, 간염)
- 화상
- 열사병
- 뇌손상
- 압손상 및 괴사성 조직
- 분만 합병증(양수색전증, 계류유산, 자간증, 잔류사망태아, 태반조기박리)
- 정맥내 용혈(용혈성 수혈부작용, 대량혈액 대체요법) 급성간질환
- 혈관내 인공장치
- 지연된 저심박출량(심부전, 지연된 심폐우회술, 출혈성 쇼크, 심폐정지)
- 혈관염
- 면역장애(면역복합장애, 동종이식부작용, 부적합 수혈)
- 수술
- 기타(뱀독, 혈관기형, 지방색전증)

악성
- 백혈병(급성 전골수구백혈병, 급성 골수단핵구백혈병)
- 고형종양(선암종, 폐암, 유방암, 간암, 대장암, 전립선암, 뇌암)
- 화학방사선 요법

인이 될 수 있는 일부 악성 및 비악성 장애들이다.

촉진요인과는 무관하게 유발자극은 전신응고 활동을 통해 광범위한 정맥내 섬유소 형성과 미세순환내 섬유소를 침착하여 체내 모세혈관에 혈액응고물질을 축적시키는데, 그 길이가 일반 성인에서 160,900km을 넘는다. 정맥내 트롬빈 형성이 빠르게 진행되면 응고인자 역시 엄청난 속도로 모세혈관 응고과정에 사용되고, 항트롬빈 III, 헤파린보조인자 II, 헤파린보조인자 II, C단백과 S단백 등의 트롬빈 중화제의 능력이 트롬빈 활동에 비해 상당히 감소하여 정상적인 응고/응고용해 균형이 불안정해진다. 그 결과 과다한 트롬빈 활성, 미세혈관 혈전, 혈소판 소모 및 미세혈관병성 용혈성 빈혈이 나타난다.

응고기전 활성화는 섬유소 용해체계를 활성화시켜 활성화된 응고인자 VII, 트롬빈, 내피세포 및 조직물질이 조직플라스미노겐 활성제의 방출을 자극한다. 활성화 트롬빈은 섬유소 용해효소를 생성하고, 이는 섬유소와 응고인자 I, V 및 VII에 부착하여 섬유소 용해과정을 일으킨다. 섬유소와 섬유소원이 파괴되면 섬유소분해산물(FDPs)과 디 이중체(d-dimer)이 생기며, 이들 생성물은 혈소판 기능과 섬유소 응괴 형성을 방해하고 추가적으로 보체와 키닌계를 활성화시켜 혈관 투과성 증가, 저혈압 및 쇼크를 유발한다. 따라서 환자는 혈전과 출혈이 동시에 자가 지속적으로 나타나 혈역학적 불안정의 위험을 가지게 된다(그림 12-5-1).

DIC 환자는 질환 경과에 따라 다양한 합병증을 보

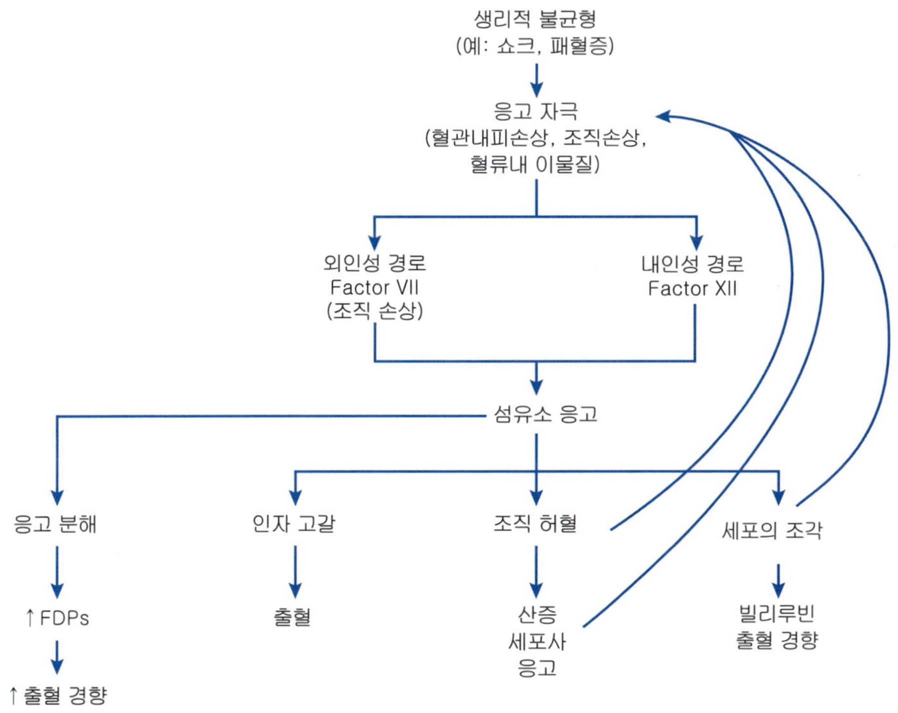

그림 12-5-1 DIC에서 혈전증 및 출혈의 자가지속주기(self-perpetuating cycle)

이는데 혈전은 장기 기능 상실과 허혈, 경색을 유발할 수 있고 응고인자와 혈소판 고갈은 피하조직, 피부, 점막조직 출혈 및 중증 출혈을 야기할 수 있다.

2) 사정

중환자는 혈액량 감소, 저혈압, 저산소증 및 산증과 같은 생리적 불균형 상태가 응고전구체가 될 수 있기 때문에 DIC의 위험이 높을 뿐만 아니라 중증 질환 그 자체로도 DIC를 유발한다. 중환자의 경우 잠재된 합병증으로서의 DIC를 주의 깊게 관찰하여 조기진단이 가능하도록 해야 하며, 즉각적인 중재를 적용해야 한다.

(1) 건강력과 신체검진

DIC는 급성이나 만성적으로도 나타날 수 있다. 혈전증은 만성 DIC 환자에게서 자주 발생하는 장애로 간과 골수의 보상능력에 따라 증상의 중등도가 달라진다. 만성 DIC에서 응고인자가 고갈되면 경증 출혈이나 예기치 않는 혈전증(대혈관 혈전을 포함) 또는 두 가지 모두가 나타날 수 있어서 만성 DIC와 동시연속적인 다발성 혈전, 표재정맥성 혈전 또는 동맥성 혈전과의 감별이 요구된다. 급성 DIC는 병리적 진행에 따라 혈액응고 형성에 의한 색전, 조직관류 손상 또는 확인되지 않은 응고분해로 인한 출혈 등 다양한 증상을 보인다. 간호사는 청색증, 괴저, 정신상태 변화, 의식수준 변화, 뇌혈관장애(CVA), 폐색전증, 장허혈 및 경색 그리고 신장 기능저하 및 기능부전 등의 부적절한 혈액응고의 증상과 징후를 확인해야 한다. 혈전증은 동맥과 정맥 모두에서 발생 가능하며, 구획청색증(demarcation cyanosis-미세혈관의 총 폐색으로 주로 손가락에 흔하지만 귓볼에서 뚜렷하다)의 소견으로 확인할 수 있다. 출혈은 주로 질병 후기에 응고인자 고갈이나 출혈 소인 또는 둘 다 있을 경우에 발생하며 간호사는 코, 잇몸, 폐, 위장관, 수술부위, 주사부위 및 정맥주사 주입 부위의 출혈과 혈뇨, 말단청색증, 점상출혈, 자반혹사병(purura fulminans) 등의 출혈 징후를 세심히 평가해야 한다.

지속적인 관찰과 검사로 DIC의 위험군을 파악해야 한다. 예를 들어 혈전성 결손 위험시 둔한 두통을 호소하지만 출혈시 갑작스러운 급성 두통을 호소할 수 있다. 혈전성 장애(폐색전증) 또는 출혈성 장애(폐출혈)시 호흡곤란이 있을 수 있는데 두 질환 모두 용혈과 흡인시 혈액이 보인다. 심근경색(혈전성 장애) 또는 심장압전(cardiac tamponade-출혈성 장애)시 저혈압이 나타날 수 있다. 허혈성 장은 점막층의 손상(벗겨짐)과 잠재적인 위장관 출혈을 동반하며 장음의 감소, 복부의 경련성 통증을 보이나 위장관 출혈은 항상 적혈구 양성 혈변과 과활동성 장음이 나타난다. 저혈류량 또는 허혈성 쇼크의 증상과 징후 또한 주의 깊게 감시해야만 한다. 전반적이고 지속적인 신체사정과 비판적 사고는 DIC 고위험 환자간호에서 매우 중요하다.

(2) 임상병리검사

DIC 진단의 기본적인 4가지 요소인 과도한 혈액응고형성, 증가된 응고용해율, 필수 응고인자의 소모, 과도한 응고과정에 따른 종말기관 손상을 이해해야 한다.

표 12-5-7에 제시된 검사들은 DIC 사정시 흔히 사용되고 있지만 특이성과 민감도가 높지 않고, 검사 결과도 질병 진행과정에 따라 매우 다양하다. 일반적으로 저혈소판증은 원인불명의 혈액응고에 혈소판이 소모되어 발생되며, 저섬유소원혈증을 야기한다. DIC 급성기 동안 섬유소원은 '정상'으로 나타날 수 있으므로 지속적으로 혈소판, PT,

표 12-5-7 혈전성 혈소판감소성 자반증(TTP)의 임상 증상

검사	정상 범위	DIC 소견
대량 혈관내 응고		
혈소판	150,000~400,000/mm^3	감소
섬유소원	200~400mg/100mL	감소
트롬빈 시간	7.0~12.0 Sec	지연
C 단백	4mg/mL	감소
S 단백	23mg/mL	감소
필수응고인자의 이차고갈		
프로트롬빈 시간	11~15 Sec	지연
활성화부분트롬보플라스틴 시간(aPTT)	30~40 Sec	지연
국제 정상화 비율(INR)	1.0~1.2 Times Normal	지연
과도한/가속된 섬유소 용해		
섬유소 분해산물(FDPs)	<10mg/mL	증가
D-이중합체	<50mg/dL	증가
항트롬빈 III	89~120%	감소
미세혈관 응고/세포파괴의 임상적 영향		
조각적혈구		존재
빌리루빈	0.1~1.2mg/dL	증가
혈액요소질소	8~20mg/dL	증가

PTT 및 섬유소원을 측정하는 것이 질병의 경과파악에 도움이 된다. 또한 말초혈액도말 검사상 조각적혈구가 관찰된다.

3) 관리

DIC의 주요 치료는 원인 인자를 제거하는 것으로 항생제/항균제 요법(패혈증시), 수액공급(rehydration), 산소요법 증가 또는 저혈류상태 해결 등이 이에 해당한다(Box 12-5-6). 간혹 화상, 압손상(crush injury), 뇌손상과 같은 일부 원인들은 쉽게 해결되지 않을 수 있다. DIC 치료의 일반적 원칙은 관류 손상을 악화시킬 수 있는 혈관수축을 피하고 적절한 수액양을 유지하며, 출혈을 강화시키는 모든 약물을 관찰하고 제거하는 것이다. 최근 승인된 활성화된 C 단백(drotrecogin alfa(activated), Xigris로 표기)는 패혈증 관련 DIC 고위험군에게 혈액응고 감소를 위해 사용되지만, 사용기준이 엄격하고 약물 효과가 증명되지 않아 아직 사용 여부가 논쟁 중이다.

(1) 혈전성 질환 관리

혈전성 질환 관리는 잠재적 응고전구체 유발요인인 저혈류량, 저혈압, 저산소증 및 산증을 교정하여 가능한한 DIC 원인을 제거하는 것이 우선적으로 필요하다. 이전에는 부가적 혈액응고의 최소화를 위해 헤파린을 사용하였는데, 출혈 위험이 증가하는 문제점이 있다. 간혹 분만, 중증의 동맥 폐색 또는 급성 전골수구성 백혈병으로 인한 DIC에

Box 12-5-6
DIC 환자를 위한 협력적 간호지침

목표	중재
산소/환기	
동맥혈가스가 정상 범위 내에 있다.	• 맥박산소계측기와 동맥혈가스 감시 • 동맥혈포화도 측정을 포함한 맥박산소계측기에서 주요한 변화 확인 • 필요시 산소운반능력 향상을 위한 수혈 • 2시간마다 체위 변경, 기침, 심호흡 및 폐활량계 적용
양쪽 모두 호흡음이 깨끗하다.	• 필요시 구강인두 및 기관지 흡입 • 2시간마다 체위 변경, 기침, 심호흡 및 폐활량계 적용
순환/관류	
환자는 조직관류를 획득/유지할 것이다.	• 조직관류감시: 색, 체온, 맥박, 모세혈관 재충전, 의식수준, 소변량 및 동맥혈산소분압 • 매 4시간마다 임상적 상태에 따라 활력징후 감시 • 매 4시간마다 심박출량, 일회박출량, 전신혈관저항 감시 폐동맥도자가 있을 경우 폐동맥압 측정
혈중 젖산은 정상 범위 내에 있을 것이다.	• 젖산 수치가 정상으로 회복될 때까지 매일 또는 하루 1회 이상 측정 • 처방에 따라 산소운반능력을 높이기 위해 적혈구, 측진수축력인자 주입 • 환자의 잠재적 젖산 근원(예: 허혈성 장, 허혈성 원위수지 또는 감소된 젖산 제거능력 사정(간기능장애)
조혈	
환자는 응고병증과 관련된 출혈을 경험하지 않을 것이다.	• 매일 PT, PTT, CBC, 섬유소분해산물 및 섬유소원 수치 평가 급성 변화 또는 치료반응을 평가하기 위해 자주 측정 • 매 4시간마다 혈소판성 또는 출혈성 소견을 포함한 출혈소견 사정 • 출혈양 사정(옷무게 재기, 패드수 세기, 체액분비 측정; 대변, 소변, 배액 및 토혈 검사) • 장기 출혈의 증상과 징후 사정: 폐출혈 관련 마찰음, SaO_2 감소 망막 혈전증/출혈로 인한 시력변화(복시, 흐린시력, 시야결손); 등 통증, 측복부 통증, 내부장기 출혈과 관련된 복부 통증 • 지시에 따라 혈액 및 응고인자 주입 • 엄격한 출혈 예방 유지 • 침습적 시술 및 치료 금지 • 응고억제 및 혈전 형성을 도모하는 약제 금지 • 천자부위에 3~5분간 압박 후 압박드레싱 시행
체액/전해질	
환자는 체액 균형을 유지할 것이다.	• 매일 체중 측정 • 섭취/배설량 감시: 필요시 보충/이뇨 • IV 통로 및 수액요법 유지
전해질 수치는 정상범위 내에 있다.	• 매일 또는 필요시 전해질 Mg 및 PO4의 주입 및 감시

Box 12-5-6
DIC 환자를 위한 협력적 간호지침 (계속)

목표	중재
운동/안전	
상해 예방으로 인해 타박상의 근거가 없다.	• 출혈 예방 확립–침상 난간에 패드 대기, 침상 주위의 날카로운 물건 치우기, 침대에서 벗어날 때 보조하기, (필요시)자가보호장치 적용 • 매 2시간 또는 더 자주 출혈/타박상 사정
피부통합	
피부통합성을 유지할 것이다.	• 8시간마다 피부 사정 및 압박부위, 점상출혈 및 반상출혈을 고려해서 환자 체위변경 • 2~4시간마다 체위 변경 • 압박 완화/감소형 매트리스 고려, 전단력 회피 • 매 근무번마다 관절운동 실시 • 욕창위험 사정을 위한 Braden Scale 사용
영양	
열량 및 영양소 섭취는 계산법 (예: 기초 에너지 소모량)에 따른 대사요구량에 부합한다.	• 금식일 경우 비경구 영양법 제공 • 위장관 출혈 사정 및 보고 • 영양사 및 영양지원 서비스에 의뢰
편의/통증조절	
환자는 안정적 활력징후 또는 치료와 시술의 협조에 의해 편안할 것이다.	• 통증측정도구를 이용하여 통증의 객관적 사정 • 잠재적 허혈/경색/출혈부위와 통증 정도 연계 • 혈관확장의 도모 지시에 따라 허혈성 통증 감소를 위한 온압박 제공 • 사정하여 필요하면 마취제 및 안정제 제공 • 약물반응 감시
정신사회적	
환자는 불안이 감소하였다고 표현한다.	• 질병 과정과 및 장애 교정을 위한 처치에 대해 환자 및 가족 교육 • 가능한 환자와 가족이 조절할 수 있는 영역 제공(예: ADL 수행, 방문자) • 시술 전 재확인 및 교육 제공 • 적절한 종교인에게 의뢰 • 적절한 휴식 및 수면 제공
교육/퇴원계획	
환자/보호자는 치료에 필요한 시술과 검사를 이해한다.	• 수혈 및 시술에 대한 교육 • 자가 퇴원을 위해 요구되는 임상적 지표와 환자 상태에 대한 환자 및 가족 교육

저용량 헤파린 요법이 적용되기도 한다.

(2) 출혈 또는 잠재적 출혈 관리 및 고갈요인 대체

DIC 환자의 출혈을 치료하기 위해서는 혈액응고와 응고인자 고갈 간의 불균형을 교정하는 것이 중요하다. 혈소판 수혈은 활성 출혈 및 혈소판 수치가 50,000/mm^3 이하인 환자 또는 비활성 출혈과 혈소판 수치 20,000/mm^3 이하인 환자에게 적용하며, FFP의 권고 용량은 15~20mL/kg이다. 한랭침전물은 혈장 섬유소원수치가 100mg/dL 이하인 대상자에게 적용되는데 1 단위는 200mg의 섬유소원뿐만 아니라 응고인자 VIII, 응고인자 XII 및 폰빌레브란트인자를 보충해 줄 수 있다. 보통 성인의 경우 5~10units가 투여되며, 한 단위 투여시 섬유소원이 5~10mg/dL 정도 상승한다. 고갈된 항트롬빈III(응고생성의 균형에 필수적)는 열처리된 혈장농축으로 대체할 수 있으며, 회복기간을 단축시킨다. 적혈구 수혈은 응고인자를 보충하지는 못하나 헤모글로빈과 산소운반능력을 향상시킨다.

국소적 출혈은 가능하면 최소화한다. 정맥천자 제거 후 최소 15~30분 또는 출혈이 멈출 때까지 압박한다. 지혈 유지를 위한 응고인자가 결핍된 대상자의 경우 초기 응고 이후 재출혈이 될 수 있으므로 재출혈 여부를 자주 사정한다.

임상적 적용

자가학습: 비판적 사고

1. 혈액장애(예: 판코니빈혈, 혈우병)와 관련된 유전적 요인을 가진 부부는 유전검사의 시행과 유전적으로 결함이 없는 배아의 선택을 고려할 수 있다. 이 때 제시된 중재가 가지는 윤리적, 경제적 영향에 대해 서술하시오.
2. 면역억제제와 비장절제는 많은 혈액장애에 적용되는 중재이다. 이와 같은 면역억제요법을 받은 환자를 위한 간호중재와 환자교육 계획을 작성하시오.
3. DIC의 원인에는 다양한 요인이 있다. 내인성 및 외인성 응고경로를 활성화하는 요인들을 구분하여 기술하시오.
4. 생화학적 매개체는 선천적 염증반응의 활성 및 가속과 관련이 있으며, 이는 DIC를 촉진시킬 수 있다. 다발외상환자에서 염증반응을 감소시키기 위한 간호계획을 작성하시오.

학습문제

혈액계와 면역계의 구조와 기능

1. 체액매개면역반응은 (   )의 활동을 통해 주로 그 효과를 나타낸다.
   a. T세포
   b. 무표지세포(null cell)
   c. 보체
   d. B세포
2. 호중구의 주요 기능은?
   a. 면역반응을 매개한다.
   b. 과민반응을 일으킨다.
   c. 박테리아를 식균한다.
   d. 신경종말을 자극한다.
3. 혈장 삼투압 형성에 도움을 주는 혈액세포는?
   a. 응고 인자
   b. 혈장단백질
   c. 적혈구
   d. 혈소판

4. 응고단계에서 중요한 역할을 하는 전해질은?
   a. 칼슘
   b. 칼륨
   c. 나트륨
   d. 비타민 K

혈액계와 면역계 사정

1. 빈혈과 함께 낮은 그물 적혈구(reticulocyte) 수치를 보일 가능성이 가장 큰 경우는?
   a. 겸상적혈구 빈혈
   b. 혈소판 증가증의 위험성
   c. 골수의 적혈구 생성기능 저하
   d. 혈우병
2. 백혈구 감별계수에서 "좌측편위", 즉 띠중성구의 증가가 의미하는 것은?
   a. 급성백혈병
   b. 과민반응
   c. 면역억제
   d. 감염과정
3. 심각한 만성 알콜중독환자에서 잠재적 출혈장애를 사정할 때 관련되는 상황은?
   a. 비타민 K 결핍과 응고인자의 부적절한 생성
   b. 혈소판의 과다생산
   c. 선천적 혈액질환
   d. 골수기능부전
4. 감염 예방을 위한 영양의 역할과 관련이 없는 내용은?
   a. 림프구의 기능 및 항체 생산
   b. 지혈
   c. 상처치유
   d. 피부통합성 유지

장기 이식과 조혈모세포 이식

1. 김씨는 전신에 방사선치료 1,125cGy와 사이톡산 60mg/kg으로 구성된 고농도 화학치료를 2일 동안 받고 있다. 매일 경구로 dexamethasone 40mg, 정맥 주사로 granisetron (Kytril) 1mg, 오심이 있을 때마다 4시간 간격으로 prochlorperazine(Compazine) 10mg을 경구나 정맥주사로, 그리고 lorazepam (Ativan)을 투약받는다. 이 약물요법에서 거의 기대되지 않는 부작용은?
   a. 이하선염
   b. 심전도 이상
   c. 발열
   d. 저혈당
2. 김씨는 total-body irradiation과 cyclophosphamide(Cytoxan)으로 구성된 조절 치료를 받은지 2일째다. 위의 김씨의 혈액검사 결과, 백혈구 0.1×10^9/L , 헤모글로빈 8.2g/L, 헤마토크릿 24.6%, 혈소판 17,000/mm^3, sodium 126mEq/L, potassium 3.0mEq/L, chloride 98mEq/L, carbon dioxide 18mEq/L, BUN 11mg/dL, creatinine 0.6mg/dL이었다. 활력징후는 체온 98.1℉ (36.7℃), 맥박 100회/분, 호흡 22회/분, 혈압 108/55mmHg이다. 환자의 24시간 체액균형은 섭취량이 5,600mL, 배설량은 2,105mL이었다. 환자는 오심, 구토, 설사, 복통을 호소한다. 이 자료를 기초로 신체검진에서 가장 나타날 가능성이 있는 결과는?
   a. 수포음, 말초부종, 경정맥 팽창
   b. 장음이 소실된 단단한 복부와 반동성 압통, 심갤럽(S_3), 피부발진
   c. 창백한 피부, 수포음, 말초부종, 복부 4분원의 오른쪽 위쪽의 압통
   d. 구강의 홍반이나 얇은 궤양, 허약함, 피부

홍반, 창백한 결막, 점상출혈성 피부발진

3. 고농도 치료의 급성합병증 중 범혈구감소증과 위장관 독성에 추가하여 김씨에게 발생할 수 있는 합병증은?
   a. 항이뇨호르몬 분비이상 증후군(SIADH)
   b. 간정맥 폐색증
   c. 신장기능부전
   d. 패혈증

4. 조혈모세포 이식(HSCT)을 받은 환자에게 시행하는 혈액의 방사선 조사와 관련된 다음의 진술 중 맞는 것은?

> A. 방사선 조사는 혈액생성물에 포함된 면역적으로 반응력을 가진 T 림프구를 불활성화시킨다.
> B. 수혈 관련 이식편대 숙주반응은 면역능력이 있는 동종 림프구를 심하게 면역이 떨어진 숙주에게 주입할 때 발생한다.
> C. 2,500cGy 감마방사선 조사는 방사선 조사의 최근 가장 효율적이고 효과적인 방식이다.
> D. 방사선 조사 과정은 혈액생성물의 효율성을 변하게 하기 때문에 방사선이 조사된 혈액생성물은 다른 환자에게 사용할 수 없다.

   a. A, B, C
   b. A, C
   c. A, C, D
   d. 이상 모두

5. 다음 중 환자가 어떤 상황에 놓여 있을 때 급성 이식편대 숙주반응(GVHD)의 위험성이 가장 높은 것은?
   a. T세포 감소
   b. 조혈모세포의 원천으로서 관계된 성-적합 공여자
   c. 더 젊은 환자나 공여자
   d. 이식 후 cytomegalovirus(CMV)나 다른 바이러스 감염

6. 김씨는 급성 이식편대 숙주반응을 예방하기 위해 cyclosporine A를 복용하고 있다. 다음 중 cyclosporine A에 관해 김씨에게 제공된 교육의 기대된 결과는?

> A. 김씨는 cyclosporine A를 복용하는 동안 간헐적으로 두통, 진전 또는 혼돈이 나타나나 이러한 증상은 심각한 문제를 일으키지는 않는다고 말한다.
> B. cyclosporine A 복용을 빠뜨린 것을 보상하기 위해 김씨는 다음 정규 복용시간에 원래 투약의 1.5배를 복용한다.
> C. 약물농도를 측정할 때 김씨는 병원을 방문하기 직전에 cyclosporine A의 평소 투여량을 복용한다.
> D. 물약은 기름기가 있고 싫어하는 맛이고, 캡슐은 삼키기 쉽기 때문에 김씨는 cyclosporin 물약 대신 cyclosporine A캡슐을 복용한다.

   a. A, B, C
   b. B, C, D
   c. 답 없음
   d. A, B, C, D

7. 다음 중 약물농도를 측정해야 하는 면역억제제는?
   a. Prednisone
   b. Mycophenolate mofetil
   c. Tacrolimus
   d. Imuran

8. 김씨는 심장이식 후 4시간째이다. 중심정맥압이 10에서 22cmH$_2$O로 상승되었고, 폐동맥압은 30/15mmHg에서 47/24mmHg로 점차적으로 상승했으며, 수축기 혈압은 평균 110mmHg이다. 담당의는 김씨가 이전에 기능부전을 가지고 있던 심장에서의 폐구조에 건강한 심장을 이식하는 동안 폐혈관저항이 갑자기 변화하여 우심기능부전이 나타난 것으로 의심하고 있다. 다음 중 담당의가 처방할 것으로 예

상되는 약물은?

a. Epinephrine

b. Dopamine

c. Vasopressin

d. Inhaled nitric oxide

9. 다음 중 고형 장기 이식에 있어 절대 금기증은?

a. 최근 감염

b. 65세 이상의 수혜자

c. 현재 약물중독

d. 당뇨

면역계 장애

1. HIV 진행 정도를 평가하기 위해 가장 많이 사용되는 방법은?

a. 효소면역측정법(ELISA)

b. 바이럴 로드(Viral load)

c. p24 antigen

d. 단일검사 진단체계(SUDS)

2. HIV 노출 후 혈청 반응 양성이 나타나는 평균기간은?

a. 10~14일

b. 2~6주

c. 6주~3개월

d. 6주~12개월

3. HIV 감염을 일으킬 수 있는 체액 4가지는?

a. 혈액, 타액, 정액, 질액

b. 눈물, 타액, 소변, 땀

c. 혈액, 정액, 질액, 모유

d. 소변, 정액, 질액, 모유

4. 폐포자충(pneumocystis Jiroveci) 폐렴으로 진단받은 남성 환자에게 치료에 대한 교육을 실시하려고 한다. 가장 적절한 것은?

a. 평생 동안 치료받아야 한다.

b. CD_4 수치가 너무 낮을 경우 치료를 시작한다.

c. 다른 사람들에게 전염되는 것을 방지하기 위해 급성기 동안 격리될 것이다.

d. 3개월 이상 CD_4 수치가 200 cells/mm^3 이상을 유지될 경우 치료가 중단될 것이다.

5. 두경부암을 가진 65세 남성 환자가 소화불량과 입맛이 변하고 비생산적인 마른 기침을 한다고 호소한다. 다음 중 대상자에게 나타나는 증상의 원인은?

a. 기도폐쇄

b. 경동맥 파열

c. 심장압전

d. 상대정맥증후군

6. 고칼슘혈증의 예방법은?

a. allopurinol

b. 소변의 알칼리화

c. 수분섭취 증가

d. 활동 제한

7. 소세포암으로 치료받은 59세 환자가 심한 호흡곤란과 상지부종을 주호소로 입원하였다. 다음 중 가장 먼저 실시해야 하는 검사는?

a. 흉부 CT 스캔

b. 심초음파

c. 심전도

d. multigated acquisition(MUGA) 스캔

8. 다음 중 백혈병 환자에서 발생할 위험이 가장 높은 합병증은?

a. 심장압전, 항이뇨호르몬분비이상증후군

b. 고칼슘혈증, 경동맥 파열

c. 흉막삼출, 상대정맥증후군

d. 사이토카인 유리증후군, 종양용해증후군

혈액계 장애

1. 다음 중 철분 결핍성 빈혈의 유발요인은?
   a. 식이를 통한 불충분한 철분 섭취
   b. 구강 철분 흡수장애
   c. 만성적 실혈
   d. 이상 모두
2. 다음 중 CML의 가장 효과적인 치료법은?
   a. 알파인터페론
   b. 골수이식
   c. STI571
   d. 글루코르티코이드
3. 다음 중 A형 혈우병환자에게 급성출혈이 있을 때 투여하는 것은?
   a. 폰 빌레브란트 인자
   b. 응고인자 VIII
   c. 응고인자 IX
   d. 혈소판 수혈
4. 다음 중 정상 응고억제제가 아닌 것은?
   a. 활성화 인자를 희석할 적절한 심박출량
   b. 트롬빈을 비활성화하는 항트롬빈 III
   c. 피브린 형성을 방해하는 조직트롬보플라스틴
   d. 플라스민으로 전환하는 플라스미노겐
5. DIC 진행의 초기 적응은 (　　　)와 결합되어 나타나는 출혈이다.
   a. 혈소판 수의 감소
   b. 응고시간 지연
   c. 섬유소 분해산물(FDPs) 수치 감소
   d. 섬유소원의 증가
6. DIC 및 과응고증후군 환자에게 발생하는 출혈의 원인으로 틀린 것은? .
   a. 응고인자의 고갈
   b. FDPs의 증가
   c. 광범위 미세혈전증
   d. 섬유소원 수치의 감소

13장 피부계 중환자간호

피부계의 구조와 기능
피부계 사정
피부계 간호관리
화상

피부계의 구조와 기능

표피
진피
각피하층
피부 부속기
- 한선
- 피지선
- 모발
- 조갑

피부의 기능
노인의 피부
아동의 피부

학습목표

- 표피, 진피, 피하조직의 특성을 기술할 수 있다.
- 피부의 항상성 기능을 확인할 수 있다.
- 피부에 의한 감염방어기전을 설명할 수 있다.
- 피부 부속물과 부속물 각각의 목적을 기술할 수 있다.
- 성인, 노인 및 아동의 피부 특성을 비교할 수 있다.

피부는 개인의 항상성을 유지하는 기관으로 방어적, 감각적, 회복적인 기능을 한다. 본 장에서는 피부와 그 부속물의 해부학적 기능에 대한 생리적 특성을 설명하고자 한다. 피부는 1.2~2.3mm의 두께로 덮여 있으며 신체 중 가장 무거운 기관이다. 피부는 세 개의 층으로 되어 있으며 가장 바깥층인 표피, 중간층인 진피, 그 아래에 피하조직과 피부 부속물이 있다. 피부 부속물에는 모낭, 손톱, 에크린 및 아포크린 한선과 피지선이 포함된다. 그림 13-1-1은 피부의 구조와 층을 보여준다. 피부는 방어, 감각, 수분균형, 온도조절과 비타민 생산기능을 한다.

1. 표피

표피는 피부의 가장 바깥층으로 세균의 침투나 기타 이물질로부터 피부 밑에 구조들을 보호하는 역할을 한다. 표피의 외층인 각질층은 신체의 수분상실 조절을 도우며, 내부층은 아래로 진피까지 연결되어 선, 손톱 및 모근의 기초가 된다. 표피는 혈액을 공급하지 않기 때문에 표피의 영양 상태는 진피층에 달려 있다.

표피의 내부 세포층은 멜라닌과 각질(keratin)로 형성되어 있다. 멜라닌 세포는 피부와 모발의 색소인 멜라닌을 제공한다. 이 색소는 피부의 색을 형성하고, 더 중요한 것은 방사선을 산란시키거나 흡수함으로서 자외선 노출로부터 피부 아래 구조들을 보호한다.

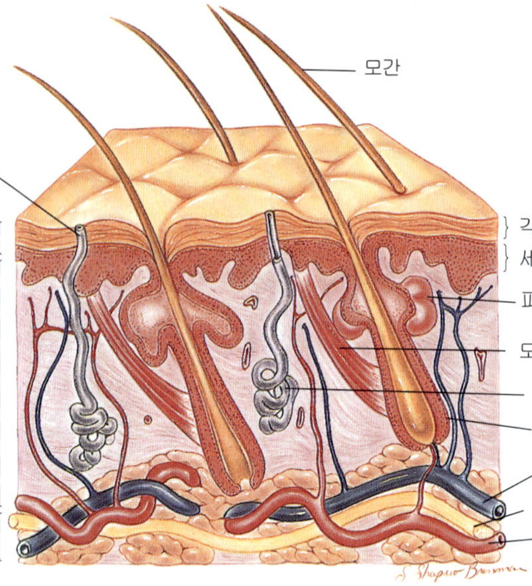

그림 13-1-1 피부층

각질은 단단한 단백질로서 모발, 손톱을 형성하고 표피 표면의 바깥층을 단단하게 만든다. 이는 피부 딱지의 인설을 지속적으로 편평하게 만들어 2~4주마다 대치시킨다.

표피는 실제로 5개의 층으로 구분된다. 각질형성세포(keratinocytes)는 성숙해 감에 따라 층 아래 내부에서 바깥쪽으로 이동해 간다. 각질형성세포의 가장 바깥층 꼭대기는 죽은 세포로 신체 부위에 따라 여러 두께로 정렬되는데, 얼굴 두께는 15개 세포가 층을 이룬 얇은 각질층으로 되어 있다. 이는 최소한 100개의 각질화된 세포층으로 구성된 손바닥이나 발바닥 두께와는 대조를 이룬다. 이들은 신체의 기본 구조들을 보호하는 단단한 단백질 세포들이다.

2. 진피

피부의 중간층인 진피는 바깥 표피층을 지지해 주는 역할을 한다. 진피는 혈관성의 결체조직으로, 이곳의 혈관은 체온조절과 혈압조절에 관여한다. 교감신경계의 통제하에 동정맥이 문합되고, 진피층에서는 열냉의 환경 조건에 대한 반응으로 이완 및 수축이 일어날 수 있고, 불안이나 혈액량 손실로부터 내적 자극에 대한 반응을 확인할 수 있다.

피부의 감각기능에는 열, 냉, 촉각, 압박 및 통증 수용체가 포함되어 있으며, 이들은 진피층에 위치한다. 신경종말의 기능은 매우 다양한데, 다양한 자극은 중심부로 중개되고 패턴화된 반응을 초래한다.

진피는 두 개의 분명한 층으로 구성된다. 유두진피는 두 개의 층 중 좀 더 표면층으로 표피 바로 아래에 위치하며, 유두진피 속에서 돌출되어 표피의 기저세포로 표피와 부착되어 있다.

진피의 좀 더 두꺼운 아래층이 망상진피이다. 콜라겐은 진피의 이 부분에 3차원의 그물 모양으로 조직되어 있다. 이는 진피가 운동과 함께 신장하도록 하는 그물조직이다. 피부를 구성하고 있는 면역계는 진피층에 있으며 대식세포, 비만세포, T 세포 및 섬유모세포가 포함된다.

3. 각피하층

각피하층 또는 피하층은 지방이 널리 흩어져 퍼져있는 결체조직으로 구성되어 있다. 각피하층은 열 정체에 대한 방어기능을 갖고 있으며, 피부의 기본 구조에 쿠션역할을 한다. 이에 더하여, 피하층의 지방은 열량 저장 역할을 한다.

4. 피부 부속기

모발, 손톱, 피지선 및 한선은 피부의 한 부분으로 고려된다. 이러한 구조들은 표피나 진피층을 통해 돌출되거나 생겨난다.

1) 한선

에크린 한선은 피부 표면에 분포되어 있다. 이 선은 진피로부터 생겨 나와 피부 표면에 열려있으며, 이 선의 특별한 기능은 신체 내부온도를 조절하는 목적으로 땀을 분비하는 것이다.

아포크린 한선은 에크린 한선만큼 퍼져 있지 않으나 에크린 한선보다 더 크고 액와, 유두, 유륜, 서혜부, 안검, 외이의 모낭에 개방되어 있다.

두 한선 간의 또 다른 차이는 선이 크면 클수록, 특별한 냄새를 가진 지루성 물질을 분비하는 아포크린 한선이 과다하지 않다는 것이다. 이 냄새는 동물이 다른 동물의 존재를 인식하는데 활용된다. 인간에게 있어 체취로 알려진 이 냄새는 분비물이 세균과 접촉하였을 때 그리고 체액이 분해되기 시작할 때 만들어진다.

2) 피지선

피지선은 모낭을 통해 중성지방, 콜레스테롤 및 지방의 혼합인 피지를 배출한다. 피지선은 손바닥과 발바닥을 제외한 피부의 전체 표면에 분포되어 있으며 사춘기까지는 비활동적이다. 이 시기에 피지선이 커져 성 호르몬 분비가 증가되면서 피지가 배출되는 것을 자극한다. 피지는 피부와 모발이 건조해지는 것을 막으며 표피의 바깥층이 건조해지는 것을 보호함으로서, 체열이 보존되도록 돕는다. 표 13-1-1은 에크린, 아포크린, 피지선의 위치와 기능에 대한 요약이다.

3) 모발

진피에 있는 표피세포는 모발을 형성한다. 피지선과 함께 모낭은 모낭피지선 단위를 형성한다. 연모는 성모보다 색소가 적고 부드러우며, 눈에 잘 띄지 않는다. 성모는 검고, 거칠며 두드러진다. 모낭구는 혈관유두 부위로 모낭에 영양을 공급하고 유지시킨다. 모발색은 멜라닌 세포에 의해 결정되며 모구에서도 확인이 가능하다. 모낭 인접부위 피지선 아래에는 털세움근이 있다. 털세움근의 수축은 피부표면 부위를 축소시켜 소름을 유발하고, 열이 소실된 피부 표면 부위를 환원시킨다(그림 13-1-2).

표 13-1-1 한선과 피지선

선의 유형	에크린 한선 아포크린 한선 피지선
부위	신체 전 부위 수많은 두꺼운 피부 진피에서 표피까지 연결 액와 유두, 유방 항문과 성기 부위 외이도 안검 손바닥, 발등, 발바닥을 제외한 신체 전 부위
기능	체온조절 정서적 고통에 대한 반응 생리적 자극에 대한 반응 호르몬 영향에 대한 반응 모발과 피부의 윤활을 위한 피지 생산

4) 조갑

표피각질세포의 단단한 조갑판은 손가락 끝부분 원위부 등쪽에서 구부러진 구로 성장한다. 조갑은 손가락과 발가락을 보호하고, 신체적 기민함을 증가시킨다. 조갑의 약 1/4은 근위조갑추벽으로 덮혀 있으며, 조갑가피는 추벽으로 부터 연결되어 나와 조갑과 추벽 사이 공간에 방수역할을 한다. 조반월은 흰색의 반달모양을 하고 있으며, 가장자리 원위부을 말한다. 근위조갑추벽과 조갑판 사이의 각도는 180도 이하로 알려져 있다(그림 13-1-3).

5. 피부의 기능

피부의 표피층은 미생물, 자외선 노출 그리고 셀 수 없이 많은 다른 위협으로부터 방어하는 역할을 한다. 이처럼 강하고 단단한 바깥층, 즉 표피층은 또한 수분상실을 억제하며 인체의 항상성을 유지하도록 돕는다. 혈관을 풍부하게 공급하고 있는 혈관진피는 혈압 및 온도조절에 관여한다. 대식세포, 비만세포, T세포 및 섬유모세포에 의해 이루어지는 면역계 또한 진피에 속해 있다. 신경종말에는 열, 냉, 촉각, 압박 및 통증에 대한 수용체가 공급되고 있다. 운동으로 인한 피부의 신장 능력 또한 피부의 아교질 그물형성에 의해 이루어진다. 결체조직의 피하조직층과 지방은 열을 보존하며 피부의 기본구조에 쿠션 역할을 한다. 피부의 부속기인 모발, 손톱 및 선은 주로 모낭의 털세움근과 함께 열 손실을 조절하거나 또는 피지선과 한선에 의해 분비물을 배출함으로서 항상성 기능에 기여한다.

6. 노인의 피부

노인의 피부는 더 얇아지고 건조해지며 발한이 적어지고 소양증이 증가한다. 또 주름이 많아지고 쉽게 멍이 들며, 검은 반점이나 광선 흑색점이 생긴다. 이와 더불어 노인의 모발은 은빛으로 변하고 가늘어지며 거친 머리결은 부드럽게 변하여 연모가 된다. 이러한 변화는 시간의 흐름에 따른 생리적 변화로 표 13-1-2에 요약되어 있다.

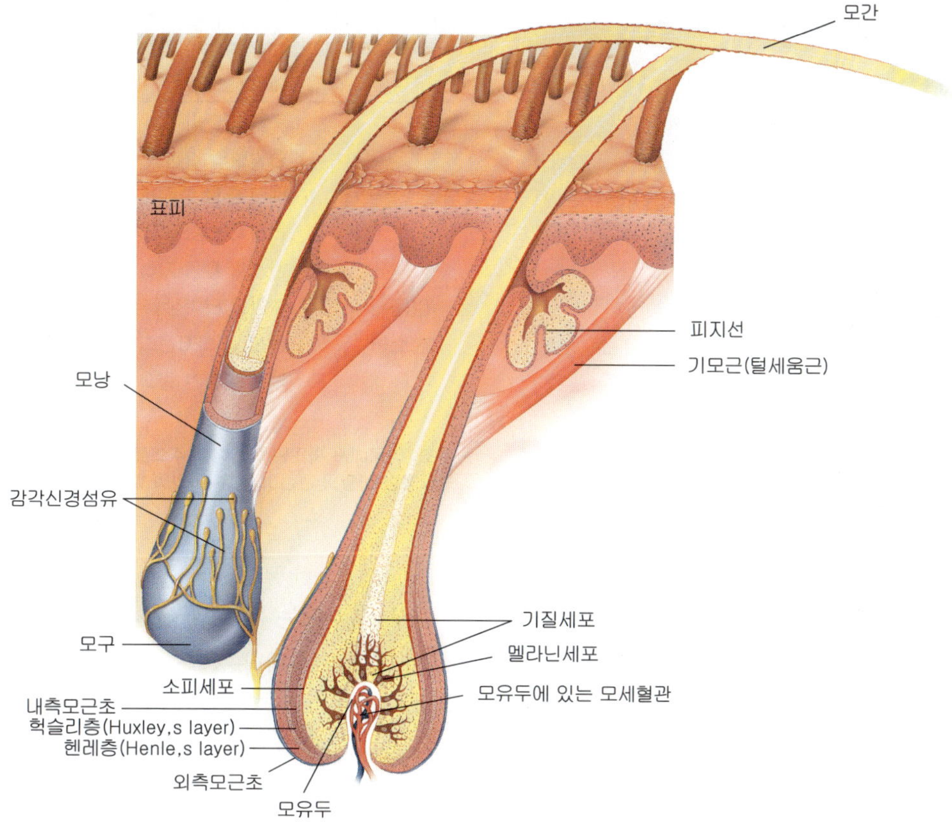

그림 13-1-2 모발의 해부학적 구조

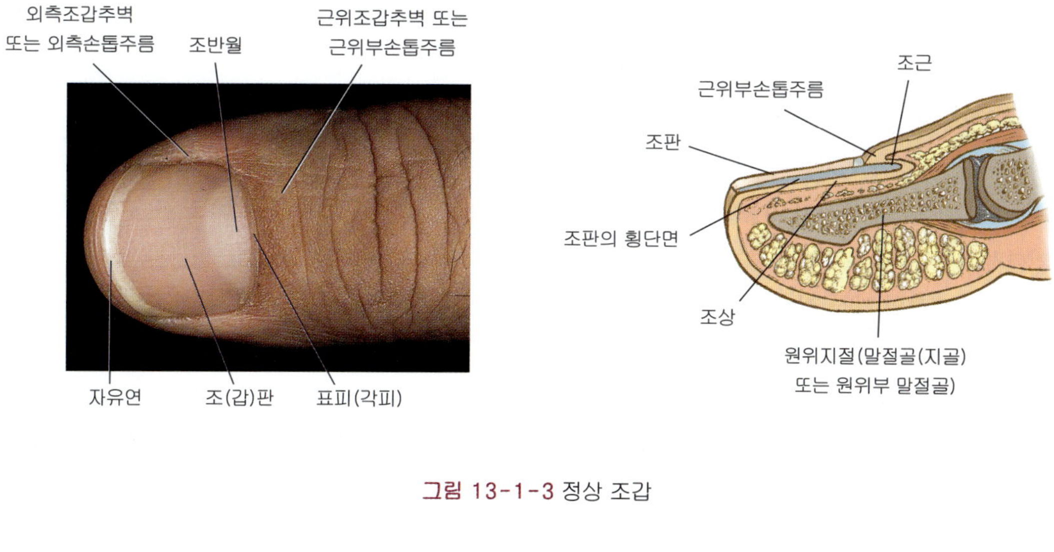

그림 13-1-3 정상 조갑

표 13-1-2 노인의 피부변화

노인에서 볼 수 있는 변화

건조함, 가려움, 발한 저하
얇은 피부
타박상의 증가
광선 흑색점
주름의 증가
가늘어진 모발
은빛 모발

생리적 원인

피지선 및 한선 활동 저하
진피의 혈관성 저하
지방생산 저하로 인한 각피하층의 얇아짐
햇빛의 만성적 노출
진피의 탄력성, 콜라겐의 상실과 종괴
호르몬의 변화
멜라닌 감소

7. 아동의 피부

아동의 연령에 따라 피부, 모발, 손톱, 선의 차이를 예측할 수 있다. 영아 및 아동은 햇빛이나 바람에 노출이 없어 성인의 종말털과 같은 거친 모발이 아닌 매우 부드러운 피부결을 가진다. 영아, 약 14일까지의 유아는 태지와 미세하고 실크 같은 성질의 솜털로 덮여 있다. 또한 영아는 피하지방이 거의 발달되지 않아 저체온의 위험에 처할 수 있다. 한선은 1달이 될 때까지 기능하지 않으며 청소년기까지도 기능적으로 완전하지는 않다.

아동에서 피부의 가장 현저한 변화는 아동의 활동이 증가하고 놀이가 보다 공격적으로 변화되어 감에 따라 발생하는 타박상이다. 타박상 부위와 색깔의 변화가 치유단계를 나타내는 것임을 명심해야 한다. 타박상은 하지와 얼굴에 더 흔하고 상

표 13-1-3 아동의 피부변화

연령군	예상되는 변화
영아	부드러운 피부
	종말털의 결여
	배냇 솜털
	피하지방층의 지방감소
	한선의 활동 저하
아동	약간의 타박상
청소년	한선 및 피지선의 활동 시작
	액와의 거친 털과 음모 발달

* 참조: 아동에서 확인된 타박상에 주의를 기울이는 것은 학대적인 상황과 관련이 있을 수 있기 때문에 매우 중요하다.

박, 둔부, 복부에는 자주 발생하지 않으므로 아동 학대의 지표가 되거나 좀 더 조사를 요하는 근거가 될 수 있다.

청소년기에는 한선과 피지선이 완전히 기능을 하게 된다. 이 시기에는 액와의 발한이 증가하고 여드름이 생기며, 체취를 경험할 수 있다. 겨드랑이와 음모의 발달은 청소년기 남녀 모두에서 혈중 남성호르몬의 수치 증가와 관련이 있는 것으로 생각된다. 아동의 피부에서 예상되는 변화는 표 13-1-3에 수록되어 있다.

임상적 적용

자가학습: 비판적 사고

1. 피부가 항상성 유지를 위해 도움을 줄 수 있는 방법을 설명하시오.
2. 피부와 피부부속기에 영향을 주는 자외선 노출을 방어할 수 있는 방법을 설명하시오.

피부계 사정

건강력
신체검진
  시진
  촉진
욕창의 사정
피부 종양의 사정
노인의 피부 사정
아동의 피부 사정

학습목표

- 피부건강 상태를 평가할 때 필요한 사정기술을 확인할 수 있다.
- 인종이나 피부색조의 특성과 관련하여 예기된 차이를 확인할 수 있다.
- 피부색의 비정상적 변화를 인식하고 설명할 수 있다.
- 혈관성 증가로 초래되는 피부 병변을 설명하고 인식할 수 있다.
- 감염 또는 알레르기 반응과 관련하여 발진의 중요성을 설명할 수 있다.
- 오목 부종과 비오목 부종을 설명할 수 있다.
- 욕창의 진행과정을 사정하기 위해 사용하는 최소한 한 가지 척도와 욕창의 원인을 설명할 수 있다.
- 악성 피부 질환의 특성을 설명할 수 있다.

중환자의 피부는 감소된 혈류와 압박궤양의 결과로 생기는 손상, 과민성 약물 반응으로 인한 발진 및 기회감염에 노출되어 있다. 중환자 전문간호사는 피부를 사정할 수 있는 능력을 가지고 피부 문제에 대한 관찰과 관리가 지속적으로 이루어지도록 해야 한다.

1. 건강력

피부장애 환자를 간호할 때, 건강력에서 정보를 얻는 것이 중요하다(Box 13-2-1). 정보는 신체검진을 가이드하고 적절한 중재를 결정하는데 유용하다.

2. 신체검진

피부 평가를 위해 필요한 사정 기술은 시진과 촉진이다.

1) 시진

피부의 외모에 대한 시진에는 피부색의 사정 즉, 병변의 존재여부, 발진 또는 혈관성 증가에 대한

Box 13-2-1
건강력 - 피부장애

다음의 질문들을 통해 피부장애와 관련된 건강력은 조사한다.

- 피부문제를 처음 알게 된 것은 언제입니까? (기간과 강도 조사)
- 이전에도 이와 같은 문제가 발생한 적이 있습니까?
- 기타 증상은 없습니까?
- 처음 발병한 부위는 어디입니까?
- 처음 병변이 나타났을 때 병변의 모습이나 발진은 어떠하였습니까?
- 병변이 어디로 어떻게 빠르게 퍼져 나갔습니까?
- 가려움증, 작열감, 따끔거림, 근질근질함이 있었습니까?
- 감각의 소실이 있습니까?
- 특정시간이나 계절에 따라 증상이 더 악화되었습니까?
- 어떻게 시작되었다고 생각합니까?
- 고초열, 천식, 담마진, 습진 또는 알레르기에 대한 과거력이 있습니까?
- 피부문제나 발진을 앓은 가족은 누구입니까?
- 어떤 음식을 먹은 후에 발진이 나타나났습니까? 음식의 종류는 무엇입니까?
- 문제가 발생했을 때, 바로 얼마 전 술을 마신 적이 있습니까?
- 특정 사건과 병변이나 발진의 돌출 사이에 어떤 관련이 있다고 생각하십니까?
- 무슨 약을 복용하였습니까?
- 연고, 크림과 같은 도포성 투약은 무엇을 사용했습니까? (처방약 혹은 비처방약 포함)
- 사용하고 있는 화장품이나 피부 제품은 무엇입니까?
- 직업은 무엇입니까?
- 주위 환경(식물, 동물, 화학물질, 감염원 등) 중 이러한 장애를 유발할 수 있다고 생각하는 요인이 있습니까? 새로운 것이 없다면, 환경에 어떤 변화가 있었습니까?
- 피부에 어떤 것이 접촉되었을 때 발진이 초래되었습니까?
- 이 문제가 생활에 어떠한 영향을 주었습니까?
- 이러한 장애 외에 다른 문제가 있습니까?

표 13-2-1 피부색의 정상 변화

정상변화	서술
점(moles); 색소성 모반(pigmented nevi)	황갈색에서 진한갈색; 편평하거나 올라온 병변
살이 늘어난 자국; 선(striae)	은색이거나 핑크색; 체중 증가나 임신에 의해 초래될 수 있다.
주근깨(freckles)	신체 모든 부위에 있는 편평한 반점(flat macules)
백반증(vitiligo)	색소가 없는 피부 부위; 검은색 피부를 가진 사람에게 더 잘 발생
태어날 때부터 있는 모반(birthmarks)	일반적으로 신체 모든 부위에 있는 편평한 병변; 황갈색(tan), 붉은색, 갈색일 수 있다.

판별 및 손톱과 모발 상태에 대한 사정이 포함된다.

(1) 피부색

피부색은 혈관성의 정도가 큰 부위를 제외하고, 신체 전반의 색은 같을 것이다. 밝은 피부색을 가진 사람의 경우 생식기, 가슴상부 및 볼은 분홍색이거나 붉은 색이다. 어두운 피부색을 가진 사람의 경우 이 부위들은 좀 더 검게 나타날 수 있다. 부가적으로 피부색의 정상적 변화는 표 13-2-1에 수록된 내용들이 포함된다.

피부색은 4가지 색소 즉, 멜라닌, 카로틴, 헤모글로빈 및 탄산혈색소(deoxyhemoglobin)의 존재

정도에 따라 결정된다. 유전적으로 멜라닌의 양은 검은색의 정도를 다양하게 만들고, 피부색을 결정한다. 노란 색소인 카로틴은 피하지방층에 존재하며 각질세포 부위 즉, 손바닥, 발바닥 등에 가장 명백하게 나타난다. 창백함, 청색증, 황달 및 홍반과 같은 비정상적인 피부색은 인간의 정상 피부색에 따라 다르게 나타난다(표 13-2-2).

산화 정도 또한 피부색에 영향을 준다. 헤모글로빈은 적혈구와 결합하여 산소를 조직에 운반하는데 피부순환을 통한 산화혈색소의 혈류 저하는 창백한 피부를 유발한다. 흰 피부색을 가진 사람은 보통 피부에 핑크색 톤이 없이 매우 창백하나 검은 피부색을 가진 사람에서는 창백한 피부는 보통 핑크색을 상실하기 때문에 황갈색이나 회색빛으로 나타난다.

조직이 헤모글로빈으로부터 산소를 공급받지 못하면 헤모글로빈는 탄산혈색소로 변화된다. 탄산혈색소가 피부순환에 존재하면 환자의 피부는 푸르게 변하고, 이를 청색증이라고 한다. 흰 피부색을 가진 대상자의 청색증은 회색빛이 도는 청색으로 보일 수 있으며 특히 손바닥, 발바닥, 조갑층, 귓불, 입술 및 점막에 나타난다. 검은 피부색을 가진 대상자에서는 잿빛색이 도는 회색과 같은 청색증이 결막, 구강 점막, 조갑층에 가장 먼저 나타난다.

황달의 노란색은 간질환이나 적혈구의 문제를 암시한다. 검은 피부를 가진 대상자에서 황달은 공막, 손바닥, 발바닥에서 노란 색깔이 도는 녹색으로 나타난다. 흰 피부색을 가진 대상자의 경우에는 피부, 공막, 입술, 경구개, 혀 밑에 색깔이 노란색으로 보인다. Bickley와 Szilagyi는 투명한 슬라이드로 입술을 압박하여 붉은 색을 희게 만들어 보면, 황달의 노란색을 더 쉽게 확인할 수 있다고 하였다.

또 다른 비정상적 피부색은 홍반이다. 홍반은 흰 피부색을 가진 대상자에서는 붉은색 톤으로 나타나고, 검은 피부색을 가진 대상자에서는 진한 갈색이나 자주색 톤으로 나타난다. 체온 상승은 염증에 의해 초래되는 지표이다. 염증과정은 조직의 혈관성을 증가시키고, 그 다음은 홍반과 함께 색을 변화시킨다. 홍반은 모든 조직외상에서 나타나는 염증과정에 의한 것으로 외과적 상처와 관련

표 13-2-2 비정상적인 피부색

	창백함(pallor)	청색증(cyanosis)	황달(jaundice)	홍반(erythema)
근본적인 원인	혈류저하 (감소된 산화혈색소가 조직으로 유출)		적혈구 용혈 증가, 간 질환 염증	피부순환에서 탄산소혈색소의 증가
흰 피부를 가진 사람의 소견	지나치게 창백한 피부	손바닥과 발바닥, 손톱, 입술, 귀바퀴, 점막에 회색빛이 도는 청색	공막, 입술, 경구개의 노란색	붉은 색조
검은 피부를 가진 사람의 소견	노란색이 도는 갈색이거나 잿빛 색깔의 피부	결막, 구강점막, 손톱에 잿빛색이 도는 회색	공막, 손바닥, 발바닥의 노란색이 도는 녹색	좀 더 진한 갈색이거나 자색 색조

될 때 기대할 수 있는 반응이다. 또한 세포염과 같이 피부에 영향을 주는 질병 과정에서 볼 수 있다. 어느 쪽의 경우에도 홍반은 염증의 지표가 된다.

(2) 병변

피부병변은 병변의 색, 모양, 원인 또는 외모 등에 의해 여러 가지로 설명된다(표 13-2-3). 이러한 병변은 비정상적 상태로 간주되며 많은 요인에 의해 초래된다. 일반적으로 피부병변은 해부학적 부위, 분포, 색깔, 크기 및 피부병변의 비정상적 형태 등에 대해 확인하는 것이 중요하다. 이외에도 병변이 편평한지, 올라와 있는지 아니면 그을린 것인지 피부병변의 가장자리와 경계 부위를 자세히 파악해야 한다. 마지막으로 병변이 나타난 기간과 병변 출현에 기여할 것으로 고려되는 약물이나 환경적 노출 또한 확인한다.

혈관성 병변은 정상이거나 비정상적 소견일 수 있다. 정상으로 간주되는 혈관성 변화에는 불꽃 모반(nevus flammeus; 포도주색 반점), 미성숙혈관종(immature hemangioma; 딸기반점), 모세혈관확장증(telangiectasis), 버찌혈관종(cherry angioma), 모세혈관종(capillary hemangioma)이 포함된다(표 13-2-4). 비정상적 혈관성 소견에는 점상출혈, 자색반, 반상출혈, 거미혈관종, 담마진이 포함된다. 이

표 13-2-3 피부의 병변

병변	서술
소포(blister)	수액으로 채워진 소수포 또는 소포
대수포(bulla)	1cm 보다 큰 소포(blister)
여드름(comedo)	여드름(blackhead) 또는 좁쌀종(whitehead)이라 불리는 구멍이 넓고 막힌 병변
가피(crust)	손상된 상피위에 있는 건조된 삼출물; 수포, 소포, 농포와 관련이 있을 수 있음
낭종(cyst)	반 고형(semisolid) 또는 수액이 채워진 응어리; 피부의 깊은 층에 피막 형성
표피탈락(desquamation)	피부표면에 조직파편의 소실 또는 벗겨진 허물
미란(erosion)	표피의 상실; 수포, 소포 또는 농포와 관련될 수 있음
찰상(excoriation)	보통 표피의 미란은 긁어서 초래
균열(fissure)	보통 표피의 갈라진 틈(crack)은 진피까지 연장
반점(macule)	탈색된 피부의 편평한 부위로 직경이 5mm 이하인 병변
결절(nodule)	직경이 5mm에서 5cm에 이르는 단단하고 상승된 병변이거나 응어리
구진(papule)	직경이 5mm 이하의 단단하고 상승된 병변
반(plaque)	직경이 5mm보다 훨씬 더 큰 편평하고, 올라온 병변
농포(pustule)	구진(papule)은 화농성삼출물을 포함
인설(scale)	표피 표면에 있는 피부의 조직파편(skin debris)
종양(tumor)	직경이 5cm 이상보다 훨씬 크고 단단한 응어리; 보통 진피까지 연
궤양(ulceration)	표피의 상실로 진피나 더 깊은 부위까지 연장
두드러기(urticaria)	팽진과 같이 올라온 병변
소수포(vesicle)	직경이 1cm 이하의 작고 수액으로 채워진 병변
팽진(wheal)	주위 부종과 함께 핑크색의 부풀어 오른 일시적이고 불규칙한 병변

표 13-2-4 혈관성 병변; 정상 변화

정상변화	서술
불꽃모반	검붉은 색에서부터 창백한 핑크색에 이르며 모반(birthmarks)으로 간주됨
미성숙 혈관종	얼굴, 목 및 구간부에 생긴 작고 약간 상승된 밝은 갈색의 병변; 나이가 들어감에 따라 수와 크기가 증가
버찌 혈관종	
모세혈관종	진피속에 모세혈관확장으로 초래되는 붉고 불규칙한 반점(patch)
모세혈관확장증	표면 혈관 집단의 영구적 이완으로 초래되는 불규칙하고 미세한 붉은 선

러한 소견들은 질병이나 외상을 암시할 수 있으므로 좀 더 주의 깊은 산성이 필요하다.

점상출혈은 하얀 피부를 가진 사람에게서 쉽게 알아볼 수 있는 자주색 또는 붉은 색의 작은 병변(1~3mm)으로, 검은색 피부를 가진 사람의 경우에는 알아보기 어렵다(그림 13-2-1A). 이 병변은 구강점막이나 결막에서 확인할 수 있으며 병변에 압박을 주어도 창백해지지 않는다. 점상출혈은 진피나 점막하층 피부에 미세한 출혈로 초래된다. 자색반은 점상출혈과 매우 유사하고 병변이 좀 더 크며 갈색을 띤 붉은색을 나타낸다.

반상출혈은 멍이 든 것이다. 이 병변은 노란색을 띤 초록색의 둥글거나 불규칙한 병변에 자색을 나타낼 수 있으며, 하얀 피부를 가진 사람에게 좀 더 쉽게 찾아볼 수 있다(그림 13-2-1B). 출혈반은 외상의 결과 즉, 혈액이 손상받은 혈관으로부터 주위 조직으로 누출될 때 초래된다.

거미혈관종은 불같이 빨간 병변으로 얼굴, 목, 팔, 상부구간에 자주 발생한다(그림 13-2-1C). 거미혈관종은 허리 아래부위에서는 전혀 찾아볼 수 없다. 이 병변은 때때로 홍반에 의해 둘러싸이고 다리까지 방사되는 부풀어 올라온 병변으로 신체 중심부 병변이기도 하다. 이 병변은 간 질환, 비타민 B 결핍증과 자주 관련된다.

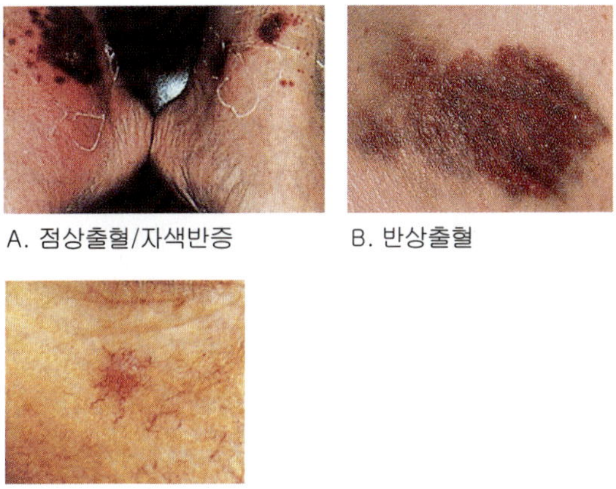

A. 점상출혈/자색반증 B. 반상출혈 C. 거미혈관종

그림 13-2-1 비정상적 혈관성 병변

담마진은 알러지 반응의 결과로 자주 발생하는 붉은 색 또는 흰색의 부풀어 오른 비 오목부종의 반점이다. 종종 알러지 반응이 진행되는 동안 병변의 모양과 크기가 변화한다. 담마진을 동반한 부종은 국소적 혈관이완과 염증의 결과이며, 이는 주위 조직 속으로 혈관성 장액이 누출된 것이다.

(3) 발진

시진하는 동안에 확인된 발진은 감염이나 약물치료로 인한 반응일 수 있다. 이러한 발진의 대부분은 표 13-2-3에 수록된 명명으로 확인된다. 병변 유형을 확인하는 것은 발진의 원인을 파악하는데 도움이 된다. 약물치료로 인한 발진은 종종 알러지 과민반응일 수 있다. 담마진의 발달은 종종 음식이나 약물반응과 관련된다. 담마진은 초과된 국소부위의 수액이 재흡수됨에 따라, 보통 며칠에서 몇 주에 걸쳐 완전히 해결된다. 이러한 병변은 소양증이 있어 환자가 자주 긁게 되는데, 이는 이차적으로 피부의 찰과상을 유발하고 국소적으로 피부감염의 위험을 초래 할 수 있다.

피부감염은 곰팡이균이나 효모균에 의해 자주 발생하며 효모균 감염을 전파하는 표재성 족부백선, 일명 무좀(athlete' s foot)에서 부터 기본 조직을 침투하는 심부 곰팡이 감염 예를 들어, 아스페르길루스증(aspergillosis)에 이르기까지 다양하다. 대부분 중환자간호 현장에서는 종종 곰팡이 감염과 효모감염이 중간 유형의 감염이며, 정상 균주에 의해 발생되는 기회감염의 결과로 간주된다. 이러한 감염에서는 항생제와 스테로이드 제제를 사용한다. 캔디다증은 서혜부와 여성의 가슴 아래에서 홍반, 흰 색깔의 가성점막, 말초구진 및 농포가 나타나는 것이다. 또한, 구강 캔디다증은 아구창(thrush)으로 알려져 있으며, 구강점막 특히 혀에 흰 색깔로 덮인 것과 같은 증상이 나타난다. 이들은 통증과 혀의 균열을 초래하여, 종종 환자의 구강섭취를 억제하고 영양 상태를 위협한다.

(4) 모발의 상태

환자 모발의 끝 부분, 모발의 양과 분포, 머릿결을 매일 시진하고 확인한다. 두피 모발은 탄력이 있어야 하고 고르게 분포되어 있어야 한다.

원형탈모증은 모발의 소실을 말하며 미만성, 반점형, 완전형으로 구분된다. 중환자간호에서 모발 소실은 약물치료와 관련될 수 있다. 종양치료에서 사용하는 화학요법은 원형탈모증을 유발한다. heparin과 같이 오랜 기간 사용하는 약들 역시 모발소실의 원인이 된다. 여성과 아동의 경우 조모증(hirsutism)이나 안면 모발, 신체의 모발, 음모의 과다한 성장은 비정상적인 소견이다. 탈모증은 가족력이 있으며 폐경, 내분비 장애, corticosteroid와 androgen 제제와 같은 특정 약물치료와 관련된다.

머릿결의 변화는 건강 상태를 지속적으로 나타내는 것이다. 가늘고 잘 부서지는 머릿결은 갑상선기능저하증에서 발생한다. 단백질이 매우 부족한 대상자의 경우에는 모발의 색이 붉거나 하얗게 될 수 있으며, 머릿결이 거칠고 건조해진다.

또한 감염의 존재유무나 두피와 모발의 감염을 간과해서는 안된다. 환자의 두피와 신체모발이 벗겨졌는지, 궤양이 있는지, 이가 있는지, 기생충 알이 있는지 그리고 백선증(ringworm)이 있는지 정기적으로 시진해야 한다.

(5) 손톱의 상태

모발과 같이 손톱은 중환자간호 상황에 밀려 쉽게 간과될 수 있다. 그러나 손톱의 세심한 시진은 환자의 일반 건강상태에 대한 정보를 잘 보여준다. 조갑상(nail beds)은 혈관층으로 환자 말초순환의 적절성을 사정하는데 탁월한 부위이다. 조갑상을 창백하게 만들고 압박을 이완하여 그 결과를 얻을 수 있는 모세혈관충전 검사에서는 3초 이하로 조갑상의 색이 분홍색으로 되돌아와야 정상이다. 색조에서 푸른색이나 자주색을 띠는 조갑상은 청색증을 나타내는 지표이며, 창백한 조갑상은 동맥혈류의 감소를 나타내는 것일 수 있다.

조갑의 각도가 180도 이거나 그 이상일 때, 곤봉상이 있는 것으로 간주한다. 곤봉상은 만성저산소증으로 인한 것이다. 손톱의 모양은 환자의 영양 상태 결핍의 단서를 제공한다. 경화증, 심부전, 제2형 당뇨병과 같은 만성질환 상태는 조갑에 영향을 주어 테리형 손톱(Terry' s nail)을 유발한다. 이러한 조갑은 진한 검붉은 갈색의 말단부와 함께 흰색을 띄며 조반월(lunulae)이 보이지 않을 수도 있다(그림 13-2-2). 숟가락 손톱(koilonychias)이라 부르는 스푼형의 조갑은 철분결핍성 빈혈과 관련이 있다. 특히 노인에게 손톱을 가로 지르는 띠는 단백질 결핍을 나타낼 수도 있다. 손톱에 생긴 흰점은 아연결핍과 연관이 있다.

2) 촉진

피부 촉진을 통해 피부 조직, 습도, 온도, 가동성, 피부의 긴장도 및 부종을 파악할 수 있다. 이외에도 촉진하는 동안에 촉진한 부위에서 불편함을 보이는 것 역시 중요한 소견이 된다.

(1) 피부 조직

피부 조직은 피부 표면의 부드러움을 말한다. 이는 사정을 하기 위해 부드러운 촉진이 요구된다. 거친 피부는 갑상선저하증에서 볼 수 있다.

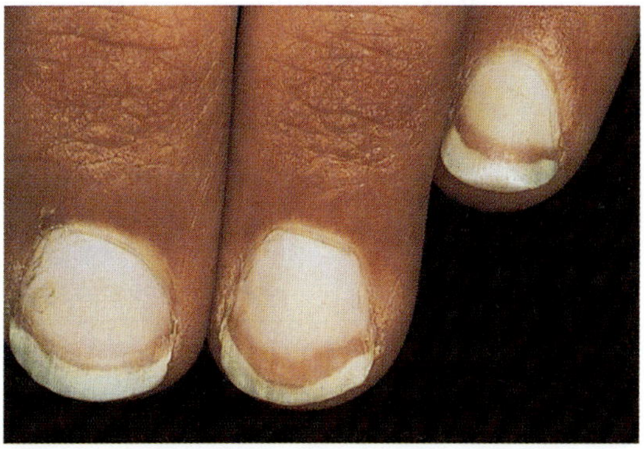

그림 13-2-2 경화증, 울혈성 심부전, 제2유형 당뇨와 같이 만성질환에서 볼 수 있는 테리형 손톱

(2) 습도

피부는 건성, 지성, 다한증, 축축한 피부 등으로 표현된다. 건조한 피부는 갑상선기능 저하증 환자에게서 볼 수 있는 소견이다. 지성 피부는 여드름과 관련이 있으며, 파킨슨병과 같이 피지선의 과다활동과도 관련된다. 다한증은 체온상승이나 대사율 증가에 대한 반응일 수 있다. 땀과다증은 발한이 심한 것을 의미하며, 땀악취증은 구역질 냄새가 나는 발한을 말한다. 심박출량 저하상태는 축축한 피부를 유발할 수 있다.

(3) 체온

체온은 보통 전신체온이 더운지 차가운지를 확인하기 위해 손등으로 사정한다. 또한 피부의 체온은 동맥부전증으로 인한 혈류 감소를 확인하기 위해 사정해야 한다. 이러한 경우에 피부는 병변으로 차단된 원위부까지 현저하게 차가울 수 있다.

(4) 가동성과 피부 긴장도

가동성과 피부 긴장도는 피부의 건강상태에 대한 정보와 환자의 수액 균형에 대한 정보를 제공할 수 있다. 중심부 사정시 쇄골 아래 피부는 쉽게 들어 올릴 수 있으며, 빨리 제자리로 되돌아간다. 피부의 가동성은 피부경화증 환자나 부종이 심한 환자 또는 탈수환자에서 저하된다.

(5) 부종

부종은 비오목부종과 오목부종으로 분류된다. 비오목부종은 촉진시 함몰되지 않는 부종을 말한다. 비오목부종은 국소적 염증반응이 있는 환자에게서 볼 수 있으며, 모세혈관의 내피세포 손상으로 인해 초래된다. 부종과 더불어 피부는 보통 단단하고 따뜻하며 붉은 색을 띤다. 일반적으로 오목부종은 사지와 의존적 신체 부위에서 볼 수 있다. 오목부종은 촉진했을 때 함몰이 그대로 남아 있는 부종이다. 부종의 이러한 유형은 부종이 함몰되었다가 제자리로 되돌아오는데 걸리는 시간과 함몰의 깊이에 따라 좀 더 세밀히 분류될 수 있다(표 13-2-5).

3. 욕창의 사정

중환자에서 욕창의 발생은 예방 가능한 합병증이다. 이러한 문제는 수분, 전해질 및 영양결핍과 공존하는 다장기 기능부전환자에게 잘 발생한다. 욕창의 흔한 발생 부위로는 후두, 견갑골, 엉치뼈, 둔부, 궁둥뼈, 발뒤꿈치, 발가락이다.

욕창은 동맥과 모세혈관 혈류의 감소로 인한 허혈상태를 초래하는 것으로 체중에 의한 압박 상태이다. 그러므로 욕창의 발생을 예방하기 위해 자주 체위 변경을 실시해야 한다. 발가락에 생긴 욕창은 발에 닿은 침구류의 압박으로 인해 발생한다. 드레싱 기구와 상처 장비는 혈류 저하를 초래하면서 기본적 피부 구조에 압박을 야기할 수 있다. 기관지관을 삽입한 환자의 경우, 목 뒤의 튜브 걸이가 너무 조이는지 확인해야 한다. 비위관을 고정시키는 테이프는 규칙적으로 제거하고, 관의 압박으로 인해 초래되는 피부 변화를 사정하기 위해 코와 콧구멍의 끝 상태를 규칙적으로 사정해야 한다.

체위를 자주 변경하는 것은 욕창발생 예방에 매우 중요하다. 피부를 깨끗하고 건조하게 유지하는 것은 욕창예방에 필수요건이다. 습도는 피부의 마찰 위험을 증가시키고 피부의 쇠약을 도모한다. 상처 배출이나 대변에서의 감염성 물질은 욕창이 진전될 수 있는 위험을 증가시키고 패혈증의 주요 근원이 된다.

감각이 둔화된 환자(예: 뇌손상이나 척수손상 환자, 당뇨병에 의한 말초신경병증 환자)는 상당히 오랜 기간 동안 한 자세로 누워 있는 불편함을 잘 인식하지 못하기 때문에 궤양에 걸릴 위험이 더 높다. 잦은 진정제 복용 환자 역시 운동불능과 관련되어 문제가 증가할 위험이 높다. 저혈압, 심부전, 말초혈관부전증과 같이 혈액순환장애가 있는 환자의 경우도 기본적으로 조직 저산소증 발생 가능성이 높기 때문에 주의 깊은 관찰이 요구된다. 또한 운동능력 결여는 욕창발생 과정을 가속화한다.

욕창발생 위험이 가장 높은 환자를 식별하는 것이 사정의 초점이다. 욕창발생 위험이 높은 환자가 어떤 특징적 양상을 갖고 있는지 확인하는 것은 중환자전문간호사로 하여금 욕창의 예방적 치료를 수행하고 면역력을 증가시키는데 필수적이

표 13-2-5 부종의 분류

척도 (1+ to 4+)	측정	서술	반동되는 시간
1+/4	2mm	거의 발견할 수 없음	즉시
2+/4	4mm	약간 깊은 오목	몇 초
3+/4	6mm	깊은 오목	10-20초
4+/4	10mm	매우 깊은 오목	20초 이하

다. 감각인지, 습도, 활동, 가동성, 영양, 마찰 및 비틀기 힘의 문제는 환자의 욕창발생위험을 증가시킨다.

욕창위험을 사정하는 많은 도구들이 계통별로 사용되고 있다. 욕창 위험을 예측하는 Braden 척도는 미국의 건강정책 및 연구기관에서 시작한 지침서로 병원 현장에서 널리 사용되고 있으며, 6개 변인을 매일 사정하여, 매우 위험이 높은 것 6점에서부터 매우 위험이 낮거나 적은 것 23점까지 측정하도록 되어 있다(그림 13-2-3). 16점 이하의 점수를 받은 성인(노인의 경우 18점 이하)은 욕창발생의 고위험군으로 예방을 위한 특별한 중재가 요구된다(그림 13-2-4).

4. 피부 종양의 사정

양성모반과 지루각화증이 흔한 양성의 피부 병변이다. 양성 모반이나 점은 20-30대에 처음 나타나, 그 모양이 시간이 지나면서 변화되지 않은 채 그대로 있다. 이러한 병변들은 경계가 분명하고 색이 통일되어 있으며, 모양이 둥글거나 난원형이다. 모반의 변화는 비정상적인 조직발달과 흑색종의 위험을 나타내는 것일 수 있으므로, 변화되는 것을 주기적으로 사정해야 한다. 지루각화증은 만지면 벨벳과 같이 매끄럽고 부드러우며, 노란색과 갈색의 흔한 병변이다(그림 13-2-5A). 이러한 병변들은 종종 다양하고 구간부와 안면부에 대칭적으로 분포된다. 종양 전 단계 병변이라고 하는 광선각화증은 태양에 노출된 피부 부위 특히, 흰색의 피부를 가진 사람에게 잘 발생하는 두껍고 거친 반점으로(그림 13-2-5B), "노출된 신체 부위에 발생하는 흰색의 인설로 덮인 각화성병변"이라고 묘사된다. 이러한 병변들은 편평세포암 발생 위험이 있기 때문에 주의 깊은 관찰이 필요하다.

기저세포암과 편평세포암은 종종 비흑색종양으로 짝지어진다. 기저세포암(basal cell carcinoma)은 주로 부드러운 피부를 가진 사람에게서 잘 발견되며, 두부와 경부의 모낭이 있는 부위에 잘 발생한다. 오랜 기간 지속된 태양의 노출이 기저세포암의 주된 원인으로 여겨진다. 이 종양은 천천히 성장하며 좀처럼 전이되지는 않으나, 국소적 피부 파괴와 변형을 초래한다. 기저세포암은 진주빛의 경계가 분명하고 중심부가 함몰되어 있으며, 가장자리가 둥그렇게 말려 있다(그림 13-2-5C).

편평세포암(squamous cell carcinoma)은 피부와 점막에 영향을 준다. 기저세포암과 같이 주원인은 자외선의 노출이다. 자외선 방사와 반흔, 궤양, 누공으로 인한 조직손상이 편평세포상피암을 초래할 수 있다. 편평세포상피암은 신속하게 치료하지 않으면 기저세포암보다 더 악성이며 침습적일 수 있다. 종양이 성장함에 따라 암은 각화항진이 되고 궤양화하거나 출혈이 있을 수 있다(그림 13-2-5D).

악성흑색종(malignant melanomas)은 신체의 멜라닌 생성세포로부터 초래되는 전이가 매우 높은 병변이다. 악성흑색종의 전 세계적 빈도는 폐암을 제외한 다른 암보다 더 빠르게 성장한다. 고위험군은 살결이 흰 외관을 가진 자, 태양에 노출을 즐기는 자, 악성흑색종의 가족력이 있는 자 등이다. 이 종양 발생의 가장 흔한 부위는 남성의 경우 구간부이며, 여성의 경우는 다리이다. 종양은 불규칙한 경계를 갖고 있으며, 진한 갈색이거나 검정색으로 보통 직경 6mm 이상되는 크기의 병변이다. 미국종양협회(ACS)에서는 "ABCD" 즉, 비대칭(asymmetry) 인지; 경계부위(borders)가 불

그림 13-2-3 Braden 척도 욕창 위험 사정도구.

환자( ) **평가자( )** **사정일자( )**

감각인지: 압력으로 인한 불편감에 반응할 수 있는 능력

1. 완전 제한
   의식수준 상실과 진정작용에 의해 통증자극에 무반응(신음, 움찔함, 잡기 못함)
   신체표면 대부분에 통증을 느끼지 못함
2. 매우 제한
   단지 통증자극에 제한된 반응으로 신음, 안절부절하는 양상을 제외한 불편감, 의사소통 못함
   신체 1/2 이상이 통증을 느끼지 못하는 감각인지 손상
3. 약간 제한
   언어에 제한적 반응 그러나 항상 불편함, 체위 변경 표현 못함
   사지 한쪽 또는 두 쪽에 통증, 불편감을 느끼지 못하는 감각손상
4. 이상 없음
   언어에 반응, 감각, 통증에 대한 언어구사, 불편감 표현에 제한 없음

습기: 피부가 습기에 노출되는 정도

1. 계속 습함
   땀, 소변 등으로 항상 축축한 피부, 기저귀를 매일 착용 교환해주어야 함
2. 매우 습함
   피부가 매우 축축하거나 항상 습하지는 않다. 린넨은 장소 이동시에만 적어도 한번 교환
3. 때때로 습함
   때때로 축축하며 하루에 한번 린넨 교환이 필요함
4. 거의 습하지 않음
   거의 피부는 습하지 않으며 건조하다. 린넨은 단지 정해진 기간 내에 교환이 필요함

활동성

1. 침상 활동
2. 의자 활동
   보행능력에 제한 또는 보행할 수 없음
   체중을 견딜 수 없고 의자나휠체어 도움이 필요함
3. 때때로 보행
   근거리를 도움을 받거나 혼자서 하루 동안 걸을 수 있음
4. 빈번한 보행
   하루에 적어도 2번 정도는 방을 나가며, 2시간 동안 보행 가능

기동성: 자세를 조절하고 변화시킬 수 있는 능력

1. 완전 부동
   도움 없이는 체위변경 불가능

그림 13-2-3 Braden 척도 욕창 위험 사정도구.

2. 매우 제한
   신체를 미세하게 움직이지만 혼자서 체위 변경 불가능
3. 약간 제한
   몸통, 사지를 혼자서 약간 움직일 수 있음
4. 제한 없음
   도움 없이 자주 체위 변경함

영양: 일상적 음식섭취 형태

1. 매우 불량
   완전식품 먹지 못함. 거의 권장식품의 1/3 이상 먹지 못함. 하루에 단백질(고기와 유제품) 2번 미만 섭취,
   음료 섭취 불량, 유동성 식품 섭취 못함,
   금식, 5시간 이상 동안 정맥 주입 중, 맑은 유동식 섭취
2. 부적당
   완전식품 거의 먹지 못함. 권장식품의 1/2 정도 섭취, 하루에 고기, 유제품 포함. 하루 3번 섭취,
   때때로 식이 보충제 섭취,
   위관영양 섭취, 유동식을 취대 권장량에 못 미치는 양 섭취
3. 적당
   완전식품 반 이상 섭취. 고기, 유제품 등 단백질 하루 4번 섭취,
   때때로 식사를 거르지만 권장 식이 보충제 복용 또는 위관영양,
   필수영양소 대부분을 TPN으로 섭취
4. 바람직
   대부분 완전식품 섭취. 결코 식사 거르지 않음
   보통 단백질 하루 4번 이상 섭취, 때때로 간식 먹음, 식이 보충제 필요하지 않음

마찰 & 전단(shear)

1. 문제
   움직이는데 중정도 이상 최대의 도움이 요구됨
   시트에 항상 피부가 마찰됨, 자주 침대나 의자에서 미끄러짐
   타인의 도움으로 체위변경 자주해야 함. 강직, 경축으로 항상 피부 마찰 있음
2. 잠재적 문제
   최소의 도움으로 움직일 수 있음
   움직이는 동안 피부는 시트, 의자, 억제대, 다른 기구에 미끄러지듯 마찰됨
   대부분 의자 침대에서 좋은 자세를 유지하지만 가끔 미끄러짐
3. 뚜렷한 문제는 아님
   침대, 의자에서 혼자서 움직이며, 움직이는 동안 근력 유지됨
   침대, 의자에서 항상 좋은 자세를 취함

* 6개의 하부영역 각각 점수를 낸다. 최대점수는 23점이며 이는 욕창 발생의 위험이 없음을 나타낸다.
16점 이하의 점수는 욕창 발생의 위험이 있음을 나타낸다.

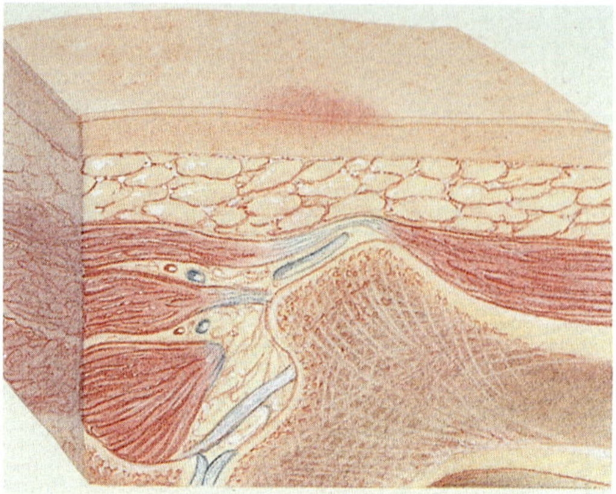

I단계－피부 손상은 없음. 촉진시 창백해지지 않는 발적 형성

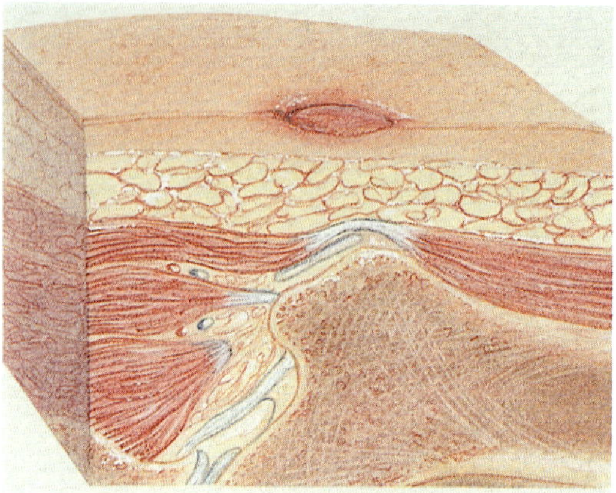

II단계－표피와 진피를 포함하여 부분적 피부결손상태. 표피성 궤양, 소수포, 미란 또는 소포가 나타남

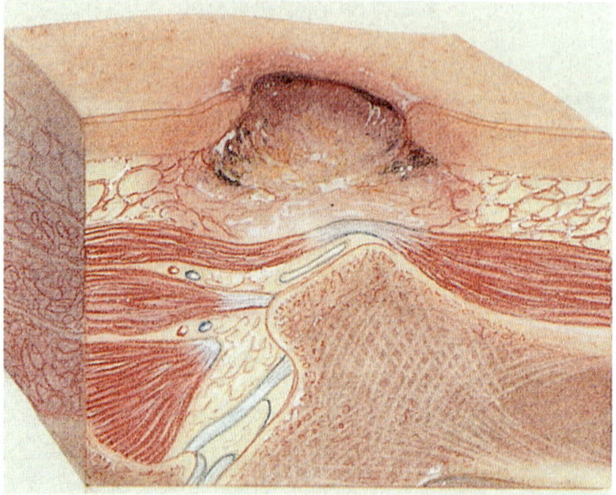

III단계－표피, 진피와 피하조직까지 손상. 분화구 모양의 함몰이 생기나 근막까지는 포함하지 않음

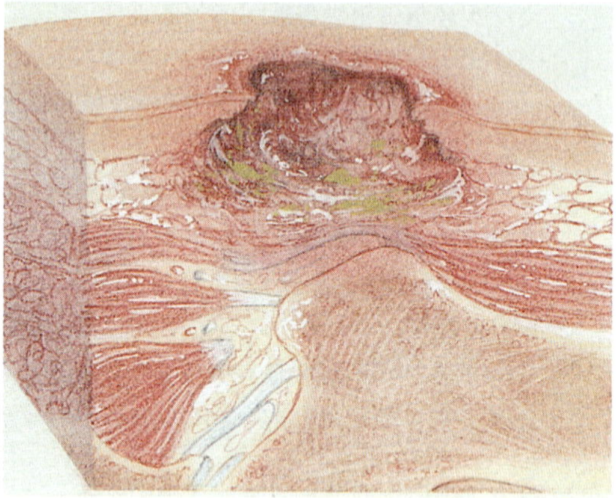

IV단계－근육, 근막, 뼈, 지지구조(건, 관절낭)까지 파괴. 깊은 분화구 모양의 함몰

그림 13-2-4 욕창의 단계

규칙하고 거칠며, 움푹 패이고 선명하지 못한지; 색깔(color)은 검은 갈색이거나 흑색, 붉은색, 흰색 또는 푸른색인지; 직경(diameter)은 어떠한지를 고려하여 흑색종을 매달 자가 사정하도록 권장하고 있다.

그림 13-2-5는 양성 종양, 악성전 종양, 악성 병변에 대한 사진과 설명이다. 따라서 중환자실에서는 암성화할 것으로 의심되는 피부병변을 철저히 사정하고, 환자를 피부과 의사나 종양전공 의사에게 의뢰해 주며, 그와 같은 처지의 환자보다 훨씬 더 빠르게 치료를 시작할 수 있도록 하는 것이 가능하다.

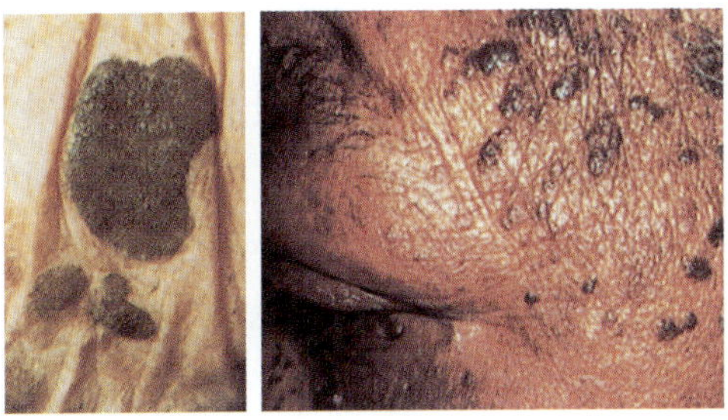

A. 지루각화증

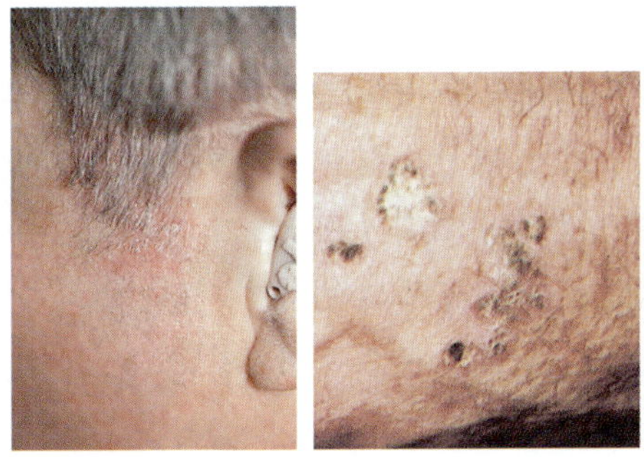

B. 광선각화증

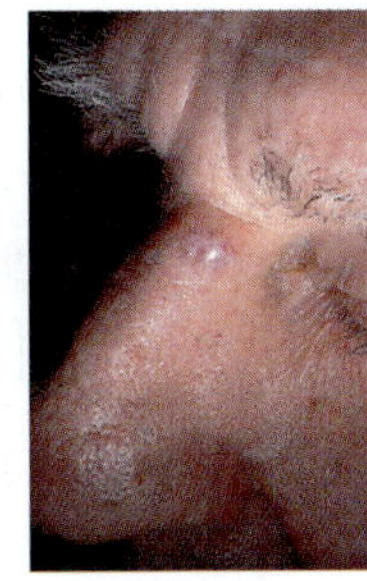

C. 기저세포암

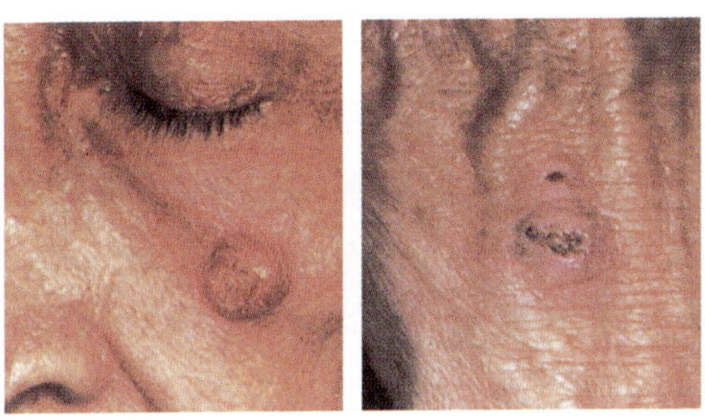

D. 편평세포암

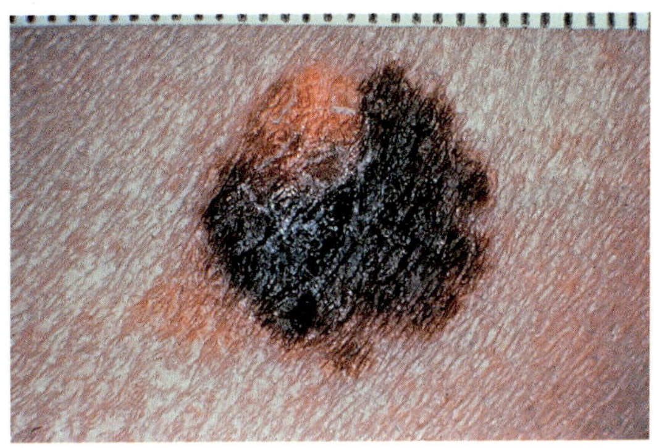

E. 악성흑색증

그림 13-2-5 양성, 악성전과 악성 피부병변

5. 노인의 피부사정

노화와 관련되어 예측되는 피부의 변화가 제시되어 있다(Box 13-2-2). 노화에 따라 기저 지방조직의 소실, 진피층의 혈관성 저하와 함께 피부가 얇아지고 주름이 생기며, 피부조직이 늘어진다. 태양에 오랫동안 노출되거나 반복되는 노출은 피부를 누렇고 두껍게 만든다. 작은 상처 후에 혈액 누출이 조직 속으로 스며들어 자색의 반점이나 반을 초래한다. 이러한 병변을 광선자반증(actinic purpura)이라고 하며 이는 기본적인 모세혈관이 각피하층 지방으로부터 보호를 받지 못해 초래된다. 피지선과 한선의 활동 저하로 피부가 건조하고 얇아지는데, 이는 노인환자에게서 흔히 나타나는 현상이다. 때때로 노인흑색점(liver spots)이라고 불리는 태양흑색점(solar lentigo)은 옅거나 진한 갈색의 편평한 반으로, 얼굴이나 손 등 태양의 노출부위에 단독으로 또는 군집으로 나타나는 것을 볼 수 있다. 노인의 경우, 모발색은 멜라닌 색소의 감소로 종종 회색으로 변화된다. 감소된 호르몬 수치가 모낭 크기에 변화를 초래하여 굵고 거친 머리카락의 끝을 부드러운 연모로 변화시켜 남녀 모두에서 가늘어진 모발을 볼 수 있게 된다. 그러나 그 반대현상도 있을 수 있어 연모에서 종모로 변화될 수도 있으며, 남성의 경우 귀의 이주나 콧구멍에 모발이 성장할 수 있다.

말초순환의 감소로 인해 손톱의 변화가 나타난다. 손톱은 천천히 성장하나 종종 두꺼워지고 잘 갈라지며, 여러 층으로 쪼개지는 경향이 있다. 노인의 경우 장기간의 움직임 제한은 단정하지 않은 모습의 손톱의 원인이 될 수 있으므로 족병치료사에 의한 치료와 간호에 관심이 요구된다.

노인은 움직임의 제한, 순환계의 말초순환 장애, 신경계 및 대사성 장애 때문에 욕창의 위험이 훨씬 높다. 일단 노인에게 욕창이 발생되면 치유가 더 느려지고, 면역반응 저하로 인해 종종 합병증이 발생한다.

6. 아동의 피부사정

아동의 피부사정은 성인의 피부사정과 거의 유사하나 아동 피부의 근본적인 성질 때문에 몇 가지 유의한 차이점을 고려하여 사정소견을 인식하는 것이 매우 중요하다. 정상적으로 아동의 피부는 부드럽고 매끄러우며 약간 건조하다. 따라서 국소적으로 매우 건조한 피부는 습진(eczema), 지루피부염(cradle cap), 기저귀발진(diaper rashes)을 유발한다. 신체 전반에 걸쳐 과도하게 건조한 피부는 비타민 A의 결핍이나 잦은 목욕으로 인한 것일 수 있다.

아동은 전체적으로 태양의 노출이 감소되어 있기 때문에 노인에게서 볼 수 있는 검은 병변은 아동에게는 악성변화를 의미할 수 있다. 아동의 타박상은 우연이 아닌 본질적 외상을 의미할 수 있으므로 타박상의 위치와 색깔에 관심을 기울여야 한다. 타박상 부위는 시간이 지나면서 자색이나 녹색으로 변화한다. 중환자 전문간호사는 중환자실에 있는 아동의 피부에 특별히 관심을 가져야 하며, 감염성 질환으로 인한 병변, 예를 들어 세균성감염이나 바이러스감염을 암시하는 피부의 모든 발진을 사정해야 한다.

임상적 적용

자가학습: 비판적 사고

62세된 이씨 부인은 호흡부전과 폐렴으로 진단받은 후 지난 2주 동안 내외과 중환자실에 입원하였다. 비만, 제2형 당뇨, 만성폐쇄성 폐질환의 과거력이 있다. 이씨 부인은 기계적환기와 삽관을 하였으며 비위관 튜브를 통해 지속적으로 위관영양을 받고 있다. 중환자실에 입원하여 첫 3일 동안 혈압지지를 위해 dopamin과 여러 종류의 항생제를 투여 받았으며, 3개의 관내강을 보유한 중심정맥 도관을 삽입하고 있다.

이씨 부인은 내일 기관지절개술을 시술받기로 되어 있으며, 동시에 경피적 위관영양튜브를 삽입하기로 되어 있다. 계속해서 방광 도뇨를 하고 있으며, 묽은 변을 배설하는 곳에 실변주머니를 하고 있다. 이씨 부인은 지난 5일 동안 적어도 하루에 한번 진정을 위해 benzodiazepine을 투여 받았다. 3일마다 물리치료 상담이 이루어졌으며, 매일 두 번씩 의자에서 활동할 수 있도록 2명의 자원봉사자가 도와주고 있다. 이씨 부인의 가족은 매일 방문하여 연필과 서자판을 이용하여 의사소통하고 있다.

1. 이씨 부인의 욕창예방을 위한 중환자전문간호사의 역할을 설명하시오.
2. 이씨 부인의 욕창발생 위험요인을 설명하시오.
3. 사용된 dopamine, 수많은 항생제, benzodiazepinen들은 이씨 부인의 피부상태에 어떻게 영향을 줄 수 있는지 설명하시오.

피부계 간호관리

- **상처유형**
  - 욕창
  - 다리궤양
- **상처치유**
  - 상처치유 단계
  - 상처치유 방법
- **상처사정**
- **상처간호**
  - 상처봉합
  - 상처배액
  - 상처드레싱
  - 상처의 죽은조직제거술
  - 상처배양
  - 압박완화 장치의 활용
  - 통증관리
  - 약물요법
- **특정 상처간호**
  - 욕창
  - 화상
  - 고용량 배액 상처
- **영양 및 상처치유**
- **환자교육과 퇴원계획**

학습목표

- 상처와 관련된 특정 용어를 구분할 수 있다: 급성 상처, 만성 상처, 부분층 피부, 피부 전층, 상처치유 단계, 1차 유합, 2차 유합, 3차 유합
- 정상 치유과정을 설명할 수 있다.
- 상처 사정의 구성요소를 서술할 수 있다.
- 다양한 계획을 위해 기본적인 상처 간호를 위한 다양한 간호계획을 작성할 수 있다.
- 영양 및 약물치료가 상처 치유에 미치는 영향을 설명할 수 있다.

1. 상처유형

상처는 단순히 피부의 통합성이 깨진 것으로 급성 또는 만성적일 수 있다. 급성 상처는 질서정연하게 후속 치유과정을 따라 해부 및 기능적 통합을 이루는 상처로 수술이나 외상에 의한 것이다. 반대로 만성 상처는 해부 및 기능적 통합을 이루기 어려운 상처로 당뇨, 욕창, 영양부족, 말초혈관질환, 면역결핍 및 감염과 같은 유발요인으로 인해, 질서정연하게 치유과정을 따르지 않는 상처이다. 급성 상처는 언제든지 만성 상처가 될 수 있다.

급성 및 만성 상처는 부분층 피부 상처 또는 피부전층의 상처로 정의된다. 부분층 피부 상처에는 표피가 포함되며, 경우에 따라서는 진피도 포함될 수 있다. 부분층 피부 상처는 보통 습기가 있고 통증이 있는 얕은 상처이다. 피부 전층의 상처는 표

피, 진피, 피하조직의 상실을 말하며 근육, 건, 인대, 뼈 등이 포함될 수 있다. 피부 전층의 상처는 다량의 조직 손실이 있으며 틈새나 분화구와 같은 것이 생긴다.

1) 욕창

욕창은 압박, 단절, 마찰에 의해 초래되는 상처이다. 욕창은 급성 상처로 시작되나 다른 위험요인이 있는 환자에게는 만성화될 수 있다. 욕창 발생 위험요인에는 오랜 기간 지속된 이동성의 문제, 실금, 영양부족, 당뇨, 척수손상, 전이성 종양, 의식수준 저하, 손상된 정신상태, 말초혈관 질환 등이 포함된다. 욕창을 위한 환자교육 지침이 Box 13-3-1에 제시되어 있다.

욕창은 단계가 있는 유일한 상처 유형이다. 욕창의 등급화는 상처를 사정하고 기록할 때 시행된다. 욕창 I 단계는 정상피부색으로 회복되지 않는 홍반으로 정의된다. 피부가 검은 환자의 경우, 욕창 I 단계는 붉은색, 청색 또는 자색 일 수 있다. 욕창 II 단계에는 부분층 조직 상실이 해당되며 피부가 헐고 수포가 생기며, 얇은 개방 상처를 나타낸다. 욕창 III 단계는 피하조직에 관여된 피부 전층의 상처이며 깊게 파이는 상처를 나타낸다. 욕창 IV단계 또한 다량의 조직 손실이 있는 피부 전층의 상처로 피하조직까지 연장되고 근육, 뼈, 건, 인대까지 포함하여 근막까지 깊숙이 파고 든 상태이다. 역등급화(reverse staging)는 부적절한 방법으로 상처에 채워진 조직은 상실된 조직과 동일하지 않고 상실된 근육이나 피하조직은 대치될 수 없기 때문이다. 그러므로 "IV 상처가 현재 III 단계임"이라고 기술하는 것보다 "IV 단계 상처가 치유됨(healing stage IV sound)" 라고 기술하는 것이 적절하다.

Box 13-3-1
욕창

- 욕창은 또한 pressure sores 또는 bed sores로 알려져 있다.
- 욕창은 쉽게 이동이 어려운 환자에게 초래된다.
- 욕창은 처음에 바로 빨개지며, 응어리진 부위가 있다. 만일 압력을 완화해주지 않으면, 이 부위의 피부가 위로 개방되거나 벗겨지고, 수포성 부위를 형성하는 등의 손상이 올 수 있다. 욕창은 치료받지 않으면, 기초가 되는 근육, 뼈, 인대, 건을 파괴 할 수 있다.
- 욕창의 위험 요인에는 주위 이동의 어려움, 당뇨와 같은 내과적 건강문제, 척수손상, 실금과 실변, 고관절이나 무릎대체 수술과 같이 연장된 시기동안 이동성을 제한하는 수술, 좋지 않은 영양, 좋지 않은 수분 공급 등이 포함된다.
- 욕창은 뼈 돌출부위 예를 들어, 뒤꿈치, 엉치 부위, 고관절, 어깨 등에 가장 자주 발생하나, 완화되지 않는 일정한 압력이 있는 신체 부위는 어디든지 발생할 수 있다.
- 욕창은 침상에서 적어도 2시간마다 체위를 교대해 줌으로서 예방할 수 있으며, 침상에서 발뒤꿈치가 떨어질 수 있도록 발목 아래에 베개를 놓아 압력을 완화시킬 수 있다. 또한 압력완화를 위해 특수 침대가 사용 될 수 있다.
- 모든 욕창이 예방될 수 있는 것은 아니다. 개인의 의학적 상태, 영양 및 수분 공급 상태, 면역상태 그리고 욕창발생 위험요인에 영향하는 모든 요인에 달려있다.
- 치료는 욕창의 유형과 개인의 건강상태에 따라 다르다.

2) 다리궤양

다리궤양은 정맥울혈성궤양(venous stasis ulcers), 동맥궤양(arterial ulcers), 당뇨성 족부궤양(diabetic foot ulcers)과 같이 기본적인 건강문제를 가진 중환자에게 자주 볼 수 있는 만성 상처이다. 다리궤양 환자의 경우 욕창발생 위험이 높을 수 있지만, 다리 궤양은 욕창과 같지 않으며 등급화하지 않는다.

(1) 정맥울혈성궤양

정맥울혈성궤양은 보통 하지의 정중면 특히 중앙의 복사뼈 부위에서 월등하게 잘 발견된다. 상처 가장자리가 불규칙하고 얕게 함몰되며, 상처 가장자리와 하지가 불그레하거나 헤모글로빈 염색이 된 것처럼 보일 수 있다. 정맥울혈성궤양의 배농은 매우 경한 것부터 심각한 것에 이르기까지 다양 할 수 있다. 정맥울혈성궤양의 주요 치료는 압박치료이며, 운나부츠(Unna boots)나 다양한 방법으로 둘러싼 드레싱(multiple-wrap dressing)을 이용하여 치료할 수 있다. 손상된 다리는 부종이 치유과정을 방해하므로 부종을 감소시키기 위해 다리를 심장부위 수준까지 상승시킨다.

(2) 동맥궤양

동맥궤양(허혈성궤양)은 보통 다리의 원위부, 안쪽 복사뼈, 다리와 발가락의 등 쪽에서 잘 발견된다. 동맥궤양의 상처 가장자리는 둥굴고 부드러우나 불규칙하지 않고, 종종 천공된 모양을 띄고 있는 것으로 설명된다. 동맥궤양은 상처가 창백하고, 얕거나 깊을 수 있다. 손상된 다리는 만지면 차고, 청색증이 있고 모발 분포가 적은 곳에는 창백함을 나타낼 수 있다. 다리를 올리면 환자는 손상된 부위에 심한 통증을 호소한다. 다리동맥 궤양의 주요 치료는 폐쇄 드레싱이다. 외과적으로 혈관 결손이 제거되지 않는 한 치유가 어렵다.

(3) 당뇨성 족부궤양

당뇨성 족부궤양은 당뇨환자에게서 볼 수 있으며, 환자에게 초래되는 신경병증으로 인해 조기에 발견되지 않기도 한다. 당뇨성 족부 궤양의 주요 치료 부위는 발의 족저면, 발뒤꿈치, 발허리 등이다. 상처치유를 도모하기 위해 습기가 있는 환경을 조성해 주는 드레싱이 가장 자주 이용된다. 보통 궤양 부위는 죽은 조직제거술을 해야 하며, 감염을 주의 깊게 사정한다. 기타 치료방법에는 특별한 신발을 이용한 환자의 체중부하 감소방법이 포함된다. 당뇨성 족부궤양 환자의 경우, 골수염이 주요 합병증이 된다. 치유는 당뇨로 인해 치유기간이 길어진다.

2. 상처치유

1) 상처치유 단계

최적의 상처치유는 습도가 유지되는 환경에서 이루어진다. 상처치유 과정은 3단계로 구성된다(그림 13-3-1). 첫 번째 단계는 *염증단계*로, 상처 발생 후 즉각적인 혈관수축이 나타나는데, 이는 출혈을 통제하기 위한 신체반응이다. 일단 혈관수축이 일어나면 혈소판이 그 부위에 모이고 응고를 형성하기 위해 섬유소가 침전된다. 혈관수축은 상처를 서로 지지해 주고 혈소판과 섬유소가 응고를 형성하여 "마개(plug) 역할을 하게 한다. 염증단계에서는 또한 포식 작용이 발생한다. 포식 작용은 상처의 세포성 조직파편을 제거하기 위해, 또는 상처부위에 존재할 수 있는 모든 세균을 파괴시키기 위해 상처부위에 대식세포를 방출하는 것이다. 이는 상처치유를 위해 적절한 환경을 제공하는 신체반응이다. 또한 이 시기는 성장요인이 상처 부위에 나타날 수 있는 시기이다. 전반적으로 염증 단계는 4~6일간 지속되는 것으로 추정된다. 염증단계 동안에 상처에 홍반, 부종, 통증이 나타나는 것을 육안으로 확인할 수 있다.

상처 치유의 두 번째 단계는 *세포증식단계*이다. 성장 요인은 콜라겐을 생산하도록 섬유모세포를

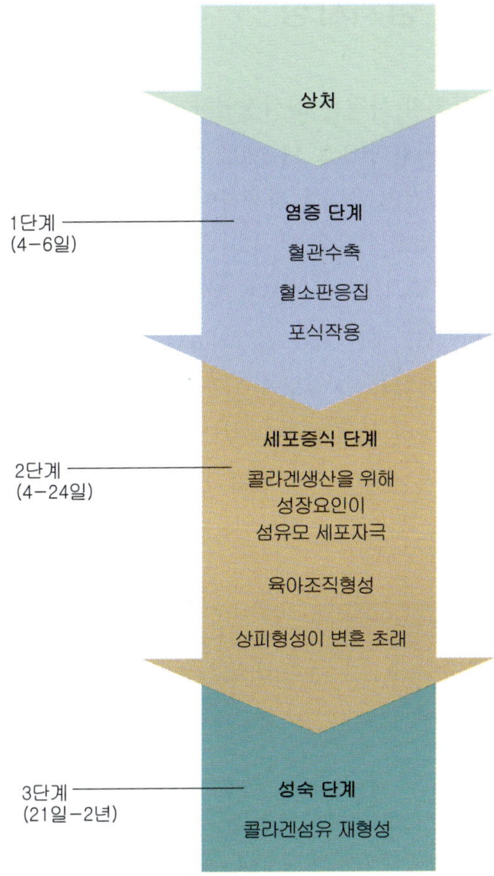

그림 13-3-1 상처치유과정

자극한다. 새로운 혈관과 결체조직을 따라 콜라겐은 육아조직을 생산한다. 이 시점에서는 소고기 같은 적색과 곡식 알 모양 또는 울퉁불퉁한 모양의 빛나는 상처가 나타나는 것을 육안으로 볼 수 있다. 육아조직은 상처 가장자리가 축소시키고, 서로 잡아당김으로서 상처의 전체 크기를 감소시킨다. 세포증식단계의 마지막 단계는 상피형성단계 또는 재상피형성단계이다. 상피형성단계에서는 반흔이 초래되며, 전반적으로 세포증식단계의 추정기간은 모든 부위에서 2일부터 24일까지로 추정된다.

상처치유의 마지막 단계이자 세 번째 단계는 *성숙단계*이다. 성숙단계 동안에 콜라겐 섬유가 재형성된다. 이 단계의 목적은 반흔 조직의 장력을 증가시키는 것이지만, 상처가 치유될 때 피부 본래 힘의 70~80%만이 회복되는 것으로 추정된다. 그 결과 항상 손상받지 않은 조직보다 더 취약할 수 있고 또 쇠약해질 수 있는 위험이 큰 조직부위가 된다. 성숙단계는 21일에서 2년까지 걸릴 수 있다.

만일 상처가 극도로 습하거나 건조한 상태라면, 상처치유 단계는 더 느리게 진행한다. 이것은 장력 뿐 아니라 해부 및 기능적 통합성에 비추어 반흔 조직의 질에 결정적인 영향을 줄 수 있다. 환자의 연령과 신체적 상태 또한 치유과정에 영향을 준다(Box 13-3-2 , 13-3-3).

2) 상처치유 방법

상처는 1차 유합, 2차 유합 또는 3차 유합을 통해 치유될 수 있다. *1차 유합*은 급성 또는 외과적 상처로 이루어진다. 상처의 가장자리는 서로 끌어당겨져 두면이 근접되어 상처치유에 요구되는 시간을 전체적으로 약 4일에서 14일로 단축시킨다. 1차 유합은 감염의 위험을 감소시키고 반흔을 최

Box 13-3-2
노인 환자의 상처치유 영향요인

- 적은 피하조직
- 나이와 약물치료로 좀 더 약해진 피부
- 욕창 유발 위험요인 수의 증가
- 만성 상처 유발 위험요인 수의 증가
- 영양: 신체요구량 이하 또는 이상
- 나이로 인한 자가간호 능력의 저하
- 면역계의 기능 저하
- 폐 및 심혈관계의 기능 저하
- 실금(소변 및 대변)의 잠재성 증가

Box 13-3-3
소아환자의 상처치유 영향요인

- 출생 전 상태(출생 전 유아는 극도로 피부가 연약하여 손상받기 매우 위험한 상태이다)
- 적은 피하조직
- 자가간호능력의 저하(연령에 따라)
- 배변훈련이 될 때까지 실금
- 연령이 낮을수록 활동결여
- 연령이 낮을수록 치열 결핍에 의한 식이의 관심

소화하는 것과 연관이 있다. 1차 유합에는 반흔의 최소화 및 감염의 위험을 감소시키는 것 뿐 아니라 조직손실의 양도 감소된다.

*2차 유합*은 만성 상처에서 가장 자주 볼 수 있으나, 상처 가장자리가 유의한 조직상실로 인해 서로 근접될 수 없기 때문에 급성 상처에서도 발생할 수 있다. 욕창이나 정맥울혈성 궤양이 2차 유합의 한 예가 될 수 있다. 상처 가장자리로 접근이 되지 않아 감염 가능성이 증가되고 개방된 상처 부위에 세균이 존재하게 된다. 또한 반흔은 조직 손실 양에 따라 유의한 차이가 있을 수 있다.

상처 치유(개선)의 최종 형태는 *3차 유합*으로, 지연성 1차 유합이라고도 한다. 3차 유합을 1차 유합과 혼돈해서는 안된다. 상처치유의 이러한 유형과 함께 상처는 감염, 부종 또는 둘 다 모두 해결되도록 일정기간(3~5일) 동안 봉합하지 않는다. 이 시기 동안에 상처는 삼출물과 세포성 조직파편을 제거하기 위해 세척하거나 드레싱해야 한다. 부종과 감염의 위험이 줄어들 때, 상처 가장자리가 근접되고, 1차 유합 상태에 있는 것처럼 상처가 봉합된다. 반흔은 보통 1차 유합에서 보는 것 보다 훨씬 더 크나, 2차 유합에서 보는 것 보다는 좀 더 작다.

3. 상처사정

상처의 사정은 질서정연하게 순차적인 방법으로 수행한다(Box 13-3-4). 상처 부위는 가능하면 해부학적인 용어를 사용하여 정확하게 기술한다. 예를 들어, "왼쪽 하지의 내측 무릎에서 원위부 10cm"와 같이 기술한다. 정확한 해부학적 용어를 사용하는 것은 다른 건강의료팀에게 상처의 위치를 구체화할 수 있도록 도와준다. 특히 환자가 하나 이상의 상처를 갖고 있는 경우에 상처의 정확한 위치 기술이 더욱 중요하다. 사진을 활용할 수도 있는데, 이는 급성상처보다 만성상처에서 더 자

Box 13-3-4
상처사정

- **부위**: 해부학적 위치를 사용하여 상처의 위치를 기록한다.
- **크기**: cm 나 mm로 크기를 기록한다.
  12:00에서 18:00 시계방향 위치로 길이를 측정한다.
  09:00에서 03:00 시계방향 위치로 넓이를 측정한다.
- **깊이**: 깊이를 결정하기 위해 멸균된 면봉을 사용한다(그림 13-3-2).
- **잠식성 또는 터널상처**: 잠식성 또는 터널상처의 존재여부를 기록한다(그림 13-3-3).
- **조직유형**: 상처 층을 기술한다. 만일 상처가 보이지 않으면, 가피형성, 봉합, 실(staples) 또는 기타 상처 봉합의 상태와 존재를 기록한다.
- **배액**: 배액의 존재여부를 기록한다. 만일 배액이 있다면 그것의 냄새, 색깔, 양, 점도 등을 기록한다.
- **상처가장자리**: 상처가장자리의 접근성, 주위조직의 상태를 기록한다.
- **배액관과 튜브**: 배액관과 튜브의 유형, 그리고 해부학적 방향과 시계방향을 사용하여 위치를 기록한다.
- **드레싱의 상태**: 드레싱 제거의 용이성은 물론 드레싱 부위의 배액 형태와 양을 기록한다.
- **통증**: 0에서 10점 척도로 평가한다. 상처 사정이나 드레싱 전후 또는 드레싱하는 동안에 필요하다면 통증 완화를 위한 중재를 실시한다.

주 이용된다. 상처의 크기는 항상 cm, mm 또는 둘 다를 이용하여 측정해야 한다. "동전 1/2만한 크기"와 같은 표현은 사용하지 않아야 한다. 이것은 일관되지 않고 부정확한 기록이다. 상처의 길이는 북쪽에서 남쪽(12~18시 시계방향)으로 측정한다. 상처의 넓이는 동쪽에서 서쪽으로 측정한다(9~3시 시계방향; 그림 13-3-2).

상처의 깊이는 상처 부위의 가장 깊은 곳에 멸균면봉을 꽂아 측정하며, 면봉에 상처의 가장자리 위치를 표시하도록 함으로서 측정한다. 상처에 면봉을 삽입하기 전 생리식염수에 멸균된 면봉을 적신다. 이것은 상처에 남아 있는 면섬유의 양을 감소시킨다. 면봉을 제거하고 난 후에, 면봉의 먼쪽 끝에서부터 표시된 부분까지 측정한다. 기록에는 cm를 이용한 깊이와 사정이 이루어진 부위의 위치가 함께 포함되는데, 예를 들어 9시 시계 방향에서 깊이 5.8cm의 원위부 상처와 같이 기록한다. 정확하고 간단한 기록은 다른 건강의료팀에게 같은 영역의 상처 깊이를 각각 재평가하고, 재사정하는 기회를 제공한다.

잠식성의 패인 상처는 보통 급성상처에서 발생하지는 않지만, 간호사는 이러한 상처가 존재하는지 항상 사정해야 한다. 상처 가장자리를 따라 조직의 손실이 있을 때, 조직의 입술과 같은 위태로운 경우가 발생한다. 터널 상처는 어디든지 앞뒤가 개구되어 있는 상처를 의미한다. 터널상처는 배출관이 있는 급성상처에서 시작될 수 있다(상처가 앞뒤로 뚫려있다면, 상처는 급성이 아니라 만성화되고 있음을 명심해야 한다). 터널상처의 깊이와 방향을 사정하는 과정은 그림 13-3-3에 제시되어 있다.

조직의 유형을 결정하기 위하여 상처 층의 육안적 사정이 필요하다. 상처 층의 조직은 소고기같은 적색이어야 한다. 빛나는 빨강색, 곡식 알 모양 또는 불규칙한 모양의 육아조직의 존재와 결여를 알아야 한다. 괴사성 조직의 사정은 검정색이거나 갈색 조직을 나타낸다. 또한 딱지가 상처 층에 나타날 수 있다. 만일 정확한 용어가 확실하지 않으면 관찰한 것이 무엇인지까지 기술한다. 만일 상처 층이 보이지 않는다면 건조가피, 봉합, 외과용심, Steri-Strips, 상처접착제의 존재나 부재를 기록한다.

삼출물이나 배액부위와 함께 배액의 존재여부도 기록해야 할 중요한 사항이며, "상처의 근위부 끝에서 확인된 배액"과 같이 기록한다. 배액이나 삼출물은 냄새, 색깔, 점도, 양을 사정해야 하며,

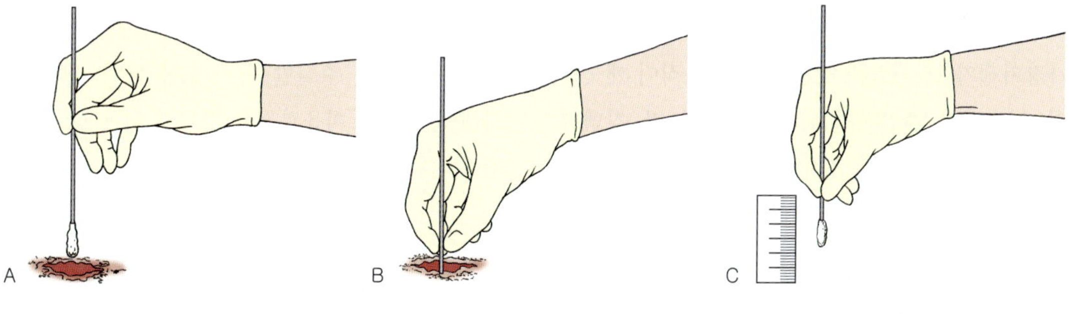

그림 13-3-2 상처 깊이 측정법. (A) 장갑을 착용한 후 상처의 가장 깊은 부위에 부드럽게 면봉을 삽입한다. (B) 상처가장자리에 상응하는 위치에서 엄지와 검지로 면봉을 잡는다. (C) 엄지와 검지손가락의 위치를 그대로 유지하면서 조심스럽게 면봉을 꺼낸다. 면봉의 끝에서 그 위치까지 측정한다.

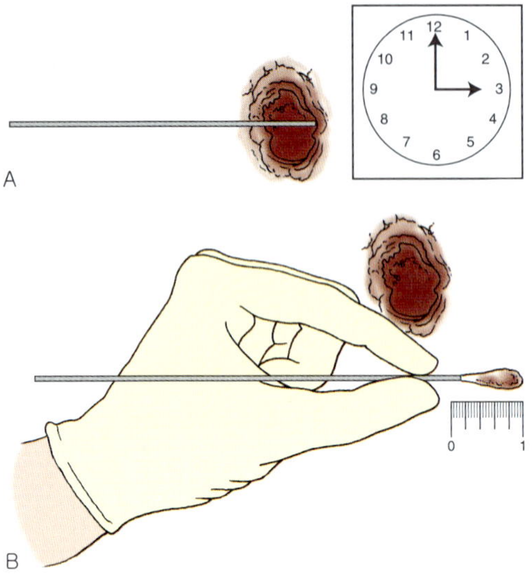

그림 13-3-3 터널상처의 깊이와 방향 측정법. (A) 터널상처의 방향을 사정하기 위해 장갑을 끼고 면봉을 터널상처가 발생한 부위에 삽입한다. 시계반대방향으로 진행하면서 터널상처가 있는 가장 깊은 부위를 기록한다.(이러한 경우, 환자의 머리는 12방향에 위치하도록 하고, 터널상처는 3시 방향에서 발생한다) (B) 터널상처의 깊이를 사정하기 위해, 터널상처 부위에 면봉을 삽입하고 그것이 상처 가장자리에 닿는 부위에서 면봉을 잡는다. 면봉을 제거하고 그 위에 측정 자를 대고, cm로 측정한 것을 기록한다.

"4×4 크기의 복합 복부 드레싱은 2시간마다 장액성 혈액 배액으로 흠뻑 젖어있다" 라고 기록한다.

또한 상처 사정시 상처의 가장자리를 관찰한다. 가장자리가 잘 근접해 있는지, 주위조직이 깨끗한지, 건조한지, 빨간색인지, 부종이 있는지, 창백한지, 정상인지 또는 수포가 있는지 등을 고려하여 기록한다. 건강의료팀을 위해 상처 가장자리의 정확한 모습을 색칠하면서 정확하게 소견을 다시 기술한다.

배액관이나 튜브가 상처 속이나 상처 가까이에 있을 수 있다. 또한 배액관이나 튜브의 위치, 주위조직의 모양, 배액의 특성 등이 사정되어야 한다. 급성상처에서는 배액관이나 튜브의 삽입부위를 고려한다.

드레싱을 제거한 후에도 사정해야 한다. 더러워진 드레싱의 상태, 드레싱 제거의 용이함, 드레싱 배액의 유형과 위치 등을 명확하게 기술한다. 만일 간호사가 드레싱이 제거하지 않았는데 떨어졌다면," 상처를 덮지 않은 침상에 놓인 드레싱을 발견하였다"와 같은 방법으로 기술한다.

지속되는 통증 또한 상처 사정시 중요한 요소이다. 통증은 해당기관에서 승인한 표준화된 도구, 0에서 10까지의 척도를 이용하여 사정한다. 만일 필요하다면, 통증 약물은 항상 드레싱 교환 전에 투여한다. 상처를 사정하거나 드레싱 하는 동안에 통증이 있어서는 안 된다. 드레싱을 교환하는 동안 환자가 통증을 호소한다면, 드레싱 전 환자에게 투약을 하거나 시술을 멈춘다. 통증 약물의 선택과 투여방법은 환자의 상태에 따라 다르다. 투여방법에는 지속적인 투여, 경막외 투여, 자가 통증조절, 펌프, 국소마취 등이 있다.

상처의 기록에는 드레싱하는 동안의 통증여부, 적용된 드레싱의 유형 등 모든 서술과 측정이 포함된다. 많은 의료기관에서 특별한 상처관리 도구, 상처 사정도구, 상처기록을 위한 기록지를 사용한다. 경과기록지는 건강의료팀으로 하여금 상처 치유과정을 추적할 수 있도록 하며, 질서정연하게 순차적인 치유과정을 따르지 않는 상처를 미리 확인할 수 있게 도와준다.

4. 상처간호

상처환자의 일반적 간호진단은 Box 13-3-5와 같다.

1) 상처봉합

모든 상처간호의 목적은 궁극적으로 상처의 봉합이며, 피부 통합성의 회복이다. 상처봉합은 보통 여러 유형의 치료와 드레싱으로 이루어진다.

(1) 진공을 이용한 상처봉합

진공을 이용한 상처봉합(vacuum-assisted wound closure, VAC)은 상처 층이나 상처 가장자리에 국소적 음압을 제공함으로서 상처봉합을 돕는 체제이다. 폐쇄드레싱은 치유를 위한 습기있는 환경을 제공하고, 음압이 상처 가장자리를 모두 잡아 당기도록 음압을 유지하여 상처 배액을 증진시킨다.

흡인관의 기능과 유사하게 상처관을 특별한 포말 드레싱 속에 넣는다. 포말 드레싱은 상처를 고정시키기 위해 잘라서 쐐기모양으로 만들어준다. 그리고는 쐐기모양의 스폰지와 관을 투명한 밀봉 드레싱으로 덮어준다. 그리고 튜브를 낮은 흡인 수치의 진공기에 연결한다. 음압은 포말드레싱을 허탈시켜 상처 가장자리를 서로 끌어 당기는 작용을 하고, 치유를 도모하도록 습기있는 환경을 유지시켜 상처의 수분을 제거한다. 만일 드레싱이 허탈되지 않으면, VAC 시스템이 누출되는 것이므로 투명한 밀봉 드레싱을 적용한다. 투명한 밀봉 드레싱은 음압이 유지되기 위해 상처에 안전하게 부착되어야 한다. 드레싱이 안전하고 폐쇄적으로 이루어지면, "진공포장" 모양의 드레싱이 된다.

VAC 시스템과 함께 육아조직이 자극을 받으며, 감염과 세균배지(bacterial colonization)가 감소하고 습기 있는 "진공" 환경에서 상처 봉합이 이루어진다. 이 외에도, VAC 시스템은 드레싱 교환 횟수를 감소시키고, 환자의 불편함과 간호시간을 줄인다.

VAC 시스템은 급성 및 만성 상처에 모두 활용될 수 있다. VAC 시스템은 만성 상처(당뇨성 및 치유 안되는 III 단계 및 IV 단계 욕창); 급성 외과적 상처에 사용되는 피부판 및 이식술; 벌어진 절개부위; 급성 및 외상성 상처 및 화상에 적용할 수 있다. VAC 시스템은 항응고요법치료를 받고 있는 활동성 출혈 환자나 조절되지 않는 출혈의 과거력이 있는 환자에게는 극도로 주의해서 사용해야 한다. VAC 시스템은 골수염 치료를 받지 않는 환자, 가피형성과 함께 괴사성 조직이 있는 환자, 악성 상처, 누공, 노출된 혈관 또는 기관, 주요기관 가까이 상처가 있는 환자 모두 금기이다. VAC 스폰지는 조직에 보이도록 놓여야 한다; 만일 괴사성 조직이나 생명력이 없는 조직이 있다면, VAC 스폰지가 놓이기 전에 죽은 조직제거술을 먼저 실시한다. 적절한 항생제치료를 병행한다면 VAC 시스템은 감염된 상처에도 사용할 수 있다.

간호사는 VAC 시스템의 유지 및 작동에 익숙해야 하며, 상처를 사정하고 그 결과를 기록하며 상처가 점차적으로 치유되어가고 있음을 보여주어야 한다. 만일 기록상 30일 내에 점차적인 치유가 보이지 않는다면, 대체요법을 고려해야 한다.

Box 13-3-5
급성 또는 만성상처가 있는 환자의 간호진단

- 죽은 조직제거술 및 상처간호와 관련된 급성통증
- 비효율적 조직관류
- 상처와 관련된 조직통합성의 손상
- 영양의 불균형: 신체요구량 이하
- 상처 및 세균존재와 관련된 감염의 위험성
- 기능부전의 개방성 상처나 반흔과 관련된 신체상의 손상
- 대사증가와 관련된 체액량 결핍의 위험성

(2) 봉합, 외과용 심과 상처 접착제

봉합 또는 외과용 심(staples)이 있는 부위는 멸균된 생리적 식염수나 상처 세정제로 닦아내야 한다. 수술 후 즉시, 건조된 멸균 드레싱으로 상처를 덮어 준다. 초기 수술 시기 후에는 봉합 부위가 자주 공기에 노출되도록 한다.

상처 접착제는 상처 가장자리가 인접하도록 외과적 상처 및 외상성 상처에 사용할 수 있다. 이런 경우에 봉합은 기본조직에 가깝게 시행하며, 상처 접착제는 상처 가장자리가 서로 당겨지도록 국소적으로 도포한다. 액체상태의 상처 접착제를 적용할 때는 다른 부위로 퍼지지 않도록 주의해야 한다. 상처 접착제를 바른 절개부위를 부드럽게 닦아주는 것은 가능하나 씻거나 상처 세정제에 담궈서는 안되며 덮지 않고 그대로 둔다.

2) 상처배액

종종, 상처 속에 고이는 삼출물을 방지하기 위해 배액관을 삽입한다. 상처에 고인 삼출물은 치유를 저하시키고 감염의 잠재성을 증가시킨다. 배출관의 가장 흔한 유형은 헤모백 배액관, 펜로즈 배액관(Penrose drains), 잭슨-플라트 배액관(Jackson-Pratt drains)과 가슴관(chest tubes)이다. 모든 배액관과 가슴관의 기본 간호는 멸균된 생리적 식염수에 의한 세척과 건조한 멸균 드레싱의 적용이다. 드레싱은 배액관을 고정시키고, 배액관 삽입부위를 배액과 접촉하지 않도록 하며 감염의 가능성을 감소시킨다. 배액관과 관의 삽입부위는 감염의 위험이 있기 때문에 공기에 노출시키지 않는다. 다른 부위에서의 배액이 드레싱을 적시게 할 수 있으므로 폐쇄 드레싱을 적용한다. 부주의로 배액관이 빠지는 것은 통증과 감염을 유발할 수 있기 때문에 테이프로 고정한다.

Bacitracin이나 neosporin을 도포할 수 있으나 과산화수소와 연고는 육아조직을 파괴하고 치유과정을 지연시킬 수 있으므로 사용하지 않는다. 생리적 식염수는 상처에 손상을 초래하지 않는 비용효과적인 방법이다. 어떤 경우 상처 세정제를 사용하기도 하는데 이들 대부분은 생리적 식염수와 비교하여 육아조직이 파괴될 가능성이 있으나, 과산화수소나 베타딘보다는 독성이 약하다.

심지용 거즈(Impregnated gauzes)와 다킨용액 등이 상처 감염에 사용되기도 하나, 육아조직을 파괴하고 정상치유과정을 지연시키기 때문에 오랫동안 사용하지 않고 있다. 이러한 제품의 사용 그 자체가 상처 자체를 급성 상처가 아닌 만성 상처로 만들 수 있음을 명심해야 한다.

3) 상처드레싱

상처드레싱의 목적은 감염으로부터 상처를 보호하는 것이며 습기있는 환경을 제공하는 것이다. 수많은 드레싱 관련 제품이 이용되며, 드레싱의 선택은 상처에 따라 다르다. 피부 열상은 급성상처로 테이프나 투명한 폐쇄드레싱을 하며, 피부가 좀 더 갈라지지 않도록 하기 위해 Kling type이나 Kerlix-type 드레싱으로 덮어 주는 Adaptic-type 드레싱(iodine/베타딘 첨가제 없이)을 사용한다. 피부에 열상이 생기기 쉬운 환자의 경우 피부 유착제를 사용하여 이를 최소화할 수 있다.

(1) 습건 드레싱

2차 유합이나 3차 유합에 의한 상처치유는 종종 습건 드레싱(wet-to-dry dressings)을 적용한다. 습건 드레싱의 사용은 논란의 여지가 있다. 상처치유를 도모하기 위해서는 습기있는 환경이 필요하지만 매 8시간 또는 12시간마다 습건 드레싱을 교환하는 것 자체가 오히려 상처를 건조하게 만들어 괴사성 조직과 육아조직을 유발할 수 있다. 또한 이러한 조직을 제거하기 위한 조직제거술(debridement)은 환자의 불편감을 증가시키고, 잦은 드레싱 교환으로 인해 감염을 도모하며 치유과정을 지연시킨다. 비록 습건 드레싱이 임상에서 자주 사용되지만, 실제적으로는 상처에 해롭다는 연구결과들이 보고되고 있다. 만일 습건 드레싱을 사용해야 한다면, 최적의 방법은 습습(wet-moist) 드레싱으로 매 4시간마다 드레싱을 교환하고, 습건 드레싱을 투명 드레싱으로 덮어줌으로서 상처의 습기환경을 유지 증진시켜야 한다.

(2) 칼슘알진산염과 포말 드레싱

2차 또는 3차 유합에 의한 상처 치유를 위하여 습건드레싱에 반대되는 칼슘알질산염(calcium alginates)이나 포말드레싱(foam dressings)이 적용되기도 한다. 갈색 해초에서 만들어지는 칼슘알질산염은 밧줄같이 또는 "부풀어지는" 편평한 조각이 되어 상처를 둘러싼다. 칼슘알질산염은 흡수력이 있어서 원래 부피의 20배 이상을 배액할 수 있다. 칼슘알질산염은 수성콜로이드(hydrocolloid)나 투명한 드레싱으로 2차 드레싱을 한다.

포말 드레싱은 흡수력이 좋다는 장점을 가진다. 여러 모양과 크기의 드레싱이 가능하나 상처 위에 적용되기 때문에 제거시 상처와 주위 조직에 약간의 외상을 초래할 수 있다. 칼슘알질산염과 같이 포말 드레싱은 상처의 습기 환경을 제공한다.

칼슘알질산염과 포말 드레싱의 금기는 제조사에 따라 다양하다. 감염된 상처에 적용시 주의해야 한다.

(3) 수성 콜로이드

수성 콜로이드는 I단계와 II단계 욕창 간호 및 치료에 가장 자주 사용된다. 수성콜로이드는 폐쇄성, 자가유착, 흡수력을 갖고 있으나 흡수력이 칼슘알질산염이나 포말 드레싱만큼 좋지는 않다. 수성콜로이드의 장점은 3~5일 동안 교환없이 사용가능하다는 장점이 있다. 수성콜로이드의 금기는 제조사의 권장사항에 따르며, 감염된 상처의 경우 주의가 필요하다.

4) 상처의 죽은조직제거술

급성 및 만성 상처 모두죽은조직제거술(debridement)이 필요할 수 있다. 죽은조직제거술은 괴사성 조직이나 활력소실조직의 제거를 말한다. 괴사성 조직이나 활력소실 조직은 검은 갈색, 검정색, 노란색, 창백함, 청색증 또는 괴사딱지가 형성된다. 상처 치유를 도모하기 위해 이러한 조직은 제거해야 한다.

죽은조직제거술은 자가용해, 화학적, 기계적, 레이저 등 여러 방법으로 시행할 수 있다. 때때로 죽은조직제거술의 혼합치료 방법이 치유과정 동안에 활용될 수 있다.

(1) 자가용해성 죽은조직제거술

자가용해성 죽은조직제거술(autolytic debridement)의 경우 괴사성 및 활력소실 조직을 파괴한다. 수성콜로이드 드레싱이 자가용해성 죽은조직제거술의 증진을 위해 자주 사용된다. 다량의 괴사성 조직이 있는 상처치료에서는 자가용해성 죽은조직제거술이 최적의 선택은 아니다. 자가용해성 죽은조직제거술은 괴사성 조직을 용해시키고 와해시키기 위해 신체가 자신의 능력을 활용하도록 하는 것이다.

(2) 화학적 죽은조직제거술

화학적 죽은조직제거술(chemical debridement)은 상처에 단백질 분해효소나 콜라겐 제제를 국소적으로 적용해주는 방법이다. 화학적 죽은조직제거술을 위해 사용하는 약에는 Collagenase Santyl, Accuzyme, Panafil이 포함된다. 이들은 생존불가능한 조직을 와해시킨다. 괴사성 조직이나 활력소실조직을 제거하는 동안에 어떤 효소제는 건강한 조직을 파괴시킬 수 있기 때문에 화학적 죽은조직제거술은 주의를 요한다. 사용하기 전 제품지침서를 검토한다.

(3) 기계적 죽은조직제거술

기계적 죽은조직제거술(mechanical debridement)은 습건 드레싱, 와류욕(whirlpools), 예리한 도구의 사용이 포함된다. 습건 드레싱이 죽은조직제거술의 효과적인 방법이지만, 상처가 제거될 때 또 다른 상처간호 방법이 필요하다. 와류욕의 사용은 환자에게 감염가능성이 증가하기 때문에 와류욕의 사용은 논란의 여지가 있다. 또한, 와류욕의 사용은 상처 가장자리를 짓무르게 하여 조직상실을 증가시키고 상처 봉합을 방해한다. 작은 칼이나 가위를 사용하여 실시하는 민감한 죽은조직제거술의 경우에는 모든 괴사성 조직과 활력소실조직이 외과적으로 제거되어 상처가 깨끗해진다. 이것은 마취, 정맥주사를 이용한 의식의 진정, 국소마취, 또는 지금까지 얘기한 것의 3가지 방법을 혼합한 방법이 요구될 수 있는 외과적 시술이다.

(4) 레이저 죽은조직제거술

레이저 죽은조직제거술(laser debridement)는 상처를 깨끗이 하기 위한 방법이다. 현재 레이저 죽은조직제거술은 자가용해방법, 화학적 방법, 기계적 방법만처럼 자주 시행되지는 않으나 과학기술이 발전함에 따라 활용도가 높아질 것이다.

5) 상처배양

일반적으로 발열, 홍반, 부종, 경화(induration), 화농성 삼출물, 백혈구 수 증가와 같은 감염증상이나 징후가 있을 경우 상처봉합을 시행하지 않는다. 모든 상처는 오염되거나 감염될 가능성이 있다. 상처배양을 위해 액체 생검, 상처조직 생검, 상처표면 배양을 포함한 여러 가지 방법을 사용할 수 있다.

보통 조직표면의 배양이 제일 처음으로 실시된다. 상처를 면봉으로 도포하기 전에 멸균된 생리식염수를 이용하여 세척하거나 깨끗하게 한다. 삼출물과 괴사성 조직은 틀린 결과를 도출할 수 있으므로 배양하지 않는다. 상처를 깨끗이 닦은 후, 면봉을 부드럽게 돌리거나 회전하여 12시 방향에서 6시 방향으로, 측면에서 측면으로 내려오면서 Z자형의 모양으로 채취한다. 숫자 10의 위치까지 최선의 접촉이 되어야 한다(그림 13-3-4). 100,000 세균/mL의 집락수 이상의 상처는 상처 이유과정이 지연되고 만성상처가 될 수 있으므로 항생제치료가 필요하다. 항생제 치료에 반응하지 않을 경우 상처의 재 배양을 실시한다. 이때, 가장 적절한 배양 형태는 상처생검이다. 괴사성 조직 또는 터널상처의 경우 모두 산소배양과 무산소 배양이 필요하다.

6) 압박완화 장치의 활용

압박완화는 상처간호의 주요한 구성요소이다. 낮은 기술과 고도의 기술에 이르기까지 다양한 방법이 사용된다. 발뒤꿈치에 생긴 욕창을 위한 가장 쉽고 효과적인 치료는 하지아래 베개를 놓아 발뒤꿈치를 침상에서 떨어지게 하는 것이다. 체위

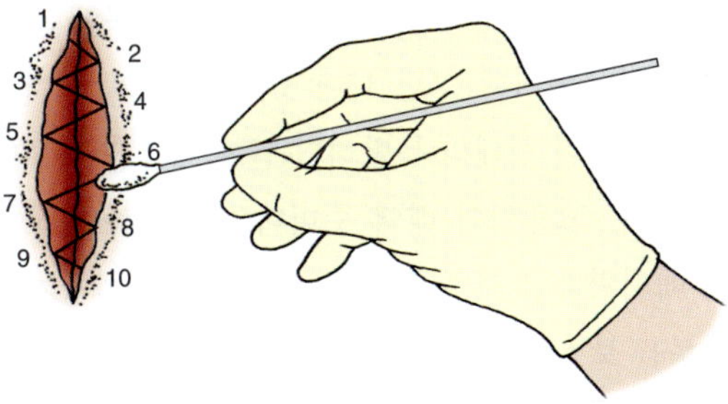

그림 13-3-4 상처 배양 채집. 상처가장자리를 10점의 적용범위를 사용하여 면봉으로 묻혀낸다.

변경을 규칙적으로 수행하는 것이 가장 비용 효과적인 방법이다. 중환자의 경우 압박을 줄이기 위해 특별히 고안된 특수 침대가 필요할 수 있는데, 특수 침대는 팽창, 수축, 압력을 변화시키고 외측으로 회전한다. 또 다른 압력완화 장치는 Vollman-Turner로, 환자를 복위로 눕혀 등쪽에 받은 압력을 완화시키는 장치이다. Vollman-Turner는 특수 침상이라기보다 침대 틀에 부착된 장치이다. 이 장치의 장점은 환자를 돌리는데 필요한 사람을 최소화할 수 있다는 것이다.

7) 통증관리

간호사는 상처간호의 사정, 세척, 드레싱 교환을 포함한 모든 영역에서 통증사정 및 통증조절에 초점을 두어야 한다. 통증에 대한 사정없이, 필요할 때마다 환자에게 투약하는 것은 좋지 않은 접근이다. 환자가 통증조절이 필요하다면 모든 상처사정과 중재를 중단하고 먼저 통증조절을 시작해야 한다. 통증조절에 사용되는 약물과 투여방법 예를 들어, 지속적인 점적주입, 경막외투여, 자가통증조절 펌프, 국소마취제의 선택은 환자의 상태에 따라 다르다.

8) 약물요법

상처간호에서 약물요법은 진통제, 혹은 성장호르몬과 스테로이드가 포함된다. 진통제는 상처의 사정, 세척, 드레싱을 교환하는 동안에 통증을 조절하기 위해 사용한다. 상처치유를 촉진하기 위하여 성장 호르몬(예: becaplermin, Regranex Gel 0.01%))이 사용될 수 있다. Regranex Gel은 매주 또는 격주로 재계산하여 측정된 용량만큼 상처에 국소적으로 도포한다. 젤 형태의 약은 식염수에 적신 거즈를 덮고 상처위에 펼쳐 바른다. clocortolone pivalate(Coderm)와 doxepin hydrochloride(Prudoxin) 같은 국소용 스테로이드 크림은 상처표면의 염증완화와 상처 가장자리의 소양증 완화를 위해 투여된다.

5. 특정 상처간호

1) 욕창

욕창의 치료는 상처의 단계에 따라 다르다. I단계와 II단계 욕창은 보통 수성콜로이드 드레싱을 이용한다. III단계와 IV단계 욕창은 상처 속에 습건드레싱이나 칼슘알진산염으로 치료하고, 그 다음 수성콜로이드나 투명한 폐쇄드레싱으로 상처를 덮어 치료할 수 있다. 비록 이러한 방법을 사용하더라도, 앞서 설명한 것처럼 습건드레싱이 최적의 방법은 아니다. III단계와 IV단계 욕창치료의 또 다른 선택은 포말드레싱과 VAC 체계가 있다.

2) 화상

화상은 1도, 2도, 3도로 등급화하고 부분층 또는 피부전층으로 설명되는 급성상처이다. 화상의 상처간호 목적은 감염되지 않도록 상처를 깨끗하게 하는 것이다. 화상은 멸균된 생리적 식염수나 약한 비누와 물로 깨끗이 닦는다. Bacitracin, Polymyxin 또는 Silver sulfadiazine과 같은 국소적 연고를 상처에 바를 수 있다. 상처를 깨끗히 한 후에 드레싱을 실시한다. 드레싱의 유형은 화상의 유형, 손상된 조직의 양, 의료기관의 정책 및 의사의 치료선택에 따라 다양하다. Acticort나 Aquacel와 같은 은을 방출하는 드레싱도 사용할 수 있다. 또한 화상의 상처유형과 위치에 따라 수성콜로이드, 칼슘알질산염와 포말드레싱이 사용되기도 한다.

항생제에 대한 저항성의 가능성이 있기 때문에, 광범위 항생제 치료가 관례적인 방법으로 활용되지는 않는다. 배양검사의 양성반응이 기록되어 있고, 감염이 발생했을 때만 치료한다. 항생제의 선택은 항생제에 대한 감수성 결과에 근거한다. 화상 환자치료에 대한 좀 더 상세한 설명이 제 4장에 수록되어 있다.

3) 고용량 배액 상처

어떤 상처는 고용량의 삼출물이 있다. 삼출물은 염증단계에서 볼 수 있는 신체의 반응이다. 상처배액은 중성구, 대식세포, 세포성 조직파편, 단백질과 독소로 구성되어 있다. 고용량 배액 상처는 거즈드레싱을 적용할 수 없을 정도로 많은 배액을 만들어내는 것으로 이런 경우에는 수성콜로이드, 칼슘알질산염, 수성 젤 또는 포말드레싱을 적용하거나 복합드레싱을 시행한다. 이 드레싱은 흡수력을 향상시키기 위해 2개 이상의 물리적 특성을 혼합하는 것이다. 만일 이 방법으로도 삼출물이 조절되지 않으면 대안을 고려한다. 이 경우에 상처간호의 목적은 배액을 억제하고 외상으로부터 상처주위 조직을 보호하는 것이다. 종종 상처는 오목해지거나 주머니처럼 될 수도 있다. 인공루 누공에 사용했던 것과 똑같은 소모품이 오목해진 상처에 사용되거나(그림 13-3-5), 고용량의 배액을 위해 주머니 형태의 특별히 고안된 제품을 사용할 수 있다. 고용량의 배액 주머니를 이용하여 상처의 배액량을 정확히 측정할 수 있고 상처가장자리 피부를 보호할 수 있다.

상처를 줄어들게 하기 위해 처음에 피부를 식염수로 깨끗이 닦거나 항 세균성 비누나 물로 닦고 건조시킨다. 이는 피부를 보호하고 박판(wafer)의 접착을 향상시킨다. 상처를 측정하거나 그림을 그리고, 박판을 맞추어 자른다. 피부 위에 배액의 누출을 방지하기 위해 인공장루용 연고를 잘라낸 주변 부위에 바른다. 하나로 또는 두개로 만들어진 주머니가 사용될 수 있다. 하나로 된 낭은 박판/낭을 같이 상처에 적용하는 것이며, 두 부분으로 된 낭은 박판을 처음 적용하고, 그 다음 낭을 부착하는 것이다. 두 가지 방법 모두 낭 끝에 꺽쇠를 이용한 봉합장치가 필요하다. 두 부분으로 된 낭의 장점은 상처를 사정할 수 있도록 박판을 방해하지 않고 낭만 제거할 수 있다는 것이다.

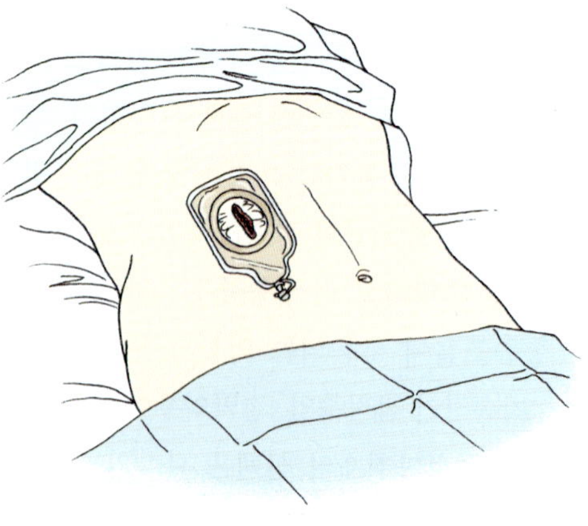

그림 13-3-5 고용량의 상처배액 낭이나 주머니

6. 영양 및 상처치유

상처간호에서 자주 간과되는 측면 중 하나가 영양이다. 영양은 상처가 급성이든지 만성이든지 최고로 중요한 문제이다. 상처가 적절히 치유되기 위해서는 신체는 적합한 탄수화물, 지방, 단백질, 무기질, 열량, 비타민 그리고 수분공급이 필요하다(표 13-3-1).

단백질은 모든 세포활동의 기초이며, 주요한 구성요소이다. 단백질이 없으면 염증과정이 손상되고 감염의 위험이 증가된다. 또한 단백질은 삼투압(oncotic pressure)에 영향을 주며, 부종의 원인이 된다. 상처의 부종은 산소의 확산과 영양소를 저하시키며 더 나아가 치유과정을 방해한다.

단백질이 치유과정의 주요 구성요소이지만, 다른 영양소 또한 주요한 역할을 한다. 탄수화물은 신체 열량의 공급원이며 세포구성에 활용할 수 있도록 단백질을 보존한다. 지방은 세포막 기능을 유지하며 무기질의 이동과 세포내외로 지용성 비타민의 이동을 돕는다. 비타민은 인체의 화학적 반응에 촉매제로 작용하며, 또한 단백질 합성과 세포 재생에 관여된다. 무기질은 인체의 생화학적 반응에 필요하며 삼투과정을 통해 세포내외로 수분의 이동을 조절한다.

상처치유를 위해 적절한 열량섭취가 요구된다. 정상 성인의 열량 섭취는 1일 25~30kcal/kg이며, 정상 성인의 단백질 섭취는 1일 0.8g/kg이다. 중환자나 중증의 외상환자의 경우, 열량 및 단백질 섭취를 최대한으로 증가시켜야 한다. 열량 섭취 요구량을 1일 35kcal/kg에서 40kcal/kg로, 단백질 섭취요구량은 1일 1.5g/kg에서 2g/kg으로 증가시킨다(표 13-3-2). 상처환자를 위한 최적의 영양간호는 영양사와의 상담 및 환자의 기본 섭취량, 배설량, 일일 체중에 따른 검사실의 검사결과 모니터를 통해 성취된다.

혈청 알부민은 세포 구성과 재생을 위해 이용될 수 있는 단백질의 주요 지표로 특별히 관심을 가져야 한다. 표 13-3-3은 연령별 알부민 요구량을 보여주고 있다. 각각의 경우, 만일 알부민 수치가 최소한으로 요구되는 수치보다 적다면 최적의 상처치유 환경조성을 위해 대체요법이 요구된다. 정상 혈청 알부민 수치는 3.8~5g/dL이다. 성인에서 혈청 알부민 수치가 3.5g/dL 이하이면 대체요법이 절대적으로 필요하다.

총 혈청 단백질 수치 또한 모니터 되어야 한다. 총 혈청 단백질의 정상 수치는 6~8g/dL이다(표 13-3-3). 앞서 언급한 것처럼 단백질 또한 삼투압에 영향을 주며 6g/dL 이하의 수치는 부종을 초래한다. 알부민 수치와 같이 총 혈청 단백질 수치도 연령에 따라 다양하다는 점을 명심해야 한다.

전해질, 전혈구검사, 혈청 알부민, 총 혈청단백질과 함께 사정해야 하는 다른 두 가지 혈액검사 결과는 혈청 트렌스페린과 총 림파구 수치(total lymphocyte count, TLC)이다. 혈청 트렌스페린 수치는 혈장을 통해 철분을 운반하는 신체 능력의 지표이다. 혈청 트렌스페린의 정상치는 180~260mg/dL이다. 혈청 트렌스페린 수치의 저하는 빈혈을 초래한다. 총림파구의 정상치는 1,500~3,000cells/μL이다. 총림파구 수치는 환자의 면역상태 사정에 도움이 되며0 영양부족 상태에서 저하될 수 있다.

48시간 이상 금식을 하는 환자는 단백질, 탄수화물, 기타 다른 영양소의 적절한 공급부족으로 인해 치유가 지연될 위험이 있다. 영양관리에는 임상병리 검사결과 모니터링, 섭취 및 배설량과 일일 체중에 대한 기록, 영양사에 의한 전체 비경

표 13-3-1 상처치유에 필요한 영양소

영양소	기능	영양소 결핍결과
단백질	• 상처 치유 • 응고 요인 생산 • 백혈구 생산 및 이동 • 세포중개 포식작용 • 섬유모 세포증식 • 신생혈관화 • 콜라겐 합성 • 상피세포증식 • 상처 재형성	• 좋지 않은 상처 치유 • 저 알부민혈증과 전신 부종, 이는 모세혈관 및 세포막에서 산소확산과 대사성 이동기전을 느리게 함 • 림프구 감소증 • 세포성 면역 손상
탄수화물	• 세포의 에너지 공급 • 여가 단백질	• 신체는 에너지를 위해 장과 근육 단백질을 활용
지방	• 세포의 에너지 공급 • 필수 지방산 공급 • 세포막 구조 • 프로스타글라딘 생산	• 조직개선 억제 • 에너지를 위한 장과 근육 단백질의 활용
비타민 A	• 콜라겐 합성 • 상피형성	• 지연된 상처 치유 • 면역 손상
비타민 C	• 막의 통합성 • 항산화	• 손상된 면역 • 지연된 상처 치유 • 취약한 모세혈관
비타민 K	• 정상혈액응고 • 콜라겐 합성 • 백혈구의 세균성 활동 향상 • 헤모글로빈 합성 • 세포 증식 • 효소의 보조인자 • 비타민 A의 활용	• 출혈위험의 증가와 혈종 형성
철분	• 콜라겐 교차결합 • 적혈구 합성	• 국소 조직허혈의 위험 증가를 유도하는 빈혈 • 손상된 표면장력
아연	• 에너지 생산 • 세포성 면역 • 적혈구 합성	• 콜라겐 교차결합의 손상 • 느린 치유 • 맛의 변화 • 식욕 부진 • 면역 손상

표 13-3-1 상처치유에 필요한 영양소 (계속)

영양소	기능	영양소 결핍결과
구리	• 상처 면역체계의 국소적 증가 • 질소 함유(평균아미노산은 16%의 질소인데 반해, 32%의 질소) • 프로린(proline)의 전구물질로서 히드록시프롤린(hydroxyproline)으로 전환되고 그 다음 콜라겐으로 전환	• 콜라겐 합성 저하 • 빈혈
피리독신	• 섬유모세포를 위한 주요 열량 • 지방제거체중의 보존	• 감염에 대한 저항력 감소 • 상처 치유 손상
리보플라빈과 티아민		• 상처 면역체계의 국소적 저하
알지닌		• 섬유아세포를 위한 열량 부족
글루타민		

표 13-2-2 체중 대비 필요영양소

영양소	요구량
정상 열량	25-30kcal/kg/일
단백질 열량	30-35kcal/kg/일
영양결핍(malnutrition)	
(PCM)*중환자 또는 외상 환자	35-40kcal/kg/일
단백질	0.8g/kg/일
1일 권장량 허용량(RDA)	
PCM	1.5g/kg/일
중환자 또는 외상환자	1.5-2.0g/kg/일
지방	<30% kcal
수분	30mL/kg 체중 또는 1 L/1,000 kcal

* 요구되는 영양보충량(Nutrient supplementation required)
PCM, protein-calorie malnutrition
RDA, recomneded daily allowance

구 또는 말초 비경구영양, 또는 장관 영양; 열량 계산 등의 영양사정이 포함된다. 영양은 상처 치유를 위한 최적의 환경조성 및 기회를 도모하기 위해 환자 입원 초기에 강조되어야 한다. 중환자 간호에서 영양상태에 대한 모니터링은 혈액역동의 모니터링만큼 중요하다.

적절한 수분공급은 조직에 산소운반을 위해 매우 중요하다. 만일 환자가 저혈량 상태에 있다면, 말초 조직에 대한 산소운반이 손상을 받을 것이다. 최적의 목적은 혈액역동의 안정을 유지하는 것이다(표 13-3-4). 중환자의 경우 증상과 원인에 근거한 조직관류가 강조되어야 한다. 예를 들어, 만일 심박출량이 저하되면 수축기 혈압이 저하되고 심박동수가 빨라지며 폐동맥 쐐기압이 저하되어 환자는 저혈량 상태에 처하게 된다. 중환자의 조직관류를 개선하기 위해 수액이 투여된다. 또한

표 13-3-3 총 혈청 단백질과 혈청 알부민의 정상치

환자 연령	총 혈청 단백질의 정상치	혈청 알부민의 정상치
성인	6.0-8.0g/dL 또는 60-80g/L	3.5-5.0g/dL 또는 38-50g/L
10-19세	6.3-8.6g/dL 또는 68-86g/L	3.7-5.6g/dL 또는 37-56g/L
7-9세	6.2-8.1g/dL 또는 62-81g/L	3.7-5.6g/dL 또는 37-56g/L
4-6세	5.9-7.8g/dL 또는 59-78g/L	3.5-5.2g/dL 또는 35-52g/L
1-3세	5.9-7.0g/dL 또는 59-70g/L	3.4-4.2g/dL 또는 34-42g/L
<5 일	5.4-7.0g/dL 또는 54-70g/L	2.6-3.6g/dL 또는 26-36g/L

헤모글로빈과 적혈구용적률을 측정하여 수치가 낮다면 수혈을 실시한다. 혈액 순환 용량과 산소 운반 능력을 증가시키고, 조직관류를 호전시키기 위하여 수분을 공급하고 빈혈을 교정한다.

7. 환자교육과 퇴원계획

환자교육과 퇴원계획은 환자 입원기간동안 계속해서 실시해야하는 진행과정이다. 상처환자의 퇴원계획은 다 학제간의 도전이다. 만일 성공적인 퇴원이 되려면 다양한 요인들이 고려되어야 한다(Box 13-3-6). 퇴원계획의 중요한 영역은 환자가 퇴원할 때, 환자나 가족구성원이 상처간호를 어떻게 하는지 알 수 있도록 확실히 해주는 것이다. 상처간호를 위한 환자교육의 예가 Box 13-3-7에서 Box 13-3-10까지 제시되어 있다.

표 13-2-4 혈역학적 안정성

지표	정상치
심장지수	2.5-4L/분/m^2
심박출량	4-8L/분
폐동맥수축기압(PASP)	15-30mmHg
폐동맥이완기압(PADP)	8-15mmHg
폐동맥쐐기압(PAWP)	8-15mmHg
중심정맥압(CVP)	2-8mmHg
심박동수	Sinus 60-100beats/분
뇨배설량	>30mL/h
산소포화도	>92%
모세혈관충만시간	<3초
수축기 혈압	≥90 mmHg; ≤140 mmHg
이완기 혈압	≤80mmHg

임상적 적용

자가학습: 비판적 사고

1. 위의 사례 김씨의 피부손상 가능성에 대해 논의한다. 위험요인은 무엇인가? 이 위험요인 가운데 수정할 수 있는 것을 설명하시오.
2. 위의 사례 김씨의 치료계획을 우선순위를 고려하여 기술하시오.
3. 각 치료방법 중 중요성을 설명하고, 환자의 현재 상태 즉, 영양, 산소공급, 수분공급을 고려하여 가장 효과 적인 중재를 설명하시오.

Box 13-3-6
상처 환자의 퇴원계획

- 환자가 가정으로 퇴원 할 수 있는지 아니면 숙련된 간호술이 필요한지를 결정한다.
- 가정환경의 안전성을 평가한다.
- 드레싱 소모품과 같은 재정적 자원의 활용과 가정의 지지를 결정한다.
- 상처간호에 대한 환자와 가족 구성원의 준비성을 결정한다.
- 치료의 유형과 상처간호를 결정한다. 상처의 단계, 급성, 만성, 화상 유형에 따라 결정된다.
- 건강간호제공자의 사무실에서 추후 검사받기 위해 요구되는 환자의 이동수단을 결정한다.
- 퇴원하기 전, 영양사정이 완료되면 영양사와 간호사에 의해 식이교육이 실시되어야 한다.
- 자가간호 결핍 여부를 확인한다. 일상생활동(ADL)을 수행할 수 없는 환자의 경우, 가정간호사가 퇴원시 추후진료를 이행해야 할 필요가 있다. 가족 구성원들이 가정에서 환자를 돌보는데 필요한 지침을 제공한다.
- 상처의 위치를 기록하고 환자와 가족구성원에게 상처간호법을 교육한다.
- 환자의 사회심리적 지지체제를 사정한다. 여러 지역사회 프로그램을 의뢰할 수 있다.
- 환자와 가족 구성원이 원하는 문제를 해결하기 위해 필요한 지역사회자원을 소개한다 (예: 1차 병원이나 보건소 혹은 119를 부르는 방법을 제공한다).

Box 13-3-7
상처 간호(봉합, 외과용 심, 상처 접착제)

상처 봉합

- 봉합은 실과 같다. 바늘을 사용하여 피부를 함께 잡아 당기며 놓는다. “매듭(knots)”을 볼 수 있다.
- 스테플(Staple) 특별히 고안된 외과용 심이다. 특수 staple gun을 사용하여 피부를 함께 잡아당긴다.
- 상처 접착제는 피부 가장자리를 붙이는 아교질의 한 유형이다.

환자 활동

- 봉합/외과용 심/상처 접착제를 깨끗이 사용하고 건조시킨다.
- 치료 시작 전 손을 씻는다.
- 부위를 문지르거나 잡아당기지 않는다.
- 상처를 순한 비누와 물로 부드럽게 깨끗이 닦고 의사의 지시에 따라 상처 세정제를 사용할 수 있다. 봉합/외과용 심/상처 접착제는 적시지 않는다. 부위를 톡톡쳐서 부드럽게 건조시킨다.
- 상처를 깨끗하게 하거나 만일 옷이 상처부위를 문지르게 되면, 그 부위에 패드를 대주기 위해 마른 거즈 드레싱을 실시한다.

응급시

- 만일 피부의 붉어진 부위, 결절, 고름 같은 배액, 부종, 봉합이나 스테이플의 누락, 통증 증가, 만졌을 때 온열감이나 열감이 발견되면 즉시 알린다.
- 만일 체온이 38도 이상되는 발열이 있으면 즉시 알린다.
- 만일 절개 부위가 잡아 당겨서 개방된 상태라면 즉시 응급실로 내원한다.

투약

- 처방대로 약을 복용한다.
- 만일 항생제가 필요할 경우 처방을 받는다. 증상이 호전될 때까지 약물 복용을 중단하지 않는다.

안전

- 의사의 지시가 있는 경우에 물건 들기, 운전, 계단 오르기, 성생활 및 근무를 시작할 수 있다.

Box 13-3-8
상처간호(건조 드레싱)

환자 활동

- 매일 드레싱을 교환한다.
- 시작하기 전 손을 씻는다.
- 생리 식염수, 경한 비누와 물, 상처 세정제로 상처를 세척한다.
- 상처를 건조한 거즈 드레싱으로 덮는다.
- 시행할 때 손을 씻는다.

응급시

- 만일 피부의 붉어진 부위, 결절, 고름 같은 배액, 부종, 봉합이나 스테이플의 누락, 통증 증가, 만졌을 때 온열감이나 열감이 발견되면 즉시 알린다.
- 만일 체온이 38도 이상되는 발열이 있으면 즉시 알린다.
- 만일 절개부위가 잡아당겨서 개방된 상태라면 응급실로 내원하며, 즉시 알려야 한다.

투약

- 처방대로 약을 복용한다.
- 만일 항생제가 필요할 경우 처방을 받는다. 증상이 호전될 때까지 약물 복용을 중단하지 않는다.

안전

- 의사의 지시가 있는 경우에 물건 들기, 운전, 계단 오르기, 성생활 및 근무를 시작할 수 있다.

Box 13-3-9
상처간호(칼슘알진산염)

칼슘알진산염은 상처에 가볍게 처치할 수 있는 드레싱이다. 치유성질이 있는 해초(seaweed)로 만들어진 특수유형이다. 칼슘알진산염은 부풀려졌을 때는 “angel hair”와 유사하게 보인다.

환자 활동

- 특별한 지시가 없으면 3일 마다 드레싱을 교환한다.
- 시작하기 전 손을 씻는다.
- 오래된 드레싱을 제거한다.
- 생리식염수나 상처 세정제로 상처를 세척한다.
- 칼슘알진산염을 꺼내어 부드럽게 부풀리고 솜털과 같은 모양이 되도록 약간 떨어져 잡아당긴다.
- 부풀려진 칼슘알질산염을 상처 속에 넣는다.
- 상처를 덮고 상처 덮개의 유형에 따른 칼슘알질산염 사용방법을 시행한다.

응급시

- 만일 피부의 붉어진 부위, 결절, 고름같은 배액, 부종, 봉합이나 스테이플의 누락, 통증 증가, 만졌을 때 온열감이나 열감이 발견되면 즉시 알린다.
- 만일 체온이 38도 이상되는 발열이 있으면 즉시 알린다.
- 만일 절개부위가 잡아당겨서 개방된 상태라면 즉시 응급실로 내원한다.

투약

- 처방대로 약을 복용한다.
- 만일 항생제가 필요할 경우 처방을 받는다. 증상이 호전될 때까지 약물 복용을 중단하지 않는다.

안전

- 의사의 지시가 있는 경우에 물건 들기, 운전, 계단 오르기, 성생활 및 근무를 시작할 수 있다.

Box 13-3-10
상처간호(수성콜로이드)

수성콜로이드는 욕창과 같이 개방성 상처위에 놓을 수 있는 상처덮개의 좀 두꺼운 유형으로, 수성콜로이드는 칼슘 알진산염으로 둘러싼 상처위에 놓을 수 있다. 수성콜로이드는 다양한 모양과 크기가 있으며 측면에는 끈끈한 접착제가 있다. 접착제 측면으로 상처를 세밀히 관찰한다.

환자 활동

- 특별한 지시가 없을 경우, 매 3-5일마다 드레싱을 교환한다.
- 시행하기 전에 손을 씻는다.
- 피부가 너무 빠르게 또는 강하게 벗겨지지 않도록 주의하면서, 오래된 수성콜로이드를 부드럽게 벗긴다.
- 상처를 생리 식염수로 닦거나 상처세정제로 세척한다.
- 만일 상처를 칼슘알진산염을 적용한다면 세척 후 시행한다.
- 수성콜로이드 접착제를 종이 벗기 듯 벗겨낸다.
- 상처를 지나 아래 측면으로 접착제를 바른다.
- 부드럽게 눌러주고 상처 위에 수성콜로이드를 부드럽게 해준다.
- 손으로 약 1분 동안 수성콜로이드 위에 눌러서 접착제가 잘 부착되도록 한다.

응급시

- 만일 피부의 붉어진 부위, 결절, 고름 같은 배액, 부종, 봉합이나 외과적 심의 누락, 통증 증가, 만졌을 때 온열감이나 열감이 발견되면 즉시 알린다.
- 만일 체온이 38도 이상 되는 발열이 있으면 즉시 알린다.
- 만일 절개부위가 잡아당겨서 개방된 상태라면 즉시 내원한다.

투약

- 처방대로 약을 복용한다.
- 만일 항생제가 필요할 경우 처방을 받는다. 증상이 호전될 때까지 약물 복용을 중단하지 않는다.

안전

- 의사의 지시가 있는 경우에 물건 들기, 운전, 계단 오르기, 성생활 및 근무를 시작할 수 있다.

화상

화상손상의 분류

- 원인 물질
- 깊이
- 중증도

병태생리

- 국소 조직반응
- 전신 반응

동반되는 문제들

- 폐 손상
- 감염
- 외상

관리

- 소생단계
- 회복단계
- 재활단계

학습목표

- 화상의 병태생리를 기술할 수 있다.
- 화상의 기전을 이해할 수 있다.
- 화상과 관련하여 각 신체장기의 생리학적 변화를 이해할 수 있다.
- 화상환자의 간호에 있어 가장 우선되어야 할 것에 대해 토의할 수 있다.
- 화상으로 인한 손상이 지속되는 환자를 위한 간호계획을 수립할 수 있다.
- 화상환자를 위한 적절한 상처간호를 선택할 수 있다.
- 화상환자에서 기대했던 결과에 관하여 화상간호 팀의 협력적 노력을 평가할 수 있다.

화상환자들을 위한 기술적, 약물적 치료법의 발전으로 인해 지난 20년 동안 화상으로 인한 손상과 병원 입원률은 주목할 만하게 감소하였고 특히 외래를 통한 환자의 관리는 입원 환자수를 줄이는데 크게 공헌하였다. 또한 1970년대 이전에는 총체표면적의 50%의 화상을 입은 환자의 생존 가능성은 40%밖에 되지 않았지만, 최근에는 총체표면적의 75%의 화상을 입은 환자의 경우도 생존 가능성이 50%나 된다.

현저한 발생률의 감소에도 불구하고 미국에서 급성 화상손상은 1~9세까지의 어린이 집단에서 세 번째 사망원인이며, 나머지 연령집단에서는 다섯 번째 사망원인이다. 연간 대략 4,500건의 화재와 화상으로 인한 사망이 미국에서 보고된다. 화상을 예방하기 위한 안전대책은 Box 13-4-1에 기술되어 있다.

1. 화상손상의 분류

화상으로 인한 손상은 원인 물질, 깊이, 중증도에 따라 분류된다.

1) 원인 물질

화상으로 인한 손상은 주로 열원으로부터 몸으로의 에너지 이동에 의한 결과로 나타난다. 화상

Box 13-4-1
화상 예방을 위한 안전대책

가정에서의 사고를 예방한다.

- 어린이를 혼자서 욕조에 남겨두지 않는다.
- 뜨거운 물의 온도는 48.9℃(120°F) 이상 넘지 않게 고정해 둔다.
- 아무도 없는 곳에 촛불을 켜놓지 않고 항상 촛불이 완전히 꺼졌는지를 확인한다.
- 전자레인지에서 음식을 조리할 때는 특별한 주의를 기울인다.
- 난방기를 일년에 한번씩 점검한다.
- 일산화탄소 감지기를 설치한다.
- 연기 감지기를 집의 각 층마다 설치하고 건전지는 일년에 두 번 교환한다.
- 화재가 발생했을 때 탈출경로를 계획하고 한 달에 한번씩 화재훈련을 시행한다.
- 요리를 할 때는 특별한 주의를 기울이고 소매가 달랑거리는 옷이나 발화성 있는 옷은 피한다.
- 냄비의 손잡이는 스토브 방향으로 향하게 한다.
- 난방용으로 오븐을 사용하지 않는다.
- 열린 오븐의 문에 절대로 어린이들이 서지 않도록 한다. 이는 오븐전체가 넘어지는 원인이 될 수 있다.

집 밖에서의 사고를 예방한다.

- 오직 책임자만이 불꽃놀이를 다루도록 한다. 어린이들이 손 닫는 곳에 불꽃놀이 용품을 두지 않는다.
- 캠프파이어 시 주의를 기한다.
- 전기선이 나무에서 발견되면 절대로 만지지 않는다. 지역 전기회사에 가능한 빨리 연락한다.
- 자외선 A(UVA)와 B(UVB)로부터 보호하고 SPF가 30인 자외선 차단제를 이용하며 매 2-3시간마다 적용한다.

화상이 발생되면 열의 근원을 제거함으로써 화상의 진행을 멈춘다.

은 발생 원인에 따라 열상 화상, 화학 화상, 전기 화상으로 분류할 수 있다.

(1) 열상 화상

열상 화상은 화재, 요리 도중의 사고 혹은 폭발과 같은 화염으로 인해 발생한다. 끓는 물이나 증기로 인한 화상 혹은 조리냄비나 뜨거운 강철과 같은 뜨거운 물건과의 접촉이 열상 화상의 원인이다.

(2) 화학 화상

화학 화상은 보통 불화수소(hydrofluoric acid), 포름산(formic acid), 무수의 암모니아(anhydrous ammonia), 시멘트(cement) 그리고 석탄산(phenol)과 같은 산이나 염기에 노출된 후 발생한다. 화학 화상을 유발하는 다른 화학물질로는 인산, 특정기본금속물질, 질산염, 탄화수소 그리고 타르가 포함된다.

접촉시간은 손상의 정도를 결정하는데 중요한 요소이다. 수치료법(hydrotherapy)의 시작은 화학물질의 영향을 제한하는데 중요하다. 어떠한 원인물질이든 환자가 응급실에 도착한 즉시 세척은 지속되어야 한다. 산이나 염기를 중화시키기 위한 시도로 시간을 낭비해서는 안된다. 모든 화학 화상의 경우 수치료법을 통한 치료를 2~3시간 지속한다.

(3) 전기 화상

신체에 대한 전기의 영향은 다음 7가지 요인에 의해 결정된다; 전류의 종류, 전류의 양, 전류의 경로, 접촉기간, 접촉부위, 신체의 저항 그리고 전압. 사람은 신경계가 고도로 발달되어 있으므로 매우 작은 양의 전류에도 민감하다. 전기는 적은 저항의 경로로 이동하므로 조직, 신경, 근육은 쉽게 손상을 입는 반면에 뼈는 그렇지 않다. 380 이하의 전압에 의한 손상은 저압전류 손상으로 고려되며, 이는 집에서 주로 발생하는 경향이 있고 손이나 구강부위에서 일어난다. 손에 발생하는 저압전류로 인한 화상의 가장 흔한 원인으로는 차단막이 낡은 연결코드와의 접촉이다. 손에 발생하는 저압전류로 인한 화상은 혈관, 건, 신경을 침범하는 작고 깊은 화상이며, 이러한 화상은 손의 작은 부위에 발생하더라도 손가락을 절단해야 할 만큼의 심한 손상을 야기할 수 있다. 또한 저압전기는 구강을 손상시키고 영구적인 상처를 남길 수 있다. 이러한 손상은 대부분 1~2세의 어린이에서 흔히 발생하며, 대부분의 원인은 연결코드 구멍을 빨거나 씹는 것으로 기인한다. 저압전류는 보통 신경, 혈관과 같은 적은 저항을 가진 경로로 이동하고 반면에 고압전류는 들어 오는 입구와 지면 사이를 직접경로를 통해 이동한다. 전류는 신체의 들어오는 입구에 집중된 다음 중심으로 나누어 지고 나가기 전에 다시 한군데로 모인다. 따라서 대부분의 심한 손상은 흔히 입구 혹은 출구라 불리는 접촉한 부위의 조직에서 발생한다. 고압전기의 입구 상처는 까맣게 탄 것처럼 보이고, 중심은 움푹 들어간 가죽 같은 형태로 나타나며, 출구 상처는 파열되는 경향이 있다.

2) 깊이

화상 깊이의 정도는 손상물질의 온도, 손상물질과의 접촉기간, 접촉한 신체부위에 달려있다. 피부의 손상은 종종 손상의 깊이에 의해 기술되고 이는 피부의 다양한 층과 연관하여 표재성, 부분층, 전층의 손상으로 정의된다(표 13-4-1, 그림 13-4-1).

(1) 표재성 화상

표재성 화상(superficial burns)은 주로 1도 화상으로 알려져 있다. 표재성 화상은 표피층만 손상되고 최소의 중재로도 치유가 된다. 햇빛에 의한 화상이 1도 화상의 흔한 예이다. 화상을 입은 피부는 감각수용체의 자극으로 인해 처음에는 통증이 있고 나중에는 가렵게 된다. 표피층의 지속적인 상피세포의 대치로 인해 손상은 흉터없이 자연적으로 치유된다. 표재성 화상의 간호는 Box 13-4-2에 요약되어 있다.

(2) 부분층 화상

부분층 화상(partial-thickness burns, 2도 화상)은 표재성과 심부 화상으로 구분한다. 표재성 부분층 화상은 표피와 진피의 표면층에 영향을 주는 것으로 최소의 중재로 치유될 수 있다(Box 13-4-2). 심부 부분층 화상은 표피와 진피층의 깊은 부위까지 손상된 것으로 수액소생(fluid resuscitation), 영양상태, 병전상태(premorbid conditions)가 치유에 영향을 미친다. 심부 부분층 화상은 자연적으로 치유되는데, 3주 가량이 소요된다. 치유의 지연은 흉터를 남기거나 기능의 손실과 같은 결과를 초래할 수 있다.

(3) 전층 화상

전층 화상(full-thickness burns, 3도 화상)은 모든 표피와 진피의 구성요소들이 파괴되고, 땀샘의 뿌리와 모낭을 포함하고 거의 혈관이 없는 지방층까지 노출된다. 이런 화상은 흰색, 빨강색, 갈색, 검은색으로 나타날 수 있다. 붉어진 부위는 혈액공급이 차단되어 압력이 가해졌을 때 하얗게 변하는 반응이 없고, 혈전화된 혈관과 모세혈관이 보인다. 또한 감각수용체가 파괴되어 완전히 무감각한 상태가 되고 지방과 근육의 상실로 움푹 들어간 형태가 나타난다. 4cm 이하의 작은 상처는 육아조직과 상처주위로부터 건강한 상피층의 이주로 치유가 가능하지만, 깊고 넓은 완전상실 상처의 경우는 환자가 아주 쉽게 중증의 감염과 영양결핍 상태가 된다. 피부이식에 의한 상처폐쇄로 피부의 통합성을 회복시킬 수 있다.

표 13-4-1 다양한 깊이의 화상의 특성

깊이	조직손상	주원인	특성	통증	치유
표재성 (1도 화상)	표피층의 최소의 손상	태양	건조함 24시간 후 수포 적분홍색 압력에 의해 창백해 짐	있음	약 5일 흉터는 없음
표재성 부분층 (2도 화상)	표피, 일부 진피	발화 뜨거운 액체	습함 분홍 혹은 얼룩덜룩한 적색 수포 압력에 의해 창백해 짐	있음 감각과민	21-28일 최소의 흉터
심부 부분층 (2도 화상)	표피 전체 진피의 일부분 표피의 털과 땀샘은 정상	위에 기술된 원인, 뜨거운 물체, 화염, 집중적 방사선 손상	건조함 창백함 매끈함 압력에 의해 창백해 지지 않음	압력에 민감	30일-수개월 비대성 흉터 현저한 수축 형성 피부 재생 안됨
전층 (3도 화상)	이상 모두와 지방층의 일부분 결합조직과 근육, 골격	지속된 화염, 전기, 화학물질, 증기	가죽같음 갈라진 무혈관 흰색 붉은색 혹은 검은색	조금 거의없음	피부이식 필요

3) 중증도

화상의 중증도는 화상의 범위와 깊이, 원인 물질, 시간, 및 화상손상 주위의 환경에 의해 결정된다. 화상의 중증도를 사정하기 위해서는 다양한 요소를 고려해야 한다.

- 체표면적과 화상범위의 비율
- 화상의 깊이
- 화상부위의 해부학적 위치
- 환자의 나이(Box 13-4-3 과 Box 13-4-4)
- 환자의 병력
- 동반된 손상의 유무
- 흡입손상의 유무

총체표면적에 대한 비율을 이용한 다양한 방법을 화상의 범위를 추정하기 위해 사용한다(그림 13-4-2). "9의 법칙(rule of nines)"은 몸의 부위를 여러 개의 9%로 나눈 것이다. 머리는 총체표면적의 9%; 각각의 팔 9%; 각각의 다리 18%; 몸통의 전

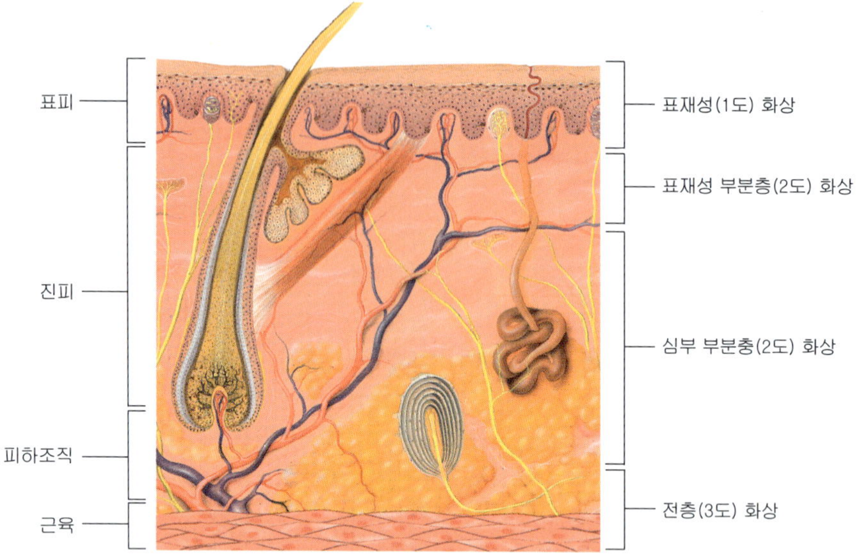

그림 13-4-1 손상의 깊이에 의한 화상 분류

Box 13-4-2
표재성 화상(1도)과 표재성 부분층(2도) 화상을 위한 간호

표재성 화상(1도 화상)

- 얼음 주머니나 찬찜질(냉습포)을 적용한다.
- 드레싱은 필요 하지않다.
- 필요하면 lidocaine이 함유된 알로에 젤을 국소적 통증을 완화하기 위해 적용한다.
- 전신적 불편감을 완화하기 위해 acetaminophen, aspirin 혹은 ibuprofen을 투여할 수 있다.

표재성 부분층 화상(2도)

- 만약 피부나 수포가 손상되면 물과 약한 살균비누로 손상된 부위를 세척한다.
- Silver sulfadiazine나 bacitracin을 적용한다.
- 비접착성 거즈로 덮고 거즈붕대로 고정한다.
- 드레싱은 하루 2회 교환한다.
- 손가락과 발가락은 치유과정에서의 육아조직으로 인해 붙는 것을 예방하기 위해 개별적으로 감싸둔다.
- 화상 부위에 따라 환자의 활동은 유지될 수 있다.
- 지나친 부종을 예방하고 정맥귀환을 증가시키기 위해 사지를 심장부위 보다 높은 위치로 올린다.
- 환자에게 열, 현저한 압통, 화상주위의 발적, 화농성 삼출액 혹은 진통제로 완화되지 않는 통증과 같은 감염의 징후와 증상을 교육한다.
- 환자가 2일 째 전문의에게 다시 진찰을 받도록 한다.

면 18%; 몸통의 후면 18%; 그리고 생식기 1%로 고려되어 총 100%가 된다. 예를 들면 팔의 앞면만 화상을 입었을 때 추정된 범위는 총체표면적의 4.5%가 되고 만약 팔 전체가 화상을 입었을 경우는 9%로 추정된다.

Lund와 Browder 차트는 화상의 크기를 재는 또 다른 방법이다. 이 방법은 신생아와 어린이들의 큰 머리와 몸의 비율을 교정하였다. 체표면 측정

Box 13-4-3
노인 화상환자를 위해 고려할 점

노인 환자들은 나이와 관련된 변화와 신체적 보존력이 감소하므로 화상손상에 대해 다르게 반응한다. 화상 전 가지고 있던 병력과 손상으로 인한 합병증은 노인 화상 환자 사망의 주요한 요인이다. 화상의 영향은 손상 후 오랜 기간 동안 지속되고 한번 손상을 입으면 노인 환자는 다시는 손상 전 자신의 건강 수준으로 회복되기가 어렵다. 퇴원 후 거처와 간호는 퇴원계획에서 어려운 장애물이다. 간호제공자의 책임이라고 생각하는 가족의 기대, 자가간호를 할 수 있는 환자의 능력, 보험 및 재정상의 제한점을 고려한다. 많은 독립적인 노인 환자들이 화상손상 후 혼자서 집으로 돌아갈 수 없게 되고 재활과 장기요양기관의 이용은 가족에게 감정적, 재정적 부담을 줄 수 있다. 또한 급성재활은 환자가 매일 3시간의 치료에 참여해야 하는데 많은 노인환자들은 이러한 요구를 만족시킬 수 없으므로 급성재활은 적합하지 않다.

Box 13-4-4
아동 화상환자를 위해 고려할 점

출생부터 4세까지의 아동에서 화상사고의 수는 총 아동화상의 52%를 차지하고 4세 이후부터 줄어들다가 청소년 시기에 다시 증가한다. 4세 이하의 집단에서 대부분의 화상은 열상 손상이다. 부엌에는 유아에게 많은 위험물들이 존재한다. 뜨거운 음료, 음식 및 부엌레인지의 상부는 순식간에 예상치 않은 심각한 화상의 원인이 될 수 있다. 만약 사고로 인한 화상이 아니라고 의심되면 가족구성원을 따로 면담을 해야 한다. 그 다음 사고경위가 일관성이 있는지 비교한다. 발 전체를 포함하고 잘 구분된 선이 다리 주위에 있으면서 튀긴 자국이 없는 하지의 열상 화상은 강압에 의해 뜨거운 물에 담긴 것을 의심해 보아야 한다. 사고로 인한 열상 화상은 일반적으로 부분층 화상이고 심부 전층 화상은 지속적으로 뜨거운 물에 접촉이 있었음을 나타낸다. 멍든 자국이나 치유된 많은 상처들과 같은 다른 외상의 증거는 기록하고 만성적으로 학대 받는 아동들은 우울한 경향을 보일 수 있으므로 이런 경우는 아동보호기관에 반드시 연락한다.

은 환자의 나이에 따라 각 신체 부위로 배정된다. 작은 산발적인 화상을 추정할 때 Lund and Brower 사정이 완료될 때까지 빠른 사정을 위해 “손바닥의 법칙(rule of palms)”을 사용한다. 환자의 손바닥은 총체표면적의 1%와 동일하다.

화상 손상의 중증도는 Box 13-4-5에 요약된 것처럼 경증(minor), 중등증(moderate), 중증(major) 화상으로 분류된다. 경증 화상손상은 감염의 위험성이 적고 치유가 시작될 때까지 매 48시간 통원치료와 함께 응급실에서 치료될 수 있다. 중등증이나 중증의 화상손상을 가진 환자의 경우는 지역화상센터로 의뢰하고 특수간호를 위해 이송한다.

2. 병태생리

1) 국소 조직반응

조직이 열원(뜨거운 열, 화학, 전기, 혹은 방사선)에 노출되었을 때 세포손상이 시작된다. 열상 손상의 깊이는 피부층 손상의 범위에 의해 설명된다. 그림 13-4-3은 화상손상의 중심부를 나타낸 것이다. 충혈 구역은 빨리 치유되며 세포사(cell death)가 없다. 정체 구역은 처음 24시간 내에 세포가 회복되거나 혹은 괴사될 수 있다. 응고 구역은 온도가 45℃까지 도달한다. 이 조직들은 검정색, 회색, 카키색 혹은 흰색이며 단백질 응고와 세포사의 과정을 거친다.

2) 전신 반응

세포 수준에서의 주요한 변화들은 화상환자에서 중요한 전신반응에 영향을 미친다. 국소 조직반응으로 세포 단백질의 응고가 초래되고 이는 보

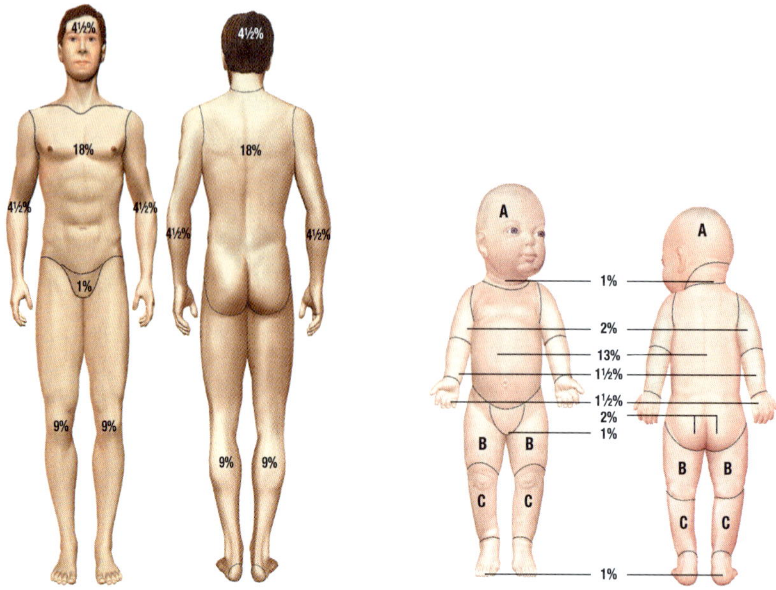

A. 9의 법칙 (rule of nines)

AREA	PERCENT OF BURN					SEVERITY OF BURN		TOTAL PERCENT
	0-1 Year	1-4 Years	5-9 Years	10-15 Years	Adult	2°	3°	
Head	19	17	13	10	7			
Neck	2	2	2	2	2			
Ant. Trunk	13	13	13	13	13			
Post. Trunk	13	13	13	13	13			
R. Buttock	2½	2½	2½	2½	2½			
L. Buttock	2½	2½	2½	2½	2½			
Genitalia	1	1	1	1	1			
R. U. Arm	4	4	4	4	4			
L. U. Arm	4	4	4	4	4			
R. L. Arm	3	3	3	3	3			
L. L. Arm	3	3	3	3	3			
R. Hand	2½	2½	2½	2½	2½			
L. Hand	2½	2½	2½	2½	2½			
R. Thigh	5½	6½	8½	8½	9½			
L. Thigh	5½	6½	8½	8½	9½			
R. Leg	5	5	5½	6	7			
L. Leg	5	5	5½	6	7			
R. Foot	3½	3½	3½	3½	3½			
L. Foot	3½	3½	3½	3½	3½			
Total	**Blue areas indicate 2° Red areas indicate 3°**			**Total**				

B. Lund와 Browder 차트

그림 13-4-2 화상 범위 측정 방법

Box 13-4-5
화상손상 범위의 분류

경증 화상손상
- 총체표면적의 15% 이하(성인) 혹은 10% 이하(아동)의 2도 화상
- 눈, 귀, 얼굴, 손, 발, 생식기, 관절과 같은 특정부위가 침범되지 않은 총체표면적의 2% 이하의 3도 화상
- 전기화상, 흡입손상 혹은 동반된 외상, 위험성이 높은 환자(예: 나이가 너무 많거나 적은 환자, 병발성 질환)는 제외

중등증, 합병증을 수반하지 않은 화상손상
- 총체표면적의 15-25%(성인) 혹은 10-20%(아동)의 2도 화상
- 특정부위가 침범되지 않은 총체표면적의 10% 이하의 3도 화상
- 전기화상, 흡입손상 혹은 동반된 외상, 위험성이 높은 환자(예: 나이가 너무 많거나 적은 환자, 병발성 질환)는 제외

중증 화상손상
- 총체표면적의 25% 이상(성인) 혹은 20% 이상(아동)의 2도 화상
- 총체표면적의 10% 이상의 3도 화상
- 눈, 귀, 얼굴, 손, 발, 생식기, 관절과 같은 특정부위가 침범된 모든 화상
- 전기화상, 흡입손상 혹은 동반된 외상, 위험성이 높은 환자

체, 히스타민, 활성산소(oxygen free radicals)의 생산과 함께 영구적인 세포손상의 결과를 야기한다. 활성산소는 세포막의 통합성에 영향을 미치는 세포 지질과 단백질을 변화시킨다. 세포막의 파괴는 혈관투과성을 증가시키므로 특히 미세혈관 순환의 내피에 문제가 된다. 증가된 혈관투과성은 혈장 단백질의 손실을 초래하고 그 결과로 현저한 순환 체액양의 감소를 가져온다. 보체(특히 C5a)의 활성화와 히스타민 분비는 활성산소생산의 증가로 인한 혈관투과성 증가에 기여한다. 증가된 혈관투과성은 손상 후 24~48시간 이내에 최고에

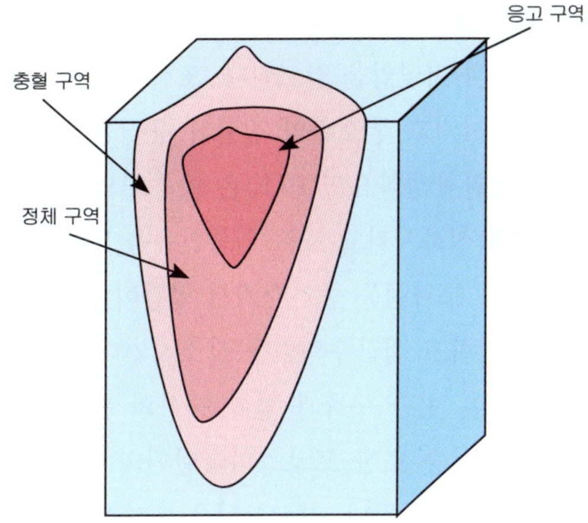

그림 13-4-3 화상손상의 중심부

다다르고 세포간질의 부종을 야기한다. 미세혈관 구조가 손상 전 상태로 복구되기 위해서는 몇 주가 요구된다. 폐의 혈관구조는 퍼져있지 않고 폐의 간질부종은 폐포 내의 출혈과 함께 형성된다. 이런 초기의 폐의 손상은 급성호흡곤란증후군의 전조로 여겨지고 있다.

화상손상은 히스타민, 프로스타글란딘(prostaglandins), 인터루킨(interleukins) 그리고 아라키돈산(arachidonic acid) 대사물질과 같은 혈관작용 물질을 분비하는 원인이 된다. 이러한 물질은 전신성 염증반응증후군(systemic inflammatory response syndrome, SIRS)을 일으킨다. 강력한 매개물질과 사이토카인(일산화질소, 혈소판활성화요인[PAF], 세로토닌, 트롬복산 A_2, 종양괴사인자 [TNF])은 신장과 위장관으로의 혈액공급을 감소시켜 혈관내 용적량을 저하시킨다. 만약 이것을 교정하지 않으면 저혈량 쇼크, 대사성 산증, 고칼륨혈증이 발생한다. 문헌을 고찰해보면 패혈성 쇼크 상태에서 나타나는 것처럼 저혈량 쇼크에서도 세균전위가 발생된다고 한다.

산화질소(nitric oxide)는 평활근을 이완시키고 혈관이완과 저혈압을 일으킨다. 또한 심근의 기능을 약화 시키고 혈소판의 집합과 응집을 차단한다. 혈소판활성화요인(PAF)은 호중구와 백혈구 세포를 활성화시키고 조직 염증반응을 일으킨다. 또한 혈관 투과성을 증가시켜서 혈관이완과 저혈압을 야기하고 심근수축력을 감소시킨다. 프로스타글란딘은 혈관 수축과 혈류 증가의 원인이 된다. 체온 상승 또한 프로스타글란딘의 활성화와 함께 나타날 수 있다. 세로토닌은 혈관이완, 저혈압, 혈관투과성 증가의 원인이 된다. 트롬복산 A_2는 염증, 혈소판 집합, 다형핵구 세포의 결합에 관여한다. TNF는 폐, 위장관과 심장을 손상 시키는 활성산소 생산의 증가, 사이토카인 생산 증가, 초기 고혈당증 후 나타나는 저혈당증, 저혈압, 대사성 산증, 응고결합, 응고단계의 활성화를 포함하는 다양한 세포 반응에 관여한다.

만약 총체표면적의 20%에 해당하는 화상인 경우 국소와 전신적 반응의 마지막 결과는 매우 심각하다. 중증의 화상 환자는 화상쇼크로 알려진 저혈량 쇼크를 경험한다(그림 13-4-4).

열상 화상손상이 발생한 몇 분내에 손상된 조직에서 모세혈관의 투과성 증가와 함께 급격한 모세혈관 정수압의 증가가 나타난다. 이것은 열로 손상된 모세혈관으로부터 간질공간과 상처부위로 급격히 혈장액을 이동시킨다. 혈장액과 단백질의 손실로 인해 혈관에서의 교질삼투압이 저하된다. 그 결과로 체액과 전해질이 혈관으로부터 계속 빠

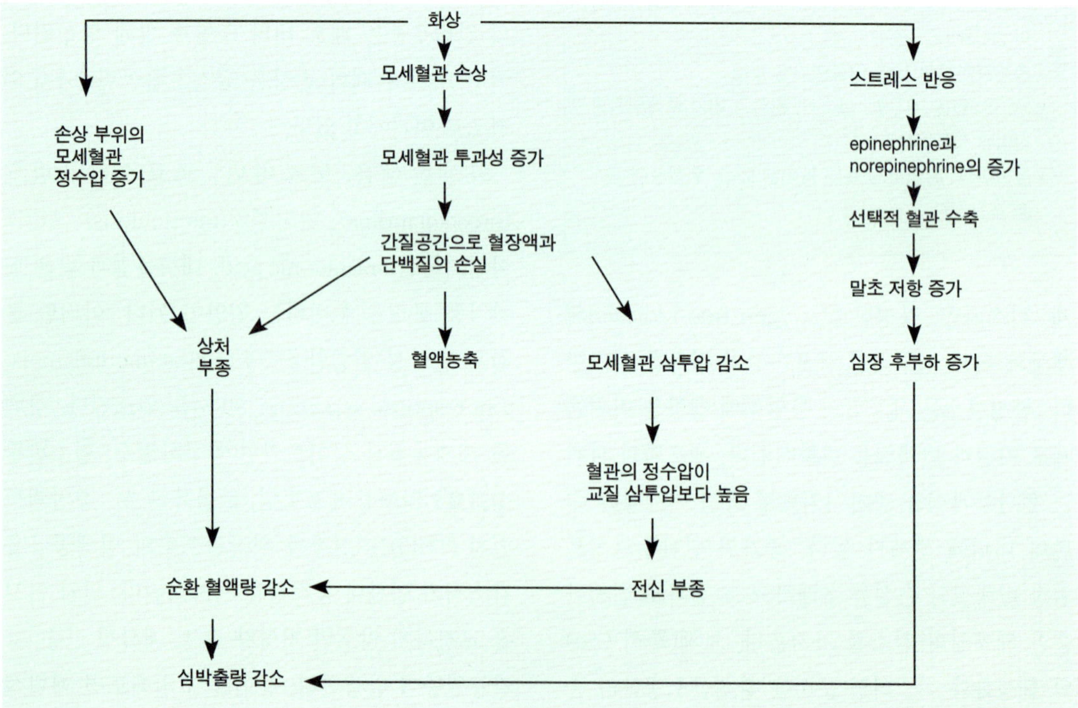

그림 13-4-4 화상 쇼크에서 체액 이동

져 나오고 화상 조직뿐만 아니라 신체 전체에서 부종이 나타난다.

이러한 체액과 전해질의 유출은 나트륨, 물, 혈장단백질을 포함하고 심박출량의 감소, 적혈구의 농축, 중요 기관으로 관류의 저하, 전신부종을 유발한다. 화상손상 후 병태생리적 반응은 두 단계이다. 조기 손상 후 단계에서는 심박출량 감소의 결과로 인한 전반적인 기관의 기능 저하가 나타난다. 외상 후 신경학적 스트레스 반응으로 인해 말초혈관저항은 증가된다. 이것은 심장의 후부하를 증가시키고 나아가서 심박출량의 감소를 가져온다. 말초혈관저항의 증가와 혈장액의 손실로 인한 혈액농축은 처음에는 혈압을 정상으로 나타낸다. 만약 수액이 적절히 보충되지 않고 혈장 단백질의 손실이 지속되면 곧 저혈량성 쇼크가 발생한다.

적절한 수액보충을 받은 환자의 경우 심박출량은 화상손상 후 처음 24시간 내에 정상으로 되돌아 온다. 다음 24시간 동안 혈장용적이 다시 채워짐에 따라 심박출량은 과대사 수준(과기능 단계)으로 증가하고, 화상상처가 폐쇄됨으로써 천천히 정상수준으로 회복한다.

총체표면적의 60%가 넘은 화상의 경우 심박출량 감소는 적극적인 수액소생요법에 반응하지 않는다. 심근억제인자가 심실 수축의 60%를 억제할 수 있고, 또한 초기 화상 시기에서 심근억제는 관상동맥 혈류 감소라는 결과를 가져올 수 있다.

폐혈관 구조의 반응은 말초순환의 반응과 비슷하지만 폐혈관저항이 더 크고 오래 지속된다.

화상손상 즉시 환자는 미약하고 일시적인 폐동맥 고혈압을 경험할 수 있다. 또한 산소의 팽창력과 폐의 순응도의 감소가 확연히 나타날 수 있다.

혈관 내 공간의 체액 손실은 남은 순환 혈액을 진하고 흐름을 느리게 한다. 이러한 영향은 모든 신체부위에 도달하고, 느린 순환은 세균의 침입을 허용하며 세포 물질들이 혈관의 아래쪽 부위, 특히 모세혈관에 정주시켜서 바닥에 침전물이 고이도록 한다.

화상 조직에 대한 항원-항체반응은 세포를 응집시켜 순환의 울혈을 더욱 가중시킨다. 응고문제는 손상 자체로 인한 트롬보플라스틴의 분비와 손상된 혈소판으로 인한 피브리노겐 분비의 결과로 나타난다. 만약 색전이 발생하면 침범된 부위에 허혈을 초래하고 이로 인해 괴사가 야기된다. 증가된 응고과정으로 인해 파종성혈관내응고(DIC)가 발생할 수 있다.

3. 동반되는 문제들

1) 폐 손상

폐 손상은 손상 후 보통 24`48시간 이내에 나타나고 가연성 물질을 흡입하여 이차적으로 발생하거나 혹은 매우 뜨거운 공기를 흡입한 결과로 일어난다. 호흡기 손상은 SIRS와 연관된 전신과정의 결과를 야기할 수 있다.

(1) 일산화탄소 중독

일산화탄소는 자극이 없고, 냄새와 색깔이 없는 가스로 탄소연료의 불완전한 연소로 인해 생성된다. 일산화탄소는 뜨거운 물을 이용한 난방기나 난로로부터의 배기물, 자동차의 배기가스, 담배연기를 포함하는 다양한 원인에서 찾아볼 수 있다. 일산화탄소 중독(carbon monoxide toxicitg)은 헤모글로빈에 의한 산소흡수와 경쟁함으로써 신체에 영향을 미친다. 따라서 이는 질식체로 역할한다. 헤모글로빈는 산소보다 일산화탄소에 200배 더 친화력을 가지고 있으므로 일산화탄소는 빠르게 산소를 대신해서 헤모글로빈과 결합하여 일산화탄소 헤모글로빈을 형성하고 전신 동맥혈 산소농도를 감소시킨다. 일산화탄소 헤모글로빈은 산화혈색소해리곡선을 왼쪽으로 이동하게 하고 산소를 조직으로 방출하는 적혈구의 능력을 저하시킨다. 이는 중증의 산소결핍과 뇌손상을 야기할 수 있다. 일산화탄소 중독의 징후는 환자의 혈액에 존재하는 일산화탄소 헤모글로빈의 양에 좌우된다(표 13-4-2).

일산화탄소 중독이 의심되면 100% 고농도 산소를 투여한다. 만약 환자가 공기 중에서 호흡을 할 경우 일산화탄소는 4시간의 반감기를 가지지만 100% 산소로 호흡할 경우 반감기는 1시간이 된다. 연속적인 동맥혈 가스분석 측정은 산소요법의 반응을 사정하는 가장 정확한 방법이다. 일산화탄소 헤모글로빈 수준이 높으면 맥박산소측정법은 정확한 사정도구가 아니다.

(2) 흡입손상

일산화탄소 중독 외에도 연기 흡입은 기도에 열손상을 일으킬 수 있다. 흡입손상(inhalation injury)의 결과인 호흡기 손상은 화상으로 인한 사망률의 20~84%를 차지한다. 손상의 세단계는 다음과 같다.

1. 처음 36시간 동안 급성 호흡부전이 발생할 수 있다.
2. 손상 후 6~72시간에 5~30% 의 화상환자에서 폐부종이 나타난다.
3. 기관지폐렴은 손상 후 3~10일에 화상환자의 15~60%에서 나타난다.

상기도 손상은 아주 뜨거운 공기를 흡입한 결과로 나타난다. 이는 성대 주위의 혀 상부에 수포와 부종을 일으켜서 기도폐쇄와 부종의 원인이 될 수 있다. 쉰 목소리, 천명, 호흡곤란, 탄소를 포함한 객담, 및 빈호흡의 증상은 즉각적인 사정이 요구된다.

기관지와 폐실질의 손상은 보통 화학물질(예: aldehyde, acrolein)의 불완전한 연소의 결과이고 화학폐렴을 유발한다. 기관과 폐포에서의 염증반응은 손상 후 24시간 이내에 발생하며, 폐의 세기관지는 자극되고 부종이 나타난다. 폐의 유순도를 감소시키는 폐포 허탈은 무기폐를 초래한다. ARDS가 급작스럽게 발생될 수 있다. 다음 24시간 후까지 변화는 뚜렷하게 나타나지 않을 수 있다. 폐부종은 손상 후 처음 몇 시간부터 7일까지 언제든지 발생할 가능성이 있다. 환자의 감각에서의 미세한 변화는 저산소증을 나타낼 것이다.

동맥혈가스분석에서 동맥혈 산소포화도가 감소하고 대개 입원 시 흉부 방사선 검사에서는 화상 후 24~48시간까지는 변화가 반영되지 않으므로 정상 소견을 보인다. 배양과 민감성을 검사하기 위해 객담을 채취한다. 후두경검사와 기관지경검사는 점액성 탄산화 물질의 존재(흡입손상의 가장 신뢰성 있는 징후)와 점액상태(수포, 부종, 발적)

표 13-4-2 일산화탄소중독의 징후와 증상

일산화탄소혈색소 포화도 (%)	임상증상
10	증상없음
20	두통, 구토, 운동시 호흡곤란
30	혼돈, 기면, 심전도 변화
40-60	혼수
60 이상	사망

를 확인하는데 유용하다. 좀 더 구체적인 흡입손상의 확인은 근위기도를 직접 관찰할 수 있는 굴곡기관지경술(fiberoptic bronchoscopy)을 통하여 얻을 수 있다. 크세논 133 섬광조영술(Xenon-133 scintigraphy, 환기-관류 스캔)은 폐실질과 작은 기도의 손상을 진단하는데 도움이 된다.

2) 감염

화상환자에서 감염은 가장 큰 문제이고 처음 7일 후 화상환자의 가장 흔한 사망원인이다. 인체와 환경 사이의 기계적 장벽의 손실은 방어기전을 약화시키는 첫 번째 단계이다. 식균작용, 보체와 같은 면역매개물질, 항체생산, 세포(T 세포)방어기전과 같은 모든 면역계는 심한 화상손상 시 제대로 기능을 할 수 없게 된다.

기관내관, 중심정맥관, 도뇨관과 같은 침습적 카테터는 가능한 깨끗하게 다루도록 한다. 피부와 소화관이 내적 세균을 제공하는 근원일지라도 더욱 위험한 것은 다른 환자로부터 화상팀에 의해 전파된 항생제저항병원균이 환자에게 군락을 형성하는 것이다. 환자, 환자의 침대 혹은 기구를 다룬 후에는 반드시 손을 씻도록 한다. 드레싱을 제거하고 상처를 노출시킬 때는 무균장갑을 착용한다. 적극적인 손씻기 하나만으로도 다른 어떤 행위보다 감염을 예방할 수 있다. 감염지침은 화상센터마다 다양하지만 원칙은 같다. 환자와 환자간의 전염을 최소화하는데 모든 노력을 기울이도록 한다.

화상환자에서 침습적 감염의 진단은 매우 어렵다. 대부분 화상환자의 경우 체온과 백혈구가 상승하므로 이러한 징후의 중요성은 화상환자에게는 의미가 없게 된다. 화상환자에서 좀 더 유용한 감염의 징후는 소변에서 당이 나타나는 것(특히 혈당이 정상 범위로 유지될 때)이다. 고혈당과 당뇨를 가진 환자에서 혈당의 조절이 어려우면 이는 매우 위험한 패혈증의 징후이다. 혈소판 수의 감소는, 특히 어린이의 경우, 패혈증의 조기 징후이고 저혈압, 저산소증, 폐유순ㄷ 감소, 신부전 혹은 간기능장애와 같은 다장기기능장애의 증상은 거의 패혈성 쇼크의 징후가 확실하다.

상처 부위로부터 면봉으로 모은 검사물로 행한 상처 배양검사는 상처 표면에 군락화된 세균에 관한 정보 밖에는 제공하지 않는다. 반면에 화상상처의 생검은 조직의 그램당 세균의 군락화 형성단위 수의 정량적 분석(quantitative assay of the number of colony-forming units(CFU) of bacteria)을 가능하게 한다. 화상상처의 감염은 10^5CFU/g 이상이고, 정량적 배양에서도 병원체가 확인되고 분리된 것을 말한다.

3) 외상

골절 및 두부손상과 같은 동반된 외상은 화상환자에게 심각한 위험을 준다. 적절한 기도유지, 호흡, 순환을 확실히 관리하는 것은 이러한 손상을 간호하는데 있어 중요하며 경추손상을 반드시 확인하고 만약 두부외상이 의심되면 컴퓨터 단층촬영을 시행한다.

4. 관리

미국 화상협회가 제시한 화상센터로 의뢰해야 할 기준은 Box 13-4-7에 기술하였다. 화상환자들은 응급실에서 치료와 초기사정을 받은 후 특수화상센터에서 치료받아야 한다. 환자가 일차병원에 머무르든지 화상센터로 이송되던지 간에 소생단계의 간호를 즉시 제공 한다. 이송 전 일차, 이차 조사를 완료하고 환자의 상태를 안정시키는 것은 성공적인 이송을 위해 매우 중요하다. 심한 외상의 경우 처음 한 시간이 매우 중요하고 다음 24~36시간 또한 중요하다. 체액 균형, 영양, 호흡기 관리는 필수적이고 모든 기관들은 환자의 생존에 많은 영향을 미친다.

1) 소생단계

(1) 일차조사

일차조사에는 다음 지표들을 사정한다.

- 경추 보호와 함께 기도유지
- 호흡과 환기
- 출혈 조절 및 순환
- 장애(신경계 결함 사정)

Box 13-4-7
화상센터 의뢰를 위한 기준

- 총체표면적 >10%의 부분층 화상
- 얼굴, 손, 발, 생식기 혹은 주요관절을 포함한 화상
- 모든 연령 집단에서 3도 화상
- 번개에 인한 손상을 포함한 전기화상
- 화학화상
- 흡입손상
- 어려운 관리, 지연된 회복 혹은 사망률에 영향을 주는 질환을 가진 화상환자
- 사망 위험이 높은 외상을 동반한 환자*
- 환자 간호를 위해 자격 있는 사람이나 기구가 없는 병원에서의 화상아동
- 특수 사회적, 심리적 혹은 장기간 재활 중재가 요구되는 화상환자

* 외상으로 인해 즉각적인 사망 위험이 높을 경우는 화상병동으로 이송하기 전에 먼저 외상센터에서 환자는 안정된 상태로 되어야 한다. 이러한 상황에서는 의사의 판단이 필요하고 지역의료통제계획과 선별지침이 협조되어야 한다.

- 노출(환자를 완전히 벗기나 체온은 유지 시킨다)

① 기도

화상환자를 처음 사정할 때 기도는 즉시 사정되어야 한다. 무의식 환자의 경우 턱을 앞으로 당기고 머리를 뒤로 젖히며 구강인두 인공기도를 삽입하거나 기관내 삽관을 통해 기도가 확보될 수 있다. 경추 손상이 의심되는 환자는 목을 과도하게 신전하지 않도록 한다.

② 호흡과 환기

호흡과 환기를 사정하기 위해서 간호사는 흉부를 청진하여 각 폐의 호흡음, 호흡수와 깊이를 확인한다. 15L/분의 높은 농도 산소를 비재호흡 마스크(non-rebreathing mask)를 이용하여 투여하고 환기에 영향을 미칠 수 있는 흉부를 둘러싸는 전층 화상을 사정한다.

③ 순환

순환 사정은 혈압과 심박동수 측정을 포함한다. 화상을 입지 않은 부위에 2개의 굵은 카테터로 정맥을 확보한다. 맥박을 사정하기 위해 초음파 도플러를 이용할 수 있다. Box 13-4-8은 순환장애를 일으키는 위험요인을 목록화 하였다.

④ 장애

만약 환자가 의식이나 지남력이 상실되었을 때는 흡입, 두부외상, 약물남용과 같은 동반된 손상 혹은 환자의 병력을 고려해야 한다. AVPU(Alert, responds to Verbal stimuli, responds to Painful stimuli, Unresponsive) 방법을 이용하여 환자의 의식 수준을 사정하는 것부터 시작한다.

Box 13-4-8
순환장애의 위험요인

- 감각저하
- 점점 심해지는 통증
- 이상감각증
- 모세혈관 재충혈 저하
- 사지의 창백증

⑤ 노출

환자의 모든 의복과 장신구는 완전히 제거되어야 한다. 검진 후 증발에 의한 열 손실을 예방하기 위해 환자를 마른 시트와 따뜻한 담요로 덮어준다. 가능하면 정맥수액을 37℃~40℃로 따뜻하게 데워서 사용한다.

(2) 이차조사

이차조사는 세밀한 병력, 신체검진 및 완전한 사고경위 조사를 포함한다. 정확히 무슨 일이 발생하였는지를 확인하기 위한 모든 시도가 행해져야 한다(Box 13-4-9). 세밀한 신경학적 검사와 방사선 및 진단 검사를 완료한다.

완전한 건강력과 신체검진은 이차조사에서 가장 중요한 요소이다. 당뇨, 고혈압, 천식, 암, 뇌졸증과 같은 동반질환은 반드시 기록한다. 가정에서 복용하고 있는 약물에 관한 정보를 가능하면 환자나 가족으로부터 얻는다. 또한 알러지, 파상풍 예방접종 및 마지막으로 식사한 시간을 기록한다. 화상의 깊이와 크기를 사정한다.

화상손상은 총체적 사정이 요구된다. 다음은 화상환자를 위해 필요한 진단 검사이다.

- 전혈구수 (CBC)
- 혈중요소 질소(BUN)을 포함한 포괄적인 화학검사
- 크레아티닌
- 요분석

Box 13-4-9
이차조사 시 수집해야 할 정보

열상 화상
- 어떻게 화상이 일어났습니까?
- 화상은 집안에서 혹은 집밖에서 일어났습니까?
- 옷에 불이 붙었습니까?
- 불을 끄는데 얼마나 오래 걸렸습니까?
- 폭발이 있었습니까?
- 환자가 연기가 가득 찬 방에서 발견되었습니까?
- 어떻게 환자가 그 곳을 빠져 나왔습니까?
- 그 당시 다른 사람들이 다치거나 죽었습니까?
- 그 당시 환자는 무의식 상태였습니까?
- 자동차 사고가 있었습니까?
- 자동차가 심하게 손상되었습니까?
- 자동차에 화재가 발생하였습니까?
- 화상의 특성과 사고의 경위가 일관성이 있습니까? (학대 가능성이 있는지?)

뜨거운 물질 접촉으로 인한 손상(scald Injuries)
- 어떻게 화상이 일어났습니까?
- 액체 온도는 어느 정도였습니까?
- 액체는 무엇이었고 얼마만큼의 액체가 포함되었습니까?
- 화상은 무엇으로 차갑게 했습니까?
- 화상발생 시 누가 있었습니까?
- 어디에서 화상이 발생했습니까? (학대 가능성이 있는지?)

화학 화상
- 화학물질은 무엇이었습니까?
- 어떻게 노출되었습니까?
- 접촉기간은 얼마였습니까?
- 오염발생이 있었습니까?

전기 화상
- 어떤 종류의 전기였습니까?
- 환자는 의식상실이 있었습니까?
- 환자가 낙상을 하였습니까?
- 어느 정도의 전압이었습니까?
- 그 당시 심폐소생술이 시행되었습니까?

• 일산화탄소 헤모글로빈을 포함한 동맥혈 가스 분석
• 심전도
• 흉부 방사선 검사

얼음은 작은 표재성 화상에만 적용된다. 만약 환자가 전기화상을 입었다면 지속적 심장감시가 필요하다. 만약 환자가 화학화상이 있으면 화상부위의 화학물질을 즉시 제거하기 위해 대용량의 물로 세척하고 모든 오염된 의복은 제거하여 보관한다. 만약 환자가 화상센터로 이송되면 수액소생을 시작하고 비위관과 도뇨관을 삽입하여 2단계 사정 기간 동안 유지한다.

2) 회복단계

환자가 안정되면 치유를 증진하고 감염을 예방하는 중재를 시행한다. Box 13-4-10에 화상환자를 위한 간호진단을 목록화 하였고, Box 13-4-11는 화상환자를 위한 협력적 간호 지침을 제시한다.

Box 13-4-10
화상환자를 위한 간호진단의 예

• 기침 장애, 구인두와 기관의 부종 혹은 인공기도와 관련된 비효율적 기도청결
• 흡입손상, 무기폐, 급성호흡곤란증후군, 혹은 일산화탄소중독과 관련된 가스교환장애
• 윤상흉부화상, 상기도 폐쇄, 혹은 급성호흡곤란증후군과 관련된 비효율적 호흡양상
• 부종 혹은 둘레 화상과 관련된 말초조직관류 장애
• 변화된 모세혈관의 투과성과 관련된 체액부족
• 수액소생법과 관련된 체액과다의 위험성
• 화상손상과 외과적 중재와 관련된 피부의 통합성 손상
• 손상된 피부와 관련된 저체온
• 영양불균형: 화상손상에 대한 대사항진반응에 의한 영양부족
• 도뇨관 유치와 관련된 배뇨장애
• 피부의 손실, 침습적 절차 및 면역 약화와 관련된 감염의 위험성
• 신경 말단부의 노출, 외과적 시술, 드레싱 교환과 관련된 통증
• 변화된 신체상과 두려움과 관련된 비효율적 개인과 가족 대처
• 손상, 죽음에 대한 두려움, 신체상의 변화 및 역할 상호관계 변화와 관련된 불안

(1) 혈역학적 지지 제공

치료는 모세혈관의 통합성이 회복될 때까지 저혈량성 쇼크 기간 동안 환자를 지지하는 것을 목적으로 한다. 수액소생법은 회생기간 동안 중환자실에서 제공되는 가장 기본중재이다. 수액소생의 목적은 다음과 같다.

• 체액, 전해질, 단백질 결핍 교정
• 지속적 손실을 대체하여 체액균형 유지
• 과도한 부종 예방
• 시간당 소변량을 30~70mL로 유지

① 수액투여를 위한 공식

수액소생을 위해 많은 공식이 개발되었고(Box 13-4-12) 각각의 방법은 장점과 단점을 가지고 있다. 이 방법들은 근본적으로 추천하는 수액량과 나트륨 함량에서 차이가 있다. 일반적으로 정질수액(crystalloid solution)과 교질수액(colloid solution)의 손실은 정확하게 대체되어야만 한다. 5% 포도당(D_5W)에 전해질을 추가하거나 하지 않은 수액으로 주어지는 자유수분은 불감성 수분손실을 보충하기 위해서 조절되어진다. Lactated ringer용액은 균형잡힌 나트륨 용액이고 세포외액과 거의 흡사하므로 정질수액으로서 사용된다.

미국에서는 Baxter(Parkland) 공식이 소생요법을 위해 가장 많이 사용되고 있는데 lactated ringer 용액 4mL /kg/총체표면적에 대한 화상부위

Box 13-4-11
화상환자를 위한 협력적 간호 지침

결과	중재
산소화/환기	
환자의 기도가 유지된다. 청진 시 호흡음은 정상이다.	• 2-4시간마다와 필요 시 호흡음을 청진한다. • 흡입손상을 사정하고 기관내삽관을 대비한다. • 기관 분비물의 질과 색깔을 사정한다. • 필요 시 기관내관을 흡인한다. • 각각의 흡인 시행 전, 후로 과산소화와 과환기를 제공한다.
기계 환기를 하는 환자의 최대압력, 평균압력, 고평부압력이 정상범위 내로 유지된다.	• 기도압력을 1-2시간마다 감시한다. • 폐 순응도를 8시간마다 사정한다. • 기관지확장제와 진해제를 투여한다. • 흉부 물리요법을 4시간마다 시행한다. • 중재 후 기도압력과 폐유순도가 향상되었는지 재사정한다.
무기폐나 폐침윤의 증거가 없다.	• 체위변경을 2시간마다 시행한다. • 복위 체위를 고려한다. • 흉부방사선검사를 매일 실시한다.
동맥혈가스분석이 정상범위 내로 유지된다.	• 이산화탄소 헤모글로빈과 일산화탄소를 감시한다. • 가습된 산소를 제공한다. • 고압산소요법을 고려한다. • 일산화탄소-산소 동맥혈 포화도 분석을 이용하여 동맥혈가스를 감시한다.
순환/관류	
혈압, 심박동수, 중심정맥압, 폐동맥압은 정상범위 내로 유지된다.	• 활력징후를 1시간마다 사정한다. • 환자가 폐동맥관을 가지고 있으면 혈역학적 압력을 1시간마다 사정한다. • 전부하를 유지하기 위해 정맥수액을 투여한다.
체온은 정상범위 내로 유지된다.	• 체온을 1시간마다 사정한다. • 따뜻한 환경을 유지하고 저체온을 예방하기 위해 보온담요를 이용한다.
사지의 관류가 유지된다. 맥박이 정상이다.	• 맥박산소측정법, 도플러, 촉진을 이용하여 관류를 사정한다. • 화상부위의 사지를 올린다. • 건조가피제거술을 준비한다.
체액/전해질	
체액균형이 회복되고 유지된다. 소변량 30-70mL/시간 혹은 0.5mg/kg CVP 8-12mmHg PAWP 12-18mmHg 정상범위 혈압, 심박동수 <120 전해질, 미네랄, 신기능이 정상범위 내로 유지된다.	• 섭취량과 배설량을 1시간마다 사정한다. • Lactated ringer수액을 4mL/kg/% 화상범위를 처음 24시간 동안 나누어서 투여한다. • 자연적인 이뇨를 감시하면서 정맥주입속도를 감소한다. • 매일 체중을 측정한다. • 미네랄과 전해질을 감시하고 보충한다. • 혈중요소질소, 크레아티닌, 미오글로빈, 요전해질, 포도당을 감시한다.

Box 13-4-11
화상환자를 위한 협력적 간호 지침 (계속)

결과	중재
운동성/안전	
환자는 관절경축이 없다.	• 수동적, 능동적 관절범위운동을 1-2시간마다 제공한다. • 필요 시 체위 부동대를 적용한다.
부동성에 관련된 합병증이 없다.	• 체위변경을 2시간마다 시행한다. • 운동요법을 고려한다.
감염의 증거가 없다.	• 심부정맥혈전증 예방치료를 고려한다. • 엄격한 무균법을 유지한다. • 침습적 카테터나 튜브의 무균성을 유지한다. • 병원 지침에 따라 드레싱과 카테터를 교환하고 필요 시 상처, 혈액, 소변배양검사를 실시한다. • SIRS의 기준을 감시한다; 백혈구 증가, 체온 상승, 빈맥, 빈호흡
피부 통합성	
화상을 입지 않은 피부는 정상을 유지한다.	• 피부사정을 4시간 마다, 체위변경시 시행한다. • 체위변경은 2시간 마다 시행한다. • 압력감소/제거 매트리스를 고려한다.
화상은 합병증 없이 치유되기 시작한다.	• 병원 지침에 따라 화상을 치료한다. • 피부이식편의 생존가능성을 감시한다. • 이식된 부위를 보호한다. • 치유를 촉진하고 화상부위 표면의 압력을 제거하기 위해 공기침대를 고려한다.
영양	
열량과 영양섭취는 계산법(예: 기초에너지 소비량)에 의한 대사요구량을 충족한다.	• 손상 후 24시간 내에 비경관/경관 영양을 제공한다. • 영양 요구를 사정하기 위해 영양사에게 의뢰하고 단백질과 열량 섭취를 감시한다. • 알부민,전알부민, 트랜스페린, 콜레스테롤, 중성지방, 혈당을 감시한다.
편안함/통증조절	
환자는 통증척도 5점 이하의 최소의 통증과 불편감을 가진다.	• 객관적 도구를 이용하여 통증과 불편감을 4시간마다와 필요 시 진통제 투여 후 사정한다. • 시술 전 진통제를 투여하고 환자의 반응을 관찰한다. • 비약물 통증관리법을 사용한다.
정신적, 사회적	
환자는 불안이 감소되었음을 말한다.	• 치료시와 상담시 활력징후를 사정한다. • 치료/시술 전에 진정제를 투여한다. • 적절한 사회복지사, 성직자 등에게 의뢰한다. • 충분한 휴식과 수면을 제공한다. • 화상의 장기간의 영향, 가능한 자원, 대응 전략에 대해 논의하도록 격려한다.

Box 13-4-11
화상환자를 위한 협력적 간호 지침 (계속)

결과	중재
교육/퇴원계획	
환자와 보호자는 치료에 필요한 절차와 검사를 이해한다.	• 환자와 보호자를 절차/시술에 준비시킨다. (예: 괴사조직제거술, 건조가피절개술, 기관내삽관, 기계 환기)
보호자는 질환의 중증도를 이해하고 적절한 질문을 하며 잠재적 합병증에 대비한다.	• 화상의 잠재적 영향과 감염, 호흡/신장기능 부전과 같은 합병증에 대해 설명한다. • 화상관리, 흉터로 변한 외형, 대응 등과 관련된 질문을 하도록 보호자를 격려한다.

Box 13-4-12
수액소생법 공식

Baxter(Parkland) 공식

- 처음 24시간: lactated ringer 수액 (4mL/kg/% TBSA); 이 중 반은 처음 8시간에 나머지는 다음 16시간 동안 투여
- 두 번째 24시간: 포도당 수액 + 칼륨과 교질을 함유한 수액(0.3–0.5mL/kg/% TBSA)

Brooke 공식

- 처음 24시간: lactated ringer 수액(1.5mL/kg/% TBSA) 와 교질수액(0.5mL/kg/% TBSA); 이 중 반은 처음 8시간에 나머지는 다음 16시간 동안 투여
- 두 번째 24 시간: lactated ringer 수액(0.5–0.75 mL/kg/% TBSA)와 D_5W(2L)

변형된 Brooke 공식

- 처음 24시간: lactated ringer 수액(2mL/kg/% TBSA); 이 중 반은 처음 8시간에 나머지는 다음 16시간 동안 투여
- 두 번째 24시간: 교질수액(0.3–0.5mL/kg/% TBSA)과 D_5W를 적절한 소변량을 유지하기 위해 투여

Consensus 공식

- 처음 24시간: lactated ringer 수액(2–4mL/kg/% TBSA 성인; 3–4mL/kg/% TBSA 아동); 이 중 반은 처음 8시간에 나머지는 다음 16시간 동안 투여
- 두 번째 24시간: 교질이 함유된 수액(0.3–0.5mL/kg/% TBSA)과 전해질이 없는 수액(성인) 혹은 1/2 생리식염수(아동)를 적절한 소변양 유지를 위해 투여

Dextran 공식

- 처음 8시간: 생리식염수에 dextran 40(2mL/kg/시간)와 lactated ringer수액을 시간당 소변양이 30mL로 유지하도록 주입
- 두 번째 8시간: 신선동결혈장(0.5mL/kg/시간)을 18시간 동안 주입하고 추가적으로 정질수액을 적절한 소변량을 유지하기 위해 투여

Evans 공식

- 처음 24 시간: 0.9% 생리식염수(1mL/kg/% TBSA)와 교질수액(1mL/kg/% TBSA); 이 중 반은 처음 8시간에 나머지는 다음 16시간 동안 투여
- 두 번째 24시간: 0.9% 생리식염수(0.5mL/kg/% TBSA)와 D_5W(2L)

%로 투여할 것을 추천한다. 이 용량은 화상 후 처음 24시간 동안 투여되고 이 중의 반은 화상 후 처음 8시간 내에 투여된다. 그리고 나머지는 다음 16시간 동안 투여된다. Baxter 공식과 다른 수액소생법 공식은 지침일 뿐이며 개별적 환자마다 처음 24시간 동안 4mL/kg/총체표면적에 대한 화상부위%보다 더 많이 요구될 수도 적게 요구될 수도 있다.

다른 공식은 다양한 고장성 식염수 혹은 교질수액을 포함한다. 고장성 식염수를 이용한 소생법은 선택적 환자에게 투여될 때 필요한 수액의 양을 낮출 수 있다. 그러나 고나트륨혈증이 발생할 수 있으므로 주의 깊게 사용 한다. 교질수액을 손상 후 12시간 이내에 사용하는 것에 대한 논쟁이 있는데 이는 이 기간 동안 확산된 화상 후 모세혈관 누출이 내피접합부를 통하여 교질이 관외로 흘러나오게 하기 때문이다. 따라서 교질수액의 투여는 모세혈관 누출이 있는 동안 정질수액의 투여를 능가할 어떤 명백한 이점은 없다. 모세혈관의 통합성이 회복되는 시간은 개인마다 다양하나 보통 12~14시간 사이이다. 알부민을 2.0~3.0mg/dL로 회복시키기 위해 이 시기에 교질수액을 투여한다. 어떤 형태의 교질수액을 투여할 것인가에 대해서는 논쟁이 있으며, 나트륨이 아주 적은 알부민을 사용하는 기관도 있고 신선동결혈장을 사용하는 기관도 있다.

비단백질성 콜라겐을 화상쇼크 소생에 사용하기도 한다. dextran과 hetastarch는 정맥으로 주어졌을 때 교질삼투압을 조절하는 고분자비중 수액이다. dextran란은 알러지 반응이 보고되었으나 promit(저분자비중 덱스트란)를 이용한 사전치료를 통하여 위험성을 제거할 수 있다.

화상 후 즉시 수액소생기간 동안 많은 양의 수액이 투여되어 체액과다와 폐수종을 피하기란 매우 어렵기 때문에 이를 예방하는 간호를 제공해야 한다.

손상 뒤 처음 24시간 후에는 대량의 증발에 의한 체액손실을 대체하는 것이 체액관리에 있어 중요하게 고려되는 점이다. 이때 주어지는 기본수액은 D_5W이고 환자의 나트륨을 140mEq/L로 유지하는 것을 목표로 한다. 수액량은 손상의 중증도, 환자의 나이, 환자의 신체적 상태 및 동반된 다른 손상에 의해 결정된다. 따라서 수액소생법 방식에 의해 권장된 수액량은 치료에 대한 개개인의 반응에 따라 수정되어야 한다(그림 13-4-5).

소변량은 화상 이전에 정상 신장기능을 가진 환자에서 가장 좋은 수액소생의 단독 지표이며, 자연적 이뇨의 시작은 소생단계의 끝을 보증하는 지표이다. 소변량이 만족되는 수준이면 수액 주입속도를 시간당 주입량의 25% 정도 감소하여 2시간 동안 유지한 다음에 주입속도 감소를 반복한다. 이때 소변량을 정상범위(시간 당 30~50mL)내로 유지하는 것이 가장 중요하다. 적절한 수액보충의 다른 지표는 Box 13-4-13에 목록화하였다.

환자의 체중은 매일 측정되며, 입원 시 체중의 15% 증가가 예상된다. 섭취량과 배설량은 정확하게 감시되어야 한다. 심부근육손상(예: 2도 혹은 3도 화상)이 지속되는 환자는 급성 신기능저하증이 발생할 위험이 있다. 신기능장애는 적절하지 않은 수액소생의 결과이거나 손상된 세포들로부터의 미오글로빈(myoglobin)과 헤모글로빈 유리의 결과일 수 있다. 이합성물들(때때로헤모크로모겐 hemochromogens으로 불리움)은 신세뇨관에 침전될 수 있고 급성 요세관괴사(acute tubular necrosis, ATN)를 초래할 수 있다. 헤모크로모겐은 투명한 적갈색 소변을 생산한다.

헤모크로모겐이 소변에 나타나면 산증이 신

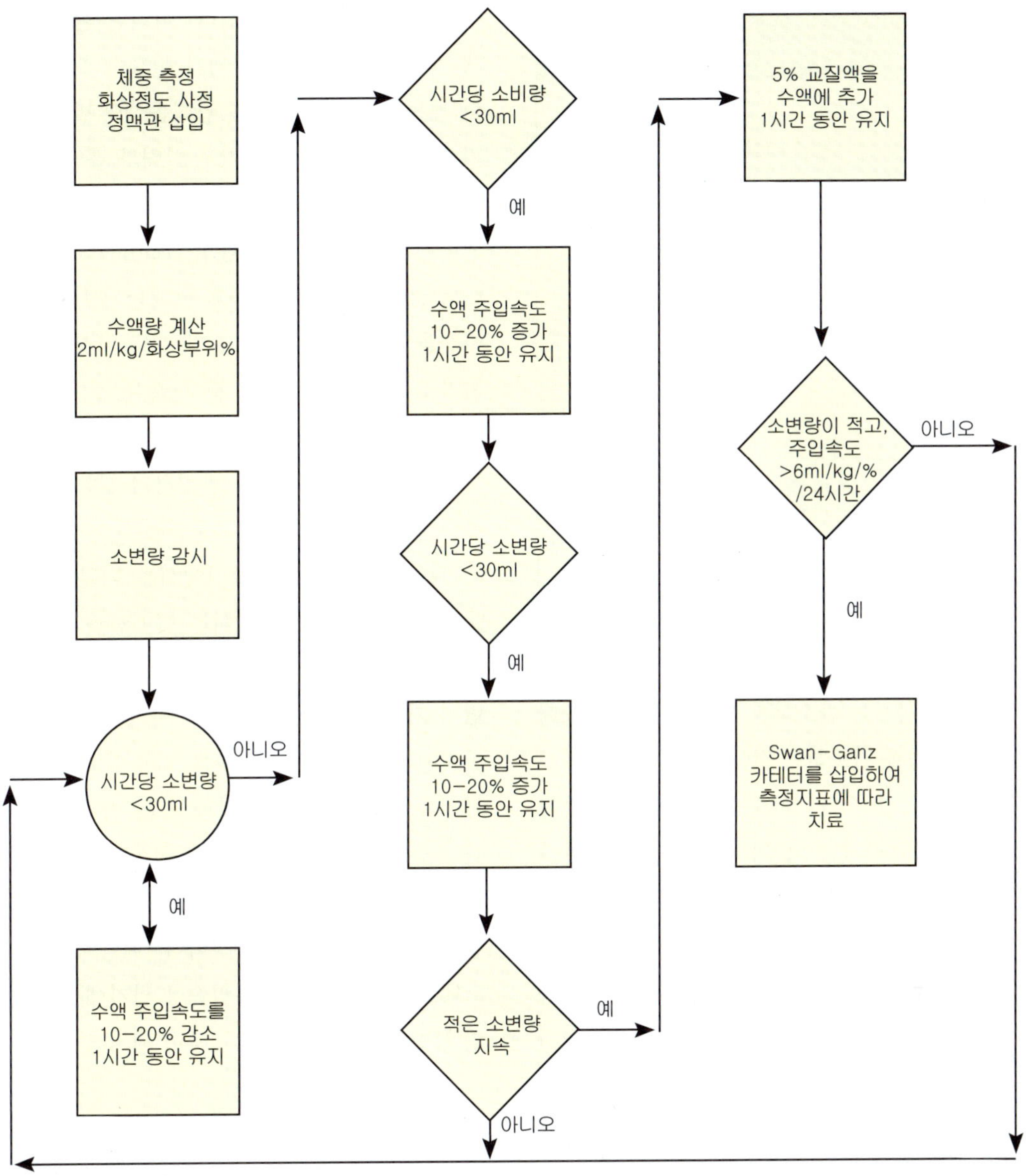

그림 13-4-5 처음 24시간 동안의 수액관리

속히 교정되어야 하고, 소변이 정상적인 노란색으로 돌아오고 미오글로빈이 없어질 때까지 많은 소변량을 유지하기 위해 정맥수액을 증가시켜야 한다.

(2) 호흡계 지지 제공

흡입손상은 화상손상 후 처음 24시간에 일어나는 사망의 첫 번째 원인이며 폐렴과 함께 동반되면 사망률은 20~60%가 증가한다. 흡입손상의 성

Box 13-4-13
적절한 수액대체의 지표*

혈압	정상 높은 범위
맥박	<120
중심정맥압	<12 cm H_2O
폐동맥쐐기압	<18 mmHg
소변량	30-70mL/시간
폐	정상
지각기관	정상
위장관	오심과 근무력으로 인한 장폐색 없음

* 패혈증의 위험 때문에 중심정맥관과 Swan Ganz 카테터는 일반적으로 삽입되지 않는다. 그러나 어떤 경우에는 사용될 수 있다.

공적 치료의 목표는 산소화를 향상 시키고 기도폐쇄와 간질부종을 감소하는 것이다.

흡입손상의 전통적인 치료는 광범위한 지지적 치료이다. 점막의 건조와 괴사를 예방하기 위해 가습화된 산소를 투여한다. 상기도 부종은 손상 후 24~48시간에 정점을 이룬다. 만약 경증이나 중등증의 손상이면 환자를 높은 파울러 자세로 취하고 분무용 레이세미(aerosolized racemic) epinephrine을 투여하면 추가적인 부종 형성을 제한할 수 있다. 중증의 상기도 폐쇄는 부종이 가라앉을 때까지 기도를 확보하기 위해 기관내 삽관이 요구될 수 있다.

경증의 기관지 손상을 입은 환자에서 무기폐는 높은파울러 자세, 기침, 심호흡, 흉부물리법, 체위변경, 기관지흡인 및 강화폐활량계(incentive spirometry)를 포함한 폐세척(pulmonary toilet)으로 예방할 수 있다. 중증 흡입손상 환자에서는 좀 더 빈번한 흡인과 기관지경을 이용한 잔여물(debris)의 제거가 요구된다. 이러한 환자들은 대개 기관내삽관과 기계환기가 필요하다. 기계환기의 목표는 산소독성과 폐 압력손상의 발생을 줄이기 위하여 가능한 적은 기도 압력과 흡입산소농도에서 적절한 가스교환을 제공하는 것이다. 최근의 연구에서 양 확산성 호흡법(volumetric diffusive respiration, VDR)이 전통적 기계환기보다 더 많은 이점을 제공한다고 보고된다. 기관지경련을 가진 환자는 기관지확장제를 분무 혹은 정맥주입으로 투여한다. 호흡기의 지표들을 주의 깊게 감시하고 가능한 빨리 체액과다를 발견하기 위해 호흡음과 활력징후를 지속적으로 감시한다.

기관지폐렴은 어느 시기에서든 다른 호흡기계 문제에 부가될 수 있고 이는 혈액전파 혹은 공기전파를 통해 일어날 수 있다. 공기전파 기관지폐렴이 가장 흔하고 손상 후 즉시 발생할 수 있다. 공기전파 기관지폐렴은 흔히 하부기도 손상 혹은 흡인을 동반한다. 혈액전파 혹은 속립성 폐렴은 다른 감염의 근원(일반적으로 화상상처)으로 부터 이차적으로 발생하는 세균성 농양으로 시작되고 발생시기는 손상 후 2주경이다. 예방적 항생제와 스테로이드의 사용은 흡입손상 환자에서 흔한 감염 합병증을 예방하는데 도움이 되지 않는다.

(3) 최적의 영양상태 확보

적절한 영양섭취는 심한 화상환자의 결과를 향상시키는데 중요한 역할을 한다. 소화관으로부터 장의 림프계 혹은 간문맥계로의 세균 이동은 모든 건강한 사람에서도 일어난다. 그러나 화상 소생기에 동반되는 장의 부종과 면역저하는 이러한 미생물들을 몸으로부터 제거하기 어렵게 한다. 세균의 생산물-살아있는 미생물 혹은 세포벽의 떨어져 나간 조각-은 신체로 퍼지고 TNF, interleukin-1 (IL-

1), IL-6 같은 사이토카인의 분비를 촉진한다. 이러한 사이토카인은 대사항진반응을 더욱 심하게 만들고 SIRS를 일으킨다.

손상 후 처음 24시간 내에 경관영양의 이론적 근거는 소화관에 음식물의 존재가 세균의 이동률을 저하한다는 것이다. 한가지 방법은 비위관을 통하여 위관영양을 시간 당 10~20mL의 속도로 천천히 주입하는 것이다. 이것은 성인 환자의 영양 요구량에 미치지는 못하지만 소화관 점막을 보호하기에는 충분하다. 긴 영양관은 내시경이나 형광투시법을 이용하여 소장에 위치할 수 있다. 이와 같은 관의 이점은 조기 주입, 많은 양의 주입속도, 전신마취가 요구되는 외과적 수술 시 지속적인 영양공급을 제공할 수 있다.

경관영양의 이론적 이점에도 불구하고 어려움이 있다. 방사선 검사와 수술을 포함한 환자의 간호로 인해 환자는 평균적으로 경관영양의 목표의 80% 밖에 제공받지 못한다. 영양부족은 환자가 심각한 감염과 함께 발생하는 장폐색이 있을 때 증가한다. 삼투성 설사는 환자의 분비물이 드레싱을 오염시킬 때 문제가 될 수 있다. 젖산균 과립과 함께 장내세균총의 대체, 비살균요거트 및 diphenoxylate hydrochloride를 이용한 소장운동 저하를 포함한 다양한 방법이 설사 치료를 위해 사용된다.

환자의 열량과 단백질 요구는 경관영양보다는 비경관영양을 통해 더 확실하게 충족될 수 있다. 그러나 침습적 감염(특히 칸디다 균종에 의한 감염)의 위험성을 증가시키는 중심정맥관을 사용해야 하는 단점이 있다. 또한 비경관영양을 단독으로 장기간 사용시 담즙정체성 간염(cholestatic hepatitis)과 비결석 담낭염(acalculous cholecystitis)과 같은 간담도계 기능장애가 발생한다. 그럼에도 불구하고 비경관영양은 마비성 장폐색 혹은 설사 때문에 경관영양을 견디지 못하는 환자나 일련의 건조가피절개술을 위해 빈번한 수술을 받는 환자에서 사용할 수 있다.

화상손상은 대사소비량을 증가시킨다. 1970년도에 최초로 시행된 연구는 화상환자에서 체중을 유지하기 위해 매일 7000 혹은 8000kcal가 필요하다고 보고했다. 조기 경관영양과 조기 상처폐쇄를 증진하기 위한 방법으로 대사량의 증가가 감소하고 있다. 최근 간접열량측정법에 의하면 아주 심각한 손상은 Harrison-Benedict 공식에서 기술된 것처럼 휴식상태 에너지 소비량의 두 배 이상 요구하지 않는다고 한다. Harrison-Benedict 공식에 의한 휴식상태 에너지소비량은 화상의 크기에 스트레스 요인을 곱한 것이다. 상처치료는 단백질을 구성하는 단위인 아미노산에 의존하고 경관영양으로 사용되는 아미노산의 종류는 다양하다. arginine과 glutamine은 면역을 항진시키고 질소 저류를 향상시키며 제지방(lean body mass)을 유지하므로 arginine을 포함한 처방은 외상환자에서 감염 발생과 중증상태 기간을 감소시킨다.

화상손상으로부터 회복하기 위해 필요한 단백질의 양을 결정하기는 어렵다. 트랜스페린과 전알부민 같은 혈청 단백검사의 연속적인 측정은 주어진 식이단백의 양과 종류에 대한 신체 반응을 관찰하기에 좋은 지표이다. 패혈증의 위험을 증가시키므로 단백질을 과다하게 투여하지 않는 것이 중요하고 일반적으로 질소혈증 때문에 성인에서는 단백질을 3g/kg/일 이상 주지 않는다. 식이단백질은 1.2g/kg/일 투약속도로 시작하고, 혈청 단백질의 수치가 올라가지 않으면 증가하도록 한다. 상처치유를 향상시키는 비타민 A와 C 그리고 아연을 보충해 줄 수 있다.

영양보충제의 성공적인 중단도 예상보다 일찍 할 수 있다. 기관내관 제거 후 24시간 이내에 액체 보충식이와 함께 일반 식이를 제공한다. 화상환자에서 갈증이 심해지면 단백질이 함유된 용액, 콩 또는 우유로 만들어진 제품 혹은 단백질이 함유된 음료수 섭취를 격려한다. 보충제를 이용하여 환자는 하루에 2000kcal까지 섭취할 수 있다.

(4) 근골격계 지지 제공

물리치료와 작업치료는 화상손상 첫째 날부터 시작한다. 환자의 일반적 상태와 관계없이 적절한 정맥 분포와 부종을 감소시키기 위해 손상된 상지와 하지를 올리도록 한다. 수동적 운동을 시작하고 환자의 의식이 명료하고 협조적이면 운동에 환자가 참여하도록 한다. 관절운동범위를 유지하기 위해 재원기간과 외래 재활기간 동안 능동적, 수동적 운동을 지속한다.

두 가지 중요한 원리가 재활에 영향을 준다. 첫째는 화상상처는 상처가 반대편의 힘이 가해질 때까지 수축에 의해 짧아진다. 이것은 굴곡면 전역에 걸쳐 경축을 야기한다. 두 번째는 편안한 자세는 경축된 자세이다. 관절범위운동은 화상흉터의 경축으로 인한 건의 단축과 관절운동의 제한을 예방한다. 환자가 회복되기 시작하고 치료에 능동적으로 참여하면 근육강도와 내구성을 증가시키기 위한 운동을 계획한다. 일상생활로 돌아가기까지는 종종 몇 개월이 걸린다.

경축과 부동은 이소성 골화증(heterotopic ossification)을 야기시킨다. 이소성 골화증은 관절강이나 건을 따라 비정상적 인산칼슘 결정체의 침전이 생길 때 발생한다. 이소성 골화증은 관절의 운동 특히 팔꿈치와 무릎을 제한한다. 척추손상환자에서 나타나는 이소성 골화증과는 달리 화상에서의 이소성 골화증은 etidronate disodium 치료에 반응하지 않으며 조기 외과적 제거도 적용되지 않는다. 대부분의 환자에서 시간이 지나면 없어지지만 어떤 경우는 관절에서 골화된 결정체를 외과적으로 제거해야 할 때도 있다.

(5) 통증관리

화상에 의한 통증은 적극적으로 관리한다. 모든 진통제는 근육 내로 주입 시 약물의 흡수불량이 발생할 수 있으므로 정맥으로 주입한다. 겉모습, 절차 및 두려움과 연관된 불안을 위해 항불안제를 사용할 수 있다. 자가통증조절(patient-controlled analgesia, PCA)은 깨어있고 펌프를 사용하기에 충분한 지남력이 있는 환자에게 이상적이다. 추천되는 진통제로는 morphine, fentanyl 및 hydromorphone이다

(6) 상처간호

① 세척

가장 보편적인 상처세척은 물과 chlorhexidine 혹은 생리식염수와 베타딘이다. 상처는 드레싱 교환 시 마다 세척하고 감염 징후와 치유 정도를 관찰한다.

목욕용액은 다양하며 염류, 베타딘 용액 및 표백제를 포함한다. 일반적으로 목욕은 통증을 야기하므로 환자에게 목욕 20~30분 전에 진통제를 투여한다. 또한 환자는 정확한 설명, 보조, 통증조절 방법을 제공받아야 한다. 무엇이 그리고 왜 시행되었는지 등과 같은 지속적인 설명을 제공하는 추가적 지지가 주어져야 하며 가능한 환자가 자신의 간호에 참여할 수 있도록 한다. 시술 시간을 제한하는 것은 환자의 통증내성과 체온 조절에 중요하다. 수치료는 대사요구를 증가시키는 극심한 오한

을 예방하기 위해 20분으로 제한한다. 목욕 중 상처의 교차감염을 피하는 간호가 중요하다. 깨끗하거나 치유중인 상처는 오염된 부위와 구분되어 세척해야 한다.

② 국소 항균제의 적용

국소 항균제는 상처 깊이, 위치, 상태 및 특정한 미생물의 존재에 따라 선택한다. 화상 병동에 입원 시부터 사용되는 일반적 항균제로는 0.5% silver nitrate, mafenide acetate(sulfamylon), nitrofurazone, povidone-iodine, silver sulfadiazine, gentamycin, nystatin이 포함된다. 모든 화상상처 감염에 전적으로 효과적인 단독 약물은 없다. 치료는 시험관내(in vitro) 혹은 생체내(in vivo) 검사 결과에 의해 결정된다. 감염원인 미생물을 확인하고 항생제의 민감도를 조사하기 위해 일주일에 3번 건조가피와 육아조직 상처표면을 생검할 수 있다.

Silver sulfadiazine은 입원 시 일차적 선택 국소도포제이다. 가장 흔한 부작용은 백혈구감소증이므로 일련의 전혈구검사의 감시가 요구된다. 만약 백혈구수가 3000cells/mm^3 이하로 감소하면 의료진은 다른 국소도포제로 바꾸어야 한다. 백혈구가 정상범위(4000-5000cells/mm^3)로 돌아오면 silver sulfadiazine 치료를 다시 적용한다.

만약 균락수가 증가하면 효과적 광범위 살균제인 mafenide acetate 크림을 국소도포제로 선택한다. Mafenide acetate 적용 후 3시간 이내에 3도 건조 가피를 통하여 화상상처 가장자리로 확산된다. 이는 탄산탈수소효소(carbonic anhydrase)를 억제하여 대사성 산증을 일으키며 이러한 산증은 과환기로 보상된다. 일반적으로 sodium citrate dihydrate(Bicitra)의 경구투여 혹은 중sodium bicarbonate 정맥투여로 산-염기 불균형을 교정할 수 있다.

국소 항균제의 적용은 상처의 상피화를 제한하고 대사를 증가 시킬 수 있다. 전해질 불균형과 산-염기 불균형이 발생할 수 있다. 가장 좋은 국소도포제는 수용성으로 열을 보유하지 않고 상처를 침윤(maceration)시키지 않는다. 어떤 국소도포제를 적용하던 간에 무균법을 사용하는 것이 중요하다.

③ 죽은조직 제거술(debridement)

화상상처를 덮는 건조가피(eschar)는 감염되기 전에 제거하고 피부이식을 시행한다. 그러나 때때로 저혈량증과 패혈증 같은 심각한 전신적 화상손상의 합병증은 이러한 시행과정을 지연시킨다.

④ 이식

손실된 피부를 대신하는데 이상적인 방법은 신체의 가까운 위치에서의 비슷한 색, 질감 및 두께의 피부를 자가이식(autograft)하는 것이다. 환자의 표피와 일부 진피의 절편(sheet)은 피부분절을 이용해 화상을 입지 않은 부위에서 얻게된다. 부분층 이식으로 간주되는 이러한 이식은 상처부위에 절편이식(sheet graft)이나 그물피부이식(mesh graft)이 적용되어질 수 있다. 절편이식에서 박리된 피부는 절제된 부위에 외과적으로 적용되고 일반적으로 바셀린거즈 드레싱으로 덮는다. 이식 부위는 이식 부위 아래에 액체가 고이지 않는지 자주 점검해야 한다. 액체의 축적은 이식부위 위에 면봉을 굴려줌으로써 예방할 수 있다. 얼굴, 손과 같은 노출된 부위에는 절편이식이 그물피부이식보다 좀 더 자연스러운 모습을 나타낸다.

그물피부이식에서 박리된 피부는 가느다란 틈새를 가지고 화상부위에 이식된다. 이 가느다란 틈새는 피부의 확장을 가능하게 하고 좋은 적용범위와 배액을 제공하고 불규칙한 표면를 덮는 것을 용이하게 한다.

수술 후 이식 부위를 부동시키고 이식편이 떨어지거나 갈라지는 것을 예방하기 위해 드레싱을 적용한다. 또한 수술 후 드레싱은 혈종과 장액종(seroma)의 형성을 최소화하기 위한 압박을 제공하나 사지에서 혈관압박의 원인이 될 수 있다. 따라서 수술 후 24시간 동안 4시간마다 드레싱을 하고 있는 말초부분의 맥박을 사정하여 기록한다. 일반적으로 드레싱은 수술 3일째까지 유지한다. 그 때까지 드레싱을 6시간 마다 생리식염수와 polymycin이 포함된 용액으로 적신다. 항생용액은 약한 그물피부이식편의 습기를 유지하고 감염으로부터 보호한다. 수술 3일째에 드레싱은 제거되고, 의사가 평가하여 이식의 성공을 결정한다. 다음 이식 부위는 비접착성 드레싱으로 덮고 거즈 붕대로 고정한다.

기증 부위는 한 층의 부드러운 망상 거즈로 수술 동안 덮고 대개는 기증 부위로부터 자연적으로 분리될 때까지 유지한다. 수술 부위에 압력을 예방하는 자세와 감염과 연조직염의 조기 징후를 발견하기 위해 매일 기증한 부위를 관찰하는 것이 중요하다.

배양된 상피조직의 자가이식을 포함한 새로운 기술은 심한 화상 상처에서 영구적 적용범위를 제공하는 중요한 부가적 방법이 되고 있다. 화상을 입지 않은 피부로부터 생체조직을 떼어내어 실험실에서 세포를 배양한다. 배양된 상피화 세포의 절편을 바셀린 젤리 거즈에 부착하여 상처에 적용한다. 7-10일 후에 바셀린 젤리 거즈는 제거하고 비접착성 드레싱을 기계적 외상을 예방하기 위해 적용한다.

⑤ 건조가피 절개술

팔이나 다리의 둘레(윤상) 화상은 구역증후군(compartment syndrome)과 유사하다. 심부 부분층 또는 전층 손상의 윤상화상에서의 조이고 단단한 건조가피 아래에 있는 조직에서의 부종 형성은 영향을 받은 사지에서 현저한 혈관 보상을 야기한다.

순환기 문제의 위험성을 최소화하기 위해 환자의 반지, 시계 혹은 장신구는 초기사정시 제거되어야 한다. 손상된 부위의 상승과 능동적 운동은 순환기의 최소한의 문제를 경감시킬 수 있다. 매 시간마다 윤상 화상을 입은 사지의 피부 색깔, 감각, 모세혈관 재충혈 및 말초혈관 맥박을 사정하고 기록한다. 도플러 초음파 검사는 동맥혈류와 건조가피 절개술(escharotomy)의 필요성을 사정하기 위한 가장 신뢰성 있는 검사이다. 상지에서는 요골, 척골 및 손바닥동맥활(palmar arch) 맥박을 하지에서는 족배동맥, 후경골동맥 맥박을 매 시간마다 측정한다. 초음파 신호의 손실 혹은 감소는 건조가피절개술의 적응증을 의미한다.

(6) 정신적 지지와 가족지지 제공

이러한 상해의 갑작스런 발생과 그 규모 때문에 환자는 불안하고 당황한 상태이나 의식은 깨어있고 명료하다. 높은 불안 정도와 함께 화상과 관련된 지식 부족은 가족들로 하여금 두려움, 주저함 또는 가끔은 히스테리 상태에서 화상병동에 오게 된다. 환자의 신체적 외형과 첨단 기술환경의 화상병동은 환자에게 두려움을 줄 수 있다. 첫 번째 방문을 위하여 무엇이 예상되는지를 설명하여 가족들을 준비시키고 침상까지 동행하는 것은 매우 중요하다. 방문객은 흔히 첫 번째 방문 시 당황하게 되고 불안과 절망감의 증가로 조용히 서있게 된다. 화상손상은 극적이고 환자와 그 사고를 목격한 사람들에게는 정신적 외상을 초래한다. 환자와 가족을 위한 상담을 입원일부터 시작한다. 가족은 지속적인 지지가 요구되고 화상팀은 환자의 간호계획과 과정을 상의하기 위해 가족과의 모임을 일주일마다 계획한다. 이것은 긴 재활기간을 위해 신뢰 있는 상호관계를 수립하는데 중요한 기초가 된다. 처음에 수립된 신뢰있는 상호관계는 환자와 가족 교육, 그 뒤에 이어지는 재활을 위해 굳건한 토대를 제공한다.

화상환자는 흔히 우울하거나 위축되어 혼자있기를 원한다. 간호사는 환자가 기대할 수 있는 것에 대해 분명히 반응하도록 한다. 간호사는 이 상황은 절망적이지 않고 회복을 기대할 수 있음을 환자와 대화하면서, 환자가 스스로 식사를 하고, 화장실을 사용하고, 환자의 신체가 허용하는 범위에서 많은 것을 행해야 함을 환자에게 분명하게 해준다.

화상환자의 퇴행된 행위를 다루기 위한 가장 좋은 방법은 그 사실을 인정하는 것이다. 첫 번째, 간호사는 환자가 성인수준에서 협력하지 못할 것이라는 것과 환자는 감정적으로, 신체적으로 불안정하다는 사실을 받아들여야 한다. 두 번째, 간호사는 적절한 수준의 환자 협력을 돕기 위한 방법을 고안해야 한다. 일반적으로 도움이 되는 중재로는 규칙적인 스케줄을 따라서 환자가 무엇이 기대되는 지를 알게 하는 것, 성인의 행동을 보였을 시 환자에게 상을 주는 것, 가능한 많은 선택과 조절을 환자에게 허용하는 것이 포함된다.

중증의 화상 환자에서 그들의 두려움을 특정 간호제공자(의사, 간호사, 치료사)에게 전이시키고, 그들이 불공평하고 불친절하게 대했다고 불평하는 것은 흔한 일이다. 정신과 간호사와 함께 일 하는 것은 화상생존자가 그들의 두려움을 좀 더 효과적으로 인지하고 처리하는 것을 도울 수 있고 간호제공자가 치료적으로 반응하면서 환자를 지지할 수 있도록 도움이 될 수 있다.

환자는 현재에 집중하려는 경향이 있을지라도 가족구성원은 미래를 보고 무엇을 기대해야 하는지를 알려고 한다. 환자의 상태와 치료에 관한 정보는 정직하고 개방된 접근법을 이용하여 가족과 공유해야 한다.

3) 재활단계

넓은 범위의 화상을 가진 환자는 회복과 재활을 위해 수개월이 요구된다. 신체적, 정신적 재활중재는 중환자실에서 시작하고 회복기간 동안 지속한다.

(1) 신체적 재활

화상환자의 식이는 모든 상처가 치유될 때까지 고단백질 식이를 유지한다. 상처가 완전히 치유되면 식이는 점차적으로 정상 열량요구에 부합되도록 조절한다. 화상환자는 자주 많은 양을 먹는 것에 익숙할 수 있으므로 상처가 완전히 치유되고 대사가 정상으로 회복된 후에도 식습관이 적절히 조절되지 않으면 체중이 증가될 것이다.

(2) 흉터와 경축 예방

비후 흉터와 관절의 경축은 예방이 가능하다. 예방적 중재는 환자가 병원에 입원 시 시작하고 손상된 피부가 완전히 나을 때까지 혹은 적어도 12개월 간 지속한다.

환자는 편안함을 위해 단단히 굴곡된 체위를 선호하는데 이는 심한 관절경축의 원인이 되므로 사지를 신전하는 체위는 경축 예방에 매우 중요하다. 관절범위운동은 드레싱 교환 시 마다 혹은 더 자주 시행하고 특수 부동대(splints)는 팔, 다리, 손을 신전시키고 기능적인 상태의 자세로 유지하기 위해 사용한다. 특수압력 의복은 지속적으로 일정한 압력을 화상 전 부위에 적용함으로써 비후성 반흔을 예방하고 상처가 충분히 치유된 환자에게 적합하다. 압력의복은 약 1년간 24시간 동안 매일 착용해야 한다. 부드러운 신축성 압력의복은 보호막을 형성하여 환자가 일반의복을 입을 수 있도록 하고 정상적인 일상활동을 빨리 재개할 수 있도록 한다.

순하고 자극 없는 로션으로 치유된 피부를 마사지하는 것은 치유과정 중 환자의 가장 큰 불편감인 소양증을 감소시키고 윤활과 관절범위운동에 도움을 준다.

(3) 정신적 재활

화상 생존자는 퇴원이 가까워 오면 외상 후 스트레스 증후군, 불안, 우울, 혹은 복합된 증상 등과 같은 많은 정신적 문제들을 가질 수 있다. 따라서, 화상환자를 위한 다학제팀 간호에 정신건강 의료인을 포함시키고 이러한 정신적 문제점들이 효과적으로 관리되는지를 확인한다.

임상적 적용

자가학습: 비판적 사고

1. 기관 내 삽관을 하고 있는 환자에서 신경학적 사정을 어떻게 수행할 것인지 설명하시오.
2. 화상 쇼크의 병태생리적 과정이 급성 신장세뇨관 괴사(ATN) 유발과 어떠한 관련성이 있는지 확인하시오.

학습문제

피부계의 구조와 기능

1. 혈액공급이 되지 않는 피부층은?
   a. 진피
   b. 표피
   c. 피하층
   d. 피지선
2. 에크린 한선은 ( )를 유지하는데 도움을 준다.
   a. 피부 아래층에 혈류
   b. 표피의 피부 통합성
   c. 내부 체온
   d. 피부색
3. 다음 중 멜라닌의 기능에 대한 설명으로 옳은 것은?
   a. 피부의 기본 구조를 보호하기 위해 단단한 바깥층을 제공한다.
   b. 표피층에 의해 피부의 딱지와 재생을 도모한다.
   c. 피지선 활동에 필요하다.
   d. 피부색을 제공하고 햇빛의 노출로부터 보호한다.
4. 노인에서 볼 수 있는 얇은 피부의 이유는?
   a. 진피의 혈관성 저하
   b. 한선 기능의 저하
   c. 피부 아래층에 지방침전물 증가
   d. 호르몬 생산 증가
5. 촉각, 통각, 온도감각 능력은 ( )에 의해 이루어진다.
   a. 표피
   b. 진피
   c. 각피하층
   d. 손톱의 외부표면

피부계 사정

1. 홍반의 색깔 변화와 관련되는 것은?
   a. 산화혈색소의 증가
   b. 조직혈관성의 증가
   c. 헤모글로빈수치의 감소
   d. 간질 압력(interstitial pressures)의 감소
2. 담마진을 가장 잘 설명한 것은?
   a. 조직 외상으로 인한 자색의 불규칙한 병변
   b. 신체 중심부와 다리에 방사되는 선홍색의 부풀어 오른 병변
   c. 주위조직의 혈관성 누출액과 함께 붉거나 흰색의 부풀어 오른 염증성 병변
   d. 핀의 끝과 같이 작고, 압박해도 사라지지 않는 병변
3. 다음 중 구강 캔디다증에 대한 설명으로 옳은 것은?
   a. 통증이 없는 기회감염이다.
   b. 환자의 입술과 경구개에 흰색의 가피성 병변을 나타낸다.
   c. 구강점막과 혀를 흰색으로 덮은 통증성 병변이다.
   d. 연쇄상구균에 의한 전신감염의 결과이다.
4. 피부 긴장도를 가장 잘 사정한 것은?
   a. 환자의 전박과 정강이를 지나 말초부로 사정
   b. 조갑상에서 말초부로 사정
   c. 구간부를 넘어 중심부로 사정
   d. 환자의 쇄골을 지나 중심부로 사정
5. 다음 중 기저세포암을 잘 기술한 것은?
   a. 중심부는 함몰되고 모서리는 둘둘 말린 진주 빛의 경계를 가진 병변
   b. 인설로 덮인 흰색의 병변
   c. 불규칙한 경계와 진한 검은색의 커다란 병변
   d. 만지면 벨벳과 같이 느껴지는 옅은 갈색의 병변
6. 아프리카계 미국인 환자에서 청색증을 가장 잘 사정할 수 있는 부위는?
   a. 발바닥과 손바닥
   b. 이주
   c. 결막과 구강점막
   d. 전박의 뒷면

피부계 간호관리

1. 환자 사정에서, 다리 원위부에 창백하고, 도려낸 상처를 발견했다면, 이는 무엇을 의미하는가?
   a. 정맥울혈궤양
   b. 동맥궤양
   c. 2차 유합에 의한 치유
   d. 지연성 1차 유합에 의한 치유
2. 염증단계를 가장 잘 설명한 것은?
   a. 초기단계로 4-6일 지속되며, 포식작용과 혈관수축이 발생한다
   b. 초기단계로 콜라겐을 생산하기위해 성장요인이 섬유모세포를 자극한다
   c. 2차 단계로 4-24일 지속되며, 콜라겐 생산과 육아조직이 생산된다
   d. 3차 및 마지막 단계로 반흔 조직의 장력을 증가시킨다
3. 다음 간호기록 중 상처를 가장 잘 설명해 놓은 것은?
   a. 둔부에 동전만한 크기의 2단계 상처로, 생리식염수로 세척하고, 수성콜로이드 드레싱을 적용한다
   b. 엉치부위에 2×2인치 크기의 1-2단계 상처로 세척하고, 드레싱을 적용한다

c. 엉치뼈에 생긴 길이 3.4cm, 폭 1.8cm, 깊이 N/A의 2단계 상처로, 생리식염수로 세척하고, 수성콜로이드 드레싱을 실시한다
d. 엉치뼈에 생긴 2단계 욕창으로, 생리식염수로 세척하고, 수성콜로이드 드레싱을 실시한다

4. 다음 중 진공을 이용한 상처 봉합을 적용하는 경우는?
a. 피부판(flaps), 이식편(grafts), 벌어진 절개부위(dehisced incisions), 가피가 형성된 발뒤꿈치
b. 피부판(Flaps), 이식편(grafts), 급성 및 외상성 상처
c. 괴사성 조직으로 인한 급성 및 외상성 상처
d. 치료하지 않은 골수염으로 인한 급성 및 외상성 상처

5. 자가용해성 죽은 조직제거술의 한 예는?
a. 단백질분해효소
b. 와류욕
c. 습건드레싱의 적용
d. 수성콜로이드 드레싱의 적용

6. 상처를 감염과 부종으로 인해 3~5일 동안 개방된 채로 두었을 때 발생하는 결과는?
a. 상처가 1차 유합에 의해 치유된다
b. 상처가 2차 유합에 의해 치유된다
c. 상처가 지연성 1차 유합(3차 유합)에 의해 치유된다
d. 상처가 세포증식기 단계에 있다

화상

1. 화상환자의 수액소생에서 처음 24시간 동안 사용할 수 있는 가장 좋은 수액은?
a. 농축적혈구
b. 5% dextrose in normal saline solution
c. 알부민
d. Lactated ringer' s solution

2. 집안에서의 화재로 화상을 입은 환자가 내원하였다. 환자는 표피, 진피 그리고 피하지방층 조직이 손상되었다면 화상의 분류 중 어느 단계에 해당하는가?
a. 1도 화상
b. 전층 화상
c. 표재성 화상
d. 부분층 화상

3. 화상 쇼크의 발생기전을 가장 적절히 설명한 것은?
a. 말초혈관의 투과성 증가로 혈관의 교질삼투압이 증가되고 정수압이 감소되었기 때문이다
b. 에피네프린의 분비로 심박동수가 증가하지만 비효율적이어서 심인성 쇼크를 유발하기 때문이다
c. 말초혈관의 투과성의 증가로 말초혈관의 교질삼투압이 감소하기 때문이다
d. 스트레스 반응(에피네프린과 노어에피네프린)이 선택적으로 혈관을 수축하여 쇼크를 초래하기 때문이다

4. 환자가 두통, 오심 및 현기증을 호소하였다. 이 증상은?
a. 연기흡입
b. 일산화탄소 중독
c. 뇌부종
d. 체액과다

5. 오른쪽 전체 팔과 몸통의 앞면에 화상을 입었다면 "9의 법칙"의 공식을 이용하여 계산했을 때 화상손상의 %는?

a. 48%

b. 27%

c. 18%

d. 9%

6. 소생단계 동안 혈청 칼륨 수치가 증가할 수 있는 원인은?

a. 세포 손상

b. 체액 손실

c. 말초혈관 투과성의 증가

d. 간질 부종

7. 소생기간 동안 근육주사를 통하여 진통제를 투여하지 않는 것은?

a. 마약성 진통제는 호흡기 기능을 심하게 저하시킬 수 있다

b. 마약성 진통제는 혈압을 감소시킨다

c. 부적절한 말초 관류는 약의 흡수 불균형을 야기한다

d. 진통제의 내성이 빨리 발생한다

8. Silver sulfadiazine을 사용할 때 간호행위로 가장 적절한 것은?

a. 적용하기 전 환자에게 진통제를 투여한다

b. 산-염기 균형을 감시한다

c. 백혈구수를 감시한다

d. 간독성의 증상을 관찰한다

14장 기타 중환자간호

쇼크

전신성 염증반응 증후군

다장기부전 증후군

외상

약물과용과 중독

통증과 안위

쇼크

쇼크의 병태생리
- 조직의 산소화와 관류
- 보상기전

쇼크의 분류
- 저혈량성 쇼크
- 심인성 쇼크
- 아나필락시스 쇼크
- 신경성 쇼크
- 패혈성 쇼크

쇼크의 특성

쇼크의 단계

학습목표

- 일반화된 쇼크 반응에 따른 공통적인 병태생리적 과정을 말할 수 있다.
- 주요 쇼크의 원인과 임상적 특징을 비교하고 대조할 수 있다.
- 다양한 쇼크 상태에서 예상되는 내과적 치료와 근거를 설명할 수 있다.
- 쇼크가 발생할 수 있는 위험에 처한 환자와 여러 쇼크와 관련된 합병증을 설명할 수 있다.
- 쇼크 환자의 간호 관리 원칙을 설명할 수 있다.

1. 쇼크의 병태생리

정상적인 상태에서 몸은 세포의 대사요구에 부합되는 충분한 산소를 공급한다. 스트레스 상태에서 몸은 좀 더 빠르게 산소를 소비하여 보상기전이 몸의 증가된 요구를 맞추고, 세포에 산소와 관류를 보존하기 시작한다. 세포의 관류저하를 유발하는 임상상태와 무관하게 이러한 보상기전은 동일하다. 세포의 관류저하를 유발하는 임상상태를 흔히 쇼크 상태라고 한다.

본 장에서는 세포 관류저하 또는 쇼크 상태를 조장하는 다양한 임상상태에 대해 설명하고자 한다. 이러한 상태는 저혈량증, 심인성 쇼크, 아나필락시스, 신경성 쇼크, 패혈성 쇼크가 있다. 추가적으로 다음 장에서는 전신염증반응증후군(systemic inflammatory response syndrome, SIRS), 다장기부전증후군(multi organ dysfunction syndrome, MODS)을 설명하고, 이 둘은 쇼크가 진행되고 있음을 나타낸다. 중환자간호를 받고 있는 환자는 이러한 임상상태가 발생할 수 있는 중대한 위험에 처해 있다. 조기에 쇼크를 인지하고 적절한 중재를 하는 것이 전신염증증후군이나 다장기부전증후군을 예방하거나 약화시키기 위해 필요하다.

1) 조직의 산소화와 관류

모든 장기와 조직의 산소공급은 직접적으로 몸에 산소를 공급하고, 산소화된 혈액이 세포로 운반되는 능력에 좌우된다. 호흡기계는 호흡과정(환기[$PaCO_2$]와 산소공급[PaO_2])을 통해 산소가 혈액으로 확산되게 한다. 심혈관계는 대사를 위해 산소화된 혈액이 세포에 전달되는 것을 도와주는데, 혈액 속의 헤모글로빈이 산소(동맥산소포화[SaO_2]) 운반자의 역할을 한다. 일반적으로 세포는 공급된 산소의 약 25%를 소비하는데, 산소의 이러한 활용을 산소소모량(oxygen consumption, VO_2)이라고 하며, 몸이 세포에 산소를 공급하는 능력을 산소공급량(oxygen delivery, DaO_2)이라고 한다. Box 14-1-1은 산소 수치 계산법을 보여주고 있다.

정상상태에서는 산소소모량(VO_2)과 산소공급량(DaO_2)은 독립적인 관계이다. 이는 세포가 에너지를 생산하기 위한 추가적인 산소를 소모해야 할 때 ATP(adenosine triphosphate)의 형태로 에너지를 생산하기 위해 필요한 충분한 양의 산소를 끌어낸다. 그러나 생리적 스트레스 시기 동안의 산소소모량은 산소공급량에 달려있다. 호흡, 내분비, 순환 보상기전은 DaO_2의 요소들이 증가함으로써 산소에 대한 세포의 요구에 반응한다. 만일 추가적인 산소가 필요하고 세포가 산소를 끌어낼 수 없다면, 세포는 ATP를 생산하기 위해서 무산소

Box 14-1-1
산소수치 계산법

산소지표 계산	정상 수치
호흡기계 기능 사정	
환기, 동맥이산화탄소분압($PaCO_2$)	34–45mmHg
산소화, 동맥산소분압(PaO_2)	80–100mmHg
동맥산소포화도(SaO_2)	>95%
정맥산소포화도(SvO_2)	>65–75%
산소운반능력	
헤모글로빈	12–18g/dL
조직 관류	
심박출량	4–8L/min
심박동수	80–100bpm
일회박출량	55–100mL/beat/m²
산소운반	
$Dao_2 = CO \times Hbg \times Sao_2 \times 1.39 \times 10$	정상, 800–1,200L/min
$Dac_2I = \frac{Dao_2}{BSA}$	환자의 체표면적에 따른 정상 범위
산소소모	
$Vo_2 = CO \times (Ca-v)O_2 \times 10$	정상, 180–250L/min
$Vo_2 = \frac{Vo_2}{BSA}$	환자의 체표면적에 따른 정상 범위

방법

1. 산소화나 관류 장애를 가진 환자에 있어, 세포 에너지요구량을 측정하기 위해 산소소모량(VO_2)을 계산한다.
2. 산소공급량(DaO_2)을 계산한다.
3. 혈관작용약물이나 수축촉진약물 사용, 수액요법, 수혈, 산소화 최대, 호흡기 보조를 통해 등식의 요소들을 조작(심박출량 증가, 헤모글로빈 증가, 산소화 증가)하여 산소공급량(DaO_2)을 증가시킨다. 산소공급량이 증가함에 따라 세포에너지 요구량과 산소소모량에 맞춰져서 호기성 대사를 유지한다.

(혐기) 대사를 사용해야 한다.

무산소대사는 에너지 생산에 효율적인 방법이 아니어서, 생산된 ATP는 세포 요구를 충족시키기에 부족하다. 무엇보다 무산소대사는 부산물로 젖산을 생산함으로써 제거되어야 하는 산의 양을 증가시킨다. 만약 세포의 에너지 요구를 충족시키기에 부족한 상태가 지속된다면 그 결과 세포사가 일어난다. 세포가 점점 더 죽어가면서 결국 조직과 장기 부전이 진행된다.

쇼크 상태이거나 관류저하가 있는 동안 산소는 운반된 것보다 더 많이 소모되지만 세포가 필요로 하는 산소량을 예측하기는 어렵다. 세포의 산소소모량이 증가한 것을 맞추기 위해서는 산소공급량이 증가되어야 한다. 세포의 산소소모량을 직접적으로 조절하는 것은 불가능하지만 많은 간호중재가 산소공급량을 촉진, 증가시키기 위해 적용될 수 있다. 쇼크 상태에서 우선 목표는 조직과 세포사를 예방하고 종말기관 관류를 유지하기 위한 지속적인 노력으로 세포산소요구를 충족할 수 있도록 산소공급량을 최대화하는 것이다.

2) 보상기전

세포 관류는 여러 생리과정의 상승작용(synergy)에 달려있다. 호흡기계, 내분비계, 순환기계가 적절한 산소화된 혈액 공급과 심박출을 형성함으로써 세포에 공급되는 산소 교환과 공급 간의 복잡한 조화를 유지한다(그림 14-1-1). 자율신경계는 이러한 세밀한 균형이 조화롭게 될 수 있도록 돕는다.

저산소증 동안 활성화된 보상기전이 호흡수와 깊이를 증가시킨다. 심혈관계는 세포에 산소공급을 증가시키기 위해 심박출량을 증가시킨다. 저관류(낮은 혈압) 상태 동안, 적절한 순환혈액량을 유지하기 위해 보상기전이 시작되어 심박동수, 전신혈관저항, 전부하, 심장 수축력이 증가된다. 전신 혈압이 낮아지면 충분한 심박출량과 주요 기관으로 가는 관류를 회복시키기 위한 일련의 신경호르몬 반응이 활성화된다. 혈압 감소는 압수용체 자극을 감소시키고 결국 교감신경 반응을 증가시킨다.

지속적인 교감신경 자극은 심박동수와 수축력을 증가시켜 심박출량을 증가시킨다. 동맥혈관 수축으로 인한 전신혈관 저항 상승은 혈압을 증가시키고, 위장과 같은 덜 중요한 기관으로부터 심장, 폐, 뇌와 같은 주요 기관으로 혈액이 단락(shunt)되도록 한다. 전부하와 관련된 심박출량은 정맥수축에 의해 증가한다. 신장은 레닌-안지오텐신 시스템 활성화에 의한 교감신경 자극과 국소적인 저관류에 반응하여 세동맥과 정맥 수축이 증가하여 심박출량과 전신혈관 저항을 증가시킨다. 레닌-안지오텐신 시스템의 활성화는 부신피질이 알도스테론을 분비하도록 자극하여 신장이 나트륨과 수분을 보유하도록 하여 순환혈액량을 증가시킨다. 혈압 저하는 뇌하수체의 항이뇨호르몬 분비를 유발하여 혈관 긴장도를 증가시키고, 신장에서 수분과 나트륨 저류를 자극하고 전부하를 증가시킨다. 여러 요인에 의해 증가된 전부하가 심박출량을 증가시키므로 혈압이 상승된다. 집합적인 보상 반응이 몸의 순환혈액량과 관류를 위한 심박출량, 세포로 가는 산소를 증가시키는 역할을 한다.

쇼크 상태에 있는 환자를 치료하는 목표는 가능한 빨리 세포가 필요로 하는 관류와 산소화를 회복시키는 것이다. 쇼크 징후의 조기 발견과 지속적인 사정은 치료적 중재의 지침이 된다. 간호사는 쇼크의 지속적 사정에 있어 중요한 역할을 한

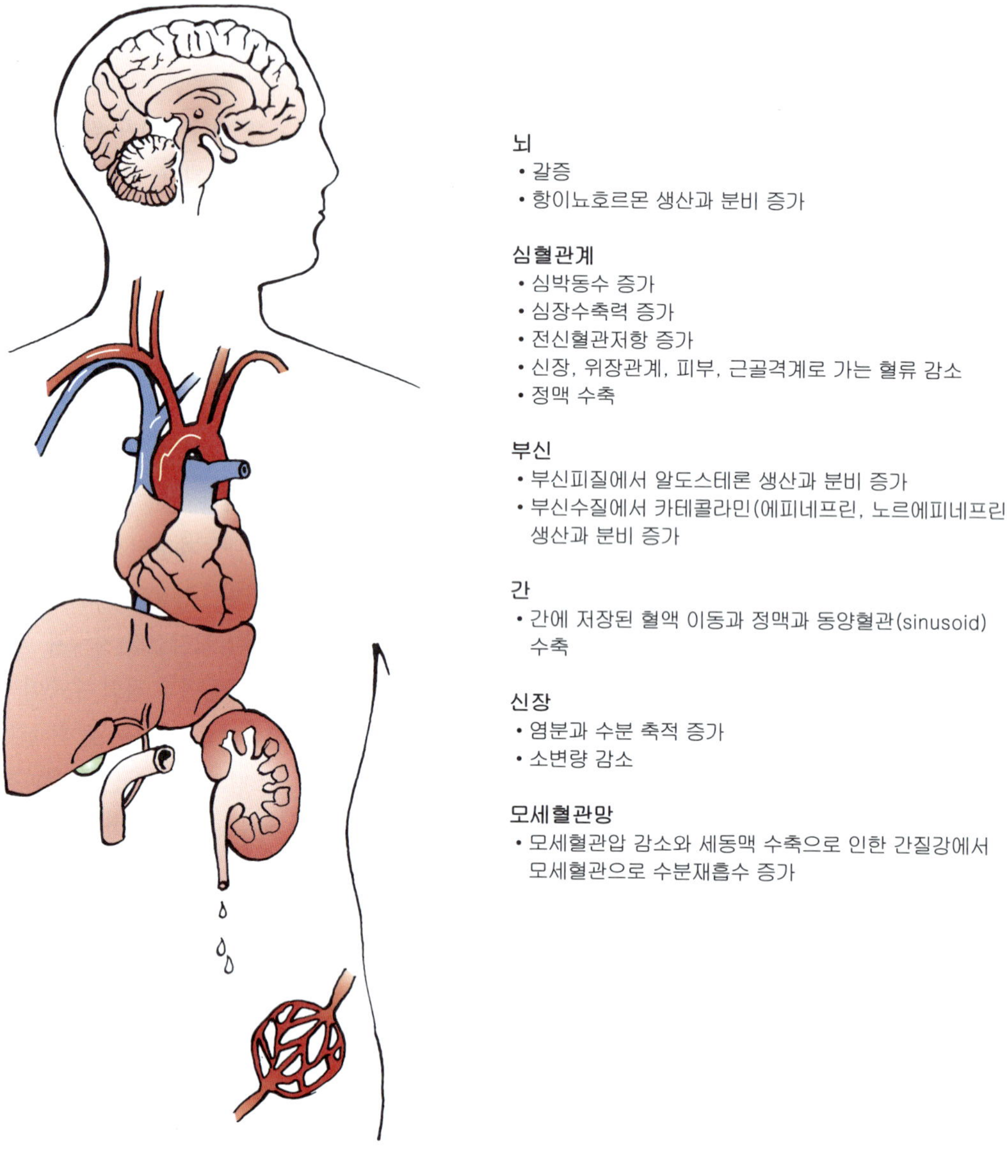

그림 14-1-1 저혈량성 쇼크에서의 보상기전

다. 환자의 임상증상은 쇼크의 원인과 보상 정도에 따라 다르다. 임상사정 지표는 중재 효과와 쇼크 진행 정도를 평가하기 위해 자주 평가되어야 한다. 고전적인 사정 지표는 의식 변화, 빈호흡(동맥혈 산소분압, 동맥혈 이산화탄소분압, 산소포화도), 빈맥, 저혈압, 소변량 감소, 대사성 산증(염기부족, 혈중 젖산 수치)이며 모든 저관류 상태에서 나타난다.

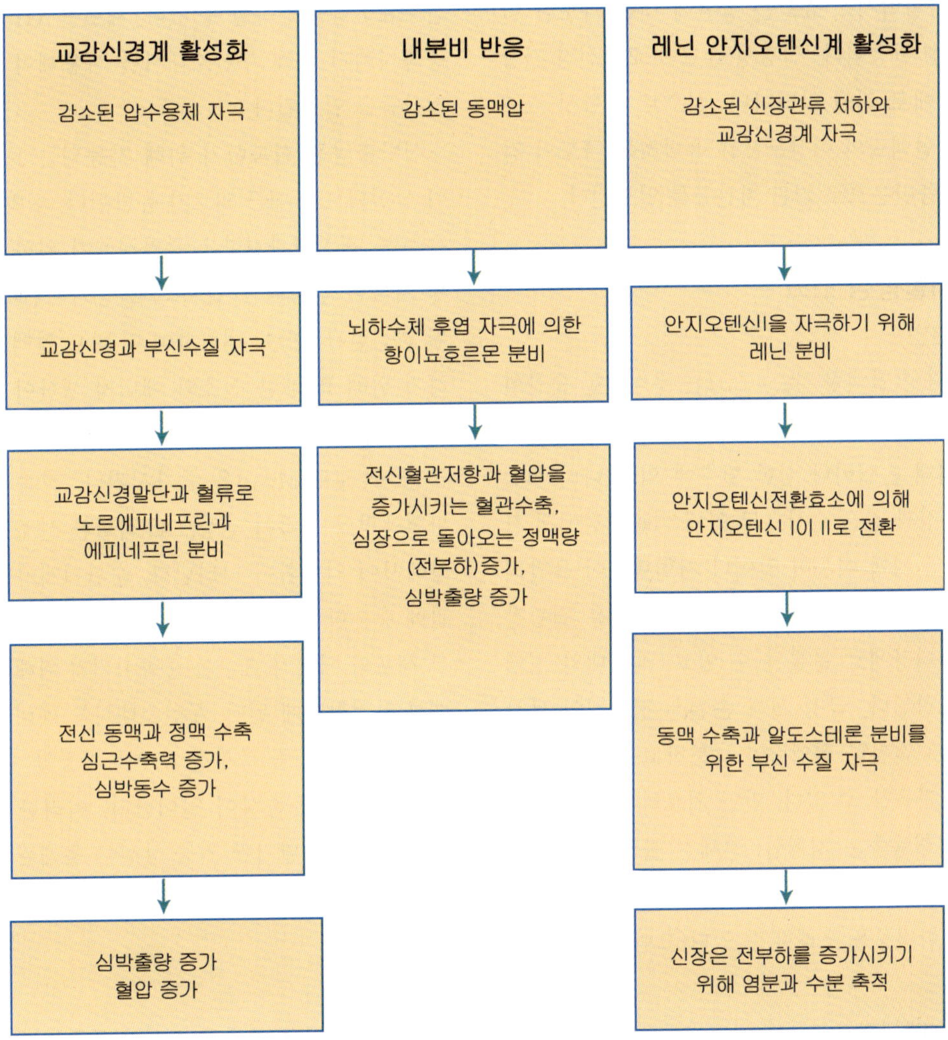

그림 14-1-2 쇼크의 보상기전

최근 기술향상으로 위 산도(pH), 설하 호기말 이산화탄소농도(sublingual end-tidal carbon dioxide, $ETCO_2$), 중심혼합정맥혈 산소포화도(SvO_2)를 측정하여 환자의 조직 산소화와 관류를 좀 더 조기에 사정할 수 있는 방법들이 있다. 최신기술로는 대사성 산증도 조기사정이 가능하다.

2. 쇼크의 분류

쇼크는 역사적으로 기관이나 시스템의 기능부전 원인에 따라 분류되고 있다. 저혈량 성쇼크는 순환혈액량의 손실 때문에 저관류를 일으킨다. 심인성 쇼크는 중대한 심근손상에 의해 나타나고 심장의 구조적 기능과 기계적 기능 손상을 가져온다. 아나필락시스 쇼크는 항원에 대한 과도한 알레르기성 반응이다. 신경성 쇼크는 교감신경 긴장도의 장애로 인해 나타난다. 끝으로 패혈성 쇼크는 순환혈액량의 이상분포를 유발하는 극도의 감염과 염증반응으로 기관 저관류를 일으킨다.

1) 저혈량성 쇼크

(1) 원인

저혈량성(혈액량 감소) 쇼크는 부적절한 순환혈액량이 원인이다. 대부분의 저혈량성 쇼크는 갑작스런 혈액 손실이나 심한 탈수에 의해 나타난다. 일부 화상과 같은 손상으로 인해 혈관내강에서 간질강으로 체액 이동이 일어나 저혈량증이 유발되기도 한다. 중증 환자에서 체액량 이상은 결핍장애나 과다장애로 분류될 수 있고, 세포내외 영역 모두 포함된다. 급성 체액 손실은 정상적인 보상기전으로 적절한 혈액량이 충분하고 빠르게 회복되도록 작용할 수 없다. 만일 치료하지 않은 채로 두면 저혈량증은 저혈압, 전해질 불균형, 산염기 불균형, 저관류에 의한 장기부전과 같은 다양한 이차적 합병증을 초래할 수 있다(그림 14-1-3).

(2) 병태생리

혈관 내 혈액량의 갑작스런 소실은 심장으로 오는 정맥 귀환을 줄어들게 하여 심박출량을 감소시킨다. 순환혈액량을 증가시키기 위해 교감신경계와 신경호르몬 반응 활성화로 보상기전이 가동되기 시작한다. 이 상태가 지속되면 남아 있는 혈액량은 주요 기관(심장, 폐, 뇌)으로 흘러가게 되어 간, 위, 신장 등의 장기는 저관류가 유발된다. 혈액량이 보충되지 않으면 결국 보상기전이 비효과적이 된다. 적절한 혈액량을 회복하기 위한 보상기전 장애는 세포의 저관류와 대사에 필요한 세포 산소요구량을 충족할 수 없다. 세포는 ATP 요구를 충족시키기 위해 무산소대사를 사용해야 하므로 젖산증을 일으킨다.

심박출량을 회복하기 위해 가동되는 보상기전이 상실되므로 심근 피로가 유발된다. 심박동수와 수축력, 전신혈관저항을 증가시키기 위한 교감신경 자극이 심장의 작업 부하를 증가시킨다. 증가된 전신혈관저항에 대항하여 더 많은 혈액을 박출하기 위해 더 많은 산소와 에너지 생산이 요구된다. 이와 같은 심장의 스트레스는 심근대사와 심근산소소모량(Mv_{O2})을 증가시킨다. 지속적인 순환혈액량의 부족이 심장으로 적절한 산소 공급을 방해하여 악순환이 나타난다. 순환기계가 종말기관에 충분한 산소를 가진 관류를 제공하지 못하므로 세포의 에너지 요구를 충족시키기 위해 무산소대사로 전환되게 된다. 무산소대사는 에너지 요구를 만족시킬 만큼 충분한 ATP를 제공할 수 없다. 따라서 허혈성 손상이 일어난다. 이러한 상태가 지속된다면 종말기관 기능 상실이 초래된다(그림 14-1-3).

(3) 사정

임상적 특성은 체액량 손실의 중증도과 급성도에 직접적인 관련이 있다(표 14-1-1). 일부 환자(특히 노인이나 만성질환을 가진 환자)는 보상기전이 매우 미약하므로 간과되어질 수 있다. Box 14-1-2에는 노인 환자에서 고려할 사항이 나열되어 있다. 일련의 신체검진과 임상병리검사 결과의 사정이 치료에 도움을 주고 혈관허탈을 예방하게 한다.

① 건강력

환자의 현재 문제에 대한 철저한 건강력 조사로 저혈량성 쇼크의 위험 인자를 파악할 수 있다. 위

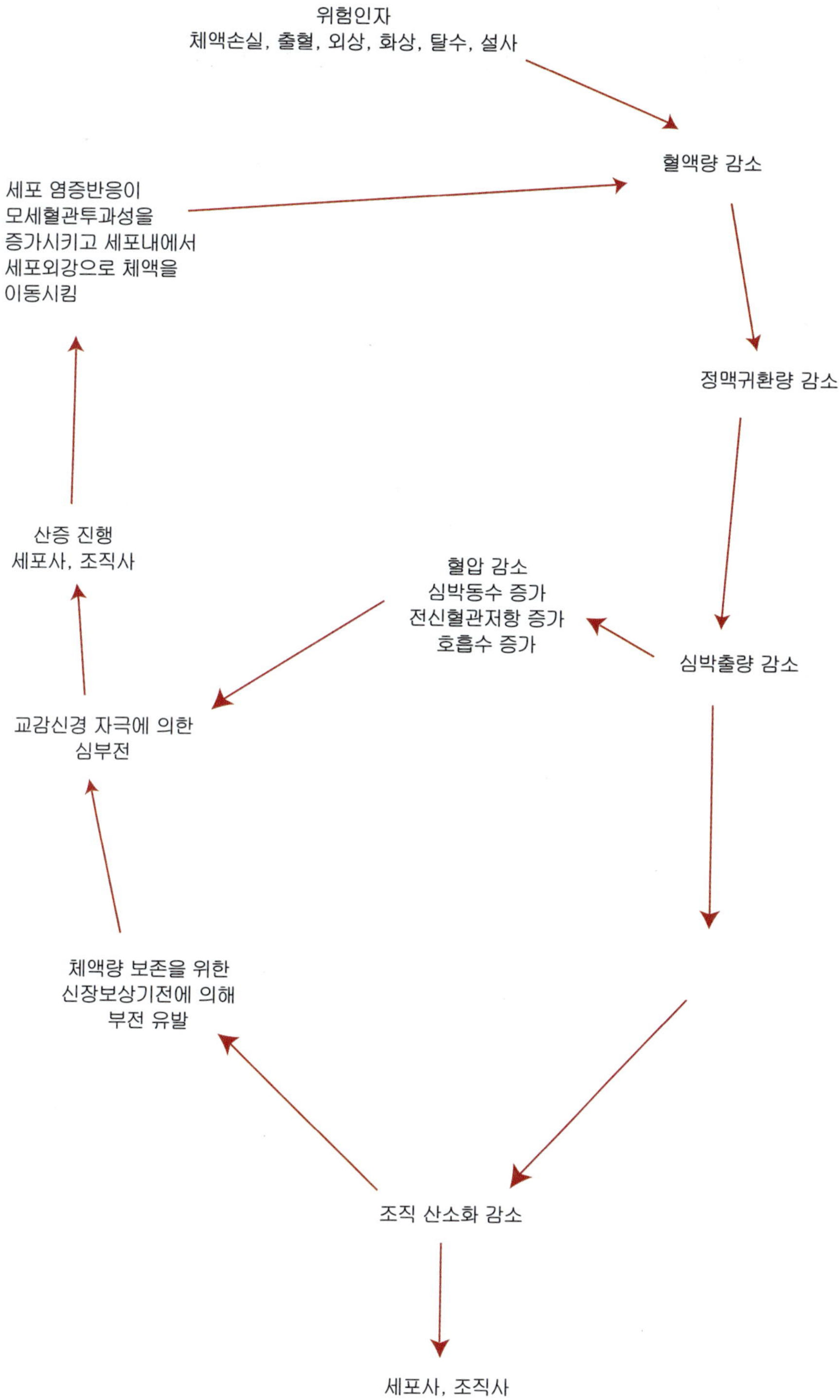

그림 14-1-3 저혈량성 쇼크의 보상기전

표 14-1-1 출혈성 쇼크에서 체액량 소실과 관련된 임상소견과의 관련성

추정 혈액 소실량	임상소견
<500mL	없음
500~1000mL	• 빈맥(환자의 기초 심박동수 >20% 증가) • 저혈압(환자의 기초 혈압 >10% 감소) • 소변량 감소 • 약해진 맥박 • 촉진시 찬 피부와 사지 • 혈역학: 정상 심박출량, 전신혈관저항 증가 • 가벼운 산증(염기결핍 증가, 젖산 증가, 위 pH 감소)
1000~2000mL	• 빈맥(환자의 기초 심박동수 >20-30% 증가) • 저혈압(환자의 기초 혈압 >10-20% 감소) • 빈호흡(환자의 기초 호흡수 >10% 증가) • 추가적으로 공급되는 산소농도에 따라 산소포화도가 변화하지 않음 • 정맥산소포화도(SvO_2) <60% • 소변량 감소(<30mL/시간) • 의식수준 변화: 안절부절, 불안, 혼돈, 둔감 • 차고 땀나는 피부 • 약한 말초맥박 • 혈역학: 심박출량 감소, 전신혈관저항 증가 • 산증 진행 (염기 결핍 증가, 젖산 증가, 위 pH 감소)
2000~3000mL	• 빈맥(환자의 기초 심박동수 >20-30% 증가) • 저혈압(환자의 기초 혈압 >10-20% 감소) • 빈호흡(환자의 기초 호흡수 >10% 증가) • 산소포화도 감소 • 정맥산소포화도(SvO_2) <55-60% • 핍뇨 · 무뇨 • 혼미(stupor) • 현저한 말초혈관 수축: 찬 사지, 약한 말초맥박, 창백 • 혈역학: 심박출량감소, 전신혈관저항 증가 • 중증 산증(염기 결핍 증가, 젖산 증가, 위 pH 감소)

출혈 또는 외상에 의한 간 파열, 비장 파열은 저혈량증을 예방하기 위해 순환혈액량의 빠른 보충이 필요하다. 매우 어린 환자와 노인 환자의 경우에는 심한 탈수나 기타 질환에 의한 저혈량증의 위험이 외상보다 더 높다.

② 신체검진

저혈량성 쇼크 환자는 다음 증상과 징후를 보이며 저하된 기관 관류를 보인다.

- 기면에서 무반응에 이르는 의식변화
- 빠르고 깊은 호흡, 환자 상태가 악화되면서 점

Box 14-1-2
노인 환자의 쇼크에 대한 반응

나이에 따른 정상적인 생리적 변화가 몸이 효율적으로 쇼크에 반응하는 것을 제한한다. 간호사는 노화에 따른 생리적 변화를 알고, 노인 환자의 기본 사정 결과가 변화하는 것을 면밀하게 감시해야 한다. 환자의 병력에서 나타난 만성질환은 노화과정에서 나타나는 정상적인 생리적 변화를 악화시킬 수 있다.

심혈관계: 부정맥 증가, 심방 크기와 흥분성 증가, 순응도 감소와 박출계수가 감소하게 되는 좌심실 심근의 두꺼워짐, 혈류가 나가는 것을 방해하는 두꺼워진 심장판막, 교감신경계에 대한 반응 감소, 압수용체의 과민성 감소, 대동맥을 포함한 동맥혈관이 전체적으로 뻣뻣함

호흡기계: 일회 호흡량과 호흡근 강도의 감소, 폐포 면적의 감소, 호기말 사강의 증가, 폐의 탄성 회복도 감소, 안정 시 호흡수 증가, 섬모수 감소에 의한 감염 위험 증가, 저산소증에 대한 반응 둔화, 감염과 흡인 위험을 증가시키는 기침과 구개반사의 감소

혈액계: 골수의 세포(적혈구, 백혈구, 혈소판) 생산 능력 감소, 빈혈 증가, 감염을 증가시키는 면역기능 감소(T 림프구와 B 림프구 생산 감소), 기초체온 저하, 노인에서 극심한 체온변화나 점진적 체온변화(101.3°F [38.5℃]), 약물 부작용 위험의 증가

진적으로 호흡곤란과 더 얕은 호흡
- 차고 축축한 피부, 약한 사상맥 (thready pulse)
- 교감신경 활성화에 의한 빈맥
- 소변량 감소, 신장이 체액을 보존하려고 하기 때문에 진하고 농축된 소변

③ 임상병리검사

무산소대사 여부를 사정하기 위해 혈장 젖산, 동맥혈 산도(pH), 염기 결핍이 유용하다. 검사 결과는 체액 보충요법의 효과를 측정하는데 사용될 수 있다. 대사 검사와 전해질 검사는 체액과 전해질 조절 효과를 보는데 보조적이다. 연속된 헤모글로빈과 헤마토크리트, 응고검사는 수혈의 필요성을 사정하기 위해 시행된다. 그러나 헤모글로빈과 헤마토크리트는 탈수로 인해 혈액 농축 상태이거나 정맥주사 수액치료에 의해 혈액이 희석된 경우에는 혈액 손실 정도를 직접적으로 반영하지 못한다.

(4) 관리

관리는 순환혈액량을 회복하고 체액 손실의 원인을 해결하는 것이 초점이다. 무엇으로 수액보충요법을 하느냐는 손실 내용에 따라 다르다. 정질액(crystalloid solution)이 첫 단계로 우선적으로 사용된다. Lactated Ringer 용액이나 생리식염수와 같은 등장액(isotonic solution)이 5% 포도당용액과 같은 저장액(hypotonic solution)보다 선호된다. 특히 혈액손실이 일차적 원인이라면 혈액과 기타 교질액이 소생과정을 돕기 위해 사용될 수 있다. 농축적혈구(packed RBC)의 사용은 출혈에 의한 저혈압에서 가장 중요하며, 기타 저혈량 상태에서도 도움이 된다.

저혈량성 쇼크의 간호는 체액 보충으로 순환혈액량을 회복하는 것이 초점이다. 적절한 정맥주사로를 확보하고 유지하는 것이 필수적이다. 이상적으로는 빠른 수액 주입이 가능하도록 큰 정맥 카테터를 전주와(antecubital space)나 중심정맥에 삽입한다. 치료는 호흡기계를 손상시키지 않고 가능한 빨리 수액을 공급하도록 해야 한다. 너무 빠르게 공급된 수액은 폐울혈을 유발하여 적절한 산소화를 억제하여 조직에 산소 공급을 저해한다. 또한 수액은 저체온증을 예방하기 위해 따뜻하게 한다. 원위부 정맥 충만을 예방하고 심장으로 혈액귀환을 촉진시키기 위해 하지를 높게 한다. 활력징후, 심박동수, 호흡수, 호흡 깊이, 산소포화도, 소변량, 의식과 검사결과, 중재를 자주 기록하는 것이 필수적이다.

수액보충 초기에 교질액 사용은 논란의 여지가 있다. 쇼크 상태에서는 모세혈관막 투과성이 증가하여 혈관내 체액이 혈관외강으로 이동한다. 하지만 어떤 경우에 교질액은 혈관외강으로 들어가게 되어 이는 혈관내강으로부터 혈관외강으로 체액을 이동시키므로 저혈량이 악화될 수도 있다. 최근 Vincent 등에 의한 문헌고찰에서는 비록 교질액의 사용 여부에 대한 합의가 이제서야 이루어지고 있지만, 소생술에 정질액만이 사용된다면 더 많은 수액이 적절한 혈관내 체액량을 충족시키기 위해 필요하다.

(5) 합병증

저혈량성 쇼크와 관련된 합병증은 저혈압성 위기 기간과 중증도에 따라 다르다. 합병증은 신장 손상에서 부터 뇌 무산소증과 사망에 이를 수 있다.

2) 심인성 쇼크

(1) 원인

심인성 쇼크는 실제로 극도의 울혈성 심부전이므로 심장의 수축 기능이 극심하게 손실되어 나타난다. 일반적으로 심인성 쇼크는 전신과 폐의 혈역학적 변화가 보일 때 진단되며 부적절한 심박출량과 조직 확산이 원인이 된다. 전형적으로 이것은 심실 전체의 40% 이상이 손상되었을 때 나타난다. 심인성 쇼크의 가장 흔한 원인은 광범위한 좌심실 경색이다. 심근경색에 의한 심인성 쇼크의 발생률은 15-20%, 사망률은 75-85%로 보고된다. 이는 빠른 침습적 모니터링과 혈관 재개통술의 도입으로 감소되고 있다. 비록 심인성 쇼크가 심근경색 증상의 발병 수 시간 이내에 나타난다고 하지만 흔히 입원 후에 발생한다. 심인성 쇼크의 다른 요인으로는 유두근 파열, 심실중격 파열, 심근병증, 급성 심근염, 판막질환과 부정맥이 있다.

Box 14-1-3은 심인성 쇼크 발생의 독립적 예측인자들이다. 5개의 위험요소를 모두 가진 환자는 심인성 쇼크의 발생 가능성은 50% 이상이다. 연구에서는 심인성 쇼크를 보이는 환자의 사망률은 재원 환자의 사망률과 거의 유사하나 심인성 쇼크 발생 위험을 가진 환자를 파악하고 예방책을 체계적으로 세우는 것이 가장 중요하다.

(2) 병태생리

심인성 쇼크는 심실 수축력 상실이 원인이며, 그로 인해 일회박출량과 심박출량이 감소된다. 신경내분비적 보상기전은 저혈량성 쇼크에서 상세히 설명하기로 하고, 염분과 수분 저류로 인해 전부하를 증가시키게 된다. 혈관수축도 후부하(전신혈관저항)를 증가시킨다. 전부하가 증가되기 때문에 심실충만압이 증가하지만 수축력 부족으로 완전박출이 되지 않는다. 심실은 확장되고 더 나아가 효과적인 수축이 손상되며 심박출량은 지속적으로 감소된다. 보상기전은 심실충만압과 전신혈관저항이 증가된 것과 더불어 심장이 순환에 적절한 혈액량을 박출할 수 없기 때문에 악순환이 지속된다. 폐순환에서 혈액저류는 폐울혈을 유발한다. 폐모세혈관 압력이 증가하고 간질과 폐포로 체액이 새어 나오게 되며, 산소의 폐 확산이 저하되고

Box 14-1-3
입원 환자의 심인성 쇼크 발생 위험인자

- 고령(노인)
- 입원 시 좌심실 박출계수 < 35%
- 광범위한 심근경색
- 당뇨병 기왕력
- 심근경색 기왕력

혈액에서 산소긴장도가 감소된다(동맥혈 산소분압, 그림 14-1-4).

몸의 세포는 심박출량이 감소되므로 허혈 상태가 되고, 이런 세포에 관류를 증가시키기 위해 보상기전이 자극되므로 심근 기능도 약화된다. 증가된 교감신경 자극이 더욱 심박동수를 자극하고, 심근의 산소요구량과 위기를 복잡하게 만들 수 있다. 관련된 저혈압은 심장 조직의 적절한 산소화를 막고, 심근조직의 무산소성 대사를 악화시키며, 심장 수축을 저하시킨다. 기능이 소실된 심장에 이러한 스트레스원들이 광범위한 심근경색을 초래한다.

(3) 사정

심근경색의 진단으로 입원한 환자들은 세심한 관찰이 필요하다. 사정 요소는 울혈성 심부전의 징후 및 증상과 유사하지만 더 극단적이다. 심인성 쇼크의 시작을 알리는 미묘한 변화를 간호사가 인지하기 위해서는 사정은 계속 이루어져야 한다.

① 건강력

철저한 건강력은 심인성 쇼크 발생의 위험이 있는 환자들을 예측하는데 필요한 정보를 제공한다. 심장성 쇼크는 광범위한 심근경색을 앓았고, 35% 미만의 박출 계수의 입원환자, 당뇨병이 있거나 나이가 많은 사람들에게서 자주 발생한다(Box 14-1-3). 이런 환자들은 특히 세심하게 관찰되어야 한다. 그리고 이러한 소인은 임상의가 신속한 인명구조 중재에 대비하는 초기 단계의 쇼크를 사정하는데 주의를 기울이게 한다. 초기의 치료 이전에 감소된 심박출량의 다른 원인을 배제하는 것이 중요하다. 심근경색과 연관된 어떤 합병증들은 수술과 같은 더 심각한 중재가 필요할 수 있다.

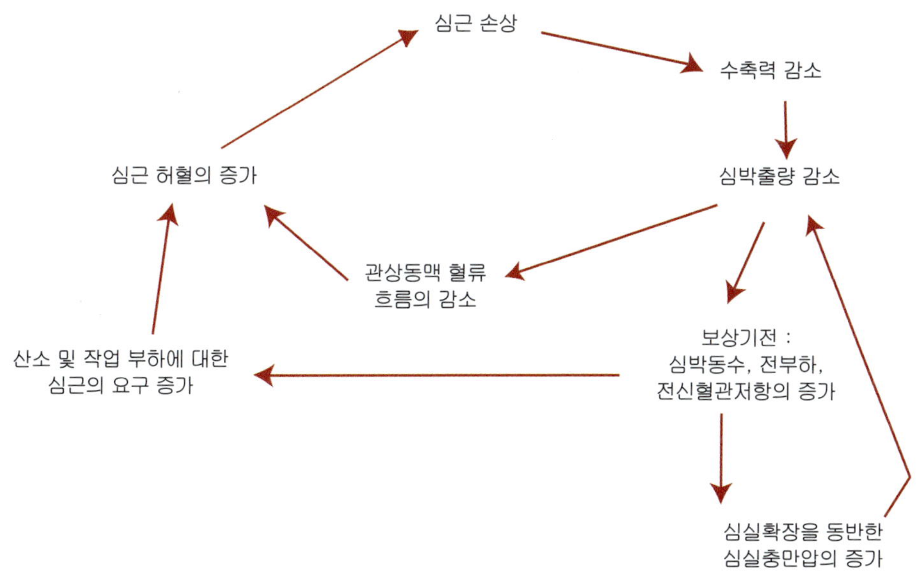

그림 14-1-4 심인성 쇼크

② 신체검진

심인성 쇼크와 관련된 임상적 징후는 Box 14-1-4에 명시되어 있다. Box 14-1-4에 실려 있는 징후와 증상들에 더하여, 심인성 쇼크 환자들은 경색부의 확장을 암시하는 듯한 재발성 흉통을 자주 경험한다. 다른 임상적인 소견으로는 심박출량의 감소와 직접적으로 관련된다.

③ 임상병리검사

진행성 혈역학적 위협과 임상적인 악화를 동반한 상승된 심근조직 표지자의 존재는 심인성 쇼크를 야기하는 광범위한 심근괴사의 특징이다.

Box 14-1-4
심인성 쇼크의 임상적 징후

혈역학적 소견
- 수축기 혈압 < 90mmHg
- 평균동맥압 < 70mmHg
- 심장지표 < $2.2L/min/m^2$
- 폐동맥 쐐기압 > 18mmHg

비침습적 소견
- 약하고 빠른 맥박
- 좁은 맥압
- 팽창된 목정맥
- 부정맥
- 흉통
- 차고 창백하며 축축한 피부
- 핍뇨
- 정신상태 저하

호흡기 소견
- 호흡곤란
- 호흡수 증가
- 천명음의 가능성이 있는 흡기시 악설음
- 동맥혈 가스 분석에서의 PaO_2 감소
- 호흡성 알칼리증

방사선 촬영 소견
- 확대된 심장
- 폐울혈

심근조직사를 암시하는 검사 소견은 MB-CPK (myocardial bands of creatine phosphokinase)와 심장의 troponin I의 혈액순환으로의 지속적인 방출을 나타낸다. 이런 심장표지자는 죽어가는 심장세포에서 혈류속으로 방출되어 진다. 각각의 표지자는 최고 농도에서 심근의 손상을 나타내는 시간경과를 가진다. 임상병리검사 분석에 의해 평가될 수 있는 또 다른 심장 표지자인 BNP(brain natriuretic peptide)는 압력 과부하에 반응하여 심실에 의해 생산되고 방출되어 진다. BNP 상승은 심근경색과의 상관관계를 입증하지 않는다. 그러나 BNP는 환자의 심실 탄성(compliance)에 관한 정보를 제공하는데, 이는 심근경색이후 심장성 쇼크의 위험이 높은 환자에게 추가적인 자료를 제공한다.

(4) 관리

관리는 심근의 산소 공급을 증가시키고, 심박출량을 최대화하며 좌심실의 작업부하를 감소시키는데 목표가 있다. 치료의 첫 번째 목표는 가역적인 문제들을 교정하는 것이고, 허혈된 심근을 보호하며 조직 관류를 향상시키는 것이다. 초기 치료는 심근의 근육을 보존하는 것이 필수적이다. 저산소혈증과 산증을 전환하는 것은 다른 치료에 대한 반응을 향상시킬 수 있다. 체액이 심실의 과팽창없이 적절한 충만압을 공급할 수 있도록 관리되어져야 한다. 좌심실 충만압은 대개 상승되어 있으므로 최적의 전부하에 이르기 위해 이뇨가 필요할 수 있다. 전해질 특히, 칼륨, 칼슘 그리고 마그네슘은 손상된 심근의 근육에 최적의 조건을 제공하기 위해 보충이 필요할 것이다.

심인성 쇼크 환자를 위한 간호 관리는 심근의 에너지를 보존하고 심장의 부하를 감소시키는 것에 집중된다. 교감신경계 반응을 최소화하기 위한 마약성 진통제와 진정제의 사용은 정맥혈의 용량을 증가시킬 수 있고 박출에 대한 저항을 감소시킬 수 있다. 또한 마취제는 허혈성 통증을 경감시킨다. 흡입한 공기의 산소 농도를 증가시키는 것은 간단하지만 중요한 단계이다. 기계적 환기를 시작해야할 수도 있다. 간호사들은 신체적인 간호와 심근의 에너지 소모를 최소화하기 위한 휴식의 시간을 제공할 필요가 있다.

부정맥은 급성 심근경색, 허혈 또는 산-염기 불균형에서 자주 발생하며, 이는 심박출량을 더욱 더 감소시킬 수 있다. 항부정맥 제제, 심율동 전환 또는 조율과 같이 문제를 바로 잡는 것은 안정된 심장 리듬을 되찾고 심박출량을 강화하는 것을 도울 수 있다. 중환자 간호사는 나쁜 결과를 초래하지 않으면서 심박출량을 최적화하기 위한 목표를 달성하기 위해 환자의 혈역학적 지표의 자료를 모으고, 잘 관찰하여, 주의깊게 판단해야 한다. 만약 그 목표를 지나치게 되면 폐부종의 증상이 나타나고, 이뇨가 필요할 것이다.

최적의 충만압이 심박출량을 회복하는 것을 돕지만 주의깊게 이루어져야 한다. 언급된 것처럼, 좌심실 충만압이 상승될 수 있고, 이런 압력을 감소시키기 위해 이뇨가 사용되어야 한다. 만약 좌심실 충만압이 너무 낮다면, 수액제제를 사용할 수 있다. 그러나 심박출량 증가 없이 충만압이 상승될 때, 수액제제의 사용은 중지되어야 한다. 일반적으로, 14~18mmHg의 전부하(좌심실 이완기말 압력[LVEDP])가 유지되어야 한다. 수액제제와 이뇨제의 투약을 통하여 "최적의 충만압"을 달성하는 것은 항상 쉬운 일은 아니다. 종종, 폐동맥 카테터의 사용이 필요하다. 수액의 느린 투여 또는 이뇨는 중재 효과의 세심한 사정을 요구한다.

심박출량을 증가시키기 위해 약물을 사용할 수 있지만, 이것 또한 주의하여 사용해야한다. 많은 약물들이 심박출량에 있어 상당한 효과 없이 심근산소소모량(MvO_2)을 증가시킬 수 있다. 어떤 약물을 사용하기 위한 결정은 전반적인 위험-이점의 고려에 근거를 둔다. 교감신경흥분제인 norepinephrine과 epinephrine hydrochloride는 수축성과 심박동 또는 전신혈관저항(SVR)을 증가시켜서 심박출량을 증가시킬 수 있다. 그러나 심장의 작업량이 증가될 수 있다. 게다가, epinephrine에 의한 beta 2 수용체의 자극은 말초혈관층의 확장을 가져올 수 있다. 그러므로 이 약물들은 신중하게 사용되어야 된다. 양성 근수축(inptropic)의 효과를 가지면서 혈관 긴장도에는 거의 작용하지 않는 저용량의 dopamine hydrochloride, dobutamine hydrochloride, amrinone lactate 그리고 milrinone과 같은 약물들은 양호한 결과를 가지므로 더 자주 사용된다.

좌심실의 작업 부하를 감소시키는 것은 약리학적 후부하 감소 또는 기계적 보조 장치를 통하여 이루어 질 수 있다. Sodium nitroprusside, nitroglycerin 또는 angiotensin 전환효소 억제제(ACE inhibitors)와 같은 혈관확장제는 SVR을 감소시키고, 그 결과로서 좌심실 이완기말 압력(LVEDP)도 감소시킨다. 이는 심박출량의 증가와 좌심실 기능을 향상시킨다. 쇠약해지는 심실을 위한 기계적 보조는 대동맥내 풍선 펌프와 좌심실 보조 장치를 포함한다. 이 두 장치는 펌핑 능력을 보완함으로써 좌심실의 작업 부하를 감소시킨다. 경피적 관상동맥 성형술(PTCA), 혈전용해요법, 스텐트 시술 그리고 rotoblade 치료와 같은 침습적 심장 시술을 포함하는 새로운 치료법은 혈관재생을 촉진하고자 한다. 이러한 시술이 일찍 시행될수록 생존율은 더 높아진다.

표 14-1-2 쇼크의 치료에 사용되는 약물*

약물 구분	심박동수	수축 효과	전신정맥저항	간호 고려사항
혈관수축제				
Dopamine(Intropin)	↑	↑↑	↑	혈역학적 효과는 용량에 의존한다.
Epinephrine(Adrenaline)	↑↑	↑↑	↑	심실부정맥을 일으킬 수 있다. MVO_2요구를 악화시킬 수 있다. B_2활성이 말초혈관을 확장시킬 수 있다.
Norepinephrine (levarterenol [Levophed]로도 알려짐)	↑	↑	↑↑↑	말초순환을 면밀히 관찰한다; MVO_2가 증가할 수 있다.
Phenylephrine (Neosynephrine)			↑↑	부정맥을 일으킬 수 있다.
Vasopressin(Pitressin)		↑	↑↑	말초순환을 면밀히 관찰한다; MVO_2가 증가할 수 있다.
혈관확장제				
Sodium nitroprusside (Nipride)	↑		↓↓	혈역학적 효과는 용량에 좌우된다; 용량을 천천히 조절
Nitroglycerine(Tridil)	↑		↓	혈역학적 효과는 용량에 좌우된다; 용량을 천천히 조절한다; 내성이 발생할 수 있다.
Angiotensin converting enzyme(ACE) inhibitors	↑		↓	
수축촉진제				
Amrinone(Inocor)	↑	↑	↓	MVO_2 요구를 악화시킬 수 있다.
Milrinone(Primacor)	↑	↑↑	↓	MVO_2 요구를 악화시킬 수 있다. 부정빈맥을 관찰한다.
Dobutamine(Dobutrex)	↑	↑↑	↓	MVO_2 요구를 악화시킬 수 있다. 부정빈맥을 관찰하도록 한다.

MVO_2, myocardial oxygen consumption, 심근산소소모량

*모든 약물은 큰 정맥(중심정맥으로의 접근)과 용량조절 펌프(volumetric pump)를 사용하여 투여되어야 한다.

3) 아나필락시스 쇼크

아나필락시스는 생명을 위협하는 과민반응을 일으키는 특이 알레르기 항원에 대한 알레르기 반응으로 생긴다. 만약 치료하지 않은 채로 둔다면 매우 감소된 조직 관류를 보이면서 혈관 허탈이 발생한다. 신속한 중재가 필수적이다. 연령, 성별, 인종, 직업, 알레르기 경향 또는 지리학적 위치와 같은 소인들은 아나필락시스의 발생에 기여하는 것 같지는 않다.

(1) 원인

반응을 일으키는 물질인 항원은 주사나 약물을 통하여 들어올 수 있다. 사람에게서 아나필락시스를 일으킬 수 있는 물질은 여러 요인을 포함한다 (Box 14-1-5).

아나필락시스는 면역글로불린 E(Ig E)나 비면역글로불린 E(Non-Ig E)로 매개될 수 있다. Non-Ig E 반응은 Ig E 항체의 존재없이 일어나고 아나필락시스양 반응(anaphylactoid reactions)으로 불린다. 매개물질의 직접적인 활성화가 이러한 반응을 일으키는 것으로 생각된다. 아나필락시스양 반응은 aspirin과 같은 비스테로이드성 항염증제(NSAIDs)와 흔히 관련이 있다. 만약 한 가지 약물에 아나필락시스양 반응이 있었다면, 모든 NSAIDs에 제한이 따르게 되는데, 그 이유는 이러한 약물이 이차 반응을 발생시킬 수 있기 때문이다.

Ig E로 매개된 아나필락시스는 특이 항원에 대한 면역반응의 결과로서 발생한다. 처음 면역체계가 항원에 노출된 때는 매우 특이한 Ig E 항체가 형성되고 혈액 내를 순환한다. 이 항원에 이차 노출이 발생했을 때, 항원은 순환하는 Ig E와 결합하게 된다. 그러면 histamine, prostaglandins, leukotriens 그리고 아나필락시스를 일으키는 다른 생화학 매개물질의 방출을 유발하면서 비만세포와 호염기구를 활성화한다.

Box 14-1-5
아나필락시스 및 아나필락시스양 반응에 일반적으로 관련된 요인들

항생제	penicillin과 그 합성제, cephalosprins, erythromycin, streptomycin, tetracyclines
항염증약물	salicylates, aminopyrine, ibuprofen, naproxen, 기타
마약성 진통제	morphine, codeine
다른 약물들	protamine, chlorpropamide, 비경구 철분, iodides, thiazide diuretics
마취제	procaine, lidocaine, cocaine, thiopental
마취보조제	succinylcholine, tubocurarine
혈액제제	적혈구, 백혈구, 혈소판 수혈; 감마 글로불린
면역혈청	공수병, 파상풍, 디프테리아 항독소, 뱀과 거미 해독제
진단 약물	요오드 방사선 조영제
독액	꿀벌, 말벌, 호박벌, 거미, 뱀, 해파리
호르몬제	insulin, corticotropin, 뇌하수체 추출물
효소 및 생물학적 약제	Acetylcysteine, 췌장 효소 보충물질
탈감작에 사용된 추출물	음식, 꽃가루, 독
음식	달걀, 생선, 해파리, 우유, 견과류, 콩류
직물	라텍스

(2) 병태생리

항체-항원 반응은 항체-특이 비만세포와 호염기구가 histamine, leukotrienes, 호산구 주화물질(eosinophil chemotactic substance), heparin, prostaglandins, 호중구 주화 물질(neutrophil chemotactic substance) 그리고 혈소판 활성 요인 2와 같은 물질을 분비하게 한다(그림 14-1-5). 이러한 물질들 특히 histamine, prostaglandins 그리

고 leukotrienes은 전신 혈관 확장, 모세혈관 투과성 증가, 기관지 수축, 관상혈관 수축 그리고 두드러기를 일으킨다. 몇몇의 다른 물질들은 심근의 기능저하, 염증, 과도한 점액 분비 그리고 말초 혈관 확장을 야기하면서 연속적인 하향식 진행과정을 촉진한다. 산재성 동맥 혈관 확장은 조직에 대한 혈액량의 불균형 분배를 야기하고 정맥의 확장은 심박출량을 감소시키면서 전부하를 감소시킨다. 증가된 모세혈관 투과성은 혈관 용적의 손실을 일으킨다. 게다가, 심박출량을 감소시키고 그 후에 조직 관류를 악화시킨다. 초기의 증상은 가려움, 두드러기 그리고 기관지 수축에 의한 호흡의 어려움을 포함한다. 순환 허탈이나 극도의 기관지수축에 의한 사망이 몇 분 또는 몇 시간 내에 발생할 수 있다.

(3) 사정

① 건강력

알려진 알레르기 항원을 피하는 것은 보통 아나필락시스성 쇼크를 예방하는 최고의 방법이다. 약물, 음식, 혈액제제나 마취제에 대한 알레르기와 반응에 대한 철저한 병력을 얻는 것이 필요하다. 아나필락시스성 쇼크는 소인을 만드는 요인들을 가지지 않을 수 있다. 따라서, 다양한 임상적 양상을 인식하는 것이 중요하다.

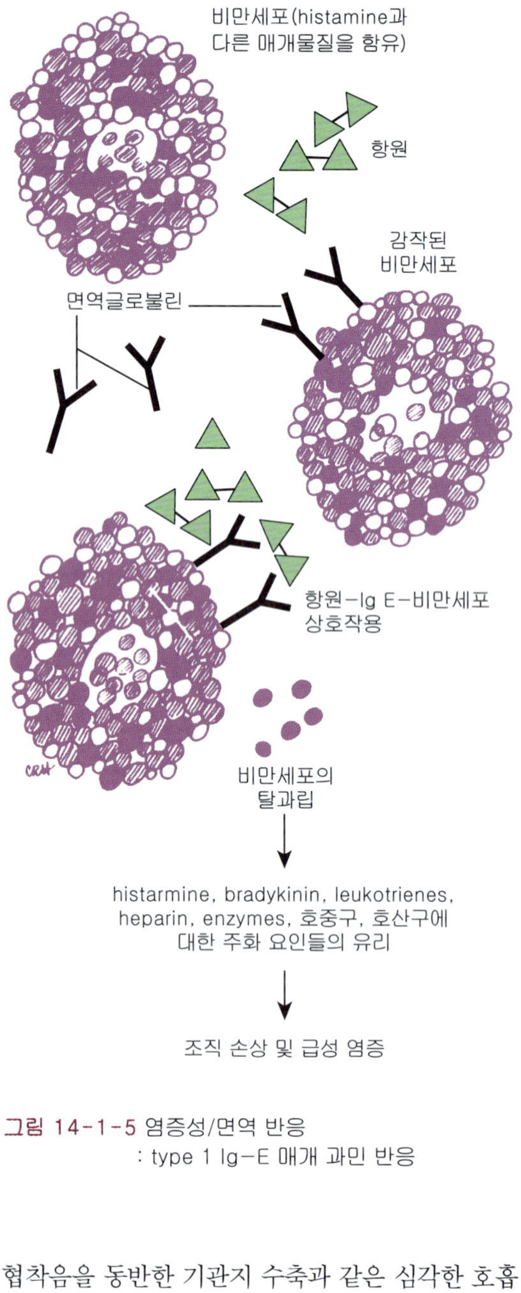

그림 14-1-5 염증성/면역 반응 : type 1 Ig-E 매개 과민 반응

② 신체검진

전신성 홍반, 두드러기, 가려움증 그리고 이후의 혈관부종이 발생할 수 있다. 항원에 노출된 이후에 증상이 빨리 나타날수록 반응은 더욱더 심각해진다. 후기의 증상은 불안과 안절부절못함, 호흡곤란, 천명음, 더운 느낌 그리고 통증을 포함할 수 있다. 증상의 발현이 진행됨에 따라 후두부종이나 협착음을 동반한 기관지 수축과 같은 심각한 호흡기 징후가 발생할 수 있다. 혈관확장에 의한 저혈압이 곧 발생하고 순환 허탈에 이르게 된다. 순환 허탈이나 심각한 기관지수축에 의한 저산소증이 진행됨에 따라 의식수준이 무반응으로 나빠진다.

(4) 관리

아나필락시스에 대한 빠른 인식과 치료가 필수적이다. 치료 목표는 자극하는 항원의 제거, 생화학적인 매개물질 효과의 전도 그리고 충분한 조직관류의 복구를 포함한다. 아나필락시스 반응의 원인에 관계없이 치료는 임상적 증상에 따라 결정된다. 만약 가벼운 증상이라면 즉각적인 치료로 산소, diphenhydramine과 같은 histamine의 영향을 차단하기 위해 항히스타민제의 피하나 정맥 투여를 한다. 그리고 가능하면 혈관확장과 기관지수축을 변화시키기 위해 epinephrine 주입을 한다(Box 14-1-6). 다른 약물 치료로는 corticosteroids, 기관지 확장제 그리고 필요하다면 순환허탈을 막기 위해 혈관수축제와 양성 근수축촉진제를 포함한다.

간호는 충분한 기도유지와 항원에 대한 환자 반응을 관찰하는 것을 포함한다. 또한 간호사는 호흡, 심박동, 혈압, 불안의 수준을 관찰하고 피부과적 징후와 관련된 안위 조치를 실시한다. 예방과 치료에 관한 환자 교육은 중요한 아나필락시스나 아나필락시스양 반응을 경험한 사람을 위해 중요하다.

4) 신경성 쇼크

신경성 쇼크는 말초혈관 확장과 이후의 감소된 조직관류를 일으키는 교감신경성 긴장의 손실이나 중단으로 발생한다. 교감신경성 긴장의 방해는 교감신경계를 붕괴시키는 사건에 의해 일어날 수 있다. 신경성 쇼크의 가장 일반적인 원인은 T6 위로의 척수손상이다. 다른 원인은 척수마취, 감정적 스트레스, 통증, 약물 또는 다른 중추신경계 문제를 포함한다.

Box 14-1-6
아나필락시스에서 epinephrine 용량

- 성인－1:1000 용액 0.5mL 근육 주사 또는 1:10,000 용액 3.5mL 근육 또는 정맥에 천천히 주입
- 어린이－1:1000 용액 0.01mL/kg 근육 주사 또는 1:10,000 용액 0.1mL/kg 정맥 주사

용량은 한 앰플이 아님

5) 패혈성 쇼크

패혈성 쇼크는 모든 장기에 관여하는 복잡하고 전신적인 과정이다. 패혈증, 중증 패혈증, 그리고 패혈성 쇼크는 같은 질병의 진행적인 단계를 나타낸다. 미국 중환자 의학회와 관련기관에서 패혈증(sepsis)의 용어에 대한 일반적인 정의와 이와 관련된 임상 양상을 확립하여 발표하였다(Box 14-1-7).

(1) 원인

관류저하의 위험을 증가시키는 것과 같은 요인들은 패혈성 쇼크의 위험을 증가시킬 수 있다. 그리고 특정 침습적 치료와 의료 장치 또한 이러한 위험을 증가시킬 수 있다(Box 14-1-8). 패혈증의 높은 발생빈도는 증가된 내성 미생물의 수; 진단에 대한 인식과 비율이 높아짐; 증가된 노인 인구의 수; 그리고 만성적으로 아프거나 면역이 약화된 환자들의 증가를 반영할 수 있다.

패혈성 쇼크는 감염에 의해 시작된다. 감염은 침입하는 그람음성 또는 그람양성 세균, 진균 그리고 바이러스에 기인할 수 있다. 많은 환자들에서, 다양한 원인 미생물이 확인된다. 세균은 호흡기계, 비뇨기계, 위장관계를 통하여 상처 또는 침습적인 장치를 통하여 들어올 수 있다. 그람음성 및 그람양성 미생물은 염증성 반응과 사이토카인(cytokines), 보체, 응고반응 체계를 촉진하는 면역

Box 14-1-7
임상 용어: 패혈증과 기관부전

The Society of Critical Care Medicine과 American College of Chest Physicians의 합의 회의에 의해 도출된 정의

세균혈증(bacteremia) : 혈액 속에 살아있는 세균의 존재

저혈압(hypotension) : 수축기 혈압 90mmHg 미만 또는 저혈압에 대한 다른 원인이 없는 경우 기준으로부터 40mmHg 이상 감소

감염(infection) : 미생물의 존재나 이런 미생물에 의한 무균 숙주 조직의 침입에 대한 염증성 반응에 의해 특징 지워진 미생물 현상

다장기부전증후군(multiple organ dysfunction syndrome) : 중재 없이 항상성이 유지될 수 없는 급성 질환자에서 기관 기능의 변화가 있음

패혈증(sepsis) : 감염에 대한 전신적인 반응. 이런 전신성 반응은 감염의 결과로서 다음의 조건 중에 두 가지 이상에 의해 나타난다.

- 체온 > 38℃ 혹은 < 36℃(100.4°F 혹은 96.8°F)
- 심박동수 > 90회/분
- 호흡수 > 20회/분 또는 $PaCO_2$ < 32mmHg(<4.3kPa)
- WBC 수 > 12,000개/mm, < 4,000개/mm, 또는 >10% 미성숙(band) 형태
- PIRO 기억법이 패혈증의 진행을 진단하고 추적하는데 사용된다.
- 유전학에 근거하여 감염에 대한 환자 소인과 반응 (Patient predisposition and response to infection based on genetics)
- 감염(Infection)
- 염증에 대한 반응(Response to inflammation)
- 기관 기능장애(Organ dysfunction)

심한 패혈증(Severe sepsis) : 기관 기능장애와 관련된 패혈증, 저관류, 또는 저혈압. 저관류와 관류 이상은 포함되기도 하지만 유산증, 핍뇨, 또는 정신상태의 급성 변화에는 국한되지 않는다.

패혈증 쇼크(Septic shock) : 적절한 체액 복구에도 불구하고 저혈압을 동반한 패혈증은 관류 이상과 함께 나타나지만, 유산증, 핍뇨 또는 정신상태의 급성 변화는 국한되지 않는다. 근수축 또는 혈관수축제를 투여하고 있는 환자들은 관류 이상이 측정되어진 시기에 저혈압이 아닐 수 있다.

전신성 염증반응 증후군(Systemic inflammatory response syndrome) : 다양한 중증 임상적 손상에 대한 전신 염증성 반응. 그 반응은 다음 조건 중에서 두개 혹은 그 이상이 명백하게 나타난다.

- 체온 > 38℃ 혹은 < 36℃(>100.4°F 혹은 < 96.8°F)
- 심박동수 > 90 회/분
- 호흡수 > 20 회/분 또는 $PaCO_2$ < 32mmHg(<4.3 kPa)
- WBC 수 >12,000개/mm^3, <4,000 개/mm^3, 또는 > 10% 미성숙(band) 형태

체계의 다른 측면을 직접적으로 자극한다.

(2) 병태생리

패혈증에서 사이토카인은 추가적인 부상으로부터 보호하고 치유과정을 시작하기 위해서 감염에 반응하여 백혈구와 다른 세포에서 분비된다. 사이토카인은 염증성 반응의 매우 많은 기능을 조절하는 단백질이다. 사이토카인은 감염성 과정에서 조기에 나타나는 징후와 증상을 설명한다. 사이토카인은 혈관이완, 저혈압, 모세혈관 투과성 증가, 열 그리고 심근수축력 감소를 촉진한다.

호중구는 염증성 반응의 부분으로 골수로부터 방출되어 감염부위의 혈관벽에 들러붙고, 혈관외 유출에 의해 순환을 빠져 나간다. 그리고 감염부위의 조직을 통하여 이동한다. 호중구는 염증성 반응과 침입한 미생물을 파괴시키는 효소를 증가시키는 사이토카인을 분비한다. 공교롭게도 이러한 효소들은 또한 혈관의 내피면을 파괴할 수 있다. 이는 차례로 혈관 손상에 의한 염증성 반응을 증가시키고 파괴된 내피세포는 더 많은 사이토카인을 분비한다.

세균과 호중구는 내독소, 인터루킨-1(IL-1) 및 IL-6, 종양괴사인자(TNF) 그리고 조직 인자와 같은 염증성 매개물질의 분비를 자극하는 것을 계속

Box 14-1-8
저관류 상태에 대한 위험 요인

숙주 요인
- 노령
- 영양실조
- 전신 쇠약
- 만성 쇠약
- 만성 질병
- 약물 혹은 알코올 남용
- 호중구 감소증
- 비장 절제
- 다발성 장기 부전

치료와 관련된 요인
- 침습적인 카테터의 사용
- 수술적 절차
- 외상성 혹은 열성 상처
- 침습적 진단 절차
- 약물(항생제, 세포독성제, 스테로이드)

한다. 조직 인자는 응혈원 상태와 섬유소(fibrin) 응괴의 형성을 자극한다. 보통 이 응혈원 상태는 트롬빈-활성화된 섬유소 용해 억제제, 플라즈미노겐 활성인자 억제제 그리고 활성화된 단백질 C(APC)와 같은 항응고 또는 섬유소 용해의 매개물질에 의해 역조절 되어진다. 최종 결과는 세포와 조직에서의 확산을 억제하는 미세순환의 응고 형성이다. 이러한 과정은 패혈증에서 전신성 염증 반응 증후군(SIRS), 다장기부전증후군(MODS) 그리고 사망에 이르는 진행에 있어서 중요한 것으로 여겨진다. 패혈증에서 혈관내 응고와 혈전용해 반응이 균형을 잃는다(그림 14-1-6).

① 관류 불균형

패혈성 쇼크에서 중대한 장기의 관류저하와 조직허혈이 있다. 사이토카인과 세균성 내독소와 같은 염증성 매개물질은 심각한 혈관확장을 일으키고 모세혈관 투과성을 증가시킨다. 이는 낮은 SVR과 동맥가지에서의 불충분한 혈량을 초래한다. 감소된 SVR과 순환량에 반응하여 심박출량이 높아질 수 있으나 조직과 말단 장기 관류를 유지하기에는 불충분하다. 정맥확장 때문에 전부하가 최적의 상태는 아니며, 이는 혈압을 유지하기에 적절한 심박출량을 생산하는 심장의 능력을 제한하게 된다.

교감신경계의 활성은 내장순환과 피부혈관의 우선적인 혈관수축과 함께 골격근층의 확장으로 심장, 폐, 뇌로의 인해 혈류를 보존하게 한다. 모세혈관 투과성의 증가는 조직에 부종을 일으킨다. 염증성 매개물질에 의한 응고 연속단계의 활성화는 여러 개의 작은 혈관에 미세혈전이 형성되게 하여 말단 구조가 혈전으로 혈류가 차단된다. 순효과는 많은 조직에서 부적절하거나 불충분한 혈류와 함께 다양한 모세혈관 층의 불균등한 관류이다. 이는 일부조직에 저산소증을 초래하고 장기 손상을 동반한다. 순환계의 불능은 세포의 산소 요구를 충족시키기 위해서 혐기성 대사로 에너지 생산을 하여 세포가 회복되게 한다. 혐기성 대사의 최종 생산물인 젖산은 임상적으로 말단기관 조직 관류의 효율성을 평가하기 위해서 측정된다.

② 심근의 변화

패혈성 쇼크에서 심근의 활동 저하는 감소된 심실의 박출계수와 손상된 수축력으로 나타나고 이는 순환하는 심근의 억제제에 의해 발생할 수 있다. 심근억제 요인으로 제안된 원인으로는 허혈성 췌장조직에서 나오는 물질, TNF, IL-1, 유산 산증 등이 있다.

패혈성 쇼크의 초기에 심장은 높은 심박출량과 낮은 전신혈관저항을 가지며, 과역동적인 것으로

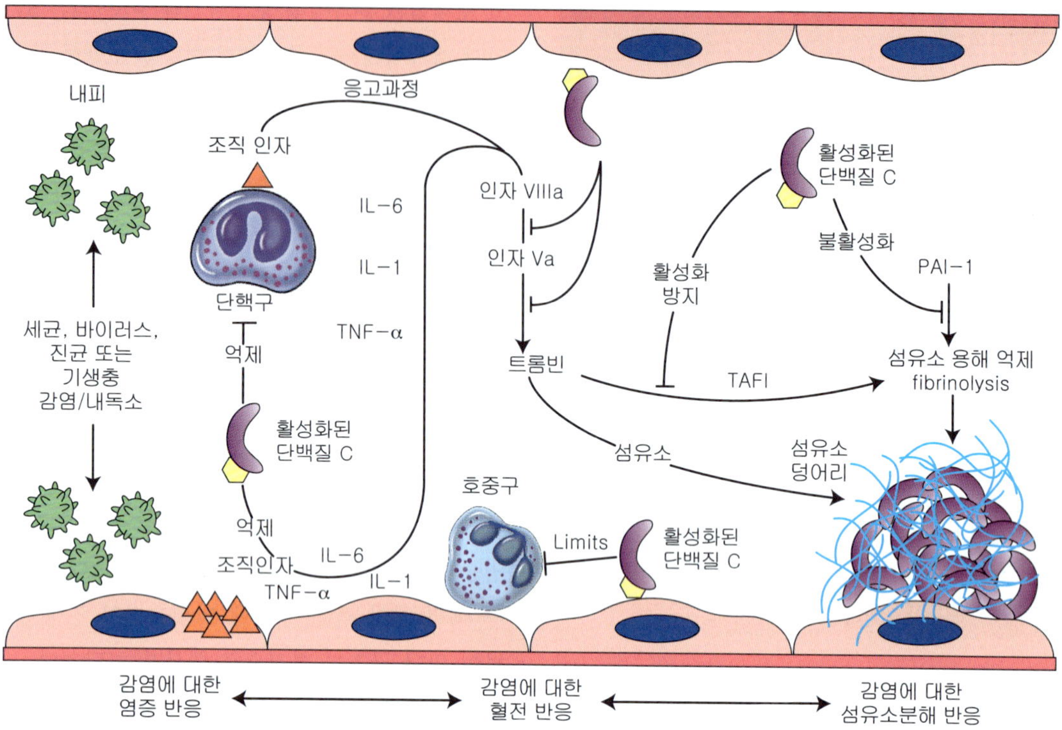

그림 14-1-6 패혈성 쇼크에서의 염증성/면역 반응. IL-1, interleukin 1; IL-6, interleukin-6, TNF-*α*, tumor necrosis factor-*α*; TAFI, thrombin-activated fibrinolysis inhibitor; PAI-1, plasminogen activator inhibitor-1.

보인다. 하지만 이 단계에서 조차도 심장이 최적의 상태로 수행되고 있지 않다. 이후에 순환하는 심장억제제가 증가함에 따라 심장은 낮은 심박출량과 증가된 SVR을 가지며 저역동적이게 된다. 혈역학적 지표로 $cSvo_2/Svo_2$와 대사성 산증의 검사는 초기와 진행하는 심부전을 인지하기 위해 계속적으로 시행되어야 한다.

③ 호흡기 변화

염증성 반응과 그 매개물질의 활성에 의해 시작된 결과는 폐에 직접 및 간접적으로 영향을 미친다. 교감신경계의 활성과 부신 수질로부터의 epinephrine의 방출은 기관지확장을 일으킨다. 그러나 이것은 cytokine의 활성도에 의해 무시될 수 있다. 그리고 최종 결과는 기관지 수축이다. 보다 중요한 것은 염증성 매개물질과 활성화된 호중구가 폐간질로의 모세혈관 누출을 야기한다. 그 결과로 간질 부종, 불충분한 폐단락(shunting) 부위, 폐고혈압 그리고 호흡기 활동의 증가가 일어난다. 간질에 체액이 모이면 폐탄성이 감소되고 가스교환이 약화되며 저산소혈증이 발생한다. 앞서 설명된 호흡기 변화는 급성호흡장애증후군(ARDS)으로 될 수 있다. 이것은 패혈성 쇼크와 자주 연관되어진다. 패혈성 쇼크가 있는 모든 환자들의 40~60%는 ARDS의 위험에 있다. 게다가 폐간질에 지속된 체액 축적은 폐포 속으로 넘쳐 흐를 수 있다. 그리고 세균성장을 위한 비옥한 공간을 제공하는 폐포의 침윤물을 만들게 된다. ARDS 환자들에서 일반적인 기계적 환기는 폐감염의 통로를 제공할 수 있다. 따라서 패혈증을 일으킨 것과는 다른 미생물에 의한 속발성 폐렴이 발생할 수 있다.

④ 혈액학적 변화

세균이나 그 독소는 보체 연쇄반응의 활성화를 일으킨다. 패혈증은 포괄적인 염증성 반응을 포함한다. 따라서 과도반응하는 보체 활성화는 궁극적으로 보호보다는 오히려 해롭게 되는 반응에 기여할 수 있다. 보체는 비만세포가 히스타민(histamine)을 분비하게 하고 이는 혈관확장과 증가된 모세혈관 투과성을 더욱 더 자극한다. 이러한 작용은 용적 분배에서의 순환변화와 간질 부종의 발생에 더욱 더 기여한다.

혈소판 이상도 패혈성 쇼크에서 나타나는데, 그 이유는 내독소가 혈소판 응집과 보다 더 혈관에 작용하는 물질(serotonin과 thromboxane A_2)의 일련의 방출을 간접적으로 야기하기 때문이다. 순환하는 혈소판 응집체는 패혈증 환자들의 미세혈관계에서 확인되어졌다. 이는 혈류차단과 세포대사를 위협한다. 충분한 섬유소 용해의 상쇄없이 응고연쇄반응의 과활성화는 국소적으로 전체적으로 조직관류를 위협한다. 이어서 응고인자는 감소되고 파종혈관내응고(DIC)로의 진행 가능성을 가진 응고장애가 생긴다.

⑤ 대사변화

광범위한 대사방해는 패혈성 쇼크와 관련된다. 과도한 카테콜라민(catecholamine) 분비는 당신생(gluconeogenesis)과 인슐린 저항을 자극한다. 세포는 점차적으로 에너지원으로 포도당, 단백질, 그리고 지방을 사용할 수 없다. 인슐린 치료에 내성이 있는 고혈당은 쇼크 초기에 자주 발견되고 있다. 마침내 모든 글리코겐 에너지 저장은 고갈되고, 세포는 ATP가 부족하며 세포펌프 기능이 약해지면서 조직과 장기 사망으로 진행하게 된다.

인슐린 효과의 부족에 반응하여 단백질이 분해되어 혈중 요소질소(BUN)와 요질소 배출이 증가한다. 근육단백질이 아미노산으로 분해되고 일부는 크레브스 회로(Krebs cycle)를 위한 에너지원으로 사용되거나 당신생(gluconeogenesis)을 위한 기질로 사용된다. 쇼크의 후기 단계에서 간은 그 자체의 대사 기능부전 때문에 아미노산을 사용할 수 없다. 이때 아미노산은 혈류에 축적된다.

쇼크가 진행됨에 따라 지방조직은 에너지 생산을 위해 간에 지질을 공급하기 위해 분해된다(lypolysis). 간의 중성지방 대사는 케톤(ketone)을 생산하고, 이것은 ATP생산을 위한 크레브스 회로(Krebs cycle)에 사용할 수 있는 말초세포로 순환한다. 그러나 간기능이 감소함에 따라 중성지방은 분해되지 않고 미토콘드리아에 축적되면서 크레브스 회로(Krebs cycle)를 억제하고 혐기성 대사와 유산염 생산이 증가된다.

이런 대사 교란의 최종 결과는 세포가 에너지 고갈 상태가 되는 것이다. 이런 에너지 결핍은 순환 및 기관 체계를 유지하기 위해 계획된 중재에도 불구하고 자주 발생하는 다발성 기관부전의 발생과 관련이 있다.

(3) 사정

패혈증 동안 발생하는 매개물질 반응의 철저한 이해는 치료 반응의 사정과 평가에 도움이 된다.

① 신체검진

패혈성 쇼크의 가장 초기의 몇 가지 징후는 정신상태(혼동 또는 흥분), 대사성 산증에 대한 보상으로서 증가된 호흡률 그리고 열이나 저체온을 포함한다. 혈관에 작용하는 매개물질의 방출로 인한 과도한 염증성 반응 때문에 환자의 임상적 양상이 복합적이다. 환자는 부종 상태이나 혈관내는 부족하며, 미세혈전 부위와 혈관수축이 관류를 방해한다. 체액 보충이 되면서 모세혈관계의 누출로 체액은 수액보충이 더 필요한 간질로 이동하고, 이는 간질부종을 더욱더 악화시킬 수 있다. 응고체계의 부적절한 전신성 활성화 때문에 응고인자가 고갈되고 자발성 출혈이 발생할 수 있다. 관류 불균형이 내장 순환, 피부 그리고 사지와 같은 혈관계에서 허혈을 일으키며 괴사를 초래할 수 있다. 심박출량이 현저히 높아질 수 있으나 순환하는 심근 억제 요인 때문에 충분한 관류를 유지하기에 불충분하다. 교감신경계의 활성화와 같은 보상기전은 심박출량을 증가시키기 위해 계속 이루어진다. 그러나, 감염성 매개물질은 필요한 혈관수축을 방해하고 SVR은 부적절하게 낮은 상태로 된다. 그 때문에 저관류 위기가 지속된다. 패혈증이 진행되고 기관 저관류가 지속되면 저관류된 기관의 세포가 죽기 시작하면서 기관의 기능이 떨어지게 된다. 이는 다장기부전증후군(MODS)에 이르게 할 수 있다.

② 임상병리검사

패혈증의 확인에 도움이 될 수 있는 임상검사와 진단적 검사가 Box 14-1-9에 요약되어 있다. 이 같은 검사에도 불구하고 패혈증과 패혈성 쇼크의 조기 진단은 환자의 위험 요인과 임상적 소견을 기초로 내려진다(Box 14-1-7).

Box 14-1-9
패혈증 진단에서 도움이 되는 생리적 자료

- 배양: 혈액, 객담, 소변, 수술 혹은 비수술적 상처, 부비동과 침습적인 선(line); 양성 결과가 진단에 필수적인 것은 아니다.
- 전혈구검사: 백혈구는 보통 상승될 것이고 쇼크의 진행과 함께 감소할 수 있다.
- 순차적 다중분석-7(SMA-7): 고혈당이 분명히 나타날 수 있고 후기 단계에 저혈당이 뒤따를 수 있다.
- 동맥혈 가스: 호흡성 알칼리증($PaCO_2$< 35mmHg)의 보상과 함께 대사성 산증이 경한 저산소혈증(PaO_2< 80mmHg)을 보이며 패혈증에서 나타난다.
- CT 스캔이 잠재적인 농양의 부위를 확인하기 위해 필요할 수 있다.
- 흉부 및 복부 방사선 사진은 감염 진행을 나타낼 수 있다.
- Svo_2 폐동맥 카테터는 조직과 세포의 산소 공급과 소비 요구의 사정을 도울 것이다.
- 유산염 수치: 혈청 유산염 수치의 감소는 호기성 대사가 세포의 에너지 요구를 충족 시킬 수 있다는 것을 나타낸다. 상승된 수치는 세포의 에너지 요구를 충족시키기 위한 부적절한 관류와 혐기성대사를 나타낸다.
- 염기 결핍: 상승된 수치는 부적절한 관류와 혐기성대사를 나타낸다.
- $ETco_2$: 부적절한 국소적 및 전체적인 조직 관류의 초기 징후를 발견할 수 있다.

(4) 관리

패혈성 쇼크는 신속하고 적극적이며, 각 전문분야 협력의 관찰과 팀 접근 그리고 중환자실에 비치된 치료시설을 필요로 한다. 치료의 초기 목표는 세포산소소모 요구량 이상으로 산소 공급을 최대화하고 악화된 염증성 반응을 멈추게 하는 것이다. Box 14-1-10의 협력적 간호지침은 패혈성 쇼크에서 제공하는 간호를 개략적으로 나타내었다.

① 예방

패혈증의 진단은 매우 복합적이고 패혈성 쇼크

Box 14-1-10
패혈성 쇼크 환자를 위한 협력적 간호 지침

결과	중재
산소화/환기	
개방된 기도가 유지된다. 청진상 폐는 깨끗하다.	• 호흡음을 2-4시간마다 그리고 필요시 청진한다. • 적절할 때 기관내 기도를 흡인한다(기계적 환기 환자를 위한 협력적 간호 지침 참조) • 매 흡인 전, 후에 과산소화 및 과환기를 한다.
동맥혈 가스가 정상 범위 내에 있다.	• 산소포화측정과 호기말 이산화탄소($ETCO_2$)를 관찰한다. • 비침습적 요인에서의 변화에 의해 나타난 동맥혈 가스를 관찰한다. • 폐내 단락(Qs/Qt, PaO_2/FiO_2)을 관찰한다.
최대, 평균, 그리고 안정 압력이 정상범위 내에 있다.	• 기도 압력을 1-2시간마다 관찰한다.
무기폐나 침윤의 증거가 없다.	• 옆으로 2시간마다 돌린다. • 운동 치료 를 고려한다.
급성 호흡곤란증후군(ARDS)의 증거가 없다.	• 매일 흉부 방사선 촬영을 한다(ARDS 환자를 위한 협력적 간호 지침 참조)
순환/확산	
혈압, 심박동수, 중심정맥압(CVP), 그리고 폐동맥압은 정상 범위 내에 있다.	• 1시간마다 활력징후를 사정한다. • 만약 환자가 폐동맥 카테터가 있다면 1시간마다 혈역학적 압력을 사정한다. • 전부하를 유지하기 위해 처방대로 혈관내 용량을 투여한다.
혈관 저항은 정상 범위 내에 있다.	• SVR과 말초정맥저항(PVR)을 6-12시간마다 사정한다. • 처방되어졌던 혈관 내 용량과 승압약을 투여한다.
산소 공급 >600mL O_2/m^2 및 산소 소비 >150mL O_2/m^2	• 심박출량, DaO_2그리고 VO_2를 6-12시간마다 관찰한다. • 산소 공급을 증가시키기 위해 처방대로 적혈구, 양성 근수축제, 교질액을 투여한다. • 전신적 관류에 대한 지침으로서 위점막 산도 감시를 고려한다.
혈청 유산염이 정상 범위에 있을 것이다.	• 정상범위가 될때까지 혈청 유산염을 1일 1회 감시한다.
체액/전해질	
소변 배출 > 30mL/h(혹은 > 0.5mL/kg/h)	• 1시간마다 섭취 및 배설을 관찰한다. • 혈관내 용량과 신장 기능을 유지하기 위해 수액과 이뇨제를 처방에 따라 투여한다.
전해질 불균형 또는 신장 기능 장애의 증거가 없다.	• 전해질을 매일 그리고 필요시 관찰한다. • 처방대로 전해질을 보충한다. • 혈청 요소질소(BUN), 크레아티닌, 혈청 삼투압, 그리고 소변 전해질을 매일 관찰한다.

Box 14-1-10
패혈성 쇼크 환자를 위한 협력적 간호 지침 (계속)

결과	중재
유동성/안전성	
침상안정과 부동과 관련된 합병증의 증거가 없다.	• 심부 정맥 혈전증 예방을 시작한다. • 자주 자세를 변경한다. • 급성 단계가 지나가고, 혈역학적 안정과 지혈이 되었을 때 의자로 움직이게 한다. • 물리 치료사에게 의뢰한다. • 관절가동범위와 강화 운동을 수행한다.
패혈증을 일으키는 원인 및 미생물이 제거되는 증거로서 체온과 WBC의 정상화 그리고 혈액 배양 음성	• 감염의 원인을 확인한다: 소변, 객담, 혈액 배양; 중심 혈관 카테터 끝 배양; 상처 배양을 한다. • 배양 결과에 의해 지시된 대로 항생제를 투여한다. • 혈청 항생제 수준을 감시한다. • 감염지로환 자문을 구한다. • 전신성 염증 반응 증후군 기준을 관찰한다: WBC 상승, 체온 상승, 빈호흡, 빈맥
새로운 감염의 증거가 없다.	• 시술 동안 엄격한 무균술을 사용하고 다른 사람들의 시술을 감시한다. • 침습적인 카테터와 튜브의 무균을 유지한다. • 병원 지침에 의하여 흉관과 다른 드레싱, 침습적 카테터를 교체한다.
피부 통합성	
피부가 손상되지 않은 채로 남을 것이다.	• 피부를 4시간마다 사정하고, 매 시간 환자의 자세가 바뀌었는지 사정한다. • 2시간마다 자세를 변경한다. • 압력 제거/감소 매트리스를 고려한다. • 피부쇠약의 위험을 사정하기 위해 Braden scale을 사용한다.
영양	
칼로리 및 영양물 섭취는 계산에 의해 대사 요구를 충족시킨다 (예: 기초 에너지 소비량).	• 발병 24시간 이내에 비경구 및 장관영양을 제공한다. • 영양사 혹은 영양지원부서에 의뢰한다. • 지질 섭취를 관찰한다. • albumin, prealbumin, transferrin, cholesterol, triglycerides, glucose를 감시한다.
편안함/통증 조절	
환자는 안정된 활력징후 혹은 치료 또는 절차에 대한 협조로 증명되듯이 가능한 편안해 질 것이다.	• 통증 척도를 사용하여 객관적으로 안위/통증을 사정한다. • 사정에 의해 필요하면 진통 및 진정 치료를 제공 • 환자의 약물에 대한 심폐반응 및 통증반응 을 관찰한다.
심리사회적	
환자는 불안의 감소를 보인다.	• 치료, 논의 등의 시간 동안 활력징후를 사정한다. • 조심스럽게 진정제를 투여한다. • 적절한 사회복지사업, 성직자 등에게 의뢰한다. • 충분한 휴식과 수면을 제공한다.

Box 14-1-10
패혈성 쇼크 환자를 위한 협력적 간호 지침 (계속)

결과	중재
교육/퇴원 계획	
환자와 가족(보호자) 치료를 위해 필요한 절차와 검사를 이해한다.	• 폐동맥 카테터 삽입, 혈액 배양, 삽관, 기계적 환기와 같은 시술에 대해서 환자 및 가족(보호자)을 준비시킨다.
가족(보호자) 질병의 심각성을 이해하고, 적절한 질문을 하며, 잠재적인 합병증을 예상한다.	• 패혈증의 원인 및 영향, ARDS 또는 신부전, MODS와 같은 잠재적인 합병증을 설명한다. • 인공호흡기, 병태생리, 감시, 치료 등과 관련된 질문을 하도록 환자와 가족(보호자)을 격려한다.

의 사망률이 매우 높기 때문에, 예방적인 감염 조절 조치가 있어야 한다. 방어기전이 약화될 수 있고, 병원성 감염으로부터의 보호가 필요하다. 중요한 간호로는 무균술 지킴, 철저한 손씻기, 그리고 감염의 다양한 장소와 원인에 대한 지속적인 인식이 있다. 장치와 관련있는 감염원은 Box 14-1-11에 제시되어 있다.

Box 14-1-8
장치와 관련된 감염의 원인

혈관내 카테터
기관내/기관절개관
유치도뇨관
수술 상처 배농관
두개내 모니터링 장치 및 카테터
정형외과 금속기구류
비위관
위장관

② 감염의 확인과 치료

감염성 미생물의 확인과 적절한 항생제 치료가 가장 중요하다. 원인 미생물이 확인되기 전에 경험적 광범위 항생제 치료가 시작되는데, 대개 그람음성 및 그람양성 세균과 혐기성 세균에 대한 다발성 항생제를 사용한다. 그러나 감염성 미생물이 분리되어졌을 때 항생제 치료는 항생제 내성의 발생을 최소화시키고 해당 미생물에 대해 효과적인 특정 항생제로 변경되어야 한다. 패혈증의 원인을 경감하기 위한 다른 확실한 방법으로 화농성 조직이나 분비물의 절제나 배액이 포함될 수 있다.

그러나 패혈증의 항균제 치료만으로 패혈성 쇼크에서의 전신성 염증반응을 치료하는데 충분하지 않다. 지지적인 방법으로 적절한 조직 관류를 수립하고 유지하며, 쇼크와 관련된 다양한 매개물질의 작용을 차단하거나 방해하기 위한 다른 요법들이 필요하다. 지지적인 간호로는 다음 사항을 포함한다:

- 혈관내 용적을 회복
- 적절한 심박출량을 유지
- 적절한 환기와 산소화를 확보
- 응고와 항응고 간의 균형을 회복
- 적절한 대사 환경을 제공

③ 혈관내 용적의 회복

적절한 용적 보충은 저혈압에서 회복되는데 중

요하다. 환자들은 매개물질에 의해 유발된 혈관확장과 모세혈관 누출 때문에 몇 리터 혹은 그 이상의 수액을 필요로 할 수 있다. 수액 보충은 혈역학적 징후, 소변 배출량 그리고 대사성 산증의 지표($ETCO_2$, 염기부족, 유산수치)에 의해 이루어져야 한다. 환자들은 보통 면밀한 관찰을 위해 폐동맥과 동맥카테터를 필요로 한다. 또한 정맥 산소포화($cSvO_2$ 또는 SvO_2)를 관찰하는 침습적 카테터도 체액 회복을 이끄는데 도움이 된다. 대사성 산증을 나타내는 표지자들이 하강하는 경향이 조직 관류 향상의 좋은 지표이다.

체액 보충을 위해서 정질 혹은 교질 수액의 사용은 임상실무에서 논의의 여지를 가지고 있다. 수액 처방에 대한 기초적인 조건과 반응은 어떤 수액이 사용되어져야 하는 지를 결정하는 데 도움이 된다. 출혈에 의한 결핍 시 세포에 산소 공급을 강화하기 위해 혈액제제가 처방될 수 있다. 수액을 투여하고 수액 치료에 대한 반응을 면밀히 관찰하는 것은 중요한 간호 책임이다(Box 14-1-10).

④ 적절한 심박출량 유지

패혈성 쇼크의 초기 단계에 심박출량은 정상이거나 증가될 수 있다. 그러나 감소된 전신혈관성 저항(SVR)과 말초혈관 확장 때문에 심박출량은 조직 산화와 관류를 유지하기에 충분하지 않다. 패혈성 쇼크가 진행됨에 따라 심장 기능 장애 때문에 심박출량은 감소하기 시작한다. 그러므로 심박출량의 유지는 근본적인 치료 목표이다.

만약 충분한 용적 보충이 조직 관류를 향상시키지 않으면 순환을 지지하기 위해 혈관에 작용하는 약물이 투여된다. 도파민(dopamine)은 SVR을 증가시키고 신장과 장간막 혈류를 향상시키기 위해 사용될 수 있다. Dobutamine과 mirlionone은 심장의 수축촉진작용을 위해 사용되기도 한다. 자주 사용되는 혈관수축약물은 levarterenol (norepinephrine[Levophed]), epinephrine, vasopressin으로는 phenylphrine(Neo-Synephrine)이 있다. 낮은 심박출량과 높은 SVR이 있는 환자들에게는 혈류를 재분배하고 관류를 향상시키기 위해 nitroprusside(Nipride)와 같은 혈관확장제의 사용이 도움이 될 수 있다. 단일 약물로 바라던 혈역학적 효과를 얻기는 어렵다. 이러한 상황에서는 환자의 반응에 따라 다양한 약물의 조합이 개별화되어 사용된다. 간호사의 역할은 약물을 투여하는 것이고, 보통 바라던 반응이나 효과에 대한 용량을 적정하게 된다. 그리고 반응과 잠재적으로 위험한 부작용에 대해 환자를 세심하게 관찰한다(Box 14-1-10).

⑤ 충분한 환기와 산화의 유지

환자의 기도 유지, 환기 증가 그리고 패혈성 쇼크 환자에서의 충분한 산화를 보장하기 위해 보통 기관내 삽관과 기계적 환기를 필요로 한다. ARDS와 같은 상태 때문에, 호기말양압이 자주 산화를 돕기 위해 필요하다.

순환 지지, 환기 그리고 산소화의 사정이 필수적이다. 환자의 산소공급량(DaO_2)과 산소소모량(VO_2)의 요구가 자주 평가되어야 한다. 목표는 산소소모량이 산소공급량에 독립적으로 보장되기 위해 산소공급량을 최대화하는 것이다. 세포로의 충분한 산소 공급을 통하여 호기성 대사가 유지되고 조직 에너지 요구가 충족된다.

⑥ 응고와 항응고 사이의 균형 회복

균체독소에 직접적으로 작용하는 약물과 패혈증 및 SIRS에서 나타나는 염증성 반응과 관계된 매개물질에 대한 연구가 집중되었다. 최근 미식품의약청은 drotrecogin alfa(활성화된)(Xigris)를 승인했다. 이 약물은 패혈성 쇼크 상태에서 상실하게 되는 응고와 섬유소 용해의 항상성을 회복시키며(그림 14-1-6), 연구에서 이 약물이 중증 패혈증의 환자에서 이환율과 사망률을 감소시켜준다고 보고했다. 앞으로 연구에서 이 약물의 가장 바람직한 사용이 평가될 것이다.

⑦ 적절한 대사환경의 유지

패혈성 쇼크와 관련된 흔하고 다양한 대사혼란은 혈액학적, 신장 그리고 간기능의 빈번한 관찰을 필요로 한다. 저장된 영양이 고갈되므로 환자는 영양불량을 예방하고 세포기능을 최적화하기 위해 보충적인 영양을 필요로 한다. 위장관 영양이 영양보조의 선호되는 경로이다. 왜냐하면 위장관계 통합성을 유지하고 감염을 감소시키며, 재원기간과 기계적 환기의 기간을 감소시킨다. 장관 영양법의 불내성은 총비경구영양(TPN)의 사용을 필요로 할 수 있지만 장관 영양법으로 작은 양이라도 공급하는 것이 바람직하다. 최근의 연구에서 장관 영양과 일부 총비경구영양(TPN)에서 전형적으로 발견되는 특수한 영양분이 스트레스 상태 동안 면역체계를 지지하는 것을 도울 수 있다고 제안하고 있다. 면역 지지를 위한 필수적인 영양소로 glutamine 과 arginine이 있다.

3. 쇼크의 특성

비록 쇼크 상태의 원인과 양상이 다를지라도, 연구자들은 점차 저관류, 과응고 경향, 염증 반응의 활성화와 같은 특징들이 모든 쇼크 상태에서 공통적이라는 결론을 내고 있다. 게다가 한번 쇼크 상태가 발생하면 그 일련의 과정이 교감신경계의 활성화, 염증 반응, 면역 반응 등의 쇼크에 대한 생리학적 반응이 쇼크의 최초 원인 보다 더 많은 관계가 있을 수 있다. 이러한 결과는 순환 및 호흡 기능부전으로 이후의 다발성 장기 손상을 초래하는 보상기전의 혼란으로서 통합된 쇼크 이론을 이끌어 냈다.

4. 쇼크의 단계

쇼크는 세 단계의 점점 심각한 단계로 진행되어, 마지막에는 알려진 방법으로는 전환이 어렵게 된다. 다음의 세 가지 이유로 쇼크 상태를 어떤 개인에서 특정한 시간에 결정하는 것은 어렵다. (1) 쇼크는 다양한 원인을 가진다. (2) 발병의 정확한 시간이 많은 경우에서 알려지지 않는다. (3) 일정 시간에 쇼크의 정도를 분명하게 알려주는 진단적인 검사가 부족하다. 그럼에도 불구하고 쇼크의 단계는 유용한데, 이는 쇼크를 고정된 상태 보다는 진행하는 과정으로 보기 때문이다.

초기 비진행적인 단계(1단계): 앞에서 언급된 보상기전이 정상 활력징후와 뇌관류를 유지하는 데 비교적 효과가 있다. 1단계 동안 쇼크는 진단이 잘 되지 않고 자주 인식되지 않는다. 그러나 만약 쇼크의 원인이 이 시기에 성공적으로 치료된다면 환자는 완전히 회복할 수 있다.

중간 단계인 진행적인 단계(2단계): 정상 관류를 유지하는 보상기전이 약화되기 시작하고 대사 및 순환성 혼란이 더욱더 뚜렷해지고, 염증 및 면역 반응의 활성화가 완전히 이루어진다. 이 시점에서 쇼크의 원인과 그 결과로서 생기는 대사, 순환, 염증성 반응을 표적으로 하는 중재가 환자를 구할 수 있다. 이때, 한 개 이상의 장기에서 부전 징후가 명백하게 나타날 수 있다.

마지막 단계인 비가역적인 단계(3단계): 세포 및 조직 손상이 매우 심각해서 대사, 순환, 염증성 혼란이 교정될지라도 생명은 유지될 수 없다. 이 시점에 본격적인 다발성 장기 부전 증후군(MODS)이 분명해 진다.

임상적 적용

자가학습: 비판적 사고

1. 쇼크 상태에 대한 혈역학적 사정 징후(혈압, 맥박, 중심정맥압, 심박출량, 전신혈관저항)을 비교 및 대조하시오.
2. 초기 쇼크에서 보상기전의 병태생리를 설명하시오.
3. 쇼크 상태에서 환자 간호를 위한 간호의 우선순위에 대해서 토의하시오.

전신성 염증반응 증후군

원인
병태생리

학습목표

- 전신성 염증반응 증후군 환자의 간호관리 원칙을 설명할 수 있다.

쇼크 정도에 대한 사정은 종종 어렵다(쇼크의 단계 보기). 진행성 쇼크 단계에서는 염증성 반응의 전신적인 활성화로 조직과 장기의 손상이 나타난다는 것이 명백해졌다. 신속하고 효과적인 중재가 비가역적인 단계로의 쇼크 진행을 예방할 수 있다는 생각으로 전신적인 반응이 일어나고 있는 환자들을 발견하는 노력이 이루어지고 있다. 전신성 염증반응 증후군(systemic inflammatory response syndrome , SIRS)이란 용어는 쇼크의 근본 원인이 무엇이든, 염증성 반응이 완전히 그리고 전신적으로 활성화된 환자들을 기술하기 위해 개발되었다.

1. 원인

전신성 염증반응 증후군(SIRS)은 쇼크의 원인이 많고 명확한 진단적인 검사가 없기 때문에 포함과 제외 기준에 의해 정의된다(그림 14-2-1). 이러한 기준을 충족하는 환자들은 새로운 질환을 가지지 않는다. 오히려 쇼크의 연속선에서 특정한 지점에 도달한 것이다. SIRS는 패혈성 쇼크 환자에서 자주 발생할 수 있다. 그러나 쇼크의 어떤 형태로도 야기될 수 있다. 게다가 패혈성 쇼크의 진행의 결과로서 발생한 SIRS의 경우에 감염 미생물은 이전의 항생제 치료 때문에 SIRS가 확인될 때까지 찾아 낼 수 없다. 따라서 많은 환자에서 혈액 배양이 음성으로 나온다. SIRS는 쇼크가 있는 환자 또는 쇼크를 초래할 수 있는 조건에 있는 환자에서 예상될 수 있다.

2. 병태생리

정상적으로 염증성 반응은 필수적이고, 엄격히 조절되어지며 미생물에 의한 침입이나 국소 조직 손상에 대한 국소적인 반응의 보호기전에 의해 조절된다. 손상된 조직에 의해 방출된 TNF-α 또는 IL-1과 같은 매개물질에 반응하여, 혈관이 확장되고 누출이 일어나게 되며 인접한 부분으로 응고인자와 섬유소원(fibrinogen)을 배출하고, 응고 연쇄반응의 국소 활성화가 일어난다. 응고 연쇄반응의

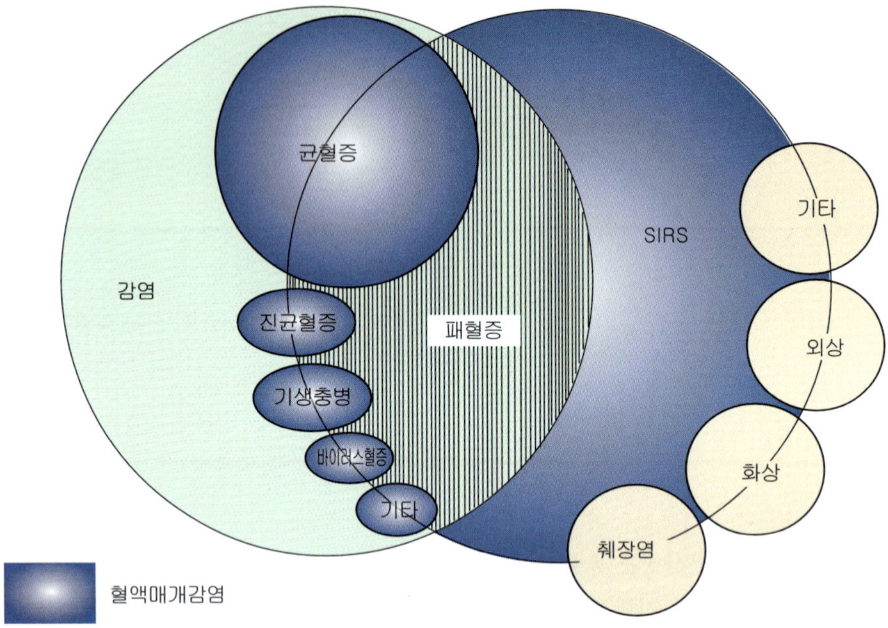

그림 14-2-1 전신성 염증 반응 증후군(SIRS), 패혈증, 감염과의 상관성

최종 산물인 섬유소(fibrin)는 그 부위를 벽으로 둘러 싸고 몸의 나머지 부분으로부터 격리한다. 매개물질은 또한 그 부위에 포식성 백혈구를 유인하여 보체연쇄반응을 활성화시킨다. 백혈구와 보체단백질의 활동의 결합은 침입하는 미생물의 제거를 초래하게 된다.

혈관에 있는 내피세포는 국소적인 염증성 반응의 발생에 중심 역할을 한다. 내피세포의 중요한 기능은 항응고 표면을 제공하고 혈관의 투과성을 조절하는 것이다. 국소적인 염증성 반응에서 염증 부위 주위의 내피세포는 손상된 조직 세포에 의해 방출된 매개물질의 결과로 활성화된다. 활성화된 내피세포는 혈소판과 호중구를 유인하는 세포 표면 단백질을 발현하며, 전응고(procoagulant) 내피 표면이 해당 부위에 형성된다. 백혈구, 혈소판, 활성화된 내피세포 그 자체가 nitric oxide, histamine, bradykinin과 같은 혈관을 확장하는 화합물을 방출한다. 또한 이런 화합물과 기타 물질들은 국소적인 혈관의 누출을 촉진하며, 응고 인자와 함께 혈장의 국소적인 혈관외 유출을 일으킨다.

SIRS에서 염증성 반응은 전신적으로 온 몸에 발생한다. 그 결과는 엄청나서 통제되지 않은 응고와 함께 조절되지 않는 염증, 순환 용량의 불균일한 분배가 있는 혈관의 광범위한 누출, 산소 공급과 요구의 불균형이 있다. 내피세포는 전신을 통하여 많은 혈관에서 활성화되어 이는 간질강내로 체액의 광범위한 누출과 면역체계 및 응고 연쇄반응의 전신적인 활성화가 일어난다. 상당한 양의 혈관외 체액 축적과 혈관 및 간질에서의 광범위한 미세혈전이 있다. 혈관내 혈액응고와 낮은 순환량의 결합은 중요 장기에 관류의 감소를 가져와 MODS와 사망의 가능성을 증가시킨다.

SIRS의 매개물질의 복잡한 상호작용을 둘러싼 결과들이 임상연구의 활발한 영역으로 남아 있다. 몇몇의 매개물질은 혈류의 부적절한 분포와 SIRS와 패혈증과 연관된 산소 공급 및 소모 불균형에 중요한 역할을 하는 것으로 여겨진다. 표 14-2-1은 이러한 중요한 매개물질을 열거하고 그 물질들의 활동을 요약했다.

SIRS의 관리는 패혈성 쇼크와 유사하다. 치료는 조직 관류와 적절한 산소화를 목표로 한다.

표 14-2-1 염증성/면역 반응(IIR)의 매개물질

매개물질	활성의 묘사	임상적 반응
내독소	• 보체 체계와 응고연쇄과정을 활성화한다. • 대식세포를 활성화하고 TNF, IL-1을 방출한다.	• 증가된 미세혈관 투과성, 혈관이완, 제 3공간으로 체액 유출(third-spacing), 미세혈전 형성 • 염증 반응
종양괴사인자(TNF)	• 단핵구-대식세포에 의해 방출된다. • 국소적으로, 전신적으로 다양한 영향을 미친다. • 다른 매개물질 활동을 자극한다.	• 저혈압, 빈맥, 심근의 약화, 빈호흡, 고혈당, 대사성 산증, 제 3공간으로 체액 유출, 열, 미세혈관 수축
Interleukin-1(IL-1)	• 단핵구-대식세포에 의해 방출된다. • 백혈구 증가를 자극한다. • 급성 단계 단백질 생산과 골격근으로부터 아미노산 방출을 유발한다. • 응고물질 활동을 활성화한다. • catecholamine에 대한 혈관반응성 감소시킨다.	• 증가된 백혈구 • 높은 요질소 분비와 근육 소모 • 상승된 응고 검사 수치 • 감소된 SVR. 승압약 또는 합성 catecholamine제의 저용량에 반응하지 않음
Interleukin-6(IL-6)	• 단핵구, T세포(T helper cell)와 대식세포에 의해 방출된다. • 염증성 반응을 증가시킨다. • B세포 자극과 분화 • IL-1과 함께 상승작용	• 열 • 항체 분비
보체 연쇄반응	• 염증 과정 • 외부 입자와 세포의 옵소닌화(opsonization)와 세포의 용해 • 호중구(그리고 산소 라디칼)와 IL-1을 자극한다. • 비만세포와 호염기구의 탈과립	• 부종 형성, 혈관 확장, 혈관투과성, 제 3공간으로 체액 유출 • IL-1의 모든 영향

표 14-2-1 염증성/면역 반응(IIR)의 매개물질 (계속)

매개물질	활성의 묘사	임상적 반응
혈소판 응집인자 (PAF)	• 비만세포, 호염기구, 대식세포, 호중구, 혈소판, 손상된 내피에 의해 방출된다. • 혈소판 응집을 증가시킨다. • 호중구 유착을 증가시킨다. • 혈관 투과성과 기관지 수축을 증가시킨다. • 심장에서 음성 근수축 효과	• 확산을 방해하는 미세 혈전 형성 • 제 3공간으로 체액 유출 • 기관지수축, 수포음과 천명음, 폐기도압 증가 • 심장 수축력과 힘의 감소로 저용량의 혈관수축제와 근수축제에 반응하지 않음
아라키돈산 대사산물(AA)	• AA의 자극이 대사산물 prostaglandin(PG), thromboxane(TX), leukotrienes(LT) • PGF와 TXA_2는 폐고혈압, 혈관수축, 혈소판 활성화와 응집을 유발 • PGE, PGD, prostacyclin은 혈관확장과 감소된 혈소판 응집을 유발한다. • Leukotrienes 는 호중구 주화성, 혈관 수축, 혈관 투과성을 증가시킨다. • 그람음성 세균에 대한 위 투과성을 증가시킨다. • 백혈구 유착과 혈소판을 억제한다.	• 산소화와 환기 곤란, 기도 저항 증가, 천명음 • 제 3공간으로 체액 유출과 부종 형성 • 혈관 확장, 모세혈관 투과성 증가, 저혈압
산소 라디칼 (oxygen radicals)	• 호중구의 호흡성 파열(respiratory burst) 동안 대사산물(O_2^-, H_2O_2, OH^-)이 생긴다. • 세포 구조를 파괴하고, 세포 활성을 방해한다. • 내피세포를 파괴하고, 응고기전을 자극한다. • 투과성을 증가시킨다.	• 염증 반응, 부종 형성, 열 • 미세혈전 형성 • 제 3공간으로 체액 유출

다장기부전 증후군

원인
병태생리
사정: 장기 기능 감시
관리

학습목표

- 다장기부전 증후군 환자의 간호관리 원칙을 설명할 수 있다.

다장기부전 증후군(Multiple Organ Dysfunction Syndrome, MODS)은 쇼크의 연속에서 또 다른 한 부분을 나타낸다. MODS는 종말기관 관류와 산소화를 유지하기 위한 무능력의 결과로, 손상과 장기 부전(기능을 유지하기 위한 기관의 무능력)으로 초래한다. 예를 들면 환기와 가스 교환을 통하여 혈액을 적절하게 산소화시키기 위한 호흡기계의 무능력은 호흡기 부전으로 간주된다.

1. 원인

전반적으로 MODS는 사망률의 75%까지 관련이 있고 중환자실 사망의 80%까지 책임이 있을 수 있다. 표 14-3-1는 포함된 기관계의 숫자에 따라서 MODS로 인한 사망률을 제시한다.

MODS의 병인은 알려져 있지 않다. SIRS에서 발견되는 전신성 염증성 매개물질은 MODS의 병인으로 역할을 할 수 있다. 게다가 점막 장벽 기능의 통합성 소실은 장으로부터 세균독소를 유리시킬 수 있다. 이런 독소는 전신적으로 순환하고 다양한 장기를 손상시킨다. 마지막으로 미세혈관 혈전에 의해 야기되는 조직 저산소증은 또한 MODS에 기여한다.

2. 병태생리

장기에 대한 손상은 일차적 또는 이차적일 수 있고 장기 부전을 야기한다. 일차적인 손상은 장기 기능 장애가 생기는 장기에 대한 직접적인 손상으로 언급된다. 예를 들면, 심각한 흉부 둔상은 폐에 상처를 입히고 ARDS를 일으킬 수 있다. 이차성 손상은 쇼크 상태에서 작용하는 기전에 의한다. 예를 들면 상처 감염이 패혈증을 일으킬 수 있다. 그러나 결과적으로 초래되는 패혈성 쇼크나 SIRS는 ARDS를 일으킬 수 있다. 전형적으로 기능 장애의 징후가 분명한 첫 장기는 폐, 심장, 신장이다. 간부전은 나중에 발생하는 경향이 있다. 왜냐

표 14-3-1 기관 부전 수의 기능으로서 중환자실 생존율

기관 부전의 수	사망률(%)
0	0.8
1	6.8
2	26.2
3	48.5
4	68.8
5	83.3

Box 14-1-5
쇼크상태, SIRS, MODS가 있는 환자를 위한 간호진단의 예와 협력적 문제

- 비효율적인 조직 관류
- 변화된 심박출량
- 체액량과 전해질 부족
- 비효율적인 호흡 양상
- 저하된 가스 교환
- 지연된 부동
- 변화된 통증 관리
- 두려움, 불안

하면 간은 상당한 보상적인 능력을 가지고 있기 때문이다. 만약 쇼크 상태가 지속된다면 결국은 모든 중요한 장기들의 기능 부전이 되어 사망에 이르게 된다. 종말 기관 관류와 산소화를 증가시키고 쇼크 상태의 임상적인 관리 동안 염증성 반응을 줄이는 중재가 주요하다. MODS의 개념은 기관이 서로 독립적이지 않다는 것을 나타낸다. 그러므로 어떤 특별한 기관의 부전은 두 번째 혹은 세 번째 기관의 부전을 더 만들게 된다. 게다가, 처음에 기능부전이 있은 기관계의 기능 회복이 환자를 구하지 못할 수 있다. 왜냐하면 그 후에 약화된 기관계가 회복할 수 없이 손상될 수 있기 때문이다.

3. 사정: 장기 기능 감시

SIRS와 같이 MODS는 쇼크 상태의 범위를 규정하고 환자의 악화와 호전을 추적하고 특별한 환자의 적절한 치료를 가능하게 돕기 위해 생겨난 개념이다. 쇼크 상태, SIRS, MODS에 대한 간호진단이 Box 14-3-1에 제시된다.

만약 둘 이상의 기관계에 부전이 있다면 MODS가 존재하는 것으로 추정된다. 다양한 점수 체계가 MODS의 범위를 결정하기 위해 있다. 패혈증과 관련된 기관 부전 사정(SOFA) 체계가 표 14-3-2에 제시된다. 다른 점수 체계로는 급성 생리작용과 만성 건강 평가(Acute Physiology and Chronic Health Evaluation, APACHE)와 사망확률모델(Mortality Probability Models, MPM) 체계가 있다. 이들 각각은 사망률의 예측 지표로서 중환자를 대상으로 확인되어 졌었다. 게다가 또한 이런 점수 체계는 근무 직원의 수와 보험관련 상환을 결정하고 연구 조건에서 포함시키거나 제외시키기 위한 기준을 결정하기 위해 사용될 수 있다.

4. 관리

불행하게도 지지적인 치료 이외에 MODS에 대한 특별한 치료는 없다. 특정 기관계에 지시된 치료는 MODS 환자에 있어서 향상된 생존의 결과를 보이지 않았다. 이는 기관계의 상호의존과 MODS의 전신적인 특성을 반영하는 것으로 볼 수 있다.

표 14-3-2 패혈증과 관련된 기관 부전 사정(SOFA) 점수 체계

	SOFA 점수			
기관계	1	2	3	4
호흡				
산소 분압/흡입 산소 분율(mmHg)	< 400	< 300	< 200 호흡 보조	< 100
응고				
혈소판 × 10^3 mm^3	< 150	< 100	< 50	< 20
간				
빌리루빈(mg/dL)	1.2–1.9	2.0–5.9	6.0–11.9	> 12
심혈관				
저혈압	MAP<70mmHg	Dopamine ≤5 또는 dobutamine 소량	Dopamine >5 또는 epinephrine ≤0.1 또는 norepinephrine ≤0.1	Dopamine >15 또는 epinephrine >0.1 또는 norepinephrine >0.1
중추신경계				
Glasgow Coma Scale 점수	13–14	10–12	6–9	<6
신장				
Creatinine(mg/dL) 또는 소변량	1.2–1.9	2.0–3.4	3.5–4.9 또는 <500mL/일	>5.0 또는 <200mL/일

MAP, 평균 동맥압

그러나, MODS를 발생시키는 높은 가능성을 가진 환자의 조기 확인(입원 후 7~72시간)과 SvO_2, 동맥 유산염 농축, 염기 부족, pH의 조기 정상화는 양호한 입원경과와 입원환자 사망률 감소를 초래하는 것으로 밝혀졌다. 확인을 요하는 이러한 자료는 MODS의 전신적인 특성을 나타낸다. SIRS나 MODS의 염증성 특성을 표적으로 하는 다른 치료로는 drotrecogin alfa(Xigris)가 있다. Corticosteroid도 사용될 수 있으나 논쟁의 여지가 있다.

사례연구 ■ 심근경색으로 인한 심장성 및 패혈성 쇼크

52세 여성 김씨는 휴식으로 경감되지 않는 새롭게 발병한 흉통으로 응급실을 방문하였다. 그녀는 식료품점에 장을 보러 갔었고, 장바구니를 들고 집으로 오는 동안 발한과 흉부 중압감을 경험하기 시작했다. 흉부 중압감은 통증으로 진행되었고, 그녀는 119로 연락을 했다. 병력에는 고혈압과 제2형 당뇨병이 있다. 한달 전 고혈압의 진단 이후,

김씨는 metoprolol(Lopressor) 100mg/일 복용을 시작했다. 그녀는 또한 하루 두 번씩 glyburide (DiaBeta) 5mg을 복용하기 시작했다. 김씨는 운동을 규칙적으로 하지 않고, 음주는 사교적 수준(주당 1~2회의 알코올성 음료)이고, 20년 동안 하루에 담배를 약 한갑 반을 피웠다.

신체검진에서 김싸는 비만하고 발한 상태이며, 그녀의 흉통은 1에서 10의 척도에서 8 정도였다. 2개의 18-gauge 정맥주사 라인이 양쪽 전주와 부위에서 시작되었다. D_5 1/2 생리식염수(NS) 가 75mL/시로 주입되고 있다. 입원시 활력징후는 체온 99.7°F(37.6℃); 호흡수 32회/분; 맥박 116회/분; 혈압 136/96mmHg. 유치도뇨관이 삽입되고 농축된 뇨 7mL가 얻어졌다. 검사 수치는 hemoglobin 12.2g/dL; hematocrit 35%; WBC 9.9mm³; 포도당 167mg/dL; Na 141mEq/L; K 3.7mEq/L; 요소질소(BUN) 26mg/dL; creatinine 1.2mg/dL; Mg 1.8mg/dL; Ca 8.7mg/dL; 총 크레아틴 인산효소(total creatine phosphokinase)(흉통의 발병 후 8시간) 154.4 IU/dL(정상, 0-20 IU/dL). 심장 표지자는 MB-CPK 5.42IU/dL(정상, 0.7 IU/dL 이하); 심장 troponin 124 ng/mL(정상, 1.0mg/mL 이하).

김씨는 급성 심근경색의 진단을 받고 병원에 입원하였다. 그리고 관상동맥과 가능한 스텐트(stent) 부위를 평가를 위해 심혈관 조영실에 옮겨졌다. 좌전하행관상동맥은 90% 폐색되었고, 우관상동맥은 75% 폐색되었다. 두 스텐트는 성공적으로 삽입되었다. 김씨는 시술 동안 흉통이 증가하는 것을 경험하였고, 다음의 약물을 투여하기 위해 중심정맥카테터의 삽입을 필요로 했다; IV 수액, dopamine 5㎍/kg/분, dobutamine 2.5㎍/kg/분, 그리고 니트로글리세린 100㎍/분. 시술 동안 혈압(72/46mmHg)은 낮았고, 심인성 쇼크로 진단되었다. 대동맥내 풍선(IAB) 카테터가 심장의 부하량을 감소시키기 위해 삽입되었다. 그리고 중환자실로 옮겨졌다.

중환자실 도착시 김씨는 호흡정지가 발생했다. 긴급하게 기관 삽관이 이루어졌고, 기계적 환기가 시작 되었다. 동맥라인과 폐동맥 카테터(PAC)가 삽입되었다. 초기의 지표는 심박출량(CO) 2.1L/분; 폐동맥 쐐기압(PAWP) 24mmHg; SVR 1,567 dyne/초/cm^{-5}; 혈압 72/54mmHg; 평균 동맥압(MAP) 66mmHg; 맥박 132회/분이다. 동맥혈 가스(ABGs)는 호흡성 산증으로 나타났다: pH 7.30; PCO_2 62mmHg; PO_2 62mmHg; HCO_3 24mEq/L. 김여사는 furosemide 80mg을 투여받았고, dobutamine은 5㎍/kg/분으로 증가되었다. 또한 heparin이 900unit/시간으로 주입되기 시작했다. IAB는 최대한의 심장 보조를 위해 1:1 비율로 맞춰졌다.

김씨는 IAB, dobutamine, dopamine, nitroglycerine, heparin으로 치료가 계속되었다. morphine과 midazolam이 통증과 진정을 위해 투여되었다. 정맥 수액은 50mL/시간으로 투여되었다. 그리고 만약 PAWP가 18mmHg 이하로 떨어지면 200mL bolus가 처방되었다. 만약 PAWP 22mmHg 이상으로 상승하면 이뇨제 furosemide 20mg IV가 매 4시간마다 필요에 따라 처방되었다. 만약 혈청 potassium이 4.0mEq/L 이하로 떨어지면 필요시 마다 KCl 20mEq IV가 처방되었다.

중환자실 2일째, 김씨는 혈역학적으로 더욱 더 안정되었다. 그녀의 활력징후는 향상되고 있다: 체온 99.7°F(37.6℃); 맥박 110-116회/분; 5㎍/kg/분 dobutamine과 5㎍/kg/분 dopamine에서 혈압 92/56mmHg. IAB 카테터는 1:1 비율로 유지된다. 폐동맥 기록은 심박출량 5.7mL/분; PAWP

18mmHg; SVR 879dynes/sec/cm^{-5}. 환기기 보조로부터 이탈하려는 시도가 시작되었고, 통증과 진정을 위해 더 적은 약물을 필요로 했다.

중환자실 3일째, 기관내관이 제거되었고 산소마스크로 40%의 산소가 투여되었다. IAB 비율은 천천히 증가되기 시작했다. 그녀는 넓은 부위의 전벽 심근경색을 앓았으나 다른 장기의 심각한 침범 없이 심인성 쇼크로부터 회복되고 있는 중이다.

중환자실 4일째, IAB가 제거되었고, PAC는 쇄골하 정맥라인으로 교체되었다. dobutamine과 dopamine을 중지되었고, 유동식이 처방되었다. 10시간 후 김씨는 더 불안정해졌고 정맥주사선과 유치도뇨관을 잡아당기기 시작했다. 그녀의 활력징후는 체온 102.0°F(38.9℃); 호흡수 32회/분; 맥박 125회/분, 혈압 82/44 mmHg. 혈액과 소변이 배양을 위해 보내졌다. 김여사는 재삽관되었고, PAC가 재삽입되었다. 초기의 혈역학적 기록은 심박출량 8.2L/분; PAWP 22mmHg; SVR 660dynes/sec/cm^{-5}이었고, 김씨는 패혈성 쇼크로 진단되었다. 그리고 광범위 항균 스펙트럼 항생제가 처방되었다. 그녀의 혈압을 보조하기 위해 많은 양의 수액이 필요하다; 그러나, 심근 손상으로 전부하를 최적화하기 위해 이뇨제를 필요로 한다. 급성 폐부종이 발생하고 furosemide 100mg IV로 투여되었다. 70mmHg보다 더 높은 MAP로 적정하기 위한 처방으로 Phenylephrine이 0.05㎍/kg/분으로 시작되었다. 동맥혈가스(ABGs)는 대사성 산증으로 나타났고, 혈청 유산염은 5.8mmol/L로 나타났다. WBC는 12.4mm^{3}으로 증가했고 예비 혈액 배양이 그람 음성 간균에 양성이었다. 김씨는 통증에 민감하게 반응하지 않았고 명령에 따를 수가 없었다. 그녀는 midazolam과 morphine을 간헐적으로 투여받고 있다.

4시간 후 지속된 심실 빈맥이 발생하였고 심실 세동으로 진행되었으며, 소생이 성공하지 못했다.

임상적 적용

자가학습: 비판적 사고

1. 염증 반응 체계 SIRS, 패혈증, MODS에서 지시되는 의학 및 간호 관리 중재를 비교 및 대조하시오.

외상

손상기전

둔상

관통상

자상과 천자

초기사정과 관리

병원 도착 전 관리

병원 내 관리

특수 손상의 사정과 관리

흉부외상

복부외상

근골격계 손상

악안면 외상

다발성 외상의 합병증

초기 합병증

말기 합병증

학습목표

- 초기 사정과 외상 환자 관련 간호의 단계를 설명할 수 있다.
- 흉부, 복부, 근골격계, 턱얼굴 외상 환자의 사정 방법을 설명할 수 있다.
- 손상에 의한 복부의 고형장기(solid organ)와 속빈장기(hollow organ)의 반응을 비교할 수 있다.
- 흉부, 복부, 근골격계, 턱얼굴 외상 환자의 치료와 간호에 대해 설명할 수 있다.
- 외상 직후, 초기, 말기 합병증과 합병증이 사망에 미치는 영향을 설명할 수 있다.

The American Heritage Dictionary에서는 외상(trauma)을 "갑작스런 물리적 손상에 의해 발생한 상처"라고 정의하였으며 국립손상예방조절위원회에는 "신체가 온도, 기계적, 전기적, 화학적 에너지에 갑자기 노출되거나 열이나 산소와 같은 필수 요소의 부재로 인한 의도적 혹은 비의도적 손상"이라고 정의하고 있다.

의도적 손상(자살 시도, 폭행, 살인)은 중독, 교수, 익사, 소화기 발사, 절단, 독약이 포함된다.

비의도적 손상으로는 자동차 충돌, 중독, 추락, 익사, 화재, 화상이 있으며 미국에서 1~34세 사망의 주요 원인이며, 35~44세에서는 암에 이어 두번째 주요 사망원인이 되며, 모든 연령에서 5번째 주요 사망원인이 되고 있다.

1. 손상기전

손상기전은 손상의 형태를 설명하고, 그로 인한 최종 결과를 예상하며 일반적인 복합손상을 예측하는 것을 도와주므로 손상기전을 이해하는 것이 중요하다. 게다가 손상은 전형적인 징후없이 외상 환자에서 나타날 수 있다. 손상기전에 근거하여 추가검사와 재사정의 내용과 범위를 예측할 수 있다.

손상기전은 손상력의 형태와 관련 조직반응과 관련이 있다. 힘이 기능상실 한계를 초과하여 조직을 변형시킬 때 손상이 발생한다. 상처는 손상을 일으키는 힘에 따라 다양하다. 손상의 영향은 또한 연령, 성별, 기저질환 유무, 지리학적 특성과 같은 개인적, 환경적 요인에 따라 다르다.

힘은 관통되거나 관통되지 않을 수도 있다. 힘에 의해 전달된 손상은 전달된 에너지와 접촉면에 따라 다르다. 관통 손상에서 힘이 집중되는 영역은 작다. 둔상이나 비관통상의 경우, 에너지는 넓은 영역으로 분산된다. 충격에 영향을 주는 지배적인 요인은 속도 또는 가속도이다.

힘 = 질량×가속도

1) 둔상

둔상(blunt injury)의 기전은 자동차 충돌, 추락, 폭행, 신체 접촉이 일어나는 스포츠가 포함된다. 다발성 손상에서 둔상이 흔하며, 이러한 손상은 관통상보다 더 치명적인데 이는 손상의 범위가 다소 덜 명확하여 진단이 어렵기 때문이다.

둔상은 힘의 조합에 의해 발생하는데, 이러한 힘에는 가속도, 감속도, 응전, 압착, 압축저항이 포함된다.

- 가속도는 움직이는 물체의 속도가 증가하는 것이다.
- 감속도는 움직이는 물체의 속도가 감소하는 것이다.
- 응전은 서로 마주보는 구조가 미끄러질 때 수평면을 가로질러 나타난다.
- 압착은 신체의 일부에 지속적인 압력이 가해질 때 나타난다.
- 압축저항은 쥐어짜는 힘이나 안으로 밀어 넣는 힘에 저항하는 물체의 힘이다.

둔상은 가장 큰 손상을 일으키는 직접적인 충돌이다. 손상은 몸의 표면과 손상요인이 직접적으로 접촉했을 때 나타난다. 간접적인 힘은 에너지가 분산되어 내부 구조에 전달된다. 간접적인 힘에 의한 손상 범위는 물체에서 몸으로 에너지 이동에 달려 있다. 손상은 받은 에너지와 충돌에 의해 바뀐 조직 경향에 의해 발생한다. 가속-감속 손상은 가장 흔한 둔상의 원인이다.

자동차 충돌 시, 자동차 크기와 모양은 손상 양상을 변화시킨다. 작은차는 거리 당 충돌이 큰 차보다 크고 더 많은 사망을 일으킨다. 충돌 전에 탑승자와 차는 같은 속도로 움직인다. 충돌 중에 탑승자와 차 모두 속도가 0으로 감속되지만, 반드시 같은 비율로 감속하지 않는다. 실제로 하나의 충돌에는 3가지 충돌인자가 있다. 첫째 자동차가 다른 물체를 향해 나아감, 둘째 탑승자의 신체가 자동차의 내부구조에 부딪힘, 셋째는 신체 내부기관이 딱딱한 신체표면으로부터 받는 충격이다. 예를 들어 자동차 충돌 시 빠른 감속은 조직에 직접적인 손상을 일으킬 수 있다. 그 결과로 손상은 내부 장기가 뼈 구조에 영향을 미치고, 주요 혈관이 당겨지고 굽어지게 한다.

어깨와 무릎 억제대 착용은 사람이 표면에 부딪히는 힘을 감소시켜 손상 발생과중증도를 감소시켜 여러 군데 표면에 부딪히고, 자동차에서 튕겨나가는 것을 방지할 수 있다(그림 14-4-1). 자동차 내의 탑승자의 자세도 가해지는 둔상을 다르게 할 수 있다. 자동차가 보행자를 치었을 때, 자동차의 크기와 보행자의 크기를 시각화하는 것이 중요하다. 충돌 부위는 이들 요소에 따라 다양하다(그림 14-4-2)

2) 관통상

관통상(penetrating injury)은 이물질이 조직을 관통하여 발생하는 손상을 말한다. 손상 정도는

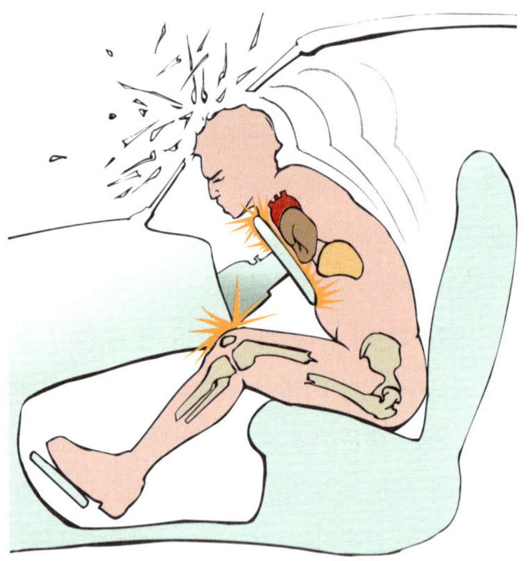

그림 14-4-1 자동차 사고에서 운전자가 안전벨트를 매지 않았다면 손상은 신체의 여러 부위에 나타날 수 있다. 일반적인 손상은 머리뼈, 두피, 얼굴, 흉골, 갈비뼈, 심장, 간, 비장이다. 골반과 하지의 뼈도 손상 받을 수 있다.

손상된 구조와 관련이 있다. 손상 기전은 관통하는 물체가 주변 영역에 만들어지고 분산되는 에너지에 의해 유발된다. 총알에 의해 손상된 조직의 양은 전달되는데 걸리는 시간에 따라 조직으로 전달되는 에너지량에 의해 결정된다. 전달이 분산되는 표면 영역 위로 조직손상이 일어난다.

속도는 구멍의 범위와 조직 손상을 결정한다(그림 14-4-3). 속도가 느린 탄환은 관통하는 중심의 작은 지름에 국한되고 파괴 효과는 작다. 속도가 느린 탄환은 본질적으로 조직면을 밀기만 하기 때문에 작은 구멍과 발파효과가 있다.

속도가 빠른 탄환은 만들어지는 에너지량과 구멍 형성 때문에 더 심각한 손상을 만든다. 손상은 세 가지 요인에 달려 있다. 손상 조직의 밀도와 압축성, 미사일의 속도, 이전 미사일 조각이다. 속도가 빠른 탄환은 탄환으로 부터 멀리 조직을 누르고 가속하여 탄환 주변과 전체 통과 경로에 구멍

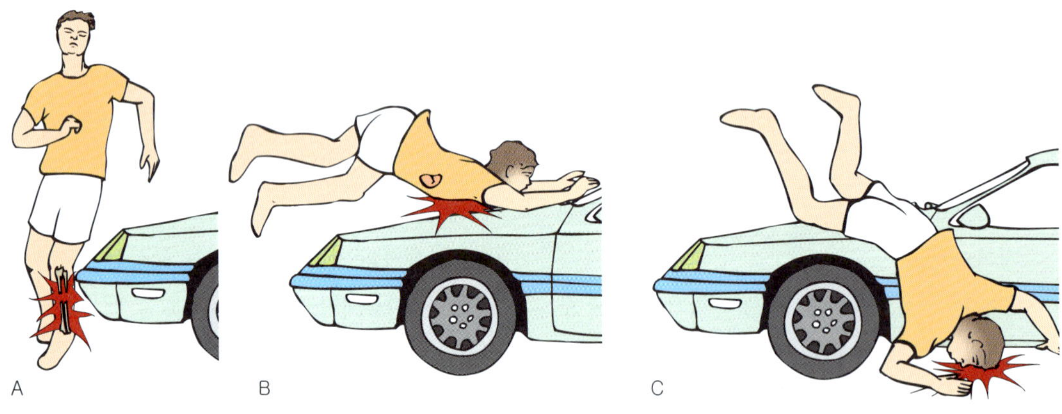

그림 14-4-2 움직이는 자동차에 보행자가 부딪혔을 때 심각하게 손상을 받을 수 있다. (A) 일반적인 손상은 충돌 시 정강뼈(tibia), 종아리뼈(fibula) 골절이다. (B) 보행자가 차의 보닛에 치였을 때의 충돌은 갈비뼈 골절과 비장파열을 일으킨다. (C) 보행자가 급정거한 차에서 굴러 떨어지거나 충돌에 의해 튕겨나갔을 때 머리 손상과 추가적인 하지 골절이 일어날 수 있다.

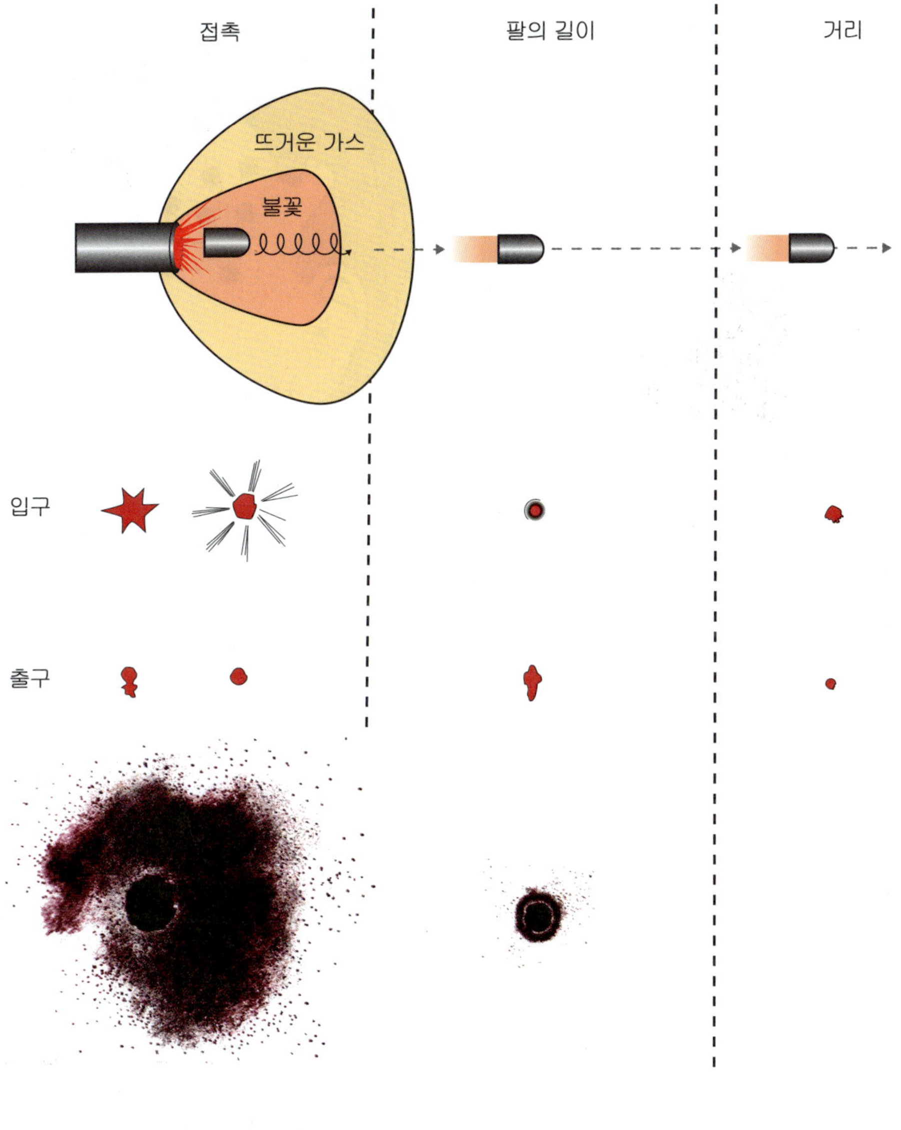

그림 14-4-3 신체 표면에서 산탄총 상처의 효과에 대한 도식화한 설명이다. 운동 에너지는 무기가 발사된 지점으로부터의 거리와 연관된 조직과 관련이 있다. 팔이 닿는 거리에서는 표면에 직접 닿았을 때 상처의 출구와 입구가 보인다. 위의 그림은 5cm 거리에서 발사한 소총에 의한 상처 입구(왼쪽)와 20cm 거리에서 발사한 경우의 상처 입구(오른쪽)이다. 구멍이 난 상처 입구와 힘이 약해지는 표시가 보인다.

을 만든다.

산탄총은 군수 목적으로 큰 탄피 안에 넣은 여러 개의 탄알을 사용한 사정거리가 짧고, 느린 속도를 가진 무기이다. 각각의 탄알은 탄환이 된다(그림 14-4-4). 무기, 병기, 탄도학을 포함한 산탄총 손상의 기전을 알고 있는 것이 중요하다. 이러한 필수적인 정보가 무기로 인한 손상을 받은 환자 사정지침에 사용된다. 모든 손상 환자는 사정

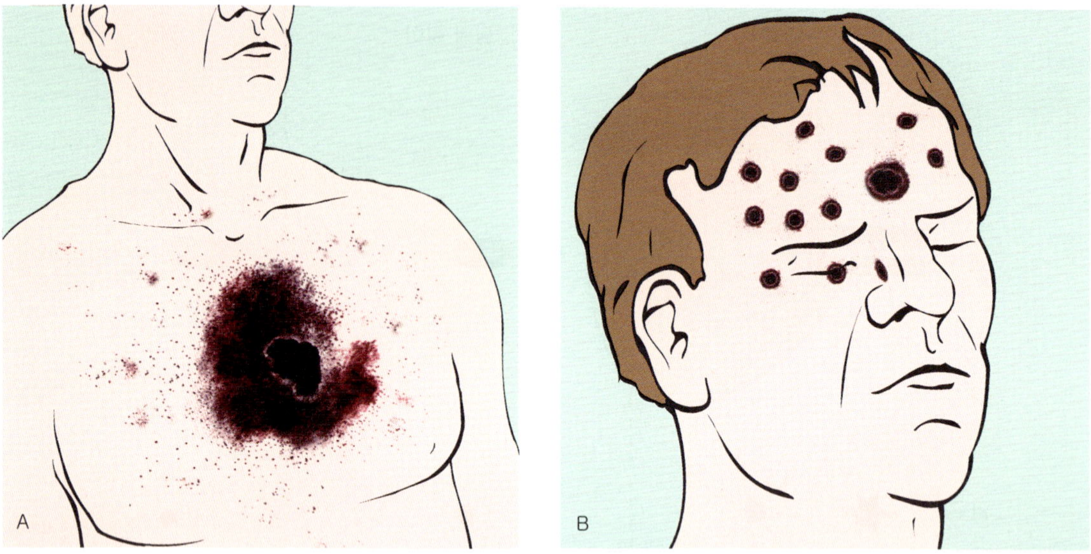

그림 14-4-4 두 개의 다른 거리에서 산탄총에 의한 손상이 발생하였다. (A) 가까운 거리에서는 상처 입구 주위는 넓고 혈액 튐과 화약에 의한 화상이 둘러싸고 있다. (B) 중간 거리(약 2.5-3미터)에서는 더 큰 입구 상처가 각각의 탄알 상처로 둘러싸여 있다.

중에 옷을 모두 벗기고, 상처의 시작과 끝 부위를 시진해야 한다.

3) 자상과 천자

자상(stab wounds)과 천자(impalements)는 느린 속도의 손상이다. 주된 손상 결정 인자는 관통물체의 길이, 넓이, 탄도와 상처 주위의 중요 기관의 유무이다. 손상이 국소적이더라도 깊은 조직과 여러 신체 공간이 관통될 수 있다.

2. 초기사정과 관리

외상 환자가 응급실이나 외상 치료부서로 왔을 때, 이전 상황에 대해 철저한 병력 청취를 반드시 해야 한다. 초기 평가가 사정과 치료를 돕고, 이환율과 사망률을 줄일 수 있다. 초기 사정 중 손상 기전을 포함하여 손상과 관련된 상황에 대해 가능한 자세한 정보를 얻는 것이 중요하다. 초기 사정, 중재 및 손상 환자를 분류하기 위해서 미국외과학회 외상위원회에서 지침을 개발하였다. 이 지침은 손상 환자의 초기 사정에 있어 빠른 사정과 간과될 수 있는 손상의 위험도를 최소화하기 위한 초기 사정의 조직적이고 표준화된 접근을 가능하게 한다.

1) 병원 도착 전 관리

손상 환자는 손상 1시간 이내에 결정적인 치료가 이뤄진다면 긍정적 결과를 낳을 수 있는 기회가 더욱 크다. 치료는 병원 도착 전에 시작되어 입원까지 지속된다. 환자의 병원 도착 전 관리에 대한 2가지 이론으로는 "stay and play" 이론과 "scoop and run" 이론이 있다. "stay and play" 이론의 지지자는 " 현장에 있는 시간을 환자의 생리적 상태를 안정화하는 데 잘 사용할 수 있다."고하고, "scoop and run" 이론의 지지자들은 "생명을 위협하는 상태에서만 현장에서 처리해야 한다" 고 한다. 몇몇 연구에서 정맥 확보를 위한 시간이 최종 치료를 제공하는 시간보다 긴 것으로 나타났다. 치료 제공시간의 지연은 환자 사망률 증가와 관련이 있다. 따라서 응급의료체계(EMS)는 병원 도착 전 치료적 접근과 최종 치료까지 전달 시간을 평가한다. 예를 들어 도시에서 "scoop and run" 이론은 일정한 치료를 위한 장소까지 운송 시간이 매우 짧으므로 적절할 수 있다. 그러나 시골의 경우 운송 시간이 길기 때문에 환자를 안정화시키는데 추가적인 시간이 전체적인 결과에 긍정적인 영향을 미친다.

상급외상소생술(advanced trauma life support, ATLS) 지침에는 병원 도착 단계에서 사정과 치료를 강조하여 기도 유지, 적절한 환기 제공, 외출혈 조절과 쇼크 예방, 척추 고정 유지와 즉각적으로 가장 가까운 적절한 의료기관으로 수송하도록 하고 있다.

병원 도착전 우선 순위인 적절한 기도 유지, 호흡, 순환(ABC)이 손상 기전이 있는 경우 어려울 수 있다. 기도 관리와 환자 이송 중에 항상 경추 고정을 유지하는 것이 매우 중요하다. ABC를 사정하고 치료한 후, 외상 환자의 의식 수준, 동공 크기와 반응을 포함한 신경학적 상태를 사정한다. 1차 사정이 완료되면 기타 손상 확인을 위한 2차 사정을 시행한다.

병원 도착 전 치료제공자는 환자가 이송될 기관을 고려해야 한다(표 14-4-1). 일급 의료기관에 환자를 이송하는 경우, 좀 더 빨리 일정 치료를 받을 수 있어 환자 사망이 감소한다. 안정화때문에 일정 치료를 위해 좀 더 작은 기관으로 이송하는 것은 사망률이 높은 것과 관련이 있다.

2) 병원 내 관리

입원치료는 빠른 1차 평가와 생명기능의 소생을 의미하고, 좀더 자세한 2차 검사와 최종 치료가 시작된다. 표 14-4-2는 외상 치료에 있어 일반적으로 "ABCDE" 로 언급되는 과정을 나타낸다. 미국외과학회에 따르면 이 과정이 생명을 위협하는 상황에

표 14-4-1 외상센터 지정(designation)

	1급	2급	3급	4급
입원요건	연간 1200명 입원; *손상 중증도(ISS)≥15 환자가 20% 또는 손상 중증도≥15 환자가 외과의 당 35명	지리적 영역, 인구, 이용가능한 자원, 체계 구축 정도에 따라 다양함	불필요 지원 가능, 시스템	불필요
외과의 유용성	24시간 원내 상주외과의	신속히 이용 가능	즉시 이용 가능	24시간 응급실 이용
연구센터	필요	불필요	불필요	불필요
교육, 예방, 복지	필요	필요	필요	필요

*손상 중증도(Injury Severity Score, ISS)

서 효과적으로 인지하도록 한다.

(1) 1차 조사

1차 조사 과정에서 치료의 우선순위는 순서에 따라 이뤄진다. 환자 사정은 이전 우선순위가 효과적으로 치료될 때까지 다음단계로 진행되지 않는다. 예를 들어 환자의 기도가 유지 되지 않으면 호흡과 환기가 이뤄질 수 없다. 따라서 생명을 위협하는 손상이 발견되고 치료되는 초기 단계이다. 환자의 기도가 개방되지 않으면 기관내 삽관, 흉관 삽입, 중심정맥관 확보가 시작되고 생명 기관을 유지하기 위해 수액과 혈액이 다음 단계로 넘어가기 전에 적용될 수 있다.

저혈량증 여부에 대해 환자를 사정하는 것이 필수적이다. 외부 손상, 이전 출혈로 인한 실혈이나 출혈이 분명하지 않은 내출혈의 원인이 될 수 있다. 이러한 손상은 부적절한 조직 관류를 유발할 수 있어 손상에 의한 쇼크와 같을 수 있다. 우선 압박이나 수술로 출혈을 중단시키고 손실된 혈관 내의 혈량을 보충하는 것이 필요하다. 저혈량증의 징후로 창백, 피부긴장도 저하, 발한, 빈맥, 저혈압이 있다. 일반적으로 외상 환자는 큰 정맥혈관을 확보하여 빠르게 수액을 주입하는 상태로 외상센터에 도착한다.

표 14-4-2 외상 환자의 초기 사정 및 치료

지표	사정	중재
기도	가스 교환 기도 개방	턱 밀어올리기, 하악 거상 이물질 제거 흡인 구강인두 기도, 비강인두 기도 기도내관 삽입(구강 또는 비강) 윤상갑상막절개술
호흡	호흡(횟수, 깊이, 노력) 색깔 호흡음 흉부 움직임, 통합성 기관 위치	추가 산소 공급 백밸브장비를 이용한 수동 환기 생명을 위협하는 상태에 대한 치료(예: 긴장성 기흉)
순환	맥박, 혈압 모세혈관 충만 명백한 외출혈 심전도	출혈 조절: 직접 압박, 하지 올리기, 함기성 항쇼크 의복 정맥 요법: 정질액, 혈액 생명을 위협하는 상태에 대한 치료(예: 심장압전) 심폐소생술
장애	의식수준 동공	−
노출	손상에 대한 신체 시진	−

소생과정 동안 심전도를 검사한다. 맥박산소 계측기와 호기말 이산화탄소 감시장치가 환자에게 부착된다. 유치도뇨관과 비위관 또는 구위관을 삽입하고 혈액검사를 시행한다. 환자가 심한 손상을 받은 것으로 의심되면 혈액검사를 통해 전해질, 헤모글로빈, 헤마토크릿, 혈액형 및 교차시험, 동맥혈가스검사를 시행한다.

환자의 저체온증에 대해서도 사정한다. 외상 환자는 변화된 생리적 상태와 젖은 옷을 입고 있을 가능성과 같은 환경적 요소에 흔히 노출된다. 실내 온도와 같은 온도로 수액을 정맥 주입하거나 손상을 시진하기 위해 환자의 몸을 노출시키는 것과 같이 전문의료인에 의한 행위가 저체온증을 악화시킬 수도 있다. 체온을 높이거나 정상 체온을 유지하기 위해 따뜻한 수액과 담요를 사용한다.

(2) 2차 조사

1차 조사가 완료된 후, 더 자세한 2차 조사를 시작한다. 이 과정은 머리에서 시작하여 발로 내려간다. 비 생명위협적 손상이 2차 조사에서 드러난다. 이 시기에 계획이 세워지고 적절한 진단적 검사(방사선 촬영, 초음파, 컴퓨터단층촬영, 혈관조영검사 등)가 환자에게 시행된다. 또한 더 자세한 환자의 병력 뿐만 아니라 손상 기전과 관련된 중요한 정보도 얻을 수 있다. 간호사는 환자가 말할 수 없거나 기억하지 못할 수 있기 때문에 사건 당시와 관련된 정보들을 현장에서 도움을 준 사람에게 물어본다. 가족과 친구가 환자에 대한 추가적인 정보를 제공하는 데 도움이 될 수 있다.

간호사가 외상 환자가 병원 도착 전 또는 도착하는 과정에서 할 수 있는 질문은 다음과 같다.

- 자동차 충돌과 관련이 있는 환자인가? 보호장치를 입고 있었나? 환자가 차에 치였다면 보행 중이었나, 자전거를 타고 있었나? 어떤 종류의 자동차였나? 충돌 당시 어디에 있었나? 속도는? 충돌 위치는? 충돌 형태는? 현장에서 사망했나?
- 둔상이나 관통상을 고려해야 하나?
- 추락했나? 높이는? 한 줄로 이어진 계단에서 떨어졌나? 사다리에서 떨어졌나?

현장 구조자나 환자의 가족들에게서 얻어진 정보에 기초하여 다른 손상을 의심할 수 있고, 추가적인 조사가 필요할 수도 있다. 이는 특히 불편감을 말할 수 없는 기도 삽관, 혼수, 마비환자에서 그렇다. 손상이 발견되지 않은 경우가 흔하므로 간호사는 지속적으로 재사정한다.

(3) 수액요법

대부분 외상 환자는 교정이 필요한 체액 결핍 상태가 있다. 수액요법의 목적은 생리적 결핍과 지혈 부전을 피하면서 순환과 산소운반을 위한 생리적 지지를 유지하는 것이다.

적절한 정맥내 혈량을 갖고 조직에 필요한 영양분을 운반하기 위한 산소 운반 능력을 갖는 것이 필수적이다. 수액요법을 위해 간호사는 환자의 신체사정과 혈역학적 지표를 사용한다.

① 정질액

전통적으로 정질액(crystalloids)은 외상 환자에게 사용된다. 정질액은 물과 전해질을 함유하고 있다. 이러한 전해질에는 나트륨, 포타슘, 염화물이 포함되어 있다. 정질액은 긴장도(tonicity) 때문에 화학변화가 일어날 수 있다. 긴장도는 용액 중의 나트륨의 양에 기준한다. 정질액은 등장성, 저장성, 고장성(표 14-4-3)으로 분류된다.

고장성 식염수는 적은 양의 용액으로 심장 기능을 더 빠르게 회복할 수 있도록 한다. 3%, 7.5%, 23.4% 염화나트륨 용액이 사용된다. 빠르게 주입한다면 4mL/kg의 양은 수 리터의 등장성 정질액과 같은 혈역학적 효과를 갖는다. 고장성 식염수는 혈장으로 수분 이동의 효과가 있다. 이 수분은 적혈구, 간질강, 조직에서 나온다. 그 결과 혈액량이 빠르게 증가하여 혈역학적 상태를 호전시킨다. 고장성 식염수는 평균 동맥압과 심박출량을 증가시켜 말초혈관 확장을 일으킨다. 말초동맥 확장은 총 내장, 신장, 관상동맥, 장간막 혈류를 증가시킨다.

외상 환자의 초기 치료는 정상 심박동수와 혈압을 유지하기 위해 가능한 한 빠르게 등장성 정질액 2L를 주입할 필요가 있다. 그러나 연구에 의하면 저혈압이 있는 환자에게 정질액 주입은 지혈 대신에 더 많은 출혈을 유발하므로 더 큰 위험을 초래할 수 있다. 정질액 주입은 환자의 헤모글로빈을 희석하고 복강내 혈액 소실을 증가시킬 수 있다.

② 교질액

교질액(colloids) 역시 외상 환자 소생을 위해 사용될 수 있다. 알부민, 덱스트란, 헤타스타치와 같은 교질액은 삼투압을 형성하여 수액 저류와 혈관 내강으로 수액 이동을 촉진시킨다. 교질액 사용에 대한 지지자들은 혈역학적 안정성을 이루기 위해 더 적은 양의 수액이 필요하고, 수액은 더 오랫동안 혈관 내에 유지할 수 있다고 주장하고 있다. 그러나 외상 환자에서 교질액이 정질액 보다 우수하다는 명백한 증거는 없으며, 아나필락시스와 응고 장애와 같은 잠재적 합병증이 일부 교질액에서 보고되고 있다. 이러한 잠재적 부작용과 고비용으로 인해 외상 환자소생을 위해 정질액의 사용보다 교질액 사용이 덜 선호된다.

③ 혈액제제

혈액제제는 우수한 소생 용액으로 간주된다. 적혈구는 산소 운반 능력을 증가시키고, 체액 증가가 이뤄지게 한다. 혈액은 다른 소생 용액과비교하여 더 오랜 시간 혈관 내강에 머무를 수 있다. 비록 혈액매개 병원체와 수혈 부작용이 우려되나 수혈의 장점을 이해하는 것이 매우 필요하다.

표 14-4-3 정맥 수액

등장성	• 예: 0.9% 생리식염수 • 인체의 긴장도와 같음 • 세포외액과 세포내액 간의 최소한의 이동
저장성	• 예: 5% 포도당 용액(D_5W) • 긴장도가 인체보다 낮음 • 체액이 세포외액으로 이동하여 부종을 유발할 수 있음
고장성	• 예: 3% 식염수 • 긴장도가 인체보다 높음 • 체액이 혈관내강으로 이동

혈액은 환자가 정질액 공급에도 불구하고 혈역학적으로 불안정하거나 조직 저산소증이 있을 때 수혈된다. 교차시험을 한 혈액이 선호되나 환자의 혈액형과 교차실험이 불가능하다면 응급 수혈이 항상 가능한 것은 아니다. O(-)형 혈액은 특히 가임기 여성에 있어 교차시험이 불필요한 혈액으로 선호된다. O(+)형 혈액은 남자와 폐경기 여성에게 사용된다. 환자가 다량의 혈액이 필요하다면, 신선동결혈장과 혈소판 수혈로 시작한다. 혈액에 포함되지 않은 응고인자와 혈소판을 보충하는 것이 중요하다. 과량 수혈의 경우, 급성호흡부전증후군(ARDS)과 파종혈관내응고(DIC)의 위험이 높아진다. 저혈압 기간이 늘어나면 신부전의 가능성이 증가한다.

자가수혈은 출혈성 외상 환자에서 또 하나의 흔한 방법이다. 외상의 특성 상 예정 수술에서 처럼 환자가 자신의 혈액을 저장하여 수혈할 수 없다. 그러나 간혹 상처, 배액, 체강에서 나오는 혈액이 사용된다. 대부분의 혈액은 흉관의 수봉식 장치에서 모아진다. 혈구 회수기를 시스템에 연결하여 상처로 나오는 혈액을 장비로 모은다. 혈액이 가득 차면 혈구 회수기와 수봉식 장치를 분리하고 대응집 필터를 이용해 환자에게 수혈한다.

④ 혈액 대체제

혈액 대체제가 개발되고는 있으나 모든 나라에서 사용이 승인되지는 않고 있다. 혈액 대체제는 교차시험이 필요 없고 혈액매개 병원체 감염의 위험이 없다. 혈액 대체제는 저장 기간이 길고, 면역억제 작용이 없다. 또한 혈액에 비해 점도가 낮아 혈류와 말초 산소 공급을 개선시킨다.

(4) 최종 치료

외상 치료는 안정된 환자에서 비수술적 치료가 증가하고 있다. 전통적으로 고형 기관의 둔상과 관통상은 수술로 치료하였다. 오늘날 많은 외상 전문외과의는 가능하다면 외상 환자를 위해 비수술적 치료법을 선택하고 있다. 컴퓨터단층촬영, 초음파 검사, 혈관조영술과 같이 내부구조를 볼 수 있는 좀 더 정밀한 방법들이 많은 환자에서 즉각적인 수술적 치료의 필요성을 감소시키고 있다. 이런 기술들은 손상을 진단하기 위해서 뿐만 아니라 환자 상태를 치료하기 위해서도 사용될 수 있다. 예를 들어 혈관조영 중재술은 출혈되는 내부혈관에 색전술시행을 위해 사용되는데, 침습적인 외과적 중재술의 요구를 미연에 방지하는 데 사용된다. 비수술적 진단과 치료는 수혈의 필요성을 감소시키고 놓칠 수 있는 손상을 최소화하고 출혈지연의 위험을 감소시킨다. 비수술적으로 치료된 환자는 자주 사정이 필요하므로 중환자실에 입원시킨다.

환자를 효과적으로 관찰하기 위해 간호사는 잠재적 손상과 관련된 증상 및 징후에 대해 알고 있어야 한다. 간호진단과 공통적 문제의 예가 Box 14-4-1에서 볼 수 있다. 생명을 위협하는 문제들을 치료하는 과정에서 이전의 의학적 상태를 치료하고 놓칠 수 있는 손상을 파악하는 것에 주의를 기울여야 하며, 한번 더 손상 기전을 고려하는 것이 필요하다. 마지막으로 환자의 합병증발생 여부를 감시한다.

3. 특수 손상의 사정과 관리

비록 이 부분이 신체의 특수 부분과 관련된 외

Box 14-4-1
외상 환자의 간호 진단과 협력적 문제

- 출혈로 인한 체액량 결핍, 제 3 공간으로 체액 유출 (third spacing)
- 호흡기계 외상으로 인한 가스교환 장애 (예: 급성호흡곤란증후군, 통증)
- 외상, 수술, 침습적 치료, 부동으로 인한 조직 통합성 장애
- 중증 질환, 죽음이나 기형, 사회생활에 있어 역할 변화, 영구적 장애와 관련된 불안감
- 비효율적 조직관류 위험: 다장기의 심박출량 감소, 산소화 감소, 가스 교환 감소와 관련
- 외상, 침습적 치료와 관련된 감염 위험
- 외상으로 인한 통증
- 복부내 손상, 장폐색으로 인한 배변 장애
- 외상으로 인한 가족과 개인의 비효율적 대처로 인한 위험 증가

상을 다루고 있으나, 외상 환자에게 머리끝부터 발끝까지의 사정이 필요하다.

1) 흉부외상

흉부외상은 모든 외상과 관련된 사망의 25%를 차지하고, 모든 외상 사망의 주원인으로 중추신경계 손상에 이어 두 번째를 차지한다. MVC는 흉부외상의 약 70%를 초래한다. 현재 손상에 의한 모든 사망의 1/7은 폭력에 의한 것이다. 이러한 사망의 대부분은 총상으로 인한 관통상 자상에 의한다.

(1) 기관 및 기관지 외상

기관 혹은 기관지의 손상은 둔상 또는 관통상에 의해 발생할 수 있고, 식도 및 혈관 손상이 자주 동반된다. 파열된 기관지는 종종 상부 늑골 골절과 기흉과 관련되어서 나타난다. 심각한 기관 및 기관지 손상은 사망률이 높다. 그러나 병원 전 처치와 수송의 지속된 향상으로 이러한 많은 환자들이 생존하고 있다.

기도 손상은 종종 미묘하다. 나타나는 징후는 호흡곤란(때때로 유일한 징후), 객혈, 기침, 피하기종을 포함한다. 흉부 X선은 의사에게 가능한 손상을 알려줄 수 있으나, 보통 진단은 기관지경 검사나 수술을 통해 내려진다. 지속적인 공기 누출이 기흉을 동반할 때는 언제나 기관 및 기관지 손상을 고려한다.

작은 폐 열상 또는 늑막의 열상은 기관내 튜브 또는 기관절개를 통하여 공급되는 기계적 환기로 관리될 수 있다. 더 큰 손상은 수술적인 복구를 필요로 할 수 있다. 각 폐가 개별적으로 환기되는(각각의 전용 인공호흡기를 가진) 동시 독립적 폐환기가 또한 사용될 수 있다.

간호는 적절한 폐 관리와 함께 산화와 가스 교환을 사정한다. 첫 며칠 동안, 의사는 회복된 부분을 시각화하고 더 효과적인 분비물 제거를 제공하기 위해 기관지경 검사를 수행할 수 있다. 폐렴은 단기간에 나타나는 잠재적인 합병증이다. 반면에 기관 협착은 이후에 발생할 수 있다.

(2) 골성 흉곽 골절

늑골 골절, 흉골 골절, 연가양 흉곽은 외상 환자에서 일반적으로 관찰되는 흉부 골절이다. 이러한 손상이 있는 환자들을 간호하는 간호사에게 가장 큰 관심사는 통증, 비효율적인 환기, 분비물 조절이다. 제 1, 2 늑골은 보통 쇄골, 견갑골, 상완골 그리고 주위의 근육에 의해서 보호된다. 만약 이러한 늑골이 골절된다면 큰 충격의 외상을 의미하고 대동맥, 흉곽, 척추와 같은 다른 손상이 있을 수 있다. 제 3~9 늑골은 둔상으로 가장 흔히 골절된다. 이러한 골절은 종종 아래부분의 폐 손상을 동반한다. 하부 늑골의 골절은 또한 간이나 다른 복부 조

Box 14-4-2
다장기 외상 환자를 위한 협력적 간호 지침

결과	중재
산소화/환기	
환자는 기도개방을 유지한다	• 호흡음을 청진한다. • 자주 사정한다. • 필요시 삽관한다. • 필요시 마다 산소를 추가적으로 투여한다.
환자의 동맥혈가스분압은 정상범위내에 있고 산소포화도는 95% 이상을 유지한다.	• 폐분비물 제거를 위한 간호를 수행한다. (흉부물리요법, 유발폐활량측정법) • 삽관한다. • 동맥혈가스분압을 감시한다.
환자는 심호흡을 할 수 있고 불안해 하지 않는다.	• 적절한 환기를 유지하기 위해 필요하다면 기계적 환기법을 이용한다. • 심호흡을 촉진하기 위해 적당량의 진통제를 투여한다 (자가조절진통, 경막외진통, 정해진 시간에 투약) • 통증이 심해지기 전에 투약한다. • 필요시 항불안제를 투약한다.
순환/관류	
환자의 혈압, 심박동수, 호흡수는 정상범위내에 있다.	• 호흡수와 깊이를 감시한다. • ECG를 감시한다. • 정맥내 수액주입과 농축적혈구의 투여로 적절한 혈량과 산소운반능력을 확보한다. • 혈량이 복구된 후에는 혈관활성제와 혈관수축제와 같은 약물을 투여한다. • 폐동맥커테터와 동맥라인을 삽입한다. • 피부색과 모세혈관 재충혈 시간을 사정한다.
환자는 심부정맥혈전증을 경험하지 않는다.	• 금기가 아니라면 예방적으로 항응고제를 사용한다. • 항색전스타킹을 사용한다. • 공기압축장치를 사용한다.
수액/전해질	
환자는 적절한 섭취량과 배설량을 유지한다.	• 혈압, 심박동수, 중심정맥압, 폐모세혈관쐐기압, 정맥수액을 감시한다. • 도뇨관을 사용하여 소변 배설량을 감시한다. • 배설량 중 불감성 체액소실량을 고려한다. • 검사수치를 감시한다.
환자는 전해질 균형을 유지한다.	• 필요시 전해질을 버충한다. • 심전도를 감시한다.

Box 14-4-2
다장기 외상 환자를 위한 협력적 간호 지침 (계속)

결과	중재
운동/안전	
환자의 관절가동범위가 유지된다.	• 물리치료와 작업치료를 의뢰한다. • 필요시 부목을 사용한다. • 매 8시간마다 ROM을 수행한다. • 환자가 견딜 수 있는 정도까지 침대 밖 운동을 격려한다.
피부 통합성	
환자는 피부손상을 경험하지 않는다.	• 매 4시간마다 피부 상태를 감시한다. • 매 2시간마다, 그리고 필요시 환자의 체위를 변경한다. • 압력완화기구를 사용한다. • 피부상태를 감시하기 위해 부목을 제거한다. • 처방된 상처간호를 제공한다. • 감염의 징후를 사정하기 위해 상처를 감시한다.
영양	
환자는 대사요구량을 충족시키기 위해 적당량의 칼로리를 섭취한다.	• 식이요법 / 영양에 대해 의뢰한다. • 위장관영양이 금기라면 총비경구영양/ 지질제재를 사용한다. • 튜브영양: 가능하다면 위장관영양을 격려한다. • 전알부민과 전해질을 확인한다. • 체중 감소를 감시한다.
안정/통증조절	
환자의 통증 수치는 5점 이하로 유지된다.	• 적절한 진통제를 투여한다. • 필요시 자가조절진통/경막외진통을 사용한다. • 필요시 통증상담가에게 의뢰한다. • 필요시 진정제를 사용한다. • 활력징후를 감시한다.
정신사회적	
환자가 최대한 자기조절을 한다.	• 시술에 대해 환자에게 설명한다. • 가능하다면 간호계획 수립과정에 환자를 참여시킨다. • 필요하다면 입술모양을 읽거나, 글씨를 쓰거나 보드 등과 같은 의사소통 대체 수단을 제공한다.
환자와 가족은 외상성 사건에 효과적으로 보충한다.	• 반복해서 정보를 제공한다. • 적절한 대처기전의 사용을 격려한다. • 지지체계의 활용을 격려한다. • 사회사업사에게 의뢰한다.

Box 14-4-2
다장기 외상 환자를 위한 협력적 간호 지침 (계속)

결과	중재
교육/퇴원계획	
환자가 퇴원계획에 참여한다.	• 퇴원에 관하여 환자와 함께 논의한다. • 가능하면 환자의 결정을 존중한다. • 손상받은 부위의 목록을 환자에게 제공한다.
환자는 상처와 상처 합병증을 이해한다.	• 손상에 부합하는 퇴원교육을 제공한다.

직의 손상과 관련될 수 있다. 흉골 골절은 둔상과 관련이 있다.

연가양 흉곽은 다발성 늑골 골절을 포함하는 손상이다. 이러한 골절은 앞, 뒤 또는 측면이 될 수 있고 보통 흉골 골절도 함께 나타난다. 흉곽의 안정성이 붕괴되고 흉곽은 더 이상 일치하여 움직이지 않는다. 손상된 부분은 호흡근의 움직임에 반응하지 않는다. 오히려 흉막강내압의 변화에 따라서 움직인다. 연가양 부분의 움직임은 역행적이다. 여기에서 역행호흡(paradoxical breathing)이라는 용어가 나왔다. 연가양 부분은 흉부의 정상 음압의 감소를 야기한다. 그 때문에 환기를 감소시키고 어느 정도의 저산소증을 일으킨다.

골성 흉곽 골절이 있는 환자들의 초기 관리는 기도 관리, 통증 관리, 적절한 산소 포화를 유지하기 위한 산소 치료를 포함한다. 간호사는 그 하부구조와 이 부분의 손상 가능성을 고려해야 한다. 연가양 흉곽의 치료는 산소화를 향상시키기 위해서 환자의 손상된 부분이 아래로 향하도록 한다. 이러한 처치는 경추 고정을 유지해야 하는 필요때문에 수행하기 어렵다. 다른 치료 방법은 삽관된 환자를 양압 환기에 놓음으로서 이루어지는 내부고정을 포함한다. 특히 다른 이유로 흉관삽입술이 필요할 때, 수술적 치료가 필요하다. 수술적 치료는 연장된 기계적 환기의 요구를 감소시키는데 도움이 될 수 있다.

(3) 흉막강 손상

흉막강 손상은 기흉(흉막내에 공기가 채워짐), 혈흉(흉막내에 혈액이 채워짐) 그리고 혈기흉(흉막내에 공기와 혈액이 함께 채워짐) 등이 포함된다. 흉막강 손상은 흉막층에 쌓인 공기와 혈액으로 인한 흉곽구조의 붕괴에 의해 야기되며, 그로 인해 흉곽내 음압이 감소한다. 공기와 혈액이 계속해서 흉막강에 쌓이면 긴장이 증가하여 긴장기흉 또는 긴장혈흉에 이르게 된다. 둔기외상이나 관통상은 흉막강 손상으로 이르게 될 수 있다.

손상의 기전은 흉막강 손상여부를 짐작할 수 있게 해준다. 예를 들어, 안전벨트를 하지 않은 운전자가 핸들에 가슴을 부딪히게 되면 흉막강 손상의 위험이 크다. 환자를 사정할 때 호흡곤란은 환기 변화를 의미하며, 이것은 곧 가스교환 장애를 유발한다. 가스교환 장애는 안절부절, 불안, 빈호흡, 산소공급부족, 창백한 피부색, 발한 등의 증상으로 진전될 수 있다. 초기에 손상이 크지 않다 하더라도 치명적인 응급상황을 일으킬 수 있으므로 간호사는 지속적으로 환자를 재사정해야 한다.

흉강내 손상을 진단하기 위해 단순 흉부촬영술을 이용한다. 만약 혈흉이 흉강 크기의 20%가 되지 않는다면, 초기 흉부 촬영상에는 나타나지 않을 수 있다. 흉부 CT는 더 작은 흉강내 손상도 보여준다.

흉강내 손상의 치료는 환자의 기도유지, 환기유지, 적절한 산소공급 등과 같은 처치를 필요로 한다. 폐를 다시 확장시키고 공기와 혈액을 배출하기 위해 40French 정도의 큰 구멍이 있는 흉관을 삽입한다. 이 관은 네 번째 또는 다섯 번째 늑간과 중앙액와선이 만나는 지점에 삽입한다. 단순기흉을 가진 환자는 두 번째 늑간과 중앙쇄골선이 만나는 지점에 삽입하기도 한다. 흉관을 삽입한 후 밀봉배액 시스템에 연결하여 흡인한다. 치료의 효과는 흉부 X-선, 신체검진, 산소공급 상태를 통해 확인할 수 있다. 종종 흉관의 밀봉배액 장치에서 공기가 새어 나와 수일 내 배액이 중단되는 경우도 있다.

흉곽배액 장치를 통해 배액된 혈액의 양을 모니터링 하여 2시간 연속해서 시간당 200mL 이상 배액이 지속된다면 발견하지 못한 손상이 있거나 추가적인 검사가 필요함을 의미하므로 반드시 보고를 해야 한다.

심한 혈흉(massive hemothorax)이란, 흉곽내 혈액의 소실이 1.5~4L에 이르는 정도로 정의하며 실제로 치명적인 손상을 의미한다. 이것은 주로 심각한 흉부 손상으로 나타나며 출혈의 소인은 큰 전신혈관이나 종격동 구조의 손상이다. 심한 혈흉을 가진 환자는 심폐기능 마비로 종종 응급실이나 외상소생병동(trauma resuscitation unit)으로 실려온다. 이러한 환자들에게는 출혈을 억제하기 위하여, 즉각적인 흉관삽관을 시행한다. 심폐기능 마비가 나타나지 않은 환자들은 저혈량성 쇼크, 호흡곤란, 빈호흡, 청색증 등의 징후를 나타내므로 초기 관리로 쇼크상태의 치료를 포함한다. 두 개의 큰 정맥주입선을 확보하고 수액을 투여한다. 투여할 수액의 양은 환자의 상태에 따라 조절한다.

심한 혈흉은 왼쪽이 오른쪽 폐보다 더 일반적인데 이것은 종종 대동맥 파열과 관련이 있다. 흉곽은 대부분의 순환혈액을 보유할 수 있을 만큼 충분히 크다. 이 때문에 흉막강의 압력이 손상된 혈관의 압력과 같거나 그보다 높을 때에만 출혈이 멈춘다. 심한 혈흉을 가지고 있는 환자에게 흉관을 삽입하여 혈액을 빼내는 것은 폐쇄 흉부 손상에 의한 심장압전(심장눌림증)을 호전시켜 준다. 만약 흉관이 잘못 삽입되었다면 탐색개흉술이 이루어질 때까지 흉관을 겸자로 잠궈 두어야 한다.

긴장기흉(tension pneumothorax)은 즉각적인 처치가 요구되는 치명적인 상태이다. 이것은 흉부에 일차적으로 손상이 가해졌거나 기관기관지 손상 혹은 기계적 환기와 관련된 지연된 합병증의 결과로 나타날 수 있다. 긴장기흉은 공기가 흉막강내로 들어가 빠져 나오지 못하고 갇히게 됨으로써 일방향 폐쇄로(one-way valve closed system)가 형성되는 상황이다. 이로 인해 흉곽내 구조들(기관, 심장, 폐, 대혈관)이 압박을 받게 되어 적절한 기능을 하지 못하게 되어 결국 환기 부전, 정맥환류량 감소, 심박출량 감소 등과 같은 결과를 초래한다.

긴장기흉은 환자가 쇼크상태일 때 잘 발생할 뿐만 아니라, 이미 다른 질환을 가진 환자들에게서 많이 나타나기 때문에 진단하는데 어려움을 겪는다. 심한 경우는 환자가 대상부전(decompensation)에 이를 때까지 진단하지 못할 수도 있다. 간호사는 환자의 기도가 열려 있음에도 불구하고 호흡하기 힘들어 하거나 실제로 환자의 산소공급 상태가 저하되어 있는 경우를 볼 수도 있을 것이다. 긴장 기흉의 또 다른 증상에는 흉부비대칭, 기관이동, 목정맥 팽창(환자가 저혈량 상태가 아닌 경우), 기흉 부위의 호흡음 감소 그리고 심박출량 감소 징후(예: 혈압 저하, 조직관류의 저하) 등이 있다.

긴장기흉의 치료는 즉시 흉막강에 갇혀 있는 공기를 제거하는 감압술이 요구된다. 감압술은 14~16G 바늘을 이용해 흉막강에 삽입하는데 보편적으로 두 번째~네 번째 앞늑간강에 삽입한다. 즉시 공기가 빠져 나가도록 하고, 환자의 환기가 증진되어야 한다. 감압술 전에 산소공급이 이루어져야 한다. 응급감압술 후에는 주사바늘을 흉관으로 바꾸어야 한다. 이것은 폐를 확장시킬 뿐 아니라 재발을 방지하는 역할을 하기도 한다. 마지막으로 긴장기흉의 원인을 확인하기 위해 추가적인 사정이 필요하다. 또한 간호사는 계속적으로 환자를 사정하며 재평가해야 한다.

(4) 폐 좌상

폐 좌상(lung contusion)은 폐 실질에 좌상을 입는 것을 의미하며, 종종 둔기에 의한 외상에 기인한다. 이 질환은 처음 흉부 X-ray로는 진단하지 못할 수도 있다. 그러나 견갑골 골절, 늑골 골절 또는 동요가슴(flail chest)의 존재는 폐 좌상의 가능성을 의심할 수 있다.

폐 좌상은 모세혈관 세포벽이 파열되면서 일어나는데 출혈, 혈장의 혈관외 유출, 폐포와 간질강내로 단백질의 유입을 야기한다. 그 결과 무기폐와 경화증이 일어나며 이어서 폐내 단락을 형성하고 저산소증을 일으킨다. 증상과 징후가 나타나면서 호흡곤란, 수포음, 객혈 그리고 빈호흡을 동반한다. 심한 타박상은 최고 기도압을 증가시키고 저산소혈증, 호흡성 산증으로 이어진다. 폐 좌상은 급성호흡곤란증후군(ARDS)과 유사한 특징이 있다. 두 질병 모두 고농도의 흡입산소농도(FiO_2)에 잘 반응하지 않는다.

폐좌상의 치료는 증상에 따라 달라진다. 경한 타박상 환자는 동맥혈가스분석이나 맥박산소계측기를 자주 모니터링 함으로써 세밀히 관찰해야 한다. 추가적인 간호중재로 호흡사정, 폐간호, 통증조절이 포함된다. 흉부물리요법과 지속적 경막외 마취도 효과적이다. 산소 폐동맥카테터와 동맥선은 동맥혈가스분석, 혈류역학, 호흡지표들(산소운반, 산소소모, 폐내 단락)을 모니터링 하기 위해 사용된다.

중증의 폐좌상은 호기말양압(positive end-expiratory pressure, PEEP)과 같은 환기보조기를 사용해야 할 수도 있다. PEEP의 사용으로 폐포 환기가 증진될지라도 폐포로 가는 혈류는 감소될 수 있고, 따라서 폐내 단락은 증가할 수 있다. 조직관류와 산소공급을 최대로 증진시키기 위해 PEEP 적용 중 사소한 변화라도 있으면 단락부위, 산소운반, 다른 조직관류지표들(심박출량, 혈압, 소변배출량)을 사정해 보아야 한다. 적절한 통증조절이 필요하며 경막외 또는 흉막내 진통제 주입, 늑골내 신경차단술을 시행할 수도 있다. 호흡기능 저하가 심각한 경우에서 깊은 진정이나 마비가 나타날 수 있는데, 이것은 에너지 소비와 산소요구량이 줄어든 것을 의미한다. 객담 배출(pulmonary toilet)과 호흡 가스교환의 증진을 위하여 회전식 침상(rotation bed)을 고려하기도 한다. 한 쪽 부위가 심하게 손상된 환자의 경우 손상된 부위를 위로 한 자세가 도움이 된다. 드문 경우이지만 환자가 전통적인 기계적 환기법에 반응하지 않는다면 복위와 고빈도 제트환기(high-frequency jet ventilation)가 사용될 수 있다. 통상적으로 쓰이는 또 다른 환기법으로 기도압 해제환기(airway pressure release ventilation, APRV)가 있다.

또한 수액관리가 중요하다. 적절한 수액관리를 위해 섭취량과 배설량, 매일 체중점검, 중심정맥압, 폐동맥과 모세혈관 쐐기압 등을 모니터링 한다. 섭취량이 지나치게 많다면 투약을 고려해 볼 수 있는데, 이뇨제가 주기적으로 필요할 수도 있다. 엄격한 수분섭취 제한보다는 최적의 심박출량과 산소운반을 촉진하기 위해 수액균형이 정상범위내(정상혈류)에서 유지되어야 한다. 손상된 폐는 72시간 안에 방사선적 소견에서 개선된 징후를 보여야 한다. 침윤의 지속은 폐렴이나 병발된 ARDS와 같은 합병증을 의미한다. 장기적인 후유증은 지속적으로 감소된 기능적 잔류용적, 호흡곤란, 섬유화를 포함한다.

(5) 둔기 심장 손상

둔기 심장 손상은 심장벽의 파열, 판막 파열, 관상동맥 박리, 심장 타박상이 포함된다. 둔기 심장 손상의 가장 일반적인 유형으로 심장 타박상은 보통 갑작스런 감속 동안 심장이 흉골에 부딪히면서 일어나는 둔기 외상에 의해 발생한다. 또한 타박상은 심장이 흉골과 척추 사이에서 압박을 받게 되었을 경우에도 일어난다.

심장 타박상의 증상은 아무런 증상이 없는 것(일반적)에서 심각한 울혈성 심부전 및 심인성 쇼크까지 다양하다. 환자가 외상 후 흉통을 호소한다면 주의 깊게 사정해 보아야 한다. 심전도상 비특이성 변화가 자주 있을 수 있고, 다양한 양상의 리듬장애를 포함할 수 있다. 심방 리듬 장애와 전도장애는 심장 우측의 손상을 의미할 수 있으며 심실 장애는 좌측 심장 손상을 보이는 경우가 많다.

심한 전면 둔기 외상의 병력이 있거나 환자가 흉벽 타박상이 있을 때, 또는 늑골이나 흉골의 골절이 있을 때 심장 타박상을 의심해 보아야 한다. 12 유도 심전도는 어떠한 비정상적 전기파도 감지할 수 있다. 대부분의 심장 타박상 환자는 입원시 심전도상 이상소견을 가지고 있다. 이러한 환자들은 지속적으로 심장을 모니터링 해야 하며, 심장의 동종효소(isoenzyme)와 트로포닌(troponin) 검사를 위해 채혈이 필요하다. 특히 트로포닌 I 또는 심장근육에서 발견되는 크레아틴 키나아제(creatine kinase, CK-MB)의 상승은 심장 근육의 손상을 나타내는 명백한 임상적 지표이다.

심장 타박상 환자의 치료 표준에 대해서는 논쟁이 있다. 이 질환에 대한 진단적 기준이 없기 때문에 치료에 대한 기준 역시 없다. 증후성 부정맥을 사정하기 위해 지속적인 모니터링이 반드시 필요하며 특히 심실자극 흥분성(ventricular irritability)이나 전도장애 사정에 유용하다. 심초음파나 multigated angiography(MUGA)는 근육의 손상을 판단할 때 도움을 준다. 일반적으로 환자의 치료는 증상을 경감시키는데 초점을 둔다.

(6) 관통성 심장 손상

대부분의 심장 관통성 손상은 병원에 도착하기 전에 사망한다. 생존자들에게는 출혈과 쇼크가 일반적으로 나타나는 주 징후이다. 심장 관통성 손상은 대부분 심장의 전면에 위치하고 있는 우심실에서 일어난다. 가끔 심실이 작은 칼에 찔리는 상처를 입었을 경우에는 두꺼운 심실 근육조직으로 인해 잘 발견되지 않는 수도 있다. 혈류역학적으로 안정적 상태를 보이는 환자에 대한 치료는 논쟁의 여지가 있다. 일부의 경우에서 연속적인 CT 촬영이나 심막, 흉막 초음파 촬영이 유용한 것으로 알려져 있다. 어떤 경우에는 진행성 출혈여부를 진단하거나 심막액 수집을 위해 흉강경 심막개창술(thoracoscopic pericardial window)이 필요하다. 진행성 출혈과 쇼크가 나타나면 즉시 소실된 혈액을 대체해 주어야 하며, 정중흉골절개술(median sternotomy)과 진단을 위해 즉시 수술실로 보내야 한다. 상태가 심각한 경우에는 생명을 구하기 위해 응급실에서 개흉술을 시행한다.

외과적 복원 후에는 혈류역학을 모니터링 하기 위해 폐동맥카테터와 동맥선을 확보해야 한다. 적절한 혈압과 심박출량을 유지하기 위해 혈압상승제와 혈관수축촉진제를 사용한다. 심장 리듬에 따라 수액과 전해질 균형을 세밀하게 관찰해야 한다. 또한 판막결손, 중격결손, 심부전의 징후를 나타내는 심잡음을 감지하기 위해 심음을 사정해야 한다. 흉부와 종격의 튜브 배액양과 성상을 자주 기록한다. 응고질환을 교정하기 위하여 처방이 있을 경우 신선동결혈장과 혈소판을 수혈한다. 합병증으로는 지속성 출혈과 심장절개 후 증후군이 있다.

(7) 심장 압전

증상의 하나이자 질환으로 알려진 심장 압전은 관통상이나 둔기외상으로 인해 발생될 수 있으며, 즉각적인 사정과 치료를 필요로 하는 치명적인 질환이다. 심낭막(심장막, pericardium)에 혈액이 차면서 심장을 압박하여 발생하며, 심장으로 들어오는 혈류량을 감소시켜 심박출량이 줄어 들어 결국에는 쇼크에 이르게 한다. 심낭막주머니(pericardial sac)로의 출혈(혈액심낭막)이나 심낭막의 작은 출혈은 심장 압전을 야기할 가능성이 있으며, 그 여부는 심낭막에 가해지는 압력의 크기에 따라 다르다.

심낭막주머니는 정상적으로 약 25mL의 체액을 보유하며 이것이 심장의 쿠션과 보호역할을 해준다. 심낭막내에는 소량의 혈액(50~100mL)만 차도 심낭막압을 상승시킨다. 지속적인 출혈은 심낭막내 압력을 급격하게 올리며, 환자에게는 심장 압전의 증상과 징후가 나타나게 된다.

전형적인 증상은 혈압이 떨어지고 심음이 약해지며 증가된 중심정맥압으로 인해 경정맥 팽창(Beck's triad)이 나타난다. 이러한 징후들은 저혈량성 외상 환자들에게는 잘 나타나지 않으므로, 심낭막 외상의 병력이 있는 환자에서는 심장 압전을 의심해 보아야 한다. 진단 및 치료 목적으로 심낭막천자가 시행될 수 있지만 출혈의 원인을 규명하고 치료하기 위해서는 종종 개흉술이 필요하다. 수술 후 간호는 심장관통상 환자 간호와 유사하다.

(8) 대동맥 손상

둔기 외상에 의한 가슴대동맥의 파열은 추락이나 교통사고로 사망하는 사람들의 주요 사망원인이 된다. 최근 연구에 따르면 대동맥 파열이 있는 환자의 22%가 병원에 도착하기 전에 사망하며, 37%는 초기 응급소생술을 하는 동안이나 수술실에서, 14%는 수술 후에 사망하는 것으로 알려져 있다. 또한 생존자들의 19%는 하반신마비나 불완전마비에 이르게 되는데, 이러한 통계만으로도 대동맥 손상의 심각성을 잘 나타내 주고 있다.

일반적으로 대동맥 파열은 세 부위에서 흔히 일어난다. 가슴대동맥은 매우 쉽게 움직일 수 있기 때문에 혈관의 파열은 주로 고정된 부위에서 일어난다. 일반적으로 대동맥 협부에서 가장 높은 빈도로 나타나는데, 이곳은 동맥관인대에 의해 흉벽에 부착되어 있다. 다른 두 곳의 파열부위로는 상행대동맥인데, 심낭막주머니에서 대동맥이 시작되는 부위와 횡격막을 뚫고 들어가는 부위가 포함된다. 대동맥의 속층은 감속시의 충격으로 파열된다. 바깥층은 손상되지 않은 채로 남아 있다가 가성동맥류로 부풀어 오른다.

손상의 병력이 있다면 대동맥 손상을 의심해 보아야 하는데, 특히 관통성 종격 손상이나 둔기 외상에 의한 흉부 손상은 반드시 대동맥 손상 여부를 확인해 보아야 한다. 그 외에도 첫 번째 또는 두 번째 늑골 골절, 흉골 상부 골절, 쇄골 골절, 흉골과 접해있는 쇄골 골절 그리고 심한 좌측 혈흉 등의 손상을 입었을 때도 대동맥 손상과 관련이 있을 수 있다.

Box 14-4-3
대동맥 손상의 징후와 증상

- 특정 부위의 맥박 소실, 특히 하지 또는 왼쪽 팔
- 다른 손상으로 설명할 수 없는 저혈압
- 하지와 비교하였을 때 상지의 고혈압
- 견갑골 사이의 통증 또는 흉골 통증
- 전흉부나 견갑골 사이에서 대동맥 파열 부위의 와류(turbulence)로 인해 발생하는 수축기 심잡음 청진
- 대동맥궁 주위의 혈종이 주는 압력으로 인한 쉰소리
- 호흡부전과 호흡곤란
- 하지 신경근 또는 감각 결손

대동맥 파열과 관련된 주요 생리적 문제는 혈관의 파열로 인한 효과적인 혈액운반 능력의 소실이다. 환자의 사정은 대동맥 손상을 포함하여 불충분한 관류의 문제가 있는지를 규명하는데 목표를 두어야 한다. 많은 환자들의 경우 자각 증상을 나타내지 않는다. 대동맥 손상과 관련된 증상은 Box 14-4-3에 제시되어 있다.

앙와위 흉부 X-ray는 대동맥 손상의 진단에 도움을 준다. 척수질환이 없다면, 기립상태 흉부 X-선도 가능하다. 만약 흉부 X-선에서 종격이 넓어진 소견이 발견되었다면 추가적인 평가가 더 필요하다. 가끔 CT 스캔 상으로도 대동맥 파열이 발견되기도 하지만 정확한 진단을 위해서는 대동맥조영술이 필요하다.

대동맥조영술에서 확진이 되면 외과적 수술이 요구된다. 파열된 대동맥은 한 쪽 끝과 끝을 연결하는 문합술이나 보다 일반적으로, 대용혈관이식술(synthetic graft)로 치료한다. 상행대동맥이나 대동맥궁의 복구를 위해서는 심장폐우회술(cardiopulmonary bypass)이 필요할 수도 있다. 그러나 하행흉부대동맥의 복구는 일반적으로 대동맥의 교차겸자(cross-clamping)를 하는 동안 이루어진다. 교차겸자 과정은 원위부의 혈류를 차단시키기 때문에 반드시 가능한 한 빠른 시간 내에 이루어져야 한다(가급적 30분 이내). 수술부위로 혈액이 누출되는 것을 방지하기 위하여 혈관이완제를 투여하여 수술 후 후부하를 감소시켜 준다. 혈관내 혈량대체 후에는 적절한 혈압을 유지하기 위하여 혈압상승제를 투여할 수 있다. 간호는 폐동맥카테터를 이용한 혈류역동학의 모니터링과 최적의 혈압을 유지하기 위한 적절한 약물투여에 초점을 두어야 한다. 자가수혈이 필요한 경우도 있다.

합병증은 대동맥 파열 및 이로 인한 관류의 변화 정도와 관련이 있다. 관류저하와 열상의 정도 이하의 기관 손상은 손상 자체로 인한 것이거나 복구하는 동안 교차겸자가 지연되면서 일어난다. 교차겸자 시간이 지연되면서 일어나는 심각한 합병증은 신부전, 장기허혈, 하지 허약감 또는 영구적인 하반신 마비가 있다. ARDS나 DIC와 같은 후유증은 출혈성 쇼크의 결과나 여러 차례의 수혈의 결과로 올 수 있다.

2) 복부외상

복부손상은 외상으로 인한 사망 순위에서 세 번째로 높은 빈도를 차지한다. 일차적으로 출혈의 결과로 사망에 이르는 복부외상이 13~15%이다. 복부외상 48시간 이후에 발생한 사망은 패혈증과 그로 인한 합병증 때문이다. 복부 외상의 경우 여러 장기나 기관이 다발성으로 손상을 입게 되며, 단일 장기나 기관의 손상은 드물게 일어난다.

복부외상은 둔기와 관통상 모두에 의해 발생할 수 있다. 자동차 사고는 둔기 복부 외상의 가장 흔한 원인이다. 둔기로 인한 복부 외상을 진단하는 것은 어려운데, 특히 신체의 여러 기관에 손상을 입었다면 더욱 쉽지 않다. 만약 환자가 복부압통이나 혈류역학의 불안정, 요추손상, 골반골절, 후복막이나 복막내 공기, 방사선에 나타난 허리근(psoas) 그림자의 소견을 보인다면, 내장 손상을 의심해 보아야 한다.

복강 내에는 고형의 기관(solid organ)과 속이 비어있는 기관(hollow organ)들이 있다. 둔기외상은 고형의 기관에 심각한 손상을 야기할 가능성이 높고, 관통상은 대부분 속이 비어 있는 기관들에 손상을 준다. 둔기외상에 의한 압박과 감속은 고형의 기관 피막과 실질을 골절시키는 반면, 속이 비어 있는 기관은 허탈되면서 충격을 흡수한다. 그러나 복강내의 대부분을 차지하고 있는 장은 관통상에 의해 손상을 받기 쉽다. 일반적으로 고형기관은 외상을 입게 되면 출혈을 일으키지만, 속이 비어 있는 기관들은 파열되면서 그 속의 내용물들이 복막강으로 흘러 들어가 염증과 감염을 일으킨다.

칼이나 뾰족한 물체에 의한 자상과 천자, 총상은 관통상을 야기할 수 있다. 관통상의 기전이 자상으로 부터 비롯되었다면 손상에 사용된 도구의 크기, 형태, 길이 등에 대한 정보는 복부내 손상 정도를 결정하는데 도움이 된다. 찔려서 입은 상처는 “불결한” 상처라는 사실을 고려해야 한다. “불결한” 상처는 박테리아 오염에 의한 감염과 그로 인한 다장기부전에 의한 사망률에 이어 두 번째로 높은 사망률을 나타낸다.

총상(미사일 손상)은 평가하기 매우 어렵다. 주요 혈관의 파열 정도와 얼마나 많은 장기들이 손상되었는가에 따라 사망률은 달라진다. 총알에 의해 분산된 에너지의 양과 속도가 손상의 범위를 결정한다. 총알은 기관이나 뼈를 튀어 오르게 하여, 총알의 궤도가 변하면서 기관이나 혈관에 심각한 손상을 유발한다. 총알의 폭파 효과도 복부내 중대한 손상을 초래할 수 있다.

복부 외상은 지속적인 사정이 요구된다. 복부외상을 제대로 발견하지 못하면 예방 가능한 사망의 흔한 원인이 된다. 간호사는 환자를 사정하고자 할 때 조직적이고 계획적인 방법으로 해야 한다. 적절한 사정과 잠재적으로 치명적인 복부 손상을 규명하기 위해 환자의 호소에도 주의를 기울여야 하지만 손상의 기전에 대해서도 충분히 이해하고 있어야 한다.

일반적으로 일차 조사(primans survey)가 끝나면 복부를 사정하기 전에 환자에게 소생술을 시행한다. 이차 조사(secondary survey) 기간 동안 복부를 사정 및 재사정하면서 진단적 검사를 수행한다. 이차 조사를 진행하는 동안에 입위관이나 코위영양관, 도뇨관을 삽입한다.

진단적 검사에는 외상 진단을 위한 초점 복부초음파(focused abdorninal sonographg for trauma,FAST), 진단적 복강내 세척(diaqnostc peritoneal lavafe,DPL), 흉부 방사선 촬영(기관의 위치가 제대로인지, 전체적인 비정상 소견은 없는지 확인) 그리고 복부 CT 스캔 등이 포함된다. 많은 외상 센터에서는 모든 외상 환자들에게 FAST를 실시한다. 이 검사는 비교적 신속하게 할 수 있으면서도 유용한 정보를 제공해 주기 때문이다. FAST는 복부의 다양한 위치에 초음파 탐침을 위치시켜 그 부위에 액체(free fluid)가 차 있는지를 확인하는 방법으로 실시한다. 검사하는 위치는 우측 상복부의 Morison's pouch, 심낭막주머니, 좌측상복부의 비장신장 부위, 골반부위(Douglas' pouch)이다. 만약 FAST 결과 양성이고 환자의 혈류역동이 불안정하다면 탐색개복술(exploratory laparotomy)을 시행한다.

DPL은 혈류역동학적으로 불안정한 외상 환자에게 소생술을 시행하고 있는 동안에 복강내 출혈여부를 진단하기 위하여 시행하는 빠른 진단적 검사이다(Box 14-4-4). 그 외 다음의 경우에도 실시할 수 있다.

① 설명되지 않는 저혈압, 헤마토크릿 감소 혹은 쇼크
② 복부 검사에서 모호한 결과
③ 뇌손상이나 약물 혹은 알콜 중독으로 인한 의식 변화
④ 척수 손상
⑤ 주요 정형외과적 골절이나 흉부 외상 같은 견인 손상

Box 14-4-5
진단적 복강내 세척(DPL)

적응증

- 둔기 복강 손상과 함께:
  정신상태 변화
  설명될 수 없는 저혈압, 헤마토크릿의 감소, 쇼크
  복부 검사에서 모호한 결과
  척수 손상
  견인 손상(예: 정형외과적 골절, 흉부 외상)
- 관통성 복부 외상 (만약 진단이 되지 않았다면)

가능한 금기증

- 여러차례 복강 수술의 병력
- 임신말기 3개월
- 진행된 간경화증
- 병적인 비만
- 응고병증 병력

절차

1. 1-2cm 절개하여 세척 카테터를 복막강 내로 삽입한다.
2. 복막액의 흡인을 시도한다.
3. 생리식염수 혹은 Ringer's lactate를 중력에 의해 주입한다.
4. 환자를 좌우로 돌려 눕힌다(금기가 아닐 경우).
5. 액체가 다시 중력에 의해 배액주머니로 흘러나오게 한다.
6. 배액된 액체의 샘플을 검사실로 보낸다.

양성 결과

- 최초 흡인시 육안 상 10-20mL의 혈액
- 적혈구 100,000개/mm³ 이상
- 백혈구 500개/mm³ 이상
- 아밀라제 수치 증가
- 담즙, 박테리아, 변의 존재

만약 DPL 결과 양성이고 환자의 혈역학적 상태가 불안정 하다면 진단적 개복술을 시행한다. DPL 시행에는 몇 가지 금기가 있다. 병적인 비만, 임신말기 3개월, 진행된 간경화증, 응고병증 병력, 여러 차례의 복부 수술 병력 등이 여기에 포함된다. 만약 이러한 환자들에게 DPL을 시행하였을 경우, 그물막(omental) 열상과 내장 혹은 혈관 천공의 위험이 증가한다.

DPL을 시행할 때, 환자에게 위와 방광의 압력을 감소시키기 위해 도뇨관과 입위관 혹은 코위관을 안전하게 삽입하는 것이 중요하다. 위와 방광의 감압은 세척관을 삽입하였을 때 우발적으로 천공되는 것을 막아 준다. 일단 도뇨관과 입위관 혹은 코위관을 고정시킨 후 세척관을 복막 내 공간으로 삽입한다. 만약 10mL 보다 적은 혈액이 나온다면,

따뜻한 정질액(crystalloid; lactated Ringer's solution or 0.9% normal saline) 1L를 복막내로 주입한다. 주입이 끝난 후, 배액주머니를 복부보다 아래에 위치시켜 중력에 의해 복부에서 액체가 나올 수 있도록 한다. 수집된 액체의 샘플은 평가를 위해 검사실로 보낸다.

CT 스캔은 혈액역동이 안정적인 환자에게 자주 시행하는 검사이다. 가끔 CT 스캔 전에 정맥이나 구강내로 조영제를 투여하여 장기나 다른 이상 소견이 있는지를 영상으로 확인한다. CT 스캔은 복막, 후복막, 골반 부위를 영상으로 보여줄 뿐만 아니라 이러한 부위에 액체가 얼마나 차 있는지를 추정할 수 있게 해준다. CT 스캔은 또한 고형 기관의 외상 정도를 측정하는데 이용된다. CT 스캔의 단점은 검사를 실시하는데 시간이 소요되며, 환자를 검사실로 이동시켜야 하고, 환자의 혈류역동 상태가 안정적이어야 하며, 검사 동안 움직임을 제한해야 한다는 점 등이다.

(1) 위와 소장의 외상

심각한 위의 손상은 드물며 소장 손상이 더 일반적이다. 비록 소장은 관통상에 의해 손상을 자주 받지만, 둔기 외상에 의해서도 쉽게 파열될 수 있다. 소장의 구불구불한 구조는 때때로 폐쇄된 고리를 만들게 되고, 이것이 핸들이나 안전벨트에 의해 압박을 받게 되면 파열될 수 있다. 고정되어 있는 부위(Treitz의 인대와 같은) 주변의 소장은 그 운동성 때문에 감속시에 엇갈림 손상(shearing injuries)을 받기 쉽다.

소장과 위에 둔한 손상을 받게 되면 코위 흡인액에서 혈액이 관찰되거나 토혈을 보일 수 있다. 신체적 징후는 관찰되지 않을 때가 많고, CT 소견도 명확하지 않거나 비특이적이다. 세밀한 관찰이 요구되는데, 복막염으로 진행되기 전까지는 진단이 내려지지 않는 경우도 있다. 관통성 손상은 보통 DPL 검사에서 양성으로 진단된다. 비록 경한 소장의 좌상은 보존적인 방법으로 관리될 수 있지만(위감압과 구강섭취 금지) 관통성 손상이나 장 파열시에는 보통 수술이 필요하다.

위관을 사용한 수술 후 감압은 장 기능이 회복될 때까지 지속적으로 실시한다. 대부분의 경우, 급식 공장루관(feeding jejunostomy tube)은 수술 부위에서 먼 쪽에 설치하도록 하며, 관영양은 수술 후 경과 중 초기에 시작할 수 있다. 영양액의 농도와 주입 속도를 서서히 증가시켜 나가면서 팽만이나 구토증상이 없는지를 자주 사정해 보아야 한다.

위와 소장에는 미량의 박테리아를 포함하고 있기 때문에 이러한 장기들이 파열되어도 패혈증에 빠질 위험은 적다. 반면에, 산성의 위액은 복막을 자극하여 복막염을 유발할 수 있다. 위와 소장 외상과 관련된 합병증은 Box 14-4-5에 서술되어 있다. 이 중 일부의 경우에서는 수술적 시술이 필요할 수도 있다.

(2) 십이지장, 췌장 외상

십이지장과 췌장은 해부학적, 생리학적으로 밀접하게 연관되어 있는 후복막 장기이므로 함께 논

Box 14-4-5
위및 소장 외상과 관련된 합병증

- 위장관 영양 불내성
- 복막염
- 수술 후 출혈
- "체액 누출(third-spacing)"에 의한 저혈량증
- 누공이나 폐색의 발생

의 되어야 한다. 이들 장기들은 복강내 깊숙이 있어 잘 보호받고 있기 때문에 강한 충격이 가해졌을 때 손상을 받게 된다. 이러한 장기에 손상이 있는 경우에는 거의 항상 인접한 장기들의 손상도 동반된다. 후복강내에 위치하고 있어, DPL 검사로 손상을 진단해 내기 어렵다. 그대신 복부 CT 스캔이 진단에 매우 유용하다. 징후 및 증상으로는 급성 복부질환, 혈청 아밀라아제 수치 상승 등으로 방사되는 상복부 통증, 오심, 구토 등이 있다.

작은 열상이나 좌상은 배액만으로도 회복이 되지만 큰 상처는 수술적 접근이 필요하다. 대부분 췌장 손상은 누공형성을 방지하기 위하여 수술 후 폐쇄적 흡인 배액이 요구된다. 원위부 췌장절제술(distal pancreatectomy)과 루-엔 Y형 문합(Roux-en-Y anastomosis)은 췌장의 몸통과 꼬리 부위 손상에 일반적으로 시행되는 수술법이다. 간혹 췌장으로 가는 복잡한 혈관이 붙어 있기 때문에 비장까지 절제하기도 한다. 췌장 머리 부위에 손상을 받게 되면 십이지장 손상과 심한 출혈이 동반되는데, 그 이유는 이 부위의 혈관들은 서로 매우 근접해 있기 때문이다. 이러한 경우에는 췌십이지장절제술(pancreaticoduodenectomy), 루-엔 Y형 문합, 드물지만 전췌장절제술(total pancreatectomy)이 시행된다.

수술 후 간호로 배액이 잘 되도록 배액관은 반드시 개방되어 있어야 하고, 가장 흔한 합병증인 누공의 발생 여부를 철저히 모니터링 해야 한다. 췌액에는 다량의 효소가 있기 때문에 피부에 누공이 생겼다면 피부를 보호하는 것이 중요하다. 또한 췌장의 누공으로 칼륨과 중탄산 이온을 포함한 췌액이 소실되므로 체액 및 전해질 균형을 사정하는 것도 매우 중요하다. 구강 섭취 대신에 고영양(hyperalimentation)이나 공장누관을 통해 영양을 공급하여 췌장으로 인한 자극을 감소시킬 수 있다. 전췌장절제술을 받은 경우가 아니라면 당뇨병의 발생은 드물다.

일차적인 수술이나 재문합 절제술로 대부분의 관통성 십이지장 손상을 관리하는데 충분하다. 수술 후 감압을 위해 십이지장개구술 관(duodenostomy tube)을 삽입하고 영양공급을 위해 공장루관이 설치될 것이다. 십이지장에 둔한 손상이 가해지면 벽내 혈종을 형성하여 십이지장 폐쇄로 이어질 수 있다. 이것은 diatrizoate (Gastrografin) 상부위장관계 검사로 진단할 수 있다. 완전 폐쇄일 경우에는 보통 외과적 배액법으로 혈종을 제거한다.

(3) 결장 외상

보통 결장 손상은 관통성 외상의 결과로 나타난다. 손상의 기전은 대부분 진단적 시술(진단적 개복술)에 의해 발생한다. 결장의 열상에는 일차적인 복구술이 우선적으로 선택되는 치료법이다. 경우에 따라 좌측 결장의 손상이나 과다한 출혈이 있을 때는 결장을 체외로 이전하는 수술(exteriorized repair) 또는 결장조루술(colostomy)이 필요하다. 결장 감압을 위해 맹장문합술 관(cecostomy tube)을 설치할 수 있다. 절개 부위는 상처 감염의 위험을 줄이기 위해 종종 개방시켜 둔다. 결장은 많은 수의 박테리아를 포함하고 있기 때문에 결장내용물이 분산될 경우 복부내 패혈증이나 농양을 형성하기 쉽다.

수술 후 간호는 감염예방에 중점을 두어야 한다. 개방 절개창이 있는 경우 드레싱 교환이 필요하고, 예방적으로 항생제를 투여할 수 있다. 결장조루술은 해당 부위를 절개하고 끝과 끝을 이어주며, 누공 부위는 체외로 빼내어 누출이 있는지를 쉽게 확인할 수 있다. 결장조루술로 체외로 이전한 결장 부위는 습하게 유지하고, 누공 부위를 보호하기 위하여 달라붙지 않는 드레싱 혹은 주머니로 덮어주어야 한다. 결장 손상의 가장 큰 합병증이 패혈증이기 때문이다. 방사선 및 수술적 절차를 통해 농양을 조기에 발견하여 배액하는 것이 필요하다. Box 14-4-6은 개복술 환자의 교육 지침에 대한 내용이다.

(4) 간 외상

복부 장기 중 간은 비장 다음으로 가장 흔하게 손상받는 장기이다. 둔한 외상과 관통성 외상 모두 간에 손상을 일으킬 수 있다. 우측 하부 늑골 골절은 간 손상의 위험을 증가시킨다. 증상 및 징후로는 우측 상복부 통증, 반동성 압통, 장음의 약화 또는 소실, 저혈량성 쇼크의 징후 등이 포함된다. 혈류역동학적으로 안정상태에 있는 환자는 비수술적 접근으로 치료한다. 이 경우에는 출혈이 멈추었는지를 확인하기 위하여 연속적으로 CT 스캔을 시행한다. 그러나 많은 경우에서 환자의 임상적 상태가 불안정하므로 수술이 요구된다. 간 외상은 복강내로 다량의 출혈을 일으키지만, 보통 자연적으로 출혈이 멈춘다. 일부의 경우에서 혈관 결찰이나 혈관색전술이 필요한 때도 있다. 작은 열상은 복구가 되지만, 큰 손상은 분절 절제(segmental resection)나 변연절제술(debridement)이 요구된다. 출혈이 멈추지 않는다면 간을 패킹시킨다. 패킹 후에는 복부를 봉합하거나 단순히 덮어두거나 개방시켜 놓는다. 패킹을 제거하고 열상 부위를 봉합하기 위하여 수일 내에 추가적인 수술적 시술이 요구된다. 간 손상이 심할 경우에도 수술 후에 폐쇄 흡인 배액을 통해 담즙과 혈액을 배출해 주어야 한다.

수술 후에 응고병증이 나타날 수 있다. 수술 후

Box 14-4-6
개복술 후 환자 교육 지침

활동
- 수술부위 봉합이 있을 경우 통목욕이나 샤워는 피한다.
- 피곤하면 휴식한다.
- 한손으로 쉽게 들 수 있는 것만 든다.
- 정상 식이를 섭취한다.
- 하루에 한번 같은 시각에 체온을 재고 기록한다.
- 규칙적인 배변습관을 유지한다.
- 변비가 생기면 과일쥬스를 많이 마신다.
- 의사가 허락할 때까지 운전은 피한다.

상처부위 간호
- 봉합부위를 청결하게 유지하는 것이 중요하다.
- 상처부위를 주의 깊게 관찰한다.
- 상처부위를 하루에 한번 소독한다. 이 때 4×4인치 거즈 패드와 과산화수소(1/2)/식염수(1/2)를 준비한다.
- 손을 씻는다.
- 거즈 패드를 개봉한다.
- 거즈 패드를 종이 위에 펼친 다음 가운데에 소량의 과산화수소/식염수 용액을 붓는다.
- 거즈 패드의 가운데 부분에 닿지 않게 하면서 모서리 네 곳을 잡고 들어올린다.
- 봉합부위의 위에서부터 아래로 닦아낸다. 소독액으로 닦을 때 거품이 나는 것은 정상이다. 한 장의 거즈 패드로 한번만 닦는다.
- 위의 과정을 반복한다.
- 소독한 부위를 건조시킨다.
- 봉합부위를 거즈 패드로 덮고 테이프를 붙여서 벨트나 손목밴드에 의해 스쳐서 자극을 받지 않도록 한다.

감염증상
- 상처부위가 붓는다.
- 발적이 심해진다.
- 압통이 심해진다.
- 상처부위 주변으로 열감이 있다.
- 상처부위 가장자리가 분리된다.
- 배액량이 증가한다
- 배액물에서 악취가 난다.
- 배액물의 색깔이 변한다.
- 38.3℃ 이상의 체온상승이 있다.
- 구토, 설사, 변비가 있다.

불완전한 지혈의 가능성도 있는데, 이것은 응고병증에 의한 출혈과 구분되어야 한다. 불완전한 지혈의 결과 초래되는 심한 출혈시에는 섬유소를 제거하고, 출혈 부위를 압박하며, 그 외 부가적인 처치가 요구된다. 응고병증으로 인한 출혈은 여러 부위에서 일어나는데 반해, 불완전한 지혈에 의한 출혈은 주로 수술 부위에서 관찰된다. 포함되어야 할 간호내용은 헤마토크릿 수치와 응고 검사결과를 모니터링 하면서 혈액제제를 대체해 주어야 한다. 체액 균형과 더불어 관을 통해 배출되는 배액양과 양상을 사정하는 것도 중요한 간호이다. 간손상으로 인한 잠재적 합병증에는 간농양, 담관폐쇄 또는 누출, 패혈증, ARDS, DIC 등이 포함된다.

(5) 비장 외상

비장은 복부장기 중 가장 흔히 손상되며, 보통 둔한 손상에 의해 발생한다. 좌측 하부 늑골 골절시 비장손상의 위험이 증가한다. 증상 및 징후로 좌측 어깨로 방사되는 왼쪽 상복부 통증(Kehr' s sign), 저혈량성 쇼크, 비특이적 소견의 백혈구 증가 등이 있다. 일반적으로 DPL과 CT로 진단한다.

손상을 적게 받은 성인과 대부분의 아동들은 관찰(연속적인 복부검진과 헤마토크릿 수치 확인)과 위 감압과 같은 비수술적인 방법으로 치료를 받는다. 비장과 위는 좌측 상복부에 위치하고 있기 때문에 위 감압은 비장에 가해지는 압력을 줄여줄 수 있다. 비록 일부 사례에서 비장절제술이 필요하지만, 선호되고 있는 외과적 접근법은 비장봉합술이다. 비교적 최근에 알려진 수술법인 비장 자가이식은 비장절제술 후 비장 조각을 그물막 주머니속에 이식하는 시술이다. 이 방법은 심한 비장 손상 후에 정상적인 비장의 면역기능을 유지하기 위해 실시된다.

초기 합병증은 재발하는 출혈, 횡경막하 농양, 수술 후 췌장염 등이 포함된다. 후기 합병증에는 혈소판증가증과 비장절제술후 불가항력의 패혈증(overwhelming postsplemectomy scpsis, OPSS)이 있다. 비장은 감염에 대한 신체의 반응에 중요한 역할을 하기 때문에 비장절제술을 받은 환자는 감염 위험성이 높아진다. 특히 아동들에게 감염의 위험이 높은데, 이중 2세 미만의 아이들이 가장 위험하다. 탐식작용에 저항하는 피포성 미생물인 폐렴사슬알균(폐렴구균, pneumococcus)은 비장절제술 후 환자를 감염시키는 가장 흔한 균이다. OPSS는 흔히 폐렴사슬알균에 의한 폐렴의 발현으로 시작하여 전격성 패혈증으로 진행된다. 비장절제술 환자는 다가의 폐렴사슬알균 백신을 접종받음으로써 폐렴사슬알균 감염에 대한 면역력을 증가시킬 수 있다. OPSS의 합병증에는 부신 기능부전과 DIC가 있다. OPSS는 특히 수술 후 1년 이내에 높은 발병률과 사망률을 나타낸다. 따라서 환자와 가족을 대상으로 한 교육내용은 감염의 증상과 징후에 대한 정보를 제공하는데 초점을 두어야 한다. 비장 자가이식은 OPSS의 발생률을 감소시키는데 기여할 것이다.

(6) 신장 외상

신장 손상은 출혈이 없는 혈종을 형성하거나 혈관내 혈전을 만들 수 있다. 갑작스런 감속에 의한 손상은 신장을 움직이게 하여 작은 신장 혈관이 파열되거나 신동맥의 내막이 찢어진다. 이러한 기전으로 혈전이 형성될 수 있다. 둔한 외상과 관통성 외상 역시 신장의 실질부위 열상이나 좌상을 유발하고 집합관의 파열을 일으킨다. 간과 비장 손상과 더불어 하부 늑골이나 요추 골절이 있는 경우에는 신장 손상의 가능성을 의심해 보아야 한다. 신장 손상이 있을 경우의 증상 및 징후로는 혈뇨, 통증, 옆구리 혈종, 옆구리 전반의 출혈반(ecchymosis) 등이 있다. 출혈이 후복막에서 일어나기 때문에 발견하기 어렵다. 보통 나선형 CT 스캔이나 초음파, 정맥신우조영술(일반적으로 사용하지는 않음)로 진단할 수 있다.

신장 손상은 그 심각성의 정도에 따라 분류된다. 대부분의 신장 손상은 주의 관찰하고 육안 혈뇨가 사라질 때까지 침상안정하면서 보존적 방법으로 치료한다. 그러나 가끔(주로 혈관 손상시) 외과적 수술이나 신장절제술이 필요할 경우도 있다.

수술 후 신장 기능의 사정과 지지는 필수적인 간호이다. 최적의 체액 균형은 반드시 유지되어야 한다. 신장 관류를 개선하기 위하여 저용량의 도파민이 처방되기도 한다. 주요 합병증으로는 동맥이나 정맥에 의한 혈전과 급성신부전이며, 그 외에도 출혈, 신장주위 농양, 요로 누공, 지연된 고혈압 등이 포함된다.

(7) 방광 외상

방광은 열상, 파열 또는 타박상으로 손상을 받을 수 있지만 가장 흔한 손상의 원인은 둔한 외상의 결과로 일어난다(보통 방광이 가득 찼을 때 손상을 입기 때문). 방광 손상은 골반뼈의 골절과 흔히 관련이 있다. 방광 파열시에는 전형적으로 육안 혈뇨가 관찰된다. 요도구에 혈액이 관찰되거나 음낭 혈종, 혹은 전립샘의 위치가 이동되어 있을 경우에는 소변카테터를 삽입하기 전 CT 스캔이나 고식적인 방광조영술(conventional cystography)로 요도 손상 여부를 검사해 보아야 한다.

방광 손상은 복강내나 복강외로 소변의 유출을 일으킨다. 보통 골반 골절과 관련있는 복강외 소변 유출은 소변카테터를 통해 배출시킬 수 있으나, 복강내 유출(강한 충격과 관련된 손상)은 외과적 수술이 필요하다. 이 손상은 강한 충격으로 인해 관련 손상들이 함께 동반되므로 높은 사망률을 나타내고 있다. 치골상부에 방광루설치술을 시행한다. 합병증은 흔하지 않지만 소변카테터로 인한 감염이나 감염된 소변의 유출로 인한 패혈증이 초래될 수 있다. 환자는 소변을 볼 수 없거나 어깨통증(복강내 소변 유출에 의해 유발됨)을 호소할 것이다.

3) 근골격계 손상

근골격계 손상은 회복하는데 상당한 기간이 필요하고 때로는 영구적인 장애가 남기도 하지만, 보통 외상으로 절단되거나 골반뼈 골절이 일어나지 않는 한 치명적인 손상을 유발하지는 않는다. 일반적으로 근골격계 사정은 혈역학적으로 안정된 이후에 이차 조사단계에서 이루어진다. 이러한 손상은 최적의 회복과 기능 향상을 위해 즉각적인 인지와 안정을 도모하는 것이 필요하다. 근골격계 손상 중 골절, 탈구, 염좌가 가장 많이 발생한다. 근골격계 손상의 원인은 다양할지라도 주된 요인은 자동차사고, 낙상, 산업장이나 농장 또는 집에서의 사고, 구타 등으로 발생한다. 근골격계 손상은 종종 신체의 다른 손상과 관련이 있다.

근골격계 손상에 있어서 주위환경이나 외상의 기전에 대한 이해가 중요하다. 외상을 유발하는 힘이 한 부위에 가해졌다고 하여도 에너지가 전이되고 힘이 분산되면서 다른 부위에도 손상을 유발할 수 있다. 예를 들면 한 사람이 2층 높이의 빌딩에서 떨어져 두발로 착지했다면 발뒤꿈치나 발목의 골절을 예상하겠지만 에너지의 이동으로 골반이나 척추의 골절 또한 생길 수 있다. 만약 환자가 의식이 있다면 통증을 말로 표현할 것이다. 그러나 흔히 환자가 통증을 표현할 수 없는 경우에는 골절이나 염좌를 발견하지 못하고 지나간다.

모든 외상 환자의 경우에서처럼 근골격계 손상 환자도 일차 조사와 함께 초기사정을 시작한다. 초기사정이 끝나고 환자가 혈류역학적으로 안정 상태에 있을 때 이차 사정을 실시한다. 응급실로 환자가 입원하면 우선 경추, 흉부, 골반 사진을 촬영하는데 손상 기전에 따라 흉추와 요추 사진을 추가로 찍을 때도 있다. 초기 골반사진에서 치명적인 골반뼈 골절을 발견할 수도 있는데, 이 때는 큰 출혈을 방지하기 위해 골반의 부동을 철저히 유지해야 한다. 골반의 부동을 위해 C 클램프, 외고정, 골반 밴드를 적용하거나 출혈을 멈추게 하기 위해 환자의 몸을 시트로 단단하게 감싸기도 한다.

이차 조사(secondary survey) 단계에서 사지가 붓거나 멍이 있거나 변형이 발견되었다면 사지를 부동시켜야 한다. 손상 범위를 확인하기 위하여 사진촬영이 이루어질 것이다. 간호사는 모세혈관 재충혈(2초 이내가 정상)이나 맥박, 마찰음, 근육 경련, 움직임, 감각, 통증 등을 사정하기 위하여 사지를 검사한다.

근골격계 손상을 진단하기 위해서 가장 일반적으로 시행되는 검사는 단순 X-선, CT, MRI이다. 환자에게서 X-선을 찍을 때는 손상된 부위를 두 방향에서 촬영한 영상을 얻는다. 손상 부위의 관절 위와 아래 부위를 사정하는 것도 중요하다. 손상 받은 부위가 X-선 영상으로 판독하기 어렵다면 보다 나은 사진을 위해 CT를 찍는다. MRI 또한 손상된 부위와 주변조직의 세밀한 부분까지 잘 보여준다.

근골격계 손상에는 골절, 골절-탈구, 절단, 연부조직 외상(예: 피부, 근육, 건, 인대, 연골) 등 다양한 유형이 포함된다. 골절의 구분은 골절의 유형, 원인, 해부학적 위치를 근거로 분류한다. 골절의 유형은 그림 14-4-5에 제시되어 있다. 골절시에 피부 상처가 동반되었다면 개방성 골절로 간주하고, 피부가 손상되지 않았다면 폐쇄성 골절로 분류한다. 개방성 골절은 동반된 조직 손상 정도에 따라 Ⅰ, Ⅱ, Ⅲ 등급으로 분류한다.

탈구는 관절연결면이 관절의 파열로 인해 더 이상 접촉할 수 없을 때 발생한다. 관절의 운동성은 제한되고 탈구와 함께 관련된 혈관과 신경도 손상 받을 수 있다. 탈구될 때 인대도 늘어나거나 찢어지기 때문에 탈구가 있을 때는 보통 인대손상을 동반한다.

절단은 조직, 신경, 혈관 손상의 정도에 따라 분류한다. 잘라지거나 길로틴(guillotine) 절단은 가장자리 면이 깨끗하게 절단되는 것에 반해, 분쇄(ctrush) 절단은 연조직 손상이 더 많고 가장자리 면이 명확하게 구분되지 않고 지저분하다. 찢김(avulsion) 절단은 조직이 힘에 의해 잡아당겨져 찢겨진 손상으로 신경과 혈관은 뼈가 아닌 다른 부위에서 찢어진다.

어떠한 손상이든 근골격계 외상은 지속적인 사정이 요구된다. 근골격계 손상 환자에 있어서 혈관이나 신경계, 혹은 두 가지 모두의 문제는 흔하게 나타난다. 신경과 혈관은 뼈와 근육에서 아주 근접하여 위치하고 있기 때문에 뼈나 연부조직을 침범한 근골격계 손상은 어떤 형태이든 신경학적 혹은 혈관계 문제를 수반하게 된다. 신경과 근육은 순환장애와 압박에 대해 매우 민감하다.

또한 환자가 저혈량증에 빠지지 않는지를 지속적으로 사정하는 것도 중요하다. 앞서 설명한 바와 같이 외상성 절단과 주요 골반 뼈의 골절은 광범위한 혈액소실을 동반하는 것으로 알려져 있다. 다른 정형외과적 손상 역시 상당한 양의 혈액 소

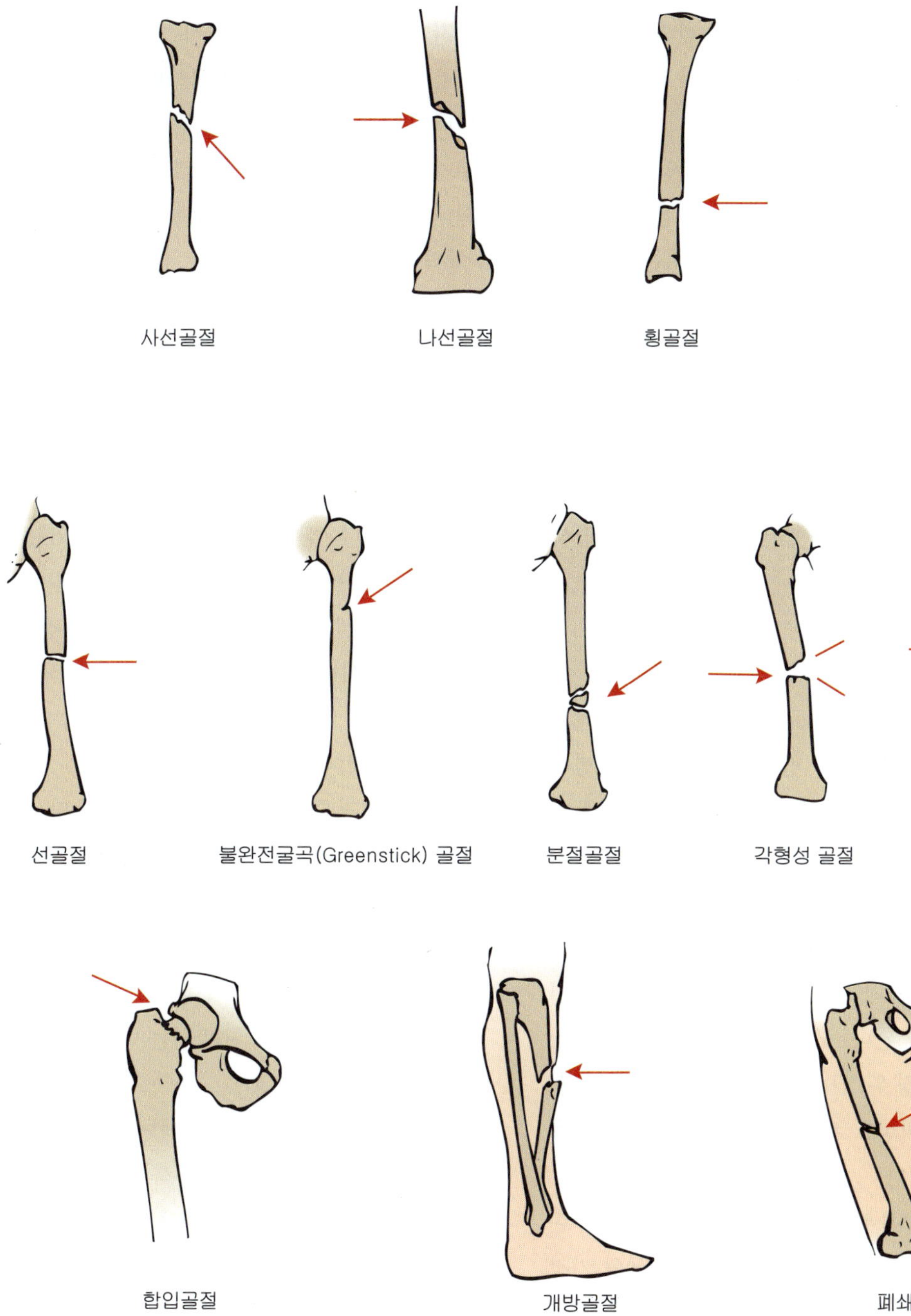

그림 14-4-5 골절의 유형

실을 유발한다. 근골격계에 심한 손상을 입은 환자는 대체로 다른 조직의 손상도 동반되어 나타나므로 출혈의 다른 소인도 없는지를 사정해 보아야 한다.

개방성 상처를 입게 되면 흔히 감염이 발생한다. 근골격계 외상을 입은 환자는 손상 후 6시간 이내에 수술실에서 상처부위를 세척하는 것이 바람직하며, 논란이 있지만 상황에 따라 예방적 항생제를 투여하는 것도 고려할 수 있다. 개방성상처가 있는 환자의 경우 적응증이 되는 경우 모두 파상풍 주사를 맞아야 한다.

근골격계 손상에 따른 그 외 심각한 합병증으로는 구획증후군, 심부정맥혈전증, 폐색전증, 지방색전증후군 등이 포함된다.

(1) 구획증후군

구획증후군(compartment syndrome)은 근막으로 둘러싸인 근육 내에 압력이 증가하게 되면서 그 구획내 근육과 신경으로 가는 혈액의 흐름이 감소하고 결국 조직에 허혈성 손상을 초래하게 되는 질환이다. 구획내 허혈은 조직의 손상으로 진행되며 이는 신경과 근육의 기능을 저하시킨다. 이러한 상태가 오래 지속될 경우 결국 근육과 신경이 괴사에 이르게 된다. 구획내 압력이 30~40mmHg를 초과할 경우 근육에 허혈을 일으키며, 55~65mmHg이상으로 상승되면 비가역적인 근육 괴사를 일으킨다.

환자는 손상 부위의 통증을 호소하며 통증은 손상정도와 비례하지는 않는다. 구획증후군의 가장 믿을만한 초기 증상은 감각저하이다. 구획증후군 부위는 단단하며 결국 환자는 이상감각을 호소한다. 창백함과 맥박소실은 후기에 나타나는 징후이다. 만일 환자가 후기에 나타나는 징후를 보일 때까지 진행되었다면 구획증후군이 발생한 부위를 살리지 못할 수도 있다. 간호사는 손상 받은 사지부위를 정상 사지부위와 비교하면서 지속적으로 모니터링 해야 한다. 만약 구획증후군의 증상이나 징후가 있을 경우 즉시 정형외과 의사에게 알려서 구획내 압력을 측정할 수 있도록 해야 한다. 구획내 압력이 높다고 판단될 경우, 압력을 낮추고 사지를 살리기 위해서 근막절개술을 실시한다.

(2) 심부정맥혈전증

모든 외상 환자는 심부정맥혈전증의 위험이 있으며 특히 근골격계 손상을 입은 경우 그 위험 정도가 더욱 높다. 심부정맥혈전증은 주요 외상 환자에게 흔히 나타나는 치명적인 합병증이다. 심부정맥혈전증이 위험한 것은 폐색전증으로 진행될 수 있기 때문이다. 예방을 위해 저용량의 헤파린이나 저분자량 헤파린을 투여하고, 공기압박기구를 사용하는 것이 권장되고 있다.

심부정맥혈전증과 이로 인한 폐색전증의 병태생리는 아래와 같은 비르효의 세가지징후(Virchow' s triad)와 관련이 있다.

① 혈류 감소, 근육활동 저하, 심부정맥에 가해지는 외부의 압력으로 인한 정맥정체
② 혈관손상 또는 이에 수반되는 병리적 상태
③ 과응고성

간호사는 규칙적으로 심부정맥혈전증의 징후와 증상을 사정해야 한다. 구체적으로 호만징후(Homan's sign: 발을 배굴하였을 때 종아리의 통증), 이환 부위의 부종, 빈맥, 열, 막힌 부위 원위부 쪽으로 피부색이나 피부온도의 변화 등을 관찰하고, 만약 문제가 발견되면 즉시 보고해야 한다. 때때로 급성폐색전증이 심부정맥혈전증의 첫 증상일 수도 있다.

(3) 폐색전증

폐색전증은 정맥에서 발생한 혈전이 떨어져 나와 심장을 지나 폐동맥으로 들어가 혈류를 차단시키면서 발생한다. 갑작스런 호흡곤란의 발현이 폐색전증의 전형적인 징후이지만 혈전의 크기나 침범된 혈관 숫자에 따라 증상은 다양하게 나타난다. 폐색전증의 징후 및 증상으로는 산소포화도의 감소, 흉골하 가슴통증, 저혈량성 쇼크, 빈호흡, 호흡곤란, 불안, 죽을 것 같은 느낌, 미열, 의식상태의 변화, 창백하고 거무스름하며 청색을 띤 피부 등이 있다.

(4) 지방색전증후군

지방색전은 장골의 골절이나 중대한 외상 후에 폐조직이나 말초순환계에 있는 지방방울이다. 지방색전은 전신적인 증상을 일으킬 수도 그렇지 않을 수도 있다. 지방색전증후군은 지방색전으로 인해 발생하는 경우는 드물지만 심각한 병적 상태로 환자는 점진적인 호흡기능부전, 혈소판감소증, 의식상태 저하 등을 나타낸다. 지방색전증후군의 증상은 대개 손상 후 72시간 안에 일어난다. 임상 증상으로는 빈호흡, 호흡곤란, 청색증, 빈맥, 열 등이 포함된다. 간호사는 지방색전증후군의 잠재적 발생 가능성에 대해 잘 알고 있어야 하며, 맥박산소측정을 통해 환자에게 저산소혈증이 있는지를 주의깊게 모니터링해야 한다. 또한 의식상태 저하의 징후를 발견하기 위해 환자의 신경학적 상태도 면밀하게 관찰해야 한다.

4) 악안면 외상

법으로 제한 속도를 정하고 의무적으로 에어백과 안전벨트를 착용하도록 하고 있음에도 불구하고, 얼굴은 갑작스런 감속시에 보호를 받지 못하기 때문에 여전히 악안면 외상의 발생빈도가 높다. 악안면 손상의 정도는 정지해 있는 물체에 얼굴이 충돌할 때의 힘과 직접 관련이 있다. 충돌하는 힘이 클수록 분산되는 에너지의 양이 증가하여 손상도 더 커지게 된다. 악안면 외상은 관통성 손상보다는 둔기 손상에 의해 더 빈번하게 발생한다.

다른 외상환자들과 마찬가지로 악안면 외상 환자에게 가장 중요한 초기 관리는 기도, 호흡, 순환 상태를 유지하는 것이다. 외상팀은 악안면 손상과 관련있는 명백한 변형이 있을 경우 이러한 원칙을 반드시 지켜야 한다. 만일 악안면 손상 환자의 기도와 호흡이 적절하고 신속하게 확보되지 못하면 기도폐쇄와 사망을 초래할 수도 있다. 일차 조사가 완료되면 악안면 손상에 대한 적절한 사정이 이루어져야 한다.

악안면 외상환자를 사정할 때는 뼈구조 뿐만 아니라 연부조직도 관찰하여야 한다. 먼저 시진을 통해 얼굴이 좌우가 대칭적인지 살펴본 다음 뼈구조물에서 비정상적 움직임이 있는지를 알아보기 위하여 체계적으로 촉진하면서 사정한다. 뇌신경도 사정해 본다. 종종 악안면 손상은 두부 손상과 동반되어 발생하기 때문에 철저한 신경학적 검사의 중요성을 잘 알고 있어야 한다. 얼굴 중간부위의 골절은 안와부와 교통하고 있기 때문에 철저한 안구 사정이 필요하며 반복적으로 자주 재사정해야 한다.

대부분의 악안면 손상은 연부조직의 손상을 동반한다. 연부조직의 손상은 잠재적으로 오염의 가능성이 있기 때문에 파상풍에 대해 면역이 있는지 사정해야 하며, 필요시 파상풍 추가접종을 해야 한다. 상처부위에 흙, 기름, 입자, 그 외 오염물질이 묻어 있는지를 조사하기 위하여 살펴보아야 한다. 상처부위의 죽은 조직을 제거하고 깨끗이 씻어내기 위해 수술을 필요로 하는 경우가 많다. 이러한 손상은 보통 치명적이지 않으며 적절하게 치료하면 되지만, 얼굴 부위의 손상은 작은 찰과상이라도 나중에 흉터를 남길 수가 있기 때문에 모든 상처는 주의를 기울여야 한다.

앞에서 서술했듯이 어떤 유형의 외상이든지 환자의 기도가 손상받을 수 있지만 특히, 악안면 외상의 경우에는 그 위험성이 더 크므로 지속적으로 기도를 사정하고 적절히 유지하는 것은 매우 중요하다. 인공기도가 소실되었을 경우(예: 부주의로 인해 기관내 삽관이 빠짐) 연부조직의 부종 때문에 생명이 위협받을 수 있다. 또한 얼굴동맥의 출혈로 인한 저혈량증을 사정하고 교정하는 것도 필수적이다. 코와 교통하고 있는 구조물의 골절이 있을 경우에는 코피가 발생할 수 있다. 또한 간호사는 환자의 신경학적 상태를 지속적으로 사정하여 이상 징후가 관찰되면 보고하도록 한다. 환자가 통증과 불안을 호소하는지를 관찰하고 이에 대해 적절히 관리해야 한다. 악안면 손상이 있는 많은 환자들은 감각손상이 있는데, 손상 후에 보거나 냄새를 맡거나 맛을 보거나 말하는 것을 할 수 없는 경우가 있다. 따라서 환자는 불안할 수 있으며 계속해서 안심시켜 주기를 바랄 것이고 필요시에는 약물을 투여해야 한다. 많은 경우 악안면 손상은 나을 때까지 여러 번의 외과적 수술을 요한다.

4. 다발성 외상의 합병증

다발성 외상으로 인한 합병증은 셀 수 없을 정도로 많다(Box 14-4-7). 대부분의 외상환자들은 집중치료실에 입원해 있고, 이 시기에 합병증이 주로 발생하므로 이를 발견하고 예방하며 치료하는데 있어 간호사의 역할은 매우 중요하다.

외상은 예측하지 못한 상황에서 발생하기 때문에 환자의 공포와 불안은 증폭되어 나타나는 경향이 있다. 따라서 간호사는 심각하게 손상을 받은 환자와 그 가족들에게 심리사회적인 지지를 제공해 주어야 할 필요가 있으며, 환자의 공포와 불안을 인식하고 환자를 배려하며 자주 설명을 제공하는 등 다양한 측면을 고려한 접근이 권장된다. 소아와 노인이 외상을 입었을 때는 특별하게 고려해야 할 점이 있는데 각각 Box 14-4-8과 14-4-9에 기술되어 있다.

다발성 외상성 손상 후에 환자는 손상 즉시 사망하거나, 초기 혹은 후기 합병증의 결과로 사망할 수 있다. 즉사는 사고 현장에서 수분 이내에 사

Box 14-4-7
다발성 외상의 후기 합병증

혈액학적
- 출혈, 응고장애, 파종성혈관내응고장애

심장
- 부정맥, 심부전, 심실류(심실동맥류)

호흡기
- 무기폐, 폐렴, 폐색전(지방이나 혈전성), 급성호흡곤란증후군

소화기
- 복막염, 무력성 장폐쇄증, 기계적 장폐쇄, 무결석 담낭염, 문합부위 유출, 누공, 출혈

간
- 간농양, 간부전

신장
- 고혈압, 미오글로빈뇨, 신부전

정형외과
- 구획증후군

피부
- 상처감염, 벌어짐, 피부손상

전신적
- 패혈증

망하는 것으로 대부분은 뇌간이나 상부 척수 손상, 심장파열, 대혈관의 가로절단, 기도의 폐쇄로 인해 초래된다.

1) 초기 합병증

심한 두부손상이나 출혈은 다발성 손상의 초기 합병증으로 손상 후 수시간 이내 일어나는 사망의 가장 흔한 원인이 되며, 사망은 주로 응급실이나 수술실에서 일어난다. 이 시기에 환자의 상태를 조기에 사정하고 소생술을 시행하며 적절하게 관리하면 환자의 사망을 막을 수도 있다. 과도한 실혈을 방지하기 위하여 출혈을 조절해야 하며 정질액 주입과 수혈을 통해 혈량을 보충해 주어야 한다. 지혈을 위해 응급의 수술적 결찰이나 패킹, 혈관조영술을 통한 색전술이 필요할 수도 있다. 저체온증이나 대사성산증, 응고병증에 의해 병발된 대량의 출혈은 치사율이 매우 높다.

2) 후기 합병증

다발성 외상의 후기 합병증에는 저혈량성 쇼크, 감염, 패혈성 쇼크, ARDS, 복합다장기부전증후군(MODS) 등이 있다.

(1) 저혈량성 쇼크

대량출혈이 있거나 불완전한 지혈이 안되거나 미처 발견 못한 곳에서 출혈이 있을 경우 저혈량

Box 14-4-8
소아 외상 환자에게 고려되어야 할 점

일반적 원칙

- 외상은 1-19세 아동의 주요 사망원인으로, 주로 오토바이와 차량의 충돌사고가 원인이 되고 있다.
- 둔한 손상이 관통성 손상보다 더 일반적이므로 이에 대한 경각심을 높여야 한다.
- 아동의 해부학적인 구조는 어른보다 외상성 손상에 더 취약하다:
  머리: 아동의 머리는 신체와 비교하여 보았을 때 비율적으로 더 크다. 두부 외상은 아동에 있어서 가장 일반적인 사망원인이 된다.
  가슴: 아동의 흉부는 어른보다 유연하다. 그러므로 이 부위의 뼈손상은 어른보다 덜 일어난다.
  복부: 복부장기 중 간과 비장 손상은 아동들에게 가장 일반적으로 발생하고 그 다음으로 장과 췌장 손상이다. 신장은 어른만큼 잘 보호가 되어 있지 않아 방광이나 요도보다 더 손상받기 쉽다.
- 아동을 치료할 때는 치료 계획에 전체 가족이 포함되도록 고려하는 것이 매우 중요하다.
- 아동을 돌볼 때에는 신뢰관계를 구축하는 것이 중요하다. 부모를 참여시키고 장난감을 제공하며 아동의 수준에 맞추어서 이야기 하고 아동을 보호해야 한다.
- 아동의 예비능력은 성인에 비해 적다. 아동은 단위체중당 불감성 수분소실이 크다(표면적이 크고 대사율이 높기 때문). 그러므로 아동의 수분 요구량은 어른보다 높다. 아동의 소변 배출량은 평균 0.5~1mL/kg/hr이 유지되도록 해야 한다. 아동은 신체표면적이 넓기 때문에 체온 소실이 빠르게 진행된다. 저산소증과 혈액소실에 의해 쇼크가 잘 유발되며 쇼크에 빠진 아동을 치료하는데 있어서 실수가 있어서는 안된다. 아동에게 있어서 저혈량증은 급속히 일어난다. 아동은 혈액 손실의 25%까지 보상할 수 있다.

일차 조사

- **기도**: 7세까지의 아동에게는 커프가 없는 튜브를 사용한다.
- **호흡**: 흉곽의 오르내림을 관찰한다.
- **순환**: 중심 및 말초맥박을 측정하여 적절한 순환과 모세혈관 재충혈을 확인한다.
  - 골내 주입(intraosseous infusion): 골내 주사는 경골거친 면 아래로 대략 손가락 두 마디 정도의 위치에 있는 경골앞쪽 중앙의 편평한 표면에 주입한다.
  - 용적 소생(volume resuscitation): 20mL/kg의 용량을 1회 주입한다; 만약 반응이 없다면, 두 번째 양을 주입한다. 용적 소생은 주입 전과 후의 활력징후에 따라 이루어진다.

Box 14-4-9
노인 외상 환자에게 고려되어야 할 점

- 2030년까지 미국 인구의 20%가 65세 이상 노인이 될 것이다.
- 외상은 노인 인구에서 7번째 가장 자주 발생하는 사망원인이다.
- 노인들의 외상 빈도는 젊은 사람 보다 적다. 그러나 노인들이 손상을 받게 되면 보다 치명적일 수가 있다. 노인들에게 발생한 손상은 젊은 사람의 손상보다 덜 심각한 경향이 있지만 사망의 위험과는 더 큰 관련을 가진다.
- 낙상은 노인 외상의 가장 두드러진 원인이 된다.
- 노인 외상 환자에게 지속적인 감시는 필수적이다.
- 노인 외상 환자에게 침습적인 모니터링을 하지 않도록 하고, 그 다음 소인이 되는 상태와 과거병력에 대해 살펴보아야 한다.
- 환자 관리시 고려해야 할 점은 다음과 같다.
  - 삽관이 필요하다면 목부위의 골관절염을 고려해야 한다.
  - 가능하다면 통증관리는 보다 국소적인 방법을 적용한다(예: 경막외 카테터, 신경차단)
  - 수액관리는 주의 깊게 해야 한다. 빠르지 않게 적절한 속도로 수액대체요법을 실시한다. 수액대체요법은 폐동맥이나 중심정맥압 라인을 통하여 실시한다.
  - 노인 외상 환자는 젊은 사람보다 더 빨리 저체온증에 빠지는 경향이 있다.
  - 따뜻한 수액과 가온 수액주입장비를 이용한다.

성 쇼크로 진행될 수 있으며, 결국 조직의 관류저하가 초래된다. 저혈량증으로 인한 조직의 관류저하시 장기는 다양하게 반응한다. 때때로 여러 번의 수혈이 필요하며 ARDS이나 복합다장기부전증후군의 가능성이 증가한다.

(2) 감염과 패혈성 쇼크

감염은 빈빈하면서도 잠재적으로 생길 수 있는 또 다른 심각한 합병증이다. 감염발생의 위험성은 가까운 거리에서 맞은 총알 파편, 고속의 관통 손상, 결장의 관통 손상, 장시간의 수술, 여러 번의 수혈, 다발성 장기 손상이 있을 경우에 증가한다. 그 이외의 위험요인으로는 고령, 면역억제 상태, 당뇨병의 병력 등이 있다.

감염은 경미한 상처에 의한 감염부터 전격성 패혈증 증후군 및 패혈성 쇼크에 이르기까지 그 범위가 다양하다. 패혈성 쇼크의 경우, 균에 의해 방출되는 독소는 혈관을 이완시키고 이에 따라 정맥이 저류되면서 결국 정맥환류량이 감소하는데, 초기에는 전신적인 혈관저항의 감소를 보상하기 위하여 심박출량이 증가하지만 점차 보상기전이 실패하게 되면서 심박출량이 감소하여 혈압이 떨어지고 조직관류가 감소한다.

패혈증을 효과적으로 치료하기 위하여 반드시 감염의 원인을 찾아서 근절시켜야 한다. 간호사는 패혈증을 나타내는 미세한 지표들을 예의 주시해야 한다. 고체온증이나 저체온증, 의식 상태의 변화는 종종 패혈증으로 진행되는 초기 단계에서 나타나는 징후이며 그 외 빈맥, 빈호흡, 백혈구 수의 증가도 패혈증과 관련이 있다. 이러한 소견들은 가능한 감염의 원인을 발견하기 위해 신속하고 심도있게 사정되어야 한다.

패혈증이 의심되면 배양을 하거나 항생제를 처방하고 방사선 검사를 실시하며 종종 진단을 위한 개복술을 시행한다. 복강내 농양은 종종 패혈증의 원인이 된다. 일부 농양들은 피부를 통해 배액되지만 일부는 수술이 필요한 경우도 있다. 복강내 농양의 배액을 위한 수술 후 절개부위는 치유와 재발 방지를 위해 배출관을 삽입한 채 개방시켜 놓는다. 기타 감염원으로는 침습적인 관, 요로, 폐 등이 있다. 폐렴은 외상 환자 패혈증의 일반적인 원인이다. 폐렴의 위험요인으로는 고령, 흡인, 선행하는 호흡기 질환, 흉곽이나 복부 수술 환자, 장기간의 삽관 등이 있다.

패혈증 발생시 혈류역학이 변화되고 대사 요구량이 증가한다. 패혈증은 전형적으로 심박출량 증가, 전신적 혈관 저항 감소, 산소 소모량 증가의 소견을 나타낸다. 혈류역학은 정상수준으로 유지되어야 하며 산소 운반과 산소 소모 사이에는 균형이 유지되어야 한다. 연구결과에 따르면 손상 초기에 적절한 영양공급을 제공해주면 패혈증과 복합다장기부전증후군으로의 진행정도가 감소하는 것으로 나타났다. 완전비경구영양 보다 장관영양을 하였을 때 패혈증의 발병빈도가 낮기 때문에 가능하면 장관영양을 실시한다.

(3) 급성 호흡곤란증후군

패혈증은 급성 호흡곤란증후군(ARDS)의 소인이 된다. 패혈증뿐만 아니라, 특정 손상(예: 두부외상, 폐좌상, 다발성 주요 골절), 대량 수혈, 흡인, 폐렴도 ARDS의 발병 가능성을 증가시킨다. ARDS는 약 50~70%의 사망률을 보이며, 단락(shunting)을 가진 저산소혈증, 폐 유순도의 감소, 빈호흡, 호흡곤란 그리고 광범위한 양측 폐의 침윤을 특징으로 하는 질병이다. ARDS는 PEEP를 사용한 집중적인 환기보조가 요구된다. 산소 공급상태를 사정하고 유지해야 한다.

(4) 복합다장기부전증후군

중대한 손상을 입은 환자의 10% 이상이 MODS를 경험한다. 출혈, 대량 수혈, 저혈량성 쇼크, 패혈증을 포함해서 많은 요인들이 복합다장기부전증후군과 관련이 있다. 두 개 이상의 장기 기능부전을 특징으로 하는 복합다장기부전증후군은 외상 환자의 후기 사망원인의 50%를 차지한다. 대개 기능부전에 빠지는 첫 번째 장기가 폐이고(ARDS로 인해), 그 다음이 간, 위장관계, 신장의 순서로 침범된다.

간 기능부전은 외상시의 손상, 혈관기능 저하, 쇼크, 패혈증의 결과로 초래될 수 있다. 외상 후 담도폐색과 같은 다른 원인은 제외한다면 황달은 간기능 부전을 나타내는 일반적인 지표이다. 간 기능 부전은 의식 수준 저하, 비정상적인 혈액응고검사 결과, 저혈당을 초래할 수 있다.

위장관 부전은 수혈이 요구되는 스트레스성 궤양으로 인한 출혈로 나타난다. 예방적으로 위산을 중화해 줌으로써 출혈의 위험을 최소화 할 수 있다.

신부전은 신장 손상, 허혈, 방사선 조영물질, 횡문근 융해, 저혈량증(조직내로의 출혈 때문) 또는 패혈증에 의해 촉발될 수 있다. 초기 징후는 BUN과 혈청 크레아티닌 수치의 증가이다.

심혈관 부전, DIC, 대사성 변화(예: 고혈당, 대사성 산증), 혼돈에서 둔감에 이르기까지의 CNS 변화 등도 복합다장기부전증후군에서 나타날 수 있다.

사례연구 ■ 자동차 외상

35세 여성이 자동차 사고로 응급소생병동에 입원하였다. 도착 당시 그녀는 반응이 없었다. 목격자들은 자동차에 충돌시 그녀가 공중으로 튕겨 올라 갔다가 자동차 전면유리 위로 떨어졌으며, 그 충격으로 유리창이 부서졌다고 진술하였다. 입원초기 활력징후는 혈압 70/50mmHg, 맥박 120회/분, 호흡 4~6회/분으로 측정되었으며, 앰부 백(Ambu bag)으로 환기보조를 받고 있는 상태였다. 동맥혈 산소포화도(SaO_2)는 85%였다.

환자에게 즉시 삽관이 시행되었으며 여러 장의 방사선 촬영과 CT 스캔을 했다. 방사선 검사 결과

환자는 지주막하 출혈, 폐좌상, 방광 파열, 오른쪽 관골구 골절, 양쪽 상지 골절, 오른쪽 상완골 개방성 골절이 진단되었고 대동맥 손상 가능성도 있는 것으로 나타났다. 여러 차례의 수혈과 수액요법에도 불구하고 환자의 수축기 혈압은 90mmHg 이상 올라가지 않았다. 추가적인 진단과 치료를 위해 혈관조영술을 시행한 결과, 대동맥 손상은 없는 것으로 결론내렸다. 그러나 방광의 파열은 복구할 수 없었고 응급 탐색개복술과 골절 교정을 위해 환자는 수술실로 옮겨졌다.

수술 후 다발성외상 집중치료실로 옮겨 지속적인 모니터링과 기계 환기를 적용하였다. 그녀의 복부와 오른쪽 팔은 개방시켜 놓았다. 지속적인 모니터링과 잦은 수혈에도 불구하고 환자의 혈류역학 상태는 불안정하였다. 보다 침습적인 모니터링을 위하여 폐동맥카테터와 동맥 라인을 삽입하였다. 6시간마다 검체를 채취하여 검사실로 의뢰한 결과, 유산 수치는 상승되어 있었고 헤마토크릿과 헤모글로빈은 감소한 것으로 나타났다.

환자를 사정하는 동안 간호사는 환자의 오른쪽 팔에서 나오는 배액량이 증가되어 있는 것을 발견하였다. 드레싱을 제거하자 동맥에서 출혈이 되고 있는 것이 관찰되었다. 동맥을 직접 눌러 압박을 가한 후 혈관을 소작하고 상처부위에 드레싱을 다시 적용하였다. 이후 혈액검사 결과에서 헤마토크릿과 헤모글로빈 수치는 정상범위 내로 돌아왔으나, 유산 수치는 변화가 없었으며 환자는 여전히 반응이 없었다. 또한 환자의 체온이 상승하고 폐음은 더 나빠졌다. 혈액, 객담, 뇨, 미생물 배양검사 결과로부터 환자가 패혈증에 빠졌다는 결론을 내릴 수 있었으며, 항생제가 처방되었다. 지속적인 두부 CT 스캔 결과 뇌부종이 관찰되었다.

증상의 호전 없이 며칠이 지난 후, 그녀가 기계에 의해 무한정으로 생명을 유지하기를 원하지 않을 거라고 믿는 가족의 희망에 따라 생명 유지 장치를 제거하였다.

임상적 적용

자가학습: 비판적 사고

1. 이 단원의 끝부분에 제시되어 있는 사례연구를 참조하시오. 사고현장에 있었던 응급구조자로부터 얻을 수 있는 정보 중 응급소생병동에 도착한 환자에게 적절한 간호를 제공하기 위해 어떠한 추가적인 정보가 도움이 될 수 있는지 설명하시오.
2. 소생을 위해 많은 양의 수액/혈액을 주입받은 환자에게서 나타나는 합병증 중 특히 간호사는 어떤 합병증을 잘 알고 있어야 하는지 설명하시오.
3. 임종 결정(end-of-life)과 관련하여 관심사는 무엇이며, 가족과 환자에게 어떤 간호를 제공하여야 하는지 설명하시오.

약물과용과 중독

중독 또는 약물과용 환자
- 중독
- 물질 남용과 과용

사정
- 분류체계
- 건강력
- 신체검진
- 임상병리검사

관리
- 안정
- 독성물질의 초기 제거
- 위장관 독소제거
- 약물이나 독소의 배출 강화
- 길항제, 항독소, 항뱀독소
- 지속적인 환자 감시
- 환자교육

학습목표

- 급성 약물중독 또는 약물과용 환자들에 대한 초기 사정과 관리 방법을 설명할 수 있다.
- 약물 흡수를 막고 약물 또는 독소의 배출 강화를 위해 사용하는 방법들을 비교하고 대조할 수 있다.
- 환자에게 노출된 약물이나 독소를 규명하는데 도움이 되는 환자의 증상을 서술할 수 있다.
- 중독환자에 대한 간호계획을 수립할 수 있다.

2001년 발생한 약물이나 독소 노출 사건은 200만 건 이상이었고, 이 중 1,074명이 사망한 것으로 미국 중독통제센터협회(American Association of Poison Control Centers)에 보고되었다. 6세 이하 아동들이 약물에 가장 많이 노출되었지만(42.4%) 성인 연령층에서 가장 높은 사망률(95%)을 나타내었다. 중독통제센터들에 보고되는 독소노출의 유형은 건강식품점에서 구입한 한약제, 뱀, 절지동물 독소, 술, 마약류, 불량한 난방기에서 뿜어져 나오는 연기, 독초, 산업유해물질 유출 또는 방류에 의한 것 등 다양하다.

임상적 경험과 새로운 연구정보로 인해 독소노출에 대한 치료법은 빠르게 변하고 있다. 다행히도 중독통제센터들의 전화상담체계는 최신 정보를 신속하게 제공하고 있다. 지역 중독센터에서 제공되는 서비스는 의료관계자나 일반시민들에게 아주 유용한 자원이 되고 있다.

이 장에서는 급성중독 또는 약물과용 환자들에 대한 사정과 관리를 위한 전반적인 지침을 제공한다.

1. 중독 또는 약물과용 환자

중독과 약물과용은 신체적, 정신적으로 급격한 변화를 야기할 수 있다. 중독이나 약물 과용자를 발견하고 최초의 간호를 시작하여 중독통제센터 또는 응급의료서비스에 연락을 취하는 사람들은 대부분 주변 사람들이다. 흔히 관찰되는 중독 또는 약물과용 물질로는 acetaminophen, amphetamines, benzodiazepines, 일산화탄소, cocaine, 불화 탄화수소(fluorinated hydrocarbons), lysergic acid diethylamide(LSD), methanol, opiates, salicylates, tricyclic antidepressants(TCAs) 등이 있으며 그 외에도 많은 물질들이 알려져 있다.

1) 중독

중독의 가장 일반적인 경로는 호흡기를 통한 흡입, 구강을 통한 섭취, 혈관을 통한 주입이다. 독성 화학반응은 심혈관계, 호흡기계, 중추신경계, 위장관계, 신장, 간의 반응으로 나타난다. 유독성 기체에의 노출은 대부분 가정에서 일어난다. 중독은 가정세척제의 부적절한 혼합 또는 가정용 제품들의 기능부전으로 발생하는 일산화탄소 배출에 의한 것이다. 목재연소, 가스, 기름, 석탄 또는 등유에 의해서도 일산화탄소가 배출된다. 일산화탄소 가스는 무색, 무취, 무미, 무자극성이기에 그 위험정도는 크다.

중독물질과 독소의 섭취는 다양한 장소에서 다양한 연령층에서 발생한다. 가정에서의 중독은 주로 아동들이 가정세척제나 약물을 삼키는 경우가 대부분이며 그 원인은 중독물질들의 보관이 허술하기 때문이다. 독성식물, 살충제, 페인트류 또한 잠재적으로 가정에서 일어나는 중독의 원인이 될 수 있다. 노인들의 경우에는 정신적, 시각적 장애, 문맹, 또는 언어장벽으로 인해 약물의 용량을 제대로 지키지 않고 잘못 복용할 수 있다. 뿐만 아니라 의료기관에서도 약물을 잘못 투여하여 중독이 발생할 수도 있다.

유사한 예로 피하나 근육으로 투여해야 할 약물을 정맥으로 주사하거나 처방된 약이 아닌 다른 약을 주사하는 것 역시 의료기관에서 일어날 수 있는 중독의 원인이 된다. 주사에 의한 중독은 물질남용을 하는 사람들에서도 볼 수 있는데, 예를 들어 heroin 중독자가 부주의로 인해 표백제를 주사하거나 과량의 heroin을 주사하는 경우가 해당된다.

2) 물질 남용과 과용

집중치료실에 입원해 있는 중독환자들의 대부분은 의도적이거나 자살목적으로 약물을 과다하게 투여한 경우이다. 이런 환자들은 과거에 정신질환, 물질남용 문제 또는 이 두 가지 문제를 모두 가지고 있는 경우를 흔히 볼 수 있다. 위축증상이나 증후군을 보이는 환자들의 경우에는 종종 중독증후군(toxidrome)의 잠재적 위험을 사정하는 것이 어렵다. 중독증후군이란 특정 범주의 약물과 독소를 과다복용하거나 노출되었을 때 나타나는 복합적인 증상과 징후들을 말한다.

일반적으로 흔히 남용되는 물질로는 nicotine, 알코올, heroin, marijuana, 마약성 진통제, amphetamines, benzodiazepines, cocaine 등이 있다. 일부 아동과 청소년들은 구하기 쉬운 일반적인 가정용품들을 남용하게 된다. 물질 남용을 통해 자신의 스트레스를 관리하고자 하는 사람들은 스트레스를 야기하는 문제들에 대처하고 적응할 수 있도록 돕는 종합적인 치료 프로그램이 필요하다.

2. 사정

중독 또는 약물 과용환자의 사정은 체계적인 접근법을 필요로 하며 이런 접근법에는 분류체계 적용, 건강력 조사, 신체검진수행, 임상병리검사 등이 포함된다.

1) 분류체계

일부 분류체계는 응급의료 서비스팀에 의해 현장에서 바로 이루어지나, 응급실에 실려온 환자에게 항상 제일 먼저 시행되는 것 또한 분류체계이다. 분류체계 평가단계에 있어서 다음 두 질문은 반드시 고려되어야 한다.

① 환자의 생명이 절박하게 위험한가?
② 환자의 생명이 위험해질 가능성이 있는가?

만약 환자의 생명이 지금 당장 위험하다면 응급처치의 목적은 환자 안정, 환자 평가 그리고 환자의 기도(airway), 호흡(breathing), 순환(circulation) 유지에 우선순위를 두어야 한다.

2) 건강력

환자로부터 수집한 약물노출과 관련된 과거력 조사는 중독 또는 약물과용에 대한 치료 계획을 수립하는데 기본틀을 제공해 준다. 과거력에 포함되어야 할 핵심사항은 약물이나 독소의 규명, 노출된 시각과 노출 경과시간, 병원도착 전 시행된 응급처치, 알레르기 반응, 기저질환이나 관련된 손상 등이다. 이러한 정보는 환자, 가족 구성원들, 친구, 구조자, 주변사람들을 통해 수집할 수 있다. 어떤 경우는 관련된 단서를 찾기 위해 가족이나 경찰이 환자의 집을 수색해야 할 필요가 있을 수도 있다.

3) 신체검진

신속하면서도 체계적인 신체검진은 필수적이다. 신체검진 결과들은 손상받은 신체부위(실제적인 부위 또는 예상부위)에 대한 심도 있는 평가와 지속적인 사정을 이끌어 낸다. 앞에서 언급하였듯이 중독증후군은 특정 범주에 속하는 약물과 독소의 과다 복용 또는 노출로 인해 발생하는 신체 증상과 징후들을 총칭한다. 중독증후군의 발현은 환자가 노출된 약물이나 독소의 규명과 손상가능 신체부위의 규명에도 도움을 준다. 표 14-5-1은 4가지 흔한 중독증후군과 관련된 징후, 증상 그리고 일반적인 원인물질들을 제시하였다.

4) 임상병리검사

중독 또는 약물과용 환자 사정에 있어서 관련된 임상 검사자료는 아주 중요하다. 검사 결과들은 환자가 복용한 물질에 대한 단서를 제공해주는데 이런 검사에는 전해질검사, 간기능검사, 소변검사, 심전도검사, 혈청 삼투압검사가 있다. 모든 약물과용 환자에게 있어서 혈청 acetaminophen 농도 측정이 이루어지는데 acetaminophen은 흔히 처방되고 또한 처방전 없이도 쉽게 구입할 수 있는 약이기 때문이다. Acetaminophen 과다복용시, 시간 경과에 따라서 혈청 acetaminophen 농도가 Rumack-Matthew 노모그램에 기록된다(그림 14-5-1). Carbamazepnine, 철, ethanol, lithium, aspirin, valproic acid에 대한 혈중 약물농도 측정도 가능하며 약물 과용이 의심될 때 측정해 볼 수 있다.

3. 관리

중독 또는 약물과용 환자에 대한 관리는 약물 흡

표 14-5-1 중독증후군

중독증후군	징후/증상	원인물질
항콜린성제제	섬망; 피부건조, 피부홍조; 동공산대; 체온상승; 장음감소; 요정체; 빈맥	항히스타민제, atropine, 흰독말풀(Jimson weed)
콜린성제제	타액분비과다, 눈물흘림, 배뇨, 설사, 구토, 발한, 객담분비과다, 서맥, 근연축, 중추신경계억압, 동공축소	유기인계 살충제(예: malathion, diazinon); 카바마이트계 살충제 (예: carbaryl, propoxur)
아편유사제	중추신경계억압, 호흡억압, 동공축소, 저혈압, 저체온증	아편유사제(예: codeine, morphine, propoxyphene, heroin), 디페녹실레이트(예: diphenoxylate/atropine sulfate[Lomotil])
교감신경작용약	흥분, 빈맥, 고혈압, 발작, 대사성 산증	amphetamines, cocaine, theophylline, caffeine

수와 더 이상 약물에 노출되지 않도록 하는데 목표를 두고 있다. 환자의 기도, 호흡, 순환상태를 결정하는 분류체계 적용 후에는 환자의 안정에 관심을 두어야 한다. 치료는 응급의료서비스팀에 의해 현장에서 시작된 이후로 응급실, 중환자실에서도 지속적으로 이루어져야 한다. 일반적 간호는 약물의 흡수를 막고 배출을 증가시키는데 중점을 두어야 한다. 예를 들어, 해독제, 항뱀독소 또는 항독소가 투여될 수 있다. 의료팀은 지속적으로 신체 주요기능들이 잘 유지되도록 하며 다양한 신체부위의 증상들을 치료해야 한다. 독성물질에 대한 추가적인 노출을 막기 위해 환자와 가족에게 교육을 실시하는 것 또한 중요한 간호관리 전략이 된다. 중독 또는 약물과용 환자에 대한 간호진단이 Box 14-5-1에 기술되어 있다.

1) 안정

환자의 안정을 위한 간호중재는 Box 14-5-2에 요약되어 있으며 그 내용은 다음과 같다.

- **기도유지**: 코기관삽관(nasotracheal intubation) 또는 기관내삽관은 환자의 기도를 적절하게 유지하고 보호하기 위해 필요하다.
- **호흡**: 환자의 호흡을 지지하기 위해 기계 환기가 필요할 수 있다. Heroin과 같은 많은 약물과 독소들은 호흡을 억제하므로 약물이나 독소가 환자의 몸에서 완전히 배출될 때까지 환기보조가 필요하다.
- **순환**: 합병증은 체액손실로 인한 쇼크에서 부터 체액과다에 이르기까지 다양하며, 이는 종종 환자의 수화상태나 약물 또는 독소에 의해 야기된 신체변화에 적응할 수 있는 심혈관계 기능에 따라 달라질 수 있다. 예를 들어 방울뱀에 물리게 되면 물린 부위로 체액이 이동하여 혈관 내는 저혈량 상태가 된다. 그 결과로 환자는 저혈압 상태가 되고, 이때는 보통 집중적인 정맥주입요법이 필요하게 된다. 일부 독

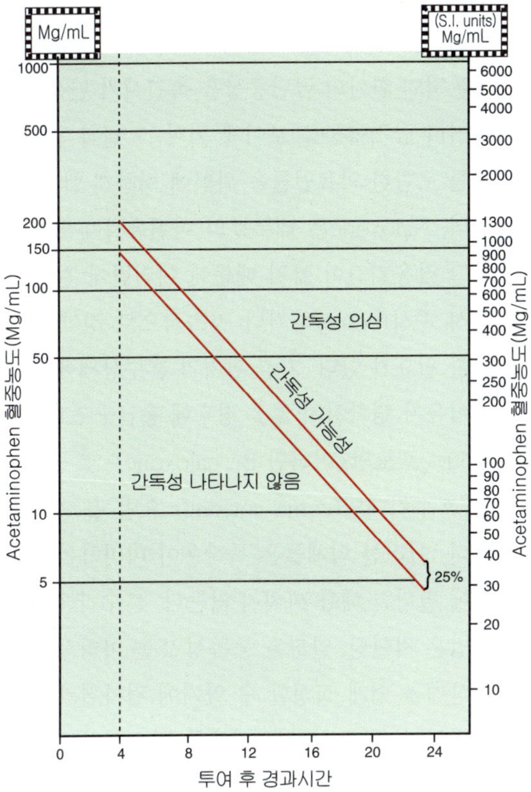

acetaminophen 중독에 대한
Rumack- Matthew 노모그램

차트 사용 시 주의사항
1) 시간좌표들은 acetaminophen 투여 시간을 나타낸다.
2) acetaminophen 혈중 농도는 투여 4시간 후 최고점에 도달한다.
3) 이 그래프는 단일물질투여시에만 적용할 수 있다.
4) 표준 노모그램 아래의 실선부위 25%는 acetaminophen 혈중농도 측정과 acetaminophen 과량복용 추정시간에 대한 가능한 오류를 허용하기 위해 포함된다.

그림 14-5-1 시간에 따른 혈중 acetaminophen 농도에 대한 반로그 그래프(semilogarithic plot)

Box 14-5-1
중독 또는 약물과용 환자에 대한 간호진단과 관련문제들

- 중독
- 비효율적인 호흡양상
- 가스교환 장애
- 혈액량 불균형 위험성
- 폭력(자해 또는 타인 상해 위험성)
- 자존감 손상
- 비효율적인 개인/가족 대처
- 손상위험성
- 비효율적인 역할 수행
- 산증/염기증 위험성
- 무기폐
- 저산소증
- 심장 리듬장애
- 저혈량
- 전해질 불균형

Box 14-5-2
중독 또는 약물과용 환자의 안정을 위한 간호중재

- 기도개방 여부 사정, 기도개방 후 유지
- 노력성 호흡 여부 평가
- 적절한 순환유지
- 심장 기능 감시
- 산-염기와 전해질 항상성을 유지하거나 균형 보정
- 정신상태 사정
- 위험을 증가시킬 수 있는 손상이나 질병과정 규명
- 이상변화를 감지할 수 있도록 자주 활력징후와 체온 측정

성물질의 흡수는 심근수축력을 손상시키는데, 이럴 경우 심장은 효과적으로 박출을 하지 못하게 되어 체액과다가 발생하게 된다. 이러한 상태에서는 체액균형이 유지되도록 주의 깊게 조절해야 한다. 폐부종과 같은 합병증을 예방하거나 최소화하기 위해 침습적 감시(예: 중심정맥압, 폐동맥 카테터, 유치도뇨관으로 소변측정)와 약물요법이 필요하다.

- **심기능**: 많은 약물과 독소들은 심장 전도를 지연시키거나 부정맥을 일으킨다. 많은 경우 심기능과 관련된 약물과 독소를 섭취하였는지

확실하지 않을 때가 있으며, 특히 환자가 무의식 상태이거나 자살을 시도하였을 경우 약물과 독소의 섭취 여부는 알 수가 없다. 이런 경우, 지속적인 심장 감시와 심전도는 심독성 작용을 발견하는데 도움이 된다.

- **산-염기 균형과 전해질 평형**: 전해질 이상과 대사성 산증을 발견하기 위해서는 종종 지속적인 전해질 수치 측정, 동맥혈 가스 그리고 다른 임상병리검사를 필요로 한다. 예를 들어 전해질 수치, 동맥혈 가스, salicylates 농도의 지속적인 측정은 aspirin 독성을 평가하는 측정치가 된다. Aspirin은 과량 복용하였을 경우 분해되고 흡수되기보다는 위장관계에서 응결(concretion)이라고 하는 단단한 덩어리를 형성하게 된다. 그 결과, 흡수가 지연되어 저칼륨혈증, 대사성 산증, 호흡성 염기증과 같은 독성효과가 흡수 후 수 시간동안 관찰되지 않을 수도 있다.
- **정신상태**: 많은 요인들이 환자의 정신상태에 영향을 미칠 수 있다. 저혈당증과 저산소증은 생명을 위협할 만큼 심각한 문제이지만 검사결과가 정상범위가 될 때까지 산소를 제공하거나 포도당 용액을 수액으로 주입하면 쉽게 해결된다. 만성 알코올 중독증인 환자들은 베르니케-코르사코프 증후군(Wernicke-Korsakoff syndrome)이라 불리는 위험증상을 경험하는데 그 특징으로 조화운동불능(운동실조, ataxia)과 정신장애가 발생한다. 초기에 환자에게 티아민(vitamin B_1)을 수액에 혼합하거나 근육주사로 투여하면 증상이 악화되는 것을 막을 수 있다. Naloxone은 마약제에 의해 유도된 중추신경계 억제와 호흡억제 상태를 역전시켜주는 마약제제의 길항제이다. Naloxone은 종종 혼수상태에 빠진 환자에게 초기에 투여되는 약물이다. 그러나 마약에 의존적인 환자의 금단증상을 촉진시켜 난폭해지거나 공격행동을 보이게 되며 그 결과 간호사를 포함한 의료인들을 위험에 처하게 할 수 있다. Naloxone은 대부분의 아편유사제에 비해 그 작용기간이 짧기 때문에 여러번에 걸쳐 일시 주사(bolus)하거나 지속적으로 정맥 주입할 필요가 있다. 가끔 환자가 혼수상태에 빠진 이유가 명확하지 않을 경우에 응급구조요원은 50% 포도당, 비타민 B_1, naloxone으로 구성된 "혼수칵테일(coma cocktail) 요법"을 시행한다. 이러한 약제들은 독작용이 미미하여 인체에 별다른 해를 끼치지 않는다. 혼수칵테일 요법은 저혈당, 알코올 중독성 또는 마약성 혼수상태를 쉽게 교정할 수 있기에 검사결과를 확인하기 위해 시간을 지체할 필요없이 응급상황에서 즉시 환자에게 시행된다.
- **독소노출과 관련된 손상과 원질환**: 초기 신체검진으로 규명된 독소노출로 인한 손상과 원질환은 치료하고 감시 해야 한다. 예를 들어 불법약물인 phencyclidine(PCP)은 급성 중독단계에서 폭력적이고 안절부절하며 기괴한 행동을 일으켜 외상을 유발한다. 또 다른 예로 허혈성 심질환 기왕력을 가지고 있는 환자는 일산화탄소 중독과 관련된 저산소혈증을 견디지 못할 것이다.
- **활력징후와 체온**: 심각하거나 잠재적으로 심각해질 우려가 있는 환자의 활력징후와 체온은 추가적인 문제들을 암시하는 변화를 발견하기 위해 자주 측정해야 한다.

2) 독성물질의 초기 제거

응급처치는 응급현장 주변에 있었던 사람, 의료인, 응급구조팀, 혹은 응급실에서 제공된다. 독성물질의 물리화학적인 특성과 투입용량, 투입경로, 노출시간을 알고 있어야 필요한 관리법과 관리범위를 결정할 수 있다. 독성물질이 눈에 들어갔거나 피부에 묻었을 때, 혹은 독성물질을 흡입하였거나 섭취하였을 때 이를 제거하는 방법은 다음과 같다.

(1) 눈

많은 물질들이 사고로 눈에 튀어 들어간다. 일단 물질이 눈에 들어 갔다면 물질을 제거하기 위해 반드시 눈을 세척해야 한다. 미지근한 물이나 생리식염수를 이용한 즉각적인 세척이 권장된다. 충분한 양의 물이나 압력이 낮은 샤워기를 이용하여 지속적으로 물을 흘려주며 적어도 15분간 세척을 해야 한다. 세척을 하는 동안 환자는 눈을 감았다 떴다 하며 눈을 깜빡이도록 한다. 만약 필요하다면 눈속의 산도를 측정해야 한다. 산도가 적절하지 않다면 정상범위가 될 때까지 지속적으로 세척을 시행한다. 세척을 실시 한 후에도 여전히 눈이 자극되고 시각장애가 존재한다면 안과적 검사를 실시해야 한다.

(2) 피부

독성물질에 피부가 노출되었다면 15~30분 동안 미지근한 물로 세척을 실시해야 한다. 화학물질을 생산하거나 사용하는 대부분의 기업들은 이런 목적으로 샤워시설을 갖추고 있다. 환자는 화학물질에 오염된 의복을 즉시 제거해야 한다. 노출된 피부를 충분히 물로 세척한 후 비누로 부드럽게 씻고 충분히 헹군다.

일부 독소들은 독성물질을 제거하기 위해 더 많은 방법이 필요할 수도 있다. 예를 들어, 유기인산화합물(malathion 또는 diazinon)을 제거하기 위해 비누로 세번 씻고 물로 충분히 세척을 해야 한다. 오염된 의복을 취급하거나 피부의 독성물질 제거를 도우려 할 때는 반드시 보호의복을 착용해야 한다.

염기성 물질에 노출되었을 때는 산성 물질을 적용하고, 산성 물질에 노출되었을 때는 염기성 물질을 적용하여 물질을 중화하는 것이 논리적인 방법으로 여겨짐에도 불구하고 이러한 방법은 절대로 시행해서는 안된다. 염기의 중화반응은 산의 H^+와 염기의 OH^-가 결합하여 H_2O와 열을 발생하는 반응인데 이때 발생되는 열은 신체에 화상을 일으킬 만큼 뜨겁다. 그러므로 산 또는 염기에 피부가 노출될 때 피부를 중화시키려고 해서는 안된다.

(3) 흡입

독성물질을 흡입한 경우에는 가능한 한 빨리 신선한 공기를 마셔야 하며, 공기 중 존재하는 독성물질로부터도 보호되어야 한다. 환자가 호흡 과민이나 호흡시 숨이 차는지를 파악하기 위해 추가적인 평가가 필요하다. 독성물질에 대한 광범위한 노출 또는 광범위한 노출이 일어나고 있는 작업장은 위해물질 노출에 대한 관리방법을 전문적으로 훈련받은 전문가 집단인 HAZMAT 팀에 의뢰해야 한다.

(4) 섭취

우유 또는 물은 표백제와 같은 자극제 또는 배수관 세척제와 같은 부식성 물질을 희석시킨다. 물질 섭취 후 성인은 약 240mL, 아이들은 신체 크기에 따라 60~240mL의 우유 또는 물을 마셔야 한다. 우유나 물을 마신 후에도 점막 자극이나 화상을 입었다면 추가적인 평가가 이루어져야 한다. 독성물질 섭취 후 발작을 동반하거나 정신기능이 억제되어 있거나 구개반사 소실이 나타날 경우에는 흡인의 위험이 있기 때문에 물이나 우유를 마시지 않도록 한다. 또한 열 화상의 위험 때문에 독성물질을 중화시키려는 시도는 하지 않도록 해야 한다.

3) 위장관 독성물질 제거

위세척, 흡착제, 하제 그리고 장세척(whole-bowel irrigation)은 독성물질의 흡수를 막고 모든 약물과 다양한 독소들로부터의 독작용을 억제하기 위해 사용된다. 미국 소아과학회에서는 위장관 독성물질을 제거하기 위해 구토제 사용을 더 이상 권장하지 않는다.

(1) 위세척

위세척은 위장관 독성물질 제거의 한 방법이다. 위에 남아있는 독성물질이 흡수되는 것을 방지하기 위해 수액(일반적으로 생리식염수)은 직경이 넓은 입위관(orogastic tube)을 통해 위내로 주입되어 위를 세척하고 다시 배출되도록 한다. 직경이 작은 코위관(nasogastric tube)을 통해 세척하는 것은 효과적이지 않은데 특히 정제나 캡슐제와 같은 특정 약물은 작은 코위관으로 세척해 내기에는 입자가 너무 크다. 만약 환자의 기도유지가 필요하다면 위세척 전 기도삽관이 이루어져야 한다.

앞에서 언급하였듯이 직경이 큰 입위관(성인: 36-40 French, 아동:16-28 French)을 통해서 정제나 캡슐제도 효과적으로 세척해낼 수 있다. 위세척을 위해 머리 쪽을 발치보다 낮추고 좌측 측위로 눕는다. 입위관을 삽입하기 전에 윤활제를 바른다. 입위관을 삽입한 후 정확한 위치에 삽입되었는지를 확인한다. 관을 흡인하여 나온 액체의 산도를 측정하거나 위 부위를 청진하면서 관을 통해 공기를 주입하는 방법 등이 있다. 위내에 투입된 관 반대편으로 깔대기나 주사기를 부착하여 한번에 38℃(100°F) 생리식염수 150-200mL(아동은 50-100mL)를 주입한다. 주입 후 깔대기와 관을 환자의 위치보다 낮게 놓아 중력에 의해 위 속의 내용물이 밖으로 배출되게 한다. 맑은 액체가 나오거나 2L의 생리식염수를 주입할 때까지 이러한 절차를 반복한다. 배출된 위 내용물은 정확한 약물 또는 독소 규명을 위해 따로 모아두어야 한다.

위세척의 합병증은 식도천공, 폐 흡인, 전해질 불균형, 긴장기흉, 저체온증(차가운 세척액 주입으로 인한) 등이 있다. 부식성 물질이나 높은 흡인 위험력이 있는 탄화수소 섭취시에는 위세척을 시행하지 않는다. 위세척 시행과 관련된 잠재적 위험요소들과 효과에 대한 검증이 아직 부족하기 때문에 위세척은 환자가 생명을 위협할 만한 양의 독성물질을 섭취하거나 1시간 이내에 섭취하였을 경우에만 시행한다.

(2) 흡착제

흡착제는 그 표면으로 다른 물질들을 흡착시키는 고체물질을 말한다. 활성탄은 다양한 약물이나 독소들을 흡착하는데 효과적이다. 활성탄은 약물이나 독소를 그 표면에 흡착하여 위장관계로 흡수되는 것을 막는다. Box 14-5-3은 활성탄에 효과적으로 흡착되는 물질과 그렇지 않은 물질을 구분해 놓았다.

활성탄은 미세한 검은색 가루로서 현탁액의 형태로 약물이나 독성물질 섭취 후 가능한 즉시 코위관이나 입위관으로 주입한다. 시중에 활성탄 제품은 활성탄 특유의 껄끄러움을 줄이고 맛을 좋게 하기 위해 70% sorbitol을 섞어서 주로 배변완화제로 판매되고 있다. 일회 사용 용량으로 한통에 50g이 들어 있다. 일회 용량 이상의 사용은 논란의 여지가 있으며, 일반적으로 aspirin, valproic acid, theophylline의 과량 복용시 주로 사용된다. 활성

Box 14-5-3
활성탄에 의한 약물과 독소 흡착

활성탄에 잘 흡착되는 약물과 독소
- Acetaminophen
- Amphetamines
- Aspirin
- Barbitumtes
- Benzodiazepines
- 베타차단제
- 칼슘통로차단제
- Cocaine
- 아편유사제
- Phenytoin
- Theophyline
- Valproic acid

활성탄에 잘 흡착되지 않는 약물과 독소
- 산
- 염기
- Alcohol
- 철
- 리튬
- 금속

탄은 장음이 소실된 환자에게는 유의하여 사용하고 장폐색 환자에게는 사용하지 않는다.

(3) 하제

하제는 장운동을 야기하거나 촉진시키는 물질이다. 중독관리에 있어서 하제만을 사용하는 것은 위장관 독성물질 제거의 일반적인 방법은 아니다. 이론상 하제는 섭취된 약물이나 독소의 위장점막 접촉을 제한하여 빠르게 배출되도록 함으로써 위장으로의 흡수를 줄여준다. magnesium citrate 또는 70% sorbitol이 사용된다. 그러나 최근까지 하제가 약물의 생체이용률을 줄일 수 있거나 중독환자의 치료결과를 향상시킬 수 있다는 임상연구 결과는 아직 없다. 하제와 활성탄을 혼합하여 사용하는 것에 대한 효과도 아직까지는 검증되지 않았다.

(4) 장세척

장세척의 목적은 전해질 불균형 없이 기계적으로 세척하기 위해 시간 당 1~2L의 전해질 균형 수용액을 빠르게 환자의 장에 주입하는 것이다. 장세척은 대장 내시경을 위한 장 준비시에 수행되는 절차이기도 하지만 체포되지 않기 위해 마약제 봉지나 바이알을 그대로 삼킨 환자, 입이나 항문으로 마약제를 삽입한 약물밀매업자 그리고 변형된 방출 약제(modified-release pharmaceuticals)를 과다복용한 환자들의 위장관 독성 물질제거 방법으로 사용된다.

장세척을 위해 시중에 판매되고 있는 제품으로는 GoLYTELY와 Colyte가 있다. 두가지 모두 파우더 제품으로 물을 첨가하여 사용된다. 장세척은 장폐색이나 장천공 환자에게는 사용을 금지한다.

4) 약물이나 독소의 배출 강화

약물 또는 독소의 약리학적이고 약동학적 특성들은 급성중독 또는 약물과용 환자에 있어서 임상경과의 중증도와 기간에 크게 영향을 미친다. 약물이나 독소를 신체 밖으로 배출하기 위한 방법들을 선택할 때 흡수율, 신체분포, 대사 그리고 배출에 대해 고려해야 한다. 다음은 배출을 증가시키기 위한 6가지 방법을 소개하고 있다.

(1) 복합용량의 활성탄 요법

복합용량의 활성탄 요법은 aspirin, valproic acid, theophylline과 같은 약물의 흡착에 아주 효과적이다. 복합용량의 활성탄은 2시간 또는 6시간마다 구강, 코위관 또는 입위관으로 주입된다. 복합용량의 활성탄 요법의 합병증으로는 흡인과 장폐색이 있다.

(2) 소변 산도변화 요법

환자의 소변을 염기화하는 방법은 소변 내 이온화된 약물의 용량을 증가시킴으로써 약산성인 약물의 배출을 증가시킨다. 배출을 증가시키는 이런 방법을 이온포획(ion trapping) 요법이라고도 한다. 1L 용액에 sodium bicarbonate 1~3 앰플을 섞어 환자에게 지속적으로 정맥주입 함으로써 소변은 약염기화 된다. 소변 염기화 방법의 합병증으로는 뇌부종, 폐부종, 전해질 불균형이 있다.

소변 산성화는 낮은 약물 청소율과 횡문근융해증의 합병증 위험이 크므로 더 이상 권장되지 않는 방법이다.

(3) 혈액투석

혈액투석은 동맥으로부터 혈액을 체외로 빼내 혈액으로부터의 노폐물을 반투과성막(혈액과 전해질 용액사이에)을 통해 확산 제거한 후 다시 정맥으로 재주입하여 혈액의 용질 구성을 변화시키는 과정이다. 중등도 이상의 중독시 보존적 방법(위세척, 활성탄, 해독제)이 실패하였거나 심기능이 떨어진 환자에게 약물이나 독소를 신속하게 제거하기 위해 사용된다. 투석은 신장 전문의와 투석 전문간호사에게 의뢰하여 시행하며 시행 중 지속적인 환자 감시가 필요하다. 약물이나 독소가 투석에 적합한 것인지는 저분자량, 낮은 단백질 결합도, 용해도에 의해 결정된다. 투석에 의해 제거되기 쉬운 약물이나 독소는 ethylene glycol(부동액에 주로 발견됨), methanol, lithium, salicylates, theophylline 등이 있다.

(4) 혈액관류

혈액관류는 활성탄과 같은 흡착물질장치(adsorbent material cartridge)로 혈액을 통과시켜 환자의 혈액으로부터 약물이나 독소를 제거하는 방법이다. 혈액관류의 이점으로는 혈액관류장치의 투석막이 혈액투석장치의 투석막보다 총 표면적이 더 넓다는 점이다. 혈액투석에서와 마찬가지로 높은 조직 결합력을 가지고 있는 약물중독 환자나 체내에 흡수되어 대부분의 약물이 순환기 이외의 조직에 분포되어 소량의 약물만이 순환기에 남아있을 경우에는 혈액관류 요법이 적절하지 않다. 비록 중독이나 약물과용 환자에게서 흔히 사용되는 방법은 아니지만 혈액관류는 theophylline 과용 환자에게는 성공적인 효과를 나타내었다.

(5) 착화 요법

착화 요법은 신체로부터 수은, 납, 철, 비소와 같은 중금속의 독성을 없애기 위해 이러한 물질과 결합하는 결합제를 사용하는 방법이다. 착화제로는 dimercaprol(BAL in oil), calcium disodium edetate(EDTA), succimer(DMASA), deferoxamine 등이 있다. 착화제들의 독성(착화제의 조직분포특성; 안정성, 분포, 착화제-금속 복합체[(chelator-metal- complex)]의 배설)으로 인해 쉽게 이용할 수 있는 치료법은 아니다.

(6) 고압산소요법

고압산소요법에서 산소는 밀폐된 공간에서 해수면에서의 압력(예: 대기압)보다 높은 압력으로 환자에게 투여된다. 이 요법은 일산화탄소중독, methylene chloride(염화메틸렌은 체내에서 일산화탄소로 대사됨) 중독시 사용되고, 그 결과 일산화탄소 배출이 증가된다. 실내에서 일산화탄소 반감기는 5~6시간, 100% 산소주입시 90분, 고압산소요법시 20분이다. 잠수병 치료시에도 고압산소요법을 시행한다. 그러나 병원마다 고압산소요법실과 인력이 부족하여 고압산소요법은 널리 사용되지는 않는다.

고압산소요법의 부작용은 압력으로 인한 이통, 부비동 통증, 치통, 고막파열 등이 있다. 폐쇄 공포증, 경련, 긴장기흉 또한 고압산소요법을 투여한 환자에게서 나타났다.

5) 길항제, 항독소, 항뱀독소

약리학에서 길항제는 다른 약물에 반대되는 작용을 하는 물질이다. 비록 대부분의 사람들은 종종 모든 약물이나 독소에는 해독제가 있을 거라고 믿지만 사실은 그 반대로 소수의 해독제만이 있을 뿐이다. 특정 독성물질에 대한 해독제는 표 14-5-2에 나타나 있다.

항독소는 독소를 중화한다. 예를 들어 보툴리눔의 효과를 억제하기 위한 3가 보툴리눔 항독소(말)는 질병통제예방센터에서만 구할 수 있다.

항뱀독소는 독뱀 또는 거미의 독을 중화시키는 항독소이다. 특정 독에 길항하여 효과가 있는 몇 가지 항독소가 있다. 예를 들어 Crotalidae polyvalent(말)는 북아메리카, 중앙아메리카, 남아메리카에서 서식하는 독사들(살모사, 방울뱀 등)인 Crotalidae과의 뱀 독을 중화시키는데 효과적이다. 이 항뱀독소의 물질은 말혈청(인체면역체계에 의해 "이물질"로 감지됨)으로부터 생성되었으므로 신체에 아나필락시스 반응 또는 유사 아나필락시스 반응(아나필락시스양 반응, anaphylactoid reactions)을 흔히 일으킨다. 면역글로불린의 Fab 분절은 남기고 Fc 분절은 제거하는 정화과정을 거쳐 생산된 제품인 Crotalidae polyvalent immune Fab(CroFab)이 최근 미국 식품의약국(FDA)의 승인을 받았다. 이런 과정에 의해 신체에 과민반응을 덜 일으키는 약품을 생산할 수 있게 되었다. 항뱀독소인 Lactrodectus mactans(말)는 검은과부거미(black widow spider)에 물렸을 때 효과적이며 동부텍사스 산호뱀의 독(Micrurus fulvius(말))에도

표 14-5-2 특정 약물과 독소에 대한 해독제

약물/독소	해독제
acetaminophen	N-acetylcystein(mucomyst)
항콜린제	physostigmine(Antilirium)
benzodiazepines	flumazenil(Romazicon)
베타차단제	glucagon
칼슘통로차단제	glucagon, calcium chloride
일산화탄소	산소
시안화물	Lilly cyanide antidote kit: amyl nitrite, sodium nitrite, sodium thiosulfate
digoxin	digoxin-specific fab fragments (Digibind)Fomepizole(Antizol), ethanol
ethylene glycol	fomepizole(antizol), ethanol
methanol	fomepizole(Antizol), ethanol
아질산염	methylene blue
아편유사제	naloxone(narcan)
유기인계살충제	atropine, pralidoxime

효과적이다. 그러나 다양한 종류의 독사들과 거미들이 있으며 이런 종류들에 대한 항뱀독소는 전무한 상태이다. 이런 독사나 거미에 물렸을 때, 증상에 대한 치료와 대증요법을 실시한다.

6)지속적인 환자 감시

심각한 중독 또는 약물과용 환자에게는 노출 후 수 시간 또는 수 일 동안 지속적인 감시가 필요하다. 신체검진, 진단검사, 임상징후와 증상에 대한 신중한 사정을 통해 환자의 경과가 달라지고 직접적인 의학적, 간호학적 관리가 이루어지게 된다. 아래에 진단적 검사법들이 제시되어 있다:

- 심전도: 심전도는 부정맥이나 전도 지연을 일으키는 약물 투여 여부를 확인할 수 있는 자료를 제공해 준다(예: TCAs).
- 진단방사선과학: 많은 물질들은 방사선 비투과 물질이거나 조영증강 컴퓨터단층 촬영을 통해 확인할 수 있다(예: 중금속들, 단추형 건전지, 변형된 방출 정제 또는 캡슐제, aspirin 응결, cocaine 또는 heroin 용기들). 흉부 방사선 투과사진은 흡인과 폐부종의 증거를 보여준다.
- 전해질검사, 동맥혈가스검사, 기타 임상병리검사: 급성중독은 환자의 Na^+, K^+, Cl^-, CO_2 농도, Mg^{2+}, Ca^{2+}를 포함한 전해질 농도의 불균형을 일으킨다. 부적절한 환기나 산화의 징후들은 청색증, 빈맥, 환기저하, 늑간근 퇴축, 정신상태 변화등이다. 이런 징후들은 맥박 산소측정과 동맥혈산소측정으로 평가되어져야 한다. 심각한 중독환자에게는 전해질, 동맥혈산소, 크레아티닌수치와 혈당수치, 전혈구수, 소변검사등 정기적인 스크리닝이 필요하다.
- 음이온 간격: 음이온 간격(anion gap)은 특정 약물이나 독소에 중독된 환자를 평가하기 위해 Na^+-Cl^-+HCO_3^- 와 같은 혈청내 전해질을 측정하는 간단하고 경제적인 방법이다. 음이온 간격은 혈액내 측정되지 않은 음이온들과 양이온들 사이의 차이로 나타난다. 음이온 간격은 아래 공식을 사용하여 계산할 수 있다:

$$[Na^+]-([Cl^-]+[HCO_3^-])=\text{음이온 간격}$$

음이온 간격에 대한 정상치는 대략 8~16mEq/L이다. 음이온 간격이 16mEq/L 이상은 혈액내 산의 축적으로 인한 대사성 산증을 의심해 볼 수 있다. 음이온 간격의 상승을 초래할 수 있는 약물, 독소 또는 의학적 상태는 철, isoniazid(INH), lithium, 젖산염, 일산화탄소, cyanide, toluene, methanol, metformin, ethanol, ethylene glycol, salicylates, hydrogen sulfide, strychnine, 당뇨병케톤산증, 요독증, 발작, 기아 등이 포함된다. 비록 이러한 물질들에 의해 음이온 간격이 커질 수 있지만, 음이온 간격이 정상이라고 해서 약물 중독이나 독소에 노출되지 않았다고 단정 지어서는 안된다.

- 삼투압 간격: 삼투압 간격(osmolal gap)은 측정된 삼투압 농도(빙점 강하법을 이용)와 계산된 삼투압 농도간의 차이이다. 계산된 삼투압 농도는 나트륨, 포도당, 혈중요소질소(BUN)와 같은 혈청 내 주요 삼투적 활성물질의 검사수치를 사용함으로써 계산할 수 있다. 음이온 간격과 같이 이 방법 역시 특정 약물 또는 독소에 중독된 환자를 평가할 수 있는 간단하고 경제적인 도구이다. 혈청 전해질 수치를 사용하여 계산한 삼투압 농도는 아래에 정의되어 있다:

$$2(Na^+) + \frac{glucose}{18} + \frac{BUN}{2.8} = \text{계산된 삼투압}$$

삼투압 간격은 아래의 식으로 계산한다:

측정된 삼투압농도 - 계산된 삼투압농도
=삼투압 간격

삼투압 간격이 10mOsm을 넘을 경우는 비정상으로 간주한다. 삼투압 간격을 정상수치 이상으로 상승시키는 독소에는 ethanol, ethylene glycol, methanol이 포함된다. Ethanol 수치를 알고 있다면 아래의 식이 적용될 수 있다:

$$2(Na^+) + \frac{glucose}{18} + \frac{BUN}{2.8} + \frac{BAL}{4.6} = \text{계산된 삼투압 농도}$$

위의 식에서 BAL에는 mg/dL로 측정된 혈중 알코올 농도가 들어간다.

• **독성학 스크린**: 독성학 스크린은 약물이나 독소를 확인하기 위해 체액과 조직을 검사실에서 분석하는 것이다. 비록 타액, 척수액, 머리카락을 분석하기도 하지만 혈액과 소변 검체가 가장 흔히 사용된다. 독성학 스크린에 의해 사정된 약물의 종류와 수는 다양하다. 각각의 스크린 특정 약물이나 인자들을 테스트한다. 예를 들어 약물남용 스크린에서는 주로 몇 종류의 일반적인 불법마약 또는 처방약을, 혼수 스크린은 일반적으로 중추신경계 억압을 일으키는 약물에 대한 확인을 한다. 종합적인 스크린은 항우울제에서 심장약, 알코올에 이르기까지 다양한 약물을 규명할 수 있지만 가격이 비싸다. 중독과 약물과용을 확인하는데 있어서 독성학 스크리닝을 제한하는 많은 요소들이 있다. 검사를 위해 사용된 체액이나 조직 속에 약물이나 독소가 있을 때 검체가 수집되어야 한다. 예를 들어 cocaine은 빠르게 대사되는 약물이지만, 대사산물인 benzoylecgonine은 cocaine 복용 후 몇시간 동안 소변에서 검출될 수 있다. 또한 독성학 스크린에서 음성 결과가 나왔다고 해서 환자 몸에 약물이나 독소가 반드시 없다고는 할 수 없으며 오히려 환자가 검사한 범위내의 약물이 환자 몸에 존재하지 않는다고 하는 것이 더 정확한 표현일 것이다. 예를 들어 gamma-hydroxybutyrate(GHB)는 약물 흡수 후 측정할 수 없을 정도로 작은 분자로 빠르게 대사되어 버리기 때문에 독성학 스크린에서 제외되었다. 그리고 검체의 양은 적절하게 수집되어야 하고 결과를 빨리 얻기 위해 검사실은 가까이 있어야 한다. 규모가 작거나 거리가 먼 지역에서는 검사 결과를 얻는데 며칠이 소요되기 때문에 약물과용이나 중독 환자를 즉시 치료하는데 있어서 검사 결과의 가치에 대한 제고가 필요하다.

표 14-5-3에 중독과 약물과용을 흔히 일으키는 약물에 대한 환자간호 및 임상증상을 요약해 놓았다. Cocaine 중독 환자 관리는 Box 14-5-4에 요약되어 있다.

7) 환자교육

응급실이나 중환자실에서 간호사가 제공해야 할 중재방법 중 하나는 예방적 교육이다. 약물중독 치료를 받은 모든 환자들은(소아환자 부모 포함) 이런 사고가 재발하지 않도록 교육을 받아야 한다. 어린아이가 있는 부모들은 가정에서 아동 보호를 위한 정보가 필요하다. 아동중독 예방책과 관련된 교육정보는 Box 14-5-5에, 납중독에 대한 가족교육 지침은 Box 14-5-6에, 노인환자에 대한 중독예방책

표 14-5-3 중독과 약물과용에 대한 일반적인 환자간호

약물/물질	임상증상과 사정	중재
Acetaminophen(APAP): 해열진통제(일반의약품) 통증, 기침, 감기, 수면에 대한 복합약 성분으로 판매됨 예: 일반의약품- Tylenol, Tylenol Extended Relief, Tempra, Liquiprin, Panadol, Excedrin PM (diphenhydramine-APAP), 규제약물-oxycodone-APAP (Percocet), codeine-APAP (Tylenol #3), hydrocodone-APAP(Vicodin) Acetaminophen 독성: 간독성, 경우에 따라 신기능장애 복용 후 증상 1-3일 후 나타남	• 1단계(복용 후 24시간내) :식욕부진, 오심, 권태감 • 2단계(복용후 24-48시간내) :임상적 특징 뚜렷하게 나타남, AST, ALT 상승, total bilirubin 증가, PT 지연 • 3단계(복용후 72-96시간 내) :일반적으로 간독성이 최대로 관찰됨 • 응고병증 • 황달 • AST와 ALT 수치가 10,000-20,000IU/L로 상승 후 장기적인 후유증 없이 정상 범위로 돌아옴 • 만성 독성	**흡수방지:** • 활성탄 **검사:** • 복용 후 4시간이 되는 시점에서 acetaminophen 혈중 농도 측정 (만약 환자가 복용 후 4시간이 지나서 병원에 왔다면 그 시점에서 바로 측정), 해독제 사용 여부를 결정하기 위해 Rumack - Matthew 노모그램(그림 14-5-1)에 측정농도 기록 • 환자의 혈중 acetaminophen수치가 독성수준에 있다면 매일 AST, ALT, 총빌리루빈 수치, BUN, Cr, PT확인 **치료:** • 해독제: N-acetylcysteine(NAC, Mucomyst) • 시작용량: 140mg/kg 구강 투여 • 유지용량: 매 4시간 마다 79mg/kg 구강 투여하여 총 17회 투여 • 희석 NAC(20% 용액) 3:1을 음료수나 쥬스와 함께 마심 • 1시간 동안 약물이 신체내 보유가 안될 때 용량을 반복해서 투여하고, 구토를 억제하기 위해 필요시 고용량의 항구토제 투여 • 대증요법
Amphetamines 발작수면치료제, 비만 단기치료제, 집중력결핍장애에 사용되는 약물군 중추신경계를 자극하여 피로감을 없애고 “도취감”을 유발하기 위해 남용됨 처방되는 amphetamine과 관련 약제들: methylphenidate (Ritalin), dextroamphetamine (Dexedrin), amphetamine의 혼합염(Adderall)	• 홍조 • 발한 • 안절부절 • 수다스러움 • 흥분성 • 혼돈 • 공포 • 발작 • 뇌내출혈 • 고혈압 • 빈맥	**흡수 방지:** • 활성탄 **검사:** • 전해질과 산-염기 상태 • 소변 약물스크린으로 amphetamine 확인 **치료:** • 고체온일 경우 냉요법 실시 • 초조감을 완화하기 위해 benzodiazephine 투여 • 심한 고혈압일 경우 정맥으로 nitroprusside (nipride)혹은 다른

표 14-5-3 중독과 약물과용에 대한 일반적인 환자간호 (계속)

약물/물질	임상증상과 사정	중재
불법약물 명칭: speed, uppers, crank, E, X, ecstacy, ice, crystal	• 흉통 • 심근경색 • 심부정맥 • 심계항진 • 말초혈관 수축 • 오심 • 구토 • 만성 amphetamine 독성으로 편집증, 환각증 • 정맥주입 남용자: 간염, 패혈증, 농양 HIV 감염	처방된 항고혈압제제 투여 • 대증요법
Benzodiazepines 항불안제, 항경련제, 근육이완제, 진정제 예: alprazolam(Xanax), clonazepam(Klonopin), diazepam(Valium), lorazepam(Ativan), midazolam(Versed) 일차적으로 중추신경계와 호흡억제. 독성이 낮기 때문에 다른 중추신경계 억제제와 함께 복용하지 않는다면 치명적이지 않음	• 호흡억제 • 기도 보호/구역질반사 • 기면 • 혼수상태 • 혼돈 • 불분명한 언어 • 조화운동불능	**흡수 방지:** • 활성탄 **검사:** • 소변 약물스크린으로 benzodiazephine 확인 **치료** • Flumazenil은 중추신경계 억제와 호흡억제를 역전시켜 줌; 조절되고 있는 경련을 재발시킬 위험이 있기 때문에 잠재적으로 발작을 일으킬만한 고용량을 투여해야 할 경우에는 flumazenil을 사용하지 않음 • 대증요법
일산화탄소 자동차 배기가스, 천연가스, 프로판 가스, 담배연기, 목재연소시 가스, 대기오염의 한 성분인 무색, 무취가스 페인트 제거제의 구성성분인 methylene chloride는 흡입 또는 섭취 시 체내에서 일산화탄소로 대사됨 산소 대신 헤모글로빈과 결합하여 저산소증 초래	• 독감같은 증상 • 두통 • 오심 • 구토 • 실신 • 피로 • 허약 • 집중력 저하 • 흥분성 • 잠재적 심혈관 질환을 가지고	**흡수 방지:** • 신선한 공기 **검사:** • 일산화탄소헤모글로빈 수치 **치료:** • 모든 징후나 증상이 사라질 때까지 100% 산소 투여 • 철저한 신경학적 신체검진 • 고압산소요법은 일산화탄소의 반감기를 줄임; 고압산소요법은

표 14-5-3 중독과 약물과용에 대한 일반적인 환자간호 (계속)

약물/물질	임상증상과 사정	중재
호흡계로 빠르게 흡수되어 산소보다 높은 친화력으로 헤모글로빈과 결합 태아의 일산화탄소헤모글로빈 수치는 모체의 일산화탄소 헤모글로빈 수치보다 10-15% 더 높음	있을 때 흉통 • 비가역적 기억력과 성격 변화 • 태아독성 • 일산화탄소에 노출되지 않은 곳에서 증상이 호전됨을 느낌; 예를 들어 실내에서 일산화탄소에 노출된 환자가 실외로 나가면 증상의 감소나 호전을 나타냄	이용이 쉽지 않고 제한되어 있으며, 효율성이 연구에 의해 명확하게 검증되지 않음 • 대증요법
Cocaine		
약물사용자에게 일시적인 안녕감을 제공하는 일반적인 불법마약 노출경로: IV, 코로 흡입, 흡연 불법약물명칭: crack, rock, coke, snow, blow 중추신경계와 심장 흥분 작용의 급속한 발현과 관련된 독성 효과	• 빈맥 • 고혈압 • 심부정맥 • 흉통 • 심근경색 • 대동맥 박리 • 장폐색 • 고열 • 불안 • 발작 • 촉각환상("cocaine 벌레") • 뇌출혈 • 뇌경색 • 횡문근융해증 • 독작용의 급속한 발현 • 임신부에서 태반조기박리 또는 유산 가능함 • 만성적으로 코로 흡입시 코중격 천공 • 임상증상이 cocaine 단일 중독 증상과 일치하지 않는다면, 혼합물, 대용품, 다른 약물과 함께 투여, 금단증상일 가능성	**흡수 방지:** • 활성탄 • 장세척 **검사:** • Cocaine 대사물을 검출하기 위해 소변 약물스크린 시행: benzoylecgonine • 심근경색 여부를 확인하기 위해 필요시 심근효소 검사 **치료:** • Diazepam(valium)과 같은 benzodiazepines 약물은 일반적으로 과다행동, 고혈압, 빈맥, 불안, 고열, 발작 억제 • Phenobarbital은 발작이 benzodiazepines으로 조절되지 않을 때 필요 • 생명을 위협하는 고열은 외부적 냉요법으로 조절 • 부정맥과 심근허혈을 평가하기 위해 심장감시와 12 유도 측정 • 다른 장기 허혈과 경색감시 • 대증요법
할로겐화된 탄화수소		
분사제와 냉각제로 사용되는 물질	• 눈, 코, 인두 자극	**흡수 방지:**

표 14-5-3 중독과 약물과용에 대한 일반적인 환자간호 (계속)

약물/물질	임상증상과 사정	중재
Freon, dichlorodifluoromethane (freon12)와 trichloromono-fluoromethane(freon 11)이 이 범주에 포함됨 가정용 에어컨에서 새어나오는 것은 소량으로 일시적으로 눈, 코, 인두 자극; 어지러움; 심계항진을 일으킴 산업유해물질이나 의도적인 남용과 같이 집중적으로 노출되었을 경우에는 치명적인 심실부정맥 (카테콜라민에 대한 심근의 민감성 때문)과 폐부종을 일으킴	• 기침 • 어지러움 • 지남력 장애 • 심계항진 • 기관지협착 • 폐부종 • 심실부정맥 • 피부 노출시 동상 가능성	• 신선한 공기 **검사:** • 특정 검사 없음 **치료:** • 조용한 환경 • 심장 감시 • 동상 : 완전한 재가온 • 대증요법
Heroin 사용자에게 일시적인 다행감을 주는 불법마약 노출경로: 정맥 주입, 코로 흡입 불법약물명칭: dope, smack, junk	• 축동 • 호흡 감소 • 의식수준 감소 • "머리끄덕임"	**흡수방지:** • 예방법 없음 **검사:** • 임상적으로 필요한 검사 • 혈청 독성학 스크린 **치료:** • naloxone을 신중하게 투여 • 물질남용 상담자에게 의뢰
LSD lysergic acid diethylamide 환각제에 대한 일반적인 이름 1960년대 대중화된 이후로 흔한 중독성 약물 불법약물 형태: 정제, 캡슐, 각설탕 또는 "blotter acid"로 알려진 blotting paper 형태로 이용됨 나팔꽃 씨앗 섭취시 LSD 증상 나타냄 환각작용 뿐만 아니라 급성 독성기 동안 신체에도 영향을 나타내고 행동부주의로 인한 외상을 입기도 함	• 불안 • 색깔인지장애 • 판단능력장애 • 피해망상적 사고 또는 편집증 • 시간왜곡 • 정상 혈압 • 빈맥 • 빈호흡 • 미열 • 플래시백(환각경험의 일시적인 회고) 현상이 환각제를 끊은 후에도 나타날 수 있는데 몇 년 동안 지속 되기도 함	**흡수 방지:** • 활성탄 • 하제 **검사:** • 소변 약물스크린 **치료:** • Diazepam(valium)을 정맥 또는 구강으로 투여시 급성 불안증상이 조절됨 • 부정적 반응을 경험하는 환자에게 조용하고 자극이 없는 환경조성이 유용함 • 사고위험성 평가

표 14-5-3 중독과 약물과용에 대한 일반적인 환자간호 (계속)

약물/물질	임상증상과 사정	중재
	• LSD 사용과 관련된 행동변화로 인한 외상	• 대증요법
Methanol 독성이 높은 냉각제와 용매 물질형태: 자동차앞 유리창 세척제, 깡통에 든 고체 알콜 연료, 일부 페인트, 가솔린 중독제, 셀락(니스의 원료)의 성분 독성효과: methanol 자체의 독성보다는 독성대사물에 의한 치명적인 산증과 비가역적인 시력장애	• 흐릿한 시야 • 시력 저하 • 마치 눈보라속에서 걷는 것 같다고 호소함 • 망막부종 • 시신경유두 충혈 • 두통 • 현기증 • 기면 • 혼돈 • 혼수 • 오심 • 구토 • 복부 통증 • 대사성 산증	**흡수방지:** • 이페칵시럽 • 위세척 • 소량의 활성탄과 하제 **검사:** • 섭취 1시간 후 혈중농도 측정 • 지속적인 전해질 수치 • Ethanol 요법 시행시 초기에는 매 시간마다 혈당과 혈중 ethanol 수치 측정 **치료:** • Antizol(4-methylpyrazole: 4-MP) 또는 ethanol을 사용하여 독성대사물 형성 방지 • Methanol 혈중농도가 50mg/dL이상, 시력변화, 신부전증, 난치성 산증일 때 혈액투석 시행 • 독성 대사물인 개미산을 이산화탄소로 산화시키기 위해 엽산 투여 • 대증요법
Salicylates 소염제, 해열제, 진통제로 일차적으로 사용되는 약물군 일반적 종류: aspirin, 일부 숙취약 (Alka-Seltzer), Aspergum, PeptoBismol, 썬크림, Icy Hot과 같은 외용약, wintergreen oil(methylsalicylate) 살리실산중독증으로 인한 치명적인 대사성산증, 뇌부종, 폐부종 위장관계에 응결이라고 불리는 aspirin 덩어리를 형성하므로	• 이명 • 빈맥 • 폐부종 • 혼돈 • 기면 • 발작 • 뇌부종 • 초기 대사성산증에 따른 호흡성 알칼리증 • 저칼륨혈증 • 혈소판기능부전 • 저트롬빈혈증	**흡수 방지:** • 이페칵시럽 • 위세척 • 복합용량의 활성탄 • 단일용량의 하제 **검사:** • 지속적인 salicylate 혈중농도 측정 • 지속적인 전해질수치 측정 • 처방에 따른 동맥혈가스 측정 • 혈액학적 검사, 응고 검사 **치료:** • 수액요법

표 14-5-3 중독과 약물과용에 대한 일반적인 환자간호 (계속)

약물/물질	임상증상과 사정	중재
aspirin 중독증은 치료가 어려움 응결형성으로 흡수가 지연되고 이로 인해 지연된 독성효과가 나타남 만성중독은 노인에게 흔하게 나타나며 면밀하게 과거력을 조사하지 않을 경우 놓치기 쉬움 만성 독성때와는 다르게 급성 과다복용시에는 고농도의 salicylate 농도에 잘 견딤	• 위장관계 출혈 • 오심 • 구토 • 저체온증 • 탈수	• 소변 염기화(소변농도: 7.5-8.0)를 통한 요배출 증가: 수액은 D_5W에 20-40mEq KCl과 $NaHCO_3$ 2-3앰플/1L을 섞어 주입하고 속도는 2-3mL/kg/h로 유지하여 투여량과 요 배출량을 동일하게 맞춤 (참고: 정상 혈청 칼륨 수치 유지없이 소변을 염기화시키는 것은 어려움) • 부족한 칼륨은 정맥으로 투여 • 뇌부종과 폐부종 징후감시; 필요시 흉부방사선 촬영 • 신부전, 뇌부종, 폐부종, 무반응성 산증, salicylate 농도가 만성적으로 50mg/dL 이상 또는 급성 혈중 salicylate 농도가 100mg/dL 이상일 때 혈액투석 시행 • 대증요법 참고: 치료는 지속적인 salicylate 농도 감시와 임상적 증상을 근거로 접근; 환자는 개별적으로 사정하고 관리
삼환성항우울제(TCAs) 우울과 만성통증을 위해 처방되는 약제 예: amitriptyline(elavil), clomipramine(anafranil), desipramine(norpramin), dexepin(adapin, sinequan), imipramine(tofranil), nortriptyline(pamelor, aventyl), protriptyline(vivactil), trimipramine(surmontil)	• 빈맥 • 심실부정맥(심실성빈맥, 심실세동) • 심장전도지연(예: QRS>100msec) • 저혈압 • 진정 • 발작 • 혼수 • 건조감, 피부홍조 • 감소된 위장관계 운동 • 뇨정체 • 대사성 산증	**흡수 방지:** • 진정이나 발작이 급작스럽게 시작되기 때문에 토근시럽은 금기 • 위세척 • 활성탄 • 하제 **검사:** • 약물과용을 관리하는데 있어서 혈중 TCAs 농도는 임상적으로 유용하지 않음 • TCAs 소변 약물스크린 • 처방에 따른 지속적인 전해질 농도와 동맥혈가스 분석

표 14-5-3 중독과 약물과용에 대한 일반적인 환자간호 (계속)

약물/물질	임상증상과 사정	중재방법
		치료: • 심혈관허탈의 급작스런 발현에 대비 • 경련은 일차적으로 benzodiazephine (diazepam, lorazepam)을 정맥내로 투여하여 치료하고, 필요시 phenytoin(dilantin)과 phenobarbital을 투여 • 심실부정맥은 체액의 염기화(정맥으로 $NaHCO_3$을 투여하거나 기관내 삽관, 과다환기를 통해 혈액산도를 7.45-7.55로 유지)를 통해 조절될 수 있음; 체액의 염기화로 조절되지 않는 심실부정맥은 lidocaine이나 bretylium (bretylol)으로 조절함; procainamide(pronestyl)이나 quinidine은 TCAs와 비슷한 심장전도효과를 나타내므로 사용하지 않음 • 심장전도지연(예: QRS>100 msec)도 체액의 염기화로 치료될 수 있음; 체액의 염기화에 반응하지 않는 전도지연은 phenytoin으로 치유될 수 있음. • 저혈압은 일차적으로 트렌델렌버그 체위나 수액요법으로 완화될 수 있음; 만약 필요하다면 dopamine 투여; norepinephine(levophed)이 필요할 수도 있음. • 대증요법

이 Box 14-5-7에 각각 서술되어 있다.

사례연구 ■ 자살 목적의 약물과용

나이 48세, 몸무게 80kg인 서씨는 응급의료서비스를 통해 응급실로 실려왔다. 서씨의 가족은 자살 목적으로 약물을 과다복용한 서씨를 위하여 응급의료서비스에 전화를 하였다. 서씨는 질문에 대답을 거부하는 등 협조는 잘 되지 않았지만 의식은 명료하였다. 서씨에 대한 최초 활력징후 측정 결과, 혈압 140/90mmHg, 맥박 120회/분, 호흡 30회/분 이었으며 노력성 호흡은 보이지 않았다.

Box 14-5-4
Cocaine 중독 환자에 대한 협력적 간호 지침

결과	중재
산소화/환기	
동맥혈가스가 정상범위내에 있다.	• 맥박산소측정과 동맥혈가스를 감시한다. • 맥박산소측정 수치와 동맥혈가스분석을 통한 산소포화도측정 수치를 함께 비교하여 의미있는 변화가 있는지를 확인한다.
호흡수와 깊이가 정상범위내에 있다.	• 15분마다 측정하다가 안정되면 1시간 간격으로 측정한다. • 기관내삽관과 기계 환기를 준비한다(인공호흡기 사용 환자에 대한 협력적 간호 지침 참조).
순환/관류	
혈압과 심박동수가 정상범위내에 있다.	• 15분마다 활력징후를 측정한 후 1시간 간격으로 측정한다.
리듬장애가 나타나지 않는다.	• 지속적으로 심전도 감시를한다.
심전도 변화 또는 심근효소수치의 변화와 같은 심근기능 이상의 증거가 없다.	• 하루에 한번 12유도 심전도를 감시하고 필요시 수시로 감시한다. • 처방에 따라 심근효소수치, 마그네슘, 인, 칼슘, 칼륨 수치를 감시한다. • 흉통을 사정한다. • 심전도상 리듬장애와 심근경색시 나타나는 파형의 변화를 지속적으로 감시한다.
환자는 정상 체온을 유지한다.	• 15-30분마다 체온을 측정하다가 이후 1시간 간격으로 측정한다. • 시원한 환경을 제공하고, 몸을 식혀주는 전략을 수립한다 (저체온 담요, 미온수 목욕).
수액/전해질	
환자의 소변량은 30mL/h(또는 0.5mL/kg/h) 이상이다.	• 매 1시간마다 섭취량과 배설량을 확인한다. • 순환계내 혈량과 신장기능을 유지하기 위하여 처방에 따라 수액과 이뇨제를 투여한다.
전해질 불균형 또는 신장기능 이상의 증거가 없다.	• 전해질수치를 매일 그리고 필요시마다 감시한다. • 처방에 따라 전해질을 보충한다. • BUN, 크레아티닌, 혈청삼투압농도와 소변 전해질 수치를 매일 감시한다.
이동/안전	
경련의 증거가 없다.	• 경련 증상이 있는지를 감시한다. • 항경련제를 투여한다. • 필요시 매일 항경련제 혈중농도를 사정한다. • 안락하고 조용한 환경을 조성한다.
환자는 자해를 가하지 않는다.	• 경련 예방 계획을 수립한다. • 낙상 예방 계획을 수립한다. • 자해를 방지하기 위해 물리적 및 화학적 제한이 필요한지를 사정한다. • 초조해 하는지를 감시하고 적절한 때 진정제를 투여한다. • 자살 위험성을 평가하고 환자를 보호하기 위한 조치를 취한다.

Box 14-5-4
Cocaine중독 환자에 대한 협력적 간호지침 (계속)

결과	중재
피부통합성	
피부손상 위험의 증거가 없다.	• 8시간마다 피부통합성을 확인한다. • 2시간 간격으로 체위변경을 실시한다. • Braden scale을 이용하여 피부손상위험 정도를 사정한다.
영양	
칼로리와 영양소 섭취는 대사요구량을 충족시킨다(예: 기초에너지소비량).	• 만약 환자가 금식하고 있다면 비경구영양법 또는 장관영양법을 제공한다. • 영양사나 영양지원서비스 부서에 의뢰한다. • 단백질과 열량 섭취량을 감시한다. • 알부민, 전알부민, 트랜스페린, 콜레스테롤, 중성지방, 포도당 수치를 감시한다.
안위/통증조절	
환자는 cocaine과 다른 물질의 투여 중지와 관련하여 최소한의 불편감만을 호소할 것이다.	• 환자가 cocaine 이외의 물질을 사용하였는지를 규명하기 위하여 독성학 스크린 검사를 시행한다. • 약물투여 중지와 약물과용으로 인한 증상들을 적절한 중재방법으로 즉시 치료한다(예: 혈액 내 약물제거, 해독제 투여, methadone 투여)
심리사회적 측면 환자와 가족은 물질남용을 인정한다.	• 약물과용에 대한 환자와 가족의 반응을 사정한다. • 건강한 대처 행위를 지지한다. • 물질남용 관련 상담가와 사회복지사에게 의뢰한다. • 불법적 약물의 사용, 지지체계, 경제적 문제, 물질남용 치료에 대한 준비 등에 대해 환자와 논의 한다.
교육/퇴원계획	
환자와 가족은 치료와 자조자원에 대한 정보를 획득한다.	• 물질남용에 대한 환자와 가족의 지식과 이해정도를 사정한다. • 물질남용, 치료, 재발, 법적문제, 자조집단에 대한 자료와 설명을 제공한다.
환자와 가족은 각각 추후관리 계획을 세운다.	• 가족을 자조자원에 의뢰한다. • 환자가 동의한다면 물질남용 재활센터에 의뢰한다. • 다른 가능한 문제들(주거문제, 경제적 문제, 장기간호계획)을 해결하기 위하여 환자, 가족, 사회복지사와 함께 의뢰 범위를 조정한다.

양측 동공의 크기는 동일하였고 빛에 적절하게 반응하였다. 피부는 따뜻하지만 건조했다. 응급의료서비스팀은 젖산을 첨가한 링거액으로 정맥주입을 시작하였는데 속도는 정맥의 개방성을 유지하는 정도였으며(KVO), 검사를 위해 혈액을 채취하였다. 가족은 서씨가 최근 평소 복용하던 양극성장애 치료약 복용을 중단하였고 발견되기 1시간 전에 aspirin을 200개 정도 복용하였다고 하였다.

응급실에서 측정한 서씨의 활력징후는 혈압 142/92mmHg, 맥박 132회/분, 호흡 30회/분, 체온

Box 14-5-5
아동 중독 예방책

- 모든 약물과 독성물질들은 원래 용기에 넣어 아동의 손에 닿지 않는 잠금장치가 있는 서랍장에 보관한다.
- 약물이나 독성물질들을 사용하기 전 용기에 부착된 라벨을 상세하게 읽는다.
- 독성화학물질들은 환기가 잘 되는 곳에서 사용한다.
- 일반적인 가정세척용제들을 서로 섞지 않는다.
- 가정에서 흔히 볼 수 있는 독성 잡초나 풀들이 무엇인지 파악하고 이런 식물들의 씨앗, 뿌리, 잎, 열매들이 아동의 손에 닿지 않게 한다.
- 아동 앞에서 약을 사탕으로 취급하지 않는다.
- 실수를 방지하기 위해 밝은 곳에서 아동의 약 용량을 재거나 약을 준다.
- 아동이 쉽게 열지 못하는 용기에 약을 보관한다.
- 약 용량을 잰 후 즉시 약물 용기의 뚜껑을 닫는다.
- 유통기간이 지난 약들은 화장실 변기에 버리고 물을 내리는 등 안전하게 버린다.
- 중독통제센터 전화번호를 전화기 옆에 부착해둔다.
- 아동 앞에서 약을 먹지 않는다.
- 모든 가정용 물질이나 약들은 원래 용기에 넣어 보관한다. 절대 화학물질들을 빈 용기나 음료수 병에 보관하지 않는다.

Box 14-5-6
납 중독

- 납은 오래된 집, 페인트류, 수도관, 식기류에서 흔히 발견된다.
- 납은 흡수되는 것에 비해 배출이 매우 느리므로 체내에 축적된다.
- 혈중 납 농도 측정을 통해 발견될 수 있는 고농도의 체내 납축적은 검사 미실시로 종종 간과되며, 학습장애와 같은 독작용이 발생하기 전까지 체내 납축적은 쉽게 발견되지 않는다.
- 의료제공자들은 아동의 혈중 납농도를 파악하기위해 검사를 의뢰할 수 있다.
- 지역의료기관은 납중독 치료법과 납제거 프로그램에 대한 정보를 제공할 수 있다.

Box 14-5-7
노인약물중독 사고

- 중독통제센터는 노인이나 노인의 가족들로부터 약물 중독 사고 전화를 많이 받는다.
- 의료제공자나 중독통제센터의 전화번호는 노인들이 쉽게 볼 수 있는 장소에 기록해 두어야 한다.
- 노인은 다른 연령대의 사람들보다 약을 더 많이 복용한다.
- 노인은 약물 효과에 더 민감하게 반응한다.
- 약물에 대한 궁금증이 생겼을 때, 의료제공자에게 전화하는 것을 망설이지 않도록 해야 한다.
- 의사나 간호사에게 먼저 의뢰하지 않고 처방받은 약물의 용량을 변경하거나 약물을 중단하지 않도록 해야 한다.
- 약 복용을 잊어버렸다고 해서 그 다음번에 약 용량을 두 배로 복용하는 것은 현명하지 않다. 그런 문제와 관련해 반드시 약사, 의사, 간호사와 상의하도록 한다.
- 약물 상호작용에 대한 약사의 검진 없이 약을 술과 함께 복용하지 않도록 해야 한다.
- 약사는 약물 주의사항이 적힌 종이의 글씨가 잘 보이게 크게 확대해서 제공한다.
- 약물달력(medication calender)은 노인들로 하여금 정해진 약물 스케줄을 잘 따라갈 수 있게 돕는다.
- 알약 분배기(pill dispensers)는 다양한 종류의 약을 복용하거나 처방된 약물 스케줄을 기억하기 힘든 노인에게 도움이 된다.
- 약 복용이 중단되었을 경우 남은 약은 반드시 폐기처분하도록 한다.

37.2℃로 나타났다. 서씨는 피로하고 속이 매스껍다고 호소하였다. 그의 양측 동공은 여전히 정상상태에 있었으며, 신체의 모든 반사작용은 정상이었다. 코위관이 삽입되었으며, 이것을 통해 위 내용물의 일부가 제거되었다. 50g의 활성탄이 코위관을 통해 주입되었고 몇 분 이내에 환자는 구토를 하였다.

응급실 간호사는 중독통제선터에 전화를 걸었고, 중독통제센터에서는 오심과 구토를 통제하기 위해 항구토제를 우선 처방하였으며, 50g 활성탄 재주입, 심전도, 발작 예방, 동맥혈가스분석, 2시간마다 혈중 salicylates 농도와 전해질농도 측정을 처방하였다. $NaHCO_3$ 앰플 2개 또는 3개와 KCl 40mEq이 섞인 수액의 주입도 처방하였다. 또한 acetaminophen의 중복 복용 가능성을 의심하여 혈중 acetaminophen 농도측정을 추가하였다.

Aspirin 복용 1 시간 후 응급의료서비스팀이 측정한 서씨의 혈중 salicylates 농도는 30mg/dL였고, 환자의 혈중 acetaminophen 농도는 10μg/mL 이하였다. 기초대사농도 측정에서 Na^+ 142mEq/L, K^+ 4.0mEq/L, Cl^-100mEq/L, CO_2 14mEq/L, BUN 10mg/dL, 크레아티닌 0.9 mg/dL, 혈중 포도당 농도 140 mg/dL 였다. 동맥혈가스분석 결과 pH 7.48, PCO_2 20mmHg, PO_2 85mmHg, HCO_3^- 12mEq/L였다. 구토억제제인 metoclopramide-(Reglan)를 10mg 정맥주입 후에는 환자의 코위관을 통한 2번째 활성탄 주입 시 구토가 나타나지 않았다. 정맥수액은 $NaHCO_3$ 2앰플과 KU 40mEq를 섞은 5% 포도당 용액(D_5W) 15mL/hour로 변경되었다. S씨는 지속적인 치료와 감시를 위해 중환자실로 옮겨졌다.

중환자실에서 aspirin 복용 후 약3시간 반 후에 두 번째 혈중 salicylates 농도 측정이 시행되었는데, 그 농도는 88mL/dL이었다. 중환자실 간호사는 이 결과를 중독통제센터에 알렸고 추후처치에 대해 요청하였다. 중독통제센터는 코위관을 통한 50g 활성탄 주입과 투석 시행 여부에 대한 신장내과 자문, 그리고 결석 가능성을 고려하여 복부 CT 스캔도 권고하였다.

Aspirin 복용 약 7시간 후 세번째측정한 혈중 salicylates 농도는 122mg/dL였고, 기초대사농도 측정에서는 Na^+ 144mEq/L, K+ 3.6 mEq/L, Cl^- 110 mEq/L, CO_2 20mEq/L, BUN 10mg/dL, 크레아티닌 1.0 mg/dL, 혈중 포도당 농도 152 mg/dL 였다. 동맥혈가스분석 결과는 pH 7.50, PCO_2 34mmHg, PO_2 88mmHg, HCO_3^- 16mEq/L였다. 환자는 무기력한 상태였고, 호흡은 16회/분, 맥박은 120회/분이었다. 신장내과 자문 결과 혈중 높은 salicylates 농도와 비정상적인 전해질 농도와 동맥혈가스분석 결과를 즉시 교정하기 위해 투석을 결정하였고 이를 위해 환자에게 혈관내 카테터 삽입을 시행하였다. 복부 CT 스캔 결과 복부내 응결을 관찰할 수는 없었다. 서씨에게 4시간마다 50g의 활성탄이 코위관을 통하여 주입되었고, 대변과 함께 활성탄이 배출되기 시작했다. aspirin 복용 약 10시간 후 네번째 시행된 혈중 aspirin 농도는 120mg/dL였고, 투석이 시행되었다. 환자는 4시간 동안 투석을 받았고 그 후 상태가 급격하게 좋아졌다. 투석 후 환자의 혈중 salicylates 농도는 20mg/dL였으며, 전해질 농도와 동맥혈가스분석 결과 모두 정상측정치를 보였다. 지지간호가 지속적으로 제공되었고, 서씨는 입원 3일째 퇴원하였다.

임상적 적용

자가학습: 비판적 사고

1. 지속 유리형 salicylates 과다복용으로 응급실에 실려 온 환자를 위한 간호계획을 작성하시오. 간호계획은 안정, 사정, 중환자실에서 이루어지는 처치 모두를 포함하여야 한다.

2. 위장세척에 있어서 다양한 방법들의 위험과 장점들과 특정 중독과 약물과용시 특정 위장 세척법이 선호되거나 금지되는 이유에 대해 논의하시오.

통증과 안위

학습목표

- 중환자들의 통증경험을 악화시키는 적어도 세가지 요인들을 규명할 수 있다.
- 중환자실의 시술에 따른 통증의 적어도 세가지 흔한 원인들을 설명할 수 있다.
- 내성과 신체적 의존성 및 중독을 비교하고 대조할 수 있다.
- 통증관리를 위한 국가적인 지침과 기준에 대해 토론할 수 있다.
- 중환자 간호에 흔히 사용되는 다섯가지 진통제를 규명할 수 있다.
- 통증과 불안을 완화시키는 네 가지 비약물 중재법을 설명할 수 있다.

통증은 중환자실의 가장 큰 관심사이다. 대부분의 위중한 환자들은 중증도 통증부터 심한 통증까지 경험한다. 통증관리는 근래 몇 년간 국가 전체의 우선순위가 되었으나, 통증은 계속해서 잘못 이해되고 제대로 사정되지 않은 채 중환자실과 다른 많은 의료 기관에서 미흡한 치료가 되어 왔다. 조절되지 않은 통증은 신체적 감정적 스트레스반응을 유발하고 치유를 저해하며 다른 합병증의 위험을 증가시키고 중환자실의 입원기간을 늘린다. 중환자실 간호사는 효과적인 통증 조절을 위하여 통증 사정 및 관리와 관련된 개념들에 대한 명백한 이해를 필요로 한다.

1. 통증의 정의

통증은 복합적이고 주관적인 현상이다. 통증은 한 개인으로 하여금 통증의 원인으로부터 물러나거나 피하게 하고 도움이나 치료를 구하게 하는 보호적 장치이다. 통증연구를 위한 국제학회(The International Society for the Study of Pain)는 통증을 "실제적 혹은 잠재적 조직 손상이나 그러한 손상 차원에서 설명되는 불쾌한 감각적 감정적 경험"이고 정의한다. McCaffery는 통증경험의 주관성과 개별성을 고려하고, 통증을 경험하고 있는 그 개인이야말로 진정한 근거라는 전제를 토대로 하는 통증의 사용적 정의를 제공한다:

"통증이란, 무엇이든지 이를 경험하고 있는 사람이 말하는 것이며, 그가 있다고 말할 때마다 존재하고 있다".

대부분의 중환자실 환자들이 경험하는 통증은 규명된 원인이 있고, 주어진 시간의 틀 내에 해결되리라 기대되기에 급성으로 분류된다. 예를 들면 기관내 흡인술이나 드레싱 교환 중에 경험하는 통증은 치료가 완수될 때 끝나리라, 기대될 수 있다. 마찬가지로 수술 부위나 다친 부분의 통증은 일단 치유가 되면 중지되리라, 기대된다. 그에 반해 만성 통증은 아직은 덜 밝혀진 생리적 기전에 의해 야기된다. 만성 통증은 원인과 기대되는 기간에서 볼 때 급성 통증과 다르다. 만성 통증은 무한정 계속되기도 하고, 완전한 치료가 어려울 수도 있다.

2. 중환자의 통증

심각한 질병은 고통스럽다. 중환자실에서 가장 흔히 치료되는 질병–심경색증, 흉부수술이나 신경수술로부터의 회복, 복합상해, 광범위한 화상–은 심한 통증과 연관되어 있다. 중환자실 환자들의 거의 대부분은 급성 통증을 경험하나, 특히 많은 노인들은 급성과 만성 모두의 복합적 통증에 시달린다. 이들 중 어떤 환자들에게는 통증이 매일의 반 이상 지속되기 때문에 통증을 계속적인 것으로 간주한다. 이전에는 중환자들이 질병이나 상해 자체의 위급한 특성 때문에 고통스런 경험들을 기억해 낼 수 없다고 생각했었다. 그러나 가장 최근의 연구는 중환자실 환자들이 고통스런 경험을 기억하며 또한 그들의 통증 강도를 중간에서 심한 상태로 묘사한다고 하였다.

중환자실 환경 안에 숨겨진 여러 요소들이 환자의 통증 경험에 영향을 준다. 이들 요소에는 불안, 수면 박탈, 익숙하지 않고 유쾌하지 않은 주위 환경, 통제력의 상실, 가족이나 가까운 지인으로부터의 분리가 포함된다. 이들 요소 각각의 영향은 함께 경험될 때 증가된다. 예를 들면 통증과 불안은 서로를 악화시키는데 상승적이고 주기적인 방식으로 작용한다. Box 14-6-1은 중환자들의 통증과 불편함에 기여하는 신체적, 심리사회적, 환경적 요소들을 정리하였다.

1) 시술에 따른 통증

통증 완화와 안위를 제공하려는 노력은 중환자실 간호사들이 환자에게 통증을 야기하는 시술과 치료를 계속 수행해야 한다는 사실로 인해 복잡해진다. 흉관 삽입과 제거, 기관내 흡인, 상처 변연절제와 같은 시술들은 분명히 고통스럽다. 최근의 연구들은 체위 변경 같은 간단한 시술도 상당한 통증을 야기할 수 있다고 밝히고 있다.

Thunder II 프로젝트로 알려져 있는 미국 중환자간호사협회(American Association of Critical-Care Nurses, AACN)가 후원하고 여러 센터에서 시행된 국가적인 연구조사는 5,957명의 성인과 176명의 아동을 포함한 6천명 이상의 중환자가 겪는 시술에 따른 통증을 조사하였다. 연구자들은 중환자에게 자주 시행되는 6가지 시술들, 즉 중심

Box 14-6-1
중환자들에게 있는 통증과 불편함에 기여하는 요소들

신체적
- 위중한 질병의 증상들
  (예: 협심증, 허혈증, 호흡곤란)
- 상처 · 외상 후, 수술 후, 혹은 시술 후
- 수면 장애와 박탈
- 부동, 배관이나 모니터나 억제대로 인해 편안한 자세로 바꿀 수 없음
- 위중한 질병과 환경과 관련된 체온의 양극화-고열, 저체온증

심리사회적
- 불안과 우울증
- 손상된 의사소통, 통증을 보고하거나 설명하는 능력이 없음
- 통증과 장애 혹은 죽음에의 공포
- 가족과 소중한 사람으로부터의 별리
- 권태 혹은 유쾌한 기분전환의 결여

중환자실 환경이나 업무
- 기계장비와 직원으로부터의 계속되는 소음
- 계속적이거나 자연적이지 않은 조명
- 활력증후 측정과 체위변경을 위해 1-2시간마다 깨우기나 물리적 조작
- 계속적이거나 잦은 침습적이며 고통스런 시술들
- 간호에 있어서의 우선순위들-불안정한 활력증후, 출혈, 부정맥, 환기부전은 통증관리보다 우선시되기도 함

정맥 도관 삽입, 대퇴집(femoral sheath) 제거, 기관흡입술, 체위변경, 상처관리와 상처배액관 제거에 대한 환자들의 반응을 기록하였다. 가장 고통스럽거나 덜 고통스런 시술들이 표 14-6-1에 각 연령별로 정리되어 있다.

또한 thunder II 프로젝트의 연구자들은 아주 적은 수(20% 미만)의 환자들만이 시술 전에 아편성 진통제를 투여 받았음을 발견하였다. 많은 환자들이 시술 전에 통증이 있었고, 시술 중에도 통증을 조절하는 진통제를 여전히 투여 받지 않았다고 보고했었다. 그리고 이 연구에 참여한 환자들에게 매 시술 전과 후에 그들이 느끼고 있었던 통증을 단어로 표현해보라고 하였다. "쑤신다"는 말이 시술 전 통증을 표현하는데 가장 자주 사용되었고, 시술 중이나 후에는 "예리한" 통증이 가장 흔히 사용된 표현이었다.

통증이 따르는 시술이 시행되기 전에 환자들은 미리 약을 복용해야 하며 시술은 약효가 나타난 후에 시행되어야 한다. 급성 통증관리를 위한 국가 지침서는 "심폐 불안정으로 즉각적인 치료가 요구될 때나 온전한 환자가 치료를 거부하는 경우

표 14-6-1 연령별 가장 심한 통증과 가장 약한 통증 강도를 야기하는 시술들

	아동(4-7세)	아동(8-12세)	청소년(13-17세)	성인(≥18세)
중심정맥도관삽입	*	*	*	*
대퇴집 제거	*	*	*	가장 덜 아픔
기관 흡입술	가장 덜 아픔	가장 많이 아픔	가장 덜 아픔	*
체위변경	가장 많이 아픔	두 번째로 아픔	두 번째로 아픔	가장 많이 아픔
상처관리	*	가장 덜 아픔	가장 많이 아픔	*
상처배액관 제거	*	*	*	두 번째로 아픔

* 이들 연령별 시술에 대한 자료가 없음

에만 통증이 동반되는 시술에 진통제 사용을 금해야 한다"고 분명하게 설명하고 있다.

시술 중에 morphine이나 fentanyl 같은 정맥용 아편제제가 보통 진통제로 사용된다. morphine 정맥 일회 용량은 개별화되며 환자의 연령과 체중, 통증의 강도 및 시행되는 시술의 종류에 따라 다르다. 시술 중에 통증 제거를 위해 필요시 주는 추가용량과 함께 환자의 반응이 자세히 관찰되어야 한다. Midazolam이나 propofol 같은 항불안제는 시술 중에 불안을 해소시키기 위하여 줄 수 있으나 이들 약물들은 단지 진정효과를 제공하고 시술에 따른 통증을 해소시키지는 않기 때문에 부가적으로 사용되어야 한다.

thunde II 연구에서 간호사는 일상업무적 시술과 관련된 통증이 연령별로 다르다는 것을 알았다. 체위변경과 같이 아무렇지도 않을 것으로 보이는 시술들이 가장 아플 수도 있다. 중환자실 간호사들은 시술 중에 환자를 돕는 최선의 중재를 제공하기 위해서 환자가 시술 이전에 경험하고 있는 통증에 익숙해져야 한다. 시술 전 진통제 투여에 덧붙여서 간호사는 환자가 자신의 시술 준비와 계획을 돕도록 환자를 교육할 수 있으며, 심상요법, 기분전환, 가족지원과 같은 중재를 사용할 수 있다.

3. 통증의 결과들

통증은 위중한 질병으로부터의 치유와 회복을 방해하는 많은 해로운 효과를 유발한다. 자율신경계는 혈관을 수축시키고 심박동수와 심장 수축력의 증가를 야기함으로써 통증에 반응한다. 맥박, 혈압과 심박출량 모두 증가하며, 이는 심근 작업량과 산소 소모를 증가시키고 이미 심각하게 악화된 환자에게 심근허혈을 유발하거나 악화시킬 수 있다. 통증으로 인한 호흡 변화에는 호흡 억제, 호흡노력의 저하, 폐활량과 흐름의 감소가 포함된다. 폐확장부전과 폐렴과 같은 합병증이 일어날 수 있다. 위장에서는 위 비우기와 장운동이 저하되어 손상된 위장기능과 장폐색증을 야기할 수 있다. 통증은 또한 근육의 수축과 경련 및 강직을 야기함으로써 근골격계에도 부정적인 영향을 끼친다. 움직임이 통증을 증가시키기 때문에 환자는 움직임, 기침, 심호흡을 주저한다. 해소되지 않은 통증은 환자가 폐렴, 상처감염, 패혈증에 걸리기 쉽도록 면역기능을 억제한다. 급성 입원기간 동안에 통제되지 않은 통증 정도가 심한 환자들은 회복 지연과 퇴원 후 만성통증증후군으로 발전할 위험이 높다.

통증이 없는 환자들은 해소되지 않은 통증에 시달리는 환자들보다 회복 결과가 더 좋다. 한 연구에서 경막외 마취와 경막외 진통제로 통증을 조절한 환자는 중환자실에 머무는 기간뿐만 아니라 입원기간도 짧았으며 일반마취와 진통제가 투여된 환자들에 비해 합병증의 수도 반 정도였다. 효과적인 통증 완화의 장점은 표 14-6-2에 정리되어 있다.

4. 효과적인 통증 조절에서의 장애

비록 조절되지 않은 통증의 부정적인 결과와 통증 완화의 장점들이 잘 기록되어 왔지만, 통증은 여전히 많은 중환자병동에서 충분히 치료되지 않고 있다. 통증 완화는 환자의 생명을 위협하는 질환의 특성과 이를 위한 중재 때문에 우선 순위에

표 14-6-2 효과적인 통증완화의 장점

심혈관계	맥박, 혈압 및 심근 작업량의 감소
폐	호흡과 산소화의 증대, 폐 합병증의 발생 감소
신경계	불안과 정신혼란 감소, 수면 증대
위장계/영양	위 비움의 증대, 양성 질소균형의 향상
근골격계	조기 보행, 부동으로 인한 합병증 감소
경제적	입원기간의 감소, 비용 감소, 간호에 대한 환자의 만족도 증가

서 종종 밀려난다. 중환자 간호사는 곧잘 진통제 투여가 혈류역학적 악화와 호흡기 악화, 지나친 진정작용 혹은 약물중독과 같은 문제들을 만들 수 있다고 우려한다.

중독에 대한 두려움은 진통과 통증 조절에 관련된 가장 큰 우려와 장애물 중의 하나이다. 이 두려움은 의료진뿐만 아니라 환자들과 가족들에게도 불안을 야기한다. 중환자 간호사들은 내성, 신체적 의존 및 중독 간의 차이와 내포하는 의미에 대하여 분명히 이해해야 한다(표 14-6-3). 통증 조절을 위해 약이 필요한 환자들은 약물 용량이나 처방기간에 상관없이 중독되었다고 생각해서는 안 된다.

5. 효과적인 통증조절을 향상시키기 위한 자원

지난 10년간 정부기관과 전문단체들과 의료기관 및 통증관리 전문가들은 미국 전역에 걸쳐 통증관리를 향상시키는데 집중적인 관심을 쏟았다. 이들 노력은 효과적인 통증관리를 제공하는데 있

표 14-6-3 내성, 신체적 의존, 중독

	정의	영향
내성	원래의 효과를 얻기 위해 약물 용량의 증가가 필요함	용량을 50% 늘리고 효과를 사정한다. 호흡저하와 같은 부작용에 대한 내성이 용량 요구가 증가함에 따라 증가한 것이다.
신체적 의존	장기간의 마약 투여에 따른 생리적 현상은 약의 갑작스런 감소나 중단에 금단증상의 발생으로 나타남	약물을 중단할 때는 금단증상을 피하기 위하여 용량을 점진적으로 줄여간다.
중독	강박적 약물사용 형태에는 마약에 대한 계속적인 갈구와 통증완화가 아닌 다른 효과를 위해 약을 요구하는 특징이 있음	환자가 약물과용이나 다른 불법약물 사용의 후유증으로 입원하지 않는 이상, 중환자실 환자에게서는 거의 볼 수 없다.

미국 통증학회(APS): 급성 통증과 암 통증 치료에 있어서의 진통제 사용의 원칙들(4판)

어 간호사들을 지원하기 위한 풍부한 자원들을 제공하였다. 세가지 주요 사건들이 이 전국적인 관심과 운동에 계기가 되었다.

- 지금은 건강관리 연구와 질을 위한 기관(Agency for Healthcare Research and Quality: AHRQ)으로 알려져 있는 건강관리정책과 연구를 위한 기관(Agency for Health Care Policy and Research: AHCPR)에 의한 임상실무지침서의 등장, 구체적으로 1992년의 급성 통증관리와 1994년의 암 통증관리를 위한 지침서들
- 1995년의 SUPPORT(Study to Understand Prognoses and Preferences for Outcomes and Risks of Treatment, 치료 결과와 위험에 대한 예후와 선호를 이해하기 위한 연구)실험의 출간
- 2001년의 의료기구 재가위원회(joint commission on accreditation of healts care organizatron, JCAHO)에 의한 전국적인 통증관리 인증기준의 실행

1) 임상실무지침서

1990년대 초기, AHCPR은 임상실무지침의 개념을 소개했다. 이들 지침서는 구체적인 임상문제들을 위한 전국적인 관리기준으로 사용되도록 고안되었다. AHCPR은 연구를 검토하고 전문적 견해를 제공하고 현재의 지식을 정리하며, 각각의 쟁점이 되는 임상문제를 위한 실무에 대해 추천하고자 국가적인 전문가들로 구성된 복합학문적 위원단을 소집하였다. 급성 통증관리는 이 기관에 의해 출판되고 널리 배포된 첫 지침서의 주제였다. 2년 후에는 암 통증을 위한 실무지침서가 출판되었다.

그 다음 몇 년에 걸쳐서 AACN, 미국 심장학회(American College of Cardiology, ACC), 중환자의학회(Society of Critical Care Medicine, SCCM)를 포함한 여러 국가기관들이 임상실무지침서를 개발하기 위하여 전문가들로 된 자체 위원단을 소집하였다. 1996년 AHCPR은 임상실무지침서의 문서 생산을 위한 지원을 중단하였고 대신, 웹에 기반을 둔 국가적 지침정보센터를 후원하기 위하여 미국 의사 협회(American Medical Association, AMA)와 미국 건강계획협회(American Association of Health Plans)와 협력적 관계로 들어갔다.

AHCPR의 통증지침서는 미국 전역에 배포되어 왔었고 지난 10년에 걸쳐 통증관리에 있어 여러 향상을 위한 촉매제가 되어 왔다. 이들 지침서는 또한 의료 의무소송에서의 통증관리를 위한 국가적 기준을 대표하는 법적 문서로 사용되기도 한다.

중환자 간호사들과 의사들에게 특히 유용한 실무지침서는 중환자의학회와 미국 의료원 약사협회(the American Society of Health-System Pharmacists)가 협력하여 출간한 중환자에서의 진정제와 진통제의 지속적 사용이라는 지침서이다. 표 14-6-4는 이에 대한 정보와 통증관리를 위한 다른 중요한 지침과 기준들을 담고 있다.

2) SUPPORT 실험

SUPPORT 실험은 9천명 이상의 중증 입원환자들이 참여한 연구로 이 실험의 의도는 특별히 훈련된 간호 중재자들을 통하여 지지적인 중재를 제공하고, 의사결정을 향상하며, 임종간호와 관련된 통증 및 고통을 덜어주는 것이었다. 환자들의 $^1/_3$ 이상이 중환자실에서 열흘 넘게 보냈고 환자의 거의 반은 사망 전에 인공기계환기에 의존했었다. 간호중재자들에 의한 중재에도 불구하고, 의식있는 환자들의 50%는 최후 며칠간 보통에서 심한 정

표 14-6-4 통증관리와 관련된 국가적 기준들과 지침들

기관이나 자원	기준이나 지침	주요 내용들
건강관리연구와 질을 위한 기관 AHRQ): 예전의 건강관리정책과 연구기관 (AHCPR).	급성통증관리: 수술과 내과적 시술과 손상: 임상실무지침서 제1권. 미국 건강과 복지사업부(1992)	AHCPR 지침서는 네 가지 주요 목표에서 전개되었다. • 수술 후와 외상 후의 급성 통증의 발생과 정도를 줄인다. • 환자가 적절한 평가와 효과적인 치료를 받을 수 있도록 완화되지 않은 통증을 알려야 할 필요에 대하여 환자를 교육한다. • 환자의 편안함과 만족을 높인다. • 수술 후 합병증과 외과적 시술 후 입원기간의 단축에 기여한다. 환자와 가족이 참여하는 통증관리에 앞서 내다보고 대처하는 학제간 접근을 격려한다. 연구에 근거한 구체적인 약물, 비약물 중재법들을 통합한다. 기타 다양한 급성 간호시설과 대상들뿐만 아니라 중환자실에서의 통증관리 노력을 지도하기 위하여 미 전역과 다른 나라들에서 널리 이용되었다.
중환자 의학회 (SCCM)와 미국 의료원 약사협회 (ASHP)	중환자에서의 진정제와 진통제의 지속적 사용에 대한 임상실무 지침서(2002)	중환자 의학, 중환자 간호학, 그리고 약학 전문가 위원회에 의해 개발되었다. 구체적으로 중환자를 대상으로 한 진통제와 진정제와 관련된 최근 연구들의 요약 정리 및 권장사항을 포함한다. 이 정리는 중환자들을 겨냥한 28개의 명백한 권장사항을 포함하며, 다음을 포함한다: • 환자의 보고가 가장 믿을만한 통증사정의 기준이며, 가능할 때는 점수식 평정척도가 사용되어야 한다. • 계획된 용량이나 계속적인 진통제 주입이 "필요한대로"나 필요할 때의 처방보다 선호된다. • Fentanyl과 hydromorphone과 morphine은 정맥용 아편성 진통제의 대표적인 약물이다. • Fentanyl은 급속히 악화된 환자에게 신속히 진통을 개시하기에 선호되고 있다. • 몹시 흥분된 환자들에게 진정제를 줄 때는 적절한 진통제를 제공한 후에 투약해야 한다. • Lorazepam은 대부분 환자들에게 간헐적이거나 계속적인 정맥주입용 진정제로 권해진다. • Midazolam이나 diazepam은 급성으로 몹시 흥분된 환자들에게 빠른 진정을 위해 사용되어야 한다. • Haloperidol은 섬망 치료에 선호되는 약물이다.

표 14-6-4 통증관리와 관련된 국가적 기준들과 지침들 (계속)

기관이나 자원	기준이나 지침	주요 내용들
미국 의료기구 재가위원회(JCAHO)	의료조직들의 인증을 위한 통증관리에 대한 JCAHO의 기준 (2001년 1월 실행됨)	통증의 적절한 사정과 관리에 대한 환자의 권리를 지지한다. 병원과 기타 의료기관들에게 요구함으로써 이 권리를 강화한다. • 통증완화를 우선순위로 한다. • 입원 시에 각 환자를 사정한 다음, 통증이 있거나 통증을 경험하기 쉬운 환자들을 정기적으로 다시 사정한다. 통증사정에는 다음이 포함되어야 한다: 평정척도를 사용한 통증의 강도; 통증의 위치, 질, 특징, 발병 기간 및 형태; 악화시키거나 경감시키는 요소들; 현재의 처방과 효과; 통증의 과거력; 일상활동에 미치는 통증의 영향; 통증조절을 위한 환자의 목표나 기대; 각 아픈 부위에 대한 검사와 관찰 • 통증관리 능력을 확실히 하기 위하여 직원을 교육한다. • 통증관리가 환자들이 받는 간호의 중요한 부분임을 환자들에게 교육한다. • 통증관리에 있어 환자들과 가족들의 역할을 교육한다. • 각 환자의 통증과 관련되는 그들의 문화적, 영적 그리고 인종적 신념을 통합한다. • 통증관리를 임상경로, 전실 및 퇴원계획안에 포함한다. • 통증관리를 강화하기 위하여 환자의 만족과 다른 향상 활동들의 결과들을 측정한다.
미국통증협회 (American Pain Society: APS)	급성통증과 암 통증 치료의 진통제 사용 원칙들(4th Ed) (1999)	APS의 국가적 전문가 위원회에 의해 편집된 64쪽 분량의 주머니에 들어갈 크기의 소책자는 다양한 환자간호 상황에 있어서 비아편성과 아편성 진통제와 진통보조제를 선택하고 투여하기 위한 임상적 참조도구로 사용될 수 있다. 진통제에 대한 최근 연구들과 진통제와 관련된 전문가들의 일치된 의견들이 수집되어있다.

도에 이르는 통증을 경험했다.

이 실험의 결과는 더 나은 통증관리를 제공해야 할 필요에 대하여, 구체적으로는 임종시의 환자들을 위하여 국가적인 인식을 창조하면서 전문 매체와 공중매체에 폭넓게 선전되었다. 이 움직임은 통증관리 교육프로그램의 증가와 통증관리 및 임종 간호와 관련된 연구비 증가를 가져왔다.

3) 미국 의료기구재가위원회(JCAHO)가 제시한 통증 기준

SUPPORT 실험의 결과와 다른 통증관리 부족에 대한 반응으로, JCAHO는 통증관리를 향상하는 방향의 구체적인 기대를 나타내기 위하여 인증기준을 수정하였다. 2001년 1월에 실행된 새로운 기준들은 통증관리를 위한 사정과 관련된 명백한 기대, 환자와 직원교육, 중재, 기록 및 과정향상 주도권을 포함한다. 이 기준들은 인증설명서에 발표되었고 그들의 웹 사이트에서 찾아볼 수 있다.

이들 JCAHO 기준은 병원들이 통증관리를 위한 지원을 보다 더 많이 제공하는데 투자하도록 부추기는 촉매제 역할을 해왔다. 그 결과, 대부분의 병원들은 현재 통증 관리에 대한 직원 개발과 평생교육 프로그램을 제공하고 있다. 많은 병원들이 학제간 통증관리 자문단 혹은 통증관리과정 향상팀을 실행해왔다. 여러 기관들은 새로운 일자리를 만들어 통증관리 전문가들과 고문들을 고용하기도 했다. 이런 추세는 미국 통증관리 간호사협회(American Society of Pain Management Nurses, ASPMN)에 의해 수행된 직무기술 연구에서 서술된 대로 통증관리 분야의 전문간호사에 대한 새로운 요구를 만들어냈다.

6. 통증사정

미국 통증협회(American Pain Society)에 의하면, 직원이 정기적으로 통증과 통증 완화를 사정하지 않는 것이 입원환자들이 겪는 완화되지 않은 통증의 가장 흔한 원인이라고 한다. 통증 사정은 그 어떤 치료방법만큼 중요하다. 치료효과와 부작용 유무와 용량 적응의 필요 혹은 시술에 따른 통증을 상쇄하기 위한 추가용량의 필요를 결정하기 위해서 환자의 통증은 규칙적인 주기로 사정되어야 한다. 통증은 진통제 투여나 다른 중재가 행해진 후 적절한 간격을 두고, 가령 morphine 정맥주사 투여 30분 후에 다시 사정되어야 한다. 중환자실에서는 환자의 통증 사정과 이에 수반하는 치료를 어렵게 만드는 수많은 상황들이 존재하기도 한다. 이런 상황들은 다음을 포함한다:

- 위중한 환자상태
- 의식상태 변화
- 통증을 알릴 의사소통의 부재
- 금지된 혹은 제한적 움직임
- 기관내삽관

의료진들 사이에 있는 흔한 오해의 하나가 바로 환자가 겪는 통증의 존재와 심한 정도를 결정하는데 자신들이 가장 적격이라고 여기는 것이다. 신체적 징후나 행동의 부재는 종종 통증의 부재로 잘못 해석된다. 효과적인 통증 사정을 수행하기 위하여 중환자 간호사는 환자로부터 자가보고를 이끌어내야 한다. 행동 관찰과 생리적 지표들의 변화들은 환자의 자가보고와 함께 고려되어야 한다.

1) 자가보고

통증은 주관적인 경험이기 때문에 환자의 자가보고는 통증의 존재와 강도에 대하여 가장 믿을만한 정보의 출처가 된다. 환자의 자가보고는 휴식할 때만 아니라 기침과 심호흡 및 체위변경과 같은 일상활동 중에도 수집되어야 한다. 중환자를 돌보는 간호사들은 환자의 자가보고 보다 통증의 객관적 지표들에 종종 더 익숙해져 있다. 만일 환자가 의사소통이 가능하면 중환자 간호사는 환자가 묘사하는 통증을 타당하게 수용해야 한다. 의식이 있고 일관된 환자에게 있어 행동적 단서나 생리적 지표가 통증의 자가보고보다 우선되어서는 절대 안 된다. 통증의 행동적, 생리적 양상들은 극단적으로 다양하며, 견딜 수 없는 통증이 있음에도 불구하고 아주 미미하거나 없을 수도 있다.

통증의 질을 사정하는데 있어, 간호사는 가능한 언제든지 환자의 통증을 "타는듯한", "으깨는", "찌르는", "무딘", 혹은 "날카로운"과 같은 구체적인 구두묘사로 유도해내어야 한다. 이들 용어들은 통증의 원인을 정확히 집어내도록 돕는다.

JCAHO가 제시한 통증관리 기준서는 통증 사정에 있어서 통증 척도의 사용을 추천하고 있다. 환자의 자가보고에 근거한 통증 척도와 등급별 도구들은 간단하지만 시간에 걸쳐 일관된 통증측정을 제공해준다. 점수식 평정척도와 시각적 아날로그 척도가 통증의 강도를 측정하는데 사용된다. 이들 척도들과 함께, 환자들은 자신이 경험하고 있는 통증의 양을 가장 잘 묘사하는 숫자나 단어 혹은 선에 있는 점을 선택하게 된다. SCCM의 임상실무 지침서는 점수식 평정척도가 중환자 병동에서 사용하기에 선호되는 척도 종류라고 제안하고 있다. 이와 함께, 환자는 통증이 없는 상태(0)와 상상가능한 최악의 통증이 있는 상태(10)의 척도로 통증의 정도를 매겨 보라는 질문을 받는다(그림 14-6-1).

그림이나 단어장도 환자의 통증 표현을 격려할 수 있다. 단어장에는 '아픈가요?" "어디가 아픈가요?" "얼마나 아픈가요?" 그리고 "무엇이 아픈 데 도움이 되나요?"와 같은 열린 질문들도 포함되어야 한다. 눈 동작("예"는 한번, "아니오"는 두 번 눈을 깜박하세요)이나 손가락 동작의 간단한 체계를 개발하는 것은 말 못하는 환자에게 효과적일 수 있다.

통증 사정과 치료는 환자가 지금 아프다고 말하거나 표현하는 앞서 언급한 어떤 방법들도 사용할 수 없을 때 궁지에 빠지게 된다. 이런 상황에서는 다음에서 논의되는 행동적 단서나 생리적 지표들을 관찰하는 것이 적절할 수 있다. 하지만 생리적 지표나 행동적 단서의 부재가 통증의 부재로 해석되어서는 절대로 안 된다.

AHCPR 지침서는 시술이나 수술 혹은 상태에 통증이 관련된다고 믿어지면 통증이 있다고 전제하고 적절히 치료해야 할 것을 권하고 있다.

임상연구에 관한 통찰

이 연구에서는 통증을 가지고 있고 기계환기를 이탈할 준비가 되어 있던 수술 후 중환자실 환자들을 대상으로 하였다. 이들 가운데 11명은 통증완화를 위하여 정맥용 morphine을 받았다. 그들의 기계환기 제거지표들(호흡수, 일회 호흡량, 폐활량과 흡식력)이 morphine 투여 전후에 측정되었다. 어떤 결과는 달리 변하지 않았지만, 일회 호흡량과 흡식력은 두드러지게 향상된 것으로 나타났다.

많은 중환자 간호사들과 의사들이 아편성 진통제가 환자들의 호흡능력과 호흡용량을 감소시켜서 기계환기를 떼어낼 능력을 저해할 것이라고 두려워하여 역사적으로 유사한 환자들에게 이 약을 주지 않아왔기 때문에 이 연구결과들은 중요하다. 이 연구는 더 큰 표본에서 반복되어야 한다. 만일 그 결과도 유사하게 나온다면, 더 나은 통증관리는 효과적인 호흡과 기계환기를 떼어내는 것을 방해하기보다 오히려 이를 증대시킬 수 있다는 이론을 지지하게 될 것이다.

2) 관찰

진통중인 환자는 구체적인 행동양상을 보이기도 한다. 지속적이고, 움츠리고, 피하는 동작과 같은 보호적 행동들은 환자를 고통스런 자극에서 보호한다. 환자는 통증을 해소하기 위해 아픈 부위를 문지르거나 체위를 바꾸거나 혹은 진통제를 요청하는 것과 같은 행동을 한다. 울거나 신음하거나 비명을 지르는 것도 정서적 행동들로 통증에 대한 감정적 반응을 보여준다. 얼굴표정의 변화 또한 통증을 나타낸다.

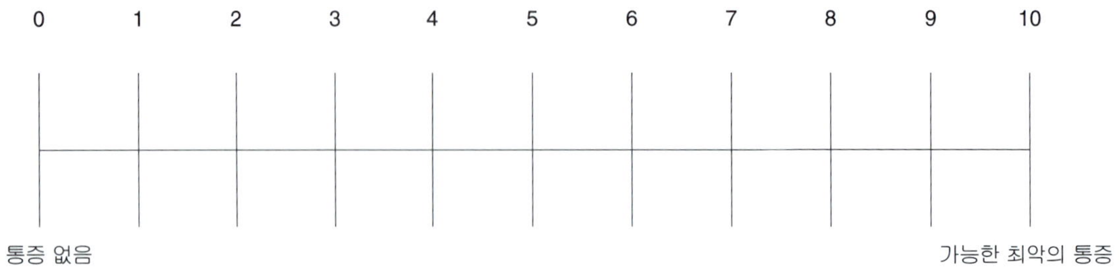

그림 14-6-1 통증 사정을 위한 점수식 평정척도

말 못하는 환자들은 통증을 알리려고 눈이나 얼굴표정 혹은 손발동작을 사용하기도 한다. 안절부절이나 흥분은 무반응 환자들에게서 보이기도 한다. 하지만 비구두적 단서들이 통증의 존재와 위치에 구체적인 지표로 해석되기는 어렵다. 어떤 경우에는 입원 전 환자의 행동에 관해 가족들이 주는 정보가 환자의 통증에 따른 구체적인 행동양상을 해석하는데 있어 도움이 되기도 한다.

3) 생리적 지표

중환자 간호사들은 환자의 혈압, 맥박 혹은 호흡의 변화 측면에서의 신체 상태를 사정하는데 훈련되어 있다. 그러므로, 통증의 생리적 효과를 관찰하는 것이 통증 사정에 도움이 될 것이다. 하지만 위중한 환자들에게서 이러한 생리적 변화들이 다른 원인이 아닌 통증 때문이라고 구체적으로 규정하기는 어려울 수 있다. 예를 들면 저혈압, 빈맥 혹은 열과 관련된 환자의 심한 통증이나 강도의 갑작스런 상승은 즉각 조사되어야 한다. 이들 증상은 생명을 위협하는 상처봉합의 벌어짐, 감염 혹은 심부정맥 혈전증과 같은 합병증의 발달을 알려주는 것일 수 있다.

통증 사정은 지속적인 과정이다. 첫 통증 사정에 추가해서 통증관리중재 후 사정과 시술 전 사정은 필수이다. 약물치료 후의 통증 사정은 투여한 약의 효력개시 시간이나 절정기 그리고 진통효과가 없어지리라 기대되는 시간과 일치해야 한다. 치료에 대한 반응은 환자의 기본 통증수준의 변화로 가장 잘 측정된다. 가끔 환자의 자가보고와 행동 및 생리적 양상간에 차이가 있을 수 있다. 예를 들어한 환자는 빈맥과 발한 및 호흡 억제가 있는 중에도 자신의 통증을 10의 2 정도로 보고하기도 한다. 또 다른 환자는 웃으면서도 자신의 통증이 10의 8이라고 자가보고를 하기도 한다. 차이는 기분 전환 활동의 사용, 대처기술, 통증에 대한 믿음, 문화적 배경, 중독되는 것에 대한 두려움 혹은 간호사들에게 성가신 존재가 되는 것에 대한 두려움 때문일 수 있다. 이런 상황들이 발생할 때, 간호사는 환자와 대화해야 한다. 어떤 오해나 지식의 결여도 언급되어야 하고 통증은 환자의 자가보고에 따라 치료되어야 한다. Box 14-6-2는 통증이 있는 환자를 위한 흔한 간호진단을 열거하고 있다.

7. 통증 중재

간호사는 통증 경감 제공에 있어 중요한 역할을 담당한다. 비록 약물 중재가 가장 흔히 사용되는

Box 14-6-2
통증이 있는 환자를 위한 간호진단과 공동 문제들의 예

- 통증
- 만성 통증
- 불안
- 두려움
- 무기력감
- 비효과적인 개인 대처술
- 손상된 신체적 기동

방법일지라도 통증의 간호관리는 신체적, 인지적 및 행동적 방법들 또한 포함한다. 약물 투여 혹은 대체치료를 제공하는 것에 추가하여 간호사의 역할은 이들 치료에 대한 환자의 반응 측정을 포함한다. 통증은 감소되거나 통증양상이 변화되기도 하기 때문에 차도가 보이기 전에 치료적응이 필요할 수도 있다. 통증완화를 위한 간호중재를 위하여 일반적인 지침이 Box 14-6-3에 열거되어 있다.

1) 약물 중재

일반적으로 진통제의 이상적인 사용은 빠르고 쉽게 적절한 혈중 약물수치를 성취하고 유지해야 한다. 약은 환자의 반응에 근거해서 조절되어야 하고, 진통제가 더 이상 필요하지 않을 때는 빨리 제거되어야 한다. 대부분의 의료진은 통증을 사정하기 위해 숫자등급을 사용할 때 진통제가 다음 목표에 따라 조절되어야 하는 것에 동의한다.

- 환자의 보고된 통증 점수가 자신이 예정한 통증관리 목표보다 적다(예: 1부터 10까지 등급 선상에서 3).
- 적당한 호흡이 유지된다.

진통제의 효율은 적당하고 일관적인 혈중 약물 농도의 여부에 따른다. 사용되는 방법에 상관없이

Box 14-6-3
통증 관리를 위한 간호중재

- 모든 중환자들에게 전체적인 통증 사정을 수행한다.
- 진통제 용량에 대한 요구를 매시간 다시 사정한다.
- 환자가 고통스럽게 생각되는 상태나 시술을 경험하고 있고, 환자가 보고를 할 수 없다면, 현재 통증이 있다고 추측하고 치료한다.
- 무의식 상태나 진정되어 있거나 혹은 신경근육계 차단제를 복용중인 중환자들은 통증이 제대로 치료되지 않는 고위험에 처해있다.
- 미리 치료함으로 통증을 예방한다.
- 환자가 잦은 혹은 계속적인 통증을 가지고 있다면 요구할 때 위주로 주는 것보다는 계속적인 정맥주입이나 매시간 투약으로 진통제를 준다.

투약시간이 주기적으로 정해진 아편제 용량이나 계속 주입되는 것이 "필요시(prn)" 투여하는 것보다 선호되고 있다. 전통적인 필요시 투여하는 진통제 처방은 모든 환자 층에 있어서 효과적인 통증조절에 주된 장애가 되고 있다. 이 필요시 처방은 간호사로 하여금 환자가 요구할 때만 혹은 이전 용량을 준 이래로 일정 시간이 경과한 후에만 진통제를 주게 한다. 그래서 약을 요구한 시간과 실제로 투약되는 시간 사이에 지연이 일어난다. 어떤 경우에는 이러한 지연이 한 시간까지 이를 수 있다. 이 필요시 처방은 환자가 수면할 때는 또 다른 문제를 안고 있다. 혈중 약물농도가 감소함에 따라 환자는 심한 통증으로 갑자기 잠에서 깨고 적절한 혈중농도를 성취하고자 더 많은 양의 약이 필요해진다.

(1) 비아편성 진통제

APS 지침서에 의하면 어떤 진통제 처방이든지 아편이 필요할 만큼 통증이 충분히 심한 경우라 해도 비아편성 약물을 포함해야 한다고 한다. 많

은 환자 층에서는 NSAIDs가 진통제 치료의 비아편성 요소로 선호되고 있다. NSAIDs는 손상된 부위에서 염증 중재자들(prostaglandin, histamine, bradykinin)의 합성을 저해함으로써 통증을 감소시키고, 진정작용이나 호흡억제나 장이나 방광기능에 문제를 야기하지 않으면서 통증을 효과적으로 완화시킨다. AHCPR지침서는 가벼운 통증에서 보통 통증까지 수술 후 통증관리를 위한 첫 선택으로 NSAIDs를 추천한다. NSAIDs가 아편제제와 함께 사용될 때, 아편제제의 용량이 흔히 감소되면서도 여전히 효과적인 진통을 생산한다. 이는 아편제제와 관련된 부작용의 발생을 감소시킨다.

NSAIDs가 중환자에게 바람직한지 아닌지에 대하여 논의가 엇갈린다. 많은 NSAIDs는 경구투약의 형태로 공급되는데, 이는 경구섭취가 제한되는 위중한 중환자들에게 적절하지 않다. Ketorolac이 비경구 투약으로 이용가능하나 5일 이상 투여하면 신장손상을 야기할 수 있다. 그러므로, 신기능부전을 지닌 환자나 투석중인 환자에게는 유의해서 사용되어야 한다. Indomethacin은 좌약 형태로 사용가능하며 효과적인 통증완화를 위하여 아편제제와 함께 사용될 수 있으나, 보통에서 심한 통증에 단독으로 사용되어서는 안 된다.

투약경로에 대한 우려에 덧붙여서 NSAIDs 사용과 관련된 주된 우려는 위장계 출혈, 혈소판 억제와 신기능부전을 포함한 역효과의 가능성이다. Celecoxib과 rofecoxib같은 2세대 NSAIDs는 활동부위가 더 선택적이어서 해로운 역효과를 야기하지는 않으나 이들은 널리 사용된 적이 없거나 중환자실에서 평가된 적이 없다. 이들 약물은 작용시작이 느리므로 중환자들에게 있어 활용도를 감소시킬 수 있다.

Acetaminophen은 중환자실에서 흔히 사용되고 있다. 아편제제와 함께 사용될 때는 아편제제 단독으로 사용될 때보다 더 큰 효과를 가져온다. 가벼운 진통효과를 제공하는 것 외 on acetaminophen은 효과적인 해열제이나 간 손상을 야기하는 잠재성이 있다. 만일 환자에게 간 손상의 과거병력이 있거나 가능성이 높다면 용량은 하루 최대 2g으로 제한해야 한다. 중환자실에서 흔히 사용되는 비아편성 진통제와 권장량이 표 14-6-5에 나열되어 있다.

(2) 아편유사제제

아편유사제제는 수술 후 통증관리의 약물적 초석이 되어왔다. 이들은 척수와 중추 신경계와 말초신경계의 다양한 수용체 부위에 결합함으로써 통증완화를 제공한다.

아편은 개인 환자의 요구와 부작용의 가능성에 근거하여 선택된다. 흔히 사용되는 아편제제의 비교는 표 14-6-6에 있다. SCCM에 의하면 morphine, fentanyl과 hydromorphone은 정맥용 아편제가 필요할 때 선호된다. 기타 사용되는 아편제로는 codeine, oxycodone, methadone이 있다.

Meperidine은 가장 약한 마약진통제로 가장 많은 양이 투여된다. 예를들어 4시간마다 10mg의 morphine에 해당하는 진통효과를 내기 위해서는 매 3시간마다 100-150mg의 mepheridine이 필요하다. mepheridine은 흔히 충분치 않은 양이 처방되고 너무 드문 간격으로 주어져서 효과적이지 않다. 비록 mepheridine이 어떤 곳에서는 폭넓게 계속 사용되고 있다 할지라도 전문가들과 국가적 임상지침들은 대부분의 환자들에게 이 약을 권하지 않는다. 이 약의 사용을 피하는 근거들이 Box 14-6-4안에 요약되어 있다.

표 14-6-5 비아편성 진통제들

약품	성인용량	보통 소아용량	참고사항
Acetaminophen	325–650mg 4시간 마다	10–15mg/kg 4시간 마다	액체 형태도 있음, 소염작용 결여
Aspirin	325–650mg 4시간 마다	10–15mg/kg 4시간 마다	위장계나 수술 후 출혈 야기 가능
Celecoxib(Celebrex)	100–400mg 하루에 두 번		역효과가 NSAIDs 보다 덜하지만 더 비쌈
Ibuprofen(Motrin)	200–400mg 4–6시간 마다	10mg/kg 6–8시간 마다	액체 형태도 있음
Indomethacin(Indocin)	25mg 8–12시간 마다		좌약과 정맥주사(IV) 형태가 있으나, 부작용발생 많음
Ketorolac(Toradol)	처음: 30–60mg IM 또는 15–30mg IV, 그 후 매 6시간 15–30mg IM 또는 IV. 유지: 10mg PO 4–6시간 마다		비경구 형태도 있음, 5일까지만 사용 제한, 신기능 부전에는 금기
Naproxen(Naprosyn)	처음엔 500mg, 이후: 250mg씩 6–8시간 마다	5mg/kg 12시간 마다	액체 형태도 있음

달리 표기되지 않은 이상, 모든 용량은 경구용임.

① 용량에 대한 지침들

동등진통효과(equianalgesia)란 "거의 동등한 진통"을 의미한다. 이 용어는 환자의 처방을 한 진통제에서 다른 것으로 바꿀 때 사용된다. morphine 10mg 근육주사는 보통 비교를 위한 기준량으로 고려되고 있다. 아편유사제제 진통제를 위한 용량지침서는 표 14-6-6에 제시되어 있다. 아편제제 용량은 환자 개개인과 투여방법과 약물동력에 따라 다양하다. 적절한 통증완화는 일단 아편제제의 최소 혈중농도에 이르면 발생한다. 각 환자의 최적의 혈중농도는 다르며, 이 수치는 통증의 강도가 변함에 따라 변화된다. 그러므로, 아편제제의 용량과 조절은 개별화되어야 하며 환자의 반응과 호흡저하나 지나친 진정 같은 바람직하지 않은 효과는 면밀히 사정되어야 한다. 만일 환자가 이전에 아편제제를 사용했다면(예: 수술 전) 최적의 효과를 이루기 위하여 용량은 이전의 요구되었던 용량 이상으로 조정되어야 한다. 연령과 개인의 통증내성과 공존하는 질병과 수술적 과정의 종류와 진정제의 동시 사용 같은 요소들 또한 고려되어야 한다. 나이든 환자들은 종종 아편제제의 효과에 더 민감하다. 그러므로, 이들에게는 첫 용

표 14-6-6 아편유사제제 진통제

약명	동등진통효과 용량(mg) 경구	근육/정맥	참고사항	주의사항
morphine	30	10	아편제제들의 비교 기준으로 고려. 경구는 천천히 효과를 보이며, 하루 한번, 좌약도 있음	환기부전이 있는 경우 주의해서 사용, 혈류역동적 불안정이나 신기능부전이 있는 경우에는 권하지 않음.
fentanyl		0.1	위급중환자들에게 신속한 진통 개시를 위해 선택하는 약. 좌약과 경피 형태도 있음	경피 형태, 절정효과까지 12-24 시간 지연. 열은 용량과 흡수속도 증가시킴
hydromorphone	7.5	1.5	morphine보다 더 강력하나 약간 짧은 기간 동안 작용, 좌약도 있음	
Meperidine: Demerol	300	75	권장되지 않음 morphine보다 약간 더 짧게 작용	중추신경계 흥분을 야기하는 독성 대사산물이 축적됨
Methadone: Dolophine	20	10	경구용으로 충분한 효능, 긴 반감기(24-36시간)	반복된 용량은 축적되어 과도한 진정을 야기함
Oxycodone	20-30		비아편성제제(예: percocet)와 병용하여 보통 통증에 사용. 독자적으로 심한 통증에 유용함	약물동력의 차이가 크게 있으므로 용량은 개인에 따라 달리해야 함

량을 낮추고 용량조절을 천천히 하도록 권장한다.

② 투여방법

- 경구 투여: 경구 투여는 간단하고 비침습적이며 비싸지 않고 효과적인 진통을 제공한다. 경구는 암과 만성 비악성 통증을 가진 환자들이 선호하는 경로이다. 경구는 중환자실 환경에서는 드물게 사용되며 이는 많은 환자들이 구강으로 복용할 수 없기 때문이다. 아편제제의 경구투여 후의 혈중 농도는 다양하고 조절하기 어렵다. 추가로, 간에 의한 경구 아편제의 생체내변환은 혈중농도의 주요한 저하를 야기한다.
- 직장 투여: morphine과 hydromorphone은 직장 투여 또한 가능하다. 직장 투여는 입으로 아무것도 먹을 수 없는 환자들에게 대안을 제공한다. 불행히도 이 기전은 경구 투여처럼 요구용량의 다양성, 최고조 효과에의 지

Box 14-6-4
Meperidine과 관련된 주의사항과 우려사항

- 낮은 효능-매우 많은 양을 필요로 한다.
- 독성 대사산물을 생산한다 (normeperidine).
- 중추신경계 흥분, 불안, 떨림, 발작을 야기할 수 있다.
- 근육내 주사는 섬유조직 증식을 일으킬 수 있다.
- 신장기능이 악화된 환자들에게는 사용을 금지한다.
- 노인 환자들에게 사용을 금지한다.
- 48시간 이상 사용되어서는 안 된다.
- 용량은 24시간 동안 600mg을 초과해서는 안 된다.
- 만성적 통증치료에 사용되어서는 안 된다.
- 겸상적혈구병(sickle cell disease)에 사용하는 것은 발작의 위험을 높인다.
- 모노아민 산화효소(MAO) 억제제와 함께 투여하면 치명적일 수 있다.

연, 그리고 불안정한 혈중 약물농도를 포함하여 많은 단점을 가지고 있다.

- 경피 투여: fentanyl은 피부접착 형태로 가능하다. 최고의 치료효과를 보기 위해서 12-16시간이 걸리고 안정된 혈중 농도를 이루는데 48시간까지 걸리기 때문에 이 형태는 주로 만성 암 통증을 조절하는데 사용된다. 만일 수술 후 통증 같은 급성 통증에 사용된다면 통증이 사라진 후에도 혈중 농도가 높게 유지될 수 있기때문에 환자가 호흡부전의 위험에 처하게 할 수 있다.
- 근육내 투여: 근육주사는 아래와 같은 이유 때문에 중환자들의 급성 통증완화를 위해 사용되어서는 안 된다.
  - 근육주사는 아프다
  - 근육내 약의 흡수는 중환자들에게 있어 심박출량과 조직관류의 변경으로 인해 심하게 차이가 난다.
  - 주사와 관련된 기대되는 불편감은 환자들의 불안감을 증가시킨다.
  - 반복되는 근육내 주사는 근육과 연조직의 경화를 야기할 수 있다.
- 정맥내 투여: 정맥내 투여는 보통 아편제 치료, 특히 환자가 단기간의 급성통증 완화를 요구할 때-예를 들어 흉관 제거, 진단적 검사, 흡인, 혹은 상처간호와 같은 시술 중-선호되는 경로이다. 정맥내 투여는 간헐적, 계속적 혹은 환자의 조절로 이뤄진다. 정맥용 아편제제는 가장 빠르게 효과를 개시하며 투여하기 쉽다. morphine의 경우 절정효과에 이르는 시간은 15-30분이며, fentanyl의 경우 절정효과는 1-5분내에 성취된다. 하지만 진통기간은 간헐적 정맥주사의 경우 더 짧고, 혈중 약물농도를 오르내리게 할 수 있다.

아편제제의 계속적인 정맥 투여는 중환자에게 많은 유익을 주는데, 특히 의식수준에 변화가 있거나 기관내 삽관 때문에 통증을 표현하는 데 어려움이 있는 자에게 유용하다. 지속적인 정맥 투여는 시작이 쉽고 일관된 혈중 약물농도를 유지한다. 지속적 아편제제 정맥주입을 위해서는(다른 사용가능한 아편제와 비교하여) 짧은 반감기 때문에 fentanyl과 morphine이 흔히 사용된다. 지속적인 정맥주입을 시작하기 전에 맨 처음 정맥부하 용량이 최적의 혈중 농도를 성취하기 위해 주어진다. 적절한 용량과 조절은 개별화되어야 하는데, 이것은 많은 중환자들이 아편제의 대사를 저하하는 간과 신장의 기능장애를 가지고 있기때문에 어려울 수 있다. 지속적인 정맥주입의 단점은 시술 중에 발생하는 통증은 추가적 정맥 일회(bolus) 주사가 주어지지 않으면 통제되지 않을 수 있다.

자가조절진통(patient-controlled an algesia,

PCA)은 의식이 있고 통증관리치료에 참여할 수 있는 중환자에게 효과적인 통증 완화방법이다. 환자가 조절하는 아편제 투여방법은 양질의 진통, 안정된 약물농도, 과도하지 않은 진정, 아편제의 보다 적은 사용, 더 적은 역효과를 가져온다. PCA의 효과적인 사용은 환자야말로 자신의 통증을 평가하고 관리하는데 있어 최선의 적임자라는 가정에 기초하고 있다. PCA는 통증관리를 개별화하고 환자에게 더 큰 통제력과 안녕을 제공한다.

PCA를 이용한 경우 환자는 설정되어있는 주입기구를 사용하여 소량으로 자주 정맥용 진통용량을 자가투여한다. morphine이나 fentanyl이 가장 자주 사용된다. PCA 기기는 일정기간 내에 사용할 수 있는 아편용량을 제한함으로써 과도한 진정과 호흡감소를 예방한다. 만일 환자가 신체적으로나 인지적으로 "전통적인" PCA를 사용할 수 없다면 다른 적절한 방법이 시도될 수 있다. 예를 들면 PCA 펌프를 지정된 가족일원이 작동시킬 수 있다. 가족일원은 통증을 어떻게 사정하는지, 어떻게 투약하는지, 과도한 진정과 호흡저하는 어떻게 사정하는지에 관하여 철저한 교육을 필요로 하다. 또한 PCA 펌프는 간호사에 의해 작동될 수도 있다.

- 피하 투여: 어떤 상황에서는 정맥 삽입이 제한되거나 찾는 게 불가능할 수도 있다. 이렇게 되면 지속적인 피하주입과 피하 PCA가 사용될 수 도 있다.
- 척수 투여: 척수 아편제제는 많은 환자들에게 뛰어난 통증관리를 제공할 수 있다. 척수 아편제제는 감각과 운동과 교감신경계 기능은 온전히 남겨두는 한편 아편수용체를 선택적으로 차단시킨다. 이것은 경구나 근육 혹은 정맥 투여 방식보다 아편관련 부작용이 더 적다. 척수 아편제제는 진통이 다른 방식보다 더 오래가고 효과적인 통증 완화를 성취하는 데 상대적으로 적은 아편제제를 필요로 한다. Fentanyl이나 morphine과 같은 아편제제는 경막외나 경막내 공간 내에 한번 주사, 주기적으로 여러 번 주사, 경막외 카테터나 경막외 PCA를 통하여 지속적인 주입 등으로 투여할 수 있다.

경막외 진통은 효과적인 통증완화와 수술 후 향상된 폐기능을 제공함으로 주목받고 있다. 이 방법은 특히 흉곽이나 상복부 혹은 말초혈관수술 후의 중환자 늑골 골절이나 정형외과적 상해를 입은 자, 비만이나 폐질환의 과거병력을 가진 수술 후 환자들에게 유익하다. 경막외 진통과 함께 아편제제는 경막과 척추궁사이의 척수관 안에 삽입된 카테터를 통해 투여된다. 아편제제는 경막과 지주막하공간을 가로질러 확산되고 아편제제 수용체 부위와 결합한다.

주기적인 주사는 수술적 시술의 전, 중, 후에 주어지기도 한다. 더욱 한결같은 통증 완화를 위하여 지속적인 경막외 주입이 권장된다. 환자가 조절하는 경막외 진통(PCEA)을 위하여 더 적은 양의 아편제 용량이 사용되는 것을 제외하고는 정맥용 PCA때와 똑같은 변수들이 사용된다. 경막외 진통의 금기는 전신감염/패혈증, 출혈장애, 뇌압상승등이다.

방부제가 신경계에 독이 될 수 있고 심각한 척수손상을 야기할 수 있기때문에 방부제 없는 morphine과 fentanyl은 경막외 진통에 가장 흔히 사용된다. morphine은 fentanyl보다 더 수용성이어서 척수액과 전신 혈액순환에 축적되기 쉽다. 축적이 증가됨에 따라 부작용발생도 더 쉬워진다. Fentanyl은 아편제 수용체에 더 빨리 확산되고 더 적은 아편 관련 부작용을 야기한다. 경막외 진통의 가장 심각한 역효과는 호흡저하이다. 비록 경막외 진통의 경우 심각한 호흡저하의 발생이 1% 미만이라 해도 호흡계 사정은 치료 첫 24시간 동안은 매시간, 그 이후에는 4시간마다 수행되어야 한다.

경막외 진통은 언급된 다른 방법들보다 더 침해적이기 때문에 환자의 국소나 전신 감염의 징후를 면밀하게 관찰해야 한다. 삽입 부위는 무균 드레싱으로 덮어주고 카테터는 안전하게 고정한다. 방부제가 함유된 약물을 사고로 주입하는 것을 피하기 위하여 경막외 카테터와 주입튜브와 펌프는 분명하게 표시되어야 한다.

경막내 진통에서 아편제제는 척수와 경막 사이에 위치한 지주막하강내로 주입된다. 경막내 아편제제는 경막외로 주어지는 것보다 거의 10배 이상 강력하므로 효과적인 진통을 제공하지만 더 적은 용량이 필요하다. 경막내 방법은 대개 수술전과 같은 일회용 진통제를 투여하기 위해 사용되며, CNS감염의 위험 때문에 지속적 주입으로 사용하는 것은 드물다.

경막외나 경막내 진통에서는 bupivacaine과 같은 국소마취가 지속적인 아편제제 주입에 추가될 수 있다. 국소마취는 신경세포 탈분극을 예방함으로써 통증을 차단한다. 이것은 척수내 아편제제와 함께 상승적으로 작용하며 용량절감효과를 나타내므로 효과적인 진통을 제공하는데 더 적은 아편제가 필요하고 아편제와 관련된 부작용의 발생은 감소된다. 이 배합은 경막외 경로로 더 흔히 투여된다.

③ 부작용

아편제는 변비, 요정체, 진정, 호흡저하, 오심과 같은 바람직하지 않은 부작용을 야기한다. 이들 부작용은 사용시의 주된 단점들이다. 아편 관련 부작용은 다음의 방법들로 가장 잘 관리된다.

- 아편제 용량의 감소. 이것은 부작용의 원인을 다루기 때문에 가장 효과적인 전략이다. 부작용은 대개 지나치게 높은 혈중 약물농도와 함께 발생한다. 아편 용량을 낮추는 것은 효과적 통증해소를 제공하는 한편, 부작용을 경감시킨다.
- 필요시 투약 피하기. 아편제제가 요구에 따라 투여되는 경우, 진정과 호흡억제를 더 유발하는 경향이 있고 혈중 약물농도에 동요가 일어난다. 아편제제를 포함하여 진통제의 24시간 지속적인 투여가 권장된다.
- NSAID를 통증관리계획에 추가하기. 아편제제에 NSAID의 사용을 추가하면 필요한 아편제제의 양을 감소시키면서 여전히 효과적인 통증완화를 제공하며 아편 관련 부작용을 줄일 수 있다.

약물은 어떤 부작용들(예: 변비에 대변완화제, 가려움증에 항히스타민제, 오심에 진토제)을 최소화하거나 경감시키기 위하여 주어질 수 있다. 하지만, 아편 관련 역효과를 치료하기 위하여 흔히 처방되는 약물은 사실상 다른 역효과를 야기할 수 있다. 예를 들면 흔히 처방되는 진토제인 promethazine은 나이 든 환자에게서 저혈압, 안절부절, 떨림, 추체외로 효과를 일으킬 수 있다.

아편제제 투여시 생명을 위협하는 합병증인 호흡억제는 의료진이 종종 우려하는 문제이다. 진정한 아편유도성 호흡억제의 발생은 대부분의 환자에게서는 낮다. 호흡억제는 임상적으로 환자의 평상시 호흡형태로부터 호흡수와 깊이가 뚜렷하게 감소하는 것으로 정의된다. 어떤 경우에서는 호흡수가 일분당 10회로 낮아도 환자가 여전히 깊게 숨을 쉬고 있다면 심각하지 않을 수 있다. 호흡억제의 위험에 처한 대부분의 환자들은 영아와 최근에 아편제제를 사용한 적이 없는 노인들과 폐질환과 신장질환 혹은 간질환을 동시에 갖고 있는 환자들이다.

④ 아편유사제제 길항제

만일 심각한 호흡억제가 일어나면 아편의 효과를 역전시키는 순수 아편길항제인 naloxone (narcan)이 투여될 수 있다. Naloxone의 용량은 진통을 되돌리는 것이 아니라 과도한 진정과 호흡억제를 역전하는 효과를 내도록 조절된다. 이 역전은 대개 1-2분 안에 일어난다. Naloxone을 투여한 후 계속해서 과도진정과 호흡억제가 있는지 환자를 면밀히 관찰해야 하는데 이는 naloxone의 반감기가 대부분의 아편제보다 더 짧기(1.5–2시간) 때문이다.

Naloxone은 희석되어야 하고(생리식염수 10mL에 0.4mg) 정맥으로 아주 천천히 주어야 한다. 약을 너무 빨리 주거나 너무 많이 주는 것은 심한 통증, 금단증상, 빈맥, 부정맥, 심장마비를 촉진할 수 있다. 아편제제를 1주일 이상 투여 받은 환자들은 특별히 위험하다.

(3) 진정제와 항불안제

급성 통증은 곧잘 불안과 동반되며, 불안은 환자의 통증에 대한 인식을 증가시킨다고 생각된다. 급성 통증을 치료할 때, 항불안제는 진통을 보완하고 환자의 전반적인 편안함을 향상시키기 위하여 사용될 수 있다. 이것은 특히 통증이 수반되는 시술 전과 시술 중에 중요하게 고려되어야 한다.

① Benzodiazepines

Midazolam, diazepam, lorazepam과 같은 benzodiazepines 약물은 불안과 근육 경련을 조절하고 불편한 시술에 대한 기억을 잊게 한다. 중환자실에서 benzodiazepine은 간헐적인 일회주사나 계속적인 정맥주입으로 투여되고 환자의 반응에 따라 조절된다. 이 약물은 진통효과가 없으므로(근육경련에 의해 야기되는 통증의 조절은 제외), 진통제가 통증 완화를 위하여 동시에 투여되어야 한다. 만일 아편제제와 benzodiazepines이 함께 사용된다면 상승효과 때문에 두 개 모두의 약 용량은 대개 감소한다. 환자는 과도진정과 호흡억제 때문에 면밀히 관찰되어야 한다.

Midazolam은 빠른 개시작용(정맥투여의 경우 1-5분)과 짧은 반감기 때문에 의식을 유지하는 진정과 단기 불안완화에 권장되고 있다. 다른 이점으로는 역행성 기억상실 효과가 있어 특히 시술 동안에 유익하다. Midazolam의 약효는 나이 든 환자나 비만 혹은 간 손상이 있는 환자에게서 더 오래 간다.

benzodiazepines 약물의 주요 장점은 이것이 역전적 약물이라는 것이다. 만일 benzodiazepines의 투여로 인한 호흡억제가 일어나면 flumazenil이 정맥으로 투여될 수 있다. flumazenil은 Benzodiazepines에 구체적으로 작용하는 역전 약물로 아편성 진통을 역전하지 않고도 진정과 호흡억제를 되돌려놓는다. flumazenil의 용량은 개별화하고 조절되어서 가장 적으면서도 효과적인 양만이 사용될 수 있어야 한다. 장기화된 benzodiazepines 치료 후, flumazenil은 금단증상을 자극할 가능성이 있으므로 조심해서 사용되어야 한다.

② Propofol

Propofol은 신속하게 작용하는 진정제/수면제로 진통제 성분이 없고 미미한 기억 상실 효과가 있다. 적절한 기도 및 환기 관리와 함께 propofol은 고통스런 시술 동안에 진정이 필요한 환자에게 이상적인 약이 될 수 있다. 이 약의 초단축 반감기 때문에 주입의 중지는 효과를 역전하고 환자는 2-3분 안에 깨어난다. Propofol은 또한 깊고도 장기적인 진정을 필요로 하는 기계환기를 받는 환자에게 지속적인 주입으로 사용될 수 있다.

Propofol은 단지 약간 수용성이기 때문에 대두유와 달걀의 레시틴, 글리세롤을 포함한 흰색의 유성유제 안에 조제되어있다. 따라서, 달걀이나 대두 생산품에 알레르기가 있는 환자에게는 금기이다. Propofol은 방부제를 함유하지 않으며, 각각의 앰플이나 바이알은 전신감염의 위험을 최소화하기 위하여 "일회 용량" 상품으로써 사용되어야 한다. Propofol과 흔히 관련있는 역효과에는 호흡억제, 저혈압, 중성지방의 상승, 통증, 그리고 주사부위의 찌르는 듯한 아픔이 있다. 표 14-6-7은 중환자실에서 흔히 사용되는 진정제들을 비교하고 있다.

2) 비약물적 안위 중재

비약물 중재와 약물 중재의 병행은 더 적은 양의 진통제 사용, 불안과 우울의 발생 감소, 활동량 증가, 가족의 간호에의 참여증가와 함께 더 나은 통증 조절을 제공한다고 나타났다. 이들 주의전환법과 이완요법과 음악, 치료적 접촉과 마사지와 같은 중재를 포함하는 비약물적 접근은 중환자실 환경에서 제공하기에는 부담이 될 수도 있다.

(1) 환경 개선

중환자간호에서 가장 기본적이고 논리적인 비약물 중재는 환경 개선이라고 할 수 있다. 중환자실의 지나친 소음과 조명은 수면을 방해하고 불안과 흥분을 높이며, 통증과 불편함에 기여한다. 정상 취침시간 동안 소음과 방해를 최소화하고 정상적인 낮과 밤의 양상을 본뜬 조명 양상을 만들어 내도록 미리 준비되어야 한다. 환자가 선택한 음악과 함께 이어폰과 귀마개도 중환자실에서 사용

표 14-6-7 중환자실에서 흔하게 사용되는 진정제들의 비교

약물	권장용도	시작(정맥주사)	특정 역효과
Diazepam	갑자기 흥분한 환자들의 신속한 진정을 위함	2-5분	정맥염
Lorazepam	간헐적이나 계속적 주입에 의한 대부분 환자들의 장기간 진정을 위함	5-20분	다량 사용시 산증이나 신부전
Midazolam	의식있는 진정과 갑자기 흥분한 환자들의 신속한 진정을 위함; 단기간만 사용함	2-5분	장기간 사용시 깨어날 때 오래 걸리고 기계 환기로부터 이탈 지연
Propofol	신속하게 깨어나는 것이 중요할 때 선호하는 진정제임	1-2분	주사 맞을 때 통증과 중성지방의 상승

하도록 권장되고 있다.

(2) 주의전환법

주의전환법은 환자의 관심을 통증이나 불편함으로부터 보다 유쾌한 무엇인가로 향하도록 돌려놓는다. 환자와 가족과 간호사는 종종 크게 의식함이 없이 일상적으로 이를 사용하는데, 불편한 시술 중에 환자와 담소를 시작하는 것, TV 시청하는 것, 가족의 방문 받는 것 모두 훌륭한 주의전환법이다.

(3) 이완요법

이완요법은 단어나 문장, 기도 혹은 근육동작과 기타 떠오르는 생각들을 거부하려는 의식적인 노력에 대한 반복적인 집중을 포함한다. 이완은 환자에게 신체 특정부위에 대한 통제력을 줄 수 있다. 대부분의 이완요법은 조용한 환경, 편안한 자세, 수동적 태도와 집중을 필요로 한다. 이러한 방법들은 중환자실에서 시행하기 어려울 수 있다.

호흡운동은 출산 시에 성공적으로 사용되어 왔으며 중환자들에게서도 성공적으로 사용될 수 있다. 차분하게 하는 반사행동은 스트레스를 줄이는 호흡과 이완 기술로 의식 있고 일관된 환자는 쉽게 배울 수 있다. 차분하게 하는 반사행동을 수행하기 위한 지시 사항은 Box 14-6-5에 있다. 간호사는 환자에게 낮 동안에 차분하게 하는 반사행동을 자주 시행하도록 격려한다. 이 이완 기술은 단지 6초가 필요하며, 교감신경계를 안정시키고 환자로 하여금 스트레스와 불안을 다스리는 통제력을 준다.

(4) 접촉

역사적으로 간호사들이 이룬 가장 위대한 기여 가운데 하나는 바로 안위를 제공하고 함께 있어주며 접촉하는 돌봄에 있다. 이는 오늘날 최첨단의 중환자실에서도 여전히 중요한 자리를 차지하고 있다. 간호사들은 접촉하는 것을 너무 간단하기 때문에 효과적이지 않다고 느끼기도 한다. 하지만, 따뜻하고 배려있는 접촉의 장점을 대신할 수 있는 새로운 방법은 없다. 접촉에 대한 요구는 스트레스가 높은 동안에 커지며 다른 형태의 의사소통으로 완전히 채워질 수 없다고 생각되고 있다. 간호사들은 접촉을 사용하면서 대개 환자에게 이해, 지지, 온기, 우려 및 가까움을 전달하려고 한다. 접촉은 환자의 안녕감에 기여할 것 뿐만 아니라 질병으로부터의 신체적 회복을 도모한다. 접촉은 인식과 인지력에 긍정적인 효과를 보이며 호흡과 혈류와 같은 생리적 변수에도 영향을 줄 수 있다. 접촉은 인간 상호작용의 긍정적인 치료적 요소이다.

임상환경에서의 접촉의 효과는 폭넓다. 접촉은 시간, 장소, 사람에 대하여 혼동하기 쉬운 환자들에게 현실감을 향상시키고 유지하는데 주요 역할을 담당한다. 간호 접촉은 사람들이 공포, 불안, 우울, 혹은 격리를 경험하는 상황에서 가장 도움이 되기도 한다. 또한 간호사의 접촉은 격려와 양육에 대한 요구가 있는 환자들 필요한 것을 말로 표현하는데 어려움이 있는 환자들, 혹은 지남력을 상

Box 14-6-5
차분하게 하는 반사행동을 위한 지시사항

1. 쉽고 자연스럽게 숨을 들이마셔라
2. "또렷한 의식, 차분한 몸"을 생각하라.
3. 속으로 미소 지어라(당신의 내부 안면근육으로)
4. 숨을 내보내면서 턱과 혀와 어깨를 느슨하게 풀어주도록 하라.
5. 온기와 느슨한 느낌이 몸을 통하여 내려가서 발가락을 통하여 나가게 하라.

실했거나 무반응이거나 임종이 가까운 환자들에게 유익할 수 있다. 환자들은 병의 심각성과 함께 접촉에 대한 바램이 증가하는 것을 종종 느낀다.

(5) 마사지

얕은 마사지가 이완반응을 개시하고 중환자실 환자들의 수면의 양을 증가시킨다고 알려져왔다. 등은 비록 마사지에 가장 흔히 사용되는 부위이지만 중환자실 환자에게는 하기 어렵다. 손, 발, 어깨도 마사지에 좋은 부위들이다. 마사지는 가족들이 중환자에게 편안함을 주려는 시도로 사용하기에 훌륭한 중재법이다.

3) 환자 교육

환자에게 통증과 통증완화에 대하여 교육하기 위하여 중환자 간호사는 환자의 통증관리 계획과 사용되고 있는 치료법에 익숙해야 한다. 간호사와 환자간의 의사소통은 필수이다. 주어진 어떤 정보도 치료과정 동안에 주기적으로 강화되어야 하고 환자는 어떤 질문과 염려도 말로 표현하도록 격려되어야 한다. 가족들은 가능한 언제든지 포함되어야 한다.

통증관리를 위한 계획은 회복기 동안보다는 수술 전과 같이 환자들이 가장 잘 이해 할 수 있을 때 논의되어야 한다. 일단 통증이 심해지면 통증을 예방하는 것이 치료하는 것보다 쉽기 때문에 통증 예방을 강조해야 한다.

환자들은 대부분의 통증은 해소될 수 있고 해소되지 않는 통증은 신체적, 심리적 안녕에 심각한 결과를 초래할 수 있으며 회복에 지장을 줄 수 있다는 것을 알아야 할 필요가 있다. 간호사는 환자와 가족들이 통증관리가 간호의 중요한 부분이며, 의료진이 통증에 신속히 반응할 것임을 이해하도록 도와야 한다.

환자들은 또한 비약물 중재와 통증을 최소화하기 위한 전통적인 방법들에 대한 교육을 받아야 한다. 기침을 하거나 기동하는 동안에 베개로 수술절개부위를 지지해주는 것은 전통적인 통증완화 방법이다.

약물중독이나 과용의 잠재성은 종종 환자와 가족의 주된 염려가 된다. 이들 문제들은 효과적인 통증완화에 장애물이 되기 때문에 제기되어야 하고 분명하게 설명되어야 한다. 환자는 과용의 공포를 덜기 위하여 PCA같은 특수화된 통증관리 기술에 대한 분명한 이해가 필요하다. Box 14-6-6에 있는 퇴원계획 안내는 퇴원 전에 환자와 간호제공자가 알아야 할 통증관리에 대한 요점을 정리해두었다.

8. 특수 대상자를 위한 통증관리

어떤 중환자 대상들은 특별한 통증관리를 필요로 한다. 소아 환자들과 노인 환자들을 위한 특별한 고려사항이 Box 14-6-7과 Box 14-6-8에 각각 제시되어 있다. 특별히 부담이 되는 제3의 대상은 임종을 앞둔 환자들이다. 통증은 임종시의 환자들과 그들 가족들에게 일차적인 걱정거리이다. SUPPORT 실험의 결과 발표 이후로 의료진은 더욱 임종 시 통증을 이해하고 조절하기 위한 노력을 하고 있다.

사망에 가까우면 종종 심박출량의 감소와 관류의 감소와 주요 장기부전이 나타난다. 이것은 간과 신장기능의 제한 때문에 진통제의 과도한 축적과 대사산물의 문제를 만들어낸다. 이러한 경우, hydromorphone, oxycodone과 fentanyl이 짧은

Box 14-6-6
가정에서의 통증관리

- 가족 간호제공자가 진통제가 통증과 호흡상태에 끼치는 영향을 사정하도록 가르친다.
- 아편제제로 인한 변비 예방을 위하여 대변완화제 같은 예방적 약물의 사용을 격려한다.
- 가족 간호제공자가 내성과 중독간의 차이를 이해하도록 돕는다.
- 중독의 공포가 필요한 진통제 투여를 막지 않도록 확실하게 납득시킨다.
- 통증이 발생하기 전이나 심해지기 전에 통증을 예방하는 것의 중요성을 강화한다.

반감기 때문에 선호되고 있다. 통증이나 호흡곤란이 진통제의 적극적인 투여에도 불구 하고 조절하기 어려워지면 다량의 진정제도 사용될 수 있다. 그러한 경우, 진정의 목표는 편안함과 고통의 완화이며 그 결과로 흔히 말기 무의식이 초래된다.

사례연구 ■ **통증관리**

박씨는 78세로 관상동맥우회술 이식수술 후 36시간이 지난 상태로 고혈압, 신기능부전증, 골관절증의 병력이 있다. 수술 후 처방에는 필요시 3-4시간마다 50mg의 meperidine IM이 포함되어 있다. 3시간 전에 meperidine 주사를 맞았는데 그녀는 지금 0-10를 기준으로 통증이 9라고 당신은 그녀의 양손과 아래팔이 떨리고 있는 것을 보았다. 그녀의 심박동수는 95회/분, 호흡수는 20회/분, 혈압은 155/90mmHg 이다. 박씨의 집도의는 다음 4시간 안에 그녀를 기계 환기에서 이탈시키고 흉관 제거를 계획하고 있다.

Box 14-6-7
소아 환자의 통증을 위한 고려사항

- 신생아가 경험하는 통증은 미래 통증 인식과 행동에 오래 지속되는 효과를 가질 수 있다.
- 제한된 의사소통능력 때문에 중환아들이 필요시(prn)에 근거해서만 진통제를 투여받도록 제한해서는 절대 안 된다.
- 근육주사용 진통제는 정맥 주사관을 가진 아동에게 사용되어서는 안 된다.
- 진통제 용량은 아동의 연령보다는 체중에 근거해야 한다.
- 많은 아동들이 주사나 바늘을 두려워하기 때문에 통증을 부인할 것이다.
- 대부분의 학령기 아동들과 청소년들은 "그냥 아니요라고 말하세요("just-say-no")"라는 캠페인 때문에 중독에 대한 우려를 가지고 있다.
- 가능하면 언제든지 부모들은 고통스런 시술 동안에 아동을 지지하도록 격려되어야 한다.

Box 14-6-8
노인 환자의 통증을 위한 고려사항

- 고통스런 만성질환은 종종 노인 환자들의 질환의 급성 통증을 악화시킨다.
- 노인 환자들에게 있는 만성 통증의 가장 흔한 이유인 관절염은 중환자실에서의 체위변경 시 통증을 증가시키며 등, 엉덩이, 무릎, 어깨에 영향을 준다.
- 어떤 노인 환자들은 심근경색증이나 맹장염과 같이 통증 없이 급하게 고통스런 상황을 경험할 수 있다.
- 노인환자들은 "통증"보다는 "쑤심"이나 "누르면 아프다" 단어를 종종 사용한다.
- 가족 간호자는 인지적 혹은 언어적 손상이 있는 노인 환자의 통증사정을 도울 수 있다.
- 노인 환자들은 특히 아편제제에 민감하여 약의 절정 농도가 더 높거나 더 오래 간다.
- Meperidine, pentazocine, propoxyphene, methadone은 노인의 통증치료에 사용되어서는 안 된다.
- 노인 환자들은 종종 위기사건 동안 의미있는 접촉의 요구가 증가한다.

임상적 적용

자가학습: 비판적 사고

1. 박씨의 진통제 처방과 관련해서 염려되는 것은 무엇인가?
2. 박씨의 현재 증상에 대한 중재를 제공하기 위하여 다른 의료진들과 어떻게 협력하겠는가?

학습문제

쇼크

1. 쇼크 상태의 환자를 간호할 때 세포의 산소 공급을 향상시키기 위해 간호사가 생각할 수 있는 중재는 어떤 것인가?
   a. 농축 적혈구 제제를 투여한다
   b. 산소화를 최대화한다
   c. 심박출량을 최대화한다
   d. 이상 모두
2. 적절한 양의 산소가 조직에 공급이 되는지의 여부를 결정하기 위해 활력징후 이외에 간호사가 사정할 수 있는 징후는 무엇인가?
   a. 혈청 유산염 수치나 염기 결핍
   b. 말초 맥박
   c. 장음
   d. 전해질
3. 심각한 탈수와 저혈량성 쇼크로 82세 남성이 입원했다. 의사는 750mL/시간의 속도로 정질수액(crystalloid fluids)의 투여를 지시했다. 이 지시를 수행함에 있어서 간호사는 이 환자에게 급속한 수액 투여가 ______________의 결과를 가져올 것이란 것을 알았다.
   a. 급성 신부전
   b. 고열 반응
   c. 폐부종
   d. 간부전
4. 환자가 어떤 항생제를 복용할 때 가려운 발진이 발생한다고 말한다면 이 환자는 어떤 형태의 쇼크를 경험하기 쉬울 것인가? 환자가 어떤 형태의 쇼크를 경험하기 쉬운지 경고하는가?
   a. 저혈량성
   b. 심인성
   c. 아나필락시스
   d. 패혈성
5. 전부하를 최적화하기 위한 심인성 쇼크의 치료에서 처방될 수 있는 약물은 _______이다.
   a. 이뇨제
   b. 정맥내 수액
   c. 항생제
   d. 정맥내 수액과 이뇨제

전신성 염증 반응 증후군

1. 패혈증과 SIRS의 복잡한 생리기능은 염증성/면역 반응에서의 활성을 포함한다. 다음 중 이러한 활성의 매개물질은 무엇인가?
   a. 염증의 시토카인
   b. 내피세포
   c. 응고 체계
   d. 이상 모두

다장기부전증후군

1. MODS의 근본적인 병인은 ___________ 과 연관된 것으로 여겨진다.
   a. 세포사를 일으키는 부적절한 조직 관류
   b. 응고연쇄과정을 활성화 시키는 염증성/면역 반응 매개물질
   c. 만성질환의 병력
   d. a와 b

외상

1. 50세 남성이 외상소생병동에 입원하였다. 입원 당시 환자는 기관내삽관을 한 상태이었다. 일차조사에서 취해야 행동으로 적절한 것은?
   a. 기관내관 위치를 확인하기 위해 흉부 방사선 촬영을 한다.
   b. 환기를 사정하기 위해 폐음을 청진한다.
   c. 환자의 혈압과 맥박을 사정한다.
   d. 큰 정맥내로 카테터를 삽입하고 수액을 보충한다.
2. 어떤 환자가 자동차사고 후에 응급실에 입원하였다. 사고 당시 환자는 안전벨트를 하고 있었으나 에어백은 작동하지 않았다. 이 상황에서 찾아보아야 할 손상은 무엇인가?
   a. 두부 손상
   b. 흉강 손상
   c. 복부 손상
   d. 이상 모두
3. 의료진이 장음을 듣는 단계는?
   a. 일차 조사
   b. 이차 조사
   c. 간호수행시
   d. 심폐소생시
4. 어떤 환자가 외상과 관련된 탐색개복술을 받은 후 중환자실로 옮겨졌다. 환자에게서 저혈압과 빈맥이 측정되었다. 다음 중 가장 관련이 있는것은 무엇인가?
   a. 저혈량증
   b. 통증
   c. 저체온
   d. 이상 모두
5. 40세 여성이 승마사고를 당했다. 그녀는 흉통, 숨참, 호흡곤란을 보였다. 동맥혈 산소포화도는 85%로 나타났고 호흡수는 40회/분이었다. 환자에게 40French 흉관이 삽입되었고 흉부배액을 통해 300mL 혈액이 배액되었다. 다음 단계에서 간호사가 해야 할 것은 무엇인가?
   a. 흉관을 잠그고 즉시 의사에게 알린다.
   b. 흉부 방사선 촬영을 요청한다.
   c. 환자에게 산소요법을 실시한다.
   d. 불안을 감소하기 위해 무슨 일이 일어났는지 환자에게 설명한다.
6. 16세 소년이 축구경기 중 손상을 입어 대퇴골절로 병동에 입원하였으며, 수술실에서 외부고정장치를 삽입하였다. 다음 중 이 환자에게 발생 위험이 높은 합병증은 무엇인가?
   a. 심부정맥혈전증
   b. 외상후 스트레스 증후군
   c. 폐 색전
   d. 이상 모두

약물과용과 중독

1. 중독환자에게 시행하여야 할 가장 우선처치는 무엇인가?
   a. 독물 규명
   b. 전해질 불균형 교정
   c. 기도유지, 호흡과 순환을 평가하고 유지
   d. 해독제 투여
2. 활성탄 주입은 어떤 약물의 급성 과다복용시 약물흡수 방지를 위해서 사용되는가?
   a. acetaminophen
   b. aspirin
   c. amitriptyline
   d. 이상 모두
3. 항콜린성 독성 중독 증상이 아닌 것은?

a. 빈맥
b. 동공 축소
c. 피부 홍조
d. 장음 감소

4. 정맥으로 heroin을 과량투여한 환자의 처치에 포함되어야 하는 것은?
a. 활성탄 주입
b. 하제 투여
c. 장세척
d. naloxone

통증과 안위

1. 완화되지 않은 통증은 한가지를 제외한 아래의 모든 생리적 효과들을 초래할 수 있다.
a. 심근허혈증
b. 저혈압
c. 폐확장 부전
d. 근골격 수축 혹은 경련

2. 중환자 간호사가 의식있는 환자의 통증을 나타내는 가장 믿을 만한 지표라고 인식해야 하는 것은?
a. 환자 행동의 관찰
b. 심박동수와 혈압과 같은 생리적 지표들
c. 통증에 대한 환자의 자가보고
d. 통증이 있음을 알려주는 가족들이 주는 정보

3. 아편제제와 관련된 부작용을 관리하는 최선의 방법은 무엇인가?
a. 약을 중단하는 것이다
b. 오심을 위한 진토제와 같은 부작용을 치료하는 약을 투여하는 것이다
c. 아편제의 용량을 감소하는 것이다
d. "필요시"에 근거해서만 약을 주는 것이다

4. 비록 호흡억제는 적절한 아편제제 용량을 사용하는 경우에는 드물지만 호흡억제가 발생한 경우 사용이 가능한 약물은 무엇인가?
a. diphenhydramine
b. nifedipine
c. naloxone
d. flumazenil

5. 신속한 각성이 중요할 경우 통증이 따르는 시술 동안에 사용되어야 하는 진정제는 무엇인가?
a. diazepam
b. lorazepam
c. midazolam
d. propofol

정답 및 해설

1장 중환자간호 실무: 통합적 접근

1. d

보건 의료는 대단히 빠른 속도로 계속 변화하고 있으며, 전통과 이전에 사용한 교육은 과학을 기반으로 한 중환자 간호를 제공하기에는 불충분했다. 근거 중심 간호 실무의 첫 단계는 보건의료는 계속 발전되고 있음을 인식하는 것이다. 이러한 사실을 수용한 후, 간호사는 실무의 변화 필요성을 확인하고, 임상 질문의 틀을 만들고, 문헌을 찾고, 근거를 종합하고 평가하며 만약 정당한 사유가 있다면 실무를 변화시킬 수 있을 것이다.

2. c

오늘날의 보건 간호 체계에서, 질적인 결과는 간호사에게 전인적 상호관계를 인지하는 따라서 체계적 사고를 하는 관점에서 간호환경을 올바르게 인식할 것을 요구하고 있다. 실무에 의문을 제기하고 평가하는 진행 과정을 임상탐구(clinical inquiry)라고 한다. 다양성에 대한 반응은 간호제공에서의 차이를 인식하고 올바르게 이해하고 통합시킨다. 다른 사람의 학습을 촉진시키고, 다른 사람의 작업을 육성하는 것은 학습의 촉진과 함께 협력이 조화를 이루게 한다.

3. b

이 상황에서, 배우자는 피부간호에 대해 배우기를 원하며, 이는 간호에 참여하는 환자의 특성을 나타낸다. 반응에 있어서, 간호사는 다양성에 대한 반응의 좋은 예가 되고 있는 가족 형태의 차이를 인식하고 올바르게 이해하며, 통합하는데 민감해야 한다.

4. c

관상동맥 허혈 치료를 위한 새로운 약제의 도입과 관련해서, 중환자 간호사는 재직 중 공식적인 교육을 통해 학습을 촉진시켜야 한다.

5. a

비판적 사고에 동반된 인지기술은 분석, 정보 추구, 표준의 적용, 논리적 추론, 지식의 전환 등을 필요로 한다. 사례분석과 임상 저널을 읽는 것을 통해, 자격을 받은 중환자 간호사는 비판적 사고 기술을 향상시킬 수 있는 다양한 학습 방법을 사용하며, 그 결과 임상적 우수성을 이루게 된다.

2장 중환자와 가족 경험

중환자의 경험

1. d

불안은 안녕에 위협이 있을 때는 언제든지 일어난다. 이것은 환자의 총체감, 안전감, 통제감을 위협하는 어떤 것도 포함한다.

2. b

환자가 그들의 공포와 걱정을 의논하도록 격려하고, 경청하는 것은 이러한 공포와 걱정이 간호사에게도 중요하며, 또한 간호사에 의해 받아드려지고 있다는 것을 환자가 알게 해 줄 것이다.

3. d

일상적인 일의 순서와 예측 가능성. 직원이 제공하는 선택권의 제공, 그리고 환자가 그들 자신의 간호에 대해 가능한 많은 결정을 하도록 하는 것은 통제감을 촉진시키는 활동들이다.

4. a

인지적 재평가에서, 환자는 스트레스의 요인을 명확하게 확인하고, 자극에 대한 자신의 일상적인 반응을 확인하고, 긍정적인 사고를 통해서 이러한 반응을 변화시키고자 노력한다.

5. d

웃음(laughter)은 목록에 열거한 효과 모두를 초래한다: 심리적인 안녕감, 근육이완, 그리고 긴장감.

6. b

안심(reassurance)은 과장된 공포에 대한 반응에 유용하고, 환자를 진정시켜 주며, 불안과 관련해서 증가된 호흡수를 감소시킨다,

7. d

부정은 상실의 첫 단계에서 발생한다. 이는 환자가 일시적으로 상실을 차단하도록 돕고, 에너지를 재편성할 수 있는 시간을 제공한다. 부정을 벗어 버리도록 하는 것은 무력감을 증가시키게 될 것이다.

가족의 경험

1. c

가족들에게 가능하면 언제나 기회를 제공하고 선택하게 한다는 것은 가족들이 상황에 대한 통제감을 발달시킬 수 있도록 도와준다.

2. b

위기와 관련된 문제에 대한 정의는 문제에 대한 가족들의 이해를 향상시키는 것은 물론 문제의 매개변수를 확인할 수 있도록 가족들을 돕는다.

3. d.

문제를 해결할 수 없는 무능력과 평형상태의 교란과 같이 오래도록 영향을 주는 사건들은 모두 가족이 위기에 빠지게 될 가능성을 증가시킨다.

3장 중환자 간호환경

1. a

환자들이 안전하다고 느낄 때, 이것은 그들의 다른 요구가 충족되었음을 뜻한다. 수면기간은 2시간 이상이어야 하고 가족일원들은 하루에 겨우 두 번이 아닌 그보다 더 자유로운 출입이 허락되어야 한다. 아편제제는 통증해소에 중요한 중재이나 환자가 안전하다고 느낀다면, 이것은 그(녀)가 적절한 진통을 받고 있음을 보여주는 것이다.

2. b

음악은 호흡을 포함하여 신체리듬을 즐겁게 해준다. 음악은 교감신경계 강도를 높이는 게 아니라 낮춘다. 음악치료에 있어서 신체가 먼저 이완된다는 증거는 없다. 음악이 주의를 다른 것에 돌려줄 수 있는 동안에도, 진통제는 전형적으로 여전히 필요하게 된다.

3. b

치료되지 않은 통증과 불안은 환자들이 호소하는 수면박탈의 첫째 이유이다. 밤에 행해지는 침상목욕은 수면을 방해한다. 가족의 방문은 수면을 방해하지 않으며 사실상 수면을 증가시키기도 한다. 멜라토닌의 변경된 수치는 문제가 될 수 있으나, 이에 대한 과학적 증거는 이제 막 떠오르고 있다.

4. d

부드럽고 차분한 색깔은 중환자 병동디자인에 있어서 가장 중요하게 고려된다. 카페트는 대부분의 중환자실에서는 적절하지 않으며 침대나 장비를 옮기는 것이 허리를 다치게 하는 위험이 되기도 한다. 대기실이 아닌 환자병실은 가족들을 배려하기 위하여 다시 디자인되어야 한다. 머리맡 조명은 중환자들에게는 자극물이다.

4장 중환자와 가족 교육

1. d

열거된 모든 요소들이 환자의 집중범위와 집중력에 부정적으로 영향한다. 침대 경보음과 같은 배경소음은 간호사가 가르치려고 하는 정보에 대한 환자의 집중력을 방해하기 때문에 환자의

학습을 저하시킬 수 있다. 자꾸 깨는 수면형태는 집중과 집중범위를 감소시킨다. 프라이버시의 결여는 환자로 하여금 질문하는 것에 대하여 다른 사람이 건너들을 수 있다는 것을 의식하게 만들 수 있다.

2.d.

중환자 간호사는 다음의 학습원리들을 사정해야 한다: 알아야 할 필요, 배울 준비됨, 배우려는 동기부여. 성인들은 학습에 기꺼이 참여하기 전에 무엇인가를 왜 배울 필요가 있는지 이해할 필요가 있다. 성인들은 정보가 그들에게 구체적으로 적용될 때 배울 준비가 된다. 성인들은 삶의 질, 자존심의 향상, 개인적 만족과 같은 내적인 힘에 의해 더욱 동기부여가 된다.

5장 중환자 간호윤리와 법적 쟁점

중환자 간호의 윤리적 쟁점

1. b

돌봄의 윤리는 주로 각 개인의 고유성, 관계의 가치, 도덕적 판단을 하는데 있어서 감정의 중요성을 인정하는 것을 기초로 한다.

2. d

윤리는 도덕적 이슈 및 상황에 관계된 원칙을 명확히 하거나, 개인의 책임과 의무를 발견하도록 돕고, 의사결정을 하는데 있어서 윤리적으로 타당한 이론적 근거를 제시함으로써 도덕적 갈등에 대한 답을 제시한다.

3. b

현장을 떠나거나 간호제공을 거부한 간호사는 선행과 성실의 원칙을 어기는 행위를 한 것이다.

4. a

주에 따라서는 생명유지치료를 중단하는 것이 허용되기도 하지만 어떤 경우에는 허용되지 않기도 한다.

중환자 간호의 법적 쟁점

1. c

고용주는 고용원칙에 따르는 고용인에 대한 법적 책임을 갖게 된다.

2. c

환자권리장전은 병원과 nursing home, 그리고 간호제공자들의 행동강령이다.

3. a

사전유언장은 환자상태가 회복불능일 때 활용할 수 있다.

중환자간호의 유전적 쟁점

1. c

유전질환을 진단하는 능력은 NCHPEG에서 정의된 핵심 능력이 아니다.

2. b

단백질을 만드는 아미노산은 전사의 최종 산물이다.

3. b

대부분 돌연변이는 '잠행성' 이며 질환의 원인이 되지 않는다.

4. a

성인인구에서 유전적으로 영향을 받는 질병들의 가장 흔한 형태는 다인자성 장애(질병)이다.

6장 중환자 간호 실무 모형

1. d

전문직 실무모델에 가치, 비젼, 마스터리, 열정, 행동, 균형 6요소가 포함된다.

2. a

우리는 더 이상 침묵할 수 없다. 가능한 많은

세미나나 발표를 통해서 중환자 간호를 진보시키는 것이 우리의 책임이다. 우리의 중환자실에서 '근거 중심 실무'가 지지되고 '우리는 항상 이렇게 해왔어' 하는 것은 버려져야 한다. 우리는 여러 학교에서 상담가들에게 'high tech high touch' 중환자 간호의 흥미 있는 영역에 대하여 교육할 수 있다. 지역사회에서 주민의 건강 이슈들에 대한 열정을 가지고 '우리의 소리가 들려지게' 할 수 있다.

3. d

우수성은 우리 모두의 내면 깊숙한 핵심으로부터 나온다. 중환자 전문직 실무모델의 속성(가치, 비젼, 마스터리, 열정, 행동, 균형)은 계속적인 자기반성을 위한 기틀을 제공한다. 개인의 전문적 개인적 목표의 방향은 환자, 가족, 전문직의 간호 우수성을 가져오는 최상의 방법을 결정하게 한다.

7장 특수 대상자 중환자 간호

아동

1. a

전신관류의 감소는 소아환자 쇼크의 조기 징후이다. 이는 맥박 감소, 모세혈관 충만 시간 지연, 차가운 사지, 색의 변화, 의식수준의 저하, 소변양의 감소 등으로 나타나며, 이 징후들은 심혈관 허탈의 위험 신호이다.

2. c

기관내 삽관의 정확한 크기 측정을 위한 공식은 16 + 연령(년) / 4이다. 이 아동은 8세이므로 6.0mm의 기관내 삽관이 필요하다 ([16+8]/4=6). 필요시 즉시 사용할 수 있도록 1/2 크기 작은 관과 1/2 크기 큰 관이 준비되어야 한다.

3. a

호흡부전징후의 모든 환자에게 산소가 즉각적으로 투여된다. 폐의 가스교환 제한으로 인해 이 환자들의 경우 산소교환이 부적절하다.

임산부

1. b

산과에서 혈류역학 모니터의 적응증은 다른 내외과 영역과 동일하다. 핍뇨나 폐부종, 또는 두가지 모두를 가진 중증의 자간전증 환자는 정밀하고 정확한 혈류역학 모니터가 필요하다.

2. c

임부의 즉각적인 소생술은 먼저 태아 생존을 위해 시작되어야 한다.

3. a

양수색전증은 아나필락시스성 쇼크와 유사하다. 그 증상과 징후는 출혈, 폐부종, 그리고 심정지로 이르는 혈관허탈이 있다.

4. b

마그네슘 독성의 증상과 징후는 반사저하, 호흡억제, 의식수준의 저하이다.

노인

1. d

빈혈은 정상적인 연령관련 변화가 아니다. 헤모글로빈과 헤마토크릿의 감소가 나타나면 근본 원인을 확인하기 위한 검사가 더 필요하다.

2. a

노인의 약물 흡수는 알부민 수준의 변화, 위장관 융모의 변화, 위장관 운동의 변화에 의해 영향을 받는다. 위장관의 pH는 연령에 따라 증가하지 않는다. 따라서 이는 노인의 약물흡수에 영향을 미치는 요인이 아니다.

3. b

입원한 노인의 골손실은 침상안정에 의해 악화될 수 있다. 탈수나 감염, 섬망은 입원 노인의 골손실에 영향을 미치지 않는다.

4. d

노인에게 우울은 슬픔이나 침울함, 급성 신체 문제, 급성 인지변화 등과 같은 전형적인 우울의 증상과 징후를 나타내지 않는다. 변비 등의 흔한 신체 문제를 동반한 강박사고와 같은 위건강염려증이 더 흔히 나타난다.

5. d

흐린 시력과 둔한 시각이 백내장의 가장 흔한 증상이다. 백내장을 가진 사람은 통증이나 눈에서의 배액, 주변시의 감소를 호소하지 않는다.

6. a

노인에게 감염과 같은 급성질환의 존재는 대체로 비정형적이다. 예를 들어, 감염이 있는 노인은 고열과 오한 또는 백혈구 증가증을 나타내기보다는 인지나 기능, 행동의 변화를 보인다.

마취 후 대상자

1. a

dDantrolene sodium은 악성고체온증 치료에 사용되는 약물이다. 초기용량은 정맥주입 시 2.5mg/kg이고 환자의 반응에 따라 총 10mg/kg까지 1-2mg/kg를 반복 투여한다.

2. d

propofol은 오심 · 구토 발생과 가장 적은 연관성을 가진다.

3. d

무기폐는 호흡기내에서 좌우단락의 원인이 될 수 있으므로 저산소증을 유발할 수 있다.

4. a

맥박산소측정기는 수술 후 환자를 사정하기 위해 가장 신속한 비침습적 감시도구이다. 맥박산소측정기는 맥박수와 산소포화도의 자료를 제공한다.

5. a

Negative inspiratory force가 -20cmH2O 이상은 자발적으로 지속적인 호흡을 유지할 수 있는 적절한 근육운동을 할 수 있는 능력을 나타낸다.

6. d

코산소주입관은 수술 후 환자에게 경도에서 중등도의 저산소증을 교정하기 가장 흔히 사용된다.

8장 중환자 이송

1. a

환자가 안정화와 치료가 요구되고 이송기관이 그 수준의 간호를 제공할 수 있다면 환자의 상태는 이송기관에서 안정되어야 한다.

9장 신장계 중환자간호

신장계 사정

1. c

크레아틴은 일정한 비율로 생산되고, 일부 크레아틴이 분비되며, 주로 여과되어 소변으로 분비된다. 따라서 크레아틴으로 사구체 기능이나 기능부전을 추정할 수 있다. BUN은 여러 가지 요인 즉, 영양과 간기능에 영향을 받아서 신기능을 추정하기에 신뢰할 만한 것이 아니다.

2. d

양측 신조영술과 초음파로 신장으로 가는 혈류을 사정할 수 있다. 신조영술은 특히 특수한 측정이 필요할 때 더 민감한 검사이다. 컴퓨터 촬영술은 신장의 크기와 모양을 사정하는 방법이다.

3. d

수분용량이 고갈될 때 알도스테론이 영향을 미치면 신장은 수분재흡수를 증가시키기 위하여 소디움을 재흡수하므로 소변에서 수치가 감소된다. 분획성 Na 배설검사(FENa)는 물의 교란효과가 없는 상태에서 소변내 소디움을 측정하는 검사이다.

4. c

고칼륨혈증은 세포내 포타슘의 이동으로 인해 산독증을 유발한다. 포타슘은 위장관에서 소실될 수 있다.

5. d

칼슘은 근육의 재분극과 수축에 필요하다. 칼슘 부족은 Chevostek's 징후와 Trousseau's 징후, 경련통(cramping), 테타니와 같이 근육의 흥분 상태를 초래한다.

신장계 간호관리

1. b

헤파린은 혈액이 시스템에서 응고되지 않도록 항상 필요한 것은 아니다.

중환자는 기저 질환들이 항응고를 야기하기도 하며, 초기 치료시 비용과 효과면으로 판단한 후 필요시 적정 약물을 사용하여야 한다.

2. c

간호사는 회로의 응고 여부를 알아내기 위해 생리 식염수를 통과하고, 응고 관찰시 필요하다면 회로를 교환환다.

3. a

복막투석 교환시 흐려진 액체가 배출된다면 배출된 액체의 샘플을 얻고, 배양과 민감도와 세포계수를 위해 실험실에 그것을 보내고, 항생제를 주문한다.

복막염은 복막 투석의 큰 합병증 중의 하나이고 조기 발견 및 치료로써 예후를 좋게 할 수 있다.

4. a

체액평형은 = 총 음성 균형 + 총 양성수지 + 수액보충으로써 한시간마다 섭취, 배설량을 관찰하고 계산에 따른 수액주입 또는 수액보충을 하여야 한다.

5. b

정맥내의 칼슘 투여는 즉각적으로 세포막을 안정적으로 조절한다. 나트륨 폴리스티아린의 경우도 몸으로부터 칼륨을 제거하지만 시간이 오래 걸리므로 즉각적인 고칼륨혈증의 치료는 되지 않는다.

심전도 검사는 치료 계획에 포함해야 하지만 응급 처치는 아니다.

신부전

1. c

아미노글리코시드와 방사성조영제는 신세포독성이며, 신내성 급성 신부전(ARF) 형태인 병원획득 급성 세뇨관 괴사(ATN)의 주요 원인이다. 요관의 결석과 혈액량감소성 쇼크(선택 b), 유치도뇨관 폐쇄, 양성 전립선비대(선택 d)는 신내성 ARF이 아니라 신후성 ARF의 원인이다. 탈수 및 심박출량의 감소는 ARF의 신전성 원인이다.

2. b

ATN의 핍뇨기는 체액 과다, 신부전의 전해질 이상(예, 고칼륨혈증), 위장관 출혈 및 감염에 의해 뚜렷해진다. 발병기는 신장에 대한 첫 번째 손상으로 시작되고, 실제적인 신장 손상이 발생할 때 끝난다. 신부전으로 인한 전해질 이상과 체액 과다의 합병증은 아직 나타나지 않는다. 체액량 부족과 저칼륨혈증이 ATN의 이뇨기의 주요 위험이다. ATN의 회복기 동안 신장 기능은 정상으로 회복되므로 전해질 또는 체액 합병증은 덜하다.

3. d

신전성 급성 신부전에서 신장은 나트륨과 수분 재흡수에 의해 저관류 상태에 반응할 수 있고, FENa의 감소를 초래한다. 세뇨관이 수분을 재흡수함에 따라 또한 요소도 재흡수되기 때문에 신전성 신부전에서는 BUN:Cr이 높다(20:1보다 큼). 크레아티닌은 재흡수되지 않고, 사구체 여과율의 감소로 인해 올라가지만 요소에 비해 올라가지는 않는다. 신전성 ARF에서는 신세뇨관 손상이 없기 때문에 소변 침전물은 정상이다.

4. c

만성 신부전(CRF)은 비가역적이며, 결국 ESRD에 이르는 느리고 진행되는 신장 기능의 손상이 특징이다. 당뇨병은 CRF의 가장 흔한 원인이다.

5. b

신부전으로 인한 대사성 산증은 중탄산염의 재흡수 감소와 수소이온의 분비 및 배설의 감소(증가 보다는)에 의한 것이다. 신부전, 특히 급성 신부전은 이화작용의 증가를 초래하고, 이는 대사성 산증에 기여한다. 이산화탄소의 배출이 증가되는 것은 대사성 산증에 대한 반응이며, 원인이 아니다.

6. c

인슐린은 세포내액으로 칼륨을 들어가게 하고, 포도당은 저혈당증을 피하기 위해 투여된다. 칼슘은 심장 전도계에 대한 과다한 칼륨의 영향에 대항한다. 폴리스타이렌 나트륨은 장에서 나트륨을 칼륨으로 교체하는 교환 수지이다.

7. c

적혈구조혈인자는 호르몬으로, 신장에서 90% 정도 생성되며 저산소증에 반응하여 적혈구 생산을 자극한다. 신장이 기능하지 못할 때 이 호르몬이 부적절하게 생성되어 적혈구 생산의 감소가 초래된다.

10장 위장관계 중환자간호

위장관계의 구조와 기능

1. d

췌장액은 다른 모든 소화효소들이 없어도 음식물을 거의 완벽하게 소화시킬 수 있다: 이 효소는 적정 활동을 위해 중성에 가까운 pH가 요구된다.

2. d

위산 분비의 촉진 및 억제는 세단계를 거쳐 일어난다. 분비의 속도를 조절하는 활동을 자극하는 장소에 따라 구분된다(머리, 위, 장)

3. a

모든 위장의 펩티드 중 콜레시스토키닌은 담낭 수축에 가장 영향력을 가진 조절자이다. 콜레시스토키닌은 또한 췌장액과 담즙 분비, 위 공복에 책임이 있다.

4. b

하부식도조임근은 산이 가득 찬 위와 알카리가 우세한 식도 사이에 중요한 벽이다.

5. c

집단운동은 대개 식후에 대장에서 일어나며, 종종 배변욕구가 뒤따르게 된다.

위장관계 사정

1. d.

삼두박근 피부주름 두께는 피하조직의 지방의 양에 기초한 체지방의 추정치를 제공한다.

2. c
고음은 위의 기포나 장이 공기로 차있을 때 들린다.
3. b
소리가 크고, 높은 음의 꾸르륵거리는 장음은 장폐색 초기의 환자에서 들을 수 있다. 장 폐색은 장관을 따라서 장 내용물의 정상적인 흐름이 차단될 때 발생한다. 장 내용물, 액체, 가스의 축적은 장폐색 부위의 위쪽에서 발생한다. 높은 음의 꾸르륵거리는 소리는 장관의 긴장상태를 나타내며, 장 폐색의 초기를 나타내는 신호일 수 있다.
4. a
암모니아는 간, 장관, 신장에서 단백질 대사의 최종 산물로 생성된다. 간이 적절히 기능할 때 암모니아가 요소로 전환되어 신장에서 배설된다. 암모니아치는 간이 암모니아를 요소로 전환하지 못할 때 상승한다.
5. c
내시경역행 췌담관조영술(ERCP)은 유연한 섬유광학 내시경으로 총담관, 간담관, 췌관을 보여준다. 조직 생검이나 세포검사, 담관이나 췌장의 스탠트, 담석의 제거와 같은 치료적인 담관 또는 췌장시술이 ERCP를 하는 동안 시행된다.

위장관계 간호관리

1. c
위 부분의 공기 청진과 위액 흡인은 도움이 될 수 있지만 복부 방사선 검사가 위관의 위치를 찾는 근본적인 방법이다.
2. c
경장 영양은 수술 이후 장음이 있거나 또는 없거나 갑자기 시작될 수 있다. 하지만 그 속도는 느린 속도에서부터 시작되어 점차 증가해야 한다(보통은 목표 속도보다 적은 속도로 시작한다). 경구 영양이 금기될 만한 이유가 없고 경구 영양이 생리학적으로 더 선호되기 때문에 비경구 영양은 부적절하다. 수액을 유지하는 것은 영양적으로 최소한의 칼로리 제공 외에 이득이 없고, Clostridium difficile 배양 검사는 만약 환자가 항생제를 투여하는 상태에서 동시에 설사가 발생하였거나, 첫 번째 중재로 경장 영양의 속도를 낮추었음에도 설사를 교정하지 못했을 경우에 적절하다.
3. b
유문 뒤의 잔여물은 장의 내강이 저장소가 아니며 좁은 영양관이 흡인 동안 허탈되기 때문에 종종 부정확하다. 따라서 불편감의 증상으로서 오심과 구토를 관찰하는 것이 좋다. 소장의 주입 속도는 시간당 150cc를 넘어서는 안된다. 위관 영양을 중지하고 물로 희석하는 것은 특히 이러한 일이 자주 있고 환자의 영양 보충이 해결되지 않는다면 환자가 부적절한 영양상태가 될 위험이 있다. 비경구 영양의 적응증은 아니다.
4. d
단백질, 즉 아미노산은 세포 유지와 보수를 위한 영양소로 상처치유를 위한 벽돌과도 같다. 다른 영양소들도 모두 대사작용에 중요하지만 단백질이 상처 치유를 촉진하기 위하여 증가되어야 한다.

위장관계 장애

1. c
vasopressin의 주요 부작용은 관상동맥과 전신 혈관경련이므로 심근 허혈이 흉통의 원인으로 가장 적절하다.

2. c

이 상황에서 중환자실 간호사는 가장 먼저 SB 튜브를 자르고 제거해야 한다. 만약 SB 튜브의 위 풍선이 파열되었다면 튜브는 상기도로 이동하여 호흡을 차단하게 된다. 이 튜브의 안전 수칙 첫번째는 갑자기 호흡곤란이 발생할 경우 튜브를 자르고 제거하기 위한 가위를 준비해두는 것이다.

3. a

급성 췌장염에서는 혈청 아밀라아제와 지질분해효소가 모두 증가된다. 또한 혈청 알부민 감소와 혈청 칼슘이 감소된다.

4. c

급성 췌장염에 의한 저칼슘혈증은 근육 연축(muscle spasm)과 강직(tetany)의 원인이 되고 Chvostek' s & Trousseau' s sign이 양성으로 나타난다. 저알부민 수치는 칼슘에 결합가능한 단백질이 감소하므로 혈청 칼슘을 감소하게 한다. 그러나 저알부민혈증은 이들 증상에 직접적으로 영향을 미치지 않는다. 혈청 아밀라아제와 지질분해효소도 이들 증상과 관련이 없다.

5. c

급성 췌장염 환자는 혈역학적 불안정과 신관류 감소로 신부전이 유발될 수 있기 때문에 정맥수액 주입을 최우선적으로 수행한다. 비위관과 유치도뇨관 삽입은 보존적 치료에 해당한다. 소화효소 분비로 인한 췌장 자극을 감소하기 위하여 구강 섭취는 하지 않도록 한다.

6. d

장음 감소는 장폐색증(마비성 장폐색증)과 관련이 있다. 설사는 장음이 증가하고, 초기 장폐쇄증은 고음의 장음이 들린다. 문맥 고혈압은 장음과 직접적인 관련이 없다.

7. c

환자의 최근 수술력(수술후 유착 가능성)으로 인해 소장 폐색이 가장 적합하다. 경련성 통증은 폐색부위의 장관 수축의 결과로 나타난다. 폐색부위를 통과하지 못해 대변양상의 구토를 하게 된다.

8. d

담도 질환은 간외유발 비전염성 간염(extrahepatic-induced noninfectious hepatitis)과 급성 췌장염의 일반적인 원인이다. 담즙 정체는 소장 또는 대장 폐색과 관련되지 않는다.

9. b

환자의 병력, 신체검진, 혈액검사를 근거로 하면 급성 B형간염이 가장 적합하다. 급성 B형 간염은 HBsAg 양성, anti-HBc IgM 양성, HBeAg 양성으로 진단할 수 있다. HAV와 HCV의 표지는 음성이다.

11장 내분비계 중환자간호

내분비계의 구조와 기능

1. a

포도당 신합성과 글리코겐신합성은 당류코르티코이드를 통한 포도당 상승의 2가지 주요기전이다. 당류코르티코이드는 항염증반응을 자극하며 히스타민반응을 억압한다. 또한 신장에서 수분 재흡수를 촉진한다.

2. c

글리카곤은 인슐린과 함께 혈당을 조절하는 호르몬이다. 칼시토닌, 알도스테론 항이뇨호르몬은 다른 호르몬계에 영향을 미친다.

3. a

출혈, 저체액량, 저산소증과 같은 세포외액이 감소한 상황은 레닌-안지오텐신-알도스테론 체계가 자극하여 세포외액을 흡수하여 보유하도록 한다.

4. c

저체액량, 저산소증, 통증, 양압환기, 약물과다 등 일때 항이뇨 호르몬은 자극되며, 에탄올 알콜, 낮은 혈장 삼투압, 고체액량 및 추운 환경에서는 억제된다.

5. c

낮은 T3, T4농도는 갑상선기능 저하증과 관련있다. 갑상선 자극호르몬은 T3, T4을 생산하는 갑상선을 자극함으로 상승한다.

내분비계 사정

1. b

증가된 혈장 삼투압은 충분한 항이뇨호르몬이 부재할 때 탈수를예방하기 위한 결과이다. 혈장 삼투압은 항이뇨호르몬이 너무 많이 있을 때 감소한다. 흔히 항이뇨호르몬 분비이상증후군(SIADH)에서 볼 수 있다.

2. a

정상 갑상선은 평상시에 결절이나 덩어리가 보이지 않고 촉진되지 않는다. 갑상선 환자 뒤에서 가장 촉진하기가 좋다. 또한 갑상선은 환자가 삼킬 때 관찰하기 쉽다.

3. c

강직을 야기하는 저칼슘혈증일 때 혈압 커프를 대고 압력을 수분 동안 증가 시킬 때 경련을 나타내는 Trousseau 증후 양성을 보인다. 또한 강직은 안면신경을 자극 및 경련을 유발하기도 한다(Chvostek's sign).

4. c

미국 당뇨 협회에 의하면 제 2형 당뇨병 진단은 독립적으로 공복 시 혈당 2번 측정했을 때 126mg/*dl* 이상이다. 진단기준에 당화 혈색소 검사는 포함되지 않는다. 임신성 당뇨도 진단에 포함되지는 않지만 향후 제 2형 당뇨병의 고위험요인이다.

5. b

당뇨병성 케토산증(DKA)은 수분과 전해질의 소실과 불균형을 가져와 이차적으로 고혈당과 탈수를 유발한다. 모든 DKA 환자에서 패혈증이나 발열 혹은 저칼륨혈증으로 인한 신경계 증후를 초래하는 것은 아니다.

12장 혈액계와 면역계

혈액계와 면역계의 구조와 기능

1. d

B 세포는 면역 글로불린을 생성하는데 이것은 체액-매개 면역반응의 중요한 인자이다.

2. c

호중구의 세포 구조는 세균에 부착하여 세균이 기능을 하지 못하도록 한다.

3. b

혈장 단백질은 크기 및 구조로 인해서 물과 용매의 이동을 조절하고 혈장삼투압 유지에 기여한다.

4. a

칼슘은 음하전을 띠게 되면 응고인자와 결합하고 혈전 형성 자리에 결합하는 친화력 있는 물질이다.

혈액계와 면역계 사정

1. c

RBC의 생성이 낮아지면 망상 적혈구 수에 영향을 미친다. 겸상 적혈구빈혈 환자에서는 망상 적혈구 수가 증가하는데, 특히 겸상 적혈구 위기

상태에서 증가한다.

혈소판의 과잉 생성 및 응고병증이 망상적혈구수에 영향을 미치지는 않는다.

2. d

WBC 감별계수에서 band가 증가하면 감염과정이 진행됨을 의미한다. 급성 백혈병에서는 WBC 분별계수에서 아세포(blast)가 나타난다. 알레르기성 반응에서는 호산구가 증가한다.

3. a

만성 알콜리즘으로 인한 간기능 장애시 응고인자의 생성이 감소한다. 혈소판의 과도하게 생성되는 것은 골수 기능 부전과 관련이 있다. 선천적 출혈 질환은 선천성 응고병증이며 알콜 남용으로 초래된 것은 아니다. 알콜 남용으로 골수기능 부전이 초래되는 것은 아니다.

4. b

vit k 섭취가 부족하면 지혈과정에 영향이 있게 된다. 그러나 감염 예방과는 무관하다. 영양은 림프구의 기능에 중요한 요소이고, 항체 생성, 상처 치료, 피부 통합성 유지에 중요하다.

장기이식과 조혈모세포이식

1. d

저혈당은 스테로이드 치료를 받는 당뇨병 병력이 있는 환자에게는 잘 나타나지 않는다. 보통 구토억제제로 처방받는 스테로이드는 증상들 관리에 도움이 되나, 이하선염과 발열은 몸 전체에 방사선 치료를 받는 경우 나타날 수 있다. 동성빈맥과 부정맥을 포함한 심전도(ECG) 이상은 고농도 cyclophosphamide(Cytoxan) 투여와 연관되어 나타날 수 있다.

2. d

신체 조사결과는 점상출혈, 피부와 점막의 창백을 포함하는 범혈구감소증과 일치한다. 홍반이나 구강 내 궤양은 나타날 수 있다.

3. a

몸 전체 방사선 치료는 피부에 전신 홍반을 일으킨다. 환자가 24시간동안 섭취가 배설보다 더 많음에도 불구하고 나트륨은 극도로 낮다. SIADH로 추측되는 감소된 소변량과 저나트륨혈증은 대체로 고농도 cyclophosphamide (Cytoxan) 투여 때문이다. 부가적인 조사로는 높은 소변삼투압과 감소된 혈청 삼투압이 포함된다. 오른쪽 상복부 압통은 간 정맥 폐색증을 시사한다. 환자는 이 단계에서 간 정맥 폐색증의 위험이 있고, 24시간 수분 과잉은 체중증가를 의미한다. 그러나 간기능 검사없이 복부사정만으로는 간비대나 복수를 알아낼 수 있고, 복부초음파는 우상복부 압통만을 알아내는 것은 아니다. 이 환자를 정맥폐색증이라고 진단하기는 명확하지 않다. 그러므로 울혈성 심부전과 신부전이 감소된 소변량의 원인일 가능성이 없다. 그래서 수포음, 말단부종, 경정맥 확장과 제3심음(S3)과 같은 울혈성 심부전 증상은 기대되지 않는다. 수변량 감소에도 불구하고 혈액요소질소(BUN)과 크레아티닌 농도가 정상범위안에 있으므로 신기능부전의 증거는 없다. 발열이나 전신상태 변화와 같은 패혈증 증거도 없다.

4. a

수혈관련 이식편대 숙주반응(GVHD)은 드물지만, 수용체가 파괴될 수 없는 증식가능한 면역력 있는 림프구의 주입으로 인한 태아의 수혈부작용에서 거의 대부분 발생한다. 주입된 림프구는 숙주조직을 이물질로 인식하고 반작용을 한다. 이식편대 종양반응을 보이는 조혈모 세포이식과 림프구를 제외한 모든 세포질 혈액 생성물에 대해서는 수혈관련 이식편대 숙주반응을 예방하기 위해 2,500cGy로 방사선조사를 해야 한다. 방사선 조사된 혈액생성물들은 다른 환자들에게 사용될 수 있다. 방사선 조사는 생성물의 효능이나 세포 구성물질을 변화시키지 않으며 어떤 방법으로도 수여자에게 해를 끼치지 않는다. 동종간이나 자가이식 조혈모 세포 이식을 받은 환자는 조혈모세포 이식 전 기간과 이식 후 기간 모두 방사선 조사된 세포 구성물질을 주입받아야 한다. 대부분의 센터들은 동종간 조혈모세포 이식 수여자는 죽을 때까지 방사선 조사된 혈액생성물을 수혈 받도록 권고한다.

5. d

T세포 감소는 이식편대 숙주반응(GVHD) 발병의 위험을 떨어뜨려준다. 그러나 T세포가 감소된 이식체는 감염성 합병증의 위험이 더 높아지고, 이식이 나빠진다. 조혈모세포의 원천이 혈연이 아닌 공여자나 성별이 다른 공여자인 경우, 환자/공여자의 나이가 많은 경우, 이식 후 cytomegalovirus나 다른 바이러스 감염이 발생한 경우는 모두 GVHD 발병의 고위험군이다.

6. c

cyclosporine을 투여 받는 환자들에게는 두통, 진전 또는 의식착란과 같은 신경학적 부작용을 알리도록 교육해야 한다. 왜냐하면 이런 증상들은 cyclosporine A로 인한 신경독성을 반영하기 때문이다. cyclosporine A 복용을 놓쳤을 경우 다음 복용을 증량시킨다고 교정될 수 없다. 환자들은 복용스케줄을 지키는 것의 중요성을 알아야 하고 만약 위장관계 부작용 때문에 복용할 수 없게 된다면 건강관리자에게 즉각 알려야 한다. cyclosporine의 혈중 최저치는 cyclosporine A의 아침 복용 전에 채취되어야 한다. 아침에 클리닉을 방문하여 최저치 혈액을 채취하기 위해 복용은 보통 아침 10시와 저녁 10시로 정해져 있다. 경구용해제와 캡슐 형태는 생물학적 이용도가 다르다. 환자들은 한번 처방이 나면 cyclosporine A의 형태나 상품을 바꿀 수 없다는 것을 알아야 한다.

7. c

Tacrolimus는 농도를 모니터해야 한다. 부절절한 농도는 거부반응으로 해석될 수 있다. 농도의 상승은 신독성 또는 신경독성을 일으킬 수 있다.

8. c

흡입질소는 신체조직에는 효과를 나타내지 않고 인공호흡기 회로를 통해 투여될 수 있는 선택적 폐혈관 확장제이다. 수축기 혈압이 110mmHg인 환자에게는 질소가 선호될 수 있다. 에피네프린, 도파민, 바소프레신은 혈관수축제로 이런 경우 금기가 된다.

9. c

최근 약물남용은 고형조직 이식에 있어 절대적 금기증이다. 최근 감염, 나이, 당뇨는 상대적 금기증에 해당된다. 고령 환자가 전반적으로 더 많은 합병증이 있기는 하지만 환자의 나이는 사례별로 평가되어야 한다. 최근 감염은 만약 치료되거나 활동성이 없다면, 고형조직 이식이 가능하다. 당뇨는 췌장이식의 적응증이다. 다른 고형조직 이식에 있어, 당뇨의 존재는 면역억제를 위해 사용되는 스테로이드로 인해 발생할 수 있는 당뇨합병증에 대해 사례별로 평가되어야 한다.

면역계 장애

1. b

바이럴 로드는 HIV RNA를 측정하고 질병의 경과를 감시하는데 사용되는 표준검사이다. 바이럴 로드가 높은 환자는 질병이 많이 진행된 상태를 의미하며, HIV 여부를 확인하기 위한 검사로는 효소면역측정법(ELISA), 단일진단체계(SUDS), 및 p24 항원검사가 사용된다.

2. a

대부분의 환자에서 혈청전환은 HIV노출 10~14일 후에 나타나지만 일부 환자는 더 오래 걸리기도 한다.

3. c

HIV 감염을 확인할 수 있는 4가지의 체액은 혈액, 정액, 질액, 모유로 그 외 다른 체액에서 HIV가 발견되더라도 바이러스 감염을 내포하지는 않는다.

4. d

최신의 기회감염치료표준은 환자의 면역체계가 적절히 반응하여 잠재적 감염에 대항할 수 있을 때 치료를 중지하는 것이다. 보통 폐포자충은은 CD4수가 200 cells/mm3이하로 감소할 때 감염을 일으킬 수 있는데, 이 수치는 치료중지를 결정하는 중요한 지표이다

5. b

소화불량과 입맛의 변화, 비생산적인 마른 기침은 경동맥 파열의 증상이다.

6. c

고칼슘혈증은 수분섭취를 증가함으로써 완화시키거나 예방할 수 있다.

7. a

CT는 심한 호흡곤란과 상지부종을 동반한 소세포폐암환자에게 제일 먼저 수행될 수 있는 검사이며, 상대동맥증후군을 평가하는데 사용된다.

8. d

급성백혈병 환자는 사이토카인 유리증후군와 종양용해증후군의 위험이 가장 높다.

혈액계 장애

1. d

철분 결핍성 빈혈은 부적절한 철분 섭취, 흡수장애 또는 만성적 실혈로 발생할 수 있다.

2. c

STI571은 CML에 매우 효과적인 새로운 치료약제로 부작용이 매우 낮다.

3. b

A형 혈우병에서 급성출혈은 이들 환자에서 부족한 응고인자 VIII 투여로 조절할 수 있다.

4. c

정상적인 응고억제제는 적절한 심박출, 항트롬빈 III, 플라스미노겐의 플라스민 전환을 포함하며, 순환내 조직트롬보플라스틴은 응고인자 VII을 통해 외인성 응고과정을 활성화시킨다.

5. a

초기 DIC는 혈소판수 감소로 확인이 된다. 즉, 혈소판은 초기 과응고시 소모되어 혈소판, 응고인자 III 방출을 통한 내인성 응고과정을 유발한다.

6. d

DIC 환자의 출혈은 응고인자의 고갈, FDPs의 상승 및 고아범위 미세혈전증에 의해 나타난다. 플라스미노겐 수치의 감소는 피브린을 분해하는 용해효소인 플라스민을 감소시켜 결국 응괴용해 감소, 응고인자 소모 감소 및 출혈 기회를 증가시킨다.

13장 피부계 중환자간호

피부계의 구조와 기능

1. b

표피층은 진피층에 있는 혈관으로부터 영양공급을 받는다; 표피층 자체는 혈액공급 기능을 갖고 있지 않다.

2. c

에크린 한선은 내부체온을 유지하는데 도움을 준다. 땀(sweat)의 소실은 피부표면에 있는 수액의 증발을 통해 신체의 열 상실을 제공한다.

3. d

표피층에 있는 멜라닌세포에 의해 생산되는 멜라닌은 피부색을 결정하고 자외선의 노출로부터 피부의 기본구조들을 보호한다.

4. a

진피층의 혈류가 감소하게 되면 피부는 얇아지게 된다. 이것은 노인의 피부가 왜 빛이 나고(shiny) 양피지와 같은(parchment-like) 외모를 보이는지, 그리고 노인의 피부가 왜 열상(tearing) 입을 위험이 더 많은지를 설명해 준다.

5. b

감각구심성 섬유(sensory afferent fibers)는 피부 표면으로부터 촉각, 통각, 온각을 척수에 전달하고 뇌가 이를 해석하고 반응하도록 하는 역할을 하며, 진피에 위치한다.

피부계 사정

1. b

홍반은 염증의 결과로 조직에 혈류가 증가되어 초래된다. 이처럼 증가된 혈관분포상태(vascularity)는 하얀 피부색을 가진 사람의 경우 붉은 색을 나타내며, 검은 피부색을 가진 사람의 경우에는 진한 갈색(deeper brown)이나 자주색(purple)을 나타낸다.

2. c

담마진(두드러기)은 주위조직에 혈관성 누출액으로 인한 붉은 색 또는 흰색의 부풀어 오른 염증성 병변으로 가장 잘 묘사된다. 조직의 외상으로 인한 자주색의 불규칙한 병변은 멍이 든 것이다(둔상; bruise). 인체 중심부 그리고 다리로 방사되는 불 같이 붉은색(fiery red)의 올라온 병변은 거미 혈관종(spider angioma)이다. 핀 끝과 같이 작고 압박해도 창백해지지 않는 병변은 점출혈(petechiae)이다.

3. c

아구창(trush)이라 불리는 구강 캔디다증(oral candidiasis)은 구강점막과 혀가 흰색으로 덮힌 통증성 병변이다. 구강 캔디다증 또는 아구창으로 인한 불편감은 환자의 구강 섭취를 제한하고 영영상태를 위협한다.

4. d

피부긴장도(turgor)는 환자의 수액량 상태에 대한 정보를 제공한다. 피부긴장도는 환자의 쇄골을 지나 중심부로 사정한다. 쇄골은 쉽게 접근할 수 있고 중심부 수액상태를 반영해주는데 반하여, 말초 사정부위는 말초혈관질환에 의해 영향을 받을 수 있다.

5. b

기저세포암(basal cell carcinoma)은 인설로 덮힌 흰색의 병변이다. 편평세포암(squamous cell carcinoma)은 중심부가 함몰되고 가장자리가 둥글게 말려있으며, 경계부위가 진주빛을 나타낸다. 흑색종(melanomas)은 전형적으로 크고 진한 검은색이나 갈색 병변으로 경계부위가 불규칙하다. 지루성 각화증(seborrheic keratosis)은 밝은 갈색병변으로 만지면 벨벳과 같은 느낌이다.

6. c
피부색이 좀 더 검은 사람의 경우, 청색증(cyanosis)은 결막이나 구강점막을 사정하므로서 가장 잘 확인된다.

피부계 간호관리

1. b
이 환자는 동맥궤양(arterial ulcers)이 있다. 이는 전형적으로 창백하고 도려낸 듯한 구멍모양(punched-out appearance)의 상처; 그리고 보통 다리 원위부, 복사뼈 안쪽(medial malleoli), 발과 발가락의 등쪽 측면에서 발견되는 둥그렇고 부드러운 가장자리를 가진 상처로 묘사된다.
2. a
염증단계(inflammatory phase)는 상처치유(wound healing)의 첫 번째 단계이며, 상처 발생 후 즉시 시작된다. 출혈을 조절하기위해 즉시 혈관수축이 있으며, 섬유소 응고를 형성한다. 포식작용(phagocytosis)은 대식세포의 방출로 발생하며, 대식세포는 상처로부터 세포성 조직파편(cellular debris)과 세균을 제거한다.
3. c
이 선택이 가장 정확한 기록이다. 상처를 등급화 한다(2단계 상처); 해부학적 용어("엉치뼈; sacrum")를 사용하여 부위를 정확하게 진술한다; 길이와 넓이를 센티미터로 진술한다("3.4 x 1.8cm"); 깊이를 확인한다("nonapplicable"); 상처간호를 기록한다("생리식염수로 세척하고 수성콜로이드 드레싱 적용").
4. b
진공을 이용한 상처봉합(vacuum-assisted wound closure; VAC) 은 피부판(flaps), 이식편, 급성 및 만성 상처에 이용된다. VAC는 출혈이 조절되지 않는 상처, 가피, 괴사성 조직, 암, 노출된 기관과 혈관, 치료하지 않은 골수염에는 금기이다.
5. d
수성콜로이드(hydrocolloids)와 칼슘알진산염(calcium alginates)은 자가용해성 죽은조직제거술(autolytic debridement)에 사용된다. 단백질 분해효소(proteolytic enzyme)가 화학적 죽은조직제거술의 한 예이다. 와류욕(whirlpool)과 습건드레싱(wet-to-dry dressings)은 기계적 죽은 조직제거술의 예 들이다.
6. c
상처는 지연성 1차 유합(delayed primary intention)에 의해 치유되는 것으로 허용된다. 지연성 1차(3차)유합은 상처가 감염되고 부종이 있을 때 언급된다. 1차 유합(primary intention)은 상처가 수술이나 외상 입은 시기에 봉합되는 것을 말한다. 조직손실량으로 인해 2차 유합의 경우에는 상처가 봉합될 수 없다. 세포의 증식단계(proliferation phase)는 상처 치유의 2번째 단계이다.

화상

1. d
Lactated Ringer' s solution이 처음 24시간 동안 화상환자의 수액소생요법 시 가장 적절한 수액이다.
2. b
표피, 진피, 그리고 피하지방층 조직이 손상된 화상은 전층 화상에 속한다.
3. c
화상 쇼크에서 말초혈관의 투과성 증가는 혈장액과 단백질을 간질공간으로 손실하는 원인이 되고 이는 말초혈관의 교질삼투압을 감소하는 결과를 초래한다.

4. b

두통, 오심, 현기증은 일산화탄소 농도가 20%일 때 나타난다. 환자의 생존을 위해서는 적절한 일산화탄소 손상을 인식하는 것이 매우 중요하다.

5. b

오른쪽 팔 전체 9% + 몸통의 앞면 18% = 27%

6. a

화상으로 인한 조직과 세포의 손상은 혈관으로 포타슘을 분비하고 이는 소생단계 동안 혈청의 포타슘 농도를 증가시킨다.

7. c

부적절한 말초 관류는 약의 흡수의 불균형을 야기하므로 소생기간 동안 근육주사를 통하여 진통제를 투여하지 않는다.

8. c

Silver sulfadiazine의 가장 흔한 부작용은 백혈구감소증(leucopenia)이므로 일련의 백혈구수 감시가 요구된다. 만약 백혈구수가 3000 cells/mm3 이하로 감소하면 의료진은 다른 국소도포제로 바꾸어야 한다. Silver sulfadiazine 적용을 중단하면 백혈구수는 합병증 없이 정상 수준으로 회복된다. Silver sulfadiazine는 적용 시 통증을 유발하지 않으며 산-염기 균형에도 영향을 미치지 않는다. 또한 간독성을 유발하지 않는다.

14장 기타 중환자간호

쇼크

1. d

산소공급은 최적으로 폐와 심혈관계의 기능을 도와주고 적정수준의 헤모글로빈 수치는 산소가 각 세포까지 공급되는데 필수적이다.

2. a

쇼크의 초기상태에서는 활력징후가 부정확할 수 있다. 저 관류로 인해 젖산과 같은 혐기성 대사산물이 생성되고, 조직관류가 적합한 것으로 측정될 수 잇다.

3. c

노화가 진행될수록 심장과 폐는 혈류량의 빠른 변화에 쉽게 대처하지 못하는데, 이러한 노화로 인한 신체의 변화는 정상이다. 그러나 고령의 환자는 급속하게 수액을 토여할 경우 급성 폐울혈을 야기할 수 있다.

4. c

이전에 알레르기반응의 기왕력이 있는 사람은 아나필락시스 쇼크와 같은 알레르기반응이 일어날 가능성이 높다.

5. d

심장성 쇼크에서 심박출 부전은 심장에 과도한 전부하를 부여한다. 정맥내 수액과 이뇨제의 사용은 전부하가 최적화될 수 있도록 해준다.

전신성 염증 반응 증후군

1. d

염증의 cytokines, 내피세포 그리고 응고 체계의 평형이 깨지면 패혈증, SIRS, MODS의 위험이 증가한다.

다장기부전증후군

1. d

MODS는 전신적 염증 반응의 활성화로 인한 기관의 저관류로 인해 발생한다. 염증반응의 활성은 미세한 혈전을 생성히켜 기관의 저관류를 심화시키고, 관류 주기를 감소시켜 결국에는 기능부전에 이르게 한다.

외상

1. b

환기를 사정하기 위하여 폐음을 청진하는 것이 ABC에서 다음 단계에 해당된다. 일단 기도가 확보된 후에는 호흡을 사정하는 것이 우선순위이다. 이러한 간호는 흉부 X-선 촬영을 기다리는 동안 실시한다.

2. d

자동차 사고가 났을 때 에어백이 장착되지 않았거나 작동하지 않은 경우에는 기술된 모든 손상(두부, 흉강, 복부)이 일어날 수 있다.

3. b

장음 청진은 이차 조사 단계에서 이루어진다.

4. a

환자는 집중치료실에 도착 당시 저혈량증에 빠져있을 가능성이 가장 크다. 많은 외상 환자들이 수술실에 들어가기 전에 적절한 치료를 받지 못한다. 이러한 환자들에게는 혈류역동학적으로 안정이 될 때까지 지속적인 모니터링과 수액대체요법이 필요하다.

5. a

흉관을 잠그고 즉시 의사에게 알린다. 흉관으로 시간당 200mL 이상 배액되면 개흉술이 필요할 수 있다. 환자에게 산소를 제공하고 흉부 X-선 촬영을 의뢰한다. 환자에게 무슨 일이 일어났는지를 설명하되, 치명적인 응급상황에 대한 조치를 먼저 취해야 한다.

6. a

다리에 손상을 입은 10대 환자는 장골 손상과 관련된 가장 일반적인 합병증인 심부정맥혈전증이 발생할 위험이 높다.

약물과용과 중독

1. c

진단에 상관없이 어떤 환자들이라도 ABCs(기도, 호흡, 순환)를 평가하고 유지하는 것이 환자관리의 첫 번째 단계이다.

2. d

acetaminophen, aspirin, 아미트립틸린에 노출된 경우는 활성탄 사용의 적응증이 된다.

3. b

동공축소가 아니라 동공산대는 항콜린성 중독증후군의 한 징후이다.

4. d

정맥내로 heroin을 과량투여했을 경우에는 아편유사제 수용체 대항제인 naloxone을 투여한다. 만약 heroin을 과량복용하였을 경우에는 활성탄이나 하제, 장세척 등과 같은 방법이 적절하다. 그러나 이러한 환자들은 정맥내로도 heroin을 과량투여했을 가능성이 크다.

통증과 안위

1. b

해소되지 않은 통증은 저혈압이 아닌 고혈압을 초래할 수 있다. 추가로, 해소되지 않은 통증은 심근허혈증, 폐확장부전, 근골격 수축이나 경련을 야기할 수 있다.

2. c

통증은 주관적인 경험이기 때문에, 환자의 자가보고는 통증에 대하여 가장 신용할 만한 정보의 출처이다. 비록 중환자 간호사가 곧잘 통증의 객관적인 지표에 익숙해있다 할지라도, 만일 환자가 의사소통을 할 수 있다면, 중환자 간호사는 환자의 표현을 믿을 만한 것으로 수용해야 한다.

3. c

아편제와 관련된 부작용을 관리하는 최선의 방법은 아편의 용량을 줄이는 것이다. 이 전략은 부작용의 원인에 주목한다. 부작용은 대개 지나치게 높은 혈중 약물수치에서 나타난다. 아편제의 용량을 줄이는 것은 통증해소를 여전히 제공하는 한편 부작용을 경감시킬 수 있다.

4. c

Naloxone은 아편 효과를 역전시키는 순수 아편 길항제이다.

4. d

Propofol은 신속히 작용하는 진정제로 반감기가 매우 짧기에 주입을 중지함으로써 간단히 역전될 수 있다. 환자는 몇 분 안에 깨어난다.

찾아보기

ㄱ

ㄴ

ㄷ

ㄹ

ㅁ

ㅂ

ㅅ

ㅈ

ㅊ

ㅋ

ㅌ

ㅍ

ㅎ

A

B

C

D

E

F

M

N

O

P

R

S

T

U

V

W